实用中药类编

上

主　编　贾宪亭　贾　静
副主编　贾　冕　郑　栋
　　　　王东晓　徐良玉
　　　　李松洛　路至明（道医）

中州古籍出版社

图书在版编目（CIP）数据

实用中药类编／贾宪亭、贾静主编 —— 郑州：中州古籍出版社 2015.10
ISBN 978-7-5348-5624-2

Ⅰ．①实… Ⅱ．①贾… ②贾… Ⅲ．①中国医药学－古籍－汇编－中国
Ⅳ．①R2

中国版本图书馆CIP数据核字（2015）第231037号

出 版 社：	中州古籍出版社
	（地址：郑州市经五路66号　邮政编码：450002）
发行单位：	新华书店
承印单位：	河南八方印刷有限公司
开　　本：	16
张纸规格：	787mm×1092mm　　印张：76.5
字　　数：	1500千字　　印数：1—2000套
版　　次：	2015年10月第1版　　印次：2016年3月第1次印刷
定　　价：	368.00元

本书如有印装质量问题，由承印厂负责调换。

前言

《实用中药类编》，包括中药正名、常用别名、基原、主产地、采集质量、地道药材、主要化学成分、药理、性味归经、功效、中药歌诀、应用、炮制、用法、注意事项、有毒中药中毒与救治、临床报道、临床研究等内容。以中医中药基础理论为基础，阅览多家有关中药知识编写而成。

本书对于学习中药、药房工作人员及中药教学、临床中医都会大有益处。但因时间关系与个人能力所限，编写中难免有这样那样的问题，敬请同道批评指正。

本书引录的一部分图片未能联系上原作者，请见书后与主编联系，略奉薄酬。（联系电子邮箱 2394266394@qq.com）

贾宪亭 贾静

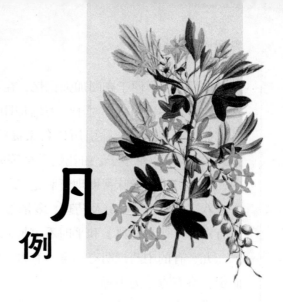

凡例

一、《实用中药类编》一书共收载常用中药445味，其中植物类334味、动物类65味、矿物类18味、加工制品28味。

二、凡是同一植物或同一动物药，除了用药外，其功效与主治，炮制，使用部位的不同，均附于本药论述。如植物类野山参、红参、糖参、生晒参、高丽参均附在人参条下。又如莲须、莲房、莲子心、石莲子、荷梗、荷叶均在莲子条下论述。动物类如鹿角、鹿角胶、鹿角霜都附属于鹿角条下。

三、本书中，药名以中药学正名为准，加有常用别名，以使不同地区用者查阅方便。下分基原、主产地、采集、质量、最佳采药季节时间、品种质量、道地药材。并有中药主要化学成分，药理以供用者参考。还包括性味归经、功能、中药歌诀、应用、炮制、用法、注意事项（包括用药应注意的事项），临床研究是作者本人临床应用，临床报道是摘录有关报道资料。

四、为了便于记忆，每味中药都编有歌诀，一般是七字四句，歌诀一般有药名、性味功效与主治。如果在学习中药的同时，能够熟背歌诀，对于学习中药和临床应用大有好处。如：

蝉蜕甘寒入肝肺　　透疹明目退眼翳
风热咽痛声嘶哑　　熄风止痉儿夜啼

另外，个别七字不能完全表达意思的，在七字中间加有括号，括号内的小字可不读声音。如：

鸡血藤味苦甘温　　活血通络又舒筋
行血补血调经脉　　痹痛手足麻（木）不仁

还有七字二句和七字六句，但只是少数。

五、主产地包括药材主产区。采集、质量有详细采集季节，个别有采集最佳时间以及质量好坏、道地药材、真伪鉴别。

六、应用部分，引抄了历代、现代名家常用有效处方，一般除大特处方外，都是全方抄写。为了便于查阅加强记忆，在不同的中药中出现同一处方仍然重复全方书写，这同样处方多次出现，对于学习增加印象记忆领会和应用大有好处。

七、药名来源，除引历代名家资料外，部分中药又增添了民间传说或有关故事。如人参、柴胡、牵牛子、白花蛇舌草等另编写在书最后"某些中药名的传说和有关故事"中，看后可增加趣味帮助理解和记忆。

八、主要化学成分及药理，多是参考《中药学》、《中药药理学》、《中药大辞典》、《有毒中草药大辞典》和平时看书摘录资料。

九、有的中药标明有小毒、有毒、大毒、极毒四级，是参考《有毒中草药大辞典》而定，将有毒改为中毒。

十、临床研究是作者本人临床常用有效验方；临床报道部分，多是摘抄作者原文，另记述出处、时间、作者，以便查阅对证。

十一、炮制部分，凡是需要炮制的中药，都写有详细的操作过程。药房工作人员及临床医师可做参考。

十二、用法部分，如土白术12~15克，水煎服，是指成人的一日用量。白术以健脾运化为主，用量可用30~60克，大剂量可用60~120克，都有具体的用量。有些药写有外用适量，但有毒的药物，以不为皮肤吸收中毒为标准。

另外编有"用药妙诀"、"脏腑用药知识歌诀"可以熟读背诵，对于临床医师用药大有益处。

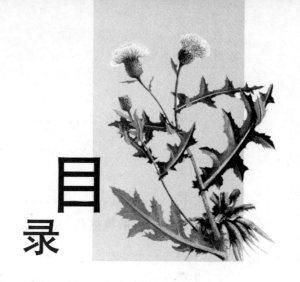

目录

上 册

第一章　中药的产地和采集 1
　第一节　产地 1
　第二节　采集 1

第二章　中药的性能 3
　第一节　四气 4
　第二节　五味 4
　第三节　升降浮沉 5
　第四节　毒性 5
　第五节　归经 7

第三章　中药的配伍 9

第四章　中药的炮制
　第一节　炮制的目的 11
　第二节　炮制的方法 12

第五章　用药禁忌
　第一节　配伍禁忌 15
　第二节　妊娠用药禁忌 16
　第三节　服药的饮食禁忌 17

第六章　用药计量与方法
　第一节　用药剂量 19
　第二节　用药方法 20
　　1. 传统煎药法 20
　　2. 煎药机煎药法 20
　　3. 服用方法 21

第七章　解表药
　第一节　发散风寒药 23
　　麻黄 23
　　桂枝 25
　　紫苏（附药：紫苏梗）..... 28
　　生姜（附药：生姜皮）..... 30
　　香薷 32
　　荆芥（附药：荆芥穗）..... 33
　　防风 35
　　羌活 39
　　白芷 40
　　细辛 44
　　藁本 47
　　苍耳子 49

辛夷	50
葱白	51
胡荽	53
柽柳	53
第二节 发散风热药	54
薄荷	54
牛蒡子	57
蝉蜕	59
桑叶	61
菊花	62
蔓荆子	65
浮萍	66
柴胡	67
升麻	71
葛根（附药：葛花）	73
淡豆豉	76
木贼	77

第八章 清热药

第一节 清热泻火药	79
石膏	79
寒水石	81
知母	83
芦根	86
天花粉	87
竹叶（附药：竹卷心）	89
淡竹叶	90
鸭跖草	91
栀子	93
夏枯草	96

决明子	97
谷精草	99
密蒙花	100
青葙子	101
第二节 清热燥湿药	103
黄连	103
黄芩	107
黄柏	110
龙胆草	114
苦参	115
秦皮	118
白鲜皮	119
椿皮	121
第三节 清热解毒药	122
金银花（附药：忍冬藤）	123
连翘	125
蒲公英	127
紫花地丁	129
野菊花	131
穿心莲	132
大青叶	133
板蓝根	135
青黛	137
贯众	139
鱼腥草	141
金荞麦	142
红藤	143
败酱草（附药：墓头回）	144
射干	146
山豆根（附药：北豆根）	148

马勃 150
白头翁 151
马齿苋 153
鸦胆子 154
地锦草 156
蚤休 157
拳参 158
半边莲 159
半枝莲 160
白花蛇舌草 162
山慈姑（附药：丽江山慈菇）.. 163
土茯苓 165
熊胆（附药：引流熊胆粉）.... 167
漏芦 169
白蔹 170
绿豆（附药：绿豆衣）...... 172
第四节 清热凉血药 173
犀角（附药：水牛角）...... 173
生地黄 176
玄参 180
牡丹皮 182
赤芍药 184
紫草 188
第五节 清虚热药 190
青蒿 190
白薇 191
地骨皮 193
银柴胡 195
胡黄连 196

第九章 泻下药

第一节 攻下药 199
大黄 199
芒硝 205
番泻叶 207
芦荟 209
第二节 润下药 210
火麻仁 210
郁李仁 212
第三节 峻下逐水药 213
甘遂 213
京大戟（附：红芽大戟）... 215
芫花（附药：芫花根）..... 218
商陆 220
牵牛子 222
巴豆 225
千金子 229

第十章 祛风湿药

第一节 祛风湿散寒药 231
独活 231
威灵仙 234
川乌头 235
草乌头 239
白花蛇（附药：金钱白花蛇）. 241
乌蛇 243
蛇蜕 244
木瓜 246
原蚕沙 248
伸筋草 249

寻骨风 249
松节 250
海风藤 251
雷公藤 252
老鹳草 254
路路通 255
第二节 祛风湿清热药 257
秦艽 257
桑枝 259
防己 260
豨莶草 262
臭梧桐 264
海桐皮 266
络石藤 267
穿山龙 268
丝瓜络 268
第三节 祛风湿强筋骨药 ... 270
五加皮 270
虎骨 272
桑寄生 273
狗脊 275
千年健 276

第十一章 化湿药

藿香 279
佩兰 281
苍术 282
厚朴（附：厚朴花）........ 285
砂仁（附：砂仁壳）........ 288
白豆蔻 290

（附药：豆蔻壳、白豆蔻花）
草豆蔻 292
草果 293

第十二章 利水渗湿药

第一节 利尿消肿药 297
茯苓 297
（附药：赤茯苓、茯神、茯苓皮）
薏苡仁 301
猪苓 303
泽泻 304
泽漆 306
冬瓜子（附药：冬瓜皮）.... 308
玉米须 309
蝼蛄 310
香加皮 311
第二节 利尿通淋药 312
车前子（附药：车前草）.... 312
滑石 315
关木通（附药：川木通）.... 316
通草 318
瞿麦 319
萹蓄 320
海金沙 322
石韦 323
地肤子 324
冬葵子 325
灯心草 326
萆薢 328
第三节 利湿退黄药 329

茵陈蒿 329
大金钱草 331
　（附药：小金钱草、金钱草）
虎杖 333
地耳草 335
垂盆草 336

第十三章　温里药

附子 339
干姜 344
肉桂 347
吴茱萸 350
小茴香（附药：八角）..... 353
高良姜 356
花椒（附药：椒目）....... 357
丁香（附药：母丁香）..... 359
荜茇 362
荜澄茄 363
胡椒（附药：黑胡椒）..... 364

第十四章　理气药

橘皮 367
　（附药：橘叶、橘络、橘核仁、橘红）
青皮 370
枳实（附药：枳壳）....... 372
木香（附药：土木香）..... 375
香附 378
沉香 381
檀香 383
薤白 385

青木香 386
乌药 387
佛手柑 389
川楝子 390
荔枝核 391
玫瑰花 392
香橼 393
大腹皮 394
甘松 396
九香虫 397
柿蒂 398

第十五章　消食药

山楂 399
神曲（附药：建神曲）..... 401
麦芽（附药：大麦苗、谷芽）. 403
莱菔子 404
鸡内金 406

第十六章　驱虫药

使君子 409
苦楝皮 410
槟榔 412
南瓜子 414
仙鹤草根芽 415
雷丸 416
榧子 417
鹤虱 418
芜荑 419

下 册

第十七章 止血药
第一节 凉血止血药 421
大蓟 421
小蓟 422
地榆 424
槐花（附药：槐角）...... 425
侧柏叶 428
白茅根 430
第二节 化瘀止血药 431
三七 431
茜草根 433
蒲黄 435
花蕊石 437
降香 438
血余炭 439
藕节 441
第三节 收敛止血药 442
白及 442
仙鹤草 444
紫珠 446
棕榈皮 447
刺猬皮 448
第四节 温经止血药 449
炮姜 449
艾叶 450
灶心土 452

第十八章 活血化瘀药
第一节 活血止痛药 455
川芎 455
延胡索 460
郁金 462
姜黄 465
乳香 467
没药 470
五灵脂 472
第二节 活血调经药 474
丹参 474
红花（附药：藏红花）...... 477
桃仁 481
益母草 484
泽兰 486
牛膝 487
鸡血藤 492
月季花 494
凌霄花 495
王不留行 496
第三节 活血疗伤药 497
䗪虫 498
马前子 500
自然铜 503
苏木 504
骨碎补 506
血竭 509
孩儿茶 510
刘寄奴 512

第四节 破血消癥药 513
　穿山甲 513
　三棱 516
　莪术 517
　水蛭 520
　斑蝥 522
　虻虫 524

第十九章　化痰止咳平喘药

第一节　化痰药 527
　半夏 527
　天南星 532
　关白附（附药：禹白附）.... 536
　白芥子 538
　皂荚（附药：猪牙皂、皂角刺）. 541
　旋覆花（附药：金沸草）.... 543
　白前 545
　前胡 546
　桔梗 548
　浙贝母 550
　川贝母 551
　栝楼（附药：瓜蒌子、瓜蒌皮）. 554
　竹茹 556
　竹沥 557
　天竹黄 559
　海藻（附药：昆布、海带）... 560
　海蛤壳 561
　海浮石 563
　瓦楞子 564
　礞石 565

　胖大海 567
　黄药子 568
第二节　止咳平喘药 569
　紫苏子 569
　杏仁（附药：甜杏仁）..... 571
　百部 574
　紫菀 576
　款冬花 577
　马兜铃 578
　枇杷叶 580
　桑白皮 581
　葶苈子（附药：甜葶苈子）... 583
　白果（附药：银杏叶）..... 584
　紫金牛 586
　洋金花 587

第二十章　安神药

第一节　重镇安神药 591
　朱砂 591
　磁石 595
　龙骨（附药：龙齿）....... 597
　琥珀 600
第二节　养心安神药 602
　酸枣仁 602
　柏子仁 604
　远志 605
　合欢皮（附：合欢花）..... 608
　夜交藤 609

第二十一章　平肝熄风药

石决明..................611
珍珠母..................613
牡蛎....................614
代赭石..................617
珍珠....................620
刺蒺藜..................622
罗布麻..................624
羚羊角..................625
牛黄....................627
地龙....................629
全蝎....................631
蜈蚣....................635
白僵蚕（附药：蚕茧、蚕蛹）..638
钩藤....................640
天麻....................642

第二十二章　开窍醒神药

麝香（附药：麝香壳）......645
蟾酥（附药：蟾蜍、蟾皮）....648
冰片....................651
樟脑....................654
苏合香..................655
石菖蒲..................657
（附药：节菖蒲、水菖蒲）

第二十三章　补虚药

第一节　补气药..........661
党参....................661
人参....................664

西洋参..................671
太子参..................672
黄芪....................674
白术....................679
山药....................685
白扁豆（附药：扁豆花、扁豆衣）.687
甘草....................689
大枣....................692
饴糖....................694
蜂蜜（附药：蜂乳、蜂胶）....695
第二节　补阳药..........698
鹿茸....................698
鹿角（附药：鹿角胶、鹿角霜）.700
巴戟天..................703
淫羊藿..................705
仙茅....................707
补骨脂..................709
益智仁..................712
杜仲....................713
续断....................715
菟丝子..................717
沙苑子..................721
韭子....................723
葫芦巴..................724
胡桃仁..................726
肉苁蓉..................727
锁阳....................729
海狗肾（附药：黄狗肾）....730
海马（附药：海龙）........732
蛤蚧....................733

紫河车.................735
冬虫夏草.............737
阳起石.................738

第三节　补血药..........740
当归.....................740
熟地黄.................746
白芍药.................749
何首乌.................754
龙眼肉.................756
阿胶（附药：黄明胶）.....757

第四节　补阴药..........760
北沙参（附药：南沙参）...760
百合.....................762
麦门冬.................764
天门冬.................767
石斛.....................769
玉竹.....................770
黄精.....................772
枸杞子.................774
黑脂麻.................777
女贞子.................778
墨旱莲.................780
龟板（附药：龟甲、龟板胶）..781
鳖甲（附药：鳖甲胶）.....784
桑椹.....................786

第二十四章　收涩药

第一节　固表止汗药......787
麻黄根.................787
浮小麦（附药：小麦）....788

第二节　敛肺涩肠药......790
五味子.................790
乌梅.....................794
五倍子.................797
罂粟壳.................800
诃子.....................801
肉豆蔻.................803
石榴皮.................804
赤石脂（附药：白石脂）...806
禹余粮.................808

第三节　固精缩泉止带药....809
山茱萸.................809
覆盆子.................812
金樱子.................814
莲子.....................816
（附药：莲须、莲子心、荷叶、莲房、莲梗、荷蒂、石莲子）
芡实.....................820
桑螵蛸.................822
海螵蛸.................823

第二十五章　涌吐药

常山（附药：蜀漆）.......827
瓜蒂.....................829
胆矾.....................831

第二十六章　攻毒杀虫止痒药与其他药

雄黄.....................835
石硫黄.................838

白矾..................840
绿矾..................843
硼砂..................845
炉甘石................847
铅丹..................848
轻粉..................851
密陀僧................852
升药..................854
铜绿..................855
藤黄..................857
松香..................859
石灰..................860
砒石（附药：砒霜）....862
蜂蜡..................865
露蜂房................867
蛇床子................869
狼毒..................871
土荆皮................873
大风子................874
木鳖子................876
大蒜..................877

第二十七章 用药知识

第一节 用药妙诀..........881
第二节 脏腑用药知识歌括..886
一、心..................887
1. 心气虚用药..........887
2. 温心阳药............887
3. 敛心气药............887
4. 安心神药............887

5. 补心血药............887
6. 养心阴药............887
7. 清心火药............887
8. 通心瘀药............887
9. 豁痰开窍药..........887
二、小肠................888
1. 温小肠药（同温脾胃药）......888
2. 清小肠湿热药........888
三、肝..................888
1. 补肝血药............888
2. 养肝阴药............888
3. 理肝气药............888
4. 清肝火药............888
5. 潜肝阳药............888
6. 熄肝风药............889
7. 活肝血药............889
8. 温肝寒药............889
四、胆..................889
利胆气药..............889
五、脾..................889
1 补脾气药............889
2. 补中益气药..........889
3. 温脾阳药............889
4. 化湿健脾药..........890
5. 清化湿热药..........890
六、胃..................890
1. 温胃寒药............890
2. 清胃热药............890
3. 降胃逆药............890
4. 消食积药............890

5. 养胃阴药 890

七、肺 891
1. 宣肺气药 891
2. 通肺气药 891
3. 温肺寒药 891
4. 肃降肺气药 891
5. 清肺热药 891
6. 润肺燥药 891
7. 养肺阴药 891
8. 补肺气药 891
9. 敛肺气药 892
10. 化热痰药 892

八、大肠 892
1. 清肠热药 892
2. 通大便药 892
3. 润肠燥药 892
4. 温肠寒药 892
5. 涩肠止泻药 892

九、肾 893
1. 补肾阳虚 893
2. 滋肾阴药 893
3. 涩肾精药 893
4. 肾不纳气药 893

十、膀胱 893
膀胱湿热药 893

第二十八章 中药名的传说和有关故事

1. 人参 895
2. 趣说甘草 895
3. 药王与川芎 896
4. 药王与冬凌草的传说 897
5. 孙思邈与老鹳草 898
6. 扁鹊偶然识"牛黄" 898
7. 华佗与紫苏 899
8. 李时珍的救命药——黄芩 .. 899
9. 牛奶煎荜茇治痢疾有奇效 .. 900
10. 皇帝与罂粟子 900
11. 中药与皇帝 901
12. 朱元璋与罂粟壳 901
13. 乾隆钟爱仙鹤草 902
14. 沙苑子的传说 903
15. 太子参的传说 903
16. 萝卜籽治愈慈禧病 904
17. 莱菔子的故事 904
18. 叶天士妙用莱菔子 905
19. 叶天士治贫病 906
20. 茯苓益寿传说多 906
21. 轻身延年话黄精 907
22. 当归的传说和药用 908
23. 话说中药白芍 909
24. 王怀隐与浮小麦 909
25. 蒲公英的传说 910
26. 金银花的传说 911
27. 白花蛇舌草的传说 911
28. 鱼腥草的传说与药用 912
29. 马齿苋 913
30. 马勃的传说 914
31. 柴哥与柴胡 914
32. 葛根的传说 915

33. 桑寄生的传说 ……… 916
34. 杜仲与骑白鹤的老人 …… 917
35. 朱御医与山茱萸 ……… 917
36. 女贞子药话 ………… 918
37. 补肾壮阳菟丝子 ……… 919
38. 壮阳良药淫羊藿 ……… 919
39. 温肾燥湿蛇床子 ……… 920
40. 薛仁贵与锁阳 ………… 921
41. 老秀才与决明子 ……… 921
42. 牵牛子的由来 ………… 922
43. "瓜蒌"的传说 ………… 922
44. 半夏的传说 …………… 923
45. 桔梗的美丽传说 ……… 924
46. "贝母"的由来 ………… 924
47. 白矾的传说 …………… 925
48. 酸枣仁的传说 ………… 926
49. 漫话五味子 …………… 926
50. 琥珀的传说 …………… 927
51. 朱砂入药的传说 ……… 927
52. 辛夷原是心意花 ……… 928
53. 蔷薇花的传说 ………… 928
54. 白前 …………………… 929
55. 白及的传说 …………… 930
56. 生姜的传说与功效 …… 930
57. 胖大海的传说 ………… 931
58. 数说白芷 ……………… 931
59. 三七——金不换 ……… 932
60. 乌药的传说 …………… 933
61. 蚯蚓与地龙 …………… 934
62. 麝香的传说 …………… 934
63. 神艾的传说 艾叶的传说 . 935
64. 深山遇"神仙" ………… 936
65. 七叶一枝花的由来 …… 936
66. 白居易与荔枝核 ……… 937
67. 藿香佩兰的传说 ……… 938
68. 祛湿良药话苍术 ……… 938
69. 阳春砂仁的由来 ……… 939
70. 徐长卿的来源与传说 … 939
71. 丁公藤的传说 ………… 940
72. 《聊斋志异》与《鹿衔草》 940
73. 沈括与墓头回 ………… 941
74. 牡丹皮的传说 ………… 941
75. 王不留行的传说 ……… 942
76. 山神赠药——冬虫夏草 .. 943
77. 穿山甲的传说与功效 … 943
78. 韩信草的由来 ………… 944
79. 一味黄土救太子 ……… 944
80. 张飞诱敌巧用淡竹叶 … 945
81. 从宫廷谋杀案说到附子 .. 945
82. 不尽人间万古愁，
    都此萱草解忘忧 …… 946
83. 芦根的传说 …………… 947
84. 麻烦草与麻黄的传说 … 948
85. 白头翁的传说 ………… 948
86. 藜芦的传说 …………… 949
87. 王怀隐与枸杞结缘 …… 950
88. 孙思邈锯末治腹痛 …… 950
89. 李时珍猜谜识浮萍 …… 950
90. 龙眼的传说 …………… 951
91. 柏子仁的传说 ………… 951

92．华佗与金钱草的传说．．．．952
93．续断的传说．．．．．．．．．．952
94．成语"薏苡明珠"
　　与中药有关．．．．．．．．．．953
95．中药夜明砂的传说．．．．．953
96．佛手柑的传说．．．．．．．．．954

目录

方剂索引

一画
【一】

一扫光 117
一气散 223
一物独活汤 233
一抹膏 248
一搽光 358
一贯煎《柳州医话》 390
一贯煎《续名医类案》 761
一物瓜蒂汤 830
一笔消《外科全生集》 841
一效膏 847
一笔消《祝穆试效方》 857
一号扫风丸 875
一号癣药水 875

二画
【一】

十味芎苏散 29
十滴水 31
十味香薷饮 32
十灰散 95
十枣汤 214
十香丸《常用中成药》 281
十补丸 349
十全大补汤 349
十味温胆汤 369
十香返魂丹 384
十香止痛丸 394
十香丸《太平惠民和剂局方》 ... 439
十六般哮喘方 579
丁香柿蒂汤 31
丁香透膈汤 286
丁萸理中汤 360
丁桂散 361
丁香胶艾汤 361

丁沉透膈汤 369
丁香煮散 402
七味白术散 74
七宝洗心散 95
七星剑 130
七宝丸 168
七宝散 432
七厘散 468
七味都气丸 687
七宝美髯丹 755
二冬二母汤 84
二母宁嗽汤 84
二母石膏汤 84
二妙散 112
二连汤 166
二乌大黄散 202
二术二陈汤 283
二妙散 284
二陈汤 300
二生汤 342
二姜丸 357
二陈汤 369
二丹丸 476
二母散 483
二冬汤 669
二仙汤 704
二冬膏 765
二至丸 779
二圣散 832
二仙散 841

【丿】

九味羌活汤 36
九一丹 81
九物大黄薄帖 171
九气拈痛丸 473

九仙散	552
九转黄精丹	773
九转丹	855
人参黄芪散	70
人参散	195
人参养荣汤	349
人参煮散	371
人参健脾丸	400
人参蛤蚧散	582
人参南星丸	607
人参鹿茸丸	700
人参胡桃汤	726
人参清肺汤	795
人参汤	804
人参石脂汤	806
八正散	95
八宝眼药《赵翰香居验方类编》	168
八珍汤	458
八厘散	501
八宝丹	600
八宝红灵丹	652
八宝眼药《中成药》	653
八珍膏	662

三画
【一】

三拗汤	24
三石散	81
三石汤	82
三黄洗剂	109
三黄忍冬藤汤	140
三宝粥	155
三七伤药片	186
三物散	198
三物备急丸	201
三物白散	227
三生饮	237
三白散《医家心用类选》	288
三仁汤	291
三白散《纲目》	306

三金汤	320
三层茴香丸	354
三合汤	357
三棱散	371
三棱煎	372
三脘痞气丸	395
三子养亲汤	405
三鲜饮	423
三黄散	437
三鲜汤	442
三神丸	462
三黄宝蜡丸	513
三生丸	537
三参稳律汤	604
三甲复脉汤	615
三痹汤	716
三才汤	768
三圣散	830
三品一条枪	836
三子丸	869
大青龙汤	26
大柴胡汤	69
大补阴丸	84
大金花丸	93
大青汤《延年方》	134
大青汤《圣济总录》	134
大黄牡丹皮汤	183
大承气汤	200
大黄附子汤	201
大黄汤《素问病机气宜保命集》	202
大黄䗪虫丸	202
大黄汤《圣济总录》	203
大黄地榆猪冰散	205
大陷胸汤	206
大黄甘遂汤	214
大戟丸	230
大秦艽汤	233
大活络丸	242
大秦艽汤	258
大分清饮	300

方剂索引

大防风汤 342
大半夏汤《千金要方》 342
大醒风汤 343
大桃花汤 343
大建中汤 345
大已寒丸 347
大三脘散 395
大紫金皮散 439
大成汤 505
大半夏汤《金匮要略》 529
大陷胸丸 584
大定风珠 615
大活络丹 633
大补元煎 667
大黄甘草汤 692
大乌头煎 696
大造丸《杂病源流犀烛》 736
大造丸《症因脉治》 736
大风丸 875
大风子膏 875
大风丹 875
万金膏 117
万应丸 224
万应蝉花散 245
万和散 354
万灵丹 459
万病黄精丸 773
万安散 828
土茯苓酒 166
土槿皮酊 873
下瘀血汤 202
下乳类方 549
干漆丸 226
干姜人参半夏丸 345
干姜人参半夏汤 529

【丨】

小青龙汤 24
小建中汤 27
小半夏汤 31

小半夏加茯苓汤 31
小续命汤 37
小柴胡汤 68
小蓟饮子 96
小活络丹 236
小儿四症丸 281
小半夏加茯苓汤 300
小陷胸加枳实汤 373
小承气汤 373
小儿四症丸 400
小蓟饮 423
小金丹 469
小陷胸汤 529
小儿珍贝散 553
小儿回春丹 553
小百劳散 800
山豆根汤 149
山豆根丸 149
山龙露蜂丸 868

【丿】

川芎茶调散 34
川椒丸 358
川芎散 456
川芎白芷汤 622
久痢除根方 402
久病除根方 821
久痢神验方 866
千金散 534
千金鲤鱼汤 682
千捶膏 856

【丶】

广济槟榔汤 386

【一】

女金丹 43
女贞汤 779
卫生防疫宝丹 57
飞龙夺命丹 82

马屁勃丸.................151	五味子汤《实用中西医结合杂志》..666
马齿苋粥.................153	五味子汤《证治准绳》..........791
马齿散敷方...............153	五倍子汤..................799
马钱子丸.................238	五倍子散..................799
马前子散.................500	五子衍宗丸《景岳全书》........813
马前散...................501	五五丹....................855
马前子汤.................632	五黄散....................858
马前活络散...............636	天仙藤散...................29
己椒苈黄丸...............262	天王补心丹《摄生众妙方》......299
	天台乌药散.................354
四画	天王补心丹《摄生秘剖》........476
【一】	天南星膏《杨氏家藏方》........534
五苓散....................26	天南星膏《圣济总录》..........534
五退散....................60	天麻半夏汤.................643
五虎追风散................60	天门冬丸...................768
五汁饮....................86	不换金丹...................37
五淋散....................95	不换金正气散...............284
五味消毒饮...............123	木贼散....................78
五神汤...................130	木香槟榔丸.................201
五音锭...................169	木香丸....................226
五福化毒丹...............175	木瓜丸....................247
五蒸汤...................177	木瓜茱萸汤.................247
五仁丸...................212	木瓜汤《医学入门》...........247
五虫四藤汤...............244	木瓜汤《鸡峰普济方》..........247
五痹汤...................261	木瓜散《善济本事方》..........247
五加皮酒.................271	木防己汤...................262
五加皮散《卫生家宝》.......271	木防己加茯苓芒硝汤..........262
五加参冲剂...............271	木香顺气丸.................286
五加皮散《保婴撮要》.......271	木通散....................317
天麻钩藤饮...............274	木瓜散《传家秘宝方》..........396
五叶芦根汤...............282	木香流气饮.................518
五积散...................283	木香汤....................733
五子衍宗丸《证治准绳》.....314	木鳖子膏...................877
五味异功散...............368	木鳖子方...................877
五磨饮子.................381	木鳖散....................877
五皮饮...................395	无比山药丸.................178
五子散...................405	无名丹....................710
五灵丸...................473	太乙万应膏.................227
五仁润肠丸...............605	开胸顺气丸.................287
五宝散...................621	开心散....................658

开噤散	659
车前子散《杨氏家藏方》	313
车前子散《圣济总录》	314
瓦楞子丸《万氏家妙方》	565
瓦楞子丸《女科指掌》	565
牙痛一粒丸	650
牙疳散	799
巨胜酒	777

【丨】

贝母瓜蒌散	88
贝母丸	552
贝母括痰丸	553
贝姜止咳汤	607
内疏黄连汤	94
内消瘰疬丸	127
内补丸	348
内补黄芪汤	459
内消丸《寿世保元》	517
内消丸《疡医大全》	553
止带丸	122
止痛灵宝散	267
止泻方	400
止嗽散	546
止咳散	575
止咳定喘汤	581
止痉散	633
少腹逐瘀汤	186
水肿类·50方	216
水肿类·5方	310
水肿类方	561
水陆二仙丹	815

【丿】

牛蒡解肌汤	34
牛黄上清丸	56
牛黄解毒丸《全国中药成药处方集》	95
牛黄解毒片	204
牛黄夺命散	224

牛膝丸	328
牛黄清心丸《痘疹世医心法》	463
牛黄卫生丹	464
牛膝散	490
牛黄镇惊丸	531
牛黄抱龙丸	534
牛黄清心丸《疡医大全》	535
牛黄解毒丸《证治准绳》	629
牛黄散	629
牛黄定志丸	632
牛黄清宫丹	837
午时茶	36
乌蛇蝉衣汤	60
乌金膏	227
乌头汤《金匮要略》	236
乌头煎	236
乌头汤《备急千金要方》	236
乌头赤石脂丸	236
乌术丸	237
乌香散	240
乌蛇丸	243
乌蛇膏	244
乌梅丸	358
乌沉汤	382
乌药散	388
乌龙丸	397
乌鸡白凤丸	476
乌贝散	551
乌药丸	877
升陷汤	70
升阳益胃汤	70
升麻汤《圣济总录》	72
升麻汤《普济本事方》	72
升麻消毒饮	72
升麻葛根汤	72
升麻黄芪汤	73
升麻解毒汤	166
升麻膏	170
升提固脱剂	374
升麻薄	443

方剂索引

升阳举经汤 669
化斑汤 80
化阴煎 112
化斑解毒汤 126
化癥回生丹 350
化气汤 354
化肝煎 368
化虫丸 411
化血丹 432
化毒为水内托散 443
风湿疹类·25方 120
风湿疹类·14方 325
风引汤 598
风气膏 858
分肢散 204
分消汤 377
分心气饮 395
匀气散 280
丹参饮 384
丹参饮《时方歌诀》 475
丹参散 476
丹参膏 477
丹参汤 477
手拈散 471
月华丸 552

【丶】

六神汤 75
六和汤 280
六君子汤 299
六一散 316
六味回阳饮 340
六安煎 539
六神丸 621
六味汤 639
六应丸 650
六神散 685
六味地黄丸 686
六一散 691
心胸宁 555

【一】

双炭饮 187
双荷汤 441
巴豆朱砂膏 227
巴蜡丸 229
巴戟丸《和剂局方》 704
巴戟丸《太平圣惠方》 704
引气归血汤 464
孔圣枕中丹 606

五画
【一】

甘草麻黄汤 24
甘露消毒丹 57
甘遂通结汤 214
甘草干姜茯苓白术汤 345
甘草泻心汤 529
甘楞散 565
甘草小麦大枣汤 691
甘草蜜煎汤 696
甘露饮 768
玉屑无忧散 34
玉真散 37
玉屏风散 37
玉液汤《医学衷中参西录》 75
玉泉丸《仁斋直指方》 75
玉女煎 81
玉粉丸 533
玉钥匙 655
玉灵膏 757
玉竹麦冬汤 771
玉液汤《医醇賸义》 771
玉锁丹 798
玉泉丸《杂病源流犀烛》 795
玉容散 853
石决明丸 45
石膏汤 80
石膏散 81
石斛夜光丸 98

方剂	页码
石韦散《外台秘要》	313
石韦散《太平惠民和剂局方》	324
石韦散《千金方》	324
石韦散《圣济总录》	324
石韦散《古今医验方》	497
石决明散	612
石斛散	770
石榴皮汤	805
石胆散	832
正柴胡饮	69
正骨紫金丹	488
正容汤	531
龙胆泻肝丸	94
龙胆泻肝汤	115
龙马自来丹	500
龙蚝理痰汤	598
龙珠丸	631
龙琥甘麦大枣汤	763
龙蛇散	868
左金丸	104
左归丸	488
平律合剂	117
平胃散	283
平肝饮子	377
平肝清眩汤	612
平补镇心丹	792
古今录验射干汤	147
右归丸	341
戊己丸	352
艾附暖宫丸	352
艾煎丸	452
布袋丸	420

【丨】

方剂	页码
四物加黄芩黄连汤	109
四妙勇安汤	124
四灵丸	169
四生丸	176
四物消风饮	177
四味香连丸	201
四斤丸	247
四兽饮	294
四君子汤	298
四苓散	299
四逆汤	340
四神丸	352
四制香附丸《济阴纲目》	379
四制香附丸《景岳全书》	379
四磨汤	388
四陈汤	394
四乌鲗骨—藘茹丸	434
四物汤	457
四制香附丸《摄生众妙方》	457
四物益母丸	458
四逆加人参汤	666
四宝丹	846
史国公药酒	251
归脾汤《妇人良方》	299
归脾汤《严氏济生方》	668
甲乙归藏汤	610

【丿】

方剂	页码
仙方活命饮	38
仙露汤	180
仙灵脾散	706
仙茅丸	708
生肌玉红膏	42
生肌散	81
生犀散	175
生化汤	346
生地黄汤	429
生肌干脓散	523
生铁落饮	593
生脉散	668
生石斛酒	770
白通汤	52
白虎汤	80
白虎加人参汤	80
白头翁汤《伤寒论》	111
白头翁加甘草阿胶汤	111

白鲜皮散	120	失笑散	436
白头翁散	152	代刀散	469
白头翁汤《备急千金要方》	152	代赭石汤	618
白蔹薄贴	171	代赭散	619
白蔹薄	171	皮肤科方	867
白蔹散《太平圣惠方》	171		
白蔹散《鸡峰普济方》	171	【丶】	
白蔹汤	172	半夏厚朴汤	29
白薇汤	192	半夏泻心汤	104
白花蛇酒	242	半夏白术天麻汤	300
白花蛇散	242	半枝莲饮	337
白术散《太平圣惠方》	261	半夏汤	342
白蔹丸	276	半夏露	607
白豆蔻散《博济方》	291	半硫丸	839
白豆蔻散《赤水玄珠》	292	玄参升麻汤	58
白豆蔻汤	292	玄参解毒汤	181
白术散《全生指迷方》	298	玄参清肺饮	181
白术附子汤	342	玄附汤	344
白术散《外台秘要》	362	玄石紫粉丹	596
白茅根汤	431	玄麦甘桔茶	691
白及枇杷丸	443	必效大黄汤	201
白术散《本事方》	450	必效散	523
白金丸	464	冯了性药酒	234
白芥子散	539	立止哮喘烟	588
白前汤	546	立马回疔丹	851
白及枇杷丸	580	头痛眩晕汤	612
白癜风·17方	623		
白金散	647	【一】	
白玉膏	655	加减四物汤	35
白矾散《医学心悟》	841	加减苍术石膏知母汤	40
白矾散《玉机微义》	841	加减葳蕤汤	55
白矾丸《圣济总录》	842	加减葛根汤	60
白矾丸《太平圣惠方》	842	加减当归补血汤	62
白龙丹	846	加味逍遥散	69
瓜蒌牛蒡汤	58	加味二妙丸	112
瓜蒌散	170	加味归脾丹	138
瓜蒌薤白半夏汤	555	加味胃苓汤	284
瓜蒌薤白白酒汤	555	加味参附汤	343
瓜蒂散	830	加味枳术丸	371
瓜丁散	830	加味乌药汤	388

加味温脾汤	391
加味瓜蒌薤白汤	478
加味安冲汤	485
加味金刚丸	503
加味乌贝散	551
加味葶苈大枣泻肺汤	584
加味酸枣仁汤	610
加味磁朱丸	618
加减十味温胆汤	659
加味青娥丸	725
加减复脉汤	758
加味苦参煎剂	870
圣散子	233
圣济十香丸	363
圣愈汤	458

六画
【一】

芎辛汤	42
托里透脓汤	42
托里温中汤	361
再造散	45
芍药汤《素问病机气宜保命集》	104
芍药汤《圣济总录》	187
芍药甘草汤	690
芍药黄芪汤	753
地榆散	109
地黄饮子	179
地骨皮汤《圣济总录》	194
地骨皮散	194
地骨皮汤《兰室秘藏》	194
地骨皮饮	195
地肤大黄汤	325
地肤子散	325
地肤子丸	325
地榆散（2方）	424
地黄通经丸	525
地黄汤	596
地龙汤	630
地龙散	631

耳聋丸	115
耳聋左慈丸	596
耳疖散	647
百合固金汤	181
百顺丸	542
百部汤	575
百部酊	575
百部膏	575
百花膏	578
百效消渴方	672
百花定喘丸	763
百合粥	763
百合地黄汤	763
百合知母汤	763
百合鸡子汤	763
百合宁神汤	763
百麦安神饮	764
达原饮	294
夺命丹《太平惠民和剂局方》	351
夺命丹《伤科补要》	468
夺命散《严氏济生方》	521
夺命散《婴孩宝书》	566
夺命散《证治准绳》	856
扫虫煎	417
至宝丹	628
巩堤丸	710

【｜】

当归散《金匮要略》	110
当归龙荟丸	115
当归贝母苦参丸	117
当归六黄汤	178
当归活血汤	186
当归饮血竭散合剂	371
当归散《大全方》	436
当归养荣汤	460
当归补血汤	676
当归饮子《丹溪心法》	677
当归寄生汤	682
当归蒲延散	742

方剂索引

当归饮子《济生全书》	756
回疮锭子	227
回阳玉龙散	240
回生散	281
回阳救急汤	340
回阳返本汤	341
回阳三建汤	343
回生再造丸	343
回阳摄阴方	783
曲蘖枳术丸	404
过期饮	478
肉苁蓉丸《太平圣惠方》	728
肉苁蓉丸《医心方》	728
肉豆蔻丸	804
虫疾类·3方	837

【丿】

竹叶柳蒡汤	54
竹叶石膏汤	80
竹叶汤	90
竹茹汤《医经会解》	405
竹茹汤《本事方》	557
竹沥达痰丸	558
竹沥汤（2方）	558
朱砂安神丸	106
朱砂丸	593
朱砂膏	594
先期汤	109
血府逐瘀汤	185
血痢乌梅丸	343
血竭散《圣济总录》	510
血竭散《杨氏家藏方》	510
伤科七味片	202
伤痛宁片	462
舟车丸	214
会厌逐瘀汤	374
全鹿丸	383
延胡索汤	436
延年知母鳖甲汤	828
自然铜散《张氏医通》	504

自然铜散《圣济总录》	504
华盖散	570
行宣补中益气汤	663
任氏生精汤	705
伐木丸	844

【丶】

决明子散	78
决明散	98
交泰丸	106
安胎和气饮	110
安中散	357
安虫饮	410
安冲汤	434
安魂汤	528
安宫牛黄丸	593
安奠二天汤	669
安胎饮	721
安老汤	811
壮筋养血汤	179
壮本丹秘方	355
壮阳益肾舒肝汤	707
冰硼散	206
冰壶汤	357
冰梅丸	846
灯心散	327
产后病第18方	510
刘寄奴汤（2方）	513
刘寄奴散	513
兴阳丹	731

【一】

阳和汤《外科证治全生集》	25
阳和汤《外科正宗》	349
阳起石丸《普济方》	739
阳起石丸《严氏济生方》	739
阳起石丸《太平惠民和剂局方》	739
防己茯苓汤	26
防风汤	27
防风散	37

防风通圣散	38
防己黄芪汤	261
导痰汤	31
导赤散《小儿药证直诀》	90
导水茯苓汤	298
导赤散《伤寒六书》	327
导气汤《沈氏尊生书》	351
导气汤《素问病机气宜保命集》	413
如神丸	121
如圣丸	157
如圣散《证治准绳》	449
如圣散《圣济总录》	839
妇科调经片	379
妇科九味安胎饮	683
妇科双效丸	846
红灵酒	480
红花膏	501
红棉散	848
阴阳攻积丸	601
异功散	680

七画

【一】

苏羌达表汤	29
苏子降气汤	287
苏合香丸	363
苏枋饮	505
苏木公英汤	506
杏苏散	29
杏苏散	547
苍耳散	49
苍术丸	284
苍戟丸	284
苍附导痰丸	285
杞菊地黄丸	64
连翘败毒饮	72
连翘金贝煎	127
连朴饮	658
连梅安蛔汤	795
芦根引子	86

芦荟丸	210
芦荟肥儿丸	210
苇茎汤	87
赤芍药散	187
赤小豆汤	221
赤石脂丸	807
赤石脂禹余粮汤	806
更衣丸	210
芫花莪术丸	219
辰金丸	227
辰砂一粒丹	463
辰砂丸	593
寿胎丸	274
寿星丸	593
芩连平胃散	283
芩部丹	575
芩连四物汤	742
豆蔻汤	292
豆蔻丸	293
抑扶煎	304
芪附汤	342
医林四神丸	351
医痫丸	542
还少丹	355
芜荑散	419
芜荑丸	420
花蕊石散《十药神书》	438
花蕊石散《圣济总录》	438
花蕊石散《普济本事方》	438
远志酒	607
抗过敏定喘方	631
抗痨散	634
两仪膏	696
劳瘵类·12方	738
麦门冬汤《金匮要略》	765
麦味地黄丸	765
麦门冬汤《圣济总录》	765
来复汤	810

【丨】

助阳和血补气汤..................42
助阳止痒汤..................677
吴茱萸汤..................351
旱莲子汤..................781

【丿】

身痛逐瘀汤..................40
谷精草散..................100
针头丸..................226
佛手垂盆汤..................337
龟龄集丹..................361
龟鹿二仙膏..................701
龟板姜栀丸..................783
肝吸血虫二方..................417
皂荚丸..................542
利惊丸..................559
牡蛎散《太平惠民和剂局方》..................615
牡蛎散《证治准绳》..................616
牡蛎散《千金要方》..................684
牡蛎散《世医得效方》..................788
牡蛎丸..................807
秃疮膏..................655
秃疮类方..................875
何人饮..................755
何首乌丸《赤水玄珠》..................755
何首乌丸《太平圣惠方》..................756
何首乌散..................756
含化丸..................846

【丶】

完带汤..................35
羌活胜湿汤..................36
羌蓝汤..................39
羌活散..................343
羌活附子汤..................639
辛夷散..................40
辛凉解表法..................60
辛夷丸..................285
补肺阿胶散..................58

补中益气汤..................70
补肝散..................97
补肾强身片..................276
补肺汤..................349
补阳还五汤..................459
补阳还五汤加味..................560
补肝汤..................604
补肾地黄丸..................700
补骨脂丸..................710
补肾固冲汤..................715
补肾安胎汤..................717
补肾育精汤..................814
快透散..................60
快斑散..................140
快斑汤..................188
快气汤..................289
快气散..................379
沙参麦冬汤..................62
沉香消痞丸..................210
沉香大丸..................382
沉香温脾汤..................382
沉香散..................382
沉香降气汤..................382
沉香饮..................383
沉香琥珀丸..................383
没药散《圣济总录》..................272
没食子丸..................425
没药散《搏济方》..................471
没药散《宣明论方》..................471
没药散《普济方》..................564
良附丸..................356
冷哮丸..................359
启脾丸..................402
诃子皮散..................450
诃黎勒散《太平圣惠方》..................802
诃黎勒散《金匮要略》..................802
泄泻·11方..................805

【一】

鸡鸣散..................29

鸡苏散	55
鸡苏吹喉散	56
鸡肝散《胡庆余堂丸散膏丹全集》	197
鸡肝散《全国中草药处方集》	416
鸡血藤膏	493
陀僧膏	117
陀僧散	853
驱疹汤	121
驱风膏	242
驱绦汤	412
驱风散	849
张涣射干汤	147
张氏四顺散	196
张涣乌蛇散	244
灵仙散	235
妙香散	299
附子理中丸	341
附子汤	342
陈氏求嗣方	485
阿胶鸡子黄汤	612
阿胶散《太平圣惠方》	759
阿胶散《古今医鉴》	759

八画
【一】

苓甘五味姜辛汤	46
苓甘五味姜辛半夏杏仁汤	346
卧龙丹	46
卧佛汤	641
青黛散	105
青黛石膏汤	137
青黛海石丸	137
青金散	138
青蒿鳖甲汤	177
青蒿鳖甲汤（二）	191
青州白丸子	237
青皮丸	371
青娥丸《太平惠民和剂局方》	709
青娥丸《丹溪心法》	726
青金锭子	856

枇杷清肺饮	112
枇杷叶汤	580
苦参地黄丸	116
苦楝根散	224
苦参汤	452
抵当汤	202
郁李仁饮	212
郁李仁散《圣济总录》	213
郁李仁散《世医得效方》	213
郁金饮子	463
郁金丸	464
郁金四物汤	464
郁金散《太平圣惠方》	464
郁金散《圣济总录》	464
范汪四物丸	219
范汪旋复花汤	342
范氏止血方	346
坤顺丹	388
抽刀散	468
拈痛散	473
枕中丹	598
拨云见日退翳丸	623
拨云散	653
表虚六合汤	753

【丨】

明目上清丸	60
明目槐子丸	427
明目地黄丸《中成药》	745
明目地黄丸《审视瑶函》	793
虎潜丸	85
虎骨木瓜酒	247
虎杖散	334
易黄汤	111
易简地黄饮子	177
固经丸	122
固冲汤	434
固肠汤	450
固真丸	616
固真汤	668

固脬丸	823
肾气丸	178
果附汤	294

【J】

炙甘草汤	26
金沸草散	30
金黄散《外科正宗》	203
金黄散《妇人良方》	203
金琐丹	355
金陵酒丸	377
金铃子散	390
金宝神丹	566
金锁固精丸	599
金钥匙	639
金匮肾气丸	686
金樱膏	696
金刚丸	728
金水六君煎	749
侧柏樗皮丸《医学入门》	43
侧柏樗皮丸《医方考》	111
侧柏地榆汤	824
知柏地黄丸	84
知柏四物汤	113
肥儿丸《医宗金鉴》	197
肥儿丸《太平惠民和剂局方》	410
肥儿丸《丹溪心法》	420
肠粘连缓解汤	206
乳香定痛丸	236
乳香黄芪散	469
乳胀散	497
狗脊丸	276
使君子散	410
使君子丸《证治准绳》	410
使君子丸《局方》	410
鱼口便毒类·第6方	523

【丶】

泻黄散	81
泻青丸	95
泻心汤	104
泻白散《小儿药证直诀》	194
泻白散《严氏济生方》	194
治风热眼赤肿方	101
治带片	117
治阴虚火炎方《方脉正宗》	177
治伤消瘀丸	186
治阴虚火炎方《本草汇言》	196
治黄36方	201
治遍身肿满方	213
治遍身疼痛方	233
治诸风骨节疼痛方	242
治鼻渊方	285
治浊固本丸	300
治血崩方	346
治痢散	400
治虚弱患者痢方	402
治腹内虫方	417
治老妇血崩方	432
治冬夏哮喘方	542
治痰饮饮食不消干呕方	545
治十六般哮喘方	579
治顿呛方	580
治热毒方	599
治鼻塞不利方	659
治喘丸	736
治崩中下血方	807
治痿汤	812
治带片	815
治小儿惊痫极妙方	850
定命散	242
定志丸	299
定喘汤	528
定痫丸	530
定志丸《医学入门》	592
定志丸《千金要方》	658
实脾饮	295
泽泻散	305
泽泻汤《金匮要略》	305
泽泻汤《圣济总录》	306

泽漆散	307
泽漆汤《圣济总录》	307
泽漆汤《千金方》	307
泽兰汤《鸡峰普济方》	486
泽兰汤《千金方》	486
疝气内消丸	392
疝气类·3方	392
疡类·58方	519
宝寿丸	630
育胎丸	735
河车大造丸	736
河车丸	736
疟痰类	837
炉甘石散	847
炉甘石洗剂《中医皮肤病学简编》	848
炉甘石洗剂《外伤科学》	848

【一】

细辛散《普济方》	45
细辛汤	45
细辛散《御药院方》	45
降糖饮Ⅱ号	195
经验痢疾四宝丹	198
经闭类·8方	513
经闭类·第40方	514
经闭类·9方	518
经闭类·第18方	523
参桂再造丸	233
参鹿补膏	276
参苓白术散	290
参附汤	340
参苏饮	370
参附龙牡汤	599
参赭镇气汤	599
参赭培气汤	618
参芪丹芍汤	663
参麦散加味	664
参芪郁七汤	670
参蛤散加味	727
参茸卫生丸	755

参连开噤汤	820
驻景丸	314
驻车丸	346
降气化痰丸	548
建瓴汤	598

九画
【一】

茯苓桂枝白术甘草汤	26
茯苓汤	298
茯苓导水汤	582
茯菟丸	718
枳实薤白桂枝汤	26
枳壳丸	219
枳术丸	373
枳实消痞丸	373
枳实导滞丸	373
枳缩二陈汤	570
荆防败毒散	33
荆防解毒汤	34
荆防牛蒡汤	34
荆芥汤	35
荆芩四物汤	35
胡荽酒	53
胡黄连散二	197
胡黄连散	198
胡芦巴丸《局方》	725
胡芦巴丸《杨氏家藏方》	725
胡桃丸	727
栀子豉汤	77
栀子甘草豉汤	77
栀子生姜豉汤	77
栀子柏皮汤	94
草龙胆散	78
草乌揭毒散	240
草乌散	240
草乌头散	240
草豆蔻散	293
草果饮	294
茵陈蒿汤	94

茵芋浸酒	276
茵陈五苓散	306
茵陈四逆汤	330
茵陈五苓汤	330
茵陈蒿散	330
茵虎黄片	333
拯阴理劳汤	178
拯阳理劳汤	667
枸杞汤	195
枸杞子丸	773
牵牛子汤	223
牵牛丸	224
牵正散	536
威灵仙散《太平圣惠方》	234
威灵仙散《痈疽神秘验方》	235
厚朴温中汤	286
厚朴三物汤	287
厚朴七物汤	287
厚朴杏子汤	287
厚朴麻黄汤	288
柏叶汤	346
柏子养心丸	605
柏子仁丸	792
茱萸丸	352
荜茇丸（2方）	362
荜澄茄散	364
荜澄茄丸	364
柿灵丹	377
荔核散	392
荔枝散	392
砂淋丸	407
枯草加味汤	426
枯痔散	841
茜梅丸	434
南星防风散	534
珍珠母丸	598
珍珠丸	620
珍黄散	621
珍珠散	621
珍珠退翳散	621

珍合灵片	690
荡痰汤	618
轻腰汤	684
轻槐散	850
带下方	688
荣卫返魂汤	756
砒枣散	863
砒霜散	863

【丨】

星香散	31
星附散	237
咳血方	95
贯众散	140
贯众汤	140
咬头膏	227
胃苓汤	283
思仙续断丸	302
骨病类·19方	488
骨碎补散	507
骨病类·17方	507
韭子汤	723

【丿】

追风丸	28
追风散	60
追风毒刮散	213
追虫妙应丸	224
追虫丸	416
追风活血膏	469
香苏散	29
香薷散	32
香薷术丸	33
香连丸	104
香砂平胃散	283
香砂六君子汤	289
香砂枳术丸	289
香连化滞丸	373
香苏葱豉汤	380
香草汤	485

香桂散	648
独活寄生汤	37
独圣散	62
独活酒《千金要方》	232
独活细辛汤	233
独活苍术汤	233
独活酒《备急千金要方》	233
独参汤	666
独圣饼	734
钩藤散	64
钩藤饮《直指小儿方论》	204
钩藤汤	274
钩藤饮《证治准绳》	641
钩藤饮子《普济本事方》	641
钩藤饮《名中医治病绝招》	641
钩藤饮子《小儿药证直诀》	643
保阴煎	113
保赤万应散	227
保和丸	368
保元汤	675
保和汤	768
重台草散	158
复元活血汤	202
复肝煎剂	337
复方生化汤	441
复方丹参片	475
复方红砒膏	863
禹功散	223
禹余粮丸	808
俗传白花蛇丸	242
胆道排石汤	330
胆道蛔虫汤	411
顺血散	437
急救稀涎散	541
胜金丸	828

【丶】

宣毒发表汤	34
宣痹汤	248
宣阳汤	325

宣郁通经汤	463
宣白承气汤	555
神术散	41
神圣散	45
神消散	78
神犀丹	88
神仙坠痰丸	223
神功内托散	343
神曲散	402
神仙聚宝丹	471
神效瓜蒌散《外科精要》	472
神效瓜蒌散《妇人良方》	555
神仙止血汤	600
神仙解语丹	607
神授散	805
神效太乙丹	808
神效膏	858
神效当归膏	866
举元煎	73
活人葱豉汤	76
活血润燥丸	211
活血止痛汤《外科大成》	432
活络效灵丹	468
活血通经汤	505
活血散瘀汤	505
活血止痛汤《实用专病专方临床大全》	505
活血润燥生津汤	555
首乌延寿丹	178
洗痔汤	207
养心汤	299
养脏汤《太平惠民和剂局方》	350
养血柔肝熄风汤	631
养血滋阴生津汤	776
养脏汤《世医得效方》	795
济生肾气丸	314
济阴汤	325
姜附四物汤	342
姜黄散《圣济总录》	466
姜黄散《女科证治准绳》	466
姜芩四物汤	466

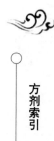

方剂索引

姜黄散《普济本事方》	466	桂心酒	334
姜黄散《赤水玄珠》	466	桃花汤	346
姜黄汤	466	桂心散	348
姜桂丸	533	桂附丸	348
济生橘皮竹茹汤	369	桂麝散	349
济生桔梗汤	691	桂枝加龙骨牡蛎汤	599
济川煎	729	桂枝加黄芪汤	678
冠心苏合丸	384	秦艽酒	46
祖传经验方	405	秦艽鳖甲散	70
洞天长寿膏	458	秦艽扶羸汤	194
宫外孕方	468	秦艽升麻汤	258
宫癥汤	514	顾步汤	64
疮类·第9方	510	夏枯草汤	97
前胡饮	547	夏枯草膏	549
前胡散	547	泰山磐石饮	110
祛风一醉散	588	逐瘀扶正宣肺汤	142
祛风消赤汤	622	逐寒荡惊汤	361
祛风通络止痛汤	637	逐黄散	555
祛腐生肌灵	653	逐风汤	636
祛烦养胃汤	770	换肌消毒散	167
恒山甘草汤	828	蚕矢汤	247
疯狂方	832	蚕沙汤	249
		真武汤	298
【丶】		真中风类·10方	636
除湿蠲痹汤	40	栝楼瞿麦丸	300
除风益损汤	458	栝楼薤白白酒汤	385
除痫散	643	栝楼薤白半夏汤	385
结核散	636	桃花散《太平圣惠方》	326
绛矾丸	844	桃仁散《千金方》	350
		桃红四物汤	457
十画		桃核承气汤	482
【一】		桃仁饮	482
桂枝汤	26	桃仁散《千金要方》	488
桂枝去芍药加蜀漆牡蛎龙骨救逆汤	26	桃红饮	743
桂枝加桂汤	26	桃花散《外科正宗》	861
桂枝甘草龙骨牡蛎汤	27	破故纸丸	355
桂枝茯苓丸	27	破毒散	523
桂枝附子汤	27	破伤风类·48方	636
桂枝芍药知母汤	28	振颓丸	500
桂枝加葛根汤	74	振痿举阳汤	870

桔梗汤	549
耆老丹	564
顿呛方	580
起痿汤	704
莲肉散	816

【丨】

柴葛解肌汤	41
柴胡疏肝散	69
柴胡清肝饮	69
柴平汤	69
柴胡达原饮	69
柴前梅连散	70
柴胡散《博济方》	70
柴胡细辛汤	458
柴胡散《太平圣惠方》	544
逍遥散	56
逍遥丸	69
哮喘方	585
鸭掌散	585
眩晕煎方	596

【丿】

射干麻黄汤	31
射干散	147
射干丸	147
铁笛丸	85
铁粉丸	621
铁箍散	799
胶艾四物汤	177
胶艾汤	742
秘精丸《严氏济生方》	300
秘元煎	300
秘精丸《医学心悟》	683
秘精汤	798
秘精煎	821
健脾养胃汤	355
脏连丸	424
脑立清	490
透脓散	515

胸渗丸	584
倒痰方	830
铅丹散	849
狼毒丸	871

【丶】

消风散《外科正宗》	34
消风养血汤	64
消斑青黛饮	137
消渴方	177
消瘰丸（2方）	181
消癖丸	219
消乳汤	477
消瘿五海饮	519
消瘿汤《浙江中医研究所》	568
消瘿汤《实用专病专方临床大全》	568
消疹汤	623
消白灵汤	623
消风散《太平惠民和剂局方》	639
消肿定痛膏	655
消渴灵	673
消痈散毒汤	702
消渴灵	776
消肿白灵丹	846
资寿解语汤	37
资生健脾丸	821
益气聪明汤	66
益胃汤	129
益母丸	186
益元散	316
益肾温化汤	334
益黄散	360
益气举陷汤	374
益脾饼	406
益母膏	484
益母胜金丹	485
益肾调经汤	493
益气统摄止血汤	663
益寿地仙丹	704
益肾生精汤	707

方剂索引

益阴汤	753
益瞳丸	811
调中益气汤	73
调胃承气汤	206
调经类·84方	505
调心汤	556
调气饮	866
海藻玉壶汤	127
海桐皮散《脚气治法总要》	266
海桐皮散《小儿卫生总微论方》	266
海桐皮汤	266
海金沙散《世医得效方》	322
海金沙散《医学发明》	322
海浮散	472
海蛤素饼	562
海浮石滑石散	563
海金散	564
海马拔毒散	733
凉惊丸	138
凉膈散	204
凉血四物汤	479
烧伤方	203
润肠汤	211
润肠煎	213
润肠丸	483
润肺散	554
涌泉散	320
浆水散	345
高良姜汤	357
宽胸丸	363
宽快汤	386
粉刺汤	581

【一】

通关散《丹溪心法》	46
通关散《中药制剂手册》	46
通乳丹	317
通草饮子	319
通草散	319
通乳汤《杂病源流犀烛》	319

通冠宣痹汤	363
通瘀煎	379
通气散《奇效良方》	380
通窍活血汤	459
通气散《医林改错》	459
通幽汤	483
通乳汤《傅青主女科》	549
桑菊饮	55
桑杏汤	62
桑麻丸	62
桑枝虎杖汤	260
桑丹泻白汤	582
桑螵蛸散	599
桑螵蛸	823
桑螵蛸丸	823
预知散	272

十一画
【一】

黄芪桂枝五物汤	27
黄芩散	75
黄连上清丸《清太医院配方》	88
黄连解毒汤	93
黄连汤	104
黄连香薷饮	104
黄连涤暑汤	105
黄连消毒饮	105
黄连膏	105
黄连阿胶汤	106
黄连温胆汤	106
黄芩滑石汤	107
黄芩汤	108
黄连上清丸《中成药》	112
黄连闭管丸	198
黄龙汤	201
黄芪丸	244
黄柏散	316
黄土汤	453
黄药子散	568
黄药散	569

方剂名	页码
黄昏汤	609
黄芪建中汤	675
黄芪丸	676
黄芪甘草汤	677
黄芪散	792
黄蜡丸	839
黄丹膏	849
菊花茶调散	34
菊晴丸	64
菊花甘草汤	64
萆薢渗湿汤	112
萆薢分清饮《医学心悟》	313
萆薢分清散《杨氏家藏方》	328
萆薢化毒汤	329
萆薢分清饮《杨氏家藏方》	659
控涎丹	214
排气散	281
排气饮	287
菟丝子丸《太平圣惠方》	314
菟丝子丸《太平惠民和剂局方》	700
菟丝子丸《全生指迷方》	719
理中丸	345
理中安蛔汤	358
理中汤	382
理阴煎	450
理冲汤	516
菖蒲郁金汤《温病条辨》	464
菖蒲郁金汤《温病全书》	558
菖蒲温胆汤	566
菖蒲饮	658
接骨丹	501
梅花点舌丹	594
接筋续骨合剂	716
救急雷公散	839
推车丸	842

【丨】

方剂名	页码
崩证极验方	95
眼病·66方	100
眼病·15方	102

方剂名	页码
眼病·16方	102
眼病方	593
眼病类方	841
蛇蜕汤	245
蛇蜕膏	245
蛇蜕散	246
蛇床子散《金匮要略》	870
蛇床子散《外科正宗》	870
蛇床子散《太平惠民和剂局方》	870
常山饮	413

【丿】

方剂名	页码
银翘散	34
银翘马勃散	58
银苇合剂	87
银花解毒汤	123
银花甘草汤	123
银花汤	124
银甲散	196
银翘香连散	282
猪苓丸	304
猪苓汤	304
梨膏	696
铜青丸	856
铜青汤	856
铜绿栀子汤	856

方剂索引

【丶】

方剂名	页码
麻黄汤	24
麻黄附子细辛汤	24
麻杏石甘汤	24
麻黄附子汤	24
麻黄杏仁薏苡甘草汤	25
麻黄加术汤	25
麻子仁丸	211
麻仁汤	211
麻黄苍术汤	284
麻黄散《杨氏家藏方》	542
麻黄根散	788
麻黄散《局方》	802

旋覆代赭汤 …… 31	清心丸 …… 616
旋覆花汤《圣济总录》…… 544	清疹汤 …… 627
旋覆半夏汤 …… 544	清神散 …… 659
旋覆花汤《妇人良方》…… 544	清热保津法 …… 770
旋覆代赭石汤 …… 544	清海丸 …… 811
旋覆花汤《严氏济生方》…… 544	清翳光明散 …… 846
清咽利膈散 …… 34	清凉膏 …… 861
清上蠲痛汤 …… 36	羚羊钩藤汤 …… 62
清咽利膈丸 …… 58	羚角钩藤汤 …… 64
清解汤 …… 59	羚羊角散《太平惠民和剂局方》…… 99
清燥救肺汤 …… 62	羚羊角散《严氏济生方》…… 187
清脾汤 …… 69	羚羊角汤《医醇賸义》…… 626
清胃散 …… 72	羚羊解毒丸 …… 626
清震汤 …… 72	羚犀白虎汤 …… 626
清暑益气汤 …… 84	羚羊角汤《圣济总录》…… 627
清瘟败毒饮 …… 84	羚羊角散《太平圣惠方》…… 627
清骨散 …… 84	密蒙花散《太平惠民和剂局方》…… 64
清肾汤 …… 85	密蒙花散《银海精微》…… 101
清宫汤 …… 90	密陀僧散 …… 836
清咽宁嗽汤 …… 108	淡竹叶汤 …… 90
清肺抑火丸 …… 108	淡竹茹汤 …… 557
清气化痰丸 …… 108	商陆膏 …… 221
清音丸《全国中成药处方集》…… 108	惊风类方 …… 242
清肠汤 …… 113	渗湿汤 …… 284
清肠饮 …… 124	断红饮 …… 346
清营汤 …… 124	断下丸 …… 403
清络饮 …… 124	断红丸 …… 429
清热止带汤 …… 125	痔瘘方 …… 427
清身饮冲剂 …… 182	鹿角丸《严氏济生方》…… 701
清经散 …… 183	鹿角丸《三因方》…… 701
清湿汤 …… 187	鹿角胶丸 …… 701
清凉涤暑法 …… 191	深师黄连汤 …… 805
清心莲子饮 …… 194	
清热止血汤 …… 202	【一】
清湿化痰汤 …… 284	绿白散《卫生宝鉴》…… 117
清空膏 …… 456	绿矾丸《小儿卫生总微论方》…… 844
清眩丸 …… 456	绿白散《圣济总录》…… 844
清音丸《医学统旨》…… 549	绿矾丸《太平圣惠方》…… 844
清膈煎 …… 563	绿雄散 …… 844
清带汤 …… 616	绿云散 …… 856

绿云丹	856	椒梅汤	358
续随子丸《证治准绳》	230	椒茱汤	358
续随子丸《圣济总录》	230	椒附丸	359
续断丸	716	散偏汤	380
		棕榈散	447
		棕灰散	447

十二画

【一】

越婢汤	24	斑蝥通经丸	522
越婢加术汤	24	斑龙丸	701
越桃饮子	204	斑蝥醋	873
越鞠丸	283	款冬花汤	578
葛根汤	26	葶苈大枣泻肺汤	583
葛根黄芩黄连汤	74	葶苈子散	583
葛花解酲汤	76	雄枣散	694
葱姜红糖汤	30	琼玉膏	696
葱白七味饮	30	葳蕤汤	771
葱豉桔梗汤	52	硝石矾石散	843
葱豉汤	52		
葱白蜂蜜外敷法	697	**【丨】**	
琥珀养心丸	106	紫苏饮	29
琥珀散《太平圣惠方》	187	紫金丹《普济本事方》	77
琥珀人参丸	383	紫金锭《百一选方》	164
琥珀养心丹	592	紫草饮	164
琥珀惊风片	601	紫雪丹	174
琥珀抱龙丸	601	紫草消毒饮	188
琥珀散《小儿卫生总微论方》	601	紫草如圣汤	189
琥珀丸	601	紫草三豆汤	189
琥珀汤	601	紫草油	189
琥珀导赤汤	602	紫黄膏	189
琥珀散《太平圣惠方》	602	紫金锭《婴童类萃》	204
琥珀蜡矾丸《外科正宗》	602	紫薇散	495
琥珀散《婴童百问》	643	紫苏麻仁粥	571
琥珀蜡矾丸《医宗金鉴》	841	紫菀汤《证治准绳》	576
趁痛丸《卫生家宝》	224	紫菀散	577
趁痛散《中医妇科临床手册》	233	紫菀汤《伤寒保命集》	577
趁痛丸《朱氏集验方》	236	紫金丸	842
趁痛散《杨氏家藏方》	329	紫金丹《普济本草》	863
趁痛汤	352	黑退消	240
葵子茯苓散	326	黑神散	346
椒艾丸	358	黑锡丹	348
		黑虎丹	361

黑散子	440	滑石散《圣惠方》	316
黑黄散	534	滑石白鱼散	440
跌打丸	458	寒解汤	126
遗精阳痿类方	730	寒降汤	618
遗精阳痿·第1方	734	遂心丹	214
蛤蚧散	734	道人开障散	245
喉病类方	841	痧药蟾酥丸	646
		痢疾汤	757
		湿痒油膏	856

【丿】

舒痔丸	35
舒筋保安散	234
舒筋活血片	493
脾肾双补丸	290
鹅黄散	316
集效丸	418
猬皮散	448
傅再希方	542

【丶】

【一】

		犀角大青汤	134
		犀银汤	135
		犀角玄参汤	174
		犀角解毒饮	174
		犀角地黄汤	175
		犀角地黄丸	175
		犀角膏	175
		犀角升麻汤	175
		犀黄丸	175
		犀角散《太平圣惠方》	175
		犀角散《袖珍小儿方》	175
		疏凿饮子	221
		疏风养血汤	258
		强精汤	814

温经汤	27
温脾汤	201
温中汤	288
温中益气汤	293
温中丸	346
温胆汤	369
温脐化湿汤	704
痛泻要方《丹溪心法》	38
痛泻要方《景岳全书》	368
普济消毒饮	59
滋阴降火汤《寿世保元》	85
滋膵饮	177
滋肾育胎丸	274
滋阴大补丸	489
滋乳汤	514
滋水清肝饮	603
滋阴宁神汤	604
滋膵汤	687
滋阴降火汤《阎氏小儿方论》	749
滑石黄柏散	111
滑石散《千金方》	316

十三画

【一】

蒲公英汤	129
蒲黄散《千金要方》	436
蒲黄丸	436
蒲灰散	436
蒲黄散《圣济总录》	437
感冒退热冲剂	134
感应丸	226
蒿芩清胆汤	191
蒿豉丹	191
塌胀汤	221
鼓胀方	383
鼓胀类·96方	405

楝皮杀虫丸	411
雷丸散《冉氏经验方》	416
雷丸散《杨氏家藏方》	416
槐角丸《太平惠民和剂局方》	425
槐角丸《扶寿精方》	426
槐花散	426
槐榆煎	426
槐花金银花酒	426
槐子散	427
槐花消痔汤	428
蓬莪术散	519
硼砂丸	845

【丨】

暖肝煎	348
蜀椒汤	358
蜈蚣散《疡医大全》	636
蜈蚣散《洞天奥旨》	636

【丿】

愈风丹《儒门事亲》	46
愈风丹《医学正传》	242
愈风丹《儒门事亲》	633
愈糜散	799
解毒生化丹	124
解毒雄黄丸	227
解毒济生汤	607
锡类散	138
锦红片	144
腽肭脐丸《太平惠民和剂局方》	383
腽肭脐丸《严氏家藏方》	731
催生兔脑丸	648
催生散	648

【丶】

新加香薷饮	32
新订犀角地黄汤	189
新益气汤	663
瘀胆合剂	201
痿痹类·11方	243

痿痹类方（2方）	255
痿痹类第139方	493
塞鼻散	448

十四画
【一】

蔓荆子汤	66
碧玉散	138
碧琳丹	856
槟芍顺气汤	201
槟榔汤	212
槟榔散	544
摘玄联步丸	230
豨桐丸	263
豨莶丸《张氏医通》	263
豨莶丸《严氏济生方》	263
截疟七宝饮	294
榧子煎	417
磁朱丸	593
磁石丸	596
磁石酒	596
酸枣仁汤《金匮要略》	603
酸枣仁汤《杂病源流犀烛》	817

【丨】

蝉壳散	60
蝉蜕膏	61
蝉花无比散	285

【丿】

膈下逐瘀汤	186
毓麟珠	702

【丶】

漱咽喉七十二症总方六味汤	56
腐尽生肌散	511
膏淋汤	599
熄风降压汤	641
蜜煎导	696

【一】
熊胆麝香丸..................169
缩脾饮....................289
缩砂散....................290
缩砂丸....................352
缩泉丸《魏氏家藏方》..........359
缩泉丸《妇人良方》............388
缩泉止遗汤................823

十五画
【一】
樗树根丸..................122
增液汤....................178
增液承气汤................178
赭遂攻结汤................214
撞气阿魏丸................365
震灵丹....................473
撮风散....................632

【丨】
镇肝熄风汤................490
镇逆理气方................596
镇摄汤....................811

【丶】
澄清饮....................842

十六画
【一】
薏苡仁汤《类证治裁》..........27
薏苡附子败酱散............145
薏苡仁汤《食医心鉴》........302
薏苡附子败酱散............302
橘皮竹茹汤................31
橘核丸....................287
橘皮枳术丸................368
薯蓣丸....................178
颠倒木金散................463
颠倒散《寿世保元》..........542
颠倒散《医宗金鉴》..........839

醒消丸....................472
整容汤....................536

【丿】
赞育丹....................341

【丶】
瘰疬类十二方..............245
瘰疬方....................650

十七画
【丨】
嚏惊散....................531

【丿】
黛蛤散....................137
臂痛药酒..................266
臌胀类·98方..............602
臁疮方....................849

十八画
【一】
礞石滚痰丸................566
礞石丸....................566

【丨】
鹭鸶涎丸..................147
巉岣丸....................433

十九画
【一】
藿香正气散................29
藿朴夏苓汤................280

【丨】
蟾酥丸....................82

【丶】
鳖甲煎丸..................184
鳖甲白术散................785
鳖甲地黄丸................785

鳖甲丸..................... 785
鳖甲散..................... 785
麒麟血散................... 509
癣药浸液................... 874

二十一画
【一】
霹雳散..................... 351
露蜂房膏................... 867

【丶】
麝香救疫散................. 57
麝香丸..................... 630
麝香保心丸................. 646
麝香胆雄散................. 832
麝香膏..................... 841
癫狂方·64方............... 115
癫狂类·38方............... 215
癫狂方·65方............... 598
癫狂汤..................... 618
癫狂·26方................. 830

二十三画
【丶】
蠲痹汤..................... 40
蠲饮枳实丸................. 223
蠲痛散..................... 392

方剂索引

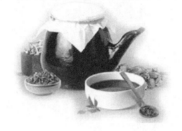

第一章 中药的产地和采集

中药主要来源于天然的植物、动物、矿物及人工制品。中药的产地、采集贮藏直接影响药材的质量。历代中医药学者都十分重视中药产地及采集。

第一节 产地

天然的中药材生产都有一定的地域性,其与产量、质量有密切关系。

道地药材,如四川的黄连、川贝母、川芎,浙江的白术,云南的茯苓、三七等,内蒙古的黄芪、肉苁蓉等,山东的阿胶等,广东的砂仁等,河南的山药、地黄等,宁夏的枸杞子等,东北的人参、五味子、细辛等,青海、西藏的冬虫夏草等,都是著名的道地药材。但是道地药材也不是一成不变的,随着自然环境的改变而改变,如三七原产广西,后来云南产地好于广西,所以滇三七成为新的道地药材。

第二节 中药的采集

根据前人积累的经验和现代科研成果,中药采集的年限、季节、时间不同,所含有效成分也有差异。据资料报道,生产3~4年的甘草所含的甘草酸(甘草的主要成分)比生长1年的高一倍。人参生长6~7年质量最高(人参的主要成分为人参皂甙)。根茎药用部分多在初冬和早春采挖,特别是金银花的采摘以含苞未放上午7~9时最好。鹿茸的采集以生长3年的雄鹿,初次在清明前后40~50天锯茸最好。否则生长年限不够,季节不到,时间不准,都直接影响到药物的质量和疗效。

为了保证药材的质量，植物的花、果实、叶、茎、皮、树脂、根都要遵循一定的季节，取动物某部入药材，更应重视年龄和采集时间，如人工培育牛黄、人工饲养鹿、麝等。

矿物类药材多是全年可采，加工制品也多是常年生产。

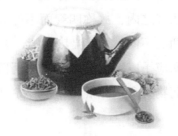

第二章　中药的性能

中医治病的主要手段是中药，中药的基本功能是祛除病邪，消除病因，协调脏腑经络机能，纠正人体阴阳平衡，最大程度恢复到正常状态。要想纠正疾病的偏盛偏衰，就要利用中药的属性以寒治热，以热治寒。正如清代医学家徐灵胎说："凡药之用，或取其气，或取其味……各以其所偏胜而资之疗疾，故能补偏救弊，调和脏腑深求其理，可自得之。"

中药的功效单纯的极少，往往是多种的，在治疗某种疾病中利用一部分功效，而另一部分则可能成为副作用或毒性。如大黄苦寒，有泻下攻积作用，为治疗实热积滞便秘之要药。苦寒泻热，对于热结便秘尤为适宜。若脾阳不足便秘者，想用大黄荡涤便秘，又怕苦寒再伤脾阳，则方中加入附子、干姜温阳祛寒，人参、甘草益气健脾。这样实际的应用就形成了药物的配伍，既减少了大黄苦寒的副作用，又达到驱邪攻滞的目的。

毒副作用是用药后对机体的损伤反应，往往是用量过大，用药时间过长，或炮制不好，用法不当造成的。如关木通性味苦寒，有利尿通淋作用，常用量3克~9克。报道有人用木通60克水煎服，造成急性肾功能衰竭，这是用量过大造成的。还有报道，有人服龙胆泻肝丸自觉有效，竟一次在药店买一篮子之多，长期服，亦造成肾功能衰竭，因龙胆泻肝丸里有关木通。应严格遵守药物的用法，在医师指导下服用是绝对安全的，病愈即止，决不能把药当饭吃。

第一节 四气

四气，又称为药物寒、热、温、凉四种药性。《神农本草经》云："疗寒以热药，疗热以寒药。"温与热，寒与凉只是程度上的差别。此外，还有平性，其性质比较平和，其中有微寒微温者，但仍属四气之内，故称四气而不称五气。

四气中温热与寒凉属于两类不同性质。温热属阳，寒冷属阴。温次于热，凉次于寒，还有大热、大寒、微温、微寒应予以区别，这是对中药四气程度不同的进一步区分。

宋代寇宗奭为了避免与药物香臭气相混淆，主张将"四气"改为"四性"，沿用至今。

第二节 五味

五味是指药物的五种味道，如酸、苦、甘、辛、咸。此外，还有淡味附与甘，常说甘淡；涩味附与酸，常说的酸涩，为应合五行的配伍，故仍称五味。

五味在药物中的作用

酸涩： 能收、能涩、生津化阴，故有收敛固涩作用。本类药物多是酸涩二味均有，如乌梅、五味子除收敛固涩外，又能生津化阴。但亦不尽同，有些药物只有涩而不具酸味，却能收涩固精止带，如莲子、芡实等之类。

苦： 能泄、燥。泄是降泄，如苦杏仁、苦葶苈子苦泄降气；大黄、番泻叶苦降通便；知母、栀子清热泻火。燥能清热燥湿，如黄连、黄芩、苦参等。

甘： 能补、缓急、能和、解毒润燥。如甘味中补中益气的党参、黄芪；补精血的熟地、枸杞子、冬虫夏草、黑芝麻等；缓急止痛的饴糖、蜂蜜；调和诸药的甘草、大枣等；解药物中毒的甘草、绿豆等；润燥的药物有黄精、玉竹等。淡味附属于甘，有渗湿利尿的作用。渗小于利，如茯苓、薏苡仁等以渗为主。利大于渗，如猪苓、泽泻等以利尿为主，合称利尿渗湿药，多用于水肿、小便不利症。

辛： 能散、能行。有发散、行气、行血等作用。如辛温发散的麻黄、荆芥、紫苏等；辛凉发散的薄荷、菊花等；辛温行气的陈皮、木香、佛手等；辛温行血的红花、川芎等。

一些辛味的药物往往带有气，气有香气和臭气。如辛温芳香通窍的白芷、细辛、辛夷等；辛温极香开窍醒神的麝香、辛凉开窍醒神的冰片等；芳香化湿的白蔻、佩兰等；芳香行气的木香、香附、檀香等；辛臭驱风开积的阿魏等。古代至今对香气的论述较多，但对臭气的论述很少，如臊臭、焦臭、腥臭、腐臭等，也可能没有多大功效吧！历代对香气的记载日益增多，如现在民俗端午节，中药店里发放的香草，是用芳香的药物（苍术、香附、辛夷、白芷、甘松等）研为粗末，缝入香囊中，多是小孩佩戴，用辛香避免时疫病毒，这是先人对辛香药物的扩大应用。还有现代的香气疗法，还有药枕的运用等，随着科研的进步，香气还会有更多的运用。

咸： 有软坚散结泻下作用。多用于瘰疬、痰核、瘿瘤、癫痫等。如软坚散结的海浮石、海蛤壳、海藻、昆布、鳖甲等；软坚泻下的芒硝等。

以上药物的酸、涩、苦、甘、淡、辛、咸七种味道，为配合五脏运用，酸入肝，苦入心，辛入肺，甘入脾，咸入肾，仍以五味述之。这七种味道都是人味觉品尝的真实味道，但是有的药物具有辛味，有发散之功能，但也有虽没辛味，有发散之功能，如蝉蜕、桑叶；还有如仙茅、补骨脂、益智仁都具有辛味，而不能发散，却有补肾阳作用；海狗肾、阳起石味咸既不能软坚泻下，相反确有补肾阳作用。所以五味的归属功能只能说明药物的大部分功能，并不能说明全部，还要性味合参，全面正确理解。

第三节 升降浮沉

升降浮沉，是指药物作用的趋向性。升是上升，有向上向外的意思；降是下降，有向下向内的意思；浮又表示发散；沉表示收敛固藏和泄利下行。

按属性升浮属阳，沉降属阴。升的药物如人参、黄芪、升麻等，可起提升下陷，如久泻、脱肛、子宫脱垂、内脏下垂、元气下陷等；浮有发散作用，如麻黄、桂枝、荆芥等多用于表证；沉多用于泻下的里实证，如大黄、芒硝可攻下；降是下降，多用于重镇降逆，如代赭石、牡蛎、石决明等，可治肝阳上亢引起的诸症。李时珍说："酸咸无升，辛甘无降，寒冷无浮，热无沉。"但这也不是绝对的，如蝉蜕甘寒，甘却无补，寒无浮，却能发散；苏子味辛相反能降气等。

升浮沉降与药物质地的关系。前人认为植物的花、叶枝、质轻的药物多是升浮的，但质轻的旋复花、番泻叶、钩藤却是沉降的；种子、果实多是沉降的，可牛蒡子、苍耳子等却能散风解表。所以前人说的性味归属，质地归属升降浮沉，只能理解为大多数，不能说明是全部。

另外，李时珍亦说："升降在物，亦在人也。"如大黄本是向下沉降的，但用黄酒制后借酒升提，引药上行，却能清上焦实热，用于血热妄行之吐血、衄血及火邪上炎所致的目赤肿痛。还有姜汁制的能散，酸制的能收，盐制的能下，亦全在人也。

第四节 毒性

我国中医药界对中药的毒性早有认识。在周代有"医师掌医之政令，聚毒药以供医事"的记载。这里所说的"毒"药，是指一切中药的总称。张景岳亦云："药以治病，因毒为能，所谓毒药，是以气味之有偏也。盖气味之正者谷食之属也，所以去人之邪气。其为故也，正以人之为病，病在阴阳偏胜耳，凡是可辟邪安正者，均可称为毒药，故曰毒药攻邪也。"张氏这段论述，充分说明治偏之药均为毒药的含义。《类经》也有记载："药以治病，因毒为能，所为毒药，以气味之有偏也。""气味之偏者，药饵之属是也。""欲救其偏，则惟气味之偏者能之。"还有石寿堂《医原·用药大象论》

第二章 中药的性能

中也说："药未有不偏者，以偏救偏，故名曰药。"以上是广义毒药之说也。

真正有毒的中药，在《本草汇编》之中，也有认为药物毒性是指某些药物的作用过度峻烈，用后可能会发生毒性反应。如隋巢元方说："凡药物云有大毒者，皆能变乱，于人为害，亦能杀人。"如现代《有毒中草药大辞典》把有毒中草药分为极毒、大毒、有毒、小毒。

我认为"有毒"应改为"中毒"较为合适，介于大毒小毒之间。同是极毒、大毒、有毒、小毒都叫有毒，并不能表示毒性程度。

极毒：指毒性剧烈，生品很少内服，或不宜内服，可能致死量多在1克以下的药物。如：砒霜、蟾酥、生川乌、生草乌、生马前子等。

大毒：指药物剧烈，治疗量与中毒量接近，如超量用药，可有严重反应，易于中毒致死的药物，如巴豆、狼毒、雷公藤等。

中毒：指药物毒性较大，中毒量与治疗量比较接近，毒性小于大毒，大与小毒，但超量也可以产生中毒甚至造成死亡的药物。如：大风子、天南星、半夏、苍耳子、瓜蒂等。

小毒：指药物有一定的毒性，治疗较与中毒量差距较大，但超剂量用药也可以发生毒副作用反应的药物。如：细辛、皂荚、泽漆、白矾等。

有些药物是否含有毒性，毒到什么程度，现在还没有发现。就像关木通的毒性，对肾脏有普遍性破坏，但古今所有资料，最有权威的《有毒中草药大辞典》（《中华人民共和国药典》四部1985年制）都未言关木通有毒，这说明还要在应用研究中不断认识，发现，总结提高。

以上所述认识到的毒药，才真正叫有毒中药。至于有人说"是药三分毒"，我认为这种说法是对中药的诬蔑，有毒的扩大。我试问山药、大枣、扁豆、龙眼肉、黑芝麻、菟丝子、蜂蜜都是中药，三分毒又表现在哪里？也从未发现有毒的报道。我国中草药有8000多味，极毒的有20多味，小毒的近百味，总计500味左右，怎么能说"是药三分毒"呢？我主观认为有些人是对祖国中药不够全面了解，甚至别有用心的人披着专家外衣胡说什么"中医药应退出历史舞台"。祖国医药有几千年的历史，对中华民族的繁衍生息，对疾病的防治具有卓越的贡献，岂能因一点小节而不前，相反理应增加继承发扬和学习研究提高。中医认为阴平阳秘，精神乃治，阴阳失调，百病生焉。中医用药治病，正是通过中医正确的诊断，合理组方遣药。"寒者热之，热者寒之，虚者补之，实者泻之。"辨证准确，调方合理，用法用量恰当，才能达到理想效果。同时，有些毒药疗效可靠，且不可望而生畏，弃之不用。野生动物虎、狮、蛇都是凶猛伤人的，可是在驯兽师面前都是温顺的。应真正把中药的毒性程度、功效、配伍、用法用量真正弄清楚再用。还要如法炮制，注意煎煮时间，掌握"同性毒力共振，异相毒力相制"的原理以减少毒副作用，更不要无限夸大中药的毒性。如果不准确的用药，人参、甘草亦能杀人，如同饮食不当亦伤胃。

掌握人命关天处方权的医生，应如何使用药物为人治病？首先应以《药典》为法律准绳。2000年《药典》已收集中药材及中成药992种，每种中药包括含量测定，炮制方法，功效主治，用量用法，注意事项。医生使用时必须严格按《药典》规定事项行使，同时，医生还必须学习掌握每种中药毒副反应及救急方法，这样才能达到"胆欲大而心欲小，智欲圆而行欲方"。合理配伍，严格遵守用法用量，中病即止，力争做到趋利避害。另外，还要虚心向有经验的老中医、老药师学习，总结提高，达到有毒中药既不伤人又能治病救人的目的。

第五节 归经

中药归经的理论，是以脏腑经络理论为基础，以中药作用的脏腑经络归属为依据，在医疗实践中形成的一套理论。"归"是归属，有选择、趋向、定性的意思，"经"是脏腑经络的概括。

某药归某经，就是药物有所选择的对其所归属的某一脏腑经络的功能活动有较大程度的影响，相对其他脏腑经络的影响较小或没有。根据药物归经的理论，选择用药，有的放矢，药病相得，取效较捷，否则，正如清代医学家徐灵胎说："不知经络而用药，其矢也乏，必无捷效。"如羌活善治太阳头痛；葛根、白芷善治阳明头痛；柴胡善治少阳头痛；吴茱萸善治厥阴头痛；细辛善治少阴头痛。如治疗头痛时，首先诊断明确，痛发何经，针对性的选择药物归属特点，提高疗效。

但中医理论很深，人体脏腑经络都是协调的，还要考虑脏与脏、腑与腑等生克制化关系的整体观念。所以在临床用药配伍往往不是单纯使用某一经的药物。如肺病而见脾虚，肝阳上亢见肾阴不足，每见治肺兼补脾，潜肝阳与滋肾水同用，疗效会更好。决不能见肺治肺，见肝治肝，头痛治头，脚痛治脚的单纯归经用药，其效果受影响。故徐灵胎又说："执经络而用药，其矢也泥，反能致害。"

"归经"虽为重要性能之一，遍见历代本草。各家中药理论著作，但至今尚无统一确切定义，中医药家对此理解各抒己见。如某药有的说归胃经，有的说归肝经，甚至有的说归肾经，望学者进一步研究论之。

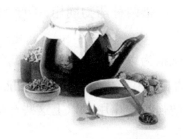

第三章　中药的配伍

配伍是根据病情，药物的特点，选择两味以上的药物配合应用。

前人把单味药的应用，或药与药之间的关系总结为七个方面，说明它们之间的情缘关系，称为"七情"。

单行：出自《神农本草经》。指单味药物为方治病。一般指病情单纯，选用一种针对性较强的药物即能取效。如：治虚性大便秘结，单用白术一味；治肺热咳血，单用黄芩一味；食盐一味涌吐宿食；瓜蒂一味退黄疸；还有很多民间土单验方多是一味单行取效。

相须：出自《神农本草经》。是指两种性能相类似的药物组合，以相互增强作用。如知母、黄柏均属苦寒，都能清热泻肾火；大黄、芒硝相须增强攻下泻热之功效。

相使：出《神农本草经》。两种以上药物同用。一种药物为主，其余药物为辅，以提高疗效。黄芪补气利水，茯苓渗湿利水，二者配伍，茯苓能提高黄芪补气利水的效果。再如款冬花润肺下气，止咳化痰，杏仁能止咳平喘，润肠通便，二者配伍，杏仁能增加款冬花的功效。

相畏：出《神农本草经》。利用药物的相互抑制作用，以减少或抑制某一药物的有害成分，而发挥临床效果。如生半夏、生南星是有毒，如要加入生姜同煎，以制其毒，因这二味畏生姜。

相杀：出《神农本草经》。是用一种药物能消除另一种药物的中毒反应和副作用。如绿豆杀巴豆毒，生姜杀生半夏、生南星的毒。相畏相杀意义基本相同，只是同一配伍的两种提法。

相恶：出《神农本草经》。一种药物能减弱另一种药物的功效，甚至丧失其药效。如人参恶莱菔子，莱菔子能降低人参的补气作用；生姜恶黄芩，黄芩苦寒能减弱生姜辛温之性。

相反：出《神农本草经》。指两种药物同用，可产生毒副作用。（参看第五章药物禁忌十八反）

以上所谈药物的七情，概括为以下四点：第一，药物配合后可增疗效；第二，有些药相互作用，削弱原有的功效；第三，药物相互作用能减轻或消除原有的毒副作用；第四，药物相互作用产生和增强毒副作用。以上这些在临床配伍应用中，都是必须熟记牢固掌握的。

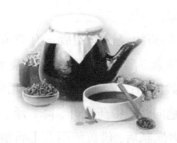

第四章　中药的炮制

中药的炮制，泛指药材的加工处理。中药来源于大自然，有野生，也有养殖，有植物、动物、矿物，采收加工成为药材，有的质地坚硬，粒大，有的还有毒性。必须按规范的要求加工处理，如制成饮片、炙、煅、蒸、煮、烘焙等这些处理过程叫作炮制，古书叫炮炙。早在《内经》和《神农本草经》已有记载，至宋代雷敩著有《雷公炮炙论》是我国现在存最早的制药专著。

第一节　炮制的目的

一、降低消除药物的毒副作用。如：川乌、草乌、附子、半夏、南星、大戟、甘遂等。虽然有较好的疗效，但因毒性和副作用过大，临床应用极不安全，如川乌、草乌必须经泡、煮、蒸；清半夏经白矾浸泡后，除去或降低毒副作用才可应用。

二、改变或缓和药物的性能。中药各具特性，如常用中药甘草性味甘凉，具有清热泻火解毒清肺化痰功效，常用于咽喉肿痛，痰热咳嗽，痔疮肿毒，然而甘草用蜂蜜制过，炙甘草性味甘温，善于补脾益气，这样性味由凉转温，有清泻转补，改变了原有的药性。又如地黄，鲜地黄性凉多汁，具有清热、凉血之功效，多用于热病血热妄行引起的吐血、斑疹、热病口渴等症。经蒸成熟地后，其性便温，能滋阴补血，养肝益肾，凡是血虚肝肾亏虚所致的眩晕均可用之。再如首乌甘苦平，生用有截疟、润肠、解毒之功效，多用于体虚久疟、肠燥便秘、痈疽疮疡等。首乌经蒸熟后成为甘涩温，具有补益精血，有乌须黑发功效，多用与血虚所致的头晕目眩，心悸失眠，肝肾精血亏虚耳鸣，腰膝酸软须发早白等。

　　缓和药性，是指缓和某些药物的峻烈之性。如枳壳消食去滞，生用伤胃气，用麸皮炒后减少苦寒，缓和药性；如麻黄辛温发汗平喘力量较强，用蜂蜜炙过后，缓和发汗之力，增强了止咳平喘功效。

　　三、增强药物疗效。有些药物经过炮制后，有效成分析出，如炒川芎、当归能增强温经活血的作用；醋制延胡索、醋制香附能增强止痛的作用；姜汁制半夏增强止呕；明矾煅为枯矾可增强燥湿收敛作用；又如药物炒炭可增强止血效果。

　　四、改变和增强药物的趋向性。中药有升、降、浮、沉趋向，如大黄苦寒纯阴下沉，多泻下攻积向下，然而用黄酒炮制后，借黄酒引药上行清上焦湿热；再如防风性味辛温，有祛风胜湿止痛之功能，辛散之力较强，但炒防风减其辛散之力，却有良好的止泻作用。

　　五、便于制剂和调剂。中药材植物类有花、果、叶、全草、木、茎、藤、根经水制软，切成丝、片、段、块便于调剂，配方；质地坚硬的矿物类，如代赭石、磁石，贝壳、动物甲壳、骨角类很难粉碎，不便调剂和制剂，有效成分不易析出，就需要炮制，如穿山甲、鳖甲、龟板、马前子都用砂炒烫，蛤粉炒阿胶珠、煅牡蛎、煅代赭石等。

　　六、便于服用。如动物类乌蛇、地龙制后减少腥味；乳香、没药炒后减少恶心、呕吐。

　　七、便于贮藏保管。如桑螵蛸、五倍子经加热杀死虫卵便于保管；僵蚕干燥投入石灰，以防变腐。

第二节　炮制的方法

　一、修治

　　1. 纯净处理采用挑、拣、簸、筛、刮、刷等方法，去掉药材中的杂质灰质、残梗、残核等刮去粗皮，刷去绒毛等。

　　2. 粉碎处理，采用捣、碾、镑、锉等方法，使药物符合要求。如龙骨、牡蛎、贝母等捣碎。三七碾粉，水牛角、羚羊角、镑片锉末等便于内服。

　　3. 切制，采用切、铡的方法便于调剂称量和贮藏。如白术、泽泻切厚片；黄芪、鸡血藤切斜片；槟榔切飞刀片；桑白皮、枇杷叶、橘皮切丝；白茅根切段。

　二、水制

　　1. 洗：将药材放入清水中洗净。

　　2. 淋：将不便浸泡的药材用少量清水多次少量喷淋，使其变软。

　　3. 泡：将质地坚硬的药材放入水中浸泡一段时间，再捞出待其变软。

　　4. 润：又称闷，为使药材变软使清水或其液体辅料徐徐加入使其变软，又不损失药效。

　　5. 漂：将需要漂洗的药材放入宽水或长流水漂洗，如漂洗紫河车、海藻、昆布等。

6. 水飞：借其药材的沉淀，不溶于水，将药研细，投入水中搅匀，倾入混悬液，粗粒再碾再入水搅拌，反复操作。倾出的混悬液经沉淀去掉水分干燥，即成极细的粉末，如水飞炉甘石、水飞朱砂等，这是中药材制成极细粉末的方法之一。

三、火制

是用火加热处理药物的方法。

1. 炒：有炒黄、炒焦、炒炭。

炒黄：是用文火炒至药物表面微黄。

炒焦：是用武火炒至药材表面有焦黄或焦褐色，内部颜色加深。

炒炭：用武火炒至表面焦黑，内部炭化。

炒黄、炒焦使药物质地疏松易于加工，有缓和原有药性，有效成分易析出；炒炭缓和原有药性和副作用，增加收敛止血功效。另外，还有辅料炒，如土炒白术、麸炒枳壳、米炒斑蝥、砂炒穿山甲等。

2. 炙：把药物与辅料同炒，因辅料不同，可分为：

酒炙：将药材用定量黄酒拌匀，文火炒干为度，如酒川芎、酒当归、酒大黄等。

醋炙：用适量的食用米醋将药搅匀，文火炒干，如醋延胡索、醋香附等。

盐炙：用适量的食盐水化开与药搅匀，文火炒干，如盐黄柏、盐小茴等。

姜汁炙：将生姜捣烂取汁加适量水与药拌匀，文火炒干，如姜厚朴、姜竹茹、姜半夏等。

蜜炙：用炼蜜加适量的水稀释与药拌匀，文火炒至不粘手为度，如炙甘草、炙黄芪、炙冬花等。

米泔水炙：用米泔水浸后再炒，如米苍术；另外，还有童便制香附、羊脂炙淫羊藿、鳖血炙柴胡、甘草汁炙吴茱萸等。在以后各药炮制中详细介绍。

3. 煅：将药物直接或间接煅烧，使质地疏松，容易粉碎，充分发挥疗效。

明煅：把药物直接投入武火或容器中不用密闭加热的叫明煅，如煅牡蛎、煅龙骨、煅石膏等。

密闭煅：也叫闷煅，将药材放入耐火容器内加盖密闭，隔火加热，如煅血余炭、棕榈炭等。

4. 煨：将湿面皮或湿纸包裹药材，放入热火灰中加热的方法叫煨。

面裹煨：用湿面皮裹药材，入炒热滑石中煨至外皮焦黄，取出剥去外皮叫面裹煨。如煨肉豆蔻、煨诃子等。

纸裹煨：用草纸数层包裹药材，煨去油的即是，如煨木香等。

5. 烘焙：用文火直接或间接加热，使药材干燥，但温度较低，如焙全蝎、蜈蚣等。

四、水火共制

清蒸：利用水蒸气加热，蒸透取出干燥。如蒸玉竹、桑螵蛸、五倍子，蒸透取出干燥。

加辅料蒸：生地加黄酒拌匀加热蒸透取出制成熟地，凉去水分入药，生首乌加黑豆搅蒸透，则成制首乌，干燥入药。

　　煮：用清水或加辅料与药共煮的方法。目的是减少药物的毒性和副作用。如：生川乌先用水泡，后加甘草、黑豆共煮，使药内无白心为度。还有醋煮三棱、醋煮莪术。这样易于切片，又增加消积化瘀的作用。

　　燀：将药材倒入沸水中，搅匀后少停片刻，再捞出，入冷水中，除种皮，晒干入药，如燀杏仁、燀桃仁等。

　　淬：将药物煅红后，迅速投入冷水中或辅料水，使其酥脆的方法。如炉甘石的煅淬；加辅料煅淬的有自然铜、代赭石、磁石、鳖甲、龟板等都是用醋作辅料煅淬的。

五、其他方法

　　制霜：某些药物经炮制后成为粉末，如巴豆霜、苏子霜、杏仁、瓜娄仁霜都是捣烂后去油成为粉末的，某些药物经特殊制作析出结晶，如西瓜霜、柿饼霜等。

　　发酵：将某些药材加辅料，经一定操作在适宜温度条件下，经一定环境时间使其发酵，使其改变原药性能，这一方法叫发酵，如神曲、淡豆豉等。

　　发芽：将能发芽的种子，用适宜的水温泡后，捞出放入需要容器内，保持一定的湿度和温度，经一定的时间，使其发芽到一定的程度，晒干入药。如大麦芽、谷芽、大豆黄卷等。

　　升华：可升华的药材，经高温升华成为新的结晶粉末，使其更加纯洁。如升华硫黄、砒霜等。

　　熬胶：用特定的动物皮、骨加水煎熬，加一定辅料制造。如阿胶、鹿角胶、龟板胶、鳖甲胶等。

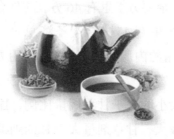

第五章　用药禁忌

第一节 配伍禁忌

出《神农本草经》，两种药物同用，可能产生毒性和副作用，甚至会危及生命，原则上禁止配伍。

十八反：甘草反大戟、芫花、甘遂、海藻；乌头反半夏、瓜蒌、贝母、白蔹、白及；藜芦反人参、沙参、玄参、丹参、细辛、白芍。

【歌诀】
　　十八反药要记牢　　甘反芫戟遂海藻
　　半蒌贝蔹及攻乌　　诸参辛芍叛藜芦

十九畏：硫黄畏朴硝，水银畏砒霜，狼毒畏密陀僧，巴豆畏牵牛子，丁香畏郁金，川乌、草乌畏犀角，牙硝畏三棱，官桂畏石脂，人参畏五灵脂。

【歌诀】
　　硫黄畏硝银畏霜　　狼毒畏僧郁金香
　　川乌草乌畏犀角　　巴豆相畏牵牛郎
　　牙硝畏棱桂畏脂　　人参灵脂不相当

《神农本草经·序例》指出："勿用相畏、相反。""若有毒宜制，可用相畏，相杀者，不尔、勿合用也。"意思是说，若以制其毒可用，不然不可用也。

但古代书中常可找到相反相畏同用的组方，不但外用处方有，内服方亦有。著名的医著《金匮要略》里的"赤丸"（乌头、茯苓、细辛、半夏）组成，乌头反半夏而同用；"甘遂半夏汤"（甘遂、半夏、芍药、炙甘草）方里甘草反甘遂而同用；《外科正宗》里的"海藻玉壶汤"（海藻、贝母、陈皮、昆布、青皮、当归、川芎、半夏、连翘、甘草、独活、海藻）方里甘草反海藻而同用；《春脚集》的"十香返魂丹"里丁香畏郁金而同用等。据各家学者不完全统计，《千金要方》里有46方，《外台秘要》里有45方，《普济方》里有248方，《太平圣惠方》里有45方，《圣济总录》里有58方，现代《全国中药成药处方集》中含十八反同用的内服方有34方、外用方有68方。这充分说明十八反十九畏涉及范围相当广泛。

甘草与甘遂同用，毒性大小取决于甘草用量比例，甘草剂量若小于甘遂其毒性小，甘草与甘遂剂量相等，毒性较大，甘草剂量大于甘遂则毒更大，可产生大量水泻。（本人亲自实验过，可看甘遂篇）。而细辛配伍藜芦，则导致实验动物死亡。

又根据报道，丁香与郁金同用治呃逆效果很好，人参与五灵脂同用治疗胃溃疡疼痛较好。关于"十八反"、"十九畏"的配伍研究还在进行，我认为不是绝对配伍禁忌，但也不是没有一点根据，是历代经验之见，还是应该采取慎重的态度，避免盲目配伍应用，造成不良后果。

第二节 妊娠用药禁忌

怀孕期中，有些药物服用可能引起流产，或损害母子，一般不得使用或慎用的药，称为妊娠药忌。

古代医学家很早就对妊娠禁忌药有所认识，如《神农本草经》记载有6种具有堕胎的药，《本草经集注·序例·诸病通用药》专设堕胎药一项，收载堕胎药41味，这些都说明有些药物对胎儿或母子是不利的，这是古人的看法。

根据临床实践和有关资料总结，以下这些药物都是妊娠应该禁忌和慎用的。

有毒的药物： 川乌头、草乌头、天南星、天雄、侧子、附子、大风子、雷公藤、京大戟、芫花、商陆、常山、马前子、樟脑、洋金花。

破血类： 干漆、三棱、莪术、桃仁、红花、蒲黄、牛膝、漏芦、凌霄花。

过度吐下滑利药： 藜芦、巴豆、千金子、牵牛子、皂荚、瓜蒂、番泻叶、芦荟、大黄、瞿麦、冬葵子。

动物类： 水蛭、斑蝥、虻虫、蟾酥、麝香、䗪虫、蝼蛄、蜈蚣、全蝎、穿山甲、牛黄。

矿物类： 水银、轻粉、砒霜、雄黄、胆矾、铅丹、硫黄、花蕊石、硇砂、升丹。

其他类： 天花粉、蚤休、急性子。

慎用类： 代赭石、冰片、刘寄奴、王不留行、郁李仁、牡丹皮、蝉蜕、枳实、桂枝。

【孕妇禁慎用药歌诀】
孕妇用药禁慎用　川乌草乌天南星

附子侧子大风子	大戟遂芫陆天雄
常山樟脑洋金花	马前子与雷公藤
破血化瘀损胎气	干漆牛膝蒲黄绒
漏芦通经能下乳	桃红莪术凌霄棱
过度吐下滑利药	巴豆千金牵牛猛
瓜蒂藜皂番泻叶	大黄芦荟瞿麦通
动物斑蝥虻虫蛭	麝香蟾酥土鳖虫
牛黄蝼蛄穿山甲	还有全蝎和蜈蚣
矿物水银轻粉药	砒霜胆矾毒明雄
铅丹升丹花蕊石	硫黄硇砂烂胎中
其他蚤休急性子	天花粉能引产行
慎用冰片代赭石	刘寄奴王不留行
枳实药与郁李仁	丹皮蝉桂要记清

据我自己统计孕妇禁忌药有60多味，慎用的有9味，其中有些极毒，破血较强，药性较毒的应绝对禁用。但有些药物经过炮制，我认为是完全可以用的，如姜制半夏治妊娠呕吐有一定疗效，我就没有把它列入妊娠禁忌药。至于其他一部分药物经过相应炮制也是可以应用的，但在没证实前，还是应遵循妊娠药禁忌原则，以防万一。

第三节 服药时的饮食禁忌

服药饮食禁忌，也叫食忌和忌口，是指由于治疗的需要，要求病人忌食某些食物。《灵枢·五味》："肝病禁辛，心病禁咸，脾病禁酸，肺病禁苦，肾病禁甘。"一般认为服药期间忌食生冷、辛热、油腻、腥膻等有刺激性食物。疾病不同，忌食也不一样，如水肿病人忌硬固、油腻、生冷过咸饮食，服发汗药忌食油腻、生冷食物；滋补剂要忌食茶叶、萝卜；热病患者忌食辛辣、油腻、香燥油炸食物；肝阳上亢病人胸痹之人忌食肥甘、脂肪动物内脏及烟酒；外科疮疡、荨麻疹、湿疹、疥癣忌食辛辣、牛羊肉、海鲜；肠胃虚的人忌食冷硬、油腻、粘滑食品；头晕焦虑失眠忌食辛辣、上火食品；痰湿忌食肥甘食品等。此外，古有鳖血忌苋菜，蜂蜜忌大葱等有关记载也值得进一步研究。

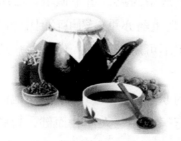

第六章 用药计量与方法

第一节 用药剂量

现在我国中药剂量采用公制，即1千克=2市斤、1千克=1000克 为了处方配伍方便，按规定如近似值进行折算：

1市斤=500克　1市斤=16两=160钱

1两=31.25克（按31克算）　1两=10钱

1钱=3.125克（按3克算）　1分=0.3克

1厘=0.03克

用药量，一般按成人每一日的用药量。但规定只是常用剂量，在临床处方中相差很大，根据临床经验，症候适应，个体条件差异而不是一成不变的。诚如岳美中说："中医治病的巧处在分量上，用药量的大小要因人因病而定，以适合患者的体质和病情为宜。"临床用药时因目的不同，同一样药物用量差别很大。如槟榔用于消积、行气、利水常用量6~15克，而用于杀姜片虫、绦虫时，用量可达到60~120克。再如白术用于健脾燥湿时，常用量为5~15克，可是用于脾虚便秘润肠通便时，可用到60~120克。再如半夏常用量为10克左右，和胃时用30克，催眠时可用至80克左右。也就是说，药物同一功效，因用药目的不同而必须使用不同的剂量，才能达到理想的效果。

用药剂量还要考虑年龄大小，小儿发育尚未成长健全，老人气血、脏器衰弱，对药物承受力也弱，用量应低于青壮年，小儿五岁以下用成人量的四分之一，五岁以上按成人一半用量。

性别差异，正常男女用药差异不大，月经期活血祛瘀不可特过，妊娠期忌用禁慎药物。

病情轻重，用药也有差异，病重而急，用药量益大，若病重药轻，就如杯水车薪，反不能控制病势；若病轻药重，补伐特过，易导致壅滞或损伤正气。正如近代费绳甫说："轻病用药轻，轻不离题；重病用药重，重不偾事，心细曲折非枝蔓，胆大概括非含乎。"意思是说轻病药宜轻，病重药亦重，药虽轻但中病，若离题特远，反发展病势，失去治疗佳机。重病重剂，但不可矫枉过正，使药过病所，诛伐无过。其中之微妙，在临诊之权衡。

另外，还要考虑到患者的职业、生活习惯、居住地区、自然环境和气候变化等多重因素。如我初在广东汕头行医时，一人体壮而健，胃肠实积滞，三天未大便，攻积泻下，仅用15克大黄而泻下6次之多。而在河南山区，治一同症车夫，用大黄15克，只有肠鸣而无泻。所以必须做到"因地制宜"。

第二节　　用药方法

除传统中药制剂丸、散、膏、丹、酒剂、露剂外，还有供外用的软膏、硬膏、散、丹、擦剂、熏剂等，此节主要谈煎剂的用法。

1. 传统煎药法：

煎药用具：最好用陶、瓷器或不锈钢制品，忌用铁、铜、铅等金属制品，防止化学反应，降低药性或毒性反应。

煎药用水：以日常生活用水为好，加水多少，应视饮片吸水量而定。

具体方法：先看有没有先煎药物，如矿物类、贝壳类，如代赭石、石决明、牡蛎、龟板、鳖甲等。这些药物有效成分不易析出，应先煎30分钟。再看有没有毒药，如生半夏、生南星亦应加生姜先煎40分钟，再入余药，若水不够，可再加水。应武火煮沸变为文火煎30~40分钟，过滤200~300毫升为第一煎，药锅再加水，水略少于第一煎，再煎30分钟左右，过滤200~250毫升为第二煎，两煎混合约得煎液400~500毫升，一日分2次服下。若有后下药如薄荷、白蔻、大黄、番泻叶等，有效成分易析出，应在第二煎20分钟后入锅。大黄或番泻叶用沸水另泡，服药前兑入为最好。

包煎：如蒲黄、海金沙等质轻易漂浮药面；葶苈子、车前子等易糊锅底；旋覆花等多毛易刺喉，最好用稀纱布包好入煎。

另煎：如贵重药物，如人参、西洋参等避免浪费，应另煎兑入服。

冲服：如少量的三七、朱砂、琥珀、血竭，贵重的牛黄、麝香等宜研粉冲服，芒硝服前兑入搅匀服。

烊化：如阿胶、鹿角胶、龟板胶等入锅怕粘腻糊锅，或浪费药材，宜烊化兑入。

2. 煎药机煎药法：

把被煎中药装入特制布袋内，用清水先浸泡30分钟后，药包、水同入煎药机，水不够再加水，煎沸10分钟关火闷20分钟，再煎30分钟，达到120℃，2个压力，关火滤出药液，再加压过滤，包装。先煎药应用药锅先煎 30~40 分钟，与它药一同入包，入机；后下药，另煎药，烊化药，包装前兑入。

优点：

❶ 容积大，温度够，药宜煎透。

❷ 有效成分宜出，药渣挤成半干，不浪费药材。

❸ 过滤较净，病人容易接受，携带方便。

❹ 效果好，有效率比传统煎药法提高 10%。

3. 服药方法

服药方法对组方配伍疗效有直接关系，正如《医学源流论》说："病愈不愈，不但方必中病，而服药不得其法，则非但无功，而反而有害，此不可不知也。"又如《伤寒论》攻逐水饮的十枣汤煎法、服法、时间、体质强弱说得更加详细。"芫花、大戟、甘遂各等分为散，用水一升半，先用大枣肥者十枚，取八合去渣，纳药末，强人服一钱，羸人服半钱，得快下利后，糜粥自养。"《海药本草》亦说："药气与食气不欲相逢，食气消则服药，药气消则进食，所谓食前食后有义在其中也。"现代认为攻下药、驱虫药治疗肠胃功能药多在食前服；对肠胃刺激较大的药，多在食后服；食前服，食后服以间隔 1 小时为佳，避免影响进食或药效。再如《汤液本草·东垣先生用药心法》说："凡服药，寒药热饮，热药寒饮，中和之剂温而服之，凡汤药温热易下，冷则呕吐。"补肾者淡盐汤送服，活血祛瘀者温酒服，童便送服，止血者京墨汁、藕汁冲服。一般药物以饭消服药为好。

服药多少，一般一日一剂，二煎混合分二至三次服下，病重急者可酌加剂，四次分服，昼夜不停，保证药力持久。汗下药，一般得汗下为度，不以尽剂。呕吐病以少量频服。只有这样才能发挥药物的作用，使病人早日恢复健康。

药引，又称药引子。中医处方是按传统的君、臣、佐、使配伍的，药引一般都是使药。这个使药能引导其他药物的药力到达病变部位或某一经脉，起"向导"作用。

《续名医类案·虚损》言："兵无向导则不达贼境，药无引使则不通病所。"意思是药之引使犹如兵之向导，虽有精兵良将，也不能歼敌致胜。药物有引经使，可使直达病所，岂能等闲视之。一般治肾的药都是淡盐汤送服，因咸入肾；治肝病多用醋柴胡、醋香附、醋延胡索，因酸入肝，能收敛止痛；治风寒感冒常用葱白、生姜为引，因辛入肺；治肺气不宣常用桔梗为引，桔梗载药上行开宣肺气；牛膝下行补肾强筋，下焦病多投之；治疗妇科活血化瘀时常用红糖、黄酒为引。

还有太阳经病用羌活、防风为引；阳明经病用升麻、葛根、白芷为引；少阳经病柴胡为引；太阴经病苍术为引；少阴经病细辛、独活为引；厥阴经病吴茱萸、川芎、青皮为引；药引可载药直达病所，提高疗效，但有的药引可缓和药性，降低原方毒副作用。如方中有生南星、生半夏往往用生姜为引先煎以减少毒性；"葶苈大枣汤"用大枣为引缓和，葶苈子苦降之猛，又达到泻肺而不伤正目的。

总之，药引起到归经，缓和药性，降低毒副作用，增强治疗效果。

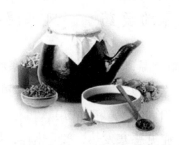

第七章 解表药

凡是用来驱除表邪，解除表证为主要作用的药物，称为解表药。

根据解表药性及临床应用不同，可分为发散风寒药和发散风热药两大类。

第一节 发散风寒药

本类药物性味多辛温，以发散风寒为主要作用。主要用于外感风寒表证，部分药物也可以用于痹症、咳喘、水肿、麻疹、疮疡起初兼有表证者。

◎ 麻黄　出《神农本草经》

【别名】沙龙、狗骨等。

【基原】麻黄为麻黄科植物草麻黄、木贼麻黄和中麻黄的干燥草质茎。

【主产地】吉林、辽宁、河北、河南、陕西、宁夏、甘肃、新疆等省区。

【采集·药材质量】立秋至霜降之间采收，去净泥土，干燥。草麻黄、木贼麻黄、中麻黄均以干燥、茎粗、淡绿色、有纵脊线、手感粗糙、节上有细小鳞叶片、质脆、断面内心充实略显红黄色、粉性、气微香、味涩苦、无杂、无霉者佳。（见图1）

【主要成分】主要成分为麻黄碱，少量伪麻黄碱、挥发油、黄酮类化合物、麻黄多糖等。

【药理】麻黄挥发油有发汗作用，其乳剂有解热作用。麻黄碱和伪麻黄碱对支气管平滑肌有松弛作用。伪麻黄碱能兴奋心脏，收缩血管，升高血压；对神经中枢有明显的兴奋作用，可引起兴奋、失眠、不安等。

【性味归经】辛、微苦，温。归肺、心、膀胱经。

【功效】发散风寒，宣肺平喘，利尿消肿。

【歌诀】　辛苦微温药麻黄　　散寒平喘用之良
　　　　　宣肺利尿为要药　　风寒湿痹阴疽疮

【应用】

1. 用于风寒表实证。本品辛温，辛能发汗，温祛寒邪，为发表寒邪第一要药。

治外感风寒，恶寒无汗，发热头痛，脉浮紧者。麻黄与桂枝、杏仁、炙甘草水煎服。宣利肺气，解表散寒。（汉《伤寒论》麻黄汤）

治素体阳虚，复感寒邪。症见恶寒发热，寒重热轻，头痛无汗，四肢不温，神疲欲卧，舌质淡，苔薄白，脉沉细者。麻黄与附子、细辛水煎服。温经散寒，助阳解表。（汉《伤寒论》麻黄附子细辛汤）

2. 用于风寒外束，肺气壅遏咳喘实证。本品味辛入肺经，散风寒而宣肺气，具有良好的止咳平喘作用。

治风寒感冒，鼻塞声重，咳嗽痰多，胸闷气短肺气壅遏的咳喘实证。麻黄与杏仁、甘草、生姜水煎服。宣肺，止咳，平喘。（宋《太平惠民和剂局方》三拗汤）

治寒饮内停，咳嗽气喘，咳痰清稀，恶寒发热，甚至喘息不得卧，口不渴，脉浮紧，舌苔白润水湿者。麻黄与桂枝、细辛、干姜、半夏、五味子、白芍、炙甘草水煎服。解表散寒，温肺化饮。（汉《伤寒论》小青龙汤）

治热邪壅肺，发热，咳嗽气喘，甚至鼻翼扇动，口渴，有汗或无汗，脉浮滑而数。麻黄与石膏、杏仁、炙甘草水煎服。宣泄郁热，清肺平喘。（汉《伤寒论》麻杏石甘汤）

3. 用于风水肿。风邪侵袭，肺失宣降，不能通调水道，小便不利，水湿潴留体内。本品轻清上浮，可开宣肺气，下输膀胱，为宣肺利尿要药。

治发病急骤，发热恶风，面目四肢浮肿，骨节烦痛，小便不利。麻黄与甘草水煎服。宣肺利水。（汉《金匮要略》甘草麻黄汤）

治风水一身悉肿，自汗出，恶风，小便不利或咳喘，脉浮而渴，苔薄白或微黄。麻黄与石膏、甘草、生姜、大枣水煎服。宣肺清热，疏散水湿。（汉《金匮要略》越婢汤）

主治肺热内郁，脾失健运，水湿内行，浮肿较越婢汤症重，自汗，口渴，小便不利者。麻黄与白术、石膏、甘草、生姜、大枣水煎服。解表行水，健脾化湿。（汉《金匮要略》越婢加术汤）

主治肾阳不足，少阴虚寒，身面浮肿，小便不利，脉沉小者。麻黄与附子、甘草水煎服。温阳利水。（汉《金匮要略》麻黄附子汤）

4. 用于风寒湿痹，阴疽，痰核。本品辛散温通，开腠里以达表，走经络而祛风寒湿邪，兼温药以助阳，逐阴凝之寒毒，有行散之力。

治风寒湿痹，一身尽痛，午后发热加剧，脉浮带数，舌苔薄腻等。麻黄与薏苡仁、炒杏仁、炙甘草水煎服。解散风邪，除湿蠲痹。（汉《金匮要略》麻黄杏仁薏苡甘草汤）

治湿家身烦痛。麻黄与桂枝、杏仁、炙甘草、白术水煎服。解表散寒，除湿蠲痹。（汉《金匮要略》麻黄加术汤）

治一切阴疽、流注、痰核等，患处不肿或肿势散漫。麻黄与熟地、白芥子、鹿角胶、肉桂、炮姜炭、甘草水煎服。温阳补血，散寒通滞。（清《外科证治全生集》阳和汤）

【炮制】麻黄　取原药材，除去残梗、木质茎、残根、杂质，洗净，闷透，切中段，晒干入药。

蜜炙麻黄　取炼蜜加适量水稀释，加入麻黄拌匀，稍闷入锅中，文火炒至不粘手为度，取出放凉入药。（一般麻黄100克，用炼蜜20~30克）

【用法】3~10克水煎服，或入丸散。蜜炙麻黄发汗力减，止咳平喘作用增强，多用与止咳平喘。余病症则用麻黄。

【注意事项】表虚自汗，阴虚盗汗及虚喘之人忌用麻黄。但风寒闭肺喘闷憋而汗出者不忌用麻黄。高血压眩晕病患者慎用麻黄。

◎ 桂枝　出《新修本草》

【别名】柳桂等。

【基原】桂枝为樟科植物，肉桂树的干燥嫩枝。

【主产地】福建、广东、广西、云南等省区，多生长在山地、土坡、沙地。

【采集·药材质量】春季3~4月剪取嫩枝，截段，晒干。干燥嫩枝呈圆柱形，外表棕色或红棕色，多有分枝，质硬而脆，断面边缘红色，内呈黄白色，中心色较深，气清香；味甜微辛。以枝嫩、棕色、气香者佳。（见图2）

【主要成分】主含挥发油，其中主要成分为桂皮醛等。还有酚类、有机酸、多糖、苷类、香豆精及鞣质等。

【药理】1.本品水煎剂及桂皮醛有降温、解热作用。2.煎剂及乙醇浸剂有抗菌作用，对金黄色葡萄球菌、白色葡萄球菌、伤寒杆菌、常见皮肤真菌、流感病毒均有不同程度的抑制作用。3.桂皮油有健胃、缓解胃肠道痉挛及利尿、强心作用。4.桂皮醛有镇痛、镇静、抗惊厥作用。5.挥发油有止咳、祛痰作用。

【性味归经】辛、甘，温。归肺、心、膀胱经。

【功效】发汗解肌，温通经脉，通阳化气。

【歌诀】　　桂枝辛温能解表　　温经通阳不可少
　　　　　　风寒湿痹关节痛　　胸痹心悸亦能疗

【应用】

1.用于外感风寒。本品辛甘温，能散肌表风寒，入血分走经络而达营卫。

治风寒表实无汗者。常与麻黄、杏仁、炙甘草水煎服。开宣肺气，解表散寒。如麻黄汤（看麻黄篇）。

治外感风寒表虚证，症见发热头痛、汗出恶风、鼻鸣干呕、口不渴、舌苔薄白、脉浮缓者。桂枝与白芍、炙甘草、生姜、大枣水煎服。解肌发表，调和营卫。（汉《伤寒论》桂枝汤）

治外感风寒表实证，发热、恶寒、无汗、身痛、项背牵强、或下利、或呕吐、舌苔薄白、脉浮紧。桂枝与葛根、麻黄、白芍、炙甘草、生姜、大枣水煎服。疏散风寒，解肌发表。（汉《伤寒论》葛根汤）

治风寒外束，内有郁热，症见恶寒发热，寒热俱重，头痛身痛，无汗而喘，烦躁口干，苔薄或微黄，脉浮紧带数等。桂枝与麻黄、杏仁、炙甘草、石膏、大枣、生姜水煎服。发散风寒，清热除烦。（汉《伤寒论》大青龙汤）

2. 用于痰饮，水湿内停水肿等症。本品甘温，温阳化气，以行痰饮水湿之邪。

治脾阳不运，痰饮内停，症见胸闷纳呆，眩晕心悸，或短气而咳，或心下痞闷，呕恶纳呆，苔白滑，脉弦滑。桂枝与茯苓、白术、炙甘草水煎服。健脾渗湿，温化痰饮。（汉《伤寒论》茯苓桂枝白术甘草汤）本方加减可用于治疗冠心病、风心病、心肌病、病态窦房结综合征、眩晕、慢性肾炎、睾丸鞘膜积液等。

治脾虚健运失常，膀胱气化不行，水肿小便不利等。如内停水湿、发热、烦渴、饮水即吐、小便不利、水肿、泄泻、痰饮、短气而咳、脐下动悸、吐涎沫而头眩等。桂枝与白术、茯苓、泽泻、猪苓共为散，用酒或米饮调服。温阳化气，利水渗湿。（汉《伤寒论》五苓散）本方加减可用于治疗美尼尔氏综合征、眩晕、脑积水等。

治周身浮肿，按之没指，不恶风，腹胀如鼓，兼疲乏无力，不渴，小便不利，脉浮者。桂枝于黄芪、防己、茯苓水煎服。益气通阳，利水消肿。（汉《金匮要略》防己茯苓汤）

3. 用于胸痹，心悸。本品辛甘温，能温心阳，通血脉，止悸动，定奔豚。

治心阳不振，心虚血弱而致的脉结代，心动悸，气短胸闷心慌，虚烦不眠，大便干结，舌质淡，少苔，或脉虚数。桂枝与炙甘草、人参、生地、阿胶、麦冬、麻仁、生姜、大枣水煎服。益气养血，滋阴复脉。（汉《伤寒论》炙甘草汤）本方加减可用于治疗室性早搏，病态窦房结综合征，心律失常，病毒性心肌炎等。

治心阳不振，症见心悸，惊狂，卧起不安。桂枝与蜀漆、煅牡蛎、龙骨、炙甘草、生姜、大枣水煎服。温通心阳，镇惊安神。（汉《伤寒论》桂枝去芍药加蜀漆牡蛎龙骨救逆汤）

治阴寒内盛，引动下焦冲气，上凌心胸所导致的奔豚者。桂枝加至15克与白芍、炙甘草、生姜、大枣水煎服。温通心阳，平冲降逆。（汉《伤寒论》桂枝加桂汤）

治胸阳不振，心脉瘀阻，胸痹心痛，偏于寒痰者。桂枝与枳实、薤白、厚朴、瓜蒌实水煎服。温通心脉，散结止痛。（汉《金匮要略》枳实薤白桂枝汤）

治心阳内伤，冲气上逆，烦躁不安，心悸怔忡，多汗，不眠，脉浮或结代等症。

桂枝与炙甘草、煅牡蛎、龙骨水煎服。温通心阳，镇惊安神。（汉《伤寒论》桂枝甘草龙骨牡蛎汤）

4. 用于阳虚寒凝血滞腹痛，癥瘕积聚等。本品辛散温通，有散寒止痛之功效。

治虚劳里急腹痛，腹痛喜按，或心中悸动，虚烦不宁，面色无华，或手足烦热，咽干口燥。桂枝与白芍、炙甘草、生姜、大枣、饴糖同用。前五味水煎二次去渣混合，入饴糖化二次分服。温中补虚，和胃缓急。（汉《伤寒论》小建中汤）本方加减可用于治疗胃炎腹痛，胃溃疡等。

治气滞血瘀而致的痛经经闭，癥瘕痞块，腹痛挛急，按之痛甚，脉涩，或月经困难，经腹胀痛，难产，产后恶露不尽腹痛拒按。桂枝与茯苓、牡丹皮、桃仁、赤芍共为末，炼蜜制丸，食前温开水送下。活血化瘀，消癥散结。（汉《金匮要略》桂枝茯苓丸）本方加减可用于治疗卵巢囊肿、子宫肌瘤、输卵管堵塞、不孕、风疹、痤疮等。

治妇女瘀血阻滞，冲任虚寒所至月经不调，或前或后，或多或少，或与逾期不止，或淋漓不止，或少腹冷痛，反不受孕等。桂枝与当归、白芍、川芎、人参、甘草、丹皮、吴茱萸、麦冬、生姜、半夏、阿胶同用。前11味水煎，阿胶烊化兑入服。温经散寒，养血化瘀。（汉《金匮要略》温经汤）本方加减可用于治疗经闭、痛经、卵巢囊肿，子宫发育不良等。

5. 用于痹症。本品辛温散肌表之风寒，通达营卫，又温通血脉，舒筋脉拘挛等，利关节之壅阻，通经络而开痹，可谓去肢节间风痛之要药。

治风寒湿外袭肌表身体疼烦，不能转侧，或自汗出，及阳虚内寒的胸腹疼痛，喘咳泄泻舌苔薄白，脉浮虚而涩。桂枝与附子、炙甘草、生姜、大枣水煎服。祛风除湿。温经散寒。（汉《金匮要略》桂枝附子汤）本方加乌梅、白芍、五味子、当归可用于治疗顽固性荨麻疹。

主治行痹，肢体关节疼痛，游走不定，关节屈伸不利，或见恶寒发热，苔薄白或腻，脉浮。桂枝与麻黄、葛根、防风、杏仁、甘草、当归、秦艽、赤茯苓、黄芩为末加大枣、生姜水煎服。祛风通络，散寒除湿。（金《宣明论方》防风汤）本方可用于治疗风湿，类风湿关节炎等。

主治湿痹，关节疼痛重着，痛有定处，手足沉重，或麻木不仁，舌苔白腻、脉象濡缓者。桂枝与薏苡仁、当归、川芎、羌活、独活、防风、白术、草乌、川乌、麻黄、生姜水煎服。祛风除湿，散寒通络。（清《类证治裁》薏苡仁汤）

主治血痹，肌肤麻木不仁，脉微而涩紧。桂枝与黄芪、芍药、生姜、大枣水煎服。温阳行痹。（汉《金匮要略》黄芪桂枝五物汤）本方加党参、附子、干姜、当归、怀牛膝、甘草可用于治疗低血钾周期性麻痹。

主治风湿流注筋脉，日久化热伤阴，肢节疼痛，身体羸瘦，脚肿如脱，头眩短气，呕恶欲吐，舌偏红苔白，脉濡数。桂枝与麻黄、知母、芍药、白术、防风、附子、甘草、生姜水煎服。通阳行痹，祛风除湿。（汉《金匮要略》桂枝芍药知母汤）本方加减可用于治疗风湿，类风湿关节炎。

治病情经久，多年不愈颈肩腰背疼痛，筋骨痿软，手足麻木，舌淡舌白，脉紧滑等。桂枝与当归、川芎、白芍、制川乌、制草乌、白附子、炙僵蚕、防风、胆南星、石膏、白芷、地龙、天麻、制半夏、荆芥、甘草、雄黄粉、橘络共为细末，炼蜜制为丸温开水送下。祛风散寒，舒筋活血，豁痰通络。（现代《全国中药成药处方集》追风丸）

【炮制】桂枝　取原药材，除去杂质，洗净、闷透，切厚片，晾干入药。

蜜桂枝　取炼蜜加水稀释，与桂枝拌匀，稍闷入锅文火炒至老黄色，不粘手为度，取出放凉入药。（一般桂枝100克，用炼蜜20克左右）

【用法】3~15克水煎服，亦入丸散，药酒。

蜜炙桂枝，缓和辛温发散之性，长于温中补虚，散寒止痛，多用于虚寒胃痛。余病症则用桂枝。

【注意事项】温热病及阴虚阳盛者，血证禁用。

◎ 紫苏　出《药性论》

【别名】全苏。

【基原】紫苏为唇形科植物皱紫苏，尖紫苏的叶和茎。

【主产地】全国各地均由分布，以江苏、湖北、广东、浙江较多。多生长在气候温暖，排水良好的砂土地。

【采集·药材质量】在9月上旬白露前后，枝叶最茂盛花序则刚长出时，割取，阴干。茎枝呈四棱形，有槽，皮黄紫色，断面黄白色，中央有白色的疏松的髓，卵形的叶，两面均紫色，有稀绒毛，叶边如锯齿状。以叶大不碎、茎全、气浓香、味微辛、干燥者佳。（见图3）

【主要成分】叶主含挥发油，油内主含紫苏醛、柠檬烯、蒎烯等。茎含挥发油成分，如紫苏醇、薄荷醇、丁香油酚等。

【药理】1.本品煎剂或浸剂，对人工发热家兔有解热作用；2.对体外葡萄球菌有抑制作用，有促进消化液分泌，增进胃肠蠕动，助消化除胀气，减少支气管分泌，缓解支气管痉挛作用。紫苏油可使血糖上升。苏梗同样有解热、抗菌作用。

【性味归经】辛，温。归肺、脾经。

【功效】发表散寒，行气宽中，安胎，解鱼虾毒。

【歌诀】　发散风寒用紫苏　　行气宽中解虾毒
　　　　　头痛鼻塞兼咳嗽　　苏梗安胎治呕吐

【应用】　1.用于风寒感冒，咳嗽痰多。本品辛温入肺能散，专解肌发表，宣肺止咳化痰。

治感冒风寒，夹有湿邪，恶寒发热，骨节酸痛，头痛身痛，苔白腻等。苏叶与羌活、防风、白芷、橘红、杏仁、茯苓皮、生姜煎服。祛风散寒，化湿解表。（近代《重订通俗伤寒论》苏羌达表汤）

治外感风寒，内有气滞，形寒身热，头痛胸闷，不思饮食，舌苔薄白，脉浮。紫苏叶与陈皮、香附、甘草共为粗末，水煎服。或细末温开水冲服。疏散风寒，理气和中。（宋《太平惠民和剂局方》香苏散）

治外感凉燥，头微痛，恶寒，咳嗽稀痰，鼻塞苔白，脉弦。苏叶与陈皮、半夏、茯苓、甘草、枳壳、前胡、杏仁、生姜、大枣、桔梗水煎服。温散风寒，宣肺化痰。（清《温病条辨》杏苏散）

治四时伤寒，症见发热头痛。苏叶与柴胡、葛根、陈皮、茯苓、半夏、炙甘草、桔梗、枳壳、川芎、生姜、大枣水煎服。散寒解表，祛风止痛。（明《医学入门》十味芎苏散）

2. 用于脾胃湿浊，气滞胸闷，呕吐，湿脚气等。本品芳香辛烈能上清头目，中开胸膈，醒脾开胃，为解郁滞，行气止呕良药，兼有理气安胎之功效。

治外感风寒，内伤气滞，恶寒发热，头痛，胸膈满闷，脘腹疼痛，恶心呕吐，肠鸣泄泻，舌苔白腻等。紫苏与藿香、陈皮、茯苓、土白术、姜厚朴、半夏曲、白芷、大腹皮、桔梗、炙甘草加生姜、大枣水煎服。化湿解表，理气和中。（宋《太平惠民和剂局方》藿香正气散）

治七情郁结，痰涎凝聚，症见咽中有物梗阻，吐之不出，咽之不下，或胸闷，或咳或呕，苔白润或白腻。紫苏与半夏、厚朴、生姜、茯苓水煎服。行气开郁，降气化痰。（汉《金匮要略》半夏厚朴汤）本方加减常用与治疗慢性咽炎、妊娠呕吐等。

治妊娠浮肿，行步艰难，胸闷胁胀，饮食减少，苔薄腻，脉弦滑。苏叶与陈皮、香附（炒）、天仙藤（炒）、乌药、木瓜、甘草、生姜水煎服。理气安胎，化湿消肿。（宋《校注妇人良方》天仙藤散）本方常用于治疗妊娠羊水过多等。

治妊娠肝郁脾虚，中期胎气上逆，胸腹胀满，甚则疼痛，呼吸喘促，烦躁不安，苔白脉滑。紫苏与人参、当归、白芍、川芎、陈皮、炙甘草、葱白、生姜、大腹皮水煎服。行气安胎。（宋《普济本事方》紫苏饮）

治湿脚气，足肿无力，行动不便，麻木冷痛，或挛急上冲，胸闷泛恶。紫苏与槟榔、陈皮、木瓜、吴茱萸、桔梗、生姜水煎服。温散寒湿。（宋《类编朱氏集验医方》鸡鸣散）

此外，本品可解鱼蟹中毒。见呕吐，腹痛泄泻，常可用本品煎服，或与生姜、半夏、藿香等同用。

【炮制】紫苏　取原药材，除去杂质，水喷略闷，切段，晾干入药。

【用法】5~15克水煎服，宜后下。

【附药】紫苏梗　为紫苏的茎，拣去杂质，闷透切段，晾干入药。味辛甘温，归肺、胃脾经。有宽胸利膈，理气解郁，下气止痛，安胎作用。治胸腹气滞，痞闷作胀，胁肋胀痛，胎动不安，不思饮食，水肿。常与厚朴、陈皮、半夏、砂仁、生姜等同用。

◎ 生姜 出《本草经集注》

【别名】鲜姜、大肉姜等。

【基原】生姜为姜科植物姜的新鲜根茎。

【主产地】全国温暖地区多有产，以安徽、山东、江苏、四川、广东等省为主，生产在阳光充足，排水良好砂质土壤为宜。

【采集·药材质量】冬至前采挖，除去茎上部分，及须根、泥沙。生姜为不规则的扁平块状，有指形分枝，表面黄白色或灰白色，有光泽、质脆，断面有汁渗出，浅黄色，多纤维。以块大、完整、无泥沙、丰满、质嫩、味辛辣有香气者佳。（见图4）

【主要成分】主含挥发油、姜醇、芳香醇、姜辣素等。

【药理】姜辣素刺激消化液分泌，增强食欲，助消化，有镇吐，镇痛，保护胃粘膜，具有抗溃疡、保肝、利胆、解热、抗菌、消炎等作用。醇提取物兴奋血管中枢、心脏、兴奋呼吸中枢，升高血压，促使发汗。

【性味归经】辛，温。归肺、脾、胃经。

【功效】发表散寒，温中止呕，温肺止咳，解毒。

【歌诀】　　生姜辛温表风寒　　温中止呕调料餐
　　　　　　风寒致肺痰咳喘　　利水退肿用皮煎

【应用】

1. 用于风寒感冒。本品辛散温行，有发汗解表，祛风散寒之功效，但作用较弱，往往加入复方辛温解表方中，作辅药使用，以增强发汗解表能力。

治感冒风寒，受冷腹痛。生姜与葱白水煎好加入红糖，温服取汗。散寒解表，温中止痛。（现代《中医方剂临床手册》葱姜红糖汤）

治感冒风寒。生姜与紫苏水煎服。（《本草汇言》）

治病后阴血亏损，又复感外邪，症具头痛身热，微恶寒而无汗者。生姜与葱白、淡豆豉、葛根、麦冬、生地、劳水煎服。养血解表。（唐《外台秘要》葱白七味饮）

此外，在桂枝汤、葛根汤等风寒解表方中，为了增强发汗乏力，多加入生姜。

2. 用于风寒咳嗽，痰饮，痰厥等。本品辛温香窜，表散风寒，化痰止咳，豁痰开窍，祛痰截疟。

治冷痰咳嗽。生姜水煎入饴糖化服。（《本草汇言》）

治风寒感冒，恶寒发热，头痛鼻塞，咳嗽痰多，舌苔白腻，脉浮滑数。前胡、姜半夏、荆芥、细辛、旋复花、炙甘草、生姜、大枣水煎服。发散风寒，温化痰饮。（宋《类证活人书》金沸草散）

主治痰饮，咳而上气，喉中有水鸡鸣声，痰白而粘，或稀薄多沫，舌苔白滑，脉象浮紧。

射干、麻黄、细辛、紫菀、冬花、半夏、五味子、大枣、生姜水煎服。温肺化饮，止咳平喘。（汉《金匮要略》射干麻黄汤）

治中气昏厥，亦有痰闭者。生姜与陈皮、半夏、木香、甘草水煎加童便服。《本草汇言》

治中风痰盛，突然昏迷，牙关紧闭，咽中痰声漉漉，或体肥不渴，苔白腻，脉弦滑者。生姜与南星、木香共为末，水煎服。理气化痰。（宋《简易方》星香散）

治痰涎壅盛，胸膈痞塞，咳嗽恶心，饮食少思，或肝风夹痰，呕不能食，头痛眩晕，甚至昏厥，舌苔白润，脉滑者。陈皮、半夏、茯苓、甘草、枳实、南星、生姜水煎服。燥湿祛痰，行气开郁。（宋《妇人良方》导痰汤）本方加减可用于治疗甲状腺机能亢进，上肢麻木，胃炎等。

治时行寒疟。生姜与白术、草果仁水煎服，未发前饮之。（《本草汇言》）

3. 用于和胃，中暑呕吐泄泻。本品温胃散寒，化湿健运，和中降逆，去秽止呕，孙真人云："姜为呕家圣药。"尤适宜胃寒呕吐，胸脘痞闷，呕恶，食不得化。

主治各种呕吐，痰饮呕吐，反不渴，以及呕吐水谷不下，苔白腻，脉弦滑。生姜与半夏水煎分次服。祛痰和胃，降逆止呕。（汉《金匮要略》小半夏汤）

治痰饮上逆呕吐，胸脘痞满，眩晕心悸。生姜与半夏、茯苓水煎服。和胃降逆，化饮止吐。（汉《金匮要略》小半夏加茯苓汤）

治胃气虚寒，失于和降，呃逆不已，胸脘痞闷，舌淡苔白，脉沉迟。生姜与人参、丁香、柿蒂水煎服。温补胃气，散寒降逆。（明《症因脉治》丁香柿蒂汤）

治胃虚有热，气逆不降，呃逆或干呕，苔薄白带黄，脉虚略数。生姜与橘皮、人参、大枣、竹茹、甘草水煎服。和胃降逆，清热益气。（汉《金匮要略》橘皮竹茹汤）

治胃脘胀闷，恶心呕吐，嗳气，呃气，呃逆，苔薄白腻，脉弦滑。生姜与旋覆花、代赭石、人参、半夏、炙甘草、大枣水煎服。降逆化痰，益气和胃。（汉《伤寒论》旋覆代赭汤）

主治中暑霍乱，呕吐恶心，绞肠痧，欲泻不泻，烦闷不安，甚至面青，汗出，肢冷，脉代。生姜与丁香、大黄、辣椒、樟脑、薄荷水共浸泡数十日，去渣澄清装瓶，温开水送下。清暑避浊，和胃止呕。（现代《北京市中药成方选集》十滴水）

此外，凡中风、中暑、中气、中毒、中恶及干霍乱一切卒暴之病，用姜汁和童便服之，立可解救。还能解南星、半夏、白附子、商陆等药物及与鱼蟹中毒。另外，生姜是调味的主要原料。

俗有"上床萝卜下床姜"之说，说明生姜之重要，从早上即开始用生姜可见它能升阳温中和胃。《本草经疏》："生姜所禀，与干姜性气无殊，第消痰、止呕、出汗、散风、祛寒、止泄、疏肝、导滞，则功优于干姜。"

【炮制】生姜　取原药材，洗去泥土，切片入药。

姜汁　取生姜切碎捣烂取汁。

煨姜 取生姜用草纸包5~6层，水浸湿透，置炭火中煨至外边纸焦黄，去纸即可。

【用法】3~10克水煎服。姜汁可炮制药，如姜厚朴、姜半夏、姜竹茹等可增加疗效，姜汁单服可治痰厥；煨姜增强和胃止呕作用。余病症则多用生姜。

【注意事项】阴虚内热者忌服。

【附药】生姜皮 为生姜的外皮。性味辛凉。有和脾行水消肿之功效。主治水肿，小便不利。常用量3~7克水煎服。

◎ 香薷 出《名医别录》

【别名】香菜、香茹、香菜、香茸等。

【基原】香薷为唇形科植物，海州香薷的带花干燥全草。

【主产地】江西、安徽、河北、河南等省，多生长荒地、田边、山边草丛。以江西产量大，品质优，习称"江香薷"。

【采集·药材质量】夏秋茎叶茂盛，当果实成熟时割取地上部分，除去杂质，晒干。香薷茎方棱近圆形，上部黄绿色，基部紫棕色，质脆易折断，叶纵生，多皱缩，暗绿色，完整的叶润平后呈长卵形，边锯齿状，茎顶有序状花序，呈淡黄色或淡紫色。以质嫩、茎淡紫色、叶绿色、花穗多、香气浓烈、味辛、微麻舌者佳。（见图5）

【主要成分】主含挥发油，主要成分为香薷二醇、甾醇、酚性物质、黄酮甙等。

【药理】挥发油有退热作用，能增进肠蠕动，挥发油对大肠杆菌、金黄色葡萄球菌有抑制作用；还有利尿作用。

【性味归经】辛，微温。归肺、胃、脾经。

【功效】发汗解表，化湿和中，利尿消肿。

【歌诀】　　药性辛温有香薷　　发汗解表治阴暑
　　　　　　化湿和中止吐泻　　脚气水肿亦能除

【应用】

1. 用于阴暑症。本品辛散温通，能解寒郁之暑气，气味芳香，质轻上扬，为夏月解表之药，所以世医治暑病，总以香薷为首。

治夏日乘凉饮冷，外感于寒，内伤于湿，身热恶寒，头痛头重，无汗，四肢倦怠，胸闷泛恶，呕吐，腹痛泄泻，苔白腻，脉浮濡。香薷与白扁豆、厚朴共为粗末，水煎服。祛暑解表，化湿和中。（宋《太平惠民和剂局方》香薷散）

治暑季恶寒发热，无汗，心烦面赤，口渴。香薷与扁豆花，厚朴、金银花、连翘水煎服。祛暑解表，清热化湿。（清《温病条辨》新加香薷饮）

治中气虚弱，暑感寒湿，倦怠神昏，头重吐利等。香薷与扁豆，厚朴、人参、黄芪、白术、陈皮、炙甘草、木瓜、茯苓共为粗末，水煎服。益气健脾，散寒解表。（明《增补万病回春》十味香薷饮）

2. 用于水肿脚气。本品辛温轻清，达表通阳，入肺能启水之上源，香则醒脾化湿，利小便退水肿为和脾治水之药。

治暴水风水气，水肿，或疮中水，通身皆水。白术为末，香薷煎浓取汁与白术和匀制丸服。健脾利水。（南北朝《僧深集方》香薷术丸）

【炮制】香薷　取原药材，拣去杂质，水淋闷湿，切段晒干入药。

【用法】3~10克水煎服，或入丸散。利水退肿需浓煎。

【注意事项】本品辛温，表虚自汗，阳暑忌用。

◎ 荆芥　出《吴普本草》

【别名】假苏、香荆芥等。

【基原】荆芥为唇形科植物荆芥的干燥地上部分。

【主产地】全国大部分地区有分布，多生长山坡、村庄周围。

【采集·药材质量】秋季花开穗绿时割取地上部分，晒干。摘取花穗晒干为"荆芥穗"。茎为方茎，四面有纵沟，紫棕色，上部分多分枝，叶对生，叶片细长，多已脱落，茎轻质脆，易折断，断面纤维性，黄白色，中疏松，枝顶着生穗状轮伞花序。以气芳香、味微涩辛凉、浅紫色、茎细、穗多而密、干燥、无杂者佳。（见图6）

【主要成分】含挥发油，如右旋薄荷酮、胡椒酮、右柠檬烯，另含荆芥苷、荆芥醇，黄酮类化合物等。

【药理】水煎剂可增强皮肤血液循环有轻微发汗作用，还有抗菌抗炎作用，对人体结核有一定抑制作用，还有镇痛、祛痰作用。炒炭用能使凝血、出血时间缩短。临床多用于风热头痛，皮肤瘙痒症，大小便出血。

【性味归经】辛，微温。归肺、肝经。

【功效】祛风解表，透疹疗疮，理血止血。

【歌诀】　荆芥辛温品质优　解表透疹利咽喉
　　　　　疮疡初起兼表证　炒炭止血带崩漏

【应用】

1. 用于外感表证。本品辛微温，药性和缓，气芳香轻扬上浮，为表散之药，外感风寒风热，湿邪皆可用也，尤适用于风热在表咳嗽，风热外感头痛，善治头目诸疾。

治外感风寒湿邪，恶寒发热，头痛，肢体疼痛，无汗，鼻塞声重，咳嗽有痰，胸痛痞满，舌苔白腻，脉浮数。荆芥与防风、羌活、独活、川芎、柴胡、前胡、桔梗、枳壳、茯苓、甘草共为粗末加生姜，薄荷水煎服。发汗解表，散风除湿。（明《摄生众妙方》荆防败毒散）

治温病初起，发热无汗，或有汗不畅，微恶风寒，头痛口渴，咳嗽咽痛，舌尖红，苔薄白或薄黄，脉浮数。荆芥与金银花、连翘、牛蒡子、甘草、淡豆豉、桔梗、淡竹叶、

薄荷共为散，加鲜芦根水煎服。疏散风热，清热解毒。（清《温病条辨》银翘散）

治外感风寒邪所致的偏正头痛，恶寒发热，目眩鼻塞，苔薄白，脉浮。荆芥与川芎、白芷、羌活、细辛、薄荷、甘草、防风共为细末。清茶调下。疏风止痛。（宋《太平惠民和剂局方》川芎茶调散）本方加减可用于治疗偏头痛，血管性头痛。

治风热上攻，头晕目眩，偏正头痛，恶风发热，目赤流泪，视物模糊。荆芥与菊花、川芎、白芷、蝉蜕、僵蚕、羌活、防风、细辛、甘草、薄荷共为细末，茶水调下。疏散风热，清利头目。（宋《银海精微》菊花茶调散）

2. 用于麻疹不透，风疹瘙痒。本品轻清宣透，为散风清血之药也，治一切风疹已出未出，宣散透疹最为适宜。

治风毒侵袭肌腠，皮肤疹出色红，瘙痒不绝，抓破后渗出津水，苔白或黄，脉浮数有力。荆芥与当归、生地、防风、蝉蜕、知母、苦参、胡麻仁、苍术、牛蒡子、石膏、甘草、木通水煎服。疏风养血，清热除湿。（明《外科正宗》消风散）本方加减可用于治疗湿疹、荨麻疹等。

治麻疹初起，恶寒发热，疹点隐而不发，烦闷躁乱，苔薄白，脉浮数。荆芥与升麻、葛根、牛蒡子、桔梗、枳壳、前胡、防风、连翘、淡竹叶、木通、芫荽、薄荷、甘草水煎服。疏风解表，清热透疹。（清《医宗金鉴》宣毒发表汤）

治麻疹出后，忽然收没，疹毒内收，烦渴谵语，甚则神昏。荆芥穗与防风、连翘、牛蒡子、薄荷、犀角、黄芩、黄连、大青叶、人中黄、灯心草、芦根水煎服。清心安神、解毒透疹。（清《医宗金鉴》荆防解毒汤）

3. 用于痈肿外科疮疡初起，咽喉肿痛，兼有表证。本品入肝经血分，其功长与祛风邪，散瘀血，破结气，消疮毒，为疮家之要药。

治头面颈项疮疡初起，局部红肿，兼见恶寒发热，头痛，口干，便秘，尿赤，舌红苔黄，脉滑数或浮数等。荆芥与牛蒡子、薄荷、连翘、栀子、牡丹皮、石斛、玄参、夏枯草水煎服。祛风清热，消肿散结。（清《疡科心得集》牛蒡解肌汤）

治乳痈初起肿痛，寒热往来，烦躁口渴。荆芥与防风、牛蒡子、金银花、陈皮、天花粉、黄芩、蒲公英、连翘、皂刺、柴胡、香附、甘草水煎服。清热解表，消肿疗疮。（清《医宗金鉴》荆防牛蒡汤）

治积热上冲，咽喉肿痛，乳蛾，喉痹，喉痛，重舌，木舌，大便秘结。荆芥与连翘、防风、栀子、黄芩、黄连、牛蒡子、金银花、玄参、大黄、桔梗、薄荷、朴硝、甘草共为粗末水煎服。清热解毒，清咽利喉。（明《古今医鉴》清咽利膈散）

治热毒上攻，咽喉肿痛，口舌生疮，口干，舌苔黄腻，脉浮数。荆芥穗与山豆根、黄连、滑石、玄参、贯众、砂仁、寒水石、茯苓、硼砂、甘草共为细末，温开水冲服。清热解毒，消肿止痛。（宋《太平惠民和剂局方》玉屑无忧散）

治风热壅肺，咽喉肿痛，语声不出，如有梗物。荆芥穗与桔梗，炙甘草共为粗末，

加生姜水煎服。轻清宣肺，散瘀利咽。（宋《局方》荆芥汤）

4.用于各种出血，带下等。本品兼入血分，有理血止血作用，炒炭可止血妄行。

治吐血、衄血。荆芥常与生地、白茅根、麦冬、栀子等同用。

治血热而至的月经先期，色鲜红，月经过多，青年痤疮，荨麻疹，皮肤瘙痒等。荆芥与黄芩、当归、生地、川芎、白芍水煎服。清热止血。（清《医宗金鉴》荆芩四物汤）

治脾虚血色萎黄，身体倦怠，血不归经，月经过多，行后复行。荆芥穗炭与白术、当归、白术、白芍、川芎、熟地、山茱萸、续断、炙甘草水煎服。大补气血，归经止血。（清《傅青主女科》加减四物汤）

治大便下血。荆芥与槐花（炒紫）为末。清茶调下。《简便方》

治小便尿血。荆芥、缩砂等分为末，糯米饮送下。《濒湖集简方》

治痔漏肿痛，大便出血，大便干燥，舌红苔黄，脉数。荆芥与槐角、地榆、槐米、枳实、黄芩、甘草、当归、丹皮、胡黄连、象牙屑、大黄、生地、茯苓、乳香、刺猬皮共为细末，炼蜜制为丸，清茶服。凉血止血，化瘀消肿。（现代《常用中成药》舒痔丸）

治脾虚肝郁，带下色白或淡黄，清稀无臭，面色㿠白，倦怠便溏，舌苔薄白，脉濡弱者。荆芥炭与人参、炒白术、苍术、柴胡、白芍、炒山药、陈皮、车前子、甘草水煎服。补中健脾，化湿止带。（清《傅青主女科》完带汤）

【炮制】荆芥　取原药材，拣去杂质，入水略泡，捞出闷透，切段晒干入药。

炒荆芥　取荆芥入锅，文火炒至微黄色，出锅放凉入药。

荆芥炭　取荆芥入锅，武火炒至外黑内褐，喷水灭火，取出放凉入药。

蜜炙荆芥　取炼蜜加水稀释，荆芥拌匀，入锅文火炒至不粘手为度，取出放凉入药。（一般荆芥100克，用炼蜜25克左右）

【用法】3~10克水煎服，不宜久煎，亦入丸散。炒荆芥多用于祛风理血，止产后出血过多，头昏目晕；荆芥炭多用与止血、白带等；蜜炙荆芥多用与风热外感咳嗽；余病症则多用荆芥。

【附药】荆芥穗　为荆芥的干燥穗状花序。性味功效与荆芥相似，多用于散风止咳清头目。用量3~7克，水煎服。

◎ 防风　出《神农本草经》

【别名】青防风、铜芸、屏风等。

【基原】防风为伞形科植物防风的干燥根。

【主产地】黑龙江、吉林、河北、河南、山西、陕西、内蒙古、宁夏。多生长于草原、丘陵、山坡沙石向阳地区。

【采集·药材质量】秋末苗枯时及初春苗出土时采挖，除去茎上部分及泥沙，晒干。干燥的根茎呈圆锥形，稍弯曲，表面灰黄色，顶粗糙有棕色粗毛，根外皮粗糙，有不规则的纵皱及细横纹，质松而软，易折断，断面不平坦，木质部淡黄色，皮部黄棕色有裂隙，射线呈现放射状，中心色淡。以条粗壮、皮黄棕色、皮细质软、无毛头、气微香、味辛甘者佳。（见图7）

【主要成分】主含挥发油、甘露醇、苦味甙、谷甾醇、酚类、多糖类、香豆素有机酸等。

【药理】本品有解热、抗炎、镇痛、镇静、抗惊厥、抗过敏、抗病原微生物，并有增强巨噬细胞吞噬功能作用。临床上多用与偏正头痛，久病泄泻，自汗、盗汗、周围性神经麻痹，预防破伤风等。

【性味归经】辛、甘，微温。归肝、脾、膀胱经。

【功效】发表祛风，胜湿止痛，止痉止泻。

【歌诀】　辛甘微温药防风　　发表祛风头身痛
　　　　　风寒湿痹挛拘急　　止泻止痉破伤风

【应用】

1. 用于风、寒、湿、热外感诸症，偏正头痛，肠胃不适。本品辛则发散，微温而不燥，味甘药性和缓，为风药中之柔剂。风、寒、湿、热表证皆可配伍应用。

治外感风寒湿邪，恶寒发热，头痛无汗，肢体疼痛，鼻塞声重咳嗽有痰，胸膈痞满等。防风与荆芥等同用。发汗解表，散风祛湿。如"荆防败毒散"（看荆芥篇）

治风寒感冒，寒湿阻滞，食积不和，胸闷腹泻，苔白腻等。防风与苍术、白芷、前胡、六曲、陈皮、麦芽、枳实、川芎、柴胡、紫苏、藿香、山楂、厚朴、红茶叶、连翘、桔梗、羌活、甘草共为末，制成块，布包水轻煎服。发散风寒，化湿和胃。（清《经验百病内外方》午时茶）

治风湿在表，头痛身痛，肢体困重，活动不利，发热恶寒，舌苔薄白，脉象浮紧，以及风邪偏胜的痹症和风邪上袭所致的眼病。防风与羌活、独活、藁本、川芎、蔓荆子、炙甘草水煎服。祛风除湿，通络止痛。（元《内外伤辨惑论》羌活胜湿汤）

治四时感冒风寒湿邪，表实无汗，恶寒发热，头痛，脊强，脉浮紧。防风与羌活、细辛、苍术、白芷、川芎、黄芩、生地、甘草，加生姜、葱白水煎服。发汗祛湿，兼清里热。（元《此事难知》九味羌活汤）

治外感风寒，夹有湿邪，恶寒发热，骨节酸楚，头痛，身重，舌淡苔白腻，脉浮。防风与羌活、紫苏、白芷、陈皮、杏仁、茯苓皮、生姜水煎服。祛风散寒，化湿解表。（近代《重订通俗伤寒论》苏羌达表汤）

治疗风热上扰，一切偏正头痛，恶风，鼻流浊涕。防风与当归、川芎、白芷、细辛、羌活、菊花、蔓荆子、苍术、麦冬、黄芩、独活、甘草水煎服。疏散风热，祛风止痛。（明《寿世保元》清上蠲痛汤）

2. 用于风、寒、湿、热痹症。本品微温，为发散风寒湿痹要药，温而不燥，热痹亦可配伍应用，疗周身关节痹痛，通痹起痿。

主治风湿痹痛，肢体关节疼痛，游走不定，关节屈伸不利，或见恶寒发热，苔薄白或腻，脉浮。防风与当归、茯苓、桂枝、杏仁、葛根、麻黄、黄芩、秦艽、甘草共为末，加生姜、大枣水煎服。祛风通络，散寒除湿。（金《宣明论方》防风汤）

主治湿痹关节疼痛，重着，痛有定处，手足沉重，或麻木不仁，舌苔白腻，脉象濡缓等。防风与薏苡仁、当归、川芎、桂枝、羌活、独活、白术、草乌、川乌、麻黄、生姜水煎服。祛风除湿，散寒通络。（清《类证治裁》薏苡仁汤）

治肝肾双亏，气血不足，风湿痹痛，腰膝酸软，肢节不利，或麻木不仁，舌淡苔白，脉细弱。防风与独活、桑寄生、杜仲、牛膝、细辛、秦艽、茯苓、肉桂、川芎、人参、当归、白芍、干地黄、甘草水煎服。补肝肾，益气血，祛风湿，止痹痛。（唐《千金要方》独活寄生汤）此方加减可用于坐骨神经痛，腰椎骨质增生。

治肢节疼痛，身体瘦弱，脚肿如脱，头眩短气，恶心呕吐，舌偏红苔白，脉濡数。防风与麻黄、桂枝、白芍、白术、知母、附子、甘草、生姜水煎服。通阳行痹，祛风逐湿。（汉《金匮要略》桂枝芍药知母汤）本方加减用于治疗类风湿性关节炎、坐骨神经痛等。

3. 用于治疗破伤风，中风口㖞眼邪。本品祛风止痉，通治一切风，四肢挛急，《别录》云："防风为风病之主药。"

治破伤风，牙关紧闭，口撮唇紧，身体强直，角弓反张，脉弦紧等。防风与南星、天麻、羌活、白附子、白芷各等分为散，热酒调服。祛风痰，镇痉搐。（明《外科正宗》玉真散）

治外受风寒，痰气闭阻引起的口眼歪斜。防风与荆芥穗、天麻、羌活、川芎、僵蚕、薄荷、白附子、乌头、蝎尾、藿香、甘草共为细末，炼蜜为丸，黄酒送服或调敷患部。熄风化痰，祛风通络。（清《成方切用》不换金丹）

治风邪直中经络，引起的中风，不省人事，筋脉拘挛，半身不遂，口眼歪斜，语言蹇涩，及风湿痹痛。防风与麻黄、桂心、杏仁、甘草、芍药、川芎、附子、黄芪、人参、防己、生姜水煎服。辛散温通，扶正祛风。（唐《备急千金要方》小续命汤）

治疗风痰阻络引起的中风言语蹇涩，偏身麻木或屈伸不利，苔薄腻，脉弦滑。防风与羚羊角、天麻、酸枣仁、羌活、肉桂、附子、甘草、水煎加竹沥服。平肝熄风，祛风通络。（明《奇效良方》资寿解语汤）

4. 用于表虚卫气不固的自汗，盗汗。本品甘微温，气味俱轻，配实表补气药，亦能升举阳气，祛风并御风邪，收汗固表。

治表虚营卫不固，易感风邪，恶风自汗，面色㿠白，舌淡苔白，脉浮虚濡。防风与黄芪、白术为散，加生姜水煎服。益气固表，止汗。（元《丹溪心法》玉屏风散）

治盗汗。防风与人参、川芎共为末，睡前米饮下。（元《世医得效方》防风散）

5. 用于肝侮脾土，腹痛泄泻，肠风下血。本品入肝脾，可土中泻木，散肝舒脾止泻，炒炭治肠风下血。

治肝旺脾虚，肠鸣腹痛，大便泄泻，泻后痛不减，苔薄白，脉两关不调，弦而缓。防风与白术、白芍、陈皮水煎服。抑肝扶脾。（元《丹溪心法》痛泻要方）本方加减可用于治疗过敏性结肠炎，五更泄。

治肠风下血。防风炒炭与槐角炭、侧柏叶、荆芥炭等同用，祛风止血。

治脾胃虚弱，慢性肠炎。炒防风与土白术、炒白芍、陈皮、炒干姜、茯苓、羌活、党参、炙甘草、大枣等同用。益气健脾，渗湿止泻。

6. 用于风热壅盛，表里俱实杂症及风毒湿症，肌肤瘙痒。本品微温宣泄，为泄风之上剂，尤适宜人体气血充足，外邪侵袭表里俱实之证。

治风热壅盛，表里俱实，恶寒发热，头痛眩晕，目赤暗痛，口苦口干，咽喉不利，大便秘结，小便短赤疮痈肿毒，丹斑隐疹等。防风与麻黄、连翘、荆芥穗、薄荷、白术、栀子、当归、川芎、白芍、大黄、芒硝、石膏、黄芩、桔梗、滑石、甘草为细末，水泛为丸，生姜煎汤送服。疏风解表，清热泻下。（金《宣明论方》防风通圣散）本方加减可用于治疗急性化脓性中耳炎，荨麻疹，顽固性湿疹，多发性痈肿。

治风毒湿热搏于肌腠，疮疥瘙痒，隐疹，疹出色红，抓破渗出浸水，苔白黄，脉浮数有力。防风与荆芥、牛蒡子、当归、生地、石膏、知母、蝉蜕、苍术、苦参、胡麻仁、木通、甘草水煎服。清热除湿，疏风养血。（明《外科正宗》消风散）本方加减可用于治疗慢性湿疹，皮肤瘙痒症，荨麻疹，脂溢性皮炎等。

治热毒疮疡初起，焮红肿痛，恶寒发热，或疮疡已经化脓，肿痛未溃者。防风与白芷、贝母、赤芍、当归、乳香、没药、皂刺、金银花、天花粉、陈皮、甘草、穿山甲水煎服。清热解毒，消肿溃坚，活血止痛。（宋《妇人良方大全》仙方活命饮）本方加减可用于治疗多发性脓肿，急性淋巴结发炎，急性乳腺炎，急性阑尾炎，阑尾肿痛，化脓性骨髓炎，急性胰腺炎等。

【炮制】**防风**　取原药材，除去残茎，洗净，捞出闷透，切片，晒干入药。

炒防风　取防风片入锅，文火炒至深黄色为度，取出放凉入药。

防风炭　取防风片入锅，武火炒至外黑内褐为度，喷水灭火星，取出放凉入药。

【用法】10~30克水煎服，亦入丸散。炒防风减少辛散，多用于止泻；防风炭丧失辛散之能，多用于止血。余病症则多用防风。

【注意事项】阴虚火旺，血虚发痉者忌服。

【临床报道】

1. 防风配蜈蚣治面神经炎

治疗方法：防风30~60克，加水500~800毫升，煎至200~300毫升口服，蜈蚣1~2条研末冲服。每日一剂，7天为一疗程。连服3剂见效，又进3剂病愈。

2. 防风止疗耳原性眩晕有效

10余年来,每遇耳原性眩晕患者,常以防风为主,配川芎、泽泻、茯苓、白术、石菖蒲等。气血虚亏加黄芪、当归;呕吐加法半夏;眩晕加天麻。收效甚捷。

(以上2条摘自《中医杂志》2003.6)

◎ 羌活 出《神农本草经》

【别名】羌青、川羌等。

【基原】羌活为伞形科植物羌活或宽叶羌活干燥的根及根茎。

【主产地】四川、青海、陕西、甘肃、云南、西藏海拔2000~4000米高山向阳山坡草丛,灌木丛中。

【采集·药材质量】春秋挖取根茎,去净泥土,细根,晒干。为圆柱状略弯曲的根,顶端有茎痕,表面棕褐色,外皮脱落呈深黄色,节间短,呈紧密环状,形似蚕的习称"蚕羌";节间较长,形如竹节状的习称"竹节羌";根茎的环节特点膨大,习称"大头羌";根为圆柱长条状,习称"条羌"。均以条粗壮、有隆起曲折环纹、质脆易断、断面质紧密、朱砂点多、香气浓郁者为佳品,以蚕羌品质最优。(见图8)

【主要成分】主含挥发油、β-谷甾醇、香豆素类化合物、酚类化合物、胡萝卜苷、有机酸、生物碱等。

【药理】1.本品注射液有解热镇痛作用,挥发油有抗炎、镇痛、解热作用;2.能对抗脑垂体后叶引起的心肌缺血和增加心脏营养性血流量。3.水溶液有抗实验性心律失常作用,对皮肤真菌有抑制作用。

【性味归经】辛、苦,温。归膀胱、肾经。

【功效】散寒祛风,胜湿止痛。

【歌诀】 羌活性烈辛苦温　　祛风胜湿品独尊
　　　　解表散寒头身痛　　风寒湿侵上半身

【应用】

1.用于风、寒、湿邪所致的感冒,头身重痛。本品苦燥温通,性烈气味辛散,为太阳膀胱经引经药,气清属阳,善行气分,发表风寒湿邪,且有胜湿止痛之功效。

治风寒湿邪袭表,表实无汗,恶寒发热,头痛,脊强,脉浮紧。羌活与防风等药同用。发汗祛湿,兼清里热。如九味羌活汤。(看防风篇)

治风热壅盛,外感风热,怕冷,头痛,肢体疼痛,咽喉肿痛,痄腮等病。羌活与板蓝根水煎服。祛风解表,清热解毒。(上海人民出版社版《方剂学》羌蓝汤)

治风湿在表,头痛身痛,肢节困重,活动不利,发热恶寒等,舌苔薄白脉象浮紧。羌活与独活、藁本、防风、炙甘草、川芎、蔓荆子水煎服。祛风除湿,通络止痛。(元《内外伤辨惑论》羌活胜湿汤)

治感冒风寒不解,郁滞鼻窍,鼻内阻塞,涕出不畅,不闻香臭。羌活与细辛、藁

木、辛夷、川芎、升麻、防风、木通、白芷、炙甘草共为细末，茶水调下。疏散风寒，通利鼻窍。（宋《严氏济生方》辛夷散）

治外感风寒，夹有湿邪，恶寒发热，骨节酸楚，头痛，身重，舌淡苔白腻，脉浮。羌活与苏叶、防风、白芷、橘红、杏仁、茯苓皮、生姜水煎服。祛风散寒，化湿解表。（近代《重订通俗伤寒论》苏羌达表汤）

治外感风寒湿邪，恶寒发热，头痛，肢体疼痛，无汗，鼻塞声重，咳嗽有痰，胸膈痞满舌苔白腻，脉浮数。羌活与荆芥、防风、独活、柴胡、前胡、枳壳、桔梗、茯苓、川芎为散，加生姜、薄荷水煎服。散风祛湿，发汗解表。（明《摄生众妙方》荆防败毒散）

2. 用于风寒湿痹，上半身疼痛。本品苦温燥湿，辛散祛风寒湿邪，条达肌体，通畅血脉，上至巅顶，下行手足，横行肢臂，宣通脉络，通利关节而止痛，偏治疗腰以上之邪，尤以肩背肢体疼痛为佳。

主治风寒湿邪所致的痹症肢体重着，关节疼痛，活动不利，得热则减，遇阴雨寒冷则加剧，舌苔白腻，脉象弦紧等。羌活与独活、肉桂、当归、川芎、秦艽、甘草、桑枝、海风藤、乳香、木香水煎服。祛风除湿，散寒通络。（清《医学心悟》蠲痹汤）

主治着痹，身重酸痛，痛有定处，苔腻。羌活与苍术、白术、茯苓、泽泻、陈皮、甘草水煎冲入姜汁竹沥搅匀服。健脾利湿，通痹止痛。（清《类证治裁》除湿蠲痹汤）

主治湿痹，关节疼痛重着，痛有定处，手足沉重，或麻木不仁，舌苔白腻，脉象濡缓。羌活与独活、薏苡仁、当归、川芎、桂枝、麻黄、白术、防风、草乌、川乌、生姜水煎服。祛风除湿，散寒通络。（清《类证治裁》薏苡仁汤）

治热痹，关节红肿热痛，发热，口渴，舌质红，苔腻而润，脉数。羌活与独活、苍术、石膏、知母、赤芍、防己、鸭跖草、西河柳、甘草水煎服。祛风除湿，清热止痛。（现代《中医方剂临床手册》加减苍术石膏知母汤）

主治气血瘀阻经脉所致的肩痛，臂痛，腰痛，或周身疼痛，日久不愈，舌质暗，或有瘀斑，脉涩弦。羌活与当归、川芎、桃仁、红花、甘草、香附、五灵脂、没药、牛膝、秦艽、地龙水煎服。活血祛瘀，通络止痛。（清《医林改错》身痛逐瘀汤）

【炮制】羌活　取原药材，去杂质，洗净水浸，捞出闷透，切厚片晒干入药。

【用法】5~10克水煎服，亦入丸散药酒。

【注意事项】本品气味浓烈，用量过大，可致呕吐，阴虚血燥之人慎服。

◎ 白芷　出《神农本草经》

【别名】芳香、香白芷等。

【基原】白芷为伞形科植物杭白芷、川白芷的干燥根。

【主产地】我国大部分地区有栽培。多生长山地、林缘、河岸、溪边等地。

【采集·药材质量】秋末茎叶枯萎时采挖，割去地上部分，去净泥土，晒干。川白芷的干燥根茎圆锥形,表面淡棕色,少有支根,质坚硬而较轻,断面粉质,全部淡棕色,密布棕色油点,形成层环状,有1/3的木质部,射线紧密,由中心向外围辐射,气芳香,味苦辛。以圆锥形、独根、皮细、土黄色、坚硬、光滑、香气浓郁者佳。杭白芷呈圆锥形,根头部钝四棱近圆形,表面灰黄色或淡色,有的有切断支根,质坚硬,断面粉质,白色,皮多棕色油点,形成棕色层环状,木质部淡棕色,占横断面1/2强,射线紧密,向四周辐射,气芳香,味苦辛。以根条粗大、皮细、粉性足、香气浓郁者佳。(见图9)

【主要成分】本品主含挥发油,并含多种香豆素类成分。杭白芷含佛手柑内酯,四川白芷含白芷灵,兴安白芷含当归素、白芷毒素等。

【药理】1. 本品有解热、镇痛、抗炎、解痉、抗癌等作用。2. 白芷当归素对管状血管有明显扩张作用。小量白芷素有兴奋中枢神经,升高血压,并能引起流涎呕吐,大量能引起强直性痉挛等,继而全身麻痹。3. 临床多用于头痛、牙痛、三叉神经痛、各型白带、肝硬化腹水、牛皮癣等。4. 白芷煎剂对大肠杆菌、痢疾杆菌、伤寒杆菌、绿脓杆菌、变形杆菌有一定抑制作用。水浸剂对奥杜盎氏小芽胞癣菌,致病真菌有一定抑制作用。

【性味归经】苦、辛、温,特异芳香。归肺、脾、胃经。

【功效】祛风解表,通窍止痛,燥湿止带,消肿排脓。

【歌诀】　　白芷解表辛苦温　　阳明头痛是正品
　　　　　通窍鼻渊风湿痹　　疮痛肿毒湿带群

【应用】

1. 用于外感风寒湿邪,头痛,鼻塞。本品辛苦香温,性善发散风寒,味苦燥湿,芳香通窍,发表散寒不可少也。

治外感风寒,夹有湿邪,恶寒发热,骨节酸楚,头痛,身重,舌淡苔白腻,脉浮。白芷与苏叶、羌活、防风、橘红、杏仁、茯苓皮、生姜水煎服。祛风散寒,化湿解表。(近代《重订通俗伤寒论》苏羌达表汤)

治四时感冒风寒湿邪,头痛,发热,无汗,脊强,脉浮紧。白芷与羌活、防风、川芎、细辛、苍术、黄芩、生地、甘草水煎服。发汗祛湿,兼清里热。(元《此事难知》九味羌活汤)

治感受时邪,症见头痛颈强,憎寒壮热,身体疼痛,鼻塞声重,咳嗽无汗等。白芷与苍术、藁本、细辛、羌活、川芎、炙甘草共为粗末,加葱白、生姜水煎服。祛风解表止痛。(宋《太平惠民和剂局方》神术散)

治感受风寒,郁而化热恶寒渐轻,身热增盛,无汗头痛,目痛鼻干,心烦不眠,眼眶痛,脉浮微洪等。白芷与柴胡、葛根、黄芩、白芍、桔梗、甘草、羌活、石膏、大枣、生姜水煎服。解肌清热。(明《伤寒六书》柴葛解肌汤)

2. 用于阳明头痛,鼻渊,齿痛,风湿痹痛。本品辛香而燥,为阳明经主药,行阳明通九窍，疗阳明诸疾，眉棱骨痛，齿痛。本品芳香祛风燥湿，质滑润，和利血脉，可除风湿痹痛而不耗津。

治外感风邪上犯所致的头目疼痛，或巅顶痛，偏正头痛，恶寒发热，目眩鼻塞等。白芷与川芎、荆芥、细辛、薄荷、甘草、羌活、防风共为细末，清茶调下。疏风止痛。（宋《太平惠民和剂局方》川芎茶调散）

治风热上攻头目，头晕目眩，偏正头痛，恶风发热，目流泪，视物模糊。白芷与菊花、川芎、荆芥、羌活、甘草、细辛、防风、僵蚕、蝉蜕、薄荷共为细末，茶水调下。疏散风热，清利头目。（宋《银海精微》菊花茶调散）

治风寒郁滞鼻窍，肺气不得宣扬，鼻内阻塞，涕出不畅，不闻香臭。白芷与辛夷、细辛、藁本、升麻、川芎、羌活、防风、木通、炙甘草共为细末，清茶调下。疏散风寒，通利鼻窍。（宋《严氏济生方》辛夷散）

治疗目赤肿痛，隐涩难开，睡多眵泪。白芷与蔓荆子、柴胡、当归、黄芪、防风、升麻、炙甘草共为粗末，水煎服。补气和血，祛风。（金《脾胃论》助阳和血补气汤）

治两目昼夜隐涩难开，羞明畏日，目赤昏暗。白芷与川芎、蔓荆子、防风、细辛水煎服。祛风通络。（金《东垣试效方》芎辛汤）

治久病经年复发，肩或腰背疼痛，筋骨痿软，手足麻木，舌淡苔白，脉紧滑等。白芷与当归、川芎、白芍、胆南星、防风、制川乌、制草乌、制白附子、石膏、僵蚕、白术、桂枝、雄黄粉、天麻、制半夏、荆芥、地龙、甘草、橘络共为细末，炼蜜为丸，温开水送服。祛风散寒，舒筋活血，豁痰通络。（现代《全国中药成药处方集》追风丸）

3. 用于疮疡肿毒。本品苦温气厚，独入阳明，痈痘疮疡多为阳明湿热，白芷走气分亦走血分，可消肿排脓，托疮生肌。

治热毒痈疡初起，焮红肿痛，恶寒发热，或疮疡已经化脓，肿痛未溃等。白芷与金银花、贝母、防风、当归、赤芍、甘草、皂刺、穿山甲、天花粉、乳香、没药、陈皮水煎服。清热解毒，消肿溃坚，活血止痛。（宋《妇人良方大全》仙方活命饮）本方加减可用于治疗多发性脓肿、化脓性骨髓炎、急性淋巴结炎、急性乳腺炎、急性阑尾炎、急性胰腺炎等。

主治气血亏损，痈疽将溃，紫陷无脓，根脚散大。白芷与黄芪、人参、土白术、当归、升麻、甘草、青皮、穿山甲、皂刺水煎加黄酒服。益气活血，托里透脓。（清《医宗金鉴》托里透脓汤）

治痈疽疮疡溃烂，脓腐已脱，新肌已长，以及烫伤感染，疮口肉芽生长缓慢者。白芷与当归、甘草、紫草、血竭、轻粉、白蜡、麻油同用。先将当归、白芷、紫草、甘草入麻油慢火熬枯去渣，加入血竭、轻粉、白蜡微火化开，涂于纱布，敷贴患处。活血祛腐，解毒镇痛，润肤生肌。（明《外科正宗》生肌玉红膏）本方可用于治疗痈疽溃疡疮面收口期，烧烫伤等。

4. **用于月经不调及带下**。本品苦温，气香烈走气入血，辛散祛风燥湿止带，善走空窍，治妇人漏下带浊，月经不调。

治寒湿带下。白芷与苍术、白术、山药、鹿角霜、炮姜、龙骨、陈皮、黑荆芥等同用。健脾燥湿，止带。

治湿热带下。白芷常与苍术、黄柏、乌贼骨、大贝母、败酱草、车前子等清热燥湿止带。

治湿热所致的白带过多，苔黄，脉濡数。白芷与黄柏、黄连、侧柏叶、樗皮、香附、白术、白芍共为细末，粥糊为丸，米汤送服。清热燥湿止带。（明《医学入门》侧柏樗皮丸）

治妇人宫寒不孕，月经不调，带浊血崩，气满烦闷，脐腹作痛，以及产后伤寒虚烦，痢疾，下虚无力。白芷与当归、白芍、川芎、人参、白术、甘草、茯苓、藁本、白薇、牡丹皮、肉桂、延胡索、赤石脂、没药、香附（米醋浸3日炒干）共为细末，炼蜜为丸温酒或温开水送服。养血祛瘀，理气止痛，调经暖宫。（明《韩氏医通》女金丹）

此外，白芷还可用于皮肤湿疹、风湿瘙痒、跌打损伤、面瘫等症。

【炮制】白芷　取原药材，大小分开，水泡捞出闷透，切厚片晒干入药。

【用法】10~20克水煎服，或入丸散，外用适量。

【临床报道】

1. 以白芷为主　治疗面神经炎引起的面神经麻痹及面肌痉挛，每获良效。处方：白芷10克，川芎6克，防风6克，地龙4.5克，浙贝母9克，钩藤6克，僵蚕4.5克水煎服，一日一剂，6剂症减轻，15症诸证消失。

2. 重用白芷治疗卵巢囊肿。例：何某，女31岁，右下腹痛，右侧腰部酸胀，月经淋漓，时断时续2月，白带色黄气腥。B超示：子宫右侧卵巢可见4.6厘米~3.7厘米中性暗区，边沿清楚，透声好，附件阴性。舌红苔薄黄，脉弦紧。治以清热化湿，活血散结。处方：白芷30克，浙贝母15克，莪术15克，大青叶10克，白花蛇舌草20克，蒲公英20克，服33剂后，B超复查，囊肿消失。

3. 白芷悦脾土升胃阳除湿浊。笔者常用白芷、白术、白芍、桔梗、藿香为基本方，若脾虚加山药、党参、茯苓；久泻清阳下陷的加升麻以升清阳，增加止泻功能。如：一女，42岁，反复泻3年之久，大便稀溏，每日2~3次，腹痛即泻，泻后痛止，移时又痛又泻，伴形体消瘦，神疲懒言，困倦乏力，舌质淡，苔白，脉沉缓。证属脾虚肝旺之久泻。治以四味芍药散（白术、白芍、桔梗、白芷）加党参、赤石脂、山药、炙甘草、茯苓、益智仁，服6剂后大便成形，每日1~2次，余症亦减，继以四味芍药散化裁调理半月余，诸症悉除。

本品辛温芳香，药力缓和，是一味应用广泛而安全的中药，较大剂量可用至30克。但本品温燥升散，故凡阴虚血少火旺之证应慎用或禁用。

4. 白芷治疗阳萎有效。祖父祝友韩收集民间验方中有香白芷起萎散方：白芷100克，当归 90 克，蜈蚣 30 克共为细末，分为 30 包，每次 1 包，每日 2 次，早晚温开水送服。笔者用此方 30 余年，治疗 79 例，年龄 23~60 岁之间，最短 3 月，最长 2 年 7 个月，服药最少 1 剂，最长 3 剂，有效率 81%。

（以上 4 条摘自《中医杂志》2000 年 3~6 期）

◎ 细辛　出《神农本草经》

【别名】辽细辛、北细辛、小辛、少辛等。

【基原】细辛为马兜铃科植物辽细辛或华叶细辛的带根全草。

【主产地】辽细辛主产辽宁、吉林、黑龙江；华叶细辛产陕西等省。生于山谷、溪边、林下湿润阴凉疏松肥沃砂质土壤。

【采集·药材质量】夏秋采挖，去净泥沙，晒干。辽细辛根茎不规则圆柱形，具多分枝，表面灰棕色，有环形节，节间有皱缩纹，有须根及须根痕，质脆易断，断面平坦，黄白色。叶柄长，叶如心形稍尖，绿褐色。以根肥粗、叶深绿、味辛辣而麻舌、气芳香浓郁者佳。华叶细辛较差。（见图 10）

【主要成分】本品主含挥发油，如甲基丁香油酚、黄樟醚、细辛醚多种成分，另含消旋去甲乌药碱、谷甾醇、豆甾醇等。

【药理】1. 麻醉作用，细辛水浸剂有浸润麻醉作用，但小量煎剂无效。2. 解热镇痛镇静作用，细辛挥发油有解热，镇痛，降温作用。3. 抑菌作用，醇浸剂对金黄色葡萄球菌、痢疾杆菌、伤寒杆菌、结核杆菌均有抑制作用。4. 镇咳作用，其甲基丁香油酚，对动物静脉注射有麻醉作用，直接松弛气管平滑肌，有镇咳作用。5. 升压作用，煎出液可使血压升高。临床上可用于治疗偏头痛，鼻渊、肩周炎、慢性心律失常。

【性味归经】辛、微苦，温。气芳香，小毒。归心、肺、肾经。

【功效】祛风散寒，通窍止痛，温肺化饮。

【歌诀】　辛温小毒药细辛　咳喘温肺化痰饮
　　　　　鼻塞头痛牙痛痹　风寒阳虚外感人

【应用】

1. 用于外感风寒湿邪，阳虚外感。本品辛温，气盛味烈，能疏散风寒湿邪，达表入里，助阳解表。

治外感湿邪，恶寒发热，肢体酸楚，疼痛。细辛与羌活、防风、苍术、川芎、黄芩、白芷、生地、甘草加生姜、葱白水煎服。发汗祛湿，兼清里热。（元《此事难知》九味羌活汤）

治四时瘟疫，头痛项强，发热憎寒，身体疼痛，及伤风鼻塞严重，咳嗽头昏。细辛与苍术、藁本、白芷、羌活、川芎、炙甘草共为粗末，加生姜、葱白水煎服。祛风解表止痛。（宋《太平惠民和剂局方》神术散）

治素体阳虚，夏感寒邪，症见发热恶寒，寒重热轻，头痛无汗，四肢不温，神疲欲卧，舌质淡，苔薄白，脉沉细。细辛与麻黄、炮附子水煎服。温阳散寒，助阳益气解表。（汉《伤寒论》麻黄附子细辛汤）

治阳虚之人感冒风寒，恶寒无汗，头痛身热，肢体倦怠，脉沉无力或虚大。细辛与黄芪、甘草、人参、桂枝、熟附子、羌活、防风、川芎、白芍、煨生姜、大枣水煎服。助阳益气解表。（明《伤寒六书》再造散）

2. 用于头痛，牙痛，鼻渊，目疾等。本品气芳香走窜，疏散风寒，开窍止痛，有通利耳目的功效。

治外感风邪头痛，偏头痛，巅顶作定，或恶寒发热，目眩鼻塞，苔薄白，脉浮滑。细辛与川芎、荆芥、防风、羌活、白芷、甘草、薄荷共为细末，清茶调下。疏风止痛。（宋《太平惠民和剂局方》川芎茶调散）

主治脑风，洗头后伤风，偏头痛甚者。细辛与麻黄、全蝎、藿香共为细末，薄荷、荆芥煎汤送下。祛风散寒止痛。（宋《太平圣惠方》神圣散）

治疗风热上攻一切正偏头痛。细辛与当归、川芎、白芷、羌活、防风、菊花、蔓荆子、苍术、麦冬、独活、黄芩、甘草水煎服。散风热，止头痛。（明《寿世保元》清上蠲痛汤）

治风热上攻头目，头晕目眩，偏正头痛，恶风发热，目赤流泪，视物模糊。细辛与川芎、荆芥、白芷、羌活、甘草、防风、菊花、僵蚕、蝉蜕、薄荷共为细末，茶调下。疏散风热，清利头目。（宋《银海精微》菊花茶调散）

治暴冷头痛，痛如破，其脉微弦而紧。细辛与川芎、麻黄、炮附子、葱白、生姜、大枣水煎服。散寒止痛。（明《普济方》细辛散）

治风寒郁滞鼻窍，鼻内壅塞，涕出不畅，不闻香臭。细辛与辛夷、藁本、川芎、升麻、木通、防风、羌活、白芷、炙甘草共为细末，茶调服。疏散风寒，通利鼻窍。（宋《严氏济生方》辛夷散）

治牙齿痛久不瘥。细辛与荜茇各等分为末水煎温漱冷吐。（元《圣济总录》细辛汤）

治牙齿疼痛。细辛与荆芥、露蜂房各等分为末，水煎温漱冷吐。（元《御药院方》细辛散）

治两目昼夜隐涩难开，羞明畏日，目赤视物昏暗。细辛与川芎、蔓荆子、防风、白芷水煎服。（金《东垣试效方》芎辛汤）

治肝虚血弱，日久昏暗。细辛与石决明、五味子、菟丝子（酒浸焙干）、熟地、山茱萸、知母共为末，炼蜜为丸，温开水送服。养肝明目。（明《奇效良方》石决明丸）

治疗冷风流泪。细辛与白芷、防风等同用。（《验方》）

3. 用于风寒湿痹疼痛。本品辛散温通，苦则燥湿，内宣络脉，疏通百节，外透肌肤，可治寒湿痹痛。

治痹痛寒热交错，筋骨疼痛，手足拘挛，麻木不仁，中风口眼歪斜，半身不遂。

细辛与川芎、芍药、炙僵蚕、桔梗、羌活、麻黄、防风、白芷、天麻、全蝎、制南星、甘草、朱砂共为细末,炼蜜为丸,开水送服。祛风化痰,解痉止痛。(金《儒门事亲》愈风丹)

治肝肾两亏,气血不足,风湿痹痛,腰膝酸软,肢节不利,麻木不仁,苔白,脉细。细辛与独活、桑寄生、杜仲、牛膝、秦艽、茯苓、桂心、川芎、防风、人参、当归、芍药、甘草、干地黄水煎服。益气补血,祛风止痛。(唐《千金要方》独活寄生汤)

治四肢风,手臂不收,髀脚疼弱,或有拘急,挛缩屈指,偏枯痿躄,瘠小不仁顽痹者。细辛与秦艽、牛膝、附子、桂心、五加皮、天门冬、巴戟天、杜仲、石楠、独活、薏苡仁制药酒服。补肾助阳,祛风治痹。(唐《备急千金要方》秦艽酒)

4. 用于寒痰停饮,咳喘气逆,本品辛散温燥,敛降冲逆而止咳,清气道兼通小便,驱寒湿而逐饮。

治感冒风寒,水饮内停,咳喘,痰多清稀,或无发热,舌苔薄白而润,脉浮或滑。细辛与麻黄、桂枝、芍药、干姜、半夏、五味子、甘草水煎服。解表散寒,温肺化饮。(汉《伤寒论》小青龙汤)

治痰饮,咳而上气,喉中有水鸡鸣声。细辛与射干、麻黄、生姜、大枣、紫苑、冬花、半夏、五味子水煎服。温肺化饮,止咳平喘。(汉《金匮要略》射干麻黄汤)

治风寒射肺,痰饮反复咳喘胸闷者。细辛与茯苓、甘草、干姜、五味子水煎服。温肺化饮。(汉《金匮要略》苓甘五味姜辛汤)

5. 用于通关开窍。本品气芳香透达,辛窜通关开窍。

治中恶痰厥突然昏倒,人事不省,牙关紧闭,面色苍白,痰涎壅塞。细辛与皂荚研为细粉,用少许吹鼻,取喷嚏。通关开窍。(元《丹溪心法》通关散)

治暗风卒倒,不省人事。但用细辛为末,吹入鼻中。《世医得效方》

治中风痰厥,不省人事,牙关紧闭,两手握固。细辛与牙皂、麝香、薄荷共为细末吹鼻,通关开窍。(现代《中药制剂手册》通关散)

治卒中秽恶,头目眩晕,胸闷不舒,气闭昏厥,神志不清,牙关紧闭,面色苍白,四肢厥冷,关阻窍闭,痰涎壅盛,脘腹疼痛,恶心呕吐等。细辛与麝香、闹羊花、灯草灰、蟾酥、牛黄、牙皂、冰片、金箔共为细粉,吹鼻取嚏。通关开窍,解毒辟秽。(清《绛囊撮要》卧龙丹)

总之,细辛芳香最烈,温则发散,宣泄郁滞,上达巅顶,通利耳目,散肝寒之风,治头痛身痛,逐饮止咳,但本品辛烈香燥以耗真气故不可多用。

【炮制】细辛　取原药材,除去杂质,洗净泥土,水淋闷透,切段,晒干入药。

【用量】3~5克水煎服,亦入丸散药酒,外用适量。

【注意事项】阴虚阳亢头痛,阴伤干咳忌服

【临床报道】

1. 治口腔糜烂　细辛 4.5 克研粉末分为 5 包，每晚用 1 包，米醋调糊敷脐固定，每天换一次，对一般口腔溃疡，不出四日即愈，对小儿口腔溃疡亦效，未见副作用。（摘自《中药大辞典》细辛）

2. 赵冠英教授运用细辛的经验

（1）重用温阳治心疾

赵师认为冠心病心绞痛是因心阳虚损，血脉瘀阻，引起脏腑功能衰退，以收缩凝滞为特点的虚寒之痛证。中医认为"痛者寒气多也，有寒故痛也"；"气血者，喜温而恶寒，寒则涩不能流，温则消而去之"。而心阳衰微，亦可导致肾阳不足，故心绞痛反复发作要温阳通脉，心肾同治，而细辛温补心肾散寒止痛效果较佳，因此赵师常以细辛 6~8 克合益气活血之品同用，对于减少和防止心绞痛发作确有良效。如郭××，男，诊断为冠心病，劳累型心绞痛，频发心绞痛 1 日数次，经扩冠西药治疗无效，赵师以细辛 8 克，伍用黄芪、党参、丹参、川芎等益气活血药治疗，连续服用 2 周，心痛则愈。

病窦综合征与中医"惊悸怔忡"症相似，多因久病劳损，脏腑失调而成，其来也渐，缠绵难愈，病变较深，表现为缓慢性心律失常的一组虚寒症候，赵师多采用温补法治疗，重用细辛 10~15 克，配合益气活血药，心率可以逐渐提高到正常范围。如赵某，男，诊断为病窦综合征，心率 40~50 次/分，赵师用细辛 12 克，配黄芪、白术、热附片、炙麻黄、麦冬、川芎等治疗，服 30 余剂，心率提高到 60 次/分以上。

（2）巧用细辛暖肝震颤

经云："诸风掉眩皆主于肝。"肝为厥阴，处下焦阴寒之地，体阴而用阳，当寒湿之邪，凝聚下焦，肝寒不主筋脉，或肝阳不足，虚阳外浮，则虚风内动，发为肝风出现震颤等症状。《纲目》谓细辛"辛能补肝"故赵师巧用细辛暖肝而达到柔筋熄风的作用，治疗震颤这样一类肝风内动之证，常以细辛 6~8 克，与养血柔肝之品同用，屡见功效。如汪某，男，诊断为帕金森氏病，四肢震颤，活动受限，以细辛 6 克配伍白芍、枸杞子、鸡血藤、益智仁、党参等药治，服药 40 余剂，震颤消失。

（3）喜用细辛治眼病

风为百病之长，其性升发向上。目为肝窍，与风气相通，其位在上，故易受风邪而发病。赵师根据细辛具有散风，"能止眼风泪下，明目"《药性论》之功用，认为细辛散风能直达目疾，故而明目。所以在临症时，见有眼涩痒痛，羞明难开，迎风流泪等顽固性眼病，经久不愈者，善用细辛 4~6 克，配伍川芎、菊花、石菖蒲、黄连、密蒙花、白蒺藜等药散风、明目、活血，不但明显改善症状，而且能提高视力，如治疗慢性结膜炎，泪囊炎，病毒性角膜炎等病，常常药到病除。（摘自《中华名医特技集成》）

◎ 藁本 出《神农本草经》

【别名】地新、蔚香、微茎等。

【基原】藁本为伞形科植物藁本和辽藁本的干燥根茎。

【主产地】主产辽宁、陕西、甘肃、河南、湖北、湖南、四川、广西等省区。多生长在向阳山坡、草丛、林下等温和湿润肥沃、排水良好的土壤。

【采集·药材质量】藁本为不规则结节状圆柱形，稍扭曲，黄棕色或暗绿色，有纵皱纹，栓皮易脱，上端有茎基，下段有须痕，质硬而易折，体轻，断面黄色，纤维性，以身干整齐、香气浓郁、味苦辛者佳。辽藁本为不规则圆柱状或团块，常有分枝，棕褐色，粗糙，顶有残留茎基，下有扭曲的根，表面有纵皱及横纹，并有须根痕。（见图11）

【主要成分】含挥发油，其中主要成分为3-丁基苯酞、蛇床酞内酯等。

【药理】1.挥发油有镇静、镇痛、解热及抗炎作用。2.15%~30%的藁本煎剂对多种常见皮肤真菌有抑制作用；3.藁本内酯有松弛平滑肌，有较强的平喘作用，临床上可用于治疗偏正头痛，神经性皮炎，疥癣等。

【性味归经】辛、苦，温。归肝、膀胱经。

【功效】散寒祛风，除湿止痛。

【歌诀】 藁本温归膀胱肝　鼻塞巅顶头痛安
　　　　　散风寒湿以治上　肢节痹痛效一般

【应用】

1. 用于风寒湿邪感冒，头痛。本品味辛气温上行发散，以发散风寒湿邪见长。又为太阳经风药，其气雄烈，寒气郁于本经头痛必用之药，巅顶痛非此药物不能治。

治外感风寒湿在表，头身疼痛，肢体困重，活动不利，发热恶寒，舌苔薄白，脉象浮紧，以及风邪偏胜的痹症和风邪上袭所致的眼病。藁本与羌活、独活、川芎、蔓荆子、炙甘草、防风水煎服。祛风除湿，通络止痛。（元《内外伤辨惑论》羌活胜湿汤）

治感受邪时，头痛项强，发热恶寒，身体疼痛，及伤风鼻塞耳重，咳嗽头昏。藁本与苍术、白芷、羌活、细辛、川芎、炙甘草共为粗末加生姜，葱白水煎服。祛风解表止痛。（宋《太平惠民和剂局方》神术散）

治感受风寒，鼻内壅塞，涕出不畅，不闻香臭。藁本与细辛、升麻、川芎、木通、防风、羌活、白芷、炙甘草共为细末，食后茶水调下。疏散风寒，通利鼻窍。（宋《严氏济生方》辛夷散）

治寒邪郁于足太阳经，头痛及巅顶痛。藁本与川芎、细辛、葱头水煎服。（《广济方》）

2. 用于风寒湿痹。本品辛温，发散风湿，能祛肌肤经络间寒湿之邪，而治痹痛。藁本每与威灵仙、防风、羌活、独活、苍术等同用。

此外，本品还可与苍术水煎服治寒滞肝胃腹痛。

【炮制】藁本　取原药材，除去残茎，洗净闷透，切厚片，晒干入药。

【用法】5~10克水煎服，亦入丸散。

【注意事项】血虚头痛者忌服。

◎ 苍耳子　出《千金要方·食治》

【别名】苍耳实、道人头、苍耳棵子等。

【基原】苍耳子为菊科植物苍耳带总苞成熟的干燥果实。

【主产地】全国各地均有分布。以荒坡、草地、路旁、农村房前屋后向阳通风沙土地较多。

【采集·药材质量】秋季果实成熟时采收，除去杂质、梗、叶、晒干。干燥果实呈纺锤形或卵圆形，长约1.2~1.5厘米，黄棕色，表面长满粗刺，外皮坚韧，内分2室，各藏1个小瘦果，果皮灰黑色，纸质，种子浅灰色，种皮膜质，内子叶2片。以粒大、饱满圆重、色黄绿、气微、味微苦者佳。（见图12）

【主要成分】主含苍耳子甙、树脂、脂肪油、生物碱、咖啡酸、琥珀酸、苹果酸、硫酸钙等。

【药理】煎剂有镇咳作用，对心脏有抑制作用，使心律减慢，收缩力减弱；有抗菌作用，对金黄色葡萄球菌，乙型链球菌，部分皮肤真菌有一定的抑制作用。甙类有显著的降血糖作用。但本品有一定的毒性，成人服量超过100克，可致中毒。

【性味归经】甘、微苦、辛、温、中毒。归肺、肝经。

【功效】散风除湿，通窍止痛。

【歌诀】　　苍耳子甘温辛苦　　风湿痹痛可以服
　　　　　　头痛鼻渊流浊涕　　风疹瘙痒一并除

【应用】

1. 治风寒头痛，鼻渊。本品辛苦温，散风寒除湿浊，通空窍直达巅顶，且无辛香走窜泄耗正气之虑，为治头风之要药。

治外感风寒头痛，鼻塞，无汗，恶寒发热，苍耳子常与川芎、白芷、防风、藁本、羌活等同用。

治诸风眩晕，或头脑攻痛。苍耳子常与天麻、菊花同用。（《本草汇言》）

治鼻渊，流黄浊鼻涕，鼻塞不通。苍耳子与辛夷、白芷、薄荷共为细末。食后用葱汤或水调下。散风祛寒，通利鼻窍。（宋《严氏济生方》苍耳散）

2. 用于风湿痹痛。风疹瘙痒。本品甘能益血，苦能燥湿，温能通畅，流利关节，宣通脉络，主治风寒湿痹症及风疮痒疹。

治风湿痹痛。苍耳子常与羌活、独活、秦艽、桑寄生、威灵仙等同用。

治风疹瘙痒。本品可与蝉蜕、苦参、刺蒺藜、白鲜皮、地肤子等同用。

治大麻风。苍耳子与苍术共为细末，米饭为丸服。忌房事三月。（《洞天奥旨》）

【炮制】苍耳子　取原药材，除去杂质，入药。

炒苍耳子　取净苍耳子入锅，文火炒至表面黄褐色，取出放凉入药。

【用法】3~15克，捣烂入药，水煎服。亦入丸散。炒后减少毒性，长于通鼻窍，祛湿止痛，多用于鼻渊，风湿痹痛，外感头痛。余病症则用苍耳子。

【注意事项】本品有毒，不可过量久服，以免中毒。血虚头痛不宜服。

【临床研究】治疗慢性化脓性鼻窦炎　苍耳子15克，白芷20克，辛夷15克，防风10克，当归15克，川芎10克，皂刺15克，穿山甲8克，连翘15克，金银花20克水煎日一剂，二次分服。以此方加减一般二十剂可愈。（贾宪亭）

【中毒与救治】有些地方误食苍耳子，儿童食5~6粒，成人6~8粒生品4~8小时即可发病，轻者乏力，精神萎靡、头昏、头痛、食欲不振、恶心呕吐；严重者出现烦躁，嗜睡，昏迷，惊厥，心率加快或不齐，黄疸，肝肿大，可因肝功能衰竭或呼吸麻痹而死亡。

解救：

1. 可用1：2000高锰酸钾溶液进行早期洗胃、催吐。

2. 甘草9克，绿豆50克，芦根30水煎服，每日2剂，分4~6次服。

3. 严重者转院治疗，并讲明中毒药物及服药时间。

◎ 辛夷　出《神农本草经》

【别名】木笔花、毛辛夷、房木、迎春等。

【基原】辛夷为木兰科植物辛夷或玉兰未开放的干燥花蕾。

【主产地】分布在河北、河南、陕西、甘肃、四川等省。野生于阔叶林中，栽培在公园、庭园等温暖、干燥、向阳、疏松肥沃的山坡。

【采集·药材质量】早春花蕾尚未完全开放时采摘，除去梗枝晒干。望春花呈长卵形，形似毛笔头，长1.2~2.5厘米，直径0.8~1.5厘米，基部具短梗，包片2-3层，每层2片，两层包片间有小鳞牙，苞片外表面密被灰白色茸毛，内表面无毛，类棕色，质脆易碎。以身干无枝梗、花蕾未开、有特殊异香、味辛凉稍苦者佳。玉兰花较前略粗大，基部较粗，余同前差别不大。（见图13）

【主要成分】望春花花蕾含挥发油，油中有望春花素、桉叶素等，并含生物碱、木质等；玉兰花蕾含挥发油，油中含柠檬醛、丁香油酚等。

【药理】本品有收缩鼻黏膜作用，促进黏液分泌物的吸收，减轻炎症，使鼻腔通畅。浸剂或煎剂有局麻作用，能兴奋子宫平滑肌。挥发油有镇静、镇痛、抗过敏、降血压作用。

【性味归经】辛、苦、温，特异芳香。归肺、胃经。

【功效】散风寒，通鼻窍。

【歌诀】　气香辛温药辛夷　　善治鼻渊流浊涕

　　　　　散风寒而走空窍　　头痛鼻塞皆可医

【应用】

1. 用于外感风寒头痛，鼻流清涕。本品辛散温通入肺经，散寒解肌，芳香上窜头目，通鼻塞涕出。

治外感风寒，头痛鼻塞。辛夷与川芎、细辛、白芷、防风、桔梗、葱白水煎服。

治感受风寒头痛，鼻内阻塞，涕出不畅，不闻香臭。辛夷与细辛、藁本、升麻、川芎、木通、防风、羌活、白芷、炙甘草共为细末，食后茶调下。疏散风寒，通利鼻窍。（宋《严氏济生方》辛夷散）。

2. 用于鼻渊头痛。本品味辛发散，气香走肺，鼻为肺窍，通窍走脑，为治鼻渊头痛之要药。

治风寒郁滞鼻窍，鼻流浊涕，前额头痛，鼻塞不通。辛夷与苍耳子、白芷、薄荷共为细末，食后葱茶调下。散风祛寒，通利鼻窍。（宋《严氏济生方》苍耳散）若偏寒者与细辛、川芎、防风、桔梗等同用；偏热者与黄芩、连翘、金银花等同用；若久流浊涕与穿山甲、白芷、皂刺、没药、当归、川芎、大贝母、桔梗、败酱草、金银花等同用。

治鼻塞不闻香臭，常与皂刺，石菖蒲各等分共为细末，绵裹塞鼻。（《梅氏验方新编》）

【炮制】辛夷 取原药材，去枝及残梗，杂质，入药。

【用法】3~10克水煎服，或入丸散，用时稍捣碎入煎，有毛易刺喉，宜布包入煎。

【临床研究】治慢性鼻炎、鼻塞、鼻内肥大，呼吸不畅。

处方：苍耳子、辛夷、白芷各30克，细辛10克，冰片3克，麻油100克，蜂蜜50克。用法：苍耳子捣破与白芷、辛夷、细辛依次下锅文火炸枯，过滤去渣，再入蜂蜜少熬，离火稍冷入冰片（不起烟又能熔化）搅匀备用。每天用棉棒拈药涂鼻内，日3-5次，效果很好。 （贾宪亭）

◎ 葱白 出《名医别录》

【别名】葱茎白、葱白头等。

【基原】葱白为百合科植物大葱的鳞茎。

【主产地】全国各地均有栽培，以山东省较多。多栽培在阳光充足、肥沃、土质疏松、排水良好的土壤。

【采集·药材质量】以冬季采收较好，但平时应用随时可采。以棵大、根粗、色白、味辛辣而香甜者佳。（见图14）

【主要成分】主含挥发油，油中主成分为蒜素、二烯丙基硫酸、苹果酸、维生素B、维生素C、铁、盐等。

【药理】有发汗、解热、利尿、健胃、祛痰作用。挥发油对白喉杆菌、结核杆菌、痢疾杆菌、葡萄球菌、链球菌都有一定的抑制作用。水浸剂在试管内对皮肤真菌有一定作用。

【性味归经】辛，温。归肺、胃经。

【功效】发汗解表、散寒通阳。

【歌诀】　　葱白温发汗解表　　风寒感冒作引导
　　　　　　阴盛格阳厥脉微　　散凝外敷用蜜调

【应用】

1. 用于风寒感冒轻证，血虚外感。本品性温，气辛入肺经，能达表通阳，专主发散风寒。

治头痛发热，恶寒发热，无汗或有汗不多，心烦口渴，或咳嗽咽痛，舌尖红赤，脉数等。本品与桔梗、栀子、豆豉、薄荷、连翘、甘草、鲜竹叶水煎服。清热解表。（清《通俗伤寒论》葱豉桔梗汤）

治外感风寒轻证，发热恶寒，无汗，头痛鼻塞，脉浮紧。葱白与淡豆豉水煎服。通阳发汗。（晋《肘后备急方》葱豉汤）

治病后阴血亏损或失血之后，复感外邪，头痛身热等。葱白与葛根、麦冬、地黄、淡豆豉、生姜劳水煎服。养血解表。（唐《外台秘要》葱白七味饮）

2. 用于阴盛格阳，下痢脉微，阴寒腹痛。本品辛散温通，达表和里，善通上下之阳气。

治感冒受冷腹痛。葱白连须，与生姜水煎服，加红糖搅匀服之。温里解表。（现代《中医方剂临床手册》葱姜红糖汤）

治少阴病，阴盛于下，格阳于上，下痢腹痛，手足厥冷等。葱白与干姜、附子水煎服。温里散寒。（汉《伤寒论》白通汤）

另外，用葱白捣烂，布包外敷脐部，再施温熨，治阴寒腹痛及寒凝气阻，膀胱气化不行小便闭症，以取散寒通阳之功。

3. 外用与疮疡疔毒，乳汁不通。本品通阳理血，解表散结，可外用与疮疡肿毒。

治疗疮疡疔毒。葱白加蜂蜜捣如泥外敷，有解毒散结消肿作用。

治乳房郁滞胀痛，乳汁不通。葱白捣烂外敷，可散结通络。

此外，大葱又是食用的主要调料。

【炮制】葱白　临时取原药材，去其青叶，剥去外皮，即可入药。

【用法】10~30克水煎服，宜切段入煎，外用适量。

【注意事项】忌与蜂蜜同食。

【临床报道】治疗蛔虫性急腹痛

葱白30克捣烂取汁，同麻油1两调和，空服1次服下（小儿酌减），每日2次，一般1~7次后缓解。服药后可能转为稀便，但不致腹泻。除个别外，多数为见蛔虫驱出。或用青葱连根须2~3两捣烂取汁顿服。10分钟，再服麻油1两。约半小时后可止痛，4~6小时后排出稀便，有时夹有蛔虫。（摘自《中药大辞典》葱白）

◎ 胡荽 出《食用本草》

【别名】芫荽、香菜、莚荽菜等。

【基原】胡荽为伞形科植物芫荽的带根全株。

【主产地】全国各地均有栽培，以中原五省较多。多种植在向阳通风、肥沃、排水良好的土壤。

【采集·药材质量】春秋生长茂盛时采收较好，除杂质，洗净，晒干。以棵大、青绿色、香气浓郁者佳。（见图15）

【主要成分】主含挥发油、正癸醛、苹果酸钾、维生素C、芳香醇等。

【药理】煎剂有发汗退热作用。

【性味归经】辛，温。归肺、脾、胃经。

【功效】发汗透疹，调味消食。

【歌诀】　　药性辛温有胡荽　　归属经脉肺脾胃
　　　　　　麻疹初起透不畅　　消谷化食善调味

【应用】

用于发表透疹。本品辛温香窜，内通心神，外达四肢，发表作用如葱白，且有散寒透疹之功效。

治风寒外束，疹发不畅，或疹出复隐者。可用本品煎汤兑酒，局部熏洗，发表透疹。（宋《圣惠方》胡荽酒）或用煎汤熏洗，或与升麻、葛根、甘草水煎服。增强解表透疹作用。

治麻疹初起，恶寒发热，疹多隐而不发，烦闷燥乱，苔薄白，脉浮数。本品与升麻、葛根、前胡、桔梗、枳壳、荆芥、防风、薄荷、连翘、木通、淡竹叶、牛蒡子、甘草水煎服。疏风解表，清热透疹。（清《医宗金鉴》宣毒发表汤）

此外，本品气味异香而温，有消谷化食下气之功效，可开胃进食，多作腥菜佳肴的调味品。

【炮制】胡荽　　取原药材，拣去杂质，水淋稍闷，切段，晒干入药。鲜者洗净去杂，切段入药。

【用法】3~6克水煎服，外用适量。

【注意事项】因热毒壅盛，疹出不畅者不宜服。

◎ 柽柳 出《本草图经》

【别名】西河柳、春柳、垂丝柳、赤筋条等。

【基原】柽柳为柽柳科植物柽柳的干燥嫩枝叶。

【主产地】全国各地均有分布，以河北、河南、山东、福建、安徽、江苏、广东等省较多。多生长在湿润碱地，路旁，小河岸边。

【采集·药材质量】4~5月花未开时，割取幼嫩枝晒干。细枝圆柱形，表皮黄绿或灰绿色，质脆，易折断。叶互生，细小鳞片状，卵状三角形，叶常脱落，残留叶基呈突起状。枝条横切面黄白色，木质部占大部分，中央有髓，皮部与木质部易分离，味淡。以色绿、质嫩、干燥无杂者佳。（见图16）

【主要成分】主含挥发油、树脂、槲皮素、有机酸、鞣质等。

【药理】煎剂有明显止咳作用，抗菌作用，并有一定的解热作用，解毒抗炎及减轻四氯化碳引起的肝胆组织损伤作用。临床上多用于慢性气管炎和麻疹透发不畅。

【性为归经】辛、甘、平。归心、肺、胃经。

【功效】解表透疹，祛风除湿。

【歌诀】　　柽柳药性辛甘平　　发表透疹有功能
　　　　　　风疹瘙痒风湿病　　麻疹已透不适用

【应用】

1.用于麻疹透发不畅。本品辛平，轻清升散，功专发表透疹。

治麻疹透发不畅，喘嗽，烦闷燥乱，咽喉肿痛。本品与葛根、蝉蜕、荆芥、薄荷、炒牛子、玄参、知母、麦冬、甘草、淡竹叶水煎服。透疹解毒，清泻肺胃。（明《先醒斋医学广笔记》竹叶柳蒡汤）

治斑疹透发不畅，或发不透，热盛毒炽，舌发芒刺，大渴谵语，斑色紫黑者。本品与石膏、玄参、知母、连翘、荆芥、薄荷、黄芩等同用。清热解毒透疹。亦可用胡荽煎汤熏洗。

2.用于感冒及风湿病。本品性平辛散，透肌解表，且有祛风除湿之功效。

治感冒。本品与霜桑叶、生姜水煎服。

治风湿痹痛。本品常与羌活、独活、防风、秦艽、威灵仙等同用。

【炮制】柽柳　　取原药材，拣去杂质，洗净水淋透，切段，晒干入药。

【用法】5~30克水煎服，外用适量。

【注意】麻疹已透，不宜再用

第二节　　发散风热药

本类药物性味多辛凉，发散解表作用和缓，以宣解风热为主。适用于外感风热的发热微恶风寒，咽干口渴，头痛，目赤，咽痛等。另外，还有解毒透疹，治风热咳嗽作用。

◎ 薄荷　出《雷公炮制论》

【别名】苏薄荷、南薄荷、野薄荷等。

【基原】薄荷为唇形科植物薄荷干燥地上部分。

【主产地】全国大部分地区有分布，以江苏、浙江、广东、广西较多，苏州产者质优。

【采集·药材质量】每年可收2~3次，因地区不同，采割季节有异，割取地上部分，晒干。茎为四棱形，紫棕色或淡绿色，棱角处有绒毛，分枝对生，质脆易断，断面白色髓中空，叶对生有短柄，完整叶展开为椭圆披针形，上下均有白色绒毛，枝顶常有黄棕轮状花序，花冠多数存在。以色绿、身干、叶多、无根、气香浓郁、味辛凉者佳。（见图17）

【主要成分】主含挥发油，油中主要成分为薄荷醇，其次为薄荷酮、乙醇薄荷酮、柠檬烯、异薄荷酮、蒎烯、薄荷烯酮、树脂及少量鞣脂、迷迭香酸、咖啡酸、葡萄糖苷和多种游漓氨基酸等。

【药理】1.薄荷或薄荷油少量内服有兴奋中枢神经作用；2.薄荷醇有局部麻醉和止痛作用，薄荷对四氯化碳所致的肝损伤有一定的保护作用，有明显的利胆作用。4.薄荷油内服还能使皮肤毛细血管扩张，促进汗腺分泌，起到发汗解热作用；5.抑制胃肠平滑肌收缩，且有解痉作用；6.还有消炎、止痛、止痒作用；7.煎剂对单纯性病毒、流行性腮腺炎病毒等有抑制作用；8.对金黄色葡萄球菌、白色葡萄球菌、甲型链球菌、乙型链球菌、卡它球菌、肠炎球菌、福氏痢疾杆菌、炭疽杆菌、白喉杆菌、伤寒杆菌、绿脓杆菌、大肠杆菌都有一定的抑制作用。

【性味归经】辛、凉，少苦。归肝、肺经。

【功效】疏散风热，清头目，利咽喉，疏肝解郁，透疹。

【歌诀】　　薄荷药微苦辛凉　　疏散风热为之长
　　　　　　目赤头痛热攻上　　透疹舒肝胁肋胀

【应用】

1.用于风热感冒，温病初起及阴虚感冒，暑温感冒。本品味辛能散性凉而清，专消风散热，为风热引经要药，散邪避恶，为治暑湿要药。

治温病初起，发热无汗，或有汗不畅，微恶风寒，头痛口渴，咳嗽咽痛，舌尖红，脉浮数。本品与连翘、荆芥、牛蒡子、淡豆豉、金银花、桔梗、甘草、淡竹叶、芦根水煎服。疏散风热，清热解毒。（清《温病条辨》银翘散）

治温病初起，咳嗽，身热不甚，口微渴，咽痛，苔薄黄，脉浮数等。本品与桑叶、菊花、桔梗、连翘、杏仁、甘草、芦根水煎服。疏散风热，宣肺止咳。（清《温病条辨》桑菊饮）

治阴虚之人感受外邪，头痛身热，微恶风寒，无汗或有汗不多，咳嗽咽干口渴心烦。本品与葳蕤、桔梗、淡豆豉、白薇、大枣、葱白、炙甘草水煎服。滋阴清热，发汗解表。（清《通俗伤寒论》加减葳蕤汤）

治伤暑感冒，身热，心烦口渴、头痛咽干，微恶风寒，咳嗽不爽，小便短赤。本品与滑石、甘草共为细末，温开水送服。（金《河间六书》鸡苏散）

2.用于风热头痛，目赤，咽喉肿痛。本品辛凉，其气轻清上浮，气香利窍，善行头面，清咽消肿。

治风热上攻，头晕目眩，偏正头痛恶寒发热，目赤流泪，视物模糊。本品与川芎、荆芥、防风、细辛、甘草、白芷、羌活、蝉蜕、僵蚕、菊花共为散，茶水调服。疏散风热，清利头目。（宋《银海精微》菊花茶调散）

治风热上攻，头热如火，痛入顶中。本品与防风、羌活、当归、大黄、栀子、川芎、蝉蜕、甘草、灯心、加苦竹叶水煎服。疏散风热，清热泻火。（元《世医得效方》防风散）

治疫喉初起，肿痛腐烂。本品与僵蚕、硼砂、芒硝、马勃、冰片共为细末吹喉。解毒利咽。（清《疫喉浅论》鸡苏吹喉散）

治一切咽喉肿痛，不论红白，初起之时，用本方煎水漱口咽下有效。本品与荆芥、炒僵蚕、桔梗、防风、甘草水煎连连漱口，慢慢咽下。解表清咽。（清《喉科指掌》漱咽喉七十二症总方六味汤）

治热毒上攻，兼有表证，暴发火眼，头目昏晕，口舌生疮，咽喉肿痛，牙齿疼痛，头面生疮，大便燥结，身热口渴。薄荷与黄连、桔梗、白芷、川芎、赤芍、荆芥穗、石膏、大黄、黄芩、当归、栀子、连翘（去心）、莲子心、菊花、黄柏、甘草共为细末，朱砂、雄黄、牛黄、冰片共为细末，与前药和匀，炼蜜为丸，开水送下。清火散风，通便解热。（现代《全国中药成药处方集》牛黄上清丸）

3. 用于麻疹不透，风疹瘙痒。本品辛凉，轻清疏散，能解表透疹，治皮肤瘙痒。

治疗麻疹初起，恶寒发热，疹隐而不发，烦闷燥乱，舌薄白，脉浮数。本品与升麻、葛根、桔梗、前胡、枳壳、荆芥、防风、连翘、木通、牛蒡子、淡竹叶、甘草、胡荽水煎服。疏风解表，清热透疹。（清《医宗金鉴》宣毒发表汤）

治痧疹透发不畅，喘咳，烦闷燥乱，咽喉肿痛。本品与柽柳、葛根、荆芥、蝉蜕、牛蒡子、知母、玄参、麦冬、甘草、淡竹叶水煎服。透疹解毒，清泻肺胃。（明《先醒斋医学广笔记》竹叶柳蒡汤）

治风热在表，麻疹不透。薄荷与荆芥、牛蒡子、蝉蜕、紫草、升麻、赤芍等水煎服。透疹解表。

治风疹瘙痒。本品常与生地、丹皮、蝉蜕、僵蚕、乌梅、苦参、白鲜皮等同用。

4. 用于气滞肝郁，胸闷胁胀痛。本品入肝胆经，尤善舒肝解郁，祛半表半里之邪。

治肝胆火郁结，胁肋胀满疼痛。本品与柴胡、白芍、郁金、当归、黄芩、甘草、川楝子、枳壳等同用。

治肝郁血虚而致的胁肋作痛，头痛目眩，或寒热往来，月经不调，乳房作胀等。柴胡与白术、白芍、茯苓、当归、甘草加煨姜、薄荷水煎服。疏肝解郁，健脾和营。（宋《太平惠民和剂局方》逍遥散）本方加减可用于治疗乙型肝炎、慢性肝炎、慢性胆囊炎、痛经、乳腺增生、癔病、男子乳房发育症、更年期综合征等。

5. 用于瘟病发热，暑瘟痧胀吐泻等。本品芳香辛凉解毒，逐恶避秽，为治暑湿痧胀之要药。

治湿温发热，胸闷腹胀，倦怠肢酸，口渴，小便短赤，舌苔白或厚腻或干黄，以及暑湿及时疫，颐肿，黄疸等。本品与茵陈、黄芩、石菖蒲、川贝、木通、射干、连翘、白豆蔻、藿香、滑石共为细末，神曲糊为丸，温开水送服。利湿化浊，清热解毒。（清《续名医类案》甘露消毒丹）

治疗风邪秽毒所致的霍乱吐泻转筋，下痢腹痛。薄荷与甘草、细辛、白芷、朱砂、冰片共为细末，水泛为丸，朱砂为衣，温开水送下。避秽解毒。（近代《医学衷中参西录》卫生防疫丹）

治暑热湿浊所致的霍乱痧胀，上吐下泻，腹痛转筋，流行时疫，伤暑中恶，头晕目眩，卒然昏倒，不省人事，牙关紧闭等。薄荷与麝香、冰片、牛黄、朱砂、牙皂、藿香、半夏、陈皮、贯众、防风、枯矾、白芷、苍术、甘草共为细末，温开水送下。清暑避秽，开窍安神。（现代《全国中药成药处方集》麝香救疫散）

若夏季较轻的呕吐泄泻。薄荷与藿香、白芷、茯苓、白扁豆、佩兰等同用。

【炮制】薄荷　取原药材，拣去杂质，水喷闷透，切段，晒干入药。

【用法】5~10克水煎服，宜后下，亦入丸散，外用适量。

◎ 牛蒡子　出《本草图经》

【别名】牛子、鼠粘子、大力子等。

【基原】牛蒡子为菊科植物牛蒡的成熟果实。

【主产地】全国各地多有分布，以东北、河北、河南、浙江等省较多。多生长在山野路旁，林下湿地，海边溪旁砂质土壤。

【采集·药材质量】秋季果实成熟时，分批采摘，晒干打碎取出种子，除去杂质，再晒干。种子呈倒卵形，稍扁，微弯，长5~7毫米，中部直径2~3毫米，表面灰褐色或浅灰褐色，外皮坚硬，破开种仁二瓣，灰白色，富油性，无气。以粒大、饱满、无霉无蛀、干燥、味微苦者佳。（见图18）

【主要成分】果实主含牛蒡苷，种子主含牛蒡子苷，牛蒡酸，脂肪油，维生素A、B、C、D、E，生物碱等。

【药理】1.抗菌作用，煎剂对肺炎双球菌有明显的抑制作用。2.水浸剂对常见致病真菌有抑制作用。3.有抗肿瘤作用，较低量就可抑制癌细胞增生，提取物可抗艾滋病毒活性。4.有解热利尿作用。5.提取物有降血糖作用。

【性味归经】辛、微苦，寒。归肺、胃经。

【功效】疏散风热，透疹利咽，解毒消肿。

【歌诀】　牛蒡子微苦辛寒　　解表透疹利喉咽
　　　　　风热感冒咳不爽　　热毒疮肿腮腺炎

【应用】

1. 用于风热感冒咳嗽，咽喉肿痛。本品辛能疏散，苦能泄热，为散风热解毒之要药。

治风热感冒，发热无汗或有汗不畅，口渴，咳嗽咽痛，脉浮数等。牛蒡子与连翘、金银花、荆芥、淡豆豉、桔梗、薄荷、淡竹叶共为散加芦根水煎服。疏散风热，清热解毒。（清《温病条辨》银翘散）

治肺阴不足，阴虚火旺引起的咳嗽气喘，干咳少痰或痰中带血，咽喉干燥疼痛，舌红少苔，脉细数。牛蒡子与杏仁、马兜铃、炙甘草、糯米、阿胶共为细末，水煎服。养阴补肺，止咳止血。（宋《小儿药证直诀》补肺阿胶散）

治肺热壅盛，上攻咽喉所致的肿痛，舌红，脉数。本品与玄参、升麻、黄连、黄芩、连翘、桔梗、僵蚕、防风、甘草水煎服。疏散风热，解毒利咽。（元《卫生宝鉴》玄参升麻汤）

治外感风热或肺胃之热上熏引起的咽喉肿痛，腮肿舌干。本品与连翘、黄芩、栀子、薄荷、防风、玄参、天花粉、射干、荆芥穗、桔梗、熟大黄、甘草共为细末，水泛为丸服。清热解毒，消肿利咽。（清《太医院配方》清咽利膈丸）

治温热郁肺，咽喉不利疼痛，头痛恶寒，身体困重，午后发热脉弦细。本品与金银花、连翘、射干、马勃共为细末，水煎服。清热利咽。（清《温病条辨》银翘马勃散）

2. 用于麻疹透发不畅。本品辛散透发，疏散热毒，治急疹痘疮有效。

治肺胃郁热麻疹透发不畅喘嗽，烦闷燥乱，咽喉肿痛。本品与柽柳、荆芥、葛根、蝉蜕、薄荷、知母、玄参、甘草、麦冬、淡竹叶水煎服。透疹解毒，清泻肺胃。（明《先醒斋医学广笔记》竹叶柳蒡汤）

治麻疹初起，恶寒发热，疹隐而不发，烦闷燥乱，苔薄白，脉浮数。本品与升麻、葛根、桔梗、前胡、枳壳、荆芥、防风、连翘、木通、淡竹叶、甘草、胡荽水煎服。疏风解表，清热透疹。（清《医宗金鉴》宣毒发表汤）

治瘖疹不起透。本品与柽柳水煎服，调下立透。（《本草汇言》）

治风肿斑毒作痒。本品与玄参、僵蚕、薄荷共为细末，白汤下。（《方脉正宗》）

3. 用于疮疡肿毒，痄腮，喉痹。本品辛散风热郁结，寒能清热解毒，苦降痰火，治风痰风热，咽喉不利，瘰疬痰核，诸毒热壅。

主治热毒壅滞肝胃二经，乳痈初起，红肿热痛，或恶寒发热，舌红脉数。本品与瓜蒌仁、天花粉、黄芩、栀子、连翘、皂刺、金银花、陈皮、青皮、柴胡、甘草水煎加入黄酒服。清热疏肝，通乳散结。（清《医宗金鉴》瓜蒌牛蒡汤）

治头面颈疮疡初起，局部红肿，兼恶寒发热，头痛，口干，便秘，尿赤，舌红苔黄，脉滑数或浮数。本品与连翘、荆芥、薄荷、栀子、丹皮、石斛、玄参、夏枯草水煎服。祛风清热，消肿散结。（清《疡科心得集》牛蒡解肌汤）

治风热疫毒壅于上焦，发于头面红肿热痛及痄腮，恶寒发热，目不能开，咽喉不利，舌燥口干，舌质红，苔白兼黄，脉浮数有力。本品与黄芩、黄连、玄参、桔梗、板蓝根、甘草、升麻、柴胡、马勃、陈皮、连翘、僵蚕、薄荷水煎服。清热解毒，疏风散邪。（金《东垣试效方》普济消毒饮）

【炮制】牛蒡子　　取原药材，除去杂质灰尘，即可入药。

炒牛蒡子　　取牛蒡子，入锅文火炒至微鼓，有爆声，有香气出，外表微黄色，出锅放凉入药。

【用法】5~10克水煎服，亦入丸散。炒后减少苦寒作用，有效成分宜出，宣散作用更佳，长于解毒透疹，利咽散结，化痰止咳，多用于麻疹不透，咽喉肿痛，咳嗽气喘。余病症则用牛蒡子。

【注意事项】牛蒡子性寒，多含脂肪油，易滑肠，脾虚便溏者慎服。

◎ 蝉蜕　出《药性论》

【别名】蝉衣、蝉壳、知了皮等。

【基原】蝉蜕为蝉科昆虫黑蚱的幼虫羽化后脱落的皮壳。

【主产地】山东、河南、河北、江苏、安徽、四川等省较多。

【采集·药材质量】夏秋采集，洗净泥土，晒干。全形似蝉而中空，表面黄棕色，半透明，有光泽，头部触角一对，多断落，复眼突出，额部前端突出，口吻发达，上唇宽短，下唇伸长或成管状，胸部背面呈十字裂开，裂口向外卷曲，脊背旁有小翅两对，腹部有足3对，被黄棕色细毛，腹部扁圆，共分9节，每段呈三角状钝尖。以个大、淡黄色、体轻、质脆、完善、无泥沙味淡者佳。（见图19）

【主要成分】主含甲壳质以及黄质蝶呤、蛋白质类、有机酸类、氨基酸类、酚类化合物等。

【药理】本品有镇静和抗惊厥作用，对破伤风毒素引起的兔破伤风，可延长存活时间，给小鼠能对抗番木鳖碱，可卡因及烟碱引起的惊厥死亡。有解热作用，头足解热作用较强。对免疫有抑制和抗过敏作用。

【性味归经】甘，寒。归肺、肝经。

【功效】疏散风热，透疹治痒，明目退翳，定惊。

【歌诀】　蝉蜕甘寒入肝肺　　透疹明目退眼翳
　　　　　风热咽痛声嘶哑　　熄风止痉儿夜啼

【应用】

1. 用于风热感冒，咽痛嘶哑。本品甘凉，轻清上浮，长于疏散肺经风热，为温病初起之要药。

治风热感冒初起，发热头痛，肌肤壮热，背恶寒无汗。蝉蜕与石膏、薄荷、甘草水煎服。疏散风热，清热泻火。（近代《医学衷中参西录》清解汤）

治风温初起，风热新感，冬温袭肺，咳嗽。蝉蜕与薄荷、前胡、淡豆豉、瓜蒌皮、牛蒡子水煎服。疏散风热，宣肺止咳。（清《时病论》辛凉解表法）

治感冒，咳嗽失音。蝉蜕与牛子、甘草、桔梗水煎服。《现代实用中药》

治喉痧初起，咽喉肿大，耳痛，鼻塞，发热恶寒，脉弦有力。蝉蜕与葛根、牛蒡子、枳壳、薄荷、淡豆豉、桔梗、荆芥、防风、赤芍、连翘、甘草、栀子水煎服。辛凉解表，清热利咽。（清《疫痧草》加减葛根汤）

2. 用于麻疹不透，风疹瘙痒。本品宣散透发，散皮肤风热，可用于风疹瘙痒，麻疹透发不畅。

治肺胃郁热，痧疹透发不畅，喘咳，烦闷燥乱，咽喉肿痛。本品与柽柳、荆芥、炒牛蒡子、葛根、薄荷、知母、玄参、麦冬、甘草、淡竹叶水煎服。透疹解毒，清泄肺胃。（明《先醒斋医学广笔记》竹叶柳蒡汤）

治湿疹、风疹、疱疹、荨麻疹等。蝉蜕与乌蛇、僵蚕、蜂房、丹皮、赤芍、苦参、土茯苓、虎耳草、千里光、白鲜皮水煎服。清热解毒，除湿通络，祛风止痒，化瘀消疹。（现代《名中医治病绝招》张氏验方·乌蛇蝉衣汤）

治风热客于皮肤，瘙痒不已。蝉蜕与薄荷共为细末，酒调服。（《姚僧垣集验方》）

治痘疮出不快。本品与紫草、木通、赤芍、甘草水煎服。凉血透发。（宋《小儿痘疹方论》快透散）

3. 用于目赤翳障。本品甘凉入肝，能疏散肝经风热，可治目赤，翳障眼科疾病。

治风热上攻，目赤肿痛，翳膜遮睛。本品常常与菊花、薄荷、密蒙花、草决明、刺蒺藜等同用。

治暴发火眼，头晕目眩，眼边刺痒，大便燥结，小便赤短。蝉蜕与大黄、黄芩、黄连、当归、石膏、栀子、连翘、荆芥穗、薄荷、赤芍、玄参、菊花、桔梗、天花粉、甘草、车前子、刺蒺藜、麦冬、枳壳、陈皮共为细末，水泛为丸，温开水送服。清热散风，明目止痛。（现代《中药成药学》明目上清丸）

治内障。蝉蜕与蛇蜕、人退、蚕蜕、凤凰衣各等分为炭研细末，热猪肝食之送下。解毒退翳。（宋《眼科龙木论》五退散）

4. 用于破伤风，惊痫，小儿夜啼。本品甘寒降火，凉肝熄风止痛。

治疗破伤风，牙关紧闭，身体强直，角弓反张等。蝉蜕与制南星、天麻、全蝎、僵蚕水煎，朱砂研末冲服。祛风痰，止抽搐。（现代《中医杂志》1955年·引《史传恩家传方》五虎追风散）

治破伤风。蝉蜕为粉，掺疮口上固定，毒气自散。（宋《杨氏家藏方》追风散）

治热盛惊痫发搐。本品与人参、黄芩、茯神、升麻、牛黄、天竺黄、牡蛎共为细末。荆芥薄荷汤送服。清肝熄风。（宋《小儿卫生总微论》蝉壳散）

治小儿惊风。本品与黄连、牛黄、僵蚕、全蝎、钩藤等同用。

治小儿夜啼。本品与辰砂为末，炼蜜为丸令小儿吮。（明《赤水玄珠》蝉蜕膏）

此外，蝉蜕还可以用于疔疮肿毒等。

【炮制】蝉蜕　取原药材，拣去杂质，即可入药。若入丸散，须用水洗净泥土，干燥入药。

【用法】3~10克水煎服，亦入丸散。高热惊厥，破伤风可用至30~45克。

【注意事项】孕妇慎用。

【临床报道】治疗破伤风

取蝉蜕去头、足、焙干研细。成人每日服3次，每次3-5钱，用黄酒2两冲服，小儿酌减。同时配合针灸，给镇静剂，抗菌素，必要时行气管切开术。在服药24-48小时，往往会身出汗，颜面润红，继则全身出现散在性小皮疹，体温升高，若白细胞总数不高，可不必处理，但需注意补充水分。在阵发性抽搐停止后，可酌情减量，待病人张口自如，腰背腹肌持续性痉挛状态消失时即可停药，临床治疗29例，仅1例死亡。（摘自《中药大辞典》蝉蜕）

◎ 桑叶　出《神农本草经》

【别名】蚕叶、铁扇子、霜桑叶等。

【基原】桑叶为桑科植物桑树经霜的叶。

【主产地】全国大部分地区有分布，以浙江、江苏、河南较多。多生长在路旁，农村周围、田间、山坡、草地，现在已有桑园。

【采集·药材质量】10~11月下霜后采收，除去杂质，晒干。桑叶多呈黄绿色或浅黄色，完整的叶片呈卵形或宽卵形，后有梗柄，前端稍尖，边锯齿样。以叶片完整、黄绿色、大而厚、质脆、无杂、不霉、味淡微苦涩者佳。（见图20）

【主要成分】主含芸香碱、桑甙、槲皮素、槲皮甙、东莨菪素、葫芦巴碱、胆碱、挥发油、氨基酸、有机酸等。

【药理】桑叶水煎剂对金黄色葡萄球菌、乙型溶血性链球菌有较强抑制作用，还有排出胆内胆固醇，降低血脂，降低血糖作用。

【性味归经】微苦、甘，凉。归肺、肝经。

【功效】祛风清热，清肺止咳，平肝明目，凉血止血。

【歌诀】　冬桑叶微苦凉甘　风热感冒咳少痰
　　　　肝阳眩晕目昏泪　血热妄行吐衄餐

【应用】

1.用于风热感冒，头痛咳嗽。本品甘凉轻清，长于疏散风热，微苦清肺止咳。

治温病初起，风热感冒，温邪犯肺，干咳身热不甚，微渴，咽喉痛，舌苔薄黄，脉浮稍数。桑叶与菊花、桔梗、连翘、杏仁、甘草、薄荷、芦根水煎服。疏散风热，

宣肺止咳。（清《温病条辨》桑菊饮）

治燥邪伤肺，头痛身热，气逆而喘，咽喉干燥，鼻燥，胸满胁痛，心烦口渴，舌干无苔，或舌红少苔，脉虚大而数。桑叶与人参、甘草、枇杷叶、石膏、杏仁、麦冬、胡麻仁水煎，阿胶（烊化）兑入服。清燥润肺。（清《医门法律》清燥救肺汤）

治燥热咳嗽，肺津受灼，微热，头痛，干咳少痰，不渴不多饮，舌红苔薄黄，脉滑数。桑叶与杏仁、象贝母、沙参、栀子、淡豆豉、梨皮水煎服。轻宣燥热，润肺止咳。（清《温病条辨》桑杏汤）

治燥伤肺胃，津液亏损伤，咽干口渴，干渴少痰，舌红少苔。桑叶与沙参、麦冬、玉竹、甘草、扁豆、天花粉水煎服。清养肺胃，生津润燥。（清《温病条辨》沙参麦冬汤）

2. 用于肝阳眩晕，目赤昏花多泪。本品甘凉入肺肝，有祛外风，平熄内风，止头痛之功效，为治肝热者之要药。

治头痛眩晕。桑叶与菊花、枸杞子、草决明水煎代茶服。（《山东中草药手册》）

治热盛动风及肝风内动，如高热烦躁手足抽搐，甚则痉厥，昏迷，舌红而干绛，脉弦而数。羚羊角片先煎后下桑叶、川贝母、生地、钩藤（后下）、菊花、茯神、白芍、甘草、淡竹茹水煎服。清热凉肝，熄风止痉。（清《通俗伤寒论》羚羊钩藤汤）

治肝阴不足，头晕，眼目昏花等。桑叶为末，与黑芝麻（为末）混匀，炼蜜制丸，温开水送服。补益肝肾，养血明目。（元《寿世保元》桑麻丸）

治肝阳上亢头痛眩晕，桑叶常与石决明、白芍、钩藤、菊花等同用。

治肝火上攻的目赤，涩痛，多泪实证。桑叶与菊花、木贼、夏枯草、龙胆草、栀子、黄芩、车前子、木通等同用。

治风眼下泪。可用桑叶煎洗，或加入芒硝且频频洗之。（《濒湖集简方》）

4. 用于血热妄行的出血症。本品甘凉，甘能益血，凉则益阴凉血止血。

治肺燥咳血。桑叶与生地、阿胶、白及、藕节、枇杷叶等同用。

治吐血。桑叶微焙研末，茶调下，或入麝香更好。（宋《圣济总录》独圣散）

治气血两亏血崩。桑叶与黄芪、当归、三七同用。益气止血。（清《傅青主女科》加减当归补血汤）

【炮制】桑叶　取原药材，拣去杂质，水淋闷透，切成宽丝，晒干入药。

蜜炙桑叶　炼蜂蜜加适量水稀释，与桑叶丝拌匀，入锅文火炒至不沾手为度，取出放凉入药。（一般桑叶100克，用炼蜜25克左右）

【用法】10~15克水煎服。亦入丸散。外用适量。蜜炙后减去祛风功能，清肺润燥功能增强，多用于肺热燥咳，余病症则用桑叶。

◎ 菊花　出《神农本草经》

【别名】甘菊、金菊、药菊等。

【基原】菊花为菊科植物菊的干燥头状花序。

【主产地】华东、华南、中南、西南多有分布栽培。以气候温暖，阳光充足，肥沃排水良好的砂质土壤最为适宜。

【采集·药材质量】9~11月份，分批采收盛开花朵阴干、焙干，或熏蒸后晒干。药材因产地不同，加工不同分为：白菊、滁菊、贡菊、杭菊。1.白菊产河南、安徽河北、四川等省。呈不规则球状或压扁状，瓣多紧密，白色舌状花序长18毫米，宽3毫米，中央淡黄色。2.滁菊主产安徽，呈球状，形小而紧密，直径1.5~2.5厘米，舌状花序长15毫米，宽3毫米左右，中央管状花黄色。3.贡菊主产安徽歙县。形似滁菊，瓣细而厚，舌头状花白色或类白色，斜升，上部反射，中央少数管状花序。4.杭白菊，呈不规则压扁状，连结成片，瓣宽而疏，舌状花类白色或黄色，彼此粘连，管状花多数；另外杭黄菊与杭白菊相似，均产浙江。总以花朵完整、颜色鲜艳、味清香、无叶梗、无杂质、无霉、味淡微苦者佳。（见图21）

【主要成分】主含挥发油，油内含龙脑、樟脑、菊油环酮、菊甙、氨基酸、黄酮类、微量维生素A、B等。

【药理】1.煎剂或水浸剂，对金黄色葡萄球菌、多种致病杆菌、皮肤真菌都有一定的抑制作用。2.高浓度对流感病毒，钩端螺旋体也有抑制作用。3.菊花制剂有扩张冠状动脉，增加冠状动脉血流量，尚有镇静和解热作用。4.菊花粉水溶剂给兔灌服能缩短凝血时间。

【功效】疏风清热，平肝明目，解毒。

【性味归经】辛、甘、微苦，凉。归肺、肝经。

【歌诀】　菊花辛甘苦微寒　解毒治风热外感
　　　　　肝阳上亢眩晕痛　去翳明目有灵验

【应用】

1.用于风热感冒，头痛。本品辛凉，气味轻清，主宣扬疏散风热，散头面风热之邪，且有止痛之效。

治温病初起，风热感冒，温邪犯肺，干咳身热不甚，微渴，咽喉痛，舌苔薄黄，脉浮稍数。菊花与桑叶、桔梗、连翘、杏仁、甘草、薄荷、芦根水煎服。疏散风热，宣肺止咳。（清《温病条辨》桑菊饮）

治风热头痛。菊花与石膏、川芎各等分为末，茶调下。（《简便单方》）

治风热上攻，头晕目眩，偏正头痛，目赤流泪，视物模糊。菊花与川芎、荆芥、白芷、羌活、甘草、细辛、防风、僵蚕、蝉蜕、薄荷共为细末，茶水调服。疏散风热。清利头目。（宋《银海精微》菊花茶调散）

2.用于肝热目赤肿痛，肝肾不足，目昏多泪。本品苦凉归肝，能清肝泻火，味辛疏散风热，甘能益气养阴。肝开窍于目，肝阴得养，虚火不升则目明，所以又为清肝明目之要药。

治暴发火眼，头晕目眩，眼边刺痒，大便燥结，小便赤黄。菊花与大黄、黄芩、赤芍、荆芥穗、栀子、连翘、当归、薄荷、桔梗、玄参、黄连、石膏、蝉蜕、麦冬、陈皮、天花粉、甘草、车前子、刺蒺藜共为细末，水泛为丸，温开水送服。清热疏风，明目止痛。（现代《中药成药学》明目上清丸）

治肝肾不足，两眼昏花，视物模糊，眼干涩，或迎风流泪。菊花与枸杞子、熟地、山药、山茱萸、丹皮、茯苓、泽泻共为细末，炼蜜为丸，温开水送服。滋肾养肝，益精明目。（清《医级》杞菊地黄丸）

治风热上扰，目赤肿痛，眦多羞明。菊花与荆芥、蔓荆子、麻黄、防风、桃仁、红花、当归、川芎、白芍、草决明、石决明、甘草水煎服。疏散祛风，养血行瘀。（明《医方考》消风养血汤）

治肝肾不足，眼目昏暗。甘菊花与巴戟、肉苁蓉（切、酒浸、炒）、枸杞子共为细末，炼蜜为丸，温酒或盐汤餐前送下。补肾明目。如（宋《局方》菊睛丸）

治风气攻注，两眼昏暗，多泪羞明，睑内生风疮隐涩难开，或痒或痛，渐生翳膜，及偏头痛。菊花与密蒙花、羌活、石决明、沙苑子、木贼共为末，腊茶调下。平肝明目，祛风止痒。（宋《太平惠民和剂局方》密蒙花散）

3. 用于肝火眩晕，惊风。本品苦凉，清泄肝火，抑木气横行而熄风。

治肝阳上亢头目眩晕。菊花常与代赭石、牡蛎、白芍、牛膝、珍珠母等同用。平肝熄风。

治头痛眩晕，失眠等。菊花与银花、桑叶轻煎当茶饮。

治肝厥头晕，头眩发生，状如痫疾，但卧不醒，醒则呕吐。菊花与钩藤、陈皮、麦冬、半夏、茯苓、甘草、人参、防风、石膏加生姜水煎服。平肝熄风，祛痰定惊。（宋《普济本事方》钩藤散）

治热病动风及肝风内劲，高热烦躁，手足抽搐，甚至痉厥，昏迷，舌绛而干，脉弦而数。菊花与羚羊角片（先煎）、桑叶、川贝母、鲜生地、钩藤（后下）、茯神、白芍、甘草、淡竹茹水煎服。清热凉肝，熄风止痉。（清《通俗伤寒论》羚角钩藤汤）

4. 用于疔疮肿毒。本品甘微苦，甘能益阴，苦则清热解毒，疔为大毒，菊花为治疗要药。

治疔。菊花与甘草水煎服。（清《外科十法》菊花甘草汤）

治热毒炽盛，瘀血阻滞，兼有气虚阴亏之脱疽，局部皮色暗红，肿胀，趾如煮熟红枣，渐变成紫黑，浸润蔓延，五趾相传，呈干燥坏死，剧痛难忍，日夜不能安睡，或时有发热，口渴，苔黄舌红或鲜红无苔，脉弦或细数。菊花与黄芪、人参、甘草、当归、石斛、金银花、蒲公英、紫花地丁、牛膝水煎服。益气活血，清热解毒。（清《外科真诠》顾步汤）

治痈肿疮毒疔。菊花常与金银花、甘草、紫花地丁、蒲公英、赤芍、丹皮等同用清热解毒。

【炮制】菊花　取原药材，拣去残叶、梗、杂质、即可入药。

【用法】10~15克水煎服，亦入丸散，外用适量。白菊花味苦重于甘，多用于清热泻火，解毒，平肝明目，疏散风热；黄菊（杭菊）味甘少苦，多用与滋肝养阴明目。

【临床报道】治疗冠心病

用菊花煎剂，对心绞痛症状的总有效率为80%，以轻度疗效较好，对胸闷、心悸、头晕、气急、四肢发麻都有不同程度的改善。对部分高血压患者有降压作用。服药其间有1例轻度腹泻外，均无其他副作用。方法：白菊花10两，加水浸泡过夜，次日连煎2次，每次半小时，等待沉淀后除残渣，再浓缩至500毫升，每日2次，每次服25毫升，2个月为1疗程。（摘自《中药大辞典》菊花）

◎ 蔓荆子　出《本草经集注》

【别名】蔓荆实、荆子、蔓青子等。

【基原】蔓荆子为马鞭草科植物单叶蔓荆或蔓荆的成熟干燥果实。

【主产地】山东、江苏、浙江、福建等省较多。多生长在海滨、湖畔、沙滩、荒地、池塘边水边。

【采集·药材质量】秋末果实成熟时采收，除茎叶、残梗、晒干。干燥的果实成球形，直径4~6毫米，表面灰黑色或黑褐色，被白色粉霜，有细纵沟4条，顶端微凹，有花柱痕，下部有灰白色宿萼及短果梗，宿萼先端分齿裂，一侧撕裂成两瓣，灰白色，密生细绒毛，体轻质坚不易破碎，断面果皮灰黄色，内分4室，每室有种子1枚，种仁白色，有油性。以粒大、饱满、坚实、特异芳香、干燥、无杂质、味辛者佳。（见图22）

【主要成分】主含挥发油，茨烯、蒎烯、微量生物碱、维生素A、牡荆子黄酮等。

【药理】煎剂对枯草杆菌、蜡样芽孢杆菌、表皮葡萄球菌、金黄色葡萄球菌、肺炎杆菌、变形杆菌、大肠杆菌、绿脓杆菌、伤寒杆菌均有抑制作用；煎剂有一定镇痛，镇静，退热作用和祛痰作用。

【性味归经】辛、微苦，凉。归肝、胃、膀胱经。

【功效】疏散风热、清利头目。

【歌诀】　蔓荆子微苦辛凉　归属肝胃经膀胱
　　　　　风热感冒头身痛　目赤肿昏泪两行

【应用】

1. 风于风热感冒，头痛头风。本品辛能疏散，凉则清热，其气清薄上升，能祛风热外邪，为头面诸风疾要药。

治风热感冒，头晕头痛。本品常与菊花、川芎、防风、石膏等配伍。

治头痛头风。本品常与川芎、刺蒺藜、钩藤、桑叶、藁本等同用疏风清热。

治风热及其一切偏正头痛，恶风，鼻流浊涕，舌苔薄白或薄黄，脉浮滑而数。本品与当归、川芎、白芷、细辛、羌活、防风、菊花、苍术、麦冬、独活、黄芩、甘草水煎服。疏散风热，活血止痛。（清《寿世保元》清上蠲痛汤）

2. 用于目赤肿痛，目昏多泪，耳鸣耳聋。本品味辛清凉异香，气轻上浮，善通诸窍，可治脑鸣，目昏多泪等。

治风热上扰，目赤肿痛，眦多羞明兼恶寒发热，头痛等。本品与荆芥、菊花、麻黄、当归、防风、桃仁、川芎、红花、白芍、草决明、石决明、甘草水煎服。疏散祛风，养血行瘀。（明《医方考》消风养血汤）

主治目赤羞明，微热，白睛红，隐涩难开，睡多眵泪。蔓荆子与白芷、柴胡、当归、炙甘草、升麻、防风、黄芪共为细末，水煎服。祛风解表，补气和血。（金《脾胃论》助阳和血补气汤）

治中气不足，清阳不升，风热上扰，头痛目眩，或耳鸣耳聋，或目生翳障，视物不清，苔薄质淡，脉濡细。本品与黄芪、人参、炙甘草、升麻、葛根、白芍、黄柏水煎服。益气升清，聪耳明目。（金《东垣试效方》益气聪明汤）

治劳疫饮食不佳，内障眼病。本品与黄芪、人参、白芍、炙甘草、黄柏共为细末，水煎服。益气养血，疏风消障。（金《兰室秘藏》蔓荆子汤）

治风寒侵目，肿痛出泪，涩胀羞明。本品与荆芥、防风、刺蒺藜、甘草水煎服。（《本草汇言》）

3. 用于风湿痹痛。本品辛散祛风，芳香通窍，透利关节，主筋骨之间寒热，湿痹拘挛。

治风湿在表，头痛身痛，肢体困重，活动不利，发热恶寒，舌苔薄白，脉象浮紧，以及风邪偏胜的痹症和风邪上袭击的眼病。本品与羌活、独活、川芎、藁本、防风、炙甘草水煎服。祛风除湿，通络止痛。（元《内外伤辨惑论》羌活胜湿汤）

【炮制】蔓荆子　取原药材，拣去杂质，筛去尘屑即可入药。

炒蔓荆子　取蔓荆子入锅，文火炒至表皮颜色加深，出锅放凉入药。

【用法】5~15克水煎服，亦入丸散，用时捣碎。炒后减其寒凉，长于升清阳，祛风湿，多用于风湿在表的头痛，身重湿着。余病症则用蔓荆子。

◎ 浮萍　出《新修本草》

【别名】水萍、浮萍草、水花等。

【基原】浮萍为浮萍科植物紫背浮萍或青萍的干燥全草。

【主产地】我国大部分地区有分布。多生长在池沼、小湖泊、静水中或小溪中。

【采集·药材质量】七月采收，拣去杂质，晒干。干燥的浮萍为扁平叶状体，呈卵圆形，直径约3~6毫米毫米，上表面淡绿色或绿色，侧面有1小凹陷，边沿整齐或微卷曲。下表面为紫绿色，生数条须根。以色紫青绿、完整不碎、干燥、体轻、少腥、

味辛者佳。（见图 23）

【主要成分】紫背浮萍含硝酸钾、氯化钾、碘溴等；青浮萍含多量维生素 B_1、B_2、C 及木犀草黄素、葡萄糖甙等。

【药理】煎剂和浸剂有微量的解热作用，有轻微的强心和利尿作用；有收缩血管和升高血压的作用；在体外对孤儿病毒有抑制作用。

【性味归经】辛、咸，寒。归肺、膀胱经。

【功效】发汗解表，祛风止痒，透疹，利尿消肿。

【歌诀】　浮萍性味辛咸寒　利水消肿稍发汗
　　　　　麻疹透发不通畅　隐疹瘙痒病可痊

【应用】

1. 用于轻型风热表证。本品味辛气寒，其性味轻浮，故可宣肺，外达皮毛，发散风热之邪为宜。

治风热表证，发热无汗。浮萍与连翘、荆芥、桔梗、牛蒡子、菊花、桑叶、淡豆豉、甘草等同用，轻清解表。

2. 可用于风疹瘙痒，透发不畅。本品辛则发散，寒则清热，可祛湿热郁滞皮肤作痒。

治皮肤风热，遍身生隐疹。浮萍与牛蒡子各等分为末，用薄荷汤调下。（《养生必用方》）

治血虚生风，皮肤作痒。本品与黄芩、当归、赤芍、生地、川芎同用。（《丹溪纂要》）

治麻疹初起，透发不畅。常与升麻、葛根、赤芍、蝉蜕、甘草等同用。

3. 用于小便不利水肿。本品入肺与膀胱，故上宣肺气而发散，肺为水之上源，下输膀胱通调水道而利尿。

治小便不通，膀胱胀满，水气流肿。浮萍暴干为末服。（《千金要方》）

治水肿，小便不利，或兼有风热表证。浮萍可单用，或与麻黄、连翘、赤小豆、冬瓜皮水煎服。

治急性肾炎水肿。浮萍与黑大豆水煎服。

此外，浮萍还可以用于热病口渴，阴虚消渴，鼻血等。

【炮制】浮萍　取原药材，拣去杂质，筛去尘屑，即可入药。

【用法】3~10 克水煎服，也可入丸散，外用适量，鲜者可用之 30 克。

◎ 柴胡　出《神农本草经》

【别名】柴草、茈胡等。

【基原】柴胡为伞形科植物北柴胡、狭叶柴胡的根。

【主产地】北柴胡主产辽宁、河北、河南、陕西、内蒙古、甘肃等省；南柴胡（软柴胡）主产江苏、四川等省。多生长在旱荒山坡、田野、路旁，灌木丛排水良好，肥沃的砂质土壤。

【采集·药材质量】春秋两季采挖根部,去净茎叶、泥沙、晒干。北柴胡根茎圆柱形,根头膨大,主根顺直或稍弯曲,下部有分枝,外皮灰褐色或灰棕色,有纵纹及支根痕,顶端有残茎,质坚韧,不易折断,断面木质纤维性,黄白色,气微香,味微苦辛。以根粗长、坚实、支根少、无须根、皮细、干燥者佳。南柴胡(软柴胡)外形与柴胡相似,但根较细,分枝少,多弯曲不直,表面红棕色,有纵沟及须根痕,顶部无疙瘩头,质脆易折断,断面平坦,呈淡棕色,气味同北柴胡。以根条粗长、无须根者佳。两者以北柴胡药用较佳。(见图24)

【主要成分】北、南柴胡均含柴胡皂甙、挥发油、α-菠菜甾醇、豆甾醇,少量挥发油。狭叶柴胡含柴胡皂甙和挥发油。

【药理】1.柴胡对动物实验,有较明显的解热、镇静、镇痛、抗惊厥、镇咳作用;2.皂甙有抗炎、降血脂、降低胆固醇作用;3.对肝胆作用,能降低转氨基酶、利胆、抗肝损伤作用,抑制肝纤维增生,对预防早期肝硬化有一定作用;4.抗菌、抗病毒作用。煎剂对溶血性链球菌、霍乱弧菌、结核杆菌和钩端螺旋体有一定的抑制作用,对流感病毒,流行性出血热病毒亦有抑制作用。

【性为归经】苦、辛,凉。归肝、胆经。

【功效】疏散退热,和解表里,疏肝解郁,升阳举陷。

【歌诀】　　柴胡性味苦辛凉　　和解表里升清阳
　　　　　　往来寒热胁肋满　　疏肝解郁可称王

【应用】

1. 用于感冒发热,寒热往来。本品辛凉入肝胆,其气升散,能解肌表之邪,尤为疏散少阳半表半里之邪要药。

治感受风寒湿邪三者俱重之感冒,恶寒发热,头痛,肢体酸痛,无汗,鼻塞声重,咳嗽有痰胸膈痞满,舌苔白腻,脉浮数。柴胡与荆芥、防风、羌活、独活、前胡、枳壳、茯苓、桔梗、川芎、甘草加生姜、薄荷水煎服。发汗解表,散风祛湿。(明《摄生众妙方》荆防败毒散)

主治感受风寒,郁而化热,恶寒渐轻,身热增盛,无汗头痛,目痛鼻干,心烦不眠,眼眶痛,脉浮微洪。柴胡与葛根、黄芩、白芍、桔梗、羌活、甘草、白芷、石膏、大枣、生姜水煎服。解肌清热。(明《伤寒六书》柴葛解肌汤)本方加减可用于治疗流行性感冒等。

治伤寒少阳病,寒热往来,胸胁苦满,默默不欲食,心烦喜呕,口苦,咽干,目眩,舌苔薄白,脉弦,妇人伤寒,热入血室,经水适断,寒热发作时,以及疟疾,黄疸等内伤杂病而见少阳证者。柴胡与半夏、人参、甘草、黄芩、生姜、大枣水煎服。和解少阳。(汉《伤寒论》小柴胡汤)本方加减常用于治疗高热,肝炎,妊娠恶阻等。

治外感风寒，发热恶寒，头疼身痛，疟疾初起。柴胡与防风、白芍、陈皮、甘草、生姜水煎服。疏散解表。（明《景岳全书》正柴胡饮）

2. 用于肝郁气结，肝气不和，胁肋疼痛，月经不调。本品味苦凉泄，平肝之热，疏肝解郁，主胸胁不舒，且能调月经。

治肝郁气滞血瘀所致的胁肋疼痛，或胃脘胀满，攻痛连胁，嗳气频繁，苔薄脉弦。柴胡与白芍、川芎、香附、枳壳、陈皮、甘草水煎服。疏泄肝郁，活血止痛。（明《景岳全书》柴胡疏肝散）本方加减可用于治疗慢性肝炎、乙肝、肝郁气滞型经前综合征，更年期综合征。

治肝郁脾虚，肝脾失和所致的两胁作痛，头痛目眩，口干咽燥，神疲少食，或见寒热往来，月经不调，乳房作胀，脉弦而虚。柴胡与当归、白芍、白术、茯苓、甘草共为粗末，加煨姜、薄荷水煎服。疏肝解郁，健脾和营。（宋《太平惠民和剂局方》逍遥丸）本方加减可用于治疗乙肝、胆囊炎、痛经、癔病、男子乳房发育症、阳痿等。

治肝脾血虚有热，或烦躁易怒，或自汗盗汗，或头痛目涩，或颊赤口干，或月经不调，或胁腹作痛，或小便涩痛，舌红苔薄黄，脉弦带数。柴胡与当归、白芍、茯苓、栀子、丹皮、白术、甘草水煎服。疏肝健脾，养血清热。（明《校注妇人良方》加味逍遥散）

治肝胆有热，胁肋脘腹刺痛，内伤头痛，恼怒即发，睡眠不宁，烦躁易惊，目赤肿痛。柴胡与当归、白芍、栀子、黄芩、木通、苏梗、丹皮、青皮、钩藤、甘草水煎服。清泻肝火。（明《症因脉治》柴胡清肝饮）

治肝胆胃肠实热，少阴、阳明合病，往来寒热，胁肋苦满，呕不止，郁郁微烦，心下满痛或心下痞硬，大便不解，或下利，舌苔黄，脉弦有力。柴胡与半夏、白芍、黄芩、枳实、大黄、生姜、大枣水煎服。和解少阳，内泻热结。（汉《伤寒论》大柴胡汤）

3. 用于退热截疟。本品属足少阳胆经之药，主往来寒热，疟疾发病即往来寒热，故可用于疟疾的治疗。

治疟疾热多寒少，或但热不寒，口苦咽干，大便秘结，小便赤涩，黄腻，脉弦数。柴胡与半夏、茯苓、青皮、厚朴、白术、草果仁、黄芩、炙甘草、生姜水煎服。燥湿化痰，泄热清脾。（宋《妇人良方》清脾汤）

治湿疟，脉濡，一身尽痛，手足沉重，寒多热少。柴胡与人参、黄芩、半夏、甘草、陈皮、苍术、厚朴、生姜、大枣水煎服。和解少阳，燥湿健脾。（宋《内经拾遗方论》柴平汤）

治湿温痰湿阻于膜原，湿遏热伏，胸膈痞满，心烦懊憹，头眩口腻，咳痰不爽，间日发疟，舌苔厚如积粉，扪之粗涩，脉弦而滑。柴胡与枳壳、厚朴、青皮、炙甘草、黄芩、桔梗、草果、槟榔、荷叶梗水煎服。宣湿化痰，透达膜原。（近代《重订通俗伤寒论》柴胡达原饮）

治疟疾寒热往来，柴胡还经常与常山、草果、青蒿、槟榔等同用。

第七章 解表药

4.用于骨蒸潮热。本品味苦其清升散,解散肌肉,除虚劳烦热,可用于血虚劳倦。

治阴虚骨蒸潮热,肌肉消瘦唇红颊赤,口干咽燥,夜寐盗汗,咳嗽困倦,脉细数。柴胡与秦艽、鳖甲、地骨皮、当归、知母、乌梅、青蒿共为末,水煎服。滋阴养血,清热除蒸。(元《卫生宝鉴》秦艽鳖甲散)

治虚劳客热,肌肉消瘦,四肢倦怠,五心烦热,咽干颊赤,日晡潮热,盗汗食减,咳吐脓血,胸胁不利。柴胡与人参、黄芪、秦艽、茯苓、知母、桑白皮、桔梗、紫菀、地骨皮、生地、半夏、赤芍、天门冬、鳖甲、炙甘草共为粗末水煎服。补气养阴,清退虚热。(宋《太平惠民和剂局方》人参黄芪散)

治骨蒸劳热,久劳受风,咳嗽痰少,或吐青黄绿痰,寒热分争,脉细弦。柴胡与前胡、胡黄连、乌梅共为粗末,用童便、猪胆、猪脊髓、韭根白水煎服。清热除蒸。(清《杂病源流犀烛》柴前梅连散)

治荣卫不顺,体热盗汗,筋骨疼痛,多困少力,饮食进退。柴胡与鳖甲、甘草、知母、秦艽共为散,加枣水煎服。(宋《博济方》柴胡散)

5.用于气虚下陷。本品气味轻清,能振举清阳之气,脾阳不振,中气下陷,柴胡可举。

治脾胃气虚,中气下陷,发热自汗,久泻,阴挺脱肛,少气懒言,食少倦怠,大便腹泻,舌淡苔薄,脉弱。柴胡与黄芪、人参、白术、陈皮、升麻、当归、炙甘草水煎服。益气升陷,调补脾胃。(金《脾胃论》补中益气汤)本方加减可用于胃下垂,子宫下垂,脱肛,崩漏,重症肌无力,无名低热,疝气等。

治胸中大气下陷,气短不足以息,或满闷怔忡,脉沉迟微弱,或参伍不调。柴胡与黄芪、桔梗、知母、升麻水煎服。补益肺气,举陷升提。(近代《医学衷中参西录》升陷汤)本方加减可用于治疗冠心病,房室传导阻滞,胃下垂,子宫脱垂,虚性哮喘等。

治脾胃气虚,怠惰嗜睡,四肢酸楚,口苦舌干,饮食无味,大便不调,小便频数。柴胡与黄芪、人参、白术、橘皮、茯苓、甘草、羌活、独活、防风、白芍、泽泻、黄连、半夏水煎服。健脾祛湿,升发阳气。(金《内外伤辨惑论》升阳益胃汤)本方加减可用于胃粘膜脱垂,慢性泄泻。

【炮制】柴胡 取原药材,拣去杂质,洗净泥沙,闷透切段,晒干入药。

醋柴胡 取柴胡片用食醋拌匀,少闷入锅,文火炒干,取出放凉入药。(一般柴胡100克,用食醋25克左右)

鳖血柴胡 取柴胡片用鳖血加黄酒混合液拌匀,待吸收,入锅文火炒干,取出放凉入药。(一般100克柴胡片,用鳖血15克,黄酒30克)

【用法】一般常用量5~15克水煎服,亦入丸散;6~9克升提下陷;12~15克疏肝解郁;18~25克发汗解肌退热;30克以上可抗病毒。疏肝解郁,调经止痛,多用醋柴胡;治骨蒸劳热,热入血室多用鳖血柴胡;余病症则多用柴胡。

【临床报道】

1. 用于退热　北柴胡对普通感冒、流行性感冒、疟疾、肺炎等有较好的退热效果。据1437例临床观察：流行性感冒在24小时退热者达98.1%，普通感冒在24小时退热者达87.9%。制剂及用法：用北柴胡的干燥根，以蒸馏法制成注射液，每安瓿2毫升，相当于生药2克，肌肉或静脉注射，每日1~2次，成人每次2毫升，两周岁以下婴儿，每次1~1.5毫升。（摘自《中药大辞典》柴胡）

2. 柴胡治疗心动过缓　笔者体会到，在辨证用药的基础上，加入柴胡治疗心动过缓可明显缩短疗程。一般用量在18克左右。（摘自《中医杂志》2000年10期）

◎ 升麻　出《神农本草经》

【别名】周升麻、周麻、鸡骨升麻、鬼脸升麻。

【基原】升麻为毛茛科植物升麻、大三叶升麻或兴安升麻的干燥根茎。

【主产地】升麻多分布河北、河南、陕西、甘肃、青海、四川等省；大三叶升麻多分布在黑龙江、吉林、辽宁等省；兴安升麻多分布在黑龙江、吉林、辽宁、河北、湖北、四川等省。多生长在林下、山坡、草丛、溪沟旁。

【采集·药材质量】春秋采挖，除去茎上部分和泥沙，晒成八成干，去掉须根再晒干。升麻根茎为不规则块茎，分枝较多，长3~13厘米，直径0.6~3.5厘米，表面灰棕色或暗棕色，有多数圆形空洞状茎基痕，须根较多，质坚硬，不易折断，断面不平坦，有裂隙，纤维性，灰黄色，气微香，味苦。以个大、外皮黑色、无须根、断面白色或淡色者佳。兴安升麻为横生不规则长条状，稍弯曲，多分枝成条形结节状，长6~15厘米，直径1.5~2厘米，棕褐色或黑褐色，粗糙不平。上面有较密的圆形空洞茎基痕，洞内壁呈网状花纹，周围残留须根，质坚刺手，下侧凹不平，体轻坚硬，不易折断，断面不平，纤维性，微带绿色。以肥大、外皮黑褐色、无须根、断面微绿色者佳。大三叶升麻根茎呈不规则长块状，多分枝呈结节状，长5~20厘米，直径2~4.5厘米，表面灰褐色，粗糙，上有数个圆盘状茎基痕，直径1~3.5厘米，圆盘状内壁呈网状纹理，体轻质坚，不易折断，断面纤维性，木质部呈放射状纹理，髓部呈褐色。以个大、质坚、表面黑褐色者佳。（见图25）

【主要成分】升麻根含升麻碱、水杨酸、鞣质、树脂、咖啡酸、异阿魏酸、阿魏酸、咖啡酸等；大三叶升麻含生物碱等。

【药理】1. 升麻提取物或其有效成分，有解热、抗炎、镇静、镇痛、抗惊厥作用；2. 升麻对结核杆菌有抑制作用；3. 有减慢心律，降低血压作用；4. 水浸剂在试管内对许兰氏黄癣菌、皮肤真菌有不同程度抑制作用。

【性味归经】甘、辛、微苦，凉。归肺、脾、胃经。

【功效】发表透疹，解毒，升举阳气。

【歌诀】 辛甘微凉药升麻　发表透疹效力佳
　　　　　清热解毒疮外科　升清阳气举陷下

【应用】

1. 用于阳明热盛，牙痛、口疮、咽喉肿痛、痈肿外科。本品甘寒，为阳明胃经引经之药，有清热解毒之功效，可治多种热毒，尤善治阳明热盛。

治疗胃有积热，火气上攻，牙痛牵引头脑，面颊发热，牙龈喜冷恶热，或牙龈出血，或牙龈红肿溃烂，或唇舌颊腮肿痛，口气热臭，口干舌燥，舌红苔黄脉滑大而数。升麻与黄连、当归、生地、牡丹皮水煎服。清胃凉血。（金《兰室秘藏》清胃散）本方加减可用于治疗牙周病，牙龈出血、口腔溃疡、痤疮等。

治风热疫毒之邪，壅入上焦，头部红肿热痛，咽喉不利，痄腮等。升麻与黄芩、黄连、牛蒡子、柴胡、玄参、甘草、桔梗、板蓝根、马勃、连翘、陈皮、僵蚕水煎服。清热解毒，疏风散邪。（金《东垣试效方》普济消毒饮）本方加减可用于治疗急性扁桃体炎、急性咽炎、丹毒、流行性出血热、猩红热、扁平疣、结膜炎、急性胰腺炎等。

治心有风热，遍体生浸淫疮毒。升麻与大黄、黄芩、桔梗、枳实、赤芍、当归、甘草、灯心草水煎服。泻毒疗痈。如（宋《圣济总录》升麻汤）

治肺吐脓血，臭气，胸乳间疼痛。升麻与桔梗、薏苡仁、黄芩、地榆、牡丹皮、白芍、甘草水煎服。清热凉血，解毒疗痈。（宋《普济本事方》升麻汤）

治黄水疮。升麻与当归、赤芍、金银花、连翘、牛蒡子、羌活、白芷、防风、红花、栀子、桔梗、甘草水煎服。解毒疗痈。（清《医宗金鉴》升麻消毒饮）

治发颐痈肿初起。升麻与防风、羌活、柴胡、川芎、薄荷、连翘、栀子、玄参、当归、黄芩、赤芍、牛蒡子、红花水煎服。疏散风热，清热解毒。（清《伤寒全生集》连翘败毒饮）

2. 用于头风，麻疹不透。本品辛甘凉，入肺胃经，为散毒升阳之剂，可解阳明风热之邪，头风攻痛，又散发肌表，宣毒透疹。

治雷头风，头面起核块肿痛，或憎寒壮热，或头痛，头中如雷鸣。升麻与赤芍、甘草、荆芥、葛根、薄荷、黄芩、荷叶、苍术水煎服。祛风化湿。（明《审视瑶函》清震汤）

治麻疹未发，或发而不透，发热恶风，头痛、喷嚏、咳嗽、目赤流泪、口渴、舌红苔干，脉浮数。升麻与葛根、芍药、甘草水煎服。透疹解表，解毒凉血。（宋《阎氏小儿方论》升麻葛根汤）

治麻疹初起，透发不畅，恶寒发热，烦闷燥乱，小便赤黄或短涩，苔薄白，脉浮数。升麻与葛根、前胡、桔梗、枳壳、荆芥、防风、薄荷、木通、连翘、淡竹叶、牛蒡子、甘草、胡荽水煎服。疏风解表，清热透疹。（清《医宗金鉴》宣毒发表汤）

3. 用于气虚下陷，脱肛，空窍失养头晕，崩漏等。本品归属脾胃阳明、升清降浊，引阳明经清气上行，若用补气药非此不能上行，实为升阳举陷要药。

治疗脾胃气虚，中气下陷，发热自汗，阴虚，脱肛，少气懒言，体倦肢软，饮食无味，食少便溏，苔薄白，脉虚濡无力。升麻与黄芪、人参、白术、陈皮、柴胡、当归、炙甘草水煎服。益气升阳，调补脾胃。（金《脾胃论》补中益气汤）

治元气不足，四肢倦怠，身体沉重，或大便飧泄，热壅头目，视物昏花，耳鸣头痛，不思饮食，脉弦或洪缓无力。升麻与黄芪、人参、柴胡、苍术、陈皮、炙甘草、黄柏共为粗末，水煎服。益气升阳，调中泻火。（金《兰室秘藏》调中益气汤）

治中气不足，清阳不升，风热上扰，头痛目眩，耳鸣耳聋，目生翳障，视物不清，苔薄白，脉濡细。黄芪与升麻、人参、炙甘草、葛根、蔓荆子、白芍、黄柏水煎服。益气升清，聪耳明目。（金《东垣试效方》益气聪明汤）

治中阳不足，气虚下陷，崩漏下血，神疲乏力，舌胖质淡，脉微弱。升麻与人参、黄芪、白术、炙甘草水煎服。益气补脾，升陷摄血。（明《景岳全书》举元煎）

治气虚下陷，气化失职所致的妇人转胞，小便淋漓不通。升麻与黄芪、当归、柴胡水煎服。益气和血举陷。（近代《医学衷中参西录》升麻黄芪汤）

总之，升麻是一味升解之药，故风可散、寒可驱、热可清、疮疹可解、下陷可举、内伏可托、诸毒可拔，真是一味良药也。

【炮制】**升麻** 取原药材，除去杂质，洗净稍泡三四成，捞出闷透，切厚片晒干入药。

蜜炙升麻 用炼蜜加适量的水稀释，用升麻片拌匀，入锅文火炒至不沾手为度，取出放凉入药。（一般升麻片100克用炼蜜25克左右）。

【用法】5~10克水煎服，升阳举陷多用蜜炙升麻，余病症则用升麻，清热解毒可用至30~45克。

【注意事项】麻疹已透，阴虚火旺，肝阳上亢，上盛下虚之人忌用。

【临床报道】方药中：**重用升麻解诸毒**。十余年来我曾重点对病毒性肝炎患者及其他药物中毒患者在辨证论治的同时，重用升麻进行治疗。其剂量一般在30克，多时曾用到45克，效果很好，无一例有不良反应。（病例略）（摘自《名中医治病绝招》）

◎ 葛根 出《神农本草经》

【别名】干葛、甘葛、粉葛、葛条根等。

【基原】葛根为豆科植物野葛或甘葛的根。

【主产地】全国大部分地区有分布，多生长在山谷沟边，山坡草丛，疏林中阴湿地。

【采集·药材质量】春秋两季采挖，洗净泥土，除去外皮，切段晒干。干燥根茎呈圆柱形，表面白色或淡棕色，残存棕色外皮，有纵皱，粗糙。切面黄白色，纹理不明显，质韧，纤维性强。无臭，味甘。以块肥大、质坚实、色白、粉性足、纤维少者佳。（见图26）

【主要成分】主含异黄酮类化合物，如大豆素、大豆苷、葛根素；还有β-谷甾醇、尿素、廿二烷酸、花生酸、多量淀粉等。

【药理】 1.葛根能扩张冠脉血管和脑血管，增加冠脉血流量和脑血流量；2.能扩张血管，使外周阻力下降，有明显降压作用，能较好地缓解高血压病人的"项紧"症状。3.葛根提取的大豆黄酮有解痉作用。4.葛根有明显的解热作用。5.葛根有轻微的降血糖作用。所含黄酮类化合物有降血脂作用。6.葛根素还有抗血小板聚集作用及益智抗氧化，抗肿瘤等作用。

【性味归经】 味甘、少辛，性凉。归脾、胃经。

【功效】 解肌退热，生津止渴，升阳止泻，透疹。

【歌诀】　　葛根性味甘辛凉　　解肌退疹升清阳
　　　　　　　湿热泻痢消渴病　　头痛眩晕颈项强

【应用】

1.用于外感表证。本品味辛性凉，气清升散，入脾胃经，有发汗解表，解肌退热之功效。

治外感风寒，头痛项背强痛，发热恶寒无汗。葛根与麻黄、桂枝、白芍、甘草、加生姜、大枣水煎服。疏散风寒，解肌发汗。（汉《伤寒论》葛根汤）本方加减可用于治疗感冒，流行性感冒，小儿发热，荨麻疹，内耳眩晕，肩凝症等。

治外感风寒，郁而化热，恶寒轻，发热重，头痛鼻干，心烦不眠，眼睛痛，脉浮微洪。葛根与柴胡、黄芩、白芍、桔梗、羌活、白芷、甘草、石膏、大枣、生姜水煎服。解肌退热。（明《伤寒六书》柴葛解肌汤）

治外感风寒，发热，汗出恶风，项背强痛，不舒，苔薄白，脉浮缓。葛根与桂枝、白芍、炙甘草、大枣、生姜水煎服。解肌退热，祛风舒筋，升提津液。（汉《伤寒论》桂枝加葛根汤）本方加减可用于治疗风寒感冒，落枕，风寒型肩痹症，重症眼肌无力下垂等。

2.用于表里俱实的湿热泻痢，脾虚泄泻。本品甘凉入阳明胃经，既能发汗解肌，又兼清里热，是解散阳明热邪之要药，甘气升浮，鼓舞胃气上行，又为治脾胃虚弱，慢性泄泻圣药。

治表症未解，邪热入里，身热下痢臭秽，肛门灼热，胸脘烦闷，口干作渴，或喘而汗出，苔黄脉数。葛根与黄芩、黄连、甘草水煎服。解表清热，止泻止痢。（汉《伤寒论》葛根黄芩黄连汤）本方加减可用于治疗细菌性痢疾，肠伤寒，散发性脑炎，秋季腹泻等。

治小儿脾胃虚弱，消化不良，乳食少进，腹痛腹泻，神疲乏力。葛根与人参、白术（炒）茯苓、炙甘草、藿香、木香共为粗末，水煎服。健脾止泻。（宋《小儿药证直诀》七味白术散）本方加减可用于治疗小儿秋季腹泻等。

3.用于麻疹透发不畅。本品辛凉透表，解肌退热，为斑疹痘疹透发不畅必用要药。

治麻疹未发，或发而不透，发热恶风，头痛，咳嗽，喷嚏，目赤流泪，口渴，舌红的苔干，脉浮数。葛根与升麻、芍药、甘草水煎服。解肌凉血，透疹解毒。（宋《阎氏小儿方论》升麻葛根汤）本方加减可用于治疗麻疹、面疣、银屑病、肠炎、脱肛等。

治肺胃郁滞，痧疹不透，喘嗽、烦闷燥乱、咽喉肿痛。葛根与柽柳、荆芥、蝉蜕、薄荷、炒牛蒡子、知母、玄参、甘草、麦冬、淡竹叶水煎服。透疹解毒，清泄肺胃。（明《先醒斋医学广笔记》竹叶柳蒡汤）

治麻疹初起，透发不畅，恶寒发热，疹隐而不发，烦闷燥乱，小便赤或黄赤，苔薄白，脉浮数。葛根与升麻、前胡、桔梗、枳壳、荆芥、防风、薄荷、木通、连翘、牛蒡子、淡竹叶、甘草、胡荽水煎服。疏风解表，清热透疹。（清《医宗金鉴》宣毒发表汤）

4. 用于热病口渴，阴虚消渴。本品甘凉，阳明胃经之药也，能解脾胃之热，能鼓舞脾胃清阳之气上行，又有生津止渴之功效。

治风热火盛，头痛目涩，心胸烦热，烦渴不止。葛根与石膏、黄芩、麦冬、赤茯苓、甘菊花、炙甘草共为末，加淡豆豉、淡竹叶去渣再加生地黄汁水煎服。清热除烦，生津止渴。（宋《太平圣惠方》黄芩散）

治肺、脾、胃三脏阴亏所致的消渴，症见多饮、多食、多尿，兼有消瘦、尿有甜味。葛根与黄芪、天花粉、枇杷叶、莲房、炙甘草共为粗末，水煎服。益气养阴，润燥止渴。（宋《三因方》六神汤）本方加减可用于尿崩症等。

治消渴病，气不布津，胃燥津亏之消渴病，口渴引饮，小便频数量多，或小便浑浊，困倦气短，脉虚细无力。葛根与黄芪、山药、知母、鸡内金、天花粉、五味子水煎服。益气生津，润燥止渴。（近代《医学衷中参西录》玉液汤）

治消渴，烦渴多饮，口干舌燥，小便频数量大，消谷善饥，或尿如脂膏，或尿有甜味，舌红，脉洪数或细数。葛根与生地、天花粉、麦冬、五味子、甘草、粳米共为细末，炼蜜为丸温开水送服。滋阴润燥，生津止渴。（宋《仁斋直指方》玉泉丸）

【炮制】葛根　取原药材，水稍浸捞出闷透，切片晒干入药。

煨葛根　先将麸皮入锅，武火炒至大烟出时倒入葛根片，上面再撒麸皮，待下边麸皮焦黄时，再翻动葛根，翻动几次见葛根表皮呈深黄色为度，出锅筛去残麸，放凉入药。

【用法】10~30克水煎服，亦入丸散。煨后凉性、发散作用大减，升阳止泻功能加强。多用于湿热，脾虚泻；余病症则多用葛根。

【临床报道】

1. **治疗高血压颈项强痛**：10~15克服水煎服日2次服，连服2~8周，颈项强痛明显减轻或消失，同时对高血压头痛、耳鸣及肢麻等症状也有一定改善。

2. **治疗冠心病心绞痛**：用葛根酒浸膏片、葛根注射液或葛根糖浆，治疗心绞痛，都有一定疗效，以葛根注射液效果最好。

3. **治疗突发性耳聋**：如服葛根（总黄酮体）2~3次，每次20毫克，同时配合服复合维生素B口服液有一定疗效。

（以上 3 条摘自《中药大辞典》葛根）

【附药】葛花　葛花为葛根的未完全开放的干燥花蕾。性味甘平。功效：醒脾解酒。主要用于饮酒过多，呕吐痰涎，心神烦乱，饮食减少，胸膈痞塞，小便减少等。葛花与木香、陈皮、人参、猪苓、茯苓、泽泻、白术、白蔻、砂仁、莲花、神曲、青皮、干姜共为细末，温开水送服或为汤剂服。健脾理气，和胃祛湿。（金《兰室秘藏》葛花解醒汤）

◎ 淡豆豉　出《本草汇言》

【别名】豆豉、香豉等。

【基原】淡豆豉为豆科植物大豆的成熟种子经蒸罨添加附料加工发酵而成的加工品。

【主产地】全国大部分地区多有加工。

【采集·药材质量】用桑叶、青蒿煎水，取煎液与黑大豆拌匀，待汤吸尽，置笼内蒸透，取出略凉，倒入笋内摊开，上盖煎过的桑叶、青蒿残渣，闷至发酵有黄衣为度，取出晒干即成。干燥豆豉呈圆扁形，外皮黑色，有纵横无规律的皱折，上有黄灰色膜状物，外皮松弛，有的外皮已脱落，露出棕色种仁。质脆，易破碎，断面色较浅。以色黑、不碎、附有膜状物、干燥、有霉臭、味甘、无蛀者佳。（见图 27）

【主要成分】主含蛋白质、脂肪、糖类、维生素 B_1、维生素 B_2、烟酸、钙、铁、磷、盐等。

【药理】有发汗作用，但力较弱。有健胃助消化作用。

【性味归经】辛、甘、少苦，寒。归肺、胃经。

【功效】解表，除烦，宣郁，解毒。

【歌诀】　　豆豉辛甘苦微寒　　能祛风热和风寒
　　　　　　疫疠温瘴亦用之　　热郁胸烦不得眠

【应用】

1. 用于外感疾病。本品辛能升散，但发散之力轻微，多加入复方中，无论风寒风热、皆可配伍应用。

治风寒感冒，头痛腰背痛，恶寒脉紧无汗。本品与麻黄、葛根、葱白水煎服。发汗解表。（宋《类证活人书》活人葱豉汤）

治病后阴血亏损，又复感外邪，症见头痛身热，微恶寒而无汗者。本品与葱白、葛根、麦冬、地黄、生姜、劳水煎服。养血解表。（唐《外台秘要》葱白七味饮）

治外感初起，症见恶寒发热，无汗，头痛鼻塞，脉浮紧。淡豆豉与葱白水煎服。通阳发汗。（晋《肘后方》葱豉汤）

治头痛发热，微寒无汗，或有汗不多，心烦口渴，舌尖红赤，咳嗽，咽痛，胸闷，

脉数。淡豆豉与葱白、桔梗、栀子、薄荷、连翘、甘草、鲜竹叶水煎服。清热解表。（清《通俗伤寒论》葱豉桔梗汤）

治温病初起，发热无汗，或有汗不畅，微恶风寒，头痛口渴，咳嗽咽痛，舌尖红，苔薄黄，脉浮数等。淡豆豉与连翘、荆芥、薄荷、牛蒡子、桔梗、淡竹叶、甘草、芦根水煎服。疏散风热，清热解毒。（清《温病条辨》银翘散）

2. 用于清热除烦。本品味辛，轻透外邪，苦降，开郁除烦。

治外感热病气分轻证，身热懊侬，心烦不眠，胸闷不舒，甚则坐卧不安，舌红苔薄黄，脉浮。本品与栀子水煎服。清热除烦。（汉《伤寒论》栀子豉汤）

若见栀子豉汤症兼见少气者。淡豆豉与栀子、炙甘草水煎服。清热益气除烦。（汉《伤寒论》栀子甘草豉汤）

若见栀子豉汤症，兼见呕吐者。淡豆豉与栀子、生姜水煎服。清热止呕。（汉《伤寒论》栀子生姜豉汤）

3. 用于喘逆，解中草药之毒和疮疡。本品苦寒而开郁降逆，又能解毒疗疮。

治多年肺气喘息，咳喘久不得眠。本品与砒石同用，砒石研粉，豆豉水润研糊，砒霜粉调匀制丸，睡前用腊茶清冷服。逐寒祛痰，平喘止咳。（宋《普济本事方》紫金丹）

治小儿丹毒破流黄水。淡豆豉炒焦研末，麻油调敷。（姚和众）

此外，可治断乳，乳房胀，淡豆豉水煎服，余水煎洗乳房有效。（广西《中华草药新医疗法处方集》）

【炮制】淡豆豉　取原药材，拣去杂质，方可入药。

【用法】15~30克水煎服，亦入丸散，外用适量。以桑叶、青蒿炮制者多用于风热感冒，胸中懊侬，虚烦不眠。以麻黄、紫苏、桔梗、羌活、白芷等炮制者，多用于风寒感冒。

◎ 木贼　出《嘉祐本草》

【别名】木贼草、节骨草、节节草等。

【基原】木贼为木贼科植物木贼的地上部分。

【主产地】东北、华北、内蒙古和长江流域各省，生长于林下湿地、山坡、山谷溪旁、沟边，杂草地。

【采集·药材质量】夏、秋生长茂盛时割取地上部分，除去杂质，晒干。干燥的全草呈长管状，中空有节，不分枝，直径约5毫米，表面灰绿色或黄绿色，有多数纵棱，顺直排列，其上生密刺，触之粗糙，节处有深棕色鳞片，易脱离，质脆，易折断，断面中空，内有灰白色薄瓤。以色绿茎粗长、皮厚、不脱节、无气、味甘淡、微涩、嚼之有沙粒感者佳。（见图28）

【主要成分】主含犬问荆碱、二甲砜、胸腺嘧啶、阿魏酸及少量咖啡酸、木贼酸、硅酸盐、皂甙、黄酮类物质等。

【药理】1. 木贼醇提取物,有降压作用。2. 另外有消炎,收敛及利尿作用。3. 水煎剂对实验性高血脂症有预防作用,所含阿魏酸钠有抑制血小板聚集作用。4. 本品还有镇静及抗惊厥作用。5. 乙醚提取物有抗疟作用。

【性味归经】甘淡、辛、微涩,平。归肺、肝、胆经。

【功效】疏散风热,明目退翳,止血。

【歌诀】　　木贼甘淡辛涩平　　疏散风热外感证
　　　　　　明目退翳治多泪　　痔疮便血亦能行

【应用】

1. 用于风热目赤,翳障多泪。本品入肺,辛能疏散风热,又归肝胆血分,益肝胆而明目,故为祛翳明目要药。

治外感风热目赤,翳障多泪,兼有表证者。木贼与蝉蜕、谷精草、蛇蜕、苍术、黄芩、甘草共为细末,夜卧凉开水调服。疏散风热,明目退翳。(明《证治准绳》神消散)

治热毒攻冲,眼目暴赤,磣涩肿痛,翳膜攀睛。木贼与川芎、香附、龙胆草、菊花、草决明、甘草共为散,麦冬煎汤加砂糖服。疏散风热,清肝明目。(宋《太平惠民和剂局方》草龙胆散)

治风热毒气上攻,眼目肿痛,或卒生翳膜,或脉赤弩肉,或涩,羞明多泪,或始昏花,渐成内障。木贼与黄芩、菊花、石膏、决明子、白芍、川芎、蔓荆子、石决明、羌活、甘草加生姜水煎服。清热泻火,祛风明目。(宋《严氏济生方》决明子散)

治目障昏蒙,多泪属肝虚者。木贼为细末,羊肝捣烂和为丸,白汤服。(《方脉正宗》)

治目昏多泪。木贼与苍术(米泔水浸)各等分为末,茶调下,或蜜为丸服亦可。(《圣惠方》)

2. 用于外感病。本品辛则发散,又入肺经,形似麻黄而性平,能疏散风热之邪,发汗解肌。

治风热感冒。木贼常与连翘、荆芥、牛蒡子、桔梗、菊花、甘草等同用。轻清解表。

治风寒湿邪,欲发汗者。木贼草(去节)与生姜、葱白水煎服。(《圣惠方》)

3. 用于肠风下血,血痢,月水不断。本品味甘少苦厚,不但升散郁火,又代肝木,味涩兼有收涩止血作用。能治血痢、泻血、血痔、崩漏、月事淋漓等诸血症。

治肠风下血。木贼与枳壳、槐角(炒)茯苓、荆芥、木馒头(炒)共为细末,浓煎枣汤服。收凉血止血之效。(宋《仁斋直指方》木贼散)

治月水不断。木贼(炒)水煎温服。(《圣惠方》)

此外,木贼还可治咽喉肿痛,浮肿型脚气等。

【炮制】木贼　　取原药材,拣去杂质,洗净稍闷,切段晒干入药。

炒木贼　　取木贼断,入锅文火炒至表面呈褐绿色,取出放凉入药。

【用法】3~10克水煎服,或入丸散,外用适量,炒木贼多用于凉血收涩止血;余病症则多用木贼。

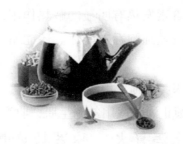

第八章　清热药

凡是能够清解里热，治疗里热证为主要作用的药物，统称清热药。清热药性多寒凉，可分为清热泻火、清热燥湿、清热解毒、清热凉血、清虚热药等功效。

第一节　清热泻火药

热为火之渐，火为热之极，只是程度的差异，热与火统称为阳盛之邪。故清热泻火药不可分割。主要应用于热毒病邪入气分、高热、口渴、烦躁、汗出、谵语、发狂、小便短赤、大便秘结、舌红苔黄、脉象洪滑实数有力等气分实证。兼包括一些由肝火、心火、胃热、肺热、肾火等引起的脏腑火热实证。但本节药多寒凉，对于有里热而体虚病人，若要使用本品一定注意扶正祛邪的治疗原则，不可克伐特过影响正气。

◎ 石膏　出《神农本草经》

【别名】细石、软石膏、白虎等。

【基原】石膏为硫酸盐类矿物石膏的矿石。

【主产地】湖北、湖南、安徽、山东、广东、广西、云南、新疆等省。

【采集·药材质量】全年可采，挖出后去净杂质泥土。本品为长块状或不规则形纤维状结晶体，大小不一，呈白色或灰白色，大块上下两面基本平坦，无光泽及纹理。体重质松，易分成小块，断面具有纤维状纹理，并有绢样光泽。以块大、色白、质松、纤维状、无杂石、无臭、味淡者佳。（见图29）

石膏加热烧至120℃时，失去部分结晶水即成为白色粉末状或块状的为煅石膏。

【主要成分】主要含硫酸钙（$CaSO_4 \cdot 2H_2O$）少量的铝、硅、铁、镁、微量的锶、钡等元素。

【药理】石膏煎剂对内毒素发热有明显的解热作用，并能减轻口渴，能提高肌肉和外部神经兴奋性；能增强巨噬细胞吞噬能力。还能缩短凝血时间，促进胆汁排泄，并有利尿作用。

【性为归经】辛、甘，寒。归肺、胃经。

【功效】解肌清热，除烦止渴，煅用敛疮生肌，收湿止血。

【歌诀】　　石膏甘寒泻胃火　　脉洪壮热兼烦渴
　　　　　　肺热咳嗽痰稠粘　　头痛牙痛疮外科

【应用】

1. 用于热病壮热烦渴。本品辛能解肌，寒则清热泻火，甘寒除烦止渴。《医学衷中参西录》："石膏凉而能散，有透表解肌之力，外感实热者，放胆用之，直胜金丹。"《本草经疏》："……石膏解实热，祛暑气，散邪热，止咳除烦之要药。"

治阳明气分热盛，壮热面赤，烦渴引饮，汗出恶热，脉洪大有力等实热证。石膏与知母、甘草、粳米水煎服。清热泻火，生津止渴。（汉《伤寒论》白虎汤）

治阳明经证气津两伤，汗出，口渴等症。石膏与人参、知母、甘草、粳米水煎服。清热泻火，益气生津。如（汉《伤寒论》白虎加人参汤）

治表证未解，里热炽盛，表里俱热之证，壮热无汗，身体拘急，面红目赤，鼻干口渴，烦躁不眠，神昏谵语，鼻血，脉洪数。石膏与黄连、黄柏、黄芩、栀子、香豉、麻黄水煎服。（唐《外台秘要》石膏汤）

治热病之后，余热未清，气阴两伤，口干舌燥，泛恶纳呆，舌质红光无苔，脉细数。本品与人参、麦冬、竹叶、半夏、甘草、粳米水煎服。清热生津，益气和胃。（汉《伤寒论》竹叶石膏汤）本方可用于血管神经性头痛，小儿火旺口疮、麻疹合并肺炎，流行性出血热等。

治温病热邪入里，气血两燔证，高热，口渴，发斑，谵语，舌绛脉数。石膏与知母、甘草、玄参、犀角片、粳米水煎服。清热解毒，凉血养阴。（清《温病条辨》化斑汤）本方加减可用于乙脑、流行性出血热等。

2. 用于胃热火气上攻诸症。本品大寒，阳明经药也，可直泻阳明实热。

治胃火炽盛，牙痛牵引头痛，面赤热，牙龈喜冷恶热，或牙龈出血，或红肿溃烂，或唇舌颊肿痛，口气热臭，口干舌燥，舌红苔黄，脉滑大而数。石膏与黄连、当归、生地、牡丹皮、升麻水煎服。清胃凉血。（金《兰室秘藏》清胃散）本方加减可用于实热所致的牙龈出血，湿热口腔溃疡，湿热痤疮等。

治脾胃伏火，口疮糜烂，吐舌弄舌，烦热易饥，口燥唇干，舌红脉数。石膏与栀子、藿香、防风、甘草共为末，水煎服，清泻脾胃伏火。(宋《小儿药证直诀》泻黄散)本品加减可用于治疗口疮、口周皮炎、牙龈肿痛、头痛、湿热带下、睑缘炎等。

治阴虚胃热，烦热口渴，头痛牙痛，齿松龈肿，吐血，衄血，舌干红，苔白干。石膏与牛膝、地黄、麦冬知母水煎服。清热滋阴。(明《景岳全书》玉女煎)

3.用于肺热咳喘。本品色白入肺，辛寒解肌泻火，有清泻肺热，清痰止咳平喘之功。

治邪热郁滞，身热不解，有汗或无汗，咳逆气急，或鼻煽动，口渴，苔薄白或黄，脉浮滑而数。石膏与麻黄、杏仁、甘草水煎服。辛凉宣肺，清肺平喘。(汉《伤寒论》麻杏石甘汤)

治燥邪伤肺，身热头痛，干燥无痰，咽干鼻燥，舌干无苔，脉虚大而散。石膏与人参、甘草、枇杷叶、杏仁、麦冬、桑叶、胡麻仁水煎，阿胶(烊化)兑入服用。清燥润肺。(清《医门法律》清燥救肺汤)

治热嗽喘甚者，久不愈。石膏与炙甘草共为细末，凉开水或生姜汁蜜调下。(明《普济本事方》石膏散)

4.用于疮疡外科。本品煅用可清热燥湿，有敛疮生肌之效。可用于治疗溃疡不敛，湿疹疮疡水火烫伤，外伤出血。

治疮疡溃破，脓出不畅，或溃腐难脱，或已成漏管，新肌难生。熟石膏9分，升丹1分共研细粉外用。拔毒排脓，生肌长肉。(清《医宗金鉴》九一丹)

治痈疽疮疖，诸肿溃疡，疮口腐肉已脱，脓水将尽，新肌渐生。煅石膏与轻粉、赤石脂、飞黄丹、煅龙骨、血竭、乳香、樟脑共为细末，直接撒在疮面，外敷药膏。活血祛腐。生肌敛疮。(明《外科正宗》生肌散)

治金刃伤出血不止。煅石膏与槟榔、黄连、黄柏共为细末外敷固定。(宋《小儿卫生总微论方》)

治水火烫伤。石膏粉与青黛、黄连、地榆等为粉外用。

治疗湿疹，浸淫疮，烫火伤腐肉已脱，新肌不生。煅石膏与煅炉甘石、赤石脂共为粉，用麻油调敷。收湿敛疮。(现代《中医外科学讲义》三石散)

【炮制】石膏　取原药材，去净上下面泥土，打成小块，碾成粗粉入药。

煅石膏　取石膏块，置无烟火炉煅，取出放凉，密封保存，用时碾粉入药。煅石膏寒性减，没有发汗解肌功能，增强化湿敛疮功效，多作外用。

【用法】15~60克水煎内服。收湿敛疮多用煅石膏；余病症则用石膏。

【注意事项】脾胃虚寒，血虚，阴虚发热者忌服。

◎ 寒水石　出《吴普本草》

【别名】凝水石、白水石、水石、盐精石等。

【基原】寒水石为硫酸盐类矿物芒硝的天然晶体。

【主产地】陕西、河北等省，多产卤地积盐之下。

【采集·药材质量】全年可采，采得后去净泥土。寒水石结块如石，状如蜂巢，有很多孔窍。以块大、质硬、易碎、晶莹如硝、青黑色无杂质、味咸者佳。（见图30）

【主要成分】主含硫酸钙，碳酸钙等。

【性味归经】辛、咸，寒。归心、胃、肾经。

【功效】清热泻火，利窍，消肿。

【歌诀】　　寒水石药辛咸寒　　退壮热止咳除烦
　　　　　　丹毒烫伤口舌疮　　咽喉肿痛疮毒丹

【应用】

1. 用于热病烦渴，咽痛口疮。本品咸寒，性近石膏，除阳明实热而止咳除烦，且有清热泻火消肿止痛之功效。

治五脏六腑积热，天行时气疫热，烦闷消渴。寒水石与石膏、滑石、甘草研末，白汤送服。（《方脉正宗》）

治暑温蔓延三焦，邪在气分，身热汗出不解，烦闷欲吐，小便赤，舌滑微黄者。寒水石与石膏、滑石、金银花、竹茹、通草、杏仁、金汁水煎服。泻火解毒，清热利尿。（清《温病条辨》三石汤）

治热毒上攻，咽喉肿痛，口舌生疮。本品与玄参、荆芥穗、滑石、黄连、砂仁、茯苓、贯众、山豆根、硼砂、甘草共研细末，温开水送下。清热解毒，消肿止痛。（宋《太平惠民和剂局方》玉屑无忧散）

2. 用于丹毒，疮肿牙龈出血，烫火伤。本品咸寒清热泻火，咸入肾，能降泻心肾之余热，缓解赤热之痛。

治小儿丹毒，皮肤热赤。寒水石为粉，猪胆汁调和涂之。（《本草汇言》）

治疗疔毒疮疡肿痛，漫肿，日久不消，皮色不变，局部钝痛。本品与蟾酥、冰片、轻粉、麝香、血竭、铜绿、乳香、没药、胆矾、雄黄、朱砂、蜗牛、蜈蚣共研极细粉末。制丸，用葱白捣烂裹药用无灰酒送服。醋研调外涂。拔毒祛腐，消肿止痛。（明《增补万病回春》飞龙夺命丹）本方可用于多发性疖肿，化脓性感染等。

治疗热毒壅结，痈疽，疔疮红肿热痛。本品与蟾酥、轻粉、枯矾、煅铜绿、乳香、没药、雄黄、胆矾、朱砂、麝香、蜗牛共为细末，制丸温开水送服。外用，以米醋烊化，敷患处。解毒消肿，活血止痛。（清《外科正宗》蟾酥丸）本方可用于治疗毒，化脓性骨髓炎，化脓性淋巴结炎，急性乳腺炎多种外科化脓性炎症等。

治烫火伤。煅寒水石研磨敷之。（《卫生简易方》）

治牙龈出血，漏管时时吐血。本品与朱砂、甘草、冰片共为细末，干掺窍处。（《普济方》）

3. 用于湿热小便不利水肿。本品辛则走散，咸寒入肾泻火，水肿者湿热也，小便多不利，以致水气上溢于腹，本品能除热利窍，利水消肿。

治男女转脬，不得小便。寒水石与滑石、冬葵子共为末，水煎服。（《永类钤方》）

治湿热小便不利水肿。本品与滑石、甘草、冬瓜皮、车前草、泽泻水煎服。清热利尿消肿。

【炮制】寒水石　取原药材，去杂质，打碎入药。

煅寒水石　取原药材，打成碎块，放入耐火容器内，入炉武火煅透，取出放凉入药。

【用法】10~15克水煎服，先打成粗末入煎，外用适量。煅后减其寒性，增强收敛固涩作用，多作外用。余病症则用寒水石。

◎ 知母　出《神农本草经》

【别名】地参、羊胡子根等。

【基原】知母为百合科植物知母的干燥根茎。

【主产地】东北地区、河北、河南、陕西等省较多。多生长向阳山坡、干燥丘陵或草地、以肥沃排水良好沙土地为好。

【采集·药材质量】春秋采挖，以秋末采挖者佳，除去须根、泥沙、晒干。习称"毛知母"；趁湿剥去外皮晒干，称"光知母"或"知母肉"。毛知母呈条状，稍扁，略弯曲，少有分枝，长短不齐，表皮棕色，一端稍粗，表面淡黄色，上面有一道下陷的纵沟，有紧密排列的环节，节上密生黄色扁平绒毛，另一面较皱缩，并有多数凹陷或突起的小圆点状根痕，黄毛少。质硬易折断，断面黄白色，平坦，无臭，味甘苦，嚼之带黏性。以条长、肥大、质硬、表面被金黄色绒毛、断面黄白色、干燥者佳。光知母形同毛知母，表面黄白色或淡黄色。以肥大、滋润、质硬、黄白色、无外皮、味甘苦者佳。（见图31）

【主要成分】本品主含知母皂甙、知母多糖、鞣酸及多种金属元素、黏液质等。

【药理】1. 知母煎剂对痢疾杆菌、肺炎球菌、伤寒杆菌等多种致病菌均有不同程度的抑制作用。2. 动物实验有解热、祛痰、利尿、降糖、抗肿瘤作用，还能保护肾上腺皮质激素，减轻糖皮质激素的副作用。

【性味归经】苦、甘，寒。归肺、胃、肾经。

【功效】清热降火，滋阴润燥。

【歌诀】　　知母清热能泻火　　甘寒滋阴润燥药
　　　　　　阴虚咳嗽痰稠粘　　骨蒸潮热及消渴

【应用】

1. 用于热盛烦渴。本品苦寒，善清肺胃气分实热，甘寒滋润则滋阴降火，除烦止渴。治阳明气分热盛，壮热面赤，烦渴引饮，汗出恶热，脉洪大有力等实热证。知母与石膏、甘草、粳米水煎服。清热泻火，生津止渴。（汉《伤寒论》白虎汤）本方加减可用于麻疹合并肺炎，流行性出血热，高热，脑膜炎等。

治暑热气阴两伤，身热汗多，口渴心烦，体倦少气，脉虚数。知母与西洋参、石斛、麦冬、黄连、竹叶、荷梗、甘草、粳米、西瓜翠衣水煎服。清暑益气，养阴生津。（清《温热经纬》清暑益气汤）

治一切火热之证，大热烦躁，渴饮干呕，头痛如劈，昏狂谵语，或发斑吐衄，舌绛唇焦，脉数或浮大而数。知母与石膏、生地黄、犀角片、黄连、栀子、桔梗、黄芩、赤芍、玄参、甘草、连翘、丹皮、鲜竹叶水煎服。清热解毒，凉血止血。（清《疫疹一得》清瘟败毒饮）本方加减可用于治疗脑膜炎、乙脑、流行性出血热、红斑狼疮、传染性单核细胞增多症等。

主治温病热邪入里，高热，口渴，发斑，谵语，舌绛，脉数。知母与石膏、玄参、甘草、犀角、粳米水煎服。清热解毒，凉血养阴。（清《温病条辨》化斑汤）

2. 用于肺热咳嗽，阴虚燥咳。本品甘寒归肺肾，上清肺金而泻火，下入肾润燥而滋阴，故清肺润燥而止咳。

治肺热咳嗽。知母与贝母、天冬、麦冬水煎服。润燥止咳。（元《症因脉治》二冬二母汤）

治肺热咳喘，痰黄稠粘，胸闷气促，久嗽不止，声哑喉痛。知母与浙贝母、黄芩、栀子、石膏、桑皮、茯苓、瓜蒌仁、陈皮、枳实、五味子、甘草、生姜水煎服。清肺润燥化痰。（明《古今医鉴》二母宁嗽汤）

治燥痰咳嗽。知母与贝母、石膏水煎服。清燥化痰止咳。（元《症因脉治》二母石膏汤）

3. 用于肝肾阴虚，骨蒸劳热。本品苦寒入肾，气味具厚，沉而向下，为肾经本药，可泻无根之火，滋阴降火，疗有汗骨蒸，虚劳之热。

治肝肾阴虚，虚火上炎，骨蒸潮热，面红耳赤，盗汗遗精，咳嗽带血，心烦易怒，足膝疼痛，舌红少苔，脉数而有力。知母与黄柏、熟地黄、龟板共为细末，猪骨髓蒸熟捣如泥，和匀炼蜜为丸，淡盐汤送服。滋阴降火。（元《丹溪心法》大补阴丸）

治阴虚火旺，骨蒸潮热，虚烦盗汗，口干舌燥，眼球疼痛，腰膝酸痛，遗精尿黄，舌红尺脉大者。知母与黄柏、熟地、山药、山茱萸、丹皮、茯苓、泽泻共为细末，炼蜜为丸，温开水或淡盐汤送服。滋阴降火。（明《症因脉治》知柏地黄丸）

治骨蒸潮热，肌肉消瘦，唇红颊赤，口干咽燥，夜寐盗汗，咳嗽困倦，脉细数。知母与秦艽、鳖甲、地骨皮、柴胡、当归、乌梅、青蒿共为末，水煎服。滋阴养血，清热除蒸。（元《卫生宝鉴》秦艽鳖甲散）

治疗阴虚火旺，骨蒸潮热，日久不退，形体消瘦，唇红颧赤，舌红少苔，脉细数。知母与银柴胡、青蒿、地骨皮、秦艽、鳖甲、胡黄连、甘草水煎服。清热退蒸，养阴清火。（明《证治准绳》清骨散）

4. 用于阴虚消渴，下焦湿热，肠燥便秘。本品苦寒，清气分实热，使津液不耗则得津，且能润燥，实为清热救阴之要药。

治消渴病，气不布津，肾虚胃燥，口渴引饮，小便频数量多，或小便混浊，困倦气短，脉虚细无力。知母与黄芪、山药、鸡内金、葛根、五味子、天花粉水煎服。益气生津，润肺止渴。（近代《医学衷中参西录》玉液汤）

治疗肾中湿热下注，小便频数涩痛，遗精白浊，带下，舌红，脉滑数有力。知母与黄柏、龙骨、牡蛎、白芍、山药、乌贼骨、茜草、泽泻水煎服。清热泻火，滋阴潜阳。（近代《医学衷中参西录》清肾汤）

治热病后，口燥咽干，大便燥结。知母与大黄、玄参、麦冬、当归、麻仁、生首乌等同用滋阴润燥通便。

5. 用于暴赤热眼，翳膜遮睛，咽喉肿痛，声音嘶哑。本品入肺肾，可滋阴降火，肝开窍于目，肝肾同源，故肝火不生则目明，养阴清肺泻火，可治咽喉诸症。

治肝血虚，日久两目昏暗。知母与石决明、五味子、菟丝子（酒浸）、熟地黄、山茱萸、细辛共为末炼蜜为丸，温开水送服。养肝明目。（明《奇效良方》石决明丸）

治暴赤热眼，翳膜遮睛，羞涩多泪。知母常与桑叶、木贼、白蒺藜、密蒙花、菊花、白芍、车前子、石决明等同用。

治肺热咽干，声音嘶哑，咽喉肿痛，口渴。知母与当归、熟地、生地、黄柏、茯苓、天冬、麦冬、诃子、阿胶、玄参、乌梅肉共为细末，加人乳、牛乳、梨汁调匀，炼蜜为丸服。清热润肺利咽。（明《寿世保元》铁笛丸）

治阴虚火旺，咽喉红肿疼痛，牙龈肿痛，舌红，脉数。知母与黄柏、当归、川芎、天花粉、甘草、芍药、熟地、玄参、桔梗水煎，竹沥兑入服。滋阴降火。（明《寿世保元》滋阴降火汤）

6. 用于湿热痹痛，肝肾阴虚的筋骨痿软。本品少苦甘寒，滋阴降火清热，尤适宜湿热日久伤阴关节疼痛，脚膝无力。

治风湿流注筋脉，日久化热伤阴，肢体关节疼痛，身体羸瘦，脚肿如脱，头眩短气，温温欲吐，舌偏红，苔白，脉濡数。知母与桂枝、白芍、麻黄、白术、附子、防风、甘草、生姜水煎服。通阳行痹，祛风除湿。（汉《金匮要略》桂枝芍药知母汤）本方加减可用于治疗风湿、类风湿关节炎、痹证、肺心病伴心力衰竭等。

治肝肾阴虚，腰膝酸楚，筋骨痿软欲废，腿足无力，步履不便，舌红少苔，脉细弱。知母与黄柏（酒炒）、龟板（酒炙）、陈皮、熟地黄、白芍、锁阳、虎骨（炙）、干姜共为细末，酒糊为丸，或炼蜜为丸，温开水或淡盐汤送服。滋阴降火，强健筋骨。（元《丹溪心法》虎潜丸）本方加减可用于治疗格林巴利综合征，痿症等。

【炮制】**知母** 取净知母，拣去杂质，洗净略泡，捞出闷透，切片晒干入药。

盐知母 取知母片，入锅文火炒至变色疏松，喷淋盐水，再炒干取出放凉入药。（一般知母 100 克，用食盐 2 克左右）

第八章 清热药

【用法】5~15克水煎服，亦入丸散。盐知母增强滋阴降火作用，并善清虚热，多用于肝肾阴亏，虚火上炎，骨蒸潮热，盗汗遗精，腰膝酸痛，及阴虚尿闭等症；余病症则用知母。

【注意事项】脾胃虚寒，大便溏泻者忌服。

◎ 芦根 出《本草经集注》

【别名】苇根、苇子根等。

【基原】芦根为禾本科植物芦苇的新鲜和干燥根茎。

【主产地】全国大部分地区有分布。多生长在沼泽、池旁、河边、小湖旁，湿地。

【采集·药材质量】春夏皆可采挖，洗净泥土，剪去残茎、芽、节上须根，剥去膜状叶晒干或鲜用。鲜芦根呈圆柱形，有的略扁，黄白色，有光泽，外皮疏松可剥离，有明显环节，中空。以淡黄色、有光泽、肥厚、无须根、质嫩多汁、无气、味甘淡者佳。干芦根呈扁圆柱形，节处较硬，多纵皱纹，质轻而柔，不易折断，无气味甘者佳。（见图32）

【主要成分】本品主含木聚糖等多种具免疫活性的多聚糖类化合物，甜菜碱，天门冬酰胺及薏米素，维生素 B_1、B_2、C 等。

【药理】本品煎剂有解热、镇静、镇痛、降血压、降血糖、抗氧化剂雌激素样作用，体外实验对 β-溶血性链球菌有抑制作用；煎剂还有祛痰利尿作用。临床上可用于治疗骨蒸肺痿，便秘等。

【性味归经】甘、淡，寒。归肺、胃经。

【功效】清热生津，除烦止呕，利尿。

【歌诀】　　芦根性味甘淡寒　　清热生津止呕烦
　　　　　　小便频赤淋涩痛　　肺痈咳嗽吐脓痰

【应用】

1. 用于热病烦渴，呕逆。本品甘寒多津入胃，寒能清胃热而降火，津液流通烦渴自上，甘能益胃和中，胃火降呕逆不作。

治温病损津液，口中燥渴，咳吐白沫，稠黏不爽，咽干唇红，舌红少苔，脉虚细数。鲜芦根汁、藕汁、梨汁、荸汁、麦冬汁混合凉服，或隔水炖温服。清热生津。（清《温病条辨》五汁饮）

治热病后期，灼伤胃津，虚烦呕哕反胃，食不下。芦根与竹茹、粳米、生姜水煎服。和胃降逆。（唐《千金要方》芦根引子）

治呕哕不止厥逆者。芦根水煎浓汁，频服。（《肘后方》）

治霍乱烦闷。芦根与麦冬水煎服。（《千金要方》）

2. 用于肺热咳嗽，肿痛。本品入肺经，寒凉直清肺热，形而中空善理肺气，甘而多液营养肺阴，可祛痰排脓。

治风温初起，咳嗽，身热不甚，口微渴，咽痛，苔薄黄，脉浮者。芦根与桑叶、菊花、桔梗、连翘、杏仁、薄荷、甘草水煎服。疏散风热，宣肺止咳。（清《温病条辨》桑菊饮）

治热毒蕴肺，发热咳嗽，肿痛，甚则吐脓腥臭痰，胸部隐痛，苔黄腻，脉滑数。苇茎与薏苡仁、冬瓜子、桃仁水煎服。清肺化痰，逐瘀排脓。（唐《千金要方》苇茎汤）本方加减可用于治疗肺脓疡，胸腔积液等。

主治肺痈，发热，咳吐脓痰，胸中隐痛，舌苔黄腻，脉数。鲜芦根与金银花、连翘、杏仁、桃仁、冬瓜仁、红藤、鱼腥草、桔梗水煎服。清热解毒，祛痰消痈。（上海人民出版社版《方剂学》银苇合剂）

此外，本品甘淡归肺，肺为水之上源，通调水道，下入膀胱，肾主二便，甘淡寒清其热，则有利尿作用。常与木通、车前子、石膏、甘草等同用，治小便赤淋涩痛；另外伍以薄荷、蝉蜕、升麻、牛蒡子、葛根等同用可治麻疹透发不畅。

【炮制】芦根　取原药材洗净闷透，切段晒干入药。鲜芦根随时挖取，洗净泥土，去须根，切段或绞汁入药。

【用法】15~30克水煎服。鲜品可用之30~60克，干品较差，鲜品较优。

◎ 天花粉　出《雷公炮炙论》

【别名】花粉、栝楼根、白药、瑞雪等。

【基原】天花粉为葫芦科植物栝楼干燥的根。

【主产地】全国大部分地区有分布，多生长在丘陵、山坡、路边、灌木丛、农村庄周围。

【采集·药材质量】春秋均可采挖，洗净泥土，刮去粗皮晒干。干燥的根呈不规则的圆柱形，表面黄白色，淡棕黄色，有纵皱纹，质坚实，断面白色或淡黄色，富粉性，横切面可见黄色木质部，略呈放射状排列，纵剖面白色，有黄色条状的维管束，味淡微苦。以色白、质坚实、块大、体肥、粉性足、质细嫩者佳。（见图33）

【主要成分】本品主含淀粉、皂甙、多糖类、氨基酸类、酶类和天花粉蛋白类。

【药理】1. 天花粉蛋白有引产作用，对妊娠小鼠及狗均能杀死胎仔。针剂注射，可使胎盘滋养叶细胞变性坏死，大剂量对心、肝、肾有损害。2. 对流行性链球菌、白喉杆菌等有较好的抑制作用。3. 其水提物的非渗透部位能降低血糖活性，临床可用于治疗消渴病。另外，有一定的抗癌作用，对艾滋病有抑制作用。

【性味归经】甘、微苦，寒。归肺、胃经。

【功效】清热润燥，生津止渴，消肿排脓。

【歌诀】　天花粉微苦甘寒　　肺燥热干咳少痰
　　　　　热病津伤消渴病　　痈肿疮疡可消散

【应用】

1. 用于热病口渴，消渴多饮。本品甘苦寒入胃经，苦寒泻火，甘则养阴而不伤胃，且有止渴生津之功效。

治消渴。除肠胃实热。天花粉与生姜、麦冬、芦根、茅根水煎服。（《千金要方》）

治热病灼伤胃津口渴。本品常与人参、石膏、麦冬、竹叶、甘草等同用益气清热，养阴止渴。

治百合病消渴。天花粉、牡蛎共为散，温开水送服。（《永类钤方》）

治消渴病，气不布津，肾虚胃燥，口渴引饮，小便频数量多，困倦气短，脉虚细无力。天花粉与山药、黄芪、鸡内金、葛根、五味子、知母水煎服。益气生津，润燥止渴。（近代《医学衷中参西录》玉液汤）

2. 用于上中二焦热盛诸证，及热毒耗液阴伤证。本品苦寒清热解毒入肺胃，直泻上中焦之痰火，甘酸寒生津润燥，除时疫狂热。

治心膈烦热，牙龈肿痛，口舌生疮，咽喉红肿，暴发火眼，大便秘结，小便短赤。本品与大黄、黄芩、赤芍、黄连、黄柏、荆芥穗、栀子、连翘、当归、薄荷、桔梗、玄参、石膏、菊花、川芎、甘草共为细末，水泛为丸。清疏风热，泻火通便。（清《清太医院配方》黄连上清丸）本方加减可用于火热头痛，牙龈肿痛等。

主治温热，暑疫之邪进入营血，热毒深重，高热不退，耗液伤阴，痉厥神昏，发狂，斑疹色紫，口糜咽烂，目赤烦躁，舌质紫绛。本品与犀角、玄参、生地、金银花、连翘、黄芩、板蓝根、紫草、石菖蒲、淡豆豉共为细末制丸。清热解毒，凉血开窍。（清《温热经纬》神犀丹）

治阴虚火旺，咽喉红肿疼痛，牙龈肿痛，舌红，脉数。本品与当归、川芎、白芍、熟地、黄柏、知母、玄参、桔梗、甘草水煎，竹沥兑入混匀服之。滋阴降火。（明《寿世保元》滋阴降火汤）

3. 用于肺热燥咳。本品甘寒入肺，能生津润燥，化肺中燥痰，宁肺止嗽。

治燥伤肺胃，津液亏损，咽干口渴，干咳少痰，舌红少苔。天花粉与桑叶、沙参、玉竹、甘草、扁豆、麦门冬水煎服。清养肺胃，生津润燥。（清《温病条辨》沙参麦冬汤）

治燥痰咳嗽，咳痰不爽，咽喉干痛，痰稠而黏，舌红少苔而干。天花粉与贝母、瓜蒌、茯苓、橘红水煎服。润肺清热，理气化痰。（清《医学心悟》贝母瓜蒌散）

4. 用于痈肿疮疡。本品苦寒，能清热解毒，善通行经络，解一切疮家热毒，痈肿初起，有消肿排脓生肌之功效。

治阳证疮疡肿毒初起，红肿热痛，恶寒发热，已化脓或肿痛未溃者。天花粉与金银花、防风、白芷、当归、甘草、穿山甲、乳香、没药、陈皮、皂刺、赤芍、贝母水煎服。清热解毒，消肿溃坚，活血止痛。（宋《妇人良方大全》仙方活命饮）本方加减可用于治疗各种阳性痈肿，蜂窝组织炎，多种化脓性感染等。

治热毒壅滞肝胃二经，乳痈初起，红肿热痛，发热，恶寒，舌红脉数。天花粉与瓜蒌仁、牛蒡子（炒捣碎）、黄芩、栀子、连翘、皂刺、金银花、甘草、陈皮、柴胡、青皮水煎入黄酒服。清热疏肝，通乳散结。（清《医宗金鉴》瓜蒌牛蒡汤）

总之，天花粉是一位良好的解毒，消肿，排脓，生肌良药。疗疮疔痈肿初起与连翘、穿山甲等同用；已溃者与黄芪、当归、甘草等同用；治天疱疮与滑石为末水调搽；治妇人乳头溃疡与鸡蛋清调敷患处。

【炮制】天花粉　取原药材洗净，水浸闷透，切厚片晒干入药。

【用量】10~15克水煎服，亦入丸散，外用适量。

【注意事项】孕妇忌服。

◎ 竹叶　出《名医别录》

【别名】淡竹叶等

【基原】竹叶为禾本科植物淡竹的叶。

【主产地】长江流域各省多产。主要生在沼泽、池塘边、溪旁、湿地、庭院等向阳肥沃的土地。

【采集·药材质量】随时可采。叶呈狭披针形，长7.5-16cm，宽1-2cm，先端稍尖，基部钝形，后有柄，边沿一侧较平滑，而另一侧具锯齿，粗糙，有平行脉，次脉6-8对，小横脉明显，叶面深绿色，无毛，背部色较浅，基部具微毛，质薄较脆，气弱，味甘。以色绿、完整、无枝梗者佳。（见图34）

【主要成分】本品主含三萜类化合物。

【药理】竹叶煎剂对人工发热动物有退热作用；其利尿作用较好，但能增加尿中氯化物的排出；尚有增高血糖作用。

【性为归经】甘、淡，寒。归心、胃、小肠经。

【功效】清热除烦，生津利尿。

【歌诀】　竹叶性味甘淡寒　生津止渴除心烦
　　　　　心火热淋小便赤　导赤能治口糜烂

【应用】

1. 用于热病津伤，烦渴。本品性寒入阳明胃经，能解阳明经热结，辛散热邪，气清入心肺，清气分之热，甘凉生津止渴，清温消暑。

治温病初起，发热无汗，或有汗不畅，微恶风寒，头痛口渴，咳嗽咽喉痛，舌红苔薄白，脉浮数。竹叶与金银花、连翘、荆芥、牛蒡子、薄荷、甘草、桔梗、鲜芦根、淡豆豉水煎服。疏散风热，清热解毒。（清《温病条辨》银翘散）

治暑热耗伤气津症见身热汗多，口渴心烦体倦少气，舌红少苔，脉虚数。竹叶与西洋参、石斛、麦冬、黄连、荷梗、知母、甘草、粳米、西瓜翠衣水煎服。清暑益气，

养阴生津。（清《温热经纬》清暑益气汤）

治热病后余热未清，气阴两伤，唇干舌燥，泛恶纳呆，舌红光，脉细数，或胃阴不足，胃火上逆，口舌糜烂，口渴，或暑热烦口渴等。竹叶与石膏、人参、甘草、粳米、半夏、麦冬水煎服。清热生津，益气和胃。（汉《伤寒论》竹叶石膏汤）

治疗热渴。竹叶与石膏、茯苓、天花粉、小麦水煎服。清热止渴。（唐《外台秘要》竹叶汤）

2. 用于温病邪热炽盛及邪陷心包。本品气寒入心，专清心火，有清香通心窍，又有生津止渴之功效。

治温病误下，津伤邪陷，热入心包，症见高热，神昏谵语，舌质红绛，苔燥等。竹叶卷心与玄参、莲子心、连翘心、连心麦冬水煎犀角尖（磨汁）冲服。清心解毒，养阴生津。（清《温病条辨》清宫汤）本方加减可用于治疗重症乙脑炎后遗症，皮肤黏膜淋巴结综合征等。

治一切火热之症，热毒充斥，气血两燔，大热烦渴，头痛如劈，昏狂谵语，或发斑吐衄，舌绛唇焦，脉沉细而数，或浮大而数。鲜竹叶与石膏、犀角屑、生地、黄连、栀子、黄芩、知母、玄参、桔梗、连翘、丹皮、甘草、赤芍水煎服。清热解毒，凉血泻火。（清《疫疹一得》清瘟败毒饮）

3. 用于心经热盛，口糜淋赤。本品气寒，专清心火，味淡利窍，心于小肠相表里，心热得清，小便自利，口烂亦愈。

治心经热甚，口渴面赤，心胸烦热，渴欲饮冷。口舌生疮，小便短赤刺痛，舌红脉数。竹叶与生地、木通、甘草水煎服。清心利尿。（宋《小儿药证直诀》导赤散）

治诸淋。竹叶与车前子、大枣、乌豆（炒）、灯心草、甘草水煎服。清热通淋。（明《奇效良方》淡竹叶汤）

【炮制】竹叶　取原药材，去杂质，水淋透，切段干燥入药。或取鲜竹叶直接入药。

【用法】5~15 克水煎服，鲜品可用之 15~30 克，以鲜品较好。

【附药】竹卷心　竹卷心为同植物卷而未放的幼叶。味苦性寒，入心肝二经，以清心火较好。

◎ 淡竹叶　出《本草纲目》

【别名】竹叶麦冬、长竹叶、淡竹米等。

【基原】淡竹叶为禾本科植物淡竹叶干燥的地上部分。

【主产地】主产浙江、江苏、湖北、湖南、广东等省，生长于林下、沟边、山坡阴湿处。

【采集·药材质量】夏季生长茂盛时未开花前，割取地上部分，拣去杂草晒干。干燥茎叶全长 30~60 厘米枯黄色，中空，扁压状圆柱形，直径 1~2 毫米有节，叶鞘包节，沿边缘有长而白色的柔毛，叶片披针形，皱缩卷曲，长 5~20 厘米，宽 2~3.5 厘米，青绿色或黄绿色，叶脉平行，其横行小脉，形成长方形网格状，下面尤为明显。以青绿色、叶多、梗少、无根、无花穗、气微弱、味淡者佳。（见图35）

【主要成分】淡竹叶主含三萜类化合物、芦竹素、白茅素、酚性成分、氨基酸、有机酸、糖类等。

【药理】本品煎剂有解热、利尿、抑菌作用，但利尿不及木通、猪苓，能增加尿中氯化物的排出，稍有增高血糖作用。

【性味归经】甘、淡，寒。归心、胃、肾经。

【功效】清热除烦，利尿退黄。

【歌诀】　　淡竹叶药甘淡寒　清热除烦利小便
　　　　　　口舌生疮牙龈肿　渗湿泄热退黄疸

【应用】

1. 用于热病口渴。本品味甘气寒入胃，寒凉清热泻火，火退则烦渴可解。

治热病津伤，心烦口渴。本品与石膏、麦冬、葛根、天花粉、甘草等同用清热止渴。

2. 用于口疮尿赤，少尿浮肿，黄疸。本品甘淡寒入心肾，寒清心火，淡能渗湿利尿消肿，退黄。

治心经热移于小肠，口糜淋涩痛。本品与木通、甘草、生地、车前子、滑石等同用，清心利尿。

治热淋。本品常与灯心草、海金沙、木通等同用。

治热淋尿血。本品常与白茅根、茜草、小蓟等同用。

治疗小便少而浮肿。淡竹叶与益母草、冬瓜皮、黄芪、茯苓、防己等同用。

治黄疸与茵陈、栀子、郁金等同用。

【炮制】淡竹叶　取原药材，去杂草洗净，稍闷切段晒干入药。

【用法】10~15克水煎服。

◎ 鸭跖草　出《本草拾遗》

【别名】鸡舌草、碧竹草、竹叶兰、水竹子等。

【基原】鸭跖草为鸭跖草科植物鸭跖草干燥地上全草。

【主产地】我国大部分地区有分布，以山坡、荒地、宅旁、路旁、田埂温暖湿润溪边较多。

【采集·药材质量】夏、秋草生长茂盛时割取地上部分，除去杂草晒干。全草黄绿色或黄白色，较光滑。茎有纵棱，直径0.2厘米有分枝和须根，节稍膨大，节长约3~9厘米，宽1~2.5厘米，基部成膜质叶鞘，抱茎，叶脉平行，花多脱落。以色绿、茎粗、叶厚、无气、味微苦者佳。（见图36）

【主要成分】鸭跖草主含花色素糖苷类化合物飞燕草素、飞燕草苷、阿伏巴苷等。

还含有鸭跖黄酮和多肽苷等。

【药理】本品煎剂对葡萄球菌等有抑菌作用，有明显的解热作用，可用于防治感冒，流行性腮腺炎，并发脑膜炎等。能兴奋子宫，收缩血管，缩短凝血时间。

【性味归经】甘、微苦，寒。归心、肝、肺、胃、肾经。

【功效】清热解毒，利尿消肿，凉血。

【歌诀】 鸭跖草微苦甘寒　　清热解毒治外感
　　　　　风水肿热淋涩痛　　喉痹疮疡腮腺炎

【应用】

1. 用于温病发热。本品苦寒入肺，清热泻火，有较强的解热作用。

治温病初起发热，邪在卫分，咳嗽咽痛，微恶寒，口干舌红。本品与连翘、金银花、桔梗、牛蒡子、荆芥、薄荷、甘草等同用。若阳明气分热盛，壮热口渴，本品与石膏、知母、麦冬、甘草等同用。

2. 用于喉痹肿痛，疮疡疔毒。本品苦寒，有良好的清热解毒功效，可治疗疮疡丹毒疔。

治喉痹肿痛。本品可与玄参、麦冬、甘草、桔梗、牛蒡子等同用；也可鲜草捣汁服。

治痈肿疮疡。用鲜草捣如泥烧酒调匀外敷。

治疔疮。本品与雄黄粉捣如泥外敷。

治疗痄腮。本品可与板蓝根、连翘、牛蒡子、玄参、桔梗、马勃、黄连、甘草等水煎服，清热解毒，止痛散结。另用鲜草捣如泥，用鸡蛋清和匀外敷患处。

3. 用于水肿，小便淋涩。本品甘寒入肺胃肾，上通水源，下通水道，有清热利尿消肿之功效。对心脏性水肿，肾性水肿，脚气水肿均可应用。

治心脏水肿，下肢肿甚，心悸怔忡，胸闷气短，舌质淡脉细弱或结代。本品与黄芪、白术、桂枝、茯苓、党参、防己等同用。

治肾性水肿。本品与黄芪、白术、益母草、赤小豆、玉米须等同用。

治脚气水肿。本品与木瓜、槟榔、吴茱萸、五加皮等同用。

治小便热淋涩痛。可与茅根、车前草、滑石、甘草、木通等同用。也可用鲜草捣汁调蜂蜜服。

另外，鸭跖草水煎服，还能治疗赤白痢疾；本草与瘦猪肉水煎服汤食肉可治黄疸性肝炎；治吐血，鼻衄血，用鸭跖草捣汁服，或水煎服。

【炮制】鸭跖草　取原药材，拣去杂质，残根，水淋闷透，切段晒干入药。

【用法】15~30克水煎服。鲜品用之30~60克，外用适量。

【临床报道】治疗流行性腮腺炎并发脑膜炎

取鸭跖草每天2两，煎服。观察5例，平均退热及腮腺炎消肿时间1.8天，头痛消失为1.4天，呕吐停止1.2天，平均住院4.6天。（摘抄《中药大辞典》鸭跖草）

◎ 栀子　出《神农本草经》

【别名】山栀子、枝子、木丹、黄栀子等。

【基原】栀子为茜草科植物栀子的成熟干燥果实。

【主产地】长江流域以南诸省多有分布。此外四川、河北、河南、陕西等省也有栽培。多生长在山坡、林下、丘陵、灌木丛温暖阴湿处。

【采集·药材质量】秋末果实成熟时采摘，除去果柄，残叶，晒干。干燥果实呈椭圆形，长椭圆形，长1.5~3.5厘米，直径1~1.5厘米，红棕色或红黄色，有翅状纵棱6~8条，间有纵脉1条，顶有暗黄绿色宿萼，先端有6~8条长形裂缝片，裂片长1~2.5厘米多碎断，果后有果柄痕，果品薄易脆，表面红黄色，有光泽，内有种子数枚，黏结成团，种子扁圆形，深红色或红黄色，沉入水中，可染成鲜黄色，气微，味微苦，少酸。以个小、完整、成熟、红饱满、内外色红者佳。（见图37）

【主要成分】本品主含栀子素、异栀子苷、去羟栀子苷、山栀子苷、藏红花素、藏红花酸、熊果酸等。

【药理】1.栀子煎剂及提取物有利胆作用，能促进胆汁分泌，可降低血中胆红素。有利胰及降胰酶作用；2.还有解热，镇痛，镇静抑菌作用；3.有持久的降压作用，还有明显的止血作用。临床上可用于急性黄疸型肝炎。

【性味归经】苦，寒。归肺、肝、胃、三焦经。

【功效】清热泻火，利胆退黄，凉血止血，消肿止痛。

【歌诀】　　栀子苦寒泻实火　　高热神昏除烦渴
　　　　　　清肝利胆退黄疸　　血热妄行伤外科

【应用】

1. 用于三焦热盛，虚烦。本品苦寒入胃与三焦，泄阳明实火，又入心，能清心降火除烦。

治热毒壅盛三焦，充斥表里内外，一般实热火毒，大热烦躁，口燥咽干，谵语昏狂，湿热黄疸，痢疾，疔疮走黄，热甚吐血，衄血发斑，舌红苔黄，脉数有力。栀子与黄连、黄芩、黄柏水煎服。泻火解毒，清化湿热。（唐《外台秘要》黄连解毒汤）本方加减可用于治疗败血症、乙型肝炎、脓疱疮等。

主治三焦火郁热盛，中外诸热，淋泌溺血，嗽血便血，头痛骨蒸、肺痿，或疔、疮、疖、痈等。栀子与大黄、黄连、黄芩、黄柏各等分为末，水泛为丸，温开水送服。清热泻火。（明《景岳全书》大金花丸）

治表证未解，里热炽盛，壮热无汗，身体拘急，面红目赤，鼻干口渴，烦躁不眠，神昏谵语，鼻衄，脉滑数等。栀子与石膏、黄芩、黄连、黄柏、淡豆豉、麻黄水煎服。解表除烦，清热解毒。（唐《外台秘要》石膏汤）

治外感气分轻证，身热懊憹，心烦不眠，胸闷不舒，甚则坐卧不安，舌红苔薄黄，

脉微数。栀子与淡豆豉水煎服。清热除烦。（汉《伤寒论》栀子豉汤）

治栀子汤证少气。栀子与淡豆豉、炙甘草水煎服。清热益气。（汉《伤寒论》栀子甘草豉汤）

治栀子豉汤兼呕吐。栀子与淡豆豉、生姜水煎服。清热止呕。（汉《伤寒论》栀子生姜豉汤）

2. 用于肝胆湿热及黄疸。本品苦寒入肝，能清肝泄火，肝郁滞久而化火，胆汁横逆则黄疸，本品有解郁利胆退黄之功效。

治肝胆实火上扰，头痛目赤，胁痛口苦，耳聋耳肿，或湿热下注，阴肿阴痒，阴汗，小便淋浊，湿热带下及湿热黄疸等。栀子与龙胆草、黄芩、柴胡、车前子、泽泻、木通、生地、当归、甘草共为细末，水泛为丸，温开水送服。泻肝胆实火，清化湿热。（宋《太平惠民和剂局方》龙胆泻肝丸）

用于湿热黄疸，一身满目尽黄，色鲜明，腹微满，小便短赤不利，口渴，舌苔黄腻，脉滑数或沉实。栀子与茵陈、大黄水煎服。清热利湿退黄。（汉《伤寒论》茵陈蒿汤）本方加减可用于治疗急性传染性肝炎等。

治黄疸发热，小便黄赤，舌红苔黄，脉滑。栀子与黄柏、甘草水煎服。清热去湿退黄。（汉《伤寒论》栀子柏皮汤）

3. 用于疮疡肿毒，跌打损伤。"诸痛痒疮皆属于心。"本品苦寒入心，泻一切有余之火，同时有凉血解毒，消肿止痛之功效。

治痈疽肿痛，发热烦躁，二便秘涩，脉沉数有力。栀子与黄芩、黄连、连翘、薄荷、桔梗、甘草、槟榔、大黄、白芍、木香、当归水煎服。清热解毒。活血消肿。（金《素问病机气宜保命集》内疏黄连汤）

治头面颈项疮疡初起，局部红肿，兼见恶寒发热，头痛，口干，便秘，尿赤，舌红苔黄，脉滑数或浮数。栀子与牛蒡子、薄荷、荆芥、连翘、丹皮、玄参、夏枯草水煎服。祛风清热，消肿散结。（清《疡科心得集》牛蒡解肌汤）

治热毒壅滞肝胃二经，乳痈初起，红肿热痛，或恶寒发热，舌红脉数。栀子与瓜蒌仁、牛蒡子（炒捣碎）、天花粉、黄芩、连翘、皂刺、金银花、甘草、陈皮、柴胡、青皮水煎入黄酒调匀食远服。清热疏肝，通乳散结。（清《医宗金鉴》瓜蒌牛蒡汤）

若治丹毒，用栀子为粉，水调外敷；治火疮未起，用栀子仁灰，麻油调敷；治疮疡肿痛与蒲公英、金银花、连翘等水煎服。

治跌打损伤瘀肿疼痛。栀子为粉，黄酒调糊局部外敷，能起到凉血消肿作用。

4. 用于淋痛，目赤，口疮，咽喉肿痛。本品苦寒，泻一切有余之火，古方中多以山栀子为热药之向导，大能泻火从小便去，心经火去，则小便自利，肝火降则目明，火退实热去病自愈。

治湿热下注，尿频，尿痛，尿涩，或夹石，或癃闭，小腹胀满，舌红，苔黄腻，栀子与车前子、炙甘草、瞿麦、萹蓄、大黄、滑石、木通各等分为末，加灯心草水煎服。清热泻火，利水通淋。（宋《太平惠民和剂局方》八正散）本方加减可用于治疗泌尿系统结石，尿路感染等。

治热淋、血淋、石淋、兼血虚、萎黄、舌淡脉细。栀子与茯苓、赤芍、当归、甘草共为末水煎服。清热凉血，和血通脉。（宋《太平惠民和剂局方》五淋散）

治火邪炽盛，目赤刺痒涩痛，眵多干结，头痛烦热，赤脉传睛。栀子与当归、赤芍、黄连、大黄、荆芥、麻黄共为粗末水煎服。清心泻火，祛风明目。（宋《银海精微》七宝洗心散）

治肝火郁结，火邪上攻，目赤肿痛，烦躁易怒，不能安卧，尿赤便秘，脉洪实者。栀子与当归、龙胆草、川芎、大黄、防风、羌活共为细末，炼蜜为丸，竹叶煎汤加白砂糖送服。清肝泻火。（宋《小儿药证直诀》泻青丸）

主治脾胃伏火，口疮口糜，口气秽臭，吐舌弄舌，烦躁易怒，口燥唇干，舌红脉数。栀子与石膏、甘草、防风、藿香共为散，水煎服。清脾胃伏火。（宋《小儿药证直诀》泻黄散）本方加减可用于治疗口周皮炎等。

治疗风热犯扰上中二焦及心脾热盛，心膈烦热，牙龈肿痛，口舌生疮，咽喉红肿，暴发火眼，大便燥结，小便黄赤。栀子与大黄、黄芩、黄连、赤芍、荆芥穗、连翘、当归、薄荷、桔梗、玄参、石膏、菊花、川芎、天花粉、黄柏、甘草共为细末，水泛为丸，温开水送服。清热疏风，泻火通便。（清《清太医院配方》黄连上清丸）

治头晕目赤，咽干咳嗽，风火牙痛，大便秘结。栀子与黄芩、黄连、黄柏、石膏、防风、麦冬、甘草、赤芍、钩藤、当归、大黄、连翘、金银花、桔梗、牛黄、薄荷、冰片、雄黄、朱砂、麝香共为细末，炼蜜制为丸，温开水送服。清热解毒，泻火利咽。（现代《全国中药成药处方集》牛黄解毒丸）

5. 用于血热妄行出血。本品清热泻火，火为气之余，盖血随气而行，气降则火降，火降则血自归经，同时又有凉血止血之功效。

治血热妄行，呕血、吐血、衄血、咯血等上部出血。栀子与大蓟、小蓟、荷叶、侧柏叶、茅根、茜草根、大黄、牡丹皮、棕榈皮各烧存性共为散，用藕汁、萝卜汁或京墨汁调服。凉血止血。（元《十药神书》十灰散）

治肝火犯肺之咳血，痰中带血，痰稠不爽，心烦口渴，颧红便秘，舌红苔黄，脉弦数。黑栀子与青黛、瓜蒌仁、诃子、海粉共为细末，炼蜜、姜汁和匀制为丸，温开水送服。清火化痰，止咳止血。（元《丹溪心法》咳血方）

治疗实热女子血崩，量多稠色红，口燥唇焦，舌红苔黄，脉实数。焦栀子与黄芩、黄连、生地、白芍、丹皮、莲须、地榆、牡蛎、甘草水煎服。清热止血。（清《女科辑要》崩证极验方）

治下焦瘀热所致的血淋，尿血，小便频数，尿道涩痛，舌红，苔薄白，脉数。栀

子与小蓟、生地、滑石、通草、炒蒲黄、淡竹叶、藕节、当归、炙甘草水煎服。凉血止血，清热通淋。（宋《严氏济生方》小蓟饮子）

治鼻出血。栀子烧灰存性，为粉吹鼻。（《简易方论》）

【炮制】栀子　取原药材，拣去杂质，即可入药。

炒栀子　取栀子捣碎，入锅文火炒至金黄色，取出放凉入药。

栀子炭　取栀子捣碎入锅，武火炒至黑褐色，水喷灭火，取出放凉入药。

【用法】5~10克水煎服，宜打碎入煎，亦入丸散，外用适量。炒栀子减其寒性，多用与清热除烦；栀子炭多用于凉血止血；余病症则用栀子。

【临床研究】治跌打软组织损伤肿痛　栀子、大黄、赤小豆、没药各等份共为细粉，取适量蜜调膏外敷，日换一次，消肿止痛效果很好。（贾宪亭）

◎ 夏枯草　出《神农本草经》

【别名】铁色草、棒柱头花、棒槌草等。

【基原】夏枯草为唇形科植物夏枯草的干燥果穗。

【主产地】全国大部分地区有分布，以浙江、江苏、安徽、河南省较多。多生长在山坡、荒地、路旁、林边、草丛阳光充足湿地。

【采集·药材质量】夏秋当果穗半枯呈棕红色采收。干燥果穗呈圆柱宝塔形，长2.5~6.5厘米，直径1~1.5厘米，棕色或淡紫色褐色，宿萼十数轮，每轮有5~6个，具短柄宿萼，下方对生苞片2枚，似肾形，淡黄色，对生轮状排列明显，先端尖长尾状，背面生白粗毛，花冠及雄蕊多已脱落。小坚果4枚，棕色，有光泽。以体轻、质脆、微有青香、味淡、穗大、紫褐色、完整、干燥者佳。（见图38）

【主要成分】本品穗含花色甙、熊果酸、右旋樟脑、右旋小茴香酮、全草含三萜皂甙、咖啡酸、生物碱、维生素 B_1、维生素 C、维生素 K、胡萝卜素、树脂、挥发油、氯化钾等。

【药理】1.夏枯草的穗茎叶煎剂醇浸出液均有降压作用。2.在体外实验对痢疾杆菌、葡萄球菌、伤寒杆菌、绿脓杆菌、大肠杆菌、人型结核杆菌等均有不同程度的抑制作用。3.煎剂能兴奋子宫，增强肠蠕动，对艾氏腹水癌及肉瘤180有抑制作用。临床上可用于肺结核，渗出性胸膜炎，细菌性痢疾等的治疗。

【性味归经】辛、淡、微苦，凉。归肝、胆经等。

【功效】缓肝明目，解郁散结。

【歌诀】　夏枯草凉缓肝火　头痛眩晕用无错
　　　　目珠疼痛流泪症　解郁散结消瘰疬

【应用】

1.用于头目眩晕，目珠疼痛。本品微苦凉，归肝胆经，有补肝血缓肝火之能，头为空窍，诸阳之会，肝虚者，水不涵木，夹痰火生则头晕目眩。

治头晕目眩。本方可与冰糖炖服。（《闽东本草》）

治肝虚目睛痛，冷泪不止，筋脉痛，眼羞明怕日。夏枯草与香附共为末，腊茶调下。（宋《简明济众方》补肝散）

治头晕目昏，视物模糊，干涩流泪。夏枯草、熟地、山药、山茱萸、丹皮、茯苓、泽泻、白芍、菊花、枸杞子等同用。

治肝虚头晕。夏枯草与熟地、山药、山茱萸、丹皮、茯苓、泽泻、益母草、杜仲、桑寄生、怀牛膝等同煎服。

2. 用于瘰疬、瘿瘤、乳痈。本品少苦微辛，则能降泻，味辛能疏化使气血运行、则使凝结之痰能散。

治瘰疬马刀，未溃已溃或日久成漏。单用本品煎脓成膏服并外涂。（明《摄生众妙方》夏枯草汤）

治乳痈初起。本品与蒲公英水煎和酒服。（《本草汇言》）

瘿痛。本品与半夏、贝母、黄药子等同用。

【炮制】夏枯草穗　取原药材，去梗、杂质、尘屑，切段，即可入药。

【用法】15~30 克水煎服或熬膏服。

【临床报道】

1. **治疗肺结**　对浸润型、慢性纤维空洞型、血型播散型肺结核均有一定的疗效。方法：夏枯草 2 两，水煎日 2~3 次口服；或用夏枯草 20 斤，加水煎至 5000 毫升，加红糖 2 斤收膏，早晚各服 1 次，每次约 7~15 毫升，1 个月为 1 疗程。服药后咳嗽、胸痛、咳痰、发热、咳血等症状均见减轻或消失。病灶不同程度吸收或好转。

2. **治疗渗出性胸膜炎**　用夏枯草 1 斤，加水 2000 毫升，煎至 1000~1200 毫升，每次口服 30~50 毫升，日服 3 次。必要时对症治疗但不加抗痨药物。治疗 9 例渗出性胸膜炎患者，除 2 例好转自动出院外，余均治愈。平均治疗 35.6 天，退热 7.7 天，积液吸收 24.7 天。（以上 2 条摘抄《中药大辞典》夏枯草）

【临床研究】我认为夏枯草性味辛微苦凉，非真寒之药。本人曾使用夏枯草 60 克，水煎，每日 2 次分服，连用 5 天，没觉有寒意，自觉胃脘少闷，但无肠鸣、腹泻及其他副作用，所以性凉较为真实。治肝虚水不含木型高血压效果良好，说明少清肝，稍有补肝血之意。（贾宪亭）

◎ 决明子　出《神农本草经》

【别名】草决明、还瞳子、假绿豆、千里光、马蹄子等。

【基原】决明子为豆科植物决明成熟的干燥种子。

【主产地】全国大部分地区有产，主产安徽、浙江、四川、广东、广西等省区。

多生长在山坡、河边、路旁、农村庄周围向阳的地方。

【采集·药材质量】秋季果实成熟时采收，晒干，打出种子，扬去荚壳、杂质、再晒。干燥种子呈四棱短圆柱形，一端钝圆，一端倾斜并有尖头，酷似马蹄。长4~6毫米，宽2~3毫米，棕绿色或暗棕色，平滑有光泽，背腹面各有一条突起的棱线，棱线两侧各有1条浅色而稍凹陷的线纹。质坚硬，不易破碎，横切面种皮薄，可见灰白色至淡黄色的胚乳，子叶黄色或暗绿色，强烈折叠而皱缩。以颗粒均匀、饱满、黄色、无气味微苦者佳。（见图39）

【主要成分】本品主含大黄酚、大黄素、大黄酸、芦荟大黄素、决明子素、决明苷、决明酮、决明内酯、甾醇、脂肪酸、糖类、蛋白质、维生素等。

【药理】决明子水浸剂及醇浸液对实验动物均有降压，降脂作用，有抗菌和止泻作用。体外实验对葡萄球菌、白喉、伤寒、副伤寒、大肠杆菌均有抑制作用。还能增强白细胞吞噬功能，还有保肝、抗血小板聚集作用。临床可用于治疗血清胆固醇增高，原发性、慢性肾炎性高血压等。

【性味归经】甘、微苦，凉。归肺、肾、大肠等。

【功效】清肝明目，润肠通便。

【歌诀】　　决明子微苦甘凉　　归属肝肾及大肠
　　　　　　肝经风热目赤泪　　热结肠燥便通畅

【应用】

1. 用于眼赤，昏暗，本品微苦甘凉，为厥阴肝经正药，甘得土则补，苦可泻热，凉则益阴泻肝气而不损正。肝开于目，瞳子属肾，故主青盲目淫，目赤痛泪出，疏散风热，为治目收泪止痛眼科要药。

治急性结膜炎。本品与菊花、蔓荆子、木贼水煎服。（《河北中草药手册》）

治失明，如绢中视物不清，目无它病。用决明子水煎服。忌食鱼、虾、猪肉、蒜、辛菜。（南北朝《僧深集方》决明散）

治雀目。决明子与地肤子共为散，清粥调下。（《圣惠方》）

治风热目赤，目泪不收，眼痛不止。本品常与桑叶、菊花、木贼、刺蒺藜、枸杞子、蔓荆子、谷精草等同用。

治肝肾不足，瞳神散大，视物昏花，内障，青盲，眼疲劳，两眼酸胀，干涩，头晕目眩，头痛，目痛，视力减退，迎风流泪，云雾移睛。本品与熟地、生地、麦冬、天门、杏仁、人参、茯苓、五味子、白蒺藜、石斛、肉苁蓉、川芎、炙甘草、炒枳壳、青葙子、防风、黄连、犀角、羚羊角、菊花、菟丝子（酒浸）、山药、枸杞子、牛膝共为细末，炼蜜为丸，黄酒或淡盐汤送下。养肝滋肾明目。（元《原机启微》石斛夜光丸）本方加减可用于治疗玻璃体混浊，视神经萎缩，流泪症，屈光不正，黄斑变性等。

治热毒上攻，目赤肿隐涩羞明，舌红苔黄，脉弦。决明子与栀子、黄芩、龙胆草、

车前子、升麻、炙甘草、羚羊角共为细末,温开水调下。清热解毒,泻肝明目。(宋《太平惠民和剂局方》羚羊角散)

治风热上扰,目赤初起,肿痛胗多羞明,恶寒发热。决明子与石决明、荆芥、甘草、白芍、蔓荆子、菊花、麻黄、防风、桃仁、当归、川芎、红花、甘草水煎服。疏散风热,养血行瘀。(明《医方考》消风养血汤)

2. 用于肠燥便秘。本品甘凉,多脂而润,有清热润燥通便作用。

治肠燥便秘。症轻者可用本品煎水当茶服。稍重者可与瓜蒌仁、大麻仁、郁李仁等同用,润肠通便。

3. 用于头晕目眩。本品清凉泻火,有平抑肝阳之功效。

治疗肝阳上亢及肝火头晕目眩,头痛。本品炒黄煎汤代茶服,或与钩藤、牡蛎、白芍、菊花、青葙子、牛膝、麦芽等同用。

【炮制】决明子　取原药材,去杂质洗净,晒干入药。

炒决明子　取决明子入锅,文火炒至多数有爆裂声,闻到药香气,取出放凉入药。

【用法】10~15克水煎服,宜打碎入煎,或入丸散。炒后凉性减,有效成分宜出,并能提高疗效,多用于肝肾不足,目昏视力减退;余病症则多用决明子。

【临床报道】降低血清胆甾醇　决明子30克,水煎2次分服,服2~4周,96%降至正常,头晕、恶心、乏力等症状都有所改善。副作用有轻度腹泻、恶心、但继续服药,可自行消失。(摘抄《中药大辞典》决明子)

◎ 谷精草　出《开宝重订本草》

【别名】戴星草、珍珠草、天星草、鱼眼草、流星草等。

【基原】谷精草为谷精草科植物谷精草带花茎的头状花序。

【主产地】浙江、江苏、安徽、台湾、广东、江西、湖北、湖南等省多产。主要生长在沟溪、小湖边,田边湿地。

【采集·药材质量】秋季将花茎拔出,除去泥杂,晒干,扎成小把。带花的头茎花序,全体呈淡绿色,花茎纤细,长短不一,淡黄绿色,是4~5条扭曲棱线,有光泽,质柔软。头状花序呈半球形,直径4~5毫米,底部有黄白色总苞,总苞片层层紧密排列呈盘状,有光泽,浅黄色,上部边缘密生白色短毛,花序顶部灰白色,用针层层挑开,可见数十朵雌、雄花,揉碎时有较多数黑色小粒及灰绿色小型种子。花序下连一细长花茎,长约15~18厘米,有光泽,质软,不易折断,味淡,久嚼成团。以珠大而紧、灰白色、花茎短、黄绿色、无根叶及杂质、干燥者佳。　(见图40)

【主要成分】主含谷精草素。

【药理】水煎剂体外实验,对某些皮肤真菌有抑制作用,对绿脓杆菌、大肠杆菌、肺炎球菌均有抑制作用,临床上可治疗眼翳、偏正头痛。

【性味归经】甘，平。归肝、胃经。

【功效】疏散风热，明目退翳。

【歌诀】　　谷精草药性甘平　　归入肝经和胃经
　　　　　　风热头痛牙齿痛　　退翳明目泪羞明

【应用】

1. 用于目赤翳膜。本品体轻性浮，上行阳明直达巅顶，能疏散风热头痛，明目退翳在菊花之上，善治眼病。

治风热目赤，眼内黄膜上冲。赤膜下垂。谷精草与黄芩、蝉蜕、木贼、甘草、苍术、蛇蜕共为细末，夜温开水调下。清热疏风，退翳明目。（明《证治准绳》神消散）

治男女老幼，久患目疾，云翳遮睛，目不明。谷精草与木香、菊花、蔓荆子、陈皮、熟川军、蝉蜕、薄荷、密蒙花、白蒺藜、甘草、木贼、黄连、玄参共为细末，水泛为丸，久服以愈为度。（现代《重订十万金方》眼病·66方）

治风热目翳，或夜间视物不明。谷精草与鸭肝或豆腐炖服。（《福建民间草药》）

治目中翳膜。谷精草与防风为末，米饮调服。（《纲目》）

治小儿痘疹眼中生翳。本品与生蛤粉、黑豆皮、白芍共为细末，与猪肝炖熟。（《摄生众妙方》）

2. 用于风热头痛，牙痛咽喉痛，本品甘平入肝，质轻气浮而散，凉肝清热，疏上焦风热而止痛。

治风热牙齿疼痛。本品与蟾酥、枯矾、麝香共为散，水调敷患处。（宋《太平圣惠方》谷精草散）

治风热头痛，牙痛，喉痛。本品与菊花、川芎、蔓荆子、薄荷、甘草、白芷、防风、牛蒡子等同用。

【炮制】谷精草　　取原药材，拣去杂质，淋湿切段，晒干入药。

【用法】5~15克水煎服，亦入丸散，外用适量。

【临床报道】治鼻渊头痛，鼻塞不通，嗅觉消失，鼻涕黄稠者。

谷精草15克，蔓荆子15克，白芷4.5克，防风3克，草决明9克，菊花9克，青箱子6克，密蒙花9克，夜明砂6克，钩藤6克，木贼6克，辛夷3克水煎服。（验方《新中医》1974.1.）

◎ 密蒙花　　出《开宝重订本草》

【别名】小锦花、蒙花等。

【基原】密蒙花为马前科植物密蒙花树未完全开放的干燥花蕾及花序。

【主产地】福建、安徽、河南、湖北、四川等省。多生长于山坡、丘陵、河边、林边灌木丛或草丛中。

【采集·药材质量】早春 1~3 月间，采集未完全开放的花蕾除去杂质，晒干。花序为多数小花蕾簇生而成，形状大小不一，表面灰黄色，或淡褐色，密被毛茸，单个花蕾成棒状上粗下细，长 3~6 毫米。顶端圆而稍膨大，花萼钟状，4 裂，花冠筒状，裂瓣淡紫色，全体柔软而易碎，断面中央黑色。以花蕾密集、灰黄色、有茸毛、质柔软、完整不碎、气微香者佳。（见图 41）

【主要成分】本品含刺槐苷，密蒙花皂苷 A、B，对甲氧基桂皮酰梓醇、梓苷、梓醇、刺槐素等。

【药理】所含刺花素有维生素 p 样作用，可降低血管通透性及脆性，有一定抗惊厥和解痉作用，有轻度利胆、利尿作用。临床上可用于眼翳，眼羞明，肝胆虚损，瞳仁不清等。

【性味归经】甘，微寒。归肝经。

【功效】清肝明目，祛风凉血。

【歌诀】　　密蒙花药甘微寒　　清肝明目不虚传
　　　　　　目赤肿羞明多泪　　翳障干涩多昏暗

【应用】

用于目赤翳障。本品甘凉入肝经，气味俱薄，可清肝经虚热，且有养肝润燥之功能，而明目退翳。

治风热湿热，眼赤肿痛。本品与菊花、荆芥、防风、黄连、龙胆草、白芷、甘草水煎服。疏散风热，清肝明目。（明《本草汇言》治风热眼赤肿方）

治风气攻注，两眼昏暗，多泪羞明，睑生风粟，隐涩难开，或痒或痛，渐生翳膜，及久患偏头痛，两眼渐渐觉昏涩。本品与木贼、羌活、菊花、刺蒺藜、石决明共为末，腊茶清调下。祛风清肝明目。（宋《太平惠民和剂局方》密蒙花散）

治眼羞明，肝胆虚损，瞳仁不清。密蒙花与羌活、菊花、蔓荆子、青葙子、木贼、石决明、蒺藜、枸杞子各等分为末，食后清茶送下。滋补肝肾，祛风明目。（宋《银海精微》密蒙花散）

【炮制】密蒙花　　取原药材，拣去杂质，去净灰尘泥沙，即可入药。

【用法】6~10 克服水煎服，亦入丸散。

◎ 青葙子　出《神农本草经》

【别名】野鸡冠花子、草决明、狗尾巴子等。

【基原】青葙子为苋科植物青葙成熟的干燥种子。

【主产地】全国各地均有分布，尤以长江以南较多。多生长在坡地、路旁、河滩、沙丘、向阳疏松的砂质土壤。

【采集·药材质量】秋末果实成熟时采摘果穗，晒干，搓出种子，除去杂质，晒干。干燥的种子呈扁圆形，中间微隆起，直径1~1.5毫米，黑色，表面平滑，有光泽，侧面微凹处有种脐，种皮薄而脆，易破碎，内白色，微臭。以黑色、光亮、饱满、体滑、干燥、味苦、无杂者佳。（谨防鸡冠花子混淆，鸡冠花子味甘）（见图42）

【主要成分】本品主含丰富的硝酸钾、对羟基苯甲酸、青箱子油脂、氨基酸、棕榈酸胆甾烯酯、脂肪油、烟酸等。

【药理】1.本品经动物实验有降压作用；2.青箱子油有扩瞳作用；3.水煎剂对绿脓杆菌有较强的抑制作用；临床上可用于夜盲症，头风痛，高血压。

【性味归经】苦，凉。归肝经。

【功效】疏散风热，清肝明目，退翳。

【歌诀】　　青箱子药苦微寒　疏散风热归入肝
　　　　　　清肝明目退翳障　高血压头晕目眩

【应用】

用于风热头痛目赤，翳障。本品苦寒降泄，入厥阴肝经，与决明子治风热眼疾功效相似，能疏散肝经风热。统治眼科风热肝火所至诸疾。

治暴发火眼，红肿流泪。本品与龙胆草、栀子、菊花、石决明、决明子、大黄、玄明粉、蝉蜕、谷精草、木贼、金银花、木通、甘草、灯心草、竹叶水煎服。疏风清热，清肝明目。（现代《重订十万金方》眼病·15方）

治云翳遮睛。本品与当归、熟地、生地、龙胆草、青皮、木香、犀角、茺蔚子、羚羊角、枳壳、甘草共为细末，制丸服。凉血清肝，退翳明目。（现代《重订十万金方》眼病·16方）

治风热泪眼。青箱子与鸡肝炖服。（《泉州本草》）

治夜盲目翳，青箱子与乌枣炖服。（《闽东本草》）

治肝火目赤肿痛，目生翳膜，视物昏暗。青箱子与密蒙花、决明子、谷精草等配伍应用。

【炮制】青箱子　取原药材，拣去杂质，即可入药。

炒青箱子　取青箱子入锅，文火炒至多有爆裂白花，有清香气，取出放凉入药。

【用法】10~20克水煎服，亦入丸散。炒后减其寒性有效成分易出，补肝肾明目多用炒青箱子。余病症则用青箱子。

【注意】本品有扩瞳作用，青光眼患者忌服。

【临床报道】治疗高血压病　取青箱子1两，水煎2次，滤液混合，每日3次服，临床治疗5例，血压均在160~230/100~135毫米汞柱之间，经用药1周后，血压降至125~145/78~90毫米汞柱。（摘抄《中药大辞典》青箱子）

第二节　　清热燥湿药

本类药物多苦寒，苦能燥湿，寒则清热泻火，故有清热燥湿之效，多用于湿热症和火热症。

◎ 黄连　出《神农本草经》

【别名】川连、川黄连、王连、支连等。

【基原】黄连为毛茛科植物黄连、三角叶黄连或云连的干燥根茎。

【主产地】主产四川、云南、湖北等省。黄连主要生长在四川、湖北、贵州；三角叶黄连主产地四川西部；云连主产云南、西藏等地。多生长于山地林阴湿地，现多种植。

【采集·药材质量】立冬后采挖，除去残茎、叶、去净泥沙、须根，晒干或烘干。黄连多聚集成簇，常弯曲，形似鸡爪，单枝根长 3~6 厘米，直径 0.3~0.8 厘米，表面灰黄色或黄褐色，粗糙，有不规则结节状，有须根及须根茎痕，有的节间表面平滑如茎杆，习称"过桥"，顶部有残余茎或叶柄。质坚实而硬，断面不整齐，基部暗棕色，木部金黄色，射线有裂痕，中央髓红黄色，偶有虚心，无臭，味极苦。以肥壮、连珠形、质坚实、断面红黄色、无残茎及须根、无空腐、干燥、味极苦者佳。三角叶黄连多为单枝，略成圆柱形，微弯曲，长约 4~8 厘米，直径 0.5~1 厘米，表面灰黄色或黄褐色，结节明显，有较多数须根残痕，"过江枝"较黄连少。以质坚实、条肥壮、连珠形、断面黄色、无残茎及须根、无臭、味极苦者佳。云连较为细小，弯曲呈钩状，多单枝，长约 1.5~8 厘米，直径 2~4 毫米，黄绿色或灰黄色。（见图43）

【主要成分】黄连主含黄连素（黄连小檗碱）、黄连碱、掌叶防己碱、吐根碱等多种生物碱，并含黄柏酮、黄柏内酯等。

【药理】本品有解热、抗炎、抗菌、抗心律失常、降压、利胆、抑制胃酸分泌、抗腹泻作用。有广泛的抗菌作用，对痢疾杆菌、结核杆菌、金黄色葡萄球菌作用最强，对钩端螺旋体、阿米巴原虫、滴虫、多种致病真菌、流感病毒也有抑制作用，另外有抗癌，抑制组织代谢及抗溃疡等作用。

【性味归经】苦，寒。归心、肝、胃、大肠经。

【功效】清热燥湿，泻火解毒。

【歌诀】　　黄连苦寒治肠胃　　湿热泻痢呕吐哕
　　　　　　高热烦躁火炽盛　　清心解毒实可贵

【应用】

1.用于火热炽盛，高热烦躁，瘟疫热病。黄连大苦，入心包经。苦能燥湿，寒能胜热，泻火解毒，降一切有余实火，尤善泻心经实火。

治外感热病高热，面红目赤，烦躁，神昏发狂，舌苔黄腻，热甚迫血妄行引起的吐血、衄血，疔疮走黄，丹毒肿痛，败血症，口舌生疮，湿热黄疸，下痢脓血等。黄连与大黄、黄芩水煎服。泻火解毒，清化湿热。（汉《金匮要略》泻心汤）本方加减可用于治疗上消化道出血，咯血，齿衄血，口腔炎，急性眼病，青年痤疮等。

治热毒充斥，气血两燔，大热烦躁，渴欲干呕，头痛如劈，昏狂谵语，或发斑吐衄，舌绛唇焦，脉沉细而数，或沉数，或浮大而数。黄连与黄芩、栀子、玄参、知母、石膏、生地、犀角片、桔梗、赤芍、连翘、丹皮、甘草、鲜竹叶水煎服。清热解毒，凉血泻火。（清《疫疹一得》清瘟败毒饮）

治热毒壅盛三焦，充斥表里上下一切实热火毒，大热烦躁，口燥咽干，谵语发狂，湿热黄疸，痢疾，疔疮走黄，热甚吐衄，衄血发斑，舌红苔黄，脉数有力。黄连与黄芩、栀子、黄柏水煎服。泻火解毒，清化湿热。（唐《外台秘要》黄连解毒汤）

治胃有积热，火气上攻，牙痛牵引头脑，面颊发热，牙龈喜冷恶热，或牙龈出血或红肿溃烂，或唇舌颊腮肿痛，口气热臭，口干舌燥，舌红苔黄，脉滑大而数。黄连与当归、生地、丹皮、升麻水煎服。清胃凉血。（金《兰室秘藏》清胃散）本方加减可用于治疗牙周病，牙龈出血，口腔溃疡，痤疮等。

治肝经火旺，胁肋疼痛，呕吐吞酸，嗳气嘈杂，口干口苦，舌红舌黄，脉弦数。黄连与吴茱萸共为末，蒸饼为丸服。清泻肝火，降逆止呕。（元《丹溪心法》左金丸）

2. 用于肠胃湿热，肠胃不和，泻痢呕吐。黄连入肠胃，苦能燥湿，寒则泻火，尤善清中焦湿热，胃火得平呕则止。古方以黄连治痢为最，故为治痢君药。

治胃失和降，寒热互结，胃气不和，心下痞满不痛，干呕或呕吐，肠鸣下痢，苔薄黄或黄腻，脉弦数。黄连与半夏、黄芩、人参、干姜、甘草、大枣水煎服。和胃降逆，开结散痞。（汉《伤寒论》半夏泻心汤）

治湿热痢疾，大便脓血相间，腹痛，里急后重，苔黄腻。本品与木香共为散，制为丸温开水送服。清热燥湿，行气化滞。（唐《兵部手集方》香连丸）

治湿热泻痢，腹痛，大便脓血，赤白相兼，里急后重，肛门灼热，小便短赤，苔黄腻。黄连与白芍、当归、黄芩、大黄、木香、槟榔、肉桂、炙甘草水煎服。清热燥湿，调和气血。（金《素问病机气宜保命集》芍药汤）

治外感湿热、表证未解，热邪入里，身热下痢，胸脘烦热，口干渴，苔黄脉数。黄连与黄芩、葛根、甘草水煎服。解表清里，止泻止痢。（汉《伤寒论》葛根黄芩黄连汤）

治胃肠不和，寒热失调，胸中有热，胃中有寒，胸中烦闷不舒，泛泛欲吐，腹中痛，或肠鸣泄泻，舌苔白滑黄，脉弦。黄连与半夏、甘草、干姜、桂枝、人参、大枣水煎服。平调寒热，和胃降逆。（汉《伤寒论》黄连汤）

3. 用于夏季暑热所致病症。本品苦寒，清热解毒，功专泻火，又能退伏热而消暑。

治外感暑热，皮肤蒸热，头痛而重，自汗肢倦，烦躁口渴，或呕吐泄泻。姜黄连与香薷、姜厚朴水煎服。祛暑解表，清热除烦。（宋《类证活人书》黄连香薷饮）

治暑热耗伤气津,身热多汗,口渴心烦,体倦少气,脉虚数。黄连与西洋参、石斛、麦冬、竹茹、荷梗、知母、甘草、粳米、西瓜翠衣水煎服。清暑益气,养阴生津。(清《温热经纬》清暑益气汤)

治中暑突然昏倒,不省人事,身热口渴。黄连与黄芩、栀子、连翘、葛根、茯苓、半夏、甘草水煎服。清热解暑。(清《医醇賸义》黄连涤暑汤)

4.用于痈疽疔毒,湿疮,耳目口舌咽喉肿痛。本品清热燥湿,泻火解毒,上清头目,下注小肠,外达皮肤,尤善清心火,"诸痛痒疮皆属于心"。

治痈疽疮疡,红肿热痛,憎寒壮热,大渴引饮,口苦唇焦,便秘烦躁,脉洪数。黄连与黄芪、黄芩、黄柏、连翘、知母、生地、当归、防己、人参、甘草、苏木、陈皮、泽泻、羌活、独活、藁本、桔梗、防风共为粗末水煎服。益气活血,消热解毒。(金《东垣试效方》黄连消毒饮)

治热毒疮疡,痈疽肿痛,发热烦躁,二便秘涩,舌干口渴,脉沉数有力。黄连与黄芩、栀子、大黄、连翘、当归、薄荷、桔梗、甘草、槟榔、白芍、木香水煎服。清热解毒,活血消肿。(金《素问病机气宜保命集》内疏黄连汤)

治疮毒焮痛,痈疽疔疮,湿疹,烫伤感染。黄连与当归、黄柏、生地、姜黄,黄蜡用麻油按中医传统工艺熬成油腊膏外用。清热润燥,解毒止痛。(清《医宗金鉴》黄连膏)

治痈疽肿毒已溃未溃。黄连与槟榔各等份为末,鸡蛋清调敷。(《简易方论》)

治脓疱疮,急性湿疮。黄连与松香、海螵蛸各等份为末,加黄蜡、麻油熔化摊贴。

治湿疹。黄连与黄柏、白芷、枯矾、乌贼骨各等份共为细末,干用麻油调敷,渗出液多用干粉外撒。

治疗风热,上中二焦及心脾热盛诸症,心膈烦热,牙龈肿痛,口舌生疮,咽喉肿痛,暴发火眼,大便燥结,小便黄赤。黄连与黄芩、大黄、栀子、石膏、荆芥穗、赤芍、连翘、当归、薄荷、桔梗、玄参、菊花、川芎、天花粉、黄柏、甘草共为细末,水泛为丸,温开水送服。清热疏风,泻火通便。(清《清太医院配方》黄连上清丸)

治咽喉肿痛,口舌生疮,牙痛齿衄,乳蛾赤肿。黄连与青黛、儿茶、煅人中白、薄荷、煅硼砂、甘草、冰片共为细末,吹于患处,或用麻油调匀,擦患处。清热解毒,消肿止痛。(现代《上海市药品标准》青黛散)本方加减可用于治疗牙龈炎及口腔溃疡,急性扁桃体炎,湿疹,脓疱疮等。

5.用于心火盛,失眠多梦,心烦不安。本品苦寒入心,清心降火除烦,制偏亢之心阳,主烦躁,不眠诸症。

治心阴不足,心阳有余之心火亢盛,阴血不足,惊悸怔忡,失眠多梦,胸中烦热,舌质红,脉细数。黄连与甘草、当归、生地、朱砂(水飞为衣)除朱砂外共为末,汤浸蒸饼制丸,朱砂为衣,睡前温开水送服。养阴清热,镇心安神。(金《内外伤辨惑论》

朱砂安神丸)

治心血不足,短气自汗,心烦口干,失眠健旺,善惊易怒,舌质淡红,尖生芒刺,脉细数等。黄连与琥珀、龙齿、远志、茯神、酸枣红、柏子仁、人参、当归、石菖蒲、生地、牛黄、朱砂共为细末,猪心血和丸,金箔为衣,灯草煎汤送服。养心安神,清热镇惊。(明《证治准绳》琥珀养心丸)

主治热入少阴,心中烦热,失眠,舌红苔黄燥,脉细数,或热病后期,余热未清,阴液亏损,虚烦不眠。黄连与黄芩、白芍水煎取汁加入鸡子黄、阿胶(烊化)兑入共搅匀服。滋阴降火,除烦安神。(汉《伤寒论》黄连阿胶汤)本方加减可用于治疗顽固性失眠,焦虑症,情感性精神病,头痛等。

治心肾不交所致的心烦不安,下肢不温,白天困倦,晚上不能入睡,舌红无苔,脉虚数。黄连与肉桂共为末,炼蜜为丸,睡前1小时服。交通心肾,安眠。(明《韩氏医通》交泰丸)

治痰火上扰,虚烦不眠,口苦,眩晕,心烦,舌黄腻,脉滑数。黄连与陈皮、半夏、茯苓、枳实、竹茹、甘草、生姜水煎服。清热燥湿,化痰和中。(清《六因条辨》黄连温胆汤)本方加减可用于治疗精神分裂症,眩晕等。

总之,黄连是一味大寒之药,苦能燥湿,寒能胜热,能清肺、心、肝、脾、胃、大肠、小肠一切有余之火。上清头目,中清肝胃,下通脘滞,外达肌肤、痈、疽、疮、疗、皮肤湿疹、血热妄行多种出血,凡湿热有余证,皆可辨证用之。

【炮制】**黄连** 取原药材,去净泥沙,须根,杂质,洗净闷透,切片晒干入药。

酒黄连 取黄连片,用黄酒拌匀,闷至酒吸尽,入锅文火炒干,取出放凉入药。(一般黄连100克,用黄酒20克)

姜黄连 取黄连片,用姜汁拌匀,待吸收,入锅文火炒干,取出放凉入药。(一般黄连片100,用生姜汁15克左右)

萸黄连 取黄连片加吴茱萸煎剂拌匀,待汁吸收,入锅文火炒干,取出放凉入药。(一般黄连片100克,用吴茱萸10克煎取汁)

【用法】3~10克水煎服,亦入丸散,外用适量。酒黄连引药上行,多用于上焦头目之火;姜黄连缓和寒性,增强止呕功效,多用于和胃止呕;萸黄连缓其苦寒,多用于清气分湿热,散肝胆火郁,肝气犯胃吞酸吐酸;余病症则多用黄连。

【注意事项】脾胃虚寒者忌服。

【临床报道】

1. 治疗伤寒 黄连为粉装入胶囊,每次服2克,每4小时服1次,直指体温降至正常,再服3~5天为止。治疗15例,临床治疗13例,完全退热5.6天,有人报道用香连丸治疗伤寒带菌者137例,绝对疗效在98%以上,也有报道治疗伤寒带菌者11例无效。

2. 治疗烧伤 用5%~10%的黄连油治疗一、二度新鲜烧伤,可使疮面迅速干燥,一般 24~48 小时，即可结痂，有明显的抗感染，缩短疗程。

3. 治疗妇科疾病 用20%的黄连浸剂浸渍的阴道用棉栓，治疗49例滴虫性阴道炎，治愈率达95%以上。黄连用于治疗宫颈糜烂和妇科其他炎症亦有一定疗效。（以上摘抄《中医大辞典》黄连）

◎ 黄芩 出《神农本草经》

【别名】腐肠、元芩、黄金茶等。

【基原】黄芩为唇形科植物黄芩的干燥根。

【主产地】主产辽宁、吉林、山西、陕西、河北、河南、四川等省。向阳草坡、路边、林缘干燥之地多产。

【采集·药材质量】春秋二季选挖生长3~4年枯株，除去茎苗，泥沙，晒后撞去粗皮，再晒干。干燥的根茎呈倒圆锥形，扭曲，长8~25厘米，直径1~3厘米，棕黄色或深黄色，上部较粗，有扭曲的纵纹，或不规则网纹，下部有顺纹和细纹，质硬而脆，易折断，断面黄色，中间黄棕色；老芩中心枯朽或中空。总之，以条粗整、质重、黄绿色、外粗皮除净、干燥、甜苦气、味苦者佳。（见图44）

【主要成分】黄芩主含黄芩甙元、黄芩新苷、汉黄芩素、汉黄芩苷、黄芩新素、油酸、苯甲酸、黄芩酶等。

【药理】本品有抗菌、抗病毒、抗炎、抗变态反应。煎剂体外实验对葡萄球菌、链球菌、伤寒杆菌、痢疾杆菌、肺炎球菌、脑膜炎双球菌均有抑制作用，对多种皮肤真菌，流感病毒及钩端螺旋体，亦有抑制作用。另外，还有解热，降压，利尿，镇静，利胆，保肝，降低毛细管通透性，抑制肠管蠕动，降血脂，抗氧化等作用。临床上可用于治疗小儿急性上呼吸道感染、慢性气管炎、肾炎、高血压病等。

【行为归经】苦，寒。归肺、肾、胆、大肠经。

【功效】清热燥湿，泻火解毒，止血，安胎。

【歌诀】　　黄芩苦寒治黄疸　湿热痞阻呕渴烦
　　　　　　疮痈肿痛热咳痰　血热妄行胎不安

【应用】

1. 用于湿温，暑温，湿热胸闷，瘟疫热毒，黄疸泻痢。本品苦寒，苦能燥湿，寒以胜热，其性清肃，所以能除湿热之邪，尤善清上中焦湿热。

主治湿温发热，湿热并重发热身痛，汗出热解，继而复热，渴不多饮，或竟不渴苔薄黄而滑，脉缓。黄芩与滑石、茯苓皮、大腹皮、白蔻仁、猪苓、通草水煎服。清热利湿。（清《温病条辨》黄芩滑石汤）

治湿温初起，邪在气分，湿热并重，身热倦卧，胸闷腹胀，无汗而烦，或有汗热而不退，尿赤便秘，或泻而不畅，有热臭气，或身黄口渴，苔白少黄厚腻，或身目俱黄，脉缓滑者。

黄芩与连翘、茵陈、石菖蒲、川贝母、木通、射干、薄荷、白豆蔻、藿香、滑石共为细末，开水冲服，或神曲糊丸服，或水煎服。利湿化浊，清热解毒。（清《续名医类案》甘露消毒丹）本方加减可用于治疗传染性肝炎、肠伤寒、急性胃肠炎、胆囊炎等。

治中暑突然昏倒，不省人事，身热口噤。黄芩与黄连、栀子、连翘、葛根、茯苓、半夏、甘草水煎服。清热解暑。（清《医醇賸义》黄连涤暑汤）

治湿热中阻，胃气不和，心下痞满不痛，干呕或呕吐，肠鸣下痢，舌苔薄黄而腻，脉弦数。黄芩与黄连、人参、半夏、干姜、炙甘草大枣水煎服。和胃降逆，开结散痞。（汉《伤寒论》半夏泻心汤）

治温热，暑疫所致的高热不退，惊厥神昏，谵语发狂，斑疹色紫，口糜咽烂，目赤烦躁，舌质紫绛。黄芩与犀角、玄参、生地、金银花、连翘、板蓝根、石菖蒲、天花粉、紫草、淡豆豉共为细末，制丸服。清热解毒，凉血开窍。（清《温热经纬》神犀丹）

治湿热痢疾，腹痛便脓血，赤白相兼里急后重，肛门灼热，小便短赤，苔腻微黄。黄芩与黄连、当归、白芍、大黄、槟榔、木香、肉桂、炙甘草水煎服。清热燥湿，调气和血。（金《素问病机气宜保命集》芍药汤）

治下痢腹痛，身热口苦，或痢疾腹痛有热，舌红苔黄，脉数。黄芩与白芍、炙甘草、大枣水煎服。清热止痢，和中止痛。（汉《伤寒论》黄芩汤）

治湿热黄疸。黄芩与茵陈、栀子、丹参、郁金等同用。

2. 治肺热咳嗽，少阳郁热。本品苦寒，入肺胃胆经，能泻肺胃上中焦之火，降胸中逆气，清膈上热痰，透少阳郁火。

治热壅肺气，咳嗽声哑，痰稠黄而粘，咽喉不利。黄芩与栀子、桔梗、贝母、前胡、知母、桑白皮、甘草水煎服。清热利咽，上咳化痰。（清《不居集》清咽宁嗽汤）。

治肺胃实热，咳嗽痰黄，咽喉疼痛，口干，大便秘结。黄芩与栀子、知母、桔梗、苦参、前胡、天花粉、大黄、黄柏共为末，炼蜜为丸温开水送服。清热化痰。（明《寿世保元》清肺抑火丸）

治痰热内结，咳嗽痰黄，黏稠难咳，胸膈痞满，甚则气急呕恶，舌质红，苔黄腻，脉滑数。黄芩与瓜蒌仁、胆南星、半夏、茯苓、枳实、陈皮、杏仁共为细末，姜汁为丸，温开水送服。清热化痰，降气止咳。（明《医方考》清气化痰丸）

治咽喉肿痛，音哑声嘶，口干舌燥，咽下不利。黄芩与黄连、栀子、玄参、麦冬、桔梗、甘草、山豆根、胖大海、薄荷、硼砂、金果榄、射干、金银花、诃子、锦灯笼、川贝母共为末制丸，温开水送服。清热化痰，利咽开音。（现代《全国中成药处方集》清音丸）

治邪在少阳，寒热往来，口苦咽干，目眩等。黄芩与柴胡、人参、半夏、甘草、生姜、大枣水煎服。和解少阳。（汉《伤寒论》小柴胡汤）

3. 用于痈疽疮疡。本品苦寒，泻火解毒，清热凉血，可疗痈肿疮毒。

治痈疽疮毒红肿热痛，憎寒壮热，大渴引饮，口苦唇焦，便秘烦躁，脉洪数。黄芩与黄连、黄芪、黄柏、桔梗、藁本、防风、防己、知母、独活、连翘、生地、人参、甘草、当归、苏木、陈皮、羌活、泽泻水煎服。益气活血，清热解毒。（金《东垣试效方》黄连消毒饮）

治热毒疮疡，痈疽肿痛，发热烦躁，二便秘涩，舌干口渴，脉沉数有力。黄芩与黄连、栀子、连翘、薄荷、桔梗、甘草、当归、白芍、木香、大黄、槟榔水煎服。清热解毒，活血消肿。如（金《素问病机气宜保命集》内疏黄连汤）

治热毒壅滞肝胃二经，乳痈初起，红肿热痛，或身发寒热，舌红脉数。黄芩与瓜蒌仁、牛蒡子（炒）、天花粉、栀子、连翘、皂刺、金银花、甘草、陈皮、青皮、柴胡水煎加黄酒食远服。清热疏肝，通乳散结。如（清《医宗金鉴》瓜蒌牛蒡汤）

治湿毒浸淫皮肤所致的湿疹、疖疮、红肿燉痒、痱子、蚊虫咬伤。黄芩与大黄、黄柏、苦参制成细末，加入蒸馏水，医用石碳酸，用时摇匀外用，清热燥湿止痒。如（上海人民出版社版《中医外科学》三黄洗剂）

治火丹。黄芩为末，水调敷之。（《梅氏集验方》）

4.用于血热出血。本品苦寒，有清热凉血之功效，可用于治疗热迫火炽的吐血、衄血、便血崩漏等。

治吐血衄血，或发不至，皆心脏积热所致，黄芩捣细为散，用水煎去渣温服。（宋《圣惠方》黄芩散）

治吐血衄血。黄芩与生地、白芍、丹皮、地榆、侧柏叶、焦栀子、大黄炭、荆芥炭、白茅根、麦冬、甘草等酌情选用，凉血止血。

治湿热壅积，痔疮肿痛，下血不止，兼口苦，舌红绛，苔黄腻，脉滑数。黄芩与地榆、黄芪、赤芍、槟榔、枳壳、当归共为散水煎服。清热理气，行瘀止血。（宋《圣惠方》地榆散）

治阴虚血热之月经先期，色鲜量多，或经行多如崩等。黄芩与黄连、黄柏、知母、生地、当归、白芍、川芎、艾叶、香附、炙甘草水煎，阿胶（烊化）兑入服。凉血固经。（明《证治准绳》先期汤）

治湿热型血崩，量多色红稠黏，口干唇燥，舌红苔黄，脉数。黄芩与黄连、生地、白芍、丹皮、焦栀子、莲须、地榆、牡蛎、甘草水煎服。清热止血。（清《女科辑要》崩证极验方）

治血分湿热，月经先期量多，或色黑如黑豆汁质黏稠，舌红，苔黄，脉滑数。黄芩与黄连、当归、白芍、川芎、生地水煎服。清热凉血。（明《医方考》四物加黄芩黄连汤）

治血淋。黄芩与白茅根、小蓟、仙鹤草等同用。

5.用于胎热不安。本品苦寒，能降火下行，且清热凉血，血不妄行，则养血胎自安亦。

治妊娠血虚有热，胎动不安，舌红，脉滑小数。黄芩与当归、白芍、川芎、白术共为粗末，温开水送服。养血安胎，清热调经。（汉《金匮要略》当归散）本方加减可用于治疗胎动不安，月经不调，胎儿生长缓慢等。

治妊娠，气血两虚，胎动不安，或屡有流产，面色淡白，倦怠少食，舌质淡，苔薄白，脉滑无力或沉弱。黄芩与人参、黄芪、白术、当归、白芍、熟地、川芎、续断、砂仁、炙甘草、糯米水煎服。益气健脾，养血安胎。（明《景岳全书》泰山磐石饮）

治孕妇跌打损伤，胎动不安，舌有瘀点。黄芩与当归、白芍、生地、川芎、白术、砂仁水煎服。养血理伤，和气安胎。（清《伤科补要》安胎和气饮）

安胎。黄芩与白术（炒）共为散，粥为丸服。（《丹溪心法》）

【炮制】**黄芩**　取原药材，去杂质，洗净泥沙，水稍浸，捞出入笼中蒸半小时，取出切片，晒干入药。

酒黄芩　取黄芩片，用黄酒拌匀，待酒吸尽，入锅文火炒干，取出放凉入药。（一般黄芩 100 克，用黄酒 15 克）

炒黄芩　取黄芩片入锅，文火炒至表面微焦，颜色加深，取出放凉入药。

黄芩炭　取黄芩片入锅，武火炒至表面焦褐，边带黑星，存药性，喷水灭火，取出放凉入药。

【用法】4~10 克水煎服，亦入丸散，外用适量。清头目多用酒黄芩；清热安胎多用炒黄芩；止血多用黄芩炭；余病症则用黄芩。另外，还有子芩和枯芩之分。子芩为新根，条细坚实，色鲜，擅长泻大肠下焦实火；黄芩中的老者中空而枯者称枯芩，体轻主浮，专泻肺胃上中焦之火。

【临床报道】

1. 治疗小儿急性呼吸道感染　用 50% 的黄芩煎剂，2 岁以上服 8~10 毫升，5 岁以上酌加，日 3 次服。治疗急性呼吸道感染者 51 例，急性支气管炎 11 例，急性扁桃体炎 1 例，治后体温降至正常，症状消失者 51 例，无效者 12 例，体温多在 3 天内恢复正常，症状消失多为四天。

2. 治疗高血压　将黄芩制成 20% 酊剂，每次服 5~10 毫升，日服 3 次。治疗 51 例，服药前血压均在 150/100 毫米汞柱以上，服药 1~12 日后，血压下降 20/10 毫米汞柱以上者占 70% 以上，一般症状也随消失或减轻。据观察，本药虽较长时间服用，但仍发挥降压作用，无明显副作用。（以上 2 条摘抄《中药大辞典》黄芩）

◎ 黄柏　出《本草纲目》

【别名】檗木、黄檗、檗皮等。

【基原】黄柏为芸香科植物黄柏或黄皮树的干燥树皮。

【主产地】主产东北三省，河北统称关黄柏；其次湖北、四川、云南、贵州产称川黄柏。多生长在向阳山坡，山地杂木林中或山谷溪流附近。

【采集·药材质量】清明前后选择十年以上树龄，轮流分次剥去同株树皮，刮去外边粗皮晒干压平。关黄柏干燥的树皮呈弯曲的板片状，边缘不齐长短大小不一，厚约2~6毫米，有栓皮者表面灰白色，栓皮剥离者表面棕黄色，内表面灰黄色，质较松，易折断，断面多纤维，淡黄色。以片张大、皮厚、色鲜黄、无栓皮、气微、味甚苦、嚼之有黏性者佳。（见图45）

【主要成分】本品主含小檗碱、黄柏碱、多种生物碱，此外还有黄柏酮、β-谷甾醇、菜油甾醇、黄柏内酯等。

【药理】小檗碱体外实验，对金黄色葡萄球菌、肺炎双球菌、白喉杆菌、痢疾杆菌、结核杆菌等多种致病细菌、某些皮肤真菌、钩端螺旋体、乙肝表面抗原有抑制作用；另外，还有利胆作用，利尿、解热、降压、镇静、镇咳、抗胃溃疡、降低血糖，还有正性肌力和抗心律失常作用。临床上可用于治疗流行性脑脊髓膜炎、细菌性痢疾、肺结核、肝硬化、慢性肝炎等。

【性味归经】苦，寒。归肝、胆、肾、膀胱、大肠经。

【功效】清热燥湿，泻火解毒。

【歌诀】　　清热燥湿苦黄柏　　黄疸泻痢带淋涩
　　　　　　疮疡肿毒湿痒疹　　盗汗遗精下湿热

【应用】

1. 用于湿热带下，黄疸，泻痢，淋症，足痿等。本品苦寒，苦能燥湿，寒则泻火，尤长于清下焦湿热。

治湿热蕴阻下焦引起的带下，见黏稠，色黄，苔薄黄，脉濡滑数。盐黄柏与炒山药、炒芡实、酒车前子、白果水煎服。清热利湿止带。（清《傅青主女科》易黄汤）

治湿热所致的白带过多，苔黄，脉濡数。黄柏与樗皮、侧柏叶、黄连、香附、白术、白芍、白芷共为末，粥糊为丸，米汤送下。清热燥湿止带。（明《医方考》侧柏樗皮丸）

治湿热黄疸发热，小便黄赤，舌红苔黄，脉数。黄柏与栀子、甘草水煎服。清热祛湿退热。（汉《伤寒论》栀子柏皮汤）

治热毒下痢脓血，腹痛，里急后重，肛门灼热，渴欲饮水，舌红苔黄，脉滑数。黄柏与白头翁、黄连、秦皮水煎服。清热燥湿解毒，凉血止痢。（汉《伤寒论》白头翁汤）本方加减可用于治疗细菌性痢疾、中毒性痢疾、阿米巴痢疾等。

主治产后血虚热痢，血虚阴亏，热痢后重。黄柏与白头翁、黄连、秦皮、甘草水煎，阿胶（烊化）兑入服。清热止痢，养血滋阴。（汉《金匮要略》白头翁加甘草阿胶汤）

治湿热下注所致的热淋，小便涩痛，尿黄尿频等。黄柏与甘草、滑石、海金沙共为细末，早晚温开水冲服。清热通淋。（现代《中医方药手册》滑石黄柏散）

治湿热下注，阴虚火旺，小便癃闭，或小便淋浊疼痛，手足心热，舌质光红，脉细数。

黄柏与知母、生地黄、熟地黄、牛膝、猪苓、泽泻、龙胆草、车前子、绿豆加食盐少许水煎服。清热养阴，利水通淋。（明《景岳全书》化阴煎）

治疗湿热下注，筋骨疼痛，重着肿胀，痿软无力，或阴痒湿疹，妇人带下，小便短黄，舌苔黄腻，脉象濡数。黄柏与苍术共为细末，加入生姜汁服。清热燥湿。（元《世医得效方》二妙散）

主治湿热下注，肢体困重，痿软无力，或微肿麻木，苔黄，脉濡等。黄柏与苍术、川牛膝、当归、防己、萆薢、龟板共为细末，制丸服。清热利湿，活血养阴。（明《古今医鉴》加味二妙丸）

2.用于疮疡肿痛，湿疹痒等。本品既清热燥湿又能泻火解毒，治热毒疮肿等。

治一切实热火毒，大热烦躁，口燥咽干，谵语昏狂，湿热黄疸，痢疾，疔疮走黄，热甚吐血，衄血发斑，舌红苔黄，脉数有力。黄柏与黄芩、黄连、栀子水煎服。泻火解毒，清化湿热。（唐《外台秘要》黄连解毒汤）

治肺胃湿热，面部粉刺，色红痒痛，破则出白汁。黄柏与黄连、枇杷叶、桑白皮、人参、甘草水煎服。宣肺清热，化湿。（清《医宗金鉴》枇杷清肺饮）本方可用于治疗青春期痤疮等。

治湿热下注所致的臁疮，下肢丹毒，湿疹，红肿热痛，渗水，苔黄腻。黄柏与萆薢、薏苡仁、赤苓、丹皮、泽泻、滑石、通草水煎服。清热渗湿，凉血活血。（清《疡科心得集》萆薢渗湿汤）

治疮毒肿痛，痈疽疔疮，湿疮，烫伤染毒。黄柏与黄连、当归、生地黄、姜黄、麻油、黄蜡同用，上药除黄蜡外，浸入麻油内1天后，用文火煎枯，去渣滤清，加黄蜡熬收膏。外用摊敷。清热润燥，解毒止痛。（清《医宗金鉴》黄连膏）本方可用于治疗痈疽疮疡、脓疱疮、湿疹感染等。

治小儿脓疱疮，遍身不干，黄柏与枯矾为末掺之。（《简便单方》）

治湿疹浸淫肌肤，瘙痒流水，阴痒肿痛。本品与荆芥、苦参、蛇床子、龙胆草、苍术等同用，内服外用均可。

3.用于上焦实热，头晕目赤咽痛，齿龈肿痛，口舌生疮。本品苦寒入肾，最喜降相火，火不再狂越向上，上焦之火亦平。

治头昏头痛，耳鸣，目赤，咽痛，齿龈肿痛，口舌生疮，大便秘结，小便短赤。本品与黄连、栀子、荆芥穗、黄芩、连翘、桔梗、白芷、蔓荆子、川芎、防风、石膏、薄荷、甘草、大黄、菊花、赤芍、旋覆花共为末，水为丸，温开水送服。清热疏风，泻火通便。（现代《中成药》黄连上清丸）

治肺热伤津，声音嘶哑，咽喉肿痛，口干口渴。黄柏与知母、当归、熟地黄、生地黄、茯苓、天门冬、麦冬、诃子、阿胶、玄参、乌梅肉共为细末，加入人乳、甘梨汁、牛乳拌匀，炼蜜为丸服。清热润肺利音。（明《寿世保元》铁笛丸）

治阴虚火旺，咽喉肿痛，牙龈肿痛，舌红脉数。黄柏与当归、川芎、知母、天花粉、甘草、芍药、熟地、玄参、桔梗、竹沥等同用。滋阴降火。（明《寿世保元》滋阴降火汤）

治口疮。黄柏与细辛同用效果很好。

4.用于阴虚火旺，月经先期量多，骨蒸盗汗，遗精，尿血，肝肾不足的痿证。本品苦寒，性沉而降，乃是少阴肾经之要药，专治阴虚伏龙之火，且有凉血止血之功效。

治阴虚血热，月经量多。黄柏与知母、生地黄、当归、白芍、川芎等水煎服。滋阴降火，调经活血。（明《症因脉治》知柏四物汤）

治肝肾阴虚，虚火上炎，骨蒸潮热，面红生火，盗汗遗精，咳嗽咯血，心烦易怒，足膝疼痛，舌红少苔，尺脉数而有力。黄白与知母、熟地、龟板共为细末，另用猪脊髓蒸熟，捣如泥，炼蜜为丸。淡盐汤送服。滋阴降火。（元《丹溪心法》大补阴丸）

治阴虚内热，带下淋浊，色赤带血，血崩便血，月经先期量多，舌红脉数。黄柏与生地黄、熟地黄、白芍、山药、续断、黄芩、甘草水煎服。滋阴降火，清热凉血。（明《景岳全书》保阴煎）

治阴虚火旺，骨蒸潮热，虚烦盗汗，口干舌燥，咽喉肿痛，腰膝酸痛，遗精，尿黄，舌红，尺脉大。黄白与知母、熟地、山药、山茱萸、丹皮、茯苓、泽泻、共为细末，炼蜜为丸服。滋阴降火。（明《症因脉治》知柏地黄丸）

治下焦血热，尿血，血淋。黄柏与知母、当归、生地黄、炒栀子、黄连、芍药、瞿麦、萹蓄、茯苓、木通、甘草、麦冬、灯草心、乌梅水煎服。清热通淋，凉血止血。（明《寿世保元》清肠汤）

主治肝肾不足的痿证，腰膝酸楚，筋骨痿软，欲废腿足无力，步履不便，舌红少苔，脉细弱。黄柏（酒炒）与龟板（酒炙）、熟地、白芍、知母（酒炒）、锁阳、虎骨（炙）、干姜、陈皮共为细末，酒糊为丸或炼蜜为丸，淡盐汤送服。滋阴降火，强筋健骨。（元《丹溪心法》虎潜丸）

总之，黄柏苦寒入肾，泻下焦火为君；治上焦火配黄连、黄芩；治中焦火配栀子；下焦火配知母滋阴降火；配苍术除湿清热，又可治痿，实火虚火皆可配伍应用。

【炮制】**黄柏** 取原药材，洗净闷透，截段竖切成丝，晒干入药。

盐黄柏 取黄柏丝，加淡盐水拌匀，等待盐水吸收，入锅文火炒干，取出放凉入药。（一般黄柏100克，用食盐2克左右。）

酒黄柏 取黄柏丝，加入黄酒拌匀，待酒吸尽，入锅文火炒干，取出放凉入药。（一般黄柏100克，用黄酒15克左右。）

黄柏炭 取黄柏丝入锅，武火加热，炒至外焦黑内褐为度，水灭火星，取出放凉入药。

【用法】5~10克水煎服，亦入丸散，外用适量。盐黄柏缓其苦寒之性，长于滋阴降火，多用于肾虚火旺诸证；酒黄柏缓其寒性借酒之力向上，多清上焦实热，增加清热利关节作用；黄柏炭善于凉血止血，多用于血热出血，余病症则用黄柏。

【注意事项】本品苦寒易伤肠胃，脾胃虚者慎用。

【临床报道】

1. 治耳部湿疹　用黄柏粉1份，麻油1.2份，调糊外涂，每日1次，共治30例，涂1~2次后，85%以上患者湿烂面干燥结痂，5~7天基本好转或痊愈。

2. 治急性结膜炎　用10%的黄柏煎液滴眼，每次1~2毫升冲洗，每日2~3次，优质黄柏治愈率为100%。（以上两条摘抄《中药大辞典》黄柏）

◎ 龙胆草　出《神农本草经》

【别名】龙胆、胆草、草龙胆等。

【基原】龙胆草为龙胆科植物龙胆，三花龙胆或条叶龙胆的根和根茎

【主产地】以东北产量最大，称"关龙胆"，三花龙胆分布东北、内蒙古等省林间空地；条叶龙胆分布在海拔100-1000m山坡草丛，湿草甸或路旁，四川、云南等地。

【采集·药材质量】春秋皆可采收，以秋季采收质量较好，采挖后除去茎叶，洗净泥沙，晒干。干燥的根茎为不规则块状，长1~3厘米，直径0.3~1厘米，暗色或深棕色，上端有茎痕残留茎基，周围和下端生多数细根，根圆柱形，略扭曲长10~20厘米，直径0.2~0.5厘米，表面淡黄色或黄棕色，上部有显著的横皱纹，下部较细，簇成马尾状。质脆易折断，断面略平坦，皮部黄白色，或淡黄棕色，木部色较浅。以根条粗长、黄色黄棕色、少断、较完整、干燥、味极苦者佳。（见图46）

【主要成分】本品主含龙胆宁碱、龙胆碱、龙胆苦苷、獐牙菜苦苷、苦龙苷、秦艽乙素、龙胆三糖等。

【药理】龙胆草煎剂在体外对绿脓杆菌、痢疾杆菌、金黄色葡萄球菌、某些皮肤真菌、螺旋体均有抑制作用。小量有助消化，增进食欲，保肝，降低谷丙转氨酶利胆作用，还有镇静、降压、抗炎等作用。临床上选方可用于治疗流行性乙型脑炎，急性结合膜炎等。

【性味归经】苦、寒，归肝、胆、膀胱经。

【功效】泻肝胆实火，除下焦湿热。

【歌诀】　　性味苦寒龙胆草　　肝胆湿热离不了
　　　　　　黄疸阴痒带下症　　热极生风有疗效

【应用】

1. 用于肝经实火所致的头晕目眩，目赤，耳鸣及肝热生风，惊厥抽搐等症。本品苦寒，为厥阴肝经，少阳胆经正药，大能泻肝胆实火，为纯阴之药，故寒胜热，热退风自平。

治肝胆实火，头晕目眩，神智不宁，甚至惊悸抽搐，谵语发狂，或胸满腹胀，大便秘结，小便赤涩。龙胆草与黄连、当归、黄芩、黄柏、栀子、大黄、芦荟、木香、麝香共为细末，

糊为丸，温开水送服。清热泻肝，通利大便。（元《丹溪心法》当归龙荟丸）本方加减可用于治疗真性红细胞增多症、白血病、胆囊炎等。

治肝火郁结，火邪上攻，目赤肿痛，烦躁易怒，不能安卧，尿赤便秘，脉洪实者。龙胆草与当归、川芎、栀子、大黄、羌活、防风共为细末，炼蜜为丸，竹叶煎汤加砂糖送服。清肝泻火。（宋《小儿药证直诀》泻青丸）

治狂症哭笑不休，弃衣奔走，骂詈狂歌。龙胆草与青礞石、大黄、天花粉、黄芩、薄荷、沉香、清半夏、酸枣仁、天竺黄、生地、芦荟、石菖蒲、朱茯神、钩藤、犀角、琥珀、朱砂同用。清热化痰，镇静熄风。（现代《重订十万金方》癫狂类·64方）

治肝火上炎，耳鸣耳聋，耳内湿热，肿痛生脓，头晕头痛。龙胆草与黄芩、栀子、羚羊角粉、生地、泽泻、木通、当归、菖蒲、甘草共为细末，制为丸温开水送服。清肝胆实热。（现代《常用中成药》耳聋丸）

2.用于肝胆湿热所致的胁痛口苦，阴肿阴痒湿热带下，小便淋涩疼痛及湿热黄疸。本品苦寒，气味俱厚而下沉，善清肝胆下焦湿热。

治肝经实火，胁痛口苦，目赤，耳聋，耳肿及肝经湿热下注而致的小便淋浊，阴肿，阴痒，湿热带下等。本品与栀子、黄芩、柴胡、车前子、木通、当归、生地、泽泻、甘草水煎服。泻肝胆实火，清化湿热。（金《兰室秘藏》龙胆泻肝汤）

治湿热下注，阴虚火旺，小便癃闭，或小便淋浊疼痛，手足心热，舌质红光，脉细数。龙胆草与黄柏、知母、生地、熟地黄、牛膝、猪苓、泽泻、绿豆、车前子少加食盐水煎服。清热养阴，利水通淋。（明《景岳全书》化阴煎）

治阴囊肿痛，湿疹疮痒。本品与黄柏、苍术、苦参水煎外洗。

治肝胆湿热黄疸，烦渴尿赤。本品常与大黄、栀子、郁金、丹参、升麻、茵陈等同用，清湿热退黄。

总之，本品苦寒，纯阴之药，为足厥阴少阳之正药，大能泻肝胆实热，气味俱厚，又善清下焦湿热，苦降胃气，坚胃质，补胃中之酸，消食健胃，泻肝胆实热数倍于芍药，而敛肝胆虚热不如芍药，但无湿热实火者非本药所宜。

【炮制】龙胆草　取原药材，拣去杂质，洗净稍闷，切段，晒干入药。

酒龙胆草　取龙胆草段，加黄酒拌匀，待黄酒吸尽，入锅文火炒干，取出放凉入药。（一般龙胆草段100克，用黄酒15克左右）

【用法】5~10克水煎服，亦入丸散，外用适量。酒制后减其苦寒之性，借酒之力引药上行，多用于口苦、头痛、目赤、耳肿、耳聋；余病症则用龙胆草。

【注意事项】脾胃虚寒者不宜用，阴虚津伤者慎用。

◎ 苦参　出《神农本草经》

【别名】苦骨、川参、牛参等。

【基原】苦参为豆科植物苦参干燥的根。

【主产地】全国各地均产，以山西、河北、河南、湖北产量较大。多生长在山坡草地、平原、路旁、沙地，向阳肥沃的黏质土壤。

【采集·药材质量】春秋采挖，去头，须根，泥沙，晒干。以秋季采挖质量较好。干燥的根茎呈圆柱形，长10~30厘米，直径1~2.4厘米，表面黄棕色或灰棕色明显纵纹，栓皮薄，多裂破向外弯曲，易剥落而现黄色光滑的内层栓皮。质坚韧，难折断，断面纤维性，黄白色，切断面有微细放射状纹理及裂隙。气微，味极苦。以表面棕黄色、质坚硬、不易折断、整齐、干燥、味苦者佳。（见图47）

【主要成分】本品含苦参碱、氧化苦参碱、槐花碱、异苦参碱、苦醇C、异苦参酮、苦参醇、黄酮类化合物等。

【药理】1. 本品对心脏有明显的抑制作用，可减慢心律，抗心律失常，增加冠脉流量，保护心肌缺血及降血脂作用。2. 有抗菌作用，提取物对阴道滴虫，阿米巴原虫有杀死作用。3. 苦参醇可治疗乙肝，苦参碱注射液可使血清转氨酶下降，增加胆汁流速，消退黄疸，减少肝细胞损伤促进其再生，改善肝脏微循环，以利于胆红素的摄取，结合于排泄，达到抗炎和保肝功效。还有研究表明，苦参碱清热利湿、利尿退黄、疏通肝内毛细血管、促进胆汁分泌、排泄、达到抗炎和保肝功效。抑制、排泄、HBV、HCV复制作用，治疗乙肝纤维化有效。4. 煎剂对痢疾杆菌、金黄色葡萄球菌、大肠杆菌、多种皮肤真菌也有抑制作用。并有抗炎、抗过敏、镇痛、安定、抗肿瘤、升高白细胞、利尿、平喘祛痰等作用。临床上可用于治疗细菌性痢疾，慢性直肠炎，急性传染性肝炎。

【性味归经】苦，寒。归心、肝、胃大肠、膀胱经。

【功效】清热燥湿，杀虫止痒，利尿。

【歌诀】　　苦参药性味苦寒　清热燥湿退黄疸
　　　　　　泻痢带下疥疮癣　杀虫利尿治乙肝

【应用】

1. 用于湿热痢疾，便血，尿赤，黄疸。本品大苦大寒，苦能燥湿，寒除热也，尤善祛肠胃湿热之火，而利尿通涩。

治湿热温结肠胃，下痢脓血。苦参与黄连、白芍、白头翁、当归、木香、炒山楂等同用。

治血痢不止。单用苦参炒焦为末。水为丸米饮下。（《仁存堂经验方》）

治细菌性痢疾。苦参与黄连、白芍、木香、大黄、炒山楂水煎服。（《云南中医杂志》1988；4）

治湿热便血，痔疮出血，酒毒下血。苦参与地榆炭、槐花炭、银花炭等同用。

治痔漏出血，肠风下血。苦参（切片酒浸九蒸九晒炒黄）为末与地黄（蒸透）捣烂，加蜂蜜拌匀制丸，白开水送下。清热止血。（清《外科大成》苦参地黄丸）

治湿热黄疸，尿赤。苦参常与龙胆草、栀子、丹参、郁金、赤芍、甘草等同用。

治妊娠癃闭，舌苔黄腻。苦参与当归、贝母共为细末，炼蜜为丸，米汤送。养血润燥，清除湿热。（汉《金匮要略》当归贝母苦参丸）

治湿热蕴结膀胱，小便不利，灼热涩痛。苦参可与木通、石膏、滑石、龙胆草、蒲公英等同用。

2.用于湿热带下，阴痒，恶疮，湿疹，烧疮，疥癣等。本品苦寒下沉，善清下焦湿热，又能燥湿，杀虫止痒，内外皆可用之。

治湿热带下，色黄腥臭。苦参与苍术、墓头回、知母、金樱子同为末，制为片服。清热燥湿，收涩止带。（现代《常用中成药》治带片）

治下部阴疮阴痒。苦参可与蛇床子、龙胆草、黄柏等水煎内服和外洗。

治诸般恶疮，流注瘰疬，跌打损伤，金刃误伤等病症。苦参与密陀僧、赤芍、当归、赤石脂、百草霜、乳香、没药、血竭、孩儿茶、银黝、大黄同用，先将赤芍、当归、苦参、大黄、入桐油或香油内炸枯，去渣，熬至滴水不散，再下余末，搅极匀，置瓷盆内，常以水浸之，用时外敷患处。活血散瘀，消肿止痛。（清《医宗金鉴》陀僧膏）

治湿热蕴阻肌腠，气血瘀滞，疮疡痛疽，跌打损伤，臁疮，痔漏等。苦参与龙骨、鳖甲、乌贼骨、黄芩、黄连、黄柏、皂角、白及、白蔹、厚朴、木鳖子仁、草乌、当归、川芎、白芷、乳香、没药、槐枝、柳枝、炒黄丹同用，上药除黄丹外余药入麻油内慢火煎枯，去渣，再下黄丹收膏外用。消肿止痛，排脓生肌。（宋《太平惠民和剂局方》万金膏）

治白秃疮，疥疮，白屑风，阴囊湿疹。苦参与黄柏、烟胶、枯矾、木鳖肉、大枫子肉、硫黄、蛇床子、点红椒、樟脑、明矾、水银、轻粉、白矾共为细末，熟猪油化开，入药搅匀作丸，用时烤热外擦。杀虫止痒。（明《外科正宗》一扫光）

治烫火伤。苦参为细末，用麻油调搽。（元《卫生宝鉴》绿白散）

【炮制】苦参　取原药材，洗净水浸闷透，切片，晒干入药。

苦参炭　取苦参入锅，武火加热，炒至外黑内褐，水灭火星，取出放凉入药。

【用法】5~15克水煎服，亦入丸散，外用适量。苦参炭减其苦寒之性，增加了涩味，多用于便血、血痢、痔疮出血；余病症则用苦参。

【注意事项】脾胃虚寒者慎用。

【临床报道】

1. 平律合剂

【组成】黄芪20克，丹参20克，苦参15克，葛根15克，防己15克。

【功能】益气活血，补心复脉。

【适应症】各种病因所致的快速性心律失常。

【用法】1日1剂，按常规煎煮2次，合液后分2次服。

【疗效】治疗55例，显效15例，有效30例，无效9例，恶化1例。

【注意】少数病例可出现恶心，胃中不适。

【方源】金耀堂等《平律合剂治快速型心律失常的临床观察》见《湖南中医学院学报》1990，10（3）：32。

2. **治旋耳疮** 苦参、黄柏各15克，苍术、乌贼骨各10克共为细粉，温开水调敷患处，早晚各1次。（摘抄《浙江中医杂志》1958；6，27）

3. **治疗急性传染性肝炎** 除一般保肝治疗外，用苦参粉4克装入胶囊，分4次服，观察19例，黄疸消退时间平均12.6天，最短3天，同时自觉症状亦有改善，肝肿及肝功能恢复较快。（摘抄《中药大辞典》苦参）

4. **多家报道：** 苦参能清热利湿，利尿退黄，疏通肝内毛细血管，促进胆汁分泌，排泄，抑制HBV、HCV复制作用，治疗乙肝纤维化有效。

喻森山凡遇黄疸，无论急性、慢性和肝硬化，只要见到湿热蕴结之证，特别是下焦湿热明显又有皮肤瘙痒症，均可辨证方药中加上苦参。苦参味苦难服，可加工提取苦参碱，制成注射液，可以扬长避短，可实验现实苦参对大白鼠中毒型肝炎损伤有明显的保肝作用，用药后细胞再生活跃，使肝细胞坏死和炎症明显减轻，GTT恢复达到70.6%-77.8%明显尤于对照组（肝炎灵）。（喻森山《苦参在黄疸型肝炎中的应用》，《中医杂志》1995，36）

◎ 秦皮 出《神农本草经》

【别名】梣皮、秦白皮、苦榴皮等。

【基原】秦皮为木樨科植物苦枥白蜡树、白蜡树或秦岭白蜡树的茎皮。

【主产地】吉林、辽宁、河北、河南、四川、山西、陕西等省多产，多生山坡和沟岸等地。

【采集·药材质量】春秋剥取秦皮枝皮或干皮，晒干。干燥的枝皮呈圈筒状或槽状，长一般10~60厘米，厚1.5~2毫米，表面灰褐色或黑褐色，往往相杂不匀。外皮不平滑，有浅色斑，内面黄白色有光泽。质硬，易折断，断面黄白色，纤维性，无臭，味苦。水浸液黄碧色，并有蓝色荧光。干燥的干皮呈长条状块片，不成卷，厚3~6毫米，外表面灰棕色，其龟裂状沟纹及红棕色圆形或横长皮孔，外皮剥离后可见红棕色内皮，内面浅棕红色，平滑，余同枝皮。以质硬、整齐、长条筒、片大、干燥者佳。（见图48）

【主要成分】苦枥白蜡树皮含栗树皮甙、秦皮素、秦皮甙、马栗树皮素、马栗树及甙等多种香豆精类及鞣质、皂甙等。

【药理】有抗菌作用，煎剂对金黄色葡萄球菌、痢疾杆菌、大肠杆菌等有抑制作用。另外有消炎镇痛、镇静、抗惊厥、利尿促进尿酸排泄；并有止咳、祛痰、平喘、松弛气管平滑肌及抗组织胺作用。

【性味归经】苦，涩寒。归肝、胆、大肠经。

【功效】清热燥湿，止痢，止带，明目。

【歌诀】　　秦皮药性苦涩寒　　清热燥湿泻肝胆
　　　　　　湿热带下热毒痢　　目赤肿痛翳膜缠

【应用】

1. 用于热毒泻痢，湿热带下。本品苦寒味涩走肠，清热燥湿解毒，有收涩止痢止带作用。

治热毒下痢，腹痛，里急后重，肛门灼热，泻下脓血，赤多白少，舌红苔黄。秦皮与白头翁、黄柏、黄连水煎服。清热燥湿解毒，凉血止痢。（汉《伤寒论》白头翁汤）

治产后血虚，阴血亏损，热痢后重。秦皮与白头翁、黄柏、黄连、甘草水煎，阿胶（烊化）兑入服。清热止痢，养血滋阴。（汉《金匮要略》白头翁加甘草阿胶汤）

治赤白带下，及血崩不止。秦皮与丹皮、当归共为细末，炼蜜为丸，温开水送下。（《本草汇言》）

治湿热下注，白带多，色黄稠，有异臭。秦皮与椿根皮、黄柏、苍术、车前子、乌贼骨、白芷、苦参、败酱等同用。

2. 用于肝火所致的眼赤肿痛，翳膜流泪。本品苦寒归肝胆，直泻肝胆之火，治肝热目赤医膜肿痛，风泪不止。《淮南子》云："梣皮色青，治目之要药。"

治肝热目赤，翳目肿痛，风泪不止。可单用本品煎水洗眼，也可与菊花、木贼、桑叶、密蒙花、黄连、决明子同用。

治麦粒肿大便干结。秦皮与大黄水煎服清利湿热。（《河北中药手册》）

此外，还可以用于治疗慢性气管炎，小儿惊痫发烧，变蒸发烧。煎剂外洗可治牛皮癣。

【炮制】秦皮　取原药材，洗净闷透，截段顺切成丝，晒干入药。

【用法】5~12克水煎服，亦入丸散，外用适量。

【注意事项】脾胃虚寒者忌服。

◎ 白鲜皮　出《药性论》

【别名】北鲜皮、白鲜、八股牛等。

【基原】白鲜皮为芸香科植物白鲜的干燥根皮。

【主产地】东北、河北、山东、河南、安徽、江苏、江西、四川等省。多生于山坡疏林或灌木丛中及平原草地。

【采集·药材质量】春秋采挖，去须根外粗皮，纵向剖开，抽去木心晒干。干燥的根皮，呈卷筒状，长短不一，厚2~5毫米，黄白皮至淡棕色，稍光滑，有纵皱和侧根痕。内表面淡黄色，光滑而有侧根形成的圆孔，质疏松，易折断，断面乳白色，呈层状。在日光灯下，可见闪烁的白色细小结晶物，气膻，味苦。以卷筒状、无木心、皮厚、块大、干燥者佳。（见图49）

【主要成分】主含白鲜皮碱、白鲜内酯、葫芦巴碱、胆碱、梣皮酮、黄柏酮、黄柏酮酸等。

【药理】水煎剂对多种致病真菌,如堇色毛癣菌、同心性毛癣菌、许兰氏黄癣菌均有不同程度的抑制作用。还有解热,抗菌作用,对子宫平滑肌有强力的收缩作用。临床上多用于手足癣、小儿脓胸、结核性脓胸、外阴白斑、荨麻疹等。

【性味归经】苦,寒。归脾、胃经。

【功效】祛风燥湿,清热解毒。

【歌诀】　　白鲜皮药性苦寒　湿热疮毒疹疥癣
　　　　　　黄疸尿赤湿热痹　关节肿痛效一般

【应用】

1. 用于湿热疮毒,湿疹疥癣,皮肤瘙痒等。本品苦寒,燥湿清热,且有祛风止痒之功效。

治肺脏风热,毒气攻皮肤瘙痒,胸膈不利,时有烦躁。白鲜皮与防风、人参、知母、沙参、黄芩共为散,水煎服。清热燥湿,祛风止痒。(宋《圣济总录》白鲜皮散)

治湿热疮毒浸淫肌肤,溃疡黄水淋漓。本品常与苦参、苍术、龙胆草、白芷、金银花、当归等燥湿解毒之药同用。

湿疹,疥癣。本品常与苦参、防风、苍术、黄柏、生地、赤芍等同用。

治湿疹,荨麻疹,浸淫搔痒。本品与荆芥、首乌、生地、茯苓、当归、赤芍、川芎、连翘、金银花、地丁、薏苡仁、滑石、甘草、白蒺藜水煎服。(现代《重订十万金方》风湿疹类·25方)

治顽固性湿疹,风疹,荨麻疹。本品常与乌蛇、蝉蜕、僵蚕、蜂房、丹皮、生地、赤芍、苦参等同用。

2. 用于黄疸尿赤,湿热痹痛,湿热下注淋涩痛。本品苦能泻热,主治五黄,入血散滞,善行祛风,通利关节,为治风痹要药。

治黄疸尿赤。本品与茵陈、栀子、郁金、甘草、丹参等同用利胆,退黄。也可以与茵陈、大枣同用以退黄疸。

治湿热痹关节红肿热痛。本品常与苍术、黄柏、薏苡仁、牛膝、防己等同用。清热燥湿,祛风除痹。

治湿热下注淋沥及女子阴肿痛,本品常与龙胆草、苦参、黄柏、车钱草、甘草、败酱草等同用,解毒利尿消肿。

【炮制】白鲜皮　取原药材,去掉杂质,洗净水闷透,切厚片,晒干入药。

【用法】6~15克水煎服,亦入丸散,外用适量。

【临床报道】治顽固性荨麻疹

中医辨证:血热蕴结于肌肤。

方名：驱疹汤

处方：白鲜皮30克、生地24克、槐花24克、苦参15克、蝉衣12克、丹皮12克、赤芍9克、防风9克、地龙9克、甘草6克，水煎服，每日一剂，分三次服，连服九剂为一疗程。

临床效果：黄××，女，30岁，汽车队工人。全身皮肤起疹块奇痒难忍，反复发作，时已10年余。发作时常颜面浮肿，夜难入眠，曾采用中西医多种方法治疗，效果不显，余投以"驱疹汤"。共服9剂，风疹块亦除，痒感消失。已随访7年，未见复发。（摘抄《千家妙方》驱疹汤）

◎ 椿皮　出《新修本草》

【别名】臭椿皮、椿根皮、樗根皮等。

【基原】椿皮为苦木科植物臭椿的根皮或干皮。

【主产地】全国大部分地区有分布。多生长在向阳山坡、林中、沟旁、路旁、农村周围。

【采集·药材质量】春秋采集，挖去大树的根皮或干皮，刮去粗皮，晒干。干燥的根皮，形状不规则，呈扁平块状，或内卷瓦片状，大小长短，厚薄不一，其表红棕色或稍浅。粗糙，皮孔明显，有不规则的纵横裂纹，除去粗皮呈黄色。内表面淡黄色，较平坦，密布点状突起及棱形小孔。质硬而松脆，断面外层呈颗粒性，内侧微显纤维性，棕黄色，具有油性臭气，味苦而持久。干燥的干皮，较根皮厚而呈块状，大小不一，外皮暗灰色或至灰黑色，极粗糙不平，有裂纹，刮去栓皮露出浅黄棕色皮层，余如根皮同。根皮、干皮均以片块大、肉厚、不带外皮、干燥者佳。（见图50）

【主要成分】根皮含楝苦素、鞣质、赭朴吩等；树皮含臭椿苦酮、臭椿苦内酯等。

【药理】体外实验对痢疾杆菌、伤寒杆菌有一定的抑制作用；臭椿苦酮有较强的抗阿米巴原虫作用；还有抗肿瘤作用。临床上多用于治疗痢疾、崩漏带下、滴虫性阴道炎、疮癣、子宫颈癌等。

【性味归经】苦、涩，寒。归胃、大肠经。

【功效】清热燥湿，涩肠止血，收敛止带，杀虫。

【歌诀】　椿皮性味苦涩寒　湿热泻痢可收敛
　　　　　经多崩漏赤白带　蛔虫腹痛痔血便

【应用】

1.用于湿热泻痢，久泻久痢，痔疮便血。本品苦寒，入大肠经，清热燥湿，涩肠止血。治湿热泻痢。本品常以黄连、黄芩、白芍、地榆、甘草等配伍。

治肠风下血不止兼有血痢。可单用本品为末，同面粉共研匀制丸服。（宋《圣济总录》如神丸）

治脏毒久痢脓血不止。椿皮与诃子、丁香、白芍、当归、槟榔、木香、黄连、姜炭等同用。

治痔疮出血，肛门肿痛。本品与槐花、地榆、黄芩、荆芥炭、生地、当归、甘草等同用，泄热止血，消肿。也可单用椿皮为末，醋糊为丸服。

2.用于湿热带下，遗精。本品清热燥湿，专以固涩为用，收涩止遗。

治湿热下注所致黄白赤带杂下，淋漓不断，质稠秽味，舌红苔黄，脉弦数等。樗根皮与白芍、良姜炭、黄柏共为末，面糊为丸，温开水送下。清湿热，止带下。（元《丹溪心法》樗树根丸）

治白带过多，质粘气秽，苔黄，脉濡数。樗皮与黄连、黄柏、侧柏叶、白芍、白术、白芷、香附、共为细末，粥糊为丸，米汤送下。清热燥湿止带。（明《医学入门》侧柏樗皮丸）

治气血不足，脾肾两虚，带下不止，缠绵清稀，神疲面㿠，腰膝酸软，舌淡苔薄水滑，脉沉细。椿根皮（酒炒）与人参、土白术、山药、杜仲（姜汁酒炒断丝）、当归、川芎、香附、补骨脂（酒炒）煅牡蛎、续断各等分为末，青黛减半拌匀，炼蜜为丸，温开水送服。补气调血，益肾止带。（明《济阴纲目》止带丸）

治肾虚遗精。椿皮与山药、山茱萸、金樱子、芡实、益智仁等同用，益肾涩精。

3.用于经多崩漏。本品苦寒清热止血，涩能固摄，可治月经过多崩漏。

治阴虚有热，月经先期，月经过多，崩漏，赤白带下，腰酸，心胸烦热，口苦咽干，舌红少苔，脉细数或滑数。椿根皮与黄芩、白芍、黄柏、龟板、香附共为末，酒糊为丸，温开水送服。滋阴清热，止血固经。（明《医学入门》固经丸）

治月经过多，该止不止。椿根皮（炒）与乌贼骨、龙骨、牡蛎、当归、白芍、益母草、木香、甘草等同用。

此外，椿皮还有杀虫功效，水煎内服治蛔虫腹痛，煎洗治阴道滴虫，疮癣瘙痒等。

【炮制】**椿皮** 取原药材，除去杂质，洗净，闷透，切成粗丝，晒干入药。

炒椿皮 先将锅武火加热，均匀撒麸皮，待大冒烟时撒入椿皮丝，再翻搅至表面深黄色时，及时筛去残麸，放凉入药。（一般椿皮100克，用麸皮12克左右）

【用法】6~12克水煎服，亦入丸散，外用适量。炒后减其苦寒之性及臭气，功效同椿皮基本相同。

第三节 清热解毒药

凡能清解热毒或火毒的药物，叫清热解毒药。主要适用于热性病的里热炽盛、痈肿疔疮、丹毒、瘟毒、暑热、发斑痄腮、目赤红肿、咽喉肿痛、热毒泻痢、虫蛇咬伤、水火烫伤及其他急性热病。

◎ 金银花 出《履巉岩本草》

【别名】忍冬花、二花、双花、银花、苏花。

【基原】金银花为忍冬科植物忍冬的花蕾。

【主产地】全国大部分地区有分布，以山东产量大，河南产较佳。多生长在田边、路边、山坡、灌丛向阳土壤。现已大面积栽种。

【采集·药材质量】以夏初5~6月间，早上7~9点采摘未开放的花蕾，晾干或炕干。干燥的金银花为棒状而略弯曲，上粗下细，长2~3厘米表面黄白色或绿白色也有黄褐色，密被短柔毛，基部有绿色细小的花萼，5裂片三角形，无毛。剖开花蕾，则见5枝雄蕊及1枚雌蕊，花显唇形，雌雄蕊呈须状伸出。以气芳清香、味甘微苦、花未开放、黄白色、完整、无残叶、纯净无杂、无霉无蛀、干燥者佳。（见图51）

【主要成分】主含木犀草素、黄酮类、肌醇、皂甙、鞣质，还含有挥发油等。

【药理】金银花浸剂和煎剂，有广泛的抗菌作用。对金黄色葡萄球菌、溶血性链球菌、脑膜炎球菌、痢疾杆菌、肺炎双球菌、伤寒杆菌、结核杆菌、大肠杆菌等有较强的抑制作用。对流感病毒、霉菌、钩端螺旋体均有一定的抑制作用，还有明显的抗炎，解热作用。

【性味归经】甘、微苦，寒。归肺、心、胃经。

【功效】清热解毒，凉散风热。

【歌诀】　　金银花微苦甘寒　　温病初起风热感
　　　　　清热解毒痈肿疮　　热毒泻痢脓血便

【应用】

1. 用于痈疽疔毒。本品甘寒，清热解毒，消肿散结，毒未成能散，已成能溃，为治痈疽肿毒，疔疮之要药。

治疮疡肿毒初起，焮红肿痛，恶寒发热，或疮疡已溃，肿痛未溃等症。金银花与白芷、贝母、防风、赤芍、当归、甘草、皂刺、陈皮、穿山甲、天花粉、乳香、没药水煎服。清热解毒，消肿溃坚，活血止痛。（宋《妇人良方大全》仙方活命饮）

治热毒疮疡，疔疮肿痛。本品与野菊花、蒲公英、紫花地丁、紫背天葵水煎加酒服，渣捣敷患处。清热解毒，消肿散结。（清《医宗金鉴》五味消毒饮）

治多种疮疡疔毒，红肿热痛，兼见舌质红绛，甚至烦躁，神昏。金银花与连翘、夏枯草、地丁草、黄连、牡丹皮、犀角、赤茯苓水煎服。清热凉血，解毒消肿。（清《疡科心得集》银花解毒汤）

治热毒疮疡热疖，疔疮及疮疡初起引起局部红肿热痛。金银花与甘草水煎服或代茶饮。清热解毒。（清《外科十法》银花甘草汤）

治肺痈胸痛，咳吐脓痰，发热，舌苔黄腻，脉数。金银花与连翘、桔梗、杏仁、鱼腥草、红藤、鲜芦根、冬瓜子、桃仁水煎服。清热解毒，祛痰消痈。（上海人民出版社版《方

剂学》银苇合剂）

治热毒壅盛，瘀血凝滞，脱疽灼热肿痛，疼痛剧烈，或溃破腐烂，烦躁口渴，舌红，脉数。金银花与当归、玄参、甘草水煎服。清热解毒，活血止痛。（清《验方新篇》四妙勇安汤）

治热毒壅滞肝胃二经，乳痈初起，红肿热痛，发热恶寒，舌红脉数。金银花与连翘、瓜蒌仁、栀子、黄芩、牛蒡子（炒捣）、天花粉、柴胡、皂刺、陈皮、青皮、甘草水煎，入酒食远服。清热解毒，疏肝散结。（清《医宗金鉴》瓜蒌牛蒡汤）

治大肠生痈，手不可按，右足屈而不伸。金银花与当归、地榆、麦冬、玄参、甘草、薏苡仁、黄芩水煎服。清热解毒，凉血散瘀。（清《洞天奥旨》清肠饮）

治乳岩，色赤出水，内溃烂洞。金银花与黄芪、当归、甘草、枸橘叶水煎服。（清《竹林女科》银花汤）

治梅毒。金银花与防风、土茯苓、甘草、黑豆等水煎服。

治痈肿疮毒初起红肿热痛。可单用金银花水煎服，或与蒲公英捣如泥与蜂蜜调匀局部外敷。

2. 用于外感风热，温病，暑热等。本品甘寒，气清凉芳香，不但清热解毒，且可疏散肺经风热，治瘟疫秽恶邪浊。

治风热袭肺，发热无汗，或有汗不畅，微恶风寒，头痛口渴，咳嗽咽痛，舌尖红，苔薄白或薄黄，脉浮数。金银花与连翘、荆芥、牛蒡子、薄荷、桔梗、甘草、淡豆豉、淡竹叶共为散，加鲜芦根水煎服。疏散风热，清热解毒。（清《温病条辨》银翘散）

治温邪传入营分，身热口渴，或反不渴，时有谵语，烦躁不眠，或斑疹隐隐，舌绛苔黄或舌绛而干，脉细数。金银花与连翘、犀角、玄参、生地黄、麦冬、黄连、竹叶卷心、丹参水煎服。清营解毒，透热养阴。（清《温病条辨》清营汤）

治温热，暑疫邪入营分，高热不退，痉厥神昏，谵语发狂，斑疹紫色，口糜咽烂，目赤烦躁，舌质紫降。金银花与连翘、生地黄、玄参、犀角、板蓝根、黄芩、石菖蒲、淡豆豉、天花粉、紫草共为细末，制丸温开水送服。清热解毒，凉血开窍。（清《温热经纬》神犀丹）

治暑热伤肺轻证，或暑温病发汗后，余邪未清。症见身热口渴，头目不清，昏眩微胀，淡红，苔薄白。鲜银花与鲜荷叶、鲜扁豆花、鲜竹叶心、丝瓜皮、西瓜翠衣水煎服。祛暑清热。（清《温病条辨》清络饮）

3. 用于热毒泻痢及热淋，带下。本品甘寒微苦，清热解毒，且有凉血止痢之效，可治热毒痢疾，热淋，湿热带下。

治郁热生毒、痢久肠中糜烂，时时切痛，后重，所下多似烂炙，且有腐败之臭。金银花与白芍、甘草、三七、鸭蛋子同用，前三味水煎冲服三七粉、鸭蛋子（去壳）元肉包服。清热解毒，养血生肌。（近代《医学衷中参西录》解毒生化丹）

治热毒泻痢，单用金银花煎浓频服。

治热盛伤血的血痢，腹痛，里急后重，壮热口渴。金银花与黄连、白头翁、黄芩、当归、秦皮、甘草、白芍等同用。清热解毒，凉血止痢。

治热淋。金银花与海金沙藤、天胡荽、金樱子、白茅根水煎服。（《江西草药》）

治湿热下注，白带多而腥臭，尿黄，便秘，舌苔黄腻，脉弦数。银花藤与柴胡、香附、金铃子炭、土茯苓、夏枯草、蕺菜、蒲公英、贯众、野菊花、龙胆草、苍术、竹茹、红藤水煎服。清热解毒，调肝止带。（现代《中医治法与方剂》清热止带汤）

此外，本方还可以用于治疗火热牙龈肿痛，咽喉，目赤肿痛。金银花加水蒸馏制成金银花露，用于清热解暑，蚊虫叮咬，小儿热疖，痱子等。

【炮制】**金银花** 取原药材，拣去杂质残叶，即可入药。

金银花炭 取金银花入锅，中火加热，炒至表面焦褐色，水灭火星，取出放凉入药。

【用法】10~30克水煎服，亦入丸散，外用适量。治泻痢多用银花炭。余病症则用金银花。

【临床报道】

1. 治疗眼科急性炎症 金银花、蒲公英各2两，制成眼药水1000毫升，每4小时滴眼1次，每次2~3滴，直至痊愈，治疗急慢性结膜炎，角膜炎，角膜溃疡63例，均有效果。

2. 治疗荨麻疹 采用新鲜金银花水煎服。每次一两，每天3次。治疗3例，均在用药3剂后症状消失，观察2个月无复发。（摘抄《中药大辞典》金银花）

【附药】**忍冬藤** 忍冬藤为金银花之藤秧。性味功效近似金银花而力逊，有清热解毒，通络除风，止痛之功效。常用于治疗风湿热痹、关节肿痛、屈伸不利、热毒痈肿、诸般肿痛、恶疮、热毒血痢。筋骨疼痛等。水煎服，一般30~60克。

◎ 连翘 出《神农本草经》

【别名】大翘子、空壳、旱莲子等。

【基原】连翘为木樨科植物连翘的干燥果实。

【主产地】辽宁、河北、河南、山西、陕西、山东、湖北、江苏等省。多生长在向阳山坡，荒野排水良好，肥沃疏松砂质和黏质土壤。

【采集·药材质量】秋季果实初熟尚在绿色时采收，除去杂质，蒸透，晒干，可称"青翘"；果实成熟采收，晒干，除去杂质，可称"老翘"、"黄翘"。干燥的果实呈长卵形，长1.5~2厘米，直径0.5~1厘米。顶端尖，基部有小柄或已脱落。表面有不规则纵纹，多数凸起的小斑点，两侧各有1条明显纵沟。青翘多不开裂，绿褐色，内有棕色种子，多已脱落。气微香，味苦。青翘以色青绿、无枝梗者佳；老翘以色黄、壳厚、种子少、纯净者佳。二者以老翘为优。（见图52）

【主要成分】连翘果实含连翘苷、连翘苷元、右旋松脂酚、右旋脂醇葡萄糖苷、芸香苷、连翘环己醇、异连翘环己醇、熊果酸、生物碱等。

【药理】1.连翘有广泛的抗菌作用，体外实验对多种细菌有抑制作用，对某些真菌也有抑制作用，对流感病毒也有抑制作用。2.对四氯化碳造成的肝损伤大鼠可有明显的减轻肝变性及坏死作用。另外，还有强心、利尿、降压、镇吐作用。临床上常用于治疗感冒、温病发热、外科痈毒、瘰疬、痰核等。

【性味归经】苦，凉。归心、肺、肝、胆经。

【功效】清热解毒，疏散风热，散结消肿。

【歌诀】　　清热解毒有连翘　消肿散结实可靠
　　　　　　外科疮家称圣药　温病高热陷心包

【应用】

1.用于外感风热及温病。本品苦凉入心肺，气清芬芳轻扬而发汗，透热解表，清热除风，为治风热症之要药，且善清上焦风热。

治温病初起，发热微恶风寒，无汗或有汗不畅，头痛，口渴咽痛，舌质红，苔薄白，脉浮数。连翘与金银花、桔梗、牛蒡子、竹叶、荆芥、淡豆豉、甘草、薄荷共为散，加鲜芦根水煎服。疏散风热，清热解毒。（清《温病条辨》银翘散）

治温邪传营，身热烦渴，时有谵语，烦热不眠，舌绛而干，或斑疹隐隐，脉细数。连翘与金银花、黄连、生地、玄参、麦冬、竹叶卷心、丹参水煎服。清营解毒，透热养阴。（清《温病条辨》清营汤）

治温病周身壮热，心热而渴，脉洪滑。连翘与石膏、知母、蝉蜕水煎服。清热疏表。（近代《医学衷中参西录》寒解汤）

治温病误汗，津伤邪陷，热入心包，症见高热，神昏谵语，舌质红绛，苔燥，脉数。连翘心与莲子心、竹叶卷心、犀角尖（磨冲）、连心麦冬、玄参水煎服。清心解毒，养阴生津。（清《温病条辨》清宫汤）

2.痈肿疔毒，瘰疬痰核。本品苦凉归心，"痈肿疮毒，无非营气壅遏，卫气郁滞而成，清凉以除瘀热，芳香则散郁结，营卫通和而疮肿消矣，所以为疮家要药。"

治痈疽肿痛，发热烦躁，大便秘涩，舌干口渴，脉沉数有力。连翘与黄芩、黄连、木香、栀子、薄荷（后下）、桔梗、当归、白芍、槟榔、甘草、大黄（后下）水煎服。清热解毒，活血消肿。（金《素问病机气宜保命集》内疏黄连汤）

治三焦风邪热毒发为火丹，延及全身痒痛，苔薄黄，脉洪数。连翘与升麻、黄连、玄参、知母、石膏、牛蒡子、甘草、淡竹叶、人中黄水煎服。清热解毒。（明《外科正宗》化斑解毒汤）本方加减可用于治疗丹毒，带状疱疹。

治热毒痈滞肌肤，经络所致的阳证疮疡肿痛，乳痈初起，焮赤肿痛，舌红脉数。连翘与金银花、土贝母、蒲公英、夏枯草、红藤水煎加酒服。清热解毒，消散痈肿。（明

《景岳全书》连翘金贝煎)

治头面颈项疮疡初起,局部红肿,兼见恶寒发热,头痛,口干,便秘,尿赤,舌红苔黄,脉浮数。连翘与牛蒡子、荆芥、山栀子、牡丹皮、石斛、玄参、夏枯草、薄荷水煎服。祛风清热,消肿散结。(清《疡科心得集》牛蒡解肌汤)

治瘿瘤,瘰疬,痰核。连翘与夏枯草、玄参、天花粉、甘草、川贝母、桔梗、青盐、白蔹、当归、海藻、枳壳、制大黄、薄荷、海蛤粉、生地、硝石共为细粉,酒糊为丸,温开水送服。软坚散结,化痰消瘿。(清《疡医大全》内消瘰疬丸)

治痰湿气血郁结皮肉之间瘿瘤初起,或肿或硬,或赤或不赤,但未破者。连翘与海藻、昆布、贝母、陈皮、半夏、青皮、当归、川芎、甘草、独活、海带水煎服。行气化痰,消瘿散结。(明《外科正宗》海藻玉壶汤)

此外,连翘又善治头目之疾,凡头痛、目赤、齿痛、鼻渊或流浊涕,或脑漏皆可治之。入心,心与小肠表里,能泻膀胱实热,利小便常与车前草、茅根、甘草等同用。

【炮制】连翘　取原药材,拣去杂质、残梗,即可入药。

【用量】5~30克水煎服,亦入丸散。

【临床报道】

1. 治疗急性肾炎　取连翘6钱,加水文火煎至100毫升,分3次食前服,小儿酌减。视病情需要,连服5~10日,忌辣物及食盐,8位患者治疗前均有浮肿,血压在140~200/96~110毫米汞柱之间,尿检有蛋白,颗粒管型及红、白细胞等。治疗后6例浮肿全消退,2例显着好转,血压显著下降,尿检6例转阴,2例好转。

2. 治疗视网膜出血　取连翘6~7钱,文火水煎,分3次食前服。2例视网膜黄斑区出血,服药20~27天后,均显著吸收,视力有所增强。(以上2条摘抄《中药的辞典》连翘)

◎ 蒲公英　出《唐本草》

【别名】蒲公草、黄花苗、仆公英、奶汁草等。

【基原】蒲公英为菊科植物蒲公英带根全草。

【主产地】全国大部分地区有分布,多生长在山坡、草地、路旁、河岸、沙滩、田间、农村周围。

【采集·药材质量】春夏间开花前采集全草,除泥沙,残叶,晒干。干燥的根圆柱形、长4~10厘米,直径3~8毫米表面棕色或紫棕色,皱缩,质脆,基生叶多皱缩卷曲,灰色或绿褐色,完整叶片披针形,叶背主脉明显,有的有不完整头状花序,气微,味微苦。以灰绿色,叶多,根完整,肥大,无杂,干燥无霉者佳。(见图53)

【主要成分】主含蒲公英甾醇、胆碱、蒲公英素、蒲公英苦素、葡萄糖、树脂、有机酸、果胶等。

【药理】蒲公英煎剂对金黄色葡萄球菌、溶血性链球菌、伤寒杆菌、痢疾杆菌、绿脓杆菌、变形杆菌等多种杆菌均有一定的抑制作用；另外，还有利胆、保肝、对慢性胆囊炎、结石痉挛有效；有人认为有利尿作用，也有作苦味健胃药和对人体结核杆菌有一定抑制和杀灭作用。水浸剂对皮肤真菌有抑制作用。

【性味归经】微苦、甘，凉。归肝、胃经。

【功效】清热解毒，消肿散结，利尿退黄。

【歌诀】　　清热解毒蒲公英　　主治疮疡丹毒疔
　　　　　　肺肠乳痈目赤肿　　湿热黄疸淋涩痛

【应用】

1.用于痈肿疮毒疔。本品微苦甘凉。入阳明胃经，厥阴肝经，能清热解毒，凉血解热，治一切痈疡丹毒疔，是传统清热解毒要药。乳房络属肝胃，且清肝安胃，通络下乳，又为治乳痈良药。

治热毒疮疡，疔疮肿痛，或发热，脉数者。蒲公英与金银花、野菊花、紫花地丁、紫背天葵水煎加酒服。清热解毒，消肿散结。（清《医宗金鉴》五味消毒饮）

治阳证疮疡肿痛，乳痈初起。蒲公英与连翘、金银花、贝母、夏枯草、红藤水煎加酒服。清热解毒，消散痈肿。（明《景岳全书》连翘金贝煎）

治脱疽，局部皮色紫暗，肿胀，趾如煮熟红枣，渐变紫黑，浸润漫延，五趾相传，呈干性坏死，剧痛难忍，日夜不能安眠，或伴有发热、口渴，苔黄舌红或鲜红无苔，脉弦数或细数。蒲公英与黄芪、人参、石斛、当归、金银花、菊花、牛膝、紫花地丁、甘草水煎服。益气活血，清热解毒。（清《外科真诠》顾步汤）

治乳痈初起，可单用本品大剂量煎服；也可以与连翘、金银花、赤芍、贝母、夏枯草等同用。

治肠痈。蒲公英与大黄、牡丹皮、桃仁、白芷、败酱草等同用。

治咽喉肿痛。蒲公英与玄参、麦冬、桔梗、甘草等同用。

鲜品捣烂外敷可治疗疔疮，毒蛇咬伤。

2.用于肝胆疾患及胃痛。本品甘凉入脾胃，气平既泻火又不损脾土，可久服而无碍，可谓火退胃自旺，五毒入肝，本品具有清利肝胆湿热之效。

治慢性胃病，胀满，消化不良。蒲公英与党参、白术、陈皮、砂仁、半夏、香附、神曲、麦芽等同用。

治胃痛烧心，时吐酸水。乌贼骨、浙贝母、三七、延胡索共为粉，用蒲公英水煎送服。

治剑突下右侧疼痛，口苦恶心，尿黄。蒲公英与柴胡、郁金、枳实、白芍、赤芍、延胡索、陈皮、青皮、金钱草等同用。

3.用于湿热目赤肿痛，小便热淋涩痛。本品少苦且凉，清热解毒，利尿通淋，入肝有清肝明目之效。

治目赤肿痛，或胬肉遮睛，赤脉络目，目睛胀痛，羞明多泪，一切虚火实热之证。单用蒲公英一味水煎服。（近代《医学衷中参西录》蒲公英汤）

治上症目赤肿痛。蒲公英与菊花、桑叶、木贼、密蒙花、谷精草等同用，清热明目。

治肝火上炎目赤肿痛，可单用鲜蒲公英绞汁点眼，也可以洗净切碎加调料当菜食之。

治湿热淋涩作痛。蒲公英与白茅根、金钱草、车前草、生地、木通、甘草等同用。清热利尿。

【炮制】蒲公英　取原药材，拣去杂质，残叶，洗净泥沙，切段，晒干入药。

【用法】5~30克水煎服，外用适量，鲜品加倍。

【临床研究】治乳痈初起，硬结红肿，发热恶寒。蒲公英30~60克，赤芍15~30克，柴胡20克，白芷20克，皂刺30~50克，益母草30克，甘草10克，水煎加黄酒服，日一剂，一般3日可愈。（贾宪亭）

【临床报道】

1. 蒲公英是清热解毒的传统药物：近年来通过进一步研究，证明它有良好的抗感染作用。现已制成注射液、片剂、糖浆等不同类型，广泛应用于临床各科多种感染性炎症。

治疗急性气管炎、肺炎、传染性肝炎、泌尿系统感染，各科各种疾病（包括疖肿、淋巴结炎、急性乳腺炎、急性胰腺炎、丹毒、阑尾炎、胆囊炎、脉管炎、五官科炎症、急性化脓性扁桃体炎、咽炎、中耳炎、急性副鼻窦炎、急性耳廓软骨膜炎、牙周炎、眼结膜炎、骨科炎症（骨折炎症、骨髓炎）皮肤科炎症（多发性毛囊炎、传染性湿疹、脓疱疮，皮肤感染）。其他如败血症、伤寒、胆道感染、腮腺炎、输卵管炎、附睾炎、以及肿痛、结核等继发性感染都有不同程度的疗效，还有抗病毒作用。（摘抄《中药大辞典》蒲公英）

2. 益胃汤

【组成】川黄连、砂仁各6克，苏叶、生甘草各5克，蒲公英30克，木香、枳壳、莪术、白及各10克，白芍20克。

【功效】清泄胃热，行气活血。

【适应症】糜烂性胃炎

【用法】每日1剂水煎，前3天8小时服1次，每次300毫升；后改早晚各1次。

【疗效】本组30例全部治愈。

【方源】秦化珍等《自拟益胃汤 治糜烂性胃炎30例》，《浙江中医杂志》1995，30（3）：103。

◎ 紫花地丁　出《本草纲目》

【别名】地丁、地丁草、紫地丁等。

【基原】紫花地丁为堇菜科植物紫花地丁的带根全草。

【主产地】分布在东北、河北、河南、山东、江苏、安徽、湖北、湖南、陕西等省。多生长在荒地、草地、林缘、路边、山坡。

【采集·药材质量】夏秋果实成熟时采收全草，拣去杂质，洗净，晒干。干燥的紫花地丁多皱缩成团，主根长圆锥形，淡黄棕色，有细纵皱纹，叶基生，灰绿色，展平后叶呈披针形，或卵状披针形，长1.5~6厘米，宽1~2厘米，先端钝，基部稍心形，边缘钝锯齿样，两面有毛，叶柄细，长1~6厘米，上部具明显狭翅。花茎纤细，花瓣5，紫堇色或淡棕色。蒴果椭圆形，内含多枚种子，长圆球形，淡黄棕色。质脆易碎，气微臭，味微苦而涩并稍黏。以黄绿色、棵大、肥壮、完整、无杂者佳。（见图54）

【主要成分】本品主含甙类、黄酮类、蜡、琥珀酸、地丁酰胺、棕榈酸、多糖等。

【药理】煎剂对金黄色葡萄球菌、结核杆菌、甲型链球菌、肺炎球菌、蓝色毛癣菌均有不同程度的抑制作用。此外，尚有清热，消肿消炎作用。

【性味归经】苦，辛。归心、肝经。

【功效】清热解毒，凉血消肿，利湿。

【歌诀】　　苦辛寒紫花地丁　　解热毒凉血消肿
　　　　疗疮丹毒蛇咬伤　　肝热目赤咽喉痛

【应用】

1. 用于痈肿疮疡丹毒疔。本品苦寒入心肝血分，能清心、肝火之热毒。痈肿疔毒，多为血热壅滞，且有辛散之意，有清热解毒凉血之效。《本草正义》："地丁，专为痈肿疔毒通用之药。"尤为治疔毒为长。

治热毒疮疡，疔疮肿痛，或发热，脉数者。本品与金银花、野菊花、蒲公英、紫背天葵水煎加适量酒服。清热解毒，消肿散结。（清《医宗金鉴》五味消毒饮）

治疗疔疮肿痛，兼发热，烦躁，苔黄，脉数。本品与野菊花、苍耳草、豨莶草、半枝莲、麻黄、草河车水煎服。清热解毒，疏邪消散。（明《外科正宗》七星剑）

治下肢疮痈，委中疮疡，红肿焮痛色赤，属湿热凝结，小便赤涩，舌苔黄腻。本品与金银花、茯苓、车前子、牛膝水煎服。清热解毒，分利湿热。（清《洞天奥旨》五神汤）

治乳痈。本品可与蒲公英、赤芍、皂刺、白芷等同用。

治肠痈。本品可与大黄、牡丹皮、桃仁、白芷、薏苡仁、莪术、败酱草等同用。

治疔疮肿毒。可单用本品鲜草捣汁服，药渣捣敷局部。

2. 用于肝热目赤，小便不利。本品苦寒，有清肝胆，清热利湿之功效。

治肝热目赤肿痛，麦粒肿。本品常与蝉蜕、菊花、桑叶、黄连、谷精草、密蒙花等同用。

治湿热小便不利。本品常用车前草、海金沙、金钱草、白茅根等同用。

此外，本品清热解毒，可解蛇毒，用于毒蛇咬伤，可单用鲜品绞汁频服，亦可与雄黄粉捣如泥外敷。

【炮制】紫花地丁　取原药材，拣去杂质，洗净泥沙，切段，晒干入药。
【用法】10~30克水煎服，鲜品可用之60~90克，外用适量。

◎ 野菊花　出《本草正》

【别名】黄菊花、山菊花、苦菊花等。

【基原】野菊花为菊科植物野菊的头状花序。

【主产地】主产江苏、山东、河北、河南、四川、广西等省。多生长在向阳山坡、丘陵、荒地、林缘、路边等地。

【采集·药材质量】秋季花未完开放时采摘，拣去梗叶，晒干。干燥头状花序呈扁球形，外层为15~20个舌状花，雌性淡黄色，皱缩卷曲，中央为管状花，两性，长3~4毫米，黄色，顶端5裂，子房棕黄色，底部有总苞，由20~25枚苞片组成，作覆瓦状排列成四层，苞片卵形或披针形，枯黄色，边缘膜质，花多生长在半球状的花托上，味苦，清香有凉感。以金黄色、朵大、气苦香、无杂质、味苦者佳。（见图55）

【主要成分】本品含刺槐素、-7-鼠李糖、葡萄糖甙、野菊花内酯、苦味素、挥发油、维生素A、维生素B_1等。

【药理】野菊花煎剂对金黄色葡萄球菌、白喉杆菌、痢疾杆菌、绿脓杆菌、大肠杆菌均有抑制作用，口服煎剂有明显的降压作用。

【性味归经】辛、苦、寒。归肺、肝经。

【功效】疏风清热，解毒消肿，清肝明目。

【歌诀】　野菊花药苦辛寒　清热解毒归肺肝
　　　　　咽喉痛风火眼赤　痈肿疔疖湿疹丹

【应用】

1. 用于风热外感，风热上攻所致的咽喉肿痛，风热眼赤等。本品辛苦寒入肺，辛可发散，苦寒则清热，有疏风清热之功效。

治风热感冒头痛，咽喉肿痛。本品可与连翘、牛蒡子、蒲公英、荆芥、薄荷、桔梗、甘草等同用。疏散风热。

治急性火眼，红肿热痛。本品常与木贼、密蒙花、桑叶、谷精草、龙胆草、车前子等同用。

治风热目赤。也可以单用野菊花水煎服。

治风热头痛，头胀。野菊花可与夏枯草、白蒺藜、荆芥、白芍、薄荷等同用。

2. 用于痈肿痛丹毒疔疮，湿疹。本品苦寒泻火，有清热解毒消肿之功效。

治各种疔毒，痈肿疮疖，局部红肿热痛，或发热，舌红脉数。本品与金银花、蒲公英、紫花地丁、紫背天葵水煎加酒服。清热解毒。（清《医宗金鉴》五味消毒饮）同时将药渣捣如泥敷患处。

治疗疮。野菊花与红砂糖捣烂敷患处；若生在发际可加冰片、鲜地龙捣如泥敷患处。

治头癣，湿疹，天疱疮。本品可与金银花、皂刺、白芍、赤芍、荆芥、当归、红花、甘草等水煎内服。再与苦参、苦楝花水煎外洗，还可以与苦参为末麻油调搽。

【炮制】野菊花　　取原药材，拣去杂质，残叶，花梗，即可入药。

【用法】10~30克水煎服。外用适量。

◎ 穿心莲　出《岭南采药录》

【别名】一见喜、春莲秋柳、苦胆草、四方莲等。

【基原】穿心莲为爵床科植物穿心莲的全草。

【主产地】长江以南温暖地区均有分布。多生长在温暖、潮湿、肥沃的砂质土壤和粘土壤。

【采集·药材质量】夏秋茎叶茂盛时采割地上部分，拣去杂质，晒干。干燥的茎枝呈四棱形，多分枝，节稍大，质脆，易折断，间节长4~6厘米，单叶对生，叶柄短近无柄，叶片皱缩，多破碎，完整叶片展开披针形或卵状披针形，长3~12厘米，宽2~5厘米，叶上面绿色，下面灰绿色，两面光滑，花白色。以草绿色、肥壮、茎方叶全、无杂味、极苦者佳。（见图56）

【主要成分】主含穿心莲内酯、去氧穿心莲内酯、新穿心莲内酯、生蝴蝶素、汉黄芩素、咖啡酸及二咖啡酰喹啉酸混合物、穿心莲黄酮等。

【药理】对痢疾杆菌、肺炎双球菌、伤寒杆菌、金黄色葡萄球菌、绿脓杆菌、变形杆菌、溶血性链球菌有不同程度的抑制作用。提高人体免疫功能，增强人体白细胞对细菌的吞噬能力，有抗炎，促肾上腺皮质功能，解热，利胆及镇痛作用。临床上治疗痢疾较氯霉素、痢特灵为优。还可用于治疗慢性结肠炎、上呼吸道感染等。

【性味归经】苦，寒。归心、肺、胃、大肠、小肠经。

【功效】清热解毒，凉血消肿。

【歌诀】　　穿心莲性味苦寒　　风热感冒吐稠痰
　　　　　　湿热泻痢淋涩痛　　痈肿疮毒口糜烂

【应用】

1.用于风热感冒，温病初起，肺热咳嗽，咳吐脓稠痰及咽肿痛。本品寒入肺，肺主皮毛，能清热解毒，善清解肺经郁热，理内伤之咳嗽。

治风热感冒，温病初起，发热头痛，口渴脉浮数。本品与连翘、牛子、桔梗、金银花、甘草、荆芥、薄荷等同用疏散风热。

治肺热咳嗽。本品常与黄芩、桑叶、麦冬、菊花、桔梗、大贝母、知母、甘草等同用。清肺化痰止咳。

治咳嗽胸痛，咳吐脓腥臭浊痰。本品常与薏苡仁、桔梗、芦根、冬瓜仁、桃仁、鱼腥草等同用。清热解毒，化痰止咳。

治咽喉肿痛。本品与玄参、麦冬、桔梗、甘草、牛蒡子等同用解毒利咽。

2. 用于湿热泻痢，小便淋涩不通。本品入大小肠，苦能燥湿，寒则清热泻火，尤善清肠道湿热，凡中下焦湿热引起诸症皆可治疗。

治肠胃湿热，痢下脓血，里急后重，发热口渴。本品与黄连、白芍、当归、木香、苦参等同用；也可以单用本品水煎服。

治膀胱湿热，小便淋涩疼痛而热。本品常与木通、白茅根、萹蓄、车前草、生地、甘草等同用。

3. 用于痈肿疮毒，湿疹，疖肿，烫火伤，毒蛇咬伤。本品苦寒，清热解毒，凉血消肿，可治湿热火毒。

治痈肿疮疖肿痛。本品与金银花、蒲公英、野菊花、当归、白芷、甘草等同用。

治肠痈。本品与大黄、牡丹皮、薏苡仁、败酱草、桃仁等同用。

治阴囊湿疹。可单用本品为粉，甘油调涂。

治烫火伤。本品为粉，渗出液多时干撒，干者麻油调涂。

治毒蛇咬伤。本品全草捣为泥，用旱烟油调匀频涂患处。

此外，本品还可以用于治疗胆囊炎、高血压、百日咳、鼻窦炎、风火牙痛等。

【炮制】穿心莲　取原药材，拣去杂质，洗净，稍闷，切段，晒干入药。

【用法】5~15克水煎服，外用适量。

【注意事项】本品煎剂易致呕，因苦寒，虚寒之人不宜服。

【临床报道】治疗各种感染性疾病　穿心莲具有消炎解毒作用，临床曾运用于各种感染性疾病，包括外伤性感染、痈疖、丹毒、上呼吸道感染、急慢性扁桃体炎、急慢性支气管炎、急性痢疾、急慢性胃肠炎、尿路感染、子宫内膜炎、盆腔炎、中耳炎、牙周炎均有不同程度的疗效。已制成针剂、胶囊、片剂用于临床。（摘抄《中药大辞典》穿心莲）

◎ 大青叶　出《唐本草》

【别名】大青、大靛等。

【基原】大青叶为十字花科植物菘蓝的干燥叶。

【主产地】河北、河南、山东、江苏、安徽等省，多有栽培。

【采集·药材质量】一般夏秋采割，晒干。干燥叶片多皱缩，多破碎，完整叶片呈长椭圆形或长卵形，长5~12厘米，宽2~6厘米，灰绿色或棕绿色，先端尖基部钝圆，纸质而脆，叶柄长4~10厘米。气微臭，味微酸苦涩。以叶大、肥厚、少柄、暗绿色、干燥者佳。（见图57）

【主要成分】大青主含色氨酸、靛玉红B、葡萄糖芸苔素、新葡萄糖芸苔素-1-

磺酸盐、靛蓝、鞣质等。

【药理】1. 本品有抗菌作用，抗内毒素作用，抗白血病作用。对金黄色葡萄球菌、溶血性链球菌均有一定的抑制作用。2. 大青叶对乙肝表面抗原有抑制作用，对流感病毒亚甲型有抑制作用。有解热、消炎作用，临床上可用于治疗流行性乙型脑炎，防治上呼吸道感染，急性传染性肝炎。

【行为归经】苦，寒。归心、肝、胃经。

【功效】清热解毒，凉血消斑。

【歌诀】　　大青叶性味苦寒　　清热毒凉血消斑
　　　　　　风热感冒温热病　　痈肿丹毒及黄疸

【应用】

1. 用于风热表证，温病初起，温毒发斑。本品苦寒入肺心经，能泻二经实火热毒，专主温邪热病，实热蕴结，又入血分，能凉血消斑。

治风热感冒，恶寒发热，头痛，汗出不畅鼻塞少涕，咽喉肿痛，苔薄，脉浮数。大青叶与板蓝根、拳参制成冲剂服。清热解毒。（现代《中华人民共和国药典》感冒退热冲剂）

治温病热入营血，心胃毒盛，气血两燔，及温毒发斑，大热心烦狂乱。本品常与犀角、玄参、升麻、黄连、栀子、黄芩、黄柏、甘草水煎服。清热解毒，凉血消斑。（现代《冉雪峰大同方剂学》引张氏寒方·犀角大青汤）

治时行壮热头痛，发疮如豌豆遍身。大青叶与栀子、犀角（屑）淡豆豉水煎服（《延年方》大青汤）

治风热表证，温病初起，口渴咽喉肿痛，脉浮数。大青叶常与连翘、牛子、金银花、桔梗、甘草等同用。

2. 用于痈肿、丹毒、疔、疖、咽喉肿痛。本品苦寒，实为清热解毒上品，治温热毒结，疮疡肿毒，清肝胃实火，又为治丹毒要药。

治痈肿、丹毒、疔、疖。本品与金银花、蒲公英、紫花地丁、连翘、白芷、赤芍、甘草等同用。轻症可单用本品水煎服，或用鲜品捣糊外敷局部。

治咽喉肿痛，口舌糜烂，口甘面热。大青叶与升麻、大黄（炒）、干生地共为粗末，水煎服。清热解毒，凉血消肿。（宋《圣济总录》大青汤）

3. 用于湿热黄疸，热淋。本品苦寒入肝，清泻肝胆实火，有利胆退黄之效，又有凉血治淋之功。

治湿热黄疸。大青叶与柴胡、郁金、丹参、赤芍、茵陈、栀子、麦芽等同用

治热淋小便热赤。大青叶与白茅根、小蓟、车前草、生地、甘草等同用。

此外，还可以治疗急性胃肠炎，痢疾等。

【炮制】大青叶　取原药材，拣去杂质，水淋稍闷，切段，晒干入药。

【用法】10~15克水煎服,鲜品可用30~60克,亦入丸散,外用适量。

【注意事项】脾胃虚寒者忌内服。

【临床报道】犀银汤

【组成】犀角1~2克(或水牛角20~30克),银花5~15克,生地10~20克,板蓝根10~20克,丹皮、芍药、大青叶各5~10克,石菖蒲、甘草、紫草各3~6克,兰花竹叶(鲜)6~10克,大黄6~10克。

【功能】清热解毒,凉血活血,清心开窍,化浊醒脑。

【适应症】乙型脑炎

【用法】每日1~2剂,水煎服,每2~4小时服药1次,神志不清者用鼻饲注入,根据病情,适当给西药支持疗法。

【疗效】治64例,患者均为14岁以下,病程最长者7天。治愈62例,好转1例,总有效率为98.4%,平均治疗6.6天。

【注意】本病应极早使用活血化瘀,芳香化浊之品,控制脑水肿的进一步发展,减少后遗症。高热期配大黄退热保津。严格掌握服药时间,代茶频饮或每2-4小时服药一次,对小儿尤为重要。

【方源】魏丙英等《犀银汤治疗乙型脑炎》,《四川中医》1992,10(5):11。

◎ 板蓝根 出《本草纲目》

【别名】靛青根,蓝靛根等。

【基原】板蓝根为十字花科植物菘蓝或爵床科植物马蓝的根及根茎。

【主产地】江苏、浙江、福建、台湾、广东、广西、四川、湖北、湖南等省多有种植。野生于林缘、山地、潮湿之地,现多有种植。

【采集·药材质量】初冬采挖,除去茎叶,洗净泥土,晒干。板蓝根呈细长圆柱形,长10~30厘米,直径3~8毫米,表面浅灰黄色,粗糙,有纵皱纹,并有支根痕,呈扭曲状,根头部较大,有轮状排列暗绿色叶柄残基、叶柄痕及疣状突起。质实而脆,断面平坦,皮部淡棕色,木部黄色,气微,味微甜而后涩。以黄白色、粗壮、条长、坚实、粉性足、干燥、无蛀者佳。马蓝的根全长10~30厘米,灰褐色,根茎圆柱形,径约2毫米,上面有短茎,地上茎有对生分枝,根茎有膨大的节,节上分较粗多数细长须根,细长而弯曲扭曲,表面细皱纹,根茎以上质脆易断,断面不平坦,略显示纤维状,中央有大型的髓,根部质较柔韧。以条长、肥壮、味淡粗细均匀者佳。(见图58)

【主要成分】菘蓝根含靛玉红、β-谷甾醇、棕榈酸、尿苷、次黄嘌呤、尿嘧啶、青黛酮、胡萝卜苷等。马蓝根含靛蓝、β-谷甾醇、蒽醌类、三萜类成分等。

【药理】板蓝根煎剂和水浸剂对多种革兰氏阳性和阴性细菌、金黄色葡萄球菌、表皮葡萄球菌、流感病毒均有抑制作用。可增强免疫功能,对由A、D、P诱导的血小板聚积有一定的抑制作用，另外，还有抗炎、护肝、抗氧化、抗癌作用。

【性味归经】苦，寒。归肺、肝、胃经。

【功效】清热解毒，凉血消斑。

【歌诀】　　板蓝根药性苦寒　归属经脉肺胃肝
　　　　　　清热解毒治温病　痈肿痄腮火毒丹

【应用】

1. 用于外感风热，温热暑疫，高热神昏，头痛咽喉肿痛。本品苦寒，有清热解毒，辟疫之功效。

治风热壅盛，风热，怕寒，头痛，肢酸痛，咽喉肿痛，痄腮等。板蓝根与羌活水煎服。祛风解表，清热解毒。（上海人民出版社版《方剂学》羌蓝汤）

治感冒发热恶寒，头痛，鼻塞少涕，咽喉肿痛，苔黄，脉数。板蓝根与大青叶、连翘、拳参水煎服。清热解毒。（现代《中华人民共和国药典》感冒退热冲剂）

治温热，暑疫之邪进入营血，热毒深重，耗液伤阴，如高热神昏，谵语发狂，斑疹紫色，口糜咽烂，目赤烦躁，舌质紫绛。板蓝根与犀角、金银花、连翘、黄芩、玄参、生地、石菖蒲、淡豆豉、天花粉、紫草共为细末制成丸，温开水送服。或作汤剂服。清热解毒，凉血开窍。（清《温热经纬》神犀丹）

治大头瘟，恶寒发热，头面红肿焮痛，目不能开，咽喉不利，舌燥口渴，舌质红，苔白兼黄脉浮数有力。板蓝根与黄芩、黄连、牛蒡子、玄参、甘草、桔梗、升麻、柴胡、马勃、连翘、陈皮、僵蚕、薄荷水煎服。清热解毒，疏风散邪。（金《东垣试效方》普济消毒饮）

2. 用于痈肿疮毒疔。本品苦寒，清热解毒，降火入血分，治诸毒恶疮。

治痈肿疮疡。本品常与金银花、蒲公英、白芷、赤芍、当归、甘草等同用。

治丹毒。本品与野菊花、紫花地丁、蒲公英等同用。

此外，单服本品可治疗暴发火眼，肝炎。与茵陈、郁金、薏苡仁水煎服可治肝硬化。

【炮制】板蓝根　取原药材，拣去杂质，洗净闷透，切段晒干入药。

【用法】15~30克水煎服，亦入丸散，外用适量。

【注意】脾胃虚寒者忌服。

【临床报道】治疗肝胆实火下注，腮腺肿大疼痛，睾丸一侧或双侧灼热剧烈疼痛。板蓝根20克，龙胆草10克，木通8克，黄芩12克，延胡索12克，川楝子10克，橘核仁8克，甘草5克水煎日一剂分2~3次服。清热解毒，泻肝胆实火，消炎止痛。施治18例，全部治愈。（摘抄雷右彪自拟龙根睾丸炎汤治疗流行性腮腺炎并左侧睾丸炎（摘自《浙江中医学院学报》1992，5[1]：27.）

◎ 青黛 出《药性论》

【别名】青蛤粉、靛花等。

【基原】青黛为爵床科马蓝、豆科植物木蓝、十字科植物菘蓝、草大青或蓼科植物蓼蓝的茎叶经加工制成的干燥色素粉末。

【主产地】福建、江苏、安徽、江西、河南、四川等省多有加工。

【采集·药材质量】夏、秋季收茎叶，置缸内，用清水浸2-3昼夜，至叶烂脱枝，捞出枝条，每10斤叶加1斤石灰充分搅拌，至浸液成紫红色时，捞去液面泡沫，晒干即为青黛。本品为极细的粉末，灰蓝色或深蓝色，质轻，易飞扬，可粘手粘纸，具草腥气，味微酸。以体轻、细腻、能浮水面、燃烧时生紫红色火焰者佳。（见图58）

【主要成分】青黛含靛蓝、靛玉红、靛棕、靛黄、鞣酸、β-谷甾醇、蛋白质、大量无机盐等。

【药理】靛玉红对慢性粒细胞白血病有效，且不抑制骨髓，局部外敷能镇痛，促进肿块变软，变小，甚至消散，尤其对鼻咽癌淋巴转移的效果较好。青黛煎剂对金黄色葡萄球菌、炭疽杆菌、肺炎杆菌、痢疾杆菌均有抑制作用，靛蓝有一定的保肝作用。青黛可降低甚至消除因放疗、化疗引起的毒副作用，可减少放射剂量，缩短疗程。

【性味归经】甘，寒。归肺、肝、胃经。

【功效】清热解毒，凉血消斑，清痰定惊。

【歌诀】　　青黛来自大青叶　清热解毒又凉血
　　　　　　肺热咳嗽痄腮肿　血热妄行惊风热

【应用】

1. 用于温毒发斑。本品咸寒，寒能清热解毒，咸入血分，有凉血消斑之功效。

治瘟疫热毒，热郁阳明，热极发紫黑斑，脉洪数者。青黛与鲜生地、石膏、升麻、黄芩、栀子、葱白水煎服。清热解毒，凉血消斑。（清《重订通俗伤寒论》青黛石膏汤）

治温病热入营血，身热不退，皮肤红斑，口渴引饮，烦躁不安。青黛（布包）与黄连、栀子、玄参、知母、生地、犀角屑、石膏、柴胡、人参、甘草、生姜、大枣水煎服。清热解毒，凉血消斑。（明《伤寒六书》消斑青黛饮）

2. 用于肺热咳嗽，血热妄行的咳血，吐血，衄血。本品寒泻肝肺实火，且有凉血止血之功效。

治肝火犯肺，头晕耳鸣，咳痰稠粘，甚至痰中带血，咽喉不利，胸胁作痛，苔燥舌红，脉弦者。青黛与煅蛤粉炼蜜为丸，睡前含化。或布包水煎服。清肝泻火，化痰止咳。（清《卫生鸿宝》黛蛤散）

治肺经咳嗽有热痰者。青黛与瓜蒌仁、川贝母、海浮石共为末治丸服。清热化痰。（明《症因脉治》青黛海石丸）

治肝火灼肺，咳痰带血，痰稠不爽，心烦口渴，颧红便秘，苔黄，脉弦数。青黛

与瓜蒌仁、诃子、海蛤粉、黑栀子共为细末，炼蜜为丸服或水煎服。清火化痰，止咳止血。（元《丹溪心法》咳血方）

治血热妄行的吐血，衄血。本品常与生地、丹皮、白茅根、小蓟等同用。也可以单用本品冲服。

3. 用于痄腮，咽喉肿痛，口舌生疮，热毒疮疡，湿疹，诸毒虫伤。本品清热解毒，凉血消肿。

治瘟疫时毒所致的痄腮喉痹。可单用本品与冰片研细用鸡蛋清与蜂蜜调敷患处，再用黄芩、板蓝根、玄参、连翘、升麻、牛蒡子等水煎服以加强疗效。

治咽喉肿痛，口舌生疮，风热乳蛾，烂喉丹痧，风热喉痹。青黛与象牙屑、珍珠、冰片、壁钱、牛黄人指甲共研极细粉末，每用少许吹喉。清热解毒，祛腐生新。（清《金匮翼》引张瑞符方·锡类散）

治咽喉肿痛，口舌生疮，牙痛齿衄，乳蛾赤肿。青黛与黄连、儿茶、煅人中白、薄荷、甘草、冰片、煅硼砂共为细粉，每用少许吹患处，或用麻油调匀擦患处。清热解毒，消肿止痛，收湿止痒。（现代《上海市药品标准》青黛散）

治热毒脓窝疮。青黛与寒水石（煅、酥）研粉，麻油调搽。解毒敛疮。（宋《普济本事方》青金散）

治天泡疮。青黛适量，鲜丝瓜叶捣取汁调敷患处，或加少许菜油亦可。《验方选集》

治黄水疮，疱疮。青黛与薄荷、黄柏、冰片、人中白、黄连、硼砂共为细末，用麻油调敷，隔日换药1次，2~4次可愈。

治诸毒虫咬伤。青黛与雄黄各等份研粉，新汲水冲服。（《古今录验方》）

4. 用于暑热兼肝胆郁热，小儿惊痫及癫狂。本品咸寒归肝，大泻肝经实火，及散肝经火郁。"诸风掉眩，皆属于肝"。肝平火熄，诸风自除。

治暑病肝胆郁热，见目赤咽痛，或口舌生疮。青黛与滑石、甘草共为散服。清肝祛暑利湿。（金《河间六书》碧玉散）

治肝胆实火而致的眩晕，胁痛，惊悸，抽搐，谵语发狂，便秘溲赤。青黛与当归、芦荟、龙胆草、黄连、黄柏、黄芩、栀子、大黄、木香、麝香共为细末，炼蜜为丸服。清热泻火，凉肝镇惊。（元《丹溪心法》当归龙荟丸）

治小儿肝热惊风抽搐，身壮热，面赤，口渴喜冷。青黛与龙胆草、防风、钩藤、黄连、龙脑、牛黄、麝香共为细末制丸，金银花煎汤送服。清热解毒，镇惊安神。（宋《小儿药用直诀》凉惊丸）

治忧思抑郁，心肝失养，火灼煎熬津液成痰，痰蒙蔽心神，心烦意乱，发为癫狂。青黛与龙胆草、当归、胆南星、天竹黄、龙齿、半夏、麦冬、全蝎、川芎、犀角粉、龟板、石菖蒲、蜂房、知母、羚羊角粉、磁石、金箔、天冬、黄连、白前、琥珀、芦荟、黄芩、竹沥水铁落熬膏服。清痰开窍，镇惊安神。（清《王九峰医案精华》加味归脾丹）

治小惊风。青黛水研冲服。（《生生编》）

治产后发狂。四物汤加青黛（布包）水煎服。（《摘元方》）

【炮制】**青黛** 购进成品即可入药。

水飞青黛 取青黛入钵加适量水研细，倒入清水搅匀，细粉悬浮，将悬浮液入另一容器内，待沉淀后倒出上边清水，沉淀粉末干燥入药。

【用法】1.5~3克水冲服。亦入丸散，外用适量，因不溶于水，很少入煎剂。水飞青黛比较纯净，作用更好。若入煎剂宜布包扎。

【注意】脾胃虚寒者忌内服。

【临床报道】**治白血病** 中医研究院西苑医院用清黄散（青黛、雄黄按9：1研粉装入胶囊中或压片）治疗25例"慢粒"，缓解18例，部分缓解7例。用量：诱导缓解4~14克/日。维持量3~6克/日，分2~3次服。随外周血象调节，部分患者有胃肠道反映，色素沉着，皮疹，皮肤干燥增厚等。重者停药，待副作用消失后减量继服。（摘自《实用中医内科学》上海科学技术出版社2009年1月第1版·白血病）

◎ 贯众 出《神农本草经》

【别名】贯钟、贯中、管仲等。

【基原】贯众为鳞毛蕨科植物，粗茎鳞毛蕨、绵马鳞毛蕨、紫萁科植物紫萁等带叶柄基的根茎。

【主产地】粗茎鳞毛蕨主产东北；紫萁贯众多产河南、山东、安徽、江苏、福建、台湾等省，多生长林下，沼地，山谷，灌丛等地。

【采集·药材质量】春秋采挖，削去叶柄，须根，除去泥沙，晒干。粗茎鳞毛蕨贯众，呈长圆锥形，一般上端钝圆，下端较尖，略弯曲，长10~20厘米，径5~8厘米。表面黄棕色或黑棕色，密被排列整齐叶柄残根及鳞片，叶柄残基呈扁圆柱，稍弯曲，质硬，断面略平坦，棕色，维管束5~7个，呈黄色点状，排列成圆环，内面一对稍大，每一叶柄基外侧生有须根，剥去叶柄基，可见根茎，直径1~2厘米，质坚硬而难折断，断面不平坦呈棕色，气特殊，味涩，苦辛。总之不同的贯众多不同的形态，外色，以本类贯众中个大、肥壮、质坚硬、气特异、味苦涩者佳。（见图59）

【主要成分】粗茎鳞毛蕨主含绵马素、三叉蕨素、东北贯众醇、绵马酸、黄绵马酸、绵马酚等；紫萁根含玻那甾酮-A及蜕皮甾酮、紫萁内酯、异白果双黄酮以及赖氨酸、多量淀粉和纤维素。

【药理】粗茎鳞毛蕨有强烈的驱虫作用，尤其对绦虫有强烈的毒性，可使条虫体麻醉而排出。另外对钩虫、蛔虫、鞭虫也有作用。对流感病毒、乙脑病毒、腮腺病毒亦有抑制作用。对皮肤真菌也有一定作用。对子宫体有兴奋、收缩增强、张力提高；外用止血、镇痛，消炎作用。

【性味归经】苦、涩、微寒,有小毒。归肺、肝、胃、脾经。

【功效】清热解毒,凉血止血,杀虫。

【歌诀】　　贯众苦寒解热毒　　防治疫毒流脑服
　　　　　寄生虫病亦用之　　烧伤止血崩带除

【应用】

1. 用于流行性感冒,流行性脑膜炎,麻疹、大头瘟的预防和治疗。本品苦寒,有清热解时邪热毒之能,清气分血分热邪之效。故时疫盛行、浸入水缸,常饮此水不传染,其解毒之功尤其独著,不得以贱轻视之。

预防流行性感冒。用本品水煎服,或单用本品放入水缸,做饭饮用此水,七天换药一次。

预防流行性脑膜炎。贯众、雄黄、明矾放入水缸内,作饮水消毒,七天换一次。(现代《全展选编·爱国卫生》)

预防麻疹。本品与金银花、升麻、紫草、桔梗、甘草水煎服,代茶饮。

治疮疹出块肥红。贯众(干燥)与赤芍、甘草、升麻、枳壳(炒)共为粗末,加入竹叶煎服。(宋《小儿卫生总微论方》快斑散)

治大头瘟。贯众常与板蓝根、连翘、升麻、牛蒡子、玄参、桔梗、甘草等同用。

2. 用于肠道寄生虫病。本品小毒,有杀虫之功效,《本草》云:"杀三虫。"《别录》言:"去寸白。"

治疗绦虫。本品常与南瓜子、槟榔、雷丸同用。

治疗钩虫。本品常与苦楝根皮、槟榔同用。

治疗蛔虫。本品常与乌梅、君子仁、花椒、槟榔、苦楝根皮同用。

治疗蛲虫。本品常与百部、牵牛子同用。

3. 用于血热所致的多种出血及白带。本品苦寒质重而沉降,有凉血止血之功效,且味涩收敛,故主血热妄行出血。《纲目》:"贯众,大治妇人气血。"尤善治崩漏。

治暴吐血嗽血。贯众与黄连为散,糯米汤调服。(宋《圣济总录》贯众散)

治吐血成斗,命在须臾。贯众与血余炭为末,鲜侧柏叶捣汁,前二药入汁搅匀,大碗盛之,重汤煮一柱香时,取出待温,入童便煮酒频服之。化瘀凉血,止血。(明《万病回春》贯众汤)

治肠风便血,久痢下血,妇人崩淋及白带。贯众与黑蒲黄、丹参共为末,早晚白酒下。(《本草汇言》)

治血热所致月经先期,量多或崩漏。贯众与黄芩、黄连、黄柏、忍冬藤水煎服。清热止血。(现代《千家名老中医妙方秘典》三黄忍冬藤汤)

治崩漏。贯仲炭与黄芪、党参、土白术、当归、白芍、地榆、侧柏叶等同用,益气养血,凉血止血。

【炮制】贯众　取原药材,洗净泥沙,清水浸泡后捞出,早晚各淋水一次,当闷透后,切厚片,晒干入药。

贯众炭　取贯众片,入锅武火加热,炒至外焦黑色,内褐色为度,水灭火星,取出放凉入药。

【用法】10~30克水煎服,亦入丸散,外用适量。贯众炭,多用于凉血止血;余病症则多用贯众。

【注意】绵马贯众毒性较大,用量不宜过大,脾胃虚寒者慎内服。

◎ 鱼腥草　出《履巉岩本草》

【别名】侧耳根、蕺菜、紫背鱼腥草等。

【基原】鱼腥草为三白草科植物蕺菜的带根全草。

【主产地】长江流域以南各省较多。多生长山地、沟边、溪旁阴湿地。现在多有种植。

【采集·药材质量】夏秋连根全草拔出,洗净晒干。茎扁圆柱形,扭曲而细长,表面淡红褐色至黄棕色,节明显可见,近下部的节上有须根,叶片极皱缩而卷折,上面暗黄绿色,下面青灰色,质脆易碎,茎折断不平坦粗纤维状,具鱼腥气。以淡红色、茎叶较完整、无泥沙、干燥、味微涩者佳。(见图60)

【主要成分】主含鱼腥草素、挥发油、氯化钾、硫酸钾、槲皮甙、蕺菜碱等。

【药理】1.对金黄色葡萄球菌、肺炎球菌、大肠杆菌、痢疾杆菌、伤寒杆菌、流行性病毒某些株有抑制作用。2.扩张肾动脉,增加血流量及尿液分泌,从而有利尿作用。此外还有镇痛、止血、祛痰、镇咳、平喘作用。

【性味归经】辛,微寒。归肺经。

【功效】清热解毒,消痈排脓,通淋治痢。

【歌诀】　鱼腥草寒归肺经　　解毒消痈可排脓
　　　　　疮疡湿热淋泻痢　　肺痈咳吐脓血症

【应用】

1.用于肺热咳嗽,肺痈咳吐脓血。本品辛寒归肺,寒则清热解毒,泄肺见长,辛能散结,故有消痈排脓之功效。

治肺热咳嗽,咳吐稠痰。鱼腥草与黄芩、知母、贝母、桑白皮、甘草等同用。

治肺痈,可吐脓痰,胸痛隐隐,苔黄腻,脉数。鱼腥草与金银花、连翘、桔梗、杏仁、红藤、冬瓜仁、桃仁、鲜芦根水煎服。清热解毒,祛痰消痈。(上海人民出版社版《方剂学》银苇合剂)

治肺痈。鱼腥草与金银花、连翘、贝母、桔梗、薏苡仁、全瓜蒌等同用。

2.用于痈疽毒等。本品清热解毒,又能消肿排脓。

治痈肿疮疡外科阳证。本品常与金银花、蒲公英、连翘、白芷、当归、赤芍、天花粉等同用也可以用本品为末，蜂蜜调敷患处。

治疗疮疖作痛。本品与野菊花共为末，蜂蜜调匀敷局部。

3.用于湿热淋症，痢疾，湿热带下，本品寒清辛散，能清热除湿利尿。

治热淋，尿频，尿急痛。鱼腥草与益母草、车前子、牛膝、黄柏、滑石、甘草等水煎服。

治湿热痢疾。鱼腥草与黄连、当归、白芍、木香、山楂炭等同用。

治湿热带下，色黄稠有异气。鱼腥草与黄柏、苍术、乌贼骨、贝母、白芷、败酱草等同用。

【炮制】鱼腥草　取原药材，拣去杂质，洗净，切段，晒干入药。

【用法】15~30克（鲜品用30~60克）水煎服外用适量。

【临床报道】逐瘀扶正宣肺汤

【组成】人参6克，蛤蚧6克，地龙15克，丹参20克，炒杏仁10克，陈皮12克，洋金花0.3~0.8克，旋覆花20克，鱼腥草30克，鸭梨100克。

【功能】逐瘀扶正，止咳祛痰平喘。

【适应症】慢性支气管炎，支气管哮喘，肺气肿。

【用法】水煎三遍取汁，加适量蜂蜜，每日2次分服用。2周为1疗程，可间隔5天或连续服用。

【加减】兼表证者，宜先解表；痰稠者加海蛤粉；痰饮量多者加法半夏；阳虚面浮者加附子、葶苈子；阴虚肺燥者加沙参、贝母。

【疗效】100例中，显效88例，有效12例，总有效率100%。

【注意】洋金花宜由微量用起，严格控制剂量，服用汤剂缓解后，可制膏常服以缓图功。

【方源】刘恒《逐瘀扶正宣肺汤治疗咳喘病》，《全国首届专科学术研讨会论文集》1994，66。

◎ 金荞麦　出《新修本草》

【别名】天荞麦根、开金锁、金锁银开等。

【基原】金荞麦为蓼科植物天荞麦的根及根茎。

【主产地】主产浙江、江西、江苏、安徽、河南、湖北、湖南、广东、广西等省区。多生在荒地，路旁，河边阴湿地。

【采集·药材质量】秋末挖取根茎，洗净，晒干。干燥根茎为不规则块状，有瘤状分枝，长短不一，木质，表面灰紫色，粗糙不平，多疙瘩，具须根，质坚硬，不易折断，断面粗糙，淡红棕色，中有裂隙和不规则细纹，味涩苦者为正品。（见图61）

【主要成分】根含香豆酸、阿魏酸、葡萄苷、左旋儿茶糖。

【药理】金荞麦根提取物有广泛的抑菌作用，对金黄色葡萄球菌、肺炎链球菌、大肠杆菌、伤寒杆菌、绿脓杆菌等有抑制作用；并有祛痰，解热，抗炎作用；提取物具有明显抗癌作用。

【性味归经】苦、涩，平。归肺、脾胃经。

【功效】清热解毒，清肺化痰，祛风胜湿。

【歌诀】　　金荞麦药苦涩平　　清热解毒消肺痈
　　　　　　疮疖瘰疬跌打损　　风湿痹痛咽喉肿

【应用】

1.用于肺热咳嗽，咽喉肿痛，肺痈，瘰疬，疮疖。本品苦平归肺，清热解毒消肿，有清肺化痰，利咽消肿之功效。

治肺热咳嗽。金荞麦与金银花、柴胡、黄芩、桑白皮、杏仁、桔梗、炙麻黄、石膏等水煎服。清泻肺热，宣肺止咳化痰。

治肺痈咳嗽，吐腥臭脓痰，胸痛隐隐，恶寒发热。金荞麦与鱼腥草、桔梗、薏苡仁、芦根、冬瓜仁、桃仁等同用清热解毒，祛痰排脓。

治瘰疬痰核。本品常与牡蛎、玄参、浙贝母、夏枯草、海藻、生首乌等同用。

治肿毒疮疖。本品常与蒲公英、金银花、当归、白芷、赤芍等同用。解毒消肿，也可以用醋磨局部外敷。

2.用于风湿痹痛。本品清热解毒，又活血止痛，通利关节，为治风湿痹痛一般药物。

治关节肿痛，屈伸不利。本品常与桑枝、薏苡仁、豨莶草、海桐皮、防风等同用；轻者可单用本品煎服。

此外，本品还可以治疗湿热痢疾；跌打损伤；试用于治疗鼻咽癌。

【炮制】金荞麦　取原药材，清水泡，捞出淋水闷透，切厚片晒干入药。

【用法】15~30克水煎服，鲜品用60~120克，外用适量。

◎ 红藤　出《本草图经》

【别名】千年健、血藤、大血藤、大活血、活血藤等。

【基原】红藤为大血藤科技植物大血藤的干燥茎藤。

【主产地】主产江苏、安徽、浙江、湖北、湖南、四川、江西、福建、广东、广西等省。生长于疏林中、野灌木丛中、溪边林中排水良好的坡地。

【采集·药材质量】秋末割取藤茎，除去小枝，截段晒干。干燥的茎藤为圆柱形，稍弯曲，一般段长30~70厘米，径6~45毫米，表面灰棕色，粗糙，具有明显的纵纹和横纹，节略膨大，有时可具凹陷的枝痕和叶痕。质硬，体轻，断面裂片状，木质部黄白色，皮部棕红色，髓为棕红色，有多数细孔状导管及红棕色放射线，气微。以表面棕色、条匀、茎粗如拇指、气异香、苦涩者佳。（见图62）

【主要成分】本品主含大黄素、大黄素甲醚、胡萝卜苷、硬脂酸、毛柳苷、大黄酚、香草酸、红藤多糖、鞣质等。

【药理】本品有抗菌作用，对金黄色葡萄球菌、乙型链球菌有极敏感的抑制作用，对大肠杆菌、绿脓杆菌、甲型链球菌、卡他球菌、白色葡萄球菌也有一定抑制作用。能抑制血小板聚集，增加冠脉血流量，抑制血栓形成，提高耐缺氧能力，扩张冠动脉，缩小心肌梗塞范围等。

【性味归经】苦、涩，平。归肝、大肠经。

【功效】清热解毒，活血祛风。

【歌诀】　　红藤性味苦涩平　　清热解毒治疮痈
　　　　　　跌打损伤风湿痛　　活血散瘀通闭经

【应用】

1. 用于治疗肺痈，肠痈，热毒疮疡。本方苦平入大肠经，能清热解毒，消肿散结，为治痈之要药，也用于其他热毒疮疡。

治肺痈，咳吐脓痰，胸中隐痛，苔厚腻，脉数。红藤与金银花、连翘、桔梗、鱼腥草、杏仁、甘草、冬瓜子、桃仁、鲜芦根水煎服。清热解毒，祛痰排脓。（上海人民出版社版《方剂学》银苇合剂）

治肠痈腹痛。红藤与大黄、蒲公英、厚朴共为粉制片服。清热解毒，活血消痈。（上海人民出版社版《方剂学》锦红片）

治热毒壅滞肌肤，经络的阳证疮疡肿痛，乳痈初期。红藤与连翘、金银花、贝母、蒲公英、夏枯草水煎加酒服。清热解毒，清散痈肿。（明《景岳全书》连翘金贝煎）

2. 用于治疗跌打损伤，风湿痹痛。本品活血祛风，有祛风止痛作用，治跌打损伤瘀血肿痛。红藤常与当归、苏木、骨碎补、续断、䗪虫、乳香、没药等同用，也可以与骨碎补共为末，醋蜜调敷患处。

治风湿痹痛。红藤与秦艽、灵仙、防风、薏苡仁、桑寄生、当归、红花、丝瓜络等同用。活血祛风止痛。症轻者可单用红藤水煎服。

3. 用于痛经，经闭，血崩。本品活血散瘀止痛，又有通经补血之效。

治血虚经闭，痛经。本品常与当归、川芎、白芍、熟地、香附、延胡索、益母草、鸡血藤等同用

治瘀血崩漏。红藤与益母草、当归、白芍、木香、血余炭等同用。

【炮制】红藤　取原药材，用水浸泡，捞出闷透，切片晒干入药。

【用法】15~30克水煎服。

◎ 败酱草　出《神农本草经》

【别名】鹿肠、泽败、苦菜等。

【基原】败酱草为败酱科植物白花败酱或黄花败酱的全草。

【主产地】全国大部分地区有分布，多生长在山坡，草地，路旁，向阳肥沃，排水良好疏松的砂质土壤。

【采集·药材质量】夏秋茂盛时采收，带根全草，洗净泥沙，晒干。白色败酱茎圆柱形，外表黄棕色或黄绿色，有纵向纹，被有粗毛。质脆易折断，断面中空白色，叶多皱折，破碎或已脱落。叶对生，展开如长卵形，顶基较尖，边缘锯齿样，叶两面均有粗毛。黄花败酱与白花败酱相似，叶片边缘锯齿样较大。以干燥、味苦、气浓、叶多、无杂、无泥沙者佳。（见图63）

【主要成分】白花败酱草含挥发油、黑芥子甙等，根茎含莫罗忍冬甙、挥发油、生物碱、鞣质、淀粉、番木鳖甙；黄花败酱草含齐墩果酸常春藤皂甙元、挥发油、生物碱、鞣质等。

【药理】黄花败酱草有抗菌和抗病毒作用，对金黄色葡萄球菌、痢疾杆菌、伤寒杆菌、绿脓杆菌、大肠杆菌有抑制作用；能促成肝细胞再生，防止肝细胞变性，改善肝功能。大剂量应用，又能引起暂时白细胞减少和头昏、恶心。

【行为归经】辛、苦，微寒。归肝、胃、大肠经。

【功效】清热解毒，排脓消肿，祛瘀止痛。

【歌诀】　　败酱草消痈排脓　　解毒祛瘀又止痛
　　　　　　墓头回同草用根　　赤白带下崩漏中

【应用】

1.用于肺痈、肠痈、疮毒痈肿。本品辛寒，辛散瘀结，寒则清热解毒，善排脓破血，又活血消肿，为治痈之要药。

治肺痈，咳嗽吐脓痰，胸痛，发热。败酱草与桔梗、薏苡仁、浙贝母、苇茎、桃仁、金银花、黄芩、甘草等同用。清热解毒，祛瘀排脓。

治肠痈初起，湿滞血瘀，腹中痛。败酱草与大黄、丹皮、桃仁、薏苡仁、瓜蒌仁等同用。

治肠痈内脓已成，腹皮急，按之濡，压痛不明显，面色苍白，脉细弱。败酱草与薏苡仁、附子水煎服。温阳排脓消痈。（汉《金匮要略》薏苡附子败酱散）

治疮痈肿痛。败酱草常与金银花、连翘、当归、赤芍、白芷、甘草等同用。同时可单用本品鲜草捣烂外敷局部。

2.用于瘀滞腰痛，恶露不止等。本品活血行瘀，故治瘀阻疼痛，又为妇科用之药。

治产后腰痛，乃气血流入腰腿，痛不可转者。败酱草与当归、川芎、芍药、桂心水煎服。（《广济方》）

治产后瘀滞腹痛。败酱草与当归、川芎、桃仁、炮姜、芍药、益母草、木香等同用。

治湿热带下，色黄稠气异。败酱草与乌贼骨、浙贝母、苍术、黄柏、车前子、薏苡仁、樗春皮等同用。

此外，本品还可以用于治疗风热赤眼、翳障、湿热赤白痢疾等。

【炮制】败酱草　取原药材，拣去杂质，洗净泥沙，闷透，切段，晒干入药。

【用法】15~30克水煎服，中等量30~60克，大剂量60~90克，外用适量。

【注意】用量过大可使白细胞暂时减少。脾胃虚寒，食少泄泻者慎用。

【临床报道】

1. 大剂量败酱草治疗女性生殖系统炎症

笔者在辨证论治的基础上重用败酱草治疗女性生殖系统炎症（外阴炎、阴道炎、子宫颈炎、盆腔炎等），疗效甚佳。现举例如下：

例1：王某，17岁，20天前月经后外阴磨破，近3日溃破面迅速扩大，外阴肿胀，疼痛难忍，行动受阻。妇检：小阴唇内侧均有2厘米×2厘米溃破面，左下达阴蒂系带，边界清，被复脓苔，伴发烧，心烦，夜不能寐，脉弦数，舌质红，苔黄厚腻。为湿热型外阴溃疡。处方：败酱草60克，丹参30克，赤芍10克，川楝子15克，乳香、没药各10克每日1剂，药渣放入盆内煮外洗。3天感舒适，5日后妇验已愈。

例2：赵××，48岁。有慢性盆腔炎症。近日下腹疼痛加重，拒按，寒战，恶心，心烦不眠，口渴咽干，大便燥，小便黄，脉洪滑，舌质红，舌心黑，苔黄腻。为热入营分。妇检：阴道畅，内见小量褐色血液，宫颈轻度糜烂，B超示：子宫体境界不清，对侧附件肿大，与子宫粘连（6.8厘米×5.6厘米）后穹隆穿刺有脓流出，印象：盆腔脓肿。处方：败酱草90克，黄芪15克，穿山甲15克，薏苡仁30克，丹参30克，桃仁20克，乳香、没药各10克，金银花15克，川楝子15克每日1剂。前后加减共服30剂而愈，随访未复发。

2. 据报道：败酱草治急性化脓性扁桃体炎，败酱草治疗胃食管反流病，败酱草治疗重症胰腺炎伴脓肿，败酱草治疗前列腺增生，败酱草善治白塞病，败酱草治疗鼻窦炎。（以上摘自《中医杂志》2003，1.）

【附药】墓头回　出《纲目》

别名箭头风。墓头回为败酱科植物异叶败酱或糙叶败酱的根。主产河北、河南、山西、陕西等省。性味辛、苦、微酸、涩、凉。归心、肝经。功效：清热燥湿，祛瘀截疟。多用于止血止带，崩漏，子宫颈糜烂，早期宫颈癌，赤痢等。常用量15-30g水煎服，也可以水煎坐浴。

◎ 射干　出《神农本草经》

【别名】乌扇、夜干、野萱花等。

【基原】射干为鸢尾科植物射干的根茎。

【主产地】河北、河南、江苏、安徽等省较多。生长在向阳山坡，林缘，干草地，沟谷河滩等。

【采集·药材质量】秋末采收，挖取根部，剪去茎苗，须根，洗净泥沙，晒干。

干燥的根茎为不规则的结节状，表面灰褐或有黑褐色的斑，上面有圆盘状茎痕，下面有残留的细根及根痕，质坚硬，断面黄色，颗粒状，周边黄褐色，气微，味微辛、苦。以个大、肥状、肉色黄、无毛须、干燥者佳。（见图64）

【主要成分】根含射干定、鸢尾黄酮甙、鸢尾甙、鸢尾黄酮等。

【药理】1：10的煎剂在试管中对常见致病真菌有抑制作用。1：20的煎剂外感及咽喉疾患中某病毒（腺、病毒、$ECHO_{11}$）也有抑制作用。同时又消炎解热、止痛作用。

【性味归经】微苦、寒，少辛。归肺、肝、经。

【功效】泻火解表，消痰利咽，散结。

【歌诀】　　射干性味辛苦寒　　清热祛痰利喉咽
　　　　　　肺热痰盛咳嗽喘　　瘰疬痰核腮腺炎

【应用】

1. 用于咽喉肿痛，喉痹梅核气，瘰疬痰核，本品苦寒入肺肝，能清降肺肝之火，兼辛又能散结消肿，为古方治喉痹咽痛要药。

治风热相搏于咽喉之间，咽喉剧烈肿痛。射干与升麻、马勃水煎入芒硝溶化，徐徐含咽之。清热降火，化痰利咽。（宋《幼幼新书》张涣射干汤）

治喉闭不通利，痛不得饮食。射干与升麻、当归、白芷、甘草、杏仁、犀角屑水煎服。清热解表，活血利咽喉。（唐《外台秘要》古今录验射干汤）

治咽喉似有物填塞，吞之不下，吐之不出，兼见胸闷，气郁不畅，呃逆恶心等。射干与犀角屑、桔梗、升麻、苏子、枳壳、诃子皮、槟榔、甘草、木通、茯苓、木香水煎服。降气化痰，宽胸快膈。（元《御药院方》射干散）

治咽喉不利，下气方。射干与杏仁、人参、附子、桂心共为末，炼蜜为丸，稍稍唅之，令药相接。下气利咽。（唐《千金要方》射干丸）

治喉痹肿痛。可单用本品（鲜品）捣汁，唅咽或与醋研汁唅服，引出痰涎更好。

治瘰疬痰核，因痰热聚结者。射干与夏枯草、连翘各等分制为丸，白汤下。化痰散结。（《本草汇言》）

2. 用于咳嗽痰喘。本品苦寒，清痰降火，辛散结消炎，故止咳化痰以平喘。

治小儿百日咳，痉挛性阵咳。射干与杏仁、栀子、石膏、蛤粉、天花粉、牛蒡子、麻黄、甘草、青黛、细辛、鹭鸶涎共为细末，炼蜜为丸服。宣肺清热，止咳平喘。（清《胡庆余堂丸散膏丹全集》鹭鸶涎丸）

治痰饮，咳而上气，咳嗽，喉中有水鸡鸣声，痰白而粘，稀而多沫，舌苔白滑，脉象浮紧。射干与麻黄、生姜、细辛、紫菀、款冬花、半夏、五味子、大枣水煎服。温肺化饮，止咳平喘。（汉《金匮要略》射干麻黄汤）

此外，本品还可以用于治疗腮腺炎，乳痈初起。

【炮制】射干　取原药材，拣去杂质，洗净，水浸捞出闷透，切片，晒干入药。

【用法】6~10 克水煎服，亦入丸散。外用适量。

【注意】孕妇忌服。

◎ 山豆根 出《开宝重订本草》

【别名】广豆根、苦豆根等。

【基原】山豆根为豆科植物广豆根（柔枝槐）的根。

【主产地】广西、广东、贵州等省。多生长在石灰岩山地、山脚下、石岩石缝中。

【采集·药材质量】春秋采挖，除去茎上部分及须根，洗净，晒干。根为圆柱形，有时分枝略弯曲，上面粗大为不规则的结节状，顶端常残留茎基或茎痕，其下生根数条，表面棕色或黑棕色，有纵皱纹及横长突起的皮孔，质硬，难折断，断面略平坦，浅棕色，微有豆腥气。以条大、粗壮、质硬、粉足、味极苦者佳。（见图 65）

【主要成分】主含苦参碱、氧化苦参碱、臭豆碱、槐根碱等生物碱，及紫檀素、山槐素、柔枝槐素等黄酮类化合物。

【药理】1. 有抗癌作用，苦参碱、氧化苦参碱对肉瘤 180 艾氏腹水肝癌有抑制作用，紫檀素亦有抗癌作用，对子宫癌亦有抑制作用；山豆根对白血病细胞有抑制作用；日本山豆根对恶性肿瘤有显著效果，副作用小，安全，还不使白细胞减少。2. 抗菌作用，对金黄色葡萄球菌、痢疾杆菌、大肠杆菌、结核杆菌、麻风杆菌、钩端螺旋体、絮状表皮真菌、白色念球菌等有抑制作用，还能升高白血球。3. 含有苦参碱，有抗心律失常作用。4. 能抑制胃酸分泌，对实验性胃溃疡有明显修复作用。5. 根据实验药理研究，根对乙肝有一定疗效，适用于乙肝初起，热毒内盛，正邪俱实者，可降低谷丙转氨基酶，减轻肝损害，对乙肝病毒有抑制作用。另外，还可以用于治疗牛皮癣。

【性味归经】苦、寒，中毒。归心肺胃、肝、胆经。

【功效】清热解毒，消肿止痛，利咽。

【歌诀】　　山豆根性味苦寒　　清热毒消肿利咽
　　　　　　牙龈肿痛胃实火　　湿热黄疸乙肝炎

【应用】

1. 治热毒上冲咽喉肿痛。本品苦寒入心肺，清热解毒，功专清心泻肺，降阴经之火，为治咽喉肿痛第一要药物。

治热毒上壅的咽喉肿痛，口舌生疮。山豆根与玄参、荆芥穗、黄连、甘草、贯众、茯苓、滑石、砂仁、寒水石、硼砂共为细末，开水冲服。清热解毒，消肿止痛。（宋《太平惠民和剂局方》玉屑无忧散）

治咽肿痛，音哑声嘶，口干舌燥，咽下不利。山豆根与玄参、胖大海、黄芩、黄连、栀子、薄荷、硼砂、金果榄、射干、银花、麦冬、诃子、锦灯笼、川贝、甘草、桔梗共为细末，制丸服。清咽开音。（现代《全国中药处方集》清音丸）

治咽喉发肿，痰涎稠浊，疼痛难忍。本品与玄参、麦冬、甘草、射干、天花粉水煎服。清热解毒，消肿利咽。（明《慈幼新书》山豆根汤）

治积热咽喉闭塞肿痛。山豆根与朴硝、大黄、升麻共为细末，炼蜜为丸服。清热消肿，化痰利咽。（宋《仁斋直指方》山豆根丸）

2. 用于胃有实火牙龈肿痛。本品苦寒入胃，善清胃泻火。

治胃火上炎之牙龈肿痛。本品常与石膏、黄连、升麻、丹皮、生地等同用，泻火解毒，清肿止痛。

治牙龈痛轻者。可单用山豆根片含之。

3. 用于湿热黄疸。本品苦寒入肝胆，能清泻肝胆实火，且有清热解毒退黄之功效。

治湿热黄疸，正邪俱实者。本品常与茵陈、大枣、大黄、栀子、郁金、柴胡、丹参等同用。清热解毒，利胆退黄。

治五般黄疸。山豆根为末，空心水调服。（《备急方》）

4. 用于痈疽疮毒。本品苦寒泻降，其味甚厚，能解毒疗疮之肿痛。

治热毒疮肿实证。本品常与金银花、蒲公英、连翘、当归、赤芍、白芷、甘草等同用。也可以单用本品水研浓汁局部外抹，干即再涂。

治头风，头生白头屑。本品为末，麻油调涂。

治疮癣。本品为末，用腊月猪油调涂。（以上2条出《备急方》）

此外，本品还用于治疗早期肺癌、喉癌、膀胱癌、白血病多种癌症。对慢性活动性乙肝亦有一定治疗作用。

【炮制】山豆根　取原药材，拣去杂质，水浸泡捞出闷透，切片，晒干入药。

【用法】3~10克水煎服，亦入丸散，外用适量。

【注意】本品有毒，不可过量，脾胃虚寒者少用。

【中毒与救治】山豆根饮片成人用量在10克以上即易产生毒性反应，一般服药后30分钟，表现头晕、眼花、恶心、恶寒、冒汗、甚至呕吐腹泻，如用量过大可见四肢麻木，剧烈头痛，呼吸迫促，脘腹胀痛，全身肌肉颤动，手足抽搐痉挛，继则昏迷，口唇紫绀，瞳孔散大，呼吸衰竭而死亡。

救治：当前无特殊药物治疗，轻者停药后即可恢复，重者抢救如下：1、发现早者用1：2000高锰酸钾溶液洗胃，服药4个小时者可用硫酸镁导泻。2、静滴葡萄糖注射液，维生素C。3、呼吸困难者吸氧。4、为缓解胃肠症状用小剂量阿托品间断性注射，对预防肺水肿有一定作用。5、合并血压下降，肺水肿，呼吸衰竭，当用升压，利尿，呼吸兴奋剂等对症处理，并用抗菌素预防感染。

【临床报道】

1. **治疗慢性活动性乙型肝炎**　提出山豆根总碱，每支2毫升，含总生物碱50毫克，每次肌注1支，日2次，2个月为1疗程。治疗35例，其DNA-P、HBV-DNA、

HBeAg 大部分转阴。从 2 例肝穿病理组织学检验结果，肝炎灵（山豆根总碱）对慢性活动型肝炎的肝细胞变性、坏死、炎细胞浸润及瘀胆等有一定改善作用。故认为山豆根总碱对 HBV 复制可能有抑制作用，并有降酶作用，对肝细胞有保护作用，是目前治疗肝炎药物中较理想的药物之一。（摘抄《有毒中草药大辞典》山豆根）

2. 山豆根注射液　　每次 2 毫升，肌肉注射，治疗慢性活动型肝炎 402 例，有效 369 例，显效 218 例，总有效率达 91.8%。一般 2~4 周血清谷丙氨酶即可恢复正常，并能提高血清蛋白，降低球蛋白。　见洪息君等《中草药》1986，17（3）：27。

【附药】**北豆根**　　出《中国药用植物志》

北豆根为防己科植物蝙蝠葛的根茎。主产东北、华北、华东等地。性味苦辛寒、无毒。归心、肺经。有清热解毒，消肿止痛，通便，利咽之功效。（功效近似山豆根）主治：急性咽喉炎、扁桃体炎、牙龈肿痛、肺咳咳嗽、湿热黄疸、湿疹、疮痈肿毒、疥癣、便秘等。近年发现有降压、镇咳、祛痰、亦有抗癌作用。

用量：6~10 克水煎服。

◎ 马勃　出《名医别录》

【别名】牛屎菇、马屁勃、灰包菌、灰雷包、马蹄包等。

【基原】马勃为马勃植物脱皮马勃、大颓马勃、紫颓马勃的干燥实体。

【主产地】河北、陕西、山西、江苏、安徽、青海、内蒙古、甘肃、新疆等省区多产。多生长在旷野向阳草地。

【采集·药材质量】7~9 月当子实体则成熟时采收，去净泥土，晒干。脱皮马勃以扁圆球形，无不孕基部，直径 15~18 厘米，其包皮灰棕色或黄褐色，纸质，孢体灰褐色有弹性，用手撕之内有灰褐色棉絮状的丝状物，捻之有细腻感。大颓马勃，不孕基小或无，多呈近球形，直径 15~20 厘米，或更大包被白色，后变浅黄或淡清黄色，由膜状外被和较厚的内被所组成，光滑，硬而脆，成块脱落，孢体茎浅青褐色，手捻有滑感。紫颓马勃，子实体呈陀螺形，直径 5~12 厘米，不孕基发达，包被薄，2 层，紫褐色，粗皱，有圆形凹陷，外翻，上部常裂成小块，已部分脱落，内紫色，孢子粉状，球形。总之以本种马勃个大、饱满、体轻、松泡、有弹性、气微、味苦涩者佳。（见图 66）

【主要成分】马勃主含亮氨酸、酪氨酸、蛋白氨基酸、尿素、马勃素、麦角甾醇、类脂质、磷酸纳等。

【药理】脱皮马勃有明显的止血作用，外用止血效果不亚于淀粉海绵或明胶海绵；另外有抗菌作用，煎剂对金黄色葡萄球菌、肺炎球菌、变形杆菌、绿脓杆菌有一定的抑制作用，对少数真菌也有抑制作用。

【性味归经】辛，平。归肺经。

【功效】清肺利咽，解毒止血。

【歌诀】　　马勃辛平归肺经　　肺热咳嗽咽喉肿
　　　　　解毒利咽治失音　　血热妄行外伤红

【应用】

1. 用于风热疫毒所致的咽喉肿痛，咳嗽失音等。本品辛平质轻入肺，能疏散风热疫毒，亦清肺胃，长于解毒利咽，是喉症的良药。

治湿热郁肺，咽喉不利疼痛，头痛恶寒，身体困重，午后发热等。马勃与连翘、牛蒡子、金银花、射干共为细末，水煎服。清热利咽。（清《温病条辨》银翘马勃散）

治声失不出。马勃与马牙硝等分为末，砂糖和丸含化。（《摘元方》）

治头面燉肿，咽喉肿痛，恶寒发热，目不能开，舌燥口渴，舌质红，苔白兼黄，脉浮数有力。马勃与黄芩、黄连、牛蒡子、玄参、甘草、桔梗、连翘、陈皮、僵蚕、薄荷、板蓝根、升麻、柴胡水煎服。清热解毒，疏风散邪。（金《东垣试效方》普济消毒饮）

治久嗽。马勃为末，炼蜜为丸，汤送下。（明《普济方》马屁勃丸）

2. 用于血热所致的出血及外伤出血，痈疽等。本品色黑、性平、有明显的止血功效。治火郁迫肺的衄血，吐血，又治外伤出血，内服外用皆有效，不可因价廉而轻视之，又善清热解毒，可治痈疽疮毒。

治血热妄行的吐血，衄血。可单用本品研末冲服，也可以与其他凉血止血药同用。

治外伤出血。可单用本品研末外敷包扎。

治痈疽。马勃为粉，米醋调敷，并再用连翘水煎服。（《外科良方》）

治臁疮不敛。用葱盐汤洗净，拭干，马勃为末敷之。（《稗史》）

【炮制】马勃　取原药材，除去硬皮，切成小块入药。

【用法】3~6克水煎服，亦入丸散，外用适量。

◎ 白头翁　出《神农本草经》

【别名】白头公、老白毛、野丈人等。

【基原】白头翁为毛茛科植物白头翁干燥的根。

【主产地】内蒙古、辽宁、吉林、黑龙江、河南、湖南、山东、江苏、安徽等省区较多。多生长在山野、田野、向阳山坡及荒地。

【采集·药材质量】春季开花前采挖，除去地上茎，保留根头部白色茸毛，去净泥土晒干。干燥的根茎呈圆锥形，稍扭曲，长6~20厘米，径0.5~2厘米，黄棕色，具不规则的纵纹或纵沟，皮部易脱落，露出黄色的木质部，近根头处常有朽状凹洞，根部膨大丛生白色毛茸。质硬而脆，断面较平坦，外皮部黄色或黄棕色，木部淡黄色，气微，味微苦。以根条粗壮、外皮灰黄色、整齐、头根部有白色茸毛者佳。（见图

67）

【主要成分】 主含白头翁皂贰，水解产生三萜皂苷、葡萄糖、鼠李糖、白桦脂酸、胡萝卜苷、白头翁素、原白头翁素等。

【药理】 白头翁鲜汁煎剂，乙醇提取物对阿米巴原虫，阴道滴虫有杀灭作用。对金黄色葡萄球菌、痢疾杆菌、绿脓杆菌、枯草杆菌、伤寒杆菌、沙门菌等多种致病菌都有明显的抑制作用。对流感病毒亦有轻度的抑制作用。另外还有镇静，镇痛及抗惊厥，地上部分具有强心作用，并能降压，使心率变慢。

【性味归经】 苦、涩，寒。归肝、胃、大肠经。

【功效】 清热解毒，凉血止痢。

【歌诀】 　性味苦寒白头翁　　治痢要药名不轻
　　　　　疟疾痢疾脓血症　　带下阴痒杀滴虫

【应用】

1. 用于热毒下痢。本品苦寒入大肠经，苦能燥湿，寒则泻火解毒，尤善清胃肠湿热及血分热毒。

治热毒下痢，腹痛，里急后重，肛门灼热，下痢脓血，赤多白少，渴欲饮水，舌红苔黄，脉弦数等。白头翁与黄连、黄柏、秦皮水煎服。清热解毒，燥湿，凉血止痢。（汉《伤寒论》白头翁汤）

治产后血虚热痢，血虚阴亏，热痢后重。白头翁与黄连、黄柏、秦皮、甘草水煎，阿胶（烊化）兑入服。养血滋阴，清热止痢。（汉《金匮要略》白头翁加甘草阿胶汤）

治小儿热毒下痢如鱼脑。白头翁与黄连、石榴皮（微炙）共为散，水煎服。清热解毒，涩肠止痢。（宋《圣惠方》白头翁散）

2. 用于温疟，瘰疬。本品苦寒入肝胃苦泻宣通，能升散肠胃郁火，温疟者伏邪暑热郁结少阳，阳明，白头翁热解毒清，且辛能散结。

治温疟发作，昏迷如死。白头翁与柴胡、半夏、黄芩、槟榔、甘草水煎服。（《本草汇言》）

治瘰疬延生，身发寒热。白头翁与当归、牡丹皮、半夏共为末，白汤下。（《本草汇言》）

治瘰疬，溃后，脓水清稀，久不收口。白头翁与白矾共为末外用。

3. 用于赤白带下。本品清热燥湿，可治湿热带下。

治赤带下血，连月不愈。白头翁与黄连、黄柏、秦皮、白芍、茯苓、厚朴、阿胶、附子、干姜、当归、龙骨、赤石脂、炙甘草、大枣、粳米水煎服。清热解毒，温中养血。（唐《备急千金要方》白头翁汤）

治白带。白头翁与白术、山药、乌贼骨、白芷、陈皮、白芍、扁豆等同用。

此外，本品以根捣烂用蜂蜜调敷可治热毒肿痛；白头翁与秦皮煎浓外洗可治滴虫性阴道炎；白头翁与柴胡、皂刺、穿山甲、瓜蒌、当归、赤芍、夏枯草等同用，可治乳腺增生。

【炮制】白头翁　取原药材，洗净闷透，切片，晒干入药。

【用法】5~15克水煎服，亦入丸散，外用适量。

【注意】虚寒泻痢慎用。

◎ 马齿苋 出《本草经集注》

【别名】马齿菜、马齿草、长命菜等。

【基原】马齿苋为马齿苋科植物马齿苋的全草。

【主产地】全国大部分地区有产。多生长在菜园田埂、路旁、荒地等。

【采集·药材质量】夏、秋茎叶茂盛时采收，割取全草，洗净泥土，晒干。全草皱缩卷曲成团，茎圆柱形，黄褐色，常扭曲，有明显纵沟纹，叶子多数破碎，完整叶呈侧卵形，蒴果内有多数黑色小种子，气微，微酸带黏性。以青绿色、棵中而肥、叶多、质嫩、较完整者佳。（见图68）

【主要成分】本品主含三萜醇类、黄酮类、有机酸、多量左旋去甲肾上腺素、多巴胺和钾盐；尚有维生素B_1、B_2、P、C、胡萝卜素、蛋白质、脂肪、糖、钙、磷、铁等多种微量元素。

【药理】马齿苋有抗菌作用，对痢疾杆菌、伤寒杆菌、大肠杆菌、金黄色葡萄球菌均有一定的抑制作用；对某些真菌也有一定的抑制作用；提取液或鲜马齿苋对子宫有兴奋作用；还有较明显的抗氧化，延续衰老和润肤美容作用。有利尿，降低胆固醇作用。

【性味归经】酸，凉。归肺、胃、大肠经。

【功效】清热解毒，凉血止痢，消肿。

【歌诀】　马齿苋性味凉酸　凉血消肿止痢顽
　　　　　热毒疮疡丹疖癣　崩漏便血淋可瘥

【应用】

1. 用于湿热痢疾。本品入胃大肠经，酸能收敛，凉则凉血解毒止痢，为农村常用止痢要药。

治血痢。马齿苋、粳米水煎服。（宋《太平圣惠方》马齿苋粥）。也可以单用马齿苋与醋、红糖水煎服。

治湿热痢疾。本品与白头翁、黄连、白芍、木香、当归、炒山楂等同用治急性痢疾。马齿苋与独头大蒜捣烂取汁服也可治痢。

2. 用于热毒疮疡。本品清热解毒，凉血散瘀消肿，可用于治疗热毒疮疡，丹疖肿痛。

治痈疖。马齿苋与白矾捣如泥外敷。

治甲疽。马齿苋与木香、丹砂、食盐同用敷疮上。（宋《圣济总录》马齿散敷方）

治蚰脚臁疮。干马齿苋研末，蜂蜜调敷。（《海上方》）

3. 用于崩漏、便血、热淋。本品酸寒，有凉血止血之功效。

治血热妄行崩漏，便血。轻者可单用本品水煎服。重者可与地榆炭、益母草、当归、白芍、木香等同用凉血止血。

治便血，肠风痔出血。马齿苋可与地榆、槐花、椿皮等同用。

治热淋小便出血。本品常与白茅根、小蓟、车前草、甘草等同用。

【炮制】马齿苋　取原药材，拣去杂质，洗净，切段，晒干入药。

【用法】15~30克水煎服，鲜品可用之60~90克，外用适量。

【土单验方】马齿苋可当菜食。河南多处民间，每当夏季采新鲜马齿苋，洗净白面拌匀，蒸熟加调料食之，可起到清热解毒之效，又无副作用。（贾宪亭）

◎ 鸦胆子　出《本草纲目》

【别名】鸦蛋子、苦参子、鸭蛋子等。

【基原】鸦胆子为苦木科植物鸦胆子的成熟果实。

【主产地】台湾、福建、广东、广西、云南等省区。多生长在灌木丛、路旁、丘陵、平原、温暖向阳排水良好，土层厚的砂质土壤。

【采集·药材质量】秋季果实成熟时采收，除去枝叶晒干。干燥成熟的果实呈卵形，稍扁，长0.6~1厘米，径4~7毫米，表面灰黑色，有不规则多角网纹，底有果柄痕，外壳硬而脆，内有黄白色种仁，呈卵形，外包薄膜，富油性。以粒大、灰黑色、仁饱满色白、油足、完整者佳。（见图69）

【主要成分】本品主含鸦胆子碱、鸦胆子宁碱、鸦胆灵、鸦胆子甙、鸦胆子苦醇、鸦胆子甲素、鸦胆子油等。

【药理】鸦胆子仁及有效成分对阿米巴原虫、疟原虫均有杀灭和抑制作用；对肠内寄生虫如鞭虫、蛔虫、绦虫及阴道滴虫也有驱除作用，对流感病毒亦有抑制作用；有抗肿瘤作用，对赘疣细胞可使细胞核固缩、细胞坏死，脱落。

【性味归经】极苦、寒，有小毒。归肝、大肠经。

【功效】清热解毒，止痢截疟，杀虫，腐蚀，赘疣。

【歌诀】　鸦胆子寒治热痢　　冷积久痢亦能医
　　　　　腐蚀赘疣敷鸡眼　　装入胶囊治疟疾

【应用】

1. 用于治热毒血痢，冷积久痢。本品苦寒入大肠经，性善凉血止血，兼化瘀生新，治湿热痢有捷效，而以治下鲜血之痢，泻血水之痢尤效。

治热毒泻痢，便下脓血，里急后重之症。单用鸦胆子仁25~50粒，白糖水送服。（近代《医学衷中参西录》）

治痢久郁热生毒，肠中腐烂，时时切痛，后重，所下多似烂炙，且有腐败之臭。鸦胆子仁常与金银花、白芍、三七、甘草等同用。清热解毒，凉血止痢。（近代《医学衷中参西录》解毒生化丹）

治冷积久痢，下焦虚寒，肠中欲腐，脓血腥臭，气虚滑脱，脉弱无力。鸭蛋子与三七、山药同用。（近代《医学衷中参西录》三宝粥）

2. 用于治疗各型疟疾。本品苦寒入肝，善清肝胆湿热，又能杀虫截疟、可治各型疟疾、尤以间日疟三日疟疾效果较好，对恶性疟疾亦有效。

治疟疾。鸦蛋子仁十粒，入桂圆肉吞服，日3次，第三日后减半，连服5日。（《广西中草药》）

3. 用于赘疣，鸡眼，本品有毒腐蚀，善治赘疣。

治疣。鸦胆子去皮，取白仁成实者，杵为末，以烧酒和匀少涂，小作疮即愈。（《医学衷中参西录》）

治寻常疣。鸦胆子25%，血竭25%，生石灰50%共为细末，取少量（与疣大小相等）敷疣上，不要触及健康皮肤，胶布固定。半天即可脱落。（《解放军医学杂志》1996，6.）

治脚鸡眼。鸦胆子仁20个，用针扎住放灯头上少烤，烤成黄色，再放一小块胶布上，用小刀将该药压成片，粘于患处（粘前用开水将患处洗净，用刀将粗皮刮去），每日换药1次，20天左右即愈。（《新中医》1957，8〔12〕：583.）

治鸡眼。将鸡眼之处开水洗净，刀刮去粗皮，鸦胆子捣糊敷之，胶布固定，日换3次至愈。

【炮制】鸦胆子　取原药材，去杂质灰屑把柄，即可入药。

【用法】10~20粒（完整仁）内服，日2~3次。用时打碎取整仁，破者不作内服，应入龙眼肉或胶囊服之，不入煎剂，外用适量。

【注意】本品有毒，内服用量不可过大。

【中毒与救治】本品有毒，可造成皮肤过敏，中毒表现：恶心、呕吐、腹痛、腹泻、出血性胃肠炎、头晕、无力、呼吸困难，重者四肢麻痹昏迷。

【救治】1、发现早者应先催吐，用1：5000高锰酸钾溶液洗胃，内服蛋白或牛奶及活性炭。甘草100克水煎服。2、静滴糖盐水及维生素C。3、腹痛剧烈可注射阿托品解痉。呼吸困难昏睡可吸氧，给呼吸中枢兴奋剂，人工呼吸等。

【临床报道】

1. **中毒案例**　男，48岁，自将鸦胆子仁压碎，敷前额正中已被擦破见血之寻常疣面上。约2~3分钟后，眉部奇痒，颜面、口唇、四肢发麻，全身颤抖，头晕，胸闷，心悸气短，恶心欲吐，颜面苍白，口唇发绀，全身冷汗，散在风团疹，四肢冷，脉搏不清，血压测不利，意识朦胧，心音微。立即给安纳加，可拉明肌注，静滴氨茶碱，葡萄糖，血压9/？KPa，旋以氢化可的松100毫克，加入5%葡萄糖内静脉点滴，30分钟后，血压 15/9KPa。入院 4 天预抗胺荨等抗过敏治疗，病情稳定，风团全消出院。故对过敏性体质的病人外敷时应慎用。

2. 治疗扁平疣 将鸦胆捣烂，连仁带皮放入一小瓶子，加入等体积 75% 乙醇，浸泡 1 夜晚，取出乙醚液，静置，用棉签拈取乙醚液外擦扁平疣，每天 2~3 次，一周左右结痂脱落，不留瘢痕。（以上 2 条摘自《有毒中草药大辞典》鸦胆子）

◎ 地锦草 出《嘉祐补注本草》

【别名】地锦、血见愁、小虫儿卧单、铺地锦等。

【基原】地锦草为大戟科植物地锦草的全草。

【主产地】全国大部分地区多有分布。多生长在田野路旁，林边向阳排水良好的砂质土壤。

【采集·药材质量】夏秋间生长茂盛时采收全草，去根晒干。茎丛生较细，方形，暗紫色或棕绿色，叶对生，有短柄，叶多皱缩，展后呈三角卵圆形，先端钝，基稍宽，上面暗绿色，下面灰绿色，棕黄色或浅蓝紫色小花单生于茎枝上部叶腋，果实扁球形。浅棕色，气微，味苦辛。以棵大而肥、完整、无杂者佳。（见图 70）

【主要成分】主含山奈酚、槲皮素、没食子酸甲酯、鞣质、内消旋肌醇等。

【药理】有抗菌作用，地锦草鲜汁水煎剂对金黄色葡萄球菌、溶血性链球菌、白喉杆菌、大肠杆菌、痢疾杆菌等有的抑制作用。地锦草干粉有明显的止血作用。

【性味归经】辛、微苦，平。归肝、胃、大肠经。

【功效】清热解毒，凉血止血。

【歌诀】　地锦草药辛苦平　归属肝胃大肠经
　　　　热毒泻痢疮痈肿　便血崩漏黄疸清

【应用】

1. 用于热毒泻痢。本品苦平入胃与大肠经，凉血散瘀，为解毒止痢之要药。

治热毒腹泻。可单用地锦草水煎服。或与土白术、黄连、车前子水煎服。

治痢疾，大便下血。白糖与地锦草共炒焦，水煎服。或地锦草与茶叶水煎服。

治热毒泻痢，便下脓血，里急后重。可单用本品研磨，米饮送服。或与马齿苋、白头翁、黄连、当归、白芍、甘草等同用。

2. 用于多种出血。本品活血散瘀，又有凉血止血之功效，且有止血而不留瘀之特点。

治咳血吐血。本品多与白及、侧柏叶、地榆、藕节等同用。

治咳血，吐血，便血，崩漏。地锦草水煎调蜜服。（《福建中草药》）

治血淋。地锦草与小蓟、白茅根、茜草、仙鹤草等水煎服。

治崩漏。可单用本品熬膏服，或与益母草、当归、白芍、甘草、贯众炭、棕榈炭等同用。

治外伤出血。用鲜地锦草捣烂外敷患处或用干品研粉包扎。

3. 用于痈肿疮毒，毒蛇咬伤。本品清热解毒又凉血散瘀，善通流血脉，可消解疮毒，毒蛇咬伤。

治痈疽疮毒疗。本品可与蒲公英、金银花、紫花地丁、连翘、野菊花、甘草等同用；也可以用鲜草捣烂，醋调外敷。

治臁疮烂疮。地锦干燥研粉，用麻油调擦。

治毒蛇咬伤。用地锦草鲜品加雄黄捣敷。

4. 用于湿热黄疸，脾虚黄疸。本品入肝胃，清热解毒，散瘀凉血，主流通血脉利尿退黄。

治湿热黄疸。本品与茵陈、栀子、大黄、丹参、郁金等同用，清热解毒，利尿退黄。也可以单用本品水煎服以退黄。

治脾劳黄疸。地锦草与羊膻草、桔梗、苍术、甘草、皂矾、白面共为末，陈醋和丸服。（明《乾坤生意秘韫》如圣丸）

此外，本品还用于乳汁不通，同猪蹄熬汤加甜酒服。

【炮制】地锦草　取原药材，去净根杂质，洗净，切段，晒干入药。

【用法】15~30克水煎服，鲜草可用之30~60克水煎服，亦入丸散，外用适量。

◎ 蚤休　出《神农本草经》

【别名】重楼、草河车、七叶一枝花。

【基原】蚤休为百合科植物七叶一枝花，金钱重楼及其数种同属植物的根茎。

【主产地】江苏、浙江、福建、安徽、湖北、四川、广东、广西、云南、陕西、山西等省多产。多生长在山坡、林下、山谷、溪间阴湿地方。

【采集·药材适量】秋末冬初挖取根茎，洗净泥沙，去掉须根，晒干。干燥的根茎约呈圆柱形，皮面灰黄色或灰褐色，略扁压样，节间密生，呈盘状隆起，有残留的须根及须根痕迹，质坚实，不易折断，断面平坦粉质，黄白至浅灰黄色，气微味辣。以个大、粗壮、干燥者佳。（见图71）

【性味归经】苦、辛、寒，小毒。归心、肝经。

【功效】清热解毒，消肿止痛，熄风定惊。

【歌诀】　蚤体苦辛寒小毒　　熄风止小儿抽搐
　　　　　瘰疬痰核痄腮肿　　痈肿疮疗蛇咬敷

【应用】

1. 用于痈肿疮毒，瘰疬痄腮，毒蛇咬伤。本品苦寒入心、肝经，能清心肝郁火，亦能解毒凉血，为解痈毒肿痛，毒蛇咬伤之要药。

治痈肿疮毒。蚤休与蒲公英、金银花、赤芍、黄连、白芷、连翘、甘草等同用。

治风毒暴肿。本品与木鳖子仁、半夏共为粉,用醋涂之。(宋《太平圣惠方》重台草散)

治瘰疬痰核。蚤休与牡蛎、玄参、大贝母、夏枯草等同用。

治痄腮。本品与马勃、板蓝根、升麻、桔梗、连翘等同用。或单用本品醋磨汁外涂,干即再涂。

治毒蛇咬伤。本品研末开水冲服,另用鲜根捣烂加白酒酿捣烂敷患处。(《浙江民间常用草药》)

2. 用于小儿急慢惊风。本品入肝,苦寒降泻,有清肝熄风定惊之功效。

治小儿胎风,手足抽搐。蚤休为末,冷开水调下。(《卫生简易方》)

治慢惊风。本品与人参、白术、茯苓、全蝎、天麻、白附子、石菖蒲、麝香等同用。

此外,本品行血散瘀消肿,可治新旧跌打损伤,乳汁不通,咳嗽哮喘等。

【炮制】蚤休　取原药材,洗净水泡,捞出闷透,切片,晒干入药。

【用法】6~10克水煎服,亦入丸散,外用适量。

【注意】本品有毒,亦不可久服,孕妇忌服。

◎ 拳参　出《本草图经》

【别名】虾参、回头参、石蚕等。

【基原】拳参为蓼科植物拳参的根茎。

【主产地】河北、河南、山东、江苏、浙江等省多产。多生长在山坡、草丛或林间阴湿地。

【采集·药材质量】早春发芽前或秋末茎叶枯萎时,采挖根茎,去掉茎上部分,泥沙,须根,晒干。干燥根茎呈扁圆柱或扁条形,略弯曲,两端较细,外表紫褐色或紫灰色,表面粗糙,有细环节,一面隆起,一面稍平坦。质硬而脆,易折断,断面浅红色或棕红色,管束有黄白色点状排列成环,气微,味苦涩。以粗大、体壮、无须根、坚实、断面红棕色者佳。(见图72)

【主要成分】主含鞣质、糖类、淀粉、果胶、树胶、黏液质、树脂、没食子酸等。

【药理】有明显的抗菌作用,对金黄色葡萄球菌、绿脓杆菌、枯草杆菌、大肠杆菌均有抑制作用。另外,有一定的止血作用。

【性味归经】苦,凉。归肝、大肠经。

【功效】清热解毒,凉血止痢,消肿散结,熄风镇惊。

【歌诀】　拳参药性味苦凉　归属肝经与大肠
　　　　　泻痢惊风破伤风　痈肿瘰疬毒蛇伤

【应用】

1. 用于湿热泻痢疾。本品苦凉,善清肠胃湿热,又凉血止痢。

治热毒赤痢,腹痛,里急后重,大便脓血。拳参可与黄连、白头翁、秦皮、银花炭、白芍、木香等同用。

2. 用于痈肿疮毒，瘰疬，毒蛇咬伤。本品有清热解毒，散结消肿之功效。

治痈肿疮毒。拳参可与蒲公英、金银花、连翘、赤芍、当归、白芷等同用。

治瘰疬。本品可与牡蛎、玄参、贝母、夏枯草等同用。

治毒蛇咬伤。拳参捣烂外敷。或与雄黄、白矾共为细粉，加醋调敷患处。

3. 用于热病惊厥，破伤风。本品苦凉，清热镇惊，有凉肝熄风之效果。

治热病肝热伤风，惊厥抽搐。拳参与钩藤、全蝎、蝉蜕等同用。

治破伤风。本品与南星、防风、白芷、天麻、蝉蜕等同用。也可以与生南星、防风共为末，醋调外敷伤口。

此外，本品还可以用于痔疮肿痛、咳喘等；水煎含嗽可治口腔炎。

【炮制】拳参　取原药材，洗净泡后捞出、闷透、切片、晒干入药。

【用法】5~12 克水煎服，亦入丸散，外用适量。

◎ 半边莲　出《本草纲目》

【别名】急解索、细米草等。

【基原】半边莲为桔梗科植物半边莲的带根全草。

【主产地】浙江、江苏、安徽等省。

【采集·药材质量】夏、秋生长茂盛时拔出全草，洗净，晒干。干燥带根的全草，多皱缩成团，根细长圆柱形，带肉质，光滑，有细纵纹，表面淡黄棕色，短小须根。茎细长多节，灰绿色，近根部呈淡紫色，叶互生狭长，表面光滑，多皱缩或脱落，顶端有小花，花瓣 5 片，微臭，味辛甘。以干燥、肥大、叶绿、根黄、完整、无泥沙杂质者佳。（见图 73）

【主要成分】半边莲主含山梗菜碱、山梗菜酮碱、山梗菜醇碱、异山梗菜酮碱、延胡索酸、琥珀酸钠、对羟基苯甲酸钠等，还有治疗毒蛇咬伤的有效成分。

【药理】本品有抗菌作用，对金黄色葡萄球菌、伤寒杆菌、副伤寒杆菌、大肠杆菌、绿脓杆菌、福氏痢疾杆菌有不同程度的抑制作用。其浸剂有较持久的和利尿降压作用，其煎剂口服其尿量，氯化物和钠排出量显著增加。有解蛇毒作用。

【行为归经】甘、淡，寒。归肺、心、肝、小肠经。

【功效】清热解毒，利尿消肿，退黄。

【歌诀】　半边莲药甘淡寒　　清热解毒不等闲
　　　　　痈肿疔疮毒蛇咬　　利水消肿退黄疸

【应用】

1. 用于痈肿疮毒，毒蛇咬伤。本品甘寒，清热解毒，可治热毒疮痈，毒蛇咬伤。民间有"家有半边莲，伴蛇好睡眠"之语。

治阳性肿毒，疔疮，无名肿毒。本品常常与金银花、紫苑地丁、赤芍、皂刺、甘草等同用。

治疗疔疮，一切阳性肿毒。鲜半边莲加食盐捣烂敷患处，有黄水渗出，渐愈。（《江西民间草药验方》）

治乳痈初起。本品可与蒲公英、赤芍、白芷、皂刺等水煎服。再用鲜品捣如泥敷患处。

治毒蛇咬伤。先用本品水煎服，再用鲜品捣烂外敷。

2. 用于湿热泻痢。本品可与黄连、白芍、穿心莲等同用。也可以单用本品水煎服，或加红糖服。

3. 用于单腹胀，黄疸水肿小便不利。本品甘淡寒，入肝小肠经，有渗湿利尿退黄之功效。

治单腹胀。本品与金钱草、大黄、枳实水煎连服五天，每天一剂；以后加重半边莲、金钱草，原方去大黄，加神曲、麦芽、砂仁连服十天，最后将此方制成丸服，连服半个月。在治疗中少食盐。（《岭南草药志》）

治黄疸水肿，小便不利。半边莲与白茅根水煎加白糖二次分服。（《江西民间草药验方》）

此外，本品还可以用于治疗跌打损伤肿痛，肾炎水肿等

【炮制】半边莲　取原药材，拣去杂质，洗净，切段，晒干入药。

【用法】15~30克水煎服，鲜品可加至30~50克，外用适量。

【临床报道】治疗蛇咬伤　取半边莲每日30~48克，文火慢煎半小时，分3次内服。另用半边莲捣烂外敷，每日更换2次。治疗蛇咬伤88例，全身症状1~2天消失，局部浮肿约3~5天消退，平均5.4天，全部治愈。说明半边莲对蛇咬伤具有良好的解毒作用，奏效迅速，尤其对严重全身中毒症状者疗效显著。（摘抄《中药大辞典》半边莲）

◎ 半枝莲　出《江苏植物志》

【别名】牙刷草、对叶草、小韩信草、耳挖草等。

【基原】半枝莲为唇形科植物半枝莲全草。

【主产地】主要分布于江苏、福建、安徽、江西、广东、广西等省区。多生长在田边，林区路旁，溪边沼泽湿润，疏松，肥沃的砂质土壤。

【采集·药材质量】开花时采收，去根，洗净，晒干。干燥的全草，叶多以脱落，多留下带有穗的茎枝，茎为四棱形，表面黄绿色叶对生，半边有大轮齿样叶片，表面暗绿色，下面灰绿色。花单生于茎枝上部叶腋，黄绿色，茎光滑而柔软，折断为纤维状，中空。气微，味苦。以表面黄绿、四棱形、中空、残留叶片深黄色绿色、花穗黄色、较完整、味微咸而苦者佳。（见图74）

【主要成分】半枝莲全草含红花素、异红花素、高山黄芩素、汉黄芩素、β-谷甾醇、

生物碱等。

【药理】本品有抗菌作用，煎剂对金黄色葡萄球菌、福氏痢疾杆菌、伤寒杆菌、大肠杆菌、绿脓杆菌有抑制作用；试管试验对急性粒细胞型白血病血细胞有轻度的抑制作用；干细胞呼吸器筛选试验，对白血病白细胞的抑制率大于75%；临床用于治疗肺癌，食管癌有一定疗效。提取物有利尿作用。

【性味归经】苦、辛，凉。归肺、肝、胃、大肠、小肠经。

【功效】清热解毒，散瘀消肿，凉血止痢，利尿，抗癌。

【歌诀】　　半枝莲药苦辛凉　　归属肝胃大小肠
　　　　　　清热解毒治痈肿　　止痢治癌毒蛇伤

【应用】

1.用于痈肿疔毒，毒蛇咬伤，跌打损伤。本品苦凉，清热解毒，辛散血消肿。

治痈肿疮毒肿痛。半枝莲与蒲公英、金银花、连翘、赤芍、白芷、乳香、没药等同用；轻者单用本品水煎服；或用本药鲜品捣烂外敷。

治疔疮初起，恶寒发热，心烦躁乱，甚至昏愦，苔白或黄，脉浮数。半枝莲与野菊花、苍耳子、豨莶草、地丁、麻黄、草河车水煎服。清热解毒，疏邪消散。（明《外科正宗》七星剑）或用本品捣烂调食盐外敷。

治肺脓疡。半枝莲与鱼腥草、桔梗、薏苡仁、贝母、甘草水煎服。

治咽喉肿痛。半枝莲与山豆根、桔梗、牛蒡子、甘草水煎服。

治毒蛇咬伤。取鲜半枝莲捣烂绞汁，调黄酒温服用。（《泉州本草》）

治跌打损伤，瘀肿疼痛。本品捣烂，同酒糟煮热敷。（《广西药植图志》）

2.用于咳血，吐血，痢疾，尿血等。本品苦凉，有凉血止痢，利尿，止血之功效。

治咳血，吐血。半枝莲与藕节、黑栀子、生地、侧柏叶、白茅根等同用；或单用本品鲜草捣汁调蜜炖热温服。

治热痢血痢。半枝莲与白头翁、黄连、黄芩、白芍、地榆、甘草水煎服。轻者单用本品水煎服。

治小便灼热，尿血疼痛。半枝莲与白茅根、小蓟、茜草、仙鹤草等同用。轻者可单用本品煎汤调冰糖服。

此外，本品还用于治疗肝炎，试用于治疗肺癌，食管癌等。

【炮制】半枝莲　取原药材，拣去杂质，洗净，闷透，切段，晒干入药。

【用法】15~30克水煎服，鲜品可用之30~60克，外用适量。

【注意】有散瘀作用，孕妇慎服。

【临床报道】用于癌瘤：取半枝莲1两，水煎2次，上下午分服或代茶服。据36例食管癌、肺癌患者的观察，用药后部分患者有延缓症状的改善，但尚未有根治疗效。另有用半枝莲、白英各1两水煎服，每日1剂。用于肺癌，对改善症状有一定效果。（摘

自《中药大辞典》半枝莲）

◎ 白花蛇舌草 出《广西中药志》

【别名】蛇舌草、羊须草、白花蛇草等。

【基原】白花蛇舌草为茜草科植物白花蛇舌草的带根全草。

【主产地】主产于福建、浙江、安徽、江苏、广东、广西等省区。多生于山坡，路边，溪畔草丛中。

【采集·药材质量】夏秋生长茂盛时拔起带根全草，洗净，晒干。干燥全草成团状，灰绿色，茎细而卷曲，质脆易断，中央白髓，叶多破碎，易脱落，花腋生，纯白色，主根1条须根纤细。以灰绿色、无杂质、茎叶较完整、干燥、气微、味甘苦者为正品。（见图75）

【主要成分】本品主含熊果酸、齐墩过酸、β-谷甾醇、对位香豆酸、黄酮类、白花蛇舌草素等。

【药理】白花蛇舌草抗肿瘤作用，对急性淋巴性细胞型、粒细胞型、单核细胞型以及慢性粒细胞型的肿瘤细胞有较强的抑制作用。煎剂能刺激网状内皮系统增生和增强吞噬细胞活力，达到消炎目的；有保肝作用，白花蛇舌草有保肝利胆作用，适用于急慢性乙型肝炎，可恢复异常肝功能，消退黄疸等作用，对慢性活动性肝炎、慢性迁延性肝炎、丙型肝炎、肝硬化腹水所致的血清转氨酶升高疗效颇佳。此外，还有利尿，镇痛，镇静，催眠作用。

【性味归经】甘、微苦，凉。归肝、胃、大肠、小肠经。

【功效】清热解毒，利尿消肿，退黄。

【歌诀】　白花蛇草苦甘凉　　清热解毒可退黄
　　　　　痈肿咽痛毒蛇咬　　热淋癌症出奇方

【应用】

1.用于痈肿疮毒，疔疖，咽喉肿痛，湿疹，毒蛇咬伤。本品微苦凉，清热解毒，散瘀消肿，为民间治疗痈毒，疔肿，治毒蛇咬伤良药。

治痈肿疮毒。本品可与连翘、金银花、蒲公英、赤芍、贝母等同用。可以单味水煎服或鲜草捣烂局部外敷。

治疗疔疮，红肿焮痛，局部麻木，跳痛难以入睡。本品与金银花、野菊花、蒲公英、紫花地丁、甘草水煎服。也可以与田基黄、凤尾草捣烂敷患处。

治疗疖肿。白花蛇与半边莲水煎服，药渣捣敷患处。

治疗湿疹，搔痒，淡黄色渗出液。本品与金银花、连翘、薏苡仁、防风、陈皮、土茯苓、生地、甘草等水煎服。清热解毒，祛风化湿。

治咽喉肿痛。本品与玄参、麦冬、甘草、桔梗等同用。也可单用本品水煎服。

2. 用于治疗黄疸，慢性肝炎，淋症。本品苦凉少淡，入肝与小肠经，不仅清热解毒，又有化湿利尿退黄之作用。

治湿热中阻急性黄疸。本品与丹参、郁金、板蓝根、茵陈、栀子、茜草等同用。清热解毒，化瘀退黄。

治慢性肝炎，症见肝区长期胀痛，周身无力，胃腹胀闷纳呆等。本品与黄芪、白术、柴胡、当归、枳壳、丹参、党参、甘草等同用。

健脾益气疏肝利胆。也可以与黄芪、丹参水煎代茶服。

治湿热淋浊，尿频涩痛，排尿不畅，尿道不适，会阴胀痛。本品与白茅根、土茯苓、败酱草、白芷、桃仁、甘草等同用。清热利湿，祛瘀化浊。

此外，本品还用于痤疮、扁平疣、脓疱疮胆囊炎、鼻窦炎、乳腺炎、蛋白尿、泌尿系统感染的治疗。还可以适用于癌症的治疗。

【炮制】白花蛇舌草　取原药材，拣去杂质，洗净，切段，晒干入药。

【用法】15~30克水煎服，中剂量用30~60克，大剂量用60~100克，外用适量。

【临床报道】白花蛇舌草治疗恶性肿瘤

白花蛇舌草性寒味微苦、甘。取其清热解毒之功效。海南民间广泛应用治疗各种恶性肿瘤。笔者在临床中，以白花蛇舌草为主组方治恶性肿瘤，疗效显著。现介绍如下。

基本方：白花蛇舌草30~100克，半枝莲30克，黄芪30克，灵芝10克，生地黄30克。便干难解者，加大黄10克，枳实10克，厚朴10克，玄参10克，麦冬30克；肺癌加鱼腥草20克，浙贝母20克；肝癌加延胡索15克，田基黄30克；食道癌、胃癌加山豆根12克，重楼30克，全瓜蒌30克，威灵仙30克；白血病、恶性淋巴瘤加青黛10克，雄黄0.5克；乳腺癌加天花粉10克，山慈姑10克，青皮10克。每日1剂。病例：略。（摘自《中医杂志》2007，3：249.）

◎ 山慈姑　出《本草拾遗》

【别名】山茨菇、毛姑、毛慈姑、冰球子等。

【基原】山慈姑为兰科植物杜鹃兰、独蒜兰等的假球茎。

【主产地】杜鹃兰生长在黄河流域西南、华南等地。山沟阴湿地；独蒜兰主产在我国西南山沟岩缝中。

【采集·药材质量】夏秋挖取假球茎，除去茎叶，须根，洗净，晒干。杜鹃兰干燥假鳞茎，呈尖圆球状或稍扁，直径1~2厘米，外表棕色褐色或灰褐色，顶端有一圆形蒂迹，底部凹陷有须根，腰部有下凹或突出的环节。质坚实，内心黄白色或乌黑色，粗糙，气微，味淡，遇水有粘性。以个大、饱满、质坚实、断面黄白色、干燥者佳。独蒜兰干燥的假球茎呈圆锥形，不规则，表面呈黄白色，腰带不明显，质坚硬，难折断，断面角质半透明体，味淡微苦，稍黏。以本类个大、坚实光滑、干燥者佳。（见

图76）

【主要成分】山慈姑杜鹃兰根茎主含黏液质及葡萄糖配甘露醇聚糖。

【药理】本品有消痰，止咳，平喘，止痛作用。

【性味归经】甘、微辛、寒，有小毒。归肝、胃经。

【功效】清热解毒，消肿散结。

【歌诀】　山慈姑药甘辛寒　归属经脉肺胃肝
　　　　　痈疽疔丹咽喉肿　瘰疬结节甲状腺

【应用】

1. 用于痈疽恶疮，疔，丹，发背，瘰疬，痰核，咽喉肿痛，烫火伤，毒蛇咬伤。本品寒则清热解毒，辛能散结祛痰，痰消毒解，诸多症自愈。

治痈疽恶疮，疔疖，丹毒，瘰疬等。本品与五倍子、千金子霜、红大戟、麝香共为细末，糯米煮浓和药制锭，内服外用均可，内服研末温开水冲服，外用醋研末局敷，辟秽解毒，消肿止痛，化痰开窍止呕。（宋《百一选方》紫金锭）

治痈疽疔肿，恶疮。本品与苍耳子捣烂取汁，温酒调服；或单用干品研末，酒调服。（《乾坤生意》）

治杨梅疮，初皮疹为硬下疳，圆形长圆形硬结，表面糜烂，边缘隆起，无疼痛，中期出现脓疮，后期头面，四肢，躯干，溃成陷疮。山慈姑与紫草、金银花、薏苡仁、土茯苓、白鲜皮、白蒺藜水煎服。痛加乳香、没药。清热解毒，化湿敛疮。（明《寿世仙丹》紫草饮）

治咽喉肿痛。本品与桔梗、射干、牛蒡子、玄参、麦冬、甘草等同用。

2. 用于瘿瘤痞块。本品有祛痰散结消肿的功效，能消除皮里膜外之坚积。

治甲状腺良性结节。本品与玄参、牡蛎、浙贝母、夏枯草、制南星、半夏、黄药子等同用，祛痰软坚散结。

治肝硬化，肝肿大。本品常与人参、五灵脂、穿山甲、鳖甲、牡蛎等同用，共起软坚缩脾之作用。

此外，本品为粉，醋调为糊涂面，可去面䵟，还可以试治多种恶性肿瘤。

【炮制】山慈姑　取原药材，拣去杂质，即可入药。

【用法】3~10克水煎服，亦入丸散，外用适量，宜打碎入煎。

【注意】有小毒，虚弱之人不宜内服。

【附药】丽江山慈姑

【别名】老鸦瓣、光慈姑、土贝母、闹狗药等。

【基原】为百合科植物老鸦瓣的鳞茎。

【主产地】多产于云南、贵州、四川、西藏等省。多生长在山坡、草地或松林中。

【采集·药材质量】夏秋采挖，除去茎叶，须根，泥沙，晒干。干燥鳞茎为不规则的圆锥形，高 0.7~1.5 厘米，直径为 0.5~1 厘米，底部圆而凹，顶尖如桃，表面黄白色，光滑。质破而脆，断面黄白色，粉质，味淡。以色白、光滑、体质饱满者佳。（见图76）

【主要成分】丽江山慈姑鳞茎主含秋水仙碱，多种生物碱。

【药理】本品有抗肿瘤作用，秋水仙碱及其衍生物秋水酰酰胺，对动物有抑制肿瘤作用。抗痛风作用，对急性痛风性关节炎有特别效果；另外还有抗炎、止痛、镇静、催眠作用，大量久服可引起肠道不良反应，多发性神经炎，白细胞减少等。

【性味归经】苦、温，大毒。归肺、肝、心胃经。

【功效】止咳平喘，软坚散结，消肿镇痛，抗癌。

【主治】哮喘，支气管炎，痛风，痈肿，疮疡，瘰疬，皮肤肿块，乳腺癌，鼻咽癌，唾腺癌等。

【用法】1.5~4.5 克水煎服。研末服 0.3~0.6 克，或加入适量蜂蜜服。

【注意】本品有大毒，不可过量，老年体弱者，心、肾、肝、胃有病者应慎用，孕妇忌服。

【中毒与救治】中毒表现：误食丽江山慈姑 2~3 小时出现恶心，呕吐，腹痛，腹泻及水样便，血便，严重导致电解质紊乱，休克。

救治：无特殊治疗，根据情况可洗胃，止泻，补充液体，调整电解质平衡，抗休克，给氧。

【临床报道】治疗乳腺癌等。以丽江山慈姑粉剂及其生物碱制剂治疗 61 例，56 例见肿块不同程度缩小，有效率达 86%，其中 5 例肿块消失，17 例缩小一半以上。以复方秋水仙碱静脉注射效果较好，治疗多种癌症，均取得一定疗效。尤以乳腺癌疗效显著，宫颈癌次之。（摘自《有毒中草药大辞典》丽江山慈姑）

◎ 土茯苓 出《滇南本草》

【别名】刺猪苓、山猪粪、红土苓、土萆薢等。

【基原】土茯苓为百合科植物光叶菝葜的块茎。

【主产地】分布安徽、江苏、浙江、福建、广东、广西、湖南、湖北、四川、贵州等省区。多生长于石山坡，林下，草丛，荒山温暖土层厚，排水良好，砂质或黏质土壤，半阴地方。

【采集·药材质量】秋末初春采挖根茎，除去残茎，须根，洗净泥沙，晒干。干燥的块茎为无规则的扁圆柱形，弯曲不直，多分枝，有结节状隆起长 5~20 厘米，直径 2~5 厘米，表面土棕色，凹凸不平，粗糙，突起的尖端有坚硬的须根残基，分枝顶端有圆形芽痕，质坚硬，难折断，断面粗糙，有粉性淡黄色至淡红棕色，气微，味甜涩。以个大、质坚硬、饱满、无须根、片剂以淡棕色、粉性足、纤维少、微有弹性、水湿

后平摸之有光滑感、味甘淡者为真品。(见图77)

【主要成分】本品主含皂甙、鞣质、树脂、生物碱、挥发油、多糖、植物甾醇、亚油酸、油酸、淀粉等。

【药理】所含生物碱和甾醇可以杀灭螺旋体,治疗梅毒和乙型肝炎,对肿瘤和表面抗原有抑制作用;有抗菌、抗炎,镇痛利尿解毒作用,有抗动脉粥样硬化,抗心肌缺血;内解汞中毒,并能明显抗酚毒性。临床上用于防治钩端螺旋体、梅毒、乙型肝炎等。

【性味归经】甘、淡,平。归肝,胃脾经。

【功效】清热解毒,除湿,利关节。

【歌诀】　　土茯苓药甘淡平　　解毒除湿关节通
　　　　　　杨梅疮毒体拘挛　　瘰疬痈肿淋带症

【应用】

1. 用于杨梅疮毒,肢体拘挛及汞剂中毒。本品甘淡,利湿祛热,又内通利关节,入络搜剔湿热之蕴毒。其解汞轻粉中毒而致的肢体拘挛,所以又为治梅毒之要药。

治风寒湿痹关节肿痛。土茯苓常与苍术、防风、桑寄生、羌活、千年健、鸡血藤等同用。祛风除湿,活血通络。

治杨梅疮,筋骨疼痛,久而不愈,流注结毒,皮肉破烂,咽喉损破。土茯苓与升麻、皂刺水煎,加麻油服。项以上加白芷;咽内加桔梗;胸腹加白芍;肩背加羌活;下部加牛膝。水煎加麻油服。化湿解毒。(明《外科正宗》升麻解毒汤)

治杨梅疮如神。土茯苓与当归、胡黄连、黄连、川芎水酒入猪胰子水煎服。化湿解毒,养血敛疮。(明《外科启玄》二连汤)

治杨梅疮毒。土茯苓水酒浓煎服。(《滇南本草》)

治汞中毒,急性腐蚀性口腔炎和胃炎口腔黏膜烧灼感,唾液增加,口内有金属味,胸痛上肢部疼痛,呕吐,腹泻,便血,尿减少,咽部水肿窒息,或周围循环衰竭者。土茯苓与金银花、甘草、黄连、黄芩、栀子、滑石等水煎服。

2. 用于带下,淋浊。本品利湿去热,可治带下淋浊。

治湿热白带黄稠有异气。土茯苓与苍术、黄柏、薏苡仁、乌贼骨、白芷、浙贝母、败酱草等同用。

治湿热淋浊,小便涩痛。土茯苓与白茅根、小蓟、茜草、仙鹤草等同用。

3. 用于瘿瘤,瘰疬,疮毒,癣疾。本品利湿解毒,尤为祛湿毒之要药。

治瘿瘤。土茯苓与金荞麦、黄药子、白毛藤、乌蔹莓根、蒲公英、金银花、甘草水煎服。(《浙江民间中药》)

治瘰疬溃烂。土茯苓片水煎服或为面入粥常食为妙。(《积善堂经验方》)

治风气痛及风毒疮癣。土茯苓(忌铁器)为末,与糯米蒸熟酿酒服。(明《万氏家抄方》土茯苓酒)

治痈未溃，促进排脓。本品与当归、白芷、皂刺、木瓜、薏苡仁、白鲜皮、木通、金银花、炙甘草水煎服。清热解毒，化湿排脓。（明《外科枢要》换肌消毒散）

治大毒疮红肿，未成即溃。土茯苓为细末，好酒调敷。（《滇南本草》）

此外，土茯苓水煎服，可预防钩端螺旋体病；配伍金银花、甘草、苍耳子、白鲜皮、忍冬藤、蒲公英、马齿苋可治疗现症梅毒和隐性梅毒。

【炮制】土茯苓 取原药材，水泡捞出淋透，切片，晒干入药。

【用法】15~60克水煎服，亦入丸散，外用适量。

【临床报道】

1. 土茯苓善治淋病和泌尿感染

土茯苓古人用以祛湿热，利筋骨，解汞粉银朱毒。主治杨梅疮毒，骨痛拘挛，恶疮痈肿等。对于梅毒有效，笔者随先父在无锡行医时，以土茯苓为主治疗淋病和泌尿系感染，今举病例如下：

例1：何×，男，36岁。患者今年有游史，半年来小便不畅，尿痛逐渐加重，今日小便难，尿道热痛，尿呈混浊有黏性分泌物，右腹股沟可触及肉芽肿查梅毒血清阳性反应，诊为梅毒。尿道分泌物涂片有淋病双球菌。西医给钟剂静脉注射，腹股沟肉芽肿有一定好转，但尿痛淋浊未效果，要求中药治疗。处方：土茯苓30克，黄柏10克，石韦、萆薢各10克，泽泻15克，车前草1把水煎，日1剂。第二天觉小便较前通畅，尿痛减，5剂后小便已畅，淋浊、分泌物消失，再进14剂腹股沟肉芽肿全消而告愈。

2. 土茯苓配伍金银花治疗食道炎

土茯苓清热利湿，常用于水湿停留，亦可治疗梅毒。余常用此药配为金银花治疗食道炎，每获良效。

食道炎常见于成年人，尤以40岁以上男性较多，嗜酒者为甚。患者宋某，男，50岁。于1999年9月来院门诊。主诉：1月来经常出现食入而梗，常呃逆，曾予以降逆行气之药效果不佳，近1周来出现吞咽困难，每食入如刀绞痛，自食道至胃腔口处，以流食充饥，亦灼痛，畏食以静脉滴注葡萄糖维持，日渐消瘦，精神萎靡。曾在当地医院抗炎治疗数日无效。患者平生有吃酒史。舌苔薄黄，质淡红，脉滑数。食道镜检发现食道黏膜充血水肿，用土茯苓100克，金银花100克熬成膏状，每日分多次咽服，1剂减轻，5剂而愈。

3. 据报道：重用土茯苓治疗痛风性关节炎；土茯苓内服外洗治疗白塞病；土茯苓治膝关节积水；土茯苓治睾丸炎。

（以上摘抄自《中医杂志》2002，1：12.）

◎ **熊胆** 出《药性论》

【基原】熊胆为熊科动物黑熊或棕熊的胆囊。

【主产地】黑熊主产东北、华北；棕熊主产东北、华北、陕西、四川、云南、青海、甘肃、新疆等地。（列入国家保护动物）

【采集·药材质量】一般冬季捕捉，割腹取胆，将胆口扎紧，去其胆外附油，压平阴干，放入石灰缸中防腐。以表面灰红色或棕黑色，显光泽，有皱折，压扁形象茄子，囊皮薄，迎光视之，上半部呈半透明，质坚硬。剖开后断面纤维性，内部胆仁呈块状、颗粒、粉末或稠膏，有光泽。以个大、胆仁呈金黄色、明亮、气微清香微腥、入口熔化、味苦有甜回味者为真品。取熊胆粉入水杯，可发现熊胆在水面盘旋逐渐溶解，呈现黄色线直至杯底而不扩散者为真品；取清水一碗，水面撒草木灰，取熊胆仁放入水面，水面草木灰豁然分开此为真品。（见图78）

【主要成分】主含熊去氢胆酸、鹅去氢胆酸、去氢胆酸、胆固醇、胆红素、无机盐。

【药理】有利胆作用，可促进胆汁分泌，对总胆管、括约肌有松弛作用，还有一定的溶解结石作用；解痉作用和抗惊厥作用。还有一定解毒、抑菌、抗炎、抗过敏、镇咳、平喘、助消化、降血压等作用。

【性味归经】苦，寒。归心、肝、胆、胃、脾经。

【功效】清热解毒，镇痉，清肝明目。

【歌诀】　　熊胆苦寒入肝经　　善治癫痫抽搐风
　　　　　疮痈痔肿均能消　　肝热目赤咽喉痛

【应用】

1. 用于肝经热极生风，高热，惊风，抽搐等。本品极苦寒，走肝胆经，泻肝有余之热，能清肝熄风止痉。

治热盛动风及肝风内动，手足抽搐，甚至惊厥等。熊胆与羚羊角片、桑叶、川贝母、生地黄、钩藤、菊花、白芍、蝉蜕、甘草等同用。清热凉肝，熄风止痉。

治小儿惊痫瘛疭。熊胆豆大和乳汁研与竹沥送服。并去口中涎。（《食疗本草》）

治妊娠后期，阴虚阳亢，肝风内扰，突然昏迷，昏不知人，四肢抽搐。熊胆与羚羊角屑、钩藤、石决明、生地黄、菊花、龙骨、牡蛎、白芍、竹茹等同用。

2. 用于肝热目赤肿痛，目生翳障。本品苦寒入肝，肝开窍于目，肝火旺则目赤肿痛，目生翳障。

治暴发火眼，目赤肿痛，羞明畏光，见风流泪，眼边赤烂。熊胆与制炉甘石、冰片、牛黄、黄连、珍珠、麝香共为细末，竹簪蘸清水沾药少许，点入大眼角内。清热去翳，明目止痛。（清《赵翰香居验方类编》八宝眼药）

治内障冰翳，先以针拨取之，后以此药服之。熊胆、石决明、芜蔚子、人参、琥珀、龙脑、珍珠共为细末，蜜为丸服。清肝明目。（明《奇效良方》七宝丸）

3. 用于痈疽疮毒，痔疮等。本品苦寒，清热解毒，散痈消肿。

治红肿恶毒。熊胆与雄黄、京墨、朱砂、麝香、牛黄同用，先将京墨用酒化开，再加熊胆研腻，后入余药末共制为锭，水磨，毛笔蘸药外涂。解毒消肿止痛。（清《外科全生集》五音锭）也可以入冰片研腻外涂。

治五痔十年不愈。用熊胆水研，频涂至愈。（《千金要方》）

4. 用于小儿疳疾。本品苦寒入肝胃，可泻肝胆脾胃之余热，而消疳除热助消化。

治小儿一切疳疾，心腹虚胀，爱食泥土，四肢壮热。熊胆与麝香、壁宫1枚（去头、足、尾，面裹煨熟，研）、黄连共为极细粉末，蟾酥和丸，米汤送下。清热除疳。（宋《小儿卫生总微论》熊胆麝香丸）

治小儿奶疳，黄瘦体热心烦。熊胆与青黛、蟾酥、黄连、牛黄共为粉，猪胆汁和制丸粥饮送下。（《圣惠方》）

治小儿五疳。熊胆与大蟾、芦荟、麝香共为末制丸服。消热消疳。（宋《太平圣惠方》四灵丸）

此外，本品有清热解毒之功效 还可以用风火牙痛，咽喉肿痛。

【炮制】熊胆　取原药材，去净皮膜。

【用法】1~3克研末冲服，或入丸散，外用适量。

【附药】引流熊胆粉

为人工引流熊胆汁液的干燥体。性味、功效、应用、用法同熊胆。

◎ 漏芦　出《神农本草经》

【别名】野兰、鬼油麻、大花蓟、大头翁等

【基原】漏芦为菊科植物祁州漏芦或禹州漏芦的根。

【主产地】祁州漏芦主产东三省、蒙古、山西、陕西、甘肃等地；禹州漏芦多产于河南、安徽、湖北等地。多生长在丘陵、山坡、草地、路边向阳较为干燥土地。

【采集·药材质量】秋末采挖，除去残茎，须根，洗去泥沙，晒干。祁州漏芦干燥根茎呈圆锥形，弯曲稍扁，不分枝，完整根长10~30厘米，径1~2.5厘米，表面深棕色或黑棕色，粗糙纵沟纹及网状裂隙，外皮常有破裂。根头膨大，顶端常用灰白色毛茸。质轻脆，易折断，折断时皮部与木部多分离，皮部色深，木部黄白色，有黄花纹及裂隙，中心深棕色。气特异，味微苦。以外皮灰黑色、条粗、饱满、坚实、完整、不裂、干燥者佳。禹州漏芦与前者大同小异，个大小无异，顶端多生纵棕色硬毛，下端偶有分枝。坚实，不易折断，断面外褐色，内有黄、黑相间菊花纹，无臭，味微涩。以条粗、坚实、较完整、干燥者为佳品。（见图79）

【主要成分】祁州漏芦主含挥发油、黄酮类、酞酸类、蒽醌类、三萜皂苷等。

【药理】漏芦体外实验，均显示显著的抗氧化作用，具有降血脂，抗动脉粥样硬化作用；尚有抗衰老，增强免疫等作用。

【性味归经】苦，寒。归胃经。

【功效】清热解毒，消痈散结，通经下乳。

【歌诀】　漏芦苦寒归胃经　清热解毒治疮痈
　　　　　筋脉拘挛肤瘙痒　乳房胀痛汁不通

【应用】

1. 用于痈肿疮毒，瘰疬，皮肤瘙痒。本品苦寒，清热解毒，为治热毒恶疮，消脓散结之要药。

治痈肿初起，红肿疼痛。漏芦常与连翘、金银花、白芷、浙贝母、蒲公英、赤芍、当归、甘草等同用。

治痈肿疔疖。漏芦与升麻、白薇、连翘、芒硝、黄芩、栀子、枳实、蛇蜕、萹蓄（抈抈活）用水，猪油熬膏外用。清热解毒，消肿散结。（唐《备急千金要方》升麻膏）

治瘰疬，排脓，生肌，止痛。漏芦与连翘、紫花地丁、浙贝母、金银花、夏枯草、甘草水煎服。（《本草汇言》）

治皮肤瘙痒，阴疹，风毒，疮疥：漏芦、荆芥、白鲜皮、浮萍、牛膝、当归、蕲蛇，枸杞子各一两，甘草六钱，苦参二两。浸酒蒸饮。（《本草汇言》）

2. 用于乳痈，乳房胀痛，乳汁不通。本品入阳明胃经，苦能泻壅，寒能除热，通利与王不留功近，消痈排脓，通经利窍，为下乳要药也。

治乳痈初起，恶寒发热，局部肿痛。漏芦与瓜蒌仁、牛蒡子、蒲公英、赤芍、白芷、青皮、皂刺、连翘等水煎服。

治乳妇气血壅塞，乳汁不通，及经络凝滞，乳内胀痛，留蓄邪毒，或作痈肿。漏芦与瓜蒌（武火烧存性）、蛇蜕（炙）共为细末，温酒服，良久吃热汤助之。（宋《局方》瓜蒌散）

治乳汁不通。漏芦与穿山甲、王不留行、当归、黄芪、白芷、瓜蒌等水煎服。

此外，本品有通经作用，还可用于室女经闭，筋骨疼痛。

【炮制】漏芦　取原药材，去杂洗净，闷透切片，晒干入药。

【用法】5~15克水煎服，亦入丸散，外用适量。

【注意】孕妇忌服。

◎ 白蔹　出《神农本草经》

【别名】白根、猫儿卵、见肿消、山地瓜等。

【基原】白蔹为葡萄科植物白蔹的块根。

【主产地】东北、河北、河南、山东、安徽、浙江、江西、湖北、湖南、陕西、山西等地较多。多生长在荒山，灌木丛中，适宜凉爽湿润，耐寒的环境生长。

【采集·药材质量】春秋采挖，除去茎上部分须根，洗净泥沙，晒干。干燥根茎外形近椭圆形，二头稍尖，略弯曲，长4~10厘米，径1~2厘米，均向内卷曲中部一凸起的棱线，外皮红棕色或红褐色，有纵皱纹，细横纹，易层层脱落，脱落处呈淡棕红色，斜片呈卵圆柱，长2.5~5厘米，宽2~3厘米，切面类白色，或浅红棕色，可见放射状纹理，周边较厚，微翘起或弯曲。体轻，质硬脆，易折断，断时有粉尘飞出，气微，味甘。以肥大、饱满、粉性足、断面粉红色、干燥、无蛀者佳。（见图80）

【主要成分】白蔹主含黏液质、淀粉等。

【药理】本品水浸剂在试管内对同心性毛癣菌，奥杜盎氏小芽胞癣菌，腹股沟和红色表皮癣菌等皮肤真菌有不同程度的抑制作用；水煎剂对金黄色葡萄球菌有抑制作用，对实验性烫伤，有抗感染，防止渗出抗炎，降低血压，有较强的抗肝毒素及抗脂质过氧化活性。

【性味归经】苦、辛，微寒。归心、肝、脾经。

【功效】清热解毒，消肿散结，生肌敛疮，凉血。

【歌诀】　　白蔹药微寒辛苦　　善凉血清热解毒
　　　　　　痈肿瘰疬火烫伤　　生肌敛疮止血物

【应用】

1.用于痈肿疮毒，瘰疬，皮肤瘙痒，水火烫伤。本品苦泄辛散，能凉血清热解毒，又生肌敛疮，为治痈肿疮疗之要药。

治疗痈肿。白蔹与当归、赤芍、大黄、川芎、莽草共为细末，鸡蛋黄和如泥，外贴之。清热解毒，凉血疗痈。（唐《外台秘要》白蔹薄贴）

治痈疽方。白蔹与大黄、黄芩共为散，鸡蛋白和如泥，局部外贴，干即换之。（唐《千金翼方》白蔹薄）

治痈肿发背。白蔹与大黄、黄芩、白芷、寒水石、石膏、黄柏、黄连、赤石脂共为细面，蜂蜜调膏，外敷患处。解毒疗疮。（唐《外台秘要》九物大黄薄帖）

治瘰疬生于颈腋，结肿寒热。白蔹与甘草、玄参、木香、赤芍、大黄共为细末，醋调帖患处，干即换之。（宋《太平圣惠方》白蔹散）

用于敛疮。白蔹与白及、络石藤共为细粉，干撒疮上。（宋《鸡峰普济方》白蔹散）

治湿热蕴阻肌腠，气血瘀滞，痈疽发背，诸般疮疖，跌打损伤，臁疮，痔漏等。白蔹与龙骨、鳖甲、苦参、乌贼骨、黄芩、黄连、黄柏、皂角、白及、厚朴、木鳖子仁、草乌、川芎、当归、白芷、乳香、没药、槐枝、柳枝、黄丹、麻油，遵传统中药熬膏外贴。消肿止痛，排脓生肌。（宋《太平惠民和剂局方》万金膏）

治烫火伤。白蔹为末外用。《备急方》也可以与地榆、大黄、冰片共为细粉外用，干者用麻油调涂，分泌物多者干撒。

治白癜风，通身斑点瘙痒。白蔹与雄黄、商陆、黄芩、干姜、蹑躅花为细末温酒下。（宋《太平圣惠方》白蔹散）

2.用于出血。本品苦寒，有凉血化瘀生肌止痛之效。

治吐血咳血不止。白蔹与阿胶珠共为末，酒水入生地黄煎汤送服。（宋《圣济总录》白蔹汤）

治刀箭外伤出血成疮。单用白蔹为散外敷。

此外，本品还可以用于肠风血痢，跌打损伤的治疗。

【炮制】**白蔹**　取原药材，洗净闷透，切片，晒干入药。

【用法】5~10克水煎服，亦入丸散，外用适量。

【注意】传统中药认为白蔹有反乌头之说，用时注意！

◎ 绿豆　出《开宝重订本草》

【别名】青小豆等。

【基原】绿豆为豆科植物绿豆的成熟种子。

【主产地】全国大部分地区有种植，以河北、河南、山东、安徽、江苏、四川、湖北、湖南、陕西种植较多。

【采集·药材质量】秋季种子成熟时采摘，晒干，打破种皮，搜集种子再晒干。干燥种子呈短圆形，表面黄绿色或暗绿色，光泽，质坚硬，种皮薄而韧，剥离后露出淡黄色种仁，子叶2枚，肥厚，味甘淡，嚼之有豆腥气。以个大均匀、质硬、饱满、干燥、无霉、无杂质、无蛀者佳。（见图81）

【主要成分】绿豆主含蛋白质、脂肪、淀粉、糖类、胡萝卜素、硫胺素、核黄素、尼克酸、磷脂、碳水化合物、钙、磷、铁等。

【药理】本品对葡萄球菌有抑制作用，能防止实验性高血脂症。

【性味归经】甘，凉。归心、胃经。

【功效】清热解毒，消暑利尿。

【歌诀】　绿豆甘凉能解暑　　入心胃清热解毒
　　　　　药食中毒多用之　　痈肿内服兼外敷

【应用】

1. 用于痈肿疮毒。本品甘寒，清热解毒，凡一切疮毒痈肿，内服外用均可。

治痈疖。绿豆煎汤频服，再与大黄为粉，蜂蜜调膏外敷。

治痈疽。绿豆与赤小豆、黑豆、姜黄共为粉，未发起用姜汁井水调敷，已发起用蜂蜜调敷。（《普济方》）

治小儿遍身火丹并赤游肿。绿豆、大黄、薄荷蜜水调涂。（《普济方》）

治痈初起。绿豆煎汤频服，再用绿豆、白矾、冰片研粉蜂蜜调敷患处，日2次换。

2. 用于药物，食物中毒。本品甘寒，善解药食之毒，尤善解热毒药之毒。

解巴豆、乌头、附子、砒霜等辛热剧毒之剂中毒。急取绿豆研加凉开水滤汁服，再配甘草煎汤频服用。

解马前子中毒。药用马前子过量，表现吞咽困难，牙关紧闭，面肌痉挛，头晕等。绿豆水煎服。

甘遂中毒。表现腹痛腹泻，头晕呕吐，脱水，呼吸困难。绿豆、黄豆、黄柏、黄连水煎服。

治有机磷农药中毒。如对硫磷、一扫光、敌敌畏、马拉硫磷等，轻度中度头昏，头痛，恶心呕吐，腹痛腹泻等。绿豆研末，凉开水拌匀绞汁服之。

治因食腐败鱼、肉、饭菜食物引起的呕吐，腹泻，腹痛。绿豆与黄连、滑石、甘草、大黄、芒硝水煎服。解毒排毒。

3.用于暑热烦渴，小便不利。绿豆与竹叶、甘草水煎服。也可以单用绿豆煎水代茶服。

治中暑。绿豆、麦冬、甘草水煎服。

【炮制】绿豆　取原药材，拣去残壳皮，即可入药。

【用法】15~30克水煎服，大剂量解毒可用之200克，研粉服10克左右，外用适量。

【附药】绿豆衣　出《本草纲目》

绿豆衣为绿豆的种皮。将绿豆浸泡后揉取种皮，或生绿豆芽后收取种皮晒干。性味甘寒。归心、胃经。功效同绿豆而力逊，并能清风热，去目翳。（见图81）

第四节　清热凉血药

清热凉血药，多有清解营分、血分热邪的作用。本类药物多酸咸寒，归心、肝经。心主血，肝藏血。如温病热入营分，灼伤营阴，心神被扰，症见舌绛，身热夜甚，心烦不寐，脉细数，甚则神昏谵语，斑疹隐隐，邪陷心包，神昏谵语；热入血分，迫血妄行出血等症。

◎ 犀角　出《神农本草经》

【别名】低密、乌犀角、香犀角等。

【基原】犀角为犀角科动物印度犀、爪哇犀、苏门犀的角。（列入国家保护动物）

【主产地】印度、尼泊尔、缅甸、泰国、爪哇、印度尼西亚及非洲等地。

【采集·药材质量】全年可采，捕获犀牛将角锯下风干。角呈圆锥形，自底部向上渐细，稍向侧弯曲，大者长达30厘米，表面乌黑色，上半部细腻光亮手感滋润，下身粗糙发乌，个别微有裂纹。角尖钝圆细看有眼点，弓背中部起至盘上有三角形深沟，盘上或角根处有短硬刚毛附着，地盘形如龟背，前窄后宽，盘边有圆柱形齿痕，侧置看灰黑窝子布满砂眼，天沟下有明显蛋形凸岗，将角纵向劈开，直丝如线突出。以乌黑发亮、完整无裂纹、沙底色灰黑色、眼大、质坚、纵面剖开、均系顺丝、镑片呈灰白色、有芝麻花点或短花纹、气清香不腥、味微咸者为真品。（见图82）

【主要成分】本品主含角蛋白，其他蛋白质、肽类、游离氨基酸、胍衍生物、甾醇类等。

【药理】煎剂对正常及衰竭的离体蟾蜍、兔心脏均有强心作用。

【性味归经】酸、咸，寒。归心、肝、胃经。

【功效】清热解毒，凉血止血，安神定惊。

【歌诀】　犀角性味酸咸寒　清热毒凉血消斑
　　　　　陷心包神昏谵语　目赤咽肿急黄安

【应用】

1. 用于温病壮热火炽，气血两燔，邪陷心包，热毒入营神昏谵语。本品酸寒入心肝、足阳明胃经药也。性升而散，清热解毒，咸入血，而清心凉血定惊。

治瘟疫热毒充斥内外，气血两燔，大热烦渴，昏狂谵语，发斑吐血，舌绛唇焦，脉沉细而数，或沉数或浮大而数。犀角与石膏、生地黄、黄芩、黄连、栀子、连翘、桔梗、知母、玄参、赤芍、丹皮、鲜竹叶、甘草水煎服。清热解毒，凉血泻火。（清《疫疹一得》清瘟败毒饮）

治温热，暑疫所致的高热不退，痉厥神昏谵语发狂，斑疹色紫，口糜咽烂，目赤烦躁，舌质紫绛等。犀角与黄芩、生地黄、金银花、连翘、板蓝根、玄参、天花粉、紫草、石菖蒲、淡豆豉共为末，制丸服。清热解毒，凉血开窍。（清《温热经纬》神犀丹）

治温热病，热入心包，高热烦躁，神昏谵语，抽搐痉厥等。犀角与石膏、寒水石、磁石、滑石、羚羊角、青木香、沉香、丁香、升麻、玄参、甘草、朴硝、朱砂、麝香共为细末，温开水送服。清热解毒，镇痉开窍。（宋《太平惠民和剂局方》紫雪丹）

温病不解，热入心包，高热神昏，谵语，舌质红绛，苔燥。犀角尖（磨汁冲服）、玄参、莲子心、竹叶卷心、连翘心、连心麦冬水煎服。清心解毒，养阴生津。（清《温病条辨》清宫汤）

2. 用于温病发斑及丹毒。本品甘寒入血，凉血解毒消斑。

治温病热邪入里，气血两燔，壮热口渴，神昏谵语，肌肤发斑，舌绛苔黄，脉数。犀角与石膏、知母、甘草、玄参、粳米水煎服。清热解毒，凉血养阴。（清《温病条辨》化斑汤）本方加减可用于治疗乙脑，流行性出血热，血小板减少症等。

治温病发斑，斑色赤紫，狂言咽痛。犀角与玄参、升麻、黄芩、射干、甘草水煎服。解毒透斑。（明《温疫论》犀角玄参汤）

治热毒内盛，斑太多，或不能透发，大热心烦，狂言闷乱。犀角与大青叶、玄参、升麻、黄连、黄芩、黄柏、栀子、甘草水煎服。清热解毒，凉血透斑。（清《张氏医通》犀角大青汤）

治小儿赤游风，头面四肢皮肤赤热面肿，色若丹涂，游走不定。犀角与赤芍、生地、荆芥、防风、连翘、金银花、黄连、甘草、灯草心水煎服。清热解毒，凉血祛风。（清《医宗金鉴》犀角解毒饮）

3. 用于血热妄行所致的多种出血。本品凉血止血，尤适用于热毒入营血，热迫妄行出血。

治热入营分，热甚动血，吐血，衄血，便血，尿血，高热，神昏，发斑发疹，舌绛，脉细数。犀角与生地、芍药、丹皮水煎服。清热解毒，凉血散瘀。（唐《千金要方》犀角地黄汤）

治心胃积热，肝经火旺，咳嗽吐血，衄血便血。犀角与生地黄、牡丹皮、白芍、侧柏叶炭、白茅根、栀子炭、荷叶炭、大黄共为细粉，制蜜为丸服。凉血止血。（唐《备急千金要方》犀角地黄丸）

治下痢鲜血。犀角（屑）与干地黄、地榆共为末，炼蜜为丸服。凉血止痢。（《古今录验方》）

治吐血似鹅鸭肝，昼夜不止。犀角（屑）与桔梗共为散，暖酒调下。（宋《圣济总录》生犀散）

4. 用于热毒炽盛，目赤咽喉肿痛，口疮，瘰疬，痈疽肿毒。本品散邪清热，凉血解毒，清心泻肝，可疗痈疽肿毒。

治赤眼肿痛。犀角末与秦艽、黄连、滑石、马牙硝、杏仁（去皮尖）共研末，加砂糖熬膏，每日用皂子大，沸汤化洗之。泻火解毒。（宋《圣济总录》犀角膏）

治热毒蕴结，口舌生疮，口臭颊热，咽喉肿痛。犀角（屑）与桔梗、生地、茯苓、牛蒡子、甘草、朴硝、连翘、玄参、青黛共为细末，炼蜜为丸服。清热凉血，解毒消肿。（明《寿世宝元》五福化毒丹）

治风热侵袭阳明，鼻额间疼痛，或麻木不仁，或连口唇，颊车，发际皆痛，不可开口，舌红苔薄黄，脉滑者。犀角屑与升麻、防风、羌活、白芷、黄芩、川芎、白附子共为粗末水煎服。疏风清热，凉血解毒。（宋《普济本事方》犀角升麻汤）

治痈疽肿痛，瘰疬，痰核，流注，乳癌，横痃等。犀黄与麝香、乳香、没药共为细末，黄米饭捣为丸，陈酒送服。清热解毒，活血散结。（清《外科全生集》犀黄丸）

5. 用于急黄。本品凉血解毒功力极强，入肝胃经。凉血解毒退黄。

治热毒入侵，或肝病恶化，传变迅速，身黄如金，高热尿赤，衄血，便血，烦躁不安，甚至神昏谵语，脘闷腹胀，腹水。犀角与茵陈、黄芩、栀子、升麻、芒硝共为细末，煎竹叶、三七频服之。解毒凉血。（宋《太平圣惠方》犀角散）

治小儿急黄，一身尽黄。犀角（屑）、茵陈、葛根、升麻、龙胆草、生地、寒水石水煎服。清热解毒，利胆退黄。（明《袖珍小儿方》犀角散）

【炮制】犀角片　取原药材，劈成瓣置温水中浸泡，捞出镑片，晒干入药。

犀角粉　取犀角锉粉，研成极细粉末。

【用法】1.5~6克（镑片）水煎服，研分服或磨汁服2克左右，亦入丸散。

【注意】传统中药认为犀角有畏川乌、草乌之说。

【附药】水牛角

水牛角为牛科动物水牛的角，割取后水煮，除去角塞，干燥。主含胆甾醇、强心成分、酞类、角纤维、丝氨酸、精氨酸、丙氨酸、赖氨酸、天冬氨酸等多种氨基酸。水牛角对离体蛙心有加强收缩力作用，促性腺样作用，有镇静，抗惊厥作用。多种实验和临床观察没毒副作用。性味功效与犀角大同小异，临床上作犀角代用品。用量15~30克左右水煎服。

◎ 生地黄　出《神农本草经》

【别名】干地黄、干生地、生地等。

【基原】生地黄为玄参科植物地黄的干燥根茎。

【主产地】河南、河北、浙江、山西、陕西等省多产，以河南怀庆府（现称武陟县、沁阳县、温县、济源市一带）产量大，质量好。

【采集·药材质量】10~11月采挖，除去茎上部分，须根，洗净泥沙，即为鲜地黄。干地黄（去净泥土不洗）置炕床上焙，定时翻动，烘去水分，干燥即可。干生地为不规则的圆柱形块状，表面灰棕色或灰黑色，全体皱缩不平，质柔软，干燥后则坚实，体重，不易折断，断面不平坦，紫黑或乌黑色，油润光亮，具黏性，气微香，味甜。以个大、体重、表面灰黑色、断面乌黑发亮、油润、味甜少苦者佳。（见图83）

【主要成分】本品主含甘露醇、梓醇、葡萄糖、蔗糖、生物碱、脂肪酸、地黄素、维生素A类物质、铁质等。

【药理】1.地黄醇提取物有促进血液凝固作用，缩短出血时间，含有铁质，有补血作用，治疗缺铁性贫血。2.有保肝作用，防止肝糖元减少，对乙肝病毒有抑制作用。还有强心，利尿，升高血压，降低血糖作用，对多种真菌有抑制作用。有报道地黄水煎提取液对急性实验性高血压有明显降压作用。

【性味归经】苦、甘、寒。归心、肝、肺、胃经。

【功效】清热凉血，养阴生津。

【歌诀】　生地黄微苦甘寒　　清热凉血吐衄斑
　　　　　津伤口干消渴病　　阴虚骨蒸及盗汗

【应用】

1.用于热血妄行所致的多种出血及热毒斑疹皮肤瘙痒。本品微苦甘寒，清热泻火，有凉血止血之功效，内专养血滋阴，外泽皮肤以润燥。

治热盛动血，吐血、衄血、便血、尿血、热扰心神昏谵语，斑疹紫黑，舌绛脉细数。生地黄与犀角、芍药、丹皮水煎服。清热解毒，凉血止血。（唐《千金要方》犀角地黄汤）

治血热妄行，咯血、吐血、衄血、血色鲜红，口干舌燥，舌红或绛。生地黄与生荷叶、生艾叶、生柏叶各等分捣为丸服或水煎服。凉血止血。（宋《妇人良方》四生丸）

治下焦湿热，血淋，尿血，小便频数，尿道涩痛，舌红，苔薄白，脉数等。生地黄与小蓟根、滑石、通草、炒蒲黄、淡竹叶、藕节、当归、栀子、炙甘草共为粗末水煎服。凉血止血,清热通淋。(宋《严氏济生方》小蓟饮子)

治妇女冲任虚损,崩中漏下,月经过多,淋漓不止,或妊娠下血,胎动不安,产后下血不绝,舌淡脉细弱。干地黄与当归、白芍、川芎、阿胶(烊化)、艾叶水煎服。补血止血,调经安胎。(汉《金匮要略》胶艾四物汤)

治血虚风燥,皮肤瘙痒。生地黄与当归、赤芍、川芎、白鲜皮、独活、柴胡、防风、薄荷、蝉蜕、牛蒡子、荆芥、甘草水煎服。活血凉血,祛风止痒。(清《医宗金鉴》四物消风饮)

治温热病热入营血,壮热神昏,口干舌绛,身热夜甚,烦躁不眠,时有谵语,身见斑疹,口渴欲饮,苔黄质干。生地黄与犀角、玄参、竹叶卷心、麦冬、丹参、黄连、金银花、连翘水煎服。解毒清营,透热养阴。(清《温病条辨》清营汤)

2. 用于热病津伤口渴,内热消渴。本品质润,苦寒清热,为养阴生津之要药。

治热病伤阴,燥热,口渴,咽干,舌干少苔。生地黄与沙参、麦冬、玉竹水煎入冰糖化服。益阴生津。(清《温病条辨》益胃汤)

治消渴,口干引饮,舌红苔燥,脉细弦。生地汁与黄连末、天花粉末、人乳、藕汁、生姜汁、蜂蜜共搅成膏服。清热生津,滋阴补血。(元《丹溪心法》消渴方)

治气阴两虚,消渴烦躁,咽干口渴,小便频数量多,面赤,脉虚大。生地黄与黄芪、人参、熟地黄、麦冬、天冬、石斛、枇杷叶、泽泻、枳壳、甘草共为粗末,水煎服。益气养阴,润燥生津。(清《医方集解》引易简方·易简地黄饮子)

治消渴烦躁,咽干口渴,小便频繁数量多,脉虚大。生地黄与黄芪、山茱萸、山药、生猪膵(切碎,前4味煎汤)送服猪胰子。益气养阴。(近代《医学衷中参西录》滋膵饮)

3. 用于阴虚火旺,骨蒸劳热,骨蒸盗汗。本品甘寒清火,凉血滋阴,且补阴血而退虚热。

治阴虚火旺,日晡寒热,骨蒸夜甚,干咳无痰,大便燥结,小便短赤,或癃闭不通,淋漓白浊等。生地与玄参、沙参、白芍、黄柏、知母、甘草、银柴胡、地骨皮水煎服。养阴清火,退热除蒸。(明《方脉正宗》治阴虚火炎方)

治温病之后期,余热未尽,阴液耗伤,夜热早凉,热退无汗,能食消瘦。生地黄与青蒿、鳖甲、知母、丹皮水煎服。养阴凉血,清热生津。(清《温病条辨》青蒿鳖甲汤)

治阴液耗伤,元气受损,骨蒸劳热,肌肉消瘦,四肢倦怠,五心烦热,咽干颊赤,日晡潮热,盗汗食减,咳嗽脓血等。生地黄与黄芪、人参、茯苓、桔梗、赤芍、知母、鳖甲、地骨皮、紫菀、桑白皮、半夏、天冬、柴胡、秦艽、炙甘草共为粗末,水煎服。补气养阴,清退虚热。(宋《太平惠民和剂局方》人参黄芪散)

治骨蒸劳热,神疲乏力。生地黄与人参、石膏、知母、甘草、粳米、葛根、茯苓、竹叶、黄芩、小麦水煎服。益气和营,清热除蒸。(唐《外台秘要》引《古今录验》五蒸汤)

治肺肾阴虚，骨蒸潮热，盗汗体倦，口干舌红，脉数等。生地黄与人参、麦冬、白芍、女贞子、龟板、当归、薏苡仁、陈皮、丹皮、莲子肉、百合、炙甘草、大枣水煎服。滋阴润肺，益肾补虚。（明《医宗必读》拯阴理劳汤）

治阴虚火旺，盗汗低热，面赤口干，心烦唇燥，大便干燥，小便黄赤，舌红绛，脉数。生地黄与熟地、黄芩、黄连、黄柏、当归、黄芪水煎服。滋阴清热，固表止汗。（金《兰室秘藏》当归六黄汤）本方加减可用于治疗低热、盗汗、遗精，血小板减少性紫癜，甲状腺机能亢进，骨蒸潮热等。

4. 用于津枯便秘。本品多汁养阴生津，凉血润燥，性甘凉而滑利。

治阴虚火旺，灼津阴伤，津枯便秘。生地黄与玄参、麦冬水煎服。清热凉营，增液润肠。（清《温病条辨》增液汤）

治热结阴亏，燥屎不行，下之不通者。生地黄与麦冬、玄参、大黄、芒硝水煎服。滋阴增液，通便泻热。（清《温病条辨》增液承气汤）

治阴虚便秘。生地也可以与玄参、麦冬、郁李仁、火麻仁、枳壳等同用。养阴生津，润肠通便。

5. 用于肾气虚弱，肝肾不足，诸虚劳损。本品味甘，滋阴补血，为补养之上品，又为补肾家之要药，尤适宜虚劳不足诸症。

治肾阳虚衰，头晕目眩，耳鸣腰酸，冷痹骨痛，四肢不温，遗精盗汗，尿频遗尿，带下清冷，舌质淡，脉虚濡。干地黄与山药、山茱萸、茯苓、泽泻、肉苁蓉、五味子、菟丝子、巴戟天、杜仲、牛膝、赤石脂共为末，炼蜜为丸服。温阳益精，补肾固摄。（唐《备急千金要方》无比山药丸）

治肾阳不足，腰酸脚软，少腹拘急，小便不利或小便清长，下半身常有冷感，尿色清淡，舌淡胖，苔白，尺脉虚弱。干地黄与山药、山茱萸、茯苓、泽泻、丹皮、桂枝、附子共为细末，炼蜜为丸，淡盐水送服。温补肾阳。（汉《金匮要略》肾气丸）

治虚劳不足，头晕目眩，身重少气，羸瘦纳减，兼有表证，骨节烦痛，风气百疾，日久不愈，脉沉细无力。干地黄与薯蓣、人参、白术、茯苓、甘草、当归、川芎、白芍、桂枝、干姜、大枣、柴胡、桔梗、防风、杏仁、白蔹、阿胶、大豆黄卷、神曲、麦冬共为细末，炼蜜为丸服。补益脾胃，生化气血，祛风除邪。（汉《金匮要略》薯蓣丸）

治肝肾亏虚，精血不足的早衰，头晕目花，耳鸣重听，四肢酸麻，腰膝无力，夜尿频数，须发早白。生地黄与制首乌（同黑豆蒸熟）、豨莶草、桑椹子、黑芝麻、金樱子、旱莲草、菟丝子、杜仲、牛膝、女贞子、桑叶、金银花藤共为细末，炼蜜为丸服。补益肝肾，滋养精血。（清《世补斋医书》首乌延寿丹）

6. 用于风湿痹痛，肾虚引起的肢体不利。本品凉血补血益肾填髓，气味和平，气血充足，血脉流通，痹症则愈。

治肝肾两虚，气血不足，风湿痹痛，腰膝酸软，肢节不利，或麻木不仁，舌淡苔白，脉弱。干地黄与独活、桑寄生、当归、川芎、杜仲、牛膝、秦艽、茯苓、桂枝、人参、防风、芍药、细辛、甘草水煎服。补肝肾，益气血，祛风湿，止痹痛。（唐《千金要方》独活寄生汤）

治肝肾不足，习惯性关节脱位，腰痛痹痛，筋骨不利。生地与当归、白芍、川芎、杜仲、续断、红花、丹皮、牛膝水煎服。养血活络，强筋壮腰。（清《外科补要》壮筋养血汤）

治肾虚内夺，语声不出，两足痿弱，足痿不能行，口干不欲饮，形态神疲，尿频或失禁，苔浮腻，脉沉细无力。生地黄与山茱萸、巴戟天、肉苁蓉、石斛、附子（炒）、茯苓、石菖蒲、远志、肉桂、麦门冬、五味子共为细末，生姜大枣、薄荷煎汤送服。补肾益精，化痰开窍。（金《宣明论方》地黄饮子）

鲜生地味甘苦寒大于干生地，以清热生津，凉血止血，但滋阴补血之力不及生地。

总之，生地黄微苦甘寒，入肝血清热泻火，凉血止血，治血热妄行；专主养血滋阴，外泽皮肤以润燥，甘寒质润为养阴生津之要药，主津枯燥结，消渴；且有补阴血退虚热之能，主阴虚骨蒸劳热；色黑入肾，益髓填精，气味和平，尤适宜诸虚劳损之症，但滋腻有碍脾胃，佐以消导健胃同行为佳。

【炮制】生地黄　取原药材，洗净略泡，捞出闷透切厚片，晒干入药。

生地炭　取生地黄片入锅，武火加热，炒至焦黑色，发泡，鼓起时，喷火星，取出放凉入药。或闷煅成炭，保持药性。

【用法】10~30克水煎服，亦入丸散。凉血止血多用生地炭；清热生津，凉血止血多用鲜生地；余病症则用生地黄。

【注意】本品甘寒，脾虚便溏者慎服用。

【临床报道】

1. 治疗风湿类风湿关节炎症　取干地黄3两切碎，加水600~800毫升，煮沸约1小时，滤出药液约300毫升，为1日量，1~2次服完，儿童酌减。除个别病例连日服药外，均采取间隙服药法。即6天内连续服药3天，经1个月后每隔7~10天，连续服药3天。试治风湿关节炎12例，11例于服药后6天，关节疼痛减轻，关节肿胀开始消退，继而关节机能开始恢复，结节红斑消退，体温渐降。经12~50天治疗后9例治愈，3例显著进步。……对类风湿关节炎11例，治疗后显著进步9例，进步1例，无明显疗效者1例。多数在1~5个月关节疼痛减轻，关节肿胀开始消退。副作用：少数病人服后有轻度腹泻、腹痛、恶心、头晕、乏力、心悸，但数日内自动消失。（摘抄自《中药大辞典》干地黄）

2. 朱仁康：治皮肤病泛用生地

宋氏治疗皮肤病泛用生地，药量很大（多在30克以上），使用范围亦广，常为同道所瞩目。疮疡皮肤病血热所致者颇多，故喜用生地作为凉血清热的主药。临床上凡遇血热所致者，除重用生地外，常与丹皮、赤芍药配伍，收效颇为满意。在临床上常见某些药物引起的药疹，周身泛起弥漫性大片红斑，中医称为中药毒。此系内中药毒，毒入营血，血热沸腾，外走肌腠所致。常用自拟的皮炎汤（生地、丹皮、赤芍、知母、生石膏、银花、连翘、竹叶甘草）主之，多能应手而愈。另外，由于心经有火，血热生风引起的皮肤瘙痒症，皮肤划痕症等病，每以《金鉴》消风散化裁治之。但常加大生地的用量，以增强清热凉血作用，往往能收到满意的疗效。（摘抄自《名中医治病绝招》）

◎ 玄参 出《神农本草经》

【别名】重台、元参等。

【基原】玄参为玄参科植物玄参的根。

【主产地】福建、浙江、江苏、安徽、四川、湖北、湖南等省多产。以浙江产量大，质量好。多生长在山坡林下，温和湿润，排水良好的肥沃的砂质土壤。

【采集·药材质量】立冬前后采挖，除去茎上部分，须根，刷净泥沙，晒干或烘干。干燥根茎呈圆柱弯曲似羊角，两头稍尖，表面灰黄色或棕褐色，有顺纹及抽沟，质坚实不易折断，断面乌黑色，微有光泽，无裂隙，无气，微有焦糊气，味寒，微苦咸。以条粗大而肥、皮细质坚、无芦头、断面乌黑、微有光泽、干燥者佳。（见图84）

【主要成分】本品主含生物碱、糖、甾醇、氨基酸、挥发油、胡萝卜素等。

【药理】水浸剂和煎液，有轻微降血糖作用，有降低血压作用，对肾型高血压的狗降压尤为显著；有镇静、强心、扩张血管，并有某些抗惊厥作用。对皮肤真菌、绿脓杆菌有抑制作用。

【性味归经】甘、苦、咸，凉。归肺、胃、肾经。

【功效】滋阴解毒，降火除烦。

【歌诀】　玄参药滋阴解毒　邪陷心包神恍惚
　　　　　温病发斑咽喉肿　瘰疬痰核痈肿除

【应用】

1. 用于阳明热盛，温病热邪入营，内陷心包，温毒发斑，津伤便秘等症。本品味苦，性凉多汁而润，功能清热解毒，滋阴降火，善清无根之火。

治阳明证，表里俱热，心中烦热，口燥渴而喜冷饮。玄参与石膏、连翘、粳米水煎服。清热降火，滋阴除烦。（近代《医学衷中参西录》仙露汤）

治温病邪热入营，身热夜甚，心烦少寐，口干舌绛脉数。玄参与犀角、麦冬、生地黄、丹参、黄连、金银花、连翘、竹叶卷心水煎服。清营解毒，透热养阴。（清《温病条辨》清营汤）

治温病邪陷心包，高热，神昏，谵语，舌绛苔燥。玄参与犀角、连心麦冬、连翘、竹叶卷心、莲子心水煎服。清心解毒，养阴生津。（清《温病条辨》清宫汤）

治温病热邪入里，气血两燔，壮热口渴，神昏谵语，肌肤发斑，舌绛苔黄。玄参与石膏、

知母、犀角、粳米、甘草水煎服。养阴解毒，凉血透斑。（清《温病条辨》化斑汤）

治热结阴亏，燥屎不行，下之不通，口干舌红苔燥。玄参与生地、麦冬、大黄、芒硝水煎服。滋阴增液，通便泄热。（清《温病条辨》增液承气汤）

2. 用于热毒壅盛，咽喉肿痛，瘰疬痰核，痈肿疮毒。本品味苦性凉，解毒泻火，味少辛微咸，直走血分，而消散热结痈肿。

治咽喉肿痛，饮食不利。玄参与栀子、甘草、黄芩、桔梗、葛根、生地、荆芥、竹叶、灯草水煎服。清热解毒，养阴透表。（明《外科正宗》玄参解毒汤）

治疹毒热盛，咽喉肿痛。玄参与荆芥、防风、升麻、牛蒡子、甘草水煎服。疏散风热，解毒利咽。（清《医宗金鉴》玄参升麻汤）

治肝胆火郁，痰涎郁结的瘰疬痰核。玄参与牡蛎、黄芪、三棱、莪术、血竭、乳香、没药、龙胆草、浙贝母为末制丸服。泻火化痰，软坚散结。（近代《医学衷中参西录》消瘰丸）

治阴虚火旺引起的瘰疬、瘿瘤、痰核，颈部淋巴结肿大，按之疼痛，或乳腺增生，伴口干低热舌红等。玄参与牡蛎、川贝母各等分为细末，炼蜜为丸服。化痰软坚散结。（清《医学心悟》消瘰丸）

治热毒壅盛，瘀血瘀滞，脱疽灼热肿痛，或溃破腐烂，烦热口渴，舌红脉数等。玄参与金银花、当归、甘草水煎服。清热解毒，活血止痛。（清《验方新编》四妙勇安汤）

治头顶疮疡初起，局部红肿疼痛，兼恶寒发热，头痛，口干，便秘，尿赤，舌红苔黄，脉滑数或浮数。玄参与牛蒡子、连翘、荆芥、薄荷、栀子、丹皮、夏枯草、石斛水煎服。祛风清热，消肿散结。（清《疡科心得集》牛蒡解肌汤）

治三焦风邪热毒壅盛，发为火丹，延及全身痒痛，苔薄黄脉洪数。玄参与石膏、知母、黄连、升麻、连翘、牛蒡子、甘草、淡竹叶、人中黄水煎服。清热解毒。（明《外科正宗》化斑解毒汤）

治肺痈咳吐脓痰，发热，胸膈胀痛，上气喘急。玄参与人参、桔梗、薏苡仁、麦冬、甘草、地骨皮、银柴胡、陈皮、茯苓、槟榔水煎服。益气养阴，解毒消痈。（明《外科正宗》玄参清肺饮）

3. 用于阴虚咳嗽，低热，盗汗，消渴。本品甘凉入肺胃，滋阴降无根之火，最宜治肺热劳嗽，实为治肺阴虚劳嗽之要药。

治肺肾阴亏，咽干口燥，咳嗽潮热，痰中带血，舌红少苔，脉细数。玄参与百合、甘草、生地黄、熟地、贝母、桔梗、麦冬、芍药、当归水煎服。滋阴润肺，止咳利咽。（清《医方集解》引赵蕺庵方·百合固金汤）

治气阴双亏，低热与盗汗。玄参与枸骨叶、孩儿参、地骨皮、糯稻根、龙骨、甘草共为细末，开水冲服。养阴清热，益气敛汗。（现代《上海中成药临床实用手册》

第八章　清热药

清身饮冲剂）

治消渴。玄参与生地、黄芪、苍术、山药、僵蚕、麦冬、枸杞子等同用。

【炮制】**玄参** 取原药材，洗净，捞出闷透，切片、晒干入药。

【用法】5~15克水煎服，亦入丸散。

【注意】传统中药理论有反黎芦一说。本品偏凉滋阴，脾虚便溏者慎用。

【临床报道】**治慢性咽炎** 玄参、麦冬、草决明开水浸泡10分钟后当茶服，有一定疗效。（摘抄自《中西医结合杂志》1991，11：171.）

◎ 牡丹皮　出金·张元素《珍珠囊》

【别名】牡丹根皮、丹皮、粉丹皮等。

【基原】牡丹皮为毛茛科植物牡丹的根皮。

【主产地】四川、安徽、山东、河南、河北等省多产。多生长在向阳排水良好，肥沃的砂质土壤。全国各地公园，住地多有栽培。

【采集·药材质量】选择栽培3~5年的牡丹，春、秋两季挖取根，洗净泥沙，除去茎上部分，须根，纵剖根皮，剥开，刮净外皮，去除根木质部，晒干。干燥根皮多呈圆筒状，半圆筒状，破碎筒状块，有纵剖裂缝，两边向内卷曲，外边黄褐色，栓皮脱落出粉红色，内浅棕色。质硬而脆，易折断，断面较平坦，淡红色，粉性有发亮结晶，气芳香，味苦涩。以表皮淡棕色、筒粗大较完整、无木质部、断面色白、粉性足、香气浓、亮星多、味苦涩少麻、干燥者佳。（见图85）

【主要成分】本品主含牡丹酚、牡丹酚甙、芍药苷、挥发油及植物甾醇等。

【药理】牡丹皮煎剂对实验动物有降压作用，抗心律失常，抗心肌缺血，抗动脉硬化，护肝，利尿，降血糖，抗病态反应，抑制血小板聚积，清除自由基，免疫调节及抗肿瘤作用。同时又镇静、催眠镇痛、抗惊厥、解热等中枢抑制作用；煎剂有抗炎作用，对金黄色葡萄球菌、链球菌、白喉杆菌、伤寒杆菌、痢疾杆菌等有抑制作用。

【行为归经】辛、苦，凉。归心、肝、肾经。

【功效】清热凉血，活血散瘀。

【歌诀】　　牡丹皮清热凉血　　活血散瘀退虚热
　　　　　　血滞经闭痛癥瘕　　疮毒痈肿伤打跌

【应用】

1. 用于热入血分，热甚动血的出血，斑疹。本品苦凉入肝经，为除血热凉血要药。苦凉下气而止血，味辛化瘀而生新，所以有清营凉血止血的功效。

治热入血分，热甚动血，吐血、衄血、便血、尿血等，热扰心营，神昏谵语，斑疹紫黑，舌绛起刺，脉细数。牡丹皮与犀角、生地黄、芍药水煎服。清热解毒，凉血散瘀。（唐《千金要方》犀角地黄汤）

治血热妄行，呕血、吐血、咯血、鼻衄等。牡丹皮与大蓟、小蓟、荷叶、侧柏叶、茅根、栀子、茜草根、大黄、棕榈各等分烧灰存性研粉用萝卜汁或藕汁冲服。凉血止血。（元《十药神书》十灰散）

治热伏冲任，月经先期，月经过多，色红或有块质红，脉细数。牡丹皮与地骨皮、白芍药、熟地黄、青蒿、茯苓、黄柏（盐水炒）水煎服。清热凉血。（清《傅青主女科》清经散）

治实热所致的血崩，量多色红，质黏稠，口燥唇焦，舌红苔黄，脉数。牡丹皮与生地、白芍、黄芩、黄连、焦栀子、莲须、地榆、牡蛎、甘草水煎服。清热止血。（清《女科辑要》崩证极验方）

2. 用于温病后期阴虚发热。本品辛凉入肝肾，辛散伏火，善透阴分伏热，火退则阴生，阴复则热自退。

治温病后期，阴液已伤，邪留阴分，症见夜热早凉，热退无汗，舌红少苔，脉细数。牡丹皮与鳖甲、生地黄、知母、青蒿水煎服。滋阴凉血，清热生津。（清《温病条辨》青蒿鳖甲汤）

治阴虚火旺，骨蒸潮热，虚烦盗汗，腰膝酸软，口干舌燥，咽喉肿痛，遗精尿黄，舌质红，尺脉大。牡丹皮与熟地黄、山茱萸、茯苓、泽泻、山药、知母、黄柏共为末，炼蜜为丸服。滋阴降火。（明《症因脉治》知柏地黄丸）

3. 用于热毒疮痈。本品辛苦凉，辛能散血，苦泻血分热邪，故凉血散瘀消痈。

治热毒疮疡，痈疽，疔疮红肿热痛，兼舌质红绛，甚至烦躁。牡丹皮与金银花、地丁草、犀角、赤茯苓、连翘、川连、夏枯草水煎服。清热凉血，解毒消肿。（清《疡科心得集》银花解毒汤）

治头面颈项疮疡初起，局部红肿，兼恶寒发热，头痛，口干，便秘，尿赤，舌红苔黄，脉滑数或浮数。牡丹皮与牛蒡子、薄荷（后下）、荆芥、连翘、山栀、石斛、玄参、夏枯草水煎服。祛风清热，消肿散结。（清《疡科心得集》牛蒡解肌汤）

治肠痈初起，右少腹疼痛拒按，或右足屈而不伸，或发热，舌红苔厚腻，脉滑数。牡丹皮与大黄、桃仁、冬瓜子、芒硝（冲）水煎服。泻热祛瘀，散结消痈。（汉《金匮要略》大黄牡丹皮汤）

4. 用于血滞经闭，痛经，癥瘕，跌打损伤。本品辛能行血散瘀，善行血滞，为血中之气药，可治妇人经脉不通，癥瘕，跌打损伤。

治气滞血瘀，妇女小腹有癥块，按之痛，腹挛急，下血紫暗有块，舌紫暗有瘀，脉沉涩。牡丹皮与桂枝、茯苓、桃仁、芍药各等分为末，炼蜜为丸服。活血化瘀，消癥散结。（汉《金匮要略》桂枝茯苓丸）本方加减可用于治疗子宫肌瘤、卵巢囊肿、输卵管阻塞、宫外孕、多囊肝等。

主治腹部癥瘕积聚，按之坚硬或不痛。牡丹皮与鳖甲、射干、黄芩、柴胡、鼠妇、干姜、大黄、芍药、桂枝、葶苈子、厚朴、石韦、瞿麦、紫葳、人参、半夏、䗪虫、阿胶、蜂巢、赤硝、蜣螂、桃仁共为细末，清酒拌和为丸，温开水兑酒服。活血消癥化积。（汉《金匮要略》鳖甲煎丸）

治外伤筋络，筋骨不利，腰膝酸软，或陈旧劳伤，肢体有瘀滞伤痕。牡丹皮与当归、白芍、川芎、生地、红花、续断、杜仲、牛膝水煎服。养血活络，强筋壮腰。（清《伤科补要》壮筋养血汤）

治跌打损伤。牡丹皮常与当归、川芎、桃仁、红花、苏木、乳香、没药、三七、骨碎补、煅自然铜等同用，活血行瘀止痛。

5. 用于肝火头痛。牡丹皮苦凉入肝，能清泻肝火。

治肝胆火郁的内伤头痛，头痛因怒而发，烦躁易惊，胁肋胀痛，目赤肿痛，睡眠不宁等。牡丹皮与柴胡、白芍、栀子、黄芩、当归、青皮、钩藤、甘草水煎服。清泻肝火。（明《症因脉治》柴胡清肝饮）

治肝火上炎的头痛，眩晕，目赤烦躁，口苦等。牡丹皮与龙胆草、栀子、黄芩、菊花、生地、车前子、牛膝等同用。清肝泻火。

【炮制】**牡丹皮** 取原药材，拣去杂质，洗净闷透，切片，晒干入药。

牡丹皮炭 取牡丹皮，入锅武火炒至外黑内褐，水灭火星，取出放凉入药。

酒牡丹皮 取丹皮片加黄酒拌匀，待酒被吸收，入锅文火炒干，取出放凉入药。（一般丹皮100克，用黄酒10克左右）

【用法】10~12克水煎服，亦入丸散。止血多用丹皮炭；活血散瘀多用酒丹皮；余病症则多用牡丹皮。

【注意】血虚有寒，月经过多，孕妇慎内服。

【临床报道】治疗高血压 取牡丹皮1~1.5两，水煎成120~150毫升，每日3次分服。初次服用5~6钱，无不良反应增至于3两。治疗20余例，一般服药5天左右血压即有明显下降，症状改善。经服药6~33天，舒张压平均下降，症状改善。经服药6~33天，舒张压平均下降10~20毫米汞柱，收缩压平均下降20~40毫米汞柱。本组病例近期内均能使血压下降到正常范围或接近正常范围，症状亦随之消失或改善，但远期疗效还待观察。个别患者服药后有恶心，头晕等副作用，无需停药即能自然消失。（摘抄自《中药大辞典》牡丹皮）

◎ 赤芍药　出《本草经集注》

【别名】赤芍、红芍药、木芍药等。

【基原】赤芍药为毛茛科植物芍药、川赤芍不去外皮干燥的根。

【主产地】东北、华北、西北等省，河南、山东、安徽、浙江、四川、贵州、台湾等省都有大量栽培。川芍药主要分布在四川、云南、贵州、陕西、青海、新疆等省区。

多生长在山坡、林下、草坡等地。

【采集·药材质量】秋季采挖，除茎上部分，须根，洗净泥沙晒干。赤芍根圆柱形，稍弯曲，表面暗褐色或暗棕色，粗糙，两端粗细近相等，有横向凸起的皮孔及根痕，有粗深纵皱纹，外皮易脱落，显白色或淡棕色皮层。质硬脆，折断，断面平坦，粉白色或黄白色，皮层窄，呈类红色，中央骨髓部小，木质部射线明显，有裂隙，气微香，味苦涩。以根条粗长、质硬而碎、外皮脱落、皱纹粗而深、断面白色、粉性大、干燥者佳。川芍药根圆柱形，刮去外皮者，表面淡紫红色或肉白色，有顺向纵纹，内有淡黄射线，未去外皮者形状相似，但间有叉枝，外表粗皮棕红色或棕褐色。（见图86）

【主要成分】赤芍根含芍药甙、芍药内酯苷、氧化芍药苷、苯甲酸、没食子鞣质、树质、挥发油、脂肪油、黏液质、β-谷甾醇、三萜类、蛋白质、糖类、淀粉等。

【药理】1.可扩张冠状动脉，增加冠脉血流量，提高耐缺氧能力，抗血小板凝聚，抗血栓形成，抗实验性心肌缺血，改善微循环，降低门静脉高压作用。2.芍药具有镇静、镇痛、解热、抗惊厥、抗溃疡和降压作用，还有降血脂降糖作用。3.另外有抗炎作用，对葡萄球菌、痢疾杆菌、伤寒杆菌、绿脓杆菌有抑制作用。还有抗肿瘤作用。

【性味归经】酸、苦，寒。归肝、脾经。

【功效】清热凉血，散瘀止痛。

【歌诀】　　赤芍寒清热凉血　　斑疹吐衄血分热
　　　　　　痈肿疮毒跌打损　　目赤翳障经闭塞

【应用】

1. 热入营血的出血，斑疹。本品味酸入肝，苦寒泻肝火，入血分清热凉血，且有散瘀消斑之功效。

治热入营的出血，如吐血、衄血、便血、尿血及热扰心营，神昏谵语，斑疹紫黑，舌绛起刺，脉细数等。赤芍与犀角、牡丹皮、生地水煎服。清热解毒，凉血散瘀。（唐《千金要方》犀角地黄汤）

治热毒充斥，气血两燔，大热烦躁，渴欲干呕，头痛如劈，昏狂谵语，或发斑吐衄，舌绛唇焦，脉沉细而数，或沉数，或浮大而数。赤芍与石膏、生地黄、犀角、黄连、黄芩、栀子、知母、玄参、桔梗、连翘、丹皮、鲜竹叶、甘草水煎服。清热解毒，凉血泻火。（清《疫疹一得》清瘟败毒饮）

治衄血不止。赤芍为末，水煎服。（《事林广记》）

2. 用于胸胁瘀滞疼痛，经闭，痛经，癥瘕及跌打损伤。本品色赤入肝家血分，主破血散瘀滞，调经闭，疗癥瘕，有止痛之功效。

治胸胁瘀滞刺痛，经闭痛经，或行经腹痛，头痛胸痛日久不愈，或呃逆日久不愈，内热烦闷，心悸失眠，日晡潮热等症。赤芍与当归、川芎、生地黄、桃仁、红花、枳壳、柴胡、桔梗、牛膝、甘草水煎服。活血祛瘀，理气止痛。（清《医林改错》血府逐瘀汤）

治瘀血积于膈下，形成积块，肚腹疼痛，痛处不移，甚则腹坠，咽干口燥，肌肤甲错，舌紫暗，脉细涩等。赤芍与当归、川芎、桃仁、红花、五灵脂、香附、延胡索、乌药、枳壳、牡丹皮、甘草水煎服。逐瘀消痞，行气止痛。（清《医林改错》膈下逐瘀汤）

治少腹瘀血积块疼痛，或有积块不疼痛，或痛而无积块，或少腹胀泻，或经期腰酸少腹胀，或月经不调，其色紫暗，或有瘀块，或崩漏兼白带，小腹疼痛等。赤芍、当归、川芎、蒲黄、延胡索、小茴香、干姜、肉桂、没药、五灵脂水煎服。温经祛瘀，消积止痛。（清《医林改错》少腹逐瘀汤）

治气滞血瘀，癥瘕积聚，月经困难，经停腹胀痛，或产后恶露不尽，腹痛拒按等。赤芍与桂枝、茯苓、牡丹皮、桃仁各等分为末，炼蜜为丸服。活血化瘀，消癥散结。（汉《金匮要略》桂枝茯苓丸）

治疗因气滞血瘀所致的多种妇科疾病，如月经不调，经行腹痛，产后瘀滞腹痛，经色暗红夹有血块，舌暗红有瘀点，脉细。赤芍与益母草、当归、木香共为末制丸服。活血调经，祛瘀止痛。（清《集验良方》益母丸）

治骨折初期，软组织损伤所致的瘀肿疼痛。赤芍与马前子（炒）、地鳖虫（炒）、乳香（制）、没药（制）、自然铜（煅、飞）、干姜、麻黄、制香附、蒲黄、红花、桃仁、泽兰、五灵脂共研末制丸，温开水送下。消瘀退肿。（现代《常用中成药》治伤消瘀丸）

治疗各种急慢性扭挫伤，所致的瘀血肿痛，关节不利。赤芍与三七、雪山一枝蒿、红花、制草乌、骨碎补、扦扦活、冰片共为细末，制片服。活血祛瘀，止痛止血。（近代《常用中成药》三七伤药片）

3. 用于热毒壅盛痈肿疮毒。本品苦凉入肝，行血散瘀。营气不和逆于肉里，则结滞痈肿，本品行血凉血，则肿毒可散。

治阳证疮疡初起未溃，红肿热痛，恶寒发热或已化脓。赤芍与金银花、防风、白芷、甘草、当归、乳香、没药、贝母、皂刺、穿山甲、天花粉、陈皮水煎加酒服。清热解毒，消肿溃坚，活血止痛。（宋《妇人良方大全》仙方活命饮）

治疮疡肿毒，皮肤瘀斑，色紫而枯。赤芍与当归、川芎、红花、生地、紫草水煎服。活血和营，凉血解毒。（清《成方切用》当归活血汤）

治乳痈初起，红肿热痛，恶寒发热。赤芍与柴胡、蒲公英、皂刺、白芷、金银花、浙贝母、青皮、甘草等水煎服。清热解毒，散瘀止痛。

4. 用于风热目赤翳障。本品入肝，清热凉血，肝开窍于目，目赤者肝也，故可治目赤翳障。

治风热上攻，眼目红肿，或卒生翳，赤脉弩肉，或痒或涩，羞明泪多，或昏花渐成内障。赤芍与黄芩、甘菊花、木贼、石膏、决明子、川芎、蔓荆子、石决明、羌活加生姜水煎服。清热凉血，清风明目。（宋《严氏济生方》决明子散）

治肝劳实热，两目赤涩。赤芍与羚羊角、柴胡、黄芩、当归、决明子、羌活、炙

甘草共为散，温开水调下。活血凉血，祛风明目。（宋《严氏济生方》羚羊角散）

5. 用于痹症。本品色赤入肝，能破滞消瘀治痹，尤适宜痛痹和热痹。

治关节肿痛，屈伸不利，四肢微肿，属行痹或痛痹者。赤芍与桂心、当归、海桐皮、附子、川芎、汉防己、萆薢、桃仁加姜水煎服。祛风除湿，活血止痛。（宋《太平圣惠方》赤芍药散）

治风湿化热，湿热并重，腰背胯痛，身重倦怠，脚似沙石坠。赤芍与薏苡仁、黄柏、黄芩、独活、防风、防己、泽泻、甘草、羌活水煎服。清热除湿。（明《医经会解》清湿汤）

治热痹疼痛，关节红肿热痛，发热口渴，舌质红，苔腻而润，脉数。赤芍与石膏、知母、甘草、苍术、羌活、独活、鸭跖草、防己、西河柳水煎服。祛风化湿，清热止痛。（现代《中医方剂临床手册》加减苍术石膏知母汤）

6. 用于痢疾腹痛，淋症。本品苦寒，性专下气，善行血中之瘀滞，尤善治赤痢，且利小便尔。

治血痢腹痛。赤芍与黄柏、地榆共为粗末水煎服。凉血止痢。（宋《圣济总录》芍药汤）

治禁口痢，不思饮食，呕恶不纳，下痢频繁，肌肉消瘦，胸脘痞满，舌绛，苔黄腻等。赤芍与金银花炭、熟大黄、板蓝根、白术、鸡内金、黄芩、连翘、陈皮水煎服，清热解毒，辟浊止痢。如（现代《近代中医流派经验选集》南山·双炭饮）

治热淋血淋，石淋日久，血虚萎黄，舌淡脉细者。赤芍与赤茯苓、当归、甘草、栀子共研末，水煎服。清热凉血，和血通淋。如（宋《太平惠民和剂局方》五淋散）

治湿热下注，小便淋痛、脐腹急痛。赤芍与琥珀、石韦、滑石、冬葵子、瞿麦、当归、木香共为末，葱白汤调下。利水通淋，活血行气。如（宋《太平圣惠方》琥珀散）

【炮制】赤芍　取原药材，拣去杂质，略泡捞出淋透，切片，晒干入药。

炒赤芍　取赤芍片入锅，文火炒至外边微有焦斑为度，取出放凉入药。

【用法】6~15克水煎服，中等量30~60克，大剂量可用至60~100克，亦入丸散。炒赤芍减其寒性，多用于风寒湿痹痛；余病症则多用赤芍。

【注意】传统中药理论赤芍有反藜芦一说，虚寒经闭者不宜服。

【临床研究】**以赤芍为主治疗急性化脓性乳腺炎**

症见乳痈初起，恶寒发热，乳房有结块肿痛。处方：赤芍50~90克，皂刺30~50克，蒲公英30克，鹿角片10克，柴胡15克，白芍15克，白芷20克，益母草30克，没药10克，甘草5克水煎两次，混合早晚2次分服，日1剂，一般3剂可愈。（贾宪亭）

【临床报道】**凉血活血重用赤芍治肝炎　汪承柏**

急慢性肝炎长期高胆红素血症治疗难度很大，甚则病人预后不良。加速黄疸消退是临床医学面临的一个重要课题。以赤芍、葛根、茜草、丹参、丹皮、生地为基本方，治疗急性肝炎、肝硬化的重度黄疸，见口咽干燥，小便深黄而自利，便干，皮肤瘙痒，抓后有出血点，鼻衄，齿衄，肝掌，蜘蛛痣，舌红质暗，舌下脉络粗，肝脾肿大。重用赤芍，每日80克，最大用之120克，效果很好。（《中医杂志》1983，6：30.）

◎ 紫草 出《神农本草经》

【别名】茈草、紫丹、鸦衔草、紫草茸等。

【基原】紫草为紫草科植物紫草、新疆紫草或滇紫草的根。

【主产地】紫草主产黑龙江、吉林、辽宁、河北、河南、安徽、江苏、广西、贵州等省区，多生长在野草丛、山地、山谷中。新疆紫草多产新疆、西藏、甘肃等省，多生长在高山野草丛、向阳山坡。滇紫草多生云南、四川、贵州等省，向阳山坡草丛中。最宜生长在耐寒排水良好石灰质、砂质、黏土壤中。

【采集·药材质量】春秋采挖，去掉茎上部分，泥沙，晒干。硬紫草根呈扭曲圆柱形，略呈纺锤状，根头部有茎残基，常有侧根。表面暗紫色，粗糙，有纵沟，皮薄，质硬而脆，易折断，断面片状，皮部深紫色，木部分较明显，黄白色，气独特，味甘酸。软紫草呈现不规则圆柱形，略扭曲。表面暗紫色，顶端有茎基。皮部极疏松，成条状鳞片，常十几层重重相迭，易剥落成不整齐条状碎片。质松而轻，易折断，断面成片状，木部不明显，黄白色成环状，中心有暗紫草大型髓，气特殊，味酸。以暗紫色、体轻、疏松、质脆、干燥、无杂、味酸者佳。（见图87）

【主要成分】本品主含紫草醌、紫草烷、异丁酰紫草醌、β，β-二甲基丙紫草醌、乙酰紫草醌等。

【药理】1. 紫草煎剂对小鼠有降低生育效果。2. 小剂量对心脏有兴奋作用，大剂量有抑制作用。3. 有缓和的解热作用。4. 对金黄色葡萄球菌、大肠杆菌、流感病菌有抑制作用。5. 对绒毛膜上皮癌及恶性葡萄胎有一定抑制作用。

【性味归经】苦，寒。归心、肝经。

【功效】活血凉血，清热解毒。

【歌诀】　　紫草苦寒归心肝　　凉血活血透疹斑
　　　　　　湿疹阴痒痈疽疮　　水火烫伤油轻煎

【应用】

1. 用于斑疹，麻疹不透，预防麻疹。本品气味苦寒，色赤入肝，能清血分之热，又凉血疗痘消斑，为痘家专药，且有解毒透疹之效。

治温病发斑，血热毒盛，斑疹紫黑。紫草与赤芍、当归、蝉蜕、甘草水煎服。凉血透斑。（明《证治准绳》快斑汤）

治麻疹紫暗，疹出不畅，兼咽喉肿痛。紫草与牛蒡子、山豆根、荆芥、连翘、赤芍等水煎服。清热解毒，凉血透疹。（清《张氏医通》紫草消毒饮）

治疮疹才初出，便急与服之，令毒减轻。紫草与陈皮共为末，水煎服，凉血透疹。

（宋《小儿卫生总微论方》紫草如圣汤）

预防减少麻疹发病率或减轻症状。紫草与绿豆、黑豆、赤小豆水煎服。解毒凉血。（现代《中医儿科》紫草三豆汤）

预防麻疹。紫草可与甘草水煎服。（《吉林中草药》）

2. 用于痈疽疮疡，丹毒，湿疹阴痒，水火烫伤。本品凉血解毒，清血分实热，可治痈疽疮疡，凉血化瘀，为治水火烫伤要药。

治痈疽疮疡，脓腐已脱，新肌渐长，以及烫伤感染，疮口肉芽生长缓慢。紫草与当归、白芷、甘草、白蜡、轻粉、血竭、麻油遵油蜡膏熬制法制成膏，摊膏外用。活血祛腐，生肌镇痛。（明《外科正宗》生肌玉红膏）

治烧伤，烫伤，湿疹以及某些感染性皮肤病。紫草、麻油、冰片同用。紫草用麻油文火炸枯去渣留油，待油温40度时加冰片搅匀备用。清热解毒，化腐生肌。（现代《中药大辞典》紫草油）本油可用于烧伤、婴儿皮炎、外阴湿疹、疱疹性皮肤病等。

治烧伤，镇痛，防止感染，促成上皮生长。紫草、忍冬藤、白芷、大黄、麻油、黄蜡制成油蜡膏外用。凉血镇痛，敛疮生肌。（现代上海瑞金医院·紫黄膏）

治赤游丹。用刀划头出血，紫草、牛蒡子水煎服。（《本草汇言》）

治小儿白秃疮，豌豆疮，面皯，瘑癣。紫草油涂之。（《医学入门》）

3. 用于治血热妄行，本品苦寒，色紫入血，一切血热妄行所致的血痢、血痔、溲血、淋血属实者皆可用之。

治血热吐血，衄血不大凶，亦不尽止，起居如故，饮食如常，一年内常发2~6次，久必成劳。紫草、生地、白果肉、茯苓、麦冬、水煎去渣浓缩，加蜂蜜膏服。（《方脉正宗》）

治血淋。紫草与车前子、白茅根、仙鹤草等同用。

治血小板减少性紫癜，热盛迫血，起病急骤，发热，皮肤较多的出血点或紫斑，色红润明亮，鼻衄，齿衄，口腔黏膜有血泡及吐血、便血、尿血，伴面红耳赤、口渴心烦，溲黄，便干，舌质红苔黄，脉弦数有力。紫草与犀角、生地、丹皮、白芍、金银花、连翘、玄参、麦冬、大蓟、小蓟水煎服。清热解毒，凉血止血。（现代《现代中医内科学》新订犀角地黄汤）

治血小板减少性紫癜。紫草与海螵蛸、茜草水煎服。（《新疆中草药手册》）

治过敏性紫癜。黄芪、党参、白术、甘草、黄芩、黄连、金银花、侧柏叶、紫草、仙鹤草、赤芍、连翘、当归、大枣水煎服。清热解毒，凉血止血。（《中国奇方全书》）

此外，紫草与茵陈水煎服还用于黄疸的治疗。

【炮制】**软紫草** 取原药材，去杂质，切段入药。

紫草 取硬紫草原药材，拣去杂质，洗净，闷透，切段晒干入药。

【用法】3~10水煎服，亦入丸散，外用适量。

【临床报道】治疗玫瑰糠疹　用紫草 0.5~1 两（小儿 2~5 钱），每日煎服 1 剂，10 日为 1 疗程。经一定间歇后可继续服用几个疗程。治疗 70 例，痊愈 37 例，进步 25 例，无效 8 例，平均服药 9 天，最多不超过 2 个月。（摘抄自《中药大辞典》紫草）

第五节　清虚热药

凡是用来治疗阴、阳、气血不足引起的虚热，骨蒸劳热为主要功效的药物，称为清虚热药。使用本类药物多配伍清热凉血及清热养阴药，效果会更好。

◎ 青蒿　出《神农本草经》

【别名】 香蒿、臭蒿、苦蒿、蒿子等。

【基原】 青蒿为菊科植物黄花蒿地上全草。

【主产地】 全国各地均有分布，以河北、河南、山东、江苏、安徽、湖北、湖南省为好。多生长在山坡、荒地、旷野、路边、河岸、农村周围向阳砂土地。

【采集·药材药量】 夏季开花前，选择茎叶茂盛植株，割取地上部分，晒干。干燥茎呈圆柱形，上部多分枝。表面黄绿色或黄棕色，具纵棱线。质较硬，易折断，中有白色髓，边成纤维状，叶互生，暗绿色或棕绿色，多已脱落，残存叶皱卷曲，绿褐色，质脆易碎，气香，味苦。以干燥、青绿色、质嫩、气浓郁青香、味苦者佳。（见图 88）

【主要成分】 黄花青蒿含挥发油、青蒿素、青蒿碱、苦味质、左旋樟脑、桉叶素、蒎烯、青蒿素 A、青蒿素 B、艾黄素、泽兰素、青蒿酸、青蒿酯、青蒿内酯等。

【药理】 1.青蒿素有明显的抗菌作用，对间日疟，恶性疟及脑型疟疾都有较好的抗疟作用，不但抑制疟疾原虫发育，而且可直接杀死疟原虫。2.青蒿素还有减慢心率，抑制心肌收缩，降低血液流量，降低血压，有一定抗心律失常的作用。3.有一定解热、祛痰、镇咳、平喘和解热作用。4.还有明显的利胆作用，可抑制皮肤真菌。

【性味归经】 苦、辛，寒。归肝、胆、经。

【功效】 清虚热，除骨蒸，截疟，解暑。

【歌诀】　青蒿性味苦辛寒　阴分伏热可透散
　　　　　骨蒸截疟暑热病　低热不退效力显

【应用】

1.用于温病耗津，邪伏阴分夜热早凉，阴虚火旺，骨蒸潮热。本品寒辛，苦寒泻火，辛香透散，尤长于清透阴分伏邪，能引骨中之火，外行肌表，为专解骨蒸劳热之药，有退虚热，清骨蒸之功效。

治温病后期，阴液已伤，邪留阴分，症见夜热早凉，热退无汗，舌红少苔，脉细数。青蒿与鳖甲、生地、知母、丹皮水煎服。养阴凉血，清热生津。（清《温病条辨》青

蒿鳖甲汤）

治阴虚火旺，骨蒸潮热，或低热日久不退，形体消瘦，唇红颧赤，舌红少苔，脉细数。青蒿与银柴胡、地骨皮、秦艽、鳖甲、胡黄连、知母、甘草水煎服。清热退蒸，养阴清火。（明《证治准绳》清骨散）本方加减可用于治疗不明原因的发热。

治阴虚骨蒸潮热，肌肉消瘦，唇红颊赤，口干舌燥，夜寐盗汗，咳嗽困倦，脉细数。青蒿与秦艽、鳖甲、地骨皮、柴胡、当归、知母、乌梅共为末，水煎服。滋阴养血，清热除蒸。（元《卫生宝鉴》秦艽鳖甲散）

2. 用于疟疾发热。本品辛香透散退热，有截疟除疟疾寒热之功效。

治少阳疟疾，暮热早凉，汗解渴饮，脉左弦者。青蒿与鳖甲、知母、桑叶、牡丹皮、天花粉水煎疟发前服之。养阴生津，截疟退热。（清《温病条辨》（二）青蒿鳖甲汤）

治温热郁阻少阳，胆胃不和，寒热如疟，寒轻热重，胸闷口苦，舌红苔白，脉弦滑数。青蒿与黄芩、陈皮、茯苓、半夏、枳壳、竹茹、碧玉散（包）水煎服。清胆利湿，和胃化痰。（近代《重订通俗伤寒论》蒿芩清胆汤）

治疟疾。可单用青蒿较大量绞汁服。或与黄芩、桂心、柴胡、滑石、青黛等同用。

3. 用于感受暑热，头痛口渴，暑毒热痢。本品辛味芳香，清热解毒，专解湿热，故为湿温疫疠要药，尤善泻暑热之火。

主治暑天发热，泄泻，纳呆，苔腻等。青蒿与滑石、甘草、茯苓、扁豆、通草、连翘、西瓜翠衣水煎服。清暑利湿，泻热。（清《时病论》清凉涤暑法）

治感受暑热，头痛口渴，小便黄赤。青蒿常与滑石、甘草、乌梅、石膏、知母、荷叶等水煎服。

治暑毒热痢。青蒿与甘草水煎服。（《圣济总录》）

治赤白痢下。青蒿与艾叶等分，同豆豉捣作饼，水煎服。（宋《圣济总录》蒿豉丹）

【炮制】青蒿　取原药材，拣去杂质，洗净，水淋透，切段，晒干入药。

鳖血青蒿　取青蒿段，用鳖血加水拌匀，入锅文火炒干，取出放凉入药。（一般青蒿100克，用2个鳖血）

【用法】5~15克水煎服，鲜品加倍，或取鲜品绞汁服，亦入丸散。治阴虚劳热，多用鳖血青蒿；余病症则用青蒿。

◎ 白薇　出《神农本草经》

【别名】春草、薇草、白微、龙胆白薇等。

【基原】白薇为萝藦科植物直立白薇或蔓生白薇的根。

【主产地】直立白薇全国大部分地区有分布，蔓生白薇多分布在辽宁、河北、河南、山东、安徽、陕西等省。多生长在山坡、河边、荒地、草丛、林缘气候温和湿润，排水良好肥沃的砂质土壤。

【采集·药材质量】早春晚秋采挖根部，除去茎上部分，洗净泥沙，晒干。根茎呈现细长圆柱形，向一侧弯曲，丛生根茎，形如马尾，表面黄棕色。质脆，易折断，折断时有粉飞出，断面略平坦，类白色或浅棕色，皮部发达，木部较小，气微弱，味苦。以根表面黄棕色、粗壮、根条均匀、完整、断面白色、实心干燥者佳。（见图89）

【主要成分】直立白薇主含白薇素、挥发油、强心甙；蔓生白薇主含蔓生白薇苷、蔓生白薇新苷和白前苷。

【药理】1.白薇有强心作用，使心肌作用增强，心律变慢。2.白薇提取物有一定清热利尿退热。3.抑菌作用，特别对肺炎球菌有一定作用。

【性味归经】苦、咸，寒。归肺、肝、胃、肾经。

【功效】清热解毒，滋阴凉血，利尿通淋。

【歌诀】　　白薇性味咸寒苦　　热入血分久不除
　　　　骨蒸潮热及盗汗　　利尿通淋排疮毒

【应用】

1.用于阴虚外感。本品苦寒归肺肝，苦而不燥，有滋阴凉血清热除烦之功效。

治素体阴虚，感受外邪，头痛身热微恶风寒，无汗或有汗不多，咳嗽心烦口渴咽干，舌赤脉数。白薇与葱白、桔梗、豆豉、薄荷、炙甘草、大枣、玉竹水煎服。滋阴清热，发汗解表。（清《通俗伤寒论》加减葳蕤汤）本方加减可用于治疗血虚之人感冒。

2.用于阴虚低热，骨蒸潮热。本品咸寒走血分，善滋阴凉血，尤适用于阴虚有热，自汗盗汗。

治温邪入营，高热烦渴，神昏舌绛。白薇常与玄参、生地、赤芍、丹皮等同用；治余邪未尽，阴虚发热，骨蒸潮热。常与青蒿、鳖甲、知母、地骨皮、银柴胡等同用。养阴清热除蒸。

治产后血虚发热，夜热早凉，低热不退，及昏厥等。白薇与人参、当归、甘草水煎服。养血益阴，清热除蒸。（宋《本事方》白薇汤）

治体虚低热，夜眠出汗。白薇与地骨皮、生地黄、黄芪、白芍、麻黄根等同用

3.用于血少血热久不受孕。本品咸寒入肝，血少则真阴不足，真阴不足则内热，内热久，营血日枯不孕。白薇养阴除热，则血自生旺，故能有孕。

治妇人血少血热，真阴不足，日久不孕。白薇与地黄、白芍、当归、肉苁蓉、鹿角胶、黄柏、杜仲、山茱萸、天冬、麦冬、丹参等共为末，炼蜜为丸服。滋阴养血。

4.用于热淋，血淋。白薇清热解毒，凉血益阴，湿热去则水道通利。

治疗热淋。白薇常与赤芍、木通、滑石、甘草、车前草等同用。

治疗血淋。白薇常与茜草、小蓟、白茅根等同用。

治妇人遗尿，不知出时。白薇常与芍药共为末酒送服。（《千金要方》）

5.用于热毒痈疽疔疖等。本品苦寒，清热解毒，凉血疗疮。

治痈疽疔疖。白薇与升麻、漏芦、连翘、芒硝、黄芩、蛇啣、枳实、栀子、蒴藋（扞扞活）共十味捣为粗渣，水煎去渣浓缩，入猪脂收膏，外敷。清热解毒，凉血消痈。（唐《备急千金要方》升麻膏）

治金疮出血不止。白薇为末贴之。（《儒门事亲》）

此外，本品还有清热泄肺透热功能，治肺实鼻塞，不闻香臭，白薇与百部、冬花、贝母同用；治肺热咳嗽与百合、贝母、天冬、桔梗等同用。

【炮制】白薇　取原药材，拣去杂质，洗净稍润，切段，晒干入药。

【用法】5~12克水煎服，亦入丸散，外用适量。

【注意】脾胃虚寒者慎服。

◎ 地骨皮　出《神农本草经》

【别名】枸杞根皮、杞根皮等。

【基原】地骨皮为茄科植物枸杞的根皮。

【主产地】全国大部分地区有分布。多生长在旷野、丘陵、山坡、沟边、路旁向阳干燥之土壤，现在很多地方有大面积种植。

【采集·药材质量】初春或秋末采挖，洗净泥土，趁鲜剥取外皮，晒干。干燥根皮外观似破裂筒状，大小不一，表面灰黄色或黄棕色，粗糙，栓皮疏松，有不规则纵裂纹，易呈现鳞片脱落。内表面黄白色或灰黄色，较平坦，有细纵纹。质脆，易断，断面不平坦，气微香，味先甜后苦。以块大、肉厚、无木心、无杂质、干燥者佳。（见图90）

【主要成分】主含桂皮酸、多酚类物质、甜茶碱、地骨皮甲素、枸杞素A、枸杞素B、β-谷甾醇、亚油酸、亚麻酸等。

【药理】煎剂及醇提取物，对发热家兔有解热、降血压、降血糖作用；并有降血脂、降低血清胆固醇作用；对离体子宫有兴奋作用；抗菌作用，对伤寒杆菌、甲型副伤寒杆菌、弗氏痢疾杆菌有较强的抑制作用。

【性味归经】甘、辛、少苦，寒。归肺、肾经。

【功效】清肺热，凉血，除蒸退热。

【歌诀】　地骨皮凉血退蒸　清泻肺热咳喘清
　　　　　血热妄行吐衄血　虚热牙痛消渴病

【应用】

1. 用于阴虚发热，骨蒸盗汗。本品味甘少苦而辛寒，入肺肝胃经。善入血分，甘寒而不峻，少苦而不燥，气辛而能清。能育真阴退虚火而不伤阳，可谓甘寒同补，使精气充而邪火自退，真乃退虚热，疗骨蒸之佳品也。

治阴虚火旺，骨蒸潮热，低热日久不退，形体消瘦，唇红颧赤，舌红少苔，脉细数。地骨皮与青蒿、银柴胡、秦艽、鳖甲、胡黄连、知母、甘草水煎服。养阴清火，清热退蒸。

(明《证治准绳》清骨散)

治骨蒸潮热，形体消瘦，咽干音哑，四肢倦怠，舌红而干，脉虚数。地骨皮与人参、鳖甲、柴胡、秦艽、半夏、紫菀、当归、甘草共为粗末。乌梅、生姜、大枣煎汤送服。养阴除蒸，补气肃肺。(宋《杨氏家藏方》秦艽扶羸汤)

治虚劳潮热。地骨皮与鳖甲、当归、秦艽、柴胡、知母、贝母水煎服。活血养阴，退热除蒸。(宋《圣济总录》地骨皮汤)

治虚劳日久，气阴两伤，肌肉消瘦，四肢倦怠，五心烦热，咽干颧红，日晡潮热，盗汗，咳嗽脓血胸胁不利。地骨皮与人参、黄芪、秦艽、茯苓、知母、桑白皮、桔梗、紫菀、柴胡、生地、半夏、赤芍、天冬、鳖甲、炙甘草共为粗末水煎服。补气养阴，清退虚热。(宋《太平惠民和剂局方》人参黄芪散)

治阴虚潮热。地骨皮与银柴胡、知母、人参、半夏、赤茯苓、炙甘草共为散，加生姜水煎服。清热除蒸。(宋《小儿药证直诀》地骨皮散)

治妇人阴虚骨蒸。地骨皮常与当归、白芍、生地、川芎、丹皮、知母、鳖甲等同用。

2. 用于肺热咳嗽。本品苦寒而降，入肺清金调气，可治肺热有余之咳嗽。

治肺有伏火，咳嗽气喘，皮肤蒸热，发热午后尤甚，舌红苔黄，脉细数等。地骨皮与桑白皮、粳米、炙甘草水煎服。清泻肺热，平喘止咳。(宋《小儿药证直诀》泻白散)

主治肺藏实热，心胸壅闷，咳嗽烦喘，大便不利。地骨皮与桑白皮、桔梗、杏仁、炙甘草、半夏、瓜蒌仁、升麻、生姜水煎服。清热化痰。(宋《严氏济生方》泻白散)

3. 用于血热所致的多种出血。本品甘寒，有清热凉血之功效，凉血者血行自止。

治热伏冲任，月经先期，月经过多，色红有块，舌质红脉细数。地骨皮与牡丹皮、茯苓、白芍、熟地、青蒿、黄柏(盐水炒)水煎服。清热凉血。(清《傅青主女科》清经散)

治咳血，衄血。地骨皮常与白茅根、侧柏叶、乌贼骨、白及、藕节等同用。

治吐血。地骨皮常与栀子炭、大黄炭、生地炭等同用。

治大便出血及痔漏。地骨皮常与地榆、槐角、椿白皮、荆芥炭、乌梅炭等同用。

治尿血。地骨皮常与大蓟、小蓟、白茅根、茜草根、仙鹤草等同用。

4. 用于阴虚火旺淋浊。本品苦寒入肾，泻下焦阴火而治淋浊。

治心火上炎，肾阴不足所致的虚火淋浊，小便淋沥，混浊，尿时刺痛，遇劳即发，或有遗精，五心烦热，四肢倦怠，口苦咽干或口舌生疮，或白浊带下。地骨皮与黄芪、人参、茯苓、甘草、麦冬、黄芩、石莲子、车前子水煎服。清心利水，益气养阴。(宋《太平惠民和剂局方》清心莲子饮)

治膀胱移热于小肠，口舌生疮。地骨皮与柴胡水煎服。(金《兰室秘藏》地骨皮汤)

5. 用于阴虚消渴。本品甘寒清润，养阴生津，除烦止渴。

治妊娠烦躁，口干多渴。本品与人参、麦冬、赤茯苓、葛根、黄芩、犀角屑、甘

草水煎频频饮之。清热养阴，除烦止渴。（宋《太平圣惠方》人参散）

治消渴日夜饮水不止。地骨皮与土瓜根、天花粉、芦根、麦冬、大枣水煎服。（宋《圣济总录》地骨皮饮）

治消渴，口唇干燥。地骨皮与石膏、小麦水煎服。（如《医心方》枸杞汤）

此外，用地骨皮煎饮或水煎漱口可治风火牙痛；地骨皮煎水加食盐洗眼，可治时行目赤肿痒；地骨皮、五倍子共为末外用，可治慢性中耳炎流脓；地骨皮刮净粗皮为散外用，可治疮口久不收敛；地骨皮煎水频洗可治妇人阴肿或生疮。

【炮制】地骨皮　取原药材，拣去杂质，水洗净闷透，切段，晒干入药。

【用法】5~30克水煎服，亦入丸散，外用适量。

【临床报道】

1. 降糖饮Ⅱ号

【组成】黄芪40克，地骨皮40克，制首乌30克，生地30克，天花粉30克，麦冬30克，黄精30克，山药30克，玄参30克，山茱萸15克，乌梅肉15克，黄连10~15克，知母12克。

【功效】滋阴清热益气补肾。

【适应症】Ⅱ型糖尿病

【用法】每日1剂，文火煎2次，取药汁300毫升，分3次餐前服。

【疗效】施治多例，疗效颇著。

【注意】治疗期间停用西药。

【方源】何建民《自拟降糖饮Ⅱ号治疗Ⅱ型糖尿病》，《中国医药报》1990，5（2）。

2. 治疗牙髓炎疼痛　取地骨皮1两加水500毫升，过滤后用小棉球蘸药液填入已清洁窝洞内即可。经治疗11例，均有明显效果。有的用药后1分钟即止痛。（摘抄《中药大辞典》地骨皮）

◎ 银柴胡　出《本草纲目》

【别名】银胡、山菜根、牛肚根等。

【基原】银柴胡为石竹植物银柴胡的根。

【主产地】山西、陕西、甘肃、宁夏等省。延安府神木县五原城产量大，质量好。多生长在干燥的草原，悬岩的石缝中或山坡中。

【采集·药材质量】秋末茎叶枯萎时采挖，除去茎上部分，须根，洗净，晒干。干燥根茎呈圆柱形，根头顶端有多数细小疣状突起，为地上茎痕，密集而发白，习称"珍珠盘"，下端略细，少数有分歧，表面黄棕色或带灰棕色，有扭曲的纵纹及支根痕，并可见多数小孔，习称"沙眼"。从沙眼下折断，可见棕色裂隙中有粉尘飞出，断面粗糙，有空隙，质硬而脆，易折断，皮部薄，木质部有白红相间放射状纹理，气微，味甘。

以外表淡黄棕色、条粗、断面黄白色、疏松有粉、干燥者佳。（见图91）

【主要成分】本品主含甾体类、黄酮类、挥发性成分等。其中含菠菜甾醇、7-豆甾烯醇、银柴胡环肽Ⅱ、豆甾醇、a-菠菜甾醇、-葡萄糖苷、7-豆甾烯醇葡萄糖苷等。

【药理】本品有解热作用，还能降低主动脉类脂的含量，降低血清胆甾醇浓度，抗动脉粥样硬化。

【性味归经】甘、苦，凉。归肝、胃经。

【功效】清虚热，凉血，除蒸。

【歌诀】　　银柴胡药甘微寒　　清骨蒸劳热盗汗
　　　　　　能退虚火清疳热　　血虚无热用不便

【应用】

1.用于阴虚火旺，骨蒸潮热。本品甘凉，清热凉血，味苦清虚热而不烦，理阴而不散，可谓治虚热之良药也。

治阴虚火旺，骨蒸潮热，或低热日久不退，形体消瘦，唇红颧赤，舌红少苔，脉细数。银柴胡与地骨皮、秦艽、鳖甲、青蒿、知母、胡黄连、甘草水煎服。清热退蒸，养阴清火。（明《证治准绳》清骨散）

治阴虚火旺，日晡寒热，骨蒸夜热，咳嗽无痰，大便燥结，小便短赤或癃闭，淋漓白浊。银柴胡与玄参、知母、白芍、生地、沙参、黄柏、甘草水煎服。清热退热，凉血除蒸。（明《本草汇言》治阴虚火炎方）

治温证潮热，身体枯瘦，皮肤甲错，肌不润泽。银柴胡与鳖甲共为散，水煎服。（清《温症指归》银甲散）

2.用于小儿疳热。本品甘凉入肝，大有凉血之功，主治五疳羸瘦。

治小儿疳积经常感冒，面黄肌瘦，不长肌肉，五心烦热，时发虚汗。银柴胡与地骨皮、桔梗、甘草水煎服。（宋《幼幼新书》张氏四顺散）

治小儿食积，虫积所致的腹大，口渴，毛发成撮干枯的疳积发热。银柴胡常与党参、鸡内金、槟榔、鳖甲、胡黄连、使君子等同用。共奏健脾杀虫，除疳之效。

【炮制】银柴胡　　取银柴胡原药材，拣去杂质，洗净，浸泡后捞出，切片，晒干入药。

鳖血银柴胡　　取银柴胡片，置炒锅内，淋入稀释鳖血拌匀，文火炒干，取出放凉入药。（一般银柴胡100克，用2个鳖血。）

【用法】3~10克水煎服，亦入丸散。鳖血银柴胡加强养阴除蒸效果。

【注意】外感病，血虚无热者不宜服。

◎ 胡黄连　出《新修本草》

【别名】胡连、假黄连、西藏胡黄连等。

【基原】胡黄连为玄参科植物胡黄连的根茎。

【主产地】西藏、云南等省较多。主要生长在高寒地区岩石上石堆中，浅土层的向阳处，高山草地。

【采集·药材质量】秋季地上部分枯萎时采挖，去掉地上部分及泥沙，洗净，晒干。胡黄连干燥根茎呈圆柱形，平直或少弯，多不分歧，表面灰黄色至黄棕色，有光泽，粗糙，具有纵纹及横环纹，栓皮脱落呈现褐色，上端有残留的叶迹，密集呈鳞片状，暗红棕色，或脱落后呈半圆状节痕。根痕圆点状，近节处较多。质硬而脆，易折断，折断有粉尘，断面见维管束4~7个，排列成环，气微，味极苦而持久。以条粗大、表面黄棕色、少须根、断面有粉、断面灰黑色者佳。藏胡黄连，根呈圆柱形，略弯曲，偶有分歧，表面灰棕色至暗棕色，有突起的芽痕圆形根痕及细根残基，粗者有紧密横皱纹，上端密被鳞片状叶柄基。体轻，质硬而脆，易折断，断面淡棕色或暗棕色，有4~10个白色状维管束，排列成环，气微，极苦。以条粗、无细根、质脆、干燥、苦味持久佳。（见图92）

【主要成分】本品含胡黄连素、胡黄连甙、胡黄连苦甙、甘露醇、胡黄连露、胡黄连甾醇、香荚兰酸、小檗碱等。

【药理】本品提取物有保肝，利胆作用；水浸液在试管内皮肤真菌有不同的抑制作用。另有抗炎，抗乙肝病毒作用等。

【性味归经】苦，寒。归肝，胃，大肠经。

【功效】除疳退蒸，清湿热，止痢、止血。

【歌诀】　　胡黄连性味苦寒　　退虚热湿热除疳
　　　　　　似黄连止血止痢　　阴虚骨蒸及盗汗

【应用】

1. 用于小儿疳热。本品入肝，苦寒燥湿清热，大有清理藏腑骨髓邪热之能，实为小儿疳热积滞之峻药。

治小儿虫积日久成疳，脾虚胃热，面黄体瘦，腹痛腹胀，发热口臭，大便稀溏。胡黄连与黄连、白术、人参、茯苓、甘草、山楂、神曲、芦荟、使君子共为细末。健脾强胃，除疳退热。（清《医宗金鉴》肥儿丸）

治小儿疳积，腹大泄泻，面黄肌瘦，目珠生翳，久而成盲。胡黄连与芙蓉叶、肉果（煨）、白雷丸、夜明砂、石决明（煅）、君子肉、鸡肝同用，先用酒一杯将鸡肝打烂，另外余药为末，两者拌后制饼晒干，再研粉，温开水冲服。养肝清热，除疳明目。（清《胡庆余堂丸散膏丹全集》鸡肝散）

治小儿疳热，口渴干瘦。胡黄连与犀角、麝香为末，羊肝研取汁，生地黄取汁与蜜调匀，竹叶煎送服。（宋《太平圣惠方》胡黄连散二）

治小儿疳热，肚胀潮热，发焦。胡黄连与五灵脂共为末，雄猪胆汁和丸，米饮送服。（《幼科新鉴》）

2. 用于骨蒸潮热。本品苦寒而降，入血分，清热凉血益阴，治脏腑骨髓邪热，骨蒸劳热。

治骨蒸劳热，或劳风咳嗽，痰少或吐青黄绿色痰，寒热分争，脉细弦等。胡黄连与柴胡、前胡、乌梅共为细末，用猪胆、猪脊髓、童便、韭白根水煎服。清热除蒸。（清《杂病源流犀烛》柴前梅连散）

治阴虚火旺，骨蒸潮热，或低热不退，形体消瘦，唇红颧赤，舌红少苔，脉细数。胡黄连与青蒿、地骨皮、秦艽、银柴胡、鳖甲、知母、甘草水煎服。清热退蒸，养阴清火。（明《证治准绳》清骨散）

治小儿盗汗，潮热往来。胡黄连与柴胡为末，炼蜜为丸，银器中用酒水煎去渣服。（孙用和）

3. 用于湿热泻痢，痔漏疮毒及出血。本品苦寒入胃大肠经，清热燥湿功同黄连，沉降尤速，故清导下焦湿热优于黄连，凡湿热泻痢，痔漏疮疡，血痢血淋，溲血便血，杨梅疳疮皆可治之。

治痢疾。胡黄连与公丁香、巴豆（去油）共为末，老米饭捣烂为丸服。赤痢蜜滚数滚，空心送下；水泻姜汤下，脾泄姜汤下，连服7日。白痢黑砂糖调数滚，空心下。（明《医宗粹言》经验痢疾四宝丹）

治血痢。胡黄连与乌梅肉、灶心土共为末，食前茶调下。（宋《苏沈良方》三物散）

治血痢，衄血。胡黄连与生地黄各等分为末，用猪胆汁丸，临卧煎茅花汤送下。（明《普济方》胡黄连散）

治痔漏肿痛，不可忍者。胡黄连为末，鹅胆调涂之。（《孙天仁集效方》）

治痔漏成管。胡黄连与穿山甲（炒为珠）、石决明（煅）、槐花（微炒）共为末，炼蜜为丸，早晚米饮送下。如漏之四边突出者加入蚕茧（炒）和药中，用之有效。（明《外科正宗》黄连闭管丸）

治疮肿毒疖。胡黄连与白蔹为末，鸡蛋清调敷。

【炮制】胡黄连　取原药材，洗净，闷透，切片，晒干入药。

【用法】3~10克水煎服，亦入丸散，外用适量。

【注意】脾胃虚弱者慎服。

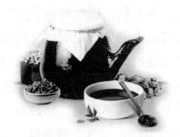

第九章 泻下药

凡是能引起泻下，攻逐，润下能导大便，消除胃肠积滞，荡涤实热，促进排便的药物均称泻下药。

泻下药分为攻下药，峻下药及润下药三类。前二种较为峻猛，后者作用和缓。在使用攻下或峻下逐水药时，一定要掌握适应证，严格遵守炮制法度，控制好剂量，注意用法和禁忌，确保安全有效。

第一节 攻下药

本类药物有较强的泻下通便，清热泻火作用。主要适用于大便秘结，燥实坚结，实热积滞等。

本类药物多苦寒，其性沉降入胃、大肠经。除泻下通便，清热泻火，还有其他作用，一并叙之。

◎ 大黄　出《神农本草经》

【别名】将军、川军、西吉等。

【基原】大黄为蓼科植物掌叶大黄、唐古特大黄、南大黄的根茎

【主产地】掌叶大黄（亦称北大黄）主产四川、甘肃、青海、西藏等地，山地林缘半阴湿的地方；唐古特大黄主产甘肃、青海、西藏东北部山地林缘草坡，牧场草地；南大黄（亦称药用大黄）主产四川。

【采集·药材质量】在秋末初冬选择生长3年以上的植株，挖取根茎，除去茎叶，支根，刮去粗皮，风干。北大黄主产西宁大黄，多加工呈圆锥形或腰鼓形，长约5~17厘米，直径3~10厘米，外表黄棕色或红棕色，可见类白色菱形网状纹理，俗称"锦纹"，有时可见"星点"，一端有绳孔。质坚硬，横断面黄棕色，显颗粒性，微有油性，近外围有时可见暗色形成层半径放射向内的橘红色射线，髓部中央有紫褐色星点，紧密排列成圆环状，并有黄色棕色弯曲线纹，亦称"锦纹"。气特异，味苦涩。南大黄又称川大黄，马蹄大黄，一端较大，形似马蹄，表面黄棕色或黄色，有微弯曲的棕色线纹（锦纹）横面黄褐色，多空隙，星点较大，排列不规则，质较疏，富纤维性，气味较弱。大黄均以外表黄棕色、锦纹星点明显、固重、坚实、有油性、气清香、味苦而涩、嚼之发黏、干燥不霉不朽、无蛀者佳。（见图93）

【主要成分】三种大黄均含蒽醌及其苷类：大黄素，大黄酚，芦荟大黄素，大黄酸，大黄素甲醚，番泻苷A、B、C、D、E、F，大黄酸-8-葡萄糖苷，大黄酚葡萄糖苷，芦荟大黄素葡萄糖苷，大黄素甲醚葡萄糖苷，鞣质，淀粉，树脂等。其他，没食子酰葡萄糖、没食子酸、α-儿茶素、大黄四聚素等。

【药理】1.本品能促进肠胃蠕动，抑制肠内水分吸收，促使排便。2.对胆汁、胰腺分泌有促进作用，有抗肝损伤，抗胃、十二指肠溃疡作用。3.并有轻度的利尿作用。4.大黄酚能缩短小鼠血液凝血时间，起止血作用。5.抗炎作用，对葡萄球菌、链球菌、白喉杆菌、伤寒杆菌、肺炎球菌、痢疾杆菌都有抑制作用。此外还有降血脂，降压，降低血清胆固醇、抗肿瘤、降低血中尿素氮和肌酐。

【行为归经】苦，寒。归心、肝、胃、大肠经。

【功效】泻火解毒，攻积泻下，祛瘀止血，退黄。

【歌诀】　　大黄药性味苦寒　　泻热攻积排大便
　　　　　　血热妄行祛瘀血　　毒疮烧烫利肝胆

【应用】

1.用于实证大便秘结，胃肠积滞。本品苦寒，入胃大肠经，为阴中之阴药，泄满，推陈致新，去陈垢而安五脏，定祸乱而致太平，所以有将军之称。因苦寒降泻又长于通便，故为泻伤寒、温病、湿热、热结中下焦、二便不通及湿热痰滞于中下焦实证之要药。

治阳明腑实证，便秘，脘腹痞满硬，腹痛拒按，甚至高热不退，神昏谵语，舌苔黄燥起刺，或焦黑干裂，脉沉实，或热结旁流，或杂病热结便秘者。大黄与厚朴、枳实、芒硝同用。将厚朴、枳实先煎煮沸10分钟，后入大黄煮沸3~5分钟，去渣取汁，放入芒硝溶化服之。峻下热结。（汉《伤寒论》大承气汤）本方加减可用于治疗肠梗阻，急性胰腺炎，急性胆囊炎等。

治阳明腑实，又见气血两虚，便秘或热结旁流，腹胀满硬痛拒按，伴身倦少气，舌苔焦黄，脉虚。大黄与芒硝、枳实、厚朴、甘草、当归、人参、桔梗、生姜、大枣

水煎服。益气养血，攻下通便。（明《伤寒六书》黄龙汤）

治冷积便秘，腹满痛，喜温喜按，手足不温者。大黄（后下）与人参、附子、干姜、甘草水煎服。温补脾阳，攻下冷积。（唐《备急千金要方》温脾汤）

治寒实积滞，腹痛便秘，胁下偏痛，发热，手足厥冷，畏寒，脉弦紧。大黄与附子、细辛水煎服。温里散寒，通便止痛。（汉《金匮要略》大黄附子汤）

治胸腹胀痛，便秘不通，甚则气急，口噤，暴厥，无热象，无虚象者。大黄与干姜、巴豆去油各等分为末，炼蜜为丸服。攻积除冷。（汉《金匮要略》三物备急丸）本方可用于治疗单纯性肠梗阻属寒实证者。

治热结津亏，燥结不下，下之不通，口干，舌红苔黄。大黄与玄参、麦冬、生地、芒硝同用。前药煎好去渣，后入芒硝熔化服。滋阴增液，通便泄热。（清《温病条辨》增液承气汤）

治积滞内停，脘腹痞满，大便秘结，或下痢赤白，舌苔黄腻，脉实。大黄与黄连、黄柏、槟榔、木香、陈皮、青皮、牵牛子、莪术、香附共为细末，水泛为丸服。行气导滞，攻积泄热。（金《儒门事亲》木香槟榔丸）

2. 用于湿热黄疸，湿热淋痛，本品苦寒入肝，性凉入血，泻热毒清肝胆破瘀活血。李东垣："恶血皆归于肝"。古代医家治疗黄疸百余方中，有三分之一方中有大黄。《圣济总录》治黄36方，6个方中有大黄。可见大黄为退黄要药。本品性沉而降，直达下焦，可治下焦湿热小便淋涩痛。

治湿热黄疸，一身面目尽黄，色鲜明，腹微满，小便短赤不利，口渴，舌苔黄腻，脉滑数或沉实。大黄与茵陈、栀子水煎服。清热利湿退黄。（汉《伤寒论》茵陈蒿汤）本方加减可用于治疗急性传染性肝炎、胆汁性肝硬化、胆石症、胆囊炎等。

治阻塞性黄疸。证见黄疸持续时间长，伴有乏力，皮肤瘙痒，肝肿大，肝区疼痛。大黄与茵陈、郁金、枳实、厚朴、桃仁、山楂、金钱草水煎服。活血化瘀，通里攻下，利湿退黄。（现代《实用专病专方临床大全》瘀胆合剂）

治急黄。大黄与芒硝同用。（唐《外台秘要》必效大黄汤）

治湿热下注，小便淋痛，尿频艰难，或小便癃闭，小腹胀满，舌红苔黄腻。大黄与木通、车前子、甘草、滑石、瞿麦、萹蓄、甘草共为末，灯心草水煎服。清热泻火，利水通便。（宋《太平惠民和剂局方》八正散）本方加减可用于治疗尿路感染，泌尿系结石，尿潴留等。

3. 用于湿热痢疾。本品苦寒入肠胃，清热燥湿，荡涤肠胃湿热，气香性凉兼入血分，可治湿热痢疾，大便脓血。

治痢疾初起不问赤白，有积自行，无积自止。大黄与黄连、木香、槟榔共为末，米糊为丸，米饮下。清热燥湿，凉血止痢。（明《医学入门》四味香连丸）

治湿热痢疾频数，里急后重，苔黄，脉实者。大黄与槟榔、枳实、白芍、厚朴加生姜水煎服。清热止痢。（明《温疫论》槟芍顺气汤）

治泻痢久不愈，脓血黏稠，里急后重，日夜无度。可单用大黄为末，酒浸半日，再煮水煎服，以利为度，再服芍药汤和之，利止，再服黄芩汤和之，以彻其毒。（金《素问病机气宜保命集》大黄汤）

4. 用于血热妄行多种出血。本品苦寒，清热凉血，热清血凉火降不逆血则止。

治外感热病的高热，面红，目赤，烦躁，神昏发斑，舌苔黄腻，热甚迫血妄行的吐血、衄血、疔疮走黄、丹毒痈肿、败血症、口舌生疮、湿热黄疸及下痢脓血。大黄与黄连、黄芩水煎服。泻火解毒，清化湿热。（汉《金匮要略》泻心汤）本方加减可用于治疗上消化道、支气管扩张症咳血、鼻衄、齿衄、口腔炎、急性扁桃体炎、湿热痤疮等。

治血热妄行，呕血、吐血、咯血、衄血等。大黄与小蓟、大蓟、荷叶、侧柏叶、茅根、栀子、茜草根、牡丹皮、棕榈皮各烧为炭存性，共为散用萝卜汁、藕汁或京墨汁服。凉血止血。（元《十药神书》十灰散）

治瘀热阻滞而致的各种出血，如崩漏色褐，小腹疼痛，出血量多，色鲜有块，舌红苔黄，脉数者。大黄炭与鲜生地、当归炭、生白芍、丹皮、槐花、旱莲草、仙鹤草、炒蒲黄水煎服。凉血祛瘀。（现代《妇产科学》清热止血汤）

治急性胃肠出血。乌贼骨、乌梅炭、大黄各等分为散服。荡涤积热，收涩止血。（现代《实用专病专方临床大全》二乌大黄散）

5. 用于瘀血经闭，癥瘕积聚，跌打损伤。《医学衷中参西录》："大黄味苦，气香，性凉，能入血分，破一切积瘀……其力气沉而不浮，以攻决为用，下一切癥瘕积聚。"

治下焦蓄血，少腹硬满疼痛，小便自利，大便秘结，舌暗红，苔黄腻。大黄与水蛭、虻虫、桃仁水煎服。破血逐瘀。（汉《伤寒论》抵当汤）本方加减常用于治疗妇女瘀滞经闭，盆腔肿块，阴茎血肿等。

治瘀血内阻所致的产妇瘀滞腹痛，或瘀血阻滞月经不通，或腹内有癥块。大黄与䗪虫、桃仁共为末，炼蜜为丸，酒送服。祛瘀活血，泻下通经。（汉《金匮要略》下瘀血汤）

治干血内结，五劳虚极，瘀结成块，妇女经闭，肌肤甲错，两目黯黑，潮热消瘦，舌有瘀斑。大黄（蒸）与䗪虫、虻虫、水蛭、蛴螬、桃仁、芍药、干地黄、杏仁、干漆、黄芩、甘草共为细末，炼蜜为丸服。破血消癥，祛瘀通经。（汉《金匮要略》大黄䗪虫丸）本方加减可用于治疗肝硬化、闭经、慢性胆囊炎等。

治跌打损伤，瘀血停滞于胁下，胸腹部刺痛，痛有定处拒按，舌瘀滞，脉涩或结代。大黄（酒浸）与当归、红花、桃仁、柴胡、穿山甲（炮）、天花粉、甘草水煎服。活血化瘀，疏肝通络。（金《医学发明》复元活血汤）

治跌打损伤，骨折血瘀肿痛。大黄与红花、丁香、马前子粉、延胡索、三七、血竭共为粉制片服。祛瘀消肿，活血止痛。（现代《常用中成药》伤科七味片）

6. 用于热毒炽盛，疮疖痈肿，痔疮，目赤，咽喉肿痛，口舌生疮，牙龈肿痛，烧烫伤。

本品苦寒通便泻火解毒，善清解疮疡、疔毒、痈肿实热。虽为趋下，又善清上实热，为治目齿肿痛之要药。本品凉血祛瘀，可治烧烫伤而不留疤痕。

治风热壅盛，表里俱实，恶寒发热，头痛眩晕，目赤睛痛，口苦口干，咽喉不利，胸膈痞满，大便秘结，小便短赤以及疮痈肿毒，肠风痔漏，丹斑隐疹，皮肤瘙痒。大黄与黄芩、当归、川芎、芍药、防风、荆芥穗、石膏、栀子、连翘、麻黄、薄荷、白术、芒硝、桔梗、甘草、滑石共为粗末，生姜煎汤送服。疏风解表，清热泻下。（金《宣明论方》防风通圣散）本方加减可用于治疗多发性疖肿、扁平疣、荨麻疹、顽固性湿疹、急性化脓性中耳炎等。

治肠痈初起，右下腹疼痛拒按，或有发热。大黄与牡丹皮、桃仁、冬瓜仁、芒硝同用。四味水煎去渣入芒硝溶化服。泻热消肿，祛瘀散结。（汉《金匮要略》大黄牡丹皮汤）

治阳证疮疡，局部红肿热痛，痈疽发背，疔疱肿痛，乳痈，漆疮火丹，大头时肿，流注肿疡，小儿丹毒，肌肤赤肿，干湿脚气，跌打损伤。大黄与天花粉、黄柏、姜黄、白芷、天南星、陈皮、苍术、厚朴、甘草共为细末，用大葱、丝瓜叶捣汁，或用蜂蜜、陈醋、黄酒、菊花露、银花露选一种调成糊，局部外敷。清热散结，消肿止痛。（明《外科正宗》金黄散）

治瘀热而致的痔疮出血，肛门肿痛，大便干燥，舌红苔黄，脉数。大黄与槐角、地榆、枳实、槐米、当归、黄芩、甘草、牡丹皮、胡黄连、象牙屑、荆芥、茯苓、地黄、乳香、刺猬皮共为末制为丸服。凉血止血，活血消肿。（现代《常用中成药》舒痔丸）

治奶痈。大黄、粉甘草各等分为末，以好酒熬成膏，放凉贴患处，仰面卧至五更。贴时先用温酒调服一大汤匙，次日取下恶物。视体质羸弱决定再服。（宋《妇人良方》金黄散）

治痈肿焮痛不可忍。大黄为粉，以苦酒和贴肿上，燥易换之，不过三，即瘥，脓自消除。（《补缺肘后方》）

治火丹赤肿遍身。大黄磨水频刷之。（《救急方》）

治烫火灼伤。大黄生研，蜜调涂之，不唯止痛，又且灭瘢。（《夷坚志》）

治烧伤。猪毛为炭、大黄、黄连、冰片共为细粉，干者麻油调搽，湿者干撒患处。（现代《重订十万金方》烧伤方）

治眼暴热痛，眦头肿起。大黄与枳壳、芍药、栀子、黄芩水煎服。清热消肿。（宋《圣济总录》大黄汤）

治肝火郁结，火邪上攻，目赤肿痛，尿赤便秘，脉洪实者。大黄与当归、龙胆草、川芎、栀子、防风、羌活共为细末，炼蜜为丸服，或用竹叶煎汤加白糖送服。清肝泻火。（宋《小儿药证直诀》泻青丸）

治上中二焦肋热炽盛，烦躁口渴，口舌生疮，咽喉肿痛，齿痛鼻衄，舌红苔黄干，脉滑数。大黄与芒硝、栀子、黄芩、连翘、薄荷、甘草共为细末，竹叶水煎，蜂蜜调服，

泻火通便，清上泻下。（宋《太平惠民和剂局方》凉膈散）

治肝胃蕴热所致的头昏目晕，口鼻生疮，风火牙痛，暴发火眼，咽喉肿痛，痄腮耳肿，大便秘结，皮肤刺痒等。大黄与石膏、黄芩、桔梗、甘草、雄黄、冰片、牛黄共为细末制片服。清热解毒，散风止痛。（现代《中药制剂手册》牛黄解毒片）

治风热上攻，头昏头痛，眼红肿痛，发热眼赤，牙龈肿痛，口舌生疮，大便秘结，小便短赤。大黄与黄芩、赤芍、荆芥穗、栀子、连翘、当归、桔梗、玄参、黄连、石膏、川芎、菊花、天花粉、甘草、黄柏、薄荷共为细末，水泛为丸，温开水送服。清疏风热，泻火通便。（清《清太医院配方》黄连上清丸）

7. 用于儿科痰涎，宿食，惊厥抽搐。本品清热解毒凉血，清痰降火，可治小儿痰热惊风宿食。

治小儿吐痰热壅滞，外夹风邪所致的发热，眼目上反，脚弓反张，手足瘛疭。大黄与钩藤、茯苓、防风、朱砂、蝉蜕、羌活、独活、青皮、甘草加姜枣水煎服，朱砂为末送下。祛风活血，清热解痉。（宋《直指小儿方论》钩藤饮）

治小儿急惊风，大人口眼歪斜，风痰内盛，惊痫天吊等。大黄与巴豆（去油），醋为末熟茶送下。清热化痰镇惊。（金《宣明论》分肢散）

治小儿一切惊风痛，痰涎壅盛。大黄与射干、槟榔、麻黄、牵牛子、甘草俱微炒为末，蜜汤下。祛痰镇惊。（明《婴童类萃》紫金锭）

治小儿积热。大黄与栀子、赤芍、甘草、黄芩、连翘水煎服。清热消积。（宋《幼幼新书》庄氏·越桃饮子）

【炮制】**大黄** 取原药材洗净，捞出水淋透，切厚片晒干入药。

熟大黄 取大黄片，入蒸笼隔水蒸至内外皆黑为度，取出干燥入药。

酒大黄 取大黄片，用黄酒喷淋拌匀，待酒吸尽，入锅文火炒干为度，取出放凉入药。（一般大黄100克，用黄酒30克左右）

醋大黄 取大黄片用米醋拌匀，待醋吸尽，入锅文火炒干为度，取出放凉入药。（一般大黄100克，用米醋20克左右）

大黄炭 取大黄片入锅，武火翻炒至外皮焦黑内褐为度，水灭火星，取出放凉入药。

【用法】5~10克水煎服，入汤宜后下或大黄用开水另泡兑入服，亦入丸散，外用适量。

熟大黄泻下和缓，凸显活血作用，多用于瘀血内停，腹痛肿块，经闭等；酒大黄泻下和缓，借酒力上行，善清上焦实热，多用于目赤，牙龈肿痛等；醋大黄泻下力缓，以消积化瘀见长，多用于食积痞满，产后瘀滞，癥瘕积聚等；大黄炭泻下力极弱，并增强凉血止血作用，多用于肠道积滞，大便出血，血不循经呕血，咳血便血等多种出血；余病症则用大黄。

总之，大黄苦寒，清热解毒，攻积泻下，祛瘀。据最新研究应用：1.治疗急性胰腺炎；

2. 治疗急性胆囊炎；3. 冲服单味大黄粉可治疗各型肠梗阻；4. 治疗急慢性肾功能衰竭，大黄、人参浸出液治疗急性肾功能衰，长期口服小剂量大黄可有效延缓肾衰；此外，大黄用于治疗胃溃疡、高血脂症、病毒性肝炎、子宫内膜异位症，慢性前列腺炎都有效。

【注意】本品苦寒，因善泻下化瘀，孕妇禁用，经期哺乳期慎用。

【临床报道】

1. 治疗烧烫伤 取陈石灰10斤粉碎研粉入锅，中火炒松，加入大黄片5斤，共同拌炒，待石灰炒至粉红色，大黄黑色时，倒入铁筛留大黄，把大黄研粉备用。用时先用生理盐水洗净疮面，把小泡刺破去净黏液，干撒疮面，1日1次，若疮面干时，用麻油调涂，共治415例均获治愈，且疗程短，无副作用，不留疤痕。（摘抄自《中药大辞典》大黄）

2. 大黄煎剂对乙肝表面抗原（HBsAg）有明显抑制作用，其主要作用是由它所含有的鞣质产生的。

3. 大黄能促成胆汁分泌增强胆汁流量，疏通肝内毛细血管，对消除肝细胞炎症，促成干细胞再生有作用。（2、3条摘抄自《乙肝中医疗法》）

【临床研究】大黄地榆猪冰散

【处方】大黄100克，地榆100克，猪棕炭30克，冰片10克。

【功效】凉血止痛，祛瘀生新。

【主治】烧伤、烫伤、电灼伤。

【用法】猪棕拣去杂质，碱水洗净，再用水冲净，入锅制炭，余药物共为细末，刺破水泡，剪去泡皮，药粉干撒疮面，有渗出分泌物即撒药粉，结痂时，麻油调涂，尽量暴露疮面，一般7天可愈，且不留疮疤，对Ⅰ、Ⅱ度烧伤均有效。 （贾宪亭）

◎ 芒硝 出《名医别录》

【别名】盆消、芒消等。

【基原】芒硝为矿物芒硝经煮炼加工而得的精制结晶。

【主产地】河北、河南、山东、江苏、安徽等省有碱地区。

【采集·药材质量】将天然芒硝用热水溶解，过滤，冷却即有结晶析出，统称为朴硝，再取洗净的白萝卜切片与朴硝共煮，至完全溶化，取澄清液冷却即是芒硝。（朴硝100斤一般用萝卜10~20斤）。为棱柱状长方形或不规则块状结晶，无色透明或类白色透明。质脆，易碎，断面有光泽，无臭，味咸，易溶于水。以无色透明块状结晶、两端不整、质脆味咸有清凉感者佳。（见图94）

【主要成分】本品主含结晶硫酸钠、常夹有食盐、硫酸镁、硫酸钙等。

【药理】芒硝的主要成分为硫酸钠，为盐类泻药，不易被肠壁吸收，存留肠内为高渗溶液，阻止肠内水分吸收，肠内水分增加，引起机械性刺激。促进肠蠕动而排出稀便。

另外有抗炎、抑菌作用。临床上可用于治疗大便不通，血热便秘，肠胃实热，积滞等症。

【性味归经】苦、咸，寒。归胃、大肠经。

【功效】泻热通便，润燥软坚，清火消肿。

【歌诀】　　芒硝性味苦咸寒　泻下软坚通便难
　　　　　　清火消肿乳肠痈　目赤咽痛口舌烂

【应用】

1. 用于大便燥结，实热积滞。本品苦寒降泄，咸寒润燥软坚，常用于热结便秘，肠胃实热积滞。

治阳明腑实，症见便秘，脘腹痞满，硬痛拒按，甚至潮热谵语，苔黄厚干或焦黄起刺，脉沉实者。芒硝与大黄、枳实、厚朴同用。软坚润下，峻下热结。（汉《伤寒论》大承气汤）

治阳明腑实，以燥实为主，痞满不甚，腹痛拒按，以及口舌生疮，咽喉肿痛，牙龈肿痛，口臭，苔黄，脉滑数。芒硝与大黄、炙甘草同用。通便软坚，和胃泄热。（汉《伤寒论》调胃承气汤）

治水热结实之结胸证，症见从心下至少腹硬满而痛不可近，大便秘结，日晡小有潮热，或短气烦躁，脉沉紧有力，舌燥等。芒硝、大黄、甘遂同用。水轻煎大黄、溶芒硝、冲甘遂末服。泻热逐水。（汉《伤寒论》大陷胸汤）

治气滞血瘀便秘者，症见腹痛，腹胀，呕吐，或虽有排气排便，但症状并不减轻。芒硝与厚朴、枳实、赤芍、桃仁、炒莱菔子、木香、乌药、番泻叶同用。将它药煎好，再溶入芒硝二次分复。行气活血，通里攻下。（现代《中西医结合治疗急腹症》肠粘连缓解汤）

2. 用于火热目赤，咽痛口疮，疮痈湿疹。本品苦寒，泻火消肿，为治火热炽盛之要药。

治上中二焦邪热炽盛，胸膈灼热如焚，烦躁口渴，口舌生疮，咽喉肿痛，齿痛鼻衄，便秘尿赤，面赤唇焦舌红苔黄干，脉滑数等。朴硝与大黄、甘草、栀子、黄芩、连翘、薄荷共为粗末。竹叶煎汤加蜂蜜冲服之。泻火通便，清上泻下。（宋《太平惠民和剂局方》凉膈散）

治风热上搏于咽喉之间而肿痛，乳食不下。芒硝与升麻、射干、马勃同用，三味煎去渣，入芒硝溶化，不拘时含咽之。清热消肿。（宋《幼幼新书》张涣射干汤）

治咽喉肿痛，口舌生疮，齿龈肿痛。玄明粉、朱砂、硼砂、冰片共为细粉，喷涂患部。清热解毒，祛腐消肿。（明《外科正宗》冰硼散）

治咽喉肿痛。甘草研去纤维与芒硝共为末吹喉。

治肠痈初起，右小腹疼痛，或有发热。芒硝与大黄、牡丹皮、桃仁同用，它药煎去渣，纳入芒硝溶化，二次分服。泻热祛瘀，散结消肿。（汉《金匮要略》大黄牡丹皮汤）

治肠痈初起。芒硝、大黄共为粉末，大葱蜂蜜捣如泥局部外敷。

治痔疮肿痛。可单用芒硝煎水频洗之。

治小儿赤丹或游丹。水调芒硝以涂之。（《梅师集验方》）

治湿疹痒痛。芒硝与白矾化水局部外涂。

【炮制】朴硝、芒硝购进原药材，拣去杂质入药。

玄明粉 芒硝经风化失去结晶水而成的无水硫酸钠的白色粉末，叫玄明粉。性味功效同芒硝。

【用法】10~15克，开水溶化后兑入服或另服。外用适量。朴硝杂质较多，泻下力较强，不宜内服，以消积散乳见长；芒硝质较纯，多作内服；玄明粉更纯，但泻下较芒硝和缓，多作外用疮面，黏膜，眼科用。

【注意】孕妇及哺乳期忌用或慎用。

【临床报道】

1. **用于退乳** 取芒硝200~300克为粉，纱布包裹，分置2侧乳房固定，经24小时取下，如果1次未愈可用2次，用于退乳33例，用药2天退乳者占85%，其余均在3天后退乳。

2. **治疗乳腺炎** 取芒硝1两，平铺之2层纱布中，将周围缝合，覆盖患处，绷带固定，每日擦敷2次。适用于急性乳腺炎早期，开始化脓者无效，试治2例均有效。（1、2条摘抄《中药大辞典》芒硝）

3. **洗痔汤**

【组成】大黄30~50克，芒硝50~100克，苦参10~20克，黄柏10~20克，红花20克，金银花15~20克，白芷20克。

【适应症】痔疮。

【用法】中药加水500毫升煮沸，熏洗后坐浴，1日3次。

【疗效】治疗102例，痊愈98例，好转4例。

【方源】崔燕《自拟"洗痔汤"治疗痔疮102例临床观察》，《陕西中医函授》1989，（5）：47。

◎ 番泻叶 出王一仁《饮片新参》

【别名】泻叶、泡竹叶等。

【基原】番泻叶为豆科植物狭叶番泻或尖叶番泻的叶。

【主产地】狭叶番泻叶产热带，东非洲近岛屿、阿拉伯南部、印度、埃及、苏丹等国；尖叶番泻主产非洲尼罗河流域，现在我国广东、云南亦有栽培。

【采集·药材质量】狭叶番泻叶在开花前摘取叶，阴干，按叶片大小，品质优劣分级打包。尖叶番泻叶在果实成熟时剪下枝条，摘取叶片，干燥，按质分级包装。狭叶番泻叶以印度番泻叶为代表，叶片卵状针形，叶长2.5~4.5厘米，宽15毫米，先端稍尖，基部圆柱，柄基2毫米，叶面黄绿色，背后浅黄绿色，稍有绒毛，背面叶脉突起，革质，具韧性，味微苦。尖叶番叶以埃及番叶泻叶为代表，叶片常卷曲，长卵形，长有2~4厘米，宽有7~12毫米，叶面浅绿，叶背灰绿，微有茸毛，质薄而脆，余与狭叶相似。二者均以干燥、无尘、少梗、叶片完整、色绿者佳。（见图95）

【主要成分】二种番泻叶均含有番泻叶甙、芦荟大黄素、葡萄糖、大黄酸、山奈酚、植物甾醇等。

【药理】本品泻下作用，番泻叶甙A较其他蒽醌类的泻下作用更强，用于急性便秘比慢性便秘合适，刺激大肠引起泻下时，可能伴有腹痛。对多种细菌，如葡萄球菌、大肠杆菌、皮肤真菌、奥杜盎氏小芽胞癣菌等有抑制作用。

【性味归经】甘、苦，寒。归大肠经。

【功效】泻热导滞，通便。

【歌诀】　　番泻叶药甘苦寒　　泻热导滞通大便
　　　　　　热结习惯老人秘　　承下泻水消胀满

【应用】

1.用于热结便秘。本品味苦降泄，清导实热，又能利肠腑通大便，尤适用于热结便秘，习惯性便秘和老人便秘，能起一时通便之效。

治气滞血瘀便秘者，症见腹痛，腹胀，呕吐或虽有排气排便，但症状并不减轻。番泻叶与厚朴、枳实、赤芍、桃仁、炒莱菔子、木香、乌药同用。将它药煎好，过滤液入芒硝溶化二次分服。行气活血，通里攻下。（现代《中西医结合治疗急腹症》肠粘连缓解汤）

治胃弱消化不良，便秘腹胀，胸闷。番泻叶、生大黄、陈皮、黄连、丁香沸开水浸2小时，去渣过滤，日3次分服。

治单纯便秘，老人习惯性便秘，可单用番泻泡茶服。小剂量缓泻，大剂量攻下，中病即止，不可久服。

治热结便秘或腹胀满痛者，可与枳实、厚朴等同用，增强泻下导滞的效果。

2.用于腹水胀满。本品苦寒导滞除胀，泻水通便。

治实证水肿胀满，番泻叶与木香、枳实、厚朴、猪苓、泽泻、陈皮、大腹皮等同用，泻水除胀。

如腹水胀满大便不通，可单用番泻叶泡水服，泻下通便，可起一时之效。

【炮制】番泻叶　取原药材，拣去杂质，小梗，即可入药

【用法】5~10克水煎服，宜后下。1.5~3克泡茶服。

【注意】体虚之人，孕妇忌服。服用过量可有恶心，呕吐，腹痛等副作用。

◎ 芦荟 出《开宝重订本草》

【别名】芦荟、奴会等。

【基原】芦荟为百合科植物库拉索芦荟、好望角芦荟或斑纹芦荟的叶汁经浓缩的干燥品。

【主产地】主产非洲，我国广东、广西、福建多有栽培，多适宜温暖气候，肥沃疏松，排水良好，砂质土壤。

【采集·药材质量】全年可采，割取叶片，收取汁液，熬制成膏，倾入器内，冷却凝固即成。肝色芦荟，为植物库拉索芦荟叶汁制成。为不规则的块状，多角形，大小不一，暗红棕色或咖啡棕色，质地坚硬，不易破碎，断面平坦，蜡样而无光泽，具特殊臭气，味极苦。以气味浓，溶于水无杂质者佳。透明芦荟为好望角芦荟叶液浓缩成。棕褐色而发绿。质轻而疏松，易破碎，断面光滑具玻璃样光泽，遇热易溶化成流质。余同肝色芦荟。（见图96）

【主要成分】库拉索芦荟主含芦荟大黄素、对香豆酸、少量 d-葡萄糖、多种氨基酸、蛋白质、草酸钙的结晶品；好望角芦荟主含芦荟大黄素及异芦荟大黄素。

【药理】芦荟蒽醌衍生物具有刺激性泻下作用，伴有显著腹痛和盆腔充血，严重可引起肾炎。水浸剂对多种皮肤真菌和人型结核杆菌有抑制作用。美国以芦荟为原料做成的食品为健身补品，饮用芦荟汁可预防感冒及扁桃体炎；日本、美国以芦荟为主制成芦荟膏对皮肤粗糙、雀斑、痤疮有一定疗效。治疗创伤，芦荟水浸物对创伤有促进愈合作用；抗癌作用，芦荟提取物抑制肉瘤180和艾氏腹水癌的生长。此外，本品或复方对慢性肝炎、萎缩性鼻炎、系统性红斑狼疮有一定疗效，并有保健抗衰老作用。

【性味归经】苦，寒。归心、肝、大肠经。

【功效】泻热通便，杀虫消疳。

【歌诀】　　芦荟药性味苦寒　　清肝泻火通大便
　　　　　　虫积腹痛儿疳疾　　外用治疮癣雀斑

【应用】

1. 用于热结便秘，肝胆实火，小儿惊风。本品苦能降泻，寒能除热，入大肠经，其质多汁滋润，有润燥开结之功效。又入心肝二经，凉肝清心除烦，可治小儿惊风。

治肝胆实火，头晕目眩，耳鸣耳聋，神志不宁，惊悸抽搐，谵语发狂，胸腹胀满，大便秘结，小便赤涩，舌红苔黄，脉滑数。芦荟与当归、栀子、龙胆草、黄连、黄柏、黄芩、木香、麝香、大黄共为细末，炼蜜为丸温开水送服。清热泻肝，通利大便。（元《丹溪心法》当归龙荟丸）

治小儿急惊风。芦荟与胆南星、天竺黄、雄黄共为细末，甘草汤和为丸，灯心汤送服。（《本草切要》）

治大人小儿五种癫痫。芦荟与生半夏、白术、甘草共为细末，水泛为丸，姜汤送下。

(《本草纲要》)

治肝经实火所致的大便秘结，心烦易怒，睡眠不宁，头晕头痛，舌质红苔黄，芦荟与朱砂研末，加酒制丸服。泻火通便。（明《先醒斋医学广笔记》引张选卿方·更衣丸）

2. 用于小儿疳积，鼓胀。本品清肝泻下，杀虫除疳，为凉肝杀虫之药。有疗五疳杀三虫之功效，多与健脾驱虫药配伍应用。

治疳气羸瘦，皮肤萎黄，揉鼻咬甲，好吃泥土等。芦荟与皂角、干虾蟆、青黛、朱砂、麝香同用。皂角、干虾蟆烧存性为末，余药研细混匀汤浸蒸饼和丸服。温米饮送下。消疳杀虫。（宋《局方》芦荟丸）

治小儿肝疳，面目爪甲皆青，眼生眵泪，隐涩难睁，腹大暴出青筋，身体羸瘦，口渴烦躁等。芦荟与五谷虫（焙）、白扁豆、山药、神曲、黄连、胡黄连、芫荑、山楂、使君子、银柴胡、麦芽、鹤虱、肉豆蔻、槟榔、砂仁、虾蟆（焙）朱砂、麝香共为细末，醋糊为丸服。消食和胃，清热消疳。（清《医宗金鉴》芦荟肥儿丸）

治小儿脾疳。芦荟与使君子为末，米饮调下。（《儒门事亲》）

治五种鼓胀。芦荟与蟾酥浸酒如膏加半夏，以巴豆霜制丸，淡姜汤送下，忌盐、糖百日。（《本草切要》）

治肺胃积热，胸腹胀满，噫声不绝，食后气闭不通，呕吐等。芦荟与沉香、枳壳、硇砂、白术、木香、胡黄连、黑牵牛、麝香共为粉，皂角子醋煮膏和为丸服。理气健胃，行滞消胀。（元《王东野经验方》沉香消痞丸）

此外，芦荟清热杀虫，可用用于治疗癣疮、痤疮、雀斑等。

【炮制】芦荟　取原药材，拣去杂质，砍成小块入药。

【用法】多入丸散，1.5~3克，外用适量。

【注意】脾胃虚弱，孕妇忌服。

第二节　润下药

本类药多具种仁，仁富含油脂，味多甘平而润滑，入脾与大肠经，使大便软化而易排出。多用于老年津液缺乏，习惯性便秘，孕妇产后血虚便秘，热甚津伤便秘等。

◎ 火麻仁　出《日用本草》

【别名】大麻仁、麻仁、火麻子、麻子、麻子仁等。

【基原】火麻仁为桑科植物大麻的成熟种子。

【主产地】全国各地均有种植，主产黑龙江、辽宁、吉林、云南、甘肃等省。多种植于排水良好疏松的砂质土壤。

【采集·药材质量】秋季果实成熟时采收，晒干打下种子，晒干。呈卵圆形，灰绿色或灰黄色，有微细的白色或棕色的网纹，两边有棱，顶端略尖基部有一圆形果梗痕。果皮薄而脆，易破碎，皮绿色，子叶二，乳白色，富油性，味淡。以黄白色、粒大饱满、扁圆形、无外壳皮、无杂质、味甘淡者佳。（见图97）

【主要成分】本品主含脂肪油、葫芦巴碱、异亮氨酸三甲铵内酯、亚油酸、亚麻酸、蛋白质、维生素、胆碱、甾醇等。

【药理】本品所含脂肪油有润滑肠道作用，在肠中遇碱性肠液后产生脂肪酸，刺激肠壁，使肠蠕动增强而有通便作用；有降压作用，连服5~6周，血压可降低，且无不良反应。临床多用于肠燥便秘。

【性味归经】甘，平。归脾胃、大肠经。

【功效】润肠通便，利水消肿

【歌诀】　　火麻仁药性甘平　　润肠通便淋涩行
　　　　　　体弱血虚大便秘　　亦治脚气水肿病

【应用】

1.用于肠燥便秘。本品甘平入脾与大肠经，富含油质而润肠滑利，可润肠通便，最适宜老人津枯便秘，血虚便秘，习惯性便秘，病后元气未复营运失常等便秘。

治老人阴阳两虚便秘。麻子仁与黄芪、太子参、生地、天冬、麦冬等同用益气养阴通便。

治胃肠燥结，津伤便秘，症见大便硬，小便数等。麻子仁与芍药、大黄、枳实、厚朴、杏仁共研末，炼蜜为丸，温开水送服。导滞润肠通便。（汉《伤寒论》麻子仁丸）

治阴血亏损，大便秘结。火麻仁（捣碎）与生地、当归、桃仁、甘草水煎服。养血活血，润肠通便。（明《证治准绳》润肠汤）

治血虚，产后，老年习惯性便秘。火麻仁与生地、熟地、当归、枳壳、杏仁共研细末，炼蜜为丸服。养血滋阴，润燥通便。（明《寿世保元》活血润燥丸）

治气血虚弱，心动悸，虚烦不眠，大便干结，舌淡少苔，脉结代或虚数。火麻仁（打碎）与炙甘草、人参、桂枝、生地、麦冬、阿胶、生姜大枣水煎服，益气养血，复脉润便。（汉《伤寒论》炙甘草汤）本方加减可用于治疗病毒性心肌炎、心律失常、室性早搏、病态窦房结综合征、心绞痛。

2.用于风水肿，脚气肿，小便赤涩。本品味甘益血补阴，逐水利小便，有利水通淋之功。

治痈后体虚四肢浮肿，小便赤涩，火麻仁与商陆、防风、附子、陈皮、防己、赤小豆水煎服。温阳化气，通便利水。（宋《圣济总录》麻仁汤）

治风水腹大，脐腰重痛，不可转动，火麻仁碎之加水煮取汁与小米加葱、椒、姜、豉煮粥服之。（《食医心镜》）

治风毒脚气，无力麻痹，四肢不仁。火麻仁（碎）与槟榔、防风、桂枝、当归、赤茯苓、

犀角屑水煎服。祛风通便，利尿消肿。（宋《圣济总录》槟榔汤）

治脚气肿渴。火麻仁（捣）与赤小豆煎煮，渴即饮之。（《外台秘要》）

治五淋，小便赤涩，茎中疼痛。火麻仁碎之加水过滤取汁，加米、葱、椒煮熟，空心服。（《食医心镜》）

【炮制】**火麻仁** 取火麻仁原药材，拣去杂质灰屑即可入药。

炒火麻仁 取火麻仁入锅，文火炒至香气溢出，呈微黄色，取出放凉入药。

【用法】10~30克水煎服，宜捣烂入煎剂，外用适量。炒后能增加养血润燥效果。

◎ 郁李仁 出《神农本草经》

【别名】郁里仁、李仁肉、郁子、小李仁等。

【基原】郁李仁为蔷薇科植物欧李或郁李的成熟种子。

【主产地】河北、河南、辽宁、内蒙古等省区。主要生长在向阳山坡，路旁，灌木丛中。

【采集·药材质量】秋季果实成熟时采摘，除去果肉，硬壳，取仁晒干。干燥的种子略呈长卵圆形，长5~8毫米，径3~5毫米，表面黄白色至黄棕色或深棕色，顶端尖锐，基部钝圆，中间有圆脐，种皮薄易脱落，种仁两瓣，白色，带油性，味甘苦。以颗粒饱满、完整不碎、不出油无残壳、干燥无杂质者佳。（见图98）

【主要成分】本品主含苦杏仁甙、脂肪酸、挥发性有机酸、粗蛋白质、纤维素、淀粉、油酸、皂甙、植物甾醇、维生素 B_1 等。

【药理】郁李仁具有润滑性缓泻作用，郁李仁水煎剂能显著缩短燥结型便秘模型小鼠的排便时间，并增加排便次数。对实验狗有显著降压作用。临床上多用于肠燥便秘、水肿腹胀、脚气浮肿。

【性味归经】辛、苦、甘，平。归大肠、小肠经。

【功效】润肠通便，下气利水，消肿。

【歌诀】　　郁李仁辛苦甘平　　润肠通便缓下行
　　　　　　水肿胀满脚气肿　　大肠气滞涩不通

【应用】

1.用于肠燥便秘。本品入大肠，辛苦而降泄，甘平质润多脂，善导大肠燥结而通大便。

治津枯肠燥便秘，传导艰难，以及老年，产后或习惯性便秘，口干腹胀，舌红脉细涩，郁李仁与桃仁、杏仁、柏子仁、松子仁同用，五仁研膏，陈皮为末调匀，炼蜜为丸服。润肠通便。（元《世医得效方》五仁丸）

治产后肠胃燥热，大便秘涩，郁李仁研膏与朴硝、当归、生地同用，清燥滋阴，润肠通便。（宋《圣济总录》郁李仁饮）

治一般大便秘结，或人久病，气虚血虚，不能生津的大便秘结。郁李仁与黄芪、当归、

火麻仁、肉苁蓉、核桃仁水煎服。益气养血，润肠通便。（清《揣摩有得集》润肠煎）

治风热气秘。郁李仁与陈皮、三棱共为散，水调下。（宋《圣济总录》郁李仁散）

2.用于水肿胀满，脚气浮肿。本品甘苦性降，能下气利水，主大腹水肿，面目四肢浮肿。

治水气遍身肿满，上气咳逆，小便涩少。郁李仁与桑白皮、泽漆、赤茯苓、甜葶苈子、杏仁、生姜水煎服。化气利水。（宋《太平圣惠方》治遍身肿满方）

治肿满小便不利。郁李仁与陈皮、槟榔、茯苓、白术、甘遂共为散。姜汤送下。（元《世医得效方》郁李仁散）

治脚气浮肿。郁李仁与羌活、槟榔、防风、桑白皮、大黄、黑豆水煎服。祛风利水。（宋《直指方论》追风毒剉散）

【炮制】**郁李仁** 取原药材，拣去杂质，残留果壳，筛去尘屑即可入药。

炒郁李仁 取郁李仁入锅，文火炒至表面深黄色，有香气溢出，取出放凉入药。

【用法】6~15克水煎服，宜打碎入煎，亦入丸剂，炒后有效成分易析出，减少毒性，老人、血虚之人多用炒制，余病症则用郁李仁。

【注意】孕妇忌服。

第三节 峻下逐水药

本类药物泻下峻猛，快速使积滞和潴留水液从二便排出。多用于积滞二便不通，水肿，膨胀，胸胁停饮等正气未衰之证。

◎ 甘遂 出《神农本草经》

【别名】主田、甘泽、肿手花根、猫儿眼根等。

【基原】甘遂为大戟科植物甘遂的根。

【主产地】河北、河南、陕西、山西、甘肃、宁夏、四川等省区多产。多生长在向阳山坡，田边路旁，荒地。

【采集·药材质量】春季开花前或秋末茎叶枯萎时采挖根部，除茎上部分，泥沙，去外皮晒干。干燥的根呈连珠状纺锤形，长椭圆形，两头渐细，长2~8厘米，直径0.5~2厘米，除去栓皮显白色或黄白色，凹陷处有残留的栓皮，有少数细根痕。质脆，易折断，断面粉性，皮部白色，木部淡黄色，有放射状纹理。味甘辛。以肥大饱满、细腻、断面粉性足、无纤维、味微甘而持久的刺激性者为正品。（见图99）

【主要成分】本品根含三萜类，有大戟醇、甘遂醇、大戟二烯醇。此外，含棕榈酸、柠檬酸、鞣质、树脂、淀粉等。

【药理】1.泻下作用，甘遂能刺激肠管，增加肠蠕动，造成峻泻。生甘遂毒性强，泻下作用甚于炙甘遂，但甘遂煎剂泻下力弱。醋制后其泻下作用和毒性均有减轻。甘遂有效成分不溶于水，而溶于酒精。2. 甘遂乙醇提取物给妊娠豚鼠腹腔或肌肉注射，有引产作用。副作用主要是头晕，心悸，呼吸困难，血压下降。甘遂煎剂通过实验观察，对人及实验动物均无利尿作用，所含甘遂素A、B有抗白血病作用。

【性味归经】甘、苦、寒，中毒。归肺、胃大肠经。

【功效】泻水逐饮，消肿散结。

【歌诀】　　甘遂甘苦寒有毒　　泻水逐饮肿消除
　　　　风痰癫痫胸腹水　　痈肿疮毒水调敷

【应用】

1. 用于水肿膨胀，胸胁停饮。本品味苦降泻，其气寒有毒，善逐水邪，主胸闷浮肿，为逐水泻下之峻药。

治水热内结，气机阻滞之实证。症见水肿，口渴，气粗，腹坚，二便不利，脉沉数有力。甘遂与黑丑、芫花、大戟、大黄、青皮、陈皮、木香、槟榔、轻粉共为细末，水糊为丸，空腹温开水送服。行气逐水。（明《景岳全书》舟车丸）

治水饮内停，正盛邪实，痰饮咳唾，胸胁饮痛，心下痞硬，干呕短气，头痛目眩，水肿腹胀，胸背掣痛不得息，苔滑，脉沉弦属实者。甘遂与芫花、大戟、大枣同用。前三味各等分为细末入胶囊，大枣煮汤送服。攻逐水饮。（汉《伤寒论》十枣汤）

治痰饮停伏胸胁，胁肋疼痛，舌苔黏腻，脉弦滑者。甘遂与大戟、白芥子各等分共为细末，面糊为丸，姜汤送下。祛痰逐饮。（宋《三因极一病症方论》控涎丹）

2. 用于二便不通。本品苦寒入大肠经，可泻水逐谷道积结。

治瘀热内结腑实证，便秘，呕吐，腹胀，无排便排气，脉沉有力者。桃仁、赤芍、牛膝、大黄（后下）、厚朴、木香水煎，送服甘遂末。逐饮，活血化瘀。（现代《中西医结合治疗急腹症》甘遂通结汤）

治膨胀，癃闭，口渴者。大黄、阿胶、甘遂同用。大黄轻煎，阿胶（烊化兑入）混匀冲服甘遂末。破血逐水。（汉《金匮要略》大黄甘遂汤）

治二便不通。甘遂为粉与面粉水调膏敷脐及丹田，后艾灸三壮，饮甘草汤，以通为度。（《圣惠方》）

治宿食结于肠间，不能下行，多日大便不通，或因饮食过度，或恣食生冷，或因寒火凝结，或吐泻日久，胃气冲气，皆上逆不降。代赭石（轧细）、朴硝、干姜、甘遂（轧细药汁送服）。热多者去干姜，寒多者酌加干姜，呕多者代赭石干姜水煎服，以止其呕吐。（呕吐止后，再按原方煎汤）送服甘遂末。（近代《医学衷中参西录》赭遂攻结汤）

3. 用于风痰癫痫。本品泻水化饮，尚有祛痰主癫痫之功效。

治风痰迷心癫痫，及妇人心风血邪。甘遂为末，猪心血和之，后入猪心，纸裹煨熟与朱砂共为末，用猪心煎汤下。（宋《严氏济生方》遂心丹）

治风狂症。甘遂与木香、琥珀、大黄、天竺黄、朱砂、天南星、郁金共为细末，用菖蒲、枳实煎汤送下，每天服1次。祛痰镇惊。（现代《重订十万金方》癫狂类·38方）

此外，本品有消肿散结作用，治疮痈肿毒，可单用本品为粉，水调局部外敷，若热毒内盛，可同时服清热解毒药。

【炮制】甘遂　取原药材，除去杂质灰屑，即入药。

醋甘遂　取甘遂加米醋拌匀，待吸收入炒锅，文火炒干，取出放凉入药。（一般甘遂100克，用食盐醋30克）

【用法】0.5~1克水冲服或入丸散，外用适量。醋甘遂降低了毒性，缓和泻下作用，多作内服。余病症则用甘遂。

【注意】传统中药理论反甘草。体质虚弱，孕妇忌服。

【临床报道】

1. 治疗小便不通　用甘遂一两研成细粉，装瓶备用。同时将甘遂末3钱，面粉适量，麝香少许（亦可用冰片代替）加温开水调糊，外敷中极穴（脐下4寸）方圆2寸，一般30分钟即见小便通利，无效继续使用或加热敷。治疗不同疾病，引起的小便不通者8例，外敷1次见效者5例，2次见效者2例，外敷2次再加热敷者1例。（摘抄《中药大辞典》甘遂）

2. 治疗胸腔积液　生甘遂为末，每日1次，冲服1.5~2克，在辨证施治中配合温运脾阳，宣发肺气，因势利导驱除饮邪，增强逐水之功，促进病灶愈合。加服本品后，大便成水样，量不多，1天2~3次为度，一般不影响水电平衡，不必停药，只要剂量得当，安全可靠。（摘抄《有毒中草药大辞典》甘遂）

【临床研究】甘草反甘遂是中药传统"十八反"之一，很少有配伍应用，为了进一步证实，我亲自试服。

第一次服甘遂粉、甘草粉各1克，40分钟后仅轻泻一次，没别的不适。

第二次试服是与上次相隔三天，甘遂粉1克，甘草粉1.2克，40分钟后有中泻，3次水稀便，无别的不适。

第三次试服是与第二次相隔三天，服甘遂1克，甘草粉1.5克，30分钟后大泻十余次，水样便如注。且头晕、耳鸣、心悸、无力、腹痛，没作任何处理，3小时候恢复正常。

我可以得出这样的结论：甘遂、甘草等量内服有轻度腹泻，甘遂份量不变随着甘草份量增加，而水泻次数亦随之增加。证明是可以同时配伍应用，且泻下水液急速，但一定要注意甘遂和甘草的用量比例，希望同道研究者参考。（贾宪亭）

◎ 京大戟　出《神农本草经》

【别名】大戟、下马仙、大猫儿眼、紫大戟、将军草等。

【基原】京大戟为大戟植物，大戟的根。

【主产地】河北、河南、江苏、湖北、湖南四川等省，自然生长在山坡、路旁、田边、田埂、荒地等。

【采集·药材质量】春季发芽前或秋末叶茎枯萎时采挖。除去茎上部分，须根，泥沙，洗净，晒干。干燥的根呈不规则长圆柱形，略弯曲，常有分枝，长10~20厘米，径0.5~2厘米，根头膨大，多元性茎基痕向下逐渐变细，表面深棕色，质坚硬，断面纤维性，类白色或淡棕色。以条粗均匀、肥嫩、质软、无细根、干燥味苦者佳。（见图100）

【主要成分】本品主含大戟甙，大戟色素体A、B、C，生物碱，树胶，树脂等。

【药理】1.乙醚和热水提取液对消化道有刺激作用，促进肠蠕动产生泻下作用。2.煎剂和酒精浸液有利尿作用。大戟煎剂实验性腹水大鼠有明显利尿作用。3.提取液对末梢血管有扩张作用，能抑制肾上腺升压作用。4.动物实验证明与甘草配伍毒性增大。

【性味归经】辛、苦、寒，中毒。归肺、肾、大肠经。

【功效】泻水逐饮，消肿散结。

【歌诀】　　大戟有毒辛寒苦　　泻水逐饮治胀臌
　　　　瘰疬痰核能消散　　痈疽疖肿与疮毒

【应用】

1.用于水肿膨胀，胸胁停饮。本品苦寒降泻，逐有余之水，味辛上散肺气，横行经脉，主十二经水湿腹满积聚。

治水饮内停，正盛邪实，痰饮咳嗽，胸胁引痛，心下痞满，干呕短气，头痛目眩，水肿腹胀，胸背掣痛不得息，舌滑，脉沉弦，属实者。大戟与芫花、甘遂各等分为散。大枣煎汤送服。攻逐水饮。（汉《伤寒论》十枣汤）

治痰饮停伏胸胁，胁肋疼痛，舌苔黏腻，脉弦滑者。大戟与白芥子、甘遂各等分为末，面糊为丸，姜汤下。祛痰逐饮。（宋《三因极一病症方论》控涎丹）

治水热内结，气机阻滞水肿，口渴，气粗，腹坚，二便不利，脉沉数有力。大戟与黑丑、甘遂、芫花、大黄、青皮、陈皮、木香、槟榔、轻粉共为细末，水糊为丸服。行气逐水。（明《金岳全书》舟车丸）

治水肿。大戟与芫花、甘遂、商陆、木香、木通、槟榔、牙皂、泽泻、二丑均生用研末，早空心温开水送服。忌盐油。（现代《重订十万金方》水肿类·50方）

2.用于痈肿疮毒，瘰疬痰核。本品辛苦寒，下泄，消肿散结，通达下降。《别录》："主颈腋痈肿，皆痰饮凝络之症。"内服外用皆可。

主治脘腹胀闷疼痛，呕吐泄泻，小儿痰厥，中暑，食物中毒，药物中毒，头痛牙痛，跌打损伤，烫火伤，蛇虫伤，痈肿丹毒，疔疮疖肿，瘰疬，痰核，无名肿毒等。大戟、五倍子、山慈姑、千金子霜、麝香共为细末，糯米汁和药制锭，内服、醋磨外用均可。避秽解毒，消肿止痛。（宋《百一选方》紫金锭）

治颈腋间痈疽。大戟（酒浸晒干）与当归、白术各等分为末，生半夏（姜水炒）

为末混匀打糊为丸服。（《本草汇言》）

治瘰疬痰核。大戟 2 两，鸡蛋 7 个，共入砂锅同煮三个小时，取出鸡蛋，每天早上食鸡蛋一个，7 天为 1 疗程。（现代《中草药新医疗法选编》）

治痈疽疮毒。可单用大戟鲜品捣烂外敷。

【炮制】**大戟** 取原药材，去杂质，洗净，闷透，切片，晒干入药。

醋大戟 取大戟片，加米醋拌匀，等待吸收后，入锅文火炒干，取出放凉入药。（一般大戟 100 克，用米醋 30 克）

【用法】1.5~3 克水煎服，亦入丸散，粉剂每日 0.5~0.6 克，外用适量。生大戟有毒，泻下力猛，多作外用；醋制后降低毒性，缓和药性，多用于内服治水肿胀满，胸腹积水，痰饮结聚等。

【注意】大戟属传统中药十八反之一，反甘草，不可同服。孕妇，虚弱之人不宜服。

【临床报道】**治疗急慢性肾炎水肿** 京大戟根洗净，刮去粗皮，切片，每斤以食盐 3 钱加水适量拌匀，吸收后晒干或烘干呈淡黄色，研成细粉装入胶囊。日服 2 次，每次服 1.5~2 分（0.45~0.6 克）隔日 1 次，空腹温开水送服。6~9 次为 1 疗程。共观察 60 余例，均有显著的消肿作用，一般经治 5~7 天后水肿即完全消失。患者服药后有不同程度的恶心，呕吐，腹泻。其泻下作用常在服后 2~4 小时最为剧烈。如症状严重可进食水果或冷糖开水，反应即可减轻。服药期间用低盐饮食，禁食生冷、辛辣、鱼及猪头肉等发物。禁用于孕妇，心力衰竭者，食道静脉曲张及体弱者。（摘抄《中药大辞典》大戟）

【中毒与救治】大戟有毒，泻下力极强，中毒原因主要是误服或用量过大。表现咽喉肿胀，充血，恶心，呕吐，腹痛，腹泻，脱水，电解质紊乱，虚脱。毒素吸收可侵犯中枢神经，见眩晕、昏迷、抽搐、痉挛、瞳孔散大、最后呼吸麻痹而死亡。

解救方面，早期用 1：2000 高锰酸钾溶液洗胃；脱水电解质紊乱，给 5% 糖盐水补钾；呼吸抑制可给山梗菜碱或尼克刹米等呼吸兴奋剂。（摘抄自《有毒中草药大辞典》京大戟）

土单验方：1. 芦根 120 克，白茅根 30 克，金银花 15 克水煎服。

2. 菖蒲 30 克，黑豆 15 克水煎服。

3. 甜桔梗 30 克水煎服。

【附药】**红芽大戟** 出《小儿药证直诀》

【别名】红大戟、广大戟等。

【基原】红芽大戟为茜草科植物红大戟根茎。

【主产地】福建、广西、广东、云南、贵州等省。多生长在低山坡草丛中半阴半阳气候温和排水良好的砂土地。

【采集·药材质量】采集同京大戟，干燥根茎呈圆锥形，亦有分枝，茎顶端小表面灰棕色至红棕色，多扭曲皱纹。质坚脆，易折断，断面不平坦，呈现红褐色至棕黄色，气微，

味辣刺喉。以条大、肥壮、色紫红、坚实、干燥、干净无须根者佳。（见图100）

【主要成分】主含大戟甲素、甲、乙、丙、游离蒽醌类化合物等。

【性味归经】辛、苦、寒，中毒。归肺、脾、肾经。

【功效】与京大戟略同。但京大戟泻下逐水力较强，红芽大戟消肿散结为上。

【用法】1~5克水煎，亦入丸散，每次内服1克，生用或醋炙用。外用适量。

【注意】同京大戟。

【临床应用研究】治疗慢性咽炎　用红大戟3克放入口中含服，每天2次。共治54例，痊愈24例，显效21例，有效6例，无效2例。含服后咽干、咽痛、咽喉不适及黏膜充血缓解最快，淋巴滤泡消失较慢。（摘抄自《有毒中草药大辞典》红大戟）

◎ 芫花　出《神农本草经》

【别名】头痛花、药鱼草、闹鱼花等。

【基原】芫花为瑞香科植物芫花的花蕾。

【主产地】河南、安徽、山东、江苏、浙江、福建、湖北、湖南、四川、陕西、山西等省。多野生在向阳山坡，草丛，沟边，路旁疏松砂土地。

【采集·药材质量】春季花未开放前采摘，拣去杂质，晒干。干燥的花蕾呈弯曲或稍压扁，呈棒锤形，成3~7朵成簇生在短花轴上，前端膨大，裂为4片，淡黄棕色或淡紫色，下端较细，密生短绒毛，花心较硬，呈紫红色。全花质软，气微香，味甘，辛辣。总之以淡紫色、花蕾多完整、无枝梗者佳。（见图101）

【主要成分】本品主含芫花酯甲、乙、丙、丁、戊，芫花素、羟基芫花素、芹菜素及谷甾醇，另含苯甲酸及刺激性油状物。

【药理】1.芫花素能刺激肠黏膜引起剧烈的水泻和腹痛。2.口服芫花煎剂可引起尿量增加，排钠量亦增加，其灰粉的利尿，排钠作用较差，增加口服剂量，尿量反有减少倾向。3.醋制芫花的醇水提取物及水浸液对一些菌类有不同程度的抑制作用。4.动物实验，芫花醇提取液及羟基芫花素均有一定镇咳祛痰作用。5.对动物子宫有收缩作用。6.还有一定的镇静作用。7.水浸剂对黄癣菌、皮肤真菌亦有抑制作用；芫花与甘草同用。毒性有增加倾向。

【性味归经】辛、少苦、温，中毒。归肺、脾大肠、肾经。

【功效】泻下逐饮，祛痰止咳，杀虫。

【歌诀】　芫花有毒辛苦温　　祛痰止咳逐水饮
　　　　　杀虫治疮白秃癣　　大腹水肿醋炙浸

【应用】

1.用于胸胁停饮，水肿，膨胀。本品少苦温，有消饮利水肿作用，与甘遂、大戟相似，但力少逊，且辛温，能泻胸胁水饮，祛痰湿温化止咳为之长。

治胸胁停饮，胸胁饮痛，咳唾，干呕短气，心下痞硬，头晕目眩。水肿腹痛属实者。芫花与甘遂大戟各等分为末，煎大枣汤送服。攻逐水饮。（汉《伤寒论》十枣汤）

治水热内结，气机阻滞之实证。水肿，口渴，气粗，腹坚硬，二便不利，脉沉数有利。芫花与黑丑、甘遂、大戟、大黄、陈皮、青皮、木香、槟榔、轻粉共为细粉，水糊为丸，空腹温开水送服。行气逐水。（明《景岳全书》舟车丸）

治痰饮咳嗽，胸闷，痰多色白者。芫花与大枣同煮，食枣。祛痰止咳。

治蛊胀。芫花、枳壳各等分，醋浸芫花为末，醋再煮枳壳烂和丸服。（宋《圣济总录》枳壳丸）

2. 用于癥瘕积聚。本品辛散温化，少苦降泻，可治湿热蕴结疝瘕积聚。

治疗心腹积聚，食苦不消，胸胁满，除五脏邪气。芫花与大戟、杏仁、巴豆（去油）捣，炼蜜为丸服。峻下攻积。（唐《外台秘要》范汪四物丸）本方还可以用于急腹症，如肠梗阻、肠扭转、肠套叠等。

治脾痞胁痛。芫花与半夏、南星、莪术共碎，醋制焙干研末，糊为丸服。开胃健脾，理气活血。（明《虚实辨疑示儿仙方》芫花莪术丸）

治疟母弥年，经汗、吐、下，荣卫亏损，邪气藏胁间，结为癥瘕，腹胁坚痛。芫花（炒）与朱砂研共为末，炼蜜为丸，浓枣汤煎下，下后养胃汤调之。（宋《仁斋直指方》消癖丸）

治妇人积年血气瘕块结痛。芫花（醋制）与当归、桂心各等分为细末，软饭和丸，酒下。（《圣惠方》）

芫花与延胡索同用治诸般气痛，与茴香同用可治小肠气痛。

3. 用于痈肿，头疮，白秃，顽癣。本品有毒，外用杀虫，能疗疮治癣。

治疗乳痈，深部脓肿。芫花 2 钱 –2 两与鸡蛋同煮，蛋熟后去壳，蛋刺大孔，煮之鸡蛋发褐黑。吃蛋渴汤，每天 1–2 次，每次吃 1–2 个鸡蛋，如果头晕，恶心，可单吃蛋不喝汤。如反应甚者。以菖蒲煎汤解之（千万勿用甘草来解）。（《江苏中草药新医疗法展览资料汇编》）

治白秃疮。芫花为末，猪脂调敷。（《集效方》）

治顽癣。芫花末与轻粉，冰片研末，猪脂调敷。

治皮肤小瘤。先以甘草煎膏，用毛笔蘸药涂瘤，干后再涂，连用三次，然后用芫花、大戟、甘草各等分为末，米醋调涂四周，不近甘草处。次日缩小，仍用前法，直至焦缩。（《世医得效方》）

【炮制】芫花　取原药材，拣去杂质，花梗，除去灰屑，即可入药。

醋芫花　取净芫花，用米醋拌匀，稍闷待吸收，入锅文火炒干，取出放凉入药。（一般芫花 100 克，用米醋 30 克左右）

【用法】1.5~3 克水煎服，入丸散每日服 1 克左右。生芫花峻下力猛，很少内服，多作外用；醋制芫花，毒性降低，多作内服。

【注意】芫花与甘草同用属传统"十八反"之一，不可同时内服，可进一步研究。体质虚弱、孕妇忌用。

【临床报道】治疗精神病　　以黄芫花花蕾及叶晒干研粉，筛备用。成人每天 2~4 克，连用 3~7 天。治疗精神分裂、躁抑症、神经官能症、癫痫等共 153 例，痊愈 71 例（46.5%），好转 46 例（30.1%）。一般服 3~7 天即可见效。如不见效，间隔数日，再服 1 疗程。另报道每日饭前顿服芫花粉 4~10 克（日 1 次），治疗精神病 152 例，有效率为 73%。其主要作用能使兴奋型病人安静，使抑郁型病人情绪活跃，使忧虑型病人有所缓解。副作用有不同程度的胃部灼痛和腹泻，体弱者偶有虚脱现象。发热、体弱、消化道疾病、孕妇忌服。（摘抄自《中草药大辞典》芫花）

【中毒与救治】芫花中毒多为服量过大，主要表现为恶心呕吐，剧烈腹痛腹泻，头昏头痛，脱水，肌肉痉挛。

救治：1. 用 1：2000 高锰酸钾液洗胃。
　　　2. 对吐泻严重脱水，纠正电解质平衡。

土单验方：1. 冷粥一大碗灌服。
　　　　　2. 白及粉 9 克，温开水冲服。
　　　　　3. 黄连 9 克，栀子 9 克，黄豆 30 克水煎服。

【附药】芫花根　　出《吴普本草》

为瑞香科植物芫花的根。辛、苦、温，有毒。有逐水消肿，解毒之功效。多用于治疗水肿、瘰疬、乳痈、痔瘘、疥疮、风湿痛。（见图 101）

【用法】1.5~5 克水煎服，外用适量。

【注意】反甘草，孕妇忌服。

◎ 商陆　出《神农本草经》

【别名】荡根、当陆、章柳根、见肿消等。

【基原】商陆为商陆科植物商陆的根。

【主产地】全国大部分地区有分布。以河南、安徽、浙江、江苏、湖北等省较多。多生长在疏林下、林缘、路旁、山沟等湿润的地方。

【采集·药材质量】初春秋末采挖，除去茎上部分须根、泥沙，洗净，切块晒干。干燥商陆为不规则块片，厚薄不一，外皮灰黄色或灰棕色，横切弯曲不平，边缘皱缩，切面类白色或黄白色，粗糙。木部隆起，形成数个突起的同心性环轮。纵切片弯曲或卷曲，表面凹凸不平，木质部成多数突起的纵条纹。质坚，不易折断，气微，味甜后苦，久嚼有麻舌感。以块片大、色白、有粉性、两面环纹明显者佳。（见图 102）

【主要成分】本品主含商陆碱，三萜皂甙，商陆甙A、B、C、E等，生物碱、大量硝酸钾，商陆酸、美商陆酸、商陆种苷元、甾醇类，脂肪类等。

【药理】1.商陆根提取液有利尿作用。2.商陆煎剂、浸剂、酊剂均有明显的祛痰作用。3.生物碱部分有镇咳作用。4.煎剂与酊剂在体外对流感杆菌、肺炎双球菌、痢疾杆菌等多种有抑制作用。5.商陆多糖能促进小鼠腹腔巨噬细胞吞吃功能，刺激小鼠脾淋巴细胞增生，还有一定抗肿瘤作用。

【性味归经】苦、辛、寒，中毒。归肺、肾大肠经。

【功效】泻下利水，消肿散结。

【歌诀】　　商陆药苦寒有毒　　泻下利水消胀臌
　　　　　大便秘结小便少　　跌打疮肿作外敷

【应用】

1.用于水肿胀满实证。本品苦寒而降，辛散乃通，其性下行专治水气。与甘遂、大戟异性同功也。其毒性亦小，卓于通降横流壅瘀停蓄之水。

治通身水肿，喘促气促，烦躁口渴，二便不利的水湿肿满实证。商陆与泽泻、赤小豆、羌活、大腹皮、椒目、木通、秦艽、槟榔、茯苓皮、生姜水煎服。疏风解表，泻下逐水。（宋《严氏济生方》疏凿饮子）本方加减可用于治疗急性肾炎水肿，血管神经性水肿。

治水肿。全身胀肿喘息，小便不利。商陆与赤小豆、陈皮、木香水煎服。水利消肿。（宋《杨氏家藏方》塌胀汤）

治水肿。商陆可与赤小豆、鲫鱼同煮食之。

治水肿。可单用商陆（鲜）捣如泥，加麝香少许敷脐固定，亦能利水消肿。

2.用于疮痈肿毒，跌打损伤。本品苦寒降泻，解毒消肿，味辛散结，可治疮痈肿毒。

治年少气血俱实，遂生疮疖，肿满烦渴，小便不利。商陆与赤小豆、当归、泽泻、连翘、赤芍、汉防己、猪苓、桑白皮、生姜、泽漆水煎服。清热解毒，利水消肿。（宋《严生济生方》赤小豆汤）

治一切肿毒。商陆加盐少许捣烂敷患处。（《千金要方》）

治瘰疬痰核。商陆水煎加红糖服。（《云南中草药》）

治疮痈肿毒。商陆与当归、金银花、甘草等熬膏局部外涂。解毒消肿。（清《疡医大全》商陆膏）

治跌打损伤局部青黑。商陆研末，热酒调敷患处。

【炮制】**商陆**　取原药材，洗净闷透，切厚片，晒干入药。

醋商陆　取商陆片，米醋拌匀，待醋吸尽，入锅文火炒干，取出放凉入药。（一般商陆100克，用米醋30克左右）

【用法】5~10克水煎服，亦入丸散，外用适量。醋制毒性降低，多作内服，生用毒性较大，多作外用。

【注意】脾虚水肿，孕妇忌服。

【临床报道】

1. 治急慢性肾炎 以本品 3~6 克，配麻黄（先煎去上沫）1.5~3 克，茯苓皮、赤小豆各 10 克，泽泻 6 克，（商陆麻黄汤），治疗小儿急性肾炎 68 例，结果，治愈 62 例，好转 5 例，无效 1 例，总有效率为 98.6%，平均治疗天数 9.6 天。对小儿急性肾炎水肿（阴水证）体质尚未大虚者，能使水湿从小便而去，无瞑眩现象。

商陆、泽泻、杜仲各 90 克用温开水浸泡 1~2 小时后，文煎熬 2 次，滤液合并浓缩 300 毫升，并加糖、防腐剂，日服 3 次，成人每次 10~15 毫升，饭后服，儿童、体质弱及胃肠不适者酌减，治疗慢性肾炎 9 例，8 例获效。

2. 治疗血小板减少性紫癜。 将商陆制成 100% 的煎剂，首次服 30 毫升，以后每次 10 毫升，每日 3 次，治疗 21 例，除 1 例疗效不显外，其余均在 2~4 天内紫癜消失，鼻衄，牙龈出血好转；有半数病例药后第 2 周血小板计数可恢复到正常范围，对骨髓病变亦有缓解作用。此外，对过敏性紫癜，咯血亦有良好效果。（以上 2 条摘抄自《有毒中草药大辞典》商陆）

【中毒救治】本品有毒，误食或用量过大都会中毒一般在用药后 20 分钟至 3 小时发病，轻者表现为头晕，头痛，恶心呕吐，腹泻，孕妇可出现流产或早产，严重者四肢抽搐，躁动，昏迷，瞳孔散大，血压下降，呼吸中枢障碍，心肌麻痹死亡。

救治：1. 轻者无需特殊处理，一般可用支持及对症疗法。

2. 中、重者催吐，1：5000 高锰酸钾先洗胃，入院治疗。

农村土单验方：1. 甘草、绿豆各 100 克水煎服。

2. 防风 20 克，甘草 10 克，肉桂 3 克水煎服。

3. 生姜 15 克，红糖 30 克共捣烂，水冲服。

◎ 牵牛子 出《雷公炮炙论》

【别名】黑丑、白丑、二丑、黑牵牛、白牵牛等。

【基原】牵牛子为旋花科植物裂叶牵牛或圆叶牵牛的成熟种子。黑色的种子称"黑丑"，白色的种子称为"白丑"，二者混合称"二丑"。

【主产地】我国大部分地区有分布。多生长在草丛，路旁，地边，墙根，菜园向阳地方。

【采集·药材质量】秋末果实成熟时采摘，除去外壳，晒干。种子呈卵圆形略三角状，长 4~8 毫米，径 3~5 毫米，黑灰色（黑丑）或淡黄白色（白丑），背面有一条浅纵沟，腹面棱线近端处有一凹点状种脐，左右面平坦。质坚硬，断切面可见皱缩折叠子叶，黄色或淡黄色，水浸后种皮龟裂状，自腹部棱线处胀裂，显黏液性，味辛有麻辣感。以黑色、黄白色、粒大、饱满、成熟、无果皮、无杂、干燥者佳。（见图 103）

【主要成分】本品主含牵牛子甙、牵牛子酸钾、没食子酸、生物碱、麦角醇、裸麦角碱等。

【药理】牵牛子甙在肠内与胆汁及肠液，分解出牵牛子素，刺激肠道引起腹泻。致泻的同时对蛔虫、绦虫有杀虫作用，量大有呕吐，腹痛，大便出血。水提取物有一定的利尿作用，牵牛子经煎后泻下作用减，最好研末服较好。

【性味归经】辛、苦、寒，中毒。归肺、胃、大肠经。

【功效】泻下逐水，祛痰，杀虫。

【歌诀】　辛苦寒毒牵牛子　　水肿膨胀排水湿
　　　　　肠胃热积大便秘　　痰饮咳喘腹虫积

【应用】

1. 用于水肿，胀满。本品苦寒降泻，通利水道，亦走大便，专破气分之壅滞，泄湿热之满。泻逐水同甘遂、大戟，而力少逊，但仍属泻下逐水峻剂，多用于实证为宜。

治水热内结，气机阻滞水肿，口渴，气粗，腹坚，二便不通，脉沉数有力。黑丑与甘遂、芫花、大戟、大黄、青皮、陈皮、木香、槟榔、轻粉共为细末，水糊为丸，空心温开水送服。行气逐水。（明《景岳全书》舟车丸）

治水肿。槟榔、木香、陈皮、茯苓水煎滤液送服牵牛子（研末）。理气逐水。（宋《圣济总录》牵牛子汤）

治寒湿水气聚结，停饮肿满，水疝，阴囊肿胀等。黑牵牛头末与茴香（炒）（或加木香）共为末。生姜自然汁调服。散寒行水。（金《儒门事亲》禹功散）

治水气蛊胀满。黑、白牵牛各等分为末，上末和大麦面为饼烤熟，临卧时茶汤送下。（金《宣明论方》一气散）

2. 用于积滞便秘。本品苦寒入大肠，通二便逐积滞。

治积滞内停，气机壅塞，郁而化热，脘腹痞满胀痛，大便秘结，赤白痢疾，里急后重等。牵牛子与木香、槟榔、青皮、陈皮、莪术、黄连、黄柏、大黄、香附共为末，水泛为丸，食前姜汤送下。行气导滞，攻积泄热。（金《儒门事亲》木香槟榔丸）

治大肠风秘壅热结涩。牵牛子（黑色微炒、捣碎取粉）与桃仁（末）炼蜜和丸，温开水送下。（《本草衍义》）

3. 用于痰饮咳喘。本品走气分，通三焦，降泻在肺之水气，喘咳胀满，上下通畅，气顺则痰逐饮消。

治痰壅胸痞气凑。黑牵牛取头末与皂角、白矾共为末，水泛为丸，空心温酒送下。通便坠痰。（元《瑞竹堂经验方》神仙坠痰丸）

治痰饮壅膈，满闷咳喘。黑牵牛（研取头末）与陈皮、半夏共为末，面糊为丸，生姜汤下。逐饮消痰。（宋《杨氏家藏方》蠲饮枳实丸）

治小儿肺胀喘满，胸高气急，两胁扇动，陷下作坑，两鼻窍张，闷乱嗽渴，痰涎潮壅，俗云马脾风。白牵牛、黑牵牛各等分半生半熟与大黄、槟榔共为细末服。（田氏《保婴集》

牛黄夺命散）

4.用于痰湿流注所致的腰痛。本品入肾，直达命门，逐下焦湿阻，腰膝不利之湿浊疼痛。

治寒湿腰痛，不可转侧。牵牛子与制附子为末，酒糊为丸服。温肾逐湿止痛。（宋《卫生家宝》趁痛丸）

治冷气流注，腰痛不能俯仰。黑牵牛（炒）与补骨脂、延胡索共为末，煨大蒜为泥制丸，葱煎淡盐汤下。补肾助阳，逐湿治痛。（宋《杨氏家藏方》牵牛丸）

治肾气作痛。黑、白牵牛各等分。炒研末，每服三钱，猪腰子切开，入茴香、川椒，上药末于内扎定，纸包煨熟，空心食之，温酒下，去恶物。（《仁斋直指方》）

5.用于肠道寄生虫病。本品辛苦有毒，可通便杀虫。

治新旧诸气积，妇人血瘕，小儿疳疾，一切心痛，诸般虫积等症。牵牛子（取头末）与槟榔、白芜荑、大黄、木香、雷丸、锡灰、使君子（去壳取净仁）共为细末，葱白煎汤，露一宿和为丸，用葱白煎汤露宿早晨空腹送下。攻坚破积，通便杀虫。（明《医学入门》追虫妙应丸）

治虫积腹痛，拒按，大便秘结，脉象沉实。黑牵牛与槟榔、大黄、皂角、苦楝根皮同用。前三味研末，后二味熬膏，再入沉香、木香、雷丸各等分制丸，空心砂糖汤送服。驱虫攻积。（明《医学正传》万应丸）

治小儿蛔虫，蛲虫，绦虫。牵牛子与苦楝皮、鹤虱、薏仁根、槟榔、糯米共为为散，粥饮下，攻积驱虫。（宋《太平圣惠方》苦楝根散）

【炮制】牵牛子　取原药材除去残壳，杂质，尘屑，方可入药。

炒牵牛子　取牛子入锅，文火炒至暴烈鼓起，颜色加深，取出放凉入药。

【用法】5~10克水煎服，应捣碎入煎。入丸散每次1~4克。生用力峻，多用于水肿，肠道寄生虫痛。炒后减其毒性，泻下力缓，多用于痰饮咳喘，积滞便秘。入丸散多取头末（研末第一次筛下之末）

【注意】孕妇忌服，畏巴豆。

【临床研究】河南西部农村，多用牵牛入锅炒，酌加红糖炒至红糖与牵牛子混匀，后取出冷却结成团，按体质强弱，年龄大小，嚼服5~30克，拉二次大便，可治食积，消化不良，水湿脘腹膨胀。（贾宪亭）

【临床报道】牵牛子治诸实证　刘绍勋

我认为，无论中焦湿热，瘀滞或水液潴留，皆可用牵牛攻之，逐之，消之。治这些病像肾炎，尿毒症水肿，肝硬化腹水等危笃病人，牵牛往往大显身手。牵牛宜用熟牵牛，一可减少其毒性，二则缓其峻烈，三可去其辛辣刺激之味。

其剂量15克（每剂），体壮者可用至30克，我按这种剂量治所有实滞之象者，从未发生以外。

例：1972年，我治八十高龄老母，因恣食肥甘，胃脘剧痛，嗳腐胀满，考虑再三，虽与以消食和胃剂中加入熟牵牛20克，仅一服，诸症见减，继进一剂而愈。

另治一尿毒症水肿，气虽已衰，然肿势益甚，以益气扶正清热利湿方中入熟牵牛30克，二小时后，排尿1小桶，约近1000毫升诸证豁然而轻，后继调治竟告痊愈。

辨证准确，药证相符，胆大心细，药达病所，熟牵牛之用，确见殊功。

（摘抄《名中医治病绝招》）

【中毒救治】中毒原因多是剂量过大，主要表现：头晕头痛，呕吐，腹泻腹痛，大便带黏液和尿血，舌麻，语言障碍。甚至休克，死亡。

救治：

1. 对症处理。
2. 用阿托品解痉。
3. 静脉输液，纠正电解质紊乱。

农村土单验方：

1. 黄芪30克，仙鹤草30克，党参15克，白术10克，茯苓12克，诃子10克，黄连7克水煎服。
2. 绿豆120克水煎当茶服，如尿血可服白茅根、小蓟、仙鹤草冲服六一散。

◎ 巴豆 出《神农本草经》

【别名】巴仁、巴米、巴菽、刚子、巴果等。

【基原】巴豆为大戟科植物巴豆的成熟种子。

【主产地】主产湖北、湖南、福建、台湾、四川、广东、广西等省区。多栽培在林缘，山谷溪旁和林中，旷野温暖湿润，排水良好的砂质土壤和粘土壤。

【采集·药材质量】秋末果实成熟尚未开裂时采收，晒干后除去果壳，收取种子，晒干。干燥种子呈椭圆形或卵圆形，略扁稍长，表面灰棕色或棕色，一端有小点状的种脐及种阜的疤痕，另端有微凹的合点，其间有隆起的种脊。外种皮薄而脆，剥去外壳，可见种仁，外包膜状银白色薄膜，种仁黄白色，油质，无臭，味辛辣。以个大、饱满、种仁白色、不泛油者佳。（见图104）

【主要成分】本品主含巴豆油，其中含巴豆油酸、巴豆酸，以及棕榈酸、硬脂酸、油酸等所形成的甘油酯、巴豆醇-12、13-二脂、巴豆醇三脂。巴豆油中的巴豆醇二脂有十多种都有不同程度的致癌物质。还有蛋白质、巴豆氨基酸等。

【药理】1. 本品对皮肤黏膜有刺激作用，捣烂外敷固定皮肤，可引起水泡。2. 口服巴豆油1滴，即能产生口腔及胃粘膜烧灼感及呕吐，短时间可有多次大量水泻，伴有剧烈腹痛和里急后重。3. 巴豆煎剂对金黄色葡萄球菌、白喉杆菌、流感杆菌、绿脓杆菌均有不同程度的抑制作用。4. 巴豆油有镇痛及促血小板凝集作用。5. 巴豆提取物对小鼠腹水型及艾氏腹水癌有明显的抑制作用，巴豆油、巴豆树脂、巴豆醇脂类有弱性致癌活性。

【性味归经】辛、热，大毒。归肺、胃、大肠经。

【功效】峻下寒积，逐痰行水，蚀疮杀虫。

【歌诀】　巴豆辛热有大毒　实寒积滞肠胃堵
　　　　　腹水臌胀痰壅盛　喉痹疥癣痈疔毒

【应用】

1. 用于实寒冷积便秘。本品味辛性热则猛，有攻关拔固，"斩关夺门之功"。脏腑多寒者宜之。但生猛熟缓，能吐能下，能止能行，可升可降，可谓荡涤肠胃冷热诸疾，通闭塞之要药。

治冷食积滞，阻结肠胃，致气机闭塞，故心腹胀满痛，或痛如锥刺，大便不通，气急口噤，暴厥，无热象者，正气未衰者。以巴豆（熬黑研如膏）与干姜、大黄各等分研粉，炼蜜和为丸服。攻逐冷积。（汉《金匮要略》三物备急丸）

治冷积吐泄泻痢，中气虚弱，伤冷停积，心下坚满，胁胀腹痛，霍乱吐泻，久痢赤白，中酒呕吐，痰逆恶心，舌淡苔白。巴豆（去油）与百草霜、杏仁（汤浸一宿，去皮研如膏）、木香、丁香、炮姜、肉豆蔻仁同用。共研粉制丸，温开水或姜汤送下。温中消积。（宋《太平惠民和剂局方》引《高殿前方》感应丸）

2. 用于急慢性泻痢。本品因炮制不同，能行能止，如炒黑研用，可以通畅，可以止泻，能疗脾胃久伤，冷积凝滞的，久痢疾久泄，愈而复发，久年未愈之症。

治夏日水泻不止属寒者。巴豆1粒，以针尖刺定，食用油灯烧存性，研细化蜡为丸。食前送下。（元《世医得效方》针头丸）

治小儿下痢赤白。巴豆霜与百草霜研匀，面糊为丸，赤痢甘草汤，白痢米汤，赤白痢姜汤送下。（《全幼新鉴》）

治泻痢。巴豆霜与公丁香、胡黄连共为末，米饭为丸，赤痢用蜜水调服；水泻、脾泻用姜汤送下。（明《医宗粹言》经验痢疾四宝丹）

3. 用于腹水臌胀。本品性热峻猛，泻下逐水退肿。

治水臌动摇有声皮肤黑，名曰水臌。巴豆与杏仁熬令黄研匀和丸服。（《补缺肘后方》）

治水气心腹膨胀，及各种水肿，消水效力可靠。巴豆去油与木香、槟榔、硇砂、青皮、吴茱萸共为细末，巴豆、硇砂加醋熬与余药末调匀制丸，青皮煎送服。逐水消积。（宋《太平圣惠方》木香丸）

治腹诸气胀满，胁下坚硬，四肢羸瘦，面色萎黄，不思饮食。巴豆（去油）研末与陈皮、木香、当归、干姜、干漆（炒令烟出）共研细，炼蜜为丸。食前生姜、陈皮煎汤送服。攻坚化瘀，理气消胀。（宋《太平圣惠方》干漆丸）

4. 用于寒实结胸，痰壅，喉痹。本品辛热，摧滞去实，逐留饮，祛痰癖，治寒痰，哮喘，喉痹。

治寒实结胸，痰涎壅盛，呼吸困难，脉沉紧者。巴豆（去油）与桔梗、贝母共为细末服。涌吐实痰，泻下寒积。（汉《伤寒论》三物白散）

治风痰壅盛，发热不退，烦躁不宁，痰鸣如嘶，啼不出声音。巴豆霜与犀黄、月石、雄黄、胆南星、天竺黄、麝香、全蝎尾、川贝母共为细末朱砂拌制丸。金箔为衣，温开水化服。开窍镇惊化痰退热。（现代《近代中医流派经验选集》辰金丸）

治小儿食积，痰壅，脘腹胀满或痰多抽搐。巴豆霜与天南星、朱砂、六曲共为细末，温开水送服。消食化积，祛痰定惊。（现代《全国中成药处方集》保赤万应散）

治小儿痰喘。巴豆1粒捣烂，绵裹塞鼻，痰即自下。（《古今医鉴》）

治喉痹。白矾与巴豆（打破）同熬，待矾枯，弃豆，枯矾冷却研细，用时取少许吹喉。（《百一选方》）

治缠喉风和急喉痹，卒然扑倒，失音失语，牙关紧闭，不省人事。巴豆（去油）、雄黄、郁金共为末，醋煮面糊为丸，茶送下，吐出痰涎即轻。（宋《本事方》解毒雄黄丸）

治白喉。巴豆、朱砂各等分，各研细混合，每用3~5分入膏药中贴眉间上方（勿近眼处）8~12小时，局部发起水泡，去膏药，刺破涂紫药水以防感染。（《江苏中医》1959，[11]：23，巴豆朱砂膏）

5. 用于痈疽，疔疮，疥癣等。本品辛热，以毒攻毒，逐一切有形流注，死血败脓，恶疮，疥癣等。

治痈疽，发背、疮疖、疔疮、无名肿毒、痰核、瘰疬、内损骨节，外伤皮肉，流注疼痛等。巴豆与羌活、蜈蚣、龟板、皂角、当归、僵蚕、穿山甲、没药等96种药材，按中医中药传统工艺麻油熬下丹制膏外用。消肿止痛，排脓生肌。（清《疡医大全》太乙万应膏）

治疔疮。巴豆仁与草乌、蟾酥、麝香共为细末，面和制锭外用。拔毒止痛。（元《外科精义》回疮锭子）

治一切恶疮及化腐瘀肉。巴豆仁炒焦研膏点肿处可解毒，涂恶肉可化腐。（明《痈疽神秘验方》乌金膏）

治痈脓已成，咬头透脓。巴豆与铜青、松香、乳香、没药、杏仁、木鳖子粉、蓖麻仁共捣成膏，加白矾调匀，用少许敷患顶部固定，溃即揭下。咬头透脓，止痛。（清《外科全生集》咬头膏）

治一切恶疮。巴豆与麻油熬膏，弃豆，用油调雄黄、轻粉频涂有效。（《普济方》）

治荷钱癣疤。巴豆连油杵泥，以生绢包擦患处，日1~2次。（《秘传经验方》）

治牛皮癣。巴豆10克，雄黄粉1克研成细泥用绢包擦患处，日1次。（《草方验方汇集》）

此外，治卒耳聋，巴豆仁1粒，蜡裹，针刺令通透，用塞耳中。（《经验方》）

【炮制】巴豆仁　取原药材，敲破外壳，取仁入药。

巴豆霜　取巴豆仁研如泥，用多层草纸包裹，加热稍烘，压去油，反复换纸，操作6~7次，至松散成粉，不再粘成团为度，取出即成，含油量不超过18%~20%，即为合格。

巴豆炭　取净巴豆仁，入锅中火加热，炒至表面焦黑或内外皆焦黑（即巴豆炭），取出放凉入药。

【用法】巴豆霜0.1~0.3克入丸散服，但巴豆霜仍有毒性，不可常用内服，巴豆霜毒性大减，可做内服缓泻，寒积便秘，乳食停滞，痰壅，喉痹等。巴豆炭毒性最小，可用于疮痈肿毒，腹水臌胀，急慢泻痢。巴豆仁毒性猛烈，仅供蚀疮，恶疮，疥癣等作用。

【注意】孕妇及体弱者勿服，畏牵牛子。

【中毒救治】中毒多因用量过大，主要表现严重口腔炎，咽喉炎，剧烈腹痛，水样腹泻，或黏液血便，皮肤湿冷，体温，血压下降。

救治：立即停药，输液平衡电解质。

民间验方：1. 黄连3克，菖蒲12克，绿豆30克水煎冷服。

2. 绿豆250克，甘草15克水煎冷服。

3. 鸡蛋取清2~3个内服。

【临床报道】

1. 治疗急慢性肠炎及慢性痢疾　取巴豆仁，不去油，放入铜勺（铁勺）中置炭火上炒焦，至巴豆内外黑透为度，待冷，称准2钱，研成泥状备用。另将蜂蜡2钱融化，与巴豆泥搅匀，待冷搓条制丸，约制80丸，每丸重约0.15克，内含巴豆0.075克。成人每次服0.6克（4丸），日服3次，空腹服用；8~15岁每服2丸；5~7岁每服1丸；1~4岁每服半丸；6个月以上，每服1/3丸；6个月以下，每服1/4丸；未满月婴儿忌服。服后未见腹痛、腹泻、呕吐等副作用，兼有发热者和其他合病症者禁服。治疗急性腹泻13例，慢性腹泻4例，慢性下痢4例，均治愈。本药对体虚老人慢性腹泻均有效。

2. 治疗神经性皮炎　取巴豆仁1两，雄黄1钱，打碎研如泥，用3~4层纱布包裹，每天擦患处3~4处，每次1~2分钟，直至痒感消失，皮损消退为止。（以上2条摘抄《中药大辞典》巴豆）

3. 治疗胆囊炎、胆石症　将巴豆去油研粉，20毫克装入1粒胶囊。第一天服2次，每次1粒，以后每天1粒，温开水送服，茵陈大枣汤，每日一剂。一般服巴豆粉胶囊，2~12小时内排稀溏便，腹痛缓解，3天后恢复正常。69例中67例平均13天治愈出院，2例转手术室治疗。用上述方法服巴豆粉胶囊5天，服茵陈大枣汤15天，治愈300例胆石症，其中全治愈者87例，显效188例，有效21例，无效4例，总有效率达98.6%，排石率达91.6%，排净结石率达29%。服巴豆粉胶囊1~12小时泻稀便，泻后痛及缓解。服药后8小时开始排石，2~6天为排毒高峰。

4. 治疗癫痫 将巴豆霜 5 克、杏仁 20 克、赤石脂 50 克、代赭石 50 克共为细末。炼蜜为丸如绿豆大小。成人每服 3 粒，日 3 次，饭后服，如无不良反应可增至 5 粒。共治疗 324 例，247 例症状完全消失，59 粒间歇时间延长，18 粒无效，总有效率 94.44%。（3、4 两条摘抄自《有毒中草药大词典》巴豆霜）

5. 巴蜡丸

【组成】巴豆仁 120 克，黄蜡 120 克。

【功效】开郁导滞，清痰散结。

【适应症】乳癖

【用法】先将黄蜡置锅内融化，后入巴豆仁炸之，注意始终温火（大火可能将巴豆炸成焦黑而失效）约 6~7 分钟，以巴豆仁变成深黄色为度，即离火滤出黄蜡溶液（此液有毒不可再用，安全处理）。迅速将巴豆仁倒入竹筛上摊开，并不时搅动，勿使巴豆仁相互粘连，待巴豆仁上黄蜡凝固收贮备用。

【服用方法】每次以温开水冲服 5 粒，1 日 3 次，1 个月为 1 疗程。一般一个疗程后停药 10 天，再服第二个疗程，以愈为度。

【疗效】本组 458 例中，除 3 例癌变外，其余 455 例全部治愈。

【注意】服药时将巴豆仁囫囵吞下，千万不可嚼烂。冲药宜用温开水，不可过热，否则引起腹泻，初服巴蜡丸肠鸣，轻度腹泻及肛门灼热，不必停药，若仍有反应，可酌情减量。见吴运苍《巴蜡丸治疗乳癖 458 例小结》《河南中医》1983，（3）：35。

◎ 千金子 出《开宝重订草本》

【别名】千两金、续随子、菩萨豆、小巴豆等。

【基原】千金子为大戟科植物续随子的成熟种子。

【主产地】河北、河南、四川等省有产。多栽培在向阳山坡，温暖气候，排水良好的砂质土壤及粘土壤。

【采集·药材质量】秋末种子成熟，割取全株，晒干，打下种子，再晒。种子椭圆形或卵圆形，长 5~6 毫米，直径 4 毫米，表面灰棕色，有不规则网状皱纹，皱纹凹部下有灰黑色细斑点，一侧有纵沟状种脊，上有突起合点，下端有灰白色线形种脐，基部有近白色突起的种阜，脱落处留下圆形的疤痕，种皮薄而硬脆，种仁表面灰白色，有光泽，胚乳黄白色，富油性，周围有细小而直的胚，子叶两片。无气，味辛。以粒大、饱满、油性足者佳。（见图 105）

【主要成分】本种子含脂肪油占 48%，其中含千金子甾醇、巨大戟萜醇 –20– 棕榈酸酯，尚有芸香素、秦皮素、千金子素、异千金子素等。

【药理】种子中的脂肪油，新鲜时无色无味，但很快变恶臭，有强烈的辛辣味，其中千金子甾醇对肠胃有强烈的刺激作用，能引起腹泻，作用是蓖麻子的 3 倍。

【性味归经】辛、温。中毒。归肺、胃、大肠、膀胱经。

【功效】逐水消肿，破血消癥，杀虫。

【歌诀】　　千金子辛温有毒　　泻下逐水治胀臌
　　　　　　破血消癥通经闭　　顽癣疣赘可外涂

【应用】

1. 治疗水肿臌胀。本品与大戟、甘遂、泽漆功能相似，性亦峻猛，长于利水，可治胀满实证。

治十种水气，肿胀喘满，寒热咳嗽，心胸痞阻，小便不通，大便溏泻，不能坐卧者。续随子（去油）与大戟、芫花、甘遂、海带、海藻、郁李仁、商陆、针砂、轻粉、粉霜、水银砂子、龙脑、巴豆共研末，枣肉和制丸，食后服，逐水祛痰。（金《刘元素方》大戟丸）

治阳水肿胀。续随子（炒去油）与大黄共为末，酒水为丸，白汤送下。（明《本草纲目》摘玄联步丸）

治阳水肿。千金子（去油）与防己、槟榔、葶苈子、桑白皮等同用。以增强逐水消肿之功。（明《证治准绳》续随子丸）

治水肿胀满。可单服千金子霜《中药临床症用》

2. 用于经闭，癥瘕，积聚。本品味辛气温，实为攻击克伐之药，长于攻积聚，破瘀血。

治积聚癥块及涎积。续随子去皮与轻粉、青黛共研，糯米为丸，用大枣汤送服。（宋《圣济总录》续随子丸）

治经闭。千金子常与当归、桃红、红花等同用活血化瘀。

3. 用于疫疠时疫，恶疮肿毒，毒蛇咬伤。本品辛温有毒，长于以毒攻毒，下恶滞。外用敷一切恶疮，疥癣，赘疣。

治感受秽恶痰浊之邪，脘腹胀闷疼痛，呕吐泄泻，疔疮疖肿，食物中毒，蛇犬虫伤等。千金子霜与山慈菇、五倍子、红大戟、麝香共为细末，糯米熬糊和药制锭，内服或醋磨外用。（宋《百一选方》紫金锭）

治毒蛇咬伤，闷欲死。千金子（去皮）与重台共为散酒调服，唾液和药敷伤口。（《海上集验方》）

治黑子，去疣赘。千金子熟时破之，涂其上便落。（《普济方》）

【炮制】**千金子仁**　取原药材，去壳取仁，方可入药。

千金子霜　同治制巴豆霜一样工序。

【用法】0.5~1 克，霜入丸散服，外用适量。千金子霜毒性大减，多入散丸内服，治疗水肿胀满，癥瘕积聚，经闭，积滞，二便不利。生用毒性大，多作外用，治顽癣，疣赘，毒蛇咬伤等。

【注意】体质虚弱，孕妇忌服。

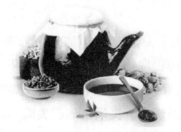

第十章 祛风湿药

凡是能祛除风寒湿邪、解除痹症为主要作用的药物，称为祛风湿药。

第一节 祛风湿散寒药

本类药物多辛苦温，具有祛风湿，散寒止痛，舒筋活络作用，凡是用于治疗风寒湿病疼痛为主的药物，叫祛风湿散寒药。

◎ 独活　出《神农本草经》

【别名】独摇草、独滑、川独活等。

【基原】独活为伞形科植物重齿毛当归、毛当归等的根茎。

【主产地】重齿毛当归主产湖北、四川、江西等省。毛当归主产安徽、浙江、江西、广西、新疆等省区。多生于山谷，林下，草丛灌木丛，水沟阴湿地带。

【采集·药材质量】初春苗刚发或秋末叶茎枯萎时采挖，除去泥沙，茎上部分，晒干。重齿毛当归干燥的根茎及根。根茎部粗糙，圆锥形，长4~15厘米，直径1.5~2.5厘米，表面灰色至灰棕色，多横皱纹，顶端有茎、叶的残基或凹陷，具纵皱纹，根数个，圆柱形，弯曲，长短不一，表面较粗糙，见深皱纹及横裂纹，质软韧，切断面皮部灰棕色，有弯曲裂隙，射线暗棕色，油点细密。木部灰黄色，气郁香，味苦甜，辛。以根条粗大肥润、分歧少、香气浓郁者佳。毛当归的干燥根茎及根，根茎部膨大，圆锥形，表面灰棕色，具多数不规则纵纹，根数条呈圆锥形，旁内多分歧，质轻而脆，易折断，切断面皮部灰白色，有裂隙，棕黄色，油质散在，形成层棕色，木质部暗棕色，约占直径1半，气芳香，味微甜而辛辣。以根粗壮、无枯腐、质软、气香者佳。另外还有紫茎独活，山独活，牛尾独活，九眼独活等，都以本品种根粗肥大、分歧少、气香浓郁者佳。（见图106）

【主要成分】本品主含有二氢山芹醇及其已酸酯、欧芹酚甲醚、异欧前胡内酯、香柑内酯、花椒毒素、当归醇、挥发油、当归素、毛当归醇、佛手柑内酯、当归酸、东莨菪素等。还含有γ-氨基丁酸。

【药理】1.本品煎剂有抗关节炎，抗炎，镇痛，镇静，解痉，催眠，扩张血管，降低血压，兴奋呼吸中枢及抗菌作用。2.醇提取物有抑制血小板凝集，抗血栓形成作用。3.所含佛手柑内酯等有解痉，抗光敏作用，r-氨基丁酸有抗心律失常作用。喃喃香豆精类化合物有抗溃疡作用。临床上多用于风寒湿痹痛、头风头痛、失眠等。

【性味归经】辛、苦，温。归肝、肾、膀胱经。

【功效】祛风胜湿，散寒止痛。

【歌诀】　　独活性味辛苦温　　祛风胜湿为上品
　　　　　　风寒湿痹皆能治　　善疗寒湿下半身

【应用】

1.用于风寒湿痹，本品苦燥温行辛通，气味雄烈，芳香走窜，能宣通百脉，调和经络，通筋骨利关节，除风胜湿，散寒止痛，凡颈项难舒，臂腿痛，两足痿痹，非此莫属，故为治风寒湿痹大症不可缺少之风药，尤以腰膝下半身寒湿重者为宜。

治肝肾两虚，气血不足，风湿痹痛，腰膝酸软，肢节不利或麻木不仁，舌淡苔白，脉细弱等。独活与桑寄生、杜仲、牛膝、细辛、秦艽、茯苓、桂枝、防风、当归、川芎、干地黄、芍药、人参、甘草水煎服。益气血，补肝肾，祛风湿，止痹痛。（唐《千金要方》独活寄生汤）本方加减可用于治疗坐骨神经痛、腰腿骨质增生、风湿类风湿性关节炎等。

治热痹，关节红肿热痛，发热口渴，舌红苔黄腻，脉数。独活与羌活、赤芍、苍术、石膏、知母、防己、西河柳、鸭跖草、甘草水煎服。祛风化湿，清热止痛。（现代《中医方剂临床手册》加减苍术石膏知母汤）本方加减常用于治疗风湿、类风湿关节炎、痛风等。

治风湿痹痛，关节痛，痛有定处，重着麻木，手足沉重，苔白腻，脉濡缓。独活与薏苡仁、当归、川芎、桂枝、羌活、生姜、白术、防风、麻黄、制川乌、制草乌水煎服。祛风除湿，散寒通络。（清《类证治裁》薏苡仁汤）

治风湿邪所致的痹症，肢体着重，关节疼痛，活动不利，得热则减，遇阴雨寒冷则加重，舌苔白腻，脉象弦紧等。独活与羌活、桂心、秦艽、当归、川芎、甘草、桑枝、海风藤、乳香、木香水煎服。祛风除湿，散寒通络。（清《医学心悟》蠲痹汤）

治风痹。独活与石南藤、防风、附子、乌头、天雄、茵芋制药酒服。（唐《千金要方》独活酒）

2.用于中风。《本草正义》："独活为祛风通络之主药"。《本草通玄》："治失音不语，手足不随，口眼斜歪……"

治风邪初中经络，口眼斜歪，手足不利，或风湿入络，风湿痹痛，烦热口苦，苔黄等现象。独活与秦艽、羌活、当归、川芎、石膏、黄芩、白芍、生地、茯苓、细辛、白术、白芷、熟地、防风、甘草共为粗末，水煎服。祛风养血，清热通络。（金《素问病机气宜保命集》大秦艽汤）

治中风偏瘫痹痛日久，症见中风，半身不遂，口眼歪斜，手足拘挛，筋骨疼痛，步履艰难等。独活与红参、肉桂、甘草、熟地、麻黄、大黄、防风、乌蛇等37味中药为末，炼蜜为丸，生姜煎汤送下。祛除风痰，活血祛瘀。（现代《上海中医药临床应用手册》参桂再造丸）

3. 用于风湿寒邪所致的表证。本品辛散温行，入肝善行血分，气浊行血温营卫之气，有助表之力，为发散风寒湿邪之要药。

治外感风寒湿邪，恶寒发热，头痛，肢体酸痛，无汗，鼻塞严重，咳嗽有痰，苔白腻，脉浮数等。独活与荆芥、防风、羌活、柴胡、前胡、枳壳、桔梗、茯苓、川芎、甘草共为散，加薄荷、生姜水煎服。发汗解表，散风祛湿。（明《摄生众妙方》荆防败毒散）本品加减可用于风寒型流行性感冒，荨麻疹等。

治外感伤寒温疫，卫阳郁闭，发热无汗，不进饮食，或寒颤肢厥，神昏，苔白脉紧。独活与麻黄、藿香、防风、细辛、柴胡、肉豆蔻、猪苓、石菖蒲、高良姜、炮附子、厚朴、藁本、芍药、枳壳、白术、泽泻、茯苓、姜半夏、炙甘草共为散，水煎服。疏表发汗，辟疫去邪。（宋《沈苏良方》圣散子）

4. 用于少阴头痛，腰痛。本品辛苦温，入少阴肾经，散肾经伏风，有祛风止痛作用，凡少阴头痛，颈椎难舒，臀腿疼痛皆可用之。

治外感头痛，邪在少阴，头痛连颊，心痛烦闷。独活与羌活、细辛、川芎、秦艽、防风、生地、甘草水煎服。祛风止痛。（明《症因脉治》独活细辛汤）

治少阴寒湿腰痛。独活与苍术、防风、细辛、川芎、甘草水煎服。散寒祛湿，通络止痛。（明《症因脉治》独活苍术汤）

5. 用于产后诸症，及经期病，本品辛温入肝，辛能发散，温则散寒，入肝宣通气血，气血通行，风止痛定。

治产后中风，虚人不可服它药者。可单用独活水煎服。如（晋《小品方》一物独活汤）

治产后感冒中风。独活与桂枝、秦艽制酒服。祛风除湿，调和营卫。（唐《备急千金要方》独活酒）

治产后感冒风湿，遍身疼痛，腰脊不得转侧，手脚不得动摇等。独活与黄芪、白术、当归、牛膝、肉桂、生姜水煎服。益气活血，祛风止痒。（明《吕尚清·经验良方》治遍身疼痛方）

治行经身痛，得热则减，月经量少，小腹疼痛血块，舌紫暗，苔白腻，脉沉弱者。独活与黄芪、白术、肉桂、牛膝、灵仙、羌活、桑枝、鸡血藤、生姜水煎服。益气祛风，活血止痛。（现代《中医妇科临床手册》趁痛散）

治经期受寒，月经不行，四肢作痛，少腹冷痛，腰脊酸冷。独活常与桑寄生、秦艽、桂枝、当归、川芎、羌活等祛风散寒、行经通滞药同用。

【炮制】独活　取原药材，去除杂质，洗净，闷透切片晒干入药。

【用法】5~20克水煎服，亦入丸散，外用适量。

◎ 威灵仙　出唐·侯宁极《药谱》

【别名】灵仙、葳苓仙、铁灵仙、黑骨头、老虎须等。

【基原】威灵仙为毛茛科植物威灵仙的根。

【主产地】江苏、安徽、浙江、福建、广东、广西等地，多分布在山谷，山坡，林缘，灌木丛中。

【采集·药材质量】秋季采挖，除去茎叶，晒干。表面棕褐色或棕黑色，有多数圆柱形细根组成，质坚韧，纤维性，断面木质部淡黄色。以条匀、皮黑、肉白、坚实、干燥、味苦辛者佳。（见图107）

【主要成分】本品主含威灵仙苷、威灵仙新苷、白头翁素、白头翁内酯。甾醇、皂甙、酚类、糖类、氨基酸、有机酸等。

【药理】本品浸剂和煎剂具有镇痛，利胆，抗菌，抗利水作用，使血压下降，胃容积缩小，醋浸液对鱼骨刺喉有一定的软化作用，并使局部肌肉松弛，促使骨刺脱离。对金黄色葡萄球菌志贺氏痢疾杆菌，霉菌，对皮肤真菌均有不同程度的抑制作用。临床上可用于治疗足跟痛。

【性味归经】辛、少咸，温。归脾胃，膀胱经。

【功效】祛风除湿，通经止痛，治痰涎，消骨哽。

【歌诀】　辛咸苦温威灵仙　祛风胜湿消痰涎
　　　　通经止痛性善走　麻木拘挛鲠喉咽

【应用】

1. 用于风湿痹痛。本品辛散温通，性猛善走，走而不守，宣通十二经脉，痛风走注，骨节疼痛，肢体麻木，无论在上在下皆可用之，为治风湿痹痛要药。

治风湿搏结，气血不足，筋脉拘挛，骨节酸痛，腿脚无力，身体不适，舌淡脉细，临床可用于老年骨关节炎，骨折伤筋后期。威灵仙与虎骨、草薢、五灵脂、牛膝、续断、僵蚕、松节、白芍、乌药、天麻、黄芪、当归、防风、木瓜入瓶酒浸密闭，14日后取药焙干为末，用浸药酒调下，酒尽用米汤咽下。益气血，壮筋骨，祛风湿，通活络。（宋《三因方》舒筋保安散）

治风湿骨痛，四肢麻木，及劳损腰脊疼痛，骨节酸软，苔薄白，脉弦。威灵仙与丁公藤、麻黄、桂枝、白芷、青蒿子、羌活、独活、小茴香、防己、五加皮、当归、川芎、栀子共为粗药末制酒服下。祛风除湿，通络止痛。（现代《上海市药品标准》冯了性药酒）

治手足麻木，时发疼痛，或打扑损伤，痛不可忍，或瘫痪等症。威灵仙与生川乌、五灵脂共为末，醋糊为丸，盐汤送下。忌茶。（《普济方》）

治腰脚疼痛久不愈。威灵仙为末，酒服下。（宋《太平圣惠方》威灵仙散）

2. 用于噎膈，停痰宿饮。本品辛咸，辛泄气，咸泄水，温化寒湿，可治心膈痰水，疗饮邪停上中二焦之症。

治噎塞膈气。威灵仙用蜜醋各半水煎服，善吐宿痰。（《唐谣经验方》）

治停痰宿饮，喘咳呕逆，饮食不下，威灵仙与半夏为末，皂角熬膏和丸服。（《纲目》）

3. 用于痔肿，肠风便毒。本品走窜消克，宣五脏通诸经，治气血凝滞痔肿便毒肠风。

治痔疮肿毒。威灵仙水煎先熏后洗，冷再温熏洗之。（《外科精义》）

治便毒。威灵仙、贝母、知母共为末，空心酒调下。（明《痈疽神秘验方》威灵仙散）

治肠风病久不瘥。威灵仙、鸡冠花共为粗末，米醋煮干再炒过共为末，鸡清和药做饼，炙干为末，空心陈米饮下。（宋《圣经总录》灵仙散）

4. 用于诸骨鲠喉。本品咸能软坚，治诸骨鲠喉有一定作用。威灵仙用米醋煎浓，徐徐咽下，或与砂仁、红糖水煎服，或与紫苏水煎服。

【炮制】**威灵仙** 取原药材，除去杂质，水洗净，闷透，切段，晒干入药。

酒威灵仙 取切好威灵仙段，加黄酒拌匀，待酒吸尽，入锅文火炒干，取出放凉入药。（一般威灵仙100克，用黄酒30克左右）

【用法用量】5~20克水煎服，亦入丸散，外用适量，治骨鲠喉可用至50克；酒制加强祛风湿通经止痛作用，多用于风湿病痛，关节不利，肢体疼痛等症。余病症则用威灵仙。

【临床指导】

1. 用于急性黄疸型传染性肝炎 将威灵仙烘干研末，每次用3钱，鸡蛋一个搅匀，用麻油煎食服之，每天3次，连服3天。忌食牛、猪肉、酸辣。曾治15例，14例治愈。（摘抄中药大辞典·威灵仙）

2. 专题笔谈 ①威灵仙治急性腰扭伤。②威灵仙治疗少精无精症。③威灵仙通乳有效。④威灵仙治咳嗽、梅核气，解痉应重用。⑤威灵仙治疗呃逆。⑥威灵仙治食道炎。⑦威灵仙治疗足跟痛 取威灵仙50~100克，放入2000~2500毫升清水中煮沸30分钟，待温度合适浸足1小时，每天一次，连用7~10天，效不显，在汤中加醋50毫升，效果更佳。（以上摘抄自《中医杂志》2000年7期专题笔谈）

◎ 川乌头 出唐·侯宁极《药谱》

【别名】川乌等。

【基原】川乌头为毛茛科植物乌头的干燥母根或块根。

【主产地】野生于辽宁、陕西、甘肃、河南、山东、安徽、江苏、湖南、湖北等省。多生于山地、草坡、灌木丛中。多栽培于四川、陕西等省。

【采集·药材质量】夏秋采挖，除去地上部分，摘下块根，子母分开，去净泥土晒干。干的子根成圆锥形，表面灰褐色，质坚实，难折断，断面边褐内灰白色，粉性，无臭，母根瘦长，圆锥形，表面棕褐色，皱缩不平，质坚实，断面灰白色，无空心。二者均以个大小均匀、肥满、坚实、无臭、味辛辣麻舌者佳。（见图108）

【主要成分】主含多种生物碱，主要有乌头碱、次乌头碱、异乌头碱、新乌头碱、川乌头碱甲、川乌头碱乙等。

【药理】1.本品有局部麻醉，镇痛，镇静，解热，抗炎作用。2.对动物实验关节炎有作用，临床上可用于风湿病，拘急疼痛，寒湿诸痛。3.其治疗量对人可使心率减慢，脉搏柔弱，血压微降，中毒量可使犬心动过速，大剂量可引起心律不齐，甚至心室颤动。4.另外对肺、胃、肝、癌细胞有直接杀伤作用。

【性味归经】辛、苦、温，极毒。制川乌中毒。归心、肝、脾、胃经。

【歌诀】　川乌辛苦温极毒　风寒湿痹酌量服
　　　　　寒疝腹痛跌打损　麻醉止痛多外敷

【应用】

1.用于风寒湿痹。本品辛散温行，开通关腠，驱除寒湿之力甚捷，功效与附子略同，附子以散寒温中回阳为长，乌头以散寒除风行经止痛为上。

治疗脉络痹阻之腰背疼痛，痛有定处。川乌与没药、五灵脂、赤芍、麝香共为细末，酒糊为丸，空腹温酒或温开水送服。活血散瘀，蠲痹止痛。（宋《朱氏集验方》趁痛丸）

治寒湿痹痛，关节痛有定处，遇寒则甚，肢节挛缩，不可屈伸，舌苔薄白，脉象弦紧等。川乌与麻黄、黄芪、芍药、炙甘草水煎服。温经散寒，舒筋止痛。（汉《金匮要略》乌头汤）本方加减可用于风湿性关节炎、类风湿关节炎、坐骨神经痛、三叉神经痛。

治寒湿痹阻，瘀滞所致的关节疼痛，屈伸不利，时作刺痛，遇寒加剧，苔白腻，舌暗或有瘀斑。川乌与当归、川芎、乳香、没药、苍术、丁香共为细末，枣肉和丸，温开水送服。祛寒除湿，活血止痛。（明《古今医鉴》乳香定痛丸）

治风湿痰瘀，痹阻经络，筋骨疼痛，肢体麻木，关节屈伸不利。制川乌、制草乌、制南星、地龙、乳香、没药共为细末，酒面糊为丸，温开水送服。祛风除湿，化痰通络，活血止痛。（宋《太平惠民和剂局方》小活络丹）本方加减可用于中风后遗症，半身不遂，肩周炎等。

治疗湿痹，关节疼痛重者，痛有定处，手足沉重，或麻木不仁，舌苔白腻，脉象濡缓。川乌与草乌、薏苡仁、白术、当归、桂枝、羌活、独活、防风、麻黄、生姜水煎服。祛风除湿，散寒通络。（清《类证治裁》薏苡仁汤）本方加减可用于治疗椎间盘突出症、风湿性关节炎、类风湿关节炎等。

2.用于寒疝，冷积，心腹疼痛。本品温经散寒，入血分，温脏腑逐逆冷，疗痞坚治腹痛。

治寒疝，绕脐腹痛，恶寒汗出，手足厥冷，脉沉紧。乌头水煎去渣，入蜜煎至水气尽，分3~4次服下。祛寒止痛。（汉《金匮要略》乌头煎）

治寒疝，腹中绞痛，贼风入腹中五脏，拘急不得转侧，甚则阴缩，手足厥逆。乌头与芍药、炙甘草、大枣、老姜、桂心水煎加蜜服。祛寒止痛。（唐《备急千金要方》乌头汤）

治阴寒固结，心痛彻背，背痛彻心。炮乌头与蜀椒、炮附子、干姜、赤石脂共为末，炼蜜为丸服。散寒止痛。（汉《金匮要略》乌头赤石脂丸）

治腹中雷鸣，脐下疼痛。制乌头与苍术（米泔制）、青皮、川椒（醋制）、青盐共为末，

蜜炼为丸服。散寒化湿，理气止痛。（宋《圣济总录》乌术丸）

3.用于风痰壅盛，中风，半身不遂等。本品味辛善走，入经络除风化痰，为疗风痹半身不遂引经药也，非真寒痰湿者不可妄用。

治中风寒痰壅阻，咽喉作声，神志昏迷，口眼歪斜，手足瘫痪。生乌头与生南星、生附子、木香共为粗末加生姜煎半小时服下。祛除风痰，散寒通络。（宋《太平惠民和剂局方》三生饮）本方加减可用于治疗脑血栓形成等。

治风痰壅盛，呕吐涎沫，半身不遂，口眼歪斜，手足瘫痪，头风头痛，舌苔白腻，脉滑者。生川乌与生半夏、生南星、生白附子共为细末，炼蜜为丸，生姜汤送服。豁痰开窍，祛风定惊。（宋《太平惠民和剂局方》青州白丸子）本方加减可用于治疗眩晕、甲状腺肿大、淋巴结核、偏头痛。

治中风能言，口不㖞斜，手足痿废不举，四肢不温，舌苔白腻，脉虚浮而数。川乌（炮裂）、与天南星（姜汁浸）、半夏（姜汁浸）、附子（炮裂）、炮白附子、炒僵蚕、没药、人参、茯苓各等分共为粗末，水酒各半煎去渣温服。祛除风痰，温经散寒。（宋《普济本事方》星附散）

3.用于痈疽疥癣，跌打损伤，局麻止痛。本品辛散温通，治阴疽不溃，溃久疮寒，恶肉不敛，气血虚寒之症。辛麻止痛，又可用于跌打损伤，麻醉止痛。

治痈疽肿痛。川乌头炒与黄柏各等分为末，唾调涂之，留头，干则用米泔水润之。（《僧深集方》）

治痈攻肿若有瘜肉突出者。川乌头醋浸3日，日夜洗之。（《古今录验》）

治久生疥癣。生川乌打碎，水煎温洗。（《圣惠方》）

治跌打损伤瘀肿作痛。本品常与乳香、没药、三七等活血止痛药用。

用于局麻止痛。生川乌与生草乌、蟾酥、生半夏、生南星共为细末，取适量酒调制外敷。

【炮制】川乌头　取原药材，去杂质，洗净晒干入药。

制川乌头　取川乌头大小分开，分别炮制，用水浸至内无干心，取出加水煮4~6小时或蒸6~8小时，取较大者切开无白心，口尝微有麻舌感，取出晾半干切厚片，晒干入药。

【用量用法】一般制后3~10克水煎服，应先煎40~60分钟，再入它药，作丸散1~2克。生品不宜内服，必要内服谨遵用量。制川乌毒性降低，多做内服，多用于寒湿痹痛，肢体疼痛，麻木不仁，心腹冷痛，寒疝腹痛，阴疽肿痛。生川乌极毒，一般多做外用，麻醉止痛，若要内服应先煎2个小时以上方可，但要掌握剂量，万万马虎不得。

【注意】孕妇忌服，本品反半夏、瓜蒌、贝母、白及、白蔹。

【中毒救急】中毒原因：多是用量过大，本品内服超过剂量，不当配伍等。中毒主要表现最快10秒钟至2小时，口舌四肢发麻，流涎，恶心呕吐，头晕头疼，耳鸣，言语不清，小便失禁，牙关禁闭，呼吸衰竭，心悸气短，心律失常，血压下降，血色苍白，口唇紫绀，四肢厥冷，体温下降，休克。

救治：能尽早及时救治，多能恢复。

1. 1:5000 高锰酸钾液洗胃。

2. 阿托品 0.5~1 毫克肌注，每隔半小时给药一次，一般应用不超过 24 小时，首次可应用 2~4 毫克静脉推注。

3. 对呼吸衰竭，昏迷，休克的危重病人，酌用中枢兴奋剂。

验方：1. 绿豆 100 克，黄连 6 克，甘草 15 克水煎加红糖频服。

2. 金银花 50 克，甘草 60 克，生姜 5 克水煎服。

3. 蜂蜜 50 克，麻油 60 克温开水冲服。

【临床报道】

1. 马钱子丸

【组成】马钱子 300 克，炙麻黄、制川乌、制草乌、怀牛膝、炒苍术、制乳香、制没药、炒僵蚕、全蝎、炙甘草各 15 克。

【功能】祛风除湿，通脉舒络。

【适应症】治疗腰臀部及下肢疼痛，甚至行走困难，活动受限，疼痛及坐骨神经痛向下放射。

【用法】将马钱子用少许绿豆加水 300 毫升同煮，待绿豆开花，取马钱子泡入冷水中去皮切片，晒干，再用砂炒至棕黄色即可，同它药共研粉，过 80 目细筛，装入空心胶囊（每粒 0.25 克）。每晚睡前服一次，成人一般服 4~6 粒，重者可服 10 粒，服用前半小时至 1 小时肢体出现不自主的抽动为宜，能饮酒者以白酒为引，不能饮酒者以黄酒为引。

【疗效】33 例患者经用本方治疗，痊愈 24 例，显效 7 例，无效 2 例，总有效率达 93%。

【注意】服药后夜间不要独自下床活动，大小便必须有人搀扶，否则有跌伤危险，服药期间忌食猪肉，茶叶，菊花，并注意避风，孕妇忌用，15 天为一疗程，第一疗程结束，疼痛减轻，可休息 5~7 天，再服。见王业荣《马钱子丸治疗坐骨神经痛 33 例临床观察》，《江苏中医杂志》1986，7（1）：18。

2. 王士福教授治疗寒痹：并用二乌，大剂量暂服，见下肢一侧疼痛剧烈，不能屈身着地，睡眠不能躺于同侧，痛多由于环跳穴经委中、承山下至昆仑穴，其发病多由感受寒冷引起，常以《金匮》乌头汤加四物汤，每每取效，取效捷否，取决于川草之剂量，川乌加草乌各用 30 克，二药皆温经散寒定痛药，而川乌之力药效持久，草乌多速，效不持久，二者并用，速效持久。然二乌《草本经》皆为大毒，是否可用此重量？经多年体会，川草乌只要配伍、煎法、服法合宜，重量大效果速而不中毒，重用二乌各 30 克，伍以生甘草 30 克，先煎一小时，后下余药，其毒自解。关于服法，一剂痛缓，二三剂痛止大半，甚至疼痛消失，或者只有痛处微麻，此时即可停用二乌，加薏苡仁 30 克，通草 20 克泄其毒，用三剂再用川乌、草乌共 30 克，同甘草同煎，如此反复十余剂，余症可愈。（摘抄自《痹症专辑·王士福治痹之秘在于重剂》）

3. 治疗风湿，类风湿关节炎 用制川乌、制草乌各 100 克，乳香、没药各 150 克，制马钱子50克，怀生地200克，薏苡仁100克制成片口服，治疗345例，（寒型），总有效率达94.9%。也有人以制川乌、制草乌为主组方治疗本病例32例，总效率达96.8%。对病人关节肿痛者，还可以用川乌头12克，草乌头60克煎汤热敷，外洗。（摘抄自《有毒中草药大辞典》川乌）

◎ 草乌头 出唐·侯宁极《药谱》

【别名】乌头、草乌、鸡毒等。

【基原】草乌头为毛茛科植物北乌头或其他多种同属植物的块根。

【主产地】浙江、辽宁、江苏、山西、安徽、湖北等省，多生长于山坡，林缘，丘陵，草甸子等地。

【采集·药材质量】秋末茎叶枯萎时采挖，除去残茎，泥沙，晒干。如圆锥形弯曲，形如乌鸦头，表面粗糙不平，暗棕色或褐色，质坚硬，难折断，断面灰白色，粉性。以个大、肥壮、质坚硬、粉性足、无残须根、味辛辣麻舌（切勿咽下）、干燥、个均匀、无蛀者佳。（见图109）

【主要成分】本品主含乌头碱、次乌头碱、新乌头碱、异乌头碱、北草乌碱、多量淀粉、糖类、甾醇等。

【药理】1.草乌头乙醇浸液有明显的镇痛作用，其效力强于吗啡。与秦艽配伍，镇痛作用可相互增加，草乌经甘草、黑豆炮制后，毒性降低，而镇痛效力不减。2.草乌头碱有局部麻醉作用，其1%的溶液效力相当于的可卡因的2倍，乌头总生物碱对兔、小白鼠具有抗炎作用，对实验性关节炎有消炎作用。3.对心脏的作用，乌头煎剂总碱能引起麻醉猫冠状动脉血流增加，小剂量乌头碱使心跳减慢，大剂量则引起心律不齐，甚至心室颤动血压下降。

【性味归经】辛、苦、热，极毒。炮制后中毒。归心、肝、脾、胃经。

【功效】祛风除湿，温经止痛，祛痰，消肿，麻醉。

【歌诀】　　草乌头辛热极毒　　散风寒湿疼痛除
　　　　　　偏正头痛痰癖结　　破伤风阴疽调敷

【应用】

1.用于风寒湿痹，草乌辛散温通，苦燥除湿，性猛而烈，通经络而利关节，直达病所。治陈久痹痛痼疾，肩背腰疼痛，筋骨痿软，手足麻木，苔薄白，脉细紧滑者。制草乌与制川乌、胆南星、防风、当归、制白附子、石膏、川芎、白芍、白芷、僵蚕、桂枝、雄黄粉、天麻、制半夏、荆芥、地龙、甘草、橘络共为细末，炼蜜为丸，温开水送服。祛风散热，舒筋活血，豁痰通络。（现代《全国中药成药处方集》追风丸）

治疗湿痹关节疼痛重着，痛有定处，手足沉重，或麻木不仁，舌苔白腻，脉象濡缓者。制草乌与制川乌、当归、川芎、薏苡仁、桂枝、羌活、独活、防风、白术、麻黄、生姜水煎服。祛风除湿，散寒通络。（清《类证治裁》薏苡仁汤）

2. 用于头痛的治疗。本品辛热散寒搜风止痛，尤适宜阳虚头痛。

治阳虚头顶痛，不可忍者。草乌头（打碎，炮）如绿豆大小与细辛、新茶芽（炒）各等分为粗末，取二钱水煎入麝香服。（宋《本事方》乌香散）

治偏正头痛。草乌头与川芎、苍术、生姜连须生葱（捣烂），同入瓷瓶封固，埋土中，春五夏三秋五冬七日，取出晒干，拣去葱、生姜，余药为末，醋面糊为丸，服时温酒饮下。（《戴古渝经验方》）

3. 用于痈疽肿毒，瘰疬，破伤风。本品极毒，以毒攻毒，开顽痰化血瘀，疗痈疽疮毒。

主治痰瘀互结成核之阴证者，症见阴症疮疡未溃者，如骨痨、流痰、附骨疽、环跳疽、瘰疬、瘿瘤、乳痰、乳癖等。生草乌与生川乌、生南星、生半夏、生磁石、公丁香、肉桂、制乳香、制没药、硇砂、冰片、制松香、麝香共为细末，取少许药粉撒膏药上敷贴患处。逐寒活血，消肿散结。（现代《实用中医外科学》黑退消）

治背疽阴证，不肿高，不焮痛，不发热，不作脓，寒湿流注，冷痛痹风，诸湿脚气，手足顽麻，筋骨疼痛，以及一切皮色不变漫肿无头，鹤膝风等。炒草乌与肉桂、煨干姜、炒赤芍、白芷、煨天南星共为细末，每用适量，热酒调服，温经活血，散风化痰。（明《外科正宗》回阳玉龙散）本方加减可用于慢性化脓性骨髓炎、骨与关节结核、肌肉深部脓肿、关节炎、关节腔慢性积液、腰椎肥大、骨质增生等。

治痈疽发背，诸般疮疖，从高坠下，打跌伤损，脚膝生疮，远年臁疮，五般痔疮，一切恶疮并皆治之。草乌头与槐枝、厚朴、当归、猪牙皂、白及、黄芩、龙骨、木鳖子仁、乳香、没药、白芷、黄柏、鳖甲、乌贼骨、白蔹、黄连、苦参、柳枝、川芎，用麻油黄丹按传统熬膏制膏药外贴。消肿止痛，排脓生肌。（宋《太平惠民和剂局方》万金膏）

治一切肿毒。草乌与贝母、天花粉、南星、芙蓉叶各等分，共为末，醋调敷四周留头，干用醋润之。（明《景岳全书》草乌揭毒散）

治破伤风。草乌（生用去皮尖）与白芷各等分为末，每取半钱，与冷酒葱白同煎服。（《儒门事亲》）

4. 用于跌打损伤，局麻制痛。本品辛温，化瘀散寒止痛，配活血化瘀、消肿止痛药可用于跌打肿痛，为伤科要药，又为局麻止痛药。

主治各种急慢性扭伤，挫伤瘀血肿痛，关节不利及关节痹痛。草乌头与三七、雪上一枝蒿、红花、骨碎补、赤芍、接骨木、冰片共为粉，研制片服。活血化瘀，止痛止血。（现代《常用中成药》三七伤药片）

用于整骨麻醉。草乌头与川乌头、皂角、木鳖子、紫荆皮、白芷、半夏、乌药、川芎、当归、大茴香、坐拏草（酒煎熟）、木香共为末，口服之，麻醉止痛。（元《世医得效方》草乌散）

此外，草乌与细辛，胆矾共为末，入麝香少许研末，指蘸药粉擦牙，有涎吐出，可治风齿牙痛。（宋《圣济总录》草乌头散）

【炮制】草乌头　取原药，除去杂质，洗净，晒干入药。

制草乌 取草乌头，大小分开，用清水浸泡至内无干心，取出加水煮4-6小时，至内无白心，口尝微有麻舌感时，取出晾半干，切厚片，晒干入药。

【用法】制草乌头3~10克水煎服，以用等量甘草先煎1个小时，后入余药再煎，亦入丸药或药酒服。制草乌毒性大减，可作内服，多用于风寒湿痹，关节肿痛，偏正头痛，脘腹冷痛，跌打肿痛等。生草乌极毒，内服0.3克即有毒性反应，多做外用，以祛寒止痛消肿。

【注意】同川乌头

【中毒与救治】中毒表现与救治与川乌头基本相同。

◎ 白花蛇 出《开宝重订本草》

【别名】蕲蛇、大白花蛇、百步蛇、五步跳等

【基层】白花蛇为蝮蛇科动物五步蛇或眼镜蛇科动物银环蛇幼蛇等除去内脏的干燥全体。

【主产地】主产台湾、福建、浙江、湖北、湖南、江西等省。五步蛇多栖于山地森林中，银环蛇栖于平原，山地，水边，草丛中。产于蕲春蕲州龙峰山、两湖、三角山一带为优。

【采集·药材质量】夏秋二季捕捉，除去内脏，干燥。大白花蛇干燥体卷成圆盘形，头在中央，盘径18-25厘米，蛇体径约3厘米，头黑三角形而扁平，鼻尖向上，口较宽大，上长有长毒牙，背部棕褐色，密被棱形鳞片，有纵向排列的24个方形灰白色花纹，腹部白色，鳞片较大，杂有多数量黑斑。尾渐细，末端呈三角形，角质，腹部黄白色，两侧多对肋骨，中间脊柱骨突出显著。气微腥，味微咸。以身干、个大、头尾齐全、花纹斑点明显、无蛀者佳。（见图110）

【主要成分】蛇毒中主含凝血酶样物质，酯酶及3种抗凝血物质。尚有胆碱、酯酶、蛋白酶、ATP酶、5-核苷酸酶、磷酸二酯酶、磷脂酶A及透明质酸酶等，还有脂肪、皂甙等。

【药理】五步蛇毒使血液失凝，广泛出血，并能发生急性溶血心肌损害，及水电电质紊乱。毒液注射动物实验，能直接扩张血管，有降低血压，对小白鼠有镇静、催眠和镇痛作用。

【性味归经】甘、咸、温，中毒。归肝，脾经。

【功效】透骨搜风，通络，定惊止痛。

【歌诀】　白花蛇甘温有毒　透骨搜风治麻木
　　　　　麻风疥毒肤瘙痒　定惊止痛治抽搐

【应用】

1. 用于风湿痹痛，筋脉拘挛，肢体麻木，中风口眼歪斜，半身不遂等，本品味虽甘咸，性温大毒，祛风之力猛，善走窜通经活络，透骨搜风，内而脏腑，外达皮毛，无处不到，凡如上述诸症皆可治之。

治中风半身不遂，口眼歪斜，肌肉麻木，关节疼痛，风癫，疥癣，恶疮诸症。白花蛇

与当归、羌活、天麻、秦艽、五加皮、防风制药酒服。（明《濒湖集简方》白花蛇酒）

治诸风一身筋骨肢节不利，颈项强痛，或臂胁攻痛，或足膝痹痛。蕲蛇（烘干）与穿山甲、当归、川芎、乳香、没药、川乌（童便制）、黄柏（盐水炒）、姜黄（炒）共为细末，早晚白汤下。搜风通络，活血止痛。（明《本草汇言》治诸风骨节疼痛方）

治风湿痹痛，跌扑伤痛，中风后四肢痿痹，步履艰难，日久不愈。白花蛇与乌蛇、全蝎、地龙、僵蚕、麝香、人参、羌活、细辛、防风、乳香、没药等56味中药共研细末，炼蜜为丸，金箔为衣，黄酒送服。祛风化湿，舒筋活络。（明《奇效良方》大活络丸）

2. 用于麻风病毒所致的手足麻木，疥癣，瘰疬，梅毒，皮肤瘙痒。本品有毒，以毒攻毒，搜风止痒，引药直达病所，为治疗风疥癣麻风恶疮之要药。

治疠疾手足麻木，毛落眉脱，遍身疮疹，皮肤瘙痒，抓之成疮及一切疥癣风疾。白花蛇与乌蛇、土桃蛇（酒浸去骨取肉）干燥，同苦参共为末，皂角熬膏和丸，防风通圣散煎汤送服，粥饭压之。清热燥湿，搜风止痒。（明《医学正传》愈风丹）

治大风病。白花蛇、乌蛇各取净肉酒炙，与雄黄、大黄共为散，白汤下。（洁古·白花蛇散）

治风瘫疬风，遍身疥癣。白花蛇肉（酒炙）与天麻、薄荷、荆芥共为末，用酒蜜共熬膏，温酒服。祛风止痒。（元《医垒元戎》驱风膏）

治杨梅疮，先服发散药，后服此。白花蛇肉（酒炙）、龟板（酥炙）、穿山甲（砂炒）、蜂房（炙）、轻粉、朱砂共为末，枣肉和丸，冷茶下。忌食鱼肉。后服土茯苓汤调之。搜风通络，解毒疗疮。（《纲目》俗传白花蛇丸）

3. 用于小儿惊风，破伤风。本品通治诸风，截惊定搐，为止风定痉之要药。

治小儿抽风。白花蛇与阿魏、朱砂、血竭、雄黄、蟾蜍、没药、月石共为散服。（现代《重订十万金方》惊风类方）

治破伤风，颈项强硬，身体强直。白花蛇与乌蛇（各项后取2寸，酒浸去骨酒炙）、蜈蚣三味共为末，煎酒小沸调敷。祛风止疼。（宋《圣济总录》定命散）也可以与蝉蜕、蜈蚣、全蝎、防风等同用，定惊止疼。

【炮制】**白花蛇**　取原药材，温水洗净，闷透切段，晒干入药。

酒制白花蛇　取白花蛇段，用黄酒拌匀，待酒吸尽，入锅文火炒干，取出放凉入药。（一般白花蛇100克，用黄酒30克左右）

【用法】5~15克水煎服，入丸散服1~1.5克，或入药酒，外用适量，酒制后减少腥臭，增加疗效。

【附药】**金钱白花蛇**

【别名】百节蛇、寸白蛇等。

为眼镜科动物银环蛇幼蛇的干燥体，多栖息于平原，丘陵，多水地带，山陵，田野，路旁。多分布于安徽、台湾、湖北、广西、海南等省。夏秋捕捉，剖腹去内脏，擦净血迹，用醇浸泡。处理后，盘成圆盘，用竹签固定，干燥。干燥体呈圆盘状，盘径3~6厘米，蛇体直径 0.2~0.4 厘米，头盘在中央，尾细常纳口内，背部灰褐色，微有光泽，有 48 个以上宽均 1~2 鳞的白色环纹，黑白相间，并有一条显著突起的脊柱。脊柱鳞片较大，呈六角形。脊鳞细密，腹部黄白色鳞片较大。尾部鳞片单行。气微腥，味微咸。以身干、头尾齐全、色泽光亮、无蛀无腐者佳。（见图 110）

性味功效归经应用与白花蛇相似，但药力较强，用量较小，一般要研末冲服，成人每次 0.5 克，亦可浸酒服。炮制法同白花蛇。

◎ 乌蛇　出《本草纲目》

【别名】乌梢蛇、剑脊乌蛇、青蛇、黑花蛇、黑乌梢等。

【基原】乌蛇为游蛇科动物乌梢蛇除去内脏的干燥体。

【主产地】浙江、江苏、湖北、广西、湖南、四川等省区多产。多栖息丘陵，田野，草丛或水边。

【采集·药材质量】夏秋捕捉，除去内脏，盘成圆形盘状，干燥。乌蛇干燥体呈圆盘状，盘径 16 厘米，头扁圆略似龟头，盘于中央，眼大而凹陷，口中有多刺小牙，尾部细小，尾端插入腹腔内，有剑脊，通体乌黑，质坚韧，气腥，味淡。以表面黑褐色、肉黄白色、脊背有棱、干燥、体完整、无蛀无腐者佳。（见图 111）

【主要成分】本品主含蛋白质、脂肪、赖氨酸、亮氨酸、谷氨酸等 17 种氨基酸及原肌球蛋白等。

【药理】乌蛇提取物实验，具有镇静，镇痛，抗炎作用，并能直接扩张血管，引起血压下降。

【性味归经】甘、平。归肺，肝经。

【功效】祛风通络，止痛。

【歌诀】　　乌蛇甘平归肺肝　　祛风杀虫干湿癣
　　　　　　小儿惊风破伤风　　风湿病痛手足缓

【应用】

1. 用于风湿病痛，本品味甘性平无毒，与白花蛇功效近而力缓，入肝搜风，祛湿通络，透关节治诸风顽痹。

治疗风痹，手足缓弱无力，不能伸举，骨节疼痛。本品酒制去骨与天南星、白附子、全蝎、防风、羌活、白僵蚕、麻黄、桂枝共为细末，蜜炼为丸温酒服。搜风通络，化痰止痹。（宋《太平圣惠方》乌蛇丸）

治历节风，风寒湿中于筋骨，关节肿痛，不能行动。乌蛇与苍术、茯苓、当归、川芎、秦艽、钩藤、羌活、薏苡仁、五加皮、川牛膝、木瓜、防己、续断、独活、杜仲、千年健、追地风、桂枝、全蝎、桑寄生、虎骨、松节、附子、追地风、青风藤、海风藤、蟅虫、甘草制药酒服。祛风除湿，活血强筋，通络止痛。（现代《重订十万金方》痿痹类·11 方）

2. 用于破伤风，小儿惊风。本品入肝，有搜风止惊定疼作用。

治破伤风，颈项强直，角弓反张等。乌蛇与白花蛇、蜈蚣共为散，煎酒小沸调服。搜风定痉。（宋《圣济总录》定命散）

治婴儿撮口，不能乳者。乌梢蛇酒浸炙干为末，与麝香调匀，荆芥汤灌之。（《圣惠方》）

治小儿一切风痛，角弓反张，抽搐甚。乌蛇与全蝎、人参、白附子、半夏、羌活、石菖蒲、天麻、僵蚕水煎日3~4次分服。化痰开窍，镇惊定搐。（宋《幼幼新书》张涣乌蛇散）

3. 用于疥癣瘙痒及白紫癜风，本品入肺，祛风燥湿，疗皮肤不仁，风疹瘙痒，疥癣疮毒，眉毛脱落，为皮肤疮毒之常用药。

治干疥瘙痒久不瘥。乌蛇（酒浸去骨炙干）与黄芪、川乌头、附子、茵芋、石楠、秦艽共为末，炼蜜为丸荆芥汤下。（黄芪丸）

治身体顽麻风。乌蛇（酒浸去皮骨，炙令微黄）与防风、细辛、白花蛇（酒浸去皮骨，炙令微黄）、天麻、独活、肉桂、枳壳、苦参共为末，炼蜜为丸服。（宋《太平圣惠方》乌蛇丸）

治风邪毒气外客皮肤，疮疖肿痛，焮赤多脓，皮肤瘙痒。乌蛇与附子、全蝎、防风、细辛、赤芍、白芷、藁本、僵蚕、独活、桂枝、半夏、吴茱萸、蜀椒、当归、黄蜡、猪脂熬膏外用。祛风通络，除湿止痒。（唐《外台秘要》乌蛇膏）

治白紫癜风。乌蛇（酒制）与枳壳、牛膝、天麻、熟地、白蒺藜（炒）、五加皮、防风、桂心共为粗末，绢盛之以无灰酒中浸之，密封七日，服药酒。忌食鸡、鹅、鱼肉、发物。（《圣惠方》）

【炮制】乌蛇　取原药材，温开水洗净，稍闷，切段，晒干入药。

酒乌蛇　取乌蛇段，用黄酒拌匀，待酒吸收，入锅文火炒干，取出放凉入药。（一般乌蛇100克，用黄酒50克左右）

【用量】10~20克水煎服，亦入丸散药酒，外用适量，酒制后减其腥味，增加效力，多作内服用。

【临床报道】五虫四藤汤治疗偏瘫

蜈蚣3条，地龙15克，䗪虫9克，全蝎6克，乌蛇9克，黄芪90克，丹参30克，鸡血藤20克，钩藤15克水煎服，日一剂，根据不同症状加减药物，共治45例，有效为93.4%。见王德文《五虫四藤汤治疗偏瘫》，《北京中医》1987，（2）19。

◎ 蛇蜕　出《神农本草经》

【别名】龙衣、蛇衣、蛇退、长虫皮等。

【基原】蛇蜕为游蛇科动物多种蛇脱下的干燥皮膜。

【主产地】以福建、安徽、浙江、江苏、台湾、湖北、湖南、四川省较多，其他省也有分布。

【采集·药材质量】全年可采，以3~4月份较多，取后除去泥污晒干。干燥的蛇蜕为不规则的圆筒形半透明皮膜，完整者长达一米以上，常压扁，皱缩或碎断。背侧银灰色，有光泽，具有棱形或椭圆形的半透明鳞片。腹部乳白色或略显黄色，鳞片呈长方形，做覆瓦状排列。质柔软，易破碎，手捏之有滑润感，气微腥，味淡或味咸。以白色、皮细、条长、粗大、完整不碎、干净无杂质者佳。（见图112）

【主要成分】本品主含骨胶原、氨基酸、糖原等。

【药理】煮沸蛇蜕提取物，冻干后得黄色粉末，有消炎止痛作用；对白血球游走有抑制作用；对足跖浮肿有抑制作用；对血管通透性亢进有抑制作用；对红血球热溶血有抑制作用。

【性味归经】甘、咸，平。归肝经。

【功效】祛风定惊，解毒，退翳。

【歌诀】　　蛇蜕性味甘咸平　　入肝祛风能定惊
　　　　痈肿疔肿瘰疬癣　　目翳内障咽舌痛

【应用】

1.用于小儿惊风，本品入肝，搜风定惊。主小儿惊风，瘛疭，痫疾，弄舌摇头等。

治小儿风痫惊热。蛇蜕与细辛、钩藤、黄芪、甘草、大黄（蒸）、蝉蜕共为细末，水煎去渣，入牛黄搅匀服之。清热除风镇惊。（宋《圣济总录》蛇蜕汤）

治小儿惊风，本品与全蝎尾、蝉蜕、僵蚕、青黛等平肝熄风药同用。

2.用于小儿咽喉肿痛，口舌糜烂，本品解毒消肿，可治热毒引起的咽肿口舌生疮。

治小儿咽喉肿痛，小儿吐血重舌。蛇蜕炒黑为末，乳汁调服。（《千金要方》）

治小儿口腔糜烂。蛇蜕焙焦与青黛、枯矾、朱砂、冰片研末涂之。（《验方》）

3.用于内障，目翳。本品入肝辟恶，内障目翳为肝邪所致，本品引诸药入肝散邪，故邪祛肝平，目自明矣。

治白内障。蛇蜕烧存性，与冰片、银朱共研细粉末点眼，日3次。（内蒙古《中华药新医疗法资料送编》）

治诸翳障。蛇蜕（焙）与蝉蜕（烘焙）、黄连、绿豆、甘草水煎服。清热解毒，退翳明目。（宋《直指方论》道人开障散）

治睑皮炎，睑缘炎。蛇蜕与蝉蜕、石决明、羌活、防风、当归、川芎、赤芍、甘草、苍术、茯苓共煎服。活血疏风，退翳明目。（元《原机启微》万应蝉花散）

4.用于痈疽，疔疮，瘰疬。本品解毒消肿，能疗痈肿疮毒，且软坚走窜散结消瘰。

治乳房肿胀疼痛。蛇蜕与鹿角、露蜂房（烧存性）研细末，黄酒冲服。每日服两次。（《吉林中草物》）

治瘰疬未溃，已破者，多年未愈者，均有特效。蛇蜕与穿山甲、乳香、没药、青皮、鸡蛋、鱼鳔、麝香、麻油同用，先将穿山甲、鱼鳔入油锅煎炸，待变色再入余药，炸枯去渣待冷，入麝香搅匀内服。（现代《重订十万金书》瘰疬类十二方）

治瘰疬溃后。蛇蜕与蜂蜜、蜈蚣麻油炸枯去渣，入淀粉用桑枝搅后冷，同时摊帖局部。（清《医宗金鉴》蛇蜕膏）

治疗肿。蛇蜕与露蜂房、乱发共烧存性,研粉空心米饮送下,盖覆出汗,更服。(宋《圣济总录》蛇蜕散)

治中耳炎。蛇蜕、人指甲、白矾、冰片同用。前二味炒存性,白矾制枯,入冰片研粉外用。

【炮制】**蛇蜕** 取原药材,去杂质,清水洗净,剪片,干燥入药。

酒蛇蜕 取蛇蜕片,用黄酒拌匀,待酒吸收,入锅文火炒干,取出放凉入药。(一般蛇蜕 100 克,用黄酒 30 克左右)

【用法】2~5 克水煎服,亦入丸散,外用适量。酒制后减其腥味,增加祛风作用,多做内服,余病症则用蛇蜕。

【注意】孕妇忌服。

【临床指导】治淋巴腺结核 取蛇蜕 3~6 寸(剪碎)分装 3 个鸡蛋内(将鸡蛋顶端打一小口,倒出部分蛋白),再用湿纸封固,置炭火中煨热食之,每次一个,日三次,治疗 6 例,服药 70~90 天,均获治愈。(摘抄自《中药大辞典》蛇蜕)

◎ 木瓜 出《雷公炮制论》

【别名】皱皮木瓜、铁脚梨等。

【基原】木瓜为蔷薇科植物贴梗海棠和榠楂树的成熟果实。

【主产地】安徽、四川、湖北、湖南等省较多。多栽培在温暖,湿润,向阳,肥沃,排水良好的土地。以安徽宣城产者佳,称"宣木瓜"。

【采集·药材质量】秋末果实成熟时采收,置沸水中烫至外皮灰白色时,捞出,纵切二半,晒干。干燥木瓜多为 2 瓣,长圆形,长 4~9 厘米,宽 2~5 厘米,棕红色或紫红色,外皮有多数不规则的皱折,边缘向外卷曲,果内红棕色,中心凹陷有子房室,种子红棕色,三角形,扁平,气微,味酸涩。皱木瓜以紫红色、个大、皮皱、干燥、无蛀者佳。另外还有榠楂树的成熟果实,称"光木瓜"。以紫红色、中等个、皮光少结、干燥、味酸、无蛀者佳。(见图 113)

【主要成分】木瓜主含皂甙、苹果酸、酒石酸、柠檬酸、维生素 C、黄酮类、鞣质,此外还有过氧化氢酶、过氧化物酶等。

【药理】1.本品对实验关节炎有明显的消肿作用。2.似有缓解胃痉挛和四肢肌肉痉挛作用,明显的有缓解腓肠肌痉挛作用。此外,有保肝、抗菌、抑制巨噬细胞和吞噬作用。临床多用于风湿麻痹、筋脉拘挛、脚气肿满、吐泻转筋等。

【性味归经】酸、涩,温。归肝、脾、胃经。

【功效】舒筋活络,平肝和胃,化湿消肿。

【歌诀】　　木瓜酸温归脾肝　　风湿痹痛筋脉挛
　　　　　　和胃化湿治吐泻　　脚气水肿冲心烦

【应用】

1.用于风湿病痛,筋脉拘挛。本品酸温入肝胃,益筋走血,温散祛邪,通筋活络,主六风顽痹。

治风湿阻络，气血不足，筋脉不利，骨节酸痛，腿脚无力，身体不遂等。木瓜与黄芪、当归、白芍、天麻、防风、威灵仙、续断、牛膝、五灵脂、虎骨、萆薢、僵蚕、松节、乌药用酒浸上药，封扎紧，14日后取出焙干，共为细末，用酒下，益气血，壮筋骨，祛风湿，通经络。（宋《三因方》舒筋保安散）

治肝肾两虚，风寒湿邪所致的腰膝酸痛，步履无力，筋脉拘挛。木瓜与牛膝、天麻、肉苁蓉、附子、虎骨同用，将前四味药浸酒10日，取出焙干，与余药共为末，酒糊为丸服，补益肝肾，祛风化湿。（宋《太平惠民和剂局方》四斤丸）

治风湿痹痛，筋脉拘挛，四肢麻木，腰膝酸痛，苔薄白，脉细弦。木瓜与当归、白芍、川芎、续断、天麻、川牛膝、虎骨、桑寄生、红花、玉竹、栀子、甘松、桑椹子加高粱酒、冰糖、蜂蜜制药酒服。祛风散寒，活血定痛。（清《胡庆余堂丸散膏药丹全集》虎骨木瓜酒）

治腰痛，补益壮筋骨。木瓜与艾叶蒸透，加蜜共杵为泥，同牛膝、巴戟天、茴香、木香、桂枝共为末和为丸，空腹淡盐汤送下。（元《御药院方》木瓜丸）

2.用于脚气肿痛。本品性温，化湿散肿，舒筋活络，善治脚气肿痛。

治湿脚气，足胫肿重无力，行动不便，麻木冷痛，或挛急上冲，胸闷冷恶。木瓜与槟榔、陈皮、吴茱萸、紫苏、生姜、桔梗共为粗末，水煎服。温散寒湿。（宋《类编朱氏集验方》鸡鸣散）本方常用于治疗脚气病、丝虫病所致的橡皮腿等。

治脚气肿胀，上冲入腹，困闷，腹胀，喘急。木瓜与槟榔、吴茱萸（炒）共为粗末，水煎服。温散寒湿，行气消胀。（元《世医得效方》木瓜茱萸汤）

3.用于吐泻转筋及血虚不能荣筋痉挛拘急。《纲目》："木瓜主霍乱吐泻转筋……"酸温和胃，化湿，入肝血舒筋活络，主痉挛拘急。

治霍乱吐泻转筋。木瓜与茴香、吴茱萸、炙甘草共为细末，加生姜、紫苏水煎入盐服。化湿和胃。（明《医学入门》木瓜汤）

治霍乱转筋，肢冷腹痛，口渴烦躁，目陷脉伏等。木瓜与蚕沙、薏苡仁、豆卷、黄连、黄芩、栀子、吴茱萸、通草、制半夏水煎，放少凉徐服。清热利湿，和中舒筋，升清降浊。（清《霍乱伦》蚕矢汤）

治吐泻不止。木瓜与米豆子、干姜、甘草共为细末，米饮冲服。（宋《鸡峰普济方》木瓜汤）

治血虚不能荣养筋脉所致的肌肉抽搐，小腿痉挛。木瓜与当归、白芍、川芎、熟地、甘草等同用，养血舒筋。

治赤白痢疾。木瓜与车前子、罂粟壳各等分为末，米饮下。（宋《普济本事方》木瓜散）

此外，本品有和胃化湿之功效，可用于治疗消化不良。

【炮制】木瓜 取原药材洗净，略泡，捞出闷透，横切片，晒干入药。

炒木瓜 取木瓜片入锅，文火炒至表面微黄，取出放凉入药。

【用法】5~20克水煎服，亦入丸散，药酒，外用适量。炒木瓜偏于和胃，多用于吐泻转筋，余病症多用于木瓜。

【注意】胃酸者不可常用。

◎ 原蚕沙 出《本草纲目》

【别名】蚕沙、蚕屎、晚蚕沙等。

【基原】蚕沙为蚕蛾科昆虫家蚕蛾幼虫的干燥粪便。

【主产地】浙江、江苏、安徽、河南、四川等省。

【采集·药材质量】4~5月收集二眠到三眠时的家蚕的粪便，除残叶，梗，晒干。干燥蚕沙为短圆六棱形小粒，表面灰褐色，粗糙，两端略平坦，质坚而脆，遇湿而碎，微有草腥气。以黑褐色、六棱形、坚实、大小均匀、干燥、完整、无残叶梗者佳。（见图114）

【主要成分】主含维生素A、B、C，蛋白质，叶绿素等。

【性味归经】甘、微辛，温。归肝、脾、胃。

【功效】祛风除湿，和胃化湿。

【歌诀】　　蚕沙性味甘辛温　　湿内阻吐泻转筋
　　　　　　风寒湿痹肢节痛　　风湿疮疹痒遍身

【应用】

1. 用于风湿痹痛。本品味辛性温，辛散温行而不燥，能祛风除湿，为治风湿痹之圣药，尤适宜于痹症偏热者。

治湿热痹症，骨节疼痛，局部红肿热痛，或兼有发热恶寒，小便短赤，舌苔黄腻。蚕沙与薏苡仁、防己、滑石、连翘、栀子、赤小豆皮、杏仁、半夏水煎服。清热祛湿，宣通经络。（清《温病条辨》宣痹汤）

治风湿痛麻木不仁。可用蚕沙水煎服，黄酒冲服。（《现代实用中药》）

治偏风筋骨瘫痪，手足不遂，皮肤顽症。可单用蚕沙炒热，袋盛热熨之。

2. 用于湿浊内阻吐泻转筋。本品性温，有和胃化浊之功效。

治霍乱转筋，肢冷腹痛，口渴烦躁，目陷脉伏。蚕沙（包）与木瓜、薏苡仁、豆卷、黄连、黄芩、焦栀子、吴茱萸、通草、制半夏水煎放凉，徐服。清热利湿，和中舒筋。（清《霍乱论》蚕矢汤）

3. 用于皮肤瘙痒，烂弦风眼，迎风流泪。本品祛风化湿，主风湿搔痒，入肝祛风，治目睑烂弦，迎风流泪。

治风瘙痒疹，偏身皆痒，搔之成疮。蚕沙与苦参、乌蛇、防风、白鲜皮、丹皮、蝉蜕、生地、赤药等凉血祛风药同用；也可单用本品水煎乘热洗之。

治风弦烂眼。本品用麻油泡3日，以油涂眼睑缘。（宋《陈氏经验方》一抹膏）

治迎风流泪。本品与巴戟天、马蔺花共为细末，用无灰酒调服。（宋《眼科龙木论》

蚕沙汤)

此外，蚕沙与黄柏同为散服。可治湿热所致的遗精白浊。

【炮制】蚕沙　取原药材，拣去杂质，筛去灰尘，即可入药。

【用法】10~30克水煎服（宜布包入煎），亦入丸散，外用适量。

◎ 伸筋草　出《分类草药性》

【别名】舒筋草、过山龙、石松、穿山龙、筋骨草、蜈蚣藤等。

【基原】伸筋草为石松科植物石松的带根全草。

【主产地】浙江、江苏、陕西、河南、山东、长江以南各地。多野生在疏林下，溪边，阴湿酸性土壤中。

【采集·药材质量】夏秋茎叶繁盛时连根拔起，除去泥沙，晒干。干燥体大致为匍匐茎呈圆柱形，细长弯曲，浅绿色，质韧，不易折断，断面为浅黄色，中央白色木心，匍匐茎茎下有多数黄白色不定根，二歧分枝，叶密生，皱缩弯曲，叶尖端成芒状，全缘，叶脉不明显，质薄，易碎，气无，味淡。以茎长、肥壮、黄绿色、干燥、较完整、不碎者佳。（见图115）

【主要成分】本品主含石松碱、石松宁碱、石松毒碱、烟碱，另含有香荚兰酸、阿魏酸等酸性物质、伸筋草醇等三萜化合物。

【药理】伸筋草水浸液及煎剂，有明显退热作用。有人报道有利尿，增进尿酸排泄作用。对痢疾杆菌有抑制作用。临床可用于风痹筋骨不舒、关节酸痛、小儿麻痹后遗症等。

【性味归经】苦、辛，温。归肝、脾经。

【功效】祛风通络，舒筋活血。

【歌诀】　伸筋草药苦辛温　祛风湿活络舒筋
　　　　　四肢关节酸疼痛　屈伸不利跌打损

【应用】

用于风湿痹痛，关节肿痛，筋骨不舒，跌打损伤。本品辛散温通，性走不守，可祛风通络，舒筋活血，又治跌打损伤。

治关节酸痛，手足麻痹。本品与丝瓜络、爬山虎、防风、薏苡仁、五加皮、鸡血藤、桑枝等同用。也可以单用本品水煎服。

治跌打损伤。本品常与当归、红花、乳香、没药、苏木等活血理伤止痛药同用。

此外，本品有利尿作用，本品常与槟榔、木瓜、白术、冬瓜皮等治疗水肿。

【炮制】伸筋草　取原药材，除去杂质，洗净，切段，晒干入药。

【用法】10~25克水煎服，外用适量。

◎ 寻骨风　出《植物名实图考》

【别名】巡骨风、清骨风等。

【基原】寻骨风为马兜铃科植物绵毛马兜铃的根茎及全草。

【主产地】河南、江苏、浙江、湖北等省，多野生在山坡、草地、路边、田边等。

【采集·药材质量】5月开花前采收，晒干。根茎呈圆柱形，长40~50厘米，直径2毫米，淡棕色或黄赭色，有纵皱纹，节有须根，断面纤维性，类白色。全草细长，淡绿色，外被白绵毛，气微香，味微苦，以根茎红棕色为佳。（见图116）

【主要成分】本品主含生物碱、挥发油、内酯、糖类、马兜铃酸。

【药理】寻骨风提出的生物碱，对小鼠实验性关节炎有明显的消肿作用。煎剂对风湿、类风湿关节炎有较好的止痛消肿，改善关节功能作用。对葡萄球菌有抑制作用。全草作粉混饲料喂小鼠，对艾氏腹水癌和腹水总细胞数有明显的抑制作用，对艾氏癌皮下瘤亦有显著效果。煎剂内服亦有效。

【性味归经】苦、辛，平。归肝经。

【功效】祛风活血，消肿止痛。

【歌诀】　　寻骨风药辛苦平　祛风活血消肿痛
　　　　　　肢体麻木跌打损　兼治胃痛疟疾病

【应用】

用于风湿痹痛，麻木，跌打损伤。本品辛散苦燥，散风湿除痹，活血消肿止痛。

治风湿关节疼痛。本品常与羌活、独活、威灵仙、防风、制川乌、制草乌等同用。

治气血虚，肢体麻木。本品与黄芪、白芍、熟地、川芎、桂枝、桑枝、鸡血藤、威灵仙、红花、薏苡仁等同用。

治跌打损伤肿痛。本品多与当归、苏木、䗪虫、乳香、没药、田三七等同用。

寻骨风单用浸酒服。治多种关节肿痛。

此外，本品还可以用于治疗疟疾，胃痛，牙痛。

【炮制】寻骨风　取原药材，除去杂质，水洗捞出闷透，切段晒干入药。

【用法】10~15克水煎服。亦入丸散，药酒，外用适量。

【临床报道】

1. 治疗风湿、类风湿关节炎有效　将寻骨风5钱，水煎20~40毫升，分2~3次饭后服。风湿性关节炎4周为一疗程，对类风湿关节炎3个月至半年为一个疗程，有一定疗效。部分病人服后有恶心、呕吐、腹痛、不思饮食、头晕、乏力、心慌、咽干等，一般坚持服用，少数病人汗多可停药，总有效达75%~88%。

2. 治疗胃痛　取寻骨风根3钱水煎服，或把生药放口中嚼烂吞服。每天1剂，服至痊愈。治疗各种胃痛400例，效果尚可。如1例十二指肠溃疡患者，服药6剂后疼痛即止，数日未发。（以上2条摘抄自《中药大辞典》寻骨风）

◎ 松节　出《本草经集注》

【别名】油松节、木榔头、黄松木节等

【基原】松节为松科植物油松、马尾松或云南松枝干上的结节。

【主产地】辽宁、吉林、河北、河南、江苏、福建、云南、贵州等省。

【采集·药材质量】全年均可采收，多在采伐或加工时锯下，选修整好晒干。以中等个、油质多、松节油气足、味微苦者佳。（见图117）

【主要成分】主含纤维素、木质素、松节油、树脂等。

【药理】本品有镇痛，抗炎作用；其提取酸性多糖有抗肿瘤作用；其提取的多糖类物质，酸性提取物都有免疫活性。临床上可用于治疗历节风、大骨节病、脚气转筋、疼痛挛急等。

【性味归经】辛、苦，温。归肝、脾、胃经。

【功效】祛风燥湿，舒筋活络，止痛。

【歌诀】　　松节药性辛温苦　风寒湿邪在筋骨
　　　　　　跌打损伤也能治　腰腿酸痛不舒服

【应用】

用于风湿痹痛，跌打损伤。本品辛散苦燥温通，来自松树枝干结节，可治人体四肢风湿酸痛，大有搜风活络止痛作用，尤善治筋骨间风寒湿邪。

治风湿搏结，气血不足，筋脉拘挛，骨节酸痛，脚腿无力，骨折伤后期。松节与虎骨、草薢、五灵脂、牛膝、续断、白僵蚕、白芍、乌药、天麻、威灵仙、黄芪、当归、防风、木瓜共用酒浸，封固，14日后取药干燥为末，用酒、米汤调下。益气血，壮筋骨，通经络。（宋《三因方》舒筋保安散）

治风湿阻络，血不养筋，筋骨疼痛，腿腰酸楚，仰俯屈伸不利，筋脉痉挛麻木等。松节与当归、虎胫骨、炙鳖甲、羌活、萆薢、秦艽、防风、川牛膝、晚蚕沙、枸杞子、干茄根制药酒服。祛风除湿，活血强筋。（明《证治准绳》史国公药酒）

治患脚屈，积年不能行，腰脊挛痹及腹内紧结者。松节煮水，渍饭，酿酒服。（《补缺肘后方》）

治跌打损伤疼痛。松节与乳香、没药、三七、桃仁、红花、䗪虫、苏木等活血化瘀止痛药同用。

【炮制】松节　取原药材，劈碎，水浸，捞出闷透，切片，晒干入药。

【用法】10~30克水煎服，亦入丸散，药酒，外用适量。

◎ **海风藤**　出《本草再新》

【别名】风藤等。

【基原】海风藤为胡椒科植物细叶青蒌藤的藤茎。

【主产地】福建、台湾、浙江、广东等省，多野生在海岸或阴湿山林中。

【采集·药材质量】夏秋割取茂盛的藤茎去叶截断晒干。干燥藤茎呈圆柱形稍扁，有膨大的节，表面灰褐色，质轻而脆，断面纤维状，木质部与射线相向放射状排列，灰黄色，有许多小孔，射线灰白色，木质部与韧皮部交界处有小洞，故横切面边缘可见小洞或

环状。中央有灰色髓。以藤条大小均匀、肥壮、干燥、气清香、味辛者佳。（见图118）

【主要成分】含细叶青蒌藤素、细叶青蒌藤烯酮、细叶青蒌藤醌醇、细叶青蒌藤酰胺、β-谷甾醇、豆甾醇，及挥发油、黄酮类等。

【药理】本品能增加冠状动脉血流量，提高心肌对缺氧的忍受力以及增加心肌局部缺血的侧支循环血流量。

【性味归经】辛、苦，微温。归肝经。

【功效】祛风湿，通经络。

【歌诀】　辛苦微温海风藤　　祛风湿活络通经
　　　　　关节不利筋拘挛　　能疗跌打损伤痛

【应用】

用于风寒湿痹，关节不利，筋脉拘挛及跌打损伤。本品辛散苦燥温通，行经络活血脉，可治风寒湿痹，舒筋通利关节，疗跌打损伤。

治风寒湿邪所致的痹症，肢体重着，关节酸痛，活动不利，得热则减，遇湿冷则剧，舌苔白腻，脉象弦紧。海风藤与当归、川芎、甘草、桂心、羌活、独活、秦艽、桑枝、乳香、木香水煎服。祛风除湿，散寒通络。（清《医学心悟》蠲痹汤）

治筋脉拘挛，关节肿痛，行走不便。本品与白花蛇、木瓜、白芍、路路通等同用。

治跌打损伤。本品与当归、川芎、桃红、红花、乳香、没药、三七等同用。

【炮制】海风藤　取原药材洗净，略泡，捞出闷透，切片晒干入药。

【用法】5~15克水煎服，或入丸散，药酒。

◎ 雷公藤　出《中国药植志》

【别名】黄藤根、断肠草、红药等。

【基原】雷公藤为卫矛科植物雷公藤的全株。

【主产地】浙江、福建、台湾、安徽、江苏、江西、广东、广西、湖南等省区。多生长在山坡、山谷、溪边、灌木林、杂木林背阴多湿，稍肥土地。

【采集·药材质量】夏秋采集，连根拔起，去净泥沙，根茎分开，晒干。干燥根茎呈圆柱形，扭弯枝状，表面淡黄色或淡橙黄色，木质坚硬，断面淡红棕色，密布针眼空洞，断边粗糙，鳞片状，栓皮易脱落，味辛辣。以浅橙黄色、皮部完整、木质坚硬、粗细均匀、干燥者佳。（见图119）

【主要成分】雷公藤根含雷公藤定碱、雷公藤扔碱、雷公藤晋碱、雷公藤增碱等生物碱；另含雷公藤内酯醇、南蛇藤醇、卫矛醇、雷公藤甲素、葡萄糖、鞣质等。

【药理】1.雷公藤内酯醇和雷公藤内酯二醇、雷公藤定碱、南蛇藤、肉桂酰胺碱均有抗白血病作用。2.雷公藤煎剂有抗炎作用。3.雷公藤皂苷口服有缓慢持久的镇痛作用。4.雷公藤皂苷饲养大鼠可见精子活力降低，睾丸精子细胞及精子发生明显蜕变及裂分。5.雷公藤水煎剂及醇提取物能杀虫，如蝇、蛆、梨叶星毛虫、卷叶虫。6.雷公藤对人、犬、猪及昆虫毒性很大，但对羊、兔、猫、鼠、鱼都无毒性。7.雷公藤甲素对白血病有明显疗效，对鼻咽癌细胞有抑制作用。

报道：雷公藤对系统性红斑狼疮有治疗作用，心功能的改善，外周血流阻抗降低，并能使患者舌尖及甲皱微循环改善，实验证明有降温作用。

【性味归经】辛、苦、寒，大毒。归心肝、脾经。

【功效】祛风除湿，消肿止痛，活血通络，杀虫。

【歌诀】　苦寒大毒雷公藤　祛风除湿消肿痛
　　　　　疗疮痈肿肤瘙痒　内服宜慎外擦用

【应用】

1.用于风湿痹痛。本品祛风除湿，活血通络，止痛消肿，性偏苦寒，尤长于除湿热之邪，治湿热所致的类风湿关节炎，风湿性关节炎及强直性脊椎炎，坐骨神经痛都有很好疗效。

治疗类风湿性关节炎，取雷公藤根剥净内外两层皮，再刮净木质部上黄色部分，取净木质部15克，加水500毫升，置陶器内，用文火煎至200毫升，过滤后再加水煎200毫升，合并2次煎液为1日量，分二次服，7日为一疗程，停药3~4天后再续服。可用于类风湿性关节炎症。(《福建药物志》)

治疗风湿性关节炎，取雷公藤片120克，泡于60%的白酒1000毫升中，搅拌后将容器密封，两周后过滤使用，即成为12%的酊剂。成人量每日15~30毫升，相当于1.8~3.6克生药，分3次，饭后服用。可治疗风湿性关节炎。常配用复合维生素B，病情控制后（一般约需3~6个月）可改用维持量，即每日或隔日服5~10毫升。对肝肾功能不佳，心脏病，高血压，严重贫血，溃疡病或过敏体质者，不用本药。见《中华外科杂志》1981，（5）：289。

治疗风湿性关节炎。本品鲜根、叶捣烂外敷，半小时去掉，否则起泡。(江西《草药手册》)

2.用于治疗疔肿疮毒，皮肤瘙痒，头癣。本品苦寒，消毒止痛，有大毒以毒攻毒，杀虫止痒。

治皮肤瘙痒，雷公藤叶与白矾、冰片捣烂擦患处，有良好的杀虫止痒效果。

治头癣。取雷公藤根皮晒干研粉，用凡士林或醋调涂患处，日1~2次。《全国中草药汇编·下册》

此外，现代临床用雷公藤片治疗慢性肾炎，红斑性狼疮等，都有一定疗效。

【炮制】雷公藤　取雷公藤根茎，洗净，连皮闷透，切片晒干入药。

去皮雷公藤　取雷公藤将皮剥净，只留木质部，入水浸，捞出闷透，切片晒干入药。

【用法】10~12克（带皮雷公藤），去皮雷公藤15~25克，任选一种，文火煎1小时以上，不宜超过2小时，再入药同煎，亦如丸散，药酒，外用适量。

【注意】1.本品大毒，孕妇，哺乳期病人不宜服。
　　　　2.严重心律紊乱，严重贫血、胃、十二指肠溃疡活动期均不宜应用。
　　　　3.忌与茶同服。

4. 用量应由小到大，煎煮时间不可短，不可过量。

【中毒与救治】中毒多是用量过大，一般在数小时内发生，首见胃痛、恶心呕吐、腹泻、肝区痛、肝肿大、黄疸，继则胸闷、心悸、呼吸困难、脉细弱、血压下降。头晕、痛、烦躁、嗜睡、口舌麻木、语言不清，甚至抽搐昏迷，1~3天后出现尿少、蛋白尿、肾功能衰竭死亡。

救治：若发现立即停药，先催吐、洗胃、灌肠，服鲜白萝卜汁4两；鲜蛇莓全草（去果）100克，生绿豆100克共捣烂，加入冷开水调匀，绞汁服。病情严重者最好转院治疗，并详细说明中毒情况和时间，以便利于救治。

【临床报道】治疗类风湿性关节炎　用雷公藤（取木质部）5钱，加水400毫升，文火煎2个小时（不加盖），得药液150毫升，残渣加水煎取100毫升，混合后早晚2次分服，7~10天为一疗程，中间停2~3天。治疗50例，用药1~20个疗程不等，多数为7个疗程。其中有44例不同程度好转或缓解。（摘抄自《中药大辞典》雷公藤）

【临床应用与研究】

1. 治疗系统性红斑狼疮　秦万章用雷公藤木质部部分制成片剂或糖浆治疗红斑性狼疮103例，有效率达91.2%，显效率为54.3%，经治疗后自觉症状，体检及各项化验指标都有明显好转。

2. 治疗牛皮癣（银屑病）　根据统计5篇论文以雷公藤不同制剂治疗本病558例，痊愈283例（36.38%），显效137例（24.55%），好转104例（18.64%），无效104例，总有效率为79.57%。多数患者用雷公藤治疗前均先后用过白血宁，乙亚胺等治疗无效。一般用药后1~2周见效，显效约在2~4周，慢者2~3月。有报告用雷公藤内酯醇软膏每日2次擦患处，治疗303例，总有效率85.15%，但易于复发。

3. 治疗皮肤真菌　用雷公藤酊剂，软膏，醋调外用治疗体癣、股癣、甲癣、足癣、花斑癣等也能取得一定疗效，总有效率为97.6%，止痒作用明显，疗程要长。（1、2、3条摘抄自《有毒中草药大辞典》雷公藤）

◎ 老鹳草　出《本草纲目拾遗》

【别名】五叶草、老贯草、老官草、老牛筋等。

【基原】老鹳草为牻牛儿苗科植物牻牛儿苗或老鹳草的干燥全草。

【主产地】牻牛儿苗多产黑龙江、吉林、辽宁、河北、河南、山东、江苏、安徽等省，多生长在山坡、田野、荒野等地；老鹳草多产东北、河北、河南、江苏、安徽等省，生长于山坡、草地、树林下、平原路边、田埂。

【采集·药材质量】夏秋果实近成熟时采收，割取地上部分，捆成把晒干。牻牛儿苗（长嘴老鹳草），截成长30~50厘米段，多不带根，茎粗2~5毫米，节明显膨大，节间长5~12厘米，多分枝，表面灰绿色，基部紫红色，有纵沟，有稀疏的白毛，质坚脆，易折断，粗纤维性，有空心，叶对生，有长柄，叶卷曲皱褶易碎，果实长椭圆形，长0.5~1厘米，有宿存花柱长2.5~4厘米，形似鹳喙，有的裂成5瓣，呈螺旋状卷曲。无臭，味淡。

以灰绿色、果实多、无根、无杂质、干燥较完整者佳。老鹳草（短嘴老鹳草）茎较细，叶圆形，长30厘米，茎1~2毫米，节间短，果实较小，花长3~5毫米，嘴长1~1.5厘米，无臭，味淡。以灰绿色、果实多、较完整、无杂质、干燥者佳。（见图120）

【主要成分】牻牛儿苗主含挥发油，油中主要成分为牻牛儿醇、槲皮素、鞣质，其他色素；老鹳草主含老鹳草鞣质、金丝桃苷等。

【药理】牻牛儿苗煎剂有广泛的抗菌作用，对金黄色葡萄球菌、卡他球菌、福氏痢疾杆菌、乙型链球菌、肺炎球菌等多种细菌有抑制作用。另外对流感病毒也有一定抑制作用。一定剂量能抑制肠蠕动，有止泻作用，大剂量可促使肠蠕动而致泻下。

【性味归经】微苦、辛，平。归肝、大肠经。

【功效】祛风活血，舒筋活络，清热解毒。

【歌诀】　　辛苦平药老鹳草　　风湿痹痛扭伤腰
　　　　　　除湿解毒治泻痢　　筋骨疼痛有疗效

【应用】

1.用于风寒湿痹，筋骨疼痛，腰部扭伤。本品辛散苦燥性平，善活血祛风，舒筋活络。

治痹痛久治不愈。老鹳草与川乌、草乌、当归制药酒服。（现代《重订十万金方》痿痹类方）

治湿邪流注关节肿痛，日久化脓。本品与川乌、草乌、羌活、独活、千年健、地风、五加皮、黄瓜子、透骨草、鸽子粪水煎加酒熏洗患处，水凉再温，以取出汗为度，日洗三次。（现代《重订十万金方》痿痹类方）

治筋骨疼痛及诸风。可并用鲜老鹳草水煎浓加蜂蜜熬膏服；或与防风、独活、威灵仙、鸡血藤等同用。

治腰扭伤。老鹳草与苏木煎汤送服血余炭。（内蒙古《中草药新医疗法资料选编》）

2.用于急慢性泻痢。本品苦平，清热燥湿解毒，有厚肠治泻痢之功效。

治急慢性肠炎泻痢。本品与大枣水煎服。（《现代实用中药学》）

治肠炎痢疾。本品与土白术、白芍、防风、黄连、炒山楂等同用。

3.用于经期受寒，月经不调。本品祛风活血，通经络。

治经期受寒，月经不调，经期发热，腹胀腰痛，不能受胎。老鹳草与川芎、大蓟、白芷水酒煎临睡前服，服后避风。《滇南本草》治以上病症，老鹳草亦可与当归、川芎、艾叶、香附、五灵脂、桂枝等同用。

此外，本品鲜草捣烂外敷，可用于治疗疔肿。

【炮制】老鹳草　　取原药材，拣去杂质，去掉残根，水洗净，捞出，切段，晒干入药。

【用法】10~30克水煎服，外用适量。

◎ **路路通**　出《本草纲目拾遗》

【别名】枫果、狼目、枫球子、狼眼、枫树球、九空子等。

【基原】路路通为金缕梅科植物枫香树的成熟果实。

【主产地】台湾、福建、广东、广西、四川、云南、贵州等省区。多生于温暖，湿润，肥沃土壤，平原丘陵，山区。

【采集·药材质量】冬季摘得，洗净，晒干，除去杂质，果柄。干燥路路通球形，直径2.5~4厘米，灰棕色至棕褐，上有多数鸟嘴状针刺，长约5~8毫米，易折断，有多数蜂窝状小孔，基部有果柄或果柄断痕，内有种子多数，多角形。以个大、气特异、味辛苦、干燥者佳。（见图121）

【主要成分】本品主含苏合香素、左旋肉桂酸龙脑酯、环氧苏合香素、异环氧苏合香素、氧化丁香烯、白桦脂酮酸等。

【药理】甲醇提取物白化脂酮酸有明显的抗肝细胞毒活性，有一定保肝作用，能抑制蛋清性关节炎肿胀。临床上可用于风湿痹痛，肢体拘挛，跌打损伤等。枫香酒精溶剂（60%）外用，能防止钩蚴侵入小鼠皮肤。临床可用于治疗风湿痹痛、跌打损伤、小便不利、经闭、乳房胀痛、乳汁不下等症。

【性味归经】辛、苦，平。归肝、胃、膀胱经。

【功效】祛风活络，通经下乳，利水消肿。

【歌诀】　　路路通药辛苦平　　乳房胀乳汁不通
　　　　　　风湿痹肢麻拘挛　　便阻水肿瘙痒风

【应用】

1. 用于风湿痹痛，四肢麻木拘挛。本品味辛苦燥，能祛风除湿，通行十二经脉。

治风湿肢节痛。本品与秦艽、桑枝、海风藤、薏苡仁、橘络水煎服。（《四川中药志》）

治风湿性关节疼痛。本品与薏苡仁、汉防己、青风藤、海风藤、桑枝、甘草等同用。

治关节疼痛、麻木、拘挛。本品与当归、川芎、羌活、威灵仙、地龙、木瓜、白芍等同用。

2. 用于乳房胀痛，乳汁不通。本品入肝胃，循行乳房，形圆多刺多孔，通经行乳。

治产后乳汁缺少不通。本品与黄芪、当归、白芷、穿山甲、王不留行等同用。

治产后气血虚缺乳。本品与黄芪、当归、川芎、白芍、熟地、王不留行、穿山甲、白术、茯苓等同用。

治产后气滞乳汁不通。本品与当归、白芍、柴胡、青皮、香附、木香、白芷、穿山甲、王不留行、全瓜蒌等同用。

3. 用于小便不利水肿。本品性平入膀胱，大能搜逐伏水，有通经利水之功效。

治小便不利水肿胀满。本品与黄芪、白术、猪苓、泽泻、茯苓、赤小豆、玉米须等配伍应用。

4. 用于疥癣，痒疹。本品有祛风除湿之功效，可治疥癣痒疹。

治皮肤湿癣。本品烧灰存性与白矾共研末，用麻油调抹。

治癣。本品烧存性与白矾共为细末，麻油调搽。（《德盛堂经验方》）

治荨麻疹。路路通水煎服；或与苦参、生地、赤芍、乌梅、白蒺藜、僵蚕、地肤子等水煎服或水煎外洗。

【炮制】路路通　　取原药材，拣去杂质即可入药。

【用法】5~15克水煎服，外用适量。

第二节　祛风湿清热药

本节药具有祛风胜湿，通络止痛，清热消肿作用，性味多辛苦寒，多用于风湿热痹，关节肿痛，若伍以温经散寒药，亦用于风寒湿痹。

◎ 秦艽　出《神农本草经》

【别名】秦纠、大艽、左秦艽等。

【基原】秦艽为龙胆科植物秦艽、小秦艽、麻花秦艽、粗茎秦艽的根。

【主产地】秦艽多产东北、陕西、宁夏、青海、甘肃、四川等省区。多生于山坡、草地、灌木丛、路旁、溪边。小秦艽多分布河北、山西、陕西、内蒙古、宁夏、甘肃、四川、新疆等地，多生于高山草地，山区荒野。麻花秦艽多分布宁夏、青海、甘肃、四川、西藏等地。多生于高山、草地、溪边。粗茎秦艽多分布甘肃、青海、四川、云南、贵州等省。多生于高山、草地、山坡、路旁、林缘。

【采集·药材质量】初春秋末采挖，除去茎叶，泥沙，晒干。秦艽根稍圆锥形，上粗下细，长7~25厘米，径1~3厘米，表面灰黄色或黄棕色有纵向扭转皱纹；根头膨大，由数个根茎组成。残存茎基部附有黄色纤维状残叶。质坚脆，易折断，断面皮部黄色，木部黄色，气特异，味苦涩。以个粗大、肉质肥厚者佳。小秦艽呈类圆锥形，长8~15厘米，径0.2~1厘米，表面黄棕色。有1个主根，下多分枝，形细长而小，质稍疏松，脆而易断，断面黄白色。麻花秦艽呈圆锥形，根较粗大，常数个交错缠绕呈辫子状或扭曲如麻花状，质轻疏松易折断，内部常有枯朽空心。粗茎秦艽根圆锥形，较粗大，不分枝，长12~20厘米，径1~3.5厘米，表面黄棕色或暗棕色，有纵向扭转皱纹。根头有淡黄色叶柄残基，质疏松，易折断，味苦涩。（见图122）

【主要成分】本品主含秦艽碱甲、秦艽碱乙、秦艽碱丙、龙胆苦苷、当药苦苷、挥发油、糖类等。

【药理】1. 秦艽对实验性关节炎有抗炎作用，可使症状减轻，消肿加快，其原理是通过神经系统以激动垂体，促使肾上腺皮质激素分泌增加而实现的。2. 此外还有解热、镇痛、镇静、升高血糖、抗菌、利尿作用。3. 对炭疽杆菌、葡萄球菌、痢疾杆菌、伤寒副伤寒杆菌、肺炎双球菌、变形杆菌等均有抑制作用。4. 还有抗过敏休克及抗组织胺作用。水煎剂在试管内对多种皮肤真菌有不同程度的抑制作用。临床上可用于治疗风湿痹痛，筋脉拘挛，手足不遂，骨蒸潮热，湿热黄疸，小儿疳疾等。

【性味归经】辛、苦，寒。归肝、胆、胃经。

【功效】祛风湿，清湿热，退虚热，退黄疸，舒筋止痛。

【歌诀】 秦艽药辛苦微寒　手足不遂肢拘挛
　　　　　骨蒸潮热阴虚用　新旧痹症及黄疸

【应用】

1. 用于风湿痹痛，手足不遂，筋脉拘挛。本品味苦能泄，辛散入肝胆养其血治其风。清湿热而舒筋脉而利关节，故祛风而不燥，称风家润药也。

治肝肾不足，气血双亏，风湿痹痛，腰膝酸软，肢节不利，或麻木不仁，舌淡苔白，脉细弱。秦艽与人参、当归、白芍、川芎、干地黄、茯苓、炙甘草、桂枝、防风、独活、桑寄生、杜仲、牛膝、细辛水煎服。益气血，补肝肾，祛风湿，治痹痛。（唐《千金要方》独活寄生汤）

治损伤或风邪袭络所致的筋肉酸痛，骨节牵强，乏力，肢体拘挛等。秦艽与当归、川芎、白芍、红花、羌活、防风、荆芥、天花粉、薄荷水煎服。疏风养血，舒筋通络。（清《伤科补要》疏风养血汤）

治气血痹阻筋脉、肩痛、臂痛、腰痛、周身疼痛，日久不愈，舌质紫暗，或有瘀斑，脉弦。秦艽与当归、川芎、桃仁、红花、羌活、五灵脂、香附、没药、地龙、牛膝、甘草水煎服。活血化瘀，通络止痛。（清《医林改错》身痛逐瘀汤）

治风湿行痹疼痛，肢体关节疼痛，游走不定，关节伸屈不利，或见恶寒发热，苔薄白或腻，脉浮。秦艽与防风、当归、甘草、赤茯苓、桂枝、杏仁、黄芩、葛根、麻黄、生姜、大枣水煎服。祛风通络，散寒除湿。（金《宣明论方》防风汤）

治风湿痹症，四肢风，手臂不收，髀脚痛弱，拘急，挛缩屈指，偏枯萎躄，瘦小不仁。秦艽与牛膝、附子、桂枝、五加皮、天门冬、巴戟天、杜仲、石楠藤、细辛、独活、薏苡仁共制药酒服。益肾壮阳，祛风治痹。（唐《备急千金要方》秦艽酒）

2. 用于风邪中络，口眼㖞斜，肢体不利等。本品入血搜风祛邪，且养血荣筋，中风手足不遂者最宜。

治风邪初中经络，口眼㖞斜，舌强语难，手足不遂，烦热口苦，苔黄。秦艽与当归、川芎、白芍、生地、熟地、白术、茯苓、羌活、独活、防风、石膏、黄芩、细辛、白芷、甘草水煎服。祛风养血，清热通络。（金《素问病机气宜保命集》大秦艽汤）本方加减可用于治疗面神经麻痹，中风后遗症轻症。

治中风手足阳明经，口眼㖞斜，恶寒发热，四肢拘挛。本品与升麻、葛根、桂枝、防风、白芷、人参、白芍、甘草、加带须葱白水煎服。益气祛风。（元《卫生宝鉴》秦艽升麻汤）

3. 用于骨蒸潮热。本品入肝，养血润燥，有退虚热，除骨蒸之功效。

治阴虚骨蒸潮热，肌肉消瘦，唇红颊赤，口干咽燥，夜寐盗汗，咳嗽困倦，脉细数。秦艽与鳖甲、地骨皮、柴胡、青蒿、当归、知母、乌梅共为粗末，水煎服。滋阴养血，清热除蒸。（元《卫生宝鉴》秦艽鳖甲散）本方可用于治疗小儿阴虚午后发热，肺结核阴阳两虚发热，阴虚经闭发热。

治肺痿骨蒸劳嗽，或寒或热，声哑羸瘦，自汗，四肢倦怠，不思饮食。秦艽与柴胡、鳖甲、人参、当归、地骨皮、半夏、紫菀、甘草，加乌梅、生姜、大枣水煎服。养阴除蒸，补气肃肺。（宋《杨氏家藏方》秦艽扶羸汤）

治阴液耗伤，元气受损。症见虚劳客热，肌肉消瘦，四肢倦怠，五心烦热，咽干颊赤，日晡潮热，盗汗食减，咳嗽脓血，胸胁不利。秦艽与人参、黄芪、茯苓、知母、桑白皮、桔梗、紫菀、柴胡、地骨皮、生地黄、半夏、赤芍药、天门冬、鳖甲、炙甘草共为粗末，水煎服。补气养阴，清退虚热。（宋《太平惠民和剂局方》人参黄芪散）

4.用于湿热黄疸，小便不利。本品苦寒入肝胆经，有清湿热，利尿退黄之功效。

治黄疸。皮肤眼睛如金黄色，小便赤。秦艽与牛乳共煎取汁，纳芒硝服。（孙思邈）

治黄疸。可单用秦艽水煎服。（《海上集验方》）

治黄疸。秦艽与茵陈、大黄、栀子、郁金、丹参等同用，清热利尿退黄；若治阴黄可与茵陈、附子、干姜、大枣等同用。治小便不利。可单用秦艽水煎服。

【炮制】秦艽　取原药材，拣去杂质，大小分开，洗净泥沙，闷透切片，晒干入药。

炒秦艽　取秦艽片入锅，文火炒至表面有焦斑，取出放凉入药。

酒秦艽　取秦艽片，用黄酒拌匀，入锅文火炒干，取出放凉入药。（一般秦艽100克，用黄酒25克左右）

【用法】10~20克水煎服，亦入丸散和药酒，外用适量。炒后味苦稍减，无致呕作用，功同生品；酒制后减其寒则性平，且增加祛风湿，舒筋活络作用，多用于痹痛，偏寒偏热均可配伍应用，余病多用秦艽。

◎ 桑枝　出《本草图经》

【别名】桑条、桑树条。

【基原】桑枝为桑科植物，桑树发出的嫩枝条。

【主产地】浙江、江苏、安徽、山东、河南等省。

【采集·药材质量】以春末采割2~3年嫩枝，去叶，晒干。干燥桑枝呈圆柱形，少有分枝，表面灰黄色或黄褐色，长短不一，质坚韧，不易折断，断面黄白色，纤维性，皮部较薄且韧，木质部黄白色，射线细密，中心有细小绵软的髓。有青草气，味淡。以质嫩、大小均匀、干燥者佳。（见图20桑叶）

【主要成分】本品主含鞣质、游离蔗糖、果糖、水苏糖、葡萄糖、麦芽糖、棉子糖、木糖、桑素、桑色素、环桑索、桑色烯、杨树宁、四羟基芪、二氢桑色素、二氢山柰酚、白桦脂酰、鞣质等。

【药理】桑色素在体外有抗菌、抗病毒作用，桑枝皮有明显的降压作用。浸出液对家兔及绵羊皆有养毛作用。桑色素还有利尿、解痉、抗病原体作用，并有显著的抗癌活性。临床上可用于治疗风湿痹痛，四肢拘挛，水肿，脚气浮肿等。

【性味归经】淡，平。归肝经。

【功效】祛风通络，利关节，行水消肿。

【歌诀】 桑枝淡平归肝经　　祛风活络关节通
　　　　　风湿痹痛肢拘挛　　治麻木行水消肿

【应用】

1. 用于风湿痹痛，肢体拘挛，麻木。本品性平入肝经，功专祛风湿拘挛，利关节治疼痛，无论寒热皆可配伍应用。

治风寒湿邪所致的痹症，肢体重着，关节酸痛，活动不利，得热则减，遇寒加重，舌苔白腻，脉象弦紧等。桑枝与羌活、独活、桂枝、秦艽、当归、川芎、甘草、海风藤、乳香、木香水煎服。祛风除湿，散寒通络。（清《医学心悟》蠲痹汤）

治风湿痹痛和劳损疼痛，关节肌肉痹痛，手足麻木，活动不利。桑枝与虎杖、金雀根、臭梧桐、红枣水煎服。祛风利湿，活血通脉。（现代《方剂学》桑枝虎杖汤）

治肩痛，筋骨酸痛，四肢麻木。可单用桑枝水煎服或桑枝熬膏服。

治寒痹。桑枝常与桂枝、防风、羌活、独活、附子、细辛等同用。

治热痹。桑枝常与防己、滑石、薏苡仁、蚕沙、甘草等同用。

2. 用于水肿脚气。本品味淡渗利，既能祛风湿，又能行水消肿。

治脚气肿胀小便不利。本品与木瓜、槟榔、紫苏、薏苡仁、陈皮、吴茱萸等同用，化湿消肿。

治寒湿侵袭下焦，脚痛麻木。本品与独活、薏苡仁、黄芪、白术、桂枝、茯苓等同用。

治脚气水肿。可单用桑枝炒香，水煎服。（《圣济总录》）

此外，桑枝与桑叶、茺蔚子水煎晚上洗脚30~40分钟，可治高血压；桑枝、槐枝、艾叶水煎洗，可治身痒。

【炮制】桑枝　取原药材，水洗略泡，捞出闷透，斜切片，晒干入药。

酒桑枝　取桑枝片用黄酒搅匀，入锅文火炒干，取出放凉入药。（一般桑枝100克，用黄酒25克左右）

【用法】 30~100克水煎服，或熬膏服，外用适量。酒桑枝增加祛风通络作用，多用于治疗风湿痹痛，余病症则用桑枝。

◎ 防己　出《神农本草经》

【别名】 粉防己、汉防己、解离、石解等。

【基原】 防己为防己科植物粉防己（汉防己）或马兜铃科植物广防己（木防己）的根。

【主产地】 汉防己主产浙江、安徽、江西、福建等省，多生于山野丘陵、草丛、矮林边缘；广防己主产河北、河南、广东、广西等省，多生于山坡、荒山、灌木丛或疏林中。

【采集·药材质量】 秋末采挖，刮去栓皮，切成长段，粗根纵剖2-4瓣，晒干。汉防己圆柱形或半圆柱形块状，稍弯曲，表面淡黄色，弯处有深陷的横纹沟，体重，坚实，断面平坦，灰白色至黄白色，富粉性，排列较稀疏的放射状纹理，纵剖面浅灰白色，维管束浅棕色，呈弯曲筋脉状纹理，味苦。以去净栓皮、粗细均匀、干燥、质重、粉性大、纤维少者佳。广防己干燥的根呈圆柱形或半圆柱形，体稍弯，弯曲处有沟纹，未刮栓皮者，表面棕色，粗糙，且多纵皱纹，有的只刮部分栓皮，露出部分灰黄色皮层；栓皮全部刮掉者，表面灰黄色，较光滑。横切面细而密的放射状纹，纵切面，可见纵向及横向排列弯曲的管束，质坚硬，不易折断。气微香，微苦涩。以块大、无栓皮、粗细均匀、干燥、质重者佳。（见图123）

【主要成分】汉防己主含汉防己甲素、汉防己乙素、汉防己丙素、尚含黄酮甙、酚类、有机酸、挥发油等；木防己主含木防己素甲、乙、丙及黑褐色结晶、木防己素丁。

【药理】汉防己总碱有明显的解热镇痛抗炎、抗菌、抗过敏、抗心律失常、利尿、降压、松弛肌肉等作用；能增加尿排泄量，明显抑制血小板聚集，促进蛋白纤维溶解，抑制凝血酶；对子宫有明显的松弛作用；临床可用于治疗高血压，冠心病心绞痛。二种防己均有抗阿米巴原虫作用。

【性味归经】苦、辛，寒。归脾、膀胱、肾经。

【功效】利水消肿，祛风除湿，止痛。

【歌诀】　　防己苦寒利水肿　　祛风湿通络止痛
　　　　　　　下焦湿热尤为宜　　寒湿应用配温通

【应用】

1.用于湿热痹症。本品辛散苦燥，善走下行，长于除湿，气寒尤善疏泄清利经络之湿热。

治湿热痹症，骨节疼痛，局部灼热肿胀，兼有发热恶寒，小便短赤，舌苔黄腻。防己与薏苡仁、滑石、蚕沙、连翘、栀子、赤小豆皮、半夏、杏仁水煎服。清热祛湿，宣通经络。（清《温病条辨》宣痹汤）

治热痹疼痛，关节红肿热痛，发热，口渴，舌质红，苔腻而润，脉数。防己与羌活、独活、赤芍、石膏、苍术、知母、鸭跖草、西河柳、甘草水煎服。祛风化湿，清热止痛。（现代《中医方剂临床手册》加减苍术石膏知母汤）

治风寒湿痹疼痛，经络不利，筋骨肢节酸痛，麻木不仁，尤以上肢肩背为甚，举动不利者。本品与姜黄、羌活、白术、炙甘草加生姜水煎服。祛风除湿，通络止痛。（宋《太平惠民和剂局方》五痹汤）

2.用于水肿臌胀。本品苦寒入脾与膀胱，泄血中湿热，壅塞不通，为治疗水肿风水要药，除十二经之水湿，利下焦湿热脚肿。

治风水，汗出恶风，身重而肿，小便不利，以及风湿，肢体重着麻木。防己与黄芪、白术、炙甘草、生姜、大枣水煎服。益气祛风，健脾利水。（汉《金匮要略》防己黄芪汤）

治疗皮水，周身浮肿，四肢肿胀，四肢聂动，小便短少，兼疲乏无力。防己与黄芪、桂枝、茯苓水煎服。益气通阳，利水消肿。（汉《金匮要略》防己茯苓汤）

治石水腹肿，腹大如瓮。防己与白术、赤茯苓、射干、槟榔、桑白皮、泽漆、楮白皮水酒各半煎服。健脾利水。（宋《太平圣惠方》白术散）

治脚气肿痛。防己与木瓜、牛膝、桂枝、水煎服。（《本草切要》）

治水臌胀满。防己与生姜同炒加水煎服。(《本草汇言》)

3. 用于痰饮症。本品苦寒,泄脏腑之水邪,经络之湿淫,痰饮内停,水湿喘嗽肿皆可治之。

治水饮内聚,壅滞不通的实证,如水走肠间,辘辘有声,腹满便秘,小便不利,口舌干燥,脉弦沉。防己与椒目、大黄、葶苈子为细末,炼蜜为丸服。攻逐水饮。(汉《金匮要略》已椒苈黄丸)

治支饮咳喘发热,心下痞满,小便不利,或兼有短气乏力。木防己与人参、桂枝、石膏水煎服。行水化饮,益气清热。(汉《金匮要略》木防己汤)

治膈间支饮喘满,心下痞坚,面色黧黑,脉沉实者。木防己与桂枝、人参、茯苓水煎服取汗,纳芒硝服。活血攻下,益气化饮。(汉《金匮要略》木防己加茯苓芒硝汤)

【炮制】防己　取原药材,水洗净稍泡,捞出闷透,切片晒干入药。

【用法】5~10克水煎服,亦入丸散服。祛风止痛用木防己。利水退肿用汉防己较好。

【注意】本品苦寒易伤肠胃造成泄泻,体弱肠胃不好者慎用,若要配伍白术、茯苓较好。

◎ 豨莶草　出《新修本草》

【别名】豨莶、肥猪草、猪膏草、希仙、大叶草等。

【基原】豨莶草为菊科植物腺梗豨莶和毛梗豨莶的地上干燥全草。

【主产地】我国大部分地区有分布,以河北、河南、湖北、湖南、广东、广西等省区较多,多生于山坡、路旁、林缘、杂草、荒野。

【采集·药材质量】夏秋开花前割取地上部分,除去残叶杂质,晒干。干燥的全草,茎呈方柱形,具有四棱,侧面凹陷成纵沟,灰绿色至灰棕色或紫棕色,被灰白色绒毛,分枝对生,有明显的节,叶对生多碎而不完整,展开完整的叶灰绿色,具翅柄,叶上下面有灰白色绒毛,边锯齿样,纸质而脆,茎轻而脆,易折断,断面黄白色的髓宽而空。茎顶叶腋有黄色头状花序,外有匙形花苞,花苞上可见柄状腺毛。气微,味微苦。以茎粗、叶多、花未开、干燥完整无蛀者佳。(见图124)

【主要成分】腺梗豨莶全草主含腺梗豨莶苷、腺梗豨莶醇、腺梗豨莶酸、谷甾醇、胡萝卜苷等,毛梗豨莶全草主含豨莶精醇、豨莶苷、豨莶新苷等。

【药理】豨莶草有抗炎、降压、扩张血管、抗血栓形成、促进肠系膜微循环、抗菌、抗病毒。对鼠疟原虫有抑制作用,有报道豨莶草降血沉有良效,又可降脂。临床上可用于治疗风湿痹痛,四肢麻木,半身不遂,高血压,疮疡肿毒,湿疹瘙痒。

【性味归经】微苦、辛,寒。归肝、脾、肾经。

【功效】祛风湿,通经络,清热解毒,退热。

【歌诀】　微苦辛寒豨莶草　　半身不遂血压高
　　　　　祛风胜湿通经络　　疮毒瘙痒湿疹疗

【应用】

1. 用于风寒湿痹,骨节肿痛,四肢麻木,脚弱无力。本品味辛,长于走窜开泄,善治风寒湿热痹症，气寒善清热化湿，对痹症偏热者最宜；蒸熟祛其寒，治肝肾之风气，四肢麻痹，骨痛膝弱。

治风湿痹痛，腰膝酸软，步履不健。本品与臭梧桐共研细末，炼蜜为丸服。祛风湿，利筋骨。（清《集验良方拔萃》豨桐丸）

治周身关节疼痛，或肌肉痛，属风湿者。本品与制川乌、地龙、木瓜、防己、秦艽、桂枝、伸筋草、灵仙、当归、红花、钩藤、木香、桑寄生、乳香、没药、枳壳、羌活、松节水煎服。祛风化湿，活络止痛。（现代《重订十万金方》痿痹类方）

治疗病风脚弱。本品九蒸九晒干，与当归、白芍、熟地、制川乌、羌活、防风共为末，炼蜜为丸，空心温酒下。（清《张氏医通》豨莶丸）

治风湿热痹，关节红肿疼痛。本品与忍冬藤、薏苡仁、防己、桂枝、知母、赤芍等同用。

治湿痹。本品多与苍术、白术、薏苡仁、当归、川芎、羌活、独活、桂枝等同用。

2. 用于中风偏瘫，手足不遂。本品如法炮制，大有益气血，除风通经络之功效。

治中风口眼歪斜，手足不遂，语言蹇涩，口角流涎，筋骨挛强，腰腿无力等症。豨莶草（酒蒸、晒九次）与蕲蛇、人参、黄芪、枸杞子、萆薢、白术、当归、苍耳子、川芎、威灵仙、半夏曲（以上诸药均用酒炒拌）、沉香共为细末，炼蜜为丸，早晚白汤送下。（《方脉正宗》）

治中风口眼歪斜，四肢顽痹。豨莶草酒蜜拌，九蒸九晒，为末，炼蜜为丸，温酒或米汤送下。（宋《严氏济生方》豨莶丸）

3. 用于头痛眩晕。本品入肝肾，如法炮制，能滋补肝肾，平肝阳，降痰火，凉血通络。

治肝肾不足的头晕目眩。酒制豨莶草与熟地、山药、山茱萸、丹皮、茯苓、泽泻、益母草、桑寄生、杜仲等同用，滋水涵木。

治肝阳上亢的头痛眩晕。豨莶草与钩藤、夏枯草、石决明、代赭石、白芍、怀牛膝、白蒺藜、菊花、黄芩等同用，平肝潜阳。

4. 用于湿热黄疸。本品入肝经，清热解毒，有利湿退黄之功效。

治急性黄疸型传染性肝炎。豨莶草与栀子、铁锈钉、三叶鬼针草水煎服。（《全展选编·传染病》）

治湿热中阻，肝胆失泄，胆汁外逆，身黄目黄尿黄之湿热黄疸。豨莶草与茵陈、栀子、丹参、郁金、垂盆草等同用。清热利湿退黄。

5. 用于痈肿疔毒，湿疹瘙痒。本品苦寒，清热解毒，尤善逐风湿诸毒，治瘙痒，兼能活血，可治痈毒疔疮。

治痈疽肿毒，一切恶疮。豨莶草与乳香、枯矾共为末，热酒调下。（《乾坤生意秘韫》）

治发背疔疮。豨莶草与五叶草、小蓟、大蒜捣烂入热酒绞汁服。（《乾坤生意秘韫》）

治疔毒疮痈，心烦寒战，神昏等。豨莶草与金银花、蒲公英、菊花、紫花地丁、苍耳子、半边莲、紫草、麻黄等水煎服。

治湿疹瘙痒。豨莶草水煎外洗；也可以配伍防风、苦参、地肤子、白鲜皮等水煎服。

此外，本品有降压作用，可用于高血压的治疗。

【炮制】豨莶草　　取原药材，拣去杂质、残梗、老梗，水洗捞出，淋水闷透，切段，晒干入药。

酒蜜制豨莶草　　取豨莶草段，用黄酒蜂蜜混合液拌匀，闷透入笼蒸7~8个小时，焖过夜，取出晒干入药。（一般豨莶草100克，用黄酒30克，蜂蜜30克）

【用法】15~20克水煎服，亦入丸散，药酒，外用适量。豨莶草苦寒，长于清肝热，解毒，多用于风湿热痹，黄疸，痈肿疔疮，风疹，湿疹瘙痒；酒蜜制豨莶草祛其苦寒之性，多用于祛风湿，强筋骨，中风偏瘫，头目眩晕，腰酸无力，肝肾两亏者最为适宜。

【临床报道】

1. 豨莶草降血沉有效　　用法：豨莶草30~50克，温开水洗净，用保温杯开水泡十分钟饮水，不拘时，每日1剂，2个月为1疗程，一般一个疗程可取效。（病例略）

2. 俞青石用豨莶草的经验

笔者20年前曾师于江苏省中医院俞青石教授，先生善用豨莶草治疗疾病，有独到之处，现介绍如下：降脂作用优于山楂、决明子；山楂虽有降脂作用，但患者服后有嘈杂的饥饿感，有增进食欲作用，而不利于高血脂患者节制饮食的原则。决明子有清肠作用，而高血脂患者往往饮食失节，肠胃功能欠佳，故多用决明子，常会致大便稀薄，便次增加等副作用，而豨莶草降脂兼有补虚，安五脏，强筋骨作用，既可达到降脂效果，又符合高血脂患者本虚标实的病机，降脂，补虚，化痰，故认为其降脂效果优于山楂、决明子。

3. 重用豨莶草美容消斑

笔者根据面色无华，晦滞不润，甚则出现瘀斑、痤疮等，多缘于心肝血虚，阴虚血燥，热毒湿盛所致的机理，以豨莶草为主，配生地、麦冬、赤芍、牡丹皮、天花粉等治疗，每获良效。（病例略）

此外，豨莶草可用于治疗过敏性鼻炎，斑秃等。（以上摘抄于《中医杂志》2001.5专题笔记）

◎ 臭梧桐　　出　汪连仕《采药书》

【别名】海州常山、八角梧桐、泡花桐等。

【基原】臭梧桐为马鞭草科植物臭梧桐的嫩枝及叶。

【主产地】河北、河南、湖北、湖南、浙江、福建、安徽、江苏、四川等省。多生于地边、路边、山谷、山地、溪边等地。

【采集·药材质量】8~10月开花后或6~7月开花前，割取嫩枝叶，晒干。干燥枝呈类圆形，略带方，棕褐色，密被短柔毛。叶对生，椭圆形，前端尖，上面灰绿色，下面黄绿色，具短柔毛，叶多皱，破碎，叶柄占全叶三分之一左右，也密被短柔毛。花多已枯萎，有长梗，雄蕊突出花冠外，已结实者，花萼宿存，枯黄色，内有果实1枚，灰褐色，三棱卵形。枝叶易脆折断，枝断面黄白色，中央有白色的髓，髓中淡黄色分隔，有特异臭气，味苦涩。以花枝干燥、叶枝比较完整、无杂质者佳。（见图125）

【主要成分】本品主含海藻素、刺槐素 –7– 二葡萄糖醛酸甙生物碱、臭梧桐甲素、臭梧桐乙素、海州常山苦素等。

【药理】本品水浸剂和煎剂有明显降压作用；开花前的枝叶较好，有一定的镇定和镇痛作用；与鬼针草、豨莶草制成的合剂，有一定的抗炎作用。

【性味归经】辛、苦、甘，凉。归肝经。

【功效】祛风除湿，活络止痛。

【歌诀】　　臭梧桐辛苦甘凉　高血压用之可降
　　　　　　风湿痹痛肢麻木　半身不遂湿疹痒

【应用】

1. 用于风湿痹痛，肢体麻木，半身不遂。本品辛散苦燥，祛风除湿，活络治痹。

治风湿痹痛腰膝酸软，步履不健。臭梧桐与豨莶草各等分为细末，炼蜜为丸服。祛风湿，利筋骨。（清《集验良方拔萃》豨桐丸）

治半肢风。臭梧桐为末，炼蜜为丸，早温开水下，晚酒下。《纲目拾遗》

2. 用于头痛眩晕，湿疹瘙痒。本品甘凉，清热祛风，有活络降压作用。

治血压高眩晕头痛。臭梧桐可单味研粉冲服，或与豨莶草配合应用。或与白芍、地龙、代赭石、牛膝等镇肝熄风药同用。

杀虫止痒多与黄柏、土茯苓、苦参等同用，或用臭梧桐煎汤外洗。

【炮制】臭梧桐　取原药材洗净，捞出闷透，切段晒干入药。

【用法】10~20 克水煎服，亦入丸散，外用适量。本品味薄，不宜久煎。

【临床报道】治疗高血压病　臭梧桐具有缓和而持久的降压作用，并有解除高血压病症状，恢复心脏功能。对抗小动脉痉挛等作用。据数十例至数百例治疗结果，降压总有效率自 56.56%~81.40% 不等。配合地龙疗效有所提高，有效率可达 81% 以上。一般服药后显著降压出现较晚，大多数在第四、五周血压开始明显下降。血压下降后，若停止服药，血压可在 1~2 周内迅速回升；如给予较小的维持剂量，则血压常可维持已下降的水平。临床症状如心悸、气急、头晕、失眠及夜尿大多有明显改善和消失。个别有心绞痛的病例，服药后亦消失，部分病例经检查证明：凡显著降压者心脏增大几乎完全恢复，期外收缩消失，但心率、心音无明显变化。心电图有冠状动脉硬化所引起的缺血现象亦可恢复；大多数眼底小动脉痉挛得到解除。实践中还观察出，疗效与年龄、病期有一定关系。40 岁以上患者降压作用较佳，对早期高血压及晚期高血压尚无严重并发症者，均有疗效，对急进型高血压和晚期高血压伴有并发症者，疗效不佳；动脉硬化者亦有疗效。副作用消化道反应较多，如口干，咽喉发烧；胃纳减退，胃不适，恶心，呕吐，便秘或稀便等，部分病人有软弱无力感。一般能忍受者，继续服药或减量后可自行消失。用法：（一）臭梧桐片剂每日 10 克~16 克，分 3~4 次服；（二）采用臭梧桐叶提取物臭梧桐甲素内服，开始每日 60~90 毫克，得降压后减至每日 40~60 毫克为维持量。分 3 次服。（摘抄自《中药大辞典》臭梧桐）

◎ 海桐皮　出《开宝重订本草》

【别名】钉桐皮、鼓桐皮、刺桐皮等。

【基原】海桐皮为豆科植物常绿乔木刺桐的干树皮。

【主产地】广东、广西、云南、贵州等省。

【采集·药材质量】春季剥去桐皮，刮去棘刺及灰垢，晒干。干燥的树皮，呈半筒状或板片状，外表灰棕色或灰黑色，有稀疏纵裂纹，较密的黄色皮孔，边缘不整齐，皮上有明显钉刺。质硬而韧，易纵裂，不易横断。断面黄白色，或淡黄色，纤维性，气微香，味苦。以张皮块大、钉刺多者、不腐不蛀者佳。（见图126）

【主要成分】本品主含刺桐灵碱、氨基酸和有机酸。

【药理】海桐皮水浸剂（1：3）在试管内对皮肤真菌有抑制作用，在体外对金黄色葡萄球菌有抑制作用。所含生物碱能麻痹和松弛横纹肌。对中枢系统有镇静作用。能抑制心肌和心脏的传导系统，大剂量可引起心律紊乱造成低血压。

【性味归经】苦、辛，平。归肝脾经。

【功效】祛风通络，化湿杀虫。

【歌诀】
　　海桐皮药苦辛平　　祛风湿通络止痛
　　四肢拘挛腰膝酸　　疥癣湿疹瘙痒病

【应用】

1.用于风湿痹痛，四肢拘挛，跌打损伤。本品入肝经血分，通经活络苦燥辛散祛风除湿，消肿止痛。

治风湿两腿肿痛，百节拘挛痛。海桐皮与羚羊角屑、薏苡仁、防风、羌活、筒桂（去皮）、赤茯苓、熟地黄、槟榔共为散，加生姜水煎服。（宋《脚气治法总要》海桐皮散）

治腰膝痛不可忍。海桐皮与牛膝、羌活、川芎、地骨皮、五加皮、薏苡仁、生地共为末，制药酒服。（《续传信方》）

治臂痛。海桐皮与黄芪、当归、川芎、赤芍、茯苓、桂枝、防风、独活、灵仙、桑寄生、秦艽、怀牛膝、姜黄、杜仲、北沙参、枸杞子、炙甘草制药酒服。祛风除湿，滋补肝肾。（清《秦笛桥医案精华》臂痛药酒）

治脚拘挛不能伸。海桐皮与当归、牡丹皮、熟地黄、牛膝、山茱萸、补骨脂各等分共为细末，入葱白水煎服。（南宋《小儿卫生总微论方》海桐皮散）

治折伤，筋骨损伤。海桐皮与当归、苏木、乳香、没药、透骨草、川椒、川芎、红花、威灵仙、甘草、防风、白芷水煎服。活络止痛。如（清《医宗金鉴》海桐皮汤）

2.用于风癣湿疹瘙痒。本品入血分，有祛风杀虫止痛作用。

治风癣有虫。海桐皮与蛇床子共为末，腊月猪板油调涂之。（《如宜方》）

治湿疹瘙痒。本品与黄柏、苦参、地肤子、防风等煎汤外洗或内服。

【炮制】海桐皮　取原药材，水洗净，捞出闷透切块，晒干入药。

【用法】10~15克水煎服，亦如丸散药酒，外用适量。

◎ 络石藤 出《本草拾遗》

【别名】络石、爬山虎、爬墙虎等。

【基原】络石藤为夹竹桃科植物络石带叶茎藤。

【主产地】全国大部分省区有分布（除青海、西藏、新疆外），多攀附在石上、堰墙、其他植物、山野、荒地上等。

【采集·药材质量】秋季落叶前采收，拣去杂质，晒干。干燥茎枝呈圆柱形，长短不一，多分枝，弯曲，表面赤褐色或棕褐色，散生着攀援的根，茎节略膨大，质坚韧，折断面淡黄白色，叶片对生，多已脱落，叶呈椭圆形或圆状披针形，淡绿色或暗绿色，厚纸质。气弱，味微苦。以茎条均匀、叶多、干燥、无杂质者佳。（见图127）

【主要成分】本品茎含牛蒡甙、络石甙、有机酸、糖类等。

【药理】1. 牛蒡甙可引起血管扩张、血压下降、有强心促进血液循环作用，大剂量可引起呼吸衰竭。2. 煎剂对金黄色葡萄球菌、痢疾杆菌、伤寒杆菌等均有不同程度的抑制作用，有抗痛风作用。此外，对离体兔肠胃及平滑肌有抑制作用。临床上可用于风湿痹痛，筋脉拘挛等。

【性味归经】微苦，寒。归肝、肾经。

【功效】祛风通络，凉血消肿，止血。

【歌诀】　　络石藤药微苦寒　　风湿痛筋脉拘挛
　　　　　　凉血消肿宜热痹　　痈肿疮毒喉生炎

【应用】

1. 用于风湿痹痛，筋脉拘挛。本品微苦性寒，入肝肾经，有祛风止痛，舒筋活络之功效，凡人筋脉拘挛，不易屈伸，服之最宜，甘凉血消肿，尤适宜热痹患者。

治热痹关节红肿，发热疼痛，口渴，筋脉拘挛，不易屈伸者。络石藤与知母、薏苡仁、赤芍、白芍、木瓜、秦艽、石膏、豨莶草、桑枝、忍冬藤、怀牛膝、甘草等水煎服。也可以单味浸酒服，治筋骨痛。也可以与五加皮、牛膝水煎服，白酒为引，治关节痛。

2. 用于疮疡肿毒，喉痹等。本品苦泄寒降，凉血消肿，又谓清热解毒之药。

治疮疡肿毒凝聚作痛。鬼系腰、皂角刺（炒）、瓜蒌仁（炒）、甘草节、没药、乳香，水酒各半煎服。解毒散结，消肿止痛。（宋《外科精要》止痛灵宝散）

治喉痹咽塞，喘息不通。络石藤常与桔梗、玄参、麦冬、甘草、射干等同煎服；也可单用络石藤水煎慢慢咽下。

此外，本品有凉血止血作用，也可以内服止血，也可以单用本品干燥外用止血。

【炮制】络石藤　取原药材，拣去杂质，洗净切段，晒干入药。

【用法】5~15克水煎服，亦入丸散药酒，外用适量。

◎ 穿山龙 出《东北药用植物志》

【别名】穿地龙、狗山药、土山薯、地龙骨等。

【基原】穿山龙为薯蓣科植物穿龙薯蓣的根茎。

【主产地】辽宁、吉林、黑龙江、内蒙古、河北、河南、山西、陕西等省区。多生山坡、林缘、落叶林下及沟边疏松肥沃的砂质土壤。

【采集·药材质量】秋季采挖，除去细根，泥沙，刮去栓皮，晒干。干燥的根茎呈圆柱形，有不规则的分枝，表面黄色或棕褐色，两侧散生细须状根或细根断痕，全体略似鹿角。质坚硬，断面淡黄色，粉性，气微，味苦涩。以根茎粗长、土黄色、质坚硬者佳。（见图128）

【主要成分】本品主含薯蓣皂甙等多种甾体皂甙。

【药理】本品有镇咳、祛痰、平喘作用，能降低兔血胆甾醇及血压，延缓心律，增强心收缩振幅，增加尿量。降低 β/d 脂蛋白比例，改善冠状循环，对轻度动脉粥样硬化有效。

【性味归经】苦，微寒。归肺、肝脏。

【功效】祛风活血，清肺化痰，清热解毒。

【歌诀】　　穿山龙药苦微寒　　平喘止咳化热痰
　　　　　　祛风湿通经活络　　跌打扭伤腰腿酸

【应用】

1. 用于风湿痹痛，四肢麻木及跌打损伤。本品味苦微寒，祛风除湿以治痹，入肝经舒筋活络以止痛，其气凉，治热痹最宜。

治热痹关节肿痛。常与薏苡仁、桑枝、防己、秦艽、忍冬藤等清热除风止痛药同用。

治腰痛腿酸，筋骨麻木，劳损。可单用穿山龙水煎加黄酒红糖服。

治闪腰岔气，扭伤作痛。穿山龙水煎服。（《河北中药手册》）

2. 用于痰热咳嗽。本品微寒，有清热化痰作用，可治慢性痰热咳嗽。

治慢性气管炎咳嗽。穿山龙与贝母、桑皮、杏仁、冬花、枇杷等同用化痰止咳平喘。也可以单用穿山龙煎浓服之。

3. 用于痈肿疮恶。本品微寒清热解毒，兼活血通络，有解毒止痛作用。

治痈肿疮毒。穿山龙多伍以金银花、当归、白芷、皂刺、蒲公英、甘草等同用。也可以用穿山龙与苎麻根等量捣烂外敷。

治蛇毒咬伤。单用穿山龙水煎服，同雄黄、白矾加白酒研糊外敷患处。

此外，本品还有消食，截疟作用。

【炮制】穿山龙　取原药材，水洗泡，捞出闷透，切片晒干入药。

【用法】15~30克水煎服，外用适量。

◎ 丝瓜络 出《本草再新》

【别名】丝瓜筋、丝瓜瓤、丝瓜线、天罗线等。

【基原】丝瓜络为葫芦科植物丝瓜老熟果实的纤维管束。

【主产地】全国各地菜园庭院，农村庄周围闲置地段等多有种植。

【采集·药材质量】夏秋果实成熟，果皮变黄，内部干枯时采摘，拣去外壳，种子，洗净，晒干。干燥丝瓜络多为丝状维管束交织组成的长圆筒样网络状物，两端稍细，略弯，表面淡黄白皮，极粗糙，有的有残存果实膜状果肉和少量黑色种子。质轻质韧，不能折断，横切面可见子房子室形成的3个孔腔。气微，味淡。以粗长、完整、表面黄白色、干燥、筋细质韧、无皮无膜、无种子、不霉者佳。（见图129）

【主要成分】丝瓜主含丝瓜皂苷、木聚糖、纤维素、甘露聚糖、半乳聚糖、木质素等。

【药理】本品水煎剂有抗炎、镇痛和镇静作用。临床上可用于治疗风湿痹痛，胸肋痛，咳嗽痰多和疮肿，乳痛等。

【性味归经】甘，平。归肺、胃、肝经。

【功效】活血通络，解毒化痰，利尿消肿。

【歌诀】　　丝瓜络性味甘平　通经活络止痹痛
　　　　　　咳嗽胸闷痰壅滞　胸肋胀乳房疾病

【应用】

1. 用于热痹肿痛。本品甘平归肝入经络，祛风清热，又活血通络，最适宜湿热痹阻，骨节热痛，肌肉麻木，手足拘挛患者。

治热痹关节肿痛。丝瓜络与防风、薏苡仁、忍冬藤、穿山龙、秦艽、生地、白芍、甘草等同用。清热祛风，通络止痛。若关节发热灼痛，可与石膏、知母、薏苡仁、白芷、鸡血藤、鹿衔草等同用。

2. 用于肺热咳喘。本品入肺，偏凉化痰通络，有辛凉宣泄作用。

若痰热阻肺，咳痰不爽，发热等，本品可与薏苡仁、芦根、冬瓜子、败酱草等同用。

3. 用于胸痹，胸肋胀痛。本品甘平入肝肺，善化痰通络止痛。

治胸痹痰气壅滞，咳嗽气喘，胸背痛，短气。丝瓜络常与全瓜蒌、薤白、丹参、枳实等同用，通痹化痰宽胸。

治肝气郁滞，胸肋胀满痛。丝瓜络常与柴胡、白芍、川楝子、枳壳、香附、郁金、甘草等同用，疏肝理气消胀。

4. 用于乳房疾病。本品入肝胃，属乳络范围，且偏凉，活络散结，消肿止痛。

治热毒壅滞肝胃二经，乳房红肿热痛。丝瓜络与赤芍、皂刺、蒲公英、金银花、连翘、青皮、甘草等同用。清热解毒，散结消肿。

治产后乳汁不通，两肋胀痛。丝瓜络与柴胡、瓜蒌、青皮、穿山甲、王不留行、当归等同用通络下乳。

5. 用于血滞经闭，痛经。本品活血通络入肝，可治气滞血瘀经闭。

治血滞经闭，小腹疼痛，以及经来腹痛，夹有血块。丝瓜络与当归、川芎、红花、五灵脂、香附、白芍、延胡索、甘草等同用。活血化瘀，通经止痛。

6. 用于崩漏，肠风下血。本品甘凉，制炭有凉血止血功效。

治崩漏下血鲜红。丝瓜络炭与生地、当归、阿胶珠、炒黄芩、仙鹤草、白芍、煅牡蛎、煅龙骨、血余炭等同用，凉血止血。

治肠风下血。丝瓜络炭与地榆、槐花、乌梅炭、侧柏叶等同用凉血止血。

此外，本品甘凉有清热解毒，活血通络作用，还可用于痈疽，化脓性鼻窦炎，睾丸炎的治疗；干燥研末，麻油调敷，外用治疗水火烫伤等。

【炮制】丝瓜络 取原药材，洗净尘灰，挑去残留种子，压扁切段，晒干入药。

丝瓜络炭 取丝瓜络段入锅，武火炒至表面焦黑，喷水灭火，取出放凉入药。

【用法】10~20克水煎服。大剂量可用至60克，外用适量。炒炭性涩，有止血功效，多用于肠风下血和崩漏。余病症多用丝瓜络。

【附药】丝瓜藤 为丝瓜的干燥蔓藤。味苦，微寒。归心、脾、肾经。有舒筋活血，解毒之功效。常用于腰膝酸痛，四肢麻木，慢性气管炎，萎缩性鼻炎，慢性副鼻窦炎，鼻流黄水，嗅觉失灵的治疗。 用法：30~60克水煎服。炒炭酒调服治鼻流黄水。

第三节 祛风湿强筋骨药

本节药物具有祛风湿、补肝肾、强筋骨、壮腰膝等作用，大多数性味甘温，入肝肾有补益作用。多适宜于风湿日久，累及肝肾所致的腰膝酸软无力，疼痛，肾虚腰痛，痿痹，中风后半身不遂等。

◎ 五加皮 出《神农本草经》

【别名】南五加皮等。

【基原】五加皮为五加科植物五加、无梗五加或刺五加的根皮。

【主产地】陕西、河南、山东、安徽、湖北等省。多生长于向阳山坡、草丛、林缘等地。

【采集·药材质量】夏、秋采挖，剥取根皮，晒干。干燥根皮多呈卷筒状，表面灰褐色，内皮淡黄色或浅黄棕色。质脆，易折断，断面不整齐，浅灰黄色，气微香，味涩苦。以粗长、皮厚、气香、无木心、干燥者佳。（见图130）

【主要成分】南五加主含挥发油、鞣质、棕榈酸、亚麻酸、维生素A、维生素B_1；短梗五加含木脂素、甙类；刺五加含多种糖甙等。

【药理】1. 短梗五加皮有抗炎、镇痛作用。2. 刺五加有抗疲劳作用，兴奋作用较人参为强，增加大脑皮层的抑制作用，增加机体抗病能力，能减轻寒冷、灼热，对放射性损害有保护作用，有明显抗紧张作用。增强人体免疫功能，能调整血压，使恢复正常，能兴奋肾上腺，性腺，降低尿糖，血糖。3. 五加皮煎剂在试管内对金黄色葡萄球菌、绿脓杆菌有抑制作用。4. 还有利尿、祛疼，镇咳作用。临床上多用于治疗风湿痹痛、腰膝酸软、小儿迟行、水肿、脚气浮肿等。

【功效】辛、苦，温。归肝、肾经。

【性味归经】祛风湿，强筋骨，利尿消肿。

【歌诀】　　五加（皮）辛温归肾肝　　风湿痹痛肢拘挛
　　　　　　南加无毒补肝肾　　　　　北加有毒利小便

【应用】

1.用于风湿痹痛，四肢拘挛。本品辛能散风，苦能燥湿，温通除寒，故风寒湿邪所致的痹痛，筋脉缓纵，筋脉拘挛皆可治之。

治四肢受风，手臂不收，髀脚疼弱，或有拘急，挛缩屈伸不利，偏枯痿躄，瘦小不仁顽痹者。五加皮与秦艽、牛膝、附子、桂心、天门冬、巴戟天、杜仲、石楠、细辛、独活、薏苡仁制药酒服。祛风强筋，通络治痹。（唐《备急千金要方》秦艽酒）

治筋脉拘挛疼痛，遇寒加剧，寒湿痹痛等。五加皮与炒枳刺、两面针根皮、丹参、秦椒、薏苡仁、川芎、炮姜、白鲜皮、通草、炮天雄、大麻仁、官桂、当归、甘草共为粗末制药酒服。温散寒湿，活血止痛。（唐《千金要方》五加皮酒）

治风湿骨痛，劳损腰背伤痛，四肢麻木，骨节酸软，苔薄白脉弦。五加皮与丁公藤、麻黄、桂枝、白芷、威灵仙、青蒿子、羌活、独活、小茴香、防己、当归、川芎、栀子、共为粗末，浸酒14日后服用。祛风除湿，通络止痛。（现代《上海市药品标准》冯了性药酒）

2.用于肝肾不足，腰膝酸软，小儿迟行。本品入肝肾经，有补肝肾益精血，强筋骨之功效，故腰膝酸痛，小儿脚弱迟行最宜。

治肾虚腰脊疼痛。五加皮与杜仲（炒）各等分为末，酒糊为丸服。（宋《卫生家宝》五加皮散）

主治神经衰弱，冠心病，白细胞减少，精力不足，未老先衰，病产后失调。刺五加制成冲剂、糖浆或片剂口服。提神益脑，增进食欲，聪耳明目，补胃健脾。（现代《常用名方新用途》五加参冲剂、片、口服液）

治小儿四五岁不能行。五加皮与川牛膝、木瓜各等分为末，空心米饮调下。补肾健骨。（明《保婴撮要》五加皮散）

治腰膝软弱。五加皮常与杜仲、怀牛膝、桑寄生、菟丝子、淫羊藿等同用，滋补肝肾。

此外，五加皮有补中益精，强筋骨益智作用，可治男子阳虚小便余沥，阴囊潮湿，健忘等。刺五加片早已用于临床。

【炮制】**五加皮**　取原药材，拣去杂质，水洗，捞出闷透，切段，晒干入药。

【用法】10~15克水煎服，亦入丸散，外用适量。

【注意】五加皮有南五加皮和北五加皮两种。上面说的是南五加皮，为五加科植物刺五加的根皮，无毒，有补肝肾，强筋骨，祛风除湿等作用；而北五加皮也叫香五加、杠柳皮，为萝藦科植物杠柳的根皮。（别名：羊角叶），本品辛、苦、微温，中毒。亦有祛风湿，强筋骨，强心利尿止痛功效，但不可过量或久服，以免中毒，二者应严格区别开来，决不可混淆。（详看后香加皮）

◎ 虎骨　出《本草经集注》

【基原】虎骨为猫科动物虎的骨骼。

【主产地】东北、西南、华南诸省高山草地、树林中。（列入国家保护动物）

【采集·药材质量】冬春捕捉，去皮肉取骨。骨以表面细腻，油润，呈黄白色，断面中空约三分之二，质重坚实，比重是牛骨的一倍。以气腥、个大、体重、坚实、黄白色、无残肉者佳。（见图131）

【主要成分】主含钙、磷，多种微量元素，蛋白质，骨胶等。

【药理】骨粉混悬剂对大鼠甲醛性"关节炎"和蛋清"关节炎"均有显著的抑制作用；初步观察虎骨胶具有良好的镇痛作用。

【性味归经】辛，温。归肝、肾经。

【功效】祛风健胃，镇惊定痛。

【歌诀】　　虎骨辛温入肾肝　　风湿痹痛腰膝酸
　　　　　　肝肾两虚筋骨痿　　养血补精神自安

【应用】

1. 用于风湿痹痛，肝肾两虚所致的腰膝酸软，筋骨痿软无力。本品辛温入肝肾，养心补精，有祛风湿强筋骨之功效。

治风湿痹，劳损筋骨酸痛，四肢麻木拘挛，腰膝酸软。虎胫骨（酥）与木瓜、川牛膝、续断、桑寄生、当归、川芎、天麻、栀子、玉竹、甘松、红花、桑椹子用高粱酒加冰糖，制药酒服。祛风散寒，活血定痛。（清《胡庆余堂丸散膏丹全集》虎骨木瓜酒）

治风湿阻络，血不养筋，筋骨疼痛，腰腿酸楚，仰俯屈伸不利，及中风后舌强语謇，四肢麻木，手足不遂，瘫痪痿痹。虎胫骨与当归、羌活、炙鳖甲、秦艽、防风、萆薢、川牛膝、松节、晚蚕沙、枸杞子、干茄根制药酒服。祛风除湿，活血强筋。（明《证治准绳》史国公药酒）

治肝肾不足的痿症，腰膝酸楚，筋骨肌肉痿软欲废，腿足无力，步履不便等。虎骨与白芍、熟地、龟板、黄柏、知母、锁阳、干姜、陈皮共为细末，炼蜜为丸服。滋阴降火，强健筋骨。（元《丹溪心法》虎潜丸）

治历节风百骨节疼痛，昼夜不可忍。虎胫骨（酒）与没药（研）共为末，温酒调下。（宋《圣济总录》没药散）

2. 用于健忘惊悸。本品有养血补血，镇惊安神作用。

治精血不足之惊悸不安。虎骨与人参、当归、熟地、炒枣仁、远志、柏子仁、菟丝子、茯苓、龙骨、炙甘草等同用。益气养血，补心安神。

治健忘惊悸。虎骨（酥）与白龙骨、远志各等分为末，生姜汤送服。（元《永类钤方》预知散）

此外，还用于久泻久痢，痔漏脱肛，为炭制粉外用，治烫火灼伤。

【炮制】虎骨　取原药材，去净残筋余肉，洗净，晒干入药。今用狗骨代替。

酥虎骨　　取虎骨涂抹麻油,置炭火上烧烤,烤干再擦油,反复多次操作,直至以酥为度。

醋虎骨　　将沙子入锅,中火炒至沙疏松时,把打碎的虎骨入锅,翻炒至黄色时,筛去沙子,把炒后的虎骨倒入醋内淬酥,取出晾干入药。(一般100克虎骨,用食醋40克)

【用法】10~15克水煎服,或入丸散药酒,外用适量。虎骨益精血,多用于筋骨疼痛、痿痹无力;醋、油酥后,宜于加工,有效成分易出,多用于风湿痹痛。

【附药】**豹骨**　出《医林纂要探源·药性》

为猫科动物豹的骨骼。主产:四川、云南、贵州、甘肃、湖北、河南、青海、宁夏、陕西等省区。性味归经、功效与主治与虎骨相似,多作虎骨的代用品。

◎ 桑寄生　　出《雷公炮炙论》

【别名】桑上寄生、寓木、寄生树等。

【基原】桑寄生为桑寄生科植物桑寄生和槲寄生等带叶的茎枝。

【主产地】东北三省、内蒙古、山西、陕西、河北、河南、山东、福建、安徽、广西、广东、贵州等省区。桑寄生主产广东、广西、福建、台湾等省。常寄生在桑、柳、榆、桦、杨、油茶、沙梨、酸枣、龙眼等树上。槲寄生多产北方。

【采集·药材质量】一般夏季采割,除去粗茎,切段晒干。桑寄生,又名广寄生,干燥茎枝是圆柱形,具分枝或枝痕,表面灰褐色或红褐色,嫩枝上带有细毛及叶,叶长椭圆形对生或双生,多脱落,似革质,质坚硬,断面不平坦,气无味淡。以茎枝粗细均匀、叶多、外皮棕褐色、附有桑树干皮者佳。槲寄生,又名北寄生,一般冬季采收。干燥枝茎呈圆柱形,表面黄棕色或灰色,无叶或枝稍带叶,有明显的纵皱纹,茎有节,由节生出2~3个分枝,质轻而脆,易折断,断面不平坦,纤维呈放射状,并有粉状物散出,叶对生,叶片长卵形,稍厚有光泽,似革质而略柔,黄棕色,叶脉三条。气微,味略苦,以茎条均匀、色黄绿、带叶、干燥、整齐不碎者佳。(见图132)

【主要成分】本品主要含槲皮素、槲皮甙、黄酮甙类等;槲寄生含齐墩果酸、β-香树脂醇、内消旋肌醇、黄酮甙等。

【药理】桑寄生具有降压、强心、镇静、利尿作用,能舒张冠状动脉血管,增加冠脉流量,对脊髓灰质炎病毒和其他肠道病毒有明显的抑制作用,对伤寒杆菌及葡萄球菌的生长有抑制作用。临床上常用于风湿痹痛,腰膝酸软,胎动不安,漏胎等。

【性味归经】甘、苦,平。归肝、肾经。

【功效】补肝肾,强筋骨,祛风湿,养血安胎。

【歌诀】　桑寄生药苦甘平　　补肾益肝眩晕停
　　　　　祛风胜湿强筋骨　　治漏安胎固任冲

【应用】

1.用于肝肾不足,风湿痹痛,腰膝酸软。本品入肝肾,味苦甘平,其气平和,不寒不热,能祛风除湿,通调血脉,为补益肝肾之要药,肝肾得补筋骨有力,痹痛腰膝酸软则愈。

治肝肾两虚，气血不足，风湿痹痛，腰膝酸软，肢节不利或麻木不仁。桑寄生与独活、杜仲、牛膝、细辛、秦艽、茯苓、桂枝、防风、川芎、人参、甘草、当归、芍药、生地水煎服。补气血，益肝胃，祛风湿，止痹痛。（唐《备急千金要方》独活寄生汤）

治臂背疼痛，屈伸不利，抬举不便。桑寄生与黄芪、枸杞子、怀牛膝、秦艽、当归、姜黄、威灵仙、赤芍、海桐皮、桂枝、川芎、炙甘草、北沙参、独活、茯苓、防风、杜仲制药酒长时间服用。有通经络，补肝肾，壮筋骨之效。（清《秦笛桥医案精华》臂痛药酒）

2. 用于肝阳上亢，肝风内动的眩晕。本品入肝肾，"诸风掉眩，皆属于肝。"肝肾同源，肾水亏泛不能滋养肝木，或肝阴不足，阴不潜阳所致的头痛眩晕，皆可治之。

治肝风内动所致的头晕头痛，睡眠不宁，耳鸣眼花，震颤，甚至半身不遂，舌红，脉弦数。桑寄生与天麻、钩藤、石决明、栀子、黄芩、杜仲、牛膝、益母草、茯神、夜交藤水煎服。平肝熄风，清热安神。（现代《杂病证治新义》天麻钩藤饮）本方加减可用于治疗高热惊厥，癫痫，肾型高血压等。

治妊娠后期，因气血亏损，肝阳上亢，头痛眩晕，手足抽搐，舌红脉弦等。桑寄生与钩藤、当归、茯神、人参、桔梗水煎服。熄风安胎。（宋《妇人良方》钩藤汤）本方加减可用于治疗妊娠高血压，妊娠子痫。）

3. 用于肝肾两虚所致的漏胎，胎动不安。本品甘平气和，不寒不热，寄生于桑、杨、榆、桦树上抽取精华，滋肝肾养精血，肝肾得充，则胎气自安。

治妊娠胎元不固，胎动不安，腰酸腹坠，下部见红，或屡有滑胎，以及胎萎不长，胎音微弱。桑寄生与菟丝子、续断、阿胶同用，前三味为末，阿胶烊化和药末制丸服。固肾安胎。（近代《医学衷中参西录》寿胎丸）

治妊娠胎动不安，心腹刺痛。桑寄生与艾叶、阿胶珠水煎服。（《圣惠方》）

治胎动不安，胎漏，滑胎。桑寄生与吉林参、党参、白术、菟丝子、续断、阿胶（烊化）水煎食前淡盐汤送服。补肾健脾，固气养血。（现代《实用专病专方临床大全》滋肾育胎丸）

此外，桑寄生还用于病后体虚，早期心脏病。

【炮制】桑寄生 取原药材，拣去杂质洗净，闷透切段，晒干入药。

【用法】10-30克水煎服，大剂量可用至120克，亦入丸散，药酒。

【临床报道】

1. **桑寄生治疗冠心病心绞痛** 将桑寄生制成冲剂，每包相当于生药1.3两，日服2次，每次服0.5包，少数病人每次服1包。观察54例，疗程4月至5月不等。治疗期间高血压者继续服降压药，原用复方硝酸甘油者，仍继续服用。结果心绞痛改善的有效率为76%，其中显效率为24%（心绞痛程度减轻二级）。心电图改善有效率为44%，显效率为25%。（摘抄自《中药大辞典》桑寄生）

2. **桑寄生治疗高血压** 笔者用该药治疗肝阳上亢，气血亏损，肾精不足型眩晕均获良效。临床中可配方使用，亦可单独泡水长期服用。

例：王××，女，49岁。1999年3月因反复头昏，头胀痛，伴头晕，心烦易怒，心悸，睡眠多梦，四肢麻木就诊。血压170/100毫米汞柱。中医诊断为眩晕（肝阳上亢），西医诊断为原发性高血压1级，给天麻钩藤汤加减4剂，水煎日服1剂，配合复方降压片1片，丹参片2片，肌苷2片，每日5次，共服4天，血压正常稳定，自觉症状消失，后改用桑寄生30克，开水泡茶长期饮用，再配合以上药通服15天后停药。多年来桑寄生泡茶饮用治疗高血压控制满意，效果良好。

3. 桑寄生：治疗风湿性心脏心律失常；冠心病心律失常；更年期综合征心律失常。

4. 桑寄生治眩晕效佳：凡遇肝肾不足，虚风内动者，单味服或加入相应处方中疗效可靠。

5. 桑寄生治疗血小板减少症有效。

6. 桑寄生治疗强直性脊椎炎有效。 最大量用至90克。

2、3、4、5、6条摘自《中医杂志》2002，（11）专题笔记。

◎ 狗脊 出《神农本草经》

【别名】金毛狗脊、金毛狗、金狗脊、苟脊等。

【基原】狗脊为蚌壳蕨科植物金毛狗的根茎。

【主产地】主产云南、贵州、广西、四川、福建、浙江等省区。多生长山脚、沟边、林下、阴湿处酸性土壤。

【采集·药材质量】秋末冬初地上部分枯萎时采挖，去净泥沙，削去细根，叶柄及黄色柔毛，切片晒干，称生狗脊；或水煮或蒸后晒六七成干再切片，称熟狗脊。狗脊根茎为不规则块状，外附光亮金黄色长柔毛，上端有数个棕红色叶柄残基，叶柄背部有凸起棱脊。质坚硬，难折断，断面黄白色或浅棕色，平滑细腻，近边缘处存一条明显隆起棕色环边，中间浅棕色，满布小点，边缘均不整齐，生狗脊表面有未去净金黄色柔毛。熟狗脊片断面为黑棕色或棕黄色，余与生者相同。总之以片厚薄均匀、坚实无毛、干燥、无空心、味苦甘者佳。（见图133）

【主要成分】狗脊主含萜类成分，挥发油、香荚兰乙酮、香草醛、β-谷甾醇、胡萝卜苷、原儿茶酸等。

【药理】本品有增加心肌营养与血流量作用，连续给药时可产生蓄积作用。其金色绒毛有制血作用。临床上多选用治疗风湿腰痛脊强，肾虚腰脊软弱，肾虚、遗尿、白带等。

【性味归经】苦、甘，温。归肝、肾经。

【功效】补肝肾，强腰膝，祛风湿。

【歌诀】　　甘苦温药说狗脊　　祛风补肾强腰膝
　　　　　　腰痛遗尿白带多　　温补固摄治不足

【应用】

1. 用于风湿痹痛，腰膝酸软。本品苦能燥湿，甘能益血，温补能散能行，可为养肝肾，通调百脉，强腰脊，坚筋骨，利关节，除风湿，治痹痛，治腰膝酸软之要药。

治风寒湿痹，皮肉不仁，筋骨疼不可忍。狗脊与茵芋、草薢、蜀椒（炒）、肉桂、附

子（炮）、牛膝、石斛、生姜浸酒服。祛风治痹，强筋健骨。（宋《圣济总录》茵芋浸酒）

治风湿骨痛，腰膝无力。狗脊与香樟根、马鞭草、杜仲、续断、铁威灵仙、牛膝泡酒服。（《贵州中草药》）

2.用于肾虚腰痛，肾气不固遗尿，尿频，白带过多。本品滋肾养血，腰为肾之府，肾气不固，失溺不节，女人带脉冲任俱虚则淋沥白带。本品除湿益肾，诸症则愈。

治肾阳虚，腰膝酸软，神气疲怠，阳痿早泄，精寒不育，滑泄遗精，小便失禁，耳鸣耳聋，眼目昏花等。狗脊与淫羊藿、女贞子、菟丝子、金樱子水煎浓缩，制片淡盐汤送服。补阳固精，强筋健骨。（现代《常用中成药》补肾强身片）

治阳虚畏寒，腰膝酸软，气血不足，精神疲乏，舌质淡苔薄白，脉细软无力。狗脊与红参、鹿肉、淫羊藿、白术、鸡血藤、党参、锁阳、续断、旱莲草、玉竹、仙鹤草、女贞子、熟地水煎浓缩成膏服。益气养血，补肾壮阳。（现代《中药知识手册》参鹿补膏）

治肾虚腰痛，小便过多。狗脊与木瓜、五加皮、杜仲水煎服。（《四川中药志》）

治五种腰痛，脚膝不利。狗脊与草薢、菟丝子（酒浸晒干）共为末，炼蜜为丸服。（宋《太平圣惠方》狗脊丸）

治肾虚带脉冲任虚损，遗精，白带。金毛狗与鹿茸（焙）、白蔹共为末，艾煎醋汁打糊为丸，空心温酒下。温补肾阳，固精止带。如（宋《普济方》白蔹丸）

治肾气虚寒，带脉不固，腰酸肢冷，婚久不育，白带量多稀。狗脊与熟地、山药、山茱萸、丹皮、茯苓、泽泻、肉桂、淡附子、菟丝子、乌贼骨、白芷等同用。温补肾阳。

【炮制】**狗脊** 取原药材，洗净闷透，切厚片，晒干入药。

砂炒狗脊 将净砂入锅，加热炒灵活时，加入狗脊片，不断翻动，炒至鼓起，呈焦褐色，筛去砂，放凉入药。

蒸狗脊 取切好狗脊湿片，置蒸笼内，武火蒸4~6小时，停火闷4小时，取出晒干入药。

【用法】10~15克水煎服，亦入丸散药酒。砂炒、蒸狗脊多用于补肝肾，强筋健骨，治腰膝酸软，遗精，遗尿，白带过多；余病症则用狗脊。

◎ 千年健 出《本草纲目拾遗》

【别名】千年见、一包针等。

【基原】千年健为天南星科植物千年健的根茎。

【主产地】海南、广西、云南等省区。多生长在山谷、溪边、密林下阴湿地。

【采集·药材质量】初春秋末采挖根茎，除去地上部分，洗净泥土，晒干。干燥的根茎呈圆柱形，稍弯，长短不一，通常长40厘米，径6~8毫米，黄色或棕红色，表面粗糙，有多数扭曲的深纵沟纹。质脆，易折断，断面不平，树脂样，有多数纤维束外露及圆形有光泽油点，断面色稍淡。以条粗、均匀、气芳香、久闻不悦、味辛辣者佳。（见图134）

【主要成分】本品主含芳香性挥发油，如α-蒎烯、β-蒎烯、柠檬烯、芳香醇等。

【药理】本品挥发油有显著抑制布氏杆菌作用，其甲醇提取物有抗炎、镇痛作用。临床上多用于风湿痹痛，筋骨无力等。

【性味归经】苦、辛，温。归肝肾经。

【功效】祛风湿，强筋骨。

【歌诀】　　千年健药辛温苦　　祛风胜湿健筋骨
　　　　　　宣通经络善逐痹　　腰冷痛下肢麻木

【应用】

用于风湿痹痛，腰膝肢节酸痛，麻木。本品苦温燥辛散，温行入肝肾，能宣通经络，祛风除湿，气味皆厚，走窜之力甚强。

治风寒湿痹，筋骨酸痛，腰腿疼痛或四肢麻木。千年健与制马前子、麻黄、防风、地龙、牛膝、杜仲、续断、秦艽、穿山甲、䗪虫、防风、羌活、木瓜、当归、川芎、全蝎、白花蛇等共为细末，炼蜜为丸服。祛风通络，健骨治痹。

治风寒腿痛，半身不遂。千年健与川芎、草乌、地风、川牛膝、木瓜、续断、杜仲加冰糖制药酒服。

【炮制】千年健　　取原药材，洗净捞出闷透，切片，晒干入药。

【用法】10~15克水煎服，亦入药丸散服。

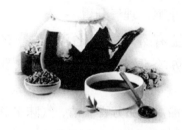

第十一章 化湿药

凡有气味芳香，性温偏燥，具有化湿运脾，消除阴霾湿邪的药物，称化湿药。

化湿药多辛香温燥，香醒脾入胃，促进脾胃运化，消除湿浊。多用于湿浊内阻，运化失常所致脘腹痞满，呕吐泛酸，大便溏薄，食少体倦，口甘多涎，舌苔白腻等。此外，芳香有解暑之功效，湿温，暑温等亦可选用。

◎ 藿香 出《名医别录》

【别名】广藿香、枝香等。

【基原】藿香为唇形科植物广藿香或藿香的全草。

【主产地】广藿香生产台湾、广东、广西、云南省区，其他省区亦有分布。多生长在温暖湿润，排水良好肥沃疏松的砂质土壤。藿香多生长在北方山坡、荒野、村庄周围。

【采集·药材质量】夏秋枝叶生长茂盛时采割取地上部分，晒干。广藿香老茎略呈钝圆四方形，木质坚硬，表面淡棕色不易折断，断面粗糙，中心有白色的髓，分枝对生，叶大部脱落，完整叶片打开，基部稍圆前略尖，边如钝锯齿，两面均有密毛茸，叶片呈暗棕色背面灰棕色。以茎粗、结实、断面发绿、叶厚、香气浓郁者佳。藿香干燥茎呈四方柱形，较藿香细，质轻而脆，断面有白色的髓，老茎中空，叶多已脱落，叶片展开两面有毛，叶较前较薄，枝端有的有圆柱形花序，花冠多脱落。以茎枝青绿、叶多、气清香浓郁、味淡者佳。二者以广藿香为优。（见图135）

【主要成分】藿香主含挥发油，油中有广藿香醇、西车烯、α-广藿香烯、β-广藿香烯、广藿香酮、醇香酚、桂皮醛、广藿香吡啶等。

【药理】1. 本品煎剂和醇浸出液，对多种致病真菌，趾间毛癣菌有抑制作用。2. 此外有收敛止泻作用。3. 扩张微细血管，略有发汗作用。4. 另外有抗病毒，对钩端螺旋体有抑制作用。5. 煎剂对胆囊有收缩作用。挥发油能刺激胃黏膜，促进胃液分泌，有促进消化功能，对胃肠有解痉作用。广藿香酮有防腐和广谱抗菌作用。

【性味归经】辛、苦，温。归肺部、脾、胃经。

【功效】化湿解暑，和中止呕，理气开胃。

【歌诀】　辛苦微温有藿香　化湿解暑治呕良
　　　　　外感内伤冷湿泻　和中治脘腹闷胀

【应用】

1. 用于外感风寒，内伤湿滞。本品芳香气清，气味平和，微温而不干燥，稍苦而不凉，兼辛解表而化湿，对暑日感寒伤湿，脾胃失和最宜。

治外感风寒，内伤湿滞，恶寒发热，头痛，胸膈稍闷，脘腹疼痛，恶心呕吐，肠鸣腹泻，舌苔白腻等。藿香与紫苏、大腹皮、茯苓、白术、半夏曲、陈皮、厚朴、桔梗、白芷、甘草、大枣、生姜水煎服。化湿解表，理气和中。（宋《太平惠民和剂局方》藿香正气散）本方可加减用于治疗急性胃肠炎。

治风寒感冒，寒湿阻滞，食积不化，胸闷腹泻，舌苔白腻。藿香与苍术、白芷、前胡、六曲、麦芽、陈皮、枳实、防风、川芎、柴胡、紫苏、山楂、厚朴、红茶叶、连翘、桔梗、羌活、甘草共粉碎制成冲剂，温水浸泡引用。发散风寒，化湿和胃。（清《经验百病内外方》午时茶）

2. 用于暑温，湿温病。本品芳香助中州清气，胜湿辟秽，解时疫毒，阴霾湿邪，故为暑温湿冷要药。

治湿温初起，身热不渴，肢体倦怠，胸闷口腻，苔白润脉濡缓。藿香与厚朴、姜半夏、赤茯苓、杏仁、薏苡仁、白蔻仁、猪苓、淡豆豉、泽泻水煎服。芳香化浊，行气渗湿。（清《医原》藿朴夏苓汤）

治湿温发热，胸闷腹胀，倦怠肢酸，口渴，小便短赤，舌淡苔白或厚腻或干黄，以及暑湿时疫，颐肿，黄疸等。藿香与茵陈、黄芩、石菖蒲、川贝母、木通、射干、连翘、薄荷、白豆蔻、滑石共为细末，神曲糊为丸，温开水送服。利湿化浊，清热解毒。（清《续名医类案》甘露消毒丹）

治疗中暑，夏日饮食不调，内伤生冷，外伤暑气及伏暑烦闷，倦怠嗜卧，寒热交作，小便赤涩。藿香与砂仁、半夏、杏仁、人参、茯苓、炙甘草、白扁豆、香薷、厚朴加生姜、大枣水煎服。化湿消暑，健脾和胃。（宋《太平惠民和剂局方》六和汤）

3. 用于呕吐腹泻，食积湿滞。本品化湿和中，和合五脏，助胃进食，醒脾开胃，治呕吐泄泻。

治脾胃气滞，和降失调所致的脘腹胀满，不思饮食，恶心呕吐，苔白腻脉弦等。藿香与丁香、檀香、白豆蔻、砂仁、木香、甘草共为细末水冲服。行气消胀，温中降逆。（宋《太平惠民和剂局方》匀气散）

治食积湿滞,或受寒伤食,运化失健所致的消化不良,脘腹胀满,呕吐泄泻,小便不利,身热头痛等。藿香与木香、紫苏、陈皮、厚朴、炒白术、苍术、茯苓、麦芽、天花粉、泽泻、山楂、猪苓、半夏、白芷、桔梗、滑石、砂仁、神曲、琥珀共为细末,炼蜜成丸,朱砂为衣,温开水送服。消食健脾,理气化湿。(现代《全国中药成药处方集》天津方小儿四症丸)

治霍乱吐泻。藿香与陈皮水煎服。(宋《百一选方》回生散)

4.用于脘腹气滞胀满疼痛。本品芳香行气,性缓而不猛烈,可除脘腹胀满,助脾胃正气。

治气滞郁结脘腹胀痛。广藿香与降香、乳香、木香、乌药、檀香、香附、沉香、丁香、甘草共为细末,炼蜜为丸,温开水送服。行气消胀。(现代《常用中成药》十香丸)

治气逆食滞,胀满疼痛,苔薄腻脉弦等。藿香与陈皮、枳壳、香附、乌药、厚朴、泽泻、木香水煎服。理气消胀。(明《景岳全书》排气散)

此外,本品芳香辟秽,还可以用于治疗口臭,与香附、甘草同用。治疗胃气不和胎气不安。

【炮制】藿香 取原药材,拣去杂质,除去残梗、老茎,将叶摘下另放,茎用水闷透,切段,晒干,叶再拌入和匀入药。

【用法】10~15克水煎服,亦入丸散,外用适量,藿香叶偏于解毒,治感冒暑湿;余病症则用藿香梗。

◎ 佩兰 出《本草再新》

【别名】兰草、女兰、香草、大泽兰等。

【基原】佩兰为菊科植物兰草的茎叶。

【采集·药材质量】夏秋茎叶茂盛花尚未开放时,采割地上部分,去净泥沙,晒干。茎呈圆锥形或扁压状,少分枝,表面黄绿色或黄棕色,有纵纹及明显的节,节不膨大,质脆易折断,断面白色,中央有疏松孔髓,边纤维性,叶对生,多破碎,展开为3裂,被针形,边似粗锯齿,色暗绿或微带黄,质薄而脆。以干燥、叶多、色绿、茎少、未开花、味微苦、香气浓者佳。(见图136)

【主要成分】佩兰全草含挥发油,油中有对-聚伞花素、乙酸橙醇酯、百里香酚甲醚,叶含香豆粉、香豆酸、麝香草氢醌等。

【药理】本品所含挥发油,油中所含对-聚伞花素、乙酸橙醇酯对流感病毒有直接抑制作用。挥发油有显著祛痰作用。总生物碱在体外实验中有一定的抗肿瘤活性,临床上可用于夏季感冒,暑湿头痛。

【性味归经】辛,平。归肺、脾、胃经。

【功效】发表祛湿,和中化浊,解暑。

【歌诀】 佩兰平化湿解暑　脘痞闷中焦湿阻
　　　　　外感暑温湿温初　脾湿热甜腻臭腐

【应用】

1.用于外感暑湿症及湿温初起。本品芳香气平入脾,味辛而散,故发表祛湿,和中化浊解暑。

治暑温初起，身大热，背微恶寒，继则但热无寒，口大渴，汗大出，苔垢齿燥，心烦懊憹。佩兰与藿香、薄荷、荷叶、鲜芦根、枇杷叶煎汤代茶服。化湿解暑。（清《重订广温热论》五叶芦根汤）

治湿温初起，恶寒发热，身热不扬，午后热重，有汗或无汗，头晕闷胀，全身困倦，口黏不爽，胸闷纳呆，便黄混赤，苔腻脉滑。佩兰与藿香、金银花、连翘、杏仁、淡竹叶、黄豆卷、通草、荷叶、黄连、厚朴共为散水煎服。清热解毒，化湿解表。（现代《中医内科学》银翘香连散）

2. 用于湿阻中焦诸症。佩兰芳香，化湿和中与藿香相似，辛散脾胃结滞，为开胃辟秽散郁结之圣药。

治湿阻中焦，头重倦怠，脘闷腹胀纳呆，口黏苔黄厚。佩兰与藿香、厚朴、茯苓、陈皮、茵陈、薏苡仁、大腹皮、滑石、通草、甘草等同用和中化浊，散郁消滞。

若湿热偏重，口甜或口臭，苔黄腻，尿黄等。佩兰与杏仁、滑石、黄芩、黄连、栀子、白豆蔻、通草、甘草等同用，清热解毒，化湿和中。

此外，本品水煎服，可治脾瘅口甘，口臭。

【炮制】佩兰　取原药材，拣去杂质，洗净，捞出闷透，切段，晒干入药。

【用法】5~15克水煎服，亦入丸散，鲜品加倍。

◎ 苍术　出《症类本草》

【别名】仙术、赤术、茅苍术、茅术等。

【基原】苍术为菊科植物茅苍术（南苍术）或北苍术的根。

【主产地】南苍术主产江苏、浙江、安徽、江西、湖北、山东等省，多生于山坡干燥处；北苍术主产吉林、辽宁、黑龙江、山西、陕西、内蒙古等省区，多生产于山坡灌木丛较干旱环境。南苍术适宜温暖的气候，排水良好，肥沃疏松的砂质土壤。

【采集·药材质量】春秋采挖，以秋季采挖质量较好。挖取根茎，除去茎叶，须根，泥沙，晒干。南苍术以江苏茅山一带质量最好。干燥的根茎呈类圆柱形，连环状，有节，弯曲，拘挛。表面灰褐色，有根痕及短小须根，质坚实，折断面较平坦，黄白色，有明显棕红色油点，暴露稍久，析出白色细针状结晶，气特异，味苦。以个大、肥壮、坚实、无毛须、内有朱砂点、切后断面起白霜、气芳香浓郁、味甘辛苦者佳。北苍术呈圆柱形，疙瘩状，略弯曲，表面棕褐色，粗糙。质轻易折断，断面纤维状，极不平坦，断面黄白色，有红黄色油点。以肥大、坚实、无毛须、气味芳香、味辛苦者佳。本品较南苍术体质疏松，油点少，切断面不析出白霜，香气较南苍术弱，质量较次。（见图137）

【主要成分】苍术主含挥发油，油中主要成分为苍术酮、β-桉叶醇、苍术醇、维生素A样物质、维生素B、葡萄糖及多种无机元素。

【药理】本品能抗实验性胃溃疡及胃炎，对胃肠运动有调节作用，能保肝，降血糖及显著增加尿中钠钾排泄，但没有利尿作用，可治疗腹气胀满，挥发油小剂量有镇静作用，同时能使脊髓反射亢进，大剂量有抑制作用，可至呼吸麻痹而死亡。临床上可用于湿滞中焦诸症，外感夹湿邪表症，风湿痹症等。

【性味归经】 辛、香、苦，温。归脾、胃经。

【功效】 燥湿健脾，祛风辟秽，发汗，明目。

【歌诀】　　香芳辛温有苍术　燥湿健脾是正途
　　　　　　　风湿痹症脚膝肿　祛霾辟秽能明目

【应用】

1. 用于湿滞脾胃诸症。本品苦温燥湿，为阳明经药，气味辛烈，能疏散阳明湿邪，为燥湿健脾之要药。

治湿滞脾胃，脘腹胀满，不思饮食，恶心呕秽，大便溏薄，肢体倦惰，舌苔白腻而厚。苍术与厚朴、橘皮、甘草共为散，取散加生姜、大枣水煎服。燥湿运脾，行气和胃。（宋《太平惠民和剂局方》平胃散）本方加减可用于治疗急慢性腹泻，心律失常，寒湿经闭等。

治伤食或湿阻，脘腹胀痛，恶食吐酸。苍术与厚朴、陈皮、炙甘草、砂仁、香附、山楂、神曲、麦芽、枳壳、白芍、生姜同用。化湿健脾，行气消食。（明《增补万病回春》香砂平胃散）

治湿热中阻，脘腹痞满，或有下痢，苔黄腻。苍术与陈皮、厚朴、炙甘草、黄芩、黄连同用。清热燥湿。（清《医案金鉴》芩连平胃散）

治寒湿内阻，腹疼泄泻，小便不利，舌苔白腻。苍术与陈皮、厚朴、炙甘草、白术、茯苓、泽泻、猪苓、桂枝共为粗末，加生姜、大枣水煎服。健脾和中，利水化湿。（元《丹溪心法》胃苓汤）

主治因气、血、痰、湿、食、火等所致的胸膈痞闷，脘腹胀痛，嗳腐吞酸，恶心呕吐，饮食不消，苔腻略黄，脉弦。苍术与香附、神曲、栀子、川芎各等分为末，水泛为丸，温开水送下。行气解郁。（元《丹溪心法》越鞠丸）

治脾胃寒湿，呕吐清水。苍术与白术、陈皮、半夏、茯苓、炙甘草水煎服。燥湿运脾。（明《古今医药大全》二术二陈汤）

2. 用于外感时令疾病。本品性温辛散发汗，芳香辟秽，用于四时不正之气，能驱一切阴霾，所以时令疾病多用之。

治四时瘟疫，头痛项强，发热恶寒，身体疼痛，及伤风鼻塞耳重，咳嗽头昏。苍术与藁本、白芷、细辛、羌活、川芎、炙甘草共为粗末，加生姜、大葱水煎服。祛风解表止痛。（宋《太平惠民和剂局方》神术散）

治感冒风寒，内伤生冷，身热无汗，头痛身痛，项背拘急，胸闷恶食，呕吐腹痛等。苍术与白芷、川芎、麻黄、肉桂、甘草、陈皮、半夏、茯苓、炙甘草、厚朴、枳壳、白芍、干姜、当归、桔梗共为粗末水煎服。发表温里，顺气化痰，活血消积。（宋《太平惠民和剂局方》五积散）

治感冒风寒，头痛，发热，无汗，背强，脉浮紧等。苍术与羌活、防风、细辛、白芷、川芎、黄芩、生地、甘草水煎服。发汗祛湿，兼清里热。（元《此事难知》九味羌活汤）

治湿浊内停，兼有外感，恶寒发热，头痛，呕吐腹胀。苍术与藿香、半夏曲、陈皮、厚朴、白芷、桔梗、炙甘草共为粗末，加生姜、大枣水煎服。化湿解表，和中止呕。（宋《太平惠民和剂局方》不换金正气散）

3. 用于痹症。本品辛散善行，走而不守，统治三焦湿邪，尤善治多种痹症。

治遍身四肢关节，走注疼痛，牵引胸背。苍术与南星、半夏、陈皮、茯苓、羌活、白芷、白芥子、酒芩、甘草各等分水煎入竹沥、姜汁、磨木香温服。祛风化痰，清湿止痛。（明《寿世保元》清湿化痰汤）

治坐卧湿地，或雨露所袭，身重脚软，关节重痛，发热恶寒，小便秘大便泄泻，或腿膝肿，不渴者。苍术与白术、干姜、丁香、陈皮、茯苓、甘草、大枣、生姜、水煎服。化湿运脾。（宋《三因方》渗湿汤）

治湿热下注，筋骨疼痛，重着肿胀，痿软无力等。苍术与黄柏各等分为末，水煎入姜汁服。清热燥湿。（元《世医得效方》二妙散）本方加减可用于湿热下注，湿热黄带，外阴湿痒，下肢浮肿，关节肿痛，感染性多发性神经炎等。

治湿热下注，肢体困重，痿软无力，或浮肿麻木，苔黄，脉濡数。苍术与黄柏、川牛膝、当归、防己、萆薢、龟板共为散，水煎服。清热化湿，强筋健骨。（明《古今医鉴》加味二妙丸）

主治着痹，身重酸痛，痛有定处，苔腻。苍术与白术、茯苓、羌活、泽泻、陈皮、甘草水煎加竹沥、姜汁服。健脾利湿，通痹止痛。（清《类证治裁》除湿蠲痹汤）

治热痹，关节红肿热痛，发热口渴，舌红苔腻而润，脉数。苍术与石膏、知母、甘草、羌活、独活、赤芍、鸭跖草、防己、西河柳水煎服。祛风化湿，清热止痛。（现代《中医方剂临床手册》加减苍术石膏知母汤）

4. 用于咳喘痰饮，肿满诸症。苍术燥湿健脾，行痰化饮，脾健能胜湿，肿满自除。

治脾胃虚弱，外感邪湿，夜咳不断，口苦，胸痞胁痛，痰唾涎沫，不进饮食。苍术与麻黄、黄芪、羌活、柴胡、草豆蔻、甘草、当归、五味子、防风、黄芩水煎服。祛风化痰，健脾止咳。（金《兰室秘藏》麻黄苍术汤）

治膈中停饮，已成癖囊，漉漉有声，饮食减少。将苍术为末，用麻油取汁，大枣蒸热去皮核捣烂制丸服。燥湿化饮。（宋《普济方》苍术丸）

治水肿。苍术与大戟、沉香共为细末，陈米为糊制丸，温酒下。燥湿健脾，利水消肿。（清《证治大还》苍戟丸）

治一切水肿胀满。苍术与白术、陈皮、茯苓、猪苓、泽泻、厚朴、紫苏、香附、木香、淡竹叶加生姜水水煎服。健脾理气，化气行水。（明《婴童类萃》加味胃苓汤）

5. 用于妇女湿浊带下，及痰盛肥胖月经不调。苍术燥湿健脾胃，脾虚湿盛湿浊趋下则沥浊白带。古有"脾盛无湿邪"，无湿不成带，肥胖之人多痰多湿，本品燥湿健脾化痰。

治脾虚肝郁，湿浊下注白带，清稀淡黄无臭，面色㿠白，倦怠便溏。苍术与白术、山药、陈皮、人参、白芍、柴胡、车前子、甘草、黑荆芥水煎服。补中健脾，化湿止带。（清《傅青主女科》完带汤）

治妇女体胖，痰涎壅盛，月经不调。苍术与陈皮、半夏、茯苓、天南星、香附、炙甘草、枳壳共为末，姜汁为丸服。燥湿健脾，化痰调经。（明《万氏妇科》苍附导痰丸）

6.用于眼鼻疾病。苍术辛香气窜，气味雄厚彻上彻下，伍以相应药物可治眼鼻疾病。

治目疾暴赤肿痛。苍术与蝉蜕、羌活、川芎、石决明、防风、茯苓、赤芍、白蒺藜、当归、甘草共为细末，米糊调服。清热疏风，活血止痛。（清《医学心悟》蝉花无比散）

苍术与熟地为末，酒糊为丸服，可以补虚明目；苍术与羊肝煮，食肉喝汤，可治夜盲症及眼昏目涩；苍术也可以同豆腐同煮食之治夜盲症。

治头风，涕下白黏，慢性鼻炎。苍术与南星、半夏、川芎、黄柏、黄芩、牡蛎、滑石共为细末，糊为丸，薄荷汤送下。清热除风，燥湿化痰。（明《证治准绳》辛夷丸）

治鼻渊流浊涕。苍术与川芎、半夏、辛夷、细辛、白芷、葛根、石膏、酒黄芩水煎服。清热除湿，通窍化浊。（明《医学纲目》治鼻渊方）

【炮制】苍术　取原苍术个，洗净略泡，取出闷透，切厚片，晒干入药。

米苍术　取苍术片，用米泔水浸泡半小时，取出文火炒干，放凉入药。

麸苍术　先将锅烧热，撒入麸片，用中火加热，待大冒烟时，投入苍术片，翻炒至深黄色时取出，筛去残麸，放凉入药。（一般苍术100克，用麸片20克左右）

【用法】5~20克水煎服，亦入丸散。米苍术辛燥性大减，有和胃作用；麸苍术辛燥亦减，多用于健脾和胃，痰饮停滞，眼科；余病症则用苍术。

【临床报道】苍术艾叶香　苍术、艾叶、黏木粉、木粉、粘合剂、香料、氯酸钾共为细末制成蚊香，点燃使用，可用于预防流感与室内空气消毒。（摘抄自《中华医学杂志》1975，9。）

◎ 厚朴　出《神农本草经》

【别名】川朴、厚皮等。

【基原】厚朴为木兰科植物厚朴、凹叶厚朴的树皮、枝皮和根皮。

【主产地】主产四川、湖北、江西、贵州、湖南等省。以四川、湖北所产紫油厚朴质量最佳。

【采集·药材质量】每年5~6月剥取15~20年以上树龄的树皮、枝皮、根皮，刮去粗皮晒干。筒朴，多为主干的干皮，经加工卷成筒状，长15~45厘米，厚2~5毫米，表面呈淡棕色至深棕色，表面粗糙，内表面紫棕色，平滑细腻，指甲划之显油痕。靴厚朴为靠近根皮经加工而成，长30~40厘米，厚3~10毫米，外皮粗糙，灰棕色或灰褐色，卷筒如喇叭状，内为深紫色，指甲划之有油纹，皮厚。为根皮加工而成，卷成单或双卷，弯曲形如鸡肠，故名"鸡肠朴"，长15~45厘米，厚1~3毫米，表面粗糙，灰棕色，内紫棕色，油润。枝朴为枝皮剥下加工而成，简短皮薄，表面粗糙，灰褐色，时见孔洞，内紫棕色，平滑。以上筒朴、靴朴、枝朴均以皮粗肉细、内色深紫、油性大、香味浓、味苦辛微甜、咀嚼无残渣者为上品。（见图 138）

【主要成分】本品主含厚朴酚、四氢厚朴酚、异厚朴酚、厚朴新酚、厚朴醛、芥子醛、丁香树脂酚，另含挥发油、生物碱、皂甙等。

【药理】厚朴煎剂对金黄色葡萄球菌、肺炎球菌、甲乙型链球菌、痢疾杆菌、大肠杆菌、伤寒杆菌均有抑制作用，对小鼠的离体肠管，小剂量有兴奋作用，大剂量有抑制作用。生物碱暂时有降压作用。提出物和厚朴酚对实验性胃溃疡有抑制作用。此外对支气管有兴奋作用。煎剂对皮肤真菌有抑制作用。

【性味归经】苦、辛，温。归肺、脾、胃、大肠经。

【功效】温中燥湿，下气破滞，消痰平喘。

【歌诀】　　苦辛温药有厚朴　　脘腹胀脾胃不和
　　　　　　湿阻食积气滞满　　通便平喘消痰咳

【应用】

1. 用于湿滞脾胃，脘腹胀满，腹痛，呕逆等。本品苦温燥湿降泄，辛能散滞，为宽中化滞下气，平胃气之药也。

治湿滞脾胃，脘腹胀满，不思饮食，恶心呕秽，大便溏薄，肢体倦惰，舌苔白腻而厚。厚朴与苍术、陈皮、炙甘草为粗末，加生姜、大枣水煎服。燥湿健脾，行气和胃。（宋《太平惠民和剂局方》平胃散）

治寒袭于脾胃所致的脘腹胀满疼痛，苔白或白腻。厚朴与陈皮、炙甘草、草豆蔻、茯苓、干姜、木香共为细末，加生姜水煎服。温中燥湿，行气除满。（金《内外伤辨惑论》厚朴温中汤）

治湿热中阻，脘腹痞满，或有下痢，舌苔黄腻等。厚朴与陈皮、苍术、炙甘草、黄芩、黄连共为散，水煎服。清热燥湿。（清《医案金鉴》芩连平胃散）

治中虚气滞湿阻之反胃，症见食后脘腹胀满，朝食暮吐或暮食朝吐，吐出宿食不化，吐后暂觉舒服，全身无力，肢体困重，舌淡苔白腻，脉濡弱。姜厚朴与丁香、沉香、人参、白豆蔻、白术、香附、砂仁、麦芽、肉豆蔻、木香、青皮、半夏、炙甘草、草果、藿香、陈皮、神曲共为粗末，加生姜、大枣水煎服。降逆和中，健脾燥湿。（宋《太平惠民和剂局方》丁香透膈汤）

2. 用于气滞脘腹胀痛，寒湿疝气。本品辛散苦降，温则能行，主气滞实症，入脾胃二经，散滞调中，推为首剂，为气药也。

治气滞不舒，胸膈痞闷，两肋胀痛，饮食无味及停食停聚，苔薄白腻，脉弦细。厚朴与木香、炒枳壳、陈皮、香附、槟榔、苍术、砂仁、青皮、甘草共研末，水为丸，温开水送下。理气化湿，消食除胀。（明《证治准绳》木香顺气丸）

治气逆食滞，胀满疼痛，苔薄腻脉弦。厚朴与陈皮、藿香、枳壳、香附、乌药、泽泻、

木香水煎服。理气消胀。（明《景岳全书》排气饮）

主治寒湿疝气，睾丸肿胀偏坠，或坚硬如石，或痛引脐腹，苔薄，脉弦细。厚朴与橘核仁、海藻、昆布、川楝子、桃仁、木通、枳实、延胡索、肉桂、木香共为末，酒糊为丸，空腹淡盐汤下。行气止痛，软坚散结。（宋《严氏济生方》橘核丸）本方加减可用于治疗疝气、睾丸炎等。

3. 用于停食积滞便秘。本品苦温降泄，治胃气上逆，恶心呕秽，胃气郁结胀满疼痛，所以为温中下气、消食泻实满之要药。

治阳明腑实，大便秘结，脘腹胀满，痛硬拒按。厚朴与大黄、枳实水煎纳入芒硝温服。峻下热结。（汉《伤寒论》大承气汤）

治腹满胀痛，大便秘结，苔腻而黄，脉沉实。厚朴与大黄、枳实水煎服。行气宽中，行滞通便。（汉《金匮要略》厚朴三物汤）

治食积停滞，胸腹胀满，恶心呕吐，大便秘结。厚朴与槟榔、枳实、大黄、山楂、莱菔子、六神曲、麦芽、木香、乌药、青皮、甘草共为细末，水泛为丸。饭前温开水送下。开胸顺气，消积导滞。（现代《全国中药成药处方集》开胸顺气丸）

4. 用于外感表里不和诸症。厚朴辛温，其力不但下行，又能上升外达，治伤寒表症，又能苦降和胃，可治表里同病。

治外感表证未罢，里实已成，症见腹满，发热，脉浮而数，大便不通。厚朴与大黄、枳实、桂枝、甘草、生姜、大枣水煎服。解肌发表，行气通便。（汉《金匮要略》厚朴七物汤）

治表寒里热不和，风寒感冒，寒湿阻滞，食积不化，胸闷腹泻，苔白腻。厚朴与苍术、白芷、六曲、前胡、麦芽、陈皮、枳实、防风、川芎、柴胡、紫苏、藿香、山楂、红茶叶、连翘、桔梗、羌活、甘草制成冲剂泡茶服。发散风寒，化湿和胃。（清《经验百病内外方》午时茶）

治外感风寒，内伤生冷，身热无汗，头痛身痛，项背拘急，胸满恶食，呕吐腹痛等。厚朴与麻黄、苍术、川芎、白芷、陈皮、半夏、茯苓、炙甘草、枳壳、当归、肉桂、芍药、干姜、桔梗共为粗末，水煎服。发表温里，顺气化痰，活血消积。（宋《太平惠民和剂局方》五积散）

5. 用于痰饮咳喘。厚朴温可燥湿，辛可散郁清痰，苦则降火，用于腹气胀满，痰饮留结喘嗽。

治外感风寒，发热，汗出恶风，气喘，脉浮等。厚朴与桂枝、芍药、杏仁、甘草加生姜、大枣水煎服。解肌祛风，下气平喘。（汉《伤寒论》厚朴杏子汤）

治上实下虚的咳喘短气，痰涎壅盛，胸膈满闷，舌苔白滑或白腻。厚朴与苏子、陈皮、半夏、前胡、当归、肉桂、炙甘草共为细末，加生姜、大枣、紫苏水煎服。降气平喘，温化寒痰。（宋《太平惠民和剂局方》苏子降气汤）本方加减可用于治疗支气管哮喘，咯血，肺气肿、肺心病、慢性支气管炎等。

治痰饮咳逆上气，胸闷，喉中不利，其脉浮者。厚朴与麻黄、石膏、杏仁、半夏、干姜、

细辛、五味子、小麦水煎服。辛凉宣肺，化痰定喘。（汉《金匮要略》厚朴麻黄汤）

治风寒咳嗽，七情郁结，痰涎凝聚，及咽喉堵塞如物，吐之不出，咽之不下，或胸闷，或咳或呕，苔白滑或白腻。厚朴与半夏、茯苓、苏梗、生姜水煎服。行气开郁，降气化痰。（汉《金匮要略》半夏厚朴汤）本方加减可用于治疗慢性咽炎，癔病，痰湿头痛，妊娠呕吐等。

6. 用于泻痢。本品有消滞厚肠，治泻痢之功效。

治脾胃虚弱，慢性消化不良之腹泻。厚朴与白术、白芍、茯苓、泽泻、乌梅肉、干姜、黄连水煎服。健脾渗湿，厚肠止泻。（明《医家心用类选》三白散）

治中寒洞泻。厚朴与干姜等分为末，蜜丸下。（《鲍氏小儿方》）

治水谷痢久不瘥。厚朴与黄连各等分为末水煎服。（《梅师集验方》）

治痢疾挟寒，里急后重。厚朴与苍术、木香、干姜、砂仁、青皮、白芍、加生姜水煎服。温中散寒，厚肠止痢。（明《医学统旨》温中汤）

【炮制】厚朴　取原药材，刮去粗皮，洗净，捞出闷透，切丝晒干入药。

姜厚朴　取厚朴丝，用姜汁拌匀，闷至姜汁吸尽，入锅文火炒干，取出放凉入药。（一般厚朴100克，用生姜10克）

【用法】7~10克水煎服，亦入丸散。姜厚朴减少对咽喉辛辣刺激性，并增加和胃消胀效果，多用于胃脘胀满，痰饮喘嗽；余病症则用厚朴。

【附药】厚朴花　厚朴花为厚朴树未完全开放的花蕾。春末夏初，当花蕾未完全开放时采摘，炒干或焙干。以含苞未放、棕红色、完整、干燥、香气浓、苦辛者佳。性味同厚朴，功效理气宽肠，芳香化湿。多用于脘胸痞闷，胃痛，食欲不振。用法：3~6克水煎服。（见图138）

◎ 砂仁　出《本草原始》

【别名】春砂仁、缩砂仁、缩砂蜜等。

【基原】砂仁为姜科植物阳春砂或缩砂的成熟果实。

【主产地】阳春砂主产广东、广西，生长在山沟、林下阴湿地；缩砂主产越南、泰国、缅甸、印度尼西亚等国。

【采集·药材质量】夏秋间果实成熟时采收，晒干或焙干称"壳砂"；剥去种皮后晒干，称"砂仁"。阳春砂为卵圆形或椭圆形，略成三棱状，长1.5~2厘米，径1~1.5厘米，表面棕褐色，密生刺状突起，果皮薄，质轻脆，内分三瓣，每瓣种子6~15粒，种子为不规则多面体，表面棕红色，或暗褐，剖开内白色，油润，气芳香，味辛苦。进口砂仁（缩砂）外形略同阳春砂，稍小，表面色较淡，气味较阳春砂淡。两者均以个大坚实、大小均匀、仁饱满、干燥不霉、气味浓厚者佳。以阳春砂仁为优。（见图139）

【主要成分】砂仁主含挥发油,油中的主要成分为右旋樟脑、龙脑、乙酸龙脑酯、柠檬烯、芳香醇、橙花椒醇、皂甙等。缩砂含挥发油，油中主要成分为樟脑、萜烯等。

【药理】本品挥发油有芳香健胃作用，能促进胃液分泌，可驱风，排气，消胀。砂仁有应急性抗溃疡作用，减少胃酸分泌。砂仁中提取液能明显加强豚鼠离体回肠节律性运动，并使收缩幅度增大。另外还有明显的镇痛作用。

【功效】辛、微苦，温。归脾、胃经。

【性味归经】化湿消滞，温中和胃，止呕，理气安胎。

【歌诀】　　砂仁药微苦辛温　　化湿消滞为上品
　　　　　　脾胃虚寒呕吐泻　　安胎恶阻是妊娠

【应用】

1. 用于脾胃气虚，湿滞，气滞，食滞中焦所致的脘腹胀满，呕吐吞酸，不思饮食，泄泻等症。本品辛温入脾胃，化湿消滞，芳香醒脾开胃，行郁和胃理气，为调理脾胃之上品，以脾胃久虚，湿、气、食、滞中焦用之最宜。

治脾胃气虚，寒湿阻滞中焦，脘腹胀满，疼痛，纳呆嗳气，呕吐泄泻，舌苔白腻等。砂仁与人参、白术、茯苓、炙甘草、陈皮、香附、半夏水煎服。健脾益气，理气畅中。（清《医方集解》香砂六君子汤）

治一切气滞，心腹胀满，胸膈噎塞，嗳气吞酸，胃有痰逆呕吐，及宿酒不解，不思饮食等。砂仁与香附、甘草共为细末，淡盐汤送下。理气畅中，和胃降逆。（宋《太平惠民和剂局方》快气汤）

治宿食不消，气滞脘痞，不思饮食。砂仁与白术、枳实、木香共为细末，水泛为丸，开水送服。消痞理气。（明《景岳全书》香砂枳术丸）

治伤食或湿阻，脘腹胀满痛，恶食吐酸。砂仁与苍术、厚朴、陈皮、炙甘草、香附、神曲、山楂、麦芽、枳壳、白芍共为散，生姜煎汤冲服。化湿健脾，行气消食。（明《增补万病回春》香砂平胃散）

2. 用于暑日湿阻，呕吐泄泻等。本品芳香醒脾和胃，辛温化湿而不燥，且有健脾和胃化湿消暑之功效。

治暑日湿浊内阻，呕吐泄泻，腹痛胀满，泛泛欲吐，烦躁胸闷，口渴，以及酒食伤脾，伏热等。砂仁与草果（煨）、乌梅、炙甘草、葛根、白扁豆、甘草共为粗末，水煎服。清暑除烦，化湿和中。（宋《太平惠民和剂局方》缩脾饮）

治夏令中暑，眩晕，头痛，身倦，脚软，体弱食少，呕吐泄泻，胸膈满闷，小便短少。砂仁与人参、茯苓、半夏、厚朴、杏仁、炙甘草、香薷、藿香、白扁豆共为粗末，加生姜、大枣水煎服。化湿消暑，健脾和胃。（宋《太平惠民和剂局方》六和汤）

3. 用于脾胃虚寒，脾胃虚弱引起的呕吐，泻痢。砂仁辛温散寒，香燥而不烈，通三焦，温六腑，和五脏，引药通行诸经。若脾胃虚弱，恶心呕吐，泄痢，腹中冷痛最为适宜。

治身体虚弱，冷滑下痢不禁。砂仁与炮附子、干姜、厚朴、陈皮共为末，制丸服。（《药性论》）

治脾胃虚弱夹湿。面色萎黄，四肢无力，形体虚羸，饮食不化，或吐或泄，脘闷痞塞，苔白腻，脉濡缓。砂仁与人参、白术、茯苓、扁豆、莲子肉、薏苡仁、桔梗、山药、甘草、陈皮共为细末，枣汤调服。益气健脾，和胃渗湿。（宋《太平惠民和剂局方》参苓白术散）本方加减可用于治疗慢性腹泻，浅表性胃炎。

治脾胃虚弱，腹痛久泻，神疲倦怠，腰膝酸软，舌淡苔薄白，脉沉细。砂仁与人参、菟丝子、五味子、山药、山茱萸、肉豆蔻、莲肉、补骨脂、巴戟天、陈皮、车前子共为细末，炼蜜为丸服。补肾健脾，涩肠止泻。（明《先醒斋医学广笔记》脾肾双补丸）

治痢疾挟寒，腹痛里急。砂仁与苍术、木香、干姜、厚朴、青皮、芍药水煎服。散寒化滞温中止痢。（明《医学统旨》温中汤）

4. 用于妊娠恶阻胎动不安。本品辛温香散，和中调气，行郁消滞，气平和则胎安，醒脾胃调和则呕止。

治妊娠胃虚气逆，呕吐不食。可单用砂仁为散，生姜汁调服。（宋《严氏济生方》缩砂散）

治妊娠气血两虚，胎动不安，面色㿠白，或屡有流产，倦怠食少，舌质淡，苔薄白，脉滑无力或沉弱。砂仁与人参、黄芪、白术、当归、熟地、川芎、白芍、续断、黄芩、炙甘草、糯米水煎早、中、晚三次服。益气健脾，养血安胎。（明《景岳全书》泰山磐石饮）

治孕妇跌打损伤，胎动不安。砂仁与当归、生地、白芍、川芎、白术、黄芩水煎服。养血理伤，和气安胎。（清《伤科补要》安胎和气饮）

【炮制】砂仁　取原药材，除去灰屑、果柄，即可入药。

盐砂仁　用淡盐水拌匀砂仁，待吸收入锅文火炒干，取出放凉入药。（一般砂仁100克，用食盐2克）

【用法】5~10克水煎服，用时捣烂入药，亦入丸散。盐砂仁辛温之性有减，温而不燥，降气安胎作用增强，多用于妊娠恶阻，胎动不安，余病症则用砂仁。

【附药】砂仁壳　为砂仁之果实外壳。性味功效与砂仁近似，而辛温力减，药力较薄，多用于脾胃气滞，脘腹胀满，呕恶少食等，用量用法同砂仁。

◎ 白豆蔻　出《本草拾遗》

【别名】白蔻、多骨等。

【基原】白豆蔻为姜科植物白豆蔻的成熟果实。

【主产地】越南、泰国、柬埔寨、老挝、南美洲。我国广东、广西、云南亦有栽培。多栽培在林下阴湿地，喜温热湿润，疏松肥沃的土壤。

【采集·药材质量】每年10~12月当果实成熟呈黄绿色尚未开裂前采收，晒干。以外壳黄白色，至淡棕色，近球形，有3条纵槽纹，果皮轻脆，易纵向开裂，内分3室，每室有种子7~10粒，种子为不规则多面形，质硬，断面白色，有油性。以个大小均匀、皮薄完整、饱满、气浓味厚芳烈、味辛凉者佳。（见图140）

【主要成分】本品主含挥发油，油中主要成分有d-龙脑、d-樟脑、1.8-桉叶素，α-及β-蒎烯、月桂烯、桃金娘醛、松油烯-4-醇、香桧烯、芳香酊剂和酯剂等。

【药理】白豆蔻有良好的芳香健胃作用，促进胃液分泌，增进胃肠蠕动，制止肠内异常发酵，排出积气，并能止呕，果壳煎剂对贺氏痢疾杆菌有抑制作用。临床选方上可用于湿滞中焦及脾胃气滞，呕吐等。

【性味归经】辛，温。归肺、脾、胃经。

【功效】化湿行气，温中止呕，消食健胃。

【歌诀】　　性味辛温白豆蔻　化湿行气善止呕
　　　　　湿阻中焦脘腹胀　胸闷不饥苔腻厚

【应用】

1. 用于脾胃虚寒，气滞湿阻，和降失调所致的脘腹胀满，呕吐泄泻等。本品辛温香气味浓烈，流行三焦，温暖脾胃，化湿润燥，功专和胃、醒脾、调中、消谷，为化湿醒脾行气之要药，功似砂仁，化湿胜于砂仁。

治脾胃虚寒，气滞湿阻，饮食不化，气机逆乱所致的呕吐反胃，全身乏力，肢体困倦，舌淡苔白腻，脉濡弱。白豆蔻与丁香、沉香、白术、藿香、香附、人参、砂仁、麦芽、肉豆蔻、木香、青皮、炙甘草、半夏、厚朴、神曲、草果、陈皮共为粗末，加生姜、大枣水煎服。降逆和中，健脾燥湿。（宋《太平惠民和剂局方》丁香透膈汤）

治脾胃气滞，和降失调，胸膈满闷，脘腹胀痛，不思饮食，恶心呕吐，苔白腻，脉弦。白豆蔻与丁香、檀香、砂仁、木香、甘草、藿香、砂仁共为细末，温开水冲服。行气消胀，温中降逆。（宋《太平惠民和剂局方》匀气散）

治脾胃不和，止脾泄泻痢。白蔻仁（一半生一半熟）与枳壳（去瓤炒）、诃子（去核半生半熟）、橘皮、肉桂、当归共为末，姜枣水煎冲服。（宋《博济方》白豆蔻散）

治胃气冷痛，进食欲吐者。白蔻研末，好酒温服之。（《随身备急方》）

2. 用于湿温。本品辛温而不燥烈，能泻湿热之邪，和寒热之气，湿温夹热夹湿皆可用之。

治湿温初起，湿重于热，头痛身重，午后身重，胸闷不饥，苔白不渴，脉细而濡。白蔻仁与杏仁、薏苡仁、厚朴、半夏、竹叶、通草、滑石水煎服。宣畅气机，清利湿热。（清《温病条辨》三仁汤）

治湿温初起，身热不渴，肢体倦怠，胸闷口腻，舌苔白不渴，脉濡细。白蔻仁（后下）与藿香、厚朴、姜半夏、赤茯苓、杏仁、薏苡仁、猪苓、泽泻、淡豆豉水煎服。芳香化浊，行气渗湿。（清《医原》藿朴夏苓汤）

治湿温发热，胸闷腹胀，倦怠肢酸，口渴，小便短赤，舌苔淡白或厚腻或干黄，以及暑湿时疫，颐肿，黄疸等湿热并重之症。白豆蔻与茵陈、黄芩、石菖蒲、川贝母、木通、滑石、射干、连翘、薄荷、藿香共为细末，开水调服。或神曲糊为丸，开水送服。利湿化浊，清热解毒。（清《续名医类案》甘露消毒丹）

治湿温发热身痛，汗出热解，继而复热，渴不多饮，或竟不渴，苔淡黄而滑，脉缓。白蔻仁（后下）与黄芩、滑石、茯苓皮、大腹皮、通草、猪苓水煎服。清热利湿。（清《温病条辨》黄芩滑石汤）

3. 用于呕吐呃逆。本品气香味辛温，清降肺胃，开郁降浊，降逆止呕，龙以胃寒湿，气滞作呕最为适宜。

治胃寒作呕疼痛者。白豆蔻为末，温酒送服。（明《赤水玄珠》白豆蔻散）

治湿阻脾胃，呕恶吐嗳。白豆蔻与半夏、藿香、陈皮、生姜水煎服。芳香化湿，理气止呕。（清《沈氏尊生书》白豆蔻汤）

治小儿胃寒吐乳。白豆蔻与砂仁、炙甘草、甘草共为末，掺小儿口中。（《世医得效方》）

治产后呃逆。白豆蔻与丁香研细，桃仁煎汤送服。（《乾坤生意》）

【炮制】白豆蔻　　取原药材，去掉杂质尘屑，即可入药。

【用法】5~10克水煎服，宜打碎入药，亦入丸散。最好后下，减少有效成分挥发。

【附药】豆蔻壳　　豆蔻壳为白豆蔻之外壳。出《药性切用》别名白豆蔻壳、白蔻衣。味辛温，有化湿，行气，温胃，消滞之功效。主要用于湿滞脘腹胀闷，胃呆，呕吐等。水煎服3~6克。

白豆蔻花　出《饮片新参》别名豆蔻花。为白豆蔻的花。性味辛平。有开胃理气之功效。多用于脘腹胀痛，恶心呕吐。水煎服3~6克。

◎ 草豆蔻　出《雷公炮炙论》

【别名】草蔻、草蔻仁等。

【基原】草豆蔻为姜科植物草豆蔻近成熟的种子。

【主产地】广东、广西、福建等省区。自然生长在沟谷、河边、林缘、灌木丛阴湿草地。

【采集·药材质量】秋季果实近成熟时采收，晒八成干，剥去外果皮，再晒足干。果实近圆球形或椭圆形，表面灰白色，种子团分三瓣，每瓣有种子多枚，粘在一起，种子为卵圆状多面体，质坚，剖开里面灰白色。以个大均匀、体近圆、坚实、饱满、气味芳香、味辛辣者佳。（见图141）

【主要成分】草豆蔻主含挥发油，油中含桉叶素类及芳樟醇、桂皮酸甲酯、律草烯、金合欢醇、山姜素、小豆蔻查耳酮、槲皮素、山奈酚等。

【药理】本品水煎剂对离体豚鼠肠管有兴奋作用，大剂量呈抑制状态，能使胃蛋白酶的活力显著提高。

【性味归经】辛，温。归脾、胃经。

【功效】温中燥湿，行气止呕。

【歌诀】　　草豆蔻归脾胃经　　温中散寒湿偏重
　　　　　　寒湿凝郁脾虚泻　　行气消胀脘腹痛

【应用】

1. 用于脾胃寒湿郁滞胃脘胀满疼痛。本品辛温香散入太阴、阳明经。辛散破滞，气香醒脾，温则燥湿祛寒，开郁化食，故常用于脾胃寒湿郁滞之症。

治脾胃虚弱，不思饮食，呕吐满闷，心腹痛。草豆蔻与甘草、生姜水煎服。（宋《博济方》豆蔻汤）

治脾胃湿寒，脘腹胀满痛，或寒邪反胃，苔白或腻。草豆蔻与陈皮、厚朴、茯苓、甘草、干姜、木香、加生姜水煎服。温中燥湿，行气除湿。（金《内外伤解惑论》厚朴温中汤）

治中气不足，四肢困倦，燥热恶寒，脘腹疼痛，不欲饮食，或恶心呕吐等。草豆蔻与附子、干姜、甘草、丁香、益智仁、藿香、人参、白术、当归、白芍、吴茱萸水煎服。温中散寒，益气健脾。（元《卫生宝鉴》温中益气汤）

2.用于寒湿泄及脾虚久泻。本品辛温燥湿除寒，性涩兼收，能止大肠滑脱不休。

治腹痛泄泻苔白腻。草豆蔻与藿香、苍术、陈皮、厚朴、茯苓、炙甘草等同用。理气化湿，芳香醒脾。

治脾胃虚弱，脘腹冷痛，腹泻少食。草豆蔻与白术、高良姜、厚朴、砂仁、诃子肉、茯苓等同用。温中止泻。

治小儿脏寒，泄泻不止。草豆蔻一枚，剥开皮入乳香一块，白面片包裹煨，去面皮不用，取仁研细，米饮送下。（明《史载之方》豆蔻丸）

治胃寒食无味及脾虚泄泻。煨草豆蔻与甘草、肉桂、高良姜共为细末。陈皮、大枣煎服之。（宋《博济方》草豆蔻散）

治脾虚久泻，脘腹冷痛。草豆蔻、土白术、茯苓、山药、砂仁、煨诃子、五味子、乌梅等同用。健脾收涩止泻。

此外，草豆蔻芳香可与细辛为末，口含之可治疗口臭；入相应方中可治疗疟疾。

【炮制】草豆蔻　取原药材，去外壳即可入药。

煨草豆蔻　水入白面和如泥，包裹煨熟，去面留药用。

姜草豆蔻　草豆蔻为颗粒，取鲜姜汁拌匀，待姜汁吸收，入锅文火炒干，取出放凉入药。（一般草豆蔻100克，用生姜10克）

【用法】5~10克水煎服，用时捣烂入煎。煨草豆蔻油性大减，多用于虚寒泄泻；姜草豆蔻多用于消胀止呕；余病症则用草豆蔻。

◎ 草果　出《本草品汇精要》

【别名】草果仁、草果子等。

【基原】草果为姜科植物草果成熟的干燥果实。

【主产地】广西、云南、贵州、海南等省区。自然生长在山坡、树林下。多栽培温暖，林下，疏松肥沃砂质土壤。

【采集·药材质量】秋末果实成熟，变为红褐色，当未开裂时采收，晒干或烘干。干燥果实呈椭圆形，表面灰棕色或红棕色，外皮有显著的纵沟及棱线，果皮有韧性，易纵向撕裂，子房有三室，每室有种子8~11枚，种子多面形，表面红棕色，质坚硬，剖开内灰白色。以个大、饱满、表面红棕色、味辛辣、特异臭气者为佳。（见图142）

【主要成分】本品主含挥发油，油中主要成分为α-蒎烯、芳樟醇、松油醇、橙花醛。另含锌、铜、铁、锰等微量元素。

【药理】草果煎剂可抑制肠痉挛及痉挛引起的小腹疼痛。还有镇痛、镇咳、祛痰、抗细菌和抗真菌作用。

【性味归经】辛、涩，温。归脾、胃经。

【功效】燥湿散寒，祛痰截疟。

【歌诀】　　性味辛温有草果　燥湿散寒能截疟
　　　　　　寒湿阻滞脘腹胀　苔腻配半苍夏朴

【应用】

1. 用于治疗疟疾。本品芳香温燥，善化湿涤痰，而振脾阳胜阴湿瘴疫而截疟。

治疟疾痰多之症，呕恶纳呆，体倦乏力。草果与人参、白术、茯苓、半夏、陈皮、乌梅、生姜、大枣水煎服。化痰燥湿截疟。（宋《易简方》四兽饮）

治疟疾数发不止，体壮痰湿盛，舌苔白腻，脉弦滑浮大。草果仁与常山、厚朴、青皮、陈皮、槟榔、炙甘草水煎入黄酒，疟发前2个小时服。截疟祛痰。（宋《杨氏家藏方》截疟七宝饮）

治脾寒疟疾不愈，振寒少热，面青不食，或大便溏泄，小便反多。草果仁与附子（炮）等分为末，加生姜、大枣水煎温服。温脾肾阳，祛痰截疟。（宋《严氏济生方》果附汤）

治热疟，见热多寒少，或但热不寒，小便赤涩，苔黄腻，脉弦数。草果与青皮、厚朴、白术、柴胡、黄芩、茯苓、甘草、半夏、生姜水煎服。燥湿化痰，泄热清脾。（宋《妇人良方》清脾汤）

2. 用于瘟疫。本品燥湿化痰，开达膜原，避秽化浊解瘟。

治瘟疫初起，憎寒壮热，胸闷呕恶，头痛烦躁，苔垢腻如粉。草果与槟榔、厚朴、黄芩、知母、白芍、甘草水煎服。开达膜原，辟秽化浊。（明《瘟疫论》达原饮）

治湿温痰阻于膜原，湿遏热伏，发热，心烦懊憹，胸膈痞满，头晕口腻，咳痰不爽，舌苔厚如积粉，扪之粗糙，脉弦而滑。草果与柴胡、枳壳、厚朴、青皮、炙甘草、黄芩、桔梗、槟榔、荷叶梗水煎服。宣湿化痰，透达膜原。（近代《重订通俗伤寒论》柴胡达原饮）

3. 用于寒湿中阻，脘腹胀痛，呕吐泻痢。本品辛温燥烈，善除寒湿，温暖中焦，燥湿祛寒功效与草豆蔻略同，但功能胜于草豆蔻。

治肠胃冷热不和，下痢赤白，及伏热泄泻，脏毒便血。草果仁与甘草、地榆、枳壳（麸炒）等分为粗末，煨姜煎水冲服。（宋《传信适用方》草果饮）

治寒湿中阻，脾胃气滞，脘腹胀痛。草果常与半夏、厚朴、陈皮、香附、紫苏、藿香、木香等同用。散寒化湿，理气消胀。

治寒湿内积，气机受阻，恶心呕吐，脘腹胀满，不思饮食。草果常与苍术、厚朴、半夏、丁香等同用。

治脘腹胀满疼痛。草果仁酒煎服之。（《仁斋直指方》）

4. 用于阳虚水肿。本品入脾胃，燥湿散寒暖中焦，振脾阳，为治脾胃寒湿之要药，脾盛运化正常，无湿邪，水湿自去。

治阳虚水肿，半身以下肿甚，脘胀闷，或腹大身重，体倦食少，手足不温，口中不渴，大便溏薄，苔腻，脉沉迟或沉细。草果仁与茯苓、白术、木瓜、炙甘草、木香、大腹子、干姜(炮)、附子(炮)、厚朴、生姜、大枣水煎服。温阳健脾，行气利水。（宋《严氏济生方》实脾饮）本方加减可用于治疗肝硬化腹水，慢性肾炎，肾病综合征，下肢浮肿。（方中大腹子，现在临床多改用大腹皮）

治阳虚水肿，腿肿胀甚者。草果与黄芪、白术、茯苓、干姜、薏苡仁、桂枝、附子、木瓜、五加皮等同用。益气健脾，利水消肿。

【炮制】草果仁　　取原药材，入锅文火炒至外壳焦黄并微鼓起时，取出放凉，碾碎去壳，取仁入药。

姜草果仁　　取草果仁，加姜汁拌匀，待吸收，入锅文火炒干，取出放凉入药。（一般草果仁100克，用鲜姜10克左右）

【用法】5~10克水煎服，用时捣碎，或入丸散。姜制后药性较缓，以温中止呕较好；余疾病则用草果仁。

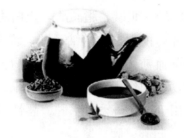

第十二章 利水渗湿药

　　凡是能利水渗湿、治疗水湿内停病症为主要作用的药物，称利水渗湿药。本类药物性味多甘淡偏凉，具有利水消肿、利水通淋、利湿退黄等功效。主归膀胱、小肠经，作用趋向偏于下行。多适用于小便不利、水肿、淋症、湿疮、湿温、泄泻、带下、黄疸、湿痹等有关水湿排泄不畅多种疾病。

第一节　利水消肿药

　　凡能使尿量增加，具有利尿消肿的药物。这些药多甘淡平或微寒。

◎ 茯苓　出《神农本草经》

【别名】云苓、白茯苓、茯灵、松苓等。
【基原】茯苓为多孔菌科茯苓的干燥菌核，多寄生于松科植物赤松或马尾松等树根上。
【主产地】湖北、湖南、浙江、福建、广东、广西、云南、四川、贵州等省区。以云南产量大质量优。
【采集·药材质量】野生茯苓多在7月至次年3月采挖。人工培植者于接种后第二年7~9月晴天采收，洗净泥土，堆积阴暗处使其"发汗"析出水分，摊开晒干，再堆，使其"发汗"，再摊再晒，反复操作3~4次，最后晾干，后加工而成。
　　茯苓个：近圆形，椭圆形为不规则块状，大小扁圆不等，皮薄粗糙棕褐色或棕黑色，有皱纹。质坚实而重，大小不一，小者0.5千克，大者达10千克，断面颗粒状，外边淡棕色，内白色，有的中间抱有松根（习称茯神）味淡，粘牙。茯苓片多为薄片，不规则形状，大小不一，厚约1.5毫米，易折碎。

茯苓块：去外皮后切成块状，大小不一，厚3厘米，长常在3厘米以上，白色。

茯苓皮：茯苓的外皮，形状大小不一，棕褐色或黑色之间，质疏松。茯苓片或茯苓块均以色白、细腻、滑、片大块大、质疏松、易破碎、无气味、味甘淡者佳。（见图143）

【主要成分】本品主含 β-茯苓聚糖、乙酰茯苓酸、茯苓酸、甲壳质、蛋白质、脂肪、卵磷脂、葡萄糖、腺嘌呤、组胺酸、胆碱、脂肪酶、蛋白酶、麦角甾醇等。

【药理】1.茯苓有利尿作用，能促进体内钠、钾、氯等电解质的排出，可能只是抑制肾小管重吸收的结果。2.能降低血糖，降低胃酸，降低胃液分泌，对胃溃疡有抑制和预防作用。3.茯苓多糖有增加免疫功能的作用，增加心肌收缩，还有保护肝脏作用。另外还有抗菌，抗肿瘤等作用。临床可用于治疗斑秃，水肿，恶性肿瘤等。

【性味归经】甘、淡，平。归心、脾、肾经。

【功效】利水渗湿，健脾和胃，宁心安神。

【歌诀】　　茯苓性味甘淡平　　利水渗湿显效能
　　　　　　健脾和胃止泄泻　　心悸失眠饮邪清

【应用】

1.用于多种水肿。本品甘淡性平入脾，甘则能补，淡则渗湿利水，水去则脾健，故为利水渗湿要药。

治脾虚气滞，水湿内停，浮肿，小便短少，脘腹胀满，饮食减少，不能平卧等。赤茯苓与麦冬、泽泻、白术、桑白皮、大腹皮、紫苏、槟榔、陈皮、木瓜、木香、砂仁共为粗末，加灯心草水煎服。健脾渗湿，利水消肿。（明《奇效良方》导水茯苓汤）

治水肿。茯苓与白术、郁李仁加生姜汁水煎服。（清《不知医必要》茯苓汤）

治皮水，周身浮肿，四肢肿胀，四肢聂聂动者，兼疲乏无力，小便短少。茯苓与防己、黄芪、桂枝水煎服。益气通阳，利水消肿。（汉《金匮要略》防己茯苓汤）本方加减可用于治疗特发性水肿，急慢性肾炎水肿。

治阳虚水肿，半身以下肿甚，胸腹胀满，或腹大身重，倦怠食少，手足不温，口中不渴，大便溏薄，小便短少，苔腻，脉沉迟或沉细。茯苓与附子（炮）、白术、干姜（炮）、厚朴（姜制）、木瓜、木香、草果仁、大腹皮、炙甘草、生姜、大枣水煎服。温阳健脾，行气利水。（宋《严氏济生方》实脾饮）

治妊娠，脾虚浮肿，疲乏无力，下肢肿胀。茯苓与白术、陈皮、大腹皮、生姜共为细末，米饮送下。健脾利水消肿。（宋《全生指迷方》白术散）

脾肾阳虚浮肿，水气内停，小便不利，恶寒，四肢沉重，肢体浮肿，苔白，口不渴。茯苓与附子（炮）、白术、白芍、生姜水煎服。温阳利水。（汉《伤寒论》真武汤）本方加减可用于治疗慢性肾炎，急性肾功能衰竭，腹水，心力衰竭，内耳眩晕等。

2.用于脾胃虚弱，呕吐泄泻。本品健脾和胃，渗湿利水，止泻止呕。

治脾胃虚弱，面色㿠白，语声低微，食少便溏，舌质淡，苔薄白，脉虚弱无力。茯苓与人参、白术、炙甘草共为粗末水煎服。益气健脾。（宋《太平惠民和剂局方》四君子汤）本方加减可用于胃脘痛，慢性活动性肝炎等。

治脾胃虚弱，兼有痰湿，呕恶不舒，咳嗽胸闷，痰多稀白，不思饮食，大便不实，舌苔腻。

茯苓与人参、白术、炙甘草、陈皮、半夏，加生姜、大枣水煎服。健脾益气，和胃化痰。（明《医学正传》六君子汤）本方加减可用于治疗慢性胃痛，妊娠呕吐，皮肤黑变病，带下等。

治脾胃虚弱，寒湿滞于中焦，脘腹胀满，疼痛，纳呆嗳气，呕吐泄泻，舌苔白腻。茯苓与人参、白术、炙甘草、陈皮、半夏、木香、砂仁水煎服。健脾益气，理气畅中。（清《医方集解》香砂六君子汤）

治脾虚湿阻，小便短少，大便溏泄，疲乏无力，舌苔白腻。茯苓与猪苓、泽泻、白术共为细末，空腹开水调服。健脾除湿。（元《丹溪心法》四苓散）本方加减可用于肾炎水肿，心源性水肿，眩晕，湿疹等。

治脾胃气虚挟湿，面色萎黄，四肢无力，形体微羸，饮食不化，或吐或泻，胸脘痞塞，苔薄白腻，脉濡缓。茯苓与人参、白术、山药、薏苡仁、扁豆、莲子肉、桔梗、砂仁、甘草共为细末，枣汤调服。益气健脾，和胃渗湿。（宋《太平惠民和剂局方》参苓白术散）本方加减可用于治疗慢性腹泻，浅表性胃炎，恶性肿瘤放疗后肠道毒副反应等。

治脾虚腹泻，神疲乏力，消化不良，少儿食乳少进，腹痛腹泻。茯苓与人参、白术、藿香、木香、葛根、甘草共为粗末，水煎服。健脾止泻。（宋《小儿药用直诀》七味白术散）

3. 用于心气虚，心血亏损，痰浊阻窍所致的心悸，失眠，健忘，神智不安。本品甘淡入心脾，甘能补中，淡则渗湿利窍，开心益智，且宁心安神。

治心脾两虚，气血不足，心悸怔忡，失眠健忘，多梦易惊，食少倦怠，面色萎黄，舌质淡白，脉细弱。茯苓与人参、黄芪、白术、龙眼肉、远志、酸枣仁、木香、当归、炙甘草，加大枣、生姜水煎服。益气补血，健脾养心。（宋《妇人良方》归脾汤）本方加减可用于治疗神经衰弱，崩漏，血小板减少性紫癜，贫血，功能性子宫出血，白细胞减少症等。

治心气亏损引起的心悸怔忡，失眠，健忘，兼面色不华，气短乏力。茯苓与黄芪、茯神、半夏曲、炒枣仁、柏子仁、川芎、远志、人参、当归、五味子、肉桂、炙甘草加生姜、大枣水煎服。养心宁神。（元《丹溪心法》养心汤）本方加减可用于治疗心律失常，失眠等。

治心气不足，痰浊阻窍，症见心怯善悲，惊悸健忘，夜卧不寐，甚则忧愁哀伤，语无伦次，喜笑发狂等，舌苔薄白，脉小弦。茯苓与人参、远志、石菖蒲共为细末，炼蜜为丸服。益气养心，定志益智。（唐《千金要方》定志丸）

治心气不足所致的心神不宁，如虚烦少寐，喜怒无常，夜多盗汗，饮食无味，头目眩晕，舌红苔薄白，脉细数。茯苓与茯神、人参、远志（炒）、山药、煨木香、黄芪、桔梗、朱砂（另研细）、炙甘草、麝香（另研）共研为细末，温酒调下。益气宁心，安神镇惊。（宋《太平惠民和剂局方》妙香散）

主治心阴血不足，失眠，心悸，如虚烦少寐，心悸神疲，梦遗滑精，湿热盗汗，大便干结，口舌生疮，舌红少苔，脉细数。茯苓与人参、麦冬、五味子、丹参、远志、酸枣仁、柏子仁、生地、当归、桔梗、天冬、玄参、朱砂共研细末，炼蜜为丸，朱砂为衣，温开水或龙眼肉煎汤送下。滋阴养血，补心安神。（明《摄生众妙方》天王补心丹）本方加减可用于冠心病，精神病，失眠症，慢性荨麻疹等。

4. 用于痰湿咳嗽，痰饮，痰涎壅盛所得的头痛，眩晕。张子和有"无痰不作眩"之说。本品渗湿化痰，健脾和胃，堵绝生痰的源头。

治痰湿咳嗽，痰多色白，胸膈胀满，恶心呕吐，头晕心悸，舌苔多润，脉滑等。茯苓与陈皮、半夏、炙甘草、生姜、乌梅水煎服。燥湿化痰，理气和中。（宋《太平惠民和剂局方》二陈汤）本方加减可用于咳嗽、慢性支气管炎、中风失语、多寐等。

治痰涎壅盛，胸膈痞塞，或咳嗽恶心，饮食少思，或肝风挟痰，呕不能食，头痛眩晕，甚或痰厥者，舌苔白腻，脉滑。茯苓与陈皮、半夏、甘草、枳实、南星、生姜水煎服。燥湿祛痰，行气开郁。（宋《妇人良方》导痰汤）本方加减可用于治疗慢性支气管炎、甲状腺机能亢进等。

治风痰上扰的眩晕头痛，胸闷呕恶，舌苔白腻脉弦。茯苓与陈皮、半夏、甘草、天麻、白术、生姜、大枣水煎服。健脾燥湿，化痰熄风。（清《医学心悟》半夏白术天麻汤）本方加减可用于治疗眩晕综合征，高血压有痰浊所致的眩晕，冠心病，脑血栓，癫病，疼痛，结核性脑膜炎，偏头痛等。

治中阳不足的痰饮病，见胸闷纳呆，目眩心悸或短气而咳，或心下痞闷，呕恶纳呆，苔白滑，脉弦滑。茯苓与桂枝、白术、甘草水煎服。健脾利湿，温化痰饮。（汉《伤寒论》茯苓桂枝白术甘草汤）本方加减可用于治疗病态窦房结综合征，眩晕，慢性肾炎蛋白尿，多涎症，黄斑区水肿，神经性耳聋，睾丸鞘膜积液。

治痰饮上逆呕吐，胸痞脘满，眩晕心悸。茯苓与半夏、生姜水煎服。和胃降逆，化饮止呕。（汉《金匮要略》小半夏加茯苓汤）

5.用于淋浊，遗精，带下。本品甘淡渗湿，其性上行生津液，开腠理，滋水源而下降，故利小便而通淋，且健脾益肾，配固涩药而止带遗。

治积热夹湿闭结于里，小水不利，或溺血，或湿热下痢，黄疸，或邪热蓄结腹痛，淋沥涩痛，舌苔黄腻。茯苓与泽泻、木通、猪苓、泽泻、栀子、枳壳、车前子水煎服。清热利湿通淋。（明《景岳全书》大分清饮）本方加减可用于治疗泌尿系统感染，水疝等。

治疗热淋，血淋，石淋日久兼血虚萎黄者舌淡脉细。赤茯苓与当归、甘草、赤芍、栀子共为粗末，水煎服。清热凉血，和血通淋。（宋《太平惠民和剂局方》五淋散）

治下焦阳虚，小便不利，有水气，其人口渴，腹中冷者。茯苓与山药、炮附子、瞿麦、天花粉共为末，炼蜜为丸服。润燥化气，利水通淋。（汉《金匮要略》栝楼瞿麦丸）

治肾元不固，湿热下注所致的尿频，尿浊，遗精之症，神疲腰酸，苔腻。茯苓与黄连、黄柏、莲须、猪苓、半夏、砂仁、益智仁、炙甘草共为细末，蒸饼为丸，空腹温酒或温开水送服。清热利湿，固肾健脾。（明《医学正传》治浊固本丸）

治肾虚腰膝酸软，下焦虚寒，肾元不固，小便白浊，如脂如膏，小便失禁，小儿夜间遗尿，遗精早泄，阳事不举，便后余沥，女子带下，月经崩漏不止。茯苓与菟丝子、五味子、韭子（炒）、桑螵蛸、煅牡蛎、生龙骨、白石脂（炒）共为细末，酒糊为丸，淡盐汤送下。温肾补虚固涩。（宋《严氏济生方》秘精丸）

治心脾气虚，遗精，滑精，尿浊，白带过多，见神疲乏力，健忘，心神恍惚，舌淡苔白，脉细弱。茯苓与人参、炒白术、山药、芡实、金樱子、五味子、炒枣仁、远志、炙甘草水煎服。调补心脾，固精止遗。（明《景岳全书》秘元煎）

【炮制】茯苓　　购进原药材，有片茯苓、块茯苓、茯苓钉、碎苓均可直接入药。

朱茯神 取茯神块用水泡湿表皮，朱砂研粉将茯苓块表面拌匀，晾干后入药。（一般茯苓块100克，用朱砂粉3克左右）

【**用法**】10~15克水煎服，亦入丸散。朱茯神宁心安神力量增强，多用于失眠，惊悸，健忘。余病症则用茯苓。

【**附药**】**赤茯苓** 赤茯苓为茯苓菌核近外皮的淡红色部分。性味同茯苓。有行水，利湿热之功效。主要用于小便不利。治热淋，血淋等。

茯神 茯神为茯苓菌核生长中天然抱有松根者，性味同茯苓。有宁心安神之功效。多用于心虚惊悸，健忘，失眠，精神恍惚，夜寐多梦。常与柏子仁、枸杞子、麦冬、当归、石菖蒲、云参、熟地、甘草同用。补肾滋阴，养心安神。（明《体仁汇编》柏子养心丸）

茯苓皮 茯苓皮为茯苓菌核剥下的黑色外皮。性味同茯苓。功能行皮肤水气。多用于皮肤水肿。常与五加皮、桑白皮、陈皮、生姜皮、大腹皮水煎服。利水消肿，行气健脾。（汉《华氏中藏经》五皮饮）

◎ 薏苡仁 出《神农本草经》

【**别名**】薏米、苡仁、苡米、草珠子等。

【**基原**】薏苡仁为禾木科植物薏苡的成熟种子。

【**主产地**】除极北地区生长季节短以外，全国大部分地区有种植。多种在农村地边、村旁、溪间、荒地等。

【**采集·药材质量**】秋季果实成熟时采割，晒干，打下种子，加工去外壳，收集种仁，晒干。干燥种仁成圆球形，表面黄白色，侧面有一条深而宽的纵沟。质坚硬，破开后，内部白色，有粉性。以粒大、饱满、色白、完整不碎、干燥、味甘淡者佳。（见图144）

【**主要成分**】本品主含蛋白质、脂肪、碳水化合物、维生素B_1、氨基酸、薏苡仁酯、薏苡仁内酯、薏苡仁多糖A、B、C、三萜化合物等。

【**药理**】薏苡仁油能阻止或降低横纹肌挛缩作用，对子宫有兴奋作用；其脂肪油能使血清钙，血糖量下降，并有解热、镇静、镇痛作用。煎剂对癌细胞有一定抑制阻止生长作用。临床上治疗重度功能性痛经，皮肤疣，坐骨结节滑囊炎等。

【**性味归经**】甘、淡，微寒。归肺、脾、胃经。

【**功效**】清热排脓，利水渗湿，健脾治痹。

【**歌诀**】　　薏苡仁甘淡微寒　　除湿消肿治痹顽
　　　　　　利水渗湿脾运健　　清热排脓湿疹丹

【**应用**】

1.用于脾胃虚弱挟湿之吐泻，水肿，脚气。本品甘淡气凉，性降渗利，味甘气和入脾胃，益气和中不伤阴而健脾胃。

治脾胃气虚挟湿，面色萎黄，四肢无力，饮食不化，或吐或泻，胸脘痞塞，苔薄白腻，脉濡缓。薏苡仁与人参、白术、茯苓、山药、砂仁、莲子肉、桔梗、白扁豆、甘草共为细末，枣汤送服。益气健脾，和胃渗湿。（宋《太平惠民和剂局方》参苓白术散）

治肝肾风虚气弱，脚膝不可着地，腰背疼痛，风毒流注下经，行步艰难。薏苡仁与杜仲、五加皮、防风、羌活、续断、牛膝、萆薢、干地黄共为末，好酒用木瓜、青盐煮成膏，杵成丸，空心温酒盐汤下。补肾祛风，渗湿消肿。（宋《本事方》思仙续断丸）

治脾虚湿盛水肿腹胀，食少泄泻，脚气浮肿。薏苡仁常与黄芪、白术、茯苓、赤小豆、泽泻等同用。益气健脾，渗湿消肿。

2. 用于痹症及肢体麻木拘挛。本品除湿健脾，脾盛无湿邪则关节利，故能舒筋缓脉。

治风湿在表，一身尽痛，午后发热加剧，脉浮带数，舌苔薄腻。薏苡仁与麻黄、杏仁、甘草水煎服。疏散风邪，除湿蠲痹。（汉《金匮要略》麻黄杏仁薏苡甘草汤）

治湿痹关节疼痛重着，痛有定处，手足沉重，或麻木不仁，苔白腻，脉濡缓。薏苡仁与白术、当归、川芎、桂枝、羌活、独活、防风、麻黄、草乌、川乌、生姜水煎服。祛风除湿，散寒通络。（清《类证治裁》薏苡仁汤）

治风湿久痹，筋脉拘挛，水肿。常用薏苡仁煮粥服。如（唐《食医心鉴》薏苡仁汤）

治风湿痹气，肢体痿痹，腰脊酸痛。薏苡仁与桑寄生、当归、续断、苍术（米酒浸炒）水煎服。（《广济方》）

主治湿热痹症，骨节疼痛，局部红肿，兼有发热恶寒，小便短赤，舌苔黄腻。薏苡仁与防己、蚕砂、赤小豆皮、连翘、山栀、半夏、杏仁、滑石水煎服。清热祛湿，宣通经络。（清《温病条辨》宣痹汤）

3. 用于湿温初起。本品甘淡化湿，气微寒，清利湿热。

治湿温初起，湿重于热，头痛身重，午后身热，胸闷不饥，苔白不渴，脉弦细而濡。薏苡仁与杏仁、白蔻仁、厚朴、半夏、竹叶、通草、滑石水煎服。宣扬气机，清利湿热。（清《温病条辨》三仁汤）

治湿温初起，身热不渴，肢体倦怠，胸闷口腻，舌苔白滑，脉濡缓。薏苡仁与藿香、厚朴、姜半夏、赤茯苓、杏仁、白蔻仁、猪苓、淡豆豉、泽泻水煎服。芳香化浊，行气渗湿。（清《医原》藿朴夏苓汤）

4. 用于肺痈，肠痈，湿疹，丹毒。本品甘凉入阳明胃经，能渗湿健胃，清泄湿热，肺降肠通，病则愈。

治肺痈胸痛，咳吐腥臭脓痰，舌红苔腻，脉滑数。薏苡仁与苇茎、冬瓜仁、桃仁水煎服。清热化痰，逐瘀排脓。（唐《千金要方》苇茎汤）

治肠痈内痈已成，腹皮急，按之濡，压痛不显著，面色苍白，脉细弱。薏苡仁与附子、败酱草水煎服。温阳排脓消肿。（汉《金匮要略》薏苡附子败酱散）

治湿热下注所致的臁疮，下肢丹毒，湿疹等。薏苡仁与萆薢、黄柏、赤茯苓、丹皮、泽泻、滑石、通草水煎服。清热渗湿，凉血活血。（清《疡科心得集》萆薢渗湿汤）

【炮制】薏苡仁　购进原药材，除去残壳，尘屑即可入药。

麸炒薏苡仁　炒锅中火加热，撒入麸皮，待大冒烟时，投入薏苡仁，翻炒至表面黄色，微鼓起，筛祛残麸，放凉入药。（一般薏苡仁100克，用麸皮20克左右）

【用法】15~30克水煎服，大剂量可用至120克，亦入丸散。麸炒薏苡仁祛其寒性，性平和，多用于健脾止泻。余病症则用薏苡仁。

【临床报道】

1. 治疗扁平疣　　取新收薏苡仁 2 两,与大米混合煮粥吃,每日 1 次,连续服用,治疗 23 例,经服至 7~16 天,11 例痊愈,6 例效果不明,6 例无效。(摘抄自《中医大辞典》薏苡仁)

2. 常食薏苡仁能保健抗癌美容　　这是任何教授养生却病秘诀,薏苡仁甘淡平和,功效健脾养胃,益肺肾,利水渗湿,消肿毒。是养生保健佳品,医用治病良药,经常食用则养生抗病,延年益寿。李时珍《本草纲目》云:"久服轻身益气,除筋骨中邪气,利肠胃,消水肿,令人能食。煮饮治消渴,治肺积脓血,咳嗽涕唾,上气。"

数十年来,不但自己食,常告诉患者,常服薏苡仁减少感冒,高血压,高血脂,服薏苡仁数月后,血压血脂降至正常,许多癌症患者,手术后服薏苡仁体质恢复良好,病情稳定。方法:熬稀饭每次 30~60 克,加白糖、盐、大枣均可。(摘抄《中华名医特技集成》金国栋整理)

◎ 猪苓　出《神农本草经》

【别名】豕零、野猪食、猪灵芝等。

【基原】猪苓为多孔菌科真菌猪苓的干燥菌核。

【主产地】陕西、河北、河南省等,全国大部分地区有产,以陕西产量大而质量优。多生长在阔叶林和混交林中,如桦树、枫树、柞树、柳树等腐朽根上,适宜生长凉爽山坡。现有栽培种植在林下阴坡、肥沃湿润、含腐殖质、排水良好的土壤。

【采集·药材质量】南方全年可采,北方夏秋采挖,除去泥沙,晒干。以外皮黑褐色,状似生姜,轻如软木,断面类白色细腻。以个大、外皮黑褐色光亮、内粉白色、质坚重而不实者佳。(见图 145)

【主要成分】本品主含麦角甾醇、猪苓聚糖、游离及结合型生物素、粗蛋白质。

【药理】1. 本品煎剂可使尿量增加,尿中氯化物显著增加,特别是与白术、泽泻、桂枝、茯苓同用,在增加尿量的同时,也增加钠、氯、钾离子的排出。2. 抗菌作用,提取物对金黄色葡萄球菌、大肠杆菌有抑制作用。3. 保肝和促进免疫,抗肿瘤作用,能防治肝炎增加肝糖原的积累,促进肝细胞再生,对乙肝表面抗体的产生有一定促进作用。临床上可用于治疗恶性肿瘤,急性白血病,银屑病等。

【性味归经】甘、淡,平。归脾、肾、膀胱经。

【功效】利水渗湿。

【歌诀】　猪苓性味甘淡平　　归入脾肾膀胱经
　　　　　泄泻淋浊及带下　　利水渗湿疗水肿

【应用】

1. 用于小便不利,水肿,泄泻。本品甘淡渗湿,入脾肾经,以通调水道,脾恶湿,水湿邪祛,脾健泻止,肿消亦。

治水湿内停水肿,泄泻,小便不利。猪苓与茯苓、白术、泽泻、桂枝共为散。酒或米饮送服。通阳化气，利水渗湿。（汉《伤寒论》五苓散）本方加减可用于治疗急性肾炎，脑积水，结核性胸水，睾丸鞘膜积液，美尼尔氏综合征，眩晕等。

治寒湿内阻，腹痛泄泻，小便不利。猪苓常与苍术、陈皮、甘草、厚朴、泽泻、白术、肉桂、茯苓共为散，大枣、生姜水煎服。健脾和中，利水化湿。（元《丹溪心法》胃苓汤）

治妊娠从脚上至腹肿，小便不利，微渴引饮。猪苓为末，温开水送服。《子母秘录》

治肠胃寒湿，濡泻无度，嗜卧不食。猪苓与炮肉豆蔻、炙黄柏共为末，米饮和丸，空服开水送下。（宋《圣济总录》猪苓丸）

治阴寒泻痢。猪苓与干姜、吴茱萸、陈皮、厚朴、乌药、泽泻、甘草水煎服。温胃散寒，健脾止泻。（明《景岳全书》抑扶煎）

治一切水肿胀满。猪苓与苍术、陈皮、厚朴、白术、泽泻、茯苓、紫苏、香附、木香加淡竹叶、生姜水煎服。渗湿利尿，和中消胀。（明《婴童类萃》加味胃苓汤）

2. 用于小便不利淋症，黄疸。本品淡渗，气升而又能降，利小便功同茯苓，较茯苓更捷，可通淋除湿，治疗黄疸。

治水热互结，邪热伤阴，小便不利，发热口渴欲饮，或见心烦不寐。猪苓与茯苓、泽泻、滑石水煎，阿胶（烊化）兑入服。清热养阴。（汉《伤寒论》猪苓汤）

治积热夹湿，闭结于里，小水不利，或溺血，或湿热下利，黄疸，邪热蓄血腹痛，舌苔黄腻。猪苓与茯苓、泽泻、木通、栀子、枳壳、车前子水煎服。清热利水通淋。（明《景岳全书》大分清饮）

治湿热下注，阴虚火旺所致的小便癃闭，或淋利浊痛，兼手足心热，舌质红光，脉细数。猪苓与生地、熟地、牛膝、泽泻、龙胆草、车前草、知母、黄柏、绿豆加盐少许水煎服。清热养阴，利水通淋。（明《景岳全书》化阴煎）本方加减可用于治疗急性肾盂肾炎，前列腺肥大等。

治湿热黄疸，湿重于热，身目俱黄，小便不利，头重身困，脘腹痞满，口淡不渴，舌苔黄腻，脉细缓。猪苓与茵陈、白术、泽泻、茯苓、桂枝、丹参、郁金等同用，化湿利水退黄。

【炮制】猪苓　取原药材，洗净，捞出闷透，切片，晒干入药。

【用法】5~10克水煎服，亦入丸散。

【临床报道】用猪苓多糖注射液，每日40毫升肌注，连用20天休息10天后，继续用药，连用3个月为1疗程，观察359例，疗效显著，能改善症状，降低谷丙转氨酸酶，抑制病毒复制（尤其是HBeAg）转阴，对肝组织损伤，有修复作用，且疗效巩固。（摘抄自《中西药结合杂志》1983，3：141）

◎ 泽泻　出《神农本草经》

【别名】水泻、天鹅蛋等。

【基原】泽泻为泽泻科植物泽泻的干燥块茎。

【主产地】全国大部分地区有产，以福建、江西产量大质量高。多生长在沼泽、稻田及潮湿温暖含腐殖丰富的黏质土壤，多为栽培。

【采集·药材质量】冬季叶枯萎时挖取块根，除去茎叶，须根，洗净泥土，微火烘干，撞去须根粗皮。干燥泽泻个，大致为圆球形，长4~7厘米，直径为3~5厘米，表皮黄白色，未去尽粗皮则显淡棕色，有不规则的横向环状凹陷，并散在无数突起的须根痕迹，质坚实，难折断，断面黄白色，带颗粒，气微香，味苦。以个大、均匀、坚实、色黄白、粉性足者佳。（见图146）

【主要成分】本品主含三萜类化合物、挥发油、小量生物碱、天门冬素、脂肪酸、树脂、蛋白质、淀粉等。

【药理】1. 泽泻有利尿作用，与白术、茯苓、猪苓、桂枝同用，利尿更明显，钠尿素排出增加，对肾炎患者利尿更显著。2. 有降压、降血糖作用。有抗脂肪肝作用。3. 抗菌作用，对金黄色葡萄球菌、肺炎球菌、结核杆菌等有一定的抑制作用。临床上可治疗高血脂症、冠心病、糖尿病等。

【性味归经】甘、淡，寒。归肾、膀胱经。

【功效】利水渗湿，泻热。

【歌诀】　　性味甘淡寒泽泻　　利水渗湿清湿热
　　　　　水肿淋浊小便闭　　痰饮致晕白术协

【应用】

1. 用于小便不利，水肿，泄泻，淋浊。本品气平，味甘淡渗湿利水消肿，专通行小便，性偏寒而除下焦湿热通淋治沥，渗湿利水以治泻。

治水热互结，邪热伤阴，小便不利，发热，口渴欲饮，或见心烦不寐，下痢等。泽泻与猪苓、茯苓、滑石水煎，阿胶（烊化）兑入服。利水清热养阴。（汉《伤寒论》猪苓汤）

治外有表证，内停水湿，发热烦渴，饮水即吐，小便不利，水肿，泄泻，小便不利，霍乱吐泻，痰饮，短气而咳，脐下动悸，吐涎沫而头眩。泽泻与茯苓、白术、猪苓、桂枝共为散，用酒或米饮送服。通阳化气，利水渗湿。（汉《伤寒论》五苓散）

治脾虚湿阻，小便短少，大便溏泻，疲乏无力，舌苔白腻。泽泻与茯苓、白术、猪苓共为细末，空腹温开水送服。健脾除湿。（元《丹溪心法》四苓散）

治妊娠遍身浮肿，上气喘急，大便不通，小便赤涩。泽泻与桑白皮（炒）、槟榔、赤茯苓加生姜水煎服。利水消肿。（宋《妇人良方》泽泻散）

治脾虚气滞，水肿不能平卧，饮食不下，小便短少。泽泻与赤茯苓、麦冬、白术、桑白皮、大腹皮、紫苏、槟榔、陈皮、木瓜、木香、砂仁共为粗末，灯心草煎汤送服。健脾渗湿，利水消肿。（明《奇效良方》导水茯苓汤）

治阴虚火旺，小便癃闭，或小便淋沥疼痛。泽泻与生地、熟地、牛膝、猪苓、黄柏、知母、龙胆草、车前子、绿豆加食盐少许，水煎服。清热养阴，利水通淋。（明《景岳全书》化阴煎）

2. 用于水湿痰饮所致的眩晕。本品淡寒渗湿，兼能滑痰化饮，湿热去脾气升，头晕目眩则愈。

治水停心下，清阳不升，浊阴上冒，头晕目眩，动则欲呕，苔白滑，脉弦滑。泽泻与白术水煎服。健脾利水除饮。（汉《金匮要略》泽泻汤）本方加减可用于美尼尔氏综合征，化脓性中耳炎，中耳积液等。

治冒暑霍乱，小便不利，头晕引饮。泽泻与白术、白茯苓各等分加生姜，灯心草水煎服。（明《纲目》三白散）

治饮邪停胃，浊饮上犯之眩晕，泛恶作呕。泽泻可与白术、茯苓、半夏、车前子等同用，利水除饮。

3.用于湿邪所致的腰痛。本品入肾，通经络泻水湿之邪，可治风寒湿痹。

治湿邪侵入腰部，则腰酸重痛。本品与白术、茯苓、干姜、牛膝、杜仲、肉桂、炙甘草水煎服。益肾化湿。（宋《圣济总录》泽泻汤）

治湿热并重，腰背胯痛，身重倦怠，身体如夹板，脚似沙坠，表里湿热者。泽泻与羌活、独活、防风、薏苡仁、防己、赤芍、黄柏、黄芩、甘草水煎服。祛风除湿，清热止痹。（明《医经会解》清湿汤）

主治着痹，痛有定处，身重苔腻。泽泻与苍术、白术、茯苓、陈皮、甘草、羌活水煎入姜汁、竹沥服。健脾利湿，通痹止痛。（清《类证治裁》除湿蠲痹汤）

4.用于湿热黄疸。本品淡寒，泻湿除热，最宜于湿热并重之黄疸。

治湿热黄疸，湿重于热，身目俱黄，小便不利，头重身困，胸脘痞满，口淡不渴，或便溏腹胀，舌苔厚腻，脉濡缓者。泽泻与白术、茯苓、猪苓、桂枝、茵陈水煎服。清热利湿退黄。（汉《金匮要略》茵陈五苓散）

治湿热黄疸，面目身黄。泽泻与茵陈、滑石水煎服。（《千金要方》）

【炮制】**泽泻** 取原药材，洗净浸入水中，再捞出闷透，切厚片，晒干入药。

麸泽泻 炒锅中火加热，撒入麸皮，待大冒烟时，投入泽泻片翻炒，至表面呈黄色，取出去麸残渣，放凉入药。（一般泽泻片100克，用麸皮20克左右）

盐泽泻 取泽泻片，用淡盐水拌匀，待盐水吸尽，入锅文火炒干为度，取出放凉入药。（一般泽泻片100克，用食盐2克左右）

【用法】5~20克水煎服，亦入丸散。治痰饮眩晕最大量可用至60克。麸泽泻减其寒性，多用于渗湿和脾，泄泻，痰饮眩晕等；盐泽泻增加利尿作用，多用于小便不通，淋沥，腰痛；余病症则用泽泻。

◎ 泽漆 出《神农本草经》

【别名】猫儿眼睛草、五凤草、乳浆草、肿手棵等。

【基原】泽漆为大戟科植物泽漆的地上全草。

【主产地】全国大部分地区有零星分布，以浙江、江苏较多。多生长在山沟、路旁、荒野、向阳、湿地等。

【采集·药材质量】4~5月全草茂盛，花开时采收，去净泥沙，晒干。茎圆柱形中空白色，表面鲜黄色或黄褐色，叶暗绿色，常脱落，完整叶片长圆形，茎顶端有多小花及灰色蒴果，气酸而特异，味淡。以干燥、无根者佳。（见图147）

【主要成分】本品主含槲皮素、半乳糖甙、泽漆皂甙、三萜、丁酸、泽漆醇、大戟乳脂、树脂、糖类等。

【药理】泽漆对结核杆菌、金黄色葡萄球菌、绿脓杆菌、伤寒杆菌均有抑制作用。其鲜乳状汁接触皮肤，可发红肿或溃烂，并能腐蚀疣体。临床上多用于治疗痰饮水肿及食道癌、胃癌等。

【性味归经】辛、苦、凉，有小毒。归肺、大肠、小肠经。

【功效】行水消肿，化痰止咳。

【歌诀】　　泽漆小毒苦辛寒　　止咳散结化热痰
　　　　　　瘰疬核痰内外用　　水肿瘙痒及疮癣

【应用】

1. 用于痰饮咳喘，水肿。本品苦寒降泻，长于泄水，但也兼咳喘小便不利，善治痰饮阻隔之咳。泽漆主治功力与大戟略同，但药力和缓而不伤正。

治咳嗽喘息，坐卧不得，面目浮肿。泽漆与甘草、桑白皮、茯苓、木通、紫苏、陈皮、大腹皮、生姜水煎服。平喘止咳，利水消肿。（宋《太平圣惠方》泽漆散）

治水肿盛满，气急喘咳，小便赤涩如血。泽漆与人参、白术、桑白皮、杏仁、郁李仁、陈皮、生姜、大枣水煎服。益气健脾，利水消肿。（宋《圣济总录》泽漆汤）

治水气通身浮肿，四肢无力，喘息不得安，腹中响之作胀，眼不得视。取鲤鱼与赤小豆同煮去渣，得药汁再与泽漆、人参、麦冬、甘草、茯苓、生姜水煎服。益气健脾，利水消肿。（唐《千金要方》泽漆汤）

治心下有物如杯，不得食者。泽漆与葶苈子、大黄共为细末，炼蜜为丸服。《补缺肘后方》

治水肿。可单用泽漆熬膏酒调服，以愈为度。（《圣惠方》）

治单腹胀，腹内有癥瘕痞块，腹大如箕，腹大如瓮，所谓石水也。泽漆与白术、赤茯苓、汉防己、射干、槟榔、桑白皮、楮白皮，水酒各半煎，日3次分服。利水消肿。（宋《太平圣惠方》白术散）

2. 用于瘰疬，癣疮瘙痒。本品化痰散结，化毒消肿，治一切恶毒。

治瘰疬。用本品熬膏。每以椒、葱、槐、桂煎汤洗净，再擦此膏。《便民图纂》或与夏枯草、牡蛎、玄参、浙贝母同用，散结消瘰更佳。

治少年血气具热，遂生疮疖，变为肿满，或烦渴，小便不利。泽漆与赤小豆、当归、商陆、泽泻、连翘、赤芍药、汉防己、猪苓、桑白皮、生姜水煎服。清热解毒，利水消肿。（宋《严氏济生方》赤小豆汤）

治疥癣有虫。泽漆晒干研末，麻油调抹患处。

治神经性皮炎。用鲜泽漆白浆涂患处，或与楮树叶捣糊外敷。

【用法】5~10克水煎服，大剂量可用至30克，亦入丸散，或熬膏内服外涂，外用适量。

【注意】本品有小毒，用量不可过大，量过大可引起面色苍白、四肢无力，头晕呕吐。

【临床研究】泽漆100克，生南星100克，花椒100克，加水3000毫升，煎30分钟过滤，再用文火浓缩熬膏，后温度适量加冰片5克调匀，用时局部外敷，日抹1次，治疗流行性腮腺炎，一般3~5天痊愈。治愈率达98%。（贾宪亭）

【临床报道】

1. **治疗肺源性心脏病**　鲜泽漆茎叶2两，洗净切碎，加水1斤，放入2个鸡蛋煮熟，

去壳刺多孔，再煮数分钟，先吃鸡蛋后和汤，一日一剂。（江西《草药手册》）

2. 治疗食道癌 采用20%泽漆中性皂甙注射液，每日1次，每次2毫升，肌肉注射，15天为1疗程，观察64例，治愈10例，显效好转18例，好转30例，无效6例。（摘抄自《中草药大辞典》泽漆）

◎ 冬瓜子 出《新修本草》

【别名】冬瓜仁、白瓜子、瓜子等。

【基原】冬瓜子为葫芦科植物冬瓜的成熟种子。

【主产地】全国大部分地区有产，以河南、河北、山东、安徽、浙江、江苏、四川产量大。

【采集·药材质量】一般食用冬瓜后，收集种子，用水洗净，晒干。以色白、饱满、无杂、无变质、无蛀、干燥、味甘淡者佳。（见图148）

【主要成分】本品主含皂甙、脂肪、尿素、瓜氨酸等。

【药理】冬瓜仁煎剂有利尿作用。

【性味归经】甘，微寒。归胃、肺、大肠、小肠经。

【功效】清肺化痰，利湿排脓。

【歌诀】 冬瓜子性味甘寒 润肺止咳化热痰
肺痈肠痈淋湿带 水肿脚气有效验

【应用】

1. 用于肺热咳嗽。本品色白气清入肺，甘寒有清肺化痰止咳之功效。

治肺热咳嗽，痰稠口干。冬瓜子与杏仁、大贝母、桔梗、知母、天冬等清肺化痰药同用，清肺化痰止咳。

2. 用于肺痈，肠痈。本品甘寒入肺与大肠经，善清肺与大肠湿热，湿热之邪蕴结肺肠，升降失常，郁结成痈，本品专清肺与大肠湿热郁结。

治肺痈。咳嗽腥臭脓血，胸中隐隐作痛，咳嗽尤甚，口干咽燥，舌红苔黄腻，脉滑数。冬瓜仁与苇茎、桃仁、薏苡仁水煎服。清肺化痰，逐瘀排脓。（唐《千金要方》苇茎汤）若肺痈未成，高热汗出，可加金银花、鱼腥草、连翘、黄芩等清热解毒；若脓排不畅，可加桔梗、白芷、甘草等。

治肠痈初起，尚未成脓者。冬瓜子多与大黄、牡丹皮、桃仁水煎，芒硝兑入拌匀服。泻热祛痰，散结消肿。（汉《金匮要略》大黄牡丹皮汤）若脓已成，腹皮急，按之濡，压痛不明显，面色苍白，脉细弱，服薏苡败酱散。

3. 用于湿热所致的淋浊，白带。本品清热利尿，化浊止带。

治男子白浊，女子白带。冬瓜子炒为末，空心米饮下。《救急易方》也可以与萆薢、茯苓、泽泻、芡实、车前子等同用。

【炮制】冬瓜子 取原药材，去杂质，洗净，晒干入药。

炒冬瓜子 冬瓜子入炒锅，文火加热，炒至微黄，取出放凉入药。

【用量用法】15~60克水煎服，宜捣碎入煎，亦可研粉冲服。炒冬瓜仁可减其寒性，有效成分宜煎出，多用于小便不利，带下，白浊。余病症则用冬瓜仁。

【附药】冬瓜皮　为食冬瓜前刮下冬瓜的外皮，经晒干收集而成。性甘微寒。有利水消肿之功效。多用于小便不利水肿。常与黄芪、白术、茯苓皮、赤小豆、泽泻等同用。益气健脾，利水消肿。

◎ 玉米须　出《四川中药志》

【别名】玉米丝、玉蜀黍丝、棒子毛等。

【基原】玉米须为禾本科植物玉蜀黍的花柱。

【主产地】全国各地均有分布，以东北、河北、河南、新疆较多。

【采集·药材质量】多在秋收季节剥取玉米时，采收，晒干。以棕色或棕黄色，较完整不碎，干燥无杂，不霉，味甘淡者佳。（见图149）

【主要成分】本品主含脂肪油、挥发油、树胶样物质、树脂、苦味糖甙、皂甙、生物碱等。

【药理】1.玉米须有较强的利尿作用，可增加氯化物的排出，但较弱。2.能抑制蛋白质的排出。3.对末梢血管有扩张作用的。4.有利胆作用，可促使胆汁的排泄，降低其黏稠性及胆红素含量。5.有增加血中凝血酶元含量，加速血液凝固作用。

【性味归经】甘、淡，平。归肝、胆、膀胱经。

【功效】利尿消肿，利胆退黄。

【歌诀】　　玉米须药甘淡平　　归入肝胆膀胱经
　　　　　　小便不利尿赤涩　　湿热黄疸亦能清

【应用】

1.用于小便不利或短赤，淋痛，水肿。本品甘淡气平和，有利尿通淋消肿之功效。

治小便短赤涩痛。玉米须可与泽泻、木通、滑石、甘草等清热利尿药同用。

治疗水肿。玉米须可与黄芪、白术、茯苓皮、冬瓜皮等同用。益气利水消肿。也可以单用玉米须水煎代茶服。

2.用于湿热黄疸。本品甘淡归肝胆。有利胆退黄作用，且药性平和，阴黄阳黄皆可用之。

治阳黄。玉米须与茵陈、栀子、大黄等同用。

治阴黄。玉米须与茵陈、附子、干姜、茯苓、白术等同用。

治右肋隐痛，口苦，恶心，小便黄。玉米须与柴胡、白芍、赤芍、郁金、延胡索、莪术、麦芽等同用。

【炮制】玉米须　取原药材，拣去残叶，杂质，即可入药。

【用法】30~60克水煎服。

【临床报道】

1.治疗肾病综合征　每次用玉米须60克，洗净水煎服。每日早晚2次。同时服氯化钾1克，每日3次，临床治疗12例，其中10例伴有严重的周身浮肿，或有胸水腹水，2例水肿较轻。治疗3个月后，9例水肿全部消失，2例大部分消退，最快1例服药后15天水肿全消。一般于服药后3天即可开始有利尿现象，同时尿蛋白、非蛋白氮，均有不同程度的下降，少数病例血浆蛋白有所升高，部分病例酚红实验及血压转为正常。

2. 治疗慢性肾炎 取干燥玉米须50克，加温水600毫升，用文火煎煮20~30分钟，约得300~200毫升液，每日1次或2次服完。治疗慢性血管球性肾炎9例，经10个多月观察，其中3例获得痊愈，2例进步，其余4例疗效不明显。玉米须的作用主要表现在利尿，肾功能改善，浮肿消退或减轻，尿蛋白消失或减低等方面。部分病例连续服用6个月未见毒性和副作用。（摘抄《中药大辞典》玉米须）

◎ 蝼蛄 出《神农本草经》

【别名】土狗、地勒蛄、蝼蝈、拉拉蛄等。

【基原】蝼蛄为蝼蛄科昆虫蝼蛄的干燥全体。

【主产地】全国大部分地区有分布。以河南、河北、山东、江苏较多。多生活在潮湿温暖的砂质土壤中，特别是在施过农家肥的地中较多。

【采集·药材质量】夏秋耕地时捕捉，或晚上灯光诱捕，用沸水烫死，晒干或烘干。完整干燥的虫体长3厘米左右，头胸部茶棕色，腹眼黑色有光泽，翅膜质，多碎落，足3对，前足特别发达，腹皱缩，浅黄色，或黑棕色，疏生短绒毛，有特异腥臭气。以完整、干燥、无泥沙、无腐不蛀者佳。（见图150）

【主要成分】本品含游离氨基酸有13种，丙氨酸、组氨酸、缬氨酸含量较高，睾丸中心以脯氨酸最多。

【药理】蝼蛄粉混悬液灌胃，对家兔证实没有利尿作用。

【性味归经】咸，寒，小毒。归肾、膀胱、大肠、小肠经。

【功效】利水消肿。

【歌诀】　蝼蛄咸寒有小毒　利水消肿有用途
　　　　　小便不利肿喘满　石淋瘰疬用外敷

【应用】

1. 用于水肿喘满。本品寒降入膀胱，有利尿消肿功效，内服外敷皆可用之。

治水肿病胸满喘促，不得卧，可单用蝼蛄干燥研粉服；也可以辨证与甘遂、大戟等同用以增加疗效；也可以用鲜蝼蛄捣如泥加麝香研匀纳脐内，以膏药固定，以水利为度，日换1次。

治水肿。蝼蛄、甘遂入砂锅焙黄，研为细末，黄酒冲服；重者5日服1次，服7~8次可愈。（现代《重订十万金方》水肿类·5方）

治肝硬化腹水。蝼蛄、蟋蟀、黄芪、䗪虫研细服下。（《朱良春用药经验》）

2. 用于淋症。本品寒降利水通淋。尤以石淋为宜。

治石淋，导水。蝼蛄与食盐瓦上焙干，研末，温酒送下。（《本草图经》）

治石淋，尿涩痛。蝼蛄与石韦、海金沙、鸡内金、金钱草、滑石、牛膝、甘草等同用。

【炮制】**蝼蛄** 取原药材，去杂质即可入药，或文火焙黄入药。

【用法】5~10克水煎服,亦入丸散,每次3~5克,外用适量。

【注意】孕妇忌服。

【临床报道】

1. 治疗泌尿结石　用蝼蛄粉12克,每日1次,开水冲服。如结石较大,部位较高,用金钱草、海金沙各30克,生鸡内金15克水煎服。小便湿热加车前子、木通各15克;肾绞痛加琥珀、沉香各6克,白芍10克,并以六一散泡水当茶饮,共治疗泌尿系统结石39例,治愈31例,好转6例,无效2例,平均治疗天数30天。(《蝼蛄合剂治疗泌尿结石39例临床总结》,《湖南医药杂志》1981,11[5]:30.)

2. 治疗水肿　去头、足、翼,蝼蛄文火焙干,研末,每日6克,分3次用温开水或米汤冲下,5~7天为1疗程。治疗17例水肿病人(包括贫血性,营养不良性,心脏性,肾性及其他原因不明水肿)均有效果。多数患者服用后1~3小时开始小便,其尿量及次数逐渐增加,在服后3~5天时利尿作用显著。(《蝼蛄治疗17例水肿病人的疗效观察》,《江苏中医》1961,[1]:19.)

◎ 香加皮　出《中药志》

【别名】北五加皮、山五加皮、臭五加皮、羊角叶根皮等。

【基原】香加皮为萝藦科植物杠柳的根皮。

【主产地】吉林、辽宁、山西、内蒙古、河北、河南、陕西等省区。主要生长在向阳干燥的山坡、砂质地、乱石山坡中。

【采集·药材质量】春秋均可采挖,趁新鲜用木棒打破,剥下外皮,晒干。干燥外皮呈长圆筒状,无形状向内卷曲,外表灰棕色,或土棕色,内灰黄色,质坚脆,易折断,断面略平坦,有特异的浓香气,久嗅令人头晕,味苦。以粗大、皮厚、卷筒状、不碎、无木心、干燥香臭浓郁、味苦者佳。(见图151)

【主要成分】本品茎根皮含十余种甙类化合物,其中最主要是强心杠柳毒甙和皂甙、杠柳甙,此外还有4-甲氧基水杨醛及其葡萄糖甙等。

【药理】本品有强心利尿作用,强心甙过量中毒可引起心律失常,甚至死亡,可促使肾上腺皮质激素的分泌功能增强,有抗风湿作用,此外,尚有杀虫作用。

【性味归经】辛、苦、微温,中毒。归肝、心、肾经。

【功效】利尿消肿,祛风除湿,壮筋骨。

【歌诀】　北五加是香加皮　利尿消肿风湿宜
　　　　　有毒不可多久服　治病且莫性子急

【应用】

1. 用于水肿,小便不利。本品味苦归心肾经,有利尿消肿之功效。

治水肿,小便不利。香五加皮与陈皮、茯苓皮、大腹皮、生姜皮水煎服。(《陕甘宁青中草药选》)

治水肿。香加皮与黄芪、白术、茯苓、泽泻、防己、木瓜、大腹皮、猪苓等同用。益气健脾，利尿消肿。病轻者亦可单用本品水煎服。

2.用于风湿痹痛。本品苦燥辛散温通，有祛风除湿之功效。

治风湿性关节炎，关节拘挛疼痛。北五加皮与穿山龙、白鲜皮泡白酒服。（《上海常用中药》）

治风湿痹痛，关节疼痛。香加皮与当归、川芎、威灵仙、秦艽、薏苡仁、白芍、穿山龙、防风等健脾除湿药同用，祛风化瘀，除湿止痛。

【炮制】香加皮　取原药材，拣去杂质，洗净泥土，切段，晒干入药。

【用法】5~10克水煎服，亦入丸散。

【注意】本品有毒，不可过量或久服。

【临床应用与研究】治疗充血性心力衰竭

香加皮4~10克配伍健脾利水药党参、太子参、茯苓、泽泻、车前子、猪苓水煎，每日1剂，分2次服。心衰控制后，香加皮可减为3克左右维持。用此法加减治疗的21例中，显效10例，有效11例，一般心衰于治疗后3~9日得到控制和好转。有的以心衰的不同种类型进行辨治，如风湿病心脏病引起的，以杠柳皮合五皮饮加桂枝、猪苓、茯苓、泽泻利水渗湿；如为肺心病心衰，以香加皮合苏子降气汤或济生肾气丸及清肺化痰的如鱼腥草、鸭跖草；冠心病伴心衰，以杠柳皮合枳实薤白桂枝汤加丹参、赤芍、川芎等活血化瘀加减。用量成人12~18克，密切观察病情，随时增减用量。心衰控制后及时减量，防止中毒，一般维持量6~9克。（摘抄自《有毒中草药大辞典》香加皮）

第二节　利尿通淋药

凡是用于治疗小便淋涩不顺利等作用的药物，均称利尿通淋药。本品多苦寒，或甘淡，多入心肾，膀胱经。尤能清下焦湿热，利尿通淋。

◎ 车前子　出《神农本草经》

【别名】车前实、猪耳朵草子等。

【基原】车前子为车前草科植物车前或平车前的成熟种子。

【主产地】全国大部分地区有产，主产江西、河南。多生长在田边路旁、花园、菜园、河边。

【采集·药材质量】秋季果实成熟时割取果穗，晒干，搓出种子，再晒干。车前子呈椭圆形，不规则长圆形，或三角状长圆形，略扁，长约2毫米，宽1毫米。表面黄棕色至黑褐色，有细皱纹，一面有灰白色凹陷点状种脐，气味无，味淡，嚼之有黏性。以粒大、饱满、色棕黑、干燥无杂者佳。平车前子（也叫小车前子）与车前子形状，颜色相同，只是略小，余均相似。（见图152）

【主要成分】本品含多量黏液质、车前苷、桃叶珊瑚甙、乌苏酸、β-谷甾醇、棕榈酸、β-谷甾酸酯、维生素A、维生素B、维生素C、车前果胶蛋白质和琥珀酸、花生酸、亚麻酸等脂肪酸。

【药理】1.车前子有显著的利尿排石作用。2.能促进呼吸道黏液分泌，有祛痰、镇咳、平喘作用。3.还有抗菌，抗炎作用。临床上可用于治疗急性黄疸型肝炎、细菌性泻痢、肾小球肾炎等。

【性味归经】甘，寒。归肺、肝、肾。

【功效】利尿通淋，清肝明目，渗湿止泻，清肺化痰。

【歌诀】　　车前子药甘淡寒　　清肝明目化热痰
　　　　　　利尿通淋暑湿泻　　车前解热退黄疸

【应用】

1. 用于湿热淋症，带浊。本品入肾、膀胱经，甘寒清热，性滑而降，导热下行，功似泽泻，去肾中水肿，主癃闭淋沥，女人带浊。

治湿热下注，尿频，尿痛，或尿夹石，小便艰涩，小便癃闭，小腹胀满，舌红，苔黄腻。车前子与瞿麦、萹蓄、滑石、栀子、甘草、大黄，木通加灯心草水煎服。清热泻火，利水通淋。（宋《太平惠民和剂局方》八正散）本方加减可用于泌尿系统结石，尿路感染，尿潴留，肾炎等。

治石淋，热淋，小便频数，淋沥涩痛，尿中见血有砂石，尿黄尿赤。车前子与石韦、冬葵子、滑石、瞿麦共为细末，温开水送服。清热利尿，排石通淋。（唐《外台秘要》石韦散）

治阴虚火旺，小便癃闭，或小便淋浊疼痛，手足心热，舌红脉细数。车前子与生地、熟地、牛膝、猪苓、泽泻、黄柏、知母、龙胆草、绿豆，加食盐少许水煎服。清热养阴，利水通淋。（明《景岳全书》化阴煎）

治膏淋湿热下注，小便混浊，淋沥涩痛，舌苔黄腻。车前子与萆薢、石菖蒲、茯苓、黄柏、白术、莲子心、丹参水煎服。清热利湿。（清《医学心悟》萆薢分清饮）

治脾虚肝郁，湿热下注白带，或淡黄，清稀无臭，并见面色㿠白，倦怠便溏，舌淡苔白，脉濡弱。车前子与人参、白术、山药、苍术、陈皮、白芍、柴胡、黑荆芥、甘草水煎服。补中健脾，化湿止带。（清《傅青主女科》完带汤）

治湿热蕴阻下焦引起的带下稠黏，色黄，有异臭，苔薄黄，脉濡数。车前子与黄柏（盐炒）、山药、芡实、白果水煎服。清热利湿，收涩止带。（清《傅青主女科》易黄汤）

2. 用于湿热泄泻。本品利水渗湿，古有"无湿不成泄"之语，小便通利则湿去泻止，甘寒尤适用于暑热泄泻。

治小儿伏暑吐泻，烦渴引饮，小便不通。车前子与茯苓、猪苓、人参、香薷共为细末，灯心草煎汤送服。益气消暑，利尿止泻。（宋《杨氏家藏方》车前子散）

治疗水泻。车前子与白术水煎服。健脾利水。如（清《傅青主男科》）

3. 用于水肿。本品渗湿利尿，可用于多种原因引起的水肿。

治肾虚水泛腰痛，尿少水肿，脘腹胀满，腰酸肢冷，下半身肿甚，苔白滑，舌淡嫩质胖，脉沉弦等。车前子与熟地、山药、山茱萸、丹皮、茯苓、泽泻、附子、肉桂、牛膝共为细末，炼蜜为丸服。温阳补肾，化气利水。（宋《严氏济生方》济生肾气丸）本方加减可用于慢性肾小球肾炎、慢性前列腺炎等。

治疗多种原因引起的水肿。车前子常伍以泽泻、猪苓、茯苓皮、大腹皮、白术、木香等利水消肿。

4. 用于眼目疾患。本品甘寒，清肝明目。可治暴发赤眼肿痛，与益肾养肝药同用，治目昏暗不明。

治一切风热目暗涩痛。车前子与黄连各等分为末，食后温酒服。（《圣惠方》）

治一切风热毒上攻眼目，暴发赤肿，隐涩羞明，舌红苔黄，脉弦。车前子与羚羊角、升麻、黄芩、炙甘草、决明子、龙胆草、栀子为散，开水调下。清热泻毒，泻肝明目。（宋《太平惠民和剂局方》羚羊角散）

治肝肾俱虚，眼常昏暗，视物不明，多见星花，或生翳障，迎风流泪。车前子与菟丝子（酒浸五日晒干）、熟地共为细末，炼蜜为丸，温酒送下。（宋《太平惠民和剂局方》驻景丸）

治久患内障，视物昏蒙，或眼前有飞尘迷目。车前子与五味子、芍药、茯苓、人参、玄参、细辛、大黄、桔梗共为细末，温米泔水调服。活血祛瘀，清热明目。（宋《圣济总录》车前子散）

5. 用于痰热咳嗽。本品甘寒滑利，能清肺化痰，多用于咳痰稠粘。

治肺热咳嗽，痰多稠黄。车前子与瓜蒌、杏仁、桑白皮、黄芩、知母等清热化痰止咳药同用。

治咳嗽痰稠带喘。车前子与桔梗、胆南星、枇杷叶、贝母、苏子、冬花、紫苑、桑白皮等祛痰平喘药同用。

6. 用于肾虚遗精，不育。本品色黑入肾，通精窍，甘则能补，强阴益精，利小便，真火不动则精气固。

治肾虚遗精，阳痿早泄，小便余淋，精寒无子，闭经，带下稀薄，腰酸膝软，须发早白，夜尿增多，舌淡嫩苔薄，脉沉细濡。车前子与五味子、菟丝子、覆盆子、枸杞子共为末，炼蜜为丸，温开水或淡盐汤送下。温阳益肾，补精添髓。（明《证治准绳》五子衍宗丸）本方加减可用于阳痿，精子异常，不射精，夜尿增多，慢性肾炎等。

治肾阳虚，腰酸无力，阳痿，精神倦怠，小便频数。车前子与菟丝子、肉苁蓉、鹿茸、蛇床子、钟乳粉、煅牡蛎、天雄、远志、桂心、五味子、杜仲、雄蚕蛾、石龙芮、雄鸡、海狗肾、石斛共为细末，酒蒸糊为丸，温酒或盐汤下。温肾固涩。（宋《太平圣惠方》菟丝子丸）

【炮制】车前子　取原药材，筛去尘灰，拣去杂质，即可入药。

炒车前子　取净车前子，入炒锅文火加热，炒至有爆裂声，并有香气，出锅放凉入药。

盐车前子　取车前子，入锅文火加热，炒至刚有爆裂声时，喷入淡盐水，再炒干取出放凉入药。

【用法】10~15克水煎服。宜布包入煎。炒车前子寒性减，并提高有效成分析出，主要用于渗湿止泻。盐车前子主要用于益肝明目。余病症则用车前子。

【临床报道】治小儿单纯性消化不良　将车前子炒焦研碎口服。4~12个月每次服0.5克，1~2岁1克左右，每日3~4次。观察63例，服药后53例腹泻停止，大便恢复正常，平均2.1天治愈；6例大便减少，平均2.5天好转；4例无效。车前子可能由于其利尿作用及促进消化液分泌增加而有助于本病的治愈。（摘抄自《中药大辞典》车前子）

【附药】车前草　出唐·肖炳《四声本草》　别名：当道、车前草、车轮菜、猪耳草等。为车前的全草，性味同车前子，且有清热解毒作用，有利尿清热，明目祛痰功效。常用于治疗小便湿热淋涩不通，尿血，黄疸水肿，热痢泄泻，鼻衄，目赤肿痛，喉痛，咳嗽痰热，皮肤疮疖等。用量：一般15~30克水煎服，鲜者加倍。（见图152）

◎ 滑石　出《神农本草经》

【别名】脱石、脆石、画石等。

【基原】滑石为硅酸盐类矿物滑石的块状体。

【主产地】山东、江苏、江西、河北、山西、陕西等省。

【采集·药材质量】全年可采，采得后去除杂质，泥沙，将滑石块洗净，晒干。呈扁平，不规则的块状，大小不一，白色、淡青色或黄白色，表面有珍珠样光泽，质软细腻，手感滑润，用指甲即可刮下白粉，无臭，无味。以青白色、干净无杂、滑润者佳。（见图153）

【主要成分】本品主含硅酸镁、氧化铝、氧化镍、氧化硅，常夹有石灰、铁等。

【药理】滑石所含硅酸镁有吸附收敛作用。制粉散布创面可吸收分泌物，保护创面，促进结痂，早期愈合。内服除保护发炎的胃肠黏膜而发挥镇吐，止泻外，还能阻止毒性吸收。此外，对伤寒杆菌，副伤寒杆菌均有抑制作用。

【性味归经】甘、淡，寒。归胃、膀胱经。

【功效】利湿通淋，清热解暑，收湿敛疮。

【歌诀】　滑石性味甘淡寒　下焦湿热小便难
　　　　暑热惊悸小便赤　湿疹湿疮多收敛

【应用】

1. 用于下焦湿热所致的小便不利，淋沥涩痛。本品味淡渗湿，体滑利窍，寒则泻火，因热小便不利者，滑石最为要药。

治湿热下注，尿频，尿涩痛，尿中夹石，或小便癃闭，小腹胀满，舌红，苔黄腻。滑石与瞿麦、萹蓄、车前子、木通、栀子、炙甘草、大黄共为细末，灯心草煎汤送服。清热泻火，利水通淋。（宋《太平惠民和剂局方》八正散）

治热淋，石淋，小便频数，淋沥涩痛，尿中夹石，尿黄尿赤。滑石与石韦、冬葵子、瞿麦、车前子共为细末，温开水送服。清热利尿，排石通淋。（唐《外台秘要》石韦散）

治湿热下注的热淋，石淋，小便频数，短赤，淋痛不畅，烦躁口渴，甚则恶寒发热，舌红苔黄，脉滑数。滑石与甘草、黄柏、海金沙共为细末，淡盐汤送服。清热通淋。（现

代《中医药方剂手册》黄柏散）

治产后淋。滑石与通草、车前子、冬葵子共为末，酢浆送服。（唐《千金要方》滑石散）

治小便不利，茎中作痛，小腹急痛。滑石与蒲黄各等分为散，酒送下。（唐《千金要方》）

2.用于伤暑，湿温初起。本品甘以和胃，寒散积热，滑以利窍，是荡涤六腑邪热积滞，通利小便解暑之要药。

治伤于暑湿，身热汗出，口渴心烦，小便短赤，赤涩淋痛或呕吐泄泻。滑石与甘草共为散，开水调蜂蜜冲服，利湿清暑。（金《伤寒标本》六一散）

治暑病见心烦惊悸不安。滑石与甘草、朱砂共为细末，开水送服。清暑利湿安神。（金《刘河间医学六书》益元散）

治暑病目赤咽痛，或口舌生疮。滑石与甘草、青黛共为散，开水送服。祛暑利湿清肝。（清《河间医学六书》鸡苏散）

治湿温初起，湿重于热，头痛身重，午后身热，胸闷不饥，苔白不渴，脉弦细而濡。滑石与杏仁、白蔻、生薏苡仁、厚朴、半夏、竹叶、通草水煎服。宣扬气机，清利湿热。（清《温病条辨》三仁汤）

治湿温发热，湿热并重，发热身痛，汗出热解，继而复热，渴不多饮，或竟不渴，苔淡黄而滑，脉缓。滑石与黄芩、茯苓、大腹皮、白蔻仁、通草、猪苓水煎服。清热利湿。（清《温病条辨》黄芩滑石汤）

3.用于湿疮湿疹。本品清热利湿，且有收湿敛疮作用。

治湿热疮肿溃烂，瘙痒疼痛。滑石与绿豆粉、黄柏、轻粉研细外用。清热燥湿敛疮。（清《疡医大全》鹅黄散）

治湿疮湿疹。滑石与青黛、枯矾、冰片共为细粉外用。

治小儿体热痱疮。滑石与枯矾、枣叶（干燥）、冰片共为细末，先用温浆水洗疮，后取药敷之。（宋《圣惠方》滑石散）

治脚趾缝湿烂。滑石与煅石膏、枯矾共研细掺之，亦治阴下汗。（《濒湖集简方》）

此外，滑石与蝼蛄为散服之，可治小便不利水肿；与代赭石为散内服，可治吐血、衄血。治疗痛风加滑石，疗效很好。

【炮制】滑石　购进原药滑石块，砸成小块，用时捣为粉；如购进滑石粉，即可入药。外用多用水飞。

【用法】10~30克水煎服，宜布包入煎，亦入丸散。

【注意】脾虚津伤，孕妇慎用。

◎ 关木通　出《中国药典》

【别名】马木通、苦木通等。

【基原】关木通为马兜铃科藤木植物马兜铃的藤茎。

【主产地】吉林、黑龙江、辽宁、山西、陕西等省。多生长在河流附近，湿润，林下排水良好，肥沃的疏松的砂质土壤。

【采集·药材质量】秋末割取藤，截断，去掉外皮，晒干。干燥的茎呈圆柱形，长30~60厘米，直径1.2~2.5厘米。表面灰黄色，质坚实，不易折断，断面黄白色而松软，布满细小孔洞，有车轮状线条纹。以干燥、味极苦者佳。（见图154）

【主要成分】本品主含马兜铃酸（木通甲素）鞣质和钙质、皂甙素、脂肪油等。

【药理】关木通有利尿强心作用，可降低血压。对离体肠管有兴奋作用；对离体小鼠子宫有兴奋作用。对痢疾杆菌、伤寒杆菌等某些皮肤真菌有抑制作用；马兜铃酸对某些肿瘤生长有抑制作用。

【性味归经】苦、寒，中毒。归心、小肠、膀胱经。

【功效】利尿通淋，通经下乳。

【歌诀】　　木通苦寒入心经　　热淋尿赤淋涩痛
　　　　　　水肿脚气湿热痹　　乳少闭经可以用

【应用】

1. 用于热淋，口舌生疮，浮肿。本品苦寒，入心小肠膀胱经。除邪热导小肠，治淋浊，使湿热之邪下行从小便出，为治心与小肠火之要药。

治湿热下注，尿频，尿涩痛，尿中夹石，或小便癃闭，小腹胀满，舌红苔黄腻。木通与瞿麦、萹蓄、车前子、栀子、大黄、炙甘草、滑石共为散，煎灯心草水冲服。清热泻火，利水通淋。（宋《太平惠民和剂局方》八正散）

治心经有热，口渴面赤，心烦，口舌生疮，小便短赤刺痛。木通与生地、竹叶、甘草水煎服。清心利尿。（宋《小儿药证直诀》导赤散）

治妊娠四肢浮肿，遍身面目俱浮，谓之子肿。木通与黄芩、木香、紫苏、槟榔（可改为大腹皮）、枳壳、白术、茯苓，加生姜水煎服。利水消肿。（明《医学统旨》木通散）

治遍身浮肿，喘促气急，烦躁多渴，二便不利。木通与泽泻、赤小豆、商陆、羌活、大腹皮、椒目、秦艽、槟榔、茯苓皮、生姜水煎服。疏风发表，泻下逐水。（宋《严氏济生方》疏凿饮子）

2. 用于闭经，缺乳，湿热痹痛。本品为藤蔓之梗，全体透气贯通，能串经通络，通利九窍血脉关节，有通经下乳之功效，尤适于湿热痹症。

治瘀滞闭经。木通与当归、川芎、桃仁、红花、牛膝、丹参等同用，化瘀通经。

治缺乳或乳汁不通。木通与穿山甲、王不留行、白芷、漏芦、当归、路路通等同用通经下乳。

治产后气血两虚。乳汁短少，面色㿠白，乏力气短，脉濡细。木通与人参、黄芪、当归、麦冬、桔梗、猪蹄水煎服。益气养血。通经下乳。（清《傅青主女科》通乳丹）

治湿热痹症，麻木，口干，舌苔黄腻。木通与秦艽、防己、木瓜、薏苡仁、苍术、黄柏、五加皮等同用，祛风通络，清热化湿。

【炮制】关木通　取原药材洗净，捞出闷透，切片，晒干入药。

【注意】本品有毒，量大或久服，可造成肾功能衰竭。

【报道】2005年中央电视台报道：一个人肝胆湿热，听人说：服"龙胆泻肝丸"，自己便买来吃，效果很好。后来，买"龙胆泻肝丸"一篮常年服用，造成肾功能衰竭。

评：关木通是一味利尿通淋泻火药，辨证准确，组方合理，用量法度，疗效肯定。古今方中，用者不胜枚举，我从医五十多年，多次应用关木通，从没发生过任何毒副作用和不良反应。药是治病的，中病即止，决不可当饭吃。也不能因有人中毒望而生畏，不敢再用。我们应从中吸取教训，总结经验，斟酌应用。（贾宪亭）

【附药】**川木通** 出《中国药物标本图影》别名：小木通、山木通。川木通为毛茛科植物小木通和绣球藤的干燥茎藤。性味：淡、苦，寒。功效：清热利尿，通经下乳。主治：水肿，淋病，小便不通，关节痹痛，经闭乳少。用法：3~6克水煎服。（见图154）

木通 出《药性论》别名：通草、蓄藤、万年藤等。木通为木通科植物白木通或三叶通、木通的木质茎，性味归经、功效、主治同关木通。

关木通、川木通、木通性味、归经功效与主治基本相同。但关木通有中毒，川木通、木通无毒。查遍历代有关药物应用及图谱，我自己认为实用最多的木通就是"关木通"。但是关木通有毒，川木通和木通没毒，临床实用川木通较为合适。（贾宪亭）

◎ 通草　出《本草拾遗》

【别名】葱草、白通草、大通草等。

【基原】通草为五加科植物通脱木的茎髓。

【主产地】台湾、福建、广西、湖南、湖北等省区。多生长在向阳温暖潮湿肥沃深厚的土壤。

【采集·药材质量】秋末采割生长2~3年植株的地上茎，截断，趁鲜剥去外皮，取出茎髓，晒干。干燥茎髓呈圆柱形，一般长0.3~0.6米，直径1.2~3厘米，表面洁白，有浅纵沟纹，体轻，质柔软，有弹性，易折断，断面平坦，中部有直径0.5~1厘米空心或白色半透明的薄膜，外圈银白色，纵剖可见层层膈膜，无臭无味。以色洁白、心空、质柔软、有弹性者佳。另外，将茎髓加工成方形薄片，称"方通草"；加工修下来的边料，称"丝通草"，均可入药。（见图155）

【主要成分】通草主含灰粉、脂肪、蛋白质、粗纤维、戊聚糖、半乳聚糖醛酸、多种氨基酸、微量元素等。

【药理】本品有利尿及促进乳汁分泌作用。

【性味归经】甘、淡，微寒。归肺、胃经。

【功效】清热利小便，通乳。

【歌诀】　　甘淡微寒有通草　　清热利尿通乳好
　　　　　　小便短赤淋涩痛　　肾病水肿疗效高

【应用】

1.用于淋症，水肿。本品色白气寒，味淡而体轻，故上行入肺，通水之上源，引热下降利小便，虽通利而不伤阴，湿热不甚则最为适宜，利小便不如木通捷效，除水肿轻症乃有功耳。

治热气淋涩，小便赤如红花汁者。通草与冬葵子、滑石、石韦水煎服。清热利尿。（宋《善济本事方》通草饮子）

治下焦瘀热所致的血淋，尿血，小便频数赤涩热痛，舌红，苔薄白，脉数等。通草、滑石、淡竹叶、生地黄、小蓟根、炒蒲黄、藕节、当归、栀子仁、炙甘草共为粗末，水煎服。凉血止血，清热通淋。（宋《严氏济生方》小蓟饮子）

治一身黄肿透明，亦治肾水肿。通草与猪苓各等分共为细末，入地龙、麝香研匀，米饮调下。（宋《小儿卫生总微论方》通草散）

2. 用于产后缺乳。本品甘淡无毒，能通行经络，入阳明通气上达而下乳。

治产后乳汁不通。通草与川芎、穿山甲、甘草、雄猪蹄水煎服。通经下乳。（清《杂病源流犀烛》通乳汤）

治产后气血两虚乳汁不通或乳少。通草与黄芪、人参、当归、川芎、煮猪蹄、黄豆吃服。

【炮制】**通草** 取原药材，拣去杂质，切段，入药。

朱砂通草 取通草段，淋水湿匀，再撒入朱砂粉拌匀，晾干入药。

【用法】3~5克水煎服，外用适量。朱通草加强清热利尿功效，多用于心烦、小便不利，淋沥涩痛。余病症则多用通草。

◎ 瞿麦 出《神农本草经》

【别名】山瞿麦、竹节草、巨句麦等。

【基原】瞿麦为石竹科植物瞿麦和石竹的带花全草。

【主产地】全国各地多有分布。多生长在山坡或林下、田埂、地边。

【采集·药材质量】夏秋花未开放前采割，栽培者每年可收割2~3次，割取全草，除杂质，泥土，晒干。瞿麦茎呈圆柱形，上部有分枝，外表淡绿色或黄绿色，光滑无毛，节明显，略膨大，断面中空，叶对生，多皱缩，展平后呈条状披针形，枝端有花及果实，花萼筒状，花瓣棕紫色或棕黄色，蒴果长筒行，与宿萼等长，种子细小数多，无臭，味淡。石竹茎圆柱形，有分枝，表面淡绿色或黄绿色，基部稍带紫色，节膨大，节间长3~7厘米，质坚脆，易折断，断面中空，叶披针形或线性，长3~5厘米，宽5毫米，顶端宿萼2~3个，黄绿色，有残存破碎的花瓣，色棕紫或棕黄色，花冠先端浅裂呈锯齿状，完整的花长3厘米，筒萼长约为全花的1/2，萼下小苞片数枚，长约为萼筒的1/2，气微，味淡。以上两种药材，均以青绿色、干燥无杂质、无根、花未开完、有叶者佳。（见图156）

【主要成分】瞿麦主含粗蛋白质、皂苷、糖类、维生素A样物质、粗纤维、少量生物碱、石竹含具抗癌活性的花色苷和黄酮类化合物、并含石竹皂苷A、B，瞿麦吡喃酮苷等。

【药理】瞿麦煎剂口服对实验动物也一定利尿作用，使氯化物排出量增加，对肠管和子宫平滑肌有兴奋作用，能抑制心脏，降低血压。

【性味归经】苦，寒。归心、肾、小肠、膀胱经。

【功效】清热利尿，通淋，破血通经。

【歌诀】　　药性苦寒有瞿麦　利水通淋清湿热
　　　　　通经破瘀治经闭　化瘀下乳常配协

【应用】

1. 用于湿热淋症。本品味苦，其性阴而降，通利小便，退心小肠经湿热，为除湿热淋之要药。

治湿热下注，尿频、尿涩痛，尿中夹石，小便癃闭，小便胀满，舌红苔黄腻。瞿麦与萹蓄、木通、车前子、滑石、大黄、栀子、炙甘草，加灯心草水煎服。清热泻火，利水通淋。（宋《太平惠民和剂局方》八正散）

主治石淋，小便淋痛，尿血或尿中有砂石者。石韦与瞿麦、金钱草、海金石、冬葵子、鸡内金（研末服）水煎服。清热通淋，利尿排石。（上海中医学院编《方剂学》三金汤）

治下焦阳虚，小便不利，有水气，腹中冷，口渴。瞿麦与天花粉、茯苓、山药、炮附子共为末，炼蜜为丸，温开水送服。润燥化气，利水通淋。（汉《金匮要略》栝蒌瞿麦丸）

治湿热下注膀胱，小便淋痛。瞿麦与石韦、冬葵子、滑石、木香、赤芍药、当归、琥珀共为细末，葱白汤下。利水通淋，活血行气。（宋《太平圣惠方》琥珀散）

2. 用于血热瘀阻经闭，癥瘕积聚。本品破血通经，其性苦寒，尤适用于血热瘀阻之经闭。

治血热瘀阻之经闭。瞿麦常与当归、川芎、桃仁、红花、赤芍、丹参等同用。

治月经不调赶前错后。瞿麦常与当归、川芎、桃仁、红花、益母草、鸡血藤、柴胡、香附等同用。

治腹部癥瘕，按之坚硬或不痛，如疟疾日久不愈，肋下痞块，成为疟母，以及各种积聚。瞿麦与鳖甲、乌扇、黄芩、柴胡、鼠妇、干姜、大黄、芍药、桂枝、葶苈子、石韦、厚朴、牡丹皮、紫葳、半夏、人参、䗪虫、阿胶、蜂巢、赤硝、蜣螂、桃仁同用，先煮鳖甲令烂，余药为末，清酒拌和为丸，酒水送服。活血消癥化积。（汉《金匮要略》鳖甲煎丸）

3. 用于产后缺乳。本品化瘀通经，有下乳之功效。

治产后乳汁缺乏，津少口干。瞿麦与穿山甲、王不留行、麦冬、龙骨各等分，共为细末，热酒调下，并饮猪蹄羹少许。活血下乳。（元《卫生宝鉴》涌泉散）

治产后因气血虚，乳汁缺少。瞿麦与黄芪、当归、黄豆、猪蹄煮熟食肉喝汤。

【炮制】瞿麦　取原药材，拣去杂质，洗净，稍闷，切段晒干入药。

【用法】10~15克水煎服，亦入丸散。

【注意】孕妇忌内服。

◎ 萹蓄　出《神农本草经》

【别名】萹竹、猪牙草、扁竹、道生草、乌蓼、地蓼等。

【基原】萹蓄为蓼科植物萹蓄的地上全草。

【主产地】全国大部分地区有分布。多生长田野、路边、河边、池塘周围湿润土地。

【采集·药材质量】夏季枝叶茂盛时采收，除根及杂质，晒干。茎呈圆柱形稍扁，多弯曲，表面棕红色或灰绿色，光滑无毛，节膨大，节间长短不一；近基部的茎较坚硬，顺向顶端较柔软，折断面黄白色，中心有髓，有时成空洞状，叶片绿褐色或灰绿色，多已脱落，花生叶腋，红色，但多不存，花被黄绿色，顶端边缘粉红色，内藏瘦果1枚，三角状卵形，气弱，味微苦。以色绿、叶多、质嫩、干燥无杂者佳。（见图157）

【主要成分】本品主含槲皮素、萹蓄苷、槲皮苷等黄酮类成分；伞形花内酯等香豆粉类成分；右旋儿茶精、没食子酸、草酸绿原酸。另含多种氨基酸、葡萄糖、果糖、焦糖、黏质等。

【药理】1.萹蓄煎剂有较强的利尿作用，能增加尿中钠的排出量，有降压作用。2.有止血作用，可作流产分娩后子宫出血的止血剂。3.有利胆作用。4.抗菌作用，对葡萄球菌痢疾杆菌，并对某些真菌有不同程度的抑制作用。

【性味归经】苦，寒。归膀胱经。

【功效】清热利尿，杀虫止痒。

【歌诀】　　萹蓄苦寒入膀胱　　杀虫治湿疮阴痒
　　　　　　下焦湿热皆可治　　淋涩痛小便不畅

【应用】

1.用于湿热淋症。本品苦寒入膀胱，清热泻火，利尿通淋。

治湿热下注，尿频，尿涩痛，尿中夹石，小便癃闭，小腹胀痛，舌红苔黄腻。萹蓄与瞿麦、木通、车前子、滑石、栀子、大黄、炙甘草加灯心草水煎服。清热泻火，利水通淋。（宋《太平惠民和剂局方》八正散）

治热淋涩痛。萹蓄与车前草水煎服。

治血淋。萹蓄与白茅根、小蓟、茜草、蒲黄等同用。

治腰膝酸软，头晕无力，小便混浊。萹蓄与续断、菟丝子、山药、牛膝、萆薢、益智仁、乌药、石菖蒲等水煎服。

2.用于蛔虫，蛲虫，湿疹，阴痒。本品杀虫止痒，清利下焦湿热。若湿热疮疡，浸淫痛痒，红肿四溢，浓水淋漓等症，尤其专治。

治蛔虫心痛，面青，口中沫出。萹蓄水煎浓去渣熬如饴，空心服，虫自下尽。（《药性论》）

治小儿蛲虫攻下部痒。萹蓄水煎，空腹饮之，虫即下，用其汁煮粥佳。（《食医心镜》）

治蛔虫阵痛，口吐水。萹蓄与乌梅、细辛、花椒、槟榔、黄连、苦楝根皮水煎服。止痛驱虫。

治皮肤湿疹瘙痒，湿疮浸淫，阴蚀等。可单用萹蓄煎水外洗。

治疮疡脓水淋漓。萹蓄干燥与枯矾、白芷、黄柏共为粉外用。

治肛门湿痒或痔疮初起。萹蓄煎汤熏洗。（《浙江民间草药》）

【炮制】萹蓄　取原药材,拣去杂质,洗净,切段晒干入药。

【用法】10~30克水煎服。外用适量。

【临床报道】治疗腮腺炎　取鲜萹蓄1两,洗净切碎捣烂,加入适量生石灰水,再调入蛋清,涂敷患部。据20例观察,一般敷药4个小时后即可使体温下降,最长12个小时,多数患者1~3天可获痊愈。(摘抄自《中药大辞典》萹蓄)

◎ 海金沙　出《嘉祐补助本草》

【别名】海金砂、左转藤灰等。

【基原】海金沙为海金沙科植物海金沙成熟的干燥孢子。

【主产地】华东、中南、西南、陕西、河南等地。多生于山坡、林边、草丛、溪谷、丛林中。

【采集·药材质量】夏秋前后孢子成熟时采收,选晴天早上露水未落时,割下茎叶,晒干揉下孢子,除去藤叶。孢子呈粉状,棕色或淡棕色,体轻,手捻有滑感,撒水中不沉,加热后逐渐下沉,着火易燃烧,发爆鸣及闪光,不留灰渣。以干燥、黄棕色、质轻、光滑细腻、能浮水面、无杂质、燃爆响闪光、味甘淡者佳。(见图158)

【主要成分】本品主含脂肪油、海金沙素、赤霉素、甲酯类成分等。

【药理】本品煎剂有明显的利尿作用。对金黄色葡萄球菌、绿脓杆菌、伤寒杆菌等有一定的抑制作用。临床上用于治疗泌尿结石,带状疱疹。

【性味归经】甘、淡,寒。归小肠、膀胱经。

【功效】清热利尿,通淋排石。

【歌诀】　　海金沙药甘淡寒　　热石血膏淋可痊
　　　　　　湿热困脾身肿满　　沙藤清热退黄疸

【应用】

1.用于多种淋症。本品甘淡渗湿利尿,寒则清热泻火,质滑利窍,善治热淋,砂淋,膏淋等。尤善治尿道涩痛,为治诸淋涩痛之要药。

治湿热下注所致的热淋,石淋,小便频数短赤,淋沥涩痛,烦躁口渴,甚则恶寒发热,舌红苔黄。海金沙与滑石、黄柏、甘草共研细末,温开水送服。清热通淋。(现代《中医方药手册》滑石黄柏散)

主治石淋腰痛,小便淋痛,尿血或尿中夹石者。海金沙与金钱草、冬葵子、石韦、瞿麦水煎,鸡内金粉冲服。清热通淋,利尿排石。(上海中医学院编《方剂学》三金汤)

治膏淋。海金沙与滑石、甘草研匀,煎麦冬或灯心汤送服。(元《世医得效方》海金沙散)

治小便出血。海金沙为末,新汲水调下。(《普济方》)

2.用于小便不利,水肿胀满。本品渗湿利尿消肿,尤适脾湿肿满最为适宜。

治脾湿太过,通身肿满,喘不得卧,腹胀如鼓。海金沙与牵牛子(半生半熟)、甘遂共为细末,饭前温开水调服。逐水消肿。(金《医学发明》海金沙散)

治脾湿肿满。海金沙与白术、甘草、黑丑水煎服。（《泉州本草》）

治湿热痞满。海金沙与泽泻、猪苓、防己、木通、薏苡仁等配伍应用。清热利尿消肿。

此外，海金沙为粉外用可治疗皮肤湿疹，麻油调敷可治带状疱疹。

【炮制】海金沙　取原药材，拣去杂质，残叶，即可入药。

【用法】10~30克水煎服。最好布包入药，亦入丸散，外用适量。

【附药】海金沙藤　出《本草纲目》　别名：海金沙草。为海金沙科植物海金沙的全草。性味甘寒。有清热解毒，利水通淋功效。除主治淋症水肿外，还治风热感冒，痄腮，咽喉肿痛，丹毒，水火烫伤，黄疸，湿热肿满，肠炎，痢疾，带下等。用量一般15~30克，外用适量。

◎ 石韦　出《神农本草经》

【别名】石兰、单叶草、石背柳、石皮等。

【基原】石韦为水龙骨科植物石韦、庐山石韦、毡毛石韦、有柄石韦等的叶片。

【主产地】石韦多分布安徽、浙江、江苏、福建等省。多生长在山野岩石上或树上。庐山石韦分布在台湾、广东、广西、江西、湖北、湖南等省区，多生长在林下、岩石或树干上。毡毛石韦主产湖北、四川、陕西、云南、西藏等省，多生岩石上。有柄石韦主要分布在河北、山西、陕西、内蒙古等省区，多生长在山野岩石上。

【采集·药材质量】春、夏、秋均可采收，摘取叶片，除去根状茎及须干，晒干。又分大叶石韦和小叶石韦。大叶石韦有石韦、庐山石韦、毡毛石韦，以叶大、质厚、背面有毛、完整者佳。小叶石韦有有柄石韦、北京石韦，以叶厚、洁净、完整者佳。（见图159）

【主要成分】石韦主含黄酮类、皂甙、蒽醌类、鞣质、果糖、葡萄糖、蔗糖、有机酸等。

【药理】本品有抗菌、抗病毒、镇咳、祛痰、平喘作用。对金黄色葡萄球菌、变形杆菌有抑制作用。临床上主要用于治疗泌尿系结石、急性肾炎、菌痢、慢性气管炎等。

【性味归经】甘、淡，微寒。归肺、膀胱经。

【功效】利尿通淋，清肺止咳。

【歌诀】　　石韦性味苦甘凉　　归属肺经及膀胱
　　　　　　石淋血淋和水肿　　肺热咳喘用无妨

【应用】

1. 用于热淋、血淋、石淋。本品甘淡利尿通淋，多用于劳力津伤，癃闭淋症，尤适用于湿热下注的热淋、血淋、石淋。

治热淋，石淋，小便频数，淋沥涩痛，或尿中夹石者。石韦与冬葵子、滑石、瞿麦、车前子共为细末，温开水送服。清热利水，排石通淋。（唐《外台秘要》引《集验方》石韦散）

治肾气不足，膀胱有热，小便淋沥频数，脐腹急痛，劳倦即发，尿如豆汁，或尿中夹石。石韦与芍药、白术、滑石、冬葵子、瞿麦、木通、王不留行、当归、甘草共为细末，小麦

煎汤送服。（宋《太平惠民和剂局方》石韦散）

治血淋。石韦与当归、芍药、蒲黄各等分为末，酒送下。（唐《千金要方》石韦散）

治湿热下注膀胱，小便淋沥，脐腹急痛。石韦与琥珀、滑石、冬葵子、瞿麦、当归、赤芍药、木香共为细末。葱白汤调下。利水通淋，活血行气。（宋《太平圣惠方》琥珀散）本方加减可用于治疗急性膀胱炎，泌尿系统结石。

治疗石淋，小便淋沥，尿血或尿中夹石有砂石等症。石韦与金钱草、海金沙、冬葵子、瞿麦水煎服，冲服鸡内金粉。清热通淋，利尿排石。（上海中医学院编《方剂学》三金汤）

2. 用于肺热咳喘。本品性寒入肺，清金泄热，化痰止咳平喘。

治咳嗽。石韦与槟榔各等分为末，生姜汤调下。（宋《圣济总录》石韦散）

治肺热痰多咳喘。石韦与川贝母、葶苈子、桑皮、车前子、远志、枇杷叶等同用。

此外，本品性寒入血分能凉血止血，可用于崩中漏下，痢疾等。

【炮制】石韦　取原药材，拣去杂质，洗净少闷，切段，晒干入药。

【用法】5~30克水煎服，大剂量可用30~60克，亦入丸散。

【临床报道】治疗急慢性肾炎及肾盂肾炎

（一）煎剂：取有柄石韦20片左右（相当于2~3克），加水500~1000毫升，每日一剂，煎分2次服。亦用开水浸泡，当茶饮。

（二）片剂：每片含生药0.5克，每次2-3片，日服3次。治疗急性肾小球肾炎39例，36例有效；肾盂肾炎20例，17例有效。据观察，服药2~3天后，尿量即增多，浮肿逐渐消退。对慢性肾小球肾炎，一般以3个月为一疗程，急性肾小球肾炎疗程为10天左右。（摘抄自《中药大辞典》石韦）

◎ 地肤子　出《神农本草经》

【别名】扫帚子、千头子等。

【基原】地肤子为藜科植物地肤成熟的干燥果实。

【主产地】全国各地多有分布，多生于山野、荒地、田野、路旁、庭院、农村周围。

【采集·药材质量】秋末果实成熟，采收植株，晒干，打下果实，除去杂质。干燥的果实呈扁球状五角星形，外被宿存花被。灰绿色或浅棕色，周围具5枚三角状膜质小翅，尖端缺刻状浅裂，下面中心有微突起点果梗痕及放射状脉纹5~10条。果皮膜质，半透明，质脆而易剥离。种子扁卵形，棕褐色扁平，形似芝麻，气微，味微苦。以灰绿色、饱满、干燥、无杂质、无蛀、无霉者佳。（见图160）

【主要成分】本品主含齐墩果酸、三铁皂苷、脂肪油、维生素A类物质。

【药理】地肤子水浸剂（1：3）在试管内对革兰氏黄癣菌、皮肤真菌、如许兰氏黄癣菌、奥杜盎氏小芽胞癣菌等皮肤真菌有抑制作用。水提取物有抑制单核巨噬系统的吞噬功能及迟发性过敏反应的作用。临床上多用于治疗荨麻疹、扁平疣等。

【性味归经】甘、苦，寒。归肾、膀胱经。

【功效】清热利尿，除湿止痒，明目。

【歌诀】　　地肤子药甘苦寒　清热治淋利小便
　　　　　　皮肤风疹湿疮癣　周身瘙痒目昏暗

【应用】

1.用于淋症。本品苦寒降泄，善清利膀胱湿热，功似黄柏而力逊，治淋沥涩痛，小便不利。

治膀胱湿热，小便不利，淋沥涩痛。地肤子与木通、冬葵子、瞿麦、车前子、甘草等同用。

治阳虚气弱，小便不利。地肤子与党参、威灵仙、麦冬水煎服。（近代《医学衷中参西录》宣阳汤）

治阴虚血亏，小便不利。地肤子与熟地、龟板、白芍水煎服。养阴利尿。（近代《医学衷中参西录》济阴汤）

治妊娠患子淋，患实热气化不行，尿频，淋沥疼痛。地肤子与大黄、知母、黄芩、茯苓、芍药、枳实、升麻、通草、甘草水煎服。清热解毒，滋阴通淋。（唐《外台秘要》地肤大黄汤）大黄祛瘀，枳实破气，孕妇不宜应用。

治妊娠子淋，小便频数。可单用地肤子水煎服。（《子母秘录》）

2.用于湿疹，风疹，周身瘙痒。本品苦寒，清热化湿，去皮肤积热，治风疹疮毒，阴部湿痒。

治皮肤瘙痒。地肤子与丹皮、忍冬藤、银花、地丁、紫草、防风水煎服。解毒凉血，祛风止痒。（现代《重订十万金方》风湿疹类·14方）

治周身出疹瘙痒。地肤子、蝉蜕水煎加黄酒、红糖服之。

治外阴瘙痒。地肤子与苦参、龙胆草水煎加白矾外洗。

治湿疹。地肤子与土茯苓、白芷、苦参、黄柏水煎剂洗。

3.用于眼目昏暗。本品苦寒入肾，有清热明目作用。

治肝虚目暗。地肤子为末，生地黄捣烂取汁拌和晒干为散，空心温酒下。（宋《圣惠方》地肤子散）

治雀目。地肤子与决明子为末，米饮和丸，饭后服。（唐《广济方》地肤子丸）

【炮制】地肤子　取原药材，拣去杂质，筛去尘屑，方可入药。

【用法】10~20克水煎服。外用适量。

◎ 冬葵子　出《神农本草经》

【别名】葵子、冬葵果、葵菜子等。

【基原】冬葵子为锦葵科植物冬葵成熟的干燥种子。

【主产地】全国各地多有分布，多生长在村边、路旁、田埂、草地。

【采集·药材质量】夏秋二季种子成熟时采收，干燥的种子呈扁平橘瓣状似肾形，细小，直径1.5~2毫米，较薄的一边中央边陷，外表为棕黄色果皮，搓去种壳，种子呈棕褐色。以质坚硬、饱满、破后微有香气、味甘者佳。（见图161）

【主要成分】本品主含中性多糖、酸性多糖、肽聚糖、脂肪油、蛋白质、淀粉等。

【药理】冬葵子提取的中性多糖 MVS-1 通过碳廓清实验，显示能明显增强网状内皮吞噬活性。

【性味归经】甘，寒。归大肠、小肠、膀胱经。

【功效】利水通淋，通乳，滑肠。

【歌诀】　　冬葵子药性甘寒　利水通淋消肿满
　　　　　　乳汁不畅乳房胀　润燥结能通大便

【应用】

1. 用于水肿，淋症，便秘。本品甘滑利窍，利水通淋，又多油质，润肠通便。

治石淋，小便淋痛，尿血或尿中夹石。冬葵子与金钱草、海金沙、石韦、瞿麦水煎，冲服鸡内金粉。清热通淋，利尿排石。（上海中医学院编《方剂学》三金汤）

治产后淋沥不通。冬葵子水煎取汁，入朴硝搅匀服之。（《姚僧坦集验方》）

治妊娠有水气，身重，小便不利，洒淅恶寒，起即头眩。冬葵子与茯苓为末，温开水冲服。（汉《金匮要略》葵子茯苓散）

治血淋。冬葵子与白茅根、小蓟、蒲黄等同用。

治大便不通十日至一月者。天葵子末入乳汁等分和服。（《圣惠方》）

治产后大小便秘涩。葵子与桃花、滑石、槟榔共为散，食前葱煎汤送服。（宋《太平圣惠方》桃花散）

2. 用于产后缺乳。本品气味俱薄，甘淡滑利，能利窍通乳。

治乳妇气脉壅塞，乳汁不行，及经络凝滞，乳房胀痛。冬葵子（炒香）与缩砂仁等分为末，热酒下。（《妇人良方》）

治产后肝郁乳汁不通。冬葵子与柴胡、白芍、青皮、当归、白芷、香附、通草、王不留行、穿山甲、全瓜蒌等同用。疏肝解郁，通经下乳。

【炮制】冬葵子　取原药材，拣去杂质，筛去尘垢入药。

炒冬葵子　取冬葵子入炒锅，文火炒至膨胀，少有焦斑，香气逸出，出锅放凉入药。

【用法】10~15克水煎服，宜打碎入煎，亦入丸散，外用适量。炒后力稍缓，多用于老人，体虚之人；余病症则用冬葵子。

【注意】孕妇慎服。

◎ 灯心草　出《开宝本草》

【别名】灯心、灯草、碧玉草、铁灯心等。

【基原】灯心草为灯心草科植物灯心草的茎髓。

【主产地】全国各地湿地、沼泽边、溪边、田边温暖湿润环境多有分布。

【采集·药材质量】秋季割取茎部晒干，用刀纵向划开皮部，剥出髓心。呈细长圆柱形，长达90厘米，直径 1~3 毫米，表面乳白色或淡黄色，有明显凸起的细纵纹，及细的孔隙，

质轻而柔软,易折断,断面不平,色白。以色白、条长、质轻、粗细均匀、有弹性者佳。(见图162)

【主要成分】灯心草主含纤维、脂肪油、蛋白质、多糖类、多种氨基酸、灯心草二酚等。

【药理】本品具有抗氧化和抗微生物作用。

【性味归经】甘、淡,寒。归肺、心、小肠经。

【功效】清心降火,利尿通淋。

【歌诀】　灯心草甘淡微寒　利水通淋除心烦
　　　　咽喉肿痛口舌疮　婴儿夜啼闹不安

【应用】

1. 用于小便不利,淋症,水肿。本品质轻气通,性寒味甘淡,可通利小肠,热从小便排出。

主治小便不利,小腹满,或下焦蓄热,或引饮过多,或小便短赤而满,脉沉数。灯心草与白术、茯苓、猪苓、泽泻、桂枝、栀子、滑石、甘草、生姜、食盐组成。清热利水。(明《伤寒六书》导赤散)

治热淋,小便涩痛。灯心草与麦冬、车前草、甘草水煎服。

治膀胱炎,尿道炎,肾炎水肿。灯心草与车前草、薏苡仁、海金沙水煎服。(《河南中草药手册》)

治肾炎水肿。灯心草与车前草、石韦、玉米须水煎服。

2. 用于心火旺不眠,小儿夜啼。本品甘寒入心、小肠,可清降心火,小儿无它症。夜间哭啼不安多为心火,火降烦除,气血调和则安。

治小儿热惊。灯心草与鲜车前草水煎服。(《福建民间中草药》)

治小儿心火盛,啼夜不安。灯心草与勾藤、蝉蜕、淡竹叶水煎服。

3. 用于咽喉肿痛,鼻衄。本品气味俱轻,上浮入心肺,淡则利窍,使上部热邪从小便排出。

治咽喉肿痛,口疮。灯心草与玄参、麦冬、甘草、桔梗水煎服。再用灯心草与冰片研粉吹喉。

治鼻衄不止。灯心(焙)与丹砂研粉,米饮调下。(宋《圣济总录》灯心散)

【炮制】灯心草　取原药材,拣去杂质,扎成小把,切段入药。

朱灯心草　取切好的灯心草,置盆内喷清水湿润,加朱砂粉拌匀,晾干入药。(一般灯心草100克,用朱砂粉6克左右)

灯心草炭　取灯心草段,置炒锅内,上扣容器,结合处用湿纸泥封固,容器上放几粒大米武火加热,煅至米粒焦黄色为度,熄火,待锅凉时,取出入药。

【用法】1.5~3克水煎服,或入丸散,外用适量。朱灯心草安神力增强,多用于心烦失眠,小儿惊风夜啼;灯心炭增加止血功效,多用于清热敛疮,止血,喉痹,乳蛾,阴疳等。余病症则用灯心草。

◎ 萆薢   出《神农本草经》

【别名】竹木、赤节、土薯蓣、粉萆薢等。

【基原】萆薢为薯蓣科植物粉背薯蓣和绵萆薢等的干燥根茎。

【主产地】粉背萆薢主产浙江、广东、广西。绵萆薢主产浙江、湖北等省。多生长在海拔200~1300米之间的山坡、沟边、石山灌木丛中。

【采集·药材质量】早春和秋末，挖取根茎，除去须根、泥沙，晒干。粉萆薢为粉背薯蓣或山萆薢的根茎。切片厚约1~3毫米，片大小不一，边缘不整齐，或有棕黑色外皮，切片表面黄白色，平坦细腻，有粉性，有不规则黄色筋脉花纹，质坚实，有弹性，易折断，无臭，味甘淡。以片大而薄、色黄白、有弹性、身干、整齐不碎者佳。绵萆薢为纤细薯蓣或叉蕊薯蓣的干燥根茎。商品多为纵向或斜切圆片，大小不一，厚约2~3毫米，外皮灰黄色较厚，周边多卷曲，切片表面浅黄白色，粗糙筋脉纹，质柔软，易折断，无臭，味苦。以片厚薄均匀、色白、干燥、完整不碎者佳。（见图163）

【主要成分】本品主含薯蓣皂甙、薯蓣皂素毒甙淀粉、粗蛋白质、鞣质、粗纤维素等。

【药理】薯蓣皂甙、薯蓣皂素毒甙有杀昆虫作用，还有抑制真菌作用。还有降低血清胆固醇和抗主动脉粥样硬化作用；薯蓣皂甙对肿瘤细胞有一定的抑制作用。

【性味归经】苦，平。归肝、胃、膀胱经。

【功效】利湿去浊，祛风治痹，止痒。

【歌诀】　　萆薢苦平治膏淋　湿盛带浊小便浑
　　　　　　风湿痹症脚气肿　疗拘挛通络舒筋

【应用】

1. 用于小便不利淋浊，带下。本品入肝胃经，长于渗湿邪，分清浊，为治膏淋带浊之要药。

治肾气虚弱，湿浊下注，膏淋，白浊，小便频数，浑浊不清，白如米泔，稠如膏糊。萆薢与益智仁、乌药、石菖蒲共为粗末，水煎加食盐少许食前服。温肾利湿，分清化浊。（宋《杨氏家藏方》萆薢分清散）

治膏淋属湿热下注，小便浑浊，淋沥刺痛，舌苔黄腻，脉濡滑数。萆薢与茯苓、白术、莲子心、丹参、车前子、石菖蒲共为粗末，加食盐水煎服。清热利湿。（清《医学心悟》萆薢分清饮）

治小肠虚冷，小便频数。萆薢与牛膝（酒浸）、续断、川芎四味共为末，炼蜜为丸，空心盐汤下。（宋《圣济总录》牛膝丸）

治脾虚湿盛白带。萆薢与白术、苍术、乌贼骨、薏苡仁、白芷、陈皮、车前子等同用。健脾化湿止带。

2. 用于风湿痹，脚气水肿。本品苦降淡渗，长于祛风除湿，治缓弱顽痹，尤善治湿热痹者，流通脉络而利筋骨，风湿热之邪所致的痹症，水肿皆可用之。

治风湿阻络，血不养筋，筋骨疼痛，腰膝酸软，仰俯屈伸不利，或筋骨拘挛。萆薢与虎胫骨、羌活、炙鳖甲、防风、秦艽、川牛膝、松节、晚蚕沙、枸杞子、干茄根、当归制药酒服。祛风除湿，活血强筋。（明《证治准绳》史国公药酒）

治风湿搏结，气血不足，筋脉拘挛，骨节痹痛，腿脚无力，身体不遂，舌淡脉细。萆薢与虎骨、五灵脂、牛膝、续断、白僵蚕、松节、白芍、乌药、天麻、威灵仙、黄芪、当归、防风、木瓜用酒浸上药，密闭，16日后取出焙干为末，用药酒浸调下，酒尽，米汤调下。益气血，壮筋骨，祛风湿，通经络。（宋《三因方》舒筋保安散）

治寒湿相搏，腰腿疼痛，行步乏力，筋脉拘挛。萆薢与没药、杜仲、延胡索、当归、肉桂共为细末，温酒调下。温经化瘀，除湿止痛。（宋《杨氏家藏方》趁痛散）

治脚气肿痛，不能动履，不论寒热虚实，久病暴发皆可。萆薢与黄柏、苍术、牛膝、木瓜、猪苓、泽泻、槟榔水煎食前服。清利湿热，消肿止痛。（《本草切要》）

3. 用于痈肿，湿热疮毒。本品苦泄淡渗，祛湿理浊，善治疮疡恶疬。

治外痈，局部红肿热痛，多生于下部属湿热者。萆薢与当归、牡丹皮、牛膝、防己、木瓜、薏苡仁、秦艽水煎服。清热化湿，化瘀消肿。（清《疡科心得》萆薢化毒汤）

治湿热下注，臁疮湿疹等。萆薢与薏苡仁、黄柏、赤茯苓、牡丹皮、泽泻、滑石、通草水煎服。清热渗湿，凉血活血。（清《疡科心得集》萆薢渗湿汤）

【炮制】萆薢　取原药材，水淋润透，切片，晒干入药。

【用法】10~15克水煎服，亦入丸散，药酒。

【注意】肾虚阴亏者忌服。

第三节　利湿退黄药

凡是能够清热利湿，退黄疸为主要作用的药物叫利湿退黄药。本类药多苦寒，入肝胆经。

◎ 茵陈蒿　出《神农本草经》

【别名】茵陈、绵茵陈、白蒿等。

【基原】茵陈蒿为菊科植物茵陈蒿的幼嫩地上全草。

【主产地】中原地区。多生长在山坡、荒地、路边、河岸、农村庄周围排水良好的砂质土地。

【采集·药材质量】茵陈应该在早春幼苗高6厘米左右，圆周5厘米左右时采收最好。农村有句谚语："二月茵陈三月蒿，四月茵陈当柴烧"。应该在二月上旬采集最好（指中原地区）。表面灰白色全体密被白毛，体轻，质脆，断面类白色，绵软如绒，茎细小，分枝细，基部较粗，有特异清香气，味微苦。以灰白色稍绿、质嫩、柔软、无老梗、根无泥沙、有清香气、完整不碎者佳。（见图164）

【主要成分】本品主含香豆精、绿原酸、咖啡酸等。全草含挥发油、茵陈烯、茵陈酮、叶酸等。

【药理】1. 茵陈煎剂有明显的利胆作用，促进胆汁分泌，增加胆汁中固体物、胆酸和胆红素的排泄量，对四氢化碳所致的大鼠肝损伤有保护作用。2. 有解热和一定的利尿降压作用。3. 能降血脂，抗凝，促进纤维蛋白溶解作用，增加冠状动脉血流量，且有镇痛，平喘作用。4. 抗菌和消炎作用，煎剂对人体结核杆菌、流感病毒有抑制作用。茵陈挥发油在试管内对金黄色葡萄球菌、痢疾杆菌、溶血性链球菌、肺炎双球菌、白喉杆菌、结核杆菌都有一定的抑制作用，对某些皮肤真菌也有抑制作用。

【性味归经】甘、微苦，微寒。归肝、胆、脾、胃经。

【功效】清热利湿，利胆退黄。

【歌诀】　　茵陈蒿甘微苦寒　　归属脾胃和肝胆
　　　　　　湿疮瘙痒流黄水　　清利湿热退黄疸

【应用】

1. 用于黄疸及胆道结石。本品苦降寒泄，除湿清热，能使肝、胆、脾、胃热邪从小便出，为除湿散黄利胆退黄第一要药。

治湿热黄疸，一身面目尽黄，色鲜明，腹微满，小便短赤不利，口渴，舌苔黄腻，脉滑数或沉实。茵陈与大黄、栀子水煎服。（汉《伤寒论》茵陈蒿汤）

治阴黄，色晦暗，寒湿郁滞，手足逆冷，脉迟微细者。茵陈与附子、干姜、甘草水煎服。温阳退黄。（明《玉机微义》茵陈四逆汤）

治湿黄疸，湿重于热，小便不利。茵陈与白术、茯苓、泽泻、猪苓、桂枝水煎服。健脾化湿，退黄。（汉《金匮要略》茵陈五苓汤）

治胆道系统结石症，见右上腹疼痛，痛引肩背，或有黄疸，便秘者。茵陈与金钱草、枳实、木香、郁金、大黄水煎服。清热利湿，行气止痛，利胆排石。（现代《中西医结合治疗急腹症》胆道排石汤）

2. 用于湿温发热，湿疮瘙痒。本品甘苦微寒，能利湿除热，疗天行时疫，善行水最捷，凡下焦湿热瘙痒，湿疮流水，皆可治之。

治湿温发热，胸闷腹胀，倦怠肢酸，口渴，小便短赤，舌淡苔白，或厚腻或干黄，以及暑湿时疫，颐肿，黄疸等。茵陈蒿与黄芩、石菖蒲、川贝母、木通、连翘、射干、白蔻、薄荷、藿香、滑石共为细末，神曲糊为丸服。清热解毒，利胆化湿。（清《续名医类案》甘露消毒丹）

治遍身风痒疥疮。茵陈煎水洗之。（《千金要方》）

治风瘙隐疹，皮肤肿痒。茵陈与荷叶共为散，冷蜜调下，食后服。（宋《圣济总录》茵陈蒿散）茵陈蒿也可以与地肤子、苦参、苍术、黄柏、蛇床子水煎外洗。

【炮制】茵陈蒿　取原药材，拣去杂质，残根，老茎，去净泥沙，即可入药。

【用法】15~30克水煎，大剂量可用至30~60克，亦入丸散，外用适量。

【临床报道】治疗传染性肝炎　煎剂：茵陈蒿1~1.5两，水煎服，每日3次，小儿酌减。治疗黄疸型传染性肝炎32例，服药后能迅速退热，对黄疸消失和肝肿缩小亦有明显

的效果，疗程平均 7 天，服药期间未发生副作用，治愈后亦无复发现象。（摘抄自《中药大辞典》茵陈蒿）

◎ 大金钱草 出《重庆草药》

【别名】金钱草、对坐草、蜈蚣草、一串钱等。

【基原】大金钱草为报春花科植物过路黄的全草。

【主产地】江南各省多有分布。多生长在路边、沟边、山坡、疏林、草丛阴湿处。

【采集·药材质量】4~6 月采收全草，除去杂质，洗净晒干。茎多扭曲，深棕色，茎部节上有的有须根，断面实心。叶对生，多皱折，展平后呈卵形或心形，上面灰绿色，下面色较浅，主脉明显突起，性脆而易破。气微香，味淡微酸。以干燥、无杂、叶梗全者佳。（见图 165）

【主要成分】大金钱草主含酸性成分、甾醇、黄酮类、苷类、氨基酸、鞣质、挥发油、胆碱、盐类等。

【药理】1. 本品有利胆排石和利尿排石作用，并促进胆汁从胆管中排出，煎剂可引起输尿管上段腔内压力增高，使尿量增加，促使结石排出。2. 金钱草及其黄酮有抗炎作用，对金黄色葡萄球菌有抑制作用。3. 对血管平滑肌有松弛作用。

【性味归经】甘、淡，微寒。归肝、胆、肾、膀胱经。

【功效】清热解毒，利尿排石，消肿退黄。

【歌诀】　　大金钱草甘微寒　　清热利湿退黄疸
　　　　　　利尿通淋排结石　　蛇伤疮毒乳腺炎

【应用】

1. 用于湿热黄疸，结石，淋症，水肿。本品淡微寒，入肝胆肾经，能清利肝胆郁火，利下焦湿热，有清热利胆退黄之功效，又有利尿排石通淋解毒消肿之能。

治黄疸初起，又治脱力虚黄。金钱草与茵陈、平地木、白荷包草水煎分早、中、晚服。（《百草经》）

治胆道结石，右上腹疼痛，痛引肩背，或有黄疸便秘者。金钱草与茵陈、郁金、枳壳、大黄、木香水煎服。清热利湿，行气止痛。（现代《中西医结合治疗急腹症》胆道排石汤）

治石淋，小便淋痛，尿血或尿中夹石。金钱草与海金沙、石韦、瞿麦、冬葵子水煎服，冲服鸡内金粉。清热通淋，利尿排石。（上海中医学院编《方剂学》三金汤）若肾阳虚加核桃仁、续断、淫羊藿；若气虚加黄芪、党参。

治肾虚水肿。金钱草与小茴香炖猪蹄服。（《四川中药志》）

2. 用于疮肿，毒蛇咬伤。本品苦寒，有清热解毒消肿作用。

治毒蛇咬伤。取鲜金钱草捣取汁饮，以渣外敷局部。（《祝穆试效方》）

此外，金钱草内服或外敷可治骨折，跌打损伤。

【炮制】**大金钱草** 取原药材，拣去杂质，洗净，少润，切段，晒干入药。

【用法】15~30克水煎服，中等量30~60克，治胆中结石可用至210克，但要注意正气，外用适量。

【附药】**小金钱草** 出《四川中药志》

【别名】荷包草、金锁匙、黄疸草等。

【基原】小金钱草为旋花科植物马蹄金的全草。

【主产地】广东、广西、福建、浙江、江苏、江西等省区。多生长在路边、草丛、墙下半阴湿处。

【采集·药材质量】多在4~6月采收，去净泥杂，晒干。全草根细黄绿色，茎纤细，灰棕色，质脆，易折断，断面有小孔。叶互生，展开如圆形或肾形，灰绿色至棕色-上面较粗糙，质脆易碎。

【性味归经】苦、辛，凉。归肺、肝二经。

【功效】清热解毒，利水退黄。

【主治】湿热黄疸，通淋排石，痛肿疮毒，毒蛇咬伤，跌打损伤。

【用法】6~15克水煎服，鲜者加倍外用适量。

【附药】**金钱草** 出《纲目拾遗》

【别名】九里香、遍地金钱、胡薄荷等。

【基原】金钱草为唇形科植物活血丹的全草。

【主产地】广东、江苏、广西、四川等省区。多生长在路旁、田野、河畔、阔叶林间、灌木丛。

【采集·药材质量】4~5月采收，晒干。茎细长而方，常扭曲，具有棱线，浅绿灰带紫色，有短毛，断面中空，叶小似心形，边缘如钝齿，灰绿色，叶柄长。气微香，味辛凉。

【性味归经】苦、辛，凉。归肺、肝、肾经。

【功效】清热解毒，利尿消肿，利胆退黄。

【主治】黄疸，水肿，臌胀，肾炎水肿，泌尿结石，淋带，伤风咳嗽，腮腺炎，湿疮疹，烧伤等。

【用法】10~15克水煎服，鲜品加倍，外用适量。

总之，大金钱草、小金钱草、金钱草性味均属寒凉，功效与主治基本相同。小金钱草、金钱草以清热解毒见长，大金钱草以通淋排石为优，一般临床多用大金钱草。

【临床报道】**岳美中：化、移、冲、排治胆结石。**

"化"、"移"、"冲"、"排"四个步骤。治疗胆囊炎，胆道结石，是岳氏多年经验。"化"就是使结石的棱角化圆，由锐变钝，从大化小；"移"就是指诱导结石从静变动，左右摆动，从上移下；"冲"就是增加冲击的动力，产生"急流"或"漩涡"，使结石摔打摆动，这一冲击的力量在一瞬间，可以用增加尿量来解决输尿管的狭窄和痉挛，达到通利的效果;"排"是在化、移、冲的条件下,把结石排出体外。

排结石处方:金钱草210克,海金砂30克,滑石12克,甘草3克,川牛膝10克,石韦60克,车前子12克,茯苓20克,泽泻、鸡内金各12克。

岳氏说,此方验证20余年,效果确切。具有清热利湿,促进排石的功效,方中鸡内金、金钱草有化石、溶石的作用,车前子、滑石、清热利尿,茯苓、泽泻渗湿利尿。诸药合用可迅速加大尿量。川牛膝引导结石下移,石韦扩张输尿管道和尿道,利于结石在狭窄处排出。此方经多人验证,确为奇效。(摘抄自《名中医治病绝招》)

◎ 虎杖　出《名医别录》

【别名】苦杖、大虫杖、酸杆、大活血、山大黄等。

【基原】虎杖为蓼科植物虎杖的根茎。

【主产地】福建、浙江、江西、江苏、山东、河南、四川等省。多生长在山谷、溪旁、岸边、湿润土壤。

【采集·药材质量】早春秋末采挖,除去须根,尾梢,洗净泥沙,切断晒干。根茎呈圆柱形,有分枝,弯曲,长短不一,棕褐色或棕红色,根茎有节,质坚硬,不易折断,断面棕黄色,纤维性,皮部薄,木部占大部分,皮部与木质部易分离,根茎断面有髓或空洞状,味苦涩。以外表棕红色、质坚硬、条粗、呈圆柱弯曲、节明显、干燥者佳。(见图166)

【主要成分】虎杖主含大黄素、大黄素甲醚、大黄素酚、虎杖甙、白藜芦醇、白藜芦醇苷、鞣质、多糖、氨基酸、微量元素铜、铁、锰、锌、钾及钾盐等。

【药理】1.煎剂为明显的泻下作用,祛痰、止咳、止血、镇痛作用。2.对金黄色葡萄球菌、绿脓杆菌、伤寒杆菌、痢疾杆菌、大肠杆菌、溶血性链球菌、卡他球菌等多种病毒株有抑菌和杀灭作用。3.白藜芦醇苷对脂质过氧化有很强的抑制作用,减轻肝损伤,有保护肝脏作用。4.还有扩张冠状血管、增加冠脉血流量作用。

【性味归经】苦,寒。归肺、肝、胆经。

【功效】清热解毒,活血祛瘀,祛痰止咳。

【歌诀】　　虎杖药性味苦寒　　清热解毒退黄疸
　　　　　　瘀血经闭跌打损　　烧烫肿毒咳热痰

【应用】

1.用于湿热黄疸,淋浊带下。本品苦寒入肝胆,善清泄中焦湿热,利胆退黄,且有活血通淋作用。

治湿热黄疸,口干,大便秘结,小便短赤。虎杖与茵陈、栀子、郁金、丹参、麦芽等配伍。清热利湿,利胆退黄。也可以单用本品水煎服。

治疗胆道感染,虎杖与茵陈水煎服,大黄后下服,或制片剂内服。清热利湿,通下退黄。(现代《实用专病专方临床大全》茵虎黄片)

治慢性淋症日久，小便频急，小腹坠胀，腹酸乏力，尿有余沥，面青黄而暗，舌质淡红，舌体胖大薄白，脉多沉弱无力。虎杖与海金沙、牛膝、荔枝核、盐小茴、肉桂、威灵仙、蒲公英、萹蓄、瞿麦、仙茅水煎服。温肾化气，渗湿解毒。（现代《实用专病专方临床大全》益肾温化汤）

治小便淋浊，茎管痛不可忍。虎杖与丹皮、当归尾、降香、琥珀、桃仁、麝香、二头尖共为散，开水冲服。化瘀消肿通淋。（清《吴鞠通医案精华》虎杖散）

2. 用于瘀血经闭，癥瘕，跌打损伤。本品有活血化瘀之功效，主通利月水，产后恶露不下，跌打损伤。

治经闭不通，癥瘕积聚。虎杖常与当归、川芎、丹皮、三棱、莪术、桂枝、茯苓、牛膝、香附等同用。

治月水不利，胁肋胀痛，背痛。虎杖与凌霄花、没药共为散，热酒调下。（《圣惠方》）

治月经不调，癥瘕积聚。虎杖与桂枝、牡丹皮、芍药、牛膝、土瓜根、吴茱萸、大黄、䗪虫、干姜、虻虫、蛴螬、水蛭、细辛、鳖甲、地黄、白僵蚕等制药酒服。破积消癥，化瘀通经。（唐《备急千金要方》桂心酒）

治跌打瘀肿疼痛。虎杖与大黄、当归、川芎、红花、三七、乳香、没药、苏木等同用化瘀消肿止痛。

3. 用于痈疽疮毒，毒蛇咬伤，烧伤。本品清热解毒，活血化瘀，为疗疮毒，解蛇毒，治烧伤有效药物，尤对烧伤疗效可靠。

治痈疽恶疮无名肿毒。虎杖与当归、赤芍、金银花、白芷、防风、皂刺、蒲公英、甘草等同用。

治毒蛇咬伤。可用于虎杖水煎服。也可再用鲜品捣烂局部外敷。

治恶疮肿毒。虎杖（鲜品）捣烂外敷。

治水火烫伤皮肤灼痛，或流水。虎杖研末，香油调敷，亦可与地榆、冰片为末，麻油调敷，流水者，干粉撒之。

4. 用于风湿痹痛。本品利湿祛瘀，可治风湿筋骨痛。

治风湿劳损，关节肌肉痹痛，手脚麻木，动作不利。虎杖与桑枝、金雀根、臭梧桐、红枣水煎服。祛风通络止痛。（现代《方剂学》桑枝虎杖汤）

此外，虎杖还用于肺热咳嗽；泻下通便用于热结大便秘结。

【炮制】虎杖　取原药材，洗净闷透，切片，晒干入药。

【用法】10~20克水煎服。外用适量。

【临床报道】**1. 虎杖煎剂治疗烧伤。**

【组成】虎杖100克，加水5升煎煮2小时，过滤去渣，浓缩至500毫升，加苯甲酸、尼泊金等防腐即成。有收敛、消炎功效。主治烧伤。用法：患者入院常规处理后，局部创面先用0.1%新洁尔溶液清洗干净，一般不刺破水泡排液，水泡若破者，给予剪除，然后涂上虎杖煎液，不加任何敷料。轻度烧伤一般日涂2~3次，经7~9天左右药痂脱落，创面即可愈合，不留疤痕。深Ⅱ°－Ⅲ°烧伤创面，涂后可形成褐色药痂，但1、2天后痂会出现裂隙，有少量渗出液，这时可在裂隙上涂虎杖煎液，一般多可治愈。

【疗效】治疗142例，烧伤最大面积53%，最小者1%，绝大部分创面为一度、二度烧伤，其中5例烧伤严重经抢救无效死亡外，其余137例均获痊愈。见林春瑞《中西医结合杂志》1985，（5）9：549。

2. 虎杖能增加胆汁分泌：20%的虎杖煎液对乙肝（HBSAg）抗原有明显抑制作用，对乙肝患者属正邪俱实者，有一定疗效，副作用比大黄少。（摘抄自《乙肝中医疗法》）

◎ 地耳草 出《植物名实图考》

【别名】田基黄、斑鸠窝、合掌草等。

【基原】地耳草为藤黄科植物地耳草的全草。

【主产地】江苏、浙江、福建、江西、四川、云南、广东、广西等省区。多生在山野潮湿的地方。

【采集·药材质量】夏秋全草茂盛时采收，去泥沙，洗净晒干。茎呈四棱柱状，外表黄棕色或暗红棕色，光滑，有节，易折断，叶片黄褐色或灰青色，皱缩，纸质，易破，不成熟的果实，破碎的花瓣，少数花蕊，味淡。以茎叶、花、果实较完整、干燥、无杂者佳。（见图167）

【主要成分】本品含黄酮类、内酯、鞣质、蒽醌、氨基酸、酚类等。

【药理】本品浸膏及沉淀物在体外对牛型结核杆菌、肺炎球菌、金黄色葡萄球菌、链球菌有不同程度抑制和杀灭作用。

【性味归经】甘、微苦，凉。归肝、胆、肺、大肠经。

【功效】清热解毒，利湿退黄，活血消肿。

【歌诀】　　地耳草是田基黄　利湿退黄用之良
　　　　　　清热解毒痈肿疮　活血消肿跌打伤

【应用】

1. 用于湿热黄疸或肝脾肿大。本品苦凉入肝胆经，有清热解毒，利湿退黄之功效，且活血消肿，可治疗急慢性肝炎。

治疗急慢性黄疸，皮肤巩膜黄染，小便黄赤，右胁隐痛，肝脏肿大。地耳草与茵陈、蒲公英、金银花、板蓝根、丹参、紫草、郁金等水煎服。清热解毒，活血祛瘀，利湿退黄。

治疗慢性乙肝，肝脾肿大，肋胀隐痛。地耳草与黄芪、姜黄、茯苓、山药、板蓝根、白术、丹参、鳖甲等水煎服。健中补脾，除湿解毒。

治黄疸。可常用本品大剂量水煎服亦有效。

2. 用于治疗跌打损伤。本品有活血消肿作用。

治跌打损伤，红肿热痛，皮肉不破。地耳草与当归、川芎、红花、桃仁、苏木、丹皮、䗪虫、乳香、没药、大黄共为散，黄酒冲服。也可单用地耳草加黄酒水各半煎服，再用鲜地耳草捣烂外敷。

3. 用于痈肿，疮疖，湿疹。本品清热解毒，化瘀消肿，可治湿热蕴结，痈肿疮疖。

治阳症痈肿疮毒。可单用地耳草大剂量水煎服或用本品鲜药同大葱、蜂蜜捣糊外敷。

治肺痈，咳吐腥臭脓痰，胸痛。地耳草与苇茎、连翘、冬瓜仁、桔梗、大贝母、鱼腥草、桃仁等同用。清热解毒，祛痰消痈。

治肠痈初起，右小腹疼痛拒按，时有发热，脉滑数。地耳草与大黄、牡丹皮、桃仁、冬瓜仁等同用。清热解毒，活血消痈。

此外本品有清热解毒利湿作用，水煎服可治湿热泄泻和赤白痢疾。

【炮制】地耳草　取原药材，洗净，稍闷，切段晒干入药。

【用法】15~30 克水煎服。鲜品加倍，外用适量。

◎ 垂盆草　出《纲目拾遗》

【别名】半枝莲、石指甲、佛指甲、狗牙齿等。

【基原】垂盆草为景天科植物垂盆草的干燥全草。

【主产地】全国各地均有分布，以浙江、广西、河北、河南较多。多生在低山坡岩石上，山谷，阴湿地。

【采集·药材质量】夏秋生长茂盛时采收全株，晒干。干垂盆草稍卷缩，根细短，茎棕绿色，长 4~8 厘米，直径 0.1~0.2 厘米，质地较韧或脆，断面中心淡黄色，茎上有凸起环状节 10 余个，偶有残留不定根；完整叶片披针形，棕绿。有的带花，聚伞状顶生，小花黄白色。以棕褐色，梗细，质硬易折断，叶茎花齐全，干燥，无杂，味甘淡者佳。（见图 168）

【主要成分】全草含甲基异石榴皮碱等生物碱、二氢异石榴皮碱、垂盆草苷、β-谷甾醇、甘露醇和氨基酸及葡萄糖、果糖、景天庚糖、蔗糖等。

【药理】垂盆草甙对四氢化碳的肝损伤有明显的保护作用，也是治疗肝炎的有效成分，对降低血清谷丙转氨酶有作用。2. 抗菌作用，对金黄色葡萄球菌、大肠杆菌、伤寒杆菌、绿脓杆菌、链球菌、白色念珠菌、痢疾杆菌均有一定的抑制作用。

【性味归经】甘、淡，凉。归心、肝、胆经。

【功效】清热解毒，利湿退黄。

【歌诀】　　垂盆草药甘淡凉　　清热毒利湿退黄
　　　　　　痈肿恶疮毒蛇咬　　咽喉肿痛火烫伤

【应用】

1. 用于湿热黄疸。本品甘淡凉，入肝胆经，甘不失补益，凉不甚寒，淡则渗湿利尿退黄，尤适用乙型肝炎患者。

治湿热黄疸。垂盆草常与茵陈、小金钱草、丹参、郁金、大枣等同用。

治慢性肝炎，腹胀，食欲欠佳，胁肋不舒，小便稍黄。垂盆草与黄芪、白术、柴胡、郁金、丹参、茯苓、菟丝子、五味子、猪苓、茵陈等同用。

治疗乙型慢性肝炎。垂盆草与海金沙、薏苡仁、平地木、蒲公英、广郁金、茯苓、茜草、白芍、赤芍、柴胡、枳壳、甘草水煎日2次分服。清热解毒，利湿健脾，行气散瘀。（现代《实用专病专方临床大全》复肝煎剂）

2.用于痈肿疮毒，毒蛇咬伤，烫火伤等。本品寒凉入心，有清热解毒作用。

治痈疽，发背，对口，一切大毒，肿者能消，已成者能溃，出脓亦少。用垂盆草捣汁和陈酒服，渣敷留头。（《百草经》半枝莲饮）

治咽喉肿痛。鲜垂盆草捣取汁一杯，加烧酒少许含漱5~10分钟。每日3~4次。（《浙江民间常用草药》）

【炮制】垂盆草　取原药材，去杂洗净，稍闷，切段晒干入药。

【用法】10~30克水煎服，鲜品加倍，外用适量。

【临床报道】治无黄型慢性乙肝：症见乙肝病人，肝郁化热，湿阻气滞，胁肋胀痛满，腹胀嗳气，口舌心烦，大便稀溏，小便黄赤，舌红，苔少黄腻，脉弦滑而数。垂盆草30克（鲜品）、佛手12克、白花蛇草30克、茯苓15克、大枣10枚、生姜10克、兔肉100克、陈皮5克，将兔肉切成小块，同余药水炖，加食盐少许，吃肉喝汤清热利湿解毒，疏肝行气止痛。（摘抄自《乙肝中医疗法》佛手垂盆汤）

第十二章　利水渗湿药

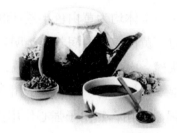

第十三章 温里药

凡是能温里散寒，回阳救逆，治疗里寒实证为主要作用的药物，称温里药。本类药物性味多辛温。

◎ 附子 出《神农本草经》

【别名】乌附子、黑顺片等。

【基原】附子为毛茛科植物乌头的旁生块根。

【主产地】四川、陕西等省。多生在山坡、草地、灌木丛中和肥沃的砂质地土壤中。

【采集·药材质量】夏至小暑间挖取乌头旁生的根，除去泥沙，称泥附子。再制成盐附子、黑顺片和白附片。1. 盐附子：选取个大均匀的泥附子，洗净泥土，浸入盐卤和食盐的混合液中，每日取出晒晾，并逐渐增加晾晒时间，直至附子表面出现大量盐霜，体质变硬为止，叫盐附子。2. 黑顺片：取中等大小均匀的泥附子洗净，浸入卤水液中数日，并与盐卤水同煮沸，捞出，水漂，切成厚片，再浸入稀盐卤水液中，并加入红糖、菜油炒成调色液，使附片染成浓茶色，再用水漂洗至口尝无麻辣感时，取出蒸到出现油面，光泽后，烘至半干，再晒干。3. 白附片：选较小均匀的泥附子，洗净后浸入盐卤水煮至透心为度，捞出，剥去外皮，切成薄片，用水漂洗至口尝无辣感时，取出蒸透，晒至半干，以硫黄熏后再晒。（见图108）

盐附子：呈圆锥形，长5~8厘米，直径3~4厘米，灰黑色，粗糙，被有盐霜，顶端有凹的芽痕，周围有突起的支根或支根痕。体重，横面灰褐色，可见充满盐霜的小空隙及多角形，形成多层环纹，环纹内侧导管束排列不整齐。味咸而麻，刺舌。以个大、坚实、表面有盐霜者佳。

黑顺片：又名黑附子，成不规则纵向切片，表面黑褐色，片上宽下窄，周边向内翘起，内部暗黄色，半透明状，油润而有光泽，质硬而脆，破碎面为角质状。以片厚薄大小均匀、表面油润光泽、无臭、味淡者佳。

白附片：形状与黑顺片相同，全体均为黄白色半透明状，片较薄，厚约3毫米，气味同黑顺片。以片大小、厚薄均匀、黄白色、油润、半透明者佳。

【主要成分】附子主含乌头碱、次乌头碱、中乌头碱、新乌头碱、苯甲酰中乌头原碱、新乌宁碱及消旋去甲乌药碱、棍掌碱氯化物、塔拉胺、川乌头碱甲、川乌头碱乙等。

【药理】1.煎剂有明显的强心作用，熟附子强心作用更强，煎煮愈久，强心作用愈显著，毒性愈低，能增强心肌收缩力，加快心率，增加心输出量，增加心肌耗氧量，其强心作用与其所含消旋去甲乌头碱密切关系。2.附子有扩张血管，增强血流，改善血液循环作用。3.可强心抗休克，有显著的抗缓慢心律失常作用；有抗心肌缺氧作用。4.附子正丁醇、乙醇及水提取物对氯仿所致的小鼠室颤有预防作用。5.附子有抗寒冷，提高耐氧能力。6.煎剂对实验性关节炎有明显的抗炎作用，次乌头碱与乌头碱有镇痛和镇静作用。7.附子可使阴虚症进一步恶化，使阳虚症得到改善。除上述作用外，附子还有增强免疫，抗血栓形成，抑制脂质过氧化反应，延缓衰老等作用。

【性味归经】辛、甘、热，中毒。归心、脾、肾经。

【功效】回阳救逆，补火助阳，散寒除湿。

【歌诀】　　附子有毒性辛热　　回阳救逆脉微绝
　　　　　　心脾胃阳虚可用　　散寒除湿利关节
　　　　　　冲任虚寒久不孕　　阴疽疮中风痰厥

【应用】

1.用于四肢厥逆，亡阳诸症。本品辛热，为阳中之阳，阴症之要药，火性速发，上助心肺，下补肾阳，中温脾胃，故为"回阳救逆第一品药"。

治久病体虚，素体阳虚，阴寒内盛，阳气衰微，四肢厥逆，或大汗、大吐、大泻所致的神衰欲寐，口不渴，脉微饮绝的亡阳症。附子与干姜、炙甘草水煎服。回阳救逆。（汉《伤寒论》四逆汤）本方加减可用于治疗休克，雷电击伤心脏骤停，放射性白细胞减少等。

治元气大伤，阳气暴脱，四肢厥逆，呼吸微弱，汗出，气短，脉微欲绝等症。附子与人参、生姜、大枣水煎服。益气回阳救脱。（宋《妇人良方大全》参附汤）

治阴寒里盛，阳气衰微，四肢厥冷，恶寒倦卧，腹胀吐泻，不渴，或指端口唇紫绀，舌淡苔白，脉沉迟无力，甚或无脉。熟附子与干姜、肉桂、人参、白术、茯苓、陈皮、半夏、五味子、炙甘草、生姜水煎，冲服麝香。回阳救逆，益气复脉。（明《伤寒六书》回阳救急汤）本方加减可用于虚脱，中暑阴闭，四肢厥逆。冷汗自出，面色苍白，呼吸短促，脉微欲绝。

治阳气暴脱，血虚不足，吐衄崩漏。制附子与人参、炮姜、炙甘草、当归、熟地水煎服。回阳救逆，益气养血。（明《景岳全书》六味回阳饮）

治阳气衰微，阴亏不足，四肢逆冷，面赤烦热，烦燥口渴，舌光滑少苔，脉微细欲绝。熟附子与人参、麦冬、五味子、甘草、干姜、陈皮、腊茶水煎加蜂蜜服。回阳救阴。（明《伤寒六书》回阳返本汤）

2. 用于脾胃阳虚，脘腹冷痛，冷泻，阳痿宫冷，不孕不育，水肿，阴黄。本品辛热，乃阴症之要药，药行十二经，暖脾胃，温命门，除冷泻，补五脏，回阳气无所不能。

治脾胃虚寒，心腹冷痛泄泻，呕吐泻痢，恶寒肢冷，舌淡苔白，脉沉迟细缓。炮附子与人参、干姜、白术、炙甘草共为细末，炼蜜为丸。温开水送服。温阳祛寒，益气健脾。（宋《太平惠民和剂局方》附子理中丸）本方加减可用于治疗胃溃疡，慢性泻痢，消化道出血，心力衰竭，慢性口腔溃疡等。

治脾阳不足，冷积内停，便秘腹满痛，喜温喜按，手足不温，久痢赤白，脉沉弦等。附子与人参、干姜、炙甘草、大黄（后下）水煎服。温补脾阳，攻下冷积。（唐《备急千金要方》温脾汤）

治命门火衰，精血不足，恶寒肢冷，神疲气怯，便溏腹痛，肢节痹痛，浮肿尿频，阳痿遗精，腰膝酸软，舌淡嫩，脉沉细无力。制附子与熟地、山药、山茱萸、枸杞子、杜仲、菟丝子、鹿角胶（炒珠）、当归、肉桂同用。先将熟地蒸烂杵膏，余药为末，调匀炼蜜制丸，温开水送服。温肾阳，补精血。（明《景岳全书》右归丸）本方加减可用于治疗遗传性小脑共济失调，男子性功能障碍，不育，席汉氏综合征，肾下垂等。

治肾阳不足，阳痿精衰，肢冷胃寒，腰膝酸软，不孕不育，苔薄淡嫩，脉沉细无力。附子与熟地黄、山茱萸、当归、白术、枸杞子、杜仲、仙茅、巴戟天、淫羊藿、肉苁蓉、韭子、蛇床子、肉桂共为细末，炼蜜为丸，温开水送服。补肾壮阳。（明《景岳全书》赞育丹）

治肾虚水泛，腰重水肿，形寒畏冷，腰以下尤甚，小便不利，排出无力，苔白滑，舌淡嫩畏冷，脉沉弱。炮附子与熟地、山药、山茱萸、丹皮、茯苓、泽泻、肉桂、车前子、牛膝共为细末，炼蜜为丸温开水送服。温阳补肾，化气利水。（宋《严氏济生方》济生肾气丸）本方加减可用于肾阳虚型高血压病，慢性肾小球肾炎脾肾两虚者，慢性前列腺炎。

治肾阳衰微水肿，水气内停，小便不利，四肢沉重疼痛，或肢体浮肿，苔白，脉沉口不渴。附子（炮）与白术、茯苓、白芍、生姜水煎服。温阳利水。（汉《伤寒论》真武汤）本方加减常用于治疗急慢性肾炎，急慢性肾功能衰竭，心力衰竭，内耳眩晕症，高血压眩晕等。

治阴黄色晦，手足逆冷，口淡不渴，脉沉微细。附子与干姜、茵陈、甘草水煎服。温阳退黄。（明《玉机微义》茵陈四逆汤）

3. 用于阳虚外感，虚劳。本品辛散温行，助阳化气，温阳散寒，引发散药，开腠理，以驱逐在表之风寒，且温肾益阳。

治阳虚而兼外感。如素体阳虚，复感寒邪，症见恶寒发热，寒重热轻，头痛无汗，四肢不温，神疲欲卧，舌质淡，苔薄白，脉沉细。附子与麻黄、细辛水煎服。温经散寒，助阳解表。（汉《伤寒论》麻黄附子细辛汤）本方加味可用于治疗过敏性鼻炎。

治阳气虚气弱，感冒风寒，头痛身热恶寒，热轻寒重，无汗肢冷，倦怠嗜卧，面色苍白，语音低微，舌淡苔白，脉沉无力，或浮大无力。熟附子与黄芪、人参、桂枝、细辛、羌活、甘草、防风、川芎、煨姜各等分研末，加大枣、白芍煎水服。助阳益气解表。（明《伤寒六书》再造散）主要用于素体阳虚，复感外邪。

治气阳两虚，虚汗淋漓，肢体倦怠，畏寒肢冷。附子与炙黄芪、生姜水煎服。温阳益气固表。（宋《魏氏家藏方》芪附汤）

4. 用于风寒湿痹。本品辛则祛风，热则燥湿散寒，性走不守，通行十二经，宣发四肢，外达皮毛，除寒散凝，通经络利关节，直达病所。

治寒湿内侵，身体骨节疼痛，恶寒肢冷，寒湿痹痛，苔白滑，脉沉微无力。附子与人参、白术、茯苓、白芍水煎服。温阳散寒，化湿利痹。（汉《伤寒论》附子汤）本方加减可用于治疗慢性风湿性关节炎。

主治风湿相搏，身体痛烦，不能自转身，不呕不渴，大便硬，小便自利。附子与白术、炙甘草、生姜、大枣水煎服。散寒化湿，祛风通络。（汉《金匮要略》白术附子汤）

治风湿流注经脉，日久化热伤阴，关节肿痛疼痛，身体羸瘦，脚肿如脱，头眩短气，温温欲吐，苔偏红苔白，脉濡数。附子与桂枝、麻黄、芍药、白术、甘草、防风、知母、生姜水煎服。通阳行痹，祛风除湿。（汉《金匮要略》桂枝芍药知母汤）

治风湿痹痛，气血亏损，脚膝萎弱，鹤膝风等。附子与黄芪、人参、白术、当归、白芍、熟地、川芎、杜仲、羌活、防风、甘草、牛膝共为细末，加生姜、大枣水煎服。补气血，益肝肾，祛风湿，治痹痛。（宋《太平惠民和剂局方》大防风汤）

5. 用于寒凝痛经，经闭，不孕等。本品辛散温通，散走诸经，除表里阴寒，温中强阴，暖五脏，治妇人经寒诸症。

治寒凝血瘀，冲任虚寒，痛经，月经后期，量少色暗夹有血块。附子与干姜、当归、川芎、白芍、熟地水煎服。温经散寒，养血止痛。如（元《医垒元戎》姜附四物汤）

治寒凝经闭。附子与干姜、当归、川芎、白芍、熟地、桂枝、桃仁、红花、鸡血藤等同用。

治宫寒不孕。附子与桂枝、细辛、艾叶、茴香、巴戟、仙茅、当归、炒白芍、川芎等同用。

6. 用于寒痰咳嗽及痰饮。本品辛热益气回阳，散阴寒，有祛冷痰治痰厥之功效。

治寒痰咳嗽。生附子与生半夏水煎服。温里祛痰。（宋《严氏济生方》二生汤）

治脾胃虚弱，痰饮，吞酸。附子与半夏、吴茱萸、生姜水煎服。温化痰饮。（唐《千金要方》半夏汤）

治痰冷，澼饮，胸膈满闷。附子与半夏、白术、茯苓、人参、桂枝、甘草、生姜水煎服。健脾化湿，温化痰饮。（唐《千金要方》大半夏汤）

治胸膈痰结，唾如胶，食不下。附子与茯苓、半夏、细辛、桂枝、前胡、生姜、旋复花、甘草水煎服。健脾和胃，降逆祛痰。（唐《外台秘要》范汪旋复花汤）

7. 用于阴疽疮疡。本品辛热，温阳化气，燥湿散滞，可治冷疮痼疾，久溃不敛。

治阴疽发背，初起不肿，不痛，不热，不仁，皮肤紫暗，根脚平散，软陷无脓，皮不作腐。

附子与黄芪、人参、当归、川芎、茯苓、陈皮、山茱萸、木香、甘草、紫草、厚朴、苍术、红花、独活、煨姜、皂角根树皮水煎服。补气助阳，托毒消痛。（明《外科正宗》回阳三建汤）

治疮疡日久，气血两虚，寒邪凝滞，不散不溃，疮疡平塌，日久不愈，漫肿疼痛，舌淡脉细。附子与黄芪、人参、白术、当归、川芎、白芍、陈皮、茯苓、木香、炙甘草、穿山甲共为粗末，加生姜、大枣水煎服。补气益血，温阳托毒。（明《外科正宗》神功内托散）

治肠痈内脓已成，腹皮急，按之濡，压痛不特显著，面色苍白，脉细数。附子与薏苡仁、败酱草水煎服。温阳排脓消肿。（汉《金匮要略》薏苡附子败酱散）

8. 用于中风偏瘫，痹痛日久之症。本品辛散，其气轻扬，发四肢，通经络，助阳气不足，治中风卒倒，利关节，治顽痹。

治中风昏不知人，口眼歪斜，半身不遂，痰气上壅，咽喉作声。生附子与生南星、生川乌、木香共为粗末，加生姜水煎服。祛风除痰，散寒通络。（宋《太平惠民和剂局方》三生饮）本方加减可用于治疗脑血栓形成，癫痫。（本方三生剧毒，水煎不得少于90分钟，或者改为制附子、制南星、制川乌为要）

主治中风能言，口不歪斜，手足痿废不举，四肢不温，舌苔白腻，脉虚而数。炮附子与天南星（姜汁浸）、半夏（姜汁浸）、白附子（炮）、制川乌、炒僵蚕、没药、人参、茯苓共为粗末，水酒各半水煎服。祛风除痰，温经散寒。（宋《普济本事方》星附散）

治中风痰厥，手足搐搦，半身不遂，筋脉拘急。生附子与生南星、防风、独活、全蝎、甘草共为粗末，加生姜煎90分钟后服。祛风除痰，通络止痉。（宋《太平惠民和剂局方》大醒风汤）

治半身不遂，关节酸痛，日久不愈，疲乏无力，口眼歪斜，手足拘挛，步履艰难。附子与人参、黄芪、天麻、穿山甲、全蝎、葛根、细辛、桑寄生、僵蚕、红花、犀角、牛黄、胆星、当归、川芎、乳香、没药、地龙、丁香、冰片、血竭等59味药共为细末，炼蜜为丸，金箔为衣，生姜汤送服。祛除风痰，活血祛瘀，通利经络。（现代《丸散膏丹集成》回生再造丸）

治中风偏废。附子（去皮脐）与羌活、乌药各等分为粗末，水煎服。（宋《简易方》羌活散）

9. 用于寒痢，寒疝腹痛。本品温中散寒，通阳治冷痢，除寒疝腹痛。

治久痢体虚，正气下陷之脓血痢，食入即注下不安。附子与黄连、乌梅、干姜共为细末，炼蜜为丸服。（宋《太平圣惠方》血痢乌梅丸）

治冷白滞痢腹痛。附子与赤石脂、当归、干姜、龙骨、牡蛎、白术、甘草、人参、芍药水煎服。温中补虚，涩肠止痢。（唐《千金要方》大桃花汤）

治伤阴病，阴盛于下，虚阳上浮，手足厥冷，面色赤，寒痢腹痛，脉微等。附子与干姜、葱白水煎服。通阳救逆。（汉《伤寒论》白通汤）

治白痢血冷，里急后重，日夜无度。附子与人参、丁香、生姜加小米水煎服。益气通阳，温中止痢。（宋《妇人良方大全》加味参附汤）

治七疝，心腹冷痛，肠鸣气走，身寒自汗，大腑滑泄。炮附子与木香、延胡索共为粗末，加生姜水煎服。（宋《严氏济生方》玄附汤）

此外，附子还可用于气虚头痛，寒性乳蛾等。

【炮制】淡附子　取盐附子，用清水浸泡，每日换水 2~3 次，至盐分漂尽与甘草、黑豆共煮，切开尝无麻舌感，捞出切片，晒干入药。（一般盐附子 100 克，用甘草 5 克，黑豆 10 克）

炮附子　取砂入炒锅，武火加热至砂灵活时，加入净附片不断翻炒，炒至鼓起，微变色为度，筛去砂子，凉透入药。

【用法】3~15 克水煎服，宜先煎 0.5~1 小时，至口尝无麻辣感为度。淡附片多用于回阳救逆散寒止痛主，如亡阳虚脱，脉微肢冷，寒湿痹痛，心腹冷痛，阳虚水肿，阳虚感冒。炮附子温肾暖脾，补命门之火力强。多用于心腹虚寒，吐泻，久痢有赤白，冷积便秘。

【注意】阴虚阳盛，真热微寒，及孕妇忌服。中药传统理论附子反半夏、瓜蒌、贝母、白蔹、白及。内服多炮制，若炮制煎煮不当，或过量易中毒。

【中毒与救治】本品生品有毒，中毒原因多为煎煮时间不够，或用量过大，再者是炮制不规范，中毒症状与救治与乌头基本相同，请参看乌头条。

【临床应用研究】治疗过敏性鼻炎　用附子、麻黄、细辛（麻黄附子细辛汤）浸膏或汤剂，治疗过敏性鼻炎，一般 5~10 分钟喷嚏，清涕，鼻塞三症状即可消失。经 3~4 小时，流泪，结膜及眼睑瘙痒等症状亦消失，无副作用。（摘抄《有毒中草药大辞典》附子）

◎ 干姜　出《神农本草经》

【别名】白姜、干生姜、均姜、药姜等。

【基原】干姜为姜科植物姜的干燥根茎。

【主产地】四川、贵州、安徽、山东等省，多栽培在疏松肥沃的砂质土壤。

【采集·药材质量】冬季叶茎枯黄时挖取块茎，除去地上部分，泥沙，须根，微火烘干。干姜呈扁平块状，表面皱缩，灰黄色或灰白色，有指状分枝质坚实，断面颗粒性有粉，白色或淡黄色，气芳香，辛辣。以坚实、外皮淡黄色、个大齐整、质坚实、断面粉性大、灰白色、少筋脉、干燥、无蛀、气芳香、味辛辣者为佳品。（见图 4）

【主要成分】本品主含挥发油，油中主要成分是姜烯、水芹烯、姜烯酮、姜烯素、龙脑、姜醇、柠檬醛、树脂、淀粉、多种氨基酸等。

【药理】1. 姜的乙醇提取液能直接兴奋心脏；对血管运动中枢有兴奋作用，可使血压暂时升高，明显延长实验性血栓形成。2. 有镇静、镇痛、抗炎、止呕，增加肝脏胆汁分泌，驱风健胃，止咳作用。3. 有显著灭螺和抗血吸虫作用。

【性味归经】辛，热。归心、肺、脾、胃经。

【功效】温中祛寒，回阳通脉，温肺化饮消痰下气。

【歌诀】 　干姜辛热可回阳　散寒邪治脘腹凉
　　　　　　寒饮伏肺咳痰稀　温中止血用黑姜

【应用】

1. 用于脾胃虚寒，脘腹冷痛，寒呕，寒泻冷痢。本品辛散温通，守而不走，功专温里散寒治痛，治寒呕泻痢。

治脾胃虚寒，脘腹冷痛，呕吐泻痢，畏寒肢冷，不渴，舌淡苔白，脉沉迟。干姜与人参、白术、炙甘草共为末，炼蜜为丸，开水送服。温中健脾，益气祛寒。（汉《伤寒论》理中丸）

治脾胃虚寒，心腹冷痛，呕吐泻痢，霍乱转筋，畏寒肢冷，及一切沉寒痼冷之症，不渴，脉象沉细迟缓，舌淡苔白滑。干姜与人参、白术、附子、甘草共为细末，炼蜜为丸，温开水送服。温阳祛寒，益气健脾。（宋《太平惠民和剂局方》附子理中丸）

治脾胃虚寒，脘腹疼痛，呕逆不能饮食，或腹中漉漉有声。干姜与人参、花椒、饴糖同用，前三味水煎，去渣，后入饴糖溶化服。温中补虚，降逆止痛。（汉《金匮要略》大建中汤）

治暴泻如水，周身出虚汗，一身尽冷，少气不能言语，甚则呕吐，脉微弱。干姜与附子、肉桂、良姜、半夏、甘草共为粗末，用浆水煎服。温中止泻，回阳通脉。（金《保命集》浆水散）

治妊娠呕吐不止。干姜与人参、半夏共为末，生姜汁糊为丸，温开水送服。益气补中，散寒止呕。（汉《金匮要略》干姜人参半夏丸）

2. 用于亡阳暴脱。本品辛热，助附子通经散寒，遇之元阳欲绝，合附子同投，则能回阳救逆。

主治少阴病，四肢厥逆，恶寒倦怠，吐利腹痛，下痢清谷，神疲欲寐，大汗、大吐、大泻而亡的暴脱，口不渴，舌淡苔白，脉微细弱或数而无力。干姜与附子、炙甘草水煎服。回阳救逆。（汉《伤寒论》四逆汤）

治阴寒里盛，阳气衰微，四肢厥逆，恶寒倦怠，腹痛吐泻，不渴，或指端口唇发绀，舌淡苔白，脉沉迟无力，或无脉。干姜与人参、熟附子、肉桂、白术、茯苓、陈皮、半夏、炙甘草、五味子、生姜水煎去渣，加麝香服。回阳救逆，益气复脉。（明《伤寒六书》回阳救急汤）

3. 用于阳虚水肿及肾着。本品燥湿温中，消肿除满，暖脾胃除冷气，助白术、茯苓健脾胃利水以治肿。

治阳虚水肿，下半身肿甚，脘腹胀满，或腹大身重，体倦少食，手足不温，口中不渴，大便溏薄，小便短少，苔腻，脉沉迟或沉细。炮干姜与炮附子、白术、茯苓、姜厚朴、木瓜、木香、草果仁、大腹皮、炙甘草、生姜、大枣水煎服。温阳健脾，行气利水。（宋《严氏济生方》实脾饮）

治寒湿所伤的肾着病，症见腰及腰以下重坠冷痛，口不渴，小便自利。干姜与白术、茯苓、甘草水煎服。温脾胜湿。（汉《金匮要略》甘草干姜茯苓白术汤）

4. 用于寒饮咳喘。本品辛热入肺利气，有温肺化痰饮之功效，可治寒饮实喘。

治外感风寒，内停水饮，恶寒发热，咳嗽气喘，痰饮清稀，或无发热，舌苔薄白而润，脉浮或滑。干姜与麻黄、桂枝、芍药、半夏、五味子、细辛、甘草水煎服。解表散寒，温肺化饮。（汉《伤寒论》小青龙汤）

治痰饮咳嗽。干姜与茯苓、甘草、五味子、细辛、半夏、杏仁水煎服。温肺化饮，消痰止咳。（汉《金匮要略》苓甘五味姜辛半夏杏仁汤）

治寒痰内盛，咳嗽，气喘，痰多，脉紧。口中如含霜雪，中脘隐隐作冷，恶寒，脉紧。干姜与白术、半夏、细辛、胡椒共为细末，炼蜜为丸用米饮送下。温中散寒，健脾化痰。（宋《全生指迷方》温中丸）

5. 用于寒性出血。本品能引血药入血分，气药入气分，炒黑有温经止血作用，可治虚寒性鼻衄、唾血、血痢、崩漏等。

治吐血不止，面色苍白，脉迟弱者。姜炭与淡附子、党参、炒白术、炙甘草水煎服。温中止血。（上海中医学院编《近代中医流派经验选集》范氏止血方）

治吐血，下血不止。姜炭与当归、川芎、阿胶、蒲黄、侧柏叶水煎加百草霜服。温经止血。（日《观聚方要补》断红饮）

治吐血不止，面色萎黄，舌淡，脉虚无力。干姜与侧柏叶、艾叶水煎服。温经止血。（汉《金匮要略》柏叶汤）

治妇人血崩，屡效方。干姜与当归、白芍、棕榈各煅存性为末，醋汤调下。温经止血。（宋《妇人良方大全》治血崩方）

治产后血瘀，恶露不行，腹痛，淋漓不止。炮姜与当归、川芎、熟地、桃仁、炙甘草加大枣水煎服。活血化瘀，温经止血。（明《景岳全书》引钱氏方·生化汤）本方加减可用于治产后子宫恢复不良，人工流产，药物流产后的阴道出血等。

治产后恶露不净，胎衣不下，心胸痞满，脐腹胀痛，以及血瘀神昏，眼黑口噤，产后瘀血所致的诸疾等。炮姜与酒当归、白芍、酒熟地、炒黑豆、肉桂、蒲黄、炙甘草共为细末，用酒同煎调下。养血祛瘀，温经止血。（宋《太平惠民和剂局方》黑神散）

治久泻久痢腹痛，脓血便，滑脱不禁，舌淡白，脉迟弱或微细。干姜与赤石脂、粳米同用，取赤石脂一半与干姜、粳米水煎，米熟时去渣取汁调入另一半赤石脂，二次分服。温中涩肠止血。（汉《伤寒论》桃花汤）

治久痢伤阴，便血，或滑脱不禁，或泻下不畅，舌红少苔，脉细数。干姜与黄连、当归、阿胶同用。前3味为末，醋烊化阿胶为丸，米饮送服。清热养阴止血。（唐《千金要方》驻车丸）

【炮制】干姜片　取原药材除去杂质，水洗净，略泡，捞出闷透，切片晒干入药。

炮姜　取干姜片入炒锅，武火加热，炒至发泡鼓起，外表焦黄色，内棕黄色为度，喷水灭火，取出放凉入药。

姜炭　取干姜片入炒锅，武火加热，炒至内外皆黑如炭，喷水灭火，取出放凉入药。

【用法】3~10克水煎服，亦入丸散。炮姜性味苦涩，温里次于干姜，多用于温中散寒，用量5~8克；姜炭温性低于干姜、炮姜，多用于虚寒性出血，用量3~6克；余病症则多用干姜。

【注意】阳虚内热，阳性出血者忌服。

◎ 肉桂 出《唐本草》

【别名】玉桂、官桂、牡桂、紫桂、桂皮、桂心、大桂等。

【基原】肉桂为樟科植物肉桂树的干皮及枝皮。

【主产地】福建、台湾、广东、广西、云南、海南岛等省区。多生长在山坡，温暖湿润，阳光充足，排水良好的砂质土壤。

【采集·药材质量】一般秋季剥取10年以上树龄的树皮，经加工而成。呈卷筒状或不规则板块。官桂：剥取栽培5~6年幼树干皮和粗枝皮。呈半槽状或圆筒形长约40厘米，宽1.5~3厘米，厚1~3毫米，外表红棕色，质硬而脆，断面红色，气芳香，味甜辛。企边桂：剥取十余年生的干皮，呈长片状，左右两边向内卷曲，中央略向下凹，长40~50厘米，宽4.5~6厘米，厚3~6毫米，外表灰棕色，内面红棕色，用指甲刻划时能显棕色油纹，香气浓烈，余同官桂。牡桂：呈板片状，长30~40厘米，宽约10厘米，厚约4毫米，两端不特整齐。以上三种肉桂，均为皮细肉厚，表面红棕色，断面紫红色，块大体整，用指甲划时有棕色油纹，油性大，香气浓烈，味甜辣，嚼之渣少或无渣者为佳品。（见图169）

【主要成分】本品主含桂皮油。油中主要成分为桂皮醛、乙酸桂皮脂、乙酸苯丙酯、肉桂酸、香豆素、黏液质、鞣质等。

【药理】1. 本品有扩张血管，促进血液循环，增加冠脉及脑血流量，可使血管阻力下降。2. 桂皮油、桂皮醛、肉桂酸钠具有镇静、镇痛、解热、抗惊厥、抗溃疡作用。3. 桂皮油对胃黏膜有缓和刺激，促进胃机能，促进肠蠕动，促进消化液分泌，增进消化功能，排除积气，缓和胃痉挛性疼痛。4. 桂皮油可引起子宫充血。5. 桂皮油有杀菌、杀真菌作用。

【性味归经】辛、甘，热。归心、肝、脾、肾经。

【功效】补肾阳，暖脾胃，除冷积，通血脉。

【歌诀】　　肉桂性味辛热甘　　通血脉止痛散寒
　　　　　　脾肾阳虚阴疽用　　补命门引火归源

【应用】

1. 用于脘腹冷痛，冷泻，寒疝作痛。本品甘热补阳，辛散行滞散结，通行气血，暖脾胃散寒止痛。

治寒邪内犯脾胃，虚寒冷痛。肉桂单味研末，以酒冲服，散寒止痛。

治久寒积冷，脏腑虚弱，胁肋胀满，泄泻肠鸣，饮食不足，手足厥冷，自利自汗。肉桂与荜茇、炮干姜、良姜共为细末，糊为丸，米汤送下。温中散寒止痛。（元《太平惠民和剂局方》大已寒丸）

治冷气攻心腹痛，多呕，不欲饮食。肉桂与高良姜、当归、草豆蔻、厚朴（姜汁制）、

人参共为散，水煎服。益气养血，散寒止痛。（宋《太平圣惠方》桂心散）

治濡泻水利久不止。肉桂与附子、炮干姜、赤石脂共为末，炼蜜为丸，食前米饮下。理中收敛止泻。（宋《圣济总录》桂附丸）

治阴寒里盛，阳气衰微，四肢厥冷，恶寒卧倦，腹痛吐泻，不渴，或指端口唇发绀，舌淡苔白滑，脉沉迟无力，甚或无脉。肉桂（后下）、熟附子、干姜、人参、白术、茯苓、陈皮、半夏、甘草、五味子、生姜水煎去渣，入麝香服。回阳救逆，益气复脉。（明《伤寒六书》回阳救急汤）

治寒湿疝气，睾丸肿胀偏坠，坚硬如石，或痛引脐腹，苔薄，脉弦细。肉桂与橘核仁、海藻、昆布、川楝子、桃仁、厚朴、木通、枳实、延胡索、木香共为细末，酒糊为丸服。行气止痛，软坚散结。（宋《严氏济生方》橘核丸）

治肝寒气滞，小腹疼痛。疝气，苔薄脉迟。肉桂（后下）与当归、枸杞、乌药、小茴香、茯苓、沉香（或木香）、生姜水煎服。暖肝逐寒，行气止痛。（明《景岳全书》暖肝煎）

治奔豚疝瘕冲筑。肉桂与干姜、小茴、牡丹皮、木香、槟榔、甘草水煎服。（《方脉正宗》）

2. 用于肾阳虚的阳痿，不育，不孕，带下清稀，虚喘等。本品甘热，其色紫赤，性体纯阳，下行益肾峻补命门，为治沉寒痼冷要药。上行补肝，益肾可治虚喘。

治肾阳虚，精血不足，命门火衰，畏寒肢冷，腹痛便溏，肢节痹痛，精冷，浮肿尿频，腰膝酸软，舌淡嫩，脉搏沉细无力。肉桂与熟地、山药、山茱萸、菟丝子、枸杞子、杜仲、鹿角胶、附子、当归同用。先将熟地蒸烂杵膏，余药为末，炼蜜为丸服。温肾阳，补精血。（明《景岳全书》右归丸）

治肾阳虚引起的阳痿精衰，肢冷畏寒，腰膝酸软，性欲减退，不孕不育，精神痿软，苔薄白，质淡嫩，脉沉细无力。肉桂与熟地、山茱萸、巴戟天、仙茅、杜仲、淫羊藿、肉苁蓉、韭子、蛇床子、附子、枸杞子、当归、白术共为细末，炼蜜为丸服。补肾壮阳。（明《景岳全书》赞育丹）

治肾阳衰微，白带清稀，黎明泄泻，形寒肢冷，苔薄白质淡嫩，脉细濡。肉桂与菟丝子、鹿茸、黄芪、潼蒺藜、紫菀茸、桑螵蛸、制附子、茯苓、白蒺藜共为细末，炼蜜为丸，开水或温酒送下。温补肾阳。（清《女科切要》内补丸）

治妇人胞宫虚寒不孕，月经不调，痛经。肉桂与人参、炒白术、茯苓、炙甘草、当归、川芎、白芍、白薇、牡丹皮、白芷、藁本、延胡索、没药、石脂、香附（米醋浸三日炒）共为细末，炼蜜为丸温酒服。养血祛瘀，理气止痛，调经暖宫。（明《韩氏医通》女金丹）

治元阳不足，肾不纳气，胸中痰壅，上气喘逆，久喘不止，奔豚，气上冲胸，寒疝腹痛，肠鸣滑泄，以及男子阳痿精冷，女子虚寒带下，小便清长，舌淡苔白，脉沉细濡。肉桂与黑锡（铅）、硫黄、沉香、木香、茴香、阳起石、葫芦巴、补骨脂、肉豆蔻、川楝子、附子共为细末，酒糊为丸，盐开水送服。温肾散寒，降逆定喘。（宋《太平惠民和剂局方》黑锡丹）

治肺气不足，咳逆上气，咳嗽喘息不能卧，吐沫唾血，不能饮食。肉桂与苏子、桑白皮、

半夏、紫苑、人参、炙甘草、五味子、杏仁、射干、款冬花、麻黄、干姜、细辛水煎服。补肺降逆化痰。（唐《千金要方》补肺汤）

3. 用于肝肾不足的风湿痹痛，阴疽。本品甘辛大热入血分，调和荣卫，辛散横行，散寒达表止痛，散寒凝治阴疽。

治肝肾不足风湿痹痛，气血不足，腰膝酸软，肢节不利，或麻木不仁，舌淡苔薄，脉细弱。肉桂与独活、桑寄生、杜仲、秦艽、防风、细辛、牛膝、当归、白芍、川芎、干地黄、甘草、茯苓水煎服。益气血，补肝肾，祛风湿，止痹痛。（唐《千金要方》独活寄生汤）

治风寒湿邪所致的痹症，肢体重着，关节酸痛，活动不利，得热则减，遇阴雨寒冷加剧，舌苔白腻，脉象弦紧等。桂心与羌活、独活、秦艽、当归、川芎、桑枝、海风藤、乳香、木香、甘草水煎服，祛风除湿，散寒通络。（清《医学心悟》蠲痹汤）

治阴疽，贴骨疽，鹤膝风，局部漫肿，皮色不变，口不渴，舌淡，苔白，脉沉细或迟细。肉桂与熟地黄、鹿角胶（烊化兑入）、炮姜炭、麻黄、白芥子、甘草水煎服。温阳散寒，解凝消滞。（清《外科正宗》阳和汤）

治疮疡阳症未溃，乳癖等，也可以用于骨痨，流注，附骨疽等未溃之阴寒肿痛。肉桂与麻黄、细辛、皂角、生南星、生半夏、丁香、麝香、冰片共为粉，掺膏药贴之。温化痰湿，消肿止痛。（现代《药敛启秘》桂麝散）

4. 用于阳虚水泛，小便不利水肿。本品甘热补肝脾，能下行。王冰所谓："益火之原，以消阴翳"。故能化气行水。

治肾阳虚弱引起的浮肿，小便不利，形寒肢冷，精神萎软，耳鸣耳聋，苔薄白质淡嫩，两尺微细或浮大。肉桂与熟地、山药、山茱萸、茯苓、泽泻、牡丹皮、附子、五味子、鹿茸（酒蒸去毛焙干）共为细末，炼蜜为丸空腹淡盐汤送下。（宋《严氏济生方》十补丸）

治肾虚水泛，尿少身肿，腹胀满，腰酸肢冷，水肿以下半身为主，苔白滑，舌淡嫩体胖，脉沉弦。肉桂与熟地、山药、山茱萸、牡丹皮、茯苓、泽泻、车前子、牛膝、炮附子共为细末，炼蜜为丸，开水送下。温阳补肾，化气利水。（宋《严氏济生方》济生肾气丸）

5. 用于气血两亏，诸虚不足诸症。本品甘辛，导引阳气，调和荣卫，宣通血脉，有鼓舞气血生长之功效。

治气血两亏，诸虚不足，虚劳咳喘，面色苍白，脚膝无力，四肢不温，遗精，崩漏，经脉不调，疮疡不敛。肉桂与黄芪、人参、白术、茯苓、炙甘草、当归、白芍、熟地、川芎共为粗末，加生姜、大枣水煎服。温补气血。（宋《太平惠民和剂局方》十全大补汤）

治脾肺气虚，营血不足，倦怠无力，食少气短，惊悸健忘，夜寐不安，咽干唇燥，毛发脱落，或疮疡溃后不敛，或舌淡胖，脉虚弱。肉桂与黄芪、人参、白术、茯苓、炙甘草、当归、白芍、熟地、陈皮、远志、五味子加生姜、大枣水煎服。益气补血，养血安神。（宋《太平惠民和剂局方》人参养荣汤）

6. 用于月经不调，痛经，经闭，癥瘕结块等。本品辛散温行，宣通血脉，使气血同行，善行滞散结，解肝脾之郁以调经脉，散寒凝癥瘕。

治小腹瘀血积块疼痛，或有积块不疼痛，或痛而无积块，或少腹胀满，或经期腰酸腹胀，或月经不调，色紫黑，或有瘀块；或崩漏兼白带，少腹疼痛等。官桂与当归、川芎、赤芍、小茴香、炮姜、延胡索、没药、蒲黄、五灵脂（炒）水煎服。温经祛瘀，消积止痛。（清《医林改错》少腹逐瘀汤）

治瘀血阻滞经期绕脐痛，上冲心胸，往来寒热，经量偏少有块或癥瘕结块，舌暗脉细涩。桂心与大黄、桃仁、䗪虫、茯苓、牛膝、代赭石、薏苡仁共为散，温酒调下。活血化瘀，通经止痛。（唐《千金要方》桃仁散）

治瘀血内结癥瘕结块，经闭，跌打损伤，瘀滞疼痛，舌有瘀斑等。肉桂与大黄、桃仁、水蛭、虻虫、三棱、藏红花、当归、川芎等34味药共为细末，用鳖甲胶、益母草膏和匀，炼蜜为丸，黄酒送服。活血祛瘀，通经止痛。（清《温病条辨》化癥回生丹）

7.用于新久痢疾。本品和气行血，主腹痛寒热痢滞，痢下脓血。

治湿热泻痢，腹痛便脓血，赤白相兼，里急后重，肛门灼热，小便短赤，苔腻微黄。肉桂与白芍、当归、黄连、黄芩、大黄、木香、槟榔、炙甘草水煎服。清热燥湿，调和气血。（金《素问病机气宜保命集》芍药汤）

治泻痢日久，脾肾虚寒，滑脱不禁，甚至脱肛，腹痛喜温喜按，倦怠少食，舌淡苔白，脉迟细者。肉桂与人参、白术、当归、白芍、炙甘草、肉豆蔻、诃子、罂粟壳、木香共为粗末，水煎服。温中补虚，涩肠止泻。（宋《太平惠民和剂局方》养脏汤）

8.用于心气亏虚引起的心悸心肾不交的心烦失眠。本品入心肾，上通血脉，下暖肾阳。

治心火旺，肾阳虚所致的心烦不安，心肾不交，下肢不温，白天困倦，夜难入眠，舌红无苔，脉虚数等。肉桂与黄连共为细末，炼蜜为丸，睡前1小时服下。交通心肾，安眠。（明《韩氏医通》交泰丸）

治疗心气亏虚引起的心悸怔忡，心神不安，失眠，健忘，面色无华，气短乏力。肉桂与炙黄芪、人参、茯苓、茯神、炙远志、五味子、柏子仁、炒枣仁、炙甘草、当归、川芎、半夏曲共研粗末，加生姜、大枣水煎服。养心宁神。（元《丹溪心法》养心汤）本方加减可用于治疗心律失常，失眠等。

【炮制】肉桂　购进原药材，刮去粗皮，捣成小块入药。

【用法】2~5克水煎服。宜打碎入煎，若研末冲服，每次服1~2克。

◎ 吴茱萸　出《神农本草经》

【别名】吴萸、吴萸子、食茱萸、气辣子等。

【基原】吴茱萸为芸香科植物吴茱萸、石虎或疏毛吴茱萸干燥近成熟的果实。

【主产地】吴茱萸主产广西、贵州、云南、湖南、陕西、四川等省区。多生长路旁、山地、疏林下，温暖湿润的气候，肥沃排水良好的砂质土壤。石虎生于林边、路旁、草丛中，多分布于江西、广东、广西、贵州等省区。疏毛吴茱萸产地同石虎。

【采集·药材质量】秋季果实近成熟时采收，晒干。干燥果实呈五角球形或扁球形，表面绿褐色至褐色，粗糙，有多数突起或凹陷的油点。顶端有五角星状的裂隙，基部残留黄色茸毛果梗。质硬而脆，横切面可见子房五室，每室有淡黄色种子1枚。以表面绿褐色、五棱状、扁球形、饱满、质坚而脆、干燥无杂、异香浓烈、味辛辣而苦者佳。（见图170）

【主要成分】本品主含挥发油，油中主要成分为吴茱萸烯、罗勒烯、吴茱萸内酯、吴茱萸内酯醇。此外，还含有吴茱萸酸、吴茱萸苦素、吴茱萸碱、次碱等各种生物碱等。

【药理】1. 吴茱萸大量对中枢有兴奋作用，引起视力障碍，错觉。2. 吴茱萸碱、吴茱萸次碱有镇痛作用。3. 吴萸与生姜同用有镇吐和健胃的作用。4. 乙醇提取物，有催眠和镇静作用。5. 吴茱萸次碱分解产物芸香碱有较强的子宫收缩作用。6. 有降压作用，抗血小板凝聚，抗血栓形成作用。7. 吴茱萸煎剂对霍乱弧菌、金黄色葡萄球菌、结核杆菌常见致病真菌均有一定的抑制作用。

【性味归经】辛、苦、热，有小毒。归脾、肝、胃、肾经。

【功效】温中止痛，降逆止呕，助阳止泻。

【歌诀】　　辛苦热毒吴茱萸　　散寒止痛宣肝郁
　　　　　　脘腹冷痛疝气泻　　呕吐吞酸医脚气

【应用】

1. 用于寒疝腹痛。本品辛散苦燥温行，能开郁化滞，为逐冷降气之药也，凡肝脾郁结，寒滞肝脉，疝瘕小腹疼痛皆可治之。

治寒疝疼痛，少腹胀痛，苔薄白脉弦迟等。吴茱萸与小茴香、川楝子、木香水煎服。疏肝行气，散寒止痛。（清《沈氏尊生书》导气汤）

治远年近日小肠疝气，偏坠搐痛，脐下撮痛，睾丸肿硬，日渐滋长，阴间湿痒成疮。吴茱萸1斤（四两酒浸，四两醋浸，四两汤浸，四两童便浸，各浸一宿，同焙干）。泽泻二两，共为细末，酒煮面糊为丸，空心盐汤或温酒送服。（宋《太平惠民和剂局方》夺命丹）

治寒疝腹胀冷痛。吴茱萸与荜澄茄、木香、香附共为细末，醋糊为丸，温酒送下。温中散寒，理气止痛。（明《景岳全书》医林四神丸）

2. 用于厥阴头痛，脘腹冷痛，恶心呕吐。本品辛苦而温，异香而燥，本为肝经之主药，兼入脾胃，下气最速，有暖肝温脾散寒止痛，降逆止呕之功效。

治厥阴头痛，干呕吐涎沫，少阴吐利，手足厥冷，中焦虚寒，胃脘冷痛，恶心呕吐。吴茱萸与人参、大枣、生姜水煎服。暖肝温中，降逆止呕。（汉《伤寒论》吴茱萸汤）

治阳虚中寒，腹痛吐泻，转筋肢冷，汗淋不渴，苔白脉微绝者。吴茱萸与附子、灶心土、木瓜、丁香、丝瓜络共为细末，人参水煎送服。温阳祛寒，和中化湿。（清《随息居重订霍乱论》霹雳散）

3. 用于肝胃不和的呕吐吞酸，胁肋胀痛。本品辛苦入肝，下气最速，有降逆止呕，调和肝胃作用。

治肝气犯胃，胁肋胀痛，嗳气嘈杂吞酸，呕吐口苦，舌红苔黄，脉弦数。吴茱萸与黄

连共为末，水泛或蒸饼为丸，温开水送服。清泻肝火，降逆止呕。（元《丹溪心法》左金丸）

治气滞不散攻刺，胁肋胀痛，及走注气痛。吴茱萸与当归、白芍、肉桂、附子、干姜、人参、大黄、枳壳、茯苓、甘草、生姜水煎服。健脾祛湿，温中下气，化瘀止痛。（宋《叶氏录验方》趁痛汤）

治胃痛吐酸，腹痛泄泻，湿热泻痢，腹中挛急。吴茱萸与黄连、白芍共为细末，水泛为丸，温开水送服。清化湿热，缓急止痛。（宋《太平惠民和剂局方》戊己丸）

治食已吞酸，胃气虚冷者。吴茱萸（汤泡七次，焙）、炮干姜各等分共为末，汤服下。（《圣惠方》）

4. 用于寒湿脚气水肿。本品辛散温通，寒苦降燥湿，治脚气水肿。

治脚气，足胫肿无力，行动不便，麻木冷痛，或挛急上冲，胸闷泛恶。吴茱萸与槟榔、陈皮、木瓜、紫苏、桔梗、生姜水煎服。温散寒湿。（宋《类编朱氏集验方》鸡鸣散）

治脚气肿胀，上冲入腹，困闷，腹胀，喘急。吴茱萸与木瓜、槟榔水煎服。温散寒湿，行气消肿。（元《世医得效方》木瓜茱萸汤）

5. 用于急慢性泻痢。本品辛散燥湿，暖脾胃以助肾阳，尤善治脾肾阳虚泄泻。

治急性水泻不止。吴茱萸与黄连各等分为末，软饭为丸，粥饮下。清利湿热止泻。（宋《太平圣惠方》茱萸丸）

治冷气水泻，日夜二三十次，腹中绞痛，四肢不和。吴茱萸与砂仁、黄连、附子、木香、干姜共为细末，醋软饭和为丸，粥饮下。（宋《神巧万全方》缩砂丸）

治气冷阴寒泻痢。吴茱萸与陈皮、干姜、厚朴、乌药、猪苓、泽泻、甘草水煎服。温中健脾，渗湿止泻。（明《景岳全书》抑扶煎）

治脾肾虚寒，久泻或五更泄泻，不思饮食，或食不消化，腹痛，腰酸肢冷，神疲乏力，舌质淡，苔薄白，脉沉细无力。吴茱萸与煨肉豆蔻、五味子、补骨脂共为细末，另用生姜、红枣煮熟，取枣肉和为丸，温开水或淡盐汤送下。温补脾肾，涩肠止泻。（明《内科摘要》四神丸）

6. 用于虚寒所致的月经不调，宫冷不孕等。本品辛温，能温通经脉以散寒，可用于胞宫虚冷所致的多种疾病。

治冲任虚寒，瘀血阻滞的月经不调，或前或后，或逾期不止，或淋漓不止，或少腹冷痛，久不受孕等。吴茱萸与桂枝、当归、川芎、白芍、丹皮、人参、麦冬、炙甘草、半夏、生姜水煎去渣，阿胶烊化兑入服。温经散寒，养血化瘀。（汉《金匮要略》温经汤）

治胞宫虚寒所致的子宫虚冷，经脉不调，肚腹时痛，婚久不孕，带下白淫，面色萎黄，四肢疼痛，倦怠无力。吴茱萸与醋香附、艾叶、当归、白芍、熟地、川芎、黄芪、续断、肉桂共为细末，醋糊为丸服。温经暖宫，益气补血。（宋《仁斋直指方》艾附暖宫丸）本方加减可用于治疗原发性不孕，痛经，习惯性流产，输卵管囊肿，带下，腹痛等。

7. 用于治疗湿疹。本品味苦，燥湿杀虫止痒，可治湿疹。

吴茱萸与乌贼骨、硫黄研细备用。湿疹渗出液多用此粉干撒；无渗出液时用蓖麻油或

猪油化开调糊涂抹。(《全展选编·皮肤科》)

治阴下湿痒生疮。用吴茱萸煎汤补洗。(《古今医案方》)

【炮制】吴茱萸　购进原药材，拣去杂质，残梗，筛去灰尘，即可入药

甘草制吴茱萸　取甘草煎煮2次，去渣，趁热加吴茱萸拌均匀，稍闷，待水吸尽，入炒锅文火加热炒干，取出放凉入药。(一般吴茱萸100克，用甘草6克)

盐吴茱萸　取吴茱萸，用盐水拌匀，待水吸尽，入炒锅文火加热，炒至裂开，取出放凉入药。(一般吴茱萸100克，用食盐3克左右)

黄连吴茱萸　取吴茱萸用黄连水拌匀，待水吸尽，入炒锅文火炒干，取出放凉入药。(一般吴茱萸100克，用黄连3克左右)

醋吴茱萸　取吴茱萸用食醋拌匀，待水吸收，入炒锅文火炒干，取出放凉入药。(一般吴茱萸100克，用食醋10毫升)

【用法】2~6克水煎服，亦入丸散，外用适量。甘草制吴茱萸减其毒性及辛辣，多用于厥阴头痛，降逆止呕；盐制吴茱萸多引入下焦，补命门火衰，治火衰泄泻，胞宫虚寒不孕；黄连制吴茱萸多用于肝火，肝胃不和呕吐吞酸；醋吴茱萸多用于妇科调经之用。其余病症则用吴茱萸。

【注意】本品有小毒，不宜多服，久服。因辛热而燥，易耗气动火。

【临床报道】

1. 治黄水疮　将吴茱萸研粉，用凡士林调成10%的软膏，患部涂抹，日2次，擦药前用温开水洗净疮面，治疗12例，一般4~6次即愈。

2. 治疗口腔溃疡　将吴茱萸为粉，醋调成糊，敷双侧涌泉穴，24小时后取下。用法：1岁以下用1.5~6克；1~5岁用6~9克；6~15岁用9~12克；15岁以上用12~15克；治疗256例。有247例治愈。一般敷药1次即有效。(1、2条摘抄自《中药大辞典》吴茱萸)

3. 治疗偏头痛　13年偏头痛史患者，医生诊断为顽固性偏头痛。中医诊断为厥阴肝偏头痛。治疗：吴茱萸、生姜、白芍各12克，党参15克，当归9克，大枣8枚水煎服。每日1剂，连服2剂后，症状大减，再服3剂，一切症状消失。追访5个月，未见复发。(摘抄自《有毒中草药大辞典》吴茱萸)

◎ 小茴香　出《本草纲目》

【别名】小茴、西茴、茴香、谷香等。

【基原】小茴香为伞形科植物茴香的成熟果实。

【主产地】我国大部分地区有种植，以山西、甘肃、内蒙古较多，喜欢生活在潮湿凉爽的气候，疏松、湿润、含腐殖较多的砂质土壤。

【采集·药材质量】秋季果实成熟时，割取全株，晒干后打下种子，去净杂质，再晒干。小茴香为双悬果，圆柱形，有的稍弯曲，两端稍尖，表面黄绿色，顶端多有残留的细小果梗，分果呈长椭圆形，背面有纵棱五条，横断面略呈五边形，背面四边略等长，结合面平

坦。分果中有种子1粒，横切面为肾形。以黄绿色、粒大、饱满、干燥、无杂、气芳香浓郁、味甘辛者佳。（见图171）

【主要成分】本品主含挥发油，油中主要成分是反式茴香脑、柠檬烯、爱草酮、月桂烯、小茴香酮、茴香醛、茴香酸、脂肪酸等。

【药理】1.茴香油可做驱风剂，促进肠胃蠕动，松弛平滑肌，腹胀时帮助气体排出，有抗胃溃疡，利胆，促进肝组织再生。2.有镇痛，性激素样作用。3.还有某些抗菌作用。

【性味归经】辛、甘，温。归肝、胃、脾、肾、膀胱经。

【功效】理气和胃，温肾，散寒止痛。

【歌诀】　　药性辛温有小茴　　散寒痛理气和胃
　　　　呕吐食少脘腹胀　　寒疝肿睾丸偏坠

【应用】

1.用于寒疝腹痛，小腹冷痛，痛经等。本品辛温气香，散寒滞理气止痛，为理中快气之要药。

治寒气凝滞肝经，小肠疝气，少腹痛引睾丸而痛，偏坠肿胀，苔薄白，脉紧弦。小茴香与天台乌药、木香、青皮、高良姜、槟榔、川楝子（用巴豆打破，与小麦麸同炒，至川楝子变黑色时，去巴豆残麸）共研末和匀，温酒送下。疏肝行气，散寒止痛。（金《医学发明》天台乌药散）本方加减可用于治疗腹股沟斜疝，睾丸炎，慢性附睾丸炎等。

治肝寒气滞，小腹冷痛，疝气，苔白脉迟。小茴与当归、乌药、茯苓、肉桂、沉香、枸杞子、生姜水煎服。暖肝逐寒，行气止痛。（明《景岳全书》暖肝煎）

治寒疝，脐腹疼痛，睾丸偏大，阴囊肿胀重坠，有碍步行，或外肾冷硬如石，日以渐大，苔白脉沉弦。小茴香与川楝子、木香、沙参各等分共为细末，米糊为丸，空腹温酒或盐汤下。（明《景岳全书》三层茴香丸）

治寒湿水气聚结水疝，阴囊肿大，二便不利，水肿腹水。炒茴香与黑牵牛共为细末，生姜汤送服。（金《儒门事亲》禹功散）本方加减可用于治疗水肿腹水，鞘膜积液。

主治因血瘀所致的小腹痞块，月经不调，痛经，经水紫黑等。炒小茴香与当归、川芎、赤芍、蒲黄、肉桂、炒干姜、延胡索、没药、炒五灵脂水煎服。温经祛瘀，消积止痛。（清《医林改错》少腹逐瘀汤）

2.用于中焦虚寒，气滞胀满疼痛，及脾虚便溏。本品辛香发散理气，温则和胃，善治一切气滞，尤适用于虚寒气滞胀满疼痛，便溏等。

治一切气逆胸膈满闷，心脾疼痛，呕吐酸水。小茴香与沉香、胡椒、木香、砂仁、肉桂、干姜、莪术、青皮、陈皮、丁香、甘草加生姜、大枣水煎服。温中和胃，理气止痛。（宋《太平惠民和剂局方》化气汤）

治气滞胀闷刺痛，心腹痞塞。小茴香与莪术、莱菔子、肉桂、陈皮、小麦、干姜、甘草、牵牛子、白术、三棱水煎服。温中化滞，理气止痛。（明《奇效良方》万和散）

治脾胃虚弱，食少便溏，倦怠乏力，脉濡弱者。小茴与人参、黄芪、白术、陈皮、茯苓、

山药、泽泻、当归、白芍水煎服。健胃养脾。（清《伤科补要》健脾养胃汤）

3. 用于肾阳虚腰痛，多尿，遗尿。本品甘温，有暖丹田，补命门真火之功效，但力逊于附子、可治肾虚腰痛。

治肾虚腰痛，转侧不利，嗜卧疲弱者。小茴香炒为末，剖开猪腰，作薄片，不令断，层层掺药末，水纸裹煨熟食之，酒下。（《症治要诀》）

治肾气虚泛，小便无度及肾虚腰痛。小茴香与补骨脂等分为末，酒糊为丸，盐汤下。（宋《严氏济生方》破故纸丸）

治脾气不足，羸瘦体弱，精血虚损，心肾不足，腰膝疲软，失眠健忘，耳鸣目眩，未老先衰，遗精阳痿。小茴香与山药、熟地、山茱萸、茯苓、杜仲、牛膝、枸杞子、巴戟天、肉苁蓉、远志、五味子、楮实子、石菖蒲共为细末，炼蜜枣肉为丸服。补肾养心，益阴壮阳。（宋《洪氏集验方》还少丹）本品可用于治疗男子不育、性功能障碍等病。

治肾虚腰痛，久则寒冷。小茴香与补骨脂（盐水炒）、肉苁蓉、巴戟天、青盐、杜仲共为细末，将猪肾剖开，入药于内，湿纸包煨熟，每服1个，黄酒送下。益肾补腰，强筋壮骨。（金《兰室秘藏》壮本丹秘方）

治梦遗滑精，关锁不固等。小茴香与葫芦巴、补骨脂、龙骨、木香、核桃仁、羊肾（切开盐擦，炙熟捣膏），上药前五味为末，和核桃仁、羊肾研匀，酒浸膏制丸，盐汤下。温补肾阴，强精止遗。（宋《普济本事方》金锁丹）

【炮制】小茴香　取原药材拣去杂质，筛去灰屑，即可入药。

盐小茴　取小茴香，用盐水拌匀，待盐水吸尽，入锅文火炒干，取出放凉入药。（一般小茴香100克，用食盐2克左右）

【用法】3~7克水煎服。用时捣碎入煎，亦入丸散。盐小茴辛散力缓，专行于下，擅长温肾祛寒，疗疝止痛，多用于疝气疼痛，肾虚腰痛，余病症作用小茴香。

【附药】八角茴香　出《品汇精要》

【别名】大茴香、八角、八角大茴、大料等。

【基原】八角茴香为木兰科植物八角茴香的成熟果实。

【主产地】福建、台湾、广东、广西、云南、贵州等省区。生长于温暖潮湿的气候，排水良好，深厚肥沃的黏质土壤。

【采集·药材质量】每年秋季翌年2~3月两次采摘，开水稍浸，待果实转红晒干。干燥果实多为8个放射状排列成八角形聚合果，直径3~4厘米，下面多有弯曲的果柄，上缘开列如小舟状，外表褐色或红棕色，有不规则裂纹，内表面淡红色，光滑，有光泽，种子一枚，扁卵形，中间多为黄棕色，平滑有光泽。种皮质脆富油质。以个大、棱角齐全完整、色红、油多、干燥、香气浓郁、味辛甜者佳。（见图171）

【主要成分】本品主含挥发油，如反式茴香脑、樟烯、月桂烯、茴香醛、茴香酮、槲皮素、山奈酚等黄酮类化合物，以及羟基苯甲酸、咖啡酰奎宁酸等有机酸类。

【药理】1. 挥发油能促进胃肠蠕动，缓解腹部疼痛。2. 有抗菌作用，醇提取物在体外金黄色葡萄球菌、肺炎球菌、白喉杆菌、伤寒杆菌、大肠杆菌、痢疾杆菌、真菌都有一定的抑制作用。

【性味归经】辛、甘，温。入脾、肾经。

【功效】温中散寒，理气止痛。

【主治】临床上多用于胃寒呕吐，食欲不振，疝气腹痛，肾虚腹痛。功效与小茴香相似，但力量较弱，更多的多作调味品。

【用法】3~6克水煎服，亦入丸散，调料。

◎ 高良姜 出《名医别录》

【别名】良姜、蛮姜、小良姜、海良姜等。

【基原】高良姜为姜科植物，高良姜的根茎。

【主产地】广东、广西、云南、台湾等省区。多生于路旁、山坡草地、灌木丛中。喜欢温暖湿润的气候，疏松的，肥沃的，土壤厚的红壤土或砂质土壤。

【采集·药材质量】夏末秋初挖取生长4~6年左右的根茎，除去茎，须根及鳞片，洗净泥沙，晒干。干燥的根呈圆柱形，稍弯曲，表面暗红棕色，有明显灰棕色环节，质坚硬，不易折断，断面红黄色，较粗糙，纤维性。皮部占2/3，维管束状，气芳香，辛辣。以粗壮、较完整、坚实、红棕色、干燥、味香辣者佳。（见图172）

【主要成分】本品根茎含多种二苯基庚烷类化合物，黄酮类化合物，以及挥发油，油中主要为桉叶素、丁香油酚、蒎烯、荜澄茄烯、桂皮醛甲脂、高良姜素、高良姜酚、山奈素、山奈酚等。

【药理】1.有抗菌作用，1%的高良姜煎剂，对炭疽杆菌、$\alpha-$或$\beta-$溶血性链球菌、白喉杆菌、葡萄球菌、枯草杆菌等皆有不同程度的抗菌作用，对结核杆菌也有抑制作用。2.用0.25%~0.75%水煎剂，对离体肠管有兴奋作用，能刺激胃壁神经末梢，引起消化功能亢奋和畅盛肠胃血液循环，醚提取物和水提取物有显著的对抗实验性溃疡作用。同时有镇痛作用。

【性味归经】辛、热。归脾、胃经。

【功效】散寒止痛，温中止呕。

【歌诀】　　高良姜性味辛热　　散寒止痛用无缺
　　　　　　温中和胃止呕吐　　脾胃虚寒湿冷泻

【应用】

1.用于胃寒冷痛。本品辛散温通纯阳，善散寒止痛，为祛寒湿，温脾胃，治脘腹冷痛有效常用药也。

治寒凝气滞，胃脘疼痛，腹痛及胸闷不舒得温痛减，苔薄白，脉弦。高良姜与香附共为末，水泛为丸，温开水送下。温中散寒，行气止痛。（清《良方集腋》良附丸）本方加减可用于治疗慢性胃炎、胆汁返流性胃炎、消化性溃疡、痛经等。

治脾胃被冷食所伤，脘腹冷痛。良姜与炮姜共为末，面糊为丸，陈皮汤送下。散寒止痛。（《局方》二姜丸）

治长期难愈的胃脘痛，疼而喜按，但又不能重按，虚实夹杂症状并见者（包括各种慢性胃炎、胃及十二指肠球部溃疡、胃黏膜脱垂、胃神经官能症、胃癌等所致的胃脘痛）。良姜与制香附、百合、乌药、丹参、檀香、砂仁水煎服，温中散寒，理气止痛。（现代《名中医治病绝招》三合汤）

治卒心腹绞痛如刺，两胁支满，烦闷不可忍。良姜与厚朴、当归、肉桂水煎服。（唐《千金要方》高良姜汤）

2. 用于胃寒呕吐，泄泻。本品辛热散寒祛邪，有和胃止呕止泻之功效。

治胃反，呕吐酸水。高良姜与延胡索、干姜、小茴香、肉桂、牡蛎、甘草制为散，开水冲服。降逆止呕，和胃制酸。（宋《太平惠民和剂局方》安中散）

治虚寒呕吐。高良姜与党参、白术、茯苓、陈皮、半夏、丁香同用。

治暴泻如水，周身汗出，一身尽痛，少气不能言语，甚至呕吐，脉微弦。高良姜与干姜、半夏、肉桂、附子、甘草共为散，水煎服。温中止泻。（金《保命集》浆水散）

治霍乱呕吐不止。高良姜为末，用枣汤煎服。（宋《圣济总录》冰壶汤）

【炮制】高良姜　取原药材，洗净，捞出闷透，切片，晒干入药。

【用法】3~10克水煎服。亦入丸散。

◎ 花椒　出《神农本草经》

【别名】川椒、蜀椒、秦椒、巴椒等。

【基原】花椒为芸香科植物花椒成熟的干燥果皮。

【主产地】河北、河南、山西、陕西、四川等省。野生于路旁、山坡、灌木丛、农村屋后，现在多栽种在农田周围，菜园、田埂、肥沃疏松排水良好的砂质土壤。

【采集·药材质量】秋季果实刚成熟时带枝剪下，晒干，除去枝叶，分清种子（椒目另用）果皮。干燥果皮腹面开裂，多呈两瓣状，形如切开之皮球而基部相连，表面红棕色，粗糙，基部有果柄，果皮外散有多数疣状突起的油点，内表面淡黄色，偶见残留黑色光亮的种子。果皮革质，气烈，味麻辣。以粒大、鲜红、光艳、皮细、均匀、干燥、完整不碎、少子者佳。（见图173）

【主要成分】花椒主含挥发油，油中主要成分为柠檬烯、枯醇、牻牛儿醇、异茴香醚等。另含甾醇、不饱和有机酸等。

【药理】1. 本品挥发油麻醉作用，有抗实验性胃溃疡作用，对平滑肌有双向调节作用。
2. 挥发油对12种病菌和4种真菌有一定的抑制作用和杀灭作用，煎剂在体外对链球菌、肺炎球菌、白喉杆菌、伤寒杆菌、绿脓杆菌有一定的抑制作用。另外有杀灭猪蛔虫作用。

【性味归经】辛，热。归肺、脾、胃、肾经。

【功效】温中止痛，散寒除湿，杀虫止痒。

【歌诀】 性味辛热有花椒　温中散寒止痛好
　　　　　杀虫安蛔湿痒疹　椒目行水平喘药

【应用】

1. 用于脘腹冷痛，寒湿呕吐泻痢。本品辛散温行，能暖肠胃散结滞，除六腑之寒冷，长于温中燥湿，散寒止痛。

主治脾胃虚寒，脘腹疼痛，呕逆不能饮食，或腹中漉漉有声。花椒与人参、干姜、饴糖同用，前三味水煎去渣，加入饴糖化服。温中补虚，降逆止痛。（汉《金匮要略》大建中汤）

治胃中虚冷，腹满塞，下气方。蜀椒与半夏、大枣、甘草、附子、人参、当归、茯苓、厚朴、枳实、桂心、生姜水煎服。温中散寒，理气健脾。（唐《千金要方》大半夏汤）

治产后受寒，胃脘冷痛。蜀椒与人参、当归、白芍、茯苓、半夏、桂心、甘草水煎去渣，临睡时入姜汁蜂蜜服。温中补虚，散寒止痛。（唐《千金要方》蜀椒汤）

治寒湿困脾，大便溏泻，脘腹闷胀，食欲不振，苔白腻等。花椒与干姜、附子、吴茱萸、藿香、草果等配伍。温脾燥湿止泻。

治夏伤生冷，泄泻不止。花椒炒香与煨豆蔻共为细末，粳米饭和为丸，开水送服。除湿止泻。（宋《小儿卫生总微论》川椒丸）

治寒湿久痢，饮食不化，四肢沉重。花椒与熟艾、干姜、赤石脂、乌梅共为末制丸服。温中散寒，收涩止痢。（唐《千金要方》椒艾丸）

2. 用于虫积腹痛或吐蛔。本品辛麻，有温中止痛，安蛔杀虫之功效。

治蛔厥腹胀，烦闷呕吐，时发时止，得食则呕，常自吐蛔，手足厥逆，虚实夹杂者。花椒与乌梅、细辛、干姜、当归、附子、桂枝、人参、黄连、黄柏同用。除乌梅余药共为细末，乌梅用醋浸去核捣如泥入余药末和匀，炼蜜为丸，温开水送服。安蛔止痛。（汉《伤寒论》乌梅丸）

治虫痛，时痛时止，面白唇红，舌有白点。花椒与乌梅、槟榔、枳实、木香、香附、砂仁、肉桂、川楝子、厚朴、干姜、甘草水煎服。杀虫止痛。（明《万病回春》椒梅汤）

治中阳不足，脾胃虚寒，便溏溲清，腹痛肠鸣，常吐蛔，或蛔出大便，手足不温，舌苔白，脉虚者。花椒与人参、白术、干姜、茯苓、乌梅水煎服。温中安蛔。（明《万病回春》理中安蛔汤）

3. 用于湿疹，阴痒，白秃疮，疥疮等。本品辛麻，有燥湿杀虫止痒之功效。

治妇人阴痒不可忍。花椒与吴茱萸、蛇床子、藜芦、陈茶叶、食盐水煎熏洗患处。（清《医级》椒茱汤）

治肾风囊痒。川椒、杏仁研膏，涂掌心合阴囊而卧。（《仁斋直指方》）

治头上有白秃疮。花椒为末，猪脂调敷。（《普济方》）

治疥癣，妇人阴蚀疮，漆疮，丹毒，诸恶疮。花椒与蛇床子、苦参、芫黄、雄黄、枯矾、硫黄、轻粉、樟脑、大风子共为末，猪脂调敷。（清《串雅内外编》一搽光）

4. 用于肾阳不足所致的小便频数等。本品味辛气温，为纯阳之物，入右肾命门补火，补相火元阳，治阳衰溲数，老年阳虚遗溺等症。

治元阳虚冷，小便频数等。花椒与鹿茸、附子、桑螵蛸、龙骨、山茱萸共为细末，酒糊为丸服。温补肾阳，固涩止遗。（宋《严氏济生方》椒附丸）

治脾气不足，小便频数，及老年阳虚遗溺等。川椒与乌药、益智仁、吴茱萸各等分为末，酒面糊为丸。临睡盐汤下。暖肾缩泉。（清《魏氏家藏方》缩泉丸）

5. 用于寒痰咳喘。本品辛温入肺，散寒止咳平喘。

治外感风寒，内停饮邪，咳嗽哮喘。花椒与细辛、杏仁、五味子、干姜、半夏、茯苓等同用。温肺化饮，止咳定喘。

主治寒痰哮喘，遇冷即发，倚息不得卧，胸膈痞满，舌润苔白，脉滑紧。蜀椒与麻黄、川乌、细辛、白矾、皂角、半夏曲、胆南星、杏仁、紫苑、款冬花、甘草共为细末，姜汁调神曲末，打糊为丸服。温肺散寒，祛痰平喘。（清《张氏医通》冷哮丸）

此外，花椒入治牙痛方药，可治牙痛；水煎外洗以治疮痒；另外也是食用调料主要药物。

【炮制】取花椒去掉尘屑、果柄及椒目，置锅内炒至发响、油出，放凉入药。

【用法】2~6克水煎服，亦入丸散，外用适量。

【注意】阴虚火旺者忌服。

【临床报道】用于回乳　花椒2~5钱加水400~500毫升，浸泡后浓缩250毫升，然后加入红糖1~2两，开断乳当天趁热一次服下，日服1次，约1~3次即可回乳。绝大多数服药后6小时乳汁即明显减少，第二天乳胀消失，或胀痛缓解。（摘抄自《中药大辞典》花椒）

【附药】椒目　为花椒的成熟种子。苦、辛、寒。归肺、脾、膀胱经。有利水消肿，降气平喘之功效。主要用于水肿胀满，痰饮喘息。（见图173）

治水饮内聚，壅滞不通的实证，如水走肠间，漉漉有声，腹满便秘，小便不利，口舌干燥，脉沉弦等。椒目与防己、葶苈子、大黄各等分研末，炼蜜为丸服。攻逐水饮。（汉《金匮要略》己椒苈黄丸）本方加减可用于治疗肺源性心脏病，哮喘等。

治饮邪犯肺哮喘。椒目（炒）与茯苓、半夏、细辛、干姜、五味子、苏子、莱菔子等同用。祛除痰饮，降气平喘。

【炮制】椒目　取原药材，文火炒干出锅，放凉入药。

【用法】5~9克水煎服，宜打碎入煎，也可以研末冲服。

◎ 丁香　出唐　甄权《药性论》

【别名】雄丁香、公丁香等。

【基原】丁香为姚金娘科植物丁香干燥的花蕾。

【主产地】丁香产广东、广西、海南等地，国外有坦桑尼亚、越南、马来西亚、印度尼西亚等地。多生长在温暖潮湿的热带地区。

【采集·药材质量】9月至次年3月花蕾由绿转红时采收，除去花梗，晒干。干燥的丁香呈短棒状，长1.5~2厘米红棕色至暗棕色，上部花蕾圆球形，下部花托圆柱形，稍扁，略显纵棱。萼片4枚，花瓣4片，中央有粗壮花柱。质坚实而重，入水即沉，断面有油性，用指甲划之可见油质渗出。以个大、完整粗大、均匀、紫棕色、干燥、气烈芳香、味辛、油多者佳。（见图174）

【主要成分】本品主含丁香油，油中主要成分为丁香油酚、乙酰丁香油酚、β-石竹烯等。

【药理】1.丁香为芳香健胃剂，可促进胃液分泌，缓解腹部胀气，增强消化能力，减轻恶心呕吐。2.丁香油酚有局部麻醉止痛作用，丁香油滴入消毒齿腔破坏神经可减轻牙痛。3.煎剂对葡萄球菌、链球菌、白喉、变形、绿脓、大肠、痢疾、伤寒等杆菌有抑制作用，丁香油及丁香油酚对致病性真菌有抑制作用。临床上可用于治疗小儿泄泻，体癣，足癣等。

【性味归经】辛，温。归胃、脾、肾经。

【功效】温中降逆，补肾助阳，散寒止痛。

【歌诀】　　性味辛温有丁香　　温中降逆呕呃良
　　　　　　胃脘冷痛及泄泻　　宫冷起痿助肾阳

【应用】

1.用于脾胃虚寒呕吐，呃逆。本品辛散温通，散寒快气，降逆止呕止逆，为治虚寒呕逆之要药。

治中焦虚寒，失于和降，呃逆呕吐，胸脘痞闷，舌淡苔白，脉沉迟。丁香与人参、柿蒂生姜水煎服。温补胃气，散寒降逆。（明《症因脉治》丁香柿蒂汤）

治脾胃虚寒，气滞湿阻，饮食不化，气机逆乱所致的呕吐反胃，或见食后脘腹胀满，朝食暮吐，暮食朝吐，吐出宿食不化，吐后自觉舒服，全身无力，肢体困倦，舌淡苔白腻，脉濡弱。丁香与沉香、白术、人参、香附、砂仁、肉豆蔻、白豆蔻、麦芽、木香、青皮、半夏、藿香、厚朴、陈皮、神曲、草果、炙甘草共为粗末，加生姜、大枣水煎服。降逆和中，健脾燥湿。（宋《太平惠民和剂局方》丁香透膈汤）

治脾胃虚寒，呕吐反胃。丁香与人参、白术、干姜、炙甘草、吴茱萸水煎服。温中健脾，降逆止呕。（清《医宗金鉴》丁萸理中汤）

治小儿吐逆。丁香与生半夏各等分为末。姜汁和丸，姜汤送服。（《百一选方》）

2.用于脘腹冷痛。呕吐冷泻。本品温胃和中，散寒止痛，温脾胃，止吐泻。

治阳虚中寒，腹痛吐泻，转筋肢冷，汗淋不渴，苔白，脉微欲绝。丁香与附子、吴茱萸、灶心土、木瓜、丝瓜络共为细末，人参汤送服。温阳祛寒，和中化湿。（清《随息居重订霍乱论》霹雳散）

治小儿脾胃虚寒腹痛泻痢，不思饮食，呕吐脘胀，神疲面黄，腹大身瘦。丁香与陈皮、青皮、诃子（煨）炙甘草共为粗末水煎服。理气和中，温中止泻。（宋《小儿药证直诀》益黄散）

治阴寒内盛，脘腹冷痛，腹泻等。丁香与肉桂共研细末，撒膏药上敷贴患处或内服。温经散寒，活血止痛。（现代《药敛启秘》丁桂散）本品研末敷脐可治小儿寒泻。

治疗小儿体虚，久病不愈，或成慢惊，四肢抽搐，面色青白，口鼻气冷，四肢厥逆，呕吐腹泻。丁香与肉桂、炮姜、胡椒、灶心土同用。先将灶心土煎汤代水，再煎余药，多次温服。祛寒定惊，温里和中。（清《妇幼编》逐寒荡惊汤）

治脾胃虚寒，脘腹冷痛。丁香与人参、白术、砂仁、陈皮、乌药、延胡索、五灵脂等同用益气健脾，散寒止痛。

3. 用于肾虚阳痿，宫冷，白带。本品暖肾助阳，有补肾起痿之功效。

治肾阳虚弱所致的阳痿精冷，阴寒腹痛，腰膝酸软，头晕耳鸣，记忆力减退，脉细濡无力等。丁香与鹿茸、生地、青盐、穿山甲、补骨脂、枸杞子、锁阳、人参、当归、石燕、海马、熟地、急性子、朱砂、细辛、砂仁、地骨皮、天门冬、牛膝、杜仲、淫羊藿、麻雀脑、雄蚕蛾、紫梢花、附子、肉豆蔻、菊花、红蜻蜓、甘草共为细末，温开水送服。补肾壮阳。（清《集验良方》龟龄集丹）

治气血不足，小腹寒冷，崩漏不止，白带过多。丁香与当归、白芍、熟地、川芎、阿胶（烊化）、艾叶水煎服。补肾壮阳，补血调经。（金《兰室秘藏》丁香胶艾汤）

4. 用于痈疽疮疖。本品辛香温通，善散结止痛，尤善治阴症疮疡。

治寒疮内陷，脓出不愈，皮肤发凉，心下痞满，肠鸣大便溏，时刻吐逆，呃逆不绝，不得安卧。丁香与沉香、益智仁、小茴香、陈皮、木香、甘草、附子、干姜、羌活加生姜水煎服。回阳救逆，托里排脓。（元《卫生宝鉴》托里温中汤）

治阴症疮疡未溃者，如骨痨、流痰、附骨疽、环跳疽、痹痛、瘿瘤、乳痰、乳癖等。丁香与生草乌、生川乌、生南星、生半夏、生磁石、肉桂、乳香、没药、制松香、硇砂、冰片、麝香共研细末密藏，用时取粉散膏药上贴患处。逐寒活血，消肿散结。（现代《实用中医外科学》黑退消）

治痈疽、疔、疮、瘰疬、流痰等症，溃后浓腐不净。丁香与灵磁石、母丁香、全蝎、僵蚕、蜘蛛、炙甲片、炙蜈蚣、麝香、牛黄、冰片共研细末，每用少许掺疮头上，外贴太乙膏，每日或隔日一换。消肿提脓。（现代《中医外科诊疗学》黑虎丹）

治鼻中息肉。丁香粉绵裹纳之。（《圣惠方》）

【炮制】丁香　取原药材，去杂质，残梗，尘屑即可入药。

【用法】3~6克水煎服。亦入丸散。外用适量。

【注意】传统中药忌茶，畏郁金。

【临床报道】治癣　丁香15克加入70%酒醋100毫升，浸48小时去渣。每日外擦患处3次，观察31例病史在2年以上的体癣及足癣患者，一般在治疗1天后，症状即消退，2天后患处皮肤开始脱落。病史较长或曾经用其他癣药治疗而不能控制者，则于治疗后2~3天症状开始消退，一般经3~5天亦能治愈。但有20%左右治愈后仍反复发作。（摘抄自《中药大辞典》丁香）

【临床研究】"丁香莫与郁金见",这是传统中药"十九畏"中之句。然而这些年来,多人多次报道,二者同用治疗胃痛,呃逆效果很好。方法:丁香15克,郁金60克共为细末,每次6克,日服3次。降逆止呕,温胃止痛。我用过有效,但仍需研究,进一步证实。(贾宪亭)

【附药】母丁香 出《雷公炮制论》 别名:鸡舌香、雌丁香。母丁香为姚金娘科植物丁香的成熟果实。性味、功效与公丁香相似,但气味较淡,功效用量同丁香。(见图174)

◎ 荜茇 出《重订开宝本草》

【别名】荜拨、鼠尾等。

【基原】荜茇为胡椒科植物荜茇近成熟的果穗。

【主产地】海南、广东、云南等省。国外有印度尼西亚、菲律宾、越南等地。

【采集·药材质量】秋末果穗有黄变黑时采摘,晒干。干燥的果穗呈圆柱状,稍弯曲,表面黑褐色,有多数小果聚积而成,质坚硬,断面微红,胚乳白色,有特异香气,味辛辣。以肥大、完整、均匀、质坚实、味浓者佳。(见图175)

【主要成分】荜茇主含胡椒碱、挥发油、N-异丁基癸二烯【-反2-,反4-】酰胺、芝麻素等。

【药理】本品提出的油精对白色及金黄色葡萄球菌、枯草杆菌、大肠杆菌、痢疾杆菌均有抑制作用,胡椒碱有抗惊厥作用。

【性味归经】温中散寒,下气止痛。

【功效】辛,热。归脾、胃、大肠经。

【歌诀】荜茇辛热(入)脾胃肠　　温中散寒手足凉
　　　　止痛降逆呕吐酸　　　　龋齿牙痛填塞方

【应用】

1. 用于脘腹冷痛。呕吐吞酸、呃逆、泄泻等。本品辛热,入脾胃大肠经,能理中散寒,破滞气,开郁结,有下气止痛之功效。

治冷气久积中焦,脾虚呃逆吞酸,疼痛难忍,面色青黄,四肢无力,不思饮食。荜茇与附子、肉桂、干姜、胡椒、诃子、厚朴、木香共为细末,炼蜜为丸服。温中散寒,行气止痛。(宋《圣济总录》荜茇丸)

治久寒积冷,脾胃虚弱,小腹绞痛,胁肋胀满,泄泻肠鸣,自利自汗,米谷不化,手足厥冷等。荜茇与肉桂、炮姜、高良姜共为细末,米糊为丸,米汤送服。温中散寒,暖脾止泻。(宋《太平惠民和剂局方》大已寒丸)

治呕吐酸水。荜茇与人参、白术、茯苓、厚朴、陈皮、槟榔、大黄、吴茱萸共为细末服。益气健脾,和胃止呕。(唐《外台秘要》白术散)

2. 用于寒闭胸痹,气滞寒凝,中恶暑症。本品辛温散寒,开郁下气除痰,有温通开窍,理气止痛之功效。

治中风，中寒，中气的闭症，痰浊内盛，感受秽恶，心胸闷痛，甚至神志昏迷等。荜茇与苏合香油、乳香、安息香、沉香、木香、檀香、香附、犀角、诃子、白术、青木香、朱砂、麝香共为细末，炼蜜为丸服。芳香开窍，行气止痛。（宋《太平惠民和剂局方》苏合香丸）

治气滞寒凝，中恶霍乱吐泻，脘腹胀痛，心口闷痛，胸痛，呃逆，卒然昏倒，不省人事，神昏窍闭等。荜茇与丁香、苏合香、檀香、沉香、木香、香附、安息香、麝香、熏陆香、白术、高良姜、朱砂、冰片、诃子皮、犀角屑、姜厚朴共为细末，炼蜜为丸，温酒送下。温通开窍，理气止痛。（宋《圣济总录》圣济十香丸）

治胸痹憋闷，心绞痛。荜茇与良姜、檀香、延胡索、细辛、冰片共为细末，炼蜜为丸服。辛香理气，温通止痛。（现代《中药临床应用》宽胸丸）

治冠心病。荜茇与瓜蒌实、薤白、半夏、丹参、檀香、砂仁、红花、川芎、细辛水煎服田三七（为粉冲服）。通阳宣痹，活血化瘀，泄浊化痰，降逆和胃。（现代《实用专病专方临床大全》通冠宣痹汤）

此外，荜茇与胡椒各等分为粉，化蜂蜡制丸如麻子大，每用1丸纳蛀孔中，可治牙齿痛。（宋《圣济总录》荜茇丸）

【炮制】荜茇 取原药材，去杂质，残果柄，即可入药。

【用法】3~6克水煎服。用时捣碎入煎。亦入丸散，外用适量。

◎ 荜澄茄　出《开宝重订本草》

【别名】荜茄、澄茄、毕澄茄等。

【基原】荜澄茄为胡椒科植物荜澄茄或樟科植物山鸡椒的成熟果实。

【主产地】江苏、浙江、福建、江西、湖北、湖南、广东、广西等省区。国外印度尼西亚、马来西亚等。

【采集·药材质量】秋季果实成熟时采摘，除去枝叶，晒干。荜澄茄干燥的果核近圆球形，直径3~6毫米，表面暗棕色至棕黑色，有网状皱纹，基部有细长果柄，内含种子1粒，黄棕色，富油脂，气强烈芳香，味苦。山鸡椒干燥成熟的果实近球形，直径3~6毫米，外皮黑褐色，有微细的网状皱纹，下端有细长果柄，多易脱落，外果皮及中果皮柔软多油，内有黄棕色种子一枚，富油性，气强烈芳香，味辛辣而苦，略似老姜。以粒圆大、饱满、气味浓厚、富油质者佳。（见图176）

【主要成分】荜澄茄果实主含挥发油10%~18%，荜澄茄素、树脂、荜澄茄酸、脂肪油、淀粉、树胶、色素等；山鸡椒果实主含挥发油、脂肪油、油中主含柠檬酸、甲基庚烯酮等。

【药理】1. 所含挥发油有镇静、镇痛、抗过敏作用，对支气管平滑肌有明显的保护作用，对慢性气管炎有治疗作用。2. 体外对金黄色葡萄球菌、大肠、伤寒、痢疾等杆菌有抑制作用。

【性味归经】辛、微苦，温。归脾、胃、肾、膀胱经。

【功效】温暖脾肾，下气止痛。

【歌诀】　荜澄茄性味辛温　归属脾胃膀胱肾
　　　　　胃脘寒痛呕吐呃　寒疝郁滞小便浑

【应用】

1. 用于脘腹冷痛，呕酸呃逆。本品辛温，功似荜茇，有暖脾胃，止呕吐呃逆之作用。

治脾胃虚弱，寒气攻心，心腹刺痛，两肋作胀，头昏，四肢困倦，吐逆发热，泄泻，饱闷等。荜澄茄与高良姜、肉桂、丁香、厚朴、桔梗、陈皮、香附、三棱、甘草共为散，生姜煎汤送服。温脾暖胃，行气止痛。（宋《扁鹊心书》荜澄茄散）

治中焦痞塞，气逆上攻，心腹刺痛等。荜澄茄与高良姜、神曲、青皮、肉桂、阿魏共为细末，醋糊为丸，生姜煎汤送下。温中除痞，下气止痛。（金《宣明方论》荜澄茄丸）

治胃寒呃逆，反胃吐酸。轻者可单用本品为末或制丸服。也可以与高良姜为散服。

治寒邪较甚，呕吐酸水，呃逆不止。荜澄茄与干姜、吴茱萸、丁香、砂仁、炒白术同用。温中下气，降逆止呕。

2. 用于寒疝腹痛，寒湿郁滞小便浑浊。本品暖腰膝，壮阳道，疗肾与膀胱之冷气，类似花椒有散寒行气之功效。

治寒疝腹胀冷痛。荜澄茄与木香、吴茱萸、香附共为末，醋糊为丸服。温中散寒，理气止痛。（明《景岳全书》医林四神丸）

治下焦虚寒，小便不利，或寒湿郁滞，小便浑浊。荜澄茄与萆薢、石菖蒲、茯苓、乌药、益智仁等同用。

【炮制】荜澄茄　取原药材，拣去杂质，果柄，洗净晒干入药。

【用法】2~5克水煎服，宜打碎入药，亦入丸散。

◎ 胡椒　出《新修本草》

【别名】浮椒、玉椒、白胡椒、古月、黑胡椒等。

【基原】胡椒为胡椒科植物胡椒的成熟果实。

【主产地】广东、广西、云南等省区。国外泰国、越南、印度尼西亚、马来西亚等国。

【采集·药材质量】当果实开始变红近成熟时采摘，用水浸泡，去掉果皮，晒干，称为"白胡椒"。白胡椒为球形，直径3~5毫米，表面灰白色或淡黄白色，平滑，顶端略扁或微凹，基部多少隆起，四周有纵走脉纹10~14条，内有种子，断面黄白色，粉性，中有小空隙，气芳香，味辛辣。以粒大、均匀、饱满而圆、色白、坚实、气味强烈者佳。（见图177）

【主要成分】胡椒主含胡椒碱、胡椒新碱、胡椒脂等，挥发油，油中含向日葵素等。

【药理】1. 胡椒碱有促进胆汁分泌，有驱风健胃作用。2. 胡椒对中枢神经系统有抑制作用，所含胡椒碱有明显抗惊厥和镇静作用，延长戊巴比妥大鼠的睡眠时间。3. 果实醇浸剂对子宫有收缩作用，并能兴奋离体肠管，胡椒内服可使皮肤血管扩张，产生温热感。4. 还有升高血压作用。

【性味归经】辛，热。归胃、大肠经。

【功效】温中止痛。下气消痰。

【歌诀】　　药性辛热有胡椒　　温中散寒效可靠
　　　　　吐泻咳痰癫痫症　　增进食欲配调料

【应用】

1. 用于脘腹冷痛，呕吐，泄泻。本品辛热入胃大肠经，暖肠胃，除寒湿，有温中下气止痛之功效。

治五脏风冷，心腹痛，吐清水，胡椒酒服之，或煎汤服。（《食用本草》）

治反胃呕秽吐食，数日不定，胡椒与煨生姜水煎服。（《圣惠方》）

治五种噎疾，九般心痛，瘀癖气块，冷气攻刺，胸腹膨胀，腹痛呕吐，小肠气痛等。胡椒与小茴香、陈皮、青皮、丁香、川芎、莪术、甘草、肉桂、砂仁、白芷、生姜、阿魏上药为末，阿魏（醋浸一宿以面为糊），调诸药为丸，朱砂为衣。丈夫气痛炒盐汤下，妇人气血痛，醋汤下。破滞消疾，温化止痛。（宋《局方》撞气阿魏丸）

治一切气逆胸膈噎闷，心脾疼痛，呕吐酸水。胡椒与沉香、木香、砂仁、肉桂、丁香、干姜、莪术、小茴香、陈皮、青皮、甘草、生姜、大枣水煎服。散寒止痛，下气止呕。（宋《太平惠民和剂局方》化气汤）

治慢惊风，四肢厥逆，四肢抽搐，面色青白，口鼻气冷，呕吐腹泻。胡椒与肉桂、丁香、炮姜、灶心土同用，先将灶心土煎汤，取汁代水再煎余药。祛寒定惊，温里和中。（清《福幼编》逐寒荡惊汤）

治冷泻，小儿消化不良。胡椒与丁香为粉敷脐。

治胃寒疼痛，呕吐酸水。胡椒为末入猪肚，炖熟食肉喝汤。

2. 用于寒痰咳嗽，癫痫等。本品辛散温通，开豁胸中寒痰冷气，有下气消痰之功效。

治寒痰内盛之咳喘，口中如含冰霜，中脘隐隐作冷，恶寒咳嗽，气喘，痰多，脉紧者。胡椒与干姜、细辛、半夏、白术共为细末，炼蜜为丸，米饮送下。温中散寒，健脾化痰。（宋《全生指迷方》温中丸）

治痰气郁滞，蒙蔽清窍之癫痫痰多为主。胡椒与荜茇等分为末服。或如胡椒置白萝卜中阴干研末服。（《肘后方》）

此外，胡椒与荜茇等分为末，蜡为丸，塞蛀孔中治风虫牙痛。（《卫生简易方》）

胡椒有开胃进食作用，常作食用调料。

【炮制】胡椒　取原药材，拣去杂质，即可入药。

【用法】3~5克水煎服，用时宜打碎入煎，亦入丸散，每次0.5~1克，外用适量。

【临床报道】治小儿消化不良性腹泻

（一）内服：用白胡椒1克研粉，加葡萄糖9克配成散剂。一岁以下每次0.3~0.5克，三岁以下0.5~1.5克，一般不超过2克，每日3次，连服1~3天为一疗程，如有脱水现象须补液。治疗小儿单纯性消化不良性腹泻 20 例，痊愈 10 例，好转 2 例。

（二）外敷：以胡椒为粉填敷患儿脐眼，外敷暖脐膏，固定 24 小时，未愈可再贴 1 次。观察 40 例，均有效。（摘抄《中药大辞典》胡椒）

【附药】黑胡椒　当果实近成熟，果穗基部的果实开始变红时，剪下果穗，晒干或烘干后，即成黑褐色，取下果实，通称"黑胡椒"。以近圆球形、粒大、饱满、色黑、皮皱、气味强烈者佳。性味功效应用同胡椒而力少逊。（见图 177）

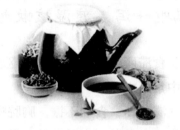

第十四章 理气药

凡具有疏理气机，行气解郁，治疗气滞或降气调中，可使气行通顺为主要作用的药，统称理气药。

◎ 橘皮 出《神农本草经》

【别名】陈皮、橘子皮、黄橘皮、广橘皮等。

【基原】橘皮为芸香科植物橘及其栽培变种的干燥成熟果皮。

【主产地】福建、广东、四川、浙江、江西等省。多栽培在丘陵、江河、湖水沿岸、小山丘及平原温暖、湿润、向阳、肥沃的黏质土壤。长江以南诸省较多，以广东化州新会产最佳，称"新会皮"。

【采集·药材质量】秋末冬初果实成熟，剥取果皮晒干，或收购食橘抛弃的果皮。干燥的橘皮为不规则裂片状，外橙红色、黄棕色或棕褐色，有细纵纹或圆形油点，内面淡黄白色，干燥而脆。以片大、皮薄、色红、油润、香气浓郁、味苦者佳。（见图178）

【主要成分】本品主含挥发油，其中主要成分为柠檬烯、黄酮甙、川皮酮、维生素B_1、维生素C、隐黄素、果胶等。

【药理】1. 煎剂可增加心脏收缩力，扩张冠状动脉，使心血输出量增加，对心律影响不大，但大量可抑制心脏，并有升高血压作用。2. 陈皮挥发油对胃肠道有温和的刺激作用，促进消化液的分泌，排除肠内胀气，对实验性胃溃疡有抑制作用，还有利胆作用。3. 橙皮甙有维生素C样作用，可降低毛细血管通透性，防止微细血管出血，能增加纤维蛋白的溶解，抗血栓形成。4. 挥发油还有刺激性祛痰作用，能使痰液容易咳出。5. 对金黄色葡萄球菌、变形杆菌等有一定的抑制作用。

【性味归经】辛、苦，温。归肺、脾、胃经。

【功效】理气调中，燥湿化痰。

【歌诀】　　辛苦温药有陈皮　　理气和中能健脾
　　　　　　脘腹胀满呕吐泻　　痰湿咳嗽更适宜

【应用】

1. 用于脾虚、气滞、湿滞、食滞所致的脘腹胀满，呕恶吞酸。本品辛能散，苦能泻，温能补，为燥湿健脾，理气和中常用之药。

治脾胃虚弱，运化无力，气滞不畅，食欲不振，胸脘痞闷不舒，大便溏薄，消化不良或呕吐泄泻等。陈皮与党参、白术、茯苓、炙甘草共为散，加生姜、大枣水煎服。益气健脾，和胃。（宋《小儿药证直诀》五味异功散）

治气滞湿停，胸脘痞闷，两肋胀痛，饮食无味及停食积聚，苔薄白腻，脉弦细等。陈皮与木香、炒枳壳、香附、槟榔、苍术、厚朴、砂仁、青皮、甘草共为末，水泛为丸，温开水冲服。理气化湿，消食除胀。（明《证治准绳》木香顺气丸）

治湿滞脾胃，脘腹胀满，不思饮食，恶心呕吐，大便溏薄，肢体倦怠，舌苔白腻而厚。陈皮与苍术、厚朴、炙甘草共为散，生姜、大枣水煎送服。燥湿运脾，行气和胃。（宋《太平惠民和剂局方》平胃散）

治食积停滞，胸脘痞满，不思饮食，嗳腐吞酸，恶食呕吐，大便恶臭，舌苔厚腻，脉滑。陈皮与山楂、茯苓、半夏、连翘、炒莱菔子、六曲共为细末，水泛为丸，温开水送服。消食和胃。（元《丹溪心法》保和丸）

主治气虚，饮食不消，心下痞满。橘皮与枳实、白术共为细末，水泛为丸。温开水送服。健脾理气消痞。（金《内外伤辨惑论》橘皮枳术丸）

2. 用于肝郁气滞，肝脾不和脘腹胁肋胀痛及泄泻。本品理胸中气滞，推陈致新，理气健胃，通体皆香，皮辛内酸，又为肝胆通气之药，凡肝气不舒，贼克脾土，皆可用之。

治肝郁气滞，胁肋疼痛，或胃脘腹满。嗳气频繁，苔薄脉弦。陈皮与柴胡、芍药、香附、川芎、枳壳、甘草水煎服。疏泄肝郁，活血止痛。（明《景岳全书》柴胡疏肝散）

治肝郁脾虚，肠鸣腹痛，大便泄泻，泻必腹痛，苔薄白，脉两关不调，弦而缓。陈皮与白芍、白术、防风水煎服。抑肝扶脾。（明《景岳全书》引刘草窗方·痛泻要方）

治怒气伤肝，肝郁化火，邪犯胃导致脘胁胀满痛，胃脘灼热痛，烦热吐衄，舌红苔黄，脉弦或数。陈皮与青皮、芍药、丹皮、栀子、泽泻、贝母水煎服。疏肝泄热和胃。（明《景岳全书》化肝煎）

3. 用于胃气不和呃逆，呕吐。本品苦能降逆，同降药合用则降逆止呕。

治胃虚若无有热，气逆不降，呃逆或干呕，苔薄白带黄，脉虚略数。橘皮与竹茹、人参、生姜、大枣、甘草水煎服。和胃降逆，清热益气。（汉《金匮要略》橘皮竹茹汤）

治胃热呕逆而见气阴具虚者。橘皮与竹茹、人参、生姜、大枣、甘草、半夏、茯苓、

麦冬、枇杷叶水煎服。和胃清热,降逆止呕。(宋《严氏济生方》济生橘皮竹茹汤)

治脾胃虚寒,气滞湿阻,饮食不化,气机逆乱所致的呕吐反胃,食后脘腹胀满,吐后反觉舒服,全身乏力,肢体困重,舌淡苔白,脉濡弱。陈皮、人参、白术、炙甘草、半夏、藿香、厚朴(姜汁炒)、炒神曲、草果、丁香、沉香、青皮、香附、砂仁、麦芽、肉豆蔻(煨)、白豆蔻、木香共为粗末加生姜、大枣水煎服。健脾燥湿,降逆和中。(宋《太平惠民和剂局方》丁沉透膈汤)

治反胃吐食。橘皮与壁土炒木香共为末,加生姜、大枣水煎服。(《仁斋直指方》)

治干呕,手足厥逆。橘皮与生姜水煎服。

4. 用于痰湿咳嗽,痰所致的眩晕、不眠、惊悸不安等。本品味苦善泄,燥湿和脾,以绝生痰之源,且有燥湿化痰之功效。

治痰湿咳嗽,痰多色白,胸膈胀满,恶心呕吐,头晕心悸,舌苔白润,脉滑等。陈皮与半夏、茯苓、炙甘草、生姜、乌梅水煎服。燥湿化痰,理气和中。(宋《太平惠民和剂局方》二陈汤)

治寒痰咳嗽。陈皮与茯苓、半夏、干姜、细辛、五味子等同用。

治痰热咳嗽,咳痰稠黄难出,胸膈闷满,甚至气急呕恶,舌红苔黄腻,脉滑数。陈皮与茯苓、半夏、胆南星、黄芩、瓜蒌仁、杏仁、枳实共研末,姜汁为丸,温开水送服。清热化痰,降气止咳。(明《医方考》清气化痰丸)

治风痰上扰所致的眩晕,头痛,痰多,胸膈胀满,苔白腻,脉弦滑。陈皮与茯苓、半夏、白术、天麻、甘草、生姜、大枣水煎服。健脾燥湿,化痰熄风。(清《医学心悟》半夏白术天麻汤)本方加减可用于治疗眩晕综合征,高血压眩晕脑血栓形成等。

治痰热内扰,虚烦不眠,呕吐口苦,苔腻脉滑。陈皮与茯苓、半夏、甘草、枳实、竹茹、生姜、大枣水煎服。清胆除烦,化痰和胃。(宋《三因方》温胆汤)

治痰涎壅盛,胸膈痞塞,咳嗽恶心,饮食少思,或肝风挟痰,呕恶不食,头痛眩晕,甚至痰厥,苔白润,脉滑。陈皮与半夏、茯苓、甘草、枳实、南星、生姜水煎服。燥湿祛痰,行气开郁。(宋《妇人良方》导痰汤)

治心气胆怯,心悸不眠,短气恶心,四肢浮肿,夜多恶梦,触事易惊,饮食无味,坐卧不安。陈皮与茯苓、半夏、炙甘草、人参、远志、酸枣仁、五味子、熟地、炒枳实加生姜、大枣水煎服。养心安神,化痰和胃。(明《证治准绳》十味温胆汤)本方可用于治疗冠心病,心律不齐,心前区不适,失眠眩晕等。

5. 用于外感病症。本品辛散益气利肺,同散药则散,温药能和,其治百病,总取其理气燥湿之功。

治四时伤寒,感冒发热头痛。陈皮与柴胡、葛根、川芎、紫苏、桔梗、茯苓、半夏、炙甘草、枳壳共为粗末,加生姜、大枣水煎服。散寒解表,祛风止痛。(明《医学入门》十味芎苏散)

治外感风寒,内有气滞,形寒身热,头痛,胸膈痞闷,不思饮食,舌苔薄白,脉浮。

陈皮与紫苏、香附、甘草共为粗末，水煎加盐少许服。疏散风寒，理气和中。（宋《太平惠民和剂局方》香苏散）

治气虚体弱，感冒风寒，内有痰湿，恶寒发热，头痛鼻塞，咳嗽痰多，胸闷呕恶，见气虚乏力。陈皮与人参、紫苏、茯苓、葛根、桔梗、半夏、前胡、枳壳、木香、炙甘草共为粗末，加生姜、大枣水煎服。益气解表，理气化痰。（宋《太平惠民和剂局方》参苏饮）

【炮制】橘皮　取原药材，拣去杂质，洗净捞出稍闷，切丝，晒干入药。

【用法】7~15克水煎服，亦入丸散。

【附药】橘叶　出《本草纲目》 别名：青橘叶。橘叶为芸香科植物橘树的叶。苦，平。入肝经。有疏肝行气，散结消肿之功效。多用于胁肋胀痛，疝气，乳痈，乳房结块等。用法：6~15克，鲜者60~120克，水煎服。

橘络　出清 赵其光《本草求原》 别名：橘丝、橘筋。橘络为芸香科植物橘成熟果皮内层果肉的筋络。性味甘苦平，归肝脾经。功效通络理气，化痰。多用于气滞经络，咳嗽胸胁痛，痰中带血。用法：3~5克水煎服。

橘核仁　出《日华子本草》别名：橘子仁、橘仁等。橘核仁为橘成熟的种仁。性苦平，归肝肾经。有理气散结止痛之功效。多用于疝气睾丸肿痛，乳痈，腰痛，乳房结块等。用法：3~10克水煎服。

橘红　出《本草纲目》 别名：芸皮等。橘红为芸香科植物化州柚或其他柚近成熟的外层果皮。性味辛苦温。归肺、脾、胃经。有理气宽胸消痰散结之功效。多用于痰湿或寒痰咳嗽，脾胃不和，食积呕恶胸闷，嘈杂吐酸等。用法：5~10克水煎服，亦入丸散。（见图178）

◎ 青皮　出金 张元素《珍珠囊》

【别名】青橘皮、小青皮、个青皮等。

【基原】青皮为芸香科植物多种橘未成熟的果皮，或自落幼果，称"个青皮"或"扣青"。

【主产地】同橘皮。

【采集·药材质量】一般5~6月间采拾自落幼果，晒干。7~8月间采收未成熟的果实，从顶至基部四瓣剖开，剥取果皮晒干，称"四花青皮"。"个青"以外皮黑绿色、圆球形、大小均匀、皮厚、坚实、气味清香浓郁、味辛苦者佳。"四花青皮"以青绿色、内白色、气清香、油性足、味苦辛者佳。（见图178）

【主要成分】同橘皮。

【药理】青皮煎剂能抑制肠管平滑肌，呈解痉作用，此作用强于橘皮，本品对胆平滑肌有舒张作用。水煎剂对肝细胞有保护作用。本品亦有祛痰作用。

【性味归经】苦、辛，微温。归肝、胆、肾经。

【功效】疏肝破气，散解化滞。

【歌诀】　辛苦温药有青皮　疏肝导滞善破气
　　　　胁肋乳胀及结块　消食散瘀疗积聚

【应用】

1.用于肝郁气滞所致的胁肋，乳房胀痛及疝气疼痛。本品色青，气雄性烈，味苦则降，入肝胆气分，辛香散滞，有疏肝郁利胆理气，散结止痛之功效。

治肝郁化火，邪热犯胃导致的脘腹胀痛，胃脘灼热，烦躁易怒，舌红苔黄，脉弦或数。青皮与陈皮、白芍、丹皮、栀子、泽泻、贝母水煎服。疏肝泄热和胃。（明《景岳全书》化肝煎）。

治肝胆火郁所致的内伤头痛，恼怒即发，痛引胁肋刺痛，烦躁易惊，睡眠不宁，目赤肿痛。青皮与柴胡、白芍、栀子、黄芩、丹皮、当归、勾藤、甘草水煎服。清泻肝火。（明《症因脉治》柴胡清肝饮）

治乳痛。青皮与当归、赤芍、柴胡、白芷、皂刺、蒲公英、浙贝母、僵蚕、天花粉、金银花等同用。

治寒气凝滞肝经，小肠疝气，小腹痛引睾丸而痛，偏坠肿胀，苔白脉弦。青皮与乌药、木香、小茴香、高良姜、槟榔、川楝子（巴豆打破与麦麸同炒，至川楝子变黑色时，去巴豆残麸）共为细末，温酒送下。疏肝行气，散寒止痛。（金《医学发明》天台乌药散）

2.用于饮食停滞，癥瘕，积聚等。本品辛散，消坚破滞为其特长，有理气滞，消食止痛之功效。

治食积饱闷，嗳气臭腐。青皮与山楂、神曲、麦芽、草果共为细末制丸服。消食和胃。（清《沈氏尊生书》青皮丸）

治气滞湿停，胸胁痞满，两肋胀痛，饮食无味，停食积聚，苔薄白腻，脉弦细等。青皮与木香、枳壳、陈皮、香附、槟榔、苍术、厚朴、砂仁、甘草共为末，水泛为丸，温开水送服。理气化湿，消食除胀。（明《证治准绳》木香顺气丸）

治食积气块，攻刺腹胁，不思饮食胀满，呕吐酸水。青皮与莪术、三棱、益智仁、茯苓、甘草加盐水煎服。消食化滞。（宋《太平惠民和剂局方》三棱散）

治脾胃不和，宿寒留饮，停积不消，呕吐痰逆。青皮与人参、茯苓、苍术、芍药、干姜、三棱、甘草加姜枣水煎服。消食化滞，健脾和胃。（宋《太平惠民和剂局方》人参煮散）

治肝、脾积聚，肋下痞块，大如杯，按之痛。青皮与人参、白术、橘红、炮姜、木香、枳壳、红花共为末，水泛为丸，温开水送下。健脾消痞，活血散结。（清《王九峰医案精华》加味枳术丸）

治妇女石瘕，小腹胀而坠，按之坚，非孕象，连日流血不止按痛，不似漏胎。青皮与当归、川芎、桃仁、赤芍、肉桂、醋制鳖甲、吴茱萸、槟榔、三棱、莪术、大黄、延胡索、血竭、木香水煎冲服。活血化瘀，破坚消积。（现代《中医研究院主编》蒲辅周医案·当归饮血竭散合剂）

治妇人血癥血瘕，食积痰滞。青皮与三棱、莪术、半夏、麦芽用好醋煮干焙为末，醋

糊为丸服。破气消癥。如（宋《三因方》三棱煎）

【炮制】青皮　取原药材，去杂质，洗净捞出，稍闷切丝，晒干入药。

扣青　取原药材，拣去杂质，水洗，捞出闷透，切片晒干入药。

麸青皮　麸皮入炒锅，武火加热至大冒烟时，加入青皮丝，或扣青片，炒至黄色，去除残麸，放凉入药。

醋青皮　取青皮丝或扣青，用醋拌匀，稍闷，入炒锅文火炒干，取出放凉入药。（一般青皮100克，用食醋15~20克）

【用法】3~10克水煎服，亦入丸散。麸青皮减其辛散燥烈，有化湿和中作用，多用于食积停滞；醋青皮增加疏肝止痛，化滞作用，多用于胁肋胀痛，乳房胀痛，疝气痛。余病症则与青皮。

◎ 枳实　出《神农本草经》

【基原】枳实为芸香科植物酸橙、枸橘或香圆等的幼果。

【主产地】酸橙枳实、枸橘枳实多产江西、四川、福建、广东、浙江、江苏等省。多生于丘陵、低山地带、江河湖岸或平原、长江流域。香圆枳实产江西四川等省。

【采集·药材质量】5~6月间收集自落幼果，晒干。略大一点的横切成两瓣晒干。干燥的枳实呈半球形，少数为球形，直径约0.5~2.5厘米，外皮黑绿色或暗绿色，具颗粒突起和皱纹，有明显的花柱残迹或果梗痕。切面中果皮略隆起，黄白色或黄褐，瓤棕褐色。质坚硬、具强烈青香气，味酸而苦者佳。（见图179）

【主要成分】酸橙果实含橙皮甙，新橙皮甙、油皮甙、辛弗林、N-甲基酪胺等；甜橙果实含柚皮芸香甙、异樱花素-7-芸香糖甙、柚皮素-4-葡萄糖甙-7-芸香糖甙、辛弗林-N甲基酪胺等。

【药理】1.枳实、枳壳煎剂可使胃肠收缩节律增加，能使胆囊收缩，奥狄氏括约肌张力增加。2.枳实、枳壳煎剂对已孕未孕小鼠离体子宫有抑制作用，对已孕未孕家兔离体、在位子宫呈兴奋作用。3.水煎剂对心脏有兴奋作用，大量有抑制作用，有明显抗血栓形成作用。

【性味归经】苦、辛，微寒。归脾、胃、大肠经。

【功效】破气消积，化痰除痞。

【歌诀】　枳实药辛苦微寒　破气除痞化浊痰
　　　　　消食导滞痛胀满　枳壳同功力和缓

【应用】

1.用于胸痹，脘腹痞满胀痛。本品苦寒降泄，行气化痰消痞，有破气除满止痛之功效。

治胸痹胸背痛，胸闷如窒，短气偏于寒痰者。枳实与薤白、桂枝、厚朴、瓜蒌水煎服。通阳散结，豁痰下气。（汉《金匮要略》枳实薤白桂枝汤）

治痰热结胸，胸腔痞痛，小便少，大便闭，苔滑，脉洪滑者。枳实与黄连、瓜蒌、半

夏水煎。清热化痰，宽胸散结。（清《温病条辨》小陷胸加枳实汤）

主治湿热壅滞，气机不畅，腹痛泄泻，下痢赤白，稠黏臭秽，里急后重，发热口苦，肛门灼热，心烦口渴，小便短赤，肠鸣腹胀，呕恶不舒，胃纳减退，胃脘疼痛，大便不畅甚或便秘，消化不良，痰湿壅阻，胁肋疼痛，嗳气脘闷，饮食停滞，胸中烦热痞闷，脏毒便血，舌苔黄腻，脉象滑数等。枳实与青皮、陈皮、厚朴、黄芩、黄连、当归、白芍、滑石、木香、槟榔、甘草各等分为末，水泛为丸，温开水送服。理气化滞，清热燥湿。（清《妇科玉尺》香连化滞丸）

治脾胃虚弱，饮食停滞，脘腹痞闷，不思饮食。枳实与白术共为细末，水泛为丸服。健脾消痞。（金《内外伤辨惑论》枳术丸）

治脾胃虚弱，升降失司，寒热互结，心下痞满，不欲饮食，胸腹痞胀，大便不畅。枳实与人参、白术、茯苓、炙甘草、干姜、厚朴、半夏曲、麦芽、黄连共为细末，水泛为丸，温开水送服。（金《兰室秘藏》枳实消痞丸）

2. 用于大便秘结，胃肠积滞。本品泄胃实，疗脐腹实满，宿食停水，积滞，善通便秘。

治阳明腑实，症见大便秘结，痞、满、燥、实，痛而拒按，四症具备，按之坚硬，甚至潮热谵语，口干舌苔黄燥起刺或焦黑干裂，脉滑沉实者。枳实与厚朴、大黄（沸水另泡兑入）加入芒硝搅匀服之。峻下热结。（汉《伤寒论》大承气汤）

治痞满为主的阳明热结轻症，及痢疾初起，腹痛胀闷，里急后重，舌苔老黄，脉滑而疾。枳实与厚朴水煎，大黄另泡兑入服。轻下热结。（汉《伤寒论》小承气汤）

治产后血虚，老人热病后阴伤肠燥津枯大便秘结。枳壳与当归、生地、熟地、火麻仁、杏仁共为细末，炼蜜为丸，空腹温开水送服。养血滋阴，润燥通便。（明《寿世保元》活血润燥丸）

治食积停滞，胸腹胀满，呕吐恶心，大便秘结。枳实与大黄、厚朴、槟榔、乌药、青皮、六神曲、麦芽、山楂、莱菔子、甘草、木香共为细末，水泛为丸。饭前温开水送服。开胸顺气，消积导滞。（现代《全国中药成药处方集》开胸顺气丸）

治湿热内阻肠胃，脘腹胀，食欲不振，下痢泄泻，或大便秘结，小便短赤，舌苔黄腻，脉沉有力。枳实与大黄、白术、茯苓、炒神曲、黄芩、黄连、泽泻共为细末，水泛为丸，温开水送服。清热祛湿，消导积滞。（金《内外伤辨惑论》枳实导滞丸）

3. 用于痰热内扰，虚烦不眠，惊悸不安，头痛眩晕。本品泻痰有冲墙倒壁之力，可用于治疗痰实所致的诸症。

治痰热内扰，虚烦不眠，呕吐口苦，苔腻脉滑。枳实与陈皮、茯苓、半夏、炙甘草、竹茹、生姜、大枣水煎服。清痰除烦，化痰和胃。（宋《三因方》温胆汤）

治痰涎壅盛，胸膈痞塞，咳嗽恶心，饮食少思，或肝风挟痰，呕恶不食，头痛眩晕，甚至痰厥，苔白润，脉滑。枳实与陈皮、半夏、茯苓、甘草、南星、生姜水煎服。燥湿祛痰，行气开郁。（宋《妇人良方》导痰汤）

治胆虚痰热，心烦不眠，短气恶心，心虚胆怯，触事易惊，夜多恶梦，四肢浮肿，饮食无味，坐卧不安。枳实与陈皮、茯苓、制半夏、甘草、远志、酸枣仁、五味子、熟地、人参、加生姜、大枣服。（明《证治准绳》十味温胆汤）

4. 用于气血瘀阻定点疼痛。本品理气为主，下者主血，常配入活血散瘀药中，可起理气止痛作用。

治胸胁瘀滞疼痛，经闭不行，或经行腹痛，或头痛身痛，日久不愈，或呃逆日久不愈，或内热烦闷，心悸失眠，日晡潮热等。枳壳与当归、川芎、赤芍、桃仁、红花、柴胡、生地、桔梗、牛膝、甘草水煎服。活血祛瘀，理气止痛。（清《医林改错》）血府逐瘀汤）

治瘀血积瘀膈下所致的各种病症，如膈下积块，肚腹疼痛，痛处不移，咽干口燥，肌肤甲错，舌紫暗，脉细涩等。枳壳与当归、赤芍、桃仁、红花、牡丹皮、香附、延胡索、川芎、五灵脂、乌药、甘草水煎服。逐瘀消痞，行气止痛。（清《医林改错》膈下逐瘀汤）

治瘀结咽部，会厌功能失调肿块，咽部息肉，不适。枳壳与当归、桃仁、红花、桔梗、赤芍、玄参、甘草、生地、柴胡水煎服。行气活血，解毒利咽。（清《医林改错》会厌逐瘀汤）本方加减可用于治疗急慢性咽炎，声带炎，声带小结，舌下肿块，声带黏膜下出血，舌根后血管瘤，梅核气，喑哑等。

5. 用于气滞血瘀痰聚之疝瘕。本品理气散结消痰，有行气止痛之功效。

主治寒湿疝气，睾丸肿胀偏坠，或坚硬如石，或痛引脐腹，苔薄白，脉弦细。枳实与橘核仁、海藻、昆布、川楝子、桃仁、厚朴、木通、延胡索、肉桂、木香共为细末，酒糊为丸，温酒或淡盐汤送下。行气止痛，软坚散结。（宋《严氏济生方》橘核丸）

此外，本品可用于治疗胃扩张，胃下垂，子宫脱垂，脱肛等脏器下垂病症，可与补气升阳药如黄芪、党参、升麻、柴胡、炙甘草等同用，有一定疗效。

【炮制】**枳实** 取原药材，拣去杂质，洗净闷透，切片晒干入药。

麸炒枳实 取麸皮散锅内，武火加热，至大冒烟时，投入枳实片，不断翻转，炒至表面呈淡黄色，去残麸；放凉入药。（一般枳实100克，用麸皮15~20克左右）

【用法】5~10克水煎服，亦入丸散。麸炒枳实减其寒，性较缓和，长于消积化痰，多用于食积胃脘痞满，积滞便秘，湿热泻痢，余病症则用枳实。

【注意】孕妇慎服。

【临床报道】

1. 益气举陷汤治疗胃下垂

炙黄芪120克，防风3克，炒白术9克，炒枳实15克，煨葛根12克，山茱萸15克水煎服。每日1剂。病重加柴胡、升麻各6克；脾胃泄泻加煨豆蔻、罂粟壳各6克；便秘加淡苁蓉15克；兼胃不和加木香6克，砂仁9克，鸡内金9克；兼脾胃虚寒加炮姜9克，附子12克；肝胃不和者枳实3倍于白术，柴胡改为9克，加麦芽15克。治疗30例，痊愈23例占77%，基本治愈4例，占13%，显效3例，占10%，总有效率为100%。见袁大仲《益气举陷汤治疗胃下垂30例》，《山东中医杂志》1985，4（3）：22。

2. 升提固脱剂治子宫脱垂

党参、黄芪、炙黄精、炒白术、制龟板、大枣各15克，巴戟天12克，当归、升麻各9克，益母草30克，水煎服。每日1剂。外用益母草、枳壳各30克水煎熏后浴，每日早晚各1次，每次5~10分钟，如阴户溃破，外掺五倍子粉，治疗20例，皆获满意效果。见王琦等《升提固脱煎合剂外治法治疗子宫脱垂20例》，《辽宁中医杂志》1980，（6）：22。

【附药】枳壳　出《雷公炮炙论》

枳壳为枳实长大近成熟的果实，中部横切两瓣晒干。炮制时泡水去瓤，切片晒干。炮制同枳实，性味归经，功效，主治与枳实大致相同，但作用较和缓，长于行气宽中除胀。用法10~15克水煎服。大剂量可用至30~60克。

【注意】同枳实。

◎ 木香　出《神农本草经》

【别名】蜜香、南木香、广木香、云木香等。

【基原】木香为菊科植物云木香、越西木香、川木香等的根茎。

【主产地】云木香主产云南、广西、四川等省区；越西木香主产四川南部；川木香主产四川西部及西藏等地。多生于高山、凉爽的丘陵、平原地区。

【采集·药材质量】10月至次年1月间采挖，除去残茎，须根，洗净，晒干。云木香呈圆柱形，枯骨状，表面黄棕色至棕色，多已剥去栓皮，有明显的纵沟及根痕，质坚硬，难折断，断面成层环状棕色，放射状纹理，气特异芳香，味苦。以黄白色、质坚实、不腐不蛀、香浓者佳。越西木香呈类圆柱形，略似鸡骨，以黄褐色、质坚实、较易折断，断面略平坦，皮部木质部所占半径几乎相等，气芳香较云木香弱，味苦辛。嚼之粘牙。以根条大小均匀、质坚实、体嫩、褐黄色、香气浓厚者佳。川木香呈圆柱形，多纵切成两半，略弯曲，表面黄棕色或暗棕色，根头多已烧黑并发黏，较粗糙，体轻质硬，难折断，断面不平坦，黄白色，质较松，甚成空洞。以条粗、坚实、气芳香特异、嚼之粘牙、味苦者佳。（见图180）

【主要成分】本品主含挥发油，油中主要成分为木香内酯、去氢木香内酯、二氢木香内酯、木香烯内酯、木香酸、木香醇、水芹烯、木香碱等。

【药理】1. 木香对胃肠道有兴奋和抑制双向作用，促进消化液分泌，加快胃肠蠕动，促进胃排空，有抗胃溃疡作用。2. 有利胆和松弛气管平滑肌作用。3. 有利尿剂促进纤维蛋白溶解作用。4. 抗菌作用，对伤寒杆菌、痢疾杆菌、大肠杆菌及多种真菌有抑制作用。

【性味归经】辛、苦，温。归肺、脾、胃、大肠、胆、三焦经。

【功效】行气止痛，温中和胃。

【歌诀】　辛苦温药有木香　　行气止痛调胃肠
　　　　　脘腹胀痛吐泻痢　　肝失疏泄脾失常

【应用】

1. 用于脾胃气滞和降失常所致的脘腹胀痛，恶心呕吐等。本品辛行苦温，芳香气烈味厚，能升能降，通达表里，通气和合五脏，为调诸气之要药。有"调气必然用木香"之语，又有行气止痛之功效。凡脾胃虚寒凝滞，肝脾不调脘腹胀满疼痛，恶心呕吐，皆可用之。

治脾胃气虚，寒湿滞于中焦，脘腹胀满疼痛，纳呆嗳气，呕吐泄泻，舌苔白腻。木香与人参、白术、茯苓、炙甘草、陈皮、半夏、砂仁水煎服。健脾益气，理气畅中。（清《医方集解》香砂六君子汤）

治气滞湿阻，胸膈痞闷，两肋胀痛，饮食无味，停食积聚，倒饱嘈杂，苔白腻，脉细弦。木香与炒枳壳、陈皮、醋香附、槟榔、苍术、厚朴、砂仁、青皮、甘草共为细末，水泛为丸，温开水送服。理气化湿，消食除胀。（明《证治准绳》木香顺气丸）

治脾胃气滞，和降失调所致的脘腹胀痛，恶心呕吐，不思饮食，苔白腻，脉弦等。木香与丁香、檀香、白蔻、藿香、砂仁、甘草共为温开水冲服。行气消胀，温中降逆。（宋《太平惠民和剂局方》匀气散）

治气滞郁结，脘腹胀痛。木香与降香、檀香、香附、沉香、藿香、丁香、乳香、乌药、甘草共为细末，炼蜜为丸，温开水送服。行气止痛。（现代《常用中成药》十香丸）

2. 用于湿热积滞内停，泻痢腹痛。本品为三焦气分之药，能和胃消积，有调滞散气之功，善行大肠滞气，为治湿热泻痢之要药。

治湿热痢疾，脓血相兼，腹痛，里急后重，苔黄。木香与黄连（吴茱萸制）共为细末，水泛为丸，温开水送服。清热燥湿，行气化滞。（唐《兵部手集方》香连丸）

治脾胃湿热，气机壅滞，腹泻腹痛，下痢赤白，里急后重，苔黄腻，脉滑数。木香与陈皮、青皮、厚朴、枳实、当归、白芍、槟榔、黄芩、黄连、甘草、滑石各等分共为细末，水泛为丸，温开水送服。理气化滞，清热燥湿。（清《妇科玉尺》香连化滞丸）

治积滞内停，脘腹痞满胀痛，大便秘结，以及赤白痢疾，里急后重，苔黄腻，脉实者。木香与槟榔、陈皮、青皮、莪术、黄连、黄柏、大黄、香附、牵牛子共为细末，水泛为丸。食后生姜汤送下。行气导滞，攻积泄热。（金《儒门事亲》木香槟榔丸）

治食积泄泻。木香常与山楂、莱菔子、枳实、麦芽、神曲、陈皮、茯苓、半夏、车前子等同用。

3. 用于寒凝肝经，疝气疼痛。本品辛散苦降温行，有疏肝暖肾，行气止痛之功效。

治寒气凝滞肝经，小肠疝气，少腹疼引睾丸而痛，偏坠肿胀，苔白脉弦。木香与乌药、茴香、青皮、良姜、槟榔、川楝子（巴豆打破同川楝子，麸皮炒至川楝子变黑色时，去巴豆残麸，共为细末，温酒下）疏肝行气，散寒止痛。（金《医学发明》天台乌药散）

治寒湿疝气，睾丸肿胀偏坠或坚硬如石，或痛及脐腹，苔薄，脉弦细。木香与橘核仁、海带、海藻、昆布、川楝子、桃仁、枳实、厚朴、木通、延胡索、肉桂共为细末，酒糊为丸。温酒或淡盐汤下。（宋《严氏济生方》橘核丸）

治寒疝，脐腹疼痛，睾丸偏大，阴囊肿大，重坠，有碍步行，或冷硬如石，日以渐大，苔白，脉沉弦。木香与茴香、沙参、川楝子共为细末，温酒或淡盐汤送服。温肾祛寒，行气疏肝，消疝止痛。（明《景岳全书》引《良方》三层茴香丸）

治寒疝疼痛，少腹胀痛，苔白脉弦。木香与小茴香、吴茱萸、川楝子水煎服。疏肝行气，

散寒止痛。（清《沈氏尊生书》导气汤）

4. 用于肝郁气滞，臌胀。本品为治气之总药，能疏肝气、和胃气、消积气、顺逆气，统管一身上下内外诸气。

治喜怒不节，肝气不平，邪乘脾胃，心腹胀满，两肋闷胀，头晕呕逆，脉来浮弦。木香与桂枝、防风、枳壳、芍药、桔梗、人参、槟榔、当归、川芎、橘红、甘草加生姜水煎服。疏肝理气。（宋《严氏济生方》平肝饮子）

治水气心腹鼓胀。木香与槟榔、青皮、吴茱萸、巴豆（去油）共为细末。硇砂（醋熬制与巴豆为膏）共为细末制丸服。疏肝理气，利水治臌。（宋《太平圣惠方》木香丸）

治鼓胀。木香与沉香、牙皂、槟榔共为细末，南京烧酒为丸，温开水送下。行气导滞，消胀。（明《万病回春》金陵酒丸）

治十种蛊胀，屡验。木香与黑牵子（炒生各半）、大黄、阿魏、丁香、槟榔、香附共为细末，用柿饼七个，每个开孔入药，仍以饼含口，放米饭蒸熟，瓦上焙干，每服1饼，早晚各一次。通坚破积，消水治胀。（明《寿世仙丹》柿灵丹）

治中满鼓胀，兼治脾虚发肿满饱闷。木香与苍术、白术、茯苓、陈皮、厚朴、枳实、猪苓、泽泻、香附、大腹皮、砂仁加生姜、灯心草水煎服。健脾和胃，理气导滞。（明《万病回春》分消汤）

治脾失运化，肝失疏泄而致的湿热郁蒸，气机阻滞脘腹胀痛，肋痛，黄疸。木香与柴胡、郁金、白芍、赤芍、丹参、陈皮、青皮、茵陈、大黄等同用。现在木香用于治疗胆石症，胆绞痛，胰腺炎都有一定疗效。

【炮制】木香　取原药材，拣去杂质，洗净略泡，捞出闷透，切片，晒干入药。

麸炒木香　麸皮撒入锅武火加热，当大冒烟时，投入木香，不断翻炒至木香表面深黄色时，离火去残麸，放凉入药。（一般木香100克，用麦麸20~30克左右）

煨木香　取木香片（湿片）放入湿纸盘内，一层木香三层湿草纸，放数层后入烘箱加热，待纸已油后，木香干燥，出箱去纸即成。（时时观察不可过火，应掌握温度和时间）

【用法】5~10克水煎服，亦入丸散。煨木香，已除大部分油分，增强止泻作用，多用于脾虚泄泻，肠鸣腹痛，麸炒木香同煨木香；余病症则用木香。

【附药】土木香　别名：青木香、祁木香、玛奴、新疆木香。（见图180）

【基原】土木香为菊科植物土木香干燥的根。

【主产地】东北、华北、陕西、甘肃、新疆、河南等省。

【性味归经】辛、苦，温。归肺、肝、脾经。

【功效】健脾和胃，调气解郁，止痛安胎，驱虫。

【主治】胸腹胀满疼痛，健脾和胃，理气止痛，呕吐泄泻，痢疾等。

【用法】3~6克水煎服，亦入丸散。

◎ 香附 出《本草纲目》

【别名】莎草根、香附子、香附米等。

【基原】香附为莎草科植物莎草的根茎。

【主产地】全国大部分地区有产。以河南、山东、安徽、湖北、湖南较多。多野生于田间、地埂、路旁、沟边、荒地、草地、河滩等向阳湿润、肥沃的砂质土壤。

【采集·药材质量】一般秋末采挖较好，去净泥土，火燎须根，蒸透晒干。干燥的香附呈纺锤形稍弯曲，表面棕褐色，有不规则纵皱纹，具6~10个隆起的环节，节上有须毛或断根痕，质坚硬，不易折断，断面较平坦，蒸煮者断面角质样，红棕色，生晒者断面粉性，类白色。以个大小均匀、表面光滑、少毛、质坚实、断面色白粉性、气芳香浓郁、味微苦者佳。（见图181）

【主要成分】香附根主含挥发油，油中含 β-蒎烯、香附子烯、α-香附酮、β-香附酮、β-莎草醇、香附醇、广藿香烯酮。另含葡萄糖、果糖、淀粉等。

【药理】1. 5%的香附浸膏对实验性动物离体子宫均有抑制作用，能降低收缩力和张力。所含挥发油有轻度雌激素样作用。2. 其水煎剂有降低肠管紧张和拮抗乙酰胆碱作用，并能祛除消化道积气，有利胆作用，能促进大鼠胆汁分泌，同时对肝细胞有保护作用。3. 提取物皮下注射能明显提高小鼠痛阈，有明显的镇痛作用。4. 对某些真菌和细菌都有抑制作用。5. 还有镇静、止呕、抗支气管痉挛作用。6. 总生物碱、甙类、黄酮类、酚类化合物的水溶液有强心剂降低血压作用。

【性味归经】辛香、微苦，甘平。归肝、脾三焦经。

【功效】疏肝理气，止痛调经。

【歌诀】　　香附辛苦微甘平　　疏肝气止痛调经
　　　　　　胁肋脘腹疝乳痛　　妇科配伍用无穷

【应用】

1. 用于肝郁气滞脘腹胀满，胁肋疼痛，肋下积块，腹痛，及消化不良。本品气平，香气浓郁而窜，其味辛能散，微苦能降，微甘和而缓急，为疏肝解郁，行气止痛之要药。

治胁肋疼痛，或胃脘腹满，攻痛连胁，嗳气频繁，苔薄脉弦等。香附与柴胡、川芎、枳壳、芍药、陈皮、甘草水煎服。疏泄肝郁，活血止痛。（明《景岳全书》柴胡疏肝散）

治气滞湿停，胸膈痞闷，两肋胀痛，饮食无味及停食积聚，倒饱嘈杂，苔薄白腻，脉弦细。醋香附与木香、炒枳壳、陈皮、槟榔、苍术、砂仁、厚朴、青皮、甘草共为细末，水泛为丸，温开水送服。理气化湿，消食除胀。（明《证治准绳》木香顺气丸）

治瘀血积于膈下所致膈下积块，肚腹疼痛，痛处不移，咽干口燥，肌肤甲错，舌紫暗，脉细涩等。香附与当归、川芎、赤芍、桃仁、红花、枳壳、牡丹皮、乌药、五灵脂、延胡索、甘草水煎服。逐瘀消癥，行气止痛。（清《医林改错》膈下逐瘀汤）

治气、血、痰、湿、食、火等郁滞所致的胸膈痞闷，脘腹胀痛，嗳腐吞酸，恶心呕吐，饮食不消，苔腻略黄，脉弦。香附与苍术、川芎、神曲、栀子各等分为末，水泛为丸，温

开水送服。行气解郁。（元《丹溪心法》越鞠丸）

治寒凝气滞导致的胃脘疼痛，得温痛减，苔白脉弦。香附与良姜共为细末，水泛为丸，温开水送服。温中散寒，行气止痛。（清《良方集腋》良附丸）

治一切气疾，心腹胀满，胸膈噎塞，嗳气吞酸，胃中痰逆呕吐，及宿酒不解，不思饮食。香附与砂仁、甘草共为细末，淡盐汤下。理气畅中，和胃降逆。（宋《太平惠民和剂局方》快气散）

主治气逆食滞，胀满疼痛，得嗳气矢气则舒，苔薄腻，脉弦。香附与陈皮、藿香、枳壳、乌药、厚朴、泽泻、木香水煎服。理气消胀。（明《景岳全书》排气饮）

2. 用于肝气郁结所致的妇科疾病。本品气香走窜，最能疏肝解郁，益血中之气药，气行则血畅，且行气止痛，为妇科常用药也。

治气郁而致的月经不调，痛经，乳胀。香附一斤，分成四等分，分别以酒，盐水，童便，醋浸三日，焙干共为末，糊为丸。空腹盐酒送服。疏肝调经，理气止痛。（明《济阴纲目》四制香附丸）

主治妇女气血阻滞，月经不调，经期腹痛。香附与当归、白芍、熟地、川芎、白术、甘草、陈皮、黄柏、泽兰共为细末，酒糊为丸，温开水送下。养血行瘀顺气调经。（明《景岳全书》四制香附丸）

治气滞血瘀所致的月经不调，经期腹痛，经量少，经色紫暗有血块，舌暗红有瘀点。香附与当归、川芎、白芍、赤芍、熟地、白术、延胡索、红枣、甘草共为细末，制成药片。温开水送服，日3次。养血调经。（现代《上海市药品标准》妇科调经片）

治胞宫虚寒，经脉不调，肚腹时痛，婚久不孕，带下白浊，或清稀面色萎黄，四肢疼痛，倦怠无力。醋制香附与当归（酒洗）、川芎、白芍、熟地（酒蒸）、艾叶、续断、黄芪、吴茱萸、肉桂共为细末，醋糊为丸，温开水送服。益气补血，温经暖宫。（宋《仁斋直指方》艾附暖宫丸）

治气滞血瘀所致的月经不畅，腹痛拒按，产后瘀血腹痛。香附与当归、红花、山楂、乌药、青皮、木香、泽泻水煎服。活血理气，祛瘀调经。（明《景岳全书》通瘀煎）

主治妇女胞宫虚寒不孕，月经不调，带浊血崩，气满烦闷，脐腹作痛，以及产后伤寒虚烦，痢疾，及半身不遂，男子下虚无力。香附（米醋浸3日，略炒）与当归、白芍、川芎、人参、白术、茯苓、甘草、桂心、白芷、藁本、牡丹皮、延胡索、赤石脂、没药、白薇共为细末，炼蜜为丸。温酒或白开水送服。再以食物、干果压之。养血祛瘀，理气止痛，调经暖宫。（明《韩氏医通》女金丹）

治气血不足，脾肾两虚，带下不止，缠绵清稀，神疲面㿠，腰膝酸软。香附与人参、白术、山药、杜仲（姜汁炒）、破故纸（酒炒）、牡蛎（煅）、椿根皮（酒炒）、当归（酒洗）、川芎、续断各等分，青黛减半共为细末，炼蜜为丸，温开水送服。补气调血，益肾止带。（明《济阴纲目》止带丸）

主治月经先期，色鲜量多，或经行血多如崩而色紫而稠。香附与当归、白芍、生地、

川芎、黄连、黄芩、知母、黄柏、阿胶（烊化）、艾叶、炙甘草水煎服。凉血固经。（明《证治准绳》先期汤）

治阴虚有热，月经先期，月经过多，赤白带下，崩漏腰酸，心胸烦热，口苦咽干，舌红少苔，脉细数或滑数。香附与白芍、黄芩、龟板、黄柏、椿根皮共为末，酒糊为丸，温开水送服。滋阴清热，止血固经。（明《医学入门》固经丸）

治乳房胀痛，甚至有结块。香附（醋制）常与柴胡、白芍、青皮、木香、全瓜蒌、莪术、浙贝母等同用。

3. 用于风袭经络所致的偏头痛，气滞外感。本品辛散温通，理气化滞，开郁宽中，散时气寒凝，入血理气，主治偏正头痛。

治偏正头痛。香附与川芎共为末，以茶调服。（《澹寮方》）

治风袭少阳，或左或右，偏头痛，时轻时重如锥刺，或如鸡啄，局部搏动。香附与川芎、白芍、柴胡、甘草、郁李仁、白芥子、白芷水煎服。疏风止痛。（清《辨证录》散偏汤）

治风寒外袭，内有气滞，形寒身热，头痛，胸脘痞闷，不思饮食，舌苔薄白，脉浮。香附与紫苏、陈皮、甘草共为粗末水煎服。疏散风寒。（宋《太平惠民和剂局方》香苏散）

治孕妇伤寒。香附与大葱、紫苏、陈皮、甘草水煎服。发汗解表，调气安胎。（清《通俗伤寒论》香苏葱豉汤）

4. 用于肝郁气逆所致的耳聋。本品辛能散郁，苦则降逆，香而能窜，通窍治聋。

治耳卒聋闭。香附子（炒）研末，萝卜籽煎汤早晚送服。忌铁器。（《卫生简易方》）

治肝郁气逆，突然耳聋，为时不久，不闻雷声，兼胸胁疼痛。香附与柴胡、川芎共为细末，温开水送服。疏肝活血，开郁通窍。（清《医林改错》通气散）本方加减可用于治疗神经性耳聋，药源性耳聋。

5. 用于吐血、便血、下血、崩漏等。本品入肝，益气中之气，炒黑有止血作用。

治吐血。香附为末。童便调末服之。（《丹溪治法心要》）

治小便尿血。香附与地榆、蒲黄、小蓟、仙鹤草等水煎服。

治大便下血。香附炒炭为末，米饮调下。香附炒炭与地榆、槐花、椿根皮、阿胶水煎服。

治崩漏，月经过多。香附炒炭与当归、白芍、益母草、木香、甘草水煎服。

【炮制】**香附** 取原药材，拣去杂质，除净须毛，碾成豆大颗粒或洗净闷透，切片晒干入药。

醋香附 用香附颗粒或片，用醋拌匀，待醋吸收，入锅文火炒干，取出放凉入药。（一般香附100克，用食醋20毫升）

酒香附 取香附颗粒或片，用黄酒拌匀，待酒吸收，入锅文火炒干，取出放凉入药。（一般香附100克，用黄酒20毫升）

四制香附 取香附片，加定量的姜汁、米醋、黄酒、食盐拌匀，待汁收尽，入锅文火炒干，取出放凉入药。（一般香附100克，用姜汁5克，米醋、黄酒各15克，食盐2克）

香附炭 取香附同样大小个，入锅武火加热，炒至表面焦黑，内黑褐，灭火星，取出放凉入药。

【用法】 10~20克水煎服，亦入丸散。醋香附增加止痛效果，并消积化滞，多用于伤食胀痛，血中气滞，脘胁胀痛。酒香附增加活血作用，能通经活络，多用于疝瘕，小肠疝气等。四制香附以行气解郁，调经散结为主，多用于胁腹胀痛，通经，月经不调。香附炭能止血，多用于出血。余病症则用香附。

◎ 沉香　出《名医别录》

【别名】 沉水香、蜜香等。

【基原】 沉香为瑞香科植物沉香及白木香含有树脂的木材。

【主产地】 国内福建、台湾、广西、海南等省区。国外主产越南、印度尼西亚、马来西亚等国。沉香野生或栽培热带地区，白木香多生于温热地区平地、丘陵、疏林或荒山中。

【采集·药材质量】 全年可采，割取含树脂较多的木材，除去不含树脂的部分。进口沉香多呈盔帽形、棒状或片状，外形极不规则，表面褐色。质坚实，难折断，沉重，用刀劈开，剖开面呈褐色，能沉于水或半沉半浮。有特殊香气，味苦，燃烧有油渗出，香气浓烈。国产沉香又名海南沉香。为植物白木香的含有树脂的木材，多呈不规则的块状，片状，表面凹凸不平，有加工的刀痕，可见含树脂的黑褐色部分与黄色木部，形成斑纹。孔洞及凹槽成朽木状，质较轻，折断面木刺状，多不能沉水，有特殊香气，味苦，燃烧时有油渗出，发浓烟，香气浓烈。总之，以质坚实、沉重、能沉水、有特殊香气、燃烧时有油渗出、香气浓烈、味苦者佳。（见图182）

【主要成分】 沉香主含挥发油和树脂等。油中含苄基丙酮、氢化桂皮酸、沉香醇、沉香呋喃等。白木香的挥发油中分得两个新沉香呋喃类倍半萜，即白木香醇和去氢木香醇。

【药理】 所含挥发油有促进消化液分泌及胆汁分泌作用。对平滑肌有解痉作用，醇提取物对离体豚鼠气管抗组织胺作用有一定的促进作用。

【性味归经】 辛、苦，温。归脾、胃、肾经。

【功效】 行气止痛，降气，温中止呕，暖肾纳气。

【歌诀】　　辛苦温药有沉香　　温肾纳气虚喘良
　　　　　　　暖胃散寒治呕逆　　行气止痛疗鼓胀
　　　　　　　肾阳虚腰膝酸冷　　疝气腹痛用为上

【应用】

1.用于气滞脘腹胀满痛。本品辛香走散，性温行泄，专于行气，善散胸膈寒凝，行气止痛。

治气滞郁结脘腹胀痛。沉香与降香、乳香、木香、檀香、香附、藿香、丁香、乌药、甘草共为细末，炼蜜为丸，温开水送服。行气止痛。（现代《常用中成药》十香丸）

主治大怒暴厥，或七情郁结致心腹胀痛或走注攻痛。沉香与槟榔、乌药、枳实、木香水煎服。行气降逆。（清《医方集解》五磨饮子）

治男女脾气虚弱，腹胀满闷，脐下刺痛。沉香与木香、茴香、川楝子、肉桂、附子、青皮、硇砂、雄黄共为末，酒煮面糊为丸，朱砂为衣，酒或淡盐汤下。温中和胃，理气止痛。（宋《杨氏家藏方》沉香大丸）

治脾胃虚冷，心腹疼痛，呕吐恶心，腹胁胀满，不思饮食，四肢倦怠或泄泻吐痢。沉香与木香、丁香、人参、白术、砂仁、干姜、官桂、附子、白豆蔻、甘草加姜、枣水煎服。益气健脾，温中散寒。（朝鲜《东医宝鉴》沉香温脾汤）

治积聚心腹胀痛，四肢厥冷。沉香与槟榔、青皮、附子、茴香、吴茱萸共为散。食前热酒送下。温中回阳，理气消胀。（宋《太平圣惠方》沉香散）

2. 用于胃寒呕吐，呃逆。本品气温属阳，质重沉降。《本草经疏》："沉香治冷气，逆气，气郁气结，殊为要药。"有温中降逆治呕之功效。

治疗中虚有寒，气机不畅，胸腹胀痛，恶心呕吐，舌淡苔白，脉沉迟等。沉香与人参、乌药、甘草共为细末，饭前温开水送服。行气散寒，调中补虚。（宋《太平惠民和剂局方》乌沉汤）

治脾胃虚寒，气滞湿阻之反胃，症见食后脘腹胀满，朝食暮吐，暮食朝吐，吐出宿食不化，吐后即觉舒服，全身乏力，肢体困重，舌淡苔白腻，脉濡弱。沉香与丁香、白术、香附（炒）、人参、砂仁、麦芽、肉豆蔻（煨）、白豆蔻、木香、青皮、炙甘草、半夏、藿香、厚朴（姜炒）、炒神曲、草果、陈皮共为粗末，加生姜、大枣水煎服。降逆和中，健脾燥湿。（宋《太平惠民和剂局方》丁香透膈汤）

治胃冷久呃。沉香与紫苏、白豆蔻共为末，柿蒂汤下。（《活人心统》）

3. 用于肾不纳气的虚喘。本品性沉而降，达肾纳气归原。

治阴阳壅滞，气不升降，胸膈不舒，脘腹胀满，喘症气短，干呕烦闷，咳嗽痰涎。沉香与香附、砂仁、炙甘草共为细末，淡盐汤送下。降气平喘。（宋《太平惠民和剂局方》沉香降气汤）

治肾阳不足，肾不纳气，久喘不止，胸中痰壅，上气喘逆，奔豚，气上冲胸，寒疝腹痛，肠鸣滑泄，以及男子阳痿精冷，女子虚寒带下，舌淡苔白，小便清长。沉香与黑锡（铅）、硫黄、木香、茴香、阳起石、葫芦巴、破故纸、肉豆蔻、川楝子、附子、肉桂共为细末，酒糊为丸，淡盐汤送下。温肾散寒，降逆定喘。（宋《太平惠民和剂局方》黑锡丹）

治寒喘，四肢厥冷，脉沉细。沉香与陈皮、厚朴、干姜、肉桂、砂仁、苏子、木香、甘草、生姜水煎服。散寒祛痰，降气平喘。（明《万病回春》理中汤）

治肾阴虚，气不归原。沉香磨汁，熟地、茯苓、山药、山茱萸、牡丹皮、泽泻、陈皮、麦冬水煎，兑入沉香汁服。滋补肾阴，纳气归源。（《本草汇言》）

4. 用于肾阳虚，腰膝酸冷，寒疝腹痛。本品沉降入肾，导火归原，暖腰膝补命门，下焦虚寒者宜之，同时温散降气止痛。

治五劳七伤，气虚憋闷，脐腹冷痛，腰背拘急，腰膝无力，肌肉消瘦，腹中虚鸣，夜多异梦，房室不举，小便滑数，时有余沥，一切风虚冷痼等症。腽肭脐（慢火酒炙令熟）

与沉香、神曲、精羊肉（研烂）、羊髓、硇砂（改为麝香），（前六味用无灰酒入银器熬膏），巴戟天、青皮、茴香、紫苏子、山药、肉苁蓉、蒺藜子、钟乳石、肉豆蔻、木香、人参、丁香、补骨脂、天麻、川芎、枳壳、葫芦巴、阳起石（浆水煮一日焙干），荜澄茄、肉桂、大腹皮、槟榔、附子共为细末，入煎膏内，于臼中捣千余杵制丸，空心温酒下，或淡盐汤下。补肾壮阳。（宋《太平惠民和剂局方》腽肭脐丸）

主治年老阳衰，精髓空虚，神疲形瘦，步履不便，手足麻木，阳痿遗尿，舌淡嫩苔薄，脉沉细濡，两尺浮大。沉香与人参、全鹿、白术、茯苓、炙甘草、当归、川芎、生地、熟地、炙黄芪、天冬、麦冬、菟丝子、五味子、巴戟天、肉苁蓉、覆盆子、续断、枸杞子、盐炒杜仲、牛膝（酒洗）、山药、芡实、锁阳、葫芦巴、楮实子（酒拌蒸）、秋石、陈皮、川椒（炒）、炒小茴、青盐、补骨脂（酒炒）同用。鹿肉加酒煮熟焙干共为末，炼蜜为丸。姜汤、盐汤或白开水送下。补益虚损，壮肾阳，益精血。（明《景岳全书》全鹿丸）

主治肝寒气滞，小腹疼痛，疝气，遇寒更甚，手足不仁，苔白脉迟。沉香与当归、乌药、小茴香、肉桂、茯苓、枸杞子、生姜水煎服。暖肝逐寒，行气止痛。（明《景岳全书》暖肝煎）

5. 用于臌胀水肿，小便不利。本品芳香导滞，能解肝郁，降肝气，和脾胃，一切不顺之气皆可调之，扶脾达肾，摄火归原，化湿利水。

治鼓胀。沉香与苍术、大戟、半夏、枳实、白芥子、丝瓜络、车前子、木香共为细末，酒送下。芳香导滞，利水消胀。（清《证治大还》鼓胀方）

治血蛊。沉香与人参、五灵脂、琥珀、肉桂、附子、茯苓、川芎、穿山甲共为细末，浓煎苏木汁为丸。早晚温酒下。化瘀导滞，利水治鼓。（清《张氏医通》琥珀人参丸）

治腹胀气喘，坐卧不得。沉香与木香、枳壳、莱菔子、加生姜水煎服。化气导滞，降气平喘。（元《世医得效方》沉香饮）

治水肿，行水燥脾，奏效甚速。沉香与大戟、苍术共为细末，陈米糊丸。酒下。健脾除湿，行水消肿。（清《证治大还》苍戟丸）

治水肿，小便不通，小腹青紫筋，喘息胀痛，及腰脐两足皆肿。沉香与琥珀、杏仁、苏子、赤苓、泽泻、葶苈子、郁李仁、陈皮、防己共为细末，炼蜜为丸，麝香为衣，空服热汤下。活血化瘀，利水消肿。（明《证治准绳》沉香琥珀丸）

【炮制】沉香　取原药材，劈成小块，即可入药。

【用法】5~10克水煎服。宜后下或研粉入丸散。

◎ 檀香　出《名医别录》

【别名】白檀、白檀香、黄檀香、真檀等。

【基原】檀香为檀香科植物檀香树干的心材。

【主产地】我国台湾有栽培。国外主产印度、印度尼西亚等地。

【采集·药材质量】全年可采，采得后，切成段，除边材取中心材，或制器具留下的碎材亦可。本品为圆柱形，有的弯曲，外表黄檀为黄褐色，白檀为灰白色，外表光滑细腻，两端平截整齐，质密而坚实，极难折断，碎块折断呈刺状，气清香，燃烧时香气更浓，味淡，嚼之微有辛辣感。总之，以色黄、质坚而密、油性大、香气浓厚者佳。（见图183）

【主要成分】本品主含挥发油，油中主要成分为α-檀香萜醇、β-檀香萜醇、檀香烯、檀香烯酮、檀香油酸等。

【药理】1. 檀香煎剂可增强胃肠蠕动，促进消化液分泌，有健胃作用。2. 檀香有利尿作用，用于小便困难，可改善症状。3. 檀香液给离体蛙灌注呈负性肌力作用，对四逆汤五加皮中毒所致的心律不齐有拮抗作用。

【性味归经】辛、微苦，温。归肺、胃、脾经。

【功效】理气和胃，散寒止痛。

【歌诀】　　檀香辛温能调中　　散寒行气又止痛
　　　　　　理气和胃止呕吐　　胸膈不舒真心痛

【应用】

1. 用于脘腹冷痛，呕吐。本品辛散温通，可调脾和胃，为理气要药，有散寒止痛之功效。

治长期难愈的胃脘痛，胃脘喜按喜暖，但又不能重按，虚实寒热并见，舌苔白，脉象弦。檀香与丹参、砂仁、百合、乌药、良姜、香附水煎服。温胃散寒，理气化滞，止痛。（现代《名中医治病绝招》焦树德·三合汤）

治心腹冷痛。白檀香为极细末，干姜煎汤调下。（《本草汇言》）

治阴寒霍乱。白檀香与藿香梗、木香、肉桂共为极细粉末。炒姜泡汤调下。（《本草汇言》）

2. 用于血瘀胸闷痛，心悸气短，及风痰卒中。本品气清芳香，调气与胸膈之上，能宽胸理气止痛。

治胸闷疼痛不畅，心悸气短，舌暗或有瘀斑，脉弦或结代。檀香、丹参、砂仁水煎服。活血祛瘀，行气止痛。（清《时方歌括》丹参饮）本方加减可用于治疗冠心病、病态窦房结综合征、胃炎、脑卒中等。

治气滞闭窍引起的真心痛，胸痹，心胸闷痛，短气欲绝，气滞痰浊，脘腹疼痛，舌质紫暗，苔腻。檀香与制乳香、清木香、冰片共为细末，炼蜜加入苏合香混匀制丸含服或嚼服。芳香开窍，理气止痛。（1977年版《中华人民共和国药典》冠心苏合丸）本品可用于治疗冠心病心绞痛、心肌梗塞、慢性风湿性瓣膜病、胃痛等。

治风痰卒中，神昏窍痹，突然昏倒，不省人事，牙关紧闭，痰涎壅塞，口眼歪斜，神志昏迷，心胸闷痛，烦躁不宁，胡言乱语或精神恍惚等。檀香与公丁香、木香、沉香、藿香、苏合香、降香、乳香、香附、安息香、诃子肉、僵蚕、天麻、郁金、瓜蒌仁、礞石、莲子心、朱砂、琥珀、牛黄、麝香、甘草、冰片、金箔共研细末，炼蜜为丸，温开水送下。开窍镇惊，化痰安神。（清《春脚集》十香返魂丹）

治气滞寒凝，神昏窍闭，中恶，霍乱不识人，脘腹胀痛，呕吐，泄泻，心口闷痛，不思饮食，两肋胀痛，嗳气不舒，胸痛，呃逆及卒然昏倒，不省人事。檀香与丁香、苏合香、沉香、木香、香附、白术、高良姜、安息香、麝香、熏陆香、朱砂、冰片、荜茇、诃子肉、

犀角屑、姜厚朴共为细末，炼蜜为丸，温开水送下。温通开窍，理气止痛。（宋《圣济总录》圣济十香丸）

【炮制】檀香　购进原药材，截段，劈碎，即可入药。
【用法】5~10克水煎服。宜后下。亦入丸散。

◎ 薤白　出《本草图经》

【别名】薤白头、薤根、野蒜藠头、泽蒜根等。
【基原】薤白为百合科植物小根蒜和薤的鳞茎。
【主产地】全国大部分地区有产，以东北、江苏、浙江、山东较多。多野生于山地、荒野、草丛、田间、路旁、温暖、湖湿、向阳、肥沃的砂质土壤。
【采集·药材质量】夏秋间，北方春季采挖鳞茎，除去茎上部分，须根、泥土，晒干。外表黄白色，如小蒜形状，上端有茎痕，下部有根迹，有数层鳞叶片组成。质坚硬，角质，不宜破碎，断面黄白色，有蒜臭，味微辣。以个大小均匀、饱满、半透明、不带茎者佳。（见图184）

【主要成分】本品鳞茎含薤白甙A、D、E、F，异菝葜皂甙元-3-O-β-D吡喃葡萄糖基，胡萝卜甙，腺甙，β-谷甾醇，21-甲基二十三（烷）酸，琥珀酸，前列腺素A_1及B_1。含特异臭气的挥发油、19种含硫化合物，主要有二甲基三硫化物、甲基丙基三硫化物、甲基丙基二硫化物、丙基异丙基二硫化物等。

【药理】1.煎剂能促进纤维蛋白溶解，降低动脉脂质斑块，血脂血清过氧化脂质，抑制血小板聚集和释放反应，抑制动脉平滑肌细胞增生。薤白提取物对实验性动脉硬化有一定预防作用。2.薤白煎剂对痢疾杆菌、金黄色葡萄球菌有抑制作用。

【性味归经】辛、微苦，温。归肺、心、胃、大肠经。
【功效】理气宽胸，助阳散结。

【歌诀】　辛苦温药有薤白　温通胸阳散凝结
　　　　　行气导滞止疼痛　里急后重泻痢协

【应用】

1.用于胸痹。本品辛散温通，微苦，善散阴寒凝滞，助阳通窍，可谓治胸痹之要药。

治胸阳痹阻，胸部刺痛，背痛，短气，咳唾喘息，舌苔白腻，脉沉迟或紧等。薤白与瓜蒌实、白酒水煎服。通阳散结，豁痰下气。（汉《金匮要略》栝楼薤白白酒汤）。

治胸痹偏于寒痰者。薤白与瓜蒌、白酒、枳实、厚朴、桂枝水煎服。通阳散结。（汉《金匮要略》枳实薤白桂枝汤）

治胸痹咳嗽痰多。薤白与瓜蒌、白酒、半夏水煎服。通阳散结，化痰和胃。（汉《金匮要略》栝楼薤白半夏汤）

治痰阻挟瘀胸痹刺痛，舌质紫暗者。薤白与丹参、檀香、当归、川芎、桃仁、瓜蒌、半夏等水煎，冲服三七粉。活血祛瘀，理气止痛。

2. 用于脘腹痞胀，赤白痢疾。本品味苦则降，体滑则通，中寒滞立除，下寒滞立下，久固寒凝立解，又有行气导滞，消胀止痛之功效。

治胃寒气滞，脘腹痞满胀痛。薤白与香附、高良姜、木香、枳实、麦芽等同用。

治赤痢。薤白与黄柏水煎服。（《本草拾遗》）

治赤白痢疾。薤白煮粥食之。（《食医心鉴》）

治痢疾，薤白也可以与当归、白芍、木香、山楂、黄连等同用。

【炮制】薤白　购进原药材，拣去杂质，去掉尘屑，即可入药。

【用法】5~10克水煎服，亦入丸散。

◎ 青木香　出《本草蒙筌》

【别名】马兜铃根、独行木香、土木香、百两金等。

【基原】青木香为马兜铃科植物马兜铃及北方马兜铃的根。

【主产地】江苏、安徽、浙江等省。北方马兜铃生长在山沟、溪边、林缘、灌丛中；马兜铃多生长在南方诸省山坡丛林中。

【采集·药材质量】春秋二季采挖，除去须根、泥沙，晒干。呈圆柱形或扁圆柱形，多弯曲，表面黄褐色，质脆，易折，断面粉尘飞出，断面为倒三角扇形，将木质部分隔成数条，木质部浅黄色，有小孔，气香，味先苦后麻辣。以粗壮、坚实、粉多、香浓者为佳。（见图185）

【主要成分】本品主含挥发油，油中主要成分为马兜铃酮、马兜铃酸、青木香酸、木兰花碱、青木香花碱等。

【药理】1. 青木香煎剂对多种原因引起的高血压有明显的降压作用，尤其是降舒张压尤为明显，木兰花碱等对肾型高血压的降压尤为明显。2. 煎剂和酊剂有明显镇静作用，民间有用青木香治腹痛。3. 抗菌作用，青木香总碱对金黄色葡萄球菌、绿脓杆菌、大肠杆菌等有不同的抑制作用。

【性味归经】苦、辛，微寒。归肝、肾经。

【功效】行气止痛，解毒消肿。

【歌诀】　苦辛微寒青木香　肝胃气滞胸腹胀
　　　　　夏令秽浊痛泻痢　痈肿疮毒蛇咬伤

【应用】

1. 用于胁肋胀痛，腹痛，胃脘胀满。本品辛散苦降，善治肝胃气滞的胸胁胀痛，胃脘痞满。

治心头冷痛硬结，痞满疼痛。青木香与槟榔、陈皮、枳实、大黄、甘草、生姜水煎服。开痞除满，行气止痛。（唐《外台秘要》广济槟榔汤）

治气不下降，腹胀不适。青木香与香附、乌药、枳壳、砂仁、苏子、甘草水煎服。芳香健胃，消胀除满。（宋《仁斋直指方论》宽快汤）

治胃痛痞满。可单用青木香为末，用开水或酒送服。亦可青木香与香附、川楝子、郁金、枳实等同用。

2. 用于腹痛泻痢。本品苦降寒清，解毒避秽，行气止痛。

治肠炎，腹痛下痢。青木香与槟榔、黄连共为细末，开水冲服。(《现代实用中药学》) 也可以青木香与黄连、白芍、葛根、车前子等同用。

治中暑腹痛。青木香研末，温开水冲服。或用鲜青木香捣汁温开水冲服。(《江西中草药》)

3. 用于肿毒，皮肤湿疮，毒蛇咬伤。本品苦寒，解毒消肿，有清热祛湿毒之功效。

治疮肿疔毒。鲜青木香同蜂蜜捣糊敷患处。

治皮肤湿烂疮。青木香研成细粉用麻油调擦。(《江西民间中药验方》)

治毒蛇咬伤。青木香、白芷共为细末，用甜酒或温开水送服。另用调敷伤口。(《中医药实验研究》)

【炮制】青木香　取原药材，洗净闷透，切片，晒干入药。

【用法】3~10 克水煎服，入丸散 1.5~2 克，外用适量。

【注意】本品不可过量，过量可引起恶心，呕吐，肠胃不适。

◎ 乌药　出《本草拾遗》

【别名】台乌药、台片、旁其、矮樟、白叶柴等。

【基原】乌药为樟科植物乌药的根。

【主产地】主产浙江、江西、广西、广东、湖南等省。以浙江天台产者品质最佳，故称"天台乌药"。多生长在荒山、灌木丛中或草丛中，阳光充足肥沃的土壤中。

【采集·药材质量】早春冬季采挖，除去泥沙，须根，晒干。干燥的乌药个呈纺锤形，稍弯曲，两头尖细或连珠状，外表棕色或黄褐色，质坚硬，不宜折断，断面棕白色，或淡黄棕色带微红色，木质部有放射状纹理或环纹，气微香，味微辛苦。以个大小均匀、连珠状、质嫩、粉性足、断面浅棕色、气微香、味微辛苦者佳。(见图186)

【主要成分】本品主含挥发油，油中主要成分为乌药烷、乌药烯、乌药醇、乌药酸、乌药醇脂、龙脑、新木姜子碱、谷甾醇等。

【药理】1. 本品对胃肠道有兴奋或抑制双向调节作用，有利胆，促进蠕动，促进消化液分泌。2. 其挥发油能兴奋大脑皮质，促进呼吸，兴奋心肌加速血液循环，升高血压及发汗。

【性味归经】辛，温。归肺、脾、肾、膀胱经。

【功效】行气止痛，温肾散寒。

【歌诀】　乌药温肾可散寒　　尿频遗尿缩小便
　　　　　寒滞胸闷胁痛满　　寒疝腹痛牵睾丸

【应用】

1. 用于脘腹胁肋胀痛，痞满，疝气腹痛。本品辛温香窜，散寒通滞，能散诸气之实，又有行气止痛之功。

治气滞郁结，脘腹胀痛。乌药与降香、乳香、木香、檀香、香附、沉香、藿香、丁香、

甘草共为细末，炼蜜为丸，开水送服。行气止痛。（现代《常用中成药》十香丸）

治中虚寒滞，胸腹胀痛，绵绵不休，喜暖喜按，甚则呕吐，或寒疝腹痛，或经行腹痛，神疲乏力，舌淡苔白，脉沉迟。乌药与人参、沉香、炙甘草共为细末，饭前开水送服。行气止痛，调中补虚。（宋《太平惠民和剂局方》乌沉汤）

治膈下积块，肚腹疼痛，痛处不移，舌紫暗，脉细涩等。乌药与当归、川芎、赤芍、桃仁、红花、五灵脂、牡丹皮、延胡索、枳壳、香附、甘草水煎服。逐瘀消痞，行气止痛。（清《医林改错》膈下逐瘀汤）

治七情所伤，肝气郁结，胸膈烦闷，上气喘息，心下痞满，不思饮食，苔薄腻，脉弦细。乌药与人参、槟榔、沉香水煎服。行气降逆，益气扶正。（宋《严氏济生方》四磨汤）

治寒气凝滞肝脉，小肠疝气，少腹痛引睾丸而痛，偏坠肿胀，苔白，脉弦等。乌药与木香、小茴香、青皮、高良姜、槟榔、川楝子（巴豆打碎与麸同炒，至川楝子变黑，去巴豆、残麦麸）共为细末，温酒送下。疏肝行气，散寒止痛。（金《医学发明》天台乌药散）

治肝寒气滞，小腹疼痛，疝气等。乌药与当归、茯苓、小茴香、肉桂、沉香、枸杞子、生姜水煎服。暖肝逐寒，行气止痛。（明《景岳全书》暖肝煎）

2. 用于妇科诸症。本品行气走泄，性温快气宣通，疏散凝滞，甚于香附，两者同用，治女人一切气病。

治经水欲来，小腹刺痛。乌药与砂仁、木香、延胡索、香附、甘草、生姜水煎服。散寒理气止痛。（明《奇效良方》加味乌药汤）

治妇女周身血瘀滞所致的月经不畅，腹痛拒按，产后瘀血腹痛。乌药与当归、山楂、香附、红花、木香、青皮、泽泻、水煎服。活血理气，祛瘀调经。（明《景岳全书》通瘀煎）

治妇女月经不调，带下，胎动不安，产后腹痛，疲乏无力，头目眩晕，面色萎黄，脉细弱。乌药与益母草、木香、紫苏、阿胶珠、琥珀、砂仁、甘草、香附、茯苓、炒白术、当归、白芍、川芎、生地黄、熟地黄、黄芩、橘红、人参、川牛膝、沉香共为细末，炼蜜为丸。温开水送服。补气养血，活血行气。（清《集验良方》坤顺丹）

治产后逆气，食滞胀痛，苔薄腻，脉弦。乌药与陈皮、藿香、枳壳、厚朴、泽泻、香附、木香水煎服。和胃止痛。（明《景岳全书》排气饮）

治产后腹痛。乌药与当归为末。豆淋酒调下。（宋《朱氏集验医方》乌药散）

3. 用于尿频、遗尿、白浊等。本品温肾散寒，疗膀胱之冷气，有缩尿止遗之功效。

主治下元虚弱，小便频数，自遗不禁，伴神疲怯寒，腰膝酸软，苔薄质淡，脉细无力。乌药与山药、益智仁共研细末，水泛为丸，温开水送服。温肾止遗，缩泉固涩。（宋《妇人良方》缩泉丸）本方加减常用于老年体衰尿频、遗尿。

治肾气虚弱，湿浊下注，膏淋，白浊，小便频数，混浊不清，白如米泔，稠如膏糊。乌药与萆薢、益智仁、石菖蒲各等分共为粗末，加盐水煎食远服。温肾利湿，分清化浊。（宋《杨氏家藏方》萆薢分清饮）

治膏淋属湿热下注，见小便混浊，淋漓涩痛。乌药、萆薢、益智仁、莲子心、石菖蒲、黄柏、莲子、丹参、车前草、甘草等同用。

【炮制】乌药　取原药材，大小分开，洗净久泡，捞出闷透，切片，晒干入药。

【用法】3~10克水煎服，或入丸散。

【注意】气虚，内有湿热者慎用。

◎ 佛手柑　出《滇南本草》

【别名】佛手、五指柑、蜜罗柑、福寿柑等。

【基原】佛手柑为芸香科植物佛手的果实。

【主产地】全国各地都有零星栽培，主产广东、广西、福建、浙江、四川等省。喜生长在温暖湿润，雨水充足，含腐殖质肥沃的土壤。多栽培在果园、庭院、花园等地。

【采集·药材质量】秋季果实成黄绿色时采收，晾至水分大部分蒸发，纵切厚片晒干。广佛手片为大小不一椭圆形或卵圆形薄片，常皱缩或卷曲，顶端稍宽，常有似3~5指的裂瓣，基部略宽，有的可见果梗痕。外皮黄绿色，果肉浅黄白色，散有凹凸不平的线状维管束。质硬而脆，受潮后柔软。气香，味微甘后苦。以片大质薄、绿皮白肉、花纹明显、香气浓厚者佳。川佛手片小质厚，气清香浓郁。（见图187）

【主要成分】本品含挥发油、香豆精类化合物。主要成分为佛手内酯、柠檬内酯、橙皮苷等。

【药理】1.佛手醇提取物对肠道平滑肌有明显的抑制作用，对乙酰胆碱引起的十二指肠痉挛有明显的解挛作用。2.还有扩张冠脉血管，增加冠脉血流量，高浓度时抑制心肌收缩力，减慢心律，降低血压，延长小鼠存活时间，保护实验性心肌缺血。3.佛手柑有一定的祛痰平喘作用。4.佛手多糖对缓解免疫功能有明显的促进作用。临床上可用于治疗梅核气。

【性味归经】辛、微苦、酸，温。归肝、胃经。

【功效】疏肝止痛，和胃止呕，燥湿化痰。

【歌诀】　　佛手柑理气和中　　疏肝郁胁肋胀痛
　　　　　　清香苦温而不峻　　燥湿化痰久咳用

【应用】

1.用于肝郁胁肋胀痛，肝胃不和疼痛。本品辛散苦泄温行，善舒肝解郁，行气止痛。

治肝胃气机失调，胁肋胀痛。佛手常与柴胡、白芍、郁金、党参、川楝子、麦芽、玉竹、延胡索、炙甘草等同用。疏肝理气，和胃止痛。

治中虚气滞，脘痛绵绵，喜温喜按，嗳气不舒，脘痞纳少，食少痛减，多食脘胀，便溏，乏力，舌淡胖齿印，脉弱者。佛手与黄芪、炒白术、桂枝、炒白芍、木香、陈皮、炙甘草等，加生姜、大枣水煎服。健中补脾，行气和胃。

2.用于脾胃气滞，胀满呕恶。本品功专理气散滞，有调和脾胃之功。

治脾胃气滞之脘腹胀痛，呕恶食少。佛手柑多与香橼、木香、柴胡、白芍、香附、百合、乌药、麦芽等同用。行气导滞，调和脾胃。

3.用于久咳痰多。本品苦温，燥湿化痰，又能疏肝理气。

治痰气咳嗽。可单用佛手柑水煎服。

治咳嗽痰多。佛手柑与陈皮、半夏、茯苓、甘草、枳实、厚朴、贝母、冬花、甘草等同用。燥湿化痰。若痰稠黄，咳嗽胁肋疼痛。佛手柑与百合、全瓜蒌、白芍、川楝子等同用。平肝止痛化痰止咳。

【炮制】佛手片　取原药材，拣去杂质，洗净闷透切片，晒干入药。

【用法】5~10克水煎服。亦入丸散。

◎ 川楝子　出《本草正》

【别名】楝实、楝子、金铃子、苦楝子等。

【基原】川楝子为楝科植物川楝的成熟果实。

【主产地】四川、湖北、湖南等省。多分布平原、丘陵、路边、沟边、田边、荒台等地。

【采集·药材质量】秋末初冬果实成熟变黄色时采收，晒干。干燥果实成球状，表面黄白色或黄棕色，有光泽，表面皱缩凹陷高低不平，果皮薄，与果肉间有空隙，果肉黄白色或浅橙黄色，质松。果核坚硬球形，具5~6条纵棱，内含种子4~6枚，种子红紫色，扁棱形。气微而特异，微酸苦。以粒大、皮肉完整、饱满肉厚者佳。（见图188）

【主要成分】本品主含川楝子素、川楝碱、山奈醇及脂肪油等。

【药理】1.本品有松弛奥狄括约肌，收缩胆囊，促进胆汁排泄，兴奋肠胃平滑肌，使其张力和收缩力增加。2.川楝子素对猪蛔虫、蚯蚓、水蛭等有明显的杀灭作用。

但内服过量可出现中毒反应，主要对肝脏有损害，可致中毒型肝炎，精神失常，视力障碍，胃及小肠炎症，内脏出血，血压下降，呼吸循环衰竭，甚至死亡。

【性味归经】苦、酸，有小毒。归肝、胃、小肠、膀胱经。

【功效】行气止痛，杀虫疗癣。

【歌诀】　　川楝子小毒苦寒　　肝郁化火腹胀满
　　　　　　疏泄肝热治疝气　　疗虫积疼痛头癣

【应用】

1.用于肝郁化火所致的胁肋胀痛，疝气痛。本品苦寒降泄，能清肝火，导心膀胱之热下行，行气止痛，为治心腹痛及疝痛要药。

治肝郁化火，导致的胁肋痛，时发时止，口苦舌红苔黄，脉弦数等。金铃子与延胡索共为细末，酒调下。疏肝泄热，行止痛。（金《素问病机气宜保命集》金铃子散）本方加减可用于治疗慢性胃炎、胆囊炎、肋间神经痛、痛经、疝气等。

治肝肾阴虚，肝气不舒所致的胸脘胁痛，咽干口苦吞酸，舌红少津，脉细数等。川楝子常与北沙参、麦冬、生地、枸杞子水煎服。滋养肝肾，疏肝止痛。（清《柳州医话》一贯煎）本方加减可用于治疗慢性肝病、肝硬化等。

治寒湿疝气，睾丸肿胀偏坠，或坚硬如石，或痛引带腹，苔薄，脉弦细。川楝子与橘核仁、海藻、昆布、桃仁、厚朴、木通、枳实、延胡索、肉桂、木香共为末，酒糊为丸温酒或淡盐汤送下。行气止痛，软坚散结。（宋《严氏济生方》橘核丸）本方常用于治疗睾丸炎、输精管结扎处出现硬瘤结节、睾丸肿瘤、鞘膜积液等。

治寒疝，脐腹疼痛，睾丸偏大，阴囊肿胀重坠，有碍步行，或外肾冷硬如石，日以渐大，苔白，脉沉弦。川楝子与茴香、沙参、木香各等分为末，米糊为丸，空腹温酒或淡盐汤送下。温肾祛寒，行气疏肝止痛。（明《景岳全书》引《良方》三层茴香丸）

治寒疝疼痛，小腹胀，苔薄白，脉迟。川楝子与木香、小茴香、吴茱萸水煎服。疏肝行气，散寒止痛。（清《沈氏尊生书》导气汤）

2.用于虫积脘腹疼痛。本品苦寒有小毒，有杀虫之功效，又有行气止痛之作用。

治虫积脘腹痛，呕吐，时痛时止，甚则吐蛔。川楝子与乌梅、细辛、花椒、槟榔、黄连等同用，安蛔止痛。

治胆道蛔虫症。川楝子与人参、附子、干姜、甘草、当归、大黄、乌梅、槟榔、朴硝水煎服。温脏驱蛔。（现代《实用专病专方临床大全》加味温脾汤）

【炮制】川楝子　取原药材，用水闷透，切成二半，晒干入药，或烘干压碎亦可。

炒川楝子　将川楝子片与麦麸入锅，中火加热，炒至川楝子呈深黄色，去残麸，放凉入药。（一般川楝子100克，用麸20克）

醋川楝子　取川楝子片，用食醋拌匀，闷透入锅，文火炒干，取出放凉入药。（一般川楝子100克，用醋20毫升）

盐川楝子　取川楝子片用盐水拌匀，待吸收入锅文火炒干，取出放凉入药。（一般川楝子100克，用食盐3克）

【用法】3~10克水煎服，亦入丸散。外用适量。炒川楝子，盐川楝子减其苦寒，多用于寒疝腹痛；醋川楝子不但减其苦寒，又增加止痛效果，多用于行气止痛，脘腹胀满疼痛。余病症则用川楝子。

【注意】本品有小毒，不可量大或长期用。

【临床报道】治头癣　川楝子烤黄研末，用熟猪板油或凡士林调成50%油膏，先将患处头发剃光或剪短，洗净疮痂，再用50%~100%明矾水洗一遍，擦干，涂上油膏，每日1次，连续10天为1疗程，一般2~3个疗程可愈，上法治头癣患者4000余人，有效率达98%以上。（摘抄自《中草药大辞典》川楝子）

◎ 荔枝核　出《本草衍义》

【别名】荔仁、枝核、荔核等。

【基原】荔枝核为无患子科植物荔枝的成熟种子。

【主产地】广东、广西、福建、台湾等省，多栽培在向阳温暖肥沃亚热带地区。

【采集·药材质量】果子成熟时采收，除去皮肉，洗净晒干。干燥种子呈长椭圆形，表面棕红色或紫棕色，有光泽，一端有黄白色种脐，质坚硬，剖开后有2片子叶。味微甘、苦、涩。粒大、均匀、有光泽、饱满、坚实、干燥者佳。（见图189）

【主要成分】本品主含皂苷、鞣质和α-亚甲基环丙基甘氨酸，并有微量的挥发油等。

【药理】所含α-甘氨酸可使血糖下降，肝糖原降低。

【性味归经】甘、涩，温。归肝、肾经。

【功效】行气散滞，温中止痛。

【歌诀】　　荔枝核药涩温甘　散寒止痛多治疝
　　　　　疏肝理气调胃腹　气滞血瘀痛经验

【应用】

1.用于疝气疼痛。本品甘温入肝经，其有散寒理气止痛之功效。

治寒滞肝脉引的小肠疝气，睾丸发凉疼痛。荔枝核常与橘核仁、肉桂、小茴香（盐炒）、吴茱萸（甘草水制）、青皮、乌药等同用。理气散寒，消肿止痛。（现代《中药成药制剂手册》疝气内消丸）

治疝痛。荔枝核与炒槟榔、小茴香、吴茱萸、青皮、莪术、川楝子、橘核仁、木香、延胡索、葫芦巴（盐炒）、香附、炙甘草水煎服。疏肝理气，散寒止痛。（现代《重订十万金方》疝气类·3方）

治肾大如斗。荔枝核与小茴香、青皮共为末，酒冲服。（元《世医得效方》荔核散）

治心痛，小肠气。荔枝核烧存性，酒调服。（《本草衍义》）

2.用于胃脘痛，痛经，产后腹痛。本品疏肝和胃，理气止痛。

治心腹胃脘久痛，屡触发者。荔枝核与木香为末，清汤调服。（明《景岳全书》荔枝散）

治气滞寒凝，所致的胃脘疼痛。煨荔枝核与皂角、木香、沉香、泽泻、乌药、陈皮、丁香、香附、小茴香共为细末，炼蜜为丸，温开水送服。温胃散寒，行气止痛。（明《景岳全书》十香丸）

治肝气郁滞，血瘀小腹刺痛，如痛经，产后小腹刺痛，荔枝核（烧灰存性）与香附共为末，盐酒送下。（宋《妇人良方》蠲痛散）或本方与柴胡、白芍、当归、川芎、延胡索、五灵脂等同用。

【炮制】荔枝核　取原药材，洗净晒干，入药。

盐荔枝核　取净荔枝核捣碎，用盐水拌匀，待吸收，入锅文火炒干，出锅放凉入药。（一般荔枝核100克，用食盐3克）

【用法】10~15克水煎服，或入丸散。用时宜捣碎入煎。盐荔枝核偏入肝经血分，行血中之气，长于疗疝止痛，多用于睾丸冷痛或小肠寒疝，余病症则用荔枝核。

◎ 玫瑰花　　出明　姚可成《食物本草》

【别名】刺玫花、刺玫、笔头花等。

【基原】玫瑰花为蔷薇科植物玫瑰初放的干燥花蕾。

【主产地】全国大部分地区有栽培，以江苏、浙江、福建、山东、四川较多。多野生在低山丛林、沟谷，或栽培于庭院。喜欢温和的气候，肥沃排水良好的砂质土壤。

【采集·药材质量】4~6月间，当花蕾将开放时采摘，用文火烘干。干燥的花蕾呈球形，或不规则的团状，花托半球形，与花萼基部合生，萼片5，披针形，黄绿色或棕绿色，被有细柔毛，花瓣五或十，展平后宽卵形，呈覆瓦状排列，紫红色，亦有黄棕色，雄蕊多数，质轻而脆，气芳香浓郁，味微苦。以紫红色、朵大、瓣厚、鲜艳、气香浓郁、完整、味微苦者佳。（见图190）

【主要成分】本品主含挥发油，油中主要成分为香茅醇、牻牛儿醇、橙花醇、丁香油酚、苯乙醇。此外，尚含槲皮苷、鞣质、脂肪油、有机酸等，红色素、黄色素等。

【药理】1.玫瑰水煎能除口服锑剂的毒性。2.玫瑰油对大鼠有促进胆汁分泌作用。3.玫瑰花对实验性动物心肌缺血有一定保护作用。

【性味归经】甘、辛、微苦，温。归肝、脾经。

【功效】活血散瘀，行气止痛。

【歌诀】　玫瑰花辛苦甘温　肝气犯胃痛胀闷
　　　　　经前乳胀经不调　跌打散瘀浸酒饮

【应用】1.用于月经不调，乳房胀痛及跌打损伤。本品辛甘温，辛散温行而不燥，有行气解郁以调经脉，活血散瘀止痛之功效。

治月经不调。可单用玫瑰花水煎去渣浓缩加红糖收膏服。

治肝郁气滞，月经不调，经前乳房胀痛。玫瑰花与当归、柴胡、白芍、香附等同用。

治跌打损伤，瘀血肿痛。玫瑰花与当归、赤芍、乳香、没药、白芍、香附等同用散瘀消肿止痛，或单酒浸服。

2.用于肝胃气痛症。本品辛温清香浓烈，和而不猛，有柔肝醒胃行气止痛之功效。

治肝胃气痛。玫瑰花阴干，冲汤代茶服。《纲目拾遗》也可以玫瑰花与陈皮、白芍、防风、香附、砂仁、白术、麦芽、苏梗、青皮等同用。

3.用于乳痈，肿毒初起。玫瑰花与辛香入肝，行气活血化瘀。

治乳房初起和肿毒初起。玫瑰花阴干为末，陈酒食后服。玫瑰花与当归、赤芍、防风、白芷、金银花、蒲公英等同用。

此外，本品与红花、当归、水煎服。能治新久风痹。

【炮制】玫瑰花　取原药材，除去杂质，花柄、蒂，即可入药。

【用法】3~10克水煎服，亦入丸散。也可以研末冲服。

◎ 香橼　出《本草图经》

【别名】香圆、陈香园、香橼柑等。

【基原】香橼为芸香科植物枸橼或香圆的干燥成熟果实。

【主产地】江苏、浙江、广东、广西、四川等省区。香圆多栽培于园圃内、农村周围；

枸橼多栽培于低山或丘陵地带。

【采集·药材质量】秋季果实成熟时采摘，放2~3天，待果实表面略平时，切片晒干。枸橼片外皮黄色或绿色，为圆形或长圆形，切开面淡黄色，表面粗糙，果皮部分占横切面1/2，瓤囊12~16室，纵切面中心柱较坚实，质较软，气芳香，味初甜而后酸苦。香圆为球形和半球形状片，表面黑绿色或黄棕色，横切面果皮为淡黄白色，中央有瓤囊10~12室，每瓤内有种子数枚。气香，味酸而苦。（见图191）

【主要成分】枸橼、香圆均含橙皮甙、柠檬酸、草果酸、果胶、鞣质、维生素C及挥发油等。

【药理】所含挥发油对胃肠道有温和的刺激作用，和促进肠胃蠕动和消化液分泌，排除肠胃积气，并有祛痰作用。

【性味归经】辛、苦、酸，温。归肺、肝、脾、胃经。

【功效】疏肝解郁，理气宽中，化痰止咳。

【歌诀】　　辛苦酸温有香橼　　脾虚咳嗽祛湿痰
　　　　　　肝失疏泄胁胀满　　脘腹胀嗳气吞酸

【应用】

1.用于肝失疏泄，脾胃气滞脘腹胀满痛。本品为味酸入肝，苦降温行，是一味理气和中，温而不燥，功似佛手，力较和缓的理气药。

治气滞胃寒，两肋胀满，胃脘刺痛，肚腹隐痛。香橼与香附、乳香、乌药、延胡索、厚朴、五灵脂、熟大黄、檀香、生蒲黄、降香、木香、零陵香、沉香、丁香、排草香、砂仁、高良姜共为细末，蜜为丸服。疏肝解郁，理气和中，散寒止痛。（现代《天津市中成药规范》十香止痛丸）

治脘腹痞满，欲吐不吐，欲泻不泻。香橼与陈皮、枳壳、陈茶叶水煎服。疏肝和胃，宽中消痞。（清《医学心悟》四陈汤）

治呕恶食少，嗳气吞酸。香橼、砂仁、木香、藿香、陈皮、半夏、神曲、麦芽同用。

2.用于痰多痰湿咳嗽。本品苦温燥湿，下气消痰。

治痰湿咳嗽。香橼与陈皮、茯苓、枳实、甘草等同用。

【炮制】香橼　取原药材，洗净闷透，切丝晒干入药。

【用法】3~10克水煎服，亦入丸散。

◎ 大腹皮　出 唐 侯宁极《药谱》

【别名】槟榔皮、大腹毛、茯毛等。

【基原】大腹皮为棕榈科植物槟榔的干燥果皮。

【主产地】台湾、福建、广东、广西、海南等省区。多栽培于阳光充足，湿度大的林间、村旁。

【采集·药材质量】冬春二季采收成熟的果实，剥下果皮习称"大腹皮"，打松，置水中浸泡，再晒干习称"大腹毛"。打松果皮松软如毛成缕，纤维纵向排列，内凹陷呈

硬壳状，光滑，体轻松，质柔软，易纵向撕裂，无臭，味淡。以体轻、黄白色、质柔韧、无杂质、干燥、无臭者佳。（见图192）

【主要成分】本品主含槟榔碱、槟榔次碱、儿茶素等。

【药理】1.本品有兴奋胃肠道平滑肌，促进胃肠动力作用。2.有利水作用。3.有止泻，抗病毒，抗癌及预防胃溃疡等作用。临床上多用于治疗脚气，肿满腹胀。

【性味归经】辛，微温。归脾、胃、大小肠经。

【功效】下气宽中，利水消肿。

【歌诀】　　辛微温药大腹皮　　导滞善行胃肠气
　　　　　　水肿脚气及胀满　　宣开肺气小便利

【应用】

1. 用于气滞湿滞脘闷腹胀痛。本品性味与槟榔略同，但下气较缓，入脾胃二经，主寒热不调，逆气痰湿中焦，为宽中利气之捷药也。

治外感风寒，内伤湿滞，恶寒发热，头痛，胸膈满闷，脘腹疼痛，恶心呕吐，肠鸣腹泻等。大腹皮与藿香、紫苏、茯苓、土白术、半夏曲、陈皮、厚朴（姜汁炙）、桔梗、炙甘草、白芷共为细末，加生姜、大枣水煎服。化湿解表，理气和中。（宋《太平惠民和剂局方》藿香正气散）

治三焦痞滞，水饮停积，肋下虚满，腹时刺痛。大腹皮与槟榔、沉香、砂仁、青皮、木香、白豆蔻、三棱、半夏共为细末，糊为丸，陈皮汤下。化湿导滞，行气消痞。（元《卫生宝鉴》三脘痞气丸）

治三焦气逆，解大便秘滞，下胸胁满胀。大腹皮与紫苏、独活、沉香、木瓜、川芎、白术、木香、甘草、槟榔、陈皮水煎服。理气和中，导滞消痞。（宋《传家秘宝方》大三脘散）

治一切气不和，或事不遂意，郁滞之气留滞不散，停于胸膈诸症。大腹皮与陈皮、半夏、茯苓、甘草、木通、赤芍、肉桂、桑皮、青皮、羌活、紫苏、甘草，加大枣、生姜水煎服。化痰消滞，理气宽胸。（宋《太平惠民和剂局方》分心气饮）

2. 用于水肿，脚气肿满。本品性轻而浮，散无形之滞气，通水之上源，疏通下泄，消上下水肿脚气。

治阳虚水肿，半身以下肿甚，胸腹胀满，或腹大身重，倦怠食少，手足不温，口中不渴，大便溏薄，小便短赤，苔腻，脉沉迟或沉细。大腹皮与炮附子、白术、茯苓、炮干姜、姜厚朴、木瓜、木香、草果、炙甘草、生姜、大枣水煎服。温阳健脾，行气利水。（宋《严氏济生方》实脾饮）

治一身悉肿，肢体沉重，下肢肿胀，胸腹胀满，上气喘促，小便不利，苔白腻，脉沉缓。大腹皮与生姜皮、桑白皮、陈皮、茯苓皮共为散，水煎服。利水消肿，行气健脾。（汉《华氏中藏经》五皮饮）

治脾虚气滞，水湿停留之水肿，小便短赤，胸腹胀满，饮食不下，不能平卧，喘满倚息等。大腹皮与赤茯苓、白术、泽泻、槟榔、陈皮、木瓜、木香、砂仁、桑白皮、紫苏、

第十四章　理气药

麦冬共为粗末，加灯心草水煎服。健脾渗湿，利水消肿。（明《奇效良方》导水茯苓汤）

治妊娠水肿，下肢肿甚，疲乏无力。大腹皮与白术、陈皮、茯苓、生姜共为细末，米饮送下。健脾利水消肿。（宋《全生指迷方》白术散）

治脚气胀满冲心，胸膈满闷。大腹皮与木瓜、紫苏、羌活、木香、甘草水煎服。化湿宽中，利水消肿。（宋《传家秘宝方》木瓜散）

治脚气水肿。大腹皮也可以与槟榔、木瓜、紫苏、薏苡仁等同用。

【炮制】大腹皮　　取原药材，拣去杂质，碾轧至软，或敲打松软，筛去尘屑，入药。

【用法】10~30 克水煎服，亦入丸散。

◎ 甘松　出《本草纲目》

【别名】香松、甘松香等。

【基原】甘松为败酱科植物甘松或宽叶甘松的根及根茎。

【主产地】主产西南高原地带，甘肃、西藏、青海、四川等省。多生长于高山草原地带。

【采集·药材质量】春、秋采挖，以秋季采挖较好。除去泥沙、残茎及须根，晒干。甘松干燥的根茎及根，弯曲如虾，上粗蓬松下细，外层棕黑色，内为棕黄色，膜质片状或纤维状，地上茎残基中空，显棕色。主根条柱形，单一，有的数股交结，并列成分枝，表面皱缩，呈棕褐色，常裂成片状，中心木质部灰棕色，老根下部为单一中柱，而上部有2~4 个分体中柱。幼根、须根弯曲，表面皱缩，浅棕黄色。以主根肥大、条长、芳香浓郁、干净无杂、味甘辛者佳。（见图 193）

【主要成分】本品主含马兜铃烯、甘松酮、德比酮、缬草酮、广藿香醇。宽叶甘松含呋喃香豆精类化合物甘松素、甘松醇、喔绕瑟洛醇、白芷素等。

【药理】1. 甘松有镇静和安定作用。2. 所含缬草酮有抗心率不整作用。3. 宽叶甘松能使支气管扩张，其醇提取物对实践动物离体大肠、小肠、子宫、支气管有抗组织胺、5-羟色胺及乙酰胆碱作用，还能抗氢化钡引起的平滑肌痉挛，故对平滑肌有直接作用，临床上治疗哮喘、咳嗽、下泻腹痛等，可能与此有关。4. 另外还有降压，抗心肌缺血，抗胃溃疡作用。

【性味归经】辛、甘，温。归脾、胃经。

【功效】理气止痛，醒脾开胃。

【歌诀】　甘松辛甘温行气　　止痛开郁醒脾机
　　　　　寒郁气滞脘腹胀　　煎洗可治湿脚气

【应用】

1. 用于气滞寒凝，脘腹胀痛，不思饮食。本品入脾胃芳香醒脾，畅胃之药也，有扶脾顺气，开胃进食之功效，且温而不热，香而不燥，甘而不滞，尤适用于老人病后脾胃虚弱之人。

治老人或病后脾胃虚弱，不思饮食。甘松与人参、白术、炙黄芪、茯苓、陈皮、砂仁、炙甘草、生姜、大枣水煎服。

治气滞寒凝，脘腹胀满痛。甘松与藿香、丁香、木香、香附、良姜、紫苏、厚朴、生姜、大枣等同用。

治各种胃痛。甘松与木香、厚朴水煎服。(《四川中医》)

2.用于思虑伤脾,气机郁滞不思饮食。本品芳香开郁醒脾,加入脾胃药中,醒脾开胃。

治思虑伤脾,不思饮食,胸脘痞闷。甘松与党参、白术、茯苓、陈皮、炒山楂、麦芽、鸡内金、紫苏等同用,醒脾开胃,行气消胀。

此外,甘松配荷叶、藁本煎汤洗浴治脚气,有收湿拔毒之功;单味泡水漱口可治牙痛,口臭。

【炮制】甘松　取原药材,拣去杂质,洗净稍闷,切段,晒干入药。

【用法】3~10克水煎服,亦入丸散,外用适量。

◎ 九香虫　出《本草纲目》

【别名】屁板虫、打屁虫、臭屁虫等。

【基原】九香虫为蝽科昆虫九香虫的干燥体。

【主产地】安徽、浙江、江苏、福建、台湾、广东、广西、湖南、湖北、四川等省区。多隐藏石隙土墙缝隙,温暖、干燥、向阳的地方。

【采集·药材质量】冬、春两季捕捉,入容器内加酒密闭,闷死,取出晒干入药。表面棕褐色,六角状,椭圆形,扁平,头呈三角形,背部有膜质半透明的翅2对,背部有节,胸部的足多已脱落,腹部棕红色至棕黑色,油光,质脆,易折断,断后腹内有浅棕色油样粉状物。以个大小均匀、质脆、油性大、无蛀、无腐、干燥、异香臭、味微咸者佳。(见图194)

【主要成分】本品主含脂肪、蛋白质、甲壳质。脂肪中主含硬脂酸、棕榈酸、油酸等。

【药理】本品体外实验对金黄色葡萄球菌、痢疾杆菌等有抑制作用。

【性味归经】咸,温。归肝、肾经。

【功效】理气止痛,温中助阳。

【歌诀】　性味咸温九香虫　寒郁中焦肝胃痛
　　　　　阳虚兼瘀脘腹胀　肾虚阳痿腰膝冷

【应用】

1.用于寒郁肝胃不和脘腹胀痛。本品温通散滞利膈,其性走窜,兼能理气,尤适用于胃寒冷痛兼有瘀滞。

治胃寒兼瘀滞疼痛。九香虫与良姜、香附、五灵脂、蒲黄、莪术、延胡索等共为末,温开水送服。散寒祛瘀,理气止痛。

治寒郁肝胃不和,九香虫与柴胡、白芍、陈皮、防风、白术、良姜、香附、木香、川楝子等同用。调和肝脾,散寒止痛。

治膈间滞气,肝肾亏损。九香虫(半生半熟)与陈皮、白术、杜仲共为细末,炼蜜为丸,白汤或盐汤送下。(明《摄生众妙方》乌龙丸)

治胸脘胁痛。九香虫与全蝎研末,蜜为丸服。(《吉林中草药》)

2. 治肾虚阳痿，腰膝酸冷痛。本品性温入肝肾，兴阳益精，治肾虚阳痿。

九香虫与黄芪、当归、白芍、熟地、山茱萸、巴戟天、菟丝子、枸杞子、淫羊藿、补骨脂、肉苁蓉、韭子等同用，壮阳起痿。

【炮制】九香虫　购进原药材，拣去杂质，筛去尘屑，文火微炒，放凉入药。

【用法】3~10克水煎服，多入丸散为佳。

◎ 柿蒂　出《本草拾遗》

【别名】柿钱、柿丁、柿子把等。

【基原】柿蒂为柿科植物柿树成熟果实的宿存花萼。

【主产地】河南、河北、山东、安徽、江苏等省。多栽培在田头、地边、农村房前屋后、果园。

【采集·药材质量】冬季收集成熟柿子的果蒂，去柄，晒干。干燥的果蒂呈盖状，顶端中央有一短柄，或脱落留下的一圆孔痕，中部较厚，边较薄，多四裂向上反卷，外表多红棕色。以表面红棕色、完整、质厚、干燥、不蛀、味涩者佳。（见图195）

【主要成分】本品含齐墩果酸、白桦脂酸、熊果酸、葡萄糖、果糖、酸性物质、和中性脂肪油、并含鞣质。

【药理】1. 柿蒂具有抗心律失常作用，柿蒂提取物小鼠腹腔注射，能显著对抗氯仿诱发的心颤，亦能对抗乌头碱、氯化钡所致大鼠心律失常。2. 还有镇静作用，延长睡眠时间。3. 有一定抗生育作用。

【性味归经】微苦、涩，平。归肺、胃经。

【功效】降逆止呃。

【歌诀】　柿蒂药微苦涩平　降逆止呃是专能

【应用】

用于呃逆呕秽症。本品苦涩，善降逆气，为治呃要药。性平不寒不燥。寒、热、虚、实、滞、痰皆可辨证配伍用之，且不可轻视之。

治胃气虚寒，失于和降，呃逆不已，胸腹痞闷，舌淡苔白，脉沉迟。柿蒂与人参、丁香、生姜水煎服。温补胃气，散寒降逆。（明《症因脉治》丁香柿蒂汤）本方加减可用于治疗顽固性呕逆、胆汁返逆性胃炎、肿瘤化疗后消化道反应。

治胃热呕逆，声音响亮。柿蒂与半夏、竹茹、黄连、代赭石、生姜水煎服。清热降逆。

治痰浊不降，呕逆不止。柿蒂与陈皮、半夏、茯苓、甘草、枳实、生姜等同用。燥湿化痰，降逆和中。

治宿食不消，饱闷呕秽。柿蒂与炒山楂、麦芽、炒莱菔子、陈皮、半夏、生姜等同用。消食和胃，降逆止呕。

【炮制】柿蒂　取原药材，拣去杂质，即可入药。

【用法】5~30克水煎服，亦入丸散。

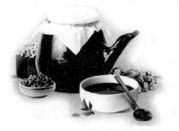

第十五章 消食药

凡是以消食导滞，促进消化，治疗饮食积滞，恢复肠胃运化功能为主要作用的药物，称消食药，也叫消导药。

◎ 山楂　出《本草衍义补遗》

【别名】红果子、酸楂、棠球子等。

【基原】山楂为蔷薇科植物山楂、野山楂、山里红成熟的干燥果实。

【主产地】北山楂、山里红主产山东、河北、河南、陕西等省；南山楂主产云南、四川、贵州等省。多栽培在山坡、路边、溪边、疏林、灌木丛中。

【采集·药材质量】秋末果实成熟时采收，横切厚片，晒干。北山楂干燥果实多呈球形或梨形。表面深红色，光泽，满布红白色斑点，顶端有宿存花萼，基部有果柄或残痕。切断面果肉深黄色至浅黄色，可见 5~6 粒淡黄色种子，气微清香，味酸甜。以个大均匀、饱满、肉厚、无蛀者佳。以北山楂较优。南山楂为野生山楂的成熟果实，表面灰红色，个头较小，核大肉薄较北山楂质次。山里红果实呈球形，表面紫红色，有光泽，满布灰白色斑点，个头大于北山楂，味甜酸，质次于北山楂。（见图 196）

【主要成分】北山楂含酒石酸、柠檬酸、山楂酸、黄酮类、内酯、糖类及甙类。野山楂主含柠檬酸、山楂酸、鞣质、皂甙、果糖。均含维生素 C、槲皮素、草果酸等。

【药理】1. 山楂有扩张血管、降低血脂、降低血压、强心、抗心律失常、增加冠状动脉血流量、收缩子宫作用。2. 增加胃中消化酶的分泌，促进消化，可促进脂肪分解。所含各种有机酸，能提高蛋白酶活性，易消化肉食。3. 抗菌作用，对各种痢疾杆菌，绿脓杆菌，有明显抑制作用。临床可用于治疗急性菌痢、小儿腹泻、冠心病等。

【性味归经】酸、甘，微温。归肝、脾、胃经。

【功效】消食化滞，行气散瘀。

【歌诀】　　山楂微温酸甘味　　活血散瘀消油腻
　　　　　　痛经恶露疝气痛　　泻痢腹痛及胸痹

【应用】

1. 用于肉食积滞，胃脘腹满诸积症。本品酸甘温，入脾胃，能消食化滞，尤为消化油腻肉食积滞要药。其性和缓不峻，幼科用之最多。

治食积停滞，胸脘痞满，嗳腐吞酸，恶食呕逆，大便不调，舌苔厚腻，脉滑。炒山楂与六曲、半夏、茯苓、连翘、陈皮、炒莱菔子共为细末，水泛为丸，温开水送服，或水煎服。消食和胃。（元《丹溪心法》保和丸）

治脾胃虚弱，饮食停滞，消化不良，纳呆，脘腹胀痞，大便溏薄，苔腻微黄，脉虚弱。山楂与人参、炒白术、木香、酒黄连、茯苓、甘草、陈皮、炒神曲、砂仁、炒麦芽、山药、煨豆蔻共为末，水泛为丸，温开水送下。健脾消食。（明《证治准绳》人参健脾丸）

治小儿停食停滞，消食不良，脘腹胀痛，呕吐泄泻，小便不利，或感受风寒，身热头痛，腹痛泄泻，烦躁不宁。山楂与炒白术、茯苓、陈皮、半夏、姜厚朴、紫苏、藿香、炒麦芽、木香、苍术、天花粉、泽泻、猪苓、白芷、桔梗、滑石、砂仁、神曲、琥珀面共为细末，朱砂为衣，炼蜜为丸，温开水送下。消食健脾，理气化湿。（现代《全国中药成要处方集》天津方·小儿四症丸）

治小儿消化不良。山楂与六曲、麦芽水煎服。

治食积呕吐。山楂炭与陈曲、鸡内金共为细末。姜汤送下。（上两条选自《河南中草药手册》）

2. 用于泻痢腹痛，疝气疼痛。本品消食化积，积去脾健以止泻，酸入肝行气散瘀止痛。

治泄泻不止。炒山楂炭与土白术、车前子水煎加红糖服。

治痢疾初起，不论赤白皆效。山楂与葛根、苦参、陈皮、陈松罗茶、赤芍、麦芽、黄连煎汤送下。消积化瘀，清热止痢。（清《程国彭》治痢散）

治久痢，见滑泄无度，稍进食，饮水腹泻即作，羸弱神疲，面色萎黄，舌质淡红，舌苔薄白，指纹暗滞。焦山楂与煅龙骨、煅牡蛎、赤石脂、罂粟壳、车前子、薏苡仁水煎服。涩肠止泻，益脾和中。（现代《实用专病专方临床大全第二集》止泻方）

治红白痢疾。山楂与乌梅水煎加红糖服。（《验方》）

治痢疾赤白相兼。炒山楂为末，红痢白糖水冲服，红白相兼，蜜炒糖各半水调冲下。白痢红糖水冲服。

治寒湿气小腹痛，外肾偏大肿痛。山楂与茴香各等分共为末，盐、酒调空心热服。（《百一选方》）

治疝气偏坠疼痛。山楂与橘核仁、小茴香、青皮、川楝子等同用。消胀理气散结。若寒偏重加吴茱萸、荜澄茄等。

3. 用于瘀血经闭及产后瘀阻腹痛。本品性温行气化瘀止痛。

治瘀血经闭。山楂与当归、川芎、桃仁、红花、益母草等同用；偏寒加桂枝、艾叶、偏热加大黄增加祛瘀通经之效。

治产后瘀阻腹痛，恶露不尽，腹痛拒按。可单用山楂煎水加红糖服，童便服；或山楂与当归、川芎、焦姜、益母草、桃仁、延胡索等同用。祛瘀止痛。

此外，近些年来很多报道用山楂治疗冠心病、高血脂、高血压都有一定治疗。

【炮制】山楂　购进山楂片，拣去杂质，筛去尘屑，即可入药。

炒山楂　取山楂片，入锅中火炒至颜色加深，取出放凉入药。

山楂炭　取山楂片，入锅武火炒至表面焦黑，内焦褐色，灭火星，取出放凉入药。

【用法】10~15克水煎服，大剂量可用至30克，亦入丸散。炒山楂减其酸味，缓和对胃的酸性刺激，善消食化积，多用于停食，脾虚积滞和小儿消化不良；山楂炭味苦涩，有收涩止泻止血功能，多用于止泻瘀血出血。余病症则用山楂。

【临床报道】

1. 心胸宁

【组成】瓜蒌18克，薤白9克，半夏8克，川芎9克，柴胡9克，丹参30克，山楂30克，郁金10克，木香6克，甘草6克。

【功能】化瘀活血，开胸理气。

【适应症】冠心病、高心病及不明原因性胸痛。

【用法】水煎30分钟，滤汁服，每天1剂，早晚分服。

【疗效】共治53例，治愈15例，显效30例，好转6例，无效2例，总有效率达96.30%。

【方源】徐光华《心胸宁治疗心血管疾病53例》，《陕西中医》1991，（2）：149。

2. 治疗绦虫病　用鲜山楂2斤（干品半斤，小儿酌减）洗净去核，下午3时开始零食，晚上10点吃完，晚饭禁食。次晨用槟榔2两加水煎至1茶杯，1次服完，卧床休息。有大便感觉尽量坚持一段时间再大便，即可排出完整绦虫。冬天应坐温水便桶上大便，避免虫体遇冷收缩而不完整排出。观察40例均有效。（摘抄自《中药大辞典》山楂）

◎ 神曲　出《药性论》

【别名】六曲、六神曲等。

【基原】神曲为辣蓼、青蒿、杏仁等药加工后与面粉、麸皮经混合加工发酵制成的曲剂。

【主产地】全国大部分地区均有加工。

【制作·药品质量】用面粉、麸皮、赤小豆粉、杏仁泥与青蒿、辣蓼、鲜苍耳子自然汁加适量水混合拌匀，干湿适宜，做成小块，置箩内覆盖麻叶，保温发酵一周，长出黄菌丝取出，切成小块晒干。干燥神曲呈长方形或正方形块状，外表土黄色粗糙，质硬脆易断,断面不平,类白色,可见未被粉碎的残渣和发酵后的空洞,有陈腐气,味苦。以块完整、陈久、无蛀、干燥味甘辛者佳。(见图197)

【主要成分】本品主含酵母菌、酶类、维生素B复合体、麦角固醇、挥发油、甙类、淀粉、蛋白酶、脂肪等。

【药理】本品有促进胃液分泌的功能,和增加胃肠的推动力功能,有助消化增进食欲的功能。

【性味归经】甘、辛,温。归脾、胃经。

【功效】健脾和胃,消食调中。

【歌诀】　神曲性味辛甘温　消食健胃不失真
　　　　　建曲消食治外感　产妇回乳亦称心

【应用】

1. 用于饮食停滞,消化不良。本品辛甘气平,功多消导,健脾和胃,消食下气,化滞调中,又善消谷类酒食之积。

治食积停滞,胸脘痞满,嗳腐吞酸,恶食呕逆,大便不调,舌苔黄腻,脉滑等。神曲与山楂、半夏、茯苓、连翘、陈皮、莱菔子共为细末,水泛为丸,温开水送服。消食和胃。(元《丹溪心法》保和丸)

治脾虚不能磨食。神曲与人参、白术、枳实、砂仁共为细末,饴糖为丸,白酒下。健胃消食。(《方脉正宗》)

治小儿食积,脘腹胀痛,或痰多抽搐。神曲与天南星、朱砂、巴豆霜共为细末,温开水送服。消食化积,祛痰定惊。(现代《全国中药成药处方集》保赤万应散)

主治脾胃不和,中满痞塞,心腹膨胀,肠鸣泄泻,不思饮食。炒神曲与炒麦芽、人参、白术、陈皮、青皮、砂仁、厚朴、干姜、炙甘草共为细末,水泛为丸,温开水送服。健脾甦胃。(明《景岳全书》启脾丸)

2. 用于泻痢症。本品消食调中,助脾胃运化水谷,其性涩,又有涩肠止泻之功。

治大人小儿脾胃不和,伤冷泄泻下痢,面黄心痛,肠癖气块等。神曲与丁香、诃子、干姜、半夏、厚朴、陈皮、甘草、生姜水煎服。温中散寒,收涩止痢。(宋《幼幼新书》张氏家传方·丁香煮散)

治久痢脾胃具虚。神曲与党参、土白术、山药、炒薏苡仁、炒芡实、姜炭、炒扁豆、麦芽、砂仁、桑螵蛸(盐炒)、覆盆子(盐炒)水煎服。温补脾胃,收涩止痢。(清《揣摩有得集》久痢除根方)

治产后冷痢,脐腹刺痛。炒神曲与熟地黄、白术共为散。粥饮调下。(宋《太平圣惠方》神曲散)

治虚弱久痢。神曲与人参、白术、茯苓、苍术、升麻、白芍同用。益气健脾,和中止痢。(宋《幼幼新书》治虚弱患者痢方)

治暴泻。炒神曲与吴茱萸(制)共为细末,醋糊为丸,空心米饮下。(宋《百一选方》

断下丸）

此外，本品略兼解表之功，尤适于内伤外感病应用。另外，制含金石，贝壳之类药物的丸汤中，多用神曲为糊，以助消化。如磁朱丸，生铁落饮内均有神曲。

【炮制】神曲　购进原药材，即可入药。

炒神曲　取麸皮入炒锅，武火加热，当大冒烟时，放入神曲块，炒至表面黄色，去残麸放凉入药。

【用法】10~30克水煎服，亦入丸散。产妇回乳用至100克水煎服。炒神曲解表之力减弱，多用于消食止泻等；余病症则多用神曲。

【附药】建神曲　出《纲目拾遗》别名：泉州神曲、建曲、百草曲等。在制神曲药物基础上，再加紫苏、防风、荆芥、陈皮、枳实、香附、柴胡等40多味中药磨粉混合加适量水加之制块发酵而成。主产福建泉州。性味苦温。有消食导滞，解表散寒之功效。常用于消化不良兼有温邪表症等。用法：10~15克水煎服，亦入丸散。（见图197）

◎ 麦芽　出《本草纲目》

【别名】大麦芽、麦蘖等。

【基原】麦芽为禾本科植物大麦的成熟种子经发芽干燥而成。

【主产地】全国各地多有加工。

【制作·药材质量】将大麦水浸透（夏一日，春秋二日，冬三日），捞出放筐内，约10厘米左右厚，外盖蒲包，日淋水3次，保持一定湿度和温度，待芽长到5~10毫米时，取出晒干而成。大麦芽呈棱形，上端有长3~5毫米黄色幼芽，下有须根，表面黄白色至浅黄棕色，腹中央有褐色纵沟，质硬，断面粉性，白色。以粒大、饱满、色黄、芽根完整、无腐无蛀、干燥无杂、味甘者佳。（见图198）

【主要成分】大麦芽主含淀粉酶、转化糖酶、维生素B1、磷脂、麦芽糖、葡萄糖、微量麦芽碱、禾草碱、蛋白质、氨基酸、细胞色素C等。

【药理】1.本品所含消化酶及维生素B有助消化作用。麦芽煎剂对胃酸和胃蛋白酶的分泌有促进作用。所含蛋粉酶不耐高温，煎剂的消化淀粉酶的效力仅相当于粉剂的1/3，炒黄后效力约丧失一半。2.生麦芽中所含麦角类化合物有抑制促乳素分泌作用。3.麦芽浸膏口服有降低血糖作用。

【性味归经】甘，平。归肝、脾、胃经。

【功效】消食开胃，舒肝回乳。

【歌诀】　　大麦芽性味甘平　　脘腹胀消食和中
　　　　　　疏肝下气胁肋胀　　乳胀回乳可收功

【应用】

1.用于面食积滞，消化不良及泄泻。本品甘平入肝、脾、胃。消化一切饮食积滞，为补脾助胃消化要药，尤善消面食之积。

治脾胃虚弱，消化不良，纳呆，脘腹痞胀便溏，脉虚。炒神曲与人参、炒白术、茯苓、炙甘草、陈皮、炒麦芽、炒山楂、山药、砂仁、木香、肉豆蔻（煨）、酒炒黄连共为细末，水为丸，温开水送服。健脾消食。（明《证治准绳》人参健脾丸）

治伤食或湿阻，脘腹胀痛，恶食吐酸。麦芽与陈皮、苍术、厚朴、甘草、砂仁、香附、山楂、神曲、枳壳、白芍共为散，生姜煎水冲服。行气消食。（明《增补万病回春》香砂平胃散）

治食伤脾胃，心腹满闷不快。麦芽与枳实、白术、神曲共为细末，水泛为丸服。健脾消食。（明《医学正传》曲蘖枳术丸）

快膈进食。麦芽与神曲、白术、陈皮各等分为末，蒸饼为丸，人参汤下。（《纲目》）

2. 用于肝郁不舒乳房胀痛，乳癖及产后回乳。本品入肝能舒肝解郁，以助肝木疏泄理气止痛，又有回乳之功效。

治肝郁气滞，乳房结块，推之可移，皮色不变，略感胀痛不舒。麦芽与柴胡、白芍、香附、橘叶、青皮、丝瓜络等同用。舒肝气，消瘀块。

治肝郁不舒，胁肋胀满。麦芽与柴胡、白芍、郁金、香附、川楝子、青皮等同用。舒肝下气。

治产后乳多，或需回乳，乳房胀痛。麦芽与炒神曲各100克，水煎当茶服。日一剂，连服3日可回乳。也可以当归、川芎、白芍、熟地、花椒水煎用于回乳。

【炮制】麦芽　取原药材，拣去杂质，即可入药。

炒麦芽　取净麦芽，入炒锅文火炒至表面棕黄色，取出放凉入药。

【用法】10~30克水煎服，亦入丸散。炒麦芽气香醒胃，消食回乳，多用于食积不消，产妇回乳。生麦芽偏于舒肝解郁，消食，临床酌情选用。

【附药】大麦苗　为大麦初春之幼苗，性平味甘，入肝胆脾胃。能舒理肝胆，清肝湿热，尤善治胆囊炎，利小便，退黄疸。用法：30~60克水煎服。

谷芽　为稻谷经发芽干燥而成加工品。性味甘平，归脾、胃经。有消食健胃作用。功效似麦芽，但没有舒肝作用。用法同麦芽。

◎ 莱菔子　出《本草衍义补遗》

【别名】萝卜籽、卜子等。

【基原】莱菔子为十字花科植物萝卜的成熟种子。

【主产地】全国大部分地区有产，主产河北、河南、山东、黑龙江等省。

【采集·药材质量】夏末种子成熟时采收，晒干，搓下种子，除净种皮，晒干。种子呈椭圆形或卵圆形，表面红棕色，剖开可见黄白色种仁，有油性，味甘辛。以粒大、红棕色、饱满、颗粒均匀、油性大、干燥、无腐无蛀者佳。（见图199）

【主要成分】本品主含脂肪油、挥发油、莱菔子素、芥子碱、黄酮等。

【药理】1. 本品生用或炒用均能增强兔离体回肠节律性收缩作用，抑制小白鼠的胃排空作用；对胃排空延迟可使食物不能过快进入小肠，从而有利减轻小肠消化作用，炒用作用强于生用。2. 本品水提物及所含芥子碱，硫酸氢盐有明显的降压作用。3. 水提物有一定的抗炎作用，对葡萄球菌、大肠杆菌、痢疾杆菌、伤寒杆菌多种致病皮肤真菌有抑制作用。4. 还有祛痰、镇咳、平喘改善排尿功能及降低胆固醇，防止动脉硬化作用。临床上可用于治疗老年性便秘，术后腹胀，小儿疳积等。

【性味归经】辛、甘，平。归肺、脾、胃经。

【功效】消食除胀，降气化痰，平喘。

【歌诀】　辛甘平药莱菔子　食不化中焦积滞
　　　　　脘腹胀嗳腐吞酸　痰壅盛平喘降逆

【应用】

1. 用于食积气滞胀满。本品味辛能散，味甘能和，化气开郁，消食除满。

消食除胀。莱菔子炒熟为末，每饭后少许，借以消食顺气，能增进饮食，除满开郁，再以参、芪、术以佐之，虽久服无妨。（近代《医学衷中参西录》）

治食积停滞，胸脘痞满，嗳腐吞酸，恶食呕逆，大便不调，苔厚腻，脉滑。莱菔子与山楂、神曲、半夏、茯苓、连翘、陈皮共为细末，水泛为丸，温开水送服。消食和胃。（元《丹溪心法》保和丸）（一方有麦芽）

治气血水鼓。莱菔子与黑牵牛子、白牵牛子、大腹皮、五灵脂、香附、木香、草果、葶苈子、急性子共为细末，温开水送服。利水消胀。（现代《重订十万金方》鼓胀类·96方）

治气膈膨胀。莱菔子（微炒）与白芥子、山楂子、香附、苏子共为细末，早饮食前白汤下。消食除胀。（明《本草汇言》五子散）

治一切气滞胀满，心腹痞塞，消化不良。莱菔子与小茴香、莪术、肉桂、陈皮、干姜、三棱、白术、甘草、牵牛子水煎服。益气化痰，消食导滞。（明《奇效良方》万和散）

治气胀气臌。莱菔子研，加水过滤取汁，浸砂仁过一夜，炒干，再浸再炒，共七次，将砂仁研末，每次3克，米饮下。（《朱氏集经验方》）

2. 用于咳喘痰多。本品味辛入肺，化痰止咳，有降气平喘之功。朱震亨曰："莱菔子治痰，有推墙倒壁之功。"生吐风痰，熟则化痰降气平喘治咳嗽。

治痰壅气滞，咳嗽，喘逆，痰多胸痞，食呆难消，苔白腻，脉滑。莱菔子与白芥子、苏子水煎服。温化痰饮，止咳平喘。（明《韩氏医通》三子养亲汤）

治远年喘息。莱菔子与杏仁、甘草、桑木内虫屎共为细末，糊为丸，姜汤下。祛痰定喘。（明《医学正传》祖传经验方）

治支饮咳喘气逆，胸满膈痛。莱菔子与桔梗、竹茹、枳实、苏子、白芥子、青皮、杏仁、桑白皮、竹沥、姜汁水煎服。止咳化痰，降气平喘。（明《医经会解》竹茹汤）

治积年上气咳嗽，多痰喘促，唾脓血。莱菔子研水煎食上服。（《食医心镜》）

治痢疾。莱菔子与白芍、大黄、木香水煎服。（《方脉正宗》）

此外，本品消食降气，调下痢后重，有止痛之功。

【炮制】莱菔子　取原药材，拣去杂质，洗净晒干入药。
　　炒莱菔子　取莱菔子入锅，文火加热，炒至鼓起破裂有香气出，出锅放凉入药。
【用法】6~10克水煎服，亦可研末服或入丸散。莱菔子生用长于吐风痰，用于痰涎壅盛。炒后性降，药性和缓，长于消食除胀，降气化痰平喘。
【注意】本品辛散耗气，降气，气虚无食积、痰滞者少服。若服，配参、芪、术更好。

◎ 鸡内金　出明 陈嘉谟《本草蒙荃》

【别名】鸡肫皮、鸡黄皮、化石丹、鸡胗等。
【基原】鸡内金为雉科动物家鸡的砂囊内壁。
【主产地】全国各地均产。
【采集·药材质量】杀鸡后，取出砂囊，剖开，趁热剥取内壁，洗净晒干。干燥的鸡内金为不规则长椭圆形的片状物，有波浪式皱纹。表面金黄色或黄褐色、黄绿色，质薄或脆，易折断，断面呈胶质状，有光泽。以片大、较完整、色黄、干燥、质脆、气微腥、味甘、无杂、干净者佳。（见图200）
【主要成分】本品主含胃激素、角蛋白、氨基酸、微量蛋白酶、淀粉酶和各种维生素等。
【药理】1.本品为粉口服，能增强胃蛋酶，胰脂肪酶活性，使胃液分泌增强，酸度和消化力提高，运动力增强，排空加快，消化力迟缓而持久。2.可加强膀胱括约肌收缩，减少尿量，提高醒觉。3.其煎剂加强放射性锶的排泄。
【性味归经】甘，平。归脾、胃、小肠、膀胱经。
【功效】消食健胃，涩精止遗。

【歌诀】　鸡内金药性甘平　　健脾胃消食疳症
　　　　　泌尿结石胆结石　　遗精遗尿均可用

【应用】
1.用于饮食停积，小儿疳积，泄泻等。本品甘平入脾胃，消食化瘀，为健胃之佳品。
治饮食停积，不思饮食。鸡内金与白术、陈皮、神曲、麦芽、山楂等同用，健胃消食。
治小儿疳积，鸡内金与穿山甲、鳖甲、山楂、槟榔、使君子共为细末服。化积消疳。
治伤食泄泻。鸡内金与白术、山楂、神曲、麦芽、茯苓、车前子等同用。健胃消食止泻。
治脾胃寒湿，饮食减少，长期泄泻。鸡内金与白术、干姜共研细末，熟枣肉制饼，木炭火烤干，当点心食之。（近代《医学衷中参西录》益脾饼）
治肝脾不调，腹满膨胀，消化失常。鸡内金与柴胡、白术、郁金、陈皮、麦芽等同用。健脾疏肝，化瘀破滞。

2.用于肾虚遗尿，遗精，沙石淋症。本品入小肠膀胱经，有治遗精遗尿之功效，又能化石。
治虚劳，上焦烦热，小便滑数，不可禁止。鸡内金与菟丝子、鹿茸、桑螵蛸共为细末，温清粥调下。（《圣惠方》）
治消渴，小便滑数白浊，令人羸瘦。鸡内金与黄芪、五味子共为粗末，水煎去渣服。

(《圣惠方》)

治砂石淋症，小便淋沥涩痛。尿中夹石者。菟丝子与黄芪、知母、白芍、硼砂、朴硝、硝石共为末，炼蜜为丸服。益气滋阴，化石通淋。（近代《医学衷中参西录》砂淋丸）

治石淋，小便淋痛，尿血或尿中夹石有砂石等。金钱草、海金沙、冬葵子、石韦、瞿麦水煎冲服鸡内金粉。清热通淋，利尿排石。（上海中医学院编《方剂学》三金汤）

此外，鸡内金与金钱草、海金沙、石韦、川牛膝、郁金、车前子、滑石等可用于治疗胆结石。

【炮制】鸡内金　取原药材，拣去杂质，残鸡皮，即可入药。

炒鸡内金　取砂入炒锅，中火加热，当砂灵活时，投入鸡内金，炒至鼓起卷曲，酥脆，至深黄色，去砂，放凉入药。

【用法】5~30克水煎服，为散服3~6克，研末服效果好，又省药材，又省钱。炒后易粉碎加工，增加健胃消食之功，多用于消化不良，小儿疳积，遗精，遗尿，泄泻等。余病症则用鸡内金。

【临床报道】岳美中：化、移、冲、排治胆结石。

排石处方：金钱草210克，海金沙30克，滑石12克，甘草3克，川楝子10克，石韦60克，车前子12克，云苓20克，泽泻、鸡内金各12克。

岳美中说：此方验证20余年，效果确切。具有清热利湿，促进排石功效，方中鸡内金，金钱草有化石，溶石作用，车前子、滑石清热利尿，茯苓、泽泻渗湿利尿。诸药合用可迅速加大尿量。川牛膝引结石下移，石韦扩张输尿管和尿道，利于结石再狭窄处排出。此方经多人验证，确有奇效。（现代《名中医治病绝招》岳美中·排石处方）

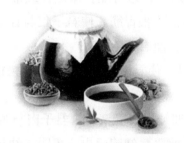

第十六章　驱虫药

凡是有驱杀人体寄生虫为主要作用的药物，统称驱虫药。

◎ 使君子　出《开宝本草》

【别名】留球子、五棱子、史君子、君子仁等。

【基原】使君子为使君子科植物使君子的成熟果实。

【主产地】台湾、福建、江西、广东、广西、云南等省。多生于平地、山坡、路旁、灌木丛中。宜栽培在温暖向阳背风，肥沃砂质土壤最好。

【采集·药材质量】秋末种子成熟果皮变紫黑时采收，晒干。果实呈长卵形，两头尖，呈棱状，有五棱，外皮黑褐色，平滑，微有光泽，质坚硬，体轻，不易折断，切断面上有五角星形，内藏种子一粒，种子长椭圆形，表面棕褐色，子叶二，肥厚，种仁黄色，有油性，味香甜。以个大、质硬、色黑、颗粒饱满、干燥、无蛀者佳。（见图201）

【主要成分】本品主含使君子酸、使君子酸钾、D-甘露醇、脂肪油、甾醇、果肉含葫芦巴碱、枸橼酸、琥珀酸、草果酸、蔗糖等。

【药理】1.使君子水或醇浸剂在体内可麻痹猪蛔虫，使君子酸钾对猪蛔虫也有抑制作用。使君子粉和百部粉合用均有一定的驱蛲虫作用。2.使君子水浸剂对堇色毛癣菌、同心性毛癣菌、许兰氏黄癣菌、奥杜盎氏小芽孢癣菌等皮肤真菌有不同程度的抑制作用。

【性味归经】甘，温。归脾、胃经。

【功效】祛虫消积，健脾。

【歌诀】　使君子甘温健脾　驱虫消滞疗疳疾

【应用】

1. 用于治疗肠内寄生虫病。杀虫药多苦辛，但本品味甘气温，既有杀虫之功，又益脾胃，尤以杀蛔虫最好。

治蛔虫和蛲虫。有单用使君子仁炒香嚼食服之，或带壳水煎服。

治蛔虫腹痛时作，有蛔疳，肚胀青筋。使君子仁与甘草、芜荑、苦楝子共为散服。杀虫止痛。（明《幼科证治准绳》使君子散）

治腹内诸虫腹痛，口吐清水。使君子仁与槟榔、石榴树根皮、大黄共为末，制丸服。（明《证治准绳》使君子丸）

治蛔虫，消化不良，面黄肌瘦，口吐清涎。君子肉与黄连、乌梅、炮姜、山楂、厚朴、芍药、枳实、陈皮、川楝子水煎服。健脾驱虫。（明《幼科百效全书》安虫饮）

2. 用于治疗小儿疳疾。本品甘温，既能杀虫又益脾胃助消化，去积滞，除虚热，治疳积，为小儿诸病之要药。

治小儿虫积日久成疳，脾虚胃热，面黄肌瘦，腹痛腹胀，发热口臭，大便溏薄。使君子仁与神曲、黄连、煨肉豆蔻、炒麦芽、槟榔、木香共为细末，猪胆汁为丸，空腹温开水调服。杀虫消积，健脾清热。（宋《太平惠民和剂局方》肥儿丸）

治小儿五疳，脾胃不和，心腹膨胀，时腹刺痛，不喜进食，渐致羸瘦。使君子仁与姜厚朴、陈皮、川芎共为细末，炼蜜为丸，陈皮饮送下。（宋《局方》使君子丸）

治黄病爱吃泥土、生米、木炭、瓦屑之类。使君子仁与槟榔、南星共为末，红曲打糊为丸，温开水送服。(《万病回春》)

【炮制】**使君子仁** 取原药材，打破取仁入药。

炒使君子仁 取使君子仁入锅，文火炒至微有香气，取出放凉入药。

【用法】10~15 克水煎服。宜打碎入煎，亦入丸散。炒使君子仁香甜易服，每日 1 次，嚼服 6~10 克，连用 3 天，小儿酌减。

【注意】使君子仁服量大可致呕逆、眩晕、呕吐、腹泻等反应。与茶同服亦能致呕、腹泻等反应。故用时忌茶，不可过量，若有呕逆，煎服使君子外壳可以缓解。

◎ 苦楝皮 出《证类本草》

【别名】楝皮、楝根皮等。

【基原】苦楝皮为楝科植物楝或川楝树的根皮或干皮。

【主产地】苦楝树全国各地均有分布，川楝树主产四川、广西、贵州等省。多野生路旁、沟边、农村周围等。

【采集·药材质量】以春末夏初剥取根皮或干皮，刮去栓皮，洗净晒干。以根皮为优。以不规则条状或槽状，长短宽窄不一，表面淡褐色或棕色，内面淡黄色，质坚韧，不易折断，断面不齐多木质纤维。以块大、皮厚、无栓皮、质坚韧、干燥、味极苦者佳。（见图188）

【主要成分】本品主含苦楝素、梣皮酮、苦内酯、苦楝子三醇、正卅烷、β-谷甾醇、川楝酮等。

【药理】1.苦楝素有驱虫作用，较山道年作用缓慢而持久，对蛲虫也有麻痹作用，25%~50%苦楝皮煎剂在体外对蛲虫有麻痹作用，对钩虫也有驱杀作用；2.对常见致病真菌也有明显的抑制作用。

【性味归经】苦、寒，中毒。归肝、脾、胃经。

【功效】清热燥湿，驱虫疗癣。

【歌诀】　苦楝皮苦寒有毒　　肠道寄生虫驱除
　　　　　清热燥湿疗疥癣　　为末油调外涂敷

【应用】

1.用于驱杀蛔虫，蛲虫，钩虫等。本品苦寒有毒，有驱杀蛔虫之功效，对蛲虫、钩虫也有较强的驱虫作用。民间使用已久，疗效确切。

治疗蛔虫，单有楝根白皮水煎服。（《千金要方》）

治胆道蛔虫所致的腹痛，脘腹阵痛。苦楝皮与槟榔、大黄、木香、厚朴、延胡索、使君子水煎服。攻下驱蛔，理气止痛。（现代《中西医结合治疗急腹症》胆道蛔虫汤）

治肠道多种寄生虫病，蛔虫、蛲虫、绦虫，腹痛时作，或吐蛔，或肛门瘙痒，或嗜食异物。苦楝皮与鹤虱、槟榔、铅粉（炒）、枯矾共为细末，面糊为丸，空腹温开水送服。驱杀肠道寄生虫。（宋《太平惠民和剂局方》化虫丸）

治虫积内阻腹痛拒按，大便秘结，脉象沉实。苦楝皮与槟榔、大黄、黑牵牛子、皂角同用，前3味为末，后二味熬膏，拌匀制丸，再用沉香、木香、雷丸研末为衣，早空腹砂糖水送服。驱虫攻积。（明《医学正传》万应丸）

杀蛲虫。苦楝皮与苦参、蛇床子、皂角共为细末，炼蜜为丸如枣大，纳入肛门。（《药物图考》楝皮杀虫丸）

治疗蛲虫。苦楝皮与百部、乌梅煎浓取汁，每晚保留灌肠，连用2~4天，疗效更佳。

治疗蛔虫肠梗阻，钩虫病。苦楝皮与槟榔、石榴皮水煎浓服有效。

2.用于湿疮疥癣。本品苦寒，能清湿热，有毒杀虫止痒。故治疗诸疮、湿疹、头癣、疥疮确有疗效。

治小儿诸疮，如恶疮、秃疮、浸淫疮。苦楝皮烧存性为粉敷之，或猪脂调涂。（《千金要方》）

治疥疮风虫。楝根皮与皂角各等分为末，猪脂调涂。（《奇效良方》）

治顽固性湿癣。楝根皮晒干烧存性，调茶油涂患处。（现代《福建中医药》1959，[2] 43.）

【炮制】苦楝皮　取原药材，除去杂质，洗净，闷透，切丝，晒干入药。

【用法】6~10克水煎服。鲜品15~30克，亦入丸散，外用适量。

【注意】苦楝皮有毒，不可过量或长期服，体虚有肝病者不易服。

【中毒与救治】中毒多因用量过大所致，主要症状：头晕，头痛，恶心呕吐，腹痛，烦躁不安，严重时出现吞咽困难，心动过速，心房纤颤，周身麻木，视力模糊，四肢痉挛，血压下降，神志恍惚，急性循环衰竭而死亡。

救治：1. 早期呕吐，洗胃，口服蛋清，藕粉。

2. 有痉挛者，应解痉，镇静治疗。

3. 静脉滴注葡萄糖生理盐水及葡萄糖水。

4. 必要时使用强心剂及呼吸中枢兴奋剂。

5. 中草药解毒可用绿豆250克，甘草30克水煎服。

◎ 槟榔　出　晋 李当之《药录》

【别名】大腹子、槟榔子、大白等。

【基原】槟榔为棕榈科植物槟榔的成熟果实。

【主产地】台湾、福建、广东、广西、云南、海南。国外有印度尼西亚、菲律宾、斯里兰卡、印度等。多栽培于阳光充足，湿度大的林间或村庄周围。

【采集·药材质量】春末秋初果实成熟时采摘，剥下果皮，取出种子晒干。干燥的槟榔成圆球形或扁球形，高1.5~3厘米，基部直径2~3厘米，表面淡黄棕色或黄棕色，质硬而坚实，横剖面呈大理石样花纹，气无，味苦涩。以果大、体重、饱满、坚实、干燥、无破损者佳。（见图192）

【主要成分】本品主含槟榔碱、槟榔次碱、缩合鞣质、脂肪、槟榔红色素、淀粉、树脂等。

【药理】1. 槟榔碱对猪绦虫有较强的驱虫作用，能麻醉全虫体，对牛绦虫仅能麻痹头部或未成熟的节片。对蛲虫、蛔虫、钩虫、鞭虫、姜片虫亦有驱虫作用。2. 水浸剂对毛癣菌、皮肤真菌，对流感病毒甲型某些株亦有一定的抑制作用。3. 槟榔碱有拟胆碱作用，兴奋胆碱受体，促进唾液，汗腺分泌，增加肠蠕动，减慢心律，降低血压，滴眼可使瞳孔缩小。

【性味归经】苦、辛，温。归脾、胃、大肠经。

【功效】杀虫破积，下气利水。

【歌诀】　　槟榔辛苦温驱虫　　消积导滞二便通
　　　　　治疗疟疾有疗效　　寒湿脚气属实症

【应用】

1. 用于肠道寄生虫病。《别录》："主杀三虫，疗寸白。"本品对绦虫、钩虫、蛔虫、姜片虫、蛲虫等多种肠道寄生虫，都有驱杀作用，尤其对绦虫疗效最好。

治绦虫病，症见绕脐腹痛，大便见白色块状物，以及检查有绦虫卵者。将南瓜子仁60~120克嚼服，隔2小时煎槟榔30~60克浓汁服。驱除绦虫。（上海人民出版社版《方剂学》驱绦汤）

治蛲虫、姜片虫。可单用槟榔水煎服，或配乌梅，或配黑丑末水煎服，优于单味煎剂。

2. 用于水肿脚气。本品宣利五脏六腑之壅滞，逐水气，散脚气，通上气，宽中气，泄下气之药也。

治遍身水肿，喘促气急，烦躁多渴，二便不利。槟榔与泽泻、赤小豆、商陆、羌活、大腹皮、椒目、木通、秦艽、茯苓皮加生姜水煎服。泻下逐水，疏风解表。（宋《严氏济生方》疏凿饮子）

治水肿，口渴气粗，腹坚，二便不利，脉滑数有力，属水湿热结，气机阻滞属实者。槟榔与黑丑、甘遂、芫花、大戟、大黄、青皮、陈皮、木香、轻粉共为细末，水糊为丸，空腹温开水送服。行气逐水。（明《景岳全书》舟车丸）

治肺、脾、肾三脏受伤，水气不化，积为肿满，渐成喘息，不能平卧者。槟榔与炒白芍、茯苓、猪苓、泽泻、车前子、肉桂水煎服。（《方脉正宗》）

治湿脚气，足胫肿重无力，行动不便，麻木冷痛，或挛急上冲，胸闷泛恶。槟榔与陈皮、木瓜、吴茱萸、紫苏、桔梗、生姜水煎服。温散寒湿。（宋《类编朱氏集验医方》鸡鸣散）

治脚气肿胀，上冲入腹，困闷，腹胀，喘急。槟榔与木瓜、吴茱萸（炒）水煎服。温散寒湿，行气消胀。（元《世医得效方》木瓜茱萸汤）

3. 用于食积气滞，湿热痢疾等。本品辛温入胃肠，破滞气，消食气，下肠胃有形之物，为下气之要药，破气极速，较枳壳、青皮尤甚。

治食积停滞，胸腹胀满，呕吐恶心，大便秘结。槟榔与枳实、厚朴、大黄、木香、乌药、青皮、神曲、麦芽、山楂、莱菔子、甘草共为细末，水泛为丸，饭前温开水送服。开胸顺气，消积导滞。（现代《全国中药成药处方集》开胸顺气丸）

治积滞内停，脘腹痞满疼痛，大便秘结，以及赤白痢疾，里急后重，舌苔黄腻，脉实。槟榔与木香、青皮、陈皮、黄连、黄柏、大黄、莪术、香附、牵牛子共为细末，水泛为丸，食后生姜汤送下。行气导滞，攻积泄热。（金《儒门事亲》木香槟榔丸）

治七情所伤，肝气郁结，胸膈烦闷，上气喘息，心下痞满，不思饮食，苔薄腻，脉弦细。槟榔与人参、乌药、沉香各等分水煎服。行气降逆，益气扶正。（宋《严氏济生方》四磨汤）

治下痢脓血，里急后重，日夜无度。槟榔与当归、白芍、大黄、黄芩、黄连、木香共为粗末水煎服。攻滞治痢。（金《素问病机气宜保命集》导气汤）

治湿热泻痢，腹痛便脓血，赤白相兼，里急后重，肛门灼热，小便短赤，苔腻微黄。槟榔与芍药、当归、黄芩、黄连、大黄、木香、肉桂、炙甘草水煎服。清热燥湿，调气活血。（金《素问病机气宜保命集》芍药汤）

4. 用于疟疾，痰阻膜原之热症。本品下气破结，消痰化积，祛邪除瘴，有化痰截疟之功效。

治体壮痰湿盛，疟疾数发不止，壮热寒战，头痛汗出，苔白腻，脉弦滑浮大者。槟榔与常山、厚朴、青皮、陈皮、草果仁、炙甘草水煎服。祛痰截疟。（宋《杨氏家藏方》截疟七宝饮）

治疟疾发作较久不止，热较高，津伤舌干口渴。槟榔与常山、草果、知母、贝母、乌梅、煨生姜、大枣水煎加陈酒发作前3小时服下。截疟祛痰。（宋《太平惠民和剂局方》常山饮）

治湿温痰湿阻于膜原，胸膈痞满，心烦懊恼，头眩口腻，咳痰不爽，间日发疟，苔厚如积粉，粗糙涩，脉滑而弦者。槟榔与柴胡、厚朴、枳壳、青皮、黄芩、桔梗、草果、炙甘草、荷叶梗水煎服。宣湿化痰，透达膜原。（近代《重订通俗伤寒论》柴胡达原饮）

此外，槟榔同陈皮为散，空心，生蜜汤下，可治醋心。《梅师集验方》槟榔水煎外洗可治阴毛生虱。

【炮制】槟榔　取槟榔个，用水浸泡3~5天，捞出用水淋透，飞刀切片，晒干入药。

炒槟榔　取槟榔片，入锅文火炒至焦黄色，取出放凉入药。

【用法】5~15克水煎服，亦入丸散，外用适量。单用驱绦虫、姜片虫时，最大量可用至60~120克。炒槟榔缓和了药性，免耗伤正气，并能减少恶心，腹泻，腹痛等副作用。多用于食积不化，疾滞、痢疾。余病症则用槟榔。

【注意】虚证慎用。

【临床报道】槟榔南瓜子联合疗法《实用内科学》

空腹口服50~90克南瓜子仁粉（如带皮南瓜子则为80~120克），2小时后服槟榔煎剂（槟榔片80克，加水500毫升，煎余150~200毫升滤液），再过半小时服芒硝（原方为硫酸镁水溶液）。一般3小时内即有完整活动的虫体排出。

◎ 南瓜子　出《现代实用中药》

【别名】南瓜仁、白瓜子等。

【基原】南瓜子为葫芦科植物成熟南瓜的种子。

【主产地】全国各地均有产。主产河北、河南、山东、江苏、山西、四川、云南、新疆等省。

【采集·药材质量】夏秋南瓜成熟时采摘，收集成熟种子，洗净晒干。以外表黄白色，扁椭圆形，一头稍尖，一头大而圆，边缘有棱，种皮较厚，内有两枚子叶，气香味甘。以粒大、均匀、饱满、干燥、无杂者佳。（见图202）

【主要成分】本品主含南瓜子氨酸、脂肪油、蛋白质、维生素A、维生素B_1、维生素B_2、维生素C、胡萝卜素等。

【药理】有效成分南瓜子氨酸，对绦虫中段或后段节片有麻痹作用，而对头及未成熟节片则无此作用，故对槟榔有协同作用。水溶液在体外能杀死蛲虫或蛔虫。南瓜子并能抑制血吸虫幼虫的生长发育。

【性味归经】甘，平。归胃、大肠经。

【功效】驱虫。

【歌诀】　南瓜子药性甘平　驱杀绦蛔血吸虫

【应用】

用于驱杀体内寄生虫。本品甘平无毒，不伤正气，有驱除绦虫，蛔虫，血吸虫之功效。

治绦虫病。南瓜子仁嚼碎吞服，隔2小时后再服槟榔煎成的浓汁。驱除绦虫。（上海人民出版社《方剂学》驱绦汤）也可以用鲜南瓜子1~2两研烂，加水制成乳剂，加冰糖或蜂蜜空腹顿服。

治蛔虫。南瓜子仁1~2两，研碎，加开水蜂蜜调空心服。（《闽东本草》）

治血吸虫病。南瓜子炒黄，研末，每日服2两，分2次服，开水加白糖冲服，十五日为1疗程。（《验方选集》）

【炮制】南瓜子　取原药材，去杂质即可入药。

炒南瓜子　将南瓜子入锅，文火炒至表面发黄，有香气出，出锅放凉入药。

【用法】60~120克研末，冷开水，蜂蜜或白糖水调服。

【临床报道】驱绦虫：用南瓜子研粉60~120克，凉开水冲服，两小时后服60~120克槟榔煎液，再过半小小，服玄明粉15克，促使泻下，当虫体排出时坐温水盆中，以利虫体整体排出。（现代《中级医刊》1965年第6期）

◎ 仙鹤草根芽　出《中华医学杂志》

【别名】狼牙草根茎、鹤草芽等。

【基原】仙鹤草根芽为蔷薇科植物龙芽草（即仙鹤草），带短小根茎的冬芽。

【主产地】同仙鹤草产地。

【采集·药材质量】春、冬季新株萌发前挖取根茎，去老根，取幼芽，洗净晒干。呈圆锥形或圆柱状形，外表黄白色，常弯曲，长约1~3厘米，外面包被数枚披针形的黄白色薄质鳞叶，基部棕色，质脆而易碎，略有豆腥气，味微甜后苦。以外表黄白色、整齐少缺损、干燥、味甜苦涩、略有豆腥气者佳。（见图203）

【主要成分】本品主含鹤草酚等。

【药理】能使绦虫吸盘失去吸着能力，并呈痉挛性麻痹被驱除体外。对猪蛔虫有持久的兴奋作用。对阴道滴虫、血吸虫、疟原虫等亦有抑杀作用。

【性味归经】苦，涩，凉。归肝、小肠、大肠经。

【歌诀】　鹤草芽药凉涩苦　绦虫滴虫可驱除

【应用】

用于驱杀绦虫，阴道滴虫。本品苦涩入肠道，善于驱杀绦虫，对阴道滴虫也有驱杀作用。

治绦虫。单用仙鹤草干燥研粉，晨空腹一次服下，并不用泻药。一般服药后5~6小时可排出体外。但近年来也可制成浸膏、鹤草酚结晶、鹤草酚粗晶片，治疗绦虫病也有一定疗效。治疗绦虫病，以上两种方法，无论采用哪一种，均在早晨空腹一次服下，服后半小时再服硫酸镁导泻。

此外，本品制成栓剂，置入阴道，对阴道滴虫也有一定杀灭作用。

【炮制】仙鹤草根芽　取原药材，去杂质，洗净，切段，晒干入药。

【用法】一般不入煎剂，用时研粉冲服，每日1次，晨空腹服下30~50克，小儿：0.7~0.8克/千克，外用适量。

【注意】本品有效成分不溶于水，不宜入煎剂。

◎ 雷丸　出《神农本草经》

【别名】雷实、竹苓等。

【基原】雷丸为多孔菌科植物雷丸菌的菌核。

【主产地】四川、云南、贵州、广西、陕西等省区。多生于病竹根部。

【采集·药材质量】春秋冬皆可采收，选枝叶枯黄的病竹，挖取根部菌核，洗净，晒干。为不规则的圆球形，大小不等，表面紫黑色或灰褐色，断面不平坦，粉白色或淡黄色，气无，味淡，嚼之初有颗粒样感觉，微带黏液性，久嚼溶化而无残渣。以紫褐色、个大、饱满、质坚、内白色、干净、无杂、味苦、嚼久无残渣者佳。（见图204）

【主要成分】本品主含一种蛋白酶称雷丸素，是驱杀绦虫的主要成分，但加热后失效，此酶在碱性溶液中，其分解蛋白质作用最大。

【药理】雷丸素的驱杀绦虫作用，是因其对蛋白酶的分解，致虫节破坏所致，对蛔虫、钩虫、阴道滴虫也有一定驱杀作用。

【性味归经】苦、寒，有小毒。归胃、大肠经。

【功效】杀虫。

【歌诀】　雷丸苦寒驱绦虫　钩蛔滴虫也可用

【应用】

用于绦虫、蛔虫、钩虫等疾病。本品苦寒入胃肠，能燥湿杀虫，咸寒清热消积，尤适合肠胃湿热，善驱杀绦虫、蛔虫、钩虫、寸白虫。以驱杀绦虫为佳。

杀钩虫。单用雷丸为粉，每次服6克，服3次，每三日为一疗程，温开水送下。（当代《冉氏经验方》雷丸散）

治一切虫积内阻，腹痛拒按，大便秘结，脉象沉实。雷丸与黑牵牛子、槟榔、木香、茵陈、皂角、苦楝皮同用，前四味共为末，后三味煎浓拌匀制丸，砂糖水送下。攻积驱虫。（明《证治准绳》追虫丸）

消疳杀虫。雷丸与使君子、鹤虱、榧子、槟榔各等分共为细末，温米饮调下，乳食前服。（宋《杨氏家藏方》雷丸散）

治小儿疳积，腹大泄泻，面黄肌瘦，目珠生翳，久而成盲。雷丸与胡黄连、芙蓉叶、煨肉果、夜明砂、石决明（煅）、使君子仁、鸡肝同用。前七味研粉，将酒与鸡肝研糊，和前药粉为饼晒干研粉服。养肝清热，除疳明目。（现代《全国中草药处方集》杭州方·鸡肝散）

【炮制】雷丸　　取原药材，拣去杂质，洗净，晒干入药。

【用法】6~15克研粉冲服，驱绦虫12~20克，日服3次，连服3日，凉开水送服。

【注意】雷丸加热煎煮到60℃，所含雷丸素即被破坏而失效，故不宜入煎剂。

【临床报道】治疗绦虫病　取雷丸制成粉，每次20克，以凉开水加糖少许调服，每日3次，连服3日，第4天服硫酸镁15~20克，不服亦可。临床观察20例，虫体多在2.3日全部或分段排出，治疗后复查未见虫体，全部症状消失。（摘抄自《中药大辞典》雷丸）

◎ 榧子

【别名】被子、彼子、榧实、赤果、香榧等。

【基原】榧子为红豆杉科植物榧的成熟种子。

【主产地】福建、浙江、安徽、江苏、江西、湖南、湖北等省。多自然生长在山坡、旷地、路旁向阳凉爽之地方。

【采集·药材质量】秋末种子成熟时采摘，堆放使其假种皮自然烂去，再洗净，晒干。种子呈卵圆形，表面淡黄色或灰黄色，微具纵棱，一端稍圆，一端为种脐，略稍尖，种皮坚而脆，破开可见种仁1枚，卵圆形，质坚实，表面有灰棕色皱缩薄膜，仁黄白色有油性。气微香，味微甜。以个大、壳薄、饱满、种仁黄白色、不泛油、不破碎者佳。（见图205）

【主要成分】本品种子含脂肪油，油中有棕榈酸、硬脂酸、油酸、亚油酸的甘油酯、草酸、葡萄酸、多糖、挥发油、鞣质等。

【药理】榧子的有效成分不溶于水、醚、醇，而溶于苯，故多入丸、散，不入煎剂。榧子有驱虫作用，日本产榧子含生物碱，对子宫有收缩作用，民间有用以堕胎。

【性味归经】甘，平。归肺、胃、大肠经。

【功效】驱虫消积，润肠通便。

【歌诀】　　榧子甘平能驱虫　　归属肺胃大肠经
　　　　　　　虫积腹痛小儿疳　　润燥通便咳嗽停

【应用】

1. 用于虫积腹痛。本品甘平无毒，但有驱虫消积作用，尤适于肠道湿热虫积诸症，对蛔虫、蛲虫、绦虫、姜片虫、华支睾丸吸虫，肝吸血虫病均有效。

治绦虫病。榧子口嚼服，砂糖水冲服。（明《景岳全书》古方八阵·榧子煎）

治诸虫腹痛。榧子与青皮、槟榔、小茴香、乌药、乌梅、吴茱萸、甘草、雄黄、朱砂同用。原方水煎服，但榧子有效成分不溶于水，最好制成丸、散。（明《景岳全书》扫虫煎）

治腹内虫。乌梅、老姜、花椒水煎加红糖冲服榧子散。（清《集验良方》治腹内虫方）

治蛔虫、蛲虫。榧子与苦楝皮、使君子等同用。

治疗绦虫。榧子、鹤草芽等同用。

治疗钩虫。榧子与贯众等同用。

治疗姜片虫。榧子与槟榔、乌梅等同用。

治疗肝吸血虫病。榧子与郁金、苦楝皮、槟榔水煎服。疏肝驱虫。（现代《邓铁涛老中医治疗经验方》肝吸血虫二方）

2. 用于肠燥便秘和燥咳。本品甘平可食，久嚼味甘美，多含油脂，有润燥止咳滑肠作用。

治肠燥便秘。榧子与瓜蒌仁、火麻仁、郁李仁等同用，共起润肠通便作用。

治肺燥干咳。榧子可与贝母、沙参、杏仁、天冬、麦冬等同用，共起润肺止咳作用。

【炮制】榧子　取原药材，去壳取仁入药。

炒榧子　榧子仁入锅，文火炒至表面黄色香气出，取出放凉入药。

【用法】10~30克宜入丸散，炒后味香甜，宜食，以嚼食为宜。榧子多用于润肺通便。

【注意】本品润燥，便溏者不宜用，榧子有效成分不溶于水，不可入煎，多入丸散服，或单味炒香嚼服。

【临床报道】治疗丝虫病　取榧子肉5两，血余炭1两，研末混合，蜜调搓成150丸。日服3次，每次2丸，以四天为1疗程。临床观察20例，第一疗程后微丝蚴转阴4例，第二疗程后转阴9例，其余大部分患者也有不同程度好转，治疗中除1例服药后有轻度头晕外，其他皆无不良反应。初步认定本品对杀微丝蚴有一定作用。（摘抄《中药大辞典》榧子）

◎ 鹤虱　出《新修本草》

【别名】鹄虱、北鹤虱、鬼虱等。

【基原】鹤虱为菊科植物天名精的成熟果实。

【主产地】河南、陕西、山西、贵州等省。多生于山坡，草丛，田野，路旁。

【采集·药材质量】秋季果实成熟时采摘，晒干，除去果皮，杂质。干燥鹤虱呈细圆柱形，稍扁，长3~5毫米，直径不超过1毫米，黄褐色至暗褐色，有多条纵棱线或凹陷，顶端收缩呈线状短喙，先端有灰白色环状物，基部稍尖，横断面类圆形，种仁黄白色，有油性，气微，味微苦，尝之有黏性。以粗肥大、均匀、饱满充实、甘苦、尝之有黏性者佳。（见图206）

【主要成分】果实含的缬草酸、正已酸、油酸、右旋亚麻酸、卅一烷、豆甾醇和天名精内酯、天名精酮等内酯化合物。果实含挥发油，油中含天名精内酯及天名精酮；尚含正已酸、豆甾醇、三十烷及三十一烷等。

【药理】天名精有驱杀绦虫作用，10%的天名精酊5滴水入生理盐水25毫升中，加温37℃，再放入犬绦虫，结果1~2分钟即死。东北鹤虱的果实，在试管内外蚯蚓、猪蛔虫、水蛭均有杀虫作用。天名精液对皮肤消毒有一定的消毒和杀菌或抑制作用。

【性味归经】辛、苦、平，有小毒。归肝、脾、胃经。

【功效】杀虫，消积。

【歌诀】　鹤虱小毒辛苦平　驱杀蛔蛲绦钩虫

【应用】

用于驱杀肠内寄生虫。本品辛苦有小毒，具有杀虫消积之功效。

治疗蛔虫、绦虫、蛲虫腹痛时作，或吐蛔或肛门瘙痒，或耆食异物。鹤虱与苦楝皮、槟榔、铅丹、枯矾、研细面糊为丸服。杀肠寄生虫。（宋《太平惠民和剂局方》化虫丸）

治蛔虫引起的心腹绞痛，口吐涎沫。鹤虱与木香、诃子、槟榔、芫荑、附子、干姜、大黄共为细末，炼蜜为丸，陈皮汤下。驱虫止痛。（宋《太平惠民和剂局方》集效丸）

治蛔虫。可单用鹤虱为散，为丸服。驱虫亦效。

【炮制】鹤虱　取原药材，亦入丸散。除去杂质及果实残柄，即可入药。

【用法】5~15克水煎服。亦入丸散。

【临床报道】治疗钩虫病　取鹤虱3两洗净水煎2次，煎液混合浓缩至60毫升（每毫升相当于生药5钱），过滤加少量白糖调味，成人每睡前服30毫升，连服2晚，小儿及老人、体弱者酌减。观察57例，治疗后复查大便，钩虫卵阴性者45例，阳性者12例，阴转率为79%。治疗前后合并蛔虫感染者31例，治疗后复查大便，结果有19例蛔虫卵转阴。说明鹤虱亦有驱蛔作用。少数病例服药后，数小时或第二天有轻微头晕、恶心、耳鸣、腹痛等反应，可自行消失。（摘抄自《中药大辞典》鹤虱）

◎ **芜荑**　出《神农本草经》

【别名】无夷、山榆子、山榆仁等。

【基原】芜荑为榆科植物大果榆成熟果实的加工品。

【主产地】辽宁、吉林、黑龙江、内蒙古、山西等省。多长在山地、丘陵、沟旁等。

【采集·药材质量】夏秋采收成熟的果实，晒干。搓去膜翅，取出种子，浸入水中，待发酵后，投入定量的榆皮面、红土、菊花末，用温开水调成糊状，摊木板上制成小块，晒干。呈方块状，表面褐黄色，有多数小孔，体轻质疏松而脆，断面黄黑色，成鳞片状剥离，气特臭，味酸涩。以块整无缺、表面褐黄色、体轻质脆、干燥、无腐、气特臭、味酸者佳。（见图207）

【主要成分】本品主含鞣酸等。

【药理】醇提取物在体外，对猪蛔虫有显著杀虫效力。芜荑浸液（1∶2）在试管内对堇色毛癣菌、奥杜盎氏小芽孢癣菌等12种皮肤真菌有不同程度的抑制作用。

【性味归经】辛、苦，温。归脾、胃经。

【功效】杀虫，消积。

【歌诀】　　芜荑性味辛苦温　　杀虫消积加工品
　　　　　　小儿疳积虫腹泻　　外用醋蜜调均匀

【应用】

1. 用于虫积腹痛。本品苦平走肠胃，杀诸虫，消食积，主要是驱杀蛔虫，但对蛲虫、绦虫诸般虫积腹痛皆有效。

治蛔虫搅动，心腹作痛，往来上下，痛有休止，烦热，吐涎沫，以及下部有虫等。芜荑与大黄、木香、槟榔、诃子、附子、鹤虱、干姜共为细末，炼蜜为丸，橘皮汤送下。妇人醋汤下。驱蛔杀虫，理气通腑。（宋《太平惠民和剂局方》集效丸）本方芜荑，一方作羌活，羌活似是误传。

治大人小儿蛔虫痛，大痛不可忍，或吐青黄绿色涎沫，或吐虫出，发有休止。芜荑与雷丸、干漆（打碎炒烟尽）共为细末，温开水调服。（宋《奇效良方》芜荑散）

治脾胃有虫，食即痛，面黄无血色，疼痛无时。芜荑与面粉炒黄为末，米饮调下。《千金要方》

2.用于小儿疳积，泻痢。《本草汇言》："芜荑杀三虫，散五疳，治小儿百病之药也。"

治小儿消化不良，疳积发热。芜荑与黄连、胡黄连、白术、山楂、神曲、芦荟同用。健脾胃，除疳热。（元《丹溪心法》肥儿丸）

治小儿虫疳腹痛，脾胃虚弱，倦怠乏力，腹大肢细，或有低热，舌淡脉弱。芜荑与使君子仁、夜明砂、人参、白术、茯苓、甘草、芦荟共为细末，制成丸，以绢盛之，另取精猪肉与药同煮熟，食肉喝汤。驱虫消疳，补益脾胃。（明《补要袖珍小儿方论》布袋丸）

治诸积冷气。芜荑（炒）与大茴香、木香共为细末、红曲打糊为丸白汤下。（《本草汇言》）

治脾虚弱，久泻不止。芜荑为末，饭为丸，空心午饭前，陈米饮下。（《续传信方》）

治久痢不瘥，有虫，兼下部脱肛。芜荑（微炒）与黄连（微炒）、蚺蛇胆共为末，炼蜜和为丸，杏仁汤下。（宋《圣惠方》芜荑丸）

此外，本品研末，用醋和蜂蜜调匀涂患处，可治疥疮瘙痒，皮肤疮疖，用猪板油调涂可治热疮。

【炮制】芜荑　购进原药材，即可入药。

【用法】3~10克水煎服，入丸散每次 2~3 克，外用适量。

中药图片

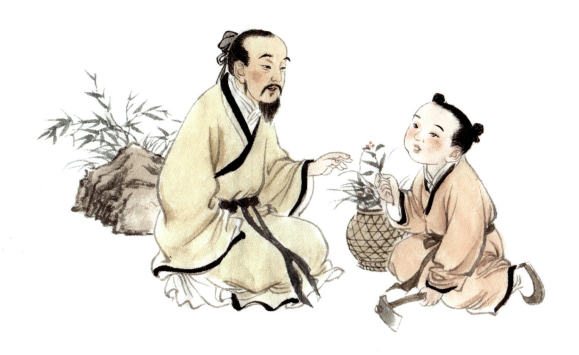

中药图片

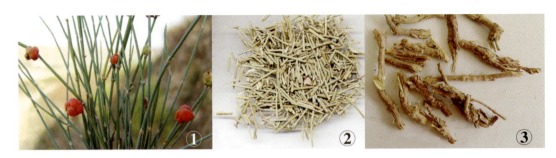

1. 麻黄 麻黄根

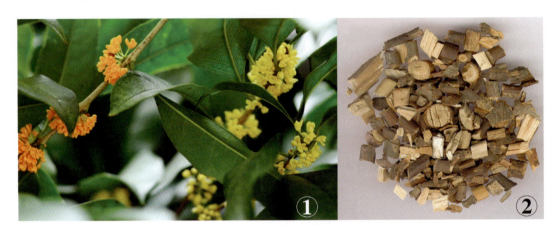

2. 肉桂树 桂枝

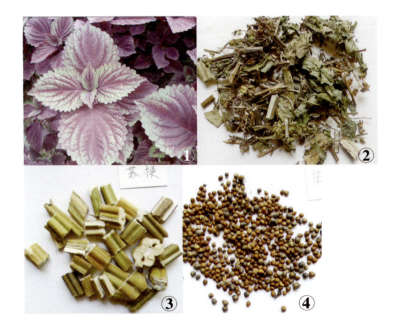

3. 紫苏 紫苏叶
   紫苏梗 苏子

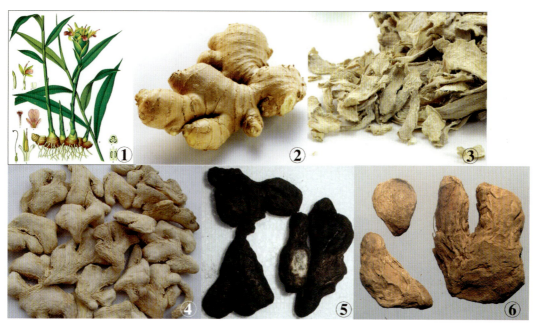

4. 生姜 生姜皮 干姜 姜炭 炮姜

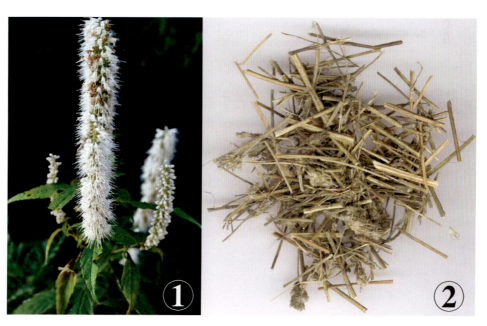

5. 香薷

中药图片

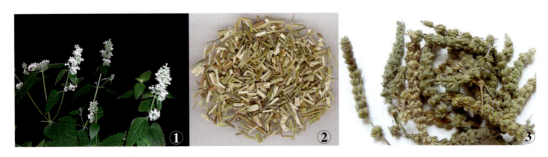

6. 荆芥　荆芥穗

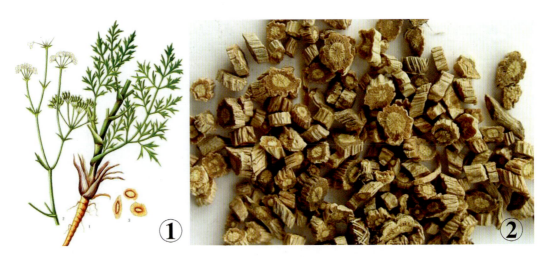

7. 防风

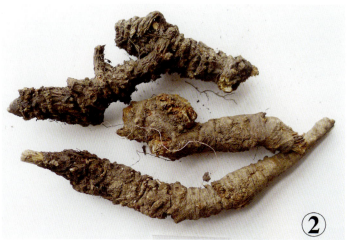

8. 羌活

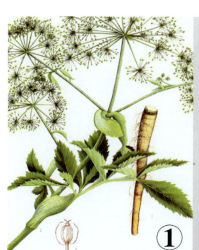
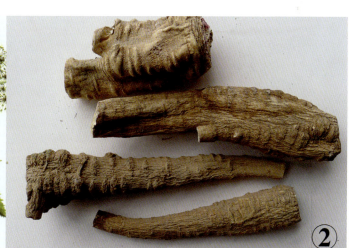

9. 白芷

中药图片

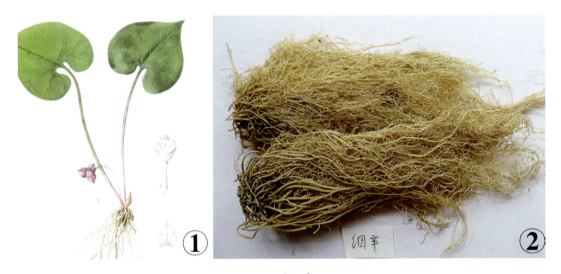

10. 细辛

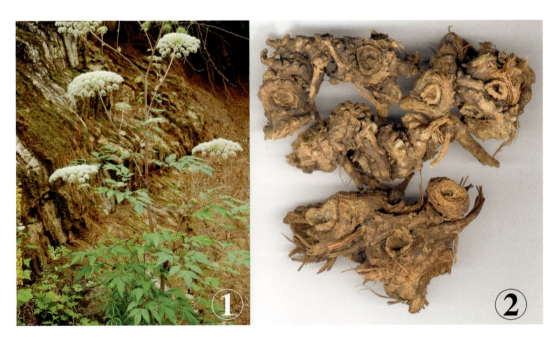

11. 藁本

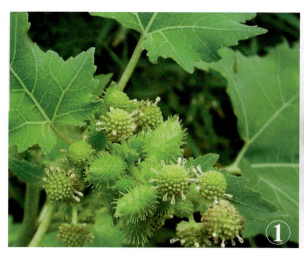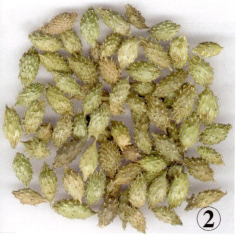

12．苍耳子

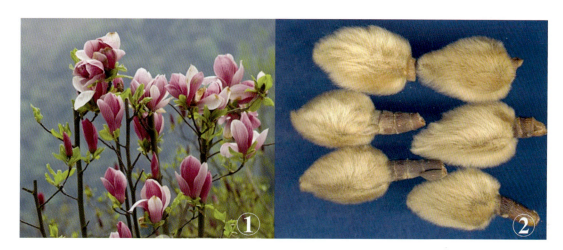

13．玉兰花　辛夷

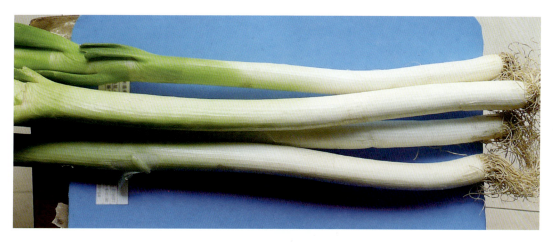

14．葱白

中药图片

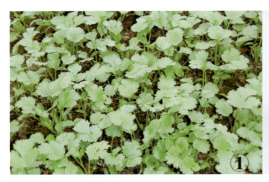
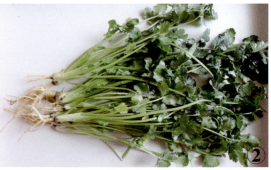

15. 胡荽

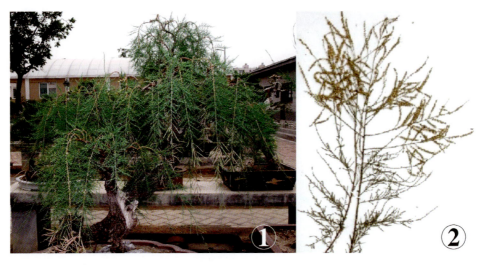

16. 柽柳

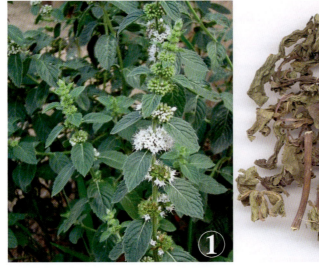
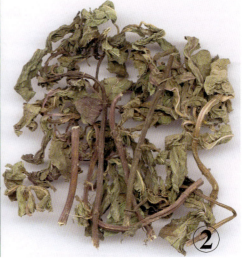

17. 薄荷

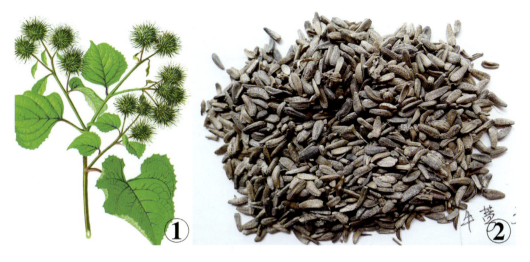

18. 牛蒡子

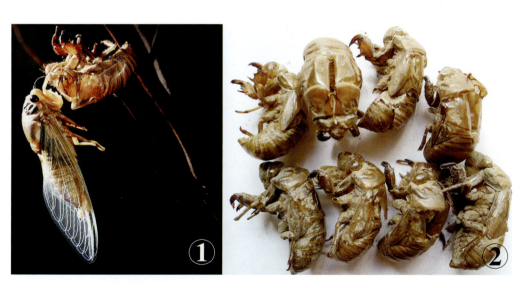

19. 黑蚱 蝉蜕

中药图片

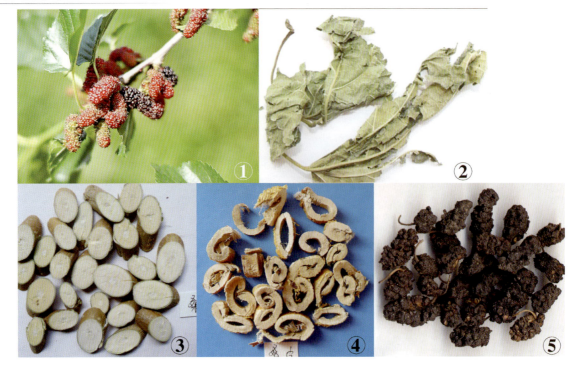

20. 桑树 桑叶 桑枝 桑皮 桑椹

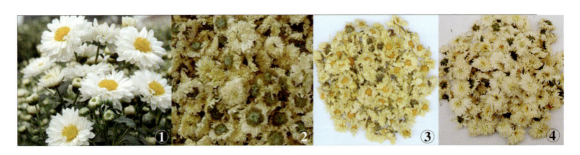

21. 白菊 滁菊 贡菊 杭菊

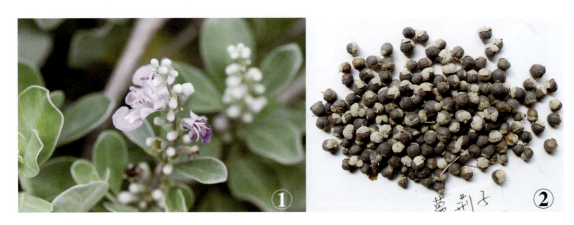

22. 蔓荆 蔓荆子

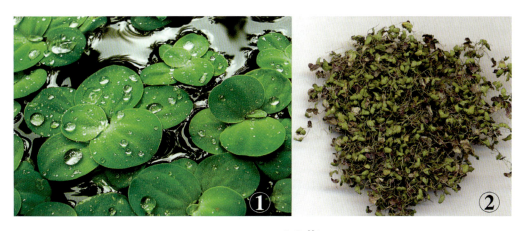

23. 浮萍

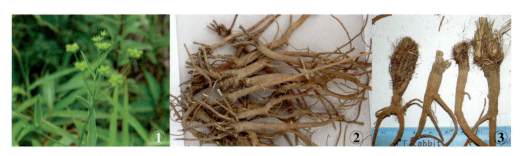

24. 北柴胡 南柴胡

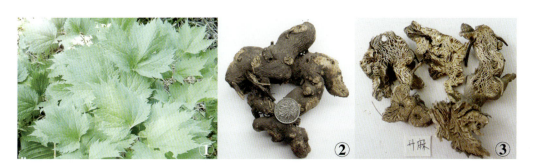

25. 升麻

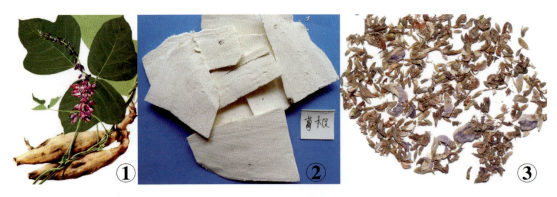

26. 葛根 葛花

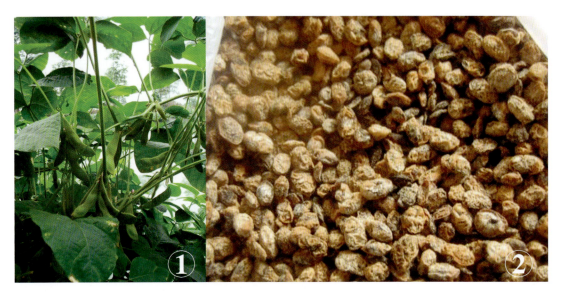

27. 大豆 淡豆豉

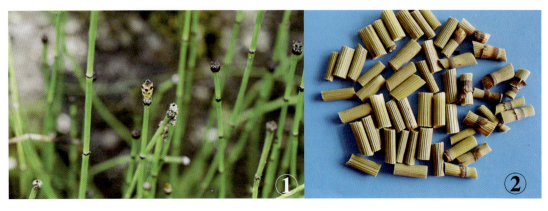

28. 木贼

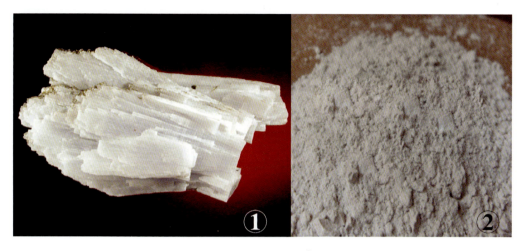

29. 石膏

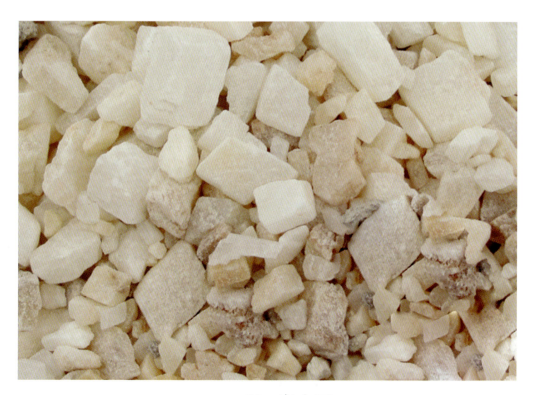

30. 寒水石

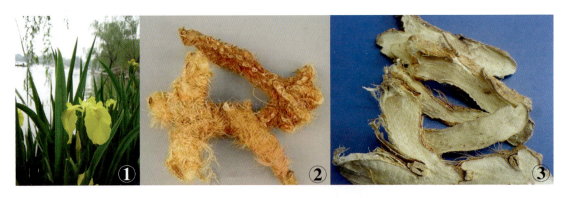

31. 知母 毛知母 知母饮片

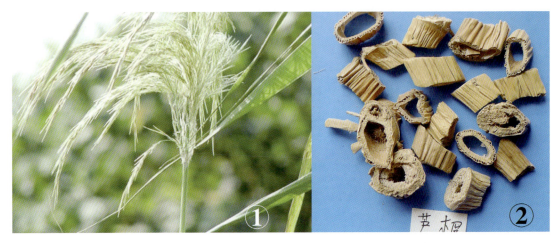

32. 芦苇 芦根

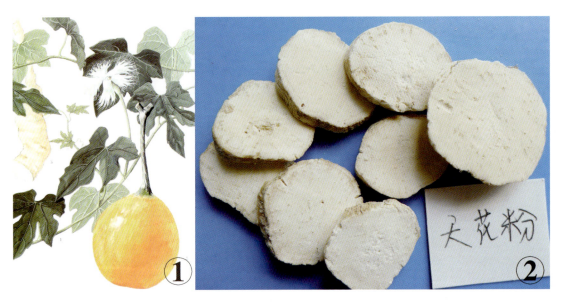

33. 栝楼 天花粉

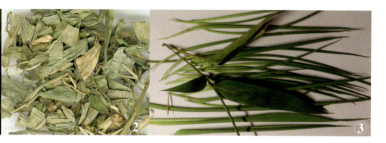

34．青杆竹 竹叶 竹卷心

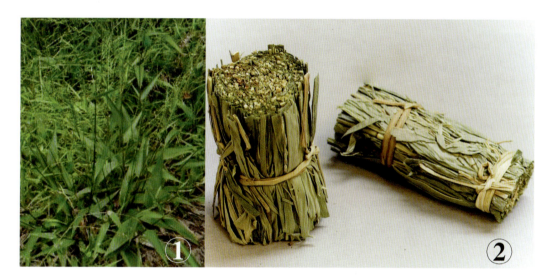

35．淡竹叶

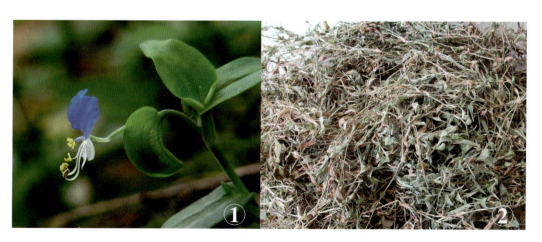

36．鸭趾草

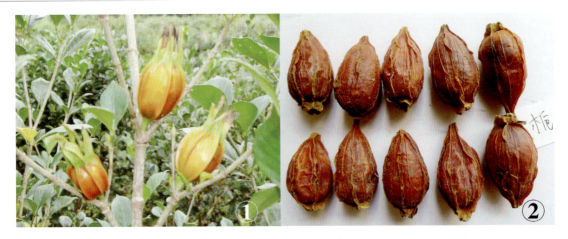

37. 栀子植株 栀子

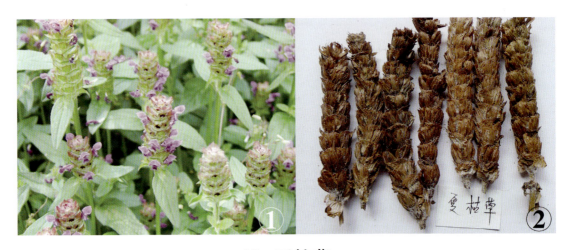

38. 夏枯草

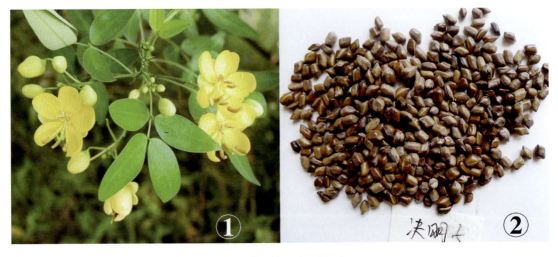

39. 决明 决明子

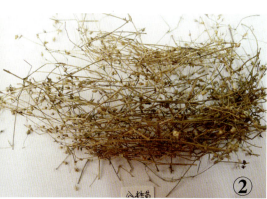

40. 谷精草

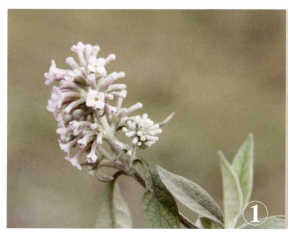
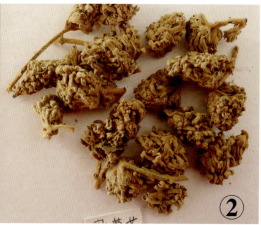

41. 密蒙花

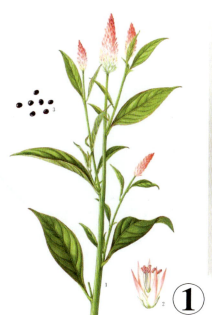
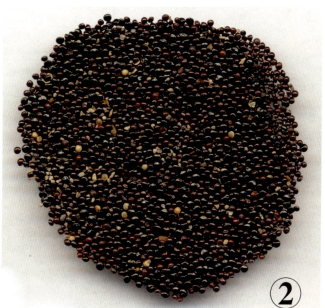

42. 青葙子

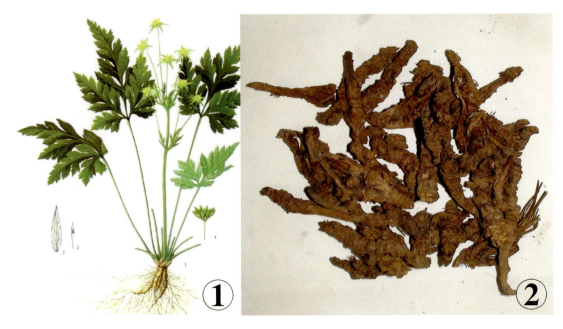

43. 黄连

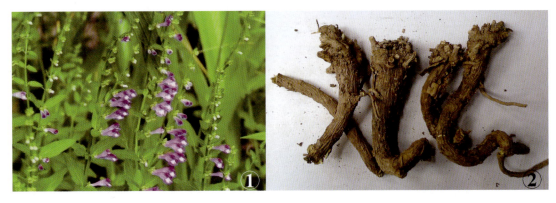

44. 黄芩

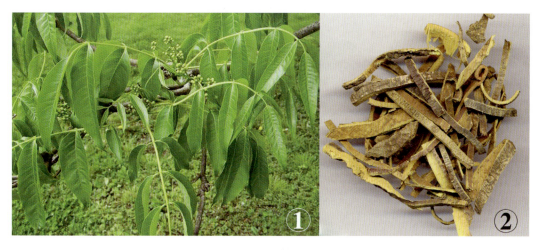

45. 黄柏

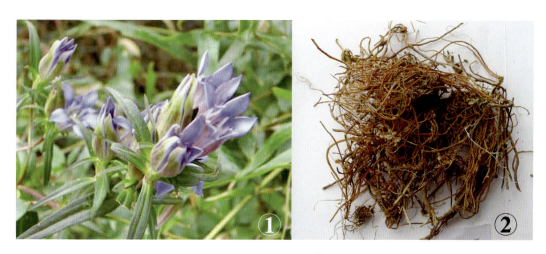

46. 龙胆草

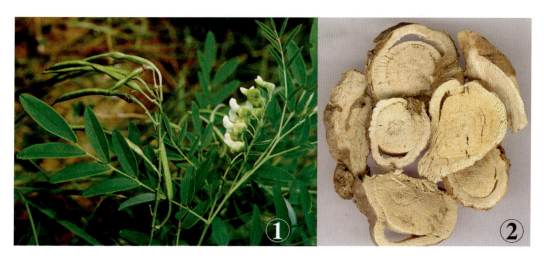

47. 苦参

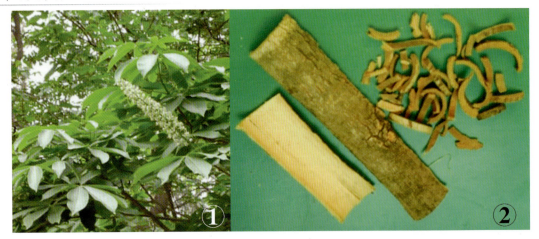

48. 白蜡树 秦皮

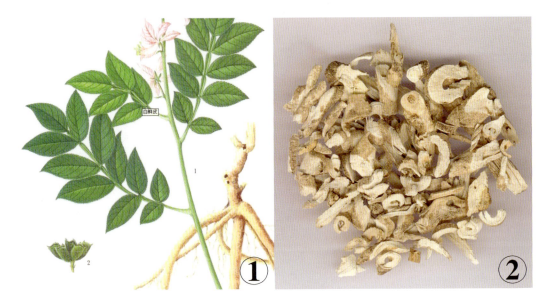

49. 白鲜皮

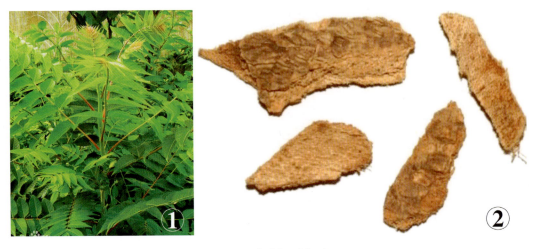

50. 臭椿 椿皮

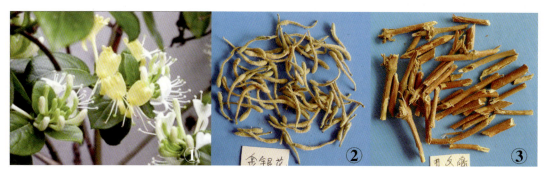

51. 忍冬 金银花 忍冬藤

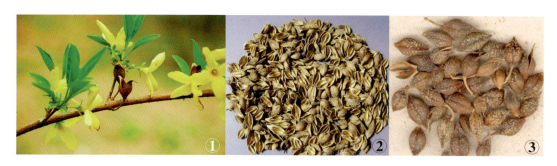

52. 连翘 青翘 老翘

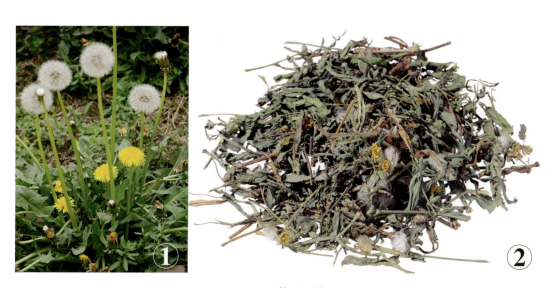

53. 蒲公英

中药图片

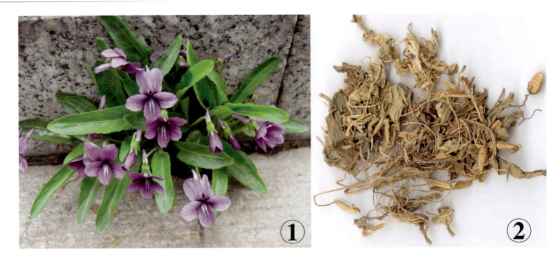

54. 紫花地丁

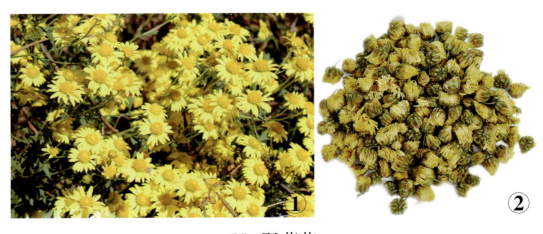

55. 野菊花

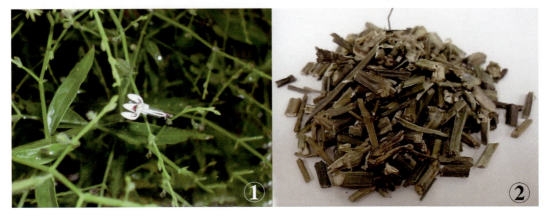

56. 穿心莲

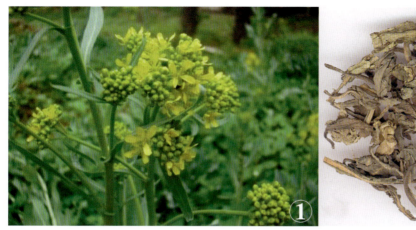

57. 菘蓝 大青叶

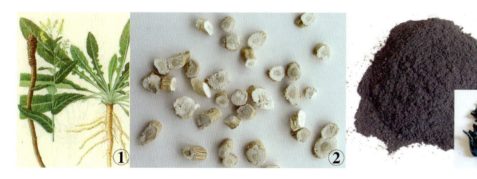

58. 菘蓝 板蓝根 青黛

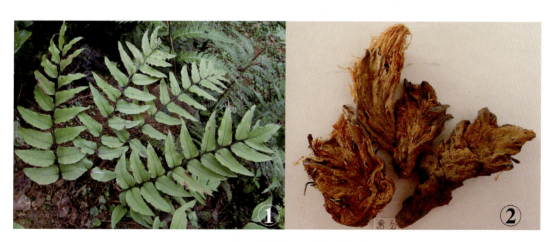

59. 粗茎鳞毛蕨 贯众

中药图片

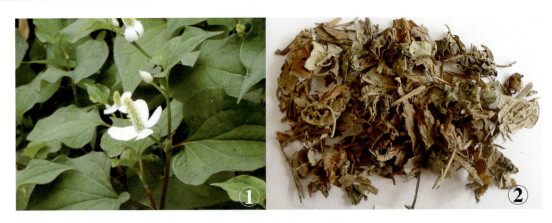

60. 蕺菜 鱼腥草

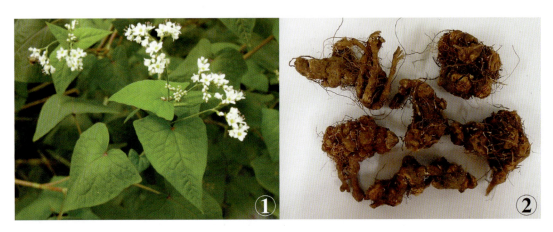

61. 天荞麦 金荞麦

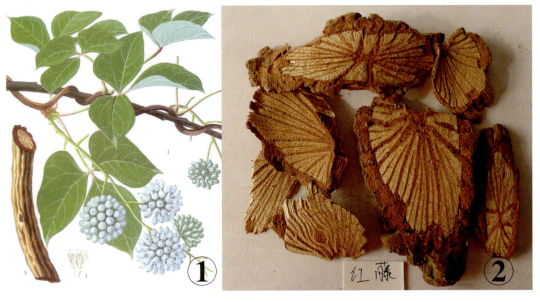

62. 大血藤 红藤

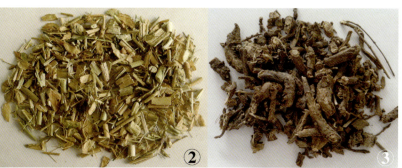

63. 败酱草 墓头回

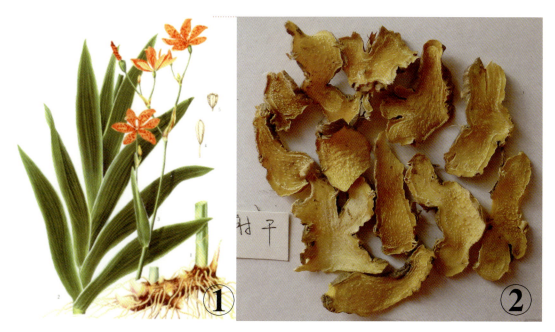

64. 射干

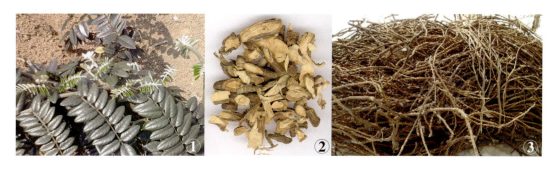

65. 广豆根 山豆根 北豆根

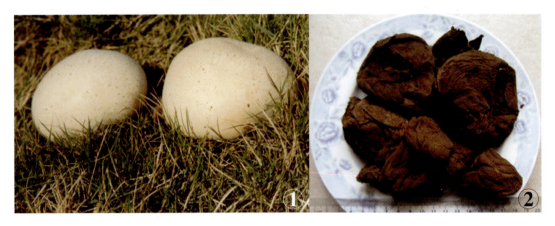

66. 大颓马勃 马勃

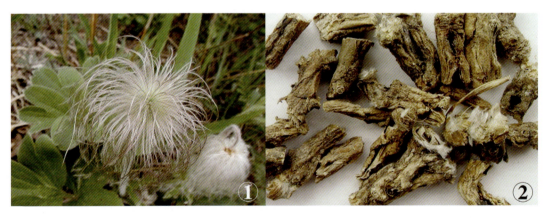

67. 白头翁

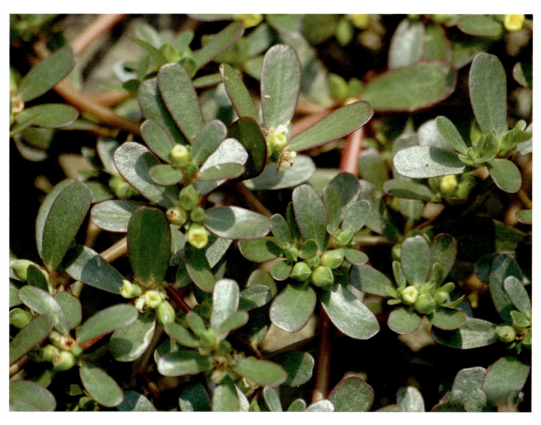

68. 马齿苋

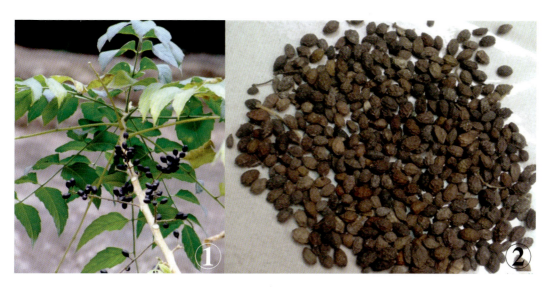

69. 鸦胆子

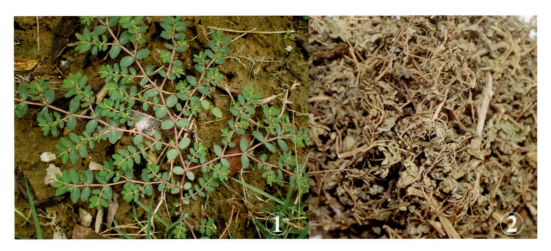

70. 地锦草

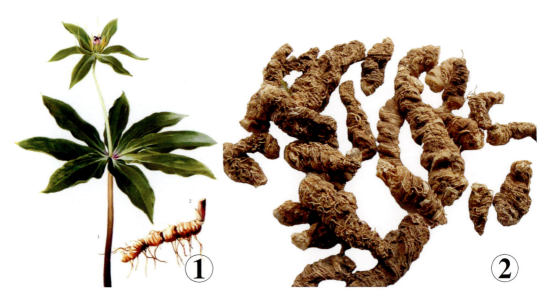

71. 七叶一枝花 蚤休

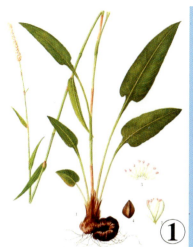
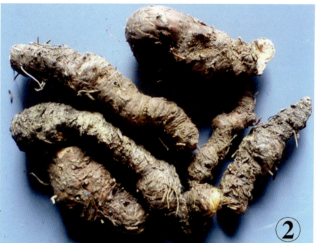

72. 拳参

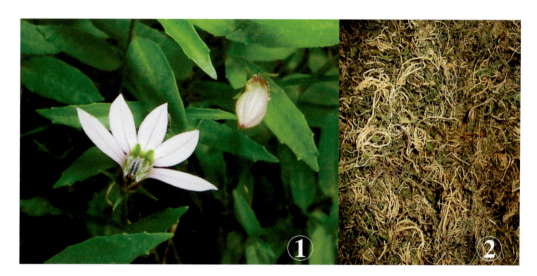

73. 半边莲

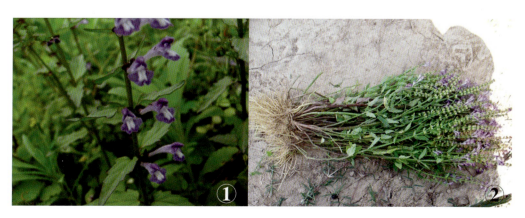

74. 半枝莲

中药图片

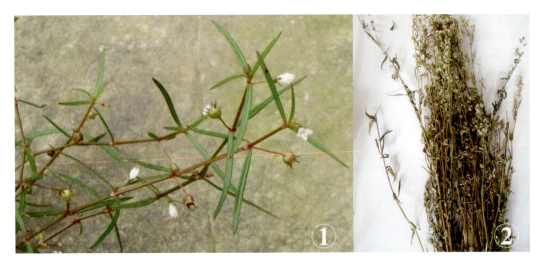

75. 白花蛇舌草

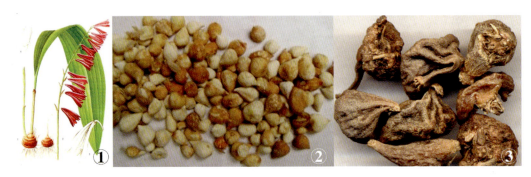

76. 杜鹃兰 山慈菇 丽江山慈菇

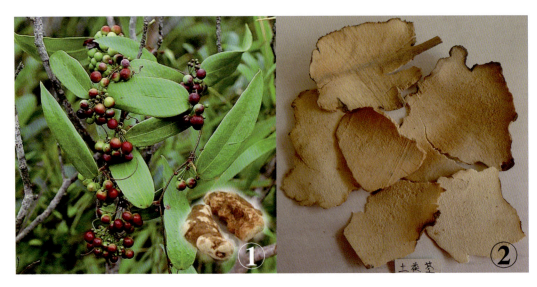

77. 光叶菝葜 土茯苓

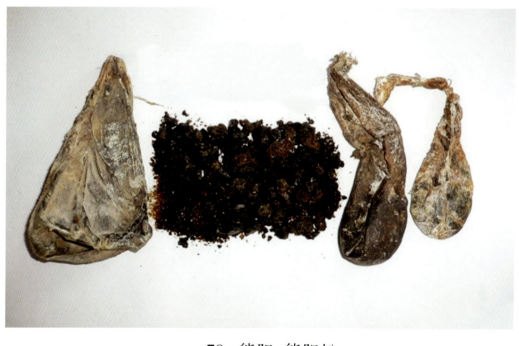

78. 熊胆 熊胆粉

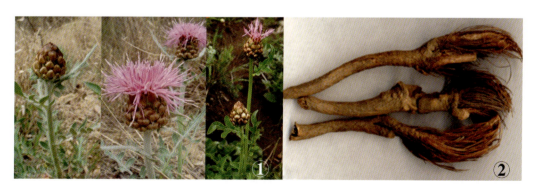

79. 漏芦

中药图片

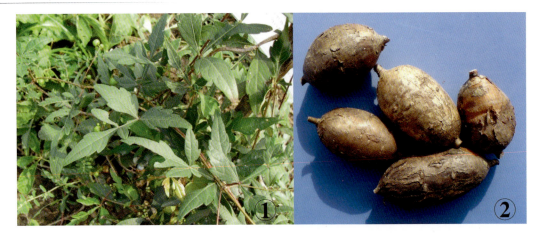

80. 白蔹

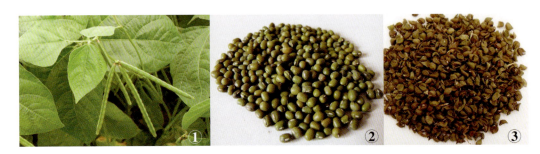

81. 绿豆 绿豆衣

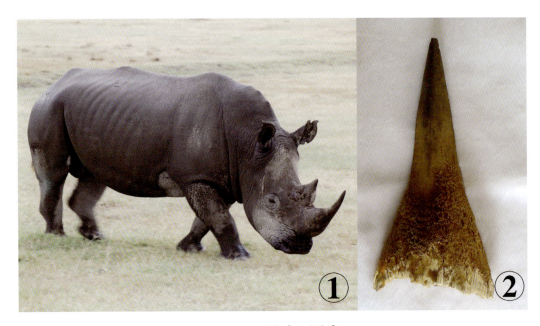

82. 犀牛 犀角

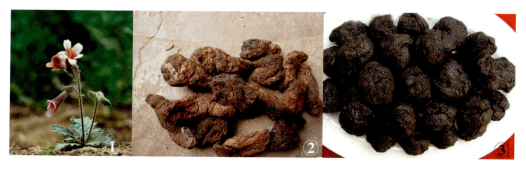

83. 地黄 生地黄 熟地

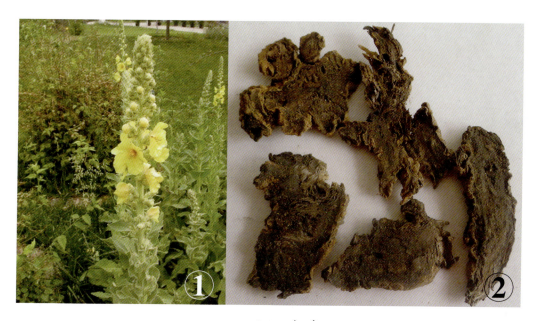

84. 玄参

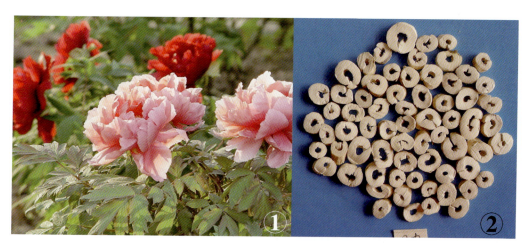

85. 牡丹 牡丹皮

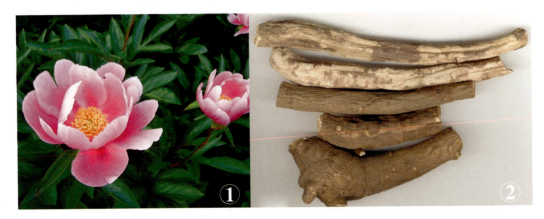

86. 芍药 赤芍

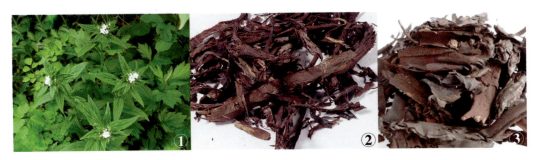

87. 紫草植株 软紫草 硬紫草

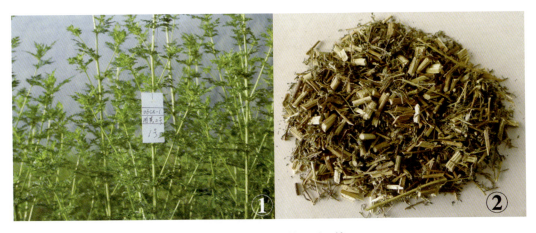

88. 黄花蒿 青蒿

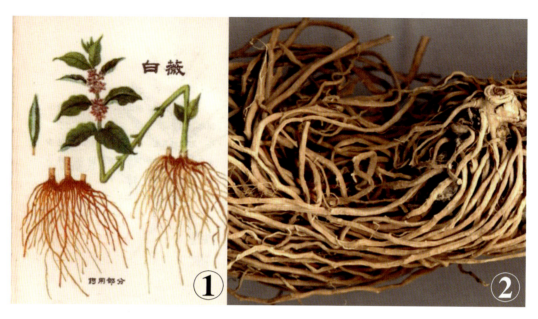

89. 直立白薇 白薇

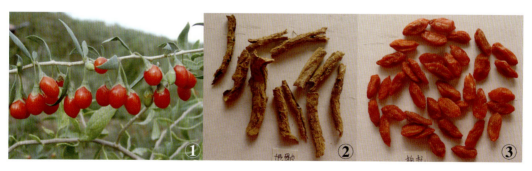

90. 枸杞 地骨皮 枸杞子

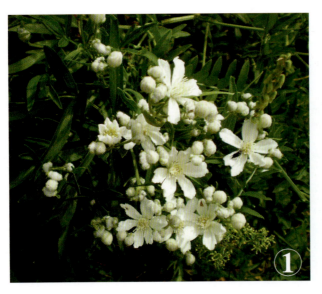
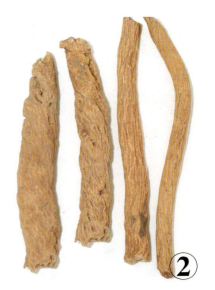

91. 银柴胡

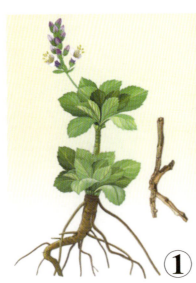
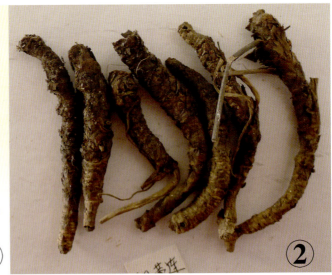

92. 胡黄连

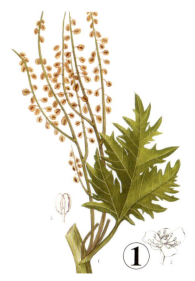 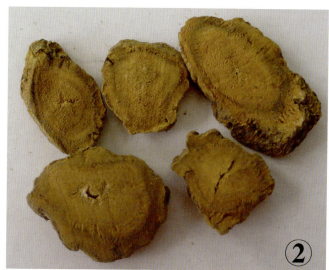

93. 唐古特大黄 大黄

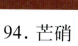

94. 芒硝

中药图片

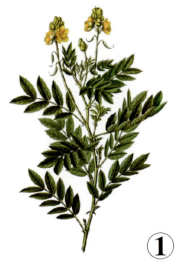
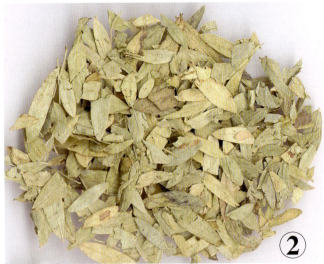

95. 尖叶番泻叶 番泻叶

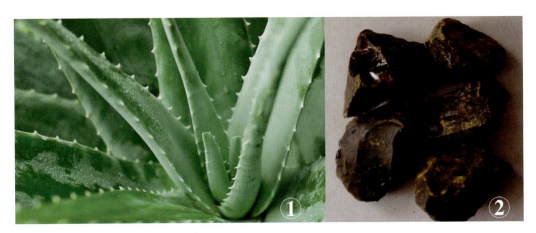

96. 芦荟

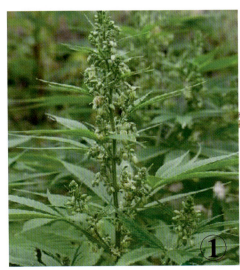
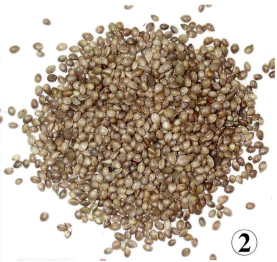

97. 大麻 火麻仁

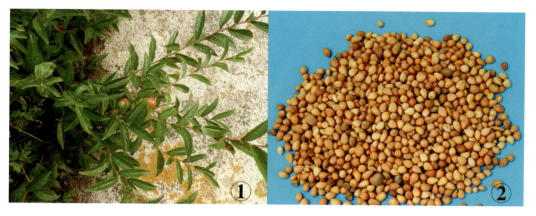

98. 郁李植株 郁李仁

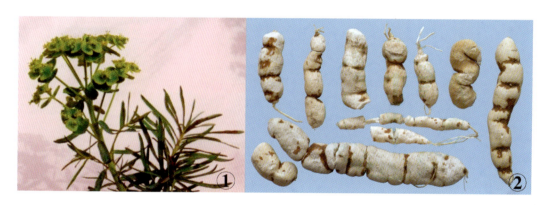

99. 猫儿眼 甘遂

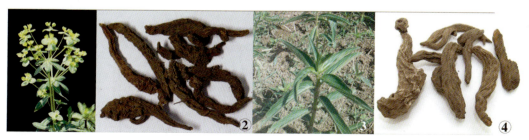

100. 大猫儿眼 京大戟 红芽大戟植株 红芽大戟

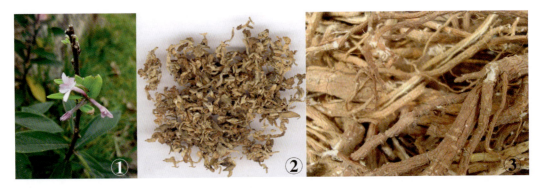

101. 芫花 芫花根

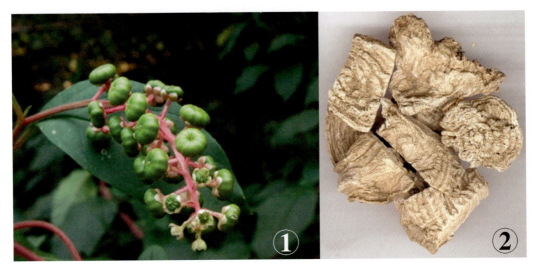

102. 商陆

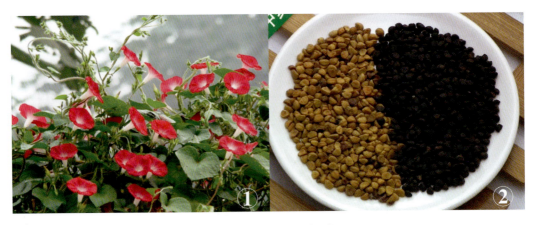

103. 圆叶牵牛 牵牛子

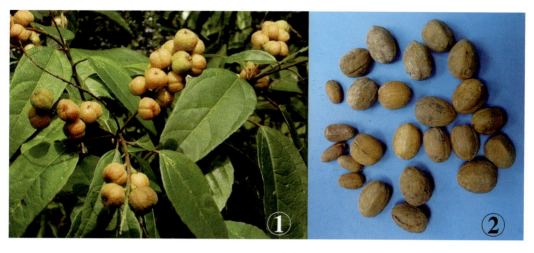

104. 巴豆

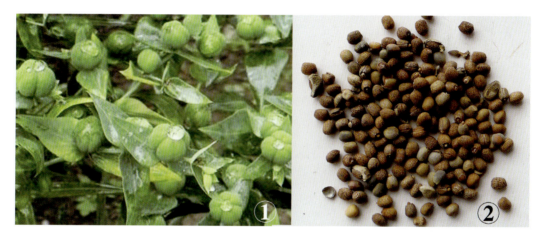

105. 续随子 千金子

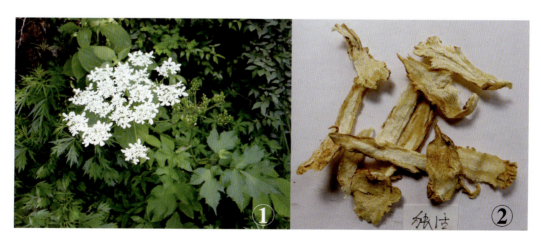

106. 重齿毛当归 独活

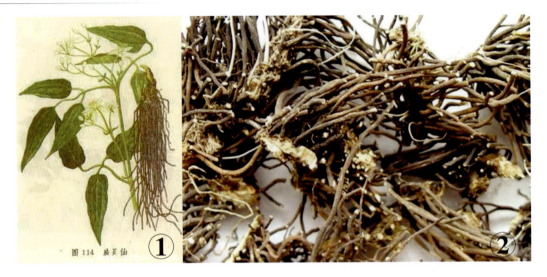

107. 威灵仙

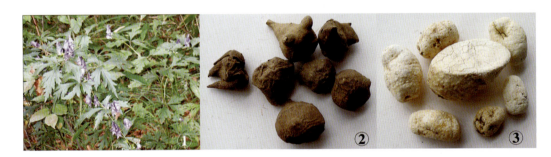

108. 乌头 川乌头 附子

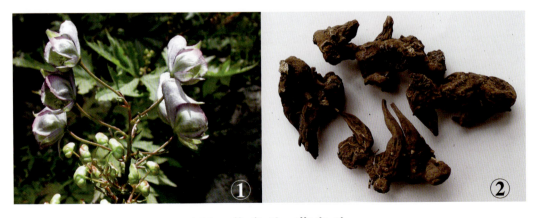

109. 北乌头 草乌头

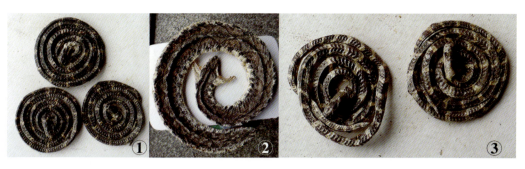

110. 白花蛇 金钱白花蛇

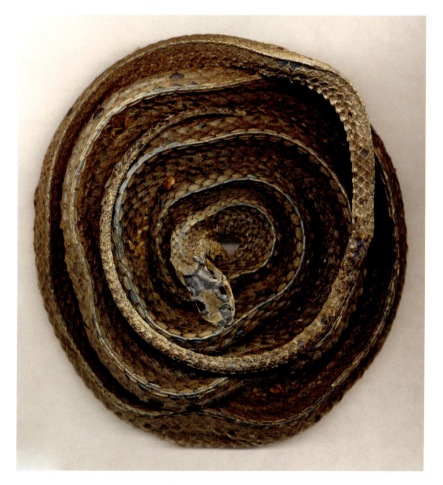

111. 乌蛇

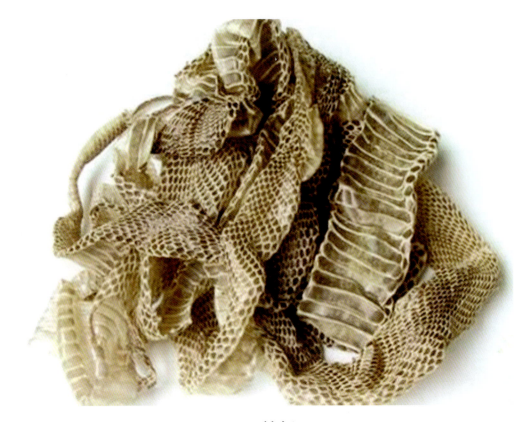

112. 蛇蜕

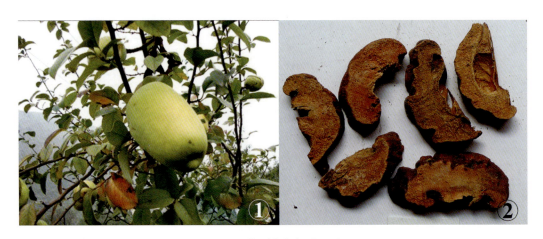

113. 榠楂树 木瓜

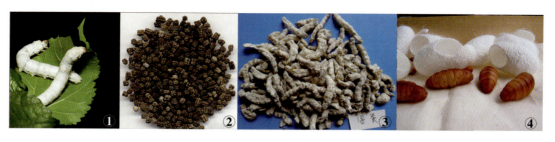

114. 家蚕 蚕沙 白僵蚕 蚕茧 蚕蛹

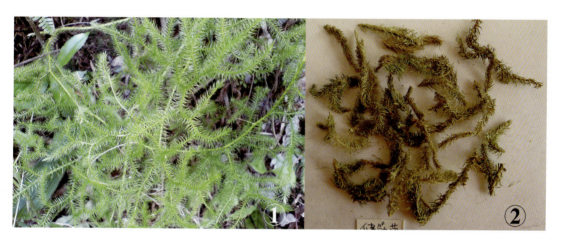

115. 石松 伸筋草

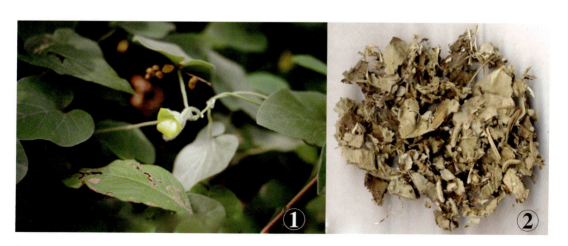

116. 绵毛马兜铃 寻骨风

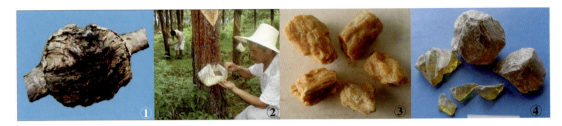

117. 松节 收松脂 琥珀 松香

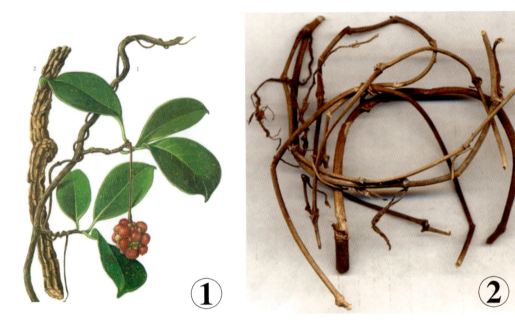

118. 细叶青蒌藤 海风藤

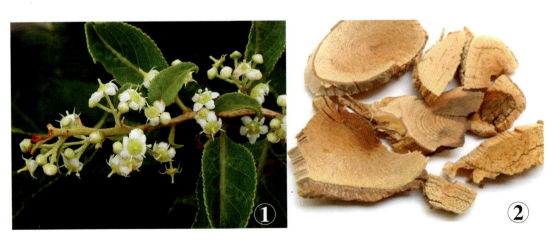

119. 雷公藤

120. 老鹳草

121. 风香树 路路通

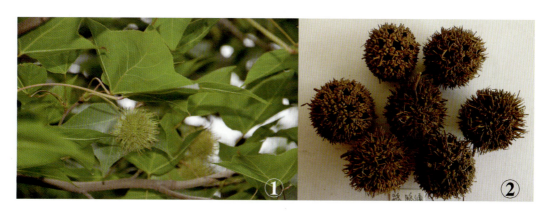

122. 秦艽（大叶龙胆）植株 大叶秦艽 小秦艽植株 小秦艽

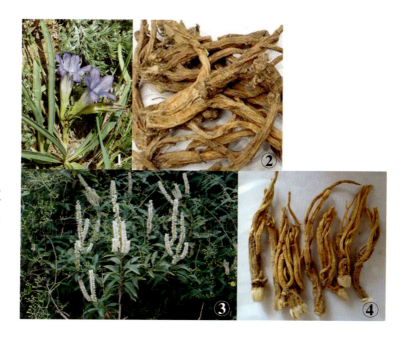

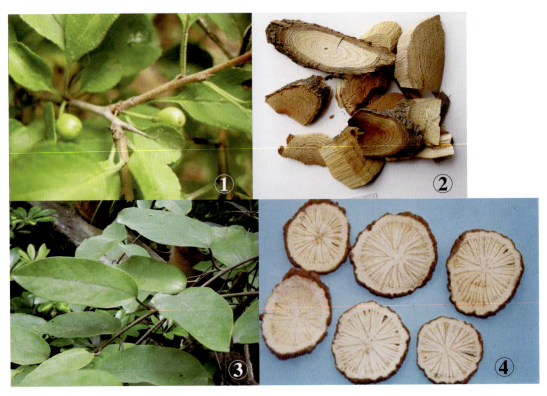

123. 汉防己植株 汉防己饮片 广防己植株 广防己饮片

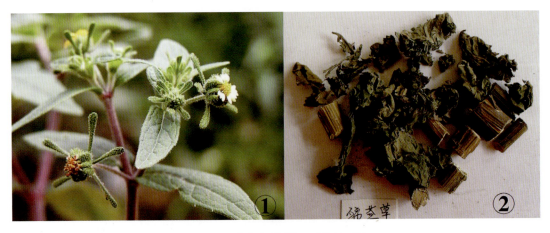

124. 毛梗豨莶 豨莶草

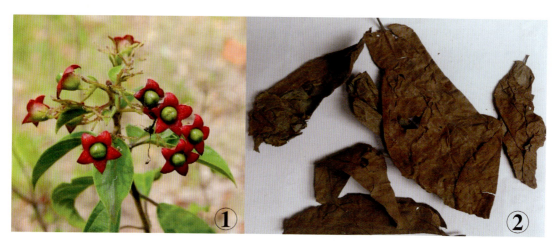

125. 臭梧桐

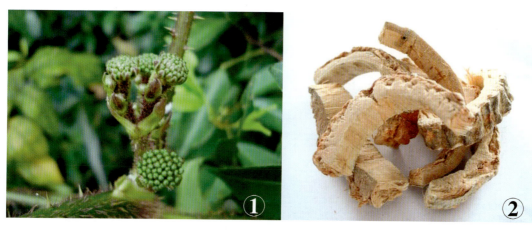

126. 刺桐 海桐皮

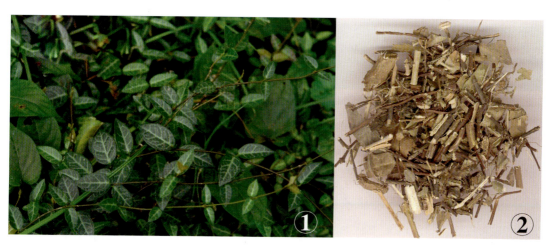

127. 络石藤

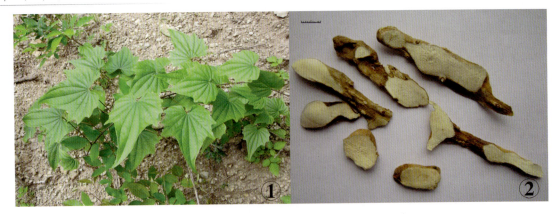

128. 穿龙薯蓣 穿山龙

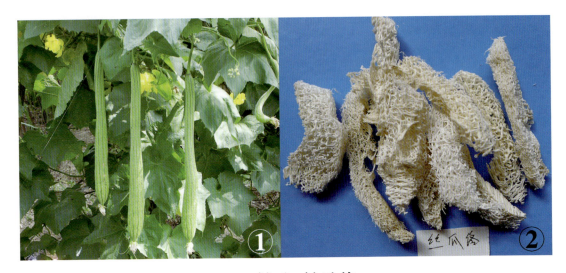

129. 丝瓜 丝瓜络

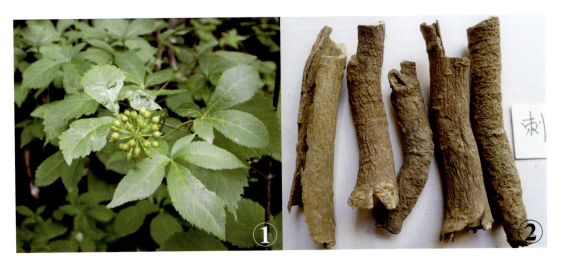

130. 刺五加 五加皮

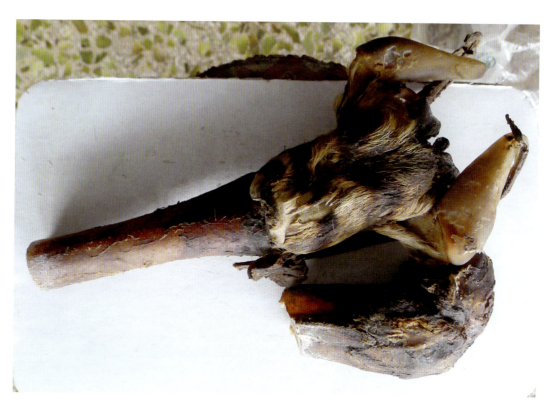

131. 虎骨

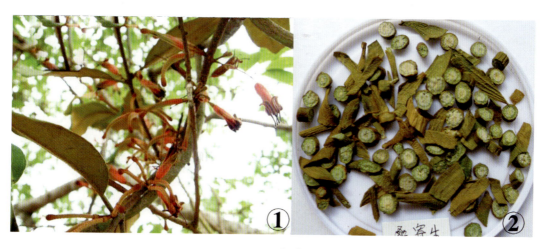

132. 桑寄生

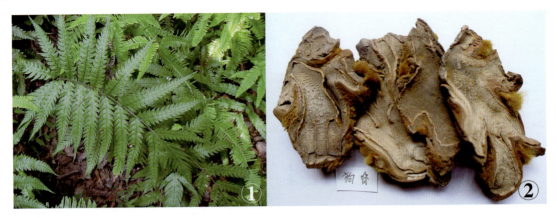

133. 金毛狗 狗脊

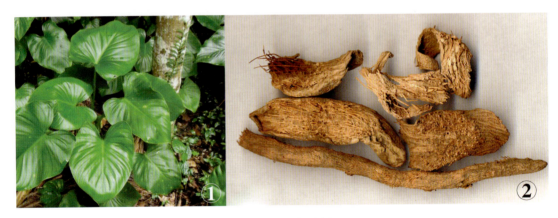

134. 千年健

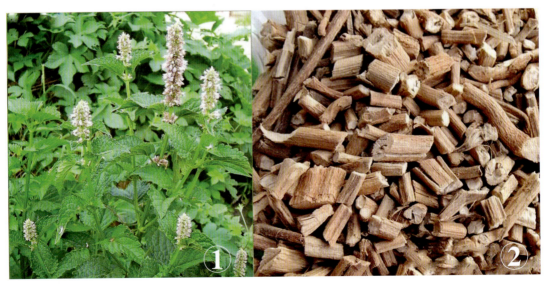

135. 广藿香 藿香

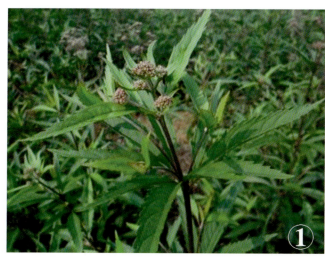
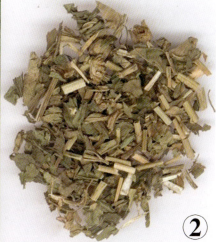

136. 兰草 佩兰

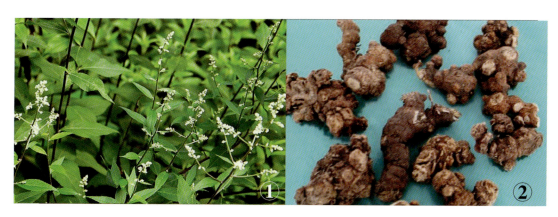

137. 南苍术 苍术

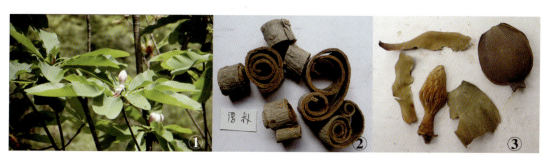

138. 厚朴 厚朴花

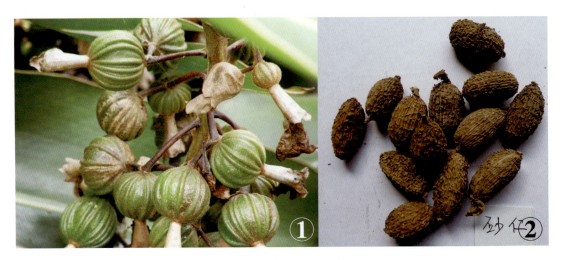

139. 阳春砂 砂仁

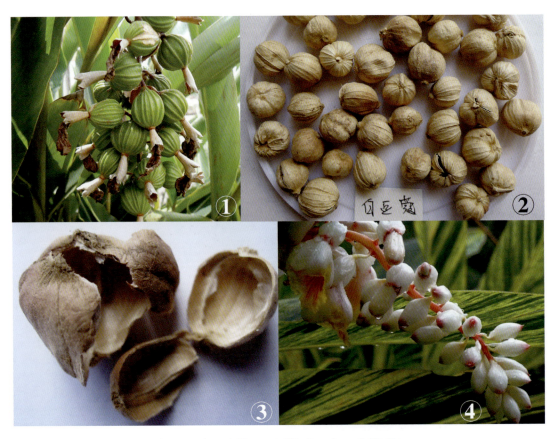

140. 白豆蔻 豆蔻壳 白豆蔻花

141. 草豆蔻

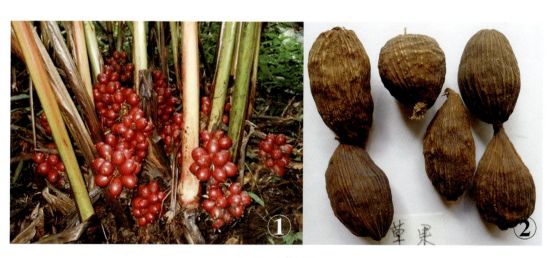

142. 草果

中药图片

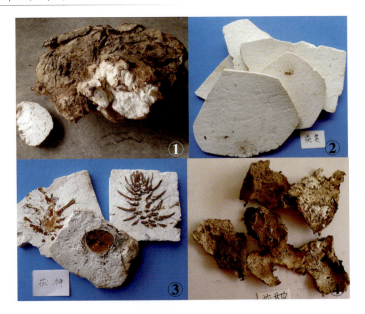

143. 茯苓个 茯苓饮片 茯神 茯苓皮

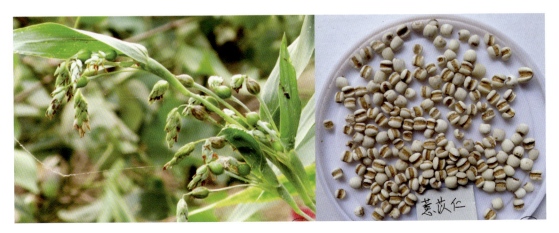

144. 薏苡 薏苡仁

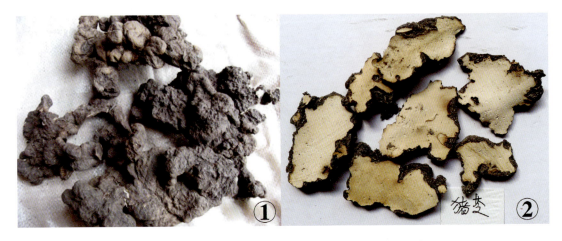

145. 猪苓 猪苓饮片

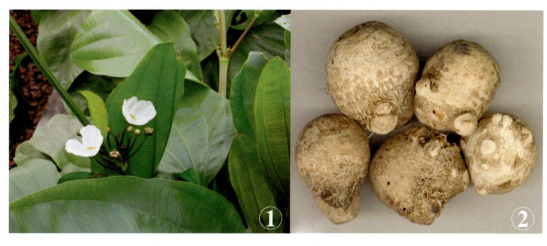

146. 泽泻

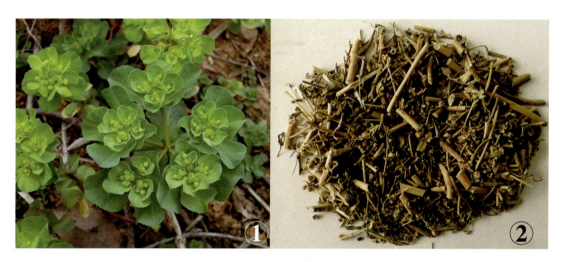

147. 泽漆

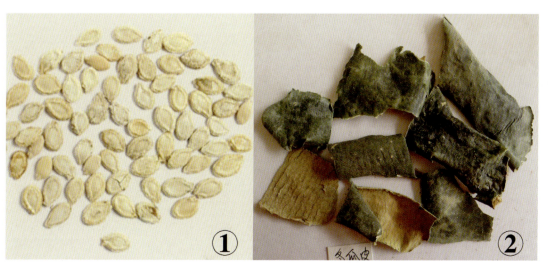

148. 冬瓜子 冬瓜皮

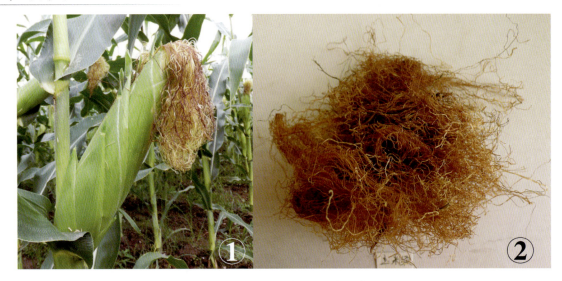

149. 玉蜀黍 玉米须

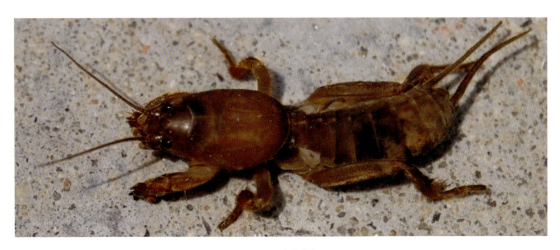

150. 蝼蛄

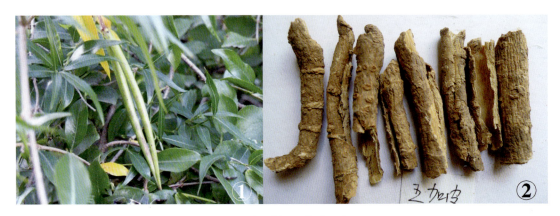

151. 杠柳 香加皮

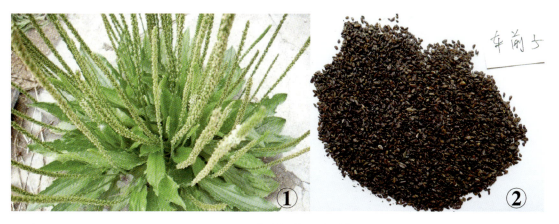

152. 车前草 车前子

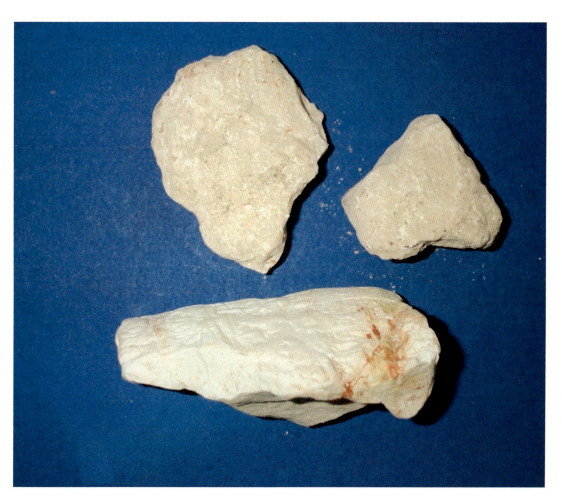

153. 滑石

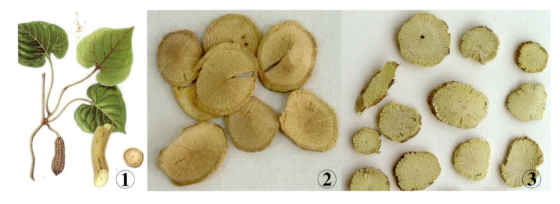

154. 木通马兜铃 关木通 川木通

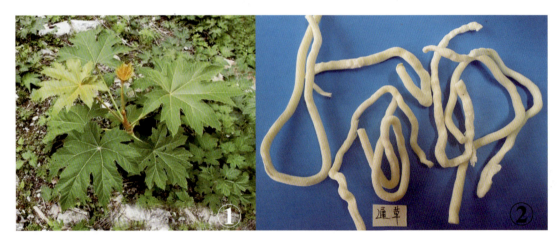

155. 通脱木 通草

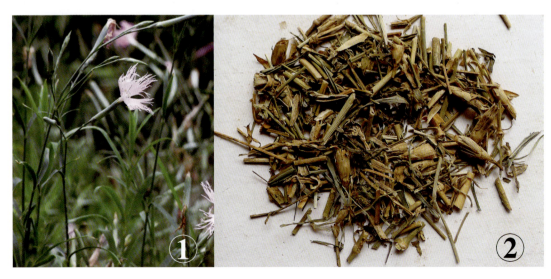

156. 瞿麦

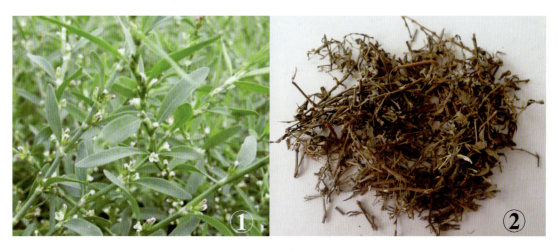

157. 萹蓄

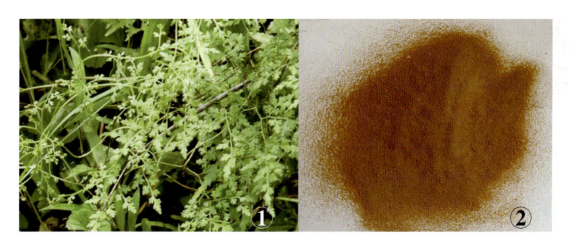

158. 海金沙

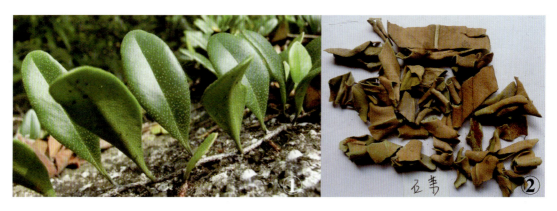

159. 石韦

中药图片

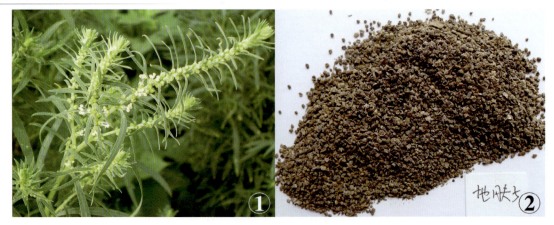

160. 地肤植株 地肤子

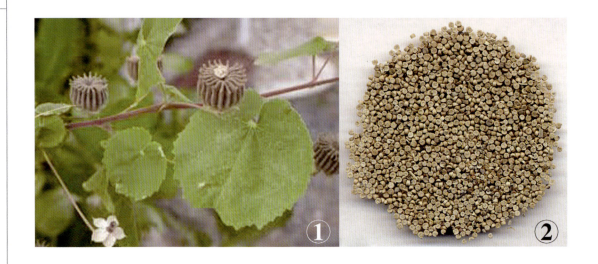

161. 冬葵子

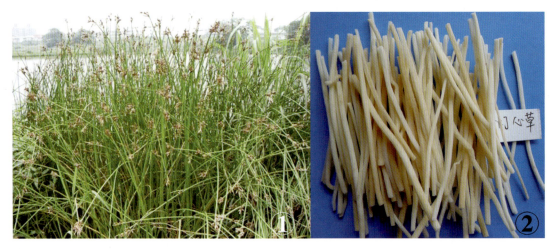

162. 灯心草

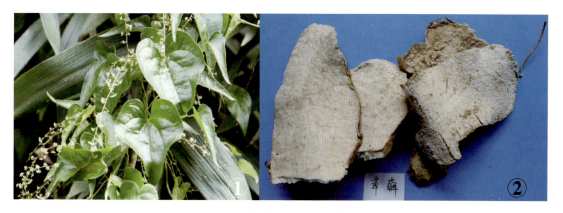

163. 绵萆薢 萆薢

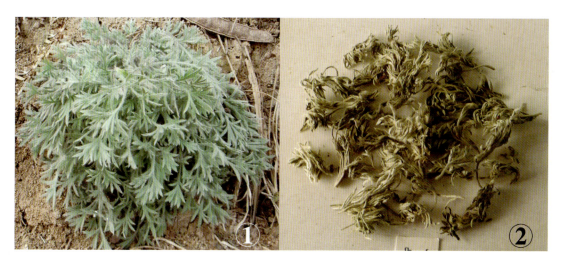

164. 茵陈蒿

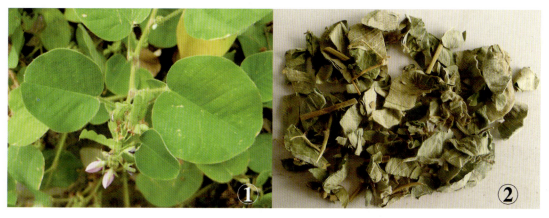

165. 过路黄 大金钱草饮片

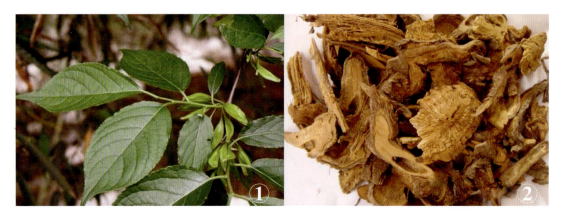

166. 虎杖

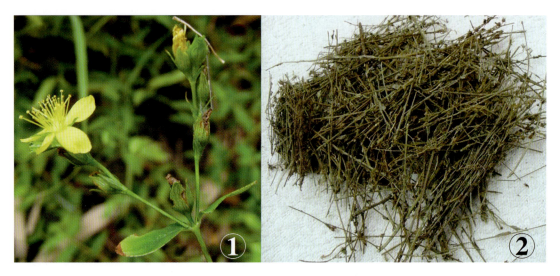

167. 地耳草

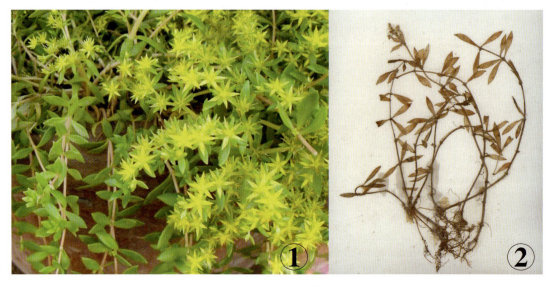

168. 垂盆草

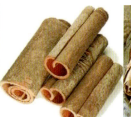
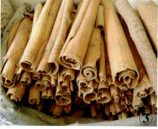
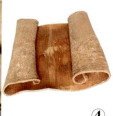

169. 肉桂树 官桂 企边桂 板桂

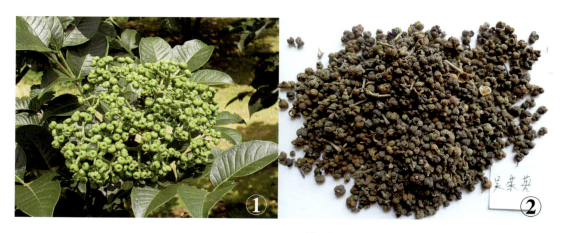

170. 吴茱萸

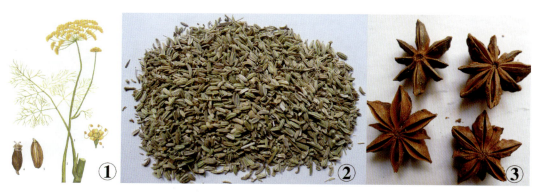

171. 茴香 八角

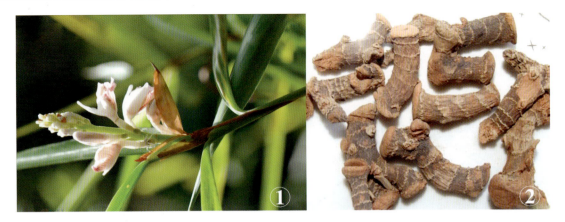

172. 高良姜

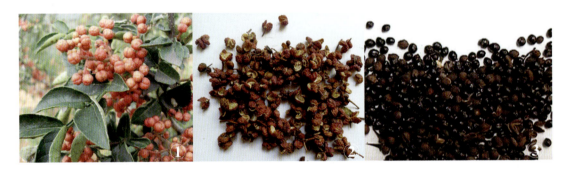

173. 花椒 椒目

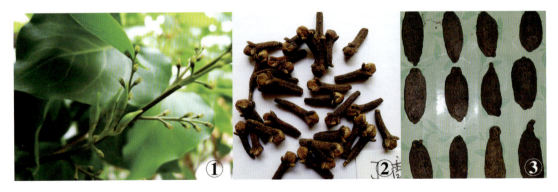

174. 丁香 母丁香

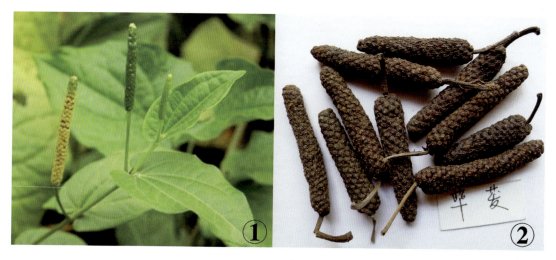

175. 荜茇

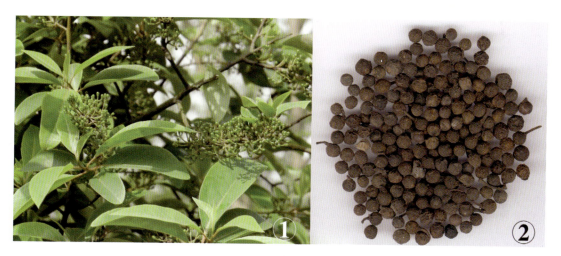

176. 荜澄茄

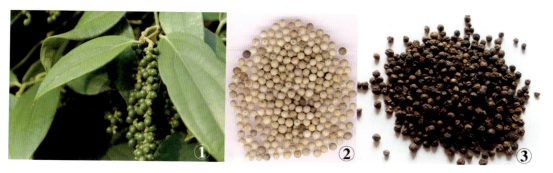

177. 胡椒 黑胡椒

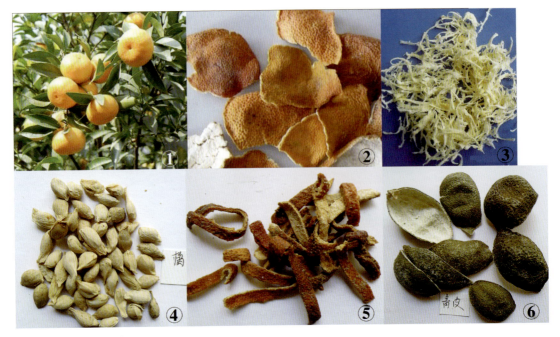

178. 橘树 橘皮 橘络 橘核仁 橘红 青皮

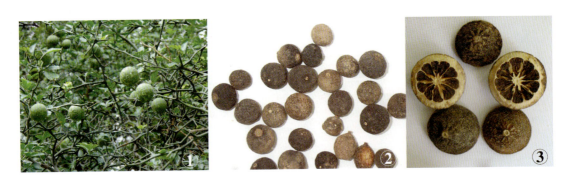

179. 枸橘 枳实 枳壳

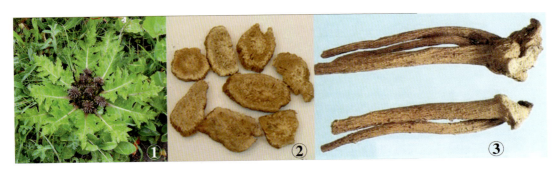

180. 川木香 云木香 土木香

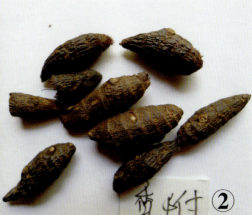

181. 莎草 香附

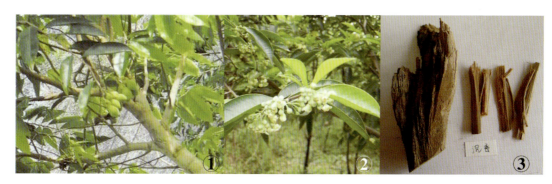

182. 土沉香 沉香

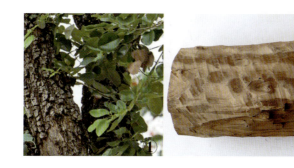

183. 檀香树 檀香

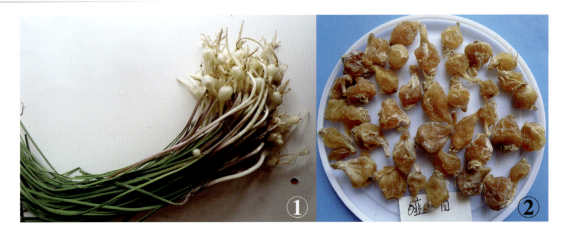

184. 小根蒜 薤白

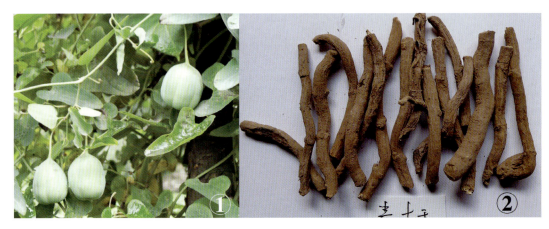

185. 马兜铃 青木香

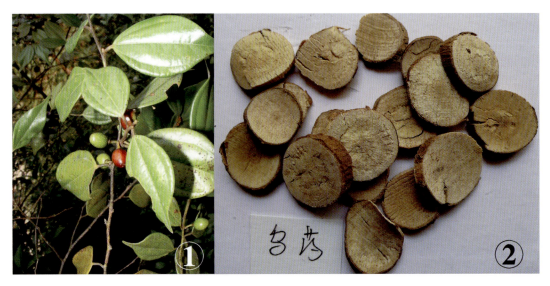

186. 乌药

187. 佛手 佛手柑

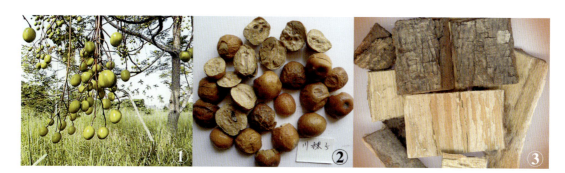

188. 楝树 川楝子 苦楝皮

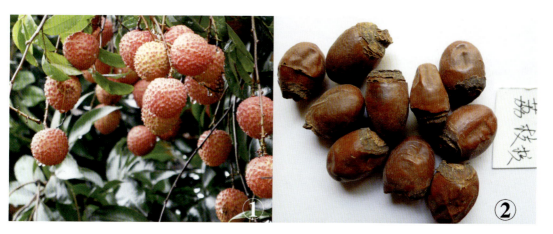

189. 荔枝 荔枝核

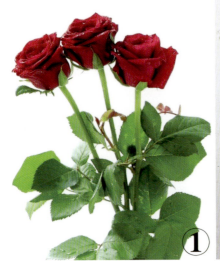
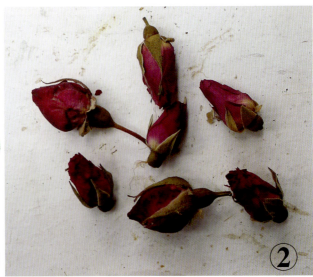

190. 玫瑰花

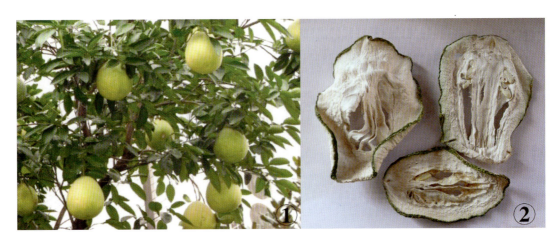

191. 香圆植株 香橼

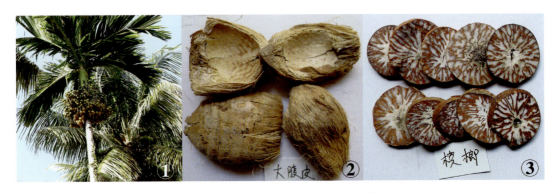

192. 槟榔树 大腹皮 槟榔

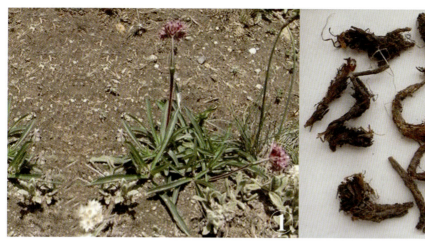

193. 甘松

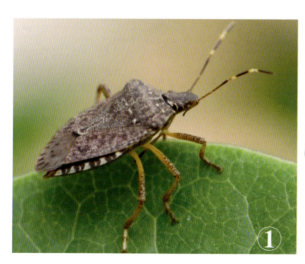
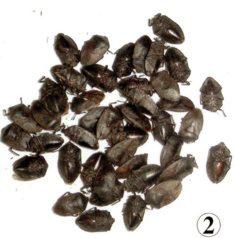

194. 九香虫

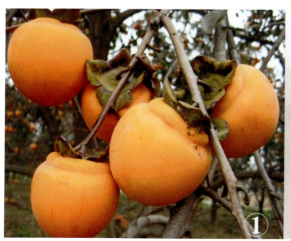
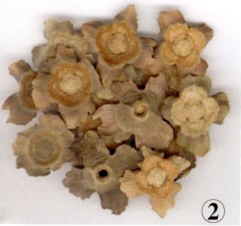

195. 柿树 柿蒂

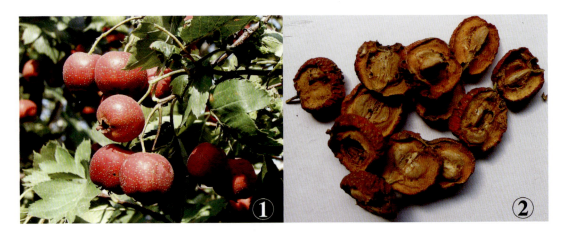

196. 山楂

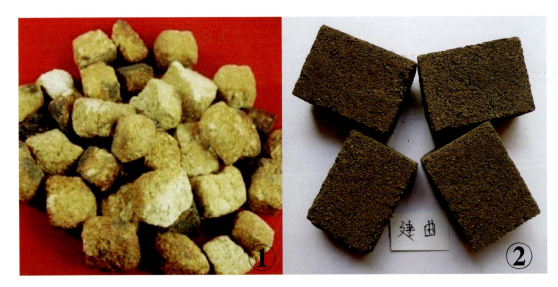

197. 神曲 建神曲

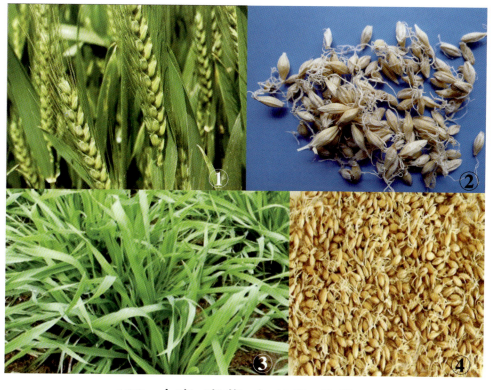

198. 大麦 麦芽 大麦苗 谷芽

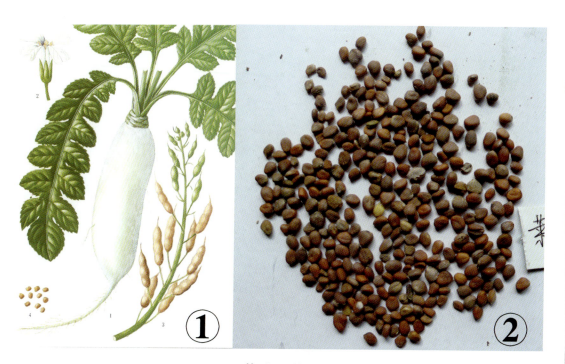

199. 萝卜 莱菔子

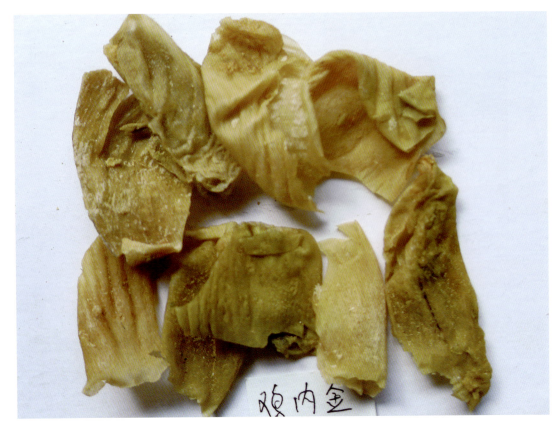

200. 鸡内金

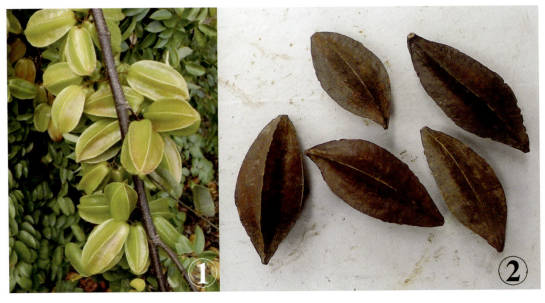

201. 使君子

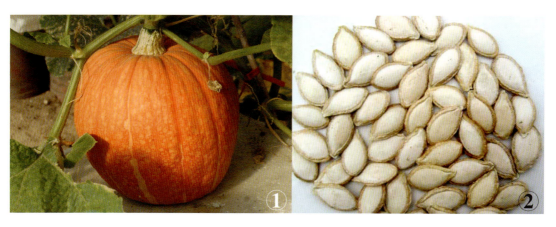

202. 南瓜 南瓜子

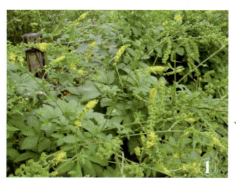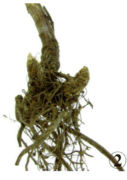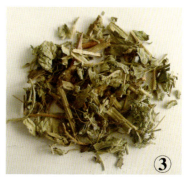

203. 仙鹤草植株 仙鹤草根芽 仙鹤草

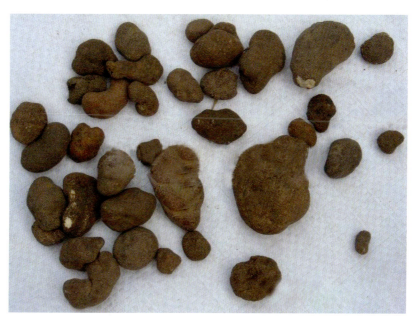

204. 雷丸

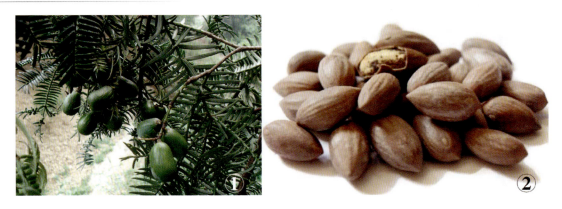

205. 榧 榧子

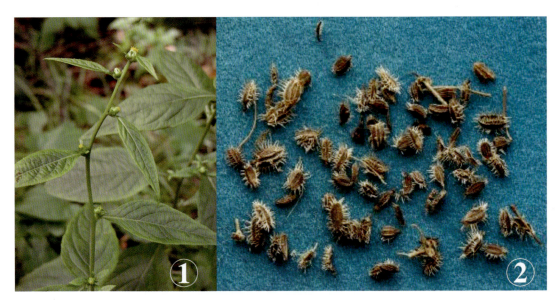

206. 天名精 鹤虱

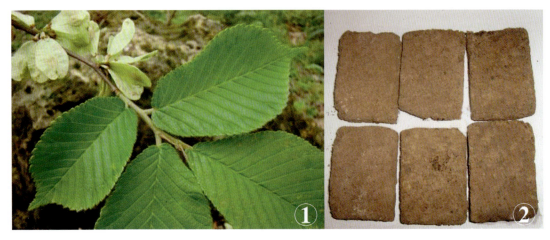

207. 大果榆 芜荑

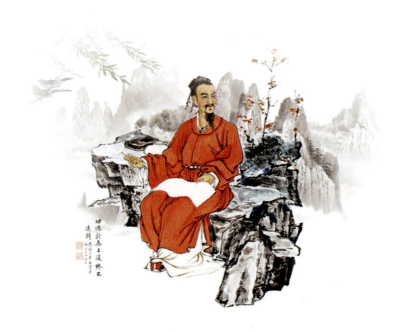

实用中药类编

下

主　编　贾宪亭　贾　静
副主编　贾　冕　郑　栋
　　　　王东晓　徐良玉
　　　　李松洛　路至明（道医）

中州古籍出版社

图书在版编目（CIP）数据

实用中药类编／贾宪亭、贾静主编 —— 郑州：中州古籍出版社 2015.10
ISBN 978-7-5348-5624-2

Ⅰ．①实… Ⅱ．①贾… ②贾… Ⅲ．①中国医药学－古籍－汇编－中国
Ⅳ．① R2

中国版本图书馆 CIP 数据核字（2015）第 231037 号

出 版 社：	中州古籍出版社
	（地址：郑州市经五路 66 号　邮政编码：450002）
发行单位：	新华书店
承印单位：	河南八方印刷有限公司
开　　本：	16
张纸规格：	787mm×1092mm　　印张：76.5
字　　数：	1500 千字　　印数：1—2000 套
版　　次：	2015 年 10 月第 1 版　　印次：2016 年 3 月第 1 次印刷
定　　价：	368.00 元

本书如有印装质量问题，由承印厂负责调换。

前言

《实用中药类编》，包括中药正名、常用别名、基原、主产地、采集质量、地道药材、主要化学成分、药理、性味归经、功效、中药歌诀、应用、炮制、用法、注意事项、有毒中药中毒与救治、临床报道、临床研究等内容。以中医中药基础理论为基础，阅览多家有关中药知识编写而成。

本书对于学习中药，药房工作人员及中药教学，临床中医都会大有益处。但因时间关系与个人能力所限，编写中难免有这样那样的问题，敬请同道批评指正。

本书引录的一部分图片未能联系上原作者，请见书后与主编联系，略奉薄酬。（联系电子邮箱2394266394@qq.com）

贾宪亭　贾静

前言

《新编十万个为什么》自出版以来,深受广大读者喜爱,并荣获国家图书奖。为适应社会发展,满足广大青少年读者日益增长的求知需要,我们在原书的基础上,再次组织各方面的专家、学者对其进行了全面的修订、更新,并配有近万幅彩色插图。本丛书集知识性、科学性和趣味性为一体,以便广大读者在阅读的过程中更加轻松、更加全面地了解各种科学知识。

本丛书以问答的形式,分为天体与太空、地球家园、国家与首都、动物天地、植物天地、化学的奥秘、物理的世界、人体的奥秘、日常生活、文学艺术、体育娱乐等十八个部分,旨在帮助广大中学生和中学文化程度的青年朋友学到更多、更新的科学知识。

编辑时间仓促,书中难免有疏漏之处,恳请广大读者批评指正。

本书封面和一些插图借鉴了有关书籍中的一些图片,在此表示由衷感谢,并希原作者见到此书后,与本书编辑联系(本书编辑邮箱:2394566394@qq.com)。

青少年读物编写组

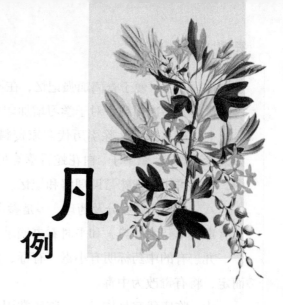

凡 例

一、《实用中药类编》一书共收载常用中药445味,其中植物类334味、动物类65味、矿物类18味、加工制品28味。

二、凡是同一植物或同一动物药,除了用药外,其功效与主治,炮制,使用部位的不同,均附于本药论述。如植物类野山参、红参、糖参、生晒参、高丽参均附在人参条下。又如莲须、莲房、莲子心、石莲子、荷梗、荷叶均在莲子条下论述。动物类如鹿角、鹿角胶、鹿角霜都附属于鹿角条下。

三、本书中,药名以中药学正名为准,加有常用别名,以使不同地区用者查阅方便。下分基原、主产地、采集、质量、最佳采药季节时间、品种质量、道地药材。并有中药主要化学成分,药理以供用者参考。还包括性味归经、功能、中药歌诀、应用、炮制、用法、注意事项(包括用药应注意的事项),临床研究是作者本人临床应用,临床报道是摘录有关报道资料。

四、为了便于记忆,每味中药都编有歌诀,一般是七字四句,歌诀一般有药名、性味功效与主治。如果在学习中药的同时,能够熟背歌诀,对于学习中药和临床应用大有好处。如:

蝉蜕甘寒入肝肺　　透疹明目退眼翳
风热咽痛声嘶哑　　熄风止痉儿夜啼

另外,个别七字不能完全表达意思的,在七字中间加有括号,括号内的小字可不读声音。如:

鸡血藤味苦甘温　　活血通络又舒筋
行血补血调经脉　　痹痛手足麻(木)不仁

还有七字二句和七字六句,但只是少数。

五、主产地包括药材主产区。采集、质量有详细采集季节,个别有采集最佳时间以及质量好坏、道地药材、真伪鉴别。

六、应用部分,引抄了历代、现代名家常用有效处方,一般除大特处方外,都是全方抄写。为了便于查阅加强记忆，在不同的中药中出现同一处方仍然重复全方书写，这同样处方多次出现，对于学习增加印象记忆领会和应用大有好处。

七、药名来源，除引历代名家资料外，部分中药又增添了民间传说或有关故事。如人参、柴胡、牵牛子、白花蛇舌草等另编写在书最后"某些中药名的传说和有关故事"中，看后可增加趣味帮助理解和记忆。

八、主要化学成分及药理，多是参考《中药学》、《中药药理学》、《中药大辞典》、《有毒中草药大辞典》和平时看书摘录资料。

九、有的中药标明有小毒、有毒、大毒、极毒四级，是参考《有毒中草药大辞典》而定，将有毒改为中毒。

十、临床研究是作者本人临床常用有效验方；临床报道部分，多是摘抄作者原文，另记述出处、时间、作者，以便查阅对证。

十一、炮制部分，凡是需要炮制的中药，都写有详细的操作过程。药房工作人员及临床医师可做参考。

十二、用法部分，如土白术 12~15 克，水煎服，是指成人的一日用量。白术以健脾运化为主，用量可用 30~60 克，大剂量可用 60~120 克，都有具体的用量。有些药写有外用适量，但有毒的药物，以不为皮肤吸收中毒为标准。

另外编有"用药妙诀"、"脏腑用药知识歌诀"可以熟读背诵，对于临床医师用药大有益处。

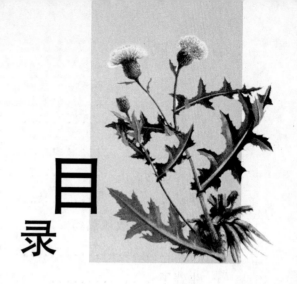

目 录

上 册

第一章　中药的产地和采集 ····· 1
　第一节　产地 ················ 1
　第二节　采集 ················ 1

第二章　中药的性能 ············ 3
　第一节　四气 ················ 4
　第二节　五味 ················ 4
　第三节　升降浮沉 ············ 5
　第四节　毒性 ················ 5
　第五节　归经 ················ 7

第三章　中药的配伍 ············ 9

第四章　中药的炮制
　第一节　炮制的目的 ········· 11
　第二节　炮制的方法 ········· 12

第五章　用药禁忌
　第一节　配伍禁忌 ··········· 15
　第二节　妊娠用药禁忌 ······· 16
　第三节　服药的饮食禁忌 ····· 17

第六章　用药计量与方法
　第一节　用药剂量 ··········· 19
　第二节　用药方法 ··········· 20
　　1. 传统煎药法 ············· 20
　　2. 煎药机煎药法 ··········· 20
　　3. 服用方法 ··············· 21

第七章　解表药
　第一节　发散风寒药 ········· 23
　　麻黄 ····················· 23
　　桂枝 ····················· 25
　　紫苏（附药：紫苏梗）····· 28
　　生姜（附药：生姜皮）····· 30
　　香薷 ····················· 32
　　荆芥（附药：荆芥穗）····· 33
　　防风 ····················· 35
　　羌活 ····················· 39
　　白芷 ····················· 40
　　细辛 ····················· 44
　　藁本 ····················· 47
　　苍耳子 ··················· 49

辛夷 50
葱白 51
胡荽 53
柽柳 53
第二节　发散风热药 54
薄荷 54
牛蒡子 57
蝉蜕 59
桑叶 61
菊花 62
蔓荆子 65
浮萍 66
柴胡 67
升麻 71
葛根（附药：葛花） 73
淡豆豉 76
木贼 77

第八章　清热药

第一节　清热泻火药 79
石膏 79
寒水石 81
知母 83
芦根 86
天花粉 87
竹叶（附药：竹卷心） ... 89
淡竹叶 90
鸭跖草 91
栀子 93
夏枯草 96

决明子 97
谷精草 99
密蒙花 100
青葙子 101
第二节　清热燥湿药 103
黄连 103
黄芩 107
黄柏 110
龙胆草 114
苦参 115
秦皮 118
白鲜皮 119
椿皮 121
第三节　清热解毒药 122
金银花（附药：忍冬藤） . 123
连翘 125
蒲公英 127
紫花地丁 129
野菊花 131
穿心莲 132
大青叶 133
板蓝根 135
青黛 137
贯众 139
鱼腥草 141
金荞麦 142
红藤 143
败酱草（附药：墓头回） . 144
射干 146
山豆根（附药：北豆根） . 148

马勃 150
白头翁 151
马齿苋 153
鸦胆子 154
地锦草 156
蚤休 157
拳参 158
半边莲 159
半枝莲 160
白花蛇舌草 162
山慈姑（附药：丽江山慈菇）.. 163
土茯苓 165
熊胆（附药：引流熊胆粉）.... 167
漏芦 169
白蔹 170
绿豆（附药：绿豆衣）...... 172

第四节 清热凉血药 173
犀角（附药：水牛角）...... 173
生地黄 176
玄参 180
牡丹皮 182
赤芍药 184
紫草 188

第五节 清虚热药 190
青蒿 190
白薇 191
地骨皮 193
银柴胡 195
胡黄连 196

第九章 泻下药

第一节 攻下药 199
大黄 199
芒硝 205
番泻叶 207
芦荟 209

第二节 润下药 210
火麻仁 210
郁李仁 212

第三节 峻下逐水药 213
甘遂 213
京大戟（附：红芽大戟）.... 215
芫花（附药：芫花根）...... 218
商陆 220
牵牛子 222
巴豆 225
千金子 229

第十章 祛风湿药

第一节 祛风湿散寒药 231
独活 231
威灵仙 234
川乌头 235
草乌头 239
白花蛇（附药：金钱白花蛇）. 241
乌蛇 243
蛇蜕 244
木瓜 246
原蚕沙 248
伸筋草 249

寻骨风 249
松节 250
海风藤 251
雷公藤 252
老鹳草 254
路路通 255
第二节　祛风湿清热药 257
秦艽 257
桑枝 259
防己 260
豨莶草 262
臭梧桐 264
海桐皮 266
络石藤 267
穿山龙 268
丝瓜络 268
第三节　祛风湿强筋骨药 ... 270
五加皮 270
虎骨 272
桑寄生 273
狗脊 275
千年健 276

第十一章　化湿药

藿香 279
佩兰 281
苍术 282
厚朴（附：厚朴花） 285
砂仁（附：砂仁壳） 288
白豆蔻 290

（附药：豆蔻壳、白豆蔻花）
草豆蔻 292
草果 293

第十二章　利水渗湿药

第一节　利尿消肿药 297
茯苓 297
（附药：赤茯苓、茯神、茯苓皮）
薏苡仁 301
猪苓 303
泽泻 304
泽漆 306
冬瓜子（附药：冬瓜皮） ... 308
玉米须 309
蝼蛄 310
香加皮 311
第二节　利尿通淋药 312
车前子（附药：车前草） ... 312
滑石 315
关木通（附药：川木通） ... 316
通草 318
瞿麦 319
萹蓄 320
海金沙 322
石韦 323
地肤子 324
冬葵子 325
灯心草 326
萆薢 328
第三节　利湿退黄药 329

茵陈蒿 329
大金钱草 331
　（附药：小金钱草、金钱草）
虎杖 333
地耳草 335
垂盆草 336

第十三章　温里药

附子 339
干姜 344
肉桂 347
吴茱萸 350
小茴香（附药：八角）... 353
高良姜 356
花椒（附药：椒目）..... 357
丁香（附药：母丁香）... 359
荜茇 362
荜澄茄 363
胡椒（附药：黑胡椒）... 364

第十四章　理气药

橘皮 367
　（附药：橘叶、橘络、橘核仁、橘红）
青皮 370
枳实（附药：枳壳）..... 372
木香（附药：土木香）... 375
香附 378
沉香 381
檀香 383
薤白 385

青木香 386
乌药 387
佛手柑 389
川楝子 390
荔枝核 391
玫瑰花 392
香橼 393
大腹皮 394
甘松 396
九香虫 397
柿蒂 398

第十五章　消食药

山楂 399
神曲（附药：建神曲）... 401
麦芽（附药：大麦苗、谷芽）. 403
莱菔子 404
鸡内金 406

第十六章　驱虫药

使君子 409
苦楝皮 410
槟榔 412
南瓜子 414
仙鹤草根芽 415
雷丸 416
榧子 417
鹤虱 418
芜荑 419

下 册

第十七章 止血药

　第一节 凉血止血药 …… 421

　　大蓟 …… 421

　　小蓟 …… 422

　　地榆 …… 424

　　槐花（附药：槐角）…… 425

　　侧柏叶 …… 428

　　白茅根 …… 430

　第二节 化瘀止血药 …… 431

　　三七 …… 431

　　茜草根 …… 433

　　蒲黄 …… 435

　　花蕊石 …… 437

　　降香 …… 438

　　血余炭 …… 439

　　藕节 …… 441

　第三节 收敛止血药 …… 442

　　白及 …… 442

　　仙鹤草 …… 444

　　紫珠 …… 446

　　棕榈皮 …… 447

　　刺猬皮 …… 448

　第四节 温经止血药 …… 449

　　炮姜 …… 449

　　艾叶 …… 450

　　灶心土 …… 452

第十八章 活血化瘀药

　第一节 活血止痛药 …… 455

　　川芎 …… 455

　　延胡索 …… 460

　　郁金 …… 462

　　姜黄 …… 465

　　乳香 …… 467

　　没药 …… 470

　　五灵脂 …… 472

　第二节 活血调经药 …… 474

　　丹参 …… 474

　　红花（附药：藏红花）…… 477

　　桃仁 …… 481

　　益母草 …… 484

　　泽兰 …… 486

　　牛膝 …… 487

　　鸡血藤 …… 492

　　月季花 …… 494

　　凌霄花 …… 495

　　王不留行 …… 496

　第三节 活血疗伤药 …… 497

　　䗪虫 …… 498

　　马前子 …… 500

　　自然铜 …… 503

　　苏木 …… 504

　　骨碎补 …… 506

　　血竭 …… 509

　　孩儿茶 …… 510

　　刘寄奴 …… 512

第四节 破血消癥药 513
　穿山甲 513
　三棱 516
　莪术 517
　水蛭 520
　斑蝥 522
　虻虫 524

第十九章　化痰止咳平喘药

第一节 化痰药 527
　半夏 527
　天南星 532
　关白附（附药：禹白附）... 536
　白芥子 538
　皂荚（附药：猪牙皂、皂角刺）. 541
　旋覆花（附药：金沸草）... 543
　白前 545
　前胡 546
　桔梗 548
　浙贝母 550
　川贝母 551
　栝楼（附药：瓜蒌子、瓜蒌皮）. 554
　竹茹 556
　竹沥 557
　天竹黄 559
　海藻（附药：昆布、海带）... 560
　海蛤壳 561
　海浮石 563
　瓦楞子 564
　礞石 565

　胖大海 567
　黄药子 568
第二节 止咳平喘药 569
　紫苏子 569
　杏仁（附药：甜杏仁）... 571
　百部 574
　紫菀 576
　款冬花 577
　马兜铃 578
　枇杷叶 580
　桑白皮 581
　葶苈子（附药：甜葶苈子）... 583
　白果（附药：银杏叶）... 584
　紫金牛 586
　洋金花 587

第二十章　安神药

第一节 重镇安神药 591
　朱砂 591
　磁石 595
　龙骨（附药：龙齿）... 597
　琥珀 600
第二节 养心安神药 602
　酸枣仁 602
　柏子仁 604
　远志 605
　合欢皮（附：合欢花）... 608
　夜交藤 609

第二十一章 平肝熄风药

石决明 611
珍珠母 613
牡蛎 614
代赭石 617
珍珠 620
刺蒺藜 622
罗布麻 624
羚羊角 625
牛黄 627
地龙 629
全蝎 631
蜈蚣 635
白僵蚕（附药：蚕茧、蚕蛹）.. 638
钩藤 640
天麻 642

第二十二章 开窍醒神药

麝香（附药：麝香壳）....... 645
蟾酥（附药：蟾蜍、蟾皮）... 648
冰片 651
樟脑 654
苏合香 655
石菖蒲 657
（附药：节菖蒲、水菖蒲）

第二十三章 补虚药

第一节 补气药 661
　党参 661
　人参 664

西洋参 671
太子参 672
黄芪 674
白术 679
山药 685
白扁豆（附药：扁豆花、扁豆衣）· 687
甘草 689
大枣 692
饴糖 694
蜂蜜（附药：蜂乳、蜂胶）... 695

第二节 补阳药 698
　鹿茸 698
　鹿角（附药：鹿角胶、鹿角霜）. 700
　巴戟天 703
　淫羊藿 705
　仙茅 707
　补骨脂 709
　益智仁 712
　杜仲 713
　续断 715
　菟丝子 717
　沙苑子 721
　韭子 723
　葫芦巴 724
　胡桃仁 726
　肉苁蓉 727
　锁阳 729
　海狗肾（附药：黄狗肾）.... 730
　海马（附药：海龙）....... 732
　蛤蚧 733

紫河车……735
冬虫夏草……737
阳起石……738
第三节 补血药……740
当归……740
熟地黄……746
白芍药……749
何首乌……754
龙眼肉……756
阿胶（附药：黄明胶）……757
第四节 补阴药……760
北沙参（附药：南沙参）……760
百合……762
麦门冬……764
天门冬……767
石斛……769
玉竹……770
黄精……772
枸杞子……774
黑脂麻……777
女贞子……778
墨旱莲……780
龟板（附药：龟甲、龟板胶）……781
鳖甲（附药：鳖甲胶）……784
桑椹……786

第二十四章 收涩药
第一节 固表止汗药……787
麻黄根……787
浮小麦（附药：小麦）……788

第二节 敛肺涩肠药……790
五味子……790
乌梅……794
五倍子……797
罂粟壳……800
诃子……801
肉豆蔻……803
石榴皮……804
赤石脂（附药：白石脂）……806
禹余粮……808
第三节 固精缩泉止带药……809
山茱萸……809
覆盆子……812
金樱子……814
莲子……816
（附药：莲须、莲子心、荷叶、莲房、莲梗、荷蒂、石莲子）
芡实……820
桑螵蛸……822
海螵蛸……823

第二十五章 涌吐药
常山（附药：蜀漆）……827
瓜蒂……829
胆矾……831

第二十六章 攻毒杀虫止痒药与其他药
雄黄……835
石硫黄……838

白矾 840
绿矾 843
硼砂 845
炉甘石 847
铅丹 848
轻粉 851
密陀僧 852
升药 854
铜绿 855
藤黄 857
松香 859
石灰 860
砒石（附药：砒霜） 862
蜂蜡 865
露蜂房 867
蛇床子 869
狼毒 871
土荆皮 873
大风子 874
木鳖子 876
大蒜 877

第二十七章　用药知识

第一节　用药妙诀 881
第二节　脏腑用药知识歌括 .. 886
一、心 887
1. 心气虚用药 887
2. 温心阳药 887
3. 敛心气药 887
4. 安心神药 887

5. 补心血药 887
6. 养心阴药 887
7. 清心火药 887
8. 通心瘀药 887
9. 豁痰开窍药 887
二、小肠 888
1. 温小肠药（同温脾胃药）... 888
2. 清小肠湿热药 888
三、肝 888
1. 补肝血药 888
2. 养肝阴药 888
3. 理肝气药 888
4. 清肝火药 888
5. 潜肝阳药 888
6. 熄肝风药 889
7. 活肝血药 889
8. 温肝寒药 889
四、胆 889
利胆气药 889
五、脾 889
1 补脾气药 889
2. 补中益气药 889
3. 温脾阳药 889
4. 化湿健脾药 890
5. 清化湿热药 890
六、胃 890
1. 温胃寒药 890
2. 清胃热药 890
3. 降胃逆药 890
4. 消食积药 890

5. 养胃阴药 890
　七、肺 891
　　1. 宣肺气药 891
　　2. 通肺气药 891
　　3. 温肺寒药 891
　　4. 肃降肺气药 891
　　5. 清肺热药 891
　　6. 润肺燥药 891
　　7. 养肺阴药 891
　　8. 补肺气药 891
　　9. 敛肺气药 892
　　10. 化热痰药 892
　八、大肠 892
　　1. 清肠热药 892
　　2. 通大便药 892
　　3. 润肠燥药 892
　　4. 温肠寒药 892
　　5. 涩肠止泻药 892
　九、肾 893
　　1. 补肾阳虚 893
　　2. 滋肾阴药 893
　　3. 涩肾精药 893
　　4. 肾不纳气药 893
　十、膀胱 893
　　膀胱湿热药 893

第二十八章　中药名的传说和有关故事

　　1. 人参 895
　　2. 趣说甘草 895
　　3. 药王与川芎 896
　　4. 药王与冬凌草的传说 897
　　5. 孙思邈与老鹳草 898
　　6. 扁鹊偶然识"牛黄" 898
　　7. 华佗与紫苏 899
　　8. 李时珍的救命药——黄芩 .. 899
　　9. 牛奶煎荜茇治痢疾有奇效 .. 900
　　10. 皇帝与罂粟子 900
　　11. 中药与皇帝 901
　　12. 朱元璋与罂粟壳 901
　　13. 乾隆钟爱仙鹤草 902
　　14. 沙苑子的传说 903
　　15. 太子参的传说 903
　　16. 萝卜籽治愈慈禧病 904
　　17. 莱菔子的故事 904
　　18. 叶天士妙用莱菔子 905
　　19. 叶天士治贫病 906
　　20. 茯苓益寿传说多 906
　　21. 轻身延年话黄精 907
　　22. 当归的传说和药用 908
　　23. 话说中药白芍 909
　　24. 王怀隐与浮小麦 909
　　25. 蒲公英的传说 910
　　26. 金银花的传说 911
　　27. 白花蛇舌草的传说 911
　　28. 鱼腥草的传说与药用 912
　　29. 马齿苋 913
　　30. 马勃的传说 914
　　31. 柴哥与柴胡 914
　　32. 葛根的传说 915

33. 桑寄生的传说 916
34. 杜仲与骑白鹤的老人 917
35. 朱御医与山茱萸 917
36. 女贞子药话 918
37. 补肾壮阳菟丝子 919
38. 壮阳良药淫羊藿 919
39. 温肾燥湿蛇床子 920
40. 薛仁贵与锁阳 921
41. 老秀才与决明子 921
42. 牵牛子的由来 922
43. "瓜蒌"的传说 922
44. 半夏的传说 923
45. 桔梗的美丽传说 924
46. "贝母"的由来 924
47. 白矾的传说 925
48. 酸枣仁的传说 926
49. 漫话五味子 926
50. 琥珀的传说 927
51. 朱砂入药的传说 927
52. 辛夷原是心意花 928
53. 蔷薇花的传说 928
54. 白前 929
55. 白及的传说 930
56. 生姜的传说与功效 930
57. 胖大海的传说 931
58. 数说白芷 931
59. 三七——金不换 932
60. 乌药的传说 933
61. 蚯蚓与地龙 934
62. 麝香的传说 934

63. 神艾的传说 艾叶的传说 . 935
64. 深山遇"神仙" 936
65. 七叶一枝花的由来 936
66. 白居易与荔枝核 937
67. 藿香佩兰的传说 938
68. 祛湿良药话苍术 938
69. 阳春砂仁的由来 939
70. 徐长卿的来源与传说 939
71. 丁公藤的传说 940
72. 《聊斋志异》与《鹿衔草》 940
73. 沈括与墓头回 941
74. 牡丹皮的传说 941
75. 王不留行的传说 942
76. 山神赠药——冬虫夏草 .. 943
77. 穿山甲的传说与功效 943
78. 韩信草的由来 944
79. 一味黄土救太子 944
80. 张飞诱敌巧用淡竹叶 945
81. 从宫廷谋杀案说到附子 .. 945
82. 不尽人间万古愁，
     都此萱草解忘忧 946
83. 芦根的传说 947
84. 麻烦草与麻黄的传说 948
85. 白头翁的传说 948
86. 藜芦的传说 949
87. 王怀隐与枸杞结缘 950
88. 孙思邈锯末治腹痛 950
89. 李时珍猜谜识浮萍 950
90. 龙眼的传说 951
91. 柏子仁的传说 951

92. 华佗与金钱草的传说 952
93. 续断的传说 952
94. 成语"薏苡明珠"
　　与中药有关 953
95. 中药夜明砂的传说 953
96. 佛手柑的传说 954

方剂索引

一画
【一】
一扫光..................117
一气散..................223
一物独活汤..............233
一抹膏..................248
一搽光..................358
一贯煎《柳州医话》......390
一贯煎《续名医类案》....761
一物瓜蒂汤..............830
一笔消《外科全生集》....841
一效膏..................847
一笔消《祝穆试效方》....857
一号扫风丸..............875
一号癣药水..............875

二画
【一】
十味芎苏散..............29
十滴水..................31
十味香薷饮..............32
十灰散..................95
十枣汤..................214
十香丸《常用中成药》....281
十补丸..................349
十全大补汤..............349
十味温胆汤..............369
十香返魂丹..............384
十香止痛丸..............394
十香丸《太平惠民和剂局方》..439
十六般哮喘方............579
丁香柿蒂汤..............31
丁香透膈汤..............286
丁萸理中汤..............360
丁桂散..................361
丁香胶艾汤..............361

丁沉透膈汤..............369
丁香煮散................402
七味白术散..............74
七宝洗心散..............95
七星剑..................130
七宝丸..................168
七宝散..................432
七厘散..................468
七味都气丸..............687
七宝美髯丹..............755
二冬二母汤..............84
二母宁嗽汤..............84
二母石膏汤..............84
二妙散..................112
二连汤..................166
二乌大黄散..............202
二术二陈汤..............283
二妙散..................284
二陈汤..................300
二生汤..................342
二姜丸..................357
二陈汤..................369
二丹丸..................476
二母散..................483
二冬汤..................669
二仙汤..................704
二冬膏..................765
二至丸..................779
二圣散..................832
二仙散..................841

【丿】
九味羌活汤..............36
九一丹..................81
九物大黄薄帖............171
九气拈痛丸..............473

九仙散 552
九转黄精丹 773
九转丹 855
人参黄芪散 70
人参散 195
人参养荣汤 349
人参煮散 371
人参健脾丸 400
人参蛤蚧散 582
人参南星丸 607
人参鹿茸丸 700
人参胡桃汤 726
人参清肺汤 795
人参汤 804
人参石脂汤 806
八正散 95
八宝眼药《赵翰香居验方类编》 ... 168
八珍汤 458
八厘散 501
八宝丹 600
八宝红灵丹 652
八宝眼药《中成药》 653
八珍膏 662

三画
【一】
三拗汤 24
三石散 81
三石汤 82
三黄洗剂 109
三黄忍冬藤汤 140
三宝粥 155
三七伤药片 186
三物散 198
三物备急丸 201
三物白散 227
三生饮 237
三白散《医家心用类选》 288
三仁汤 291
三白散《纲目》 306

三金汤 320
三层茴香丸 354
三合汤 357
三棱散 371
三棱煎 372
三脘痞气丸 395
三子养亲汤 405
三鲜饮 423
三黄散 437
三鲜汤 442
三神丸 462
三黄宝蜡丸 513
三生丸 537
三参稳律汤 604
三甲复脉汤 615
三痹汤 716
三才汤 768
三圣散 830
三品一条枪 836
三子丸 869
大青龙汤 26
大柴胡汤 69
大补阴丸 84
大金花丸 93
大青汤《延年方》 134
大青汤《圣济总录》 134
大黄牡丹皮汤 183
大承气汤 200
大黄附子汤 201
大黄汤《素问病机气宜保命集》 ... 202
大黄䗪虫丸 202
大黄汤《圣济总录》 203
大黄地榆猪冰散 205
大陷胸汤 206
大黄甘遂汤 214
大戟丸 230
大秦艽汤 233
大活络丸 242
大秦艽汤 258
大分清饮 300

大防风汤	342
大半夏汤《千金要方》	342
大醒风汤	343
大桃花汤	343
大建中汤	345
大已寒丸	347
大三脘散	395
大紫金皮散	439
大成汤	505
大半夏汤《金匮要略》	529
大陷胸丸	584
大定风珠	615
大活络丹	633
大补元煎	667
大黄甘草汤	692
大乌头煎	696
大造丸《杂病源流犀烛》	736
大造丸《症因脉治》	736
大风丸	875
大风子膏	875
大风丹	875
万金膏	117
万应丸	224
万应蝉花散	245
万和散	354
万灵丹	459
万病黄精丸	773
万安散	828
土茯苓酒	166
土槿皮酊	873
下瘀血汤	202
下乳类方	549
干漆丸	226
干姜人参半夏丸	345
干姜人参半夏汤	529

【丨】

小青龙汤	24
小建中汤	27
小半夏汤	31
小半夏加茯苓汤	31
小续命汤	37
小柴胡汤	68
小蓟饮子	96
小活络丹	236
小儿四症丸	281
小半夏加茯苓汤	300
小陷胸加枳实汤	373
小承气汤	373
小儿四症丸	400
小蓟饮	423
小金丹	469
小陷胸汤	529
小儿珍贝散	553
小儿回春丹	553
小百劳散	800
山豆根汤	149
山豆根丸	149
山龙露蜂丸	868

【丿】

川芎茶调散	34
川椒丸	358
川芎散	456
川芎白芷汤	622
久痢除根方	402
久病除根方	821
久痢神验方	866
千金散	534
千金鲤鱼汤	682
千捶膏	856

【丶】

广济槟榔汤	386

【一】

女金丹	43
女贞汤	779
卫生防疫宝丹	57
飞龙夺命丹	82

马屁勃丸	151
马齿苋粥	153
马齿散敷方	153
马钱子丸	238
马前子散	500
马前散	501
马前子汤	632
马前活络散	636
已椒苈黄丸	262

四画
【一】

五苓散	26
五退散	60
五虎追风散	60
五汁饮	86
五淋散	95
五味消毒饮	123
五神汤	130
五音锭	169
五福化毒丹	175
五蒸汤	177
五仁丸	212
五虫四藤汤	244
五痹汤	261
五加皮酒	271
五加皮散《卫生家宝》	271
五加参冲剂	271
五加皮散《保婴撮要》	271
天麻钩藤饮	274
五叶芦根汤	282
五积散	283
五子衍宗丸《证治准绳》	314
五味异功散	368
五磨饮子	381
五皮饮	395
五子散	405
五灵丸	473
五仁润肠丸	605
五宝散	621
五味子汤《实用中西医结合杂志》	666
五味子汤《证治准绳》	791
五倍子汤	799
五倍子散	799
五子衍宗丸《景岳全书》	813
五五丹	855
五黄散	858
天仙藤散	29
天王补心丹《摄生众妙方》	299
天台乌药散	354
天王补心丹《摄生秘剖》	476
天南星膏《杨氏家藏方》	534
天南星膏《圣济总录》	534
天麻半夏汤	643
天门冬丸	768
不换金丹	37
不换金正气散	284
木贼散	78
木香槟榔丸	201
木香丸	226
木瓜丸	247
木瓜茱萸汤	247
木瓜汤《医学入门》	247
木瓜汤《鸡峰普济方》	247
木瓜散《善济本事方》	247
木防己汤	262
木防己加茯苓芒硝汤	262
木香顺气丸	286
木通散	317
木瓜散《传家秘宝方》	396
木香流气饮	518
木香汤	733
木鳖子膏	877
木鳖子方	877
木鳖散	877
无比山药丸	178
无名丹	710
太乙万应膏	227
开胸顺气丸	287
开心散	658

开噤散	659
车前子散《杨氏家藏方》	313
车前子散《圣济总录》	314
瓦楞子丸《万氏家妙方》	565
瓦楞子丸《女科指掌》	565
牙痛一粒丸	650
牙疳散	799
巨胜酒	777

【丨】

贝母瓜蒌散	88
贝母丸	552
贝母括痰丸	553
贝姜止咳汤	607
内疏黄连汤	94
内消瘰疬丸	127
内补丸	348
内补黄芪汤	459
内消丸《寿世保元》	517
内消丸《疡医大全》	553
止带丸	122
止痛灵宝散	267
止泻方	400
止嗽散	546
止咳散	575
止咳定喘汤	581
止痉散	633
少腹逐瘀汤	186
水肿类·50方	216
水肿类·5方	310
水肿类方	561
水陆二仙丹	815

【丿】

牛蒡解肌汤	34
牛黄上清丸	56
牛黄解毒丸《全国中药成药处方集》	95
牛黄解毒片	204
牛黄夺命散	224

牛膝丸	328
牛黄清心丸《痘疹世医心法》	463
牛黄卫生丹	464
牛膝散	490
牛黄镇惊丸	531
牛黄抱龙丸	534
牛黄清心丸《疡医大全》	535
牛黄解毒丸《证治准绳》	629
牛黄散	629
牛黄定志丸	632
牛黄清宫丹	837
午时茶	36
乌蛇蝉衣汤	60
乌金膏	227
乌头汤《金匮要略》	236
乌头煎	236
乌头汤《备急千金要方》	236
乌头赤石脂丸	236
乌术丸	237
乌香散	240
乌蛇丸	243
乌蛇膏	244
乌梅丸	358
乌沉汤	382
乌药散	388
乌龙丸	397
乌鸡白凤丸	476
乌贝散	551
乌药丸	877
升陷汤	70
升阳益胃汤	70
升麻汤《圣济总录》	72
升麻汤《普济本事方》	72
升麻消毒饮	72
升麻葛根汤	72
升麻黄芪汤	73
升麻解毒汤	166
升麻膏	170
升提固脱剂	374
升麻薄	443

方剂索引

升阳举经汤..................669
化斑汤......................80
化阴煎.....................112
化斑解毒汤.................126
化癥回生丹.................350
化气汤.....................354
化肝煎.....................368
化虫丸.....................411
化血丹.....................432
化毒为水内托散.............443
风湿疹类·25方.............120
风湿疹类·14方.............325
风引汤.....................598
风气膏.....................858
分肢散.....................204
分消汤.....................377
分心气饮...................395
匀气散.....................280
丹参饮.....................384
丹参饮《时方歌诀》.........475
丹参散.....................476
丹参膏.....................477
丹参汤.....................477
手拈散.....................471
月华丸.....................552

【丶】

六神汤......................75
六和汤.....................280
六君子汤...................299
六一散.....................316
六味回阳饮.................340
六安煎.....................539
六神丸.....................621
六味汤.....................639
六应丸.....................650
六神散.....................685
六味地黄丸.................686
六一散.....................691
心胸宁.....................555

【一】
双炭饮.....................187
双荷汤.....................441
巴豆朱砂膏.................227
巴蜡丸.....................229
巴戟丸《和剂局方》.........704
巴戟丸《太平圣惠方》.......704
引气归血汤.................464
孔圣枕中丹.................606

五画
【一】
甘草麻黄汤..................24
甘露消毒丹..................57
甘遂通结汤.................214
甘草干姜茯苓白术汤.........345
甘草泻心汤.................529
甘楞散.....................565
甘草小麦大枣汤.............691
甘草蜜煎汤.................696
甘露饮.....................768
玉屑无忧散..................34
玉真散......................37
玉屏风散....................37
玉液汤《医学衷中参西录》...75
玉泉丸《仁斋直指方》........75
玉女煎......................81
玉粉丸.....................533
玉钥匙.....................655
玉灵膏.....................757
玉竹麦冬汤.................771
玉液汤《医醇賸义》.........771
玉锁丹.....................798
玉泉丸《杂病源流犀烛》.....795
玉容散.....................853
石决明丸....................45
石膏汤......................80
石膏散......................81
石斛夜光丸..................98

石韦散《外台秘要》	313
石韦散《太平惠民和剂局方》	324
石韦散《千金方》	324
石韦散《圣济总录》	324
石韦散《古今医验方》	497
石决明散	612
石斛散	770
石榴皮汤	805
石胆散	832
正柴胡饮	69
正骨紫金丹	488
正容汤	531
龙胆泻肝丸	94
龙胆泻肝汤	115
龙马自来丹	500
龙蚝理痰汤	598
龙珠丸	631
龙琥甘麦大枣汤	763
龙蛇散	868
左金丸	104
左归丸	488
平律合剂	117
平胃散	283
平肝饮子	377
平肝清眩汤	612
平补镇心丹	792
古今录验射干汤	147
右归丸	341
戊己丸	352
艾附暖宫丸	352
艾煎丸	452
布袋丸	420

【丨】

四物加黄芩黄连汤	109
四妙勇安汤	124
四灵丸	169
四生丸	176
四物消风饮	177
四味香连丸	201
四斤丸	247
四兽饮	294
四君子汤	298
四苓散	299
四逆汤	340
四神丸	352
四制香附丸《济阴纲目》	379
四制香附丸《景岳全书》	379
四磨汤	388
四陈汤	394
四乌鲗骨—藘茹丸	434
四物汤	457
四制香附丸《摄生众妙方》	457
四物益母丸	458
四逆加人参汤	666
四宝丹	846
史国公药酒	251
归脾汤《妇人良方》	299
归脾汤《严氏济生方》	668
甲乙归藏汤	610

【丿】

仙方活命饮	38
仙露汤	180
仙灵脾散	706
仙茅丸	708
生肌玉红膏	42
生肌散	81
生犀散	175
生化汤	346
生地黄汤	429
生肌干脓散	523
生铁落饮	593
生脉散	668
生石斛酒	770
白通汤	52
白虎汤	80
白虎加人参汤	80
白头翁汤《伤寒论》	111
白头翁加甘草阿胶汤	111

白鲜皮散	120
白头翁散	152
白头翁汤《备急千金要方》	152
白蔹薄贴	171
白蔹薄	171
白蔹散《太平圣惠方》	171
白蔹散《鸡峰普济方》	171
白蔹汤	172
白薇汤	192
白花蛇酒	242
白花蛇散	242
白术散《太平圣惠方》	261
白蔹丸	276
白豆蔻散《博济方》	291
白豆蔻散《赤水玄珠》	292
白豆蔻汤	292
白术散《全生指迷方》	298
白术附子汤	342
白术散《外台秘要》	362
白茅根汤	431
白及枇杷丸	443
白术散《本事方》	450
白金丸	464
白芥子散	539
白前汤	546
白及枇杷丸	580
白癜风·17方	623
白金散	647
白玉膏	655
白矾散《医学心悟》	841
白矾散《玉机微义》	841
白矾丸《圣济总录》	842
白矾丸《太平圣惠方》	842
白龙丹	846
瓜蒌牛蒡汤	58
瓜蒌散	170
瓜蒌薤白半夏汤	555
瓜蒌薤白白酒汤	555
瓜蒂散	830
瓜丁散	830

失笑散	436
代刀散	469
代赭石汤	618
代赭散	619
皮肤科方	867

【丶】

半夏厚朴汤	29
半夏泻心汤	104
半夏白术天麻汤	300
半枝莲饮	337
半夏汤	342
半夏露	607
半硫丸	839
玄参升麻汤	58
玄参解毒汤	181
玄参清肺饮	181
玄附汤	344
玄石紫粉丹	596
玄麦甘桔茶	691
必效大黄汤	201
必效散	523
冯了性药酒	234
立止哮喘烟	588
立马回疔丹	851
头痛眩晕汤	612

【一】

加减四物汤	35
加减苍术石膏知母汤	40
加减葳蕤汤	55
加减葛根汤	60
加减当归补血汤	62
加味逍遥散	69
加味二妙丸	112
加味归脾丹	138
加味胃苓汤	284
加味参附汤	343
加味枳术丸	371
加味乌药汤	388

加味温脾汤	391
加味瓜蒌薤白汤	478
加味安冲汤	485
加味金刚丸	503
加味乌贝散	551
加味葶苈大枣泻肺汤	584
加味酸枣仁汤	610
加味磁朱丸	618
加减十味温胆汤	659
加味青娥丸	725
加减复脉汤	758
加味苦参煎剂	870
圣散子	233
圣济十香丸	363
圣愈汤	458

六画
【一】

芎辛汤	42
托里透脓汤	42
托里温中汤	361
再造散	45
芍药汤《素问病机气宜保命集》	104
芍药汤《圣济总录》	187
芍药甘草汤	690
芍药黄芪汤	753
地榆散	109
地黄饮子	179
地骨皮汤《圣济总录》	194
地骨皮散	194
地骨皮汤《兰室秘藏》	194
地骨皮饮	195
地肤大黄汤	325
地肤子散	325
地肤子丸	325
地榆散（2方）	424
地黄通经丸	525
地黄汤	596
地龙汤	630
地龙散	631

耳聋丸	115
耳聋左慈丸	596
耳疳散	647
百合固金汤	181
百顺丸	542
百部汤	575
百部酒	575
百部膏	575
百花膏	578
百效消渴方	672
百花定喘丸	763
百合粥	763
百合地黄汤	763
百合知母汤	763
百合鸡子汤	763
百合宁神汤	763
百麦安神饮	764
达原饮	294
夺命丹《太平惠民和剂局方》	351
夺命丹《伤科补要》	468
夺命散《严氏济生方》	521
夺命散《婴孩宝书》	566
夺命散《证治准绳》	856
扫虫煎	417
至宝丹	628
巩堤丸	710

【丨】

当归散《金匮要略》	110
当归龙荟丸	115
当归贝母苦参丸	117
当归六黄汤	178
当归活血汤	186
当归饮血竭散合剂	371
当归散《大全方》	436
当归养荣汤	460
当归补血汤	676
当归饮子《丹溪心法》	677
当归寄生汤	682
当归蒲延散	742

当归饮子《济生全书》............756
回疮锭子......................227
回阳玉龙散....................240
回生散........................281
回阳救急汤....................340
回阳返本汤....................341
回阳三建汤....................343
回生再造丸....................343
回阳摄阴方....................783
曲蘖枳术丸....................404
过期饮........................478
肉苁蓉丸《太平圣惠方》........728
肉苁蓉丸《医心方》............728
肉豆蔻丸......................804
虫疾类·3方...................837

【丿】

竹叶柳蒡汤....................54
竹叶石膏汤....................80
竹叶汤........................90
竹茹汤《医经会解》............405
竹茹汤《本事方》..............557
竹沥达痰丸....................558
竹沥汤（2方）.................558
朱砂安神丸....................106
朱砂丸........................593
朱砂膏........................594
先期汤........................109
血府逐瘀汤....................185
血痢乌梅丸....................343
血竭散《圣济总录》............510
血竭散《杨氏家藏方》..........510
伤科七味片....................202
伤痛宁片......................462
舟车丸........................214
会厌逐瘀汤....................374
全鹿丸........................383
延胡索汤......................436
延年知母鳖甲汤................828
自然铜散《张氏医通》..........504

自然铜散《圣济总录》..........504
华盖散........................570
行宣补中益气汤................663
任氏生精汤....................705
伐木丸........................844

【丶】

决明子散......................78
决明散........................98
交泰丸........................106
安胎和气饮....................110
安中散........................357
安虫饮........................410
安冲汤........................434
安魂汤........................528
安宫牛黄丸....................593
安奠二天汤....................669
安胎饮........................721
安老汤........................811
壮筋养血汤....................179
壮本丹秘方....................355
壮阳益肾舒肝汤................707
冰硼散........................206
冰壶汤........................357
冰梅丸........................846
灯心散........................327
产后病第18方.................510
刘寄奴汤（2方）..............513
刘寄奴散......................513
兴阳丹........................731

【一】

阳和汤《外科证治全生集》......25
阳和汤《外科正宗》............349
阳起石丸《普济方》............739
阳起石丸《严氏济生方》........739
阳起石丸《太平惠民和剂局方》..739
防己茯苓汤....................26
防风汤........................27
防风散........................37

防风通圣散	38
防己黄芪汤	261
导痰汤	31
导赤散《小儿药证直诀》	90
导水茯苓汤	298
导赤散《伤寒六书》	327
导气汤《沈氏尊生书》	351
导气汤《素问病机气宜保命集》	413
如神丸	121
如圣丸	157
如圣散《证治准绳》	449
如圣散《圣济总录》	839
妇科调经片	379
妇科九味安胎饮	683
妇科双效丸	846
红灵酒	480
红花膏	501
红棉散	848
阴阳攻积丸	601
异功散	680

七画

【一】

苏羌达表汤	29
苏子降气汤	287
苏合香丸	363
苏枋饮	505
苏木公英汤	506
杏苏散	29
杏苏散	547
苍耳散	49
苍术丸	284
苍戟丸	284
苍附导痰丸	285
杞菊地黄丸	64
连翘败毒饮	72
连翘金贝煎	127
连朴饮	658
连梅安蛔汤	795
芦根引子	86

芦荟丸	210
芦荟肥儿丸	210
苇茎汤	87
赤芍药散	187
赤小豆汤	221
赤石脂丸	807
赤石脂禹余粮汤	806
更衣丸	210
芫花莪术丸	219
辰金丸	227
辰砂一粒丹	463
辰砂丸	593
寿胎丸	274
寿星丸	593
芩连平胃散	283
芩部丹	575
芩连四物汤	742
豆蔻汤	292
豆蔻丸	293
抑扶煎	304
芪附汤	342
医林四神丸	351
医痫丸	542
还少丹	355
芜荑散	419
芜荑丸	420
花蕊石散《十药神书》	438
花蕊石散《圣济总录》	438
花蕊石散《普济本事方》	438
远志酒	607
抗过敏定喘方	631
抗痨散	634
两仪膏	696
劳瘵类·12方	738
麦门冬汤《金匮要略》	765
麦味地黄丸	765
麦门冬汤《圣济总录》	765
来复汤	810

方剂索引

【丨】

助阳和血补气汤	42
助阳止痒汤	677
吴茱萸汤	351
旱莲子汤	781

【丿】

身痛逐瘀汤	40
谷精草散	100
针头丸	226
佛手垂盆汤	337
龟龄集丹	361
龟鹿二仙膏	701
龟板姜栀丸	783
肝吸血虫二方	417
皂荚丸	542
利惊丸	559
牡蛎散《太平惠民和剂局方》	615
牡蛎散《证治准绳》	616
牡蛎散《千金要方》	684
牡蛎散《世医得效方》	788
牡蛎丸	807
秃疮膏	655
秃疮类方	875
何人饮	755
何首乌丸《赤水玄珠》	755
何首乌丸《太平圣惠方》	756
何首乌散	756
含化丸	846

【丶】

完带汤	35
羌活胜湿汤	36
羌蓝汤	39
羌活散	343
羌活附子汤	639
辛夷散	40
辛凉解表法	60
辛夷丸	285
补肺阿胶散	58
补中益气汤	70
补肝散	97
补肾强身片	276
补肺汤	349
补阳还五汤	459
补阳还五汤加味	560
补肝汤	604
补肾地黄丸	700
补骨脂丸	710
补肾固冲汤	715
补肾安胎汤	717
补肾育精汤	814
快透散	60
快斑散	140
快斑汤	188
快气汤	289
快气散	379
沙参麦冬汤	62
沉香消痞丸	210
沉香大丸	382
沉香温脾汤	382
沉香散	382
沉香降气汤	382
沉香饮	383
沉香琥珀丸	383
没药散《圣济总录》	272
没食子丸	425
没药散《搏济方》	471
没药散《宣明论方》	471
没药散《普济方》	564
良附丸	356
冷哮丸	359
启脾丸	402
诃子皮散	450
诃黎勒散《太平圣惠方》	802
诃黎勒散《金匮要略》	802
泄泻·11方	805

【一】

| 鸡鸣散 | 29 |

鸡苏散	55
鸡苏吹喉散	56
鸡肝散《胡庆余堂丸散膏丹全集》	197
鸡肝散《全国中草药处方集》	416
鸡血藤膏	493
陀僧膏	117
陀僧散	853
驱疹汤	121
驱风膏	242
驱绦汤	412
驱风散	849
张涣射干汤	147
张氏四顺散	196
张涣乌蛇散	244
灵仙散	235
妙香散	299
附子理中丸	341
附子汤	342
陈氏求嗣方	485
阿胶鸡子黄汤	612
阿胶散《太平圣惠方》	759
阿胶散《古今医鉴》	759

八画

【一】

苓甘五味姜辛汤	46
苓甘五味姜辛半夏杏仁汤	346
卧龙丹	46
卧佛汤	641
青黛散	105
青黛石膏汤	137
青黛海石丸	137
青金散	138
青蒿鳖甲汤	177
青蒿鳖甲汤（二）	191
青州白丸子	237
青皮丸	371
青娥丸《太平惠民和剂局方》	709
青娥丸《丹溪心法》	726
青金锭子	856

枇杷清肺饮	112
枇杷叶汤	580
苦参地黄丸	116
苦楝根散	224
苦参汤	452
抵当汤	202
郁李仁饮	212
郁李仁散《圣济总录》	213
郁李仁散《世医得效方》	213
郁金饮子	463
郁金丸	464
郁金四物汤	464
郁金散《太平圣惠方》	464
郁金散《圣济总录》	464
范汪四物丸	219
范汪旋复花汤	342
范氏止血方	346
坤顺丹	388
抽刀散	468
拈痛散	473
枕中丹	598
拨云见日退翳丸	623
拨云散	653
表虚六合汤	753

【｜】

明目上清丸	60
明目槐子丸	427
明目地黄丸《中成药》	745
明目地黄丸《审视瑶函》	793
虎潜丸	85
虎骨木瓜酒	247
虎杖散	334
易黄汤	111
易简地黄饮子	177
固经丸	122
固冲汤	434
固肠汤	450
固真丸	616
固真汤	668

固脬丸	823
肾气丸	178
果附汤	294

【丿】

炙甘草汤	26
金沸草散	30
金黄散《外科正宗》	203
金黄散《妇人良方》	203
金琐丹	355
金陵酒丸	377
金铃子散	390
金宝神丹	566
金锁固精丸	599
金钥匙	639
金匮肾气丸	686
金樱膏	696
金刚丸	728
金水六君煎	749
侧柏樗皮丸《医学入门》	43
侧柏樗皮丸《医方考》	111
侧柏地榆汤	824
知柏地黄丸	84
知柏四物汤	113
肥儿丸《医宗金鉴》	197
肥儿丸《太平惠民和剂局方》	410
肥儿丸《丹溪心法》	420
肠粘连缓解汤	206
乳香定痛丸	236
乳香黄芪散	469
乳胀散	497
狗脊丸	276
使君子散	410
使君子丸《证治准绳》	410
使君子丸《局方》	410
鱼口便毒类·第6方	523

【丶】

泻黄散	81
泻青丸	95
泻心汤	104
泻白散《小儿药证直诀》	194
泻白散《严氏济生方》	194
治风热眼赤肿方	101
治带片	117
治阴虚火炎方《方脉正宗》	177
治伤消瘀丸	186
治阴虚火炎方《本草汇言》	196
治黄36方	201
治遍身肿满方	213
治遍身疼痛方	233
治诸风骨节疼痛方	242
治鼻渊方	285
治浊固本丸	300
治血崩方	346
治痢散	400
治虚弱患者痢方	402
治腹内虫方	417
治老妇血崩方	432
治冬夏哮喘方	542
治痰饮饮食不消干呕方	545
治十六般哮喘方	579
治顿呛方	580
治热毒方	599
治鼻塞不利方	659
治喘丸	736
治崩中下血方	807
治痿汤	812
治带片	815
治小儿惊痫极妙方	850
定命散	242
定志丸	299
定喘汤	528
定痫丸	530
定志丸《医学入门》	592
定志丸《千金要方》	658
实脾饮	295
泽泻散	305
泽泻汤《金匮要略》	305
泽泻汤《圣济总录》	306

泽漆散	307
泽漆汤《圣济总录》	307
泽漆汤《千金方》	307
泽兰汤《鸡峰普济方》	486
泽兰汤《千金方》	486
疝气内消丸	392
疝气类·3方	392
疡类·58方	519
宝寿丸	630
育胎丸	735
河车大造丸	736
河车丸	736
疟痰类	837
炉甘石散	847
炉甘石洗剂《中医皮肤病学简编》	848
炉甘石洗剂《外伤科学》	848

【丿】

细辛散《普济方》	45
细辛汤	45
细辛散《御药院方》	45
降糖饮Ⅱ号	195
经验痢疾四宝丹	198
经闭类·8方	513
经闭类·第40方	514
经闭类·9方	518
经闭类·第18方	523
参桂再造丸	233
参鹿补膏	276
参苓白术散	290
参附汤	340
参苏饮	370
参附龙牡汤	599
参赭镇气汤	599
参赭培气汤	618
参芪丹芍汤	663
参麦散加味	664
参芪郁七汤	670
参蛤散加味	727
参茸卫生丸	755
参连开噤汤	820
驻景丸	314
驻车丸	346
降气化痰丸	548
建瓴汤	598

九画
【一】

茯苓桂枝白术甘草汤	26
茯苓汤	298
茯苓导水汤	582
茯菟丸	718
枳实薤白桂枝汤	26
枳壳丸	219
枳术丸	373
枳实消痞丸	373
枳实导滞丸	373
枳缩二陈汤	570
荆防败毒散	33
荆防解毒汤	34
荆防牛蒡汤	34
荆芥汤	35
荆芩四物汤	35
胡荽酒	53
胡黄连散二	197
胡黄连散	198
胡芦巴丸《局方》	725
胡芦巴丸《杨氏家藏方》	725
胡桃丸	727
栀子豉汤	77
栀子甘草豉汤	77
栀子生姜豉汤	77
栀子柏皮汤	94
草龙胆散	78
草乌揭毒散	240
草乌散	240
草乌头散	240
草豆蔻散	293
草果饮	294
茵陈蒿汤	94

茵芋浸酒	276	珍合灵片	690
茵陈五苓散	306	荡痰汤	618
茵陈四逆汤	330	轻腰汤	684
茵陈五苓汤	330	轻槐散	850
茵陈蒿散	330	带下方	688
茵虎黄片	333	荣卫返魂汤	756
拯阴理劳汤	178	砒枣散	863
拯阳理劳汤	667	砒霜散	863
枸杞汤	195		
枸杞子丸	773	【丨】	
牵牛子汤	223	星香散	31
牵牛丸	224	星附散	237
牵正散	536	咳血方	95
威灵仙散《太平圣惠方》	234	贯众散	140
威灵仙散《痈疽神秘验方》	235	贯众汤	140
厚朴温中汤	286	咬头膏	227
厚朴三物汤	287	胃苓汤	283
厚朴七物汤	287	思仙续断丸	302
厚朴杏子汤	287	骨病类·19方	488
厚朴麻黄汤	288	骨碎补散	507
柏叶汤	346	骨病类·17方	507
柏子养心丸	605	韭子汤	723
柏子仁丸	792		
茱萸丸	352	【丿】	
荜茇丸（2方）	362	追风丸	28
荜澄茄散	364	追风散	60
荜澄茄丸	364	追风毒刬散	213
柿灵丹	377	追虫妙应丸	224
荔核散	392	追虫丸	416
荔枝散	392	追风活血膏	469
砂淋丸	407	香苏散	29
枯草加味汤	426	香薷散	32
枯痔散	841	香薷术丸	33
茜梅丸	434	香连丸	104
南星防风散	534	香砂平胃散	283
珍珠母丸	598	香砂六君子汤	289
珍珠丸	620	香砂枳术丸	289
珍黄散	621	香连化滞丸	373
珍珠散	621	香苏葱豉汤	380
珍珠退翳散	621	香草汤	485

香桂散	648
独活寄生汤	37
独圣散	62
独活酒《千金要方》	232
独活细辛汤	233
独活苍术汤	233
独活酒《备急千金要方》	233
独参汤	666
独圣饼	734
钩藤散	64
钩藤饮《直指小儿方论》	204
钩藤汤	274
钩藤饮《证治准绳》	641
钩藤饮子《普济本事方》	641
钩藤饮《名中医治病绝招》	641
钩藤饮子《小儿药证直诀》	643
保阴煎	113
保赤万应散	227
保和丸	368
保元汤	675
保和汤	768
重台草散	158
复元活血汤	202
复肝煎剂	337
复方生化汤	441
复方丹参片	475
复方红砒膏	863
禹功散	223
禹余粮丸	808
俗传白花蛇丸	242
胆道排石汤	330
胆道蛔虫汤	411
顺血散	437
急救稀涎散	541
胜金丸	828

【丶】

宣毒发表汤	34
宣痹汤	248
宣阳汤	325

宣郁通经汤	463
宣白承气汤	555
神术散	41
神圣散	45
神消散	78
神犀丹	88
神仙坠痰丸	223
神功内托散	343
神曲散	402
神仙聚宝丹	471
神效瓜蒌散《外科精要》	472
神效瓜蒌散《妇人良方》	555
神仙止血汤	600
神仙解语丹	607
神授散	805
神效太乙丹	808
神效膏	858
神效当归膏	866
举元煎	73
活人葱豉汤	76
活血润燥丸	211
活血止痛汤《外科大成》	432
活络效灵丹	468
活血通经汤	505
活血散瘀汤	505
活血止痛汤《实用专病专方临床大全》	505
活血润燥生津汤	555
首乌延寿丹	178
洗痔汤	207
养心汤	299
养脏汤《太平惠民和剂局方》	350
养血柔肝熄风汤	631
养血滋阴生津汤	776
养脏汤《世医得效方》	795
济生肾气丸	314
济阴汤	325
姜附四物汤	342
姜黄散《圣济总录》	466
姜黄散《女科证治准绳》	466
姜芩四物汤	466

方剂索引

条目	页码
姜黄散《普济本事方》	466
姜黄散《赤水玄珠》	466
姜黄汤	466
姜桂丸	533
济生橘皮竹茹汤	369
济生桔梗汤	691
济川煎	729
冠心苏合丸	384
祖传经验方	405
洞天长寿膏	458
宫外孕方	468
宫癥汤	514
疮类·第9方	510
前胡饮	547
前胡散	547
祛风一醉散	588
祛风消赤汤	622
祛风通络止痛汤	637
祛腐生肌灵	653
祛烦养胃汤	770
恒山甘草汤	828
疯狂方	832

【丶】
条目	页码
除湿蠲痹汤	40
除风益损汤	458
除痫散	643
结核散	636
绛矾丸	844

十画
【一】
条目	页码
桂枝汤	26
桂枝去芍药加蜀漆牡蛎龙骨救逆汤	26
桂枝加桂汤	26
桂枝甘草龙骨牡蛎汤	27
桂枝茯苓丸	27
桂枝附子汤	27
桂枝芍药知母汤	28
桂枝加葛根汤	74
桂心酒	334
桃花汤	346
桂心散	348
桂附丸	348
桂麝散	349
桂枝加龙骨牡蛎汤	599
桂枝加黄芪汤	678
秦艽酒	46
秦艽鳖甲散	70
秦艽扶羸汤	194
秦艽升麻汤	258
顾步汤	64
夏枯草汤	97
夏枯草膏	549
泰山磐石饮	110
逐瘀扶正宣肺汤	142
逐寒荡惊汤	361
逐黄散	555
逐风汤	636
换肌消毒散	167
蚕矢汤	247
蚕沙汤	249
真武汤	298
真中风类·10方	636
栝楼瞿麦丸	300
栝楼薤白白酒汤	385
栝楼薤白半夏汤	385
桃花散《太平圣惠方》	326
桃仁散《千金方》	350
桃红四物汤	457
桃核承气汤	482
桃仁饮	482
桃仁散《千金要方》	488
桃红饮	743
桃花散《外科正宗》	861
破故纸丸	355
破毒散	523
破伤风类·48方	636
振颓丸	500
振痿举阳汤	870

桔梗汤	549
耆老丹	564
顿呛方	580
起痿汤	704
莲肉散	816

【丨】

柴葛解肌汤	41
柴胡疏肝散	69
柴胡清肝饮	69
柴平汤	69
柴胡达原饮	69
柴前梅连散	70
柴胡散《博济方》	70
柴胡细辛汤	458
柴胡散《太平圣惠方》	544
逍遥散	56
逍遥丸	69
哮喘方	585
鸭掌散	585
眩晕煎方	596

【丿】

射干麻黄汤	31
射干散	147
射干丸	147
铁笛丸	85
铁粉丸	621
铁箍散	799
胶艾四物汤	177
胶艾汤	742
秘精丸《严氏济生方》	300
秘元煎	300
秘精丸《医学心悟》	683
秘精汤	798
秘精煎	821
健脾养胃汤	355
脏连丸	424
脑立清	490
透脓散	515

胸渗丸	584
倒痰方	830
铅丹散	849
狼毒丸	871

【丶】

消风散《外科正宗》	34
消风养血汤	64
消斑青黛饮	137
消渴方	177
消瘰丸（2方）	181
消癖丸	219
消乳汤	477
消瘿五海饮	519
消瘿汤《浙江中医研究所》	568
消瘿汤《实用专病专方临床大全》	568
消疹汤	623
消白灵汤	623
消风散《太平惠民和剂局方》	639
消肿定痛膏	655
消渴灵	673
消痈散毒汤	702
消渴灵	776
消肿白灵丹	846
资寿解语汤	37
资生健脾丸	821
益气聪明汤	66
益胃汤	129
益母丸	186
益元散	316
益肾温化汤	334
益黄散	360
益气举陷汤	374
益脾饼	406
益母膏	484
益母胜金丹	485
益肾调经汤	493
益气统摄止血汤	663
益寿地仙丹	704
益肾生精汤	707

方剂索引

益阴汤	753		通冠宣痹汤	363
益瞳丸	811		通瘀煎	379
调中益气汤	73		通气散《奇效良方》	380
调胃承气汤	206		通窍活血汤	459
调经类·84方	505		通气散《医林改错》	459
调心汤	556		通幽汤	483
调气饮	866		通乳汤《傅青主女科》	549
海藻玉壶汤	127		桑菊饮	55
海桐皮散《脚气治法总要》	266		桑杏汤	62
海桐皮散《小儿卫生总微论方》	266		桑麻丸	62
海桐皮汤	266		桑枝虎杖汤	260
海金沙散《世医得效方》	322		桑丹泻白汤	582
海金沙散《医学发明》	322		桑螵蛸散	599
海浮散	472		桑螵蛸	823
海蛤素饼	562		桑螵蛸丸	823
海浮石滑石散	563		预知散	272
海金散	564			
海马拔毒散	733		**十一画**	
凉惊丸	138		**【一】**	
凉膈散	204		黄芪桂枝五物汤	27
凉血四物汤	479		黄芩散	75
烧伤方	203		黄连上清丸《清太医院配方》	88
润肠汤	211		黄连解毒汤	93
润肠煎	213		黄连汤	104
润肠丸	483		黄连香薷饮	104
润肺散	554		黄连涤暑汤	105
涌泉散	320		黄连消毒饮	105
浆水散	345		黄连膏	105
高良姜汤	357		黄连阿胶汤	106
宽胸丸	363		黄连温胆汤	106
宽快汤	386		黄芩滑石汤	107
粉刺汤	581		黄芩汤	108
			黄连上清丸《中成药》	112
【丨】			黄连闭管丸	198
通关散《丹溪心法》	46		黄龙汤	201
通关散《中药制剂手册》	46		黄芪丸	244
通乳丹	317		黄柏散	316
通草饮子	319		黄土汤	453
通草散	319		黄药子散	568
通乳汤《杂病源流犀烛》	319		黄药散	569

黄昏汤	609
黄芪建中汤	675
黄芪丸	676
黄芪甘草汤	677
黄芪散	792
黄蜡丸	839
黄丹膏	849
菊花茶调散	34
菊晴丸	64
菊花甘草汤	64
萆薢渗湿汤	112
萆薢分清饮《医学心悟》	313
萆薢分清散《杨氏家藏方》	328
萆薢化毒汤	329
萆薢分清饮《杨氏家藏方》	659
控涎丹	214
排气散	281
排气饮	287
菟丝子丸《太平圣惠方》	314
菟丝子丸《太平惠民和剂局方》	700
菟丝子丸《全生指迷方》	719
理中丸	345
理中安蛔汤	358
理中汤	382
理阴煎	450
理冲汤	516
菖蒲郁金汤《温病条辨》	464
菖蒲郁金汤《温病全书》	558
菖蒲温胆汤	566
菖蒲饮	658
接骨丹	501
梅花点舌丹	594
接筋续骨合剂	716
救急雷公散	839
推车丸	842

【丨】

崩证极验方	95
眼病·66方	100
眼病·15方	102

眼病·16方	102
眼病方	593
眼病类方	841
蛇蜕汤	245
蛇蜕膏	245
蛇蜕散	246
蛇床子散《金匮要略》	870
蛇床子散《外科正宗》	870
蛇床子散《太平惠民和剂局方》	870
常山饮	413

【丿】

银翘散	34
银翘马勃散	58
银苇合剂	87
银花解毒汤	123
银花甘草汤	123
银花汤	124
银甲散	196
银翘香连散	282
猪苓丸	304
猪苓汤	304
梨膏	696
铜青丸	856
铜青汤	856
铜绿栀子汤	856

【丶】

麻黄汤	24
麻黄附子细辛汤	24
麻杏石甘汤	24
麻黄附子汤	24
麻黄杏仁薏苡甘草汤	25
麻黄加术汤	25
麻子仁丸	211
麻仁汤	211
麻黄苍术汤	284
麻黄散《杨氏家藏方》	542
麻黄根散	788
麻黄散《局方》	802

方剂索引

旋覆代赭汤 …… 31	清心丸 …… 616
旋覆花汤《圣济总录》…… 544	清疹汤 …… 627
旋覆半夏汤 …… 544	清神散 …… 659
旋覆花汤《妇人良方》…… 544	清热保津法 …… 770
旋覆代赭石汤 …… 544	清海丸 …… 811
旋覆花汤《严氏济生方》…… 544	清翳光明散 …… 846
清咽利膈散 …… 34	清凉膏 …… 861
清上蠲痛汤 …… 36	羚羊钩藤汤 …… 62
清咽利膈丸 …… 58	羚角钩藤汤 …… 64
清解汤 …… 59	羚羊角散《太平惠民和剂局方》…… 99
清燥救肺汤 …… 62	羚羊角散《严氏济生方》…… 187
清脾汤 …… 69	羚羊角汤《医醇賸义》…… 626
清胃散 …… 72	羚羊解毒丸 …… 626
清震汤 …… 72	羚犀白虎汤 …… 626
清暑益气汤 …… 84	羚羊角汤《圣济总录》…… 627
清瘟败毒饮 …… 84	羚羊角散《太平圣惠方》…… 627
清骨散 …… 84	密蒙花散《太平惠民和剂局方》…… 64
清肾汤 …… 85	密蒙花散《银海精微》…… 101
清宫汤 …… 90	密陀僧散 …… 836
清咽宁嗽汤 …… 108	淡竹叶汤 …… 90
清肺抑火丸 …… 108	淡竹茹汤 …… 557
清气化痰丸 …… 108	商陆膏 …… 221
清音丸《全国中成药处方集》…… 108	惊风类方 …… 242
清肠汤 …… 113	渗湿汤 …… 284
清肠饮 …… 124	断红饮 …… 346
清营汤 …… 124	断下丸 …… 403
清络饮 …… 124	断红丸 …… 429
清热止带汤 …… 125	痔瘘方 …… 427
清身饮冲剂 …… 182	鹿角丸《严氏济生方》…… 701
清经散 …… 183	鹿角丸《三因方》…… 701
清湿汤 …… 187	鹿角胶丸 …… 701
清凉涤暑法 …… 191	深师黄连汤 …… 805
清心莲子饮 …… 194	
清热止血汤 …… 202	【一】
清湿化痰汤 …… 284	绿白散《卫生宝鉴》…… 117
清空膏 …… 456	绿矾丸《小儿卫生总微论方》…… 844
清眩丸 …… 456	绿白散《圣济总录》…… 844
清音丸《医学统旨》…… 549	绿矾丸《太平圣惠方》…… 844
清膈煎 …… 563	绿雄散 …… 844
清带汤 …… 616	绿云散 …… 856

绿云丹	856
续随子丸《证治准绳》	230
续随子丸《圣济总录》	230
续断丸	716

十二画

【一】

越婢汤	24
越婢加术汤	24
越桃饮子	204
越鞠丸	283
葛根汤	26
葛根黄芩黄连汤	74
葛花解酲汤	76
葱姜红糖汤	30
葱白七味饮	30
葱豉桔梗汤	52
葱豉汤	52
葱白蜂蜜外敷法	697
琥珀养心丸	106
琥珀散《太平圣惠方》	187
琥珀人参丸	383
琥珀养心丹	592
琥珀惊风片	601
琥珀抱龙丸	601
琥珀散《小儿卫生总微论方》	601
琥珀丸	601
琥珀汤	601
琥珀导赤汤	602
琥珀散《太平圣惠方》	602
琥珀蜡矾丸《外科正宗》	602
琥珀散《婴童百问》	643
琥珀蜡矾丸《医宗金鉴》	841
趁痛丸《卫生家宝》	224
趁痛散《中医妇科临床手册》	233
趁痛丸《朱氏集验方》	236
趁痛散《杨氏家藏方》	329
趁痛汤	352
葵子茯苓散	326
椒艾丸	358

椒梅汤	358
椒茱汤	358
椒附丸	359
散偏汤	380
棕榈散	447
棕灰散	447
斑蝥通经丸	522
斑龙丸	701
斑蝥醋	873
款冬花汤	578
葶苈大枣泻肺汤	583
葶苈子散	583
雄枣散	694
琼玉膏	696
葳蕤汤	771
硝石矾石散	843

【丨】

紫苏饮	29
紫金丹《普济本事方》	77
紫金锭《百一选方》	164
紫草饮	164
紫雪丹	174
紫草消毒饮	188
紫草如圣汤	189
紫草三豆汤	189
紫草油	189
紫黄膏	189
紫金锭《婴童类萃》	204
紫薇散	495
紫苏麻仁粥	571
紫菀汤《证治准绳》	576
紫菀散	577
紫菀汤《伤寒保命集》	577
紫金丸	842
紫金丹《普济本草》	863
黑退消	240
黑神散	346
黑锡丹	348
黑虎丹	361

黑散子	440
黑黄散	534
跌打丸	458
遗精阳痿类方	730
遗精阳痿·第1方	734
蛤蚧散	734
喉病类方	841

【丿】

舒痔丸	35
舒筋保安散	234
舒筋活血片	493
脾肾双补丸	290
鹅黄散	316
集效丸	418
猬皮散	448
傅再希方	542

【丶】

温经汤	27
温脾汤	201
温中汤	288
温中益气汤	293
温中丸	346
温胆汤	369
温脐化湿汤	704
痛泻要方《丹溪心法》	38
痛泻要方《景岳全书》	368
普济消毒饮	59
滋阴降火汤《寿世保元》	85
滋膵饮	177
滋肾育胎丸	274
滋阴大补丸	489
滋乳汤	514
滋水清肝饮	603
滋阴宁神汤	604
滋膵汤	687
滋阴降火汤《阎氏小儿方论》	749
滑石黄柏散	111
滑石散《千金方》	316

滑石散《圣惠方》	316
滑石白鱼散	440
寒解汤	126
寒降汤	618
遂心丹	214
道人开障散	245
痧药蟾酥丸	646
痢疾汤	757
湿痒油膏	856

【一】

犀角大青汤	134
犀银汤	135
犀角玄参汤	174
犀角解毒饮	174
犀角地黄汤	175
犀角地黄丸	175
犀角膏	175
犀角升麻汤	175
犀黄丸	175
犀角散《太平圣惠方》	175
犀角散《袖珍小儿方》	175
疏凿饮子	221
疏风养血汤	258
强精汤	814

十三画
【一】

蒲公英汤	129
蒲黄散《千金要方》	436
蒲黄丸	436
蒲灰散	436
蒲黄散《圣济总录》	437
感冒退热冲剂	134
感应丸	226
蒿芩清胆汤	191
蒿豉丹	191
塌胀汤	221
鼓胀方	383
鼓胀类·96方	405

楝皮杀虫丸	411
雷丸散《冉氏经验方》	416
雷丸散《杨氏家藏方》	416
槐角丸《太平惠民和剂局方》	425
槐角丸《扶寿精方》	426
槐花散	426
槐榆煎	426
槐花金银花酒	426
槐子散	427
槐花消痔汤	428
蓬莪术散	519
硼砂丸	845

【丨】

暖肝煎	348
蜀椒汤	358
蜈蚣散《疡医大全》	636
蜈蚣散《洞天奥旨》	636

【丿】

愈风丹《儒门事亲》	46
愈风丹《医学正传》	242
愈风丹《儒门事亲》	633
愈糜散	799
解毒生化丹	124
解毒雄黄丸	227
解毒济生汤	607
锡类散	138
锦红片	144
腽肭脐丸《太平惠民和剂局方》	383
腽肭脐丸《严氏家藏方》	731
催生兔脑丸	648
催生散	648

【丶】

新加香薷饮	32
新订犀角地黄汤	189
新益气汤	663
瘀胆合剂	201
痿痹类·11方	243

痿痹类方（2方）	255
痿痹类第139方	493
塞鼻散	448

十四画

【一】

蔓荆子汤	66
碧玉散	138
碧琳丹	856
槟芍顺气汤	201
槟榔汤	212
槟榔散	544
摘玄联步丸	230
豨桐丸	263
豨莶丸《张氏医通》	263
豨莶丸《严氏济生方》	263
截疟七宝饮	294
榧子煎	417
磁朱丸	593
磁石丸	596
磁石酒	596
酸枣仁汤《金匮要略》	603
酸枣仁汤《杂病源流犀烛》	817

【丨】

蝉壳散	60
蝉蜕膏	61
蝉花无比散	285

【丿】

膈下逐瘀汤	186
毓麟珠	702

【丶】

漱咽喉七十二症总方六味汤	56
腐尽生肌散	511
膏淋汤	599
熄风降压汤	641
蜜煎导	696

【一】

熊胆麝香丸.................169
缩脾饮...................289
缩砂散...................290
缩砂丸...................352
缩泉丸《魏氏家藏方》..........359
缩泉丸《妇人良方》..........388
缩泉止遗汤................823

十五画
【一】

樗树根丸..................122
增液汤...................178
增液承气汤................178
赭遂攻结汤................214
撞气阿魏丸................365
震灵丹...................473
撮风散...................632

【丿】

镇肝熄风汤................490
镇逆理气方................596
镇摄汤...................811

【丶】

澄清饮...................842

十六画
【一】

薏苡仁汤《类证治裁》..........27
薏苡附子败酱散.............145
薏苡仁汤《食医心鉴》.........302
薏苡附子败酱散.............302
橘皮竹茹汤.................31
橘核丸...................287
橘皮枳术丸................368
薯蓣丸...................178
颠倒木金散................463
颠倒散《寿世保元》..........542
颠倒散《医宗金鉴》..........839

醒消丸...................472
整容汤...................536

【丿】

赞育丹...................341

【丶】

瘰疬类十二方..............245
瘰疬方...................650

十七画
【丨】

嚏惊散...................531

【丿】

黛蛤散...................137
臂痛药酒.................266
臌胀类·98方..............602
臁疮方...................849

十八画
【一】

礞石滚痰丸................566
礞石丸...................566

【丨】

鹭鸶涎丸.................147
嶐峒丸...................433

十九画
【一】

藿香正气散.................29
藿朴夏苓汤................280

【丨】

蟾酥丸....................82

【丶】

鳖甲煎丸.................184
鳖甲白术散................785
鳖甲地黄丸................785

鳖甲丸	785
鳖甲散	785
麒麟血散	509
癣药浸液	874

二十一画
【一】
| 霹雳散 | 351 |
| 露蜂房膏 | 867 |

【丶】
麝香救疫散	57
麝香丸	630
麝香保心丸	646
麝香胆雄散	832
麝香膏	841
癫狂方·64方	115
癫狂类·38方	215
癫狂方·65方	598
癫狂汤	618
癫狂·26方	830

二十三画
【丶】
蠲痹汤	40
蠲饮枳实丸	223
蠲痛散	392

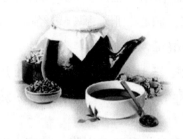

第十七章 止血药

凡是用来制止体内外各种出血的药物，统称止血药。止血药又分为凉血止血药、温经止血药、化瘀止血和收敛止血药。

第一节 凉血止血药

本类药物以清血分之热而止血，适用于血热妄行之出血。

◎ 大蓟　出《本草经集注》

【别名】野红花、马刺草、野刺菜、马蓟、刺蓟等。

【基原】大蓟为菊科植物大蓟的全草或根。

【主产地】全国大部分地区有产。多生于山野、路旁、荒坡、田边、气候凉爽、肥沃疏松的土壤。现在多有种植。

【采集·药材质量】夏秋花开时采割地上部分，除去老茎，残叶，晒干。根于秋末采挖，除去泥土，洗净晒干。干燥的茎呈圆柱形，基部直径达1.2厘米，表面绿褐色或棕褐色，有数条纵棱，被丝状毛，断面灰白色，髓疏松或中空，叶多皱缩或破碎，完整叶湿润展平后呈倒披针形，或卵状椭圆形，羽状深裂，边缘有不等长的针刺，上面灰绿色或黄绿色，下白色较浅，两面具灰白色丝状毛，头状花序顶生，球形或椭圆形，花苞黄褐色，羽状冠灰白色，气微，味淡。干燥的根茎呈圆锥形，或微弯，表面黑褐色。质稍硬而脆，折断面较整齐，黄白色，略带颗粒状。总之以茎圆柱形、叶灰绿色、无杂质、根黄白色、粗壮、无须根、无芦头者佳。（见图208）

【主要成分】本品主含生物碱、挥发油、苦味质。根含蒲公英甾醇、黄酮、d-香树脂等三萜、多糖、β-谷甾醇等。

【药理】1.本品水或醇浸剂对动物有降压作用。2.水煎剂能缩短凝血时间。3.水提取物对单纯性疱疹病毒有明显抑制作用。临床上选方多用于血热出血，热毒疮痈。

【性味归经】苦、甘，凉。归心、肝、脾、胃经。

【功效】凉血止血，清热解毒，散瘀消痈。

【歌诀】　　大蓟性味苦甘凉　　凉血止血用为上
　　清热解毒消痈肿　　热疖疱疡痈疽疮

【应用】

1.用于血热所致的多种出血。本品味苦以降，甘凉入血，消瘀凉血止血。

止血热妄行，呕血、吐血、咳血、鼻衄等。大蓟与小蓟、荷叶、侧柏叶、白茅根、茜草根、大黄、牡丹皮、棕榈皮、栀子各等分，烧存性共为细末，用鲜藕汁、萝卜汁或京墨汁调服。凉血止血。（元《十药神书》十灰散）

治吐血衄血，崩中下血。可常用大蓟鲜草绞汁服。

治血淋，大蓟与茜草根、白茅根水煎服。

治妇人红崩下血，白带不止。大蓟与艾叶、白鸡冠花子、木耳、炒黄柏。（白带不用黄柏）引水酒煨服。（《滇南本草》）

2.用于痈毒疮疖。本品苦凉，清热解毒，散瘀消痈。

治肺痈。大蓟鲜草水煎服。或大蓟与桔梗、薏苡仁、贝母、甘草水煎服。

治肠痈，内疽诸症。大蓟根叶与地榆、牛膝、金银花俱生捣汁，热酒服，如无鲜品，干品水煎服亦可。（《本草汇言》）

治热疖疮疡，灼热赤肿。大蓟鲜根和冬蜜，捣匀贴患处，日换两次。（《福建民间草药》）

治带状疱疹。大蓟与小蓟鲜品与鲜牛乳捣膏外敷。（内蒙古《中草药新医疗法》）

此外，本品凉血，清热解毒。近年来有人用于治疗肝炎，降压有一定疗效。

【炮制】大蓟　　取原药材，拣去杂质，洗净，切段，晒干入药。

大蓟炭　　取大蓟段入锅，武火炒至外表黑褐，灭火星，出锅放凉入药。

【用法】10~30克水煎服，鲜品可用至30~60克。外用适量。炒炭后增加收敛止血效果，用于凉血止血，余病症则用大蓟。

◎ 小蓟　出《本草经集注》

【别名】刺刺芽、刺蓟菜、刺角芽、七七芽等。

【基原】小蓟为菊科植物刺儿芽的全草。

【主产地】全国各地均有分布。多生长在田间、路旁、荒丘、沟岸、农田周围。肥沃，湿润，向阳的土壤。

【采集·药材质量】夏、秋全草生长茂盛时采收，除去残叶，晒干。干燥的全草，茎呈圆柱形，表面绿色或带紫色，有纵棱和柔毛，质脆，花苞钟状，苞片黄绿色，5~6层，花冠有时已不存，冠毛羽毛状，气弱，味甘。以暗黄绿色、叶茎较齐全、干燥、无杂、不碎、甘淡者佳。（见图209）

【主要成分】小蓟主含生物碱、皂甙、刺槐素、7-鼠李葡萄糖甙、芸香甙、原儿茶酸、咖啡酸及氯化钾等。

【药理】1.本品有止血作用，收缩血管，升高血小板数目，促进血小板聚集增高凝血酶活性，抑制纤溶，从而加速止血。2.抗菌作用，煎剂在试管内对溶血性链球菌、白喉杆菌有抑制作用。对乙肝病毒也有抑制作用。3.还有降脂、利胆、利尿、强心、升压等作用。临床上可用于治疗尿血、急性黄疸型肝炎。

【性味归经】苦、甘、凉。归心、肝、脾经。

【功效】凉血止血，清热解毒，散瘀消痈。

【歌诀】　　小蓟大蓟性味同　凉血止血都可用
　　　　　　吐衄淋便崩漏症　肝炎疮疡痈毒疗

【应用】

1.用于血热所致的多种出血。本品性味功效与主治与大蓟基本相同，常常配伍应用。

治血热妄行，呕血，吐血，咳血，鼻血等。小蓟与大蓟、荷叶、侧柏叶、白茅根、茜草根、大黄、栀子、牡丹皮、棕榈皮各等分，烧存性共为细末，用鲜藕汁、萝卜汁或京墨汁调服。凉血止血。（元《十药神书》十灰散）

治虚劳，痰中带血，兼有虚热，咳血鲜红，量多有块，舌红脉数。鲜小蓟根与鲜茅根、鲜藕节水煎服。凉血止血。（近代《医学衷中参西录》三鲜饮）

治下焦湿热所致的血淋，尿血，小便频数，尿道涩痛，舌红，苔薄白，脉数。小蓟根与生地黄、滑石、通草、炒蒲黄、淡竹叶、藕节、当归、栀子、炙甘草共为粗末，水煎服。凉血止血，清热通淋。（宋《严氏济生方》小蓟饮子）

治崩中下血。小蓟与生地黄、白术水煎服。（《千金要方》）

治心热吐血口干。小蓟根汁与生藕汁、生牛蒡汁、生地黄汁合蜂蜜混合，搅匀细呷之。（《圣惠方》）

治舌出血兼大衄。鲜小蓟草绞汁，酒调服。（《圣济总录》）

治妊娠坠胎后出血不止。小蓟与益母草浓煎服。（宋《圣济总录》小蓟饮）

2.用于热毒疮痈。本品清热凉血，兼活血解毒。

治一切疮疡肿毒。可单用鲜小蓟绞汁服，或单味水煎服，或取鲜草捣烂外敷。

治妇人阴痒。小蓟水煎日洗三次。（《广济方》）

治小儿浸淫疮。鲜小蓟适量，捣烂敷患处。

此外，小蓟凉血，清热解毒兼有散瘀功效，与益母草制成浸膏，治产后子宫收缩不好有一定疗效。治疗传染性肝炎，每天煎服30克，20~30天为1疗程，症状及肝功都有不同程度改善。

【炮制】小蓟　　取原药材，拣去杂质，洗净，切段，晒干入药。

小蓟炭　　取小蓟段入锅，武火炒至表面黑褐色为度，灭火星，出锅放凉入药。

【用法】5~25克水煎服。鲜品可用之30~60克，外用适量；炒炭多用于凉血止血，余病症则用小蓟。

◎ 地榆　出《神农本草经》

【别名】紫地榆、涩地榆、白地榆、红地榆等。

【基原】地榆为蔷薇科植物地榆的根及根茎。

【主产地】全国大部分地区有产，多生长在山坡、林缘、草原、灌木丛或田边、湿草地。

【采集·药材质量】春季发芽前或秋后苗枯萎时采挖，除去残茎、须根、泥土、晒干。干燥的根茎为无规则的圆柱形，稍弯曲，表皮紫红色或棕黑色，质坚硬，不易折断，断面粉红色，木部色淡，放射状纹理，气微，味苦涩。以条粗、干燥、质坚硬、断面粉红、微苦酸涩者佳。（见图210）

【主要成分】本品主含鞣质，其中有没食子儿茶精，地榆素，地榆糖甙Ⅰ、Ⅱ，地榆皂甙A、B、E，游离没食子酸，酚酸等。

【药理】1.地榆煎剂可明显缩短出血或凝血时间，故能收缩血管，故有止血作用。2.地榆粉外用可使犬或家兔皮肤烫伤渗出液减少，组织水肿减轻，减少感染，降低死亡率。3.有抗炎、抗菌作用，煎剂对伤寒杆菌、脑膜炎球菌、福氏痢疾杆菌、乙型链球菌、金黄色葡萄球菌、肺炎球菌、绿脓杆菌、人型结核杆菌，对某些致病真菌均有不同程度的抑制作用。另外，地榆有镇吐、止泻、抗溃疡、抗氧化等作用。临床上可用于治疗消化道出血、咯血、崩漏、菌痢、宫颈糜烂等。

【性味归经】苦、酸、涩，微寒。归肝、胃、大肠经。

【功效】凉血止血，清热解毒，收湿敛疮。

【歌诀】　　地榆酸苦涩寒凉　　凉血止血火烫伤
　　　　　　咯吐衄血便崩漏　　湿疮痈肿诸疮疡

【应用】

1.用于血热所致的多种出血。本品苦寒酸涩，凉血清热，且有收敛止血之功效，治血热所致的多种出血。尤以治下消化道出血，便血，痔血为擅长。

治吐血不止。地榆与白芍、艾叶、小蓟根、阿胶、炙甘草共为散，温开水送服。补血止血。（宋《太平圣惠方》地榆散）

治湿热下注，痔疮肿痛，下血不止。地榆与黄芪、枳壳、槟榔、黄芩、赤芍、当归共为粗散，水煎服。清热理气，行瘀止血。（宋《太平圣惠方》地榆散）

治脏毒下血，日久不愈，肛门坠痛，痔疮肿等。地榆与黄连、黄芩、赤芍、当归、阿胶珠、荆芥穗、槐花、地黄、槐角、猪大肠同用。除大肠外，余药共为散入大肠，两端扎紧，用酒煮干，捣烂为丸，温开水下。凉血止血，清热化痔。（现代《中药制剂手册》脏连丸）

治大肠湿热，痔漏肿痛，大便下血。地榆与槐角、炒枳壳、当归、黄芩、防风共为细末，炼蜜为丸服。清热消肿，凉血止血。（宋《太平惠民和剂局方》槐角丸）

治痔疮肿痛，出血，大便干燥，舌红苔黄，脉数。地榆与槐角、槐米、当归、黄芩、甘草、牡丹皮、象牙屑、胡黄连、大黄、荆芥、茯苓、地黄、乳香、刺猬皮共为细末，水泛为丸服。凉血止血，活血消肿。（现代《常用中成药》舒痔丸）

治肠虚受热，泻痢频数，大便夹有鲜血，或便赤汁，稍伴腹痛。地榆与没食子、黄柏、黄连、石榴皮共为细末，醋煮糊为丸，米饮空服送下。清热凉血，收涩止痢。（宋《太平惠民和剂局方》没食子丸）

治血崩，量多色红，口唇焦燥，舌红苔黄，脉数。地榆与生地黄、白芍、黄芩、黄连、丹皮、焦栀子、莲须、牡蛎、甘草水煎服。清热止血。（清《女科辑要》崩证极验方）

治金伤出血。本品为粉，外敷包扎固定。

2. 用于热毒疮疡，湿疹，水火烫伤。本品清热凉血，止脓血，除恶疮，疗金伤，酸寒收涩有收涩敛疮之功效。又为治疗烧烫伤之要药。

治疗无名肿毒，疔疮，痈肿，深部脓肿。地榆与田基黄、三七研末，用凡士林调敷。（广西《中草药新医疗法处方集》）

治红肿痈毒。鲜地榆叶适量，捣如泥外敷。（《河南中草药手册》）

治烧伤。本品与大黄各等分共为细粉外用。疮面稀时干粉撒之，疮面干时，麻油调敷。尽量保护疮面，有良好止痛敛疮效果。

【炮制】地榆 取原药材，去杂质，洗净闷透，切片，晒干入药。

地榆炭 取地榆片入锅，武火炒至外焦黑色，内棕褐色，灭火出锅，放凉入药。

【用法】10~30克水煎服。亦入丸散，外用适量。炒炭后增加止血效果，多用于吐血，衄血，便血，痔疮出血，崩漏等；余病症则用地榆。

◎ 槐花 出《日华子诸家本草》

【别名】槐蕊、槐米等。

【基原】槐花为豆科植物槐树的花朵及花蕾。

【主产地】我国大部分地区有分布。多生长在山间、旷野、农村庄周围及庭院。

【采集·药材质量】夏季花未开时采收花蕾及槐米，初开的花朵为槐花，除去杂质，晒干。槐米呈长椭圆形，长2~6毫米，直径约2毫米，花萼黄绿色，花冠黄白色，大小不一，有白色短柔毛，质松脆，味苦。以粗壮、黄绿色、大小均匀、无枝梗、残叶、干燥、味苦者佳。槐花黄白色，完整者长约1厘米，花冠蝶形，黄白色，花萼钟状，五裂，瓣近圆形，先端凹，基部黄绿色，雄蕊淡黄色，须状，有时弯曲，子房膨大，质轻，气弱，味苦。以黄白色、整齐、质轻、干燥、无枝梗、无残叶、味苦者佳。（见图211）

【主要成分】主含黄酮，主要成分为芦丁，白桦脂醇，槐二醇，槐花米甲素、乙素，丙素A、B、C，槐皮素，异鼠李素，β-谷甾醇及鞣质等。

【药理】1.本品明显减轻毛细血管的通透性及脆性,缩短出血时间,增强毛细血管的抵抗力,炒炭后止血作用增量。2.水煎剂有扩张冠状动脉血管,减少心肌耗氧量,改善心肌循环,有保护心功能作用。3.降低血压,预防动脉硬化。4.有抗炎、抗真菌、解痉、抗胃溃疡作用。

【性味归经】苦,微寒。归肝、大肠经。

【功效】凉血止血,清肝泻火。

【歌诀】　　花蕾未开叫槐米　凉血止血要切记
　　　　　　头痛目赤肝火盛　降脂降压是新意

【应用】

1.用于血热妄行所致的多种出血症。本品苦降寒清,为凉血止血要药,善泄大肠实热,尤以治肠风便血为长。

治咳血,衄血。槐花常与侧柏叶、白茅根、仙鹤草等同用。

治肠风下血。槐米与枳壳(炒)、黄芩(酒炒)、地榆、荆芥、黄连、侧柏叶(酒浸)、黄柏(酒浸)、防风、当归(酒浸)共为细末,酒糊为丸。空腹米汤送下。(明《扶寿精方》槐角丸)

凉血止血,治肠风下血,血色鲜红,或粪中带血。槐花与侧柏叶、荆芥穗、枳壳各等分为末冲服。清肠止血,疏风行气。(宋《普济本事方》槐花散)

治初中期内痔出血,大便难。槐花与地榆、白芷、桔梗、浙贝母、金银花、茵陈、土茯苓、甘草水煎服。(现代《广州中医学院》外伤科·槐榆煎)

治瘀热内阻的出血,崩漏色褐,出血量多,或有血块,腹痛,舌红苔黄,脉数。槐花与鲜生地、当归炭、白芍、丹皮、旱莲草、仙鹤草、炒蒲黄、大黄炭水煎服。凉血祛瘀。(现代《妇产科学》清热止血汤)

治赤白痢疾。槐花与白芍、枳壳、甘草水煎服。(《本草汇言》)

2.治肝阳上亢所致的眩晕。本品苦寒入肝,有清降肝火之功效。

治肝阳上亢所致的头痛,眩晕,目赤。槐花与夏枯草、白芍、青葙子、车前子、草决明、菊花等同用。也可以轻煎代茶服。

治肝阳上冲,头目眩晕,高血压。槐花与杜仲、桑寄生、夏枯草、黄芩、茺蔚子、怀牛膝、代赭石水煎服。清肝降火。(现代《重订十万金方》枯草加味汤)

3.用于疗毒疮肿。本品苦寒,泻火凉血。可用于疗疮,痈疽,疮疡的治疗。

治疗疮肿毒,一切痈疽的发背,不问已成未成,但焮痛者皆可治。槐花与桃仁、无灰酒煎千余沸,热服。(《医方摘要》)

治疮疡。槐花与金银花,用酒煎服之,取汗。(清《医学启蒙》槐花金银花酒)

治疗暑疖。槐花与楝花煎水频洗,也可以用二味加蜂蜜捣如泥局部外敷。

【炮制】**槐花**　取原药材,拣去残梗,残叶,去掉尘屑,即可入药。

槐花炭　将槐花入锅,武火炒至表面焦黑色,存性,灭火星,取出放凉入药。

【用法】3~15克水煎服。亦入丸散。外用适量。炒炭增强止血效果,可用于多种出血。余病症则多用槐花、槐米。

【临床报道】治疗颈淋巴结核 取槐米2分,糯米1分(炒黄)研末,每天晨空腹服10克。服药期间禁止服糖。临床治疗30多例,均获治愈。(摘抄自《中药大辞典》槐花)

【附药】槐角 出《本草备要》

【别名】槐实、槐豆、槐连灯、槐连豆等。

【基原】槐角为豆科植物槐树成熟果实。

【主产地】同槐花。

【采集·药材质量】冬至前后果实成熟时采摘,除去梗,果柄等杂质,晒干。干燥荚果呈连珠状,稍弯曲,表面黄绿色,棕色棕黑色,一侧边缘背缝线黄色,一端有残留柱基,基部有果柄,果肉柔软而粘,干后皱缩,内有种子1~6枚,种子肾形,表面光滑,棕色至黑棕色,种皮革质,子叶2片,黄绿色,嚼之有豆腥气。以果实肥大、充实、饱满、角长、黄绿色、味苦者佳。

【主要成分】本品主含槐属甙,槐属黄酮甙、芸香甙、槐糖、山柰酚、染料木素等;种子含金雀花碱、苦参碱及槐根碱等。

【药理】1.槐角有抗菌作用,对葡萄球菌、大肠杆菌有抑制作用。2.槐角有收缩子宫作用,还有雌激素样作用,和抗生育作用。3.提取液可使心肌收缩力增强。4.还有抗病毒,抗氧化作用。临床上多用于慢性咽炎、痔疮、子宫内膜炎等。

【性味归经】苦,寒。归肺、肝、大肠经。

【功效】清热明目,凉血止血。

【应用】

1.用于痔疮,赤痢及多种出血。本品苦寒纯阴,为凉血止血要药。能除热,散结,清火,又肉厚多汁,滋肾家津枯,润燥通便,有治痔疮肠风之专能。

治五种肠风下血,外痔,内痔,肠内息肉,痔瘘,脱肛等。槐角与地榆、当归(酒浸焙)、防风、黄芩、枳壳共为细末,酒糊为丸,米饮下。清热凉血,润便止痢。(宋《太平惠民和剂局方》槐角丸)

治痔漏脱肛便血。槐角与槐花、地龙、椿根皮水煎服。(现代《重订十万金方》痔瘘方)

治赤痢毒血。槐角子(酒洗,炒)与白芍(醋炒)、木香各等分为末,白汤下。(《本草汇言》)

治血淋或妇人崩漏不止。槐子(炒黄)与贯众(炒黄)各等分为末,用醋煎服。(清《良朋汇集》槐子散)

2.用于头晕,目眩。本品苦降寒清入肝,除肝风热,并有益肾润肝养血明目之功效。

治头晕眼昏。槐角与当归、白芍、川芎、熟地、夏枯草、枸杞子、杭菊、怀牛膝等水煎服。

治眼热目暗。槐角与黄连各等分为末,炼蜜为丸服。清热明目。(宋《太平圣惠方》明目槐子丸)

治老人目昏。槐角（炒）与桑叶、白蒺藜共为细末，炼蜜为丸服。

【炮制】槐角　取原药材，拣去杂质，果柄，残梗，灰屑，即可入药。

蜜炙槐角　将槐角折断，入锅文火炒至鼓起，加入水稀释蜂蜜拌匀，再炒至光亮，不粘手为度，出锅放凉入药。（一般槐角100克，用炼蜜20克左右）

槐角炭　将槐角折断入锅，武火炒至表面焦黑色，内黄褐色，取出放凉入药。

【用法】10~15克水煎服。宜折断入煎，亦入丸散。蜜槐角减少苦寒，但增强润肠作用，多用于实热便秘出血。槐角炭寒性更减，但加强了收敛止血功效，多用于出血之症；余病症则用槐角。

【注意】槐角有收缩子宫作用，孕妇忌用。

【临床研究】河南西南山区冬至前后有采槐角习惯，去果柄，水洗净，九蒸九晒，平时泡茶，有清肝明目，润燥清咽之效。（贾宪亭）

【临床报道】槐花消痔汤

槐花15克，槐角15克，生地12克，黄连10克，金银花12克，黄柏10克，滑石12克，当归12克，升麻6克，柴胡6克，枳壳6克，黄芩10克，甘草3克水煎服。

治疗400例，均有便血，体贫血，混合痔肛裂，感染，嵌顿，也有单纯痔。痊愈244例，其中一期内痔128例，二期内痔76例，三期内痔40例。好转123例，其中一期内痔82例，二期内痔25例，三期内痔16例。治愈好转主要以出血，疼痛减轻或消失为理想，最短为1天，最长为4天，总有效率达92%。见蒲孝生《槐花消痔汤治疗内痔》，《四川中医》1985，3（5）：49。

◎ 侧柏叶　出《药性论》

【别名】柏叶等。

【基原】侧柏叶为柏科植物侧柏干燥的嫩枝及叶。

【主产地】全国各地多有分布，多生在山坡、石土缝隙、平地路边、农村坟地周围。

【采集·药材质量】夏秋枝叶茂盛时剪采嫩枝叶，晾干。干燥枝叶大小长短不一，分枝稠密，小枝扁平。叶细小，鳞片状，交互对生，贴伏于扁平枝上，青绿色。质脆，气微清香，味苦涩，辛。以枝肥嫩、质脆、较完整、不碎、青香气、味苦者佳。（见图212）

【主要成分】本品主含挥发油，油中主含小茴香酮、侧柏酮、侧柏烯、槲皮甙、鞣质、树脂、维生素C等。

【药理】1.本品煎剂实验，可显著缩短出血时间及凝血时间，具有止血作用。2.体外实验对金黄色葡萄球菌、卡他球菌、痢疾杆菌、乙型链球菌等均有抑制作用。3.有镇咳、平喘、祛痰、镇静降压作用。另外有抗结核作用。临床上多用于多种出血，急慢性痢疾及肺结核等。

【性味归经】苦、涩，微寒。归肺、肝、大肠经。

【功效】凉血止血,祛痰止咳,除风治痹,生发乌发。

【歌诀】　　侧柏叶苦涩微寒　　多种出血可收敛
　　　　　　肺热痰多咳嗽喘　　脱发烫伤风痹连

【应用】

1. 用于多种出血症。本品微寒而苦涩,敛血滋阴,凡吐血、衄血、便血、崩漏等,因血热出血者皆可治之。

治血热妄行,咯血,吐血,衄血等血色鲜红,口干舌红或绛。生柏叶与生荷叶、生艾叶、生地黄各等分捣烂为丸,水煎服。或鲜药捣汁凉服或炖服。凉血止血。(宋《妇人良方》四生丸)

治虚寒性咳血,吐血不止,面色萎黄,舌淡,脉虚无力。侧柏叶与干姜、艾叶水煎服。温经止血。(汉《金匮要略》柏叶汤)

治阳虚肠风痔漏,下血不止,面色萎黄,日渐羸瘦。侧柏叶(炒炭)与续断、鹿茸、附子(炮)、黄芪、阿胶、当归、枯矾共为细末,醋煮米糊为丸,米饮下。温补固涩摄血。(宋《严氏济生方》断红丸)

治崩漏出血量多,面色苍白,腰酸神疲,体力衰弱者。侧柏叶炭与黄芪、土白术、党参、当归、白芍、川芎、熟地、龙骨、附子、姜炭、地榆炭、荆芥炭、棕炭、杜仲、续断、桑寄生、柴胡、升麻等水煎服。益气健脾,补血止血。

治小便便血。侧柏叶与生地、黄芩、甘草、阿胶同用。前四味水煎去渣,阿胶烊化兑入服。(晋《小品方》生地黄汤)

2. 用于咳嗽痰多。本品微寒入肺,为补阴之要药,味苦滋阴,益气养肺,尤适宜于阴虚肺燥之咳嗽。

治痰热阻肺,咳痰稠粘。侧柏叶与杏仁、大贝母、沙参、瓜蒌、知母等同用润燥化痰,止咳平喘。

3. 用于风湿痹痛。本品入肝走血分,微寒清热凉血,能去湿热痹痛,关节疼痛。

治历节痛,痛如虎咬,走注周身,不能转动,动即痛极,昼夜不宁。侧柏叶与木通、当归、红花、羌活、防风水煎服。(《本草切要》)

治历节风,四肢疼痛,不可忍者。侧柏叶与人参、白术、甘草、茯苓、防己、桑枝、乌头同用,乌头先煮1个小时,再入余药水煎服。(《验方》)

此外,本品鲜药入臼捣如泥,冷开水调膏外涂可治烫火伤,且不留疤痕。(《本草图经》);本品鲜药捣如泥加鸡蛋清调敷可治腮腺炎。(《验方汇编》)

【炮制】侧柏叶　取原药材,拣去杂质,去梗,即可入药。

侧柏叶炭　取净侧柏叶入锅,武火炒至焦褐色,存性灭火,取出放凉入药。

【用法】10~15克水煎服,亦入丸散,外用适量。炒炭后寒性减,但收涩止血功能增强,常用于多种出血。余病症则用侧柏叶。

【临床研究】发必生治斑秃。

【组成】斑蝥2克，骨碎补3克，花椒4克，白鲜皮5克，鲜侧叶15克，60%酒精100毫升，密封浸泡10天，过滤备用。

【用法】用棉签蘸药液涂患处，日3次，一般七天可长出新发。

【注意】蘸药汁不可过多，免伤健康皮肤，如有起泡，涂紫药水即愈，如有内因须服中药配合治疗。（贾宪亭）

◎ 白茅根　出《本草经集注》

【别名】茅根、茅草根、甜草根、地草根等。

【基原】白茅根为禾本科植物白茅的干燥根茎。

【主产地】全国各地有产。多生长在荒野、山坡、草地、路旁、田边。

【采集·药材质量】春季、秋末采挖，除去地上部分，叶鞘，须根，晒干或鲜用。根茎呈细长圆柱形，不分枝，长短不一，黄白色，有光泽，有纵皱纹，明显环节，节上多有残留鳞叶，根及芽痕，质轻而韧，不易折断，断面纤维性，黄色，中心有小孔，气微，味微甜。以根茎粗大、色白、无须根及叶鞘、味甜者佳。（见图213）

【主要成分】本品含多量钾盐，少量草酸、柠檬酸、淀粉及糖类，糖类主要有葡萄糖、蔗糖、果糖。另含薏苡仁素、芦竹素、白茅素、三萜烯及胡萝卜素、白头翁素。

【药理】1.煎剂有止血作用，能显著缩短出血和凝血时间。2.水煎剂有明显利尿作用。3.抗炎抗菌作用，对宋内氏痢疾杆菌有明显的抑制作用，对乙肝病毒也有抑制作用。临床上多用于治疗尿血、急性黄疸型肝炎。

【性味归经】甘，寒。归肺、胃、膀胱经。

【功效】清热利尿，凉血止血，生津止渴。

【歌诀】　茅根甘寒凉止血　咳血尿血吐衄切
　　　　　清热利尿退黄疸　热病烦渴肺胃热

【应用】

1.用于血热妄行所致的多种出血。本品甘寒，清热凉血止血，为热血妄行上下诸失血之要药。

治血热妄行，呕血、吐血、咯血、鼻衄等。白茅根与大蓟、小蓟、荷叶、侧柏叶、栀子、茜草根、大黄、牡丹皮、棕榈皮，各炒炭存性共为细末，用藕汁、萝卜汁或京墨汁调服。凉血止血。（元《十药神书》十灰散）

治虚劳痰中带血，血色鲜红，量多，兼有虚热，舌红脉数。鲜白茅根、鲜藕节、鲜小蓟根水煎服。凉血止血。（近代《医学衷中参西录》三鲜饮）

治血热鼻衄。白茅根、藕节水煎服。

治尿血。白茅根、车前草、小蓟水煎服。

2.用于热淋，小便不利水肿，湿热黄疸。本品甘寒除内热，益气凉血，利尿通淋，泄热结水肿，导瘀热之黄疸。

治正盛邪实，湿热相搏，下逐热淋。白茅根与小蓟、大蓟、车前草、茯苓、滑石、甘草、败酱草、茜草根等水煎。清热解毒，利湿通淋。

治阳虚不能化阴，小便不利，或有湿热壅滞，以致小便不利，积成水肿。白茅根煎水日服5~6次，小便自利。（近代《医学衷中参西录》白茅根汤）

治卒大腹水病。白茅根与赤豆煎煮干，去茅根食豆，水随小便下。（《补缺肘后方》）

治肺脾肾三脏功能失调，引起的急性水肿，急性肾炎。白茅根与茯苓、白术、泽泻、猪苓、桂枝水煎服。温阳利水。

治热盛于湿的黄疸，一身尽黄，眼球赤黄，小便赤涩，大便色白，肌肤甲错。白茅根与栀子、茵陈、郁金、丹参等水煎服。清热退黄。

此外，白茅根与滑石水煎服，治湿热痛烦渴。白茅根与麦冬、玉竹水煎服，治津伤烦渴。借清泄肺胃热的专长，可治齿痛龈肿，牙疳口疮，胃热呕吐，肺热咳嗽。

【炮制】白茅根　取原药材，拣去杂质，洗净切段，晒干入药。

白茅根炭　取切段茅根入锅，武火炒至黑色，水灭火星，取出放凉入药。

【用法】15~30克水煎服，鲜品可用30~60克；炒炭多用于凉血止血；余病症则用白茅根，有条件用鲜茅根更好。

【临床报道】治急性肾炎：起病急，有尿血，蛋白尿，管型，水肿，高血压。

【组成】鲜白茅根、鲜半边莲、鲜蒲公英各30克，赤小豆12克，麻黄、杏仁、连翘、桑白皮各9克，水煎服。1日1剂。疏风解表，宣肺行水。治疗45例，治愈（水肿消失，血压正常，肾功能尿常规维持正常1年以上）32例，占71%。好转（水肿消失，血压，肾功能正常，尿蛋白减之±—+或镜下血尿持续1年以内）11例，占24%。无效（症状改善不明显）12例，总有效率达95.6%。见黄生杰《三鲜赤小豆汤治疗急性肾炎》，《四川中医》1992，10（12）：32。

第二节　化瘀止血药

既能消散瘀血，又能起到止血作用的药物，统称化瘀止血药。

◎ 三七　出《本草纲目》

【别名】田三七、田七、山漆、参三七等。

【基原】三七为五加科植物三七的根。

【主产地】云南、广西多为栽培，喜欢温暖稍阴湿的气候，黑色含丰富腐殖质的砂质土壤，怕严寒，酷热多水。湖北、江西、四川也有野生。但市场上多为种植三七。

【采集·药材质量】秋季开花前采挖生长3~7年的根，去掉蓬基、细根、泥沙，晒干，称"春七"，质量较好。冬季采挖者形瘦皱折，质较差，习称"冬七"。其剪下的粗支根称"筋条"，较细，称为"剪口"三七。三七晒至半干，反复搓揉，再晒干，置容器内加入蜡块反复振荡，使表面光亮呈棕褐色。三七呈不规则纺锤形，圆柱形，表面灰褐色或灰黄色，有断续的纵纹及支根痕，顶有茎基痕，周围有瘤状突起，体重，质坚实，断面灰绿色或灰白色，木部呈放射状排列，气微，味微甜。以个大均匀、体重坚实、皮细、断面棕黑色、味苦甜者佳。（见图214）

【主要成分】含有与人参皂甙相似的多种皂甙、三七皂甙、黄酮甙、槲皮甙、β-谷甾醇、止血活性成分 β-N-Z二酸酰基-J-d、β-二氨基丙酸等。

【药理】1.止血作用，能缩短家兔凝血时间，有显著抗凝作用，能抑制血小板聚积作用，促进纤溶，使血黏度下降。2.提取液能降低血压，减慢心律，对各种药物诱发的心律失常均有保护作用，降低心肌耗氧量及氧利用率，促进冠脉梗塞区侧枝循环的形成，还能扩张血管，增强脑血管流量。3.有保肝作用，对提高白蛋白，降低球蛋白，还有降酶降絮作用，为目前治疗乙肝，防止肝硬化最有前途的药。4.还有抗炎、镇痛、镇静作用，增强肾上腺皮质机能，调节糖代谢等作用。5.抗衰老，预防肿瘤作用。

【性味归经】甘、微苦，温。归肝、胃经。

【功效】散瘀止血，消肿定痛。

【歌诀】　　三七药甘温微苦　　散瘀止血效为主
　　　　　　跌打损伤瘀肿痛　　心脑肝病有前途

【应用】

1. 用于多种内外出血症。本品甘温微苦，入肝、阳明胃经，为止血神药也，无论上下内外出血，皆可用之有效，善化瘀血，尤善止血妄行。有止血而不留瘀，化瘀而不伤正的特点，诚为血症良药也。

止吐血衄血。可单用三七研粉冲服有效。

治瘀血阻络，血不循经而出血，如咳血、吐血、衄血及二便下血，色暗有块，舌紫暗，脉涩等。三七与煅花蕊石、血余炭共研细末，温开水冲服。化瘀止血。（近代《医学衷中参西录》化血丹）

治老妇血崩。三七与桑叶、黄芪同用，后两味水煎冲服三七粉。（清《傅青主女科》治老妇血崩方）

治产后血多。三七研末冲服。（《濒湖集简方》）

治刀伤，收口。三七与象皮、龙骨、血竭、乳香、没药、降香共为细粉，温酒下或敷伤口。（清《纲目拾遗》七宝散）

还有以三七为主要成分制成的"云南白药"，外用内服均有止血作用。

2. 用于跌打损伤，瘀滞肿痛，疮疡痈肿。本品散瘀，消肿定痛，跌打损伤内连脏腑经络作痛者，外敷内服奏效尤捷。

治跌打损伤，瘀滞红肿疼痛。苏木、当归、川芎、赤芍、水煎冲服三七粉。散瘀止痛。（清《外科大成》活血止痛汤）

治疗各种急慢性扭挫伤所致的瘀血肿痛，关节痹痛等。三七与雪上一枝蒿、赤芍、草乌、红花、骨碎补、接骨木、冰片为粉制片服。活血祛瘀，止痛止血。（近代《常用中成药》

三七伤药片）

治急性软组织损伤，及骨折所致的血瘀肿痛。三七与延胡索干浸膏、红花、大黄、丁香、马前子粉、血竭共为粉制片服。祛瘀消肿，活血止痛。（现代《常用中成药》伤科七味片）

治无名肿毒，疼痛不止，单用三七与米醋研糊外涂，干了再涂。《纲目》也可以用三七与大黄、冰片为粉醋调外敷。

治跌打损伤，瘀血凝滞肿痛，痈疽疮毒。三七与大黄、阿魏、孩儿茶、天竹黄、血竭、乳香、没药、雄黄、藤黄、山羊血、牛黄、冰片共制为丸，黄酒化服或醋磨外敷。行血散瘀消肿止痛。（清《外科全生集》嶂峒丸）

此外，用其活血散瘀之功效，近年来以三七为主制成片剂，胶囊，针剂，治疗心血管病、脑出血后遗症、慢性肝炎等都取得一定疗效。

【炮制】三七　购进原药材，即可入药。

三七粉　三七个洗净晒干，研成细末。

【用法】5~15克水煎服，用时捣碎入煎，研粉服1~5克，外用适量。

【临床研究】治跌打损伤瘀肿疼痛（无骨折，属软组织损伤）

三七、栀子、大黄、赤小豆各等分共为末，取适量药粉，蜜调外敷，一日一敷，消肿止痛效果良好。（贾宪亭）

【临床报道】

1. 治疗心绞痛　每次口服0.45克，日服3次，重症加倍。16例心绞痛为主诉的冠心病患者，经治疗除1例合并心肌梗塞，服数天无效停药外，其余15例止痛效果均满意。有4例无需长期服复方硝酸油片者，服三七后即可停服，5例合并高血压者，服后血压缓慢下降，3例服后心律减缓，4例心电图轻度好转。（摘抄自《中药大辞典》三七）

2. 治疗肝病　45例不明显肝功能损害病人及肝病引起的谷丙转氨酶增高的病人，口服三七粉1克，每日3次，连服2月，有44例病人转氨酶有明显下降，其中10例慢性肝炎病人血浆蛋白获得改善。（摘抄自《中医杂志》1980，[5] 25.）

◎ 茜草根　出《神农本草经》

【别名】茜根、血见愁、茹藘、活血丹、涩拉秧根等。

【基原】茜草根为茜草科植物茜草的根及根茎。

【主产地】全国大部分地区有分布。多生在山坡、路旁、荒野、沟旁、林缘、半阴湿灌木丛，肥沃、湿润、深厚、疏松、富含腐殖质土壤。

【采集·药材质量】春季秋末采挖，除去茎苗，须根，洗净泥沙，晒干。茜草根呈不规则须条状，表面黄棕色至暗棕色，顶有残茎，下生数条或数十条枝根，支根为圆柱形而弯曲，质脆易折断，断面较平坦皮部狭，紫红色，木质部宽，浅黄红色，导管孔多数，味苦，久嚼刺舌。以条粗壮、表面红棕色、内深红色、分枝少、无茎、少须根、干燥、味苦者佳。（见图215）

【主要成分】茜草根含多种羟基蒽醌衍生物，如茜草素、异茜草素、羟基茜草素、伪羟基茜草素、茜草酸、茜草甙、大黄酸甲醚等。

【药理】1.茜草根提取液能缩短家兔出血或凝血时间，炒炭或作用更强，有一定的止血作用；同时，茜草素同血凝黑钙离子结合，还有轻度的抗凝血效应，还有兴奋子宫作用。2.抗菌作用，对金黄色葡萄球菌、白色葡萄球、卡他球菌、溶血性链球菌、肺炎双球菌、流感杆菌均有一定的抑制作用。3.茜草根煎剂给小鼠灌胃，有明显止咳祛痰作用。4.茜草中的环己肽有抗肿瘤作用，茜草提取物及人工合成的茜草双酯，均有升白细胞作用。

【性味归经】苦，寒。归肝经。

【功效】活血通经，行血止血。

【歌诀】　茜草根性味苦平　　活络化瘀通闭经
　　　　　炒炭多作止血用　　跌打损伤湿痹痛

【应用】

1.用于多种出血。本品苦平，色赤入肝经，为行血凉血止血要药，可用于血热所致的吐血、衄血、尿血、崩漏等，尤善治血热夹瘀的出血症。

治吐血。茜草根为散，水煎食后服。（《简要济众方》）

治吐血。茜草根与鸡血藤、三七水煎服。（《医门补要》）

治衄血无时。茜草根与艾叶、乌梅（焙干）共为细末，炼蜜为丸，乌梅汤下。（宋《普济本事方》茜梅丸）

治血热妄行所致的吐血、咯血、鼻衄等，出血鲜红，舌红，脉数等。茜草根与大蓟、小蓟、荷叶、侧柏叶、白茅根、栀子、大黄、牡丹皮、棕榈皮各炒炭存性，共为细末，用藕汁、萝卜汁或京墨汁调服。凉血止血。（元《十药神书》十灰散）

治气虚冲脉不调，崩漏或月经过多，色淡质稀，头晕心悸，舌质淡，脉弱或虚大者。茜草根与炒白术、黄芪、煅龙骨、煅牡蛎、山茱萸、白芍、海螵蛸、棕榈炭水煎送服五倍子粉。补气健脾，固冲摄血。（近代《医学衷中参西录》固冲汤）

治肝肾精血亏损所致的崩漏、吐血、便血，胸胁胀满，不思饮食，四肢清冷，头晕目眩，月事渐少，甚至经闭。茜草根与乌贼骨共研末，雀卵和糊为丸服。益精补血，止血化瘀。（汉《黄帝内经素问》四乌鲗骨一藘茹丸）

治脾虚所致的月经过多，或过期不止，或时常漏下，色淡质稀，舌淡脉细弱。茜草根与黄芪、炒白术、龙骨（捣）、牡蛎（捣）、生地、白芍、海螵蛸、续断水煎服。益气健脾，安冲摄血。（近代《医学衷中参西录》安冲汤）

2.用于经闭，恶露不尽。本品活血通经，多用于冲任不调，气血凝滞，月经闭塞，小腹作痛。

治经水不通。茜草用黄酒煎服。（《经验广集》）

治冲任不调，气滞血凝，月经闭塞，小腹作痛。茜草与当归、川芎、香附、乌药、延胡索等同用。活血通经。

治产后恶露不行或不畅。茜草与益母草、当归、桃仁、炒山楂、炮姜、炙甘草等同用。祛瘀生新。

3. 用于跌打损伤，风湿痹痛。本品性平，色赤入肝，专行血活血，可治跌打损伤，瘀滞作痛，又能疏通经络，治血瘀血痹最妙。

治跌打损伤，红肿瘀痛。茜草根常与当归、红花、五加皮、威灵仙、鸡血藤、海风藤等同用。

治风湿痹痛，关节炎。茜草根四两，白酒一斤，将茜草根洗净，捣烂，浸入酒内一周，取酒炖温，空服饮，第一次饮至八成醉后睡觉，覆被取汗，每天一次，服药后七天不能下水。（《江苏验方草药选编》）

【炮制】茜草根　取原药材，除去残茎，杂质，洗净，闷软，切段，晒干入药。

茜草根炭　取茜草根段入锅，武火炒至外焦褐色，水灭火星出锅，放凉入药。

【用法】10~15克水煎服，亦入丸散，药酒。止血多用炭，余病症则用茜草根。

【名人说药】刘渡舟教授说："茜草色赤性温，味咸而酸，赤入营血，咸软坚，酸归肝，性温则宣通流行，故能行肝中血瘀，祛肝中瘀积，补营分而生新血。"

◎ 蒲黄　出《神农本草经》

【别名】蒲草黄、蒲花、蒲棒花粉等。

【基原】蒲黄为香蒲科植物水烛香蒲和东方香蒲及同属植物的干燥花粉。

【主产地】水烛香蒲多分布东北、华北、华东、河南、湖北等地的沼泽地、河滩、浅水旁。东方香蒲多生于地沼泽地、浅水旁、东北、华北、华东、陕西、湖南、云南等省。

【采集·药材质量】夏秋采收将开放蒲棒上的黄色雄性花粉，晒干后碾轧，筛取细粉。呈鲜黄色细粉状，质松，体轻，粘手而不成团，手捻有滑腻感，入水则浮。以外表色鲜、光滑、质轻、纯净无杂、味甘者佳。（见图216）

【主要成分】本品主含黄酮类、异鼠李素、槲皮素、β-谷甾醇、棕榈酸、琥珀酸、氨基酸类、花粉、粗蛋白、粗淀粉、粗脂肪、糖类、灰粉20多种微量元素。

【药理】1.蒲黄提取液对离体兔心脏有明显增加冠脉流量作用，对心肌损害有防护作用，有改善循环作用，大剂量使用可使血压下降，并扩张血管。2.蒲黄煎剂，酊剂，醇浸剂，对离体子宫在位子宫均有兴奋作用，剂量增大可呈痉挛性收缩，注射液对豚鼠中期引产有明显作用。3.蒲黄煎剂或5%乙醇浸液能使家兔凝血时间缩短，使血小板增多，凝血酶元时间缩短，炒炭使止血作用增强。蒲黄粉外用有止血作用。4.抗菌作用，蒲黄水溶液在体外对金黄色葡萄球菌、弗氏痢疾杆菌、绿脓杆菌、伤寒杆菌、大肠杆菌都有抑制作用。5.蒲黄能防止喂饲养高脂肪动物的血清胆固醇水平增高。临床可用于高血脂、冠心病、心绞痛、高血压等的治疗。

【性味归经】甘，平。归心、肝经。

【功效】活血祛瘀，止血，利尿。

【歌诀】 蒲黄甘平能止血　化瘀止血为特色
产后瘀痛跌打肿　利尿血淋疼痛涩

【应用】

1. 用于多种内外出血。本品甘平入血分，能清热凉血止血，又能化瘀，对出血症不论寒热，皆可随症配伍应用，尤善治夹瘀症出血。

治咳血，吐血，衄血。蒲黄常与生地、藕节、白茅根、大蓟、小蓟等同用。若出血量少，可单用蒲黄水煎服或为水冲服。

治大肠湿热便血。蒲黄与生地、槐角、地榆、当归等同用。

治瘀热阻滞而致的各种出血，崩漏色褐，小腹疼痛，出血量多，或夹有血块，舌红苔黄，脉数等。炒蒲黄与鲜生地、当归炭、白芍、丹皮、槐花、旱莲草、仙鹤草、大黄炭水煎服。凉血祛瘀。（现代《妇产科学》清热止血汤）本方加减可用于治疗崩漏、痛经、便血、尿血等。

治阳虚夹瘀，漏下不止。蒲黄与鹿茸、当归共为粉，酒冲服。温经调经，化瘀止血。（唐《千金要方》蒲黄散）

治月经过多，漏下不止。蒲黄微炒与龙骨、艾叶共为末，炼蜜为丸，米饮下。（宋《圣济总录》蒲黄丸）

治外伤出血，可单用蒲黄研粉外敷。

2. 用于瘀滞心腹诸痛，月经不调，经闭，痛经，恶露不净等。本品入血分，清香兼入气分，能化瘀止痛，治气血凝滞之痛。

治妇女气滞血瘀，脘腹作痛，月经不调，痛连脊背，上下攻刺作痛。蒲黄与当归、延胡索、赤芍、肉桂、姜黄、乳香、没药、木香、炙甘草水煎服。活血化瘀，理气止痛。（宋《严氏济生方》延胡索汤）

治瘀血阻滞，心腹疼痛，行经腹痛，产后腹痛，舌质暗红有瘀点，脉涩等。蒲黄与五灵脂为散服，或水煎服。活血化瘀止痛。（宋《太平惠民和剂局方》失笑散）

治瘀滞经脉不通。蒲黄与当归、穿山甲、辰砂、麝香共为细末，热酒调下。活血通经。（清《大全方》当归散）

治血瘀所致的小腹积块疼痛，或有积块不痛，或痛无积块，小腹胀满，或经期腰酸小腹胀，或月经不通，色紫黑，或有瘀块，或崩漏带下等。蒲黄与当归、川芎、小茴香、炮姜、五灵脂（炒）、赤芍、官桂、延胡索、没药水煎服。温经祛瘀，消积止痛。（清《医林改错》少腹逐瘀汤）

治寒滞经脉，产后恶露不净，脐腹胀痛，瘀血阻滞产后诸疾。蒲黄与炒黑豆、熟地（酒浸）、当归（酒制）、肉桂、炮姜、炙甘草、芍药共为细末，用酒煎服。养血祛瘀，温经止痛。（宋《太平惠民和剂局方》黑神散）

3. 用于小便不利赤涩作痛及血淋。本品性平，凉血利尿，化瘀止血。

治膀胱积热，小便不利，茎中疼痛。蒲黄与滑石共为末服。化瘀泄热，通淋止血。（汉《金匮要略》蒲灰散）

治下焦瘀热夹湿所致的血淋，尿血，小便频数，尿道涩痛，舌红，苔薄白，脉数等。炒蒲黄与生地黄、小蓟根、滑石、通草、藕节、当归、栀子、淡竹叶、炙甘草水煎服。凉血止血，清热通淋。（宋《严氏济生方》小蓟饮子）

治膀胱热，小便出血不止。炒蒲黄与郁金共为细末，粟米饮调下。（宋《圣济总录》蒲黄散）

4. 用于跌打损伤，痈肿。本品活血化瘀，凉血消肿止痛。

治坠伤扑损，瘀血在内，烦闷者。蒲黄为末，温酒调服。（《塞上方》）

治骨折初起，关节软组织损伤，瘀血肿痛。蒲黄与制马前子、地鳖虫（炒）、制乳香、制没药、自然铜（煅）、干姜、麻黄、制香附、红花、桃仁、赤芍、泽兰、五灵脂共为细末，炼蜜为丸，温开水送服。消瘀退肿，止痛接骨。（现代《常用中成药》治伤消瘀丸）

治一切跌打损伤，及产后血瘀。蒲黄与当归、川芎、芍药、人参、茯苓、甘草、大黄、枳壳、泽泻、接骨木、沉香共为末，沸汤冲服。益气固本，活血化瘀。（日·丹波元简《观聚方要补》顺血散）

治颈、面、腮部诸痛，小儿丹毒等。蒲黄与大黄、黄连、黄芩、冰片为散外用。活血解毒消肿。（清《疡医大全》三黄散）

此外，本品研末吹耳内治出脓，炒黑掺耳内，可治耳出血，治男人阴下阴痒，用蒲黄敷之有效。

【炮制】**蒲黄** 取原药材，除去花丝及杂质，即可入药。

蒲黄炭 取蒲黄入锅，中火炒至棕褐，灭火星，取出放凉入药。（注意出锅放凉装斗，防止死灰复燃）。

【用法】3~10克水煎服，宜布包水煎，亦入丸散，外用适量。炒炭性涩，能增强止血作用。

【临床报道】此外，作者还根据蒲黄的作用及临床观察结果，对蒲黄"生用活血行血，炒黑止血"及"阴虚，无瘀忌用"的说法提出了不同意见。认为蒲黄无炒黑的必要，主张一律生用；临床上应用除孕妇外，一般无所禁忌。（摘抄自《中药大辞典》蒲黄）

◎ 花蕊石 出《嘉祐本草》

【别名】花乳石等。

【基原】花蕊石为变质岩类岩石含蛇纹大理石的石块。

【主产地】主要分布陕西、山西、河北、河南、山东、江苏、浙江、四川等省。多产于沉积岩和变质岩中，金属矿脉中也多有存在。

【采集·药材质量】全年可采，采挖后选取有淡黄色或黄绿色彩晕石块，洗净晒干。呈不规则石块，大小不一，有淡黄色、灰白色、黄绿色彩晕相间。表面不平坦，有棱角而不锋利，对光照之有闪星样光泽。体重质坚，断面不整齐，无臭。以块较整齐、夹有黄绿色斑纹、味酸涩者为佳。（见图217）

【主要成分】花蕊石主含钙、镁的碳酸盐，并混有少量的铁盐、铝盐、锌、铜、钴、镍、铬、镉、铅等元素,以及少量的酸不溶物质。

【性味归经】酸,涩平。归肝经。

【功效】化瘀,止血。

【歌诀】　　花蕊石药酸涩平　　化瘀止血内外用
　　　　　　痈疽疮疡及溃烂　　煅透敛疮力倍增

【应用】

1.用于多种出血。本品酸涩收敛,其功专于止血,特点能化瘀为止。可用于咳血、吐血、衄血、便血、崩漏等及外伤出血。

治瘀血阻络所致的多种出血,如咳血、呕血、便血等,出血量多或量少,夹有暗血块,舌暗脉涩。花蕊石(炒)制为细粉,用童便炖服,后用独参汤补之。化瘀止血。(元《十药神书》花蕊石散)

治瘀血阻络,血不循经而致的出血,如咳血、衄血、吐血及二便下血。花蕊石(煅)与三七、血余炭共为细末服。化瘀止血。(近代《医学衷中参西录》化血丹)

为外伤出血。花蕊石(煅)与大黄、松香共为细粉,外敷伤口。有收敛止血作用。(《中草药汇编》)

2.用于痈疽疮疡。本品性平化瘀敛疮,治恶血痈疽疮疡。

治痈疽始发,未化脓者。花蕊石(煅)与黄蜀葵花、龙骨、乌贼骨、栀子仁、草龙胆、郁金、胡粉、大黄共为细末,蜜调外敷,可起内消之功。(宋《圣济总录》花蕊石散)

治恶疮穿溃,及痈疽溃疡,脓水不干。花蕊石(煅)与黄柏、黄连研末外用。生肌敛疮。(宋《普济本事方》花蕊石散)

治脚缝出水。花蕊石(煅)与广丹共为细粉掺之。(《谈野翁实验方》)

【炮制】花蕊石　取原药材,拣去杂质,洗净晒干,打成小块入药。

煅花蕊石　取打成小块花蕊石,置耐火容器内,武火煅至红透,取出放凉入药。

醋煅花蕊石　如上煅法,煅至红透时,投入食醋中淬透,取出冷后研粉。(一般花蕊石100克,用醋25克)

【用法】10~15克水煎服,宜打碎先煎。研粉服1~1.5克,外用适量。煅后质疏松易粉碎,且缓和酸味,减少伤伐脾胃作用,利于内服,故一般多煅用。醋煅后增强其化瘀收敛止血作用。

【注意】孕妇忌服。

◎ 降香　出《本草纲目》

【别名】降真香、紫藤香等。

【基原】降香为豆科植物降香檀的树干和根的心材。

【主产地】广东、海南省。广西、云南亦有。另外也有印度进口。

【采集·药材质量】全年可采,除去边材,劈成小块,阴干。干燥干及根心材呈条块状,表面红褐色至棕紫色,有刨削之刀痕,光滑有光泽,并有纵长纹,如劈裂之,断面粗糙,强木质纤维性,纹理细而质坚硬。气香味淡稍苦,烧之香气浓郁。以红褐色、结实、烧之有浓郁香气、表面无黄白色外皮者佳。(见图218)

【主要成分】本品主含黄檀素、异黄檀素、去甲黄檀素、黄檀酮、黄檀色烯。

【药理】黄檀素有微弱的抗凝作用,能显著增加冠脉流量,减慢心律,轻度增加心跳振幅,但不会引起心律不齐。

【性味归经】辛,温。归肝、脾经。

【功效】行瘀止血,理气止痛。

【歌诀】　　降香药理气止痛　　化瘀止血辛温通
　　　　　　瘀滞胸胁心腹病　　跌打损伤瘀痛肿

【应用】

1. 用于气滞血瘀心胸脘胁满闷作痛。本品色赤入血,辛散温通,行血破滞,有行瘀理气止痛之功效。《本草经疏》:"降真香,香中之清烈者也,故能避一切恶气。上部伤,瘀停胸膈骨,按之痛或并胁肋痛,此吐血候也急以此药刮末,入煎服之良。"

治气滞脘腹胀痛。降香与檀香、木香、沉香、香附、藿香、丁香、乳香、乌药、甘草共为细末,炼蜜为丸服。行气止痛。(现代《常用中成药》十香丸)

治受秽中恶,气血瘀滞,心胸闷痛,脘腹胀痛,刺痛,呕吐烦闷,卒然昏倒,不省人事。本品与丁香、沉香、木香、藿香、甲香、安息香、苏合香、熏陆香、麝香、牛黄、犀角、人参、细辛、川芎、茯苓、当归、肉桂共为细末,炼蜜为丸服。开窍辟秽,理气止痛。(宋《太平惠民和剂局方》十香丸)

治胸闷脘痛。降香与香附、郁金、柴胡、白芍、丹参、檀香、五灵脂、乌药、川芎等同用。

2. 用于跌打损伤,出血。本品化瘀止血,又行血消肿止痛,可治跌打损伤。

治打扑伤折,内损肺肝。降香与紫金皮、补骨脂、无名异(煅,酒淬七次)、续断、琥珀、牛膝(酒浸)、桃仁、当归(酒洗,焙)、蒲黄、大黄(湿纸包煨)、朴硝研共为细末,食前苏木煎浓汤和当归酒送服。化瘀疗伤。(明《奇效良方》大紫金皮散)

治跌打损伤。降香常与苏木、红花、骨碎补、自然铜(煅)、乳香、没药、制马前子等同用。

治外伤出血。可单用降香为末敷之。(《别录》)

治金刃或打扑损伤,出血不止。降香与五倍子、镜面铜共为细粉外敷。(《百一选方》)

治内外出血,如吐血,咯血。降香与三七、蒲黄等共为细末同用。

【炮制】降香　取原药材,锯断,再劈成小块,即可入药。

【用法】6~15克水煎服,研末冲服1~2克,外用适量。

◎ 血余炭　出《神农本草经》

【别名】头发炭、乱发炭、人发炭等。

【基原】 血余炭为人的头发经加工而成的黑色结块。

【主产地】 全国各地均有加工。

【采集·药材质量】 从理发店收集青壮年理掉之发（杂色、染烫者不要），用碱水洗净晒干，置煅锅内，加盖，接口封口，上压重物，中火煅至贴在锅盖上的白纸，变黄焦为度，去火，待凉透将结成小块取出。本品为大小不等，形状不一的黑色块状物，表面稍平坦并有多数小孔，状似海绵，折断面成蜂窝状，质轻松脆，用火烧之有焦腥气。以乌黑光泽、不焦枯、无焦臭味、少无煅透头发、身轻、味苦涩者佳。（见图219）

【主要成分】 本品主含纤维蛋白、脂肪、炭素、胱氨酸、黑色素，各种微量元素如：钙、钠、钾、锌、铜、铁、锰、砷、硫等。

【药理】 1.本品有止血作用，能明显缩短出血时间，并可诱发血小板聚集。2.其煎剂对金黄色葡萄球菌、伤寒杆菌、甲型副伤寒杆菌及福氏痢疾杆菌有抑制作用。

【性味归经】 苦、涩，平。归肝、胃、肾、膀胱经。

【功效】 散瘀止血，利尿。

【歌诀】　　苦涩平药血余炭　　散瘀止血多灵验
　　　　　　咳吐衄淋便崩漏　　通关格则利小便

【应用】

1. 用于多种出血。发为血之余，制炭则苦涩平，有亲和之力入血分，能散瘀止血，涩有收敛之效，亦助于止血，故为散瘀作用，故有止血不留瘀之优点。

治瘀血阻络，血不循经而致的出血病症，如咳血、吐血、衄血、二便下血，色暗有块，舌紫暗脉涩。血余炭与花蕊石（煅）、三七共为散服。化瘀止血。（近代《医学衷中参西录》化血丹）

治鼻衄，齿衄。血余炭研粉吹立止。

治诸窍出血。血余炭为粉，温开水送服。

治诸窍出血。血余炭与陈莲蓬（炒炭）、棕榈炭各等分为末，水煎南木香调下。化瘀敛血止血。（宋《太平圣惠方》黑散子）

治上消化道出血。血余炭与三七、乌贼骨、大贝母共为散服。（《验方》）

2. 用于小便不利，带状疱疹，疮久不愈。本品引血入下焦，消瘀通关格，利水道。

治小便不利。血余炭与滑石、白鱼共为散服。（汉《金匮要略》滑石白鱼散）

治妇人卒小便不通。血余炭研粉，温开水调服。（《太平圣惠方》）

治石淋。血余炭为粉服之。（《肘后方》）

治带状疱疹。血余炭与雄黄、冰片为粉，香油调敷。（徐州《单方验方新医疗法选编》）

治疮久不愈合，血余炭与蜂房炭、蛇蜕炭共为细末，酒调服。（《苏沈良方》）

【炮制】血余炭　取青壮年剪下头发（杂色，染烫者不用），除杂质，碱水洗净，按前面"采集"焖煅成炭。或购进血余炭，研末除去残发入药。

【用法】 6~10克水煎服，研末冲服2~3克，外用适量。

【临床报道】

1. 复方生化汤治疗人流引产后出血

血余炭10克，当归10克，桃仁10克，炮姜、炙甘草各3克，丹参10克，益母草12克，五灵脂12克，蒲黄12克，丹皮10克水煎服。祛瘀散寒，活血止血。每日1剂，5剂为1疗程，一般只需要1个疗程。90例患者中，经1疗程治愈者87例，经第二疗程治疗好转者2例。见涂孟桢等《复方生化汤治疗人流引产后出血90例疗效报道》，《江西中医药》1988，（3）：21。

2. 邓铁铸：单味血余治血崩

止血塞流，应用何药。根据多年之经验，血余炭当属首选。血余炭平，药力温和，为人发煅炭而成，有止血，散瘀之功，且发为血之余，又为肾之余，肾主藏精，生髓。故煅炭存性之血余炭又有补阳之效，十分适用于妇科失血症。本品既能止血，又不留瘀，既能活血，又可补阴，寓开源于塞流之中，治失血之症之妙，非它药可比。故余治妇科失血方中，每每伍入此药，能收到满意疗效。治此患者亦不例外，单味使用，冀其药力之至专。

市之出售之血余炭杂而不纯，若能用血气旺盛的青年人之头发制成，效力最好。每服1.5~3克，日服3次，每于月经来潮第二天开始服，连服3~5天，血来多则多服，血止停服。每次月经来时依法服用，并停服一般补品，补药及其他药物。（摘抄自《名中医治病绝招》）

◎ 藕节　出《药性论》

【别名】光藕节、藕节疤等。

【基原】藕节为睡莲科植物莲藕根节部。

【主产地】浙江、江苏、安徽、河北、河南、福建产量多。多生于池塘或淡水湖泊中。

【采集·药材质量】秋、冬或初春挖取根茎，洗净泥沙，切取藕节，晒干。藕节呈短圆柱形，中部节膨胀，表面灰黄色或黄棕色。有残存的鳞叶残基。质硬，断面有多数类圆形孔。以节部黑褐、两头白色、干燥、无泥沙、无须根、体轻、质硬、味甘涩者佳。（见图220）

【主要成分】藕节主含鞣质、天门冬素、淀粉等。

【药理】能缩短出凝血时间，临床上可用于治疗多种出血。

【性味归经】甘，涩平。归肺、肝、胃经。

【功效】散瘀止血，凉血。

【歌诀】　藕节性味甘涩平　散瘀止血吐淋崩
　　　　　小病单用可取效　药力单薄佐药中

【应用】

用于多种出血。《本草汇言》："消瘀血，止血妄行之药也。"可治咳血、唾血、衄血、便血、血淋、崩漏等。炒炭苦涩而平，具有收敛止血作用。

治卒暴吐血。藕节与荷叶水煎，蜜调下。（宋《太平圣惠方》双荷汤）

治咳血，衄血。藕节常与阿胶珠、侧柏叶、白茅根等同用。

治大便下血。藕节可与地榆、槐花等同用。

治血热虚劳，痰中带血，兼有虚热等症。见出血鲜红，量多夹血块，舌红，脉数。鲜藕节与鲜茅根、鲜小蓟根水煎服。凉血止血。（近代《医学衷中参西录》三鲜汤）

治下焦湿热，血淋，尿血，小便频数，尿道涩痛，舌红，苔薄白，脉数等。藕节与小蓟、生地黄、滑石、通草、炒蒲黄、淡竹叶、当归、栀子仁、炙甘草共为粗末，水煎服。凉血止血，清热通淋。（宋《严氏济生方》小蓟饮子）

本品虽有散瘀止血功效，但药力单薄，常为佐药，往往加入复方中用之。

【炮制】**藕节** 取原药材，洗净泥土，洗净，晒干入药。

藕节炭 取藕节入锅，武火炒至外焦黑，内黄褐色，灭火星，取出放凉入药。

【用法】10~20克水煎服。凉血化瘀止血多用藕节；炒炭后涩性增强，多用于收敛止血。

第三节　收敛止血药

凡是有收敛止血的药物，统称收敛止血药。本类药物味多涩，质多粘，或为炭类，其性多平，或凉而不寒，寒热出血均可用之。当以出血无瘀着宜之，有瘀血、邪实者慎用。

◎ 白及　出《神农本草经》

【别名】白芨、甘根、白根、白鸡儿等。

【基原】白及为兰科植物白及的块茎。

【主产地】河北、河南、山东、江苏、安徽、浙江、江西、福建、广东、广西、四川、贵州等省区。多生长在山野、山谷地带湿地。

【采集·药材质量】8~11月采挖，除去残茎，须根，洗净泥沙，经蒸至内无白心，后搓去粗皮，晒干。干燥白及呈不规则扁圆或菱形块状，灰白色或黄白色，有细皱纹，上面有突起的茎痕，下面有连接另一块痕迹，茎根周围有数个棕色同心花纹。质坚硬，不易折断，断面近白色，半透明，角质样，并有分散的维管束点，味淡微苦，嚼之有黏性。以根茎肥大、表面色白明亮、坚实、无须根、嚼之有黏性、味淡微苦者佳。（见图221）

【主要成分】白及含多量的黏液质、淀粉、葡萄糖、挥发油等。

【药理】1. 白及煎剂及粉剂有明显止血作用，止血作用与所含胶状成分有关，可显著缩短凝血时间及凝血酶元时间，并加速红细胞沉降率，对实验性胃、十二指肠穿孔有治疗作用。2. 白及在体外实验中有抗菌作用，对结核杆菌、奥杜盎氏小芽胞菌有抑制作用。3. 白及具有代血浆作用。4. 白及具有预防肠粘连作用。5. 白及的黏液多糖具有抗癌作用。

【性味归经】苦、甘、涩，凉。归肺、肝、胃经。

【功效】收敛止血，消肿生肌。

【歌诀】　白及药甘苦凉涩　　消肿生肌收敛血
　　　　　溃疡结核肺孔洞　　痈肿烫伤皲肛裂

【应用】

1. 用于多种内外出血。本品甘不甚苦，气味平和，体质滑润，又极黏性，性收涩，为收敛止血要药，尤善敛肺脏，修破损，为伤损善后之药也。治咳血、衄血、吐血、便血及外伤出血，内服外用均可。

治内出血。可单用白及研末，糯米汤调服。（《验方》）

治咳血不止，口干咽燥，咳嗽，阴虚火旺，灼伤肺络，舌红苔薄，脉数。白及与枇杷叶、藕节、生地、阿胶珠共为细末制丸，用生地黄自然汁调服。清肺止咳，养阴止血。（明《证治准绳》白及枇杷丸）

治胃出血。白及与大黄共为细粉，入胶囊服。（《验方》）

2. 用于恶疮痈肿，跌打骨折，烫火伤，皲裂，肛裂等。本品苦能泄热，辛则散结。《本经》："主痈肿恶疮败疽，伤阴死肌。"《本草求真》："治跌打折骨，汤火灼伤，恶疮痛肿。"《本草汇言》："痈肿可消，溃败可托，死肌可去，脓血可洁，有托旧生新之妙也。"实为外疡消肿生肌之要药也。

治疗疮肿毒。白及为末，加水调敷。（《验方》）

治痈疽发背，诸般疮疖，从高坠堕，打跌伤损，脚膝生疮，远年臁疮，五般痔漏，一切恶疮皆可治之。白及与草乌、槐枝、厚朴、当归、猪牙皂、黄芩、龙骨、木鳖子仁、没药、黄柏、鳖甲、乌贼骨、白蔹、黄连、苦参、白芷、柳枝、川芎、乳香、黄丹、麻油按中药传统熬膏工艺制成黑膏药外用。消肿止痛，排脓生肌。（宋《太平惠民和剂局方》万金膏）

治痈疽。白及与升麻、大黄、黄芪、川芎、龙骨、黄芩、白蔹、牡蛎、甘草共为散，蜜调如泥，外敷局部，干即换之。（唐《千金要方》升麻薄）

治痈疽发背，对口恶疔疮，乳花百种，无名无头反疮。此药能令内消去毒，化为黑水，从小便出，万无失一。白及与乳香、穿山甲、知母、贝母、金银花、半夏、皂角、天花粉用无灰酒煎服。活血化瘀，清热解毒。（元《皆效方》化毒为水内托散）

治烫火伤。白及为末，麻油调敷。（《济急仙方》）

治手足皲裂。白及为末，麻油调敷。（《济急仙方》）

治肛裂。白及为粉麻油调敷。（《验方》）

【炮制】白及　取原药材，水洗净，略泡，捞出闷透，切片晒干入药。

【用法】5~15克水煎服，为散服2~5克，亦入膏药。外用适量。

【临床研究】治肺结核空洞　白及30克，糯米50克，大蒜15瓣（剥皮），川贝10克熬粥服，每日1次，1月为1疗程，连服3月，疗效可靠。（贾宪亭）

【临床报道】

1. **治疗肺结核**　经抗痨药治疗无效或疗效缓慢的各型肺结核，加用白及后受到较好效果。据观察：60例久治不愈患者，用药3个月后，42例临床治愈，X线显示病灶完全吸收或纤维化，空洞闭合，血沉正常，痰菌阴性，临床症状消失。13例显效进步，2例无改变。又40例有空洞的浸润型及后壁空洞患者，服药后空洞闭合者24例，明显缩小者12例，病灶吸收好转 16 例。有人认为，白及疗法以对干酪性病变为主的浸润型肺结核疗效较好。在症状方面对咳嗽、咳血等疗效效果比较明显。用法：研粉内服。成人每日 6~30 克，一般用 12~18 克，3 次分服。可连服数日，最多有服之 2 年的。此外，以白及粉 3 钱，每日 3 次分服，用于肺结核咳血 13 例，大都于 1~3 日内受到止血效果。

2. 治疗支气管扩张 成人每次服白及粉 2~4 克，每日 3 次，3 个月为 1 疗程。21 例患者经 13 个疗程，痰量显著减少，咳嗽减轻，咯血得到控制。（以上 2 条摘抄自《中药大辞典》白及）

◎ 仙鹤草 出 郑肖岩《伪药条辨》

【别名】脱力草、龙芽草、龙头草、刀口草等。

【基原】仙鹤草为蔷薇科植物龙芽草的干燥地上部分。

【主产地】我国大部分地区有分布，以浙江、江苏、湖北、湖南等省较多。多生于溪边、路旁、草地或疏林下。

【采集·药材质量】夏秋茎叶茂盛尚未开花时采割全草，除净泥沙，晒干。干燥全草，茎基部木质化，淡棕色至紫红色，光滑，茎节明显，上疏下密，有时残存托叶，上部茎绿褐色，方柱形，或淡黄棕色，被白色柔毛，叶灰绿色，皱缩卷曲，偶见花枝果实。茎向上节较长，体轻，质硬，易折断，中空。以梗紫红色、叶灰绿色、枝嫩、叶完整、无杂、味苦涩者佳。（见图 203）

【主要成分】主含仙鹤草甲、乙、丙素，仙鹤草内酯，鞣质，仙鹤草素酚，仙鹤草素醇，挥发油，维生素 C、K，葡萄糖甙等。

【药理】1. 仙鹤草能促进血小板生成，缩短凝血时间，有一定止血效果。2. 仙鹤草素对家兔有调整心律，使已疲劳的骨骼肌兴奋，增加细胞抵抗力及降低血糖等作用。3. 水醇提取物对葡萄球菌感染引起的家兔结膜炎有消炎作用，在试管内对金黄色葡萄球菌、大肠杆菌、福氏痢疾杆菌、伤寒杆菌、人型结核杆菌有抑制作用。4. 对阴道滴虫、绦虫、蛔虫、吸血虫有杀灭作用，并有抗疟作用。

【性味归经】苦、涩，平。归肺、肝、脾经。

【功效】收敛止血，消肿杀虫，补虚。

【歌诀】　仙鹤草药苦涩平　　收敛止血有功能
　　　　　咯吐衄血便崩漏　　脱力劳伤痈疽肿

【应用】

1. 用于多种出血。本品味涩性平，为有效收敛止血药，对于咳血、吐血、衄血、便血、崩漏等多种出血，无论寒热皆可配伍应用。

治肺劳咳血。鲜仙鹤草捣烂取汁，加入白糖搅匀服之。（《贵州民间方药集》）

治咳血、尿血、便血、血崩。仙鹤草与茜草根、藕节水煎服。（《河南中草药手册》）

治各种崩漏出血。仙鹤草与益母草、蒲黄、地榆炭、贯众炭、当归、白芍、木香等水煎服。

治疗瘀热阻滞，崩漏色褐，小腹疼痛，出血量多，夹有血块，舌红苔黄，脉数。仙鹤草与鲜生地、当归炭、白芍、丹皮、槐花、旱莲草、炒蒲黄、大黄炭水煎服。凉血祛瘀，止血。（现代《妇产科学》清热止血汤）

2. 用于痈疽，跌打损伤。本品清热解毒，可散疮痛，理跌打损伤。

治痈疽结毒。鲜仙鹤草与地瓜酒加开水炖，饭后服，初起者三、四剂能化解，若已成脓，连服十剂能消炎止痛。（《闽东本草》）

治痈疽结毒。鲜仙鹤草加蜂蜜捣烂外敷。（《验方》）

治乳痈初起，成脓则溃，且能使脓水不多。仙鹤草与白酒煎饭后服。（《百草经》）

治跌打损伤红肿作痛。仙鹤草与大黄、栀子、三七共为细末，用蜜调外敷。（《验方》）

3. 用于劳伤脱力，泻痢。本品补虚，又名脱力草；是治疗虚损的佳品，性平又无助热之弊，又有健脾治泻痢之功效。

治脱力痨伤精神萎顿，贫血衰弱。仙鹤草与大枣水煎服。（《现代实用中药》）

治脾虚泄泻。仙鹤草与党参、白术、茯苓等同用；治痢疾仙鹤草与当归、白芍、黄连、木香等同用。

此外，仙鹤草有杀虫作用，或可用于滴虫性阴道炎的治疗，有杀虫止痒之功效。

【炮制】仙鹤草 取原药材拣去杂质，洗净切段，晒干入药。

【用法】10~30 克水煎服，大剂量可用至 30~60 克，外用适量。

【临床报道】

1. 仙鹤草治疗心律失常

仙鹤草性味甘、涩、平，归心、肝、肺经，本品收涩作用较强，止血效果较佳。笔者在临床实验中，在辨证基础上加仙鹤草治疗心律失常，特别是反复发作的阵发性心动过速，房颤，疗效显著。

如：李某，女，52 岁，因反复发作性心悸，胸闷伴眩晕，耳鸣 2 年余，于 2000 年 2 月 3 日就诊。心电图提示：快速房颤。经服中西药，疗效欠佳，患者体胖，舌淡红，苔薄腻，脉弦。处方：制何首乌 20 克，女贞子 15 克，川芎 12 克，清半夏 12 克，夏枯草 12 克，泽泻 15 克，蝉蜕 20 克，丹参 30 克，土茯苓 45 克，甘草、白蒺藜各 15 克，仙鹤草 30 克，每日 1 剂水煎服。5 天后病情稳定，在原方上加减治疗，随访 1 年未见发作。

2. 重用仙鹤草治疗腰椎间盘突出

《滇南本草》称其可治"腰痛"。《本草纲目拾遗》言其能疗"闪挫"。笔者在临床重用仙鹤草 45~60 克，治疗腰椎间盘突出症多例，疗效较佳，举例介绍如下：

任××，男，35 岁，司机，2003 年 10 月 22 日，诊腰痛一年，每遇劳累则加重。1 月前于弯腰时突发剧烈腰痛，并向左下肢后侧放射，不能挺腰活动，咳嗽喷嚏等动作均可使疼痛加重。曾在某医院做 CT 示：4~5 椎间盘突出。经休息及理疗后，效果不佳，舌淡苔薄白，脉细涩。处方：仙鹤草 50 克，怀牛膝 15 克，生地黄、熟地黄各 8 克，泽泻 6 克，每日 1 剂，水煎分 2 次服。服药 10 剂后，腰痛明显减轻，继续服药 15 剂，症状消失，随

访1年未复发。(以上2条摘抄自《中医杂志》2006第5期专题笔谈)

◎ 紫珠 出《本草拾遗》

【别名】止血草、紫荆、鸦鹊板等。

【基原】紫珠为马鞭草科植物杜虹花的叶。

【主产地】浙江、江西、江苏、福建、台湾、广西、广东等省区。多生于山地、林间等地。

【采集·药材质量】夏秋生长茂盛时采收,晒干。叶呈椭圆形,两头尖,边如小锯齿样,上面有细小粗毛,下面有黄褐色黑毛,侧脉8~12对,叶柄8~15毫米。以干燥、无杂、味苦者佳。(见图222)

【主要成分】本品主含黄酮类、综合鞣质、中性树脂、糖类、羟基化合物及镁、钙、铁、盐等。

【药理】1.紫珠能使血小板增加,缩短出血时间,血块收缩时间和凝血酶元时间缩短,并能收缩小血管,故有良好的止血作用。2.本品体外对金黄色葡萄球菌、链球菌、大肠杆菌、痢疾杆菌等,有一定的抑制作用。

【性味归经】苦、涩,凉。归肺、肝、胃经。

【功效】收敛止血,清热解毒。

【歌诀】　　紫珠药性苦涩凉　　清热解毒火烫伤
　　　　　　多种出血可以用　　肺胃出血尤为上

【应用】

1.用于多种内外出血。本品味涩苦凉,既能收敛止血,又能凉血止血,尤适用于血热所致上中焦出血。

治咳血。紫珠为末,鸡蛋清调服,继用紫珠煎水代茶饮。(《福建民间草药》)

治肺出血。紫珠与白及、侧柏叶、阿胶珠、藕节水煎服。

治衄血。紫珠与白茅根、仙鹤草、侧柏叶水煎服。

治胃出血。紫珠与白及、乌贼骨、三七共为散服。

治外伤出血。紫珠与仙鹤草共为细末外敷包扎。

2.用于痈肿,喉痹。本品苦凉,有清热解毒,敛疮之功。《本草拾遗》:"解诸毒物,痈疽,咽痹,毒肿。"

治痈肿初起。可用紫珠鲜叶捣敷,或煎汤外洗,也可以与金银花、连翘、白芷、赤芍等清热解毒药同用。

治喉痹。单用紫珠煎水代茶服。还可以与玄参、麦冬、桔梗、甘草、板蓝根等同用。

此外,还可以治疗烧烫伤,紫珠干燥为粉外掺。

【炮制】紫珠　取原药材,拣去杂质,即可入药。

【用法】10~15克水煎服,或研粉服1.5~3克,外用适量。

◎ 棕榈皮 出《日华子本草》

【别名】棕皮、棕树皮、棕毛等。

【基原】棕榈皮为棕榈科植物棕榈的叶鞘纤维。

【主产地】我国南部和西南部各省有产。北方多栽培于路旁、村边、溪边、田边、丘陵地、山地、园林、公园等地方。

【采集·药材质量】一般9~10月间，采集纤维状鞘片，除去残皮，晒干。棕榈呈长条板状，一端较窄而厚，另端较宽而稍薄，大小不一，表面红棕色，粗糙，有纵直纹，一面有明显的凸出纤维，一面平坦或向内凹，有左右交叉的纹理。以质硬而韧、不易折断、片大、质厚、陈久、无杂、味淡者佳。（见图223）

【主要成分】主含大量纤维素及鞣质、水解鞣质等。

【性味归经】苦、涩，平。归肝、脾经。

【功效】收涩止血。

【歌诀】　　棕榈皮药苦涩平　为炭收敛止血能

【应用】

用于多种出血，如吐血、衄血、便血、尿血、崩漏等。本品为炭性涩，能引血归经，善止上下出血，但下焦出血尤良，瘀滞已尽者，用之最良，与血余炭同用更良，年久陈棕入药更妙。

治鼻出血不止。棕榈炒炭为粉，左右吹鼻。

治久鼻衄不止。棕榈为炭与大蓟、桦皮、龙骨各等分为末，米饮调下。（宋《鸡峰普济方》棕榈散）

治血热妄行所致呕血、吐血、咳血、衄血等。棕榈皮与大蓟、小蓟、荷叶、白茅根、栀子、茜草根、大黄、牡丹皮、侧柏叶各为炭共为末，用藕汁、萝卜汁或京墨汁调服。凉血止血。（元《十药神书》十灰散）

治气虚冲脉不固，崩漏或月经过多，色淡清稀，头晕心悸，舌质淡，脉细弱或虚大。棕榈炭与黄芪、炒白术、白芍、山茱萸、煅牡蛎、煅龙骨、海螵蛸、茜草根水煎送服五倍子粉。补气健脾，固冲摄血。（近代《医学衷中参西录》固冲汤）

治胎动下血不止，脐腹疼痛。棕榈炭与原蚕砂（炒）、阿胶珠共为散，温酒调下。（宋《圣济总录》棕灰散）

治诸窍出血。陈棕榈、陈莲蓬、血余各为炭共为细末；南木香煎水调下。（宋《太平圣惠方》黑散子）

治肠风下血，久痢便血。棕榈为炭与乌梅炭、姜炭、罂粟壳、诃子等同用，止血止痢。

【炮制】棕榈皮　取原药材，除去残茎、残皮，洗净，切成小块，晒干备用。

棕榈炭　切断棕榈块入锅，武火炒至表面黑褐色，内焦褐色，灭火，出锅放凉入药。

【用法】棕榈多不入药，多制炭用，制炭有收敛止血功能。10~20克水煎服。研末冲服 3~6 克，温开水冲服。外用适量。

【注意】有瘀滞出血者慎用。

◎ 刺猬皮 出《本草原始》

【别名】猬皮、仙人衣等。

【基原】刺猬皮为刺猬科动物刺猬或短刺猬的皮。

【主产地】我国大部分地区有产，主产河南、河北、山东、江苏、安徽等省。多栖息于平原、丘陵、山地、灌木丛、市郊、村落附近。

【采集·药材质量】冬季捕捉，将皮剥下，撒上一层熟石灰，风干。刺猬皮多为卷曲桶状，外表面密生错综交叉的针刺，长约 1.5~2 厘米，坚硬如针，灰白色、黄色或灰褐色不一，在腹部的外皮上有灰褐色软毛，皮内灰白色或棕褐色，具特殊臭气。以张大、内无残肉、脂、刺毛整洁、不腐无蛀者佳。（见图 224）

【主要成分】本品主含角蛋白、胶原、蛋白质、脂肪、钙盐等。

【药理】炒制后使钙盐生成氧化钙，收敛之性增加，促进凝血，增强收敛止血作用。

【性味归经】苦、甘，平。归胃、大肠、肾经。

【功效】化瘀止痛，收敛止血，固精缩泉。

【歌诀】　　刺猬皮药性苦平　归胃大肠及肾经
　　　　　　收敛止血便痔漏　固精缩泉治胃痛

【应用】

1. 用于鼻衄，痔疮及出血。本品味苦降泄，入胃大肠经，性收敛止血，尤善治下焦湿热所致的五痔阴蚀出血，及肠风出血。

治鼻衄。刺猬皮为炭制粉，绵裹纳鼻孔，数易之。（宋《圣惠方》塞鼻散）

治鼻瘜肉。刺猬皮炙干为末，绵裹塞之三日。（《千金要方》）

治下焦瘀热所致的痔疮出血，肛门肿痛，大便干燥出血，舌红苔黄，脉数。刺猬皮与槐角、地榆、枳实、槐米、当归、黄芩、甘草、牡丹皮、胡黄连、象牙屑、大黄、荆芥、茯苓、地黄共为细末，制丸服。凉血止血。活血消肿。（现代《常用中成药》舒痔丸）

治肠风下血。刺猬皮针炒焦与木贼（炒）共为散，热酒食前服。收敛止血。（宋《杨氏家藏方》猬皮散）

2. 用于遗精，遗尿。本品性平入肾，有固精缩泉之功效。

治遗精轻症。可用刺猬皮炒黄，研末冲服。

治遗精腰酸乏力。刺猬皮炒黄与熟地、山药、山茱萸、茯苓、丹皮、泽泻、人参、炒枣仁、远志、续断、五味子等同用。补益气血，益肝固肾。

治遗尿。刺猬皮与益智仁、覆盆子、金樱子、桑螵蛸等同用，固肾涩泉。

3. 用于胃痛，反胃。本品化瘀止痛，治胃久痛入络，气血瘀滞。

治胃痛吐食。刺猬皮炒黄为末，白汤冲服。

治肝虚夹瘀，久痛入络，胃脘疼痛。刺猬皮常与黄芪、党参、穿山甲、生蒲黄、五灵脂、鸡内金等同用。

【炮制】刺猬皮　　取原药材，闷透，切成小块，晒干入药。

炒刺猬皮　　取砂入锅，武火加热，当砂灵活时，投入刺猬皮块，不断翻转，至刺卷曲，焦黄，质地发松，取出除去砂子，放凉入药。

【用法】3~15克水煎服，研粉服1~2克，刺猬皮生的很腥，很少应用。炮制后除其腥臭味，宜煎煮，宜粉碎，外用适量。

第四节　温经止血药

凡是能够温内脏，益脾阳，固冲脉，温经统血，达到止血为目的的药物，统称温经止血药。本节药物多辛温，临床多用于虚寒性出血。

◎ 炮姜　出《珍珠囊》

【基原】炮姜为干姜炮制而成。

【主产地】同干姜。（见图4）

【主要成分】本品主含精油、姜辣酮、姜酚等。

【药理】炮姜、姜炭的醚提取物，水煎液和混悬液均有明显缩短小鼠凝血时间作用，姜炭的凝血作用，随剂量增加而凝血作用增强，时间缩短。炮姜具有明显抑制大鼠胃溃疡作用，能使溃疡面缩小，减少疮面出血，加速溃疡愈合。

【性味归经】苦、辛、涩，温。归肝、脾经。

【功效】温中止痛，温经止血。

【歌诀】　　干姜炮后苦辛温　　温经止血为之尊
　　　　　　脾阳虚寒腹痛泻　　血虚寒凝损冲任

【应用】

1. 用于虚寒性吐血、便血、崩漏等。本品苦涩温入脾经，能温脾阳，用于脾不统血诸出血症。

治吐血，下血。姜炭与当归、川芎、蒲黄、侧柏叶水煎，阿胶（烊化）兑入搅匀，送服百草霜。养血化瘀，温经止血。（近代《观聚方要补》断红饮）

治胃出血，便血。炮姜与土白术、黄芪、当归、白及、阿胶珠、乌贼骨、大贝母、三七、蒲黄等同用。

治冲任虚寒，崩漏下血，淋漓不断，血色淡而无血块。炮姜与棕榈炭、乌梅肉共为末，水冲服。温经止血。（明《证治准绳》如圣散）

治产后恶露不行，小腹痛，舌淡。炮姜与当归、川芎、桃仁、熟地、炙甘草水煎服。活血化瘀，温经止痛。（明《景岳全书》引钱氏方·生化汤）

治产后恶露不净，心胸痞满，脘腹胀痛，以及血晕神昏，眼黑口噤，产后瘀血诸疾，沥血腰痛。炮姜与小黑豆、熟地、当归、肉桂、炙甘草、白芍、蒲黄共为散服。温经止痛，养血祛瘀。（宋《太平惠民和剂局方》黑神散）

临床上炮姜常与人参、黄芪、土白术、当归、煨附子、炙甘草等同用。以达益气助阳，温经止血之目的。

2. 用于脾胃虚寒脘腹冷痛，呕吐泻痢等。本品少辛而苦温，守而不走，除寒通气，有除冷痛，止血止泻痢等功效。

治脾胃虚寒，心腹冷痛，呕吐泻痢，霍乱转筋，畏寒肢冷，以及一切沉寒痼冷，脉象沉细迟缓。炮姜与炮附子、人参、白术、炙甘草共为细末，制蜜为丸服。温阳散寒，益气健脾。（宋《太平惠民和剂局方》附子理中丸）

主治脾胃虚寒，阴血不足，脘腹疼痛，恶心呕吐，或腹疼泄泻，以及妇女经迟腹痛，量少色淡。炮姜与当归、熟地、炙甘草水煎服。温中祛寒，益阴养血。（明《景岳全书》理阴煎）

治中气虚弱，冷气吐泻泄痢，或痢下赤白，舌淡苔薄白。炮姜与百草霜、杏仁、丁香、木香、肉豆蔻、巴豆霜共为末制丸，姜汤送下。温中消积。（宋《太平惠民和剂局方》引高殿前方·感应丸）

治虚寒泄泻，饮食不化，肠鸣腹痛，脱肛久泻久痢。炮姜与罂粟壳（蜜炙）、陈皮、煨诃子共为散。水煎服。温中涩肠止泻。（金《兰室秘藏》诃子皮散）

治泻痢日久，肠虚滑脱，泄泻不止，或久痢无腹痛者。炮姜与粟壳、甘草、诃子肉、陈皮、木香、陈米水煎服。涩肠止泻止痢。（近代《观聚方要补》引叶氏方·固肠汤）

治小儿呕吐，脉迟而有寒。炮姜与人参、白术、茯苓、半夏曲、甘草、生姜、大枣水煎服。温胃止呕。（宋《本事方》白术散）

【炮制】炮姜　取净沙入锅，武火炒至灵活时，投入干姜片，翻炒至平面鼓起，表面棕褐色焦黑色，内黄褐色，取出放凉入药。（见图4）

姜炭　取姜片入锅，武火炒至表黑色，内棕褐色，灭火出锅，放凉入药。

【用法】3~7克水煎服，为末服1~2克。炮姜辛温不如干姜，但作用缓和而持久，长于温中止痛止泻，温中止血，多用于下焦虚寒性腹痛、腹泻，和虚寒性吐血、便血、血崩等。姜炭辛温基本消失，只有苦涩温，守而不走，功效理血止血，临床上多用于虚寒性出血。

◎ 艾叶　出《本草经集注》

【别名】艾、艾蒿、蕲艾、黄草、家艾叶等。

【基原】艾叶为菊科植物艾的干燥叶。

【主产地】全国大部分地区有零星分布。多生于荒地、林缘、路旁、沟边、农村庄周围湿润肥沃、向阳土地。

【采集·药材质量】春末夏初"端阳"节前后开花前，叶生长茂盛时采割，晒干。干燥叶片多皱缩，破碎，有短柄，叶片呈羽状分裂，边缘有不规则粗锯齿样，上面灰绿色，生有软毛，下面密生灰白色绒毛。质柔软，气清香，味苦辛。以叶片多、肥厚、较完整不碎、下面灰白毛绒毛多、无杂、梗少、香气浓郁、味苦辛者佳。（见图225）

【主要成分】本品主含挥发油，黄酮类成分，桉叶烷类成分，三萜类成分，以及镍、钴、铝等元素。

【药理】1. 艾叶水浸剂有促进血液凝固，炒炭有显著止血作用。煎剂能兴奋家兔离体子宫，产生强直性收缩。2. 艾叶对动物实验有平喘、镇咳、祛痰作用，对多种过敏性哮喘有对抗作用。3. 煎剂和挥发油在试管内对金黄色葡萄球菌、溶血性链球菌、肺炎双球菌、白喉杆菌、痢疾杆菌、伤寒副伤寒杆菌、霍乱弧菌某些真菌有抑制作用。在室内用艾叶烟熏作用更强，艾叶烟熏可作室内消毒，并有一定的利胆作用。

【性味归经】辛、苦，温。归肝、脾、肾经。

【功效】温经止血，逐寒调经，安胎。

【歌诀】　艾叶辛苦能温经　月经不调下焦冷
　　　　崩漏下血炒炭用　胎动湿疹瘙痒风

【应用】

1. 用于多种出血。本品辛苦，生则捣汁可以止血，熟则温热纯阳可暖血温经以止血。

治血热妄行，咯血、吐血、衄血，血色鲜红，口干咽燥，舌红等。生艾叶、生荷叶、生柏叶、生地黄各等分捣烂为丸水煎，或用鲜汁冷服，或炖温服。凉血止血。（宋《妇人良方》四生丸）

治虚寒性吐血、咯血，面色萎黄，舌淡，脉虚无力。艾叶与侧柏叶、干姜水煎服。温经止血。（汉《金匮要略》柏叶汤）

治崩中连日不止。熟艾叶与阿胶珠、干姜共为散服。（《养生必用方》）

治妇女冲任虚损，下血崩漏，月经过多，淋漓不止，或妊娠下血，胎动不安，或产后下血不绝，舌淡苔薄白，脉细。艾叶与当归、干地黄、川芎、白芍、阿胶（另烊化）、甘草水煎服。补血止血，调经安胎。（汉《金匮要略》胶艾四物汤）

治衄血。艾叶炒炭与侧柏叶、白茅根等同用。

治咳血。艾叶炒炭配藕节、棕榈炭等同用。

治吐血。艾叶炒炭与三七、血余炭等同用。

治便血。血痢脓血便。艾叶炭与炮姜、地榆、白及、槐花等同用。

2. 用于下焦虚寒，月经不调，痛经，宫寒不孕等。本品通行十二经，入肝脾胃，温中逐冷，行血中之气，气中之滞，凡妇人气血壅滞者最宜之。

治子宫虚冷，经脉不调，肚腹时痛，婚久不孕，带下白淫，面色萎黄，四肢疼痛，倦怠无力等。艾叶与当归、川芎、白芍、熟地、香附（酒制）、吴茱萸、肉桂、续断、黄芪共为细末，醋糊为丸，温开水送服。益气补血，温经暖宫。（宋《仁斋直指方论》艾附暖宫丸）

治虚寒痛经。艾叶与当归、白芍、熟地、川芎、吴茱萸、人参、石菖蒲共为末制丸服。

温经止痛。（宋《太平惠民和剂局方》艾煎丸）

治寒滞经脉疼痛，月经不调及带下。艾叶与当归、白芍、川芎、香附、延胡索等同用。

治胎动不安，下血见红。艾叶与当归、菟丝子、桑寄生、续断、阿胶珠等同用，固肾安胎。

3. 用于头风面疮，痒出黄水，湿疹等。本品苦温燥湿，辛散除风，杀虫止痒。

治头面风疮，痒出黄水。艾醋入炒锅煎浓取汁，每用纸贴敷，一日三次。（许国祯《御药院方》）

治湿疹。艾叶炭与枯矾、黄柏各等分为粉，用麻油调膏外敷。（内蒙古《中草药新医疗法选编》）

治小儿面疮痒。艾叶与苦参、地榆、黄连、王不留行、独活、竹叶水煎外洗。（唐《千金要方》苦参汤）

4. 用于艾灸。《本草正义》："古人灸法，本无一症不可治，艾之大用，……"正如《纲目》："灸之则透诸经而治各种病邪，起沉病之人为康泰，其功亦大。"

将艾叶揉制成艾条，艾柱，用以烧灸，可用温气血，通经络，治疗各种寒性疼痛，脘腹冷痛，风寒湿痹，关节肿痛等。

此外，本品有止咳，祛痰，平喘之功效。可用于治疗风寒咳嗽，和寒性哮喘，已制成胶囊，糖衣片，注射液用于临床。

【炮制】**艾叶**　取原药材，拣去杂质，去净尘屑，即可入药。

艾炭　取净艾叶入锅，中火炒至表面焦黑，用食醋灭火星，取出放凉入药。

艾绒　取净艾叶晒干，碾压后手搓成绒。

【用法】3~6克水煎服。温经止血多用艾炭；余病症则用艾叶。艾绒多作灸用。艾叶入煎宜后下，亦入丸散，外用适量。

【临床报道】治疗慢性肝炎　取艾叶制成注射液，每毫升相当生药0.5克，每日注射4毫升，总疗程1~2个月。治疗期间同时给保肝药。治疗123例，其中迁延型肝炎39例，近期治愈25例，显效6例，好转5例；慢性肝炎46例，近期治愈21例，显效19例，好转6例。肝硬化15例，显效3例，好转4例，无效8例，总有效率达92%。（摘抄自《中医大辞典》艾叶）

◎ 灶心土　出《本草纲目》

【别名】伏龙肝、灶中黄土、釜下土等。

【基原】灶心土为久经柴草熏烧土灶内壁中心的黄土块。

【主产地】烧柴草做饭的农村多有之。

【采集·药材质量】拆修柴灶，取出烧久炉灶内壁土块，去内壁焦黑部分。为不规则块状，大小不一，全体红褐色，表面有刀削痕迹，质较硬，但易砸碎，断面细软，色稍深，常有蜂窝孔状，具烟熏气，味淡。以块大、红褐色、质细软者佳。（见图226）

【主要成分】主含硅酸、氧化铝及氧化铁，此外，尚含氯化钠、氧化钾、氧化镁、氧化钙等。

【药理】煎剂有止呕作用。

【性味归经】辛，温。归脾、胃经。

【功效】温中止血，止呕止泻。

【歌诀】　药性辛温灶心土　温中止血效为主
　　　　　温脾涩肠治久泻　虚寒性妊娠呕吐

【应用】

1. 用于脾气虚寒不能统血的各种出血。本品性温入脾胃，助脾阳虚而不能统摄者，性温而平，味甘而敛，尤善治吐血，便血，崩漏。

治吐血衄血不止。灶心土用新汲水淘取汁和蜜顿服。（《广利方》）

治脾气虚寒，不能摄血所致的吐血、衄血、便血、崩漏，血色暗淡，四肢不温，面色萎黄，舌淡苔白，脉沉无力等。灶心土先煎取液与干地黄、白术、炮附子、炙甘草、黄芩水煎，阿胶（烊化）兑入服。温阳健脾，养血止血。（汉《金匮要略》黄土汤）

2. 用于虚寒性呕吐，妊娠呕吐，泄泻。本品为灶内壁土经柴草之火久炼而成的土质，得火之性，化柔为刚，味苦少辛，专入脾胃，性燥而平，气温而和，能温胃止呕，温脾涩肠止泻。

治反胃。灶心土放入开水，搅匀，等沉淀取清液服之。（《验方》）

治反胃。灶心土为末，米饮调下。（《百一选方》）

治夏季暑湿而致的呕吐。灶心土与绿豆共为末，加入凉开水，搅匀，待沉淀取澄清液徐饮。

治呕逆呕吐。灶心土与生姜、半夏、柿蒂水煎过滤沉淀后服之。

治虚寒性呕吐。灶心土与生姜、半夏、丁香、党参等同用。

治妊娠呕吐。灶心土与紫苏、生姜、陈皮、山药、砂仁等同用。

治阳虚中寒，腹痛呕吐转筋，肢冷，汗淋不渴，苔白，脉微欲绝。灶心土与附子、吴茱萸、木瓜、丁香、丝瓜络共为细末，人参汤送下。温阳祛寒，和中化湿。（清《随息居重订霍乱论》霹雳散）

3. 用于小儿丹毒。《本草备要》："调中止血，祛湿消肿。"

治小儿丹毒。灶心土为末，用屋漏水敷之，新汲水亦可，鸡子白或麻油调亦可。（《肘后方》）

治小儿脐疮，久不愈。灶心土为末敷之。（《圣惠方》）

治膝疮久烂。灶心土与黄柏、黄丹、赤石脂、轻粉共为末，麻油调敷。（《济急仙方》）

【炮制】灶心土　取原药材，刮去外表黑灰，即可入药。

【用法】30~50 克水先煎汤沉淀，取澄清液代茶服。或布包入煎。研末冲服 3~5 克，外用适量。

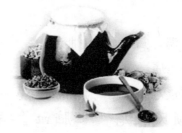

第十八章 活血化瘀药

凡是能祛除瘀血，活血生新，化瘀行血，使血脉流畅的药，统称活血化瘀药。

第一节 活血止痛药

本类药物多辛散活血，每兼行气，且有良好的止痛作用，主治气血瘀滞所致的疼痛，如头痛，胸胁痛，心腹痛，痛经，产后瘀滞痛，痹痛及跌打损伤瘀滞肿痛等，亦可用于其他瘀血症。

◎ 川芎　出《汤液本草》

【别名】芎藭、抚芎、西芎、香果等。

【基原】川芎为伞形科植物川芎的根茎。

【主产地】主栽培于四川省灌县，今贵州、云南亦有栽培。

【采集·药材质量】山下小满后5~6月间采挖，山地8~9月采挖，除去茎叶，去净泥土，晒干或烘干。川芎为不规则团块，直径2~7厘米，表面黄褐色，粗糙皱缩，有多数隆起的结节，顶端有凹陷类圆形茎痕。下侧有多数小瘤状根痕。质坚实，不易折断，断面黄白色或灰黄色，散有黄棕色油点，形成层层波状环纹。气浓香，味苦辛，稍有麻舌感，微回甜。以个大小均匀、坚实固重、干燥、无蛀、有特异香气、味辛苦者佳。（见图227）

【主要成分】本品主含挥发油、生物碱（如川芎嗪等）、酚性物质（如阿魏酸、瑟丹酮酸等）、内酯类、维生素A、叶酸、甾醇、蔗糖、脂肪油等。

【药理】1.川芎嗪能扩张冠状动脉，增加冠脉血流量，降低心肌耗氧量，扩张脑血管，降低血管阻力，改善微循环，降低血小板表面活性，抵制血小板聚积，预防血栓形成。2. 小剂量对子宫有收缩作用，大剂量转为抑制。3. 抗菌作用，对大肠、痢疾、变形、绿脓、伤寒、副伤寒杆菌等有抑制作用。4. 煎剂对动物中枢神经有镇静作用，还有抗组织胺、利胆、抗纤维化、抗肿瘤、抗放射等作用。临床上可用于治疗冠心病、心绞痛、脑血栓和脑栓塞、支气管哮喘发作期。

【性味归经】辛、微苦，温。归心、肝、胆经。

【功效】行气活血，祛风止痛。

【歌诀】　　川芎活血又行气　　调经止痛及经闭
　　　　　　头痛伤损风湿疮　　心脑血管病适宜

【应用】

1. 用于偏正头痛、眩晕。本品辛散温行，气香走窜，为治头痛要药，惟风寒头痛之最宜。能上行头目，祛风止痛，无论风寒、风热、风湿、血虚、血瘀均可辨证配伍应用。所以前人有"头痛不离川芎"之说。如不愈，太阳加羌活、少阴加细辛更为确切。

治四时伤寒，症见发热头痛。川芎与紫苏、葛根、桔梗、柴胡、茯苓、炙甘草、半夏、陈皮、枳壳共为粗末，加生姜、大枣水煎服。散寒解表，祛风止痛。（明《医学入门》十味芎苏散）

治外感风邪头痛，偏正头痛，或巅顶头痛，恶寒发热、目眩、鼻塞、舌苔薄白，脉沉。川芎与荆芥、防风、细辛、白芷、羌活、甘草、薄荷共为细末，清茶调下。疏风止痛。（宋《太平惠民和剂局方》川芎茶调散）

治风热上扰所致的一切偏正头痛，恶风，鼻流浊涕，舌苔薄白或薄黄，脉滑而数等。川芎与当归、白芷、细辛、羌活、防风、菊花、蔓荆子、苍术、麦冬、独活、黄芩、甘草水煎服。疏风热，止头痛。（明《寿世保元》清上蠲痛汤）

治偏正头痛，年深不愈，风热上壅，面赤目痛。川芎与柴胡、黄连、黄芩、防风、羌活、炙甘草共为末，用茶冲服。清热祛风。（金《兰室秘藏》清空膏）

治风热上攻，头目眩晕，偏正头痛，鼻塞不通。川芎与石膏、白芷、荆芥穗、薄荷共为细末，炼蜜为丸服。疏散风热，通窍止痛。（元《卫生宝鉴》清眩丸）

治疗风邪袭于少阳经，半边头疼，或左或右，如锥刺或如鸡啄，时轻时重，局部搏动者。川芎与白芍、柴胡、香附、甘草、白芷、郁李仁、白芥子水煎服。疏风止痛。（清《辨证录》散偏汤）

治偏头痛神效。川芎与石膏、僵蚕、菊花共为散。清茶下。清热散风，解痉止痛。（明《东医宝鉴》川芎散）

2. 用于风湿腰痛、痹症。本品辛散香窜，温散寒湿，祛风活血止痛，大部分治腰痛，痹痛的方剂中多有川芎，可见川芎是一味疏风散寒除湿活血止痛良药。

治风寒湿所致的痹症，肢体重着，关节疼痛，活动不利，得热则减，遇阴雨寒湿则剧，舌苔白腻，脉弦等。川芎与当归、羌活、独活、肉桂、秦艽、桑枝、海风藤、乳香、木香、

甘草水煎服。祛风除湿，散寒通络。（清《医学心悟》蠲痹汤）

治疗陈旧的痹痛痼疾，肩背或背疼痛，筋骨软弱，手足麻木，经常复发，舌淡，苔薄白，脉细紧滑等。川芎与当归、防风、桂枝、雄黄粉、天麻、制半夏、荆芥、地龙、甘草、白芍、胆南星、制川乌、制草乌、制白附子、石膏、白芷、炙僵蚕、橘络共为细末，炼蜜为丸，温开水送下。祛风散寒，舒筋活血，豁痰通络。（现代《全国中药成药处方集》追风丸）

治寒湿痹痛，筋脉不利，遇寒加剧，甚者四肢拘挛。川芎与五加皮、炒枳刺、两面针根皮、丹参、薏苡仁、炮姜、白鲜皮、秦椒、通草、炮天雄、火麻仁、当归、官桂、甘草共为粗末，加酒浸泡4~7日，饮用，日2次。温散寒湿，活血止痛。（唐《千金要方》五加皮酒）

治湿痹关节疼痛重着，痛有定处，手足沉重，或有麻木不仁，苔白腻，脉濡缓等。川芎、薏苡仁、当归、生姜、桂枝、羌活、独活、白术、防风、川乌、草乌、麻黄水煎服。祛风除湿，散寒通络。（清《类证治裁》薏苡仁汤）

治瘀血痹阻经脉，背痛，腰痛，肢节周身疼痛，日久不愈，舌紫暗，脉涩弦等。川芎与当归、桃仁、红花、羌活、秦艽、没药、五灵脂、香附、牛膝、地龙、甘草水煎服。活血祛瘀，通络止痛。（清《医林改错》身痛逐瘀汤）

总之，治各种腰痛，无论是内伤外感，气滞血瘀，筋骨劳伤均适用。

气虚，川芎与黄芪、柴胡、升麻等同用；湿重者，川芎与薏苡仁、威灵仙、独活、防风、白术、木瓜同用；寒重者，川芎与麻黄、制川乌、制草乌等同用；瘀血，川芎与当归、桃仁、红花、乳香、没药、䗪虫等同用；肾虚，川芎与桑寄生、续断、杜仲、山茱萸、菟丝子等同用；治急性腰扭伤，川芎与骨碎补、赤芍、川牛膝、柴胡、威灵仙等同用。

3. 用于月经不调，痛经，经闭，癥瘕积聚及产后诸症。本品辛散温通，既能活血，又能行气，下调经水，中开郁结，为血中之气药也，实为妇科调经要药。

治营血虚滞，惊悸头晕，目眩耳鸣，面色萎黄，唇爪无华，月水不调，脐腹疼痛，舌质淡，脉弦细或细涩。川芎与当归、白芍、熟地共为粗末，水煎服。补血调血。（宋《太平惠民和剂局方》四物汤）

治气滞血瘀所致的月经不调，经期腹痛，乳房作胀结块，或胁肋胀痛，舌暗，脉弦等。川芎与当归（酒制）、白芍（酒炒）、熟地（姜汁炒）、香附（分四份分别用盐制、酒制、醋制、米泔水制）、白术、陈皮、黄柏（酒炒）、艾叶、陈皮共为细末，酒糊为丸，温开水送服。养血行瘀，顺气调经。（明《摄生众妙方》四制香附丸）

治瘀血阻滞引起的月经不调，闭经，痛经，经前腹痛，经行不畅而有血块，色紫暗，或瘀血引起的月经过多，淋漓不净，产后恶露不净，舌紫，脉涩。川芎与当归、赤芍、生地黄、桃仁、红花水煎服。活血化瘀，调经止痛。（清《医宗金鉴》桃红四物汤）

治血瘀所致的小腹痞块疼痛，或有积块不痛或痛无积块，或少腹胀满，或经期腰酸小腹胀，或月经不痛，色紫暗，或有瘀块，或崩漏兼白带，少腹痛。川芎与当归、小茴、炮姜、延胡索、没药、肉桂、蒲黄、赤芍、五灵脂水煎服。温经祛瘀，消积止痛。（清《医林改错》少腹逐瘀汤）

治冲任虚损，月经不调，经闭不行，经来腹痛，产后恶露淋漓，经少而淡，小腹疼痛，舌淡苔薄白，脉细。川芎与白芍、熟地、当归、益母草共为细末制丸服。补血调经，祛瘀生新。（现代《全国中药成药处方集》四物益母丸）

治产后血瘀，恶露不行，小腹痛，舌淡等。川芎与当归、熟地、炮姜、桃仁、大枣、炙甘草水煎服。活血化瘀，温经止痛。（明《景岳全书》生化汤）

治寒滞血瘀之月经延后，量少色暗淡有块，腹冷痛，四肢不温，及产后腹痛，舌暗淡，脉沉迟而涩。川芎与当归、白芍、熟地、干姜、附子水煎服。温经散寒，养血止痛。（元《医垒元戎》姜附四物汤）

5. 用于气血两虚诸症。本品入肝血，能化瘀血，养新血，补虚劳，治头晕。

治气血两亏，面色苍白或萎黄，头晕眼花，四肢倦怠，气短懒言，心悸怔忡，食欲不振，舌质淡，苔薄白，脉弱或虚大无力。川芎与当归、白芍、熟地、人参、白术、茯苓、炙甘草、生姜、大枣水煎服。补气益血。（明《正体类要》八珍汤）

治失血过多，气血两虚，面色无华，体倦神衰，夜寐不宁，舌质淡，脉细弱。川芎与当归、生地、熟地、人参、黄芪水煎服。益气补血，摄血。（金《兰室秘藏》圣愈汤）

治病后虚弱，气血亏损，肝肾不足，头目眩晕，腰膝萎弱。川芎与当归、白芍、熟地、党参、黄芪、白术、茯苓、山药、何首乌、狗脊、覆盆子、女贞子、杜仲、怀牛膝、陈皮、南沙参、百合、泽泻、甘草水煎服。去渣浓缩制成膏服。气血双补，养肝添精。（上海《中成药临床实用手册》洞天长寿膏）

6. 用于肝郁气滞胁肋胀痛。本品辛温入肝经，为气中之药也，善开郁行气，治胁痛，心腹坚满。

治肝郁气滞血瘀，胁肋疼痛，或胃脘胀满，攻痛连胁，嗳气频繁，苔薄脉弦等。川芎与柴胡、白芍、香附、枳壳、陈皮、甘草水煎服。疏泄肝郁，活血止痛。（明《景岳全书》柴胡疏肝散）

治气、血、痰、湿、食、火等郁滞所致的胸膈痞闷，脘腹胀痛，嗳腐吞酸，恶心呕吐，饮食不消，苔腻黄，脉弦等。川芎与苍术、香附、神曲、栀子各等分为末，水泛为丸，温开水送服。行气解郁。（元《丹溪心法》越鞠丸）

7. 用于跌打损伤瘀肿疼痛。本品散瘀行滞，活血止痛。

治跌打损伤所致的瘀肿胀痛，伤处青紫红肿，疼痛不止，以及闪腰挫气疼痛等。川芎与当归、䗪虫、乳香、没药、血竭、自然铜（煅）、马前子（制）、麻黄、麝香共为细末，炼蜜为丸黄酒送服。散寒消肿止痛。（现代《中药制剂手册》跌打丸）

治目为物伤，血虚头痛，瘀血内停，头痛眩晕等。川芎与当归、白芍、熟地、藁本、防风、前胡水煎服。养血祛风，活血止痛。（元《原机启微》除风益损汤）

治脑震荡或脑挫伤所致的外伤后头痛，头晕呕吐，胸胁脘胀痛，口苦，舌暗红，苔黄腻，脉弦涩。川芎与当归、丹参、䗪虫、柴胡、半夏、细辛、泽兰、薄荷、黄连水煎服。祛瘀止痛，和胃止呕。（现代《中医伤科学讲义》柴胡细辛汤）

治外伤筋络，腰膝酸痛，筋骨不利，肢体有瘀滞伤痕，陈旧性劳伤，腰腿痛等。川芎与当归、白芍、生地、续断、杜仲、红花、丹皮、牛膝水煎服。养血活络，强筋壮腰。（清《伤科补要》壮筋养血汤）

8. 用于痈疽疮疡外科。本品辛散走窜，逐瘀血，生新血，消肿排脓，痈疽诸疮肿痛药方中多用之。

治疮疡肿毒，皮肤瘀斑，色紫而枯者。川芎与当归、红花、生地、赤芍、紫草水煎服。活血祛瘀，凉血解毒。（清《成方切用》当归活血汤）

治风寒湿邪侵犯，经络瘀阻不通所致的疮疡，痈疽，发背，流注，附骨疽，鹤膝风等症。川芎与苍术、全蝎、石斛、当归、天麻、炙甘草、羌活、荆芥、麻黄、防风、细辛、制川乌、制草乌、何首乌、雄黄共为细末，炼蜜为丸，朱砂为衣，葱白煎汤送下。若无表症加热酒服。温经活络，消肿止痛，祛风除湿。（明《外科正宗》万灵丹）

治痈疽发背，初起不肿，不痛不热，不红，皮色紫暗，根脚平散，软陷无脓，皮不作腐，脉细身凉。川芎与当归、黄芪、人参、附子、陈皮、茯苓、甘草、山茱萸、红花、紫草、苍术、厚朴、独活、煨姜片、皂角树根皮、木香水煎服。补气助阳，托毒消痈。（明《外科正宗》回阳三建汤）

治痈疽溃破，气血亏损，虚弱无力，体倦肢怠，脓水清稀，疮口久不愈合，脉细涩等。川芎与黄芪、人参、当归、熟地、白芍、茯苓、远志、甘草、麦冬、肉桂、生姜、大枣水煎服。补益气血，敛疮生肌。（明《外科发挥》内补黄芪汤）

治虚火上升，喉内生疮，喉痹热毒，红肿疼痛，牙龈肿痛，舌红脉数。川芎与当归、白芍、熟地、黄柏、知母、桔梗、玄参、甘草、天花粉、竹沥（兑入）水煎服。滋阴降火。（明《寿世保元》滋阴降火汤）

9. 用于气虚瘀血滞阻中风后遗症，空窍闭塞耳聋等。本品外形似脑，味辛性阳，气窜温行，虽入血分，功在气分，上升、下降、外达、内透无所不能，能引人身清气上升于脑，真是治脑病之良药也。

治中风后半身不遂，口眼歪斜，言语蹇涩，口角流涎，或大便干燥，小便频数，遗尿不禁等。川芎与黄芪、当归、赤芍、桃仁、红花、地龙水煎服。补气，活血通络。（清《医林改错》补阳还五汤）

治瘀阻头痛诸症，血瘀久聋，酒糟鼻，目赤疼痛，头发脱落，牙疳、白癜风、紫癜风等。川芎与赤芍、桃仁、红花、生姜、老葱、大枣、麝香，前七味药黄酒煎，冲服麝香。活血通窍。（清《医林改错》通窍活血汤）

治肝郁气滞，胁肋疼痛，突发耳聋，为时不久，不闻雷声。川芎与柴胡、香附共为散服。疏肝活血，开郁通窍。（清《医林改错》通气散）

治耳聋气闭不通。川芎与茴香、木香、全蝎、延胡索、陈皮、石菖蒲、羌活、僵蚕、蝉蜕、穿山甲、甘草共为末服。祛风行气。（明《奇效良方》通气散）

10. 用于眼科。本品入手、足厥阴气分，行气血而散邪，祛风明目，亦为眼科要药。

主治肝经郁火，目赤肿痛，烦躁易怒，不能安卧，尿赤便秘，脉洪实者。川芎与当归、龙胆草、山栀子、大黄、羌活、防风共为丸，炼蜜为丸，竹叶煎汤加砂糖温开水送服。清肝泻火。（宋《小儿药用直诀》泻青丸）

治风热上扰，目赤肿痛，兼有恶寒发热，头痛，眦多羞明。川芎与当归、白芍、桃仁、红花、草决明、石决明、荆芥、蔓荆子、菊花、防风、甘草、麻黄水煎服。祛风散邪，养血行瘀。（明《医方考》消风养血汤）

治血虚阴亏引起的眼珠疼痛，头晕，面色不华，口干口苦，脉细。川芎与当归、白芍、熟地、防风、白芷、羌活水煎服。祛风疏散，滋阴补血。（明《证治准绳》当归养荣汤）

此外，近代已制成川芎注射液静滴，治疗缺血性脑血管病；川芎嗪注射液静滴治脑外伤综合征。川芎与当归、红花制成复方当归注射液，穴位或肌肉注射，治各种急慢性肌肉劳损，关节疼痛，外伤截瘫，小儿萎症。川芎与荜茇制成颅痛宁，治疗三叉神经痛及血管性头痛，坐骨神经痛，末梢神经炎等痛症。均有较好的疗效。

【炮制】川芎　取原药材，大小分开，洗净用水浸泡略软，取出闷透，切厚片，晒干入药。

酒川芎　取川芎片用黄酒拌匀，稍闷，入锅中火炒干（棕黄色），取出放凉入药。（一般川芎100克，用黄酒20毫升）

【用法】3~15克水煎服，亦入丸散。酒制引药上行，增加活血，行气，止痛作用，多用于瘀血头痛，胸胁疼痛，月经不调，风湿痹痛等。余病症则用川芎。

【体会】川芎为治头痛要药，无论是风寒风热，瘀、虚均可辨证配伍应用，但必须以小剂量开始，初水煎服不宜超过30克，后逐渐增加，较为稳妥。曾治一人偏头痛多年，初方中川芎用60克，服后心慌，呕吐而住院。输液缓解，但头痛大减，出院后又找我治疗，我再审处方，认为第一次川芎量可能大了，后改用川芎30克，无不良反应，逐剂增加，当川芎用到80克时，头痛全好。以后我治头痛重用川芎，都全是以小剂量开始，逐剂加量，这样安全可靠。希望同道继续探讨。（贾宪亭）

【临床报道】重用川芎治头痛　卢芳教授重用川芎治疗偏头痛，一般用量50-100克，无不奏效。川芎辛温香窜，走而不守，能行巅顶，下达血海，外砌皮毛，通四肢，为血中之气，故有活血行气，祛瘀止痛之效，尤为治头痛之要药。芦芳治头痛，偏头痛，三叉神经痛，不论风寒、风热、气虚、血虚，血瘀辨证配伍，皆以川芎为主，用量极大，无不奏效。（摘抄自《中华名医特技集成》）

◎ 延胡索　出《雷公炮炙论》

【别名】元胡、玄胡索、延胡等。

【基原】延胡索为罂粟科植物延胡索的块茎。

【主产地】浙江、江苏、安徽、江西、河北、河南等省，多生长在小溪两岸，山脚下，山地林下，温暖温润排水良好的砂质土壤。

【采集·药材质量】夏初茎叶枯黄时采挖，除去泥沙，放入开水煮5~6分钟至内无白心，捞出晒干。延胡索呈不规则扁圆球形，直径0.5~2厘米，表面灰黄色或黄棕色，上端凹陷有茎痕，底部中央凹陷处有脐状突起。质坚硬而脆，断面黄色，角质，有蜡样光泽。以个大均匀、饱满、质坚、色黄、内色黄亮、干燥、无蛀、味苦者佳。（见图228）

【主要成分】本品主含延胡索甲素、乙素、丙素、丁素等。尚含多种生物碱、阿片碱、β-高白屈菜碱、刺激性挥发油、淀粉、树脂等。

【药理】1.本品有明显的镇痛、镇静、催眠与安定作用。2.醇提取有明显的扩张冠状动脉血管，增加冠脉血流量，对某些实验性心律失常有效，总碱水溶液对早搏有效，抗心肌缺血，扩张周身血管，降低血压，减慢心律，作用与奎尼丁相似。3.对胃肠作用，全碱有抗胃溃疡，抑制胃液分泌，胃酸及胃蛋白酶的量。临床多用于治肠胃病止痛，心律失常，冠心病等。

【性味归经】辛、苦，温。归心、肝、胃经。

【功效】活血散瘀，行气止痛。

【歌诀】　　延胡索药辛苦温　　活血散瘀治跌损
　　　　　　行气止痛诸痛症　　心律不齐及冠心

【应用】

1.用于气血瘀滞所致的疼痛诸症。本品辛则散滞活血，性温则行气，主月经不调，腹中结块，崩中淋漓，产后诸疾，能行血中气滞，气中血滞，故主一身上下诸痛，其性温，不寒不热，虽属破滞行血之品，而不峻猛，其止痛效果良好，无论何种疼痛，均可配伍应用。

治胸痹痛，胸闷，心悸，左胁痛为甚。延胡索与丹参、郁金、川芎、当归、瓜蒌、薤白、半夏等活血化瘀，宽胸祛痰药同用。

治胸腹胁肋痛。延胡索与柴胡、川芎、香附、枳壳、白芍等同用。若偏寒配桂枝、良姜、香附；偏热配栀子、蒲公英；偏气滞配香附、枳壳、木香等；偏瘀血配丹参、檀香、五灵脂、蒲黄等。

治肝郁有热，症见脘腹胁肋胀痛，时发时止，口苦苔红苔黄，脉弦数等。延胡索与川楝子各等分为细末，温开水送服。疏肝泄热，行气止痛。（金《素问病机气宜保命集》金铃子散）

治气滞血瘀聚之寒湿疝气，睾丸肿胀，偏坠，或坚硬如石，或痛引脐腹，苔薄，脉弦细等。延胡索与橘核仁、海藻、昆布、川楝子、桃仁、厚朴、木通、枳实、肉桂、木香共为细末，酒糊为丸，淡盐汤送下。行气止痛，软坚散结。（宋《严氏济生方》橘核丸）

治妇女气滞血瘀，脘腹作痛，或连腰胁背上下攻刺，甚则搐搦，以及月经不调等。延胡索与当归、蒲黄、赤芍药、官桂、姜黄、乳香、没药、木香、炙甘草共为粗末，加生姜水煎去渣服。活血祛瘀，理气止痛。（宋《严氏济生方》延胡索汤）

治气滞血瘀所致的月经不调，经期腹痛，月经量少或闭经等。延胡与当归、川芎、赤芍、白芍、熟地、白术、香附、甘草、大枣共为细末，制片服。养血调经。（现代《上海市药品标准》妇科调经片）

治妇女因血瘀所致的小腹痞块，月经不调，痛经，少腹积块或痛不痛，或痛无积块，或少腹胀满，经期腰酸，经色紫暗，或崩漏白带等。延胡索与当归、川芎、赤芍药、五灵脂（炒）、蒲黄、没药、炮姜、小茴香（炒）、官桂水煎服。温经祛瘀，消积止痛。（清《医林改错》少腹逐瘀汤）

治产后恶露不尽，腹内痛。延胡索为末，温酒调下。（《圣惠方》）

治室女血气相搏，腹中刺痛，痛引心端，经行涩少，或经脉不调，以致疼痛。延胡索（醋制）、当归（酒浸）、橘红共为细末，酒煮米糊为丸服。空心艾汤下，米饮亦可。（宋《严氏济生方》三神丸）

2.用于跌打损伤，局部瘀肿疼痛。本品辛散温通，活血化瘀止痛。

治跌打损伤瘀肿轻者。可单用延胡索为末，黄酒送服。

治跌打损伤，局部瘀滞肿胀疼痛，或闪腰岔气。延胡索（醋制）与白芷、制香附、山柰、细辛、制乳香、制没药、甘松共为细末，制片，开水送服。散瘀止痛。（现代《常用中成药》伤痛宁片）

治急性软组织损伤，骨折所致的血瘀肿痛。延胡索干浸膏与红花、大黄、丁香、马前子粉、三七、血竭共为粉制片服。祛瘀消肿，活血止痛。（现代《常用中成药》伤科七味片）

此外，本品早已制成"元胡止痛片"、针剂用于临床，治疗内脏痉挛性疼痛，麻风病神经痛，及麻醉手术止痛效果良好。

【炮制】延胡索　取原药材，拣去杂质，洗净晒干入药。

醋延胡索　取延胡索打成豆大颗粒，加定量米醋拌匀，闷至醋吸尽，入锅文火炒干，取出放凉入药。（一般延胡索100克，用米醋20克）

【用法】5~15克水煎服，宜打碎入煎，亦入丸散；醋制后有效成分易析出，加强止痛效果。临床上多用醋制延胡索。

◎ 郁金　出《药性论》

【别名】玉金、黄郁、马莶等。

【基原】郁金为姜科植物温郁金、姜黄、广西莪术或蓬莪术的块根。

【主产地】温郁金多分布浙江南部；姜黄多分布陕西、江西、福建等省；广西莪术多分布广西、云南、四川等省区；蓬莪术多生浙江、江西等省。多生于田园、水沟边、山坡草地、林缘、灌木丛、路旁等。

【采集·药材质量】冬末初春茎叶枯萎后采挖，除去细根，洗净泥土，蒸至透心，晒干。温郁金又称黑郁金，川郁金。呈长纺锤形，稍扁，弯曲，两端细而钝，表面灰褐色，有纵皱纹，质坚硬，断面棕黑色，有蜡样光泽，内皮层明显，味辛辣。以个大、坚实、外皮稍皱缩、断面灰黑色有光泽的佳。黄郁金又名黄丝郁金、广郁金为纺锤形或圆锥形，一端肥大，灰黄色，有皱纹，味辛辣。以个大、肥满、外皮纹细、断面橙黄色者佳。白丝郁金为植物郁金的块茎，外形较黄郁金瘦长，外表浅棕黄色，断面内心呈白色，内圈与外层之间有一条黄白色环纹，质地模糊不透明，味辛，香气较差。以个大皮细、断面结实者佳。绿丝郁金呈椭圆形，与黄郁金形状质地相同，但表皮粗糙，断面色暗淡，深浅不一，少透明，味辛而苦，香气不显。（见图228）

【主要成分】本品主含挥发油，油中主要成分为姜黄烯、倍半萜烯醇、樟脑、尚有姜黄素、姜黄酮、淀粉、脂肪油等。

【药理】1.郁金有降脂作用。2.能促进胆汁分泌和排泄，对肝脏损伤有保护作用，保护肝细胞，促进肝细胞再生，去脂和抑制肝细胞纤维化作用，能抗肿毒和抗突变。3.还有抗菌、抗炎、镇痛作用。郁金水浸液在试管内对多种致病真菌有抑制作用。临床上可用于治疗传染性肝炎，治疗期前收缩、乳痛等。

【性味归经】辛、苦，寒。归心、肝、胆经。

【功效】行气活血，化痰，止痛，疏肝解郁，清心凉血。

【歌诀】　　郁金性味苦辛寒　　疏肝解郁退黄疸
　　　　　　活血行气止疼痛　　清心凉血可化痰

【应用】

1.用于气滞血瘀所致的胸胁，腹痛。本品辛散入血，又能散郁滞，顺逆气，苦降心、肺、肝、胃气血之火。治胸胃膈痛，两肋胀满，肚腹攻痛。

治胁胸满痛。郁金与黄芩、赤芍、枳壳、大腹皮、生地、生姜水煎服。清热解郁，理气止痛。（宋《太平圣惠方》郁金饮子）

治肝郁化火，气滞血瘀，行经腹痛，夹紫黑血块。郁金与柴胡、白芍、当归、香附、丹皮、黄芩、黑山栀、白芥子、甘草水煎服。疏肝理气，降火止痛。（清《傅青主女科》宣郁通经汤）

治妇人胁肋胀满，气逆者。郁金与木香、莪术、牡丹皮同用。（《女科方要》）

治一切厥心痛，小肠膀胱痛不可忍。郁金与炮附子、干姜、朱砂共为细末，醋糊为丸，朱砂为衣，男子温酒下，妇女醋汤调下，食远服。行气止痛。（明《奇效良方》辰砂一粒丹）

治气血郁滞的胸胁、腹痛。郁金与木香同用。（清《医宗金鉴》颠倒木金散）症偏气滞者倍木香，偏血郁者倍郁金。

治肝郁气滞血瘀，胁肋疼痛。郁金常与柴胡、白芍、当归、香附、枳壳、川楝子、麦芽等同用。

2.用于热病神昏，癫痫痰闭等。本品苦寒，清心降火，辛散开郁化痰。

治温热病，热入心包，身热烦躁，神昏谵语，小儿惊风抽搐，中风窍闭，语蹇瘛疭，舌红脉数。郁金与牛黄、黄连、黄芩、栀子、朱砂共为末，腊月雪水调神曲为丸，灯心草煎汤送服。清热解毒，开窍安神。（明《痘疹世医心法》牛黄清心丸）

治感受四时不正之气，斑疹痘疹，发热恶寒，呕吐恶心，胸膈满闷，邪热内闭，谵语神昏，不省人事，烦躁不安，身热紫斑，四肢抽搐，牙关紧闭，头痛项强，头目眩晕，咽喉肿痛，疹毒内闭等。郁金与牛黄、黄连、黄芩、山栀子、犀角、冰片、薄荷、麦冬、防风、木通、

麝香共为细末，炼蜜为丸。温开水送下。清心定惊，解毒开窍。（现代《全国中药成药处方集》牛黄卫生丹）

治温病发汗后，胸腹之热不除，身体烦热汗出，烦躁不寐，神识昏蒙，谵语，四肢厥冷，舌绛，脉细数。郁金与石菖蒲、炒栀子、鲜竹叶、牡丹皮、连翘、灯心草、木通、竹沥水煎服，冲服玉枢丹。清营透热，开窍避秽。（清《温病条辨》菖蒲郁金汤）

治肝风内动，痰阻心窍，癫狂烦躁，苔腻，脉弦滑。郁金与白矾为末制丸服。消痰燥湿，行气解郁。（清《医方集解》白金丸）

治痫疾。郁金与川芎、防风、猪牙皂、白矾、蜈蚣共为细末，蒸饼为丸服。（明《摄生众妙方》郁金丸）

3. 用于吐血，衄血，尿血，妇女倒经。本品苦寒入血分，能降火气，又凉血止血，使血不妄行。

治衄血，吐血。可单用郁金为末，水冲服。（《简易方论》）

治吐血，衄血，唾血，便血及一切失血等症。郁金磨汁与当归、地黄、白芍、川芎、韭汁、童便同用，将四物汤水煎后兑入诸汁服。（宋《太平圣惠方》郁金四物汤）

治血淋尿血，尿道涩痛。郁金与瞿麦、生地、滑石、车前草水煎过滤取汁。兑芒硝拌匀服。凉血止血。（宋《太平圣惠方》郁金散）

治妊娠大怒，肝火上逆，血不归经，腹痛吐血，因而坠胎，腹痛不止。郁金与当归、白芍、丹皮、香附、白术、甘草、黑荆芥与姜炭、麦冬水煎服。疏肝解郁，引血归经。（清《傅青主女科》引气归血汤）

治经前经期衄血，吐血，胸胁乳房胀痛，烦躁易怒，口苦咽干，目眩，苔薄黄，脉弦数。郁金与当归、白芍、丹皮、栀子、黄芩、茜草根、白茅根、川牛膝等同用。疏肝清热，引血下行。

4. 用于肝胆湿热所致的黄疸，胆结石。本品苦寒入肝胆，行气解郁，清火退湿热黄疸。

治饮食不节，湿热食滞阻遏中焦，症见寒热不食，食即头眩。胸腹胀满，身目发黄，小便不利。郁金与麦芽、茵陈、栀子、苦参、丹参、赤芍等同用。

治谷疸，唇口发黄，腹胀气急。郁金与牛胆（干者）、麝香共为细末，新汲水调下。（宋《圣济总录》郁金散）

治胆石症，见右上腹疼痛，痛引肩背，或黄疸便秘等。郁金与金钱草、茵陈、枳壳、大黄、木香水煎服。清热利湿，行气止痛，利胆排石。（现代《中西医结合治疗急腹症》胆道排石汤）

治黄疸持续时间长，伴有乏力，胃纳欠佳，皮肤瘙痒，肝肿大肝区疼痛。（属阻塞性黄疸）郁金与茵陈、桃仁、大黄、枳实、厚朴、山楂、金钱草水煎服。活血化瘀，通里攻下，利湿退黄。（现代《实用专病专方临床大全》瘀胆合剂）

治胆石及黄疸。郁金与熊胆、明矾、火硝研末服。消石退黄。（《四川中药志》）

此外，郁金、桃仁、瓜蒌水煎加麻油服，可治疗肠梗阻。又有用郁金粉或片治疗早搏者。

【炮制】郁金　取原药材，除去杂质，洗净闷透，切片，晒干入药。

醋郁金　取郁金片，加适量食醋拌匀，待吸收，入锅文火炒干，取出放凉入药。（一般郁金100克，用食醋20克左右）

【用法】3~10克水煎服，研粉冲服2~3克，亦入丸散。醋制后加强疏肝止痛作用，多用于止痛。余病症则用郁金。

【注意】传统中药郁金有畏丁香之说；近年来多家报道，郁金配丁香治呃逆效果很好。我也经常配伍用以治疗呃逆，从未发现毒性和副作用，望同道继续研究探讨。

【临床报道】**治疗传染性肝炎**　取郁金粉每次5克，日服3次。共治疗33例（急性22例，慢性11例）。1例无改变，疗程平均31天。有明显体征的26例中，14例完全消失，9例减轻，3例无改变。所有病例在治疗前转氨酶都有明显变化，治疗后完全达到正常者18例，明显降低接近正常者9例，24例白蛋白有不同程度升高。郁金对止痛，退黄，使肝脾缩小等方面都有较好效果。（摘抄自《中药大辞典》郁金）

◎ 姜黄　出《新修本草》

【别名】黄姜、宝鼎香等。

【基原】姜黄为姜科植物姜黄的干燥根茎。

【主产地】多分布台湾、福建、四川、广西、广东等省区。多生长平原、山间草地、灌木丛中。

【采集·药材质量】冬季茎叶枯萎时采挖，除去须根，洗去泥沙，蒸至透心，晒干。干燥姜黄大体呈不规则卵圆形，形似生姜而分枝少，长2~5厘米，直径1~3厘米。表面深黄色，粗糙，有皱缩纹理和环节，质坚实不易折断，断面棕黄色至金黄色，角质蜡样光泽，近外围有一明显环纹，气香特异，味苦辛。以圆柱形、个大坚实、深黄色、断面金黄色、嚼时唾液染黄色、味苦辛者佳。片姜黄，又名片子姜黄《纲目》，为植物郁金根茎的干燥切片，呈长圆形不规则的片状，大小不一，长3~6厘米，宽1.5~3厘米，厚3毫米左右，外皮灰黄色，粗糙皱缩，边可见环节须根痕，切面灰黄色，质坚实，粉质，有筋脉。以片大、黄白色、坚实、有姜香气、味苦辛凉、起粉者佳。（见图230）

【主要成分】本品主含挥发油，油中主要成分为姜黄酮、姜黄烯、水芹烯、龙脑等。另含姜黄素等。

【药理】1. 姜黄水煎剂有利胆作用，能增加胆汁的生成和分泌，并增加胆囊收缩，增进食欲，可用于治疗肝病、胆囊炎、胆石症，保护肝细胞。2. 姜黄素能增加心脏血流量，增加纤溶酶活性，抗血凝，抑制血小板聚积。3. 对实验性高血脂症，有明显减轻作用。4. 对实验性小鼠离体子宫有兴奋作用，可抗早孕。5. 还有抗胃溃疡，保护胃黏膜作用。6. 抗炎抗菌作用，挥发油对金黄色葡萄球菌、葡萄球菌有较好的抗菌作用。另外，还有降压、降血脂、抗肿瘤作用。临床上可用于治疗心痛不可忍、胃炎、胆道炎、风寒湿痹、高脂血症等。

【性味归经】辛、苦，温。归心、肝、胆、脾经。

【功效】 行气破血，通经止痛。

【歌诀】　　辛苦温药有姜黄　　行气破瘀视为常
　　　　　　　气滞血瘀诸疼痛　　风湿痹痛跌打伤

【应用】

1.用于气滞血瘀所致的心胸胁肋脘腹痛，经闭，癥瘕，产后瘀阻疼痛等。本品味苦性温，辛香燥烈，功似郁金、三棱、莪术、延胡索，功专破血消癥，有散滞止痛之功效。

治心腹痛不可忍。姜黄与当归、木香、乌药共为散，吴茱萸煎汤送服。理气养血，散瘀止痛。（宋《圣济总录》姜黄散）

治胃脘胁肋胀痛，疼痛，呕吐，黄疸等。姜黄与黄连、肉桂、延胡索、郁金、茵陈水煎服。化瘀止痛，退黄止呕。（现代《实用中药学》）

治妇女气滞血瘀，脘腹作痛，或连腰胁，或引背膂，上下攻刺，甚至搐搦，月经不调。姜黄与当归、赤芍、郁金、蒲黄、肉桂、乳香、没药、延胡索、木香、炙甘草加生姜水煎服。活血祛瘀，理气止痛。（宋《严氏济生方》延胡索汤）

治妇人血脏久冷，脐腹刺痛，月经不调。姜黄与白芍、延胡、牡丹皮、当归、莪术、红花、川芎、肉桂水酒同煎服。活血散瘀，散寒止痛。（明《女科证治准绳》姜黄散）

治月经提前，血涩少，其色赤暗。姜黄与当归、赤芍、熟地、川芎、黄芩、丹皮、延胡索、香附（制）各等分水煎。行气活血，调经止痛。（清《医宗金鉴》姜芩四物汤）

治产后腹痛。姜黄与没药共为散，黄酒冲服。化瘀止痛。（宋《普济本事方》姜黄散）

主治腹部结块，妇女经闭，按之觉硬，或有青紫瘀血，肿痛不已，舌有瘀斑，跌打损伤，瘀滞肿痛。姜黄与当归、白芍、熟地、川芎、大黄、桃仁、水蛭、虻虫、人参、鳖甲胶、益母膏、苏木、公丁香、杏仁、麝香、阿魏、干漆、两头尖、三棱、乳香、没药、肉桂、川椒炭、藏红花、五灵脂、降香、香附、吴茱萸、延胡索、小茴香炭、良姜、艾叶炭、苏子霜、蒲黄炭共为细末，用鳖甲胶、益母草膏和匀。炼蜜为丸，空腹温开水或黄酒送服。活血祛瘀，消癥散结。（清《温病条辨》化癥回生丹）本方可用于治疗月经不调，子宫肌瘤，卵巢囊肿等。

2.用于风湿痹痛，跌打损伤。本品辛散温通，治疗四肢风寒湿痹，行气化痰，疗跌打损伤，内行气血，通经止痛，尤长于治上肢臂疼痛。

治风寒侵袭足太阳经，背痛板滞，牵连项后，肩胛不舒，兼有恶寒。姜黄与羌活、白术、甘草水煎服。腰以下痛，加海桐皮、当归、白芍。（明《赤水玄珠》姜黄散）

治风寒湿痹，经络不利，肢节筋骨疼痛，麻木不仁，尤以上肢肩臂为甚，举动不利。姜黄与白术、羌活、防己、炙甘草加生姜水煎服。祛风除湿，通络止痛。（宋《太平惠民和剂局方》五痹汤）若以臂酸痛为主者，可去防己，加当归、赤芍、海桐皮；若见腰骶痛加独活、桑寄生。腰腿痛加续断、牛膝、薏苡仁、威灵仙等。

治跌打损伤，瘀肿疼痛。姜黄与当归、川芎、生地、苏木、泽兰、桃仁、丹皮、陈皮、牛膝、肉桂、乳香、没药水煎服。活血祛瘀，疗伤止痛。（《伤科方书》姜黄汤）

此外，姜黄、细辛、白芷各等分为散，以粉擦之，或入盐汤漱之，治牙痛不可忍。

姜黄药理有降脂作用，近年来有报道，姜黄与山楂、荷叶、何首乌、赤芍、柴胡等同用，治疗高血脂、降低胆固醇、甘油三酯有一定疗效。

【炮制】姜黄　取原药材，拣去杂质，洗净闷透，切片，晒干入药。

【用法】5~10克水煎服，亦入丸散，外用适量。

【说明】片子姜黄《纲目》为植物郁金根茎的干燥切片，呈长圆形不规则切片，有姜香气，味辛苦而凉。与姜黄并非一物，实不可混也。《纲目》："用片子黄治风寒湿气手臂痛。"戴原礼《要法》："片子黄能入手臂治痛，其兼理血中之气可知。"

◎ 乳香　出《名医别录》

【别名】熏陆香、乳头香、西香、天泽香、摩勒香、浴香等。

【基原】乳香为橄榄科植物卡氏乳香树渗出凝固的树脂。

【主产地】非洲索马里、埃塞俄比亚、苏丹、土耳其等国。

【采集·药材质量】春、夏可采，以春季为好。用工具从树干皮部由下而上顺序开凿狭沟，使树脂顺伤口渗出，数天后采取凝固的树脂。以淡黄色、不规则小球状、乳头形、半透明、无砂石、无树皮、无杂质、干燥、特异气芳香、味苦者佳。（见图231）

【主要成分】本品主含树脂，主要成分为游离α、β-乳香酯酸、乳香树脂烃、树胶、阿糖酸的钙盐和镁盐、西黄芪胶粘素、苦味质、蒎烯柠檬烯、水芹烯等。

【药理】1.乳香有升高白细胞作用，并能加速炎症渗出排泄，促进伤口愈合作用。2.乳香挥发油有镇痛作用，内服胃有刺激性而致呕吐，为减少不良反应，内服时多通过炮制减少挥发油。

【性味归经】辛、苦，温。归心、肝、脾经。

【功效】活血，行气止痛，消肿止痛。

【歌诀】　　乳香活血能止痛　　祛腐生肌消痈肿
　　　　　　风湿痹痛跌打损　　气血凝滞痛不通

【应用】

1.用于气滞血瘀所致的心胸疼痛。本品辛温香窜入心经，活血定痛，为治心腹疼痛之要药。

治气滞窍闭，真心痛，胸痹，心胸闷痛，短气欲绝，气滞痰浊，脘腹疼痛，舌质紫暗，苔腻等。制乳香与苏合香、檀香、青木香、冰片共为细末，再用蜂蜜熬炼，待微温时入苏合香及诸药粉，调匀制丸服。芳香开窍，理气止痛。（1977年版《中华人民共和国药典》冠心苏合丸）

治中风，中寒，中气的闭症，突然昏倒，不省人事，牙关紧闭，痰浊内盛，心胸闷痛，感受秽浊，腹痛胸痞，神志昏迷，舌苔白滑或厚腻，脉象弦紧或沉迟有力。乳香与冰片、安息香、麝香、丁香、沉香、檀香、香附、犀角、诃子、荜茇、白术、青木香、朱砂共为末，

苏合香拌匀，炼蜜制丸服。芳香开窍，行气止痛。（宋《太平惠民和剂局方》苏合香丸）

治中风痰厥，卒然昏倒，牙关紧闭，不省人事，痰涎壅盛，口眼㖞斜，暑湿胸痹，感触秽恶，吐泻不得，脘腹满闷，心胸作痛，头眩晕泛恶，四肢厥冷，烦躁不安，以及痰迷心窍，狂言乱语，哭笑无常，精神恍惚，昏厥等。乳香与降香、苏合香、藿香、沉香、木香、公丁香、香附、诃子肉、僵蚕、天麻、郁金、瓜蒌仁、礞石、莲子心、檀香、朱砂、琥珀、牛黄、安息香、麝香、甘草、冰片、金箔共为细末，炼蜜为丸，金箔为衣，温开水送服。开窍镇惊，化痰安神。（清《春脚集》十香返魂丹）

2. 用于气滞血瘀经闭，痛经，癥瘕，积聚。本品辛散温通，能行气活血止痛，善治行经腹痛，月事不以时下，产后瘀血作痛，癥瘕痞块等。

治气血凝滞，心腹疼痛，腿痛，臂痛，跌打瘀肿，内外疮疡，或癥瘕积聚。乳香与没药、当归、丹参共为细末，温酒送下。活血祛瘀止痛。（近代《医学衷中参西录》活络效灵丹）

治宫外孕破裂，突发性剧烈腹痛，并见月经过多，漏下不止，血色暗红，或经闭不行，腹中瘀块，舌紫暗，脉涩。乳香与丹参、赤芍、桃仁、没药水煎服。活血化瘀，消癥治痛。（现代《方剂学》广州中医学院编·宫外孕方）

治腹中结块，妇女经闭，月经不调，癥瘕积聚等。乳香与大黄、桃仁、水蛭、虻虫、当归、三棱、香附等三十六味中药为末，炼蜜为丸服。活血祛瘀，消癥散结。（清《温病条辨》化癥回生丹）（详看"姜黄"篇）

治急心痛。乳香与胡椒共为末，男用姜汤下，女用当归汤下。（明《摄生众妙方》抽刀散）

3. 用于跌打损伤。本品气味特异香烈，通气化滞，治伤扑跌打，折伤筋骨，有化瘀止痛生新之效。

治跌打损伤，伤处青紫红肿，疼痛不止，以及闪腰岔气，软组织损伤。乳香（醋炙）与没药（醋炙）、血竭、䗪虫、麻黄、当归、川芎、自然铜（醋煅）、马前子（砂烫去毛）、麝香共为细末，炼蜜为丸，黄酒或温开水送下。活血散瘀，消肿止痛。（现代《中药制剂手册》跌打丸）

治跌打损伤所致的脑震荡，筋断骨折，窍闭神昏，脏腑蓄瘀。乳香与没药、当归、桃仁、血竭、地鳖虫、儿茶、红花、自然铜、大黄、朱砂、骨碎补、麝香共为细末，黄明胶烊化为丸，朱砂为衣，温开水送服。活血理伤，祛瘀止痛。（清《伤科补要》夺命丹）

治跌打损伤，骨折筋伤，创伤出血，瘀血肿痛，软组织损伤肿痛，闪腰岔气等。乳香与没药、血竭、儿茶、红花、朱砂、冰片、麝香共为散，黄酒冲服或酒调外敷。活血散瘀，定痛止血。（清《名医类案》七厘散）

主治骨折初期，软组织损伤所致瘀肿疼痛。制乳香、制没药、马前子（炒炙）、地鳖虫（炒）、自然铜（煅飞）、干姜、麻黄、制香附、蒲黄、红花、桃仁、赤芍药、泽兰、五灵脂共为细末制丸，开水送服。（现代《常用中成药》治伤消瘀丸）

治跌打损伤，瘀血滞凝，肿痛，痛疽疮毒。乳香与没药、血竭、儿茶、三七、大黄、阿魏、天竹黄、雄黄、山羊血、藤黄、牛黄、冰片共为细末，用山羊血拌匀，制丸黄酒送

服，醋磨外敷。行血散瘀，消肿止痛。（清《外科全生集》嶅峒丸）

4.用于风寒湿痹关节肿痛。本品辛散温行，苦燥味淡，活血祛风，为舒筋止痛要药。《医学衷中参西录》："乳香、没药二药并用，为宣通藏腑，流通经络之要药……其通气活血之力，又善治风寒湿痹，周身麻木，四肢不遂……"

治风寒湿痹所致的痹症，肢体重着，关节疼痛，活动不利，得热则减，遇阴冷则加剧，舌苔白腻，脉象弦紧等。乳香与当归、川芎、甘草、羌活、独活、桂心、秦艽、桑枝、海风藤、木香水煎服。祛风除湿，散寒通络。（清《医学心悟》蠲痹汤）

治寒湿痹阻，关节疼痛，屈伸不利。乳香与没药、当归、川乌、川芎、丁香、苍术共为细末，枣肉为丸，温开水送服。祛除寒湿，活血止痛。（明《古今医鉴》乳香定痛丸）

治痹阻经络所致的风湿痰瘀，筋骨疼痛，肢体麻木，关节伸屈不利，痛处固定或走窜。乳香与没药、制川乌、制草乌、制南星、地龙共为细末，酒糊为丸，温开水送服。如（宋《太平惠民和剂局方》小活络丹）

治风寒湿痹，腰腿痛。乳香与没药、儿茶、血竭、广木香，用桐油或麻油、广丹按中药传统工艺熬膏外贴。祛风活血止痛。（现代《中国膏药学》追风活血膏）

5.用于痈肿疮疡。本品辛散苦降，入心脾，"诸痛痒疮，皆属于心"。一切疮疡肿痛，或疮硬不痛，内服外敷均可，能解毒散血排脓，生肌止痛，虽有开通之力，而不耗气血，故为外科痈疽疮疡常用良药。

治热毒疮疡初起，焮红肿痛，恶寒发热，或疮疡已经化脓，痈肿微溃者。乳香与没药、穿山甲、当归、赤芍、白芷、金银花、甘草、防风、皂刺、天花粉、陈皮、贝母水煎。清热解毒，消肿溃坚，活血止痛。（宋《妇人良方》仙方活命饮）

治痈疽发背，对口恶疔疮，乳花百种，无名无头疮，此药能令内消去毒，化为黑水，从小便出，万不失一。乳香与白及、穿山甲、知母、贝母、金银花、半夏、皂角、天花粉，用无灰酒煎服。活血化瘀，清热解毒。（元《皆效方》化毒为水内托散）

治一切恶疮，痈疽发背疔疮，疼痛不可忍者，或未成者速散，已成者速溃。乳香与黄芪、人参、当归、川芎、赤芍、甘草、陈皮、麻黄、没药、粟壳水煎服。益气扶正，托里透毒。（元《经验方》乳香黄芪散）

治热毒壅结，痈疽，疮疖，疔毒，初起肿痛。乳香与没药、蟾酥、轻粉、寒水石、煅铜绿、枯矾、胆矾、麝香、雄黄、蜗牛、朱砂共为细末制丸，温开水送服，或米醋烊化外用。解毒消肿，活血止痛。（明《外科正宗》蟾酥丸）

治痰核流注，瘰疬，乳房肿大，阻疽肿痛。乳香与没药、木鳖子、草乌、五灵脂、白胶香、地龙、当归、麝香、香墨共为细末，糯米粉糊为丸，黄酒送服。消肿散结。（清《外科症治全生集》小金丹）

治疮疡肿毒已熟，尚未溃破。乳香与皂刺、黄芪、甘草共为细末，陈酒或温开水送服。益气活血，托毒溃脓。（清《外科症治全生集》代刀散）

治痈疮疖，诸种溃疡，疮口腐肉已脱，脓水将尽，新肌渐长。乳香与血竭、石膏、轻粉、

赤石脂、黄丹、龙骨、樟脑共为细粉外用。活血祛腐，生肌敛疮。（明《外科正宗》生肌散）

【炮制】乳香　取原药材，拣去砂石，树皮等杂质，即可入药。

炒乳香　取净乳香入锅文火加热，炒至冒烟，表面黑褐，油亮光泽，取出放凉入药。

醋乳香　取净乳香入锅，文火炒至冒烟时，表面微溶，喷淋米醋，再炒至表面有光泽，取出放凉入药。（一般乳香100克，用米醋10克左右）

【用法】5~10克水煎服，亦入丸散，膏药，外用适量。本品生用水煎服易造成呕吐，多炒后用；醋制后加强止痛和收敛生肌作用。余病症则用乳香。

【注意】孕妇忌服。本品气味辛烈而怪，易致呕吐，温服较好。

◎ 没药　出唐·甄权《药性论》

【别名】末药等。

【基原】没药为橄榄科植物没药树或爱伦堡没药树皮渗出的树脂。

【主产地】非洲、索马里、埃塞俄比亚及印度等国。

【采集·药材质量】一般10月份至次年2月份，采集树皮裂缝渗出的树脂，或者先将树皮割裂，待树脂渗出凝固而成。采得后除净杂质。天然没药，呈不规则颗粒团块，大小不一，表面黄棕色或红棕色，近半透明，部分多棕黑色，质坚脆，断面不整齐，无光泽，有特异香气，味苦辛。以块大、棕红色、香气浓、杂质少者佳。（见图232）

【主要成分】本品主含树脂、挥发油、树胶、水分等。树脂里有（α及β罕没药酸、α、β与r没药酸、α与β罕没药酚），树胶（水解得阿拉伯糖、半乳糖和木糖）。

【药理】1.树脂对雄兔高胆固醇血症有降脂作用，并防止动脉内膜粥样斑块形成。2.对多种致病真菌有不同程度的抑制作用。

【性味归经】苦、辛，平。归心、肝、脾经。

【功效】活血止痛，消肿生肌。

【歌诀】　没药性味苦辛平　乳没功效基本同
　　　　　乳偏行气没散血　二药往往相须用

【应用】

1.用于跌打损伤，瘀肿作痛。本品辛苦平，散血通滞，消肿止痛，为治跌打损伤常用药。

治骨骼与关节损伤，瘀肿作痛。制没药与制乳香、制马前子、土鳖虫、自然铜（煅）、干姜、五灵脂、泽兰、赤芍药、制香附、麻黄、蒲黄、红花、桃仁共为末，制水丸服。消瘀退肿。（现代《常用中成药》治伤消瘀丸）

治跌打损伤所致的各种瘀肿疼痛，如扭伤腰部，闪腰岔气。制没药与制乳香、白芷、制香附、山柰、细辛、延胡索、甘松共为细末，制片温开水送服。散瘀止痛。（现代《常用中成药》伤痛宁片）

治跌打损伤，筋伤骨折，闪腰岔气，创伤出血，瘀血肿痛等。没药与乳香、血竭、红花、儿茶、朱砂、冰片、麝香共为细末，用黄酒冲服，酒调外敷。活血散瘀，定痛止血。（清

《名医类案》七厘散）

2. 用于心腹诸痛，胃脘疼痛。本品入血分，散血定痛，主心腹瘀血诸痛症。

治气血凝滞，脘腹疼痛。没药与五灵脂、延胡索、草果共为细末服。活血祛瘀，行气止痛。（元《丹溪心法》手拈散）

治妇女瘀血腹痛。没药与红花、延胡索、当归各等分为末，温开水冲服。（宋《搏济方》没药散）

治一切心腹痛不可忍。没药与乳香、穿山甲、木鳖子共为细末，酒水煎服。活血止痛。（金《宣明论方》没药散）

治气血凝滞，心腹疼痛，腿痛臂痛，跌打瘀肿，内外疮疡以及跌打损伤等。没药与当归、丹参、乳香共为散，温酒调下。活血祛瘀止痛。（近代《医学衷中参西录》活络效灵丹）

3. 用于月经不调，痛经，经闭，腹痛积块，不孕等。本品辛平入血，有化瘀生新，通经止痛之功效。

治因血瘀所致的月经不调，痛经，小腹痞块疼痛，或有积块不疼痛，或疼痛无积块，或少腹胀满，或经期腰痛少腹胀，或经色紫黑，或有瘀块，或崩漏兼白带，少腹疼痛。没药与当归、川芎、赤芍、小茴香、干姜（炒）、延胡索、官桂、五灵脂（炒）、蒲黄水煎服。温经祛瘀，消积止痛。（清《医林改错》少腹逐瘀汤）

治胞宫虚寒，月经不调，虚寒不孕，或带浊血崩，脐腹作痛，痛经等。没药与当归、丹皮、川芎、白芍、藁本、人参、白术、茯苓、甘草、白薇、肉桂、白芷、延胡索、石脂、香附（醋制）共为细末，炼蜜为丸，温酒或白开水送服。养血祛瘀，理气止痛，调经暖宫。（明《韩氏医通》女金丹）

治妇人血海虚寒，积聚成块，或成坚瘕，及气血攻注，腹胁疼痛，小腹急胀等。没药与当归、木香、琥珀、乳香、辰砂、麝香共为细末，温酒调下。活血化瘀，芳香止痛。（宋《太平惠民和剂局方》神仙聚宝丹）

消血块。没药与血竭、滑石共为散，醋调糊为丸服。（《金匮钩玄》）

4. 用于瘀血痹阻疼痛。本品辛能散，寒能除，瘀滞可通，疼痛可止，共奏祛瘀止痛之功效。

治痹痛较剧，痛有定处，腰背疼痛。没药与川乌、赤芍、五灵脂、麝香共为细末，酒糊为丸服。活血散瘀，蠲痹止痛。（宋《朱氏集验方》趁痛丸）

治气血痹阻肩痛，腰痛，或周身疼痛，日久不愈，舌紫暗或瘀斑，脉弦涩等。没药与当归、川芎、桃仁、红花、秦艽、羌活、地龙、香附、甘草、五灵脂、牛膝水煎服。活血化瘀，通经止痛。（清《医林改错》身痛逐瘀汤）

治寒湿痹痛，关节疼痛，屈伸不利，瘀滞刺痛，时作刺痛，遇寒加剧，苔白腻，舌质暗或瘀斑瘀点。没药与乳香、当归、川芎、川乌、丁香、苍术共为末，枣肉为丸，温开水送服。祛除寒湿，活血止痛。（明《古今医鉴》乳香定痛丸）

5. 用于痈疽，肿毒，疮疡外科。本品散血消肿止痛。能祛瘀生新，为疮家奇药也。

用于痈阻肿毒，坚硬疼痛。没药与雄黄、麝香、乳香共为细末，制丸服。消肿止痛。（清

《外科症治全生集》醒消丸）

治急性乳痈，神效无比，毒已成可化为黄水，毒未成即内消。"神效无比，万不失一"。没药与乳香、当归、瓜蒌（去皮焙干为末）、甘草用无灰酒，在银石器煎取汁服。消痈散结。（宋《外科精要》神效瓜蒌散）

治疮疡肿毒初起，局部红肿热痛，或身热微恶寒，或疮已化脓，未溃者。一切化脓性疾病。没药与乳香、当归、皂刺、金银花、白芷、防风、穿山甲、天花粉、陈皮、赤芍、贝母、甘草水煎服。清热解毒，消肿溃坚，活血止痛。（宋《妇人良方大全》仙方活命饮）

治疮疡溃烂，经久不愈。没药与乳香各等分，制去油研细，配汁调匀以膏贴之。提脓排毒，生肌敛疮。（清《疡医大全》海浮散）

总之，没药与乳香功效主治相似，但乳香偏于行气舒筋，而没药偏于散血化瘀。临床上往往相须为用。近代报道，药理研究，没药治高血脂有一定疗效。

【炮制】、【用法】、【注意】同乳香。

◎ 五灵脂　出《开宝本草》

【别名】灵脂、寒雀粪、寒号虫粪等。

【基原】五灵脂为鼯鼠科动物橙足鼯鼠的干燥粪便。

【主产地】河北、山西、东北、内蒙古等地。多产于岩石陡壁的山洞或石壁岩缝中。

【采集·药材质量】以春季秋季较好，采得后除去砂石，泥土。块状又叫糖灵脂，以表面棕色，为多年鼯鼠粪便聚结而成，块状大小不一，形状不定，分开后可见油润光泽，局部有长椭圆形粪便，其表面多破裂，呈纤维性，气腥臭，味苦。以块状、黑棕色、裂开有光泽油润、无杂石、土块者佳。（见图233）

"米灵脂"也叫灵脂米，为时间短的鼯鼠粪便。成圆柱形颗粒，两端钝圆，表面黑棕色，表面微粗糙，体轻而松，易折断，断面黄色，或黑棕色，呈纤维性，气微，少苦咸。以表面粗糙、外黑棕色、内黄绿色、体轻无杂者佳。两者以糖灵脂为优。

【主要成分】主含维生素A类物质，尚有多量树脂、尿素、尿酸等。

【药理】1. 动物实验能缓解平滑肌痉挛。2. 其水浸液 1：2 在试管对多种皮肤真菌有一定抑制作用。3. 对动物实验结核有一定治疗效果。临床上多用于治疗脘腹瘀滞疼和妇科病及痹痛跌打损伤等。

【性味归经】苦、咸、甘，温。归肝、脾经。

【功效】活血止痛，止血。

【歌诀】　五灵脂活血止痛　产后瘀闭及痛经
　　　　　胸痹刺痛骨折肿　瘀血内阻崩漏中

【应用】

1. 用于瘀血阻滞胸腹胃脘痛。本品苦涩温行，为厥阴肝经药也，气分具厚入血分，能散血活血而止诸痛，为治疗血瘀所致诸痛要药。

治卒暴心痛，痛不可忍。五灵脂为细末，热酒送下，妇人醋汤下。（《鸡峰普济方》）

治九种心痛。五灵脂与当归、木香、高良姜、莪术制末为丸服。温经活血止痛。（宋《鸡峰普济方》拈痛散）

治寒气郁滞，脘腹疼痛，两肋胀满等。五灵脂与香附、高良姜、郁金、莪术、甘草、延胡索、陈皮、木香、槟榔共为末，水泛为丸服。理气散寒，化瘀止痛。（现代《中成药》九气拈痛丸）

2. 用于瘀血所致的妇科诸症。本品入血分，行血散瘀，治诸血之症，如经闭、痛经、月经不调，崩漏、产后病及癥瘕块等皆可配伍应用。

治瘀血阻滞，心腹疼痛，行经腹痛，产后腹痛等。五灵脂与蒲黄共为散，水煎服。活血化瘀止痛。（宋《太平惠民和剂局方》失笑散）

治疗因血瘀所致的少腹痞块，疼痛，或有积块不疼痛，或疼痛无积块，或少腹胀满，或经期腰酸少腹胀，或月经不调，其色紫黑，或崩漏兼白带，小腹疼痛。炒五灵脂与当归、川芎、赤芍药、小茴香（炒）、干姜（炒）、延胡索、蒲黄、官桂、没药水煎服。温经祛瘀，消积止痛。（清《医林改错》少腹逐瘀汤）

治冲任虚寒，瘀阻胞宫，出血不止，血色紫，或紫黑，夹有血块，小腹疼痛拒按，舌质紫暗，脉沉细弦。五灵脂与禹余粮（煅醋）、紫石英、赤石脂、代赭石、乳香、没药、朱砂共为细末，糯米粉打糊制丸服。固崩止血，祛瘀生新。（宋《太平惠民和剂局方》震灵丹）

治产后恶露不下，或下血不爽，小腹疼痛。五灵脂与当归、川芎、蒲黄、炮姜、益母草等同用。祛瘀生新。

3. 用于风湿痹痛，跌打损伤。本品甘温，散血行血止痛，可治血痹刺痛，骨折肿痛。治气血痹阻肩痛、臂痛，腰痛或周身疼痛，日久不愈，舌紫暗，或有瘀斑，脉弦涩，五灵脂与当归、川芎、桃仁、红花、羌活、甘草、香附、牛膝、地龙、秦艽、没药水煎服。活血祛瘀，通经止痛。（清《医林改错》身痛逐瘀汤）

治风湿阻络，气血不足，筋脉不利，骨节疼痛，腿脚无力，身体不遂，舌淡脉细。五灵脂与黄芪、当归、白芍、虎骨、萆薢、牛膝、白僵蚕、松节、乌药、天麻、威灵仙、防风、续断、木瓜以上药用酒浸，密封14日后，取出焙干为散，酒调下。益气血，壮筋骨，祛风湿，通经络。（宋《三因方》舒筋保安散）

治经络痹阻，腰背疼痛。五灵脂与没药、川乌、赤芍、麝香共为细末，酒糊为丸服。活血散瘀，蠲痹止痛。（宋《朱氏集验方》趁痛丸）

治历节风痛。五灵脂与川乌、乳香、没药共为末，酒糊为丸，姜汤或酒送下。活血祛风止痛。（清《杂病源流犀烛》五灵丸）

治骨折肿痛。五灵脂与白及、乳香、没药共为末，热水同麻油调涂患处。《乾坤生意秘韫》

治骨骼关节损伤，瘀肿疼痛。五灵脂与马前子、䗪虫、乳香、没药、自然铜（煅）、干姜、麻黄、制香附、南星、红花、桃仁、赤芍、泽兰、蒲黄共为细末，制丸服。消瘀退

肿。如（现代《常用中成药》治伤消瘀丸）

此外，本品为粉，凉开水调涂，可治蜈蚣、蝎蛇毒虫咬伤，也可以与雄黄为末内服，解毒消肿止痛，治火风疮癞。五灵脂为末，麻油调涂。（《摘元方》）

【炮制】**五灵脂**　取块灵脂或米灵脂拣净杂质，或者打碎，米者去净尘屑即可入药。

醋灵脂　取灵脂小块，灵脂米入锅，文火炒至热时，喷淋米醋，再炒至外有光泽时，取出放凉入药。（一般五灵脂100克，用食醋15克左右）

酒灵脂　取灵脂块或灵脂米，文火炒至腥臭气味逆出色黄褐时，喷酒微炒，出锅放凉入药。（一般五灵脂100克，用黄酒15克左右）

【用法】3~10克水煎服，亦入丸散，外用适量。醋五灵脂，腥臭味大减，增加止痛效果，多用于心腹胀痛，月经过多；酒灵脂减其腥臭，增加活血功能，多用于经闭，癥瘕痞块，骨折，痹痛等。余病症则用五灵脂。

【注意】血虚无瘀者不宜用，孕妇慎用，中药传统"十九畏"，人参畏五灵脂不宜同用。

【临床报道】人参与五灵脂同用治胃溃疡

杨双，男，34岁，汽车司机。1897年7月8日初诊，胃痛反复发作已8年，1977年经作钡诊为："胃小弯溃疡。"曾用西药治疗，今年5月经钡见溃疡面如豌豆大。现胃脘疼痛，时如针刺，轻按则舒，时按剧痛，神倦纳差，短气少言。其面色不华，舌胖大，有瘀点，脉缓而涩。症属久病气虚，胃络瘀滞，治以补气活血，攻补兼施。人参（生晒参，另煎汁兑服）、甘草、青木香、蒲黄（布包蒸）各10克，甘草、五灵脂、延胡索、川楝子壳各12克，隔山消15克，三七粉（兑服）6克。

7月11日复诊：上方服2剂后，疼痛明显减轻，精神好转。谨守愿意，改为丸剂，缓以图效。

人参30克，甘草、五灵脂、羌活、蒲黄、三七粉各15克，甘松、青木香各10克，共为细末，炼蜜为丸，每服2，日3次。

7月30日，胃痛已瘥，饮食增加。谓服药期间无任何不适。（摘抄自《名中医治病绝招》人参与五灵脂同用治胃溃疡）

第二节　活血调经药

凡是能活血祛瘀，调畅经脉的药物，叫活血调经药。主治月经不调，痛经，经闭，产后瘀滞腹胀痛等症，但也用于各种瘀血病症，癥瘕，跌打损伤，疮疡肿毒等。

◎ 丹参　出《神农本草经》

【别名】血参、紫丹参、赤参、红根等。

【基原】丹参为唇形科植物丹参的根。

【主产地】河北、河南、安徽、四川、陕西、山西、山东等省。多野生于山脚下、山坡、草丛、林缘、溪边。现在多种植在温暖、土壤深厚肥沃含腐殖质的砂质土壤。

【采集·药材质量】秋末初春采挖，但以秋末采挖最好。除去泥沙，残茎，须根，晒干。根呈现圆锥形，微弯曲，有的有分枝，顶端有残基，色稍黑，茎皮棕红色，质脆而易断，断面不平，有纤维性，皮部深红色，内黄白色，管束放射状排列。味苦涩。以条粗大均匀、表面紫红色、内有菊花状白点、质重、干燥、无腐朽、不空者佳。栽培者较粗大，表面色淡。（见图234）

【主要成分】本品主含丹参酮、隐丹参酮、赤丹参酮、水溶性成分主要有丹参素，丹参酸甲、乙、丙，原儿茶酸，维生素E等。

【药理】1. 丹参注射液有扩张冠脉作用，增加冠脉血流量，改善心肌缺血，梗塞和心脏功能，调整心律，扩张外围血管，改善微循环，促进心肌缺血或损伤的恢复，缩小梗死范围，提高耐缺氧能力，对缺氧心肌有保护作用。2. 对中枢神经系统有镇静安定作用。3. 丹参可改善肝内微循环，可抑制或减轻肝细胞变性坏死及炎症反应，有利于肝损伤修复，并抑制肝内纤维增生，因此，可防止肝硬化。提高血浆白蛋白，降低球蛋白，改善转氨酶，还有显著降脂作用，对防止脂肪肝有一定作用。丹参注射液对肝细胞再生炎症消退，坏死组织吸收作用迅速。4. 对多种细菌和结核杆菌有抑制作用。5. 具有改善肾功能，保护缺血性肾损伤作用。6. 可增强人身免疫作用，降低血糖作用。7. 抗脑缺血，能降低沙土鼠、大鼠缺血所致的脑卒中发病和死亡率；减轻脑积水，对缺血后脑组织有明显保护作用。此外，还用于病毒性心肌炎、视网膜中央动（静）脉血栓、血栓闭塞性脉管炎、硬皮病、牛皮癣、神经性耳聋的治疗。

【性味归经】苦，微寒。归心、肝经。

【功效】活血调经，祛瘀止痛，安神宁心，凉血消痈。

【歌诀】　丹参性味微寒苦　　活血调经如"四物"
　　　　　安神宁心治惊悸　　肝病冠心疮痈毒

【应用】

1. 用于气滞血瘀而致的胸闷痛，心腹疼痛等。本品微寒入心经，能活血行血，通调心腹邪滞，为活血化瘀之要药。

治脘腹疼痛，胸膈不舒，心悸气短，憋闷疼痛，舌暗或有瘀斑，脉沉弦或结代。丹参与檀香、砂仁水煎服。活血化瘀，理气止痛。（清《时方歌诀》丹参饮）本方加减可用于治冠心病，心绞痛，病态窦房结综合征。若心前区疼痛加郁金、川芎、乳香；心悸怔忡加桂枝、茯苓、炙甘草；气虚加人参、黄芪；胸闷加枳实、厚朴；痰多加瓜蒌、半夏、贝母等。

治胸痹，胸憋闷，心痛，舌暗红，脉促或结代。丹参与三七、冰片共为末制片服。活血化瘀，开窍止痛。（现代《上海中成药临床实用手册》复方丹参片）

治肝郁不舒，两肋胀痛。丹参与茵陈、郁金、板蓝根同用。（《陕甘宁青中药选》）

2. 用于热邪入营诸症，杂病心悸，失眠等。本品苦降寒清入心经，有凉血化瘀，养神定智之功效。

治温邪传入营血，身热口渴，或反不渴，时有谵语，烦躁不眠，或斑疹隐隐，舌绛苔黄燥，或舌绛而干，脉细数等。丹参与犀角、生地、玄参、竹叶卷心、麦冬、莲子心、黄连、金银花、连翘水煎服。清营解毒，透热养阴。（清《温病条辨》清营汤）

治气阴不足，健忘失眠，心悸怔忡，舌红苔白，脉虚数等。丹参与熟地、天门冬、人参、远志、石菖蒲、茯神、麦冬、甘草、朱砂共为细末，炼蜜为丸，朱砂为衣，空腹服。益气养阴，安神定志。（金《素问病机气宜保命集》二丹丸）

主治心阴血不足，心失所养，虚烦不寐，心悸神疲，梦遗健忘，虚热盗汗，大便干结，口舌生疮，舌红少苔，脉细数。丹参与人参、麦门冬、五味子、远志、柏子仁、酸枣仁、天冬、当归、茯苓、玄参、生地黄、桔梗、朱砂共为细末，炼蜜为丸，朱砂为衣。空腹温开水或桂圆肉煎汤送服。滋阴养血，补心安神。（明《摄生秘剖》天王补心丹）本方加减可用于治疗心肌梗塞、心绞痛、精神分裂症、失眠症、慢性荨麻疹等。

3. 用于月经不调，经少，经闭，痛经，产后病等。本品色赤入血，善活血化瘀，去滞生新，按《妇人明理论》云："丹参一物，有四物之功。补血生血功过归地，调血敛血，力堪芍药，逐瘀生新，性倍芎䓖……盖丹参能破宿血，补新血，安生胎，落死胎，止崩中带血，调经脉，其功大类当归、地黄、芎䓖、芍药故也。"故为调经产后要药。

治月经不调，腹痛，子宫出血。丹参与香附子水煎服。（《河南中草药手册》）

治妇女产后恶露不尽。丹参（酒炒）与炮姜水煎服。（《河南中草药手册》）

治妇人经脉不调，或前或后，或多或少，产前胎不安，产后恶血不下，兼治冷热劳，腰背痛，骨节烦痛。丹参（去芦）为末，酒调下。经脉不调，食前服，冷热劳无时服。（宋《妇人良方》丹参散）

治经血涩少，产后瘀血腹痛，经闭腹痛。丹参与益母草、香附、鸡血藤水煎服。

治腹中包块。丹参与三棱、莪术、皂刺水煎服。

主治经闭不行，下血紫暗，宫外孕破裂，或腹痛剧烈，并见月经过多，漏下不舒。丹参与赤芍、桃仁、乳香、没药水煎服。活血化瘀，消癥止痛。（现代《方剂学》广州中医学院编·宫外孕方）

治妇女体虚，月经不调，经行腹痛，崩漏带下，腰腿酸痛。丹参与净乌鸡、当归、熟地、香附、鳖甲、天冬、芡实、桑螵蛸、煅牡蛎、鹿角霜、白芍、川芎、人参、黄芪、山药、鹿角胶、银柴胡、甘草共为末，炼蜜为丸，温开水送服。益气养血，调经止带。（现代《中药制剂手册》乌鸡白凤丸）

4. 用于风湿痹痛，四肢拘挛。本品活血祛瘀，利关节，强腰脊除风湿，有活络通痹之功效。

治风寒湿痹阻络，郁而化热，关节肿痛。丹参与秦艽、威灵仙、独活、防风等同用。

主治气血凝滞，心腹疼痛，腿痛臂痛，跌打瘀肿，内外疮疡，癥瘕积聚。丹参与当归、乳香、没药，水煎服或用温酒送下。活血祛瘀止痛。（近代《医学衷中参西录》活络效灵丹）

治寒湿痹痛，筋痹，四肢拘挛，遇寒加剧。丹参与五加皮、炒枳刺、两面针根皮、薏苡仁、川芎、炮姜、白鲜皮、秦椒、通草、炮天雄、火麻仁、官桂、当归、甘草共为粗末，

酒浸4~7日，适量饮之。温散寒湿，活血止痛。（唐《千金要方》五加皮酒）

5.用于疮疡痈肿。本品苦寒，清热凉血，故有活血化瘀之功效。善排脓止痛，生肌长肉，可用于外科疮疡。

治乳痈，乳肿，毒气燃肿热赤，攻刺疼痛，及乳房结块不散。丹参与赤芍、白芷酒浸，猪脂调膏外敷。（宋《局方》丹参膏）

治乳房肿痛，或乳痛，并治一切红肿疮疡。丹参与知母、连翘、金银花、穿山甲（炒）、瓜蒌、乳香、没药水煎服。清热解毒，化瘀消痈。（近代《医学衷中参西录》消乳汤）

治风热皮肤隐疹，苦痒成疥。丹参与苦参、蛇床子、水煎熏洗。（宋《太平圣惠方》丹参汤）

此外，丹参与降香制成的复方丹参注射液主治胸痹、心痛等。可用于治疗冠心病、心肌梗塞、肺心病、心肌炎、缺血性中风、脑梗塞、肺气肿、慢性肝炎、肝硬化等都有一定疗效。

【炮制】丹参　取原药材，拣去杂质，洗净闷透，切去芦头，切片，晒干入药。

炒丹参　取丹参片入锅，文火翻炒至微有焦斑，颜色加重，取出放凉入药。

酒丹参　取丹参片用黄酒拌匀，待吸收入锅，文火炒干，取出放凉入药。（一般丹参100克，用黄酒15克左右）

【用法】5~15克水煎服，亦入丸散，大剂量可用至15~30克。炒丹参减其寒性，多用于丹参症而体质虚寒者；酒丹参缓和寒凉，增加了活血化瘀之功效，多用于调经、癥瘕、闭经、风湿痹痛。余病症则用丹参。

【临床报道】治疗迁延性、慢性肝炎……据分析，丹参对迁延性和慢性肝炎能改善生理机能，促进肝脾回缩和改变的原理，可能是由于丹参扩张外围血管，降低门静脉压力，使肝内血液循环改善，增加肝细胞营养和氧的供给，又认为丹参能够活血祛瘀，对消除肝脏纤维结缔组织的增生，也可能有一定作用。

丹参配茵陈治疗黄疸型肝炎，经200例观察，有效率达98.45%。用法：丹参2两，茵陈1两，加水煎二次，混合加糖半两，再浓缩至200毫升，成人每次服50毫升，儿童25毫升，均日服2次，儿童平均用药20天，成人33天左右。（摘抄自《中药大辞典》丹参）

◎ 红花　出《本草图经》

【别名】红兰花、刺红花、草红花等。

【基原】红花为菊科植物红花干燥的花。

【主产地】主产新疆，有大面积种植，其次是河南、安徽、四川等省。生于温暖、干燥、排水良好的砂质土壤。

【采集·药材质量】夏季花由黄变红时采收，除去残叶、花蒂，晒干或烘干。干燥管状花长约1.5厘米，橙红色，花管狭细，先端5裂，裂片狭细形，长6~7毫米，雄蕊5枚，花药聚合呈筒状，黄白色，柱头长圆柱形，顶端微分叉。有特异香气，味微苦。以花色鲜

红、花片长、质柔软而不碎、干燥无杂、特异香气、味辛苦者佳。（见图235）

【主要成分】本品主含红花黄色素、红花甙、红花醌甙、红花油、棕榈酸、硬脂酸、花生酸、亚油酸、亚麻酸、甘油酯等。

【药理】1. 红花轻度兴奋心脏，增加冠脉血流量，减轻心脏缺血，使心律减慢，抑制血小板聚集，增加纤溶作用。煎剂，水提液，红花黄色素等能扩大周围血管，降低血压。注射液醇提物，红花甙能显著提高耐缺氧能力，对缺氧性脑病有保护作用。2. 红花黄色素对中枢神经系统有镇痛，镇静和抗惊厥作用。3. 红花煎剂对子宫肠道平滑肌有兴奋作用。4. 红花醇提取物和水提物有抗炎作用。

【性味归经】辛、甘、苦，温。归心、肝经。

【功效】活血通经，祛瘀止痛。

【歌诀】　　红花活血能祛瘀　　通经止痛疗经闭
　　　　　　冠心病与脑血栓　　跌打损伤癥瘕积

【应用】

1. 用于瘀血所至的妇科疾病。本品辛散温通入血分，善通利血脉，为血中之气药，多用于散滞通经，疗癥瘕积聚，有破血药之称。少则行血调血，治月经不调，可令气血调和，又为行血之要药。

治血虚气滞，月经过期不行，腹部胀满。红花与当归、白芍、川芎、熟地、香附、桃仁、莪术、木通、肉桂、炙甘草水煎服。补血化瘀，理气调经。（明《证治准绳》过期饮）

治瘀血阻滞引起的经闭，痛经，经行不舒而夹有血块，色紫暗，或瘀血引起的月经过多，淋漓不净，产后恶露不净，色紫，脉涩等。红花与当归、川芎、生地、赤芍、桃仁水煎服。活血化瘀，调经止痛。（清《医宗金鉴》桃红四物汤）

治气滞血瘀所致的月经不畅，腹痛拒按，产后瘀血腹痛，舌紫暗，脉紧弦等。红花与当归、香附、山楂、乌药、泽泻、青皮、木香水煎服。活血理气，祛瘀调经。（明《景岳全书》通瘀煎）

治腹痛结块，经闭，按之觉硬，或青紫瘀血，肿痛不已，舌有瘀斑。红花与大黄、桃仁、水蛭、虻虫、人参、鳖甲胶、益母草、当归、白芍等36味中药制末，炼蜜为丸，空腹黄酒送下。活血祛瘀，消癥瘕散结。（清《温病条辨》化癥回生丹）

2. 用于心脉瘀阻，胸痹闷，瘀积膈下诸症。本品色红入肝，为行血之要药，痛则瘀阻不通，本品善祛瘀止痛，为治胸痹之要药。

治胸痹疼痛。红花与瓜蒌、薤白、丹参、赤芍、川芎、降香水煎服。活血化瘀，宣痹通阳。（现代《实用专病专方临床大全》加味瓜蒌薤白汤）

治心前区疼痛，心悸气短，胸痹，舌质红，苔白脉结代。红花可与人参、麦冬、五味子、丹参、茯苓、远志、炒枣仁、桂枝、石菖蒲、炙甘草等同用。气虚显著加黄芪；血虚加当归、熟地、阿胶；阳虚加乌附子、细辛；痰多加瓜蒌、葶苈子；瘀血重加降香、三七、桃仁等。

治瘀血阻滞，头痛胸闷日久不愈，心悸失眠。或呕逆日久不止，或内热烦闷，日晡潮热，舌质暗红，或舌有瘀点瘀斑。红花与当归、生地黄、桃仁、赤芍、枳壳、柴胡、川芎、桔梗、甘草、怀牛膝水煎服。活血祛瘀，理气止痛。（清《医林改错》血府逐瘀汤）本方可用于治冠心病、心绞痛、脑血栓、脑梗塞、颅脑损伤后遗症、面部黄褐斑、盗汗等。

治瘀血积于膈下诸症，形如积块，疼痛不移，卧则腹坠，咽干口燥，肌肤甲错，舌紫暗，脉细涩。红花与当归、川芎、桃仁、五灵脂、乌药、延胡索、赤芍药、香附、枳壳、甘草、牡丹皮水煎服。逐瘀消痞。（清《医林改错》膈下逐瘀汤）

3. 用于中风后半身不遂，头面官窍，咽部不适，皮肤瘀斑。《本草汇言》："红花破血，行血，和血，调血之药也。"可治疗瘀血所致的口噤不语，喉痹噎塞，不通等。

治气虚瘀阻中风及半身不遂，口眼歪斜，口角流涎，大便干燥，小便失禁，尿频，舌苔薄白，脉缓无力等。红花与黄芪、当归、川芎、赤芍、桃仁、地龙水煎服。补气，活血通络。（清《医林改错》补阳还五汤）本方加减可用于治疗脑血管病、脑动脉硬化症、面神经炎、脑震荡后遗症、截瘫、冠心病、急性心肌梗塞、风湿性心脏病、慢性肾炎、肾病综合征、血栓闭塞性脉管炎、静脉曲张、无脉症等。

治疗瘀阻性头面官窍疼痛，皮肤瘀暗或紫色、瘀斑耳聋，目赤痛，头发脱落等。红花与川芎、赤芍药、桃仁、生姜、老葱、大枣、麝香同用，前七味水煎去渣，入麝香共服。活血通窍。（清《医林改错》通窍活血汤）本分加减可用于治疗脑外伤、脑震荡、中风后遗症、头痛、脱发、癫痫、白癜风、酒糟鼻、皮肤黑斑症等。

治气血瘀滞，会厌功能失调。红花与当归、桃仁、赤芍、柴胡、枳壳、桔梗、玄参、甘草水煎服。行气活血，解毒利咽。（清《医林改错》会厌逐瘀汤）本方可用于治疗咽炎、声带小结、声带炎、舌血肿块、咽部息肉、梅核气、暗哑等。

治血热瘀阻所致的酒糟鼻，鼻部颜面暗斑。红花（酒浸）与当归、川芎、赤芍药、生地黄、黄芩（酒炒）、赤茯苓、陈皮、五灵脂、甘草、生姜水煎服。清肺理气，活血化瘀。（清《医宗金鉴》凉血四物汤）本方加减可用于治疗痤疮、银屑病、过敏性紫癜等。

治风热上扰，目赤肿痛，眦多羞明，兼恶寒发热，头痛。红花与当归、川芎、白芍、桃仁、荆芥、蔓荆子、麻黄、菊花、防风、草决明、石决明、甘草水煎服。疏散祛风，养血行瘀。（明《医方考》消风养血汤）

4. 用于跌打损伤，风湿臂痛。本品活血祛瘀，通畅血脉，消肿止痛，可治跌打损伤瘀积，风湿痹阻作痛。

治跌打损伤，瘀血阻滞，胸胁疼痛。红花与当归、桃仁、柴胡、大黄（酒浸）、天花粉、穿山甲（炮）、甘草水煎服。活血化瘀，疏肝通络。（金《医学发明》复元活血汤）

治骨骼关节损伤，瘀肿疼痛。红花与制马前子、䗪虫、制乳香、制没药、自然铜（煅）、干姜、麻黄、制香附、蒲黄、桃仁、赤芍、泽泻、五灵脂共为细末，制水丸，温开水送服。消瘀退肿。（现代《常用中成药》治伤消瘀丸）

治跌打损伤，闪腰岔气，骨折筋伤，创伤出血，瘀血肿痛。红花与血竭、儿茶、乳香、没药、麝香、冰片、朱砂共为细末，内服外敷。活血散瘀，定痛止血。（清《名医类案》

七厘散）

治痹痛日久，瘀血阻滞所致的关节疼痛。红花与当归、川芎、桃仁、威灵仙水煎服。活血化瘀，祛风利痹。（清《类证治裁》桃仁饮）

治气血瘀阻肩痛，臂痛，腰痛，或周身疼痛，日久不愈，舌紫暗，或有瘀斑，脉涩弦。红花与当归、川芎、桃仁、五灵脂、没药、秦艽、羌活、香附、牛膝、地龙、甘草水煎服。活血祛瘀，通络止痛。（清《医林改错》身痛逐瘀汤）

治筋骨拘挛，四肢麻木，筋骨痹痛，腰膝酸软，苔薄白，脉细弦。红花与虎胫骨、川芎、天麻、川牛膝、当归、甘松、川断、桑寄生、玉竹、栀子、木瓜、桑椹子用高粱酒、冰糖、蜂蜜制药酒服。祛风散寒，活血定痛。（清《胡庆余堂丸散膏丹全集》虎骨木瓜酒）

5. 用于肿毒疮疡，阴疽，痤疮等。疮疡肿毒疼痛，皆因气血失和所致，本品活血调血皆可治之。

治疮疡肿毒，紫色而枯者。红花与当归、川芎、生地、赤芍、紫草水煎服。活血和营，凉血解毒。（清《成方切用》当归活血汤）

治阴疽发背，初起不痛，不肿，不热，不红，皮色紫暗，根脚平散，软陷无脓，皮不作腐。红花与人参、黄芪、附子、当归、川芎、茯苓、陈皮、山茱萸、木香、紫草、甘草、苍术、厚朴、独活、煨姜、皂角根皮水煎服。补血助阳，托毒消痈。（明《外科正宗》回阳三建汤）

治脱疽，冻疮等。红花与当归、川椒、肉桂、细辛、干姜、樟脑共为粗末，酒精浸泡外擦患处。（现代《实用中医外科学》红灵酒）

治毛囊炎。红花与蜈蚣用酒精浸泡，外涂可治毛囊炎。

此外，红花与当归，制成"复方当归注射液"肌肉注射，治疗各种急性肌肉劳损，关节痛，外伤截瘫，小儿萎症等。

【炮制】**红花** 取原药材，拣去残叶，花蒂，杂质，即可入药。

【用法】3~10克水煎服，亦入丸散，外用适量。

【临床报道】

1. 治疗褥疮 用红花500克，加水7000毫升，约煎2小时，红花呈白色后过滤取液，再用文火煎3~4小时使呈胶状，用时涂纱布上贴患处，覆以消毒纱布，固定。隔日换药1次，据20例24处褥疮治疗观察，5次以内治愈者8处，10次以内治愈者11处，10次以上者5处。（其中有20~25次治愈者2例，病情达1~2年）。（摘抄自《中药大辞典》红花）

2. 通冠宣痹汤治冠心病 骆安邦

组方：瓜蒌实10克、薤白15克、半夏10克、檀香15克、砂仁10克、细辛3克、荜茇10克、丹参30克、红花15克、赤芍15克、川芎15克、三七10克（冲服），水煎服，日1剂。通阳宣痹，活血化瘀，泻浊化痰，降逆和胃。主治：心阳不宣，气滞血瘀，脾阳不振，痰浊内蕴，血脉痹阻所致的冠心病，心绞痛。

加减：心悸心慌加龙齿、磁石30克；胃痞胀加陈皮15克、枳实10克；心律失常，脉结代加太子参、苦参。缓止期服参保散（高丽参或红参、三七7:3比例研粉，每次服1克，

日服2次）睡前服更宜，连服3日。（摘抄自《中华名医特技集成》）

【附药】藏红花 出《本草纲目拾遗》

【别名】 番红花、西红花。

【基原】 藏红花为鸢尾科植物番红花花柱的上部及柱头。

【主产地】 主产印度、伊朗等地，我国多以西藏输入。现在我国山东、江苏、浙江已有栽培。

【采集·药材质量】 9~10月份晴天采收，摘下柱头烘干。再加工时湿润光泽。以柱头细长线形，约3厘米，基部较窄，向顶端逐渐变宽，浸水中，柱头即扩大膨胀。呈长喇叭状，水被染成黄色。以色紫红、滋润而有光泽、花柱丝状分明、不碎、气香甜、微苦、黄丝少者佳。（见图235）

【性味归经】 甘、平。入心、肝经。

【功效】 功同红花，且药力较强，又兼活血解毒，散郁开结。

【主治】 忧思郁结，胸膈痞闷，温热病热入血分，发斑，妇女经闭，行经不畅，产后瘀滞腹痛，热病发狂等。

【用法】 1~1.5克水煎服（另煎兑入），为末服1克。

【禁忌】 孕妇忌服。

◎ 桃仁 出《本草经集注》

【别名】 核桃仁、山桃仁、扁桃仁、毛桃仁等。

【基原】 桃仁为蔷薇科植物桃或山桃成熟的种仁。

【主产地】 我国大部分地区有分布，以河北、河南、陕西、山西、四川较多。多栽培在果园，农村周围。野生于山沟、山坡、荒地、溪旁沟边。

【采集·药材质量】 果实成熟时采摘，收集食过的果核，取出种仁晒干。外表红棕色或黄棕色，扁平长卵形，前端尖，中间大，基部圆钝而偏斜，自底部散出多数脉纹，质脆，种仁色白，子叶2片，味苦，富含油质。以颗粒大小均匀、饱满、整齐、干燥、不碎、不蛀、不霉、无杂质的佳。山桃仁较小。（见图236）

【主要成分】 本品主含苦杏仁甙、苦杏仁酶、挥发油、脂肪油，油中主要含油酸、甘油酸和少量亚油酸甘油酯。

【药理】 1.桃仁煎剂可促进初产妇子宫收缩。2.有抗凝及较好的溶血作用，对血流阻滞，血行障碍有改善作用，明显增加脑血流量，增加股动脉血流量，降低血管阻力，改善血流动力学状况。3.能改善肝脏供血，改善蛋白质代谢，促进胆汁分泌，临床上见到症状、体征以及各项生化，免疫指标均有好转，治疗肝硬化有一定作用。4.水煎剂及提取物对呼吸中枢有镇静作用，桃仁中的苦杏仁甙镇咳平喘及抗肝纤维化作用。5.脂肪油有润肠通便作用。6.水煎剂提取物有镇痛抗炎，抗菌，抗过敏作用。

【性味归经】 苦、甘，平。归心、大肠经。

【功效】活血化瘀，润肠通便。

【歌诀】　　桃仁性味苦甘平　　润肠通便治闭经
　　　　　　破血散瘀跌打损　　止咳平喘肺肠痈

【应用】

1. 用于妇科病的月经不调，经闭，痛经，产后病及癥瘕积聚等。本品入阴血归心肝，肝为藏血之脏，又为血之源。桃仁味苦泄滞，辛能散结，为血瘀血闭之专药，虽甘以生新，毕竟祛瘀较强，又有破血药之称。

治月经不调，闭经，痛经，行经不畅且夹有血块，色紫暗，或血瘀引起的月经过多，淋漓不尽，产后恶露不尽等。桃仁与红花、当归、川芎、赤芍、生地黄水煎服。活血化瘀，调经止痛。（清《医宗金鉴》桃红四物汤）

治产后恶露不尽，小腹疼痛。桃仁与当归、川芎、熟地黄（一方无）、炙甘草、炮姜共为粗末，加大枣水煎服。活血化瘀，温经止痛。（明《景岳全书》引钱氏方·生化汤）

治腹部刺痛拒按，或触及包块，腹挛急或月经困难，经停腹胀，难产，舌紫暗有瘀，脉沉涩等。桃仁与桂枝、茯苓、丹皮、芍药共为细末，炼蜜为丸服。活血化瘀，消癥散结。（汉《金匮要略》桂枝茯苓丸）本方加减可用于治疗子宫肌瘤、卵巢囊肿、输卵管阻塞、子宫内膜异位、习惯性流产等。

治下焦蓄血，小腹胀满，疼痛拒按，小便自利，发热，甚则谵语如狂，脉沉实或涩，及瘀滞经闭等。桃仁与大黄、桂枝、炙甘草水煎芒硝兑入搅匀服之。破血逐瘀，泄热。（汉《伤寒论》桃核承气汤）

2. 用于跌打损伤，瘀血痹阻疼痛。本品苦泄辛行，甘缓而生新，有活血化瘀，疏肝通络之功效。

治跌打损伤，瘀血阻滞，胸胁疼痛，桃仁与当归、红花、柴胡、天花粉、大黄、穿山甲珠、甘草水煎服。活血化瘀，疏肝通络。（金《医学发明》复元活血汤）

治骨骼与关节损伤，瘀肿作痛。桃仁与制马前子、䗪虫、乳香、没药、自然铜（煅）、干姜、麻黄、制香附、蒲黄、红花、泽兰、赤芍、五灵脂共为细末制丸服。消瘀退肿。（现代《常用中成药》治伤消瘀丸）

治痹痛日久，瘀血阻滞所致的肢节疼痛。桃仁与川芎、威灵仙、红花水煎服。活血祛瘀，祛风利痹。（清《类证治裁》桃仁饮）

治气血痹阻肩痛，臂痛，腿痛，周身疼痛，日久不愈。桃仁与当归、川芎、红花、秦艽、甘草、羌活、没药、香附、五灵脂、牛膝、地龙水煎服。活血祛瘀，通络止痛。（清《医林改错》身痛逐瘀汤）

3. 可用于气虚夹瘀的半身不遂，头痛，官窍，咽部不适，颜面暗斑等。桃仁有疏经活血，祛瘀生新之功。

红花一节里的补阳还五汤、通窍活血汤、会厌逐瘀汤、消风养血汤皆有桃仁。

4. 用于营卫不和，邪热壅聚，气血凝滞而成的肺痈，肠痈。本品味苦，泄滞散结，可疗内外之痛。

治肺痈胸痛，咳吐腥臭脓痰，舌红苔黄腻，脉滑数。桃仁与苇茎、薏苡仁、冬瓜仁水煎服。清肺化痰，逐瘀排脓。（唐《千金要方》苇茎汤）本方可用于治疗肺脓疡、大叶性肺炎、急性支气管炎、胸腔积液等。

治肠痈初起，右小腹疼痛，或发热，或右足屈而不伸，脉滑数。桃仁与大黄、牡丹皮、冬瓜子、芒硝（分冲）水煎服。泻热祛瘀，散结消肿。（汉《金匮要略》大黄牡丹皮汤）本方加减可用于治疗急性阑尾炎、阑尾脓肿、急性胆囊炎、急性胰腺炎、盆腔炎等。

治肺痈，咳吐脓痰，胸中隐痛，脉数，舌苔黄腻。桃仁与金银花、连翘、桔梗、杏仁、红藤、鱼腥草、冬瓜子、鲜芦根水煎服。清热解毒，祛痰消痈。（上海人民出版社版《方剂学》银苇合剂）

5. 用于肠燥便秘等。本品为植物种仁，含丰富油质，能润燥滑肠通便。

治大肠血燥便秘，干结不通，结如羊屎，甚则闭塞不通，不思饮食，以及风结、血结等。桃仁与大黄、当归、羌活、麻子仁共为细末，炼蜜为丸，温开水送服。润肠通便，活血祛风。（金《脾胃论》润肠丸）

治肠燥便秘，传导艰难，以及老年、产后习惯性便秘，口干腹胀，舌红脉细涩。桃仁与杏仁、柏子仁、松子仁、郁李仁、陈皮同用。五仁研膏，陈皮为末加入调匀，炼蜜制丸，温开水服下。润肠通便。（元《世医得效方》五仁丸）本方可用于治疗习惯性便秘，病后老人、妊娠、产后津液不足引起的便秘。

治阴虚瘀血所致的幽门不通，噎膈便秘。桃仁与当归、熟地、生地、红花、升麻、炙甘草水煎服。活血养阴，升清通便。（金《脾胃论》通幽汤）

治瘀热内结腑实证，腹胀，呕吐，无排便排气，脉实有力。桃仁与大黄、厚朴、赤芍、木香、牛膝水煎服，冲服甘遂末或下胃管注入。攻下逐饮，活血化瘀。（现代《中西医结合治疗急腹症》甘遂通结汤）

6. 用于咳嗽气喘。本品苦泄，活血润燥，滑肠，主咳逆上气。

治上气咳嗽，胸膈痞满，气喘。桃仁去皮尖与粳米同煮食之。（《食医心镜》）

治产后恶露上攻引起的痰多喘息。桃仁与知母、贝母、人参、茯苓、杏仁共为粗末水煎服。活血降逆，止咳平喘。（元《世医得效方》二母散）

此外，桃仁杵为泥外敷治小儿烂疮初起。《子母秘录》治妇人阴户内生疮，作痛如虫咬，或作痒难忍。桃仁与桃叶各等分捣烂，丝绵纳裹其中。日易三、四次。（《孟诜》）

【炮制】桃仁　取原药材，除去残壳及杂质，即可入药。

燀桃仁　取净桃仁，置沸水中，加热至外皮微膨胀，捞出放入凉水中泡，搓去外皮，晒干入药。

炒桃仁　取去皮桃仁入锅，文火炒至外呈黄色，取出放凉入药。

【用法】5~10克水煎服，用时宜捣烂入药，亦入丸散，外用适量。燀桃仁有效成分易煎出，功效同生桃仁，但活血化瘀力减；炒桃仁偏于润燥活血，多用于肠燥便秘。根据自己多年的经验，活血化瘀最好用生桃仁。

【注意】桃仁活血化瘀力量较强，孕妇忌内服。含油脂，便溏者慎服。因有小毒，不可过量，过量可出现头痛，眩晕，心悸，严重者呼吸衰竭死亡。

【临床报道】运用桃仁治疗肝硬化的研究

临床研究已证实其抗纤维化的作用系与促进肝内胶原的分解代谢有关。纤维化的逆转，有利于肝脏血供的改善，细胞代谢因而趋向正常，同时也使蛋白代谢改善。缩小肝脾，对脾脏缩小尤为明显。（摘抄自《当代名医临证精华》肝炎肝硬化专辑）

◎ 益母草 出《本草图经》

【别名】益母、茺蔚、坤草、地母草等。

【基原】益母草为唇形科植物益母草的干燥全草。

【主产地】全国大部分地区有产，多生于山坡、草地、田埂、路旁、农村周围荒野。

【采集·药材质量】夏季茎叶茂盛时，花未完全开放，割取地上部分晒干。干燥益母草呈黄绿色，茎呈方柱形，有分枝，质轻而韧，断面髓白，叶腋部有紫红色皱缩小花。以茎粗质嫩、茎叶较齐全、体轻、干燥、无杂、青草气、味甘苦者佳。（见图237）

【主要成分】本品主含益母草碱、水苏碱、益母草定等多种生物碱，另含β-亚麻酸、油酸、月桂酸、苯甲酸、芸香甙、延胡索酸、维生素A等黄酮类物质。

【药理】1.茎叶煎剂乙醇浸膏所含益母草碱对多种动物的子宫有收缩作用，有与麦角新碱相似作用。对小鼠有一定的抗着床和抗早孕作用。2.益母草有强心，增加冠脉流量和心肌营养性血流量作用，改善微循环，能减慢心律，对抗实验性心肌缺血和心律失常，缩小心肌梗死范围，能扩张血管，有短暂的降压作用。3.益母草能改善肾功能，益母草碱有明显的利尿作用。明显减少尿素氮，减轻肾组织损伤。

【性味归经】苦、辛，凉。归心、肝、胃、膀胱经。

【功效】活血调经，利水消肿。

【歌诀】　辛苦气凉益母草　　血脉阻滞经不调
　　　　　产后腹痛恶露症　　跌打疮疹可利尿

【应用】

1.用于月经不调，血瘀经闭，痛经，产后恶露不尽，不孕等。本品苦泄辛散，入血分，能行血养血，祛瘀生新，活血调经，诚为血家圣药，为妇科经产要药，故有益母之称，又为妇科多用，又称为"坤草"。

治月经不调，产后诸症。益母草若干，煎熬去渣浓缩为膏，温开水冲服。活血祛瘀调经。（清《惠直堂经验方》益母膏）本膏常用于治疗经闭，痛经，难产，产后腹痛，产后恶露不尽，急慢性肾炎，慢性前列腺炎，中心视网膜炎，原发性高血压，冠心病，缺血性中风，肝硬化腹水等。

治月经不调，经行腹痛而胀，经色暗夹有血块，产后瘀滞腹痛，舌暗红有瘀点。益母

草与当归、赤芍药、木香共为细末制丸服。活血调经，祛瘀止痛。（清《集验良方》益母丸）

治月经不调，经闭不行，经来腹痛，产后恶露淋漓，小腹疼痛。益母草膏与熟地、白芍、当归、川芎共制丸服。补血调经，祛瘀生新。（现代《全国中药成要处方集》四物益母丸）

治月经不调，月经或前或后，闭经，行经不畅等。益母草与茺蔚子、当归、熟地、川芎、白芍、丹参、白术、香附水煎服。活血调经。（清《医学心悟》益母胜金丹）

治行经多而持久，过期不止，不时漏下。益母草与焦白术、黄芪、龙骨、牡蛎、生地、白芍、乌贼骨、续断、阿胶珠水煎服。益气收敛，化瘀止血。（现代《重订十万金方》加味安冲汤）

治经闭。益母草与香附、当归、鸡血藤、泽兰、川芎、柏子仁、水煎加红糖服。养血活血，行气化滞。（上海中医学院编《近代中医流派经验选集》陈筱宝·香草汤）

治妇人久不孕，因气血郁滞，审无它病。益母草与当归、川芎、红花、香附、泽兰、丹参、牛膝、艾叶、续断、月季花水煎，赤砂糖化，月经来当天服。去瘀生新，调畅气机。（上海中医学院编《近代中医流派经验集》妇科陈筱宝的学习理论经验介绍·陈氏求嗣方）

2. 用于水肿，小便不利。本品微寒，清热解毒，有利尿消肿之功效，又有活血化瘀作用，可行血消水，对水瘀互结之阳水肿，尤为适用。

治疗下肢水肿，按之没指，检查心、肝、肾功能正常，小便短少。益母草与黄芪、白术、茯苓皮、桂枝、五加皮、防己、泽兰、槟榔、紫苏、木瓜、鸡血藤、泽泻等同用，益气健脾，化瘀利水。

治肾炎水肿。单用益母草水煎服。（《福建省中草药新治疗法选编》）

治急性肾炎。益母草，白茅根水煎服。如有高血压者加夏枯草。（《河南中草药手册》）

治尿血。益母草鲜草捣汁服。

此外，本品还用于眼科、如血贯瞳仁、头风眼痛、肿毒疮疡、风疹瘙痒、跌打损伤等。

【炮制】益母草　取原药材，除去残根败叶，杂质，水淋闷透，切段晒干入药。

【用法】10~30克水煎服，亦入丸散，还可熬膏服，外用适量。

【注意】孕妇忌服。

【临床报道】

1. **益母草化血中之水**：治慢性左肾衰竭，运动性呼吸困难，肺水肿，端坐呼吸及夜间阵发性呼吸困难。单味大剂量益母草水煎服，一般用量200克，如少佐桂枝更佳。慢性左心衰竭，临床表现有4种：运动性呼吸困难，肺水肿，端坐呼吸夜间阵发性呼吸困难，前2种需用益母草复方，后两种单用益母草即有明显效果。

2. **重用益母草治疗功能性失调子宫出血**

李凤祥教授有一歌诀："功能出血无专方，多用归脾补血汤，不如四两益母草，归芍甘草佐木香"。处方：益母草120克，白芍12克，当归9克，甘草6克，木香3克水煎服。

3. **益母草可治疗性冷淡，黄褐斑**。

以上3条摘抄自《中医杂志》2003，11、12期专题笔谈。

4. 治疗急性肾小球肾炎
实践证明，益母草利尿消肿作用显著，对急性肾炎的疗效较满意。

5. 治疗中心视网膜脉络膜炎　取益母草干4两，加水1000毫升，暴火煎30分钟取头汁，药渣再加水500~700毫升，再煎30分钟，两次煎液混合，分2次早晚空腹服。一般15天左右见效。治疗24例，均有不同程度的疗效。（4、5条摘抄自《中药大辞典》益母草）

◎ 泽兰　出《神农本草经》

【别名】小泽兰、虎兰、地笋、草泽兰等。

【基原】泽兰为唇形科植物地瓜儿苗的茎叶。

【主产地】全国大部分地区有分布。以黑龙江、辽宁、浙江、湖北、安徽、江苏较多。多生于山野、灌木丛、溪边、草丛、温暖、潮湿、富有腐殖质疏松的砂质土壤。

【采集·药材质量】夏秋间茎叶茂盛时割取地区部分，去净泥沙，晒干。茎呈方棱形，节明显，质轻脆，易折断，断面白色髓或中空，叶对生，披针形，边锯齿样，暗绿色，腋间生小花呈轮状。以叶多、色绿、茎粗、不破碎、质嫩、味辛苦者佳。（见图238）

【主要成分】本品主含挥发油、葡萄糖甙、鞣质、黄酮甙、树脂、皂甙、酚类等。

【药理】1.泽兰煎剂给大鼠灌服，能使血栓干重减轻，但对血栓形成作用较弱。2.煎剂有一定的抗术后粘连效果，并具有促进胃肠的作用。地瓜儿苗全草有强心作用。

【性味归经】辛、苦，微温。归肝、脾经。

【功效】活血祛瘀，行血调经，利水消肿。

【歌诀】　泽兰药辛苦微温　　活血祛瘀常用品
　　　　　经闭产后郁滞痛　　利水消肿跌打损

【应用】

1.用于瘀血经闭，痛经，不孕，产后诸疾癥瘕积聚。本品辛散苦泄温通，入肝和血通营，破宿血癥瘕，药性平和不峻，专治产后败血，为妇科产科要药。

治经量少，淋漓不通，骨蒸潮热，其脉微数等。泽兰与当归、白芍、甘草共为粗末，水煎温服。养血活血调经。（宋《鸡峰普济方》泽兰汤）

治气滞瘀血经闭。泽兰与香附、益母草、鸡血藤、当归、川芎、柏子仁水煎加红糖服。养血活血，行气化滞。（上海中医学院编《近代中医流派经验集》妇科陈筱宝的学术理论经验介绍·香草汤）

治痛经。泽兰与当归、川芎、香附、延胡索等同用。

治妇人久不受孕，因气滞血瘀，审无它病。泽兰与当归、川芎、红花、香附、丹参、牛膝、益母草、艾叶、续断、月季花水煎加赤砂糖，月经来当天服。祛瘀生新，调畅气机。（上海中医学院编《近代中医流派经验集》妇科陈筱宝的学术理论经验介绍·陈氏求嗣方）

治产后恶露不尽，小腹疼痛。泽兰与芍药、当归、生地、甘草、生姜、大枣水煎服。活血化瘀，凉血止痛。（唐《千金要方》泽兰汤）

治癥瘕积聚。泽兰与桂枝、茯苓、丹皮、三棱、莪术、赤芍、桃仁等同用。

2. 用于水肿。本品入肝脾，能舒脾活血，化瘀利水，尤对水瘀互结之水肿，更为适宜。

治产后血虚水肿。泽兰与防己为散服。（《随身备急方》）

治四肢肿满。泽兰与黄芪、白术、茯苓、防己、桂枝、甘草等同用。

治水瘀互结肝硬化腹水。泽兰与黄芪、白术、益母草、苍术、牛膝、汉防己、陈葫芦等水煎服。

3. 用于跌打损伤，瘀肿作痛。本品活血化瘀消肿，可治跌打损伤瘀肿疼痛。

治骨骼关节损伤，瘀肿疼痛，或骨折初起，软组织损伤等。泽兰与制马前子、䗪虫、乳香、没药、自然铜（煅）、干姜、麻黄、香附、蒲黄、红花、桃仁、赤芍、五灵脂共为细末，制丸服。消瘀退肿。（现代《常用中成药》治伤消瘀丸）

治脑震荡或脑挫伤，头痛头晕，恶心呕吐等。泽兰与柴胡、细辛、薄荷、当归、地鳖虫、丹参、制半夏、川芎、黄连水煎服。祛瘀止痛，和胃止呕。（现代《中医伤科学讲义》柴胡细辛汤）

治伤肿痛。可单用泽兰捣烂外敷。（《集简方》）

4. 用于痈肿疮毒。本品入肝行血化瘀，排脓消肿，苦能泄热解毒，治金疮痈肿疮毒。

治疮肿初起，及损伤瘀肿。泽兰捣烂敷之。（《濒湖集简方》）

治痈肿。泽兰常与金银花、白芷、皂刺、贝母、当归、赤芍、甘草等同用，清热解毒，活血消肿止痛。

治痈疽发背。泽兰水煎服，另取鲜品加蜂蜜捣糊外敷。（《福建民间草药》）

【炮制】泽兰　取原药材，拣去杂质，残根，残叶，喷水稍闷，切段，晒干入药。

【用法】10~15克水煎服。鲜品加倍，亦入丸散，外用适量。

◎ 牛膝　出《神农本草经》

【别名】百倍、怀牛膝等。

【基原】牛膝为苋科植物怀牛膝和川牛膝的根。

【主产地】怀牛膝主产河南（武陟、沁阳、温县、济源等县）。川牛膝主产四川、云南、贵州等地。怀牛膝多为栽培，川牛膝多生于林缘、山坡、草丛，现已有栽培。

【采集·药材质量】冬季茎叶枯萎时采挖，去净泥沙，须根，晒干。呈细长圆柱形，稍弯曲，上端较粗，质坚而重，表面土黄色或淡棕色，见细微的纵纹。质坚脆、易折断、断面平坦、皮细坚实、色淡黄色、干燥、条粗细均匀者佳。川牛膝根头膨大，常具疙瘩头或残茎基，根茎圆柱形，扭曲，偶有分枝，表面灰棕色。质坚韧，不易折断，断面浅黄色，胶质状或纤维状。味甜微苦、粗壮、坚实者佳。（见图239）

【主要成分】本品主含三萜皂甙、多量钾盐、蜕皮甾酮、牛膝甾酮、紫金牛甾酮，另含铁、锰、铜、锌、钴等微量元素等。

【药理】1. 本品对子宫的作用，浸液对多种动物子宫有兴奋作用，提取物有抗生育、抗着床、抗早孕作用。2. 川牛膝提取液对大鼠实验性关节炎有抑制作用，对实验性疼痛有一定缓解作用，促进炎性肺胀消退作用明显。3. 对心血管作用，醇提取液有短暂降压作用，血压下降伴有呼吸兴奋，此外对心脏抑制，对外周血管扩张有一定作用。4. 有一定的利尿作用。5. 蜕皮甾醇有降脂和降糖作用。临床上可选用治疗痛经、产后尿血、牙龈肿痛等。

【性味归经】苦、甘、酸，平。归肝、肾经。

【功效】活血通经，补肝肾，强筋骨，利水通淋。

【歌诀】　牛膝药苦甘酸平　活血调经跌打症
　　　　　肾虚久痹腰膝酸　利水通淋消水肿
　　　　　头晕眩火热吐衄　苦降泄引火下行

【应用】

1. 用于瘀血阻滞月经不调，痛经，经闭，产后腹痛等。本品活血祛瘀，善行血下逐，可治妇科瘀血阻滞诸症。

治瘀血阻滞，经期不行，或经行腹痛，或头痛日久不愈，或呕逆日久不止，或内热烦闷，心悸失眠，日晡潮热，舌质紫有瘀点等。牛膝与当归、川芎、赤芍、桃仁、红花、柴胡、枳壳、桔梗、生地、甘草水煎服。活血祛瘀，理气止痛。（清《医林改错》血府逐瘀汤）

治月经不调，痛经，闭经，胎前产后诸症，白带，先兆流产。川牛膝与益母草、木香、紫苏、阿胶珠、琥珀、砂仁、香附、甘草、茯苓、乌药、炒白术、当归、白芍、川芎、生地、熟地、黄芩、陈皮、人参、沉香共为细末，炼蜜为丸，温开水送服。补气养血，理气活血。（清《集验良方》坤顺丹）

治瘀血阻滞而致的痛经，经期绕脐痛，量少有块，或癥瘕结块，舌暗脉细涩等。牛膝与桃仁、䗪虫、桂心、茯苓、代赭石、薏苡仁、大黄共为散，温开水调下。活血化瘀，通经止痛。（唐《千金要方》桃仁散）

2. 治跌打损伤疼痛。本品破瘀消肿，可治跌打损伤瘀肿作痛。

治腿痛，腰痛及跌打损伤。牛膝与制马前子、麻黄、桂枝、羌活、独活、川贝母、木瓜、乳香、没药、杜仲、追地风、䗪虫、自然铜（煅）、续断、甘草共为细末，炼蜜为丸，温开水或黄酒送服。（现代《重订十万金方》正骨紫金丹）

治骨折。牛膝与藏红花、血竭、乳香、没药、自然铜（煅）、骨碎补、归尾、川芎、麝香、黄瓜子共为细末，黄酒送服。（现代《重订十万金方》骨病类·19方）

治跌打瘀肿疼痛。牛膝与当归、红花、桃仁、苏木、泽兰、乳香、没药等同用。

3. 用于肾虚腰酸，腿痛无力及久痹疼痛。本品味甘能补，酸涩能敛，兼苦直下，用之入肾，引诸药下行以补肾填精。性走善行，主寒湿痹痛，四肢拘挛，膝痛不可屈伸者。

主治肝肾精血亏损，形体消瘦，腰膝疲软，遗精滑泄，健忘少寐，五心烦热，潮热盗汗，颧红升火，咽干口燥，舌红少苔，脉细数。怀牛膝与熟地、山药、山茱萸、枸杞子、菟丝子、鹿角胶、龟板胶上药共为细末，熟地黄煮烂杵膏，炼蜜为丸，温开水或淡盐汤送服。滋阴补肾，益精填髓。（明《景岳全书》左归丸）本丸加减可用于精少，性功能低下，精液液化不良，不育，肾虚腰痛，萎缩性外阴炎等。

治腰膝酸软，下肢无力，头晕头眩，耳鸣健忘，心神不安，男子遗精，女子带多，脉弦细。牛膝与熟地、山药、山茱萸、茯苓、杜仲、巴戟天、五味子、小茴香、肉苁蓉、远志、石菖蒲、枸杞子共为细末，枣肉和匀，蜜为丸盐开水或黄酒送服。益肝滋肾。（明《医方考》滋阴大补丸）

治肾气虚惫，头晕目眩，耳鸣腰酸，冷痹骨疼，四肢不温，遗精盗汗，尿频遗尿，带下清冷，舌淡，脉虚濡。牛膝与山药、山茱萸、茯苓、肉苁蓉、五味子、菟丝子、杜仲、泽泻、干地黄、茯苓、巴戟天、赤石脂共为末，炼蜜为丸，温开水送服。温阳益精，补肾固摄。（唐《备急千金要方》无比山药丸）

治脾肾不足，羸瘦体衰，精血虚损，心肾俱虚，腰膝酸软，失眠健忘，耳鸣目暗，未老先衰，遗精阳痿等。牛膝与山药、山茱萸、茯苓、枸杞子、五味子、楮实子、小茴香、熟地、杜仲、远志、石菖蒲、巴戟天、肉苁蓉，共为细末，炼蜜，枣肉为丸，温开水送服。补肾养心，益肾壮阳。（宋《洪氏集验方》还少丹）

治肝肾两虚，或风湿日久，腰膝酸痛，脚弱无力，步行拘挛，筋脉拘挛。牛膝与木瓜、天麻、肉苁蓉、附子、虎骨（酥）同用，将牛膝与木瓜、天麻、肉苁蓉，用酒浸3–10日，取出焙干，入附子、虎骨为细末，浸药酒打糊为丸，温开水或淡盐汤送服。滋补肝肾，祛风除湿。（宋《太平惠民和剂局方》四斤丸）

治风湿搏结，气血不足，筋脉拘挛，骨节酸痛，脚腿无力，身体不遂，舌淡脉细，牛膝与黄芪、当归、白芍、续断、僵蚕、松节、乌药、天麻、灵仙、防风、虎骨、萆薢、五灵脂、木瓜酒浸14日，取出焙干为散，米饮送下。益气养血，祛风活络，强筋壮骨。（宋《三因方》舒筋保安散）

治湿热下注，两脚麻木，肢体困重，痿软无力，或微肿，苔黄脉濡数。川牛膝与苍术、黄柏、龟板、萆薢、防己、当归共为末，水泛为丸服。清热化湿，消肿。（明《古今医鉴》加味二妙丸）

4. 用于淋症，小便不利，水肿等。本品性下行，且能清窍，治癃闭管涩，淋痛尿血，五淋诸症。

治五淋诸症，极难见效。牛膝与乳香少许水煎服，连服数剂即安。（《本草通玄》）

治热淋、血淋、砂淋。牛膝与瞿麦、滑石、冬葵子、郁金、海金沙、石韦、乳香等同用。

治阴虚火旺，小便癃闭，或小便淋浊疼痛。牛膝与生地、熟地、猪苓、泽泻、黄柏、知母、龙胆草、车前子、绿豆水煎加食盐少许服，清热养阴，利水通淋。（明《景岳全书》化阴煎）

治肾虚腰重，水肿，小便不利，形寒畏冷，腰以下尤甚，排出无力，苔白滑，舌淡嫩质胖，脉沉弦。牛膝与熟地、山药、山茱萸、牡丹皮、茯苓、泽泻、车前子、附子（炒）、官桂、共为细末，炼蜜为丸，淡盐汤送服。温阳补肾，化气利水。（宋《严氏济生方》济生肾气丸）本方加减可用于治疗慢性肾小球肾炎、慢性前列腺炎等。

治脚气浮肿，心神烦闷。本品与羚羊角、槟榔、大黄、芒硝、汉防己、丹皮、肉桂、当归

赤芍、桃仁、甘草共为末水煎服。清热除烦，利水消肿。（宋《太平圣惠方》牛膝散）

5. 用于肝阳上亢所致的头痛，眩晕，阴虚火旺等症。本品味苦降泄，借其善下行之功效，治气血随火上升所致的浮热之火，引气血下注。

治阴虚阳亢，肝风内动引起的头目眩晕、耳鸣、耳胀、心中烦热，或肢体渐觉不利，口眼歪斜，或脑晕顿仆，晕不知人，脉长有力。牛膝与白芍、牡蛎、龙骨、天冬、代赭石、龟板、玄参、川楝子、茵陈、麦芽、甘草水煎服。镇肝熄风。（近代《医学衷中参西录》镇肝熄风汤）

治肝阳上亢引起的头胀头痛，失眠健忘，烦躁口干，舌红，脉细等。牛膝与代赭石、磁石、珍珠母、半夏、冰片、薄荷、生熟酒曲共为细末，制丸服。镇肝降逆。（现代《常用中成药》脑立清）

治阴虚胃热，烦躁口渴，头痛牙痛，龈肿牙齿松动，或吐血衄血，舌干红，苔白或黄而干。牛膝与石膏、知母、麦冬、熟地水煎服。清胃滋阴。（明《景岳全书》玉女煎）

6. 用于痈疽恶疮。本品破瘀通利，散恶血，可治痈疽恶疮。

治委中毒，焮痛色赤，属湿热凝结者，下肢疮痛，小便赤涩，苔黄腻。牛膝与金银花、紫花地丁、茯苓、车前子水煎服。清热解毒，分利湿热。（清《洞天奥旨》五神汤）

治脱疽，局部皮色暗红，肿胀，趾如煮烂红枣，渐变紫黑，浸润蔓延，五趾相传，呈干性坏死，剧痛难忍，日益难受或伴有发热、口渴，苔黄舌红或鲜红无苔，脉弦细数等。牛膝与黄芪、人参、当归、石斛、金银花、蒲公英、紫花地丁、菊花、甘草水煎服。益气活血，清热解毒。（清《外科真诠》顾步汤）本方加减可用于治疗血栓性脉管炎，栓塞性大静脉炎等。

治金疮痛，用鲜牛膝捣如泥外敷。（《梅师集验方》）

此外，牛膝还可用于治疗久疟，下痢，消渴等。

【炮制】**牛膝** 取原药材，除去杂质、芦头，洗净闷透，切段，晒干入药。

酒牛膝 取牛膝段，用黄酒拌匀，待闷透，入锅文火炒干，取出放凉入药。（一般牛膝100克，用黄酒10克）

盐牛膝 取牛膝段，用盐水拌匀，待吸收，入锅文火炒干，取出放凉入药。（一般牛膝100克，盐水10克）

【用法】10~15克水煎服，中等用量15~30克，大剂量用30~60克。亦入丸散药酒。外用适量。酒牛膝增加活血化瘀力量，多用于通经止痛，风湿痹痛，肢体活动不利等，盐牛膝引药入肾，增加补肝肾，强筋骨，利尿通淋，肾虚腰痛，湿热下注，下半身疼痛等。余病症则用牛膝。

【注意】因有活血散瘀，引药下行作用，故孕妇忌用。

【附注】牛膝有怀牛膝和川牛膝之分，两者功效基本相同，但怀牛膝偏于补肝肾，强筋骨；川牛膝偏于活血化瘀，祛风利湿，通经，利关节。临床运用酌情选用。

【临床报道】

1. 川牛膝配牡丹皮治高血压

辨证为肝阳暴涨，上扰清宫，急取川牛膝50克，牡丹皮30克，水煎顿服。对急骤血压升高者收效尤捷，川牛膝可用至60克。

2. 以牛膝为主治疗复发性口腔炎

李某某，男，62岁，患复发性口腔炎8年，口腔黏膜及舌体上散有10余个大约2~3厘米圆溃疡，伴轻度灼痛，遇刺激加重，口干咽燥，头晕耳鸣，腰酸软，失眠多梦，溲黄便干，舌淡红，苔黄，脉细数。治以滋阴清热。处方：牛膝20克、生地15克、山茱萸10克、山药10克、泽泻10克、茯苓10克、女贞子9克、龟板15克、桑寄生15克，12剂而愈。随访5年未复发。（以上2条摘抄《中医杂志》2004年第5期，专题笔谈）

3. 川牛膝善治肾积水

我们自1994年以来，在临床上以川牛膝为主药重用，取其能走能补，活血祛瘀，强腰健肾，引药下行，且利水之功的特长，治疗38例肾积水，收效较好，现举例如下：

章某，男，42岁，干部，1999年8月8日诊。因双尿管结石引起双肾积水，肾功能减退，高血压，出现腰痛，水肿，头晕，乏力，做手术结石取出后3个月无明显效果，诊见双下肢呈指凹性水肿，颧红目赤，口臭甚，舌淡暗、尖红、边有瘀斑、苔白而滑，脉沉，血压180/110毫米汞柱，肾功能：BUN12mmol/L，Cr 195umol/L，尿蛋白（+++），B超示：左肾集合系统光点分离1.4厘米，右肾分离1.5厘米。诊断：双肾积水。证属肾虚血瘀，水湿内行，虚阳上扰。治以补肾化瘀，引火归原，利水祛湿。处方：川牛膝50克，郁金10克，丹参15克，益母草15克，茯苓30克，泽泻15克，猪苓10克，巴戟天15克，杜仲10克，桑寄生20克，肉桂10克，附子10克水煎服，每日1剂，分2次饭后服。服6剂后，病情减轻，查尿蛋白（++），血压150/95毫米汞柱。经过5剂，查尿蛋白（+），血压150/90毫米汞柱，又服30剂，诸症消失，复查BUN5mmol/L，Cr 145mol/L，血压130/85毫米汞柱，B超检查，双肾无积水。

4. 牛膝善治低血钾性周期麻痹

牛膝性味苦酸平，归肝肾经，有活血祛瘀，补肝肾强筋骨，引血下行，利尿通淋之功效。笔者以怀牛膝为主，组成方剂，用于治疗低血钾周期麻痹，取得满意疗效，举例如下。

陈某，男，38岁，1993年6月5日，初诊，近5年肢体瘫痪，常在睡眠中或在清晨醒来时，反复发作，近1年来日中也常发作，发作时间瘫痪呈对称性，逐步向上发，累及上肢，肢体瘫痪成对称性，症状数小时内达高峰，每次发作时开始数小时，逐年增长，现已1天左右，发作次数逐年增频，经西医诊断为"低血钾性周期性麻痹"，自发病以来一直有中西医治疗及长期服用氯化钾片防止。诊见患者舌稍红，苔白，脉细，肢体无畸形，血钾2.1mmol/L，证属肝肾亏虚。予以补肝肾，兼健脾胃。处方：怀牛膝15克，鸡血藤15克，龟甲20克（先煎），狗脊12克，党参15克，白术10克，山药10克，续断15克，杜仲10克，每日1次，水煎服，服20剂后症状明显改善，继原方随症加减，再服30剂，症状消失，血钾正常。

2年后访无复发。

3、4条摘抄自《中医杂志》2004年第3期（3）专题笔谈。

◎ 鸡血藤　　出《纲目拾遗》

【别名】血风藤、血藤等。

【基原】鸡血藤为豆科植物密花豆、白花油麻藤或香花岩豆藤等的藤茎。

【主产地】密花豆藤主产广东、广西、云南等地；白花油麻藤主产广西；香花岩豆藤主产江西、福建、云南、四川等地。

【采集·药材质量】秋冬二季采割，截成50厘米长小段，晒干。密花豆藤茎，呈扁圆柱形，稍弯曲，表面灰棕色，栓皮脱落后呈红褐色，断切面可见小形的髓，偏向一侧，木质部淡红色，导管呈孔洞状不规则排列，韧皮部有树枝状分泌物，呈红褐色或黑褐色，二者相同排列成偏心形半圆形环。以质坚实、条难折断、断面呈不整齐的裂片状、气微、味涩者佳。白花油麻藤呈扁圆柱形，稍弯曲，长度40厘米左右，表面灰棕色，栓皮脱落处见红棕色，有明显纵沟及血皮孔，断切面中央有偏心形小髓，木质部淡红棕色，韧皮部呈赤褐色，至黑棕色圆环。质坚实，折断时片裂状，气微味涩，有赤褐色层圈，并有渗出物者佳。香花岩豆藤呈圆柱形，表面灰褐色，有纵沟，断面皮部占半径的1/4，密布红棕色胶状小斑点，木质部黄色，导管呈细孔状。以质坚实、条均匀、外皮灰褐、内淡黄色、无层圈、味苦涩者佳。（见图240）

【主要成分】主含鸡血藤醇、铁质、菜油甾醇、豆甾醇及谷甾醇、刺芒柄花素、大豆素等。

【药理】1.密花豆藤煎剂对实验性贫血家兔有补血作用，研究表明能使红细胞、血小板增加，血红蛋白升高，可治疗放射引起的白细胞减少症，对治疗血友病有效。2.香花岩豆藤酊剂对大鼠实验性关节炎有明显抗炎作用。3.小剂量能增强子宫节律性收缩，较大剂量收缩更显著。4.酊剂有一定镇静和催眠作用。

【性味归经】苦、甘，温。归肝、肾经。

【功效】补血行血，调经，活络舒筋。

【歌诀】　鸡血藤药苦甘温　　活血通络又舒筋
　　　　　行血补血调经脉　　痹痛手足麻不仁

【应用】

1.用于月经不调，经行不畅，痛经及血虚经闭。本品苦温入肝肾经，既能活血又能补血，祛瘀生新，温通经脉，为妇科常用调经良药。

治月经不调，经行不畅，痛经及血虚经闭。鸡血藤与益母草、当归、川芎、白芍、熟地、香附、延胡索等同用。

治闭经。鸡血藤与当归、川芎、泽兰、香附、益母草、柏子仁水煎加红糖服。养血活血，行气化滞。（上海中医学院编《近代中医流派经验选集》妇科陈筱宝的学术理论临床经验介绍·香草汤）若瘀重腹痛拒按加牛膝、莪术、红花行血化瘀；下焦虚寒者加桂枝、小茴香等。

治月经过少。鸡血藤与熟地、山药、山茱萸、菟丝子、枸杞子、肉苁蓉、丹参、川牛膝水煎服。温肾助阳，活血通络。（现代《实用专病专方临床大全》第二集·益肾调经汤）

2.用于风湿痹痛，手足麻木，跌打损伤，肢体瘫痪等。本品苦温活血养血，活络舒筋，又为强壮性补血药，最适于气虚夹瘀之病症，腰膝酸痛，肢冷酸痛麻木不仁等。

治风湿腿臂疼痛。鸡血藤与当归、川芎、赤芍、天麻、海风藤、桑枝、忍冬藤、生地、枸杞、木瓜、甘草、藕节水煎服。养血活血，舒筋祛风。（现代《十万金方》痿痹类，第139方）

治跌打损伤，伤筋所致的瘀滞作痛，痹症等。鸡血藤与制狗脊、桑寄生、自然铜（煅）、红花、五加皮、伸筋草、络石藤、香附、泽兰共为细末制片服。舒筋通络，活血散瘀。（现代《常用中成药》舒筋活血片）

治面中风。鸡血藤与当归、川芎、赤芍、桃仁、红花、白芷、白附子、僵蚕、蜈蚣、全蝎、防风、生地等同用，活血祛风。

治中风后遗症，肢体瘫痪。鸡血藤与黄芪、当归、川芎、桃红、红花、赤芍、水蛭、地龙等同用。益气活血，通经活络。

治血不养筋，筋骨酸痛，手足麻木，月经量少。鸡血藤加水熬去渣浓缩加冰片制膏服。补血化瘀，舒筋通络。（现代《中药制剂手册》鸡血藤膏）

总之，鸡血藤是一味补血、活血、调经、活络舒筋良药，不热不寒，应用非常广泛，特别是近些年来用于妇科病、风湿病、重症肌无力、血友病、血小板减少、血管性头痛、脱发、便秘等。近年来对于癌症化疗后白细胞、血红蛋白、血小板减少有一定作用。

【炮制】鸡血藤　取原药材，洗净水浸，捞出淋水闷透，斜切厚片，晒干入药。

【用法】15~30克水服，中剂量30~60克，大剂量可用至150克，亦入丸散，药酒或熬膏服，外用适量。

【注意】量大可造成大便稀，注意配伍。

【临床报道】

1.鸡血藤治疗便秘

……家父早年临床诊病，常单用大剂量鸡血藤，治因阴血亏虚所致的肠燥便秘，临床收效颇佳。

刘××，女，28岁，产后8月余，大便干燥，排便不畅，3~4日一行。伴头晕眼花，手足发麻，腰膝酸痛，舌质淡，苔白，脉沉细。多次治疗，便秘只是一时取效，停药如故。遂给予鸡血藤100克，水煎取汁早晚分服。3剂后，大便趋于正常，每日一行。改为鸡血藤60克，水煎服，连服20剂，病症消失，大便通畅，随访半年未复发。

鸡血藤多汁温润，行血兼补。对便秘兼有筋骨麻木，风湿病痛及老人，妇女尤为适用。其无攻下药苦寒伤胃，养血通便药腻滞之弊。唯其用量大，以60克以上，方可收效。

2.鸡血藤治疗血管痉挛性头痛

鸡血藤，苦甘性温，入肝经，具有行血，补血，舒筋活络的功效。笔者多年来重用鸡血藤治疗血管痉挛性头痛，有镇静催眠、解痉、止痛及补血行血功效。

例如：张××，女，35岁，患头痛3年余，时轻时重，反复发作，每以米格来宁、氟桂嗪、正天丸等治疗效果不佳，此次就诊头痛剧烈，尤以双太阳穴及后枕部为重，同时伴有眼球胀痛，视物不清，恶心欲吐，多梦等症，舌苔紫暗，脉象弦涩。脑彩色超声检查提示：双侧大脑前、中、后动脉血流速峰值增高。诊断：血管痉挛性头痛。处方：鸡血藤30克，葛根18克，川芎10克，蔓荆子15克，细辛5克，白蒺藜15克，薄荷9克，菊花9克。服4剂后头痛明显减轻，伴随症状大有改善，原方加五味子15克，当归15克，炒枣仁18克服4剂，临床症状消失。（以上2条抄摘《中医杂志》2003年9月专题笔谈）

◎ 月季花　出《本草纲目》

【别名】四季花、月月红、月季、斗雪红等。

【基原】月季花为蔷薇科植物月季半开放的花蕾。

【主产地】全国大部分地区有栽培。以福建、安徽、河南、山东、湖北、湖南、四川较多。多栽培在农村庭院，村庄周围，路旁，城市花园，公园等地。

【采集·药材质量】夏秋采收半开放的花蕾，晾干。以紫红色，略呈圆球形，中央有黄色花蕊，花萼绿色，端裂有5片，下边大圆形花托，质脆易碎。以紫红色、半开放的花蕾、不散不碎、气清香、味淡微苦者佳。（见图241）

【主要成分】本品主含挥发油，成分与玫瑰油相似，另含萜醇类化合物、香草醇、橙花醇、丁香油酚。此外，还含有没食子酸、苦味酸等。

【药理】没食子酸有很强的抗真菌作用。临床上可用于肝脏郁滞之月经不调，痛经、闭经及胸胁、胀痛、隐性冠心病等。

【性味归经】甘、涩、微苦，平。归肝经。

【功效】活血调经，消肿，解郁。

【歌诀】　月季花甘涩苦平　　疏肝郁活血调经
　　　　　跌打损伤筋骨痛　　瘰疬痈疽肿外用

【应用】

1. 用于肝郁不舒，月经不调，痛经。本品色红入肝血，气清芳香，善疏肝解郁，活血调经，尤适用于肝气郁结而致的月经不调，经期拘挛性腹痛等。

治肝郁不舒，月经不调。月季花与柴胡、白芍、当归、川芎、郁金、香附、益母草等同用。

治月经不调。可单用鲜月季泡茶喝。

治疗痛经。月季花与香附、蒲黄、五灵脂、延胡索等同用。治疗经闭。月季花与牛膝、当归、川芎、桃仁、红花、䗪虫等同用。

2. 用于跌打损伤，瘰疬痈肿。本品入血分，活血化瘀，有消肿止痛之功效。

治跌打损伤，筋骨疼痛，脚踝肿痛。月季花鲜花捣如泥敷患处，亦可用月季花干品研末，酒冲服；也可以与当归、红花、桃红、乳香、没药等同用。

治痈疽肿毒瘰疬等可用本品鲜花捣敷患处。

【炮制】**月季花** 取原药材，拣去杂质残叶，花蒂即可入药。

【用法】3~8克水煎服，宜后下，不可久煎，亦可泡茶服，研末冲服，外用适量。

【注意】量大可致腹泻，孕妇慎用。

◎ 凌霄花 出《新修本草》

【别名】堕胎花、紫薇花、倒挂金钟等。

【基原】凌霄花为紫薇科植物凌霄刚开放干燥的花。

【生产地】全国各地均有分布，江苏、浙江等省较多，生长于山谷、溪边、树林下，攀援于树上或石壁上，公园、庭院多有栽培。

【采集·药材质量】6~8月择晴天采摘未完全开放的花朵，晒干或低温干燥。干燥的花多数皱折，或成长条形，约6~7厘米，花萼暗棕色，长2~5厘米左右，基部联合成管，上部5裂，裂片三角形，萼筒表面具凸起纵脉10条，花冠筒状，黄棕色，上端5裂，裂片半圆形，表面有棕红色细脉纹，并散有棕色斑点，质薄，内生二长二短弯曲的雄蕊，雌蕊及花盘1个。以朵大、完整、紫棕色、无梗蒂、微有香气、味微酸者佳。（见图242）

【主要成分】本品主含芹菜素、β-谷甾醇、辣红素、水杨酸、阿魏酸等。

【药理】1. 本品煎剂有抗菌作用，煎剂对福氏痢疾杆菌、伤寒杆菌有不同程度的抑制作用。2. 芹菜素对平滑肌有中度解痉作用，并有抗溃疡，β-谷甾醇有降血胆固醇。临床可用于血瘀、经闭、跌打损伤、癥瘕积聚、皮肤瘙痒、便血、崩漏等。

【性味归经】辛酸，微寒。归肝、心包经。

【功效】破血通经，凉血祛风。

【歌诀】　　凌霄花辛酸微寒　　破血通经癥瘕散
　　　　　　凉血祛风瘙痒疹　　跌打损伤风湿癣

【应用】

1. 用于血滞经闭，积聚，跌打损伤。本品入肝血，辛散行血，破血通经，破癥瘕积聚，血气刺痛，为治血中痛之要药。

治经闭不通，脐腹疼痛，一切血块。凌霄花与当归、莪术共为末，酒调服。（宋《鸡峰普济方》紫薇散）

治月经不行。凌霄花干燥为末，食前温酒服。（《徐氏胎产方》）

治腹部积聚，胁下癥块，按之坚硬不通。紫薇与鳖甲、乌扇、黄芩、柴胡、鼠妇、干姜、大黄、芍药、桂枝、葶苈子、石韦、厚朴、牡丹皮、瞿麦、半夏、人参、䗪虫、阿胶、蜂巢、赤硝、蜣螂、桃仁同用，先煮鳖甲令烂，余药研末，混合调匀，酒拌和剂丸。温开水兑酒冲服，活血消痞化积。（汉《金匮要略》鳖甲煎丸）

治跌打损伤瘀肿疼痛。凌霄花与当归、红花、桃仁、乳香、没药、䗪虫、三七等同用，散瘀消肿止痛。

2. 用于皮肤瘙痒，风疹，酒渣鼻等。本品甘酸微寒，微苦行血分，去血中伏火及血热生风搔痒等。

治周身瘙痒。凌霄花干燥为末，酒调服。（《医学正传》）

治皮肤湿痒。凌霄花与羊蹄根各等分，酌加枯矾研末抹患处。（《上海常用中草药》）

治酒渣鼻。凌霄花与栀子各等分为末。酒调服。（《百一选方》）

治皮肤瘙痒，血燥风热型。凌霄花与生地、赤芍、丹皮、蝉蜕、僵蚕、白蒺藜等凉血祛风药同用以增强疗效。

【炮制】凌霄花　取原药材，拣去杂质，除尽灰屑，即可入药。

【用法】3~10克水服，亦入丸散，外用适量。

【注意】凌霄花有破血通经堕胎之效，孕妇忌用。

◎ 王不留行　出《神农本草经》

【别名】不留行、金盏银台、麦兰子、留行子、奶米等。

【基原】王不留行为石竹科植物麦蓝菜的成熟种子。

【主产地】全国小麦产区多有产，以河南、河北、山东、安徽、辽宁较多。多生长于田地，耕地附近的丘陵，尤以麦田中最为普遍。

【采集·药材质量】四五月麦子成熟时采收，打下种子，除去杂质，外壳。近圆球形，直径2毫米，黑色有光泽，质亮坚硬，中红白色。以粒大均匀、饱满、色乌黑、光亮、干燥无杂、无气、味淡者佳。（见图243）

【主要成分】本品主含王不留行皂甙A、B、C、D四种，又含王不留行黄酮甙、生物碱、香豆类化合物单糖、含微量元素、氨基酸、类脂、脂肪酸等。

【药理】1. 本品具有抗早孕、抗着床，煎剂对离体子宫有兴奋作用，醇浸液作用比煎剂更强；并能促进乳汁分泌。2. 水提取汁或乙醚提取液，具有抗肿瘤作用，对艾氏腹水瘤、人体肺癌有一定抑制作用。临床上多用于治疗乳腺炎、子宫肌瘤、带状疱疹等。

【性味归经】微苦、甘，平。归肝、胃经。

【功效】活血通经下乳，消肿敛疮，利水通淋。

【歌诀】　王不留微苦甘平　　通利血脉痛闭经
　　　　　利尿治热血石淋　　乳汁缺少及乳痈

【应用】

1. 用于血瘀经闭及痛经。本品入血分，有活血通经之功效，可用于气血瘀滞，经闭不通，或经行不畅，小腹疼痛等。

治经闭不通。王不留行（炒）与大黄、当归、红花、桃仁、䗪虫、香附、川牛膝等同用，增强行血通经之效。

治血瘀所致的痛经，夹有血块。王不留行与当归、川芎、桃仁、红花、五灵脂、益母草、鸡血藤等同用。

2. 用于经前乳房胀痛，产后乳汁不下，乳痈，疔肿。本品入肝胃二经，乳房为肝胃二经循行部位，故有行脉通乳作用。俗有"穿山甲王不留，妇人服了乳长流"之语，可见其性走而不守，为治乳房疾病要药。

治月经前乳房胀痛，甚则不能触及。王不留行与当归、红花、白术、橘叶、陈皮共为粗末水煎服。活血化瘀，理气止痛。（现代《冉氏经验方》乳胀散）

治产后乳汁不下，或乳汁缺乏。王不留行（炒）与穿山甲（炮）、瞿麦、麦冬、龙骨各等分为末，热酒调下，并食猪蹄羹，也可作饮片煎服。活血下乳。（元《卫生宝鉴》涌泉散）

治产后乳汁不通或缺少。王不留行（炒）与穿山甲（炮）、当归、黄芪、白芷、全瓜蒌、漏芦、通草等水煎加酒服。益气养血，化瘀通乳。

治乳痈初起，红肿热痛。王不留行与赤芍、蒲公英、连翘、全瓜蒌、白芷、金银花、皂刺、当归等同用。清热解毒，消痈散结。

治疗疔肿初起。王不留行与蟾酥共为细末制丸酒下，汗出即愈。（《濒湖集简方》）

3. 用于小便淋涩不通。本品性平，味苦少降，入肝司小水，性急下行为治诸淋之要药。

治血淋不止。王不留行（炒）与当归、续断、白芍、丹参水煎服。（《东轩产科方》）

治诸淋及小便常不利，阴中痛，日小便十数次，此即劳损虚热所致。王不留行（炒）与石韦、瞿麦、滑石、冬葵子捣为散服。（《外台秘要》）

治石淋，热淋，小便频数，淋沥涩痛，尿中夹有石等。王不留行与石韦、冬葵子、滑石、瞿麦、木通、白术、当归、白芍、炙甘草水煎服。清热利尿，排石通淋。（《古今医验方》石韦散）

【炮制】王不留行　取原药材，去杂质，洗净晾干入药。

炒王不留行　取王不留行入锅，文火加热，炒至大部爆裂成白花，出锅放凉入药。

【用法】5~10克水煎服，研末冲服或入丸散，外用适量。本品多用于消痈肿，多用于乳痈及肿毒；炒后气寒稍减，走散力较强，长于活血通经，下乳，利水通淋。

【注意】王不留行活血通经，孕妇忌内服。

【临床报道】治疗带状疱疹　将王不留行用文火炒黄少数开花，研过筛，取细末，如患疹处末破，用麻油将药末调成糊状外涂；如疱疹已溃破，可将药粉撒布溃烂处。每日2~3次。治疗14例，一般用药后10~20分钟即可止痛。2~5天痊愈。局部为未见不良反应。（摘抄自《中药大辞典》王不留行）

第三节　活血疗伤药

凡是能够治疗跌打损伤，瘀肿疼痛，骨折损伤，金疮出血等疾病的药物，统称活血疗伤药。但也用于一般瘀血肿痛的。

◎ 䗪虫 出《神农本草经》

【别名】地鳖、土鳖、地乌龟、簸箕虫、土元等。

【基原】䗪虫为鳖蠊科昆虫地鳖或冀地鳖雌虫的干燥全体。

【主产地】全国大部地区有产，以江苏、浙江、安徽、河北、河南、湖北、湖南较多。以江苏产品最优。多栖息于地下、沙土间、粮仓底下、油坊阴湿处、灶角、墙角等地。

【采集·药材质量】夏季捕捉野生的，饲养的全年可采。捕捉后沸水烫死，晒干。以江苏产苏土元干燥雌虫最好，呈扁圆形，长2~3厘米，宽1~2厘米，头尖中宽后稍宽而圆，背部紫黑，呈甲壳状，肢部深棕色，背部九个节排列覆盖而成，头部触角一对，胸部足3对，上具细毛，质松脆，易碎，内有灰黑色物质，气略臭。以江苏产个大小均匀、体轻、完整、油润光泽、腹无泥沙、无蛀、无腐味微咸者佳。（见图244）

金边土鳖又名金边地鳖虫，为昆虫赤边水䗪的干燥雌虫体。呈长圆形而扁，长3~3.5厘米，宽1.5~2厘米。背部呈棕色，有光泽，呈甲壳状，有10个横节，第1节较宽，边缘有黄色狭边，以下9节边缘为红棕色，每节均有锯齿，第2~3节的两侧，各有1对特异的翅状物，肢部红棕色，有光泽，余与上同。

【主要成分】本品含17种氨基酸，其中7种是人体须有的氨基酸，氨基酸总量占䗪虫的4%。挥发油、蛋白质、有机酸、酚类、糖类、香豆素、萜内酯、脂肪油、少量钠等。

【药理】1.本品提取液及水提醇液，分别由抗血栓形成和溶解血栓的作用。提取物可抑制血小板聚集粘附率，减少聚集数。总生物碱可提高心肌和脑对缺血的耐受力，并减低脑组织耗氧量。2.水煎液具有调脂作用，能延缓动脉粥样硬化的形成。3.提取物可抑制D-半乳糖所致的肝损害而保肝作用。

【性味归经】咸、寒，有小毒。归肝经。

【功效】破血逐瘀，续筋接骨。

【歌诀】　　土元咸寒有小毒　　破血通经瘀阻逐
　　　　　　产后瘀滞癥瘕疾　　跌打损伤续筋骨

【应用】

1.用于跌打损伤，脑外伤，瘀肿疼痛。本品入肝活血逐瘀，治跌打损伤，强筋骨有奇效，为伤骨第一要药。

治折伤，接骨。䗪虫为末服。（《医方摘要》）

治折伤，接骨。䗪虫与自然铜（火醋淬七次）共为末，温酒下，病在上，食前服，病在下，食后服。（《袖珍方》）

治骨骼与关节损伤，瘀肿疼痛。䗪虫与制马前子、乳香、没药、自然铜（煅）、干姜、麻黄、制香附、红花、蒲黄、赤芍、桃仁、泽兰、五灵脂共为细末，制丸服。消瘀退肿。（现代《常用中成药》治伤消瘀丸）

治跌打损伤，伤处青紫红肿，疼痛不止，以及闪腰岔气疼痛等。䗪虫与当归、川芎、乳香（制）、没药（制）、血竭、麻黄、自然铜（煅淬）、制马前子、麝香共为细末，炼

蜜为丸。黄酒或温开水送服。散瘀消肿止痛。（现代《中药制剂手册》跌打丸）

治跌打损伤，脏腹蓄瘀，脑震荡，筋断骨折，窍闭神昏。地鳖虫与当归、桃仁、血竭、几茶、乳香、没药、红花、自然铜、大黄、朱砂、骨碎补、麝香共为细末，黄明胶烊化为丸，朱砂为衣。温开水送服。活血理伤，祛瘀止痛。（清《伤科补要》夺命丹）

治脑震荡，或脑挫伤，头痛，头晕，恶心，呕吐等。䗪虫与当归、川芎、丹参、泽兰、柴胡、细辛、半夏、黄连、薄荷水煎服。祛瘀止痛，和胃止呕。（现代《中医伤科学讲义》柴胡细辛汤）

2. 用于血瘀经闭，产后瘀阻腹痛，癥瘕痞块等。本品咸入血分，破瘀散结，软坚消积，为消癥要药。

治产后瘀滞腹痛，或瘀血阻滞月经不通。䗪虫与大黄、桃红为末，炼蜜为丸服。祛瘀活血，泻下通经。（汉《金匮要略》下瘀血汤）

治腹部癥积，按之坚硬不痛，如疟疾日久不愈，胁下痞块，成为疟母，以及各种癥瘕积聚之积。䗪虫与鳖甲、乌扇、黄芩、柴胡、鼠妇、干姜、大黄、芍药、桂枝、厚朴、瞿麦、葶苈子、石韦、牡丹皮、紫薇、半夏、人参、阿胶、蜂巢、赤硝、蜣螂、桃仁同用，先煮鳖甲令烂，余药研末合并拌匀，清酒和制丸，温开水加酒服。活血消痞化积。（汉《金匮要略》鳖甲煎丸）

治瘀血内结，五劳虚极，瘀结成块，妇女闭经，肌肤甲错，两目暗黑，潮热消瘦，面色萎黄，舌有瘀斑等。䗪虫与大黄（蒸）、桃仁、虻虫、水蛭、芍药、干地黄、杏仁、黄芩、干漆、蛴螬、甘草共为细末，炼蜜为丸，温开水送服。破血消癥，祛瘀通经。（汉《金匮要略》大黄䗪虫丸）

此外，近年来有人用䗪虫治疗子宫外孕及子宫肌瘤等；䗪虫与大黄、桃仁水加蜂蜜、黄酒服可治疯狗咬伤。

【炮制】䗪虫　取原药材，除去杂质灰屑，即可入药。

酒䗪虫　取净䗪虫，用黄酒拌匀，入锅文火炒至干燥，取出放凉入药。（一般䗪虫100克，用黄酒15克）

【用法】3~10克水煎服。研末冲服1~5克，多用黄酒冲服，外用适量。酒炒后减少不良气味，质变酥脆，有效成分析出，便于粉碎加工。

【注意】孕妇忌内服。

【临床报道】

1. 治急性腰扭伤：䗪虫为末1.5克，用红花酒或白酒25克~50克送服，日1次，每次用量不宜超过1.5克，一般3~5次愈。（摘抄自《有毒中草药大辞典》䗪虫）

2. 刘渡舟教授认为：䗪虫寒入肝血，破血通瘀生新，配合茜草治疗慢性肝炎、肝硬化有效。（摘抄自《当代名医临证精华》肝炎肝硬化专辑）

◎ 马前子 出《本草纲目》

【别名】番木鳖、马前、牛眼、大方八、苦实等。

【基原】马前子为马前科植物马前的成熟种子。

【主产地】国内主产云南、广东、海南；进口马前子主产印度、越南、缅甸、泰国等地。

【采集·药材质量】冬季果实成熟时采收，除果肉，取出种子，晒干。干燥成熟的种子呈扁圆形，如纽扣状，有的略弯曲，边缘隆起，常一面凹陷，另一面凸起，直径约1~3厘米，厚3~6毫米，表面灰棕色，密生银灰色茸毛，质坚硬，不易折断，破碎，破开后种仁淡黄色，角质状，稍透明。纵切面可见心形的子叶，味极苦。以个大均匀、饱满、肉厚、质坚实、味极苦者佳。（见图245）

【主要成分】本品主含吲哚类生物碱，其中番木鳖碱为主要活性成分，其次为马前子碱，多种微量元素，尚含多种微量生物碱，如 α- 及 β- 可鲁勃林、伪番木鳖碱、伪马前子碱、依卡精、脂肪油、蛋白质等。

【药理】1. 本品对整个中枢神经系统都有兴奋作用能兴奋延髓的呼吸中枢及血管运动中枢，并提高大脑皮质的感觉中枢机能，能引起强直性惊厥。马前子碱有箭毒样肌肉松弛作用，对感觉末梢神经有麻痹作用，还有明显镇痛镇静作用。2. 有较强的镇咳作用，强度超过可得因。3. 对某些真菌有抑菌作用。

【性味归经】苦、寒，极毒。归肝，脾经。

【功效】通络止痛，消肿散结，强筋壮骨。

【歌诀】　马前子极毒苦寒　风湿麻痹及瘫痪
　　　　　痈疽肿毒跌打损　通络止痛效不凡

【应用】

1. 用于风湿痹痛，麻木瘫痪。本品有通络止痛功效。清代名医张锡纯说："马前子开通经络，透过关节之力远胜于它药。"

治全身关节拘挛，疼痛或麻木。制马前子与地龙共为细末，制丸服。通络止痛。（清《医林改错》龙马自来丹）

治痿废，偏枯，麻木。马前子（法制）与人参、白术、当归、乳香、没药、蜈蚣、山甲珠共为细末，制丸服。益气养血，开通经络，通达关节。（近代《医学衷中参西录》振颓丸）

治顽固性麻痹。马前子（制）、南星（制）、僵蚕、独活、川乌、当归、乌蛇、桑寄生、川芎、川牛膝、伸筋草、白附子、蜈蚣、全虫同用。生马前子与绿豆一把，砂子共炒，绿豆爆花，马前子即炒好，速剥其皮，上药共为细末，每服1.5克~2.5克，黄酒送服，服后静30分钟，体弱者每日服2次，早晚服，体强者每日服3次，每次可服2.5克，逐渐加量，但不宜超过2.5克。活血搜风，通络定痛。（现代《实用专病专方临床大全》马前子散）注意服药期间忌生冷油腻腥辣。

2. 用于跌打损伤，瘀肿疼痛。本品苦寒，散结消肿定痛，有续筋接骨之功效。

治骨骼关节损伤，瘀肿作痛。马前子（炒炙）与䗪虫、乳香、没药、桃仁、红花、蒲黄、自然铜（煅飞）、麻黄、干姜、赤芍药、泽兰、制香附、五灵脂共为细末，制丸服。活血化瘀，消肿止痛。（现代《常用中成药》治伤消瘀丸）

治跌打损伤，伤处青紫红肿，疼痛不止及闪腰岔气疼痛。马前子（制）与当归、川芎、䗪虫、乳香（制）、没药（制）、血竭、麻黄、自然铜（煅飞）、麝香共为细末，炼蜜为丸，黄酒或温酒送服。散瘀消肿止痛。（现代《中药制剂手册》跌打丸）

治跌打损伤，骨折瘀肿疼痛。马前子（制）与延胡索干浸膏、红花、大黄、丁香共为粉制片，温开水送服。祛瘀消肿，活血止痛。（现代《常用中成药》伤科七味片）

治跌打损伤，瘀肿作痛。马前子（油炸去毛）与苏木粉、自然铜（煅飞）、乳香、没药、血竭、丁香、红花、麝香共为末。黄酒或童便冲服。接骨散瘀，消肿止痛。（清《医宗金鉴》八厘散）

治跌打损伤，筋骨受损，红肿作痛。马前子（制）与乳香、没药、麻黄各等分为末，冲服9分，或以烧酒调糊外敷患处。消肿止痛，续筋接骨。（《急救应验方》）

治骨折。制马前子与枳壳为末服。（《全展选编·外科》）

治伤筋骨折。制马前子与紫荆皮、五加皮、桑白皮、乳香、土元、红花、干螃蟹、儿茶共为细末，陈醋荞麦面调敷患处。续筋接骨。（现代《正骨经验荟萃》接骨丹）

3.用于痈疽疮疡肿毒。本品苦寒。《中药志》："散血热，消肿毒，治恶疮。"

治缠喉风肿。番木鳖、青木香、山豆根各等分为末吹喉。（《医方摘要》）

治痈疽初起，跌打损伤，风痹疼痛。马前子（研粉）与山芝麻（去皮，酒炒）、制乳香、山甲珠共为细末，酒送下。消肿散结定痛。（《救生苦海》马前散）

治疮疡，痈疽，瘰疬。马前子与红花、黄柏、当归、白芷、生地、乳香、没药、赤芍、蓖麻子仁、蛇蜕、蝉蜕、全蝎、蜈蚣、血余用麻油熬，黄丹收膏外贴。消肿散结。（《现代中国膏药》红花膏）

【炮制】**马前子** 取原药材，除去杂质尘屑，即可入药

炒马前子 取马前子入锅加入一把绿豆，与砂子共炒，中火加热，炒至绿豆开花，马前子棕褐色，两面鼓起，速取出刮去外皮，放凉入药。

油炸马前子 将麻油适量入锅，文火加热，再投入马前子，炸之黄褐色时，立即取出，剥去外皮入药。

绿豆制马前子 取马前子若干入锅煮，加适量绿豆，当绿豆煮至开花，捞出马前子入凉水盆，一边剥去外皮，一边切片，再晒干，用时再炒至黄色。

【用法】2~3克（炮制后）水煎服，宜打碎入煎。制后（油炸时剥掉外皮），绿豆水煮多入丸散，日服0.3~0.6克。制马前子毒性降低，易用于风湿痹病，跌打损伤，骨折瘀肿痛，麻木瘫痪。生马前子极毒，一般不作内服，仅供外用，常用于局部红肿，面瘫等。

【注意】制马前子不宜与麝香同时内服，因麝香有兴奋中枢神经作用，可增加马前子急性中毒。延胡索也能增加马前子的毒性，过量可引起肢体震颤，惊厥，强直，呼吸困难，

甚至昏迷。

【中毒救治】中毒原因多因炮制不当或用量过大。中毒一般在用药后15~30分钟，表现症状为吞咽困难、烦躁、牙关紧闭、角弓反张、面部痉挛、严重呼吸困难、心率加快、不齐，甚至死亡。

1. 如轻微抽动震颤，药减量或停药，喝口凉开水即解。
2. 甘草100克，绿豆100克水服，日1剂，连服2~4天。
3. 芝麻油20克，白糖适量，共调匀服。
4. 如有中毒性惊厥，蜈蚣3条，全蝎3克共研末，温开水冲服。
5. 再严重立即转院，并讲明中毒原因，时间及抢救措施。

【临床报道】

1. 马前子丸

【组成】马前子300克，炙麻黄、制川乌、制草乌、炒川牛膝、炒苍术、制乳香、制没药、炒僵蚕、炒全蝎、炙甘草各35克。

【主治】腰臂部及下肢疼痛，甚至行走困难，活动受限，疼痛沿坐骨神经方向，向下放射。

【用法】将马前子入锅加水300毫升，入绿豆少许同煮，待绿豆开花，取马前子放入凉水中，去皮切片，晾干，用时炒至棕黄色，取出与它药共为细末，过80目细筛，入胶囊（每粒约0.25克），每晚睡前服1次，成人4~6粒，重者可服10粒。服用剂量一般以服后半小时至1小时肢体出现不自主抽动为宜，能饮酒者，白酒1盅为引，不能饮酒者，以黄酒1盅为引。

【疗效】33例患者中经本方治疗，痊愈24例，显效7例，2例无效，总有效率达93.9%。

【注意】服药后，一般不要独自下床活动，大小便要有人搀扶，否则有跌伤危险。

服药期间忌猪肉、南瓜，并注意避风，孕妇忌服。15天为1疗程，第1疗程结束，疼痛减轻，可休息5~7天再服。疼痛不减，说明不对症，不可再服。见《马前子丸治疗坐骨神经痛33例临床观察》，《江苏中医杂志》1989，7（1）:18。

2. 治疗椎间盘突出 将马前子6000克，乳香、没药各7200克，按传统方法炮制，与土鳖虫、川牛膝、甘草、麻黄、全虫、苍术各7200克共为细末，分装胶囊中，每粒0.25克，每晚睡前服1次，用30~60毫升黄酒加适量温开水送服。以5粒开始，每晚增加1粒，至服药后出现腰痛加重，或腰背肌有紧麻感反应时不再增加，最多不宜超过10粒。服药后不宜多饮水，治疗40例腰椎间盘突出症，临床痊愈24例，显效10例，好转4例，无效2例，总有效率达95%。作者并发现有治疗反应疗效较好，该科为进一步探讨治疗过程中所出现的反应与疗效的关系，前瞻性观察了180腰椎间盘突发症，将每次用药剂量减少到4~8粒，其中用药时间最短2周，最长3个月。临床痊愈99例，显效52例，有效26例，无效3例，总有效率为98%，服药期间，有102例出现腰腿痛加重，及腰背肌僵凝，或偶有腰腿部肌肉轻微颤动，（两周左右自行消失）。称之为治疗反应，有治疗反应与无治疗反应的痊愈比较 $p<0.1$，差别有非常显著的意义。说明治疗反应确有益于腰椎间盘突出症后恢复。证实了报道提出观点。

3. 治疗骨折 制马前子1分，枳壳2分共研粉，每服2克，1日3次，极量1日8克，儿童酌情，观察100例各型骨折，一般肿痛在一周内消退，骨痂在10~15天内开始形成。（2、3条摘抄于《有毒中草药大词典》马前子）

4. 王俊民 马前子治痿证

痿证，相当于现代医学的重症肌无力，可在四肢及眼睑部位出现，马前子过量或多服可致四肢抽搐强直，牙关紧闭，直视，适与肌肉松弛相反，因此，利用马前子的上述药性可治跌打损伤重症肌无力，由于此药带毒性，须经炮制，且用量宜慎。量过少，无济于事，量过大，又易致中毒。据王氏临床体会，须在医生指导下使用此药。一般患者每日服3次，每次服0.3克，似较恰当。

5. 赵锡武 加味金刚丸治疗重症肌无力

加味金刚丸是已故名老中医赵锡武经验方，其组成制法如下：川草薢30克，川牛膝30克，木瓜30克，当归60克，菟丝子45克，全蝎30克，肉苁蓉30克，乌贼骨30克，仙灵脾30克，炙乌梢蛇30克，川断30克，地龙60克，炙黄芪30克，上药共为细面，每420克药面中加制马前子面30克，拌匀炼蜜为丸，每丸重3克，一般3~7岁每次服1丸，1日服2次，温开水送服。3岁以内酌减，7岁以上每日加服1丸，临床效果颇佳。（4、5条摘抄自《名中医治病绝招续编》）

◎ 自然铜 出《雷公炮论》

【别名】石髓铅、方块铜等。

【基原】自然铜为天然黄铁矿的矿石。

【主产地】四川、云南、广东、湖南等省。多分布沉积岩，沉积矿石和煤层中。

【采集·药材质量】全年可采，在矿区拣取，除去杂质晒干。呈大小不一的六方体，有棱，呈淡黄色，具金属光泽，似黄铜块。质坚硬，但易打碎，断面光亮黄白色。以黄亮、质重、表面平而光滑、断面白亮有金属光泽、无臭、无味者为正品。（见图246）

【主要成分】本品主含二硫化铁（FeS_2），其次含铜、镍、砷、锑等杂质。

【药理】本品有促进骨折愈合的作用，表现为骨痂生长快，量多且较成熟。

【性味归经】辛，平。归肝、肾经。

【功效】散瘀止痛，接骨续筋。

【歌诀】　黄铁矿石自然铜　辛平归入肝肾经
　　　　　散瘀止痛续筋骨　疮疡烫伤亦消瘿

【应用】

1. 用于跌打损伤，骨折筋伤瘀肿疼痛。本品入肝肾，辛散活血散瘀，消肿止痛，为续筋接骨要药也。

治跌打损伤。自然铜（煅透，醋淬反复七次）与乳香、没药、当归、羌活各等分为散，酒调服，骨伤以骨碎补浸酒捣绞取汁冲服。（清《张氏医通》自然铜散）

治跌打损伤，筋断骨折，窍闭神昏。自然铜（煅飞）与当归、桃仁、红花、乳香、血竭、朱砂、没药、䗪虫、儿茶、大黄、骨碎补、麝香共为细末，黄明胶烊化和为丸，朱砂为衣，温开水送服。活血理筋，祛瘀止痛。（清《伤科补要》夺命丹）

治骨骼与关节损伤，瘀肿疼痛等。自然铜（煅飞）与马前子（粉）、地鳖虫（粉）、蒲黄、乳香（制）、没药（制）、干姜、麻黄、制香附、红花、桃仁、赤芍药、泽兰、五灵脂共为细末，制丸温开水送服。消瘀退肿。（现代《常用中成药》治伤消瘀丸）

治跌打损伤，伤处青紫肿痛不止，以及闪腰岔气疼痛。自然铜（醋，煅）、当归、川芎、䗪虫、血竭、乳香（醋）、没药（醋）、麻黄、马前子（粉）、麝香共为细末，炼蜜为丸，黄酒或温开水送服。散瘀消肿止痛。（现代《中药制剂手册》跌打丸）

治闪腰岔气。自然铜（煅飞）与䗪虫各等分研末冲服。（《山西中草药》）

2.用于瘰疬疮疡，烫伤。本品辛散瘀滞，破积聚之气而消瘰，收湿之力而敛疮。

治项下瘿气。自然铜贮瓮中加水，逐日饮瓮中水，其瘿自消。（《仁斋直指方》）

治一切恶疮及火烧烫伤。自然铜与密陀僧（煅）研与甘草，黄柏研细，水调敷或干撒。（宋《圣济总录》自然铜散）

【炮制】**自然铜** 取原药材，除去杂质，洗净干燥，砸成小块入药。

煅自然铜 取打碎自然铜小块，置耐火容器内，武火煅至红透，立即投入醋中淬之，待冷后再煅再淬，反复操作七次为好。本品已酥脆，取出放凉入药。（一般自然铜100克，用食醋30~50克）

【用法】3~5克水煎服，宜粉碎入煎。或水飞冲服1~3克，经煅淬醋后，易粉碎，利于有效成分易析出，可增加祛瘀止痛功效，多用于跌扑骨折筋伤瘀肿疼痛，关节肿痛，余病则用自然铜。

◎ 苏木　出《医学启源》

【别名】苏方木、赤木、红柴、红苏木、棕木等。

【基原】苏木为豆科植物苏木的干燥心材。

【主产地】广东、广西、云南、贵州、台湾等省区，多生于阳光充足，高温湿润的山坡，路旁，村庄周围。

【采集·药材质量】全年可采，除去外皮及边材，取心材晒干。干燥心材表面暗棕色或黄褐色，多呈圆锥形，可见红黄色相间的纵走条纹，横断面有显著的年轮，中央可见黄白色的髓，并有点状闪光结晶体。质致密，质坚硬而重，木屑投入热水中，水染成鲜艳桃红色，加醋变为黄色再加碱又变成红色。以粗大、坚实、质重、红黄色、无臭、味甘微涩者佳。（见图247）

【主要成分】本品主含挥发油、巴西苏木素、苏木酚、鞣质等。

【药理】1. 苏木煎剂可使离体蛙心收缩力增强，对小鼠、兔有催眠甚至麻痹作用。2. 煎剂和浸剂在体外对黄色葡萄球菌、肺炎双球菌、溶血性链球菌，及白喉，痢疾，伤寒，百日咳杆菌等有抑制作用。此外，还有抗癌作用。

【性味归经】甘、咸、辛，平。归心，肝经。

【功效】活血通经，消肿止痛，疗伤。

【歌诀】 苏木药甘咸辛平　活血疗伤治肿痛
　　　　产后瘀滞痛经闭　心腹瘀阻疮毒痛

【应用】

1. 用于跌打损伤，瘀肿疼痛。本品咸辛入肝血，活血祛瘀，消肿止痛，可用于跌打损伤。

治骨折初起，局部肿胀疼痛。苏木与当归、川芎、赤芍、桃仁、自然铜（煅飞）、制乳香、地鳖虫、络石藤、陈皮、枳壳、山楂水煎服。活血化瘀，消肿止痛。（现代《实用专病专方临床大全》活血止痛汤）

治跌打损伤，瘀肿作痛，苏木粉与马前子（油炸，去皮）、自然铜（煅飞）、乳香、没药、血竭、丁香、红花、麝香共为细末，黄酒或童便冲服。接骨散瘀，消肿止痛。（清《医宗金鉴》八厘散）

治跌打损伤，或高处坠下，以致瘀血流入肺腑，昏沉不醒，大小便秘。苏木与当归、红花、陈皮、枳壳、厚朴、木通、大黄水煎入芒硝服。活血化瘀，行滞通便。（明《外科正宗》大成汤）

2. 用于经闭，痛经，产后瘀滞腹痛。本品功效类红花，少用活血，多则破血，凡血滞不行，一切凝滞留结之血，妇人产后瘀滞尤为适用。

治月经不通，痛经，产后瘀滞腹痛。苏木与当归、桃仁、红花、香附、鸡血藤、川牛膝同用。通经止痛。（《四川中药志》）

治痛经，赶前错后，经水不调，腰腹作痛，手足发凉，以及不能受孕。苏木与当归、川芎、红花、陈皮、香附、乳香、没药、五灵脂、炮姜、元肉、益智仁、青皮、柏子仁、薄荷、路路通水煎入黄酒下。活血化瘀，调经止痛，（现代《重订十万金方》调经类·84方）

治产后血晕，胸闷，气喘急欲死。苏木与荷叶、芍药、肉桂、鳖甲（醋炙）水加藕汁服。（宋《圣济总录》苏枋饮）

治妇人受寒，月事不来，恶血积结，坚硬如石。苏木与当归、红花、三棱、莪术、木香、肉桂、熟地、贯众、血竭共为末，热酒调下。活血化瘀通经。（元《卫生宝鉴》活血通经汤）

3. 用于外科痈疽疮毒。本品色红如血，化瘀散滞，有消肿止痛排脓作用。

治臀痈初起，红赤肿痛，坠重如石，大便秘涩。苏木与当归、川芎、赤芍、防风、红花、天花粉、连翘、皂刺、黄芩、枳壳、大黄水煎服。活血化瘀，清热解毒。（明《外科正宗》活血散瘀汤）

治湿烂型脚癣，见趾间趾背红肿，糜烂，出液伴瘙痒作痛。苏木与蒲公英、防风、防己、

花椒、黄芩、白矾水浸泡。清热燥湿，消肿止痛。（现代《实用专病专方临床大全》苏木公英汤）

【炮制】苏木　取原药材，锯成3厘米长段，再劈成薄片入药。

【用法】3~10克水煎服，或研末入丸散，外用适量。

【注意】本品破血，孕妇忌服。

◎ 骨碎补　出《本草拾遗》

【别名】猴姜、毛姜、过山龙、碎补等。

【基原】骨碎补为水龙骨科植物槲蕨中华槲蕨的根茎。

【主产地】浙江、福建、江西、湖北、湖南、广东、广西、四川、云南、贵州等省区。多附生于树上山林，石壁，墙上。

【采集·药材质量】冬春采挖，除去茎叶，晒干或蒸透晒干，再火燎茸毛，槲蕨及中华槲蕨，石莲姜槲蕨的干燥根茎呈扁平形长条状，多有分枝，表面淡棕色或暗棕色，有黄棕色茸毛，质硬脆，易折断，断面略平坦，红棕色。以粗壮扁平、质硬易折断、体轻、无气、味甘涩者佳。（见图248）

【主要成分】本品主含柚皮甙、橙皮甙、骨碎补双氢黄酮、骨碎补酸、淀粉、葡萄糖等。

【药理】1.骨碎补可预防高脂饲料所致的家兔血清胆固醇，甘油三脂增高，并防止动脉粥样硬化斑块形成。2.能促进骨钙吸收，并提高血钙血磷水平，从而有利于骨折的愈合。有利于骨钙化骨质的形成，能改善软骨细胞功能，推迟细胞退行性变的作用。3.骨碎补双氢黄酮甙有明显镇静、镇痛作用。临床上可用于治疗肾虚牙痛。

【性味归经】甘、苦、涩，温。归肝，肾经。

【功效】补肾强骨，活血疗伤。

【歌诀】　骨碎补甘苦涩温　　跌打闪挫伤骨筋
　　　　　腰痛耳鸣牙痛泻　　斑秃外搽用酒浸

【应用】

1.用于肾虚腰疼腿弱，耳鸣，耳聋，牙痛，久泻等。本品甘温入肝肾，有温补肾阳，益虚损，强骨续筋之功效。

治腰腿疼痛不止。骨碎补与肉桂、牛膝、槟榔、安息香（入核桃仁捣碎）共为细末，炼蜜入安息香，和捣百余杵，制为丸，食前温酒送服。（《圣惠方》）

治肾虚耳鸣耳聋，牙齿浮动，疼痛难忍，骨碎补与熟地、山茱萸、茯苓、泽泻（盐水炒）、牡丹皮（酒制）共为细末，炼蜜为丸，白汤下。（《本草汇言》）

治肾虚久泻。用骨碎补研末，入猪肾中煨熟食肉。《本草纲目》也可以与煨肉豆蔻、五味子、补骨脂等同用，温补肾以治泻。

2.用于跌打闪挫，损伤筋骨，瘀肿疼痛。本品入肝，破血止血，治伤折而不留滞，以其能补骨碎而称其名。为伤科要药。

治跌打损伤。骨碎补与生姜同捣敷损处。（《百一选方》）

治金疮，伤筋断骨，疼痛不可忍。骨碎补与自然铜（煅飞）、虎胫骨（酥）、龟板（酥）、没药共为细末，用核桃仁嚼烂，温酒冲服。疗伤接骨止痛。（宋《太平圣惠方》骨碎补散）

治扭伤，挫伤，关节痹痛。骨碎补与三七、雪上一枝蒿、红花、冰片、制草乌、赤芍、接骨木共为末制片服。活血祛瘀，止痛止血。（现代《常用中成药》三七伤药片）

治跌打损伤，肺腑蓄瘀，筋断骨折，窍闭神昏。骨碎补与当归、桃仁、红花、乳香、没药、血竭、儿茶、䗪虫、自然铜（煅飞）、大黄、朱砂、麝香共为细末，黄明胶烊化调匀制，朱砂为衣，温开水送服。活血理伤，祛瘀止痛。（清《伤科补要》夺命丹）

治骨折。骨碎补与当归、乳香、没药、血竭、儿茶、自然铜、半两钱（煅，醋淬九次）共为细粉，黄酒为引送服，一般七天愈。（现代《重订十万金方》骨病类·17方）

【炮制】骨碎补　取原药材，拣去杂质，洗净闷透，切片，晒干入药。

砂炒骨碎补　将砂入锅，武火加热，当砂炒至灵活时，投入骨碎补，变成中火，不断翻动，炒至鼓起，取出筛去砂，放凉入药。

【用法】10~15克水煎服，亦入丸散，外用适量。砂炒骨碎补，质地松脆，易于除去鳞片，便于制剂，有效成分易煎出，以补肾强筋，疗伤止痛为主，多用于肾虚腰痛，久泻跌打损伤，骨折疼痛。余病症用骨碎补。

【注意】阴虚内热者不宜服。

【临床报道】

1. 防止链霉素毒性及过敏反应　取骨碎补干片5钱，水煎分2次服，每日1剂，视需要可长期服用。对已知有链霉素毒性反应者，用链霉素同时用本药，可防其毒性反应。既经有链霉素过敏的患者再次使用时，除以小剂量开始外，并加服本药脱敏。对使用链霉素过程中已出现毒性或过敏反应者，则用本剂治疗。临床观察21例（过敏反应2例，毒性反应19例）服药后除2例无效外，其余均于第二天反应症状减轻，大部分于第3~4天反应症状消失。服骨碎补后链霉素反应再次出现，再用骨碎补剂仍有效果。据观察。本药对反应中的头痛，头晕，口唇及舌尖麻木等症状疗效最好。对耳鸣，耳聋的控制也有一定效果。提示其主要作用，在于解除链霉素对第八对脑神经和三叉神经下颌支的毒性作用。

2. 治疗鸡眼　取骨碎补3钱，碾成粗末，放入95%酒精100毫升中浸泡3日备用。同时先将足部鸡眼或疣子用温水浸泡柔软，再用小刀消去外层厚皮；然后涂擦骨碎补酒精浸液，2小时1次。连续4~6次，每日至10次。擦后稍有痛感，几分钟可消失。治疗鸡眼6例，均在10~15天内痊愈。疣子2例，均在3日内脱落而愈。（以上2条摘抄自《中药大辞典》骨碎补）

3. 骨碎补善治老年痴呆

老年痴呆中医学认为多为肾气虚衰，致髓海不足，脑髓空虚而使脑组织萎缩，功能减退，而致痴呆，故治疗上补肾填精益髓是治疗根本。但肾虚易致气虚，气虚不能载血运行常致血瘀，使脑络瘀滞，清窍失养是其基本病机，故治疗上补肾的同时，要注意活血化瘀，以流通血脉，宜采取补肾祛瘀标本兼治法。骨碎补性温，味苦，补肾活血之功，笔者以此为主药治疗多例老年痴呆症，取得了较好疗效。……西医诊断：脑血管性痴呆，脑萎缩。中医辨证：肾气虚弱，脑络瘀阻，髓海空虚。治宜补肾温阳，活血通络，予骨碎补60克，水煎40分钟，滤出液约500毫升，每日1剂分3次服，早晚加服八味地黄丸9克，1个月后复诊，病情略有好转，主要表现小便不再失控，大便时能呼喊家人。前方骨碎补量增至120克，嘱其家人水煎2次，第一次40分钟，第二次25分钟，共滤出液800~1000毫升，加蜂蜜30~50毫升，搅均匀，代茶频服。5个月后，精神体力明显改善。能与家人对答，大小便可自控，但活动仍乏力，舌无明显变化，检查肝肾功能，血生化，血细胞分析均在正常范围内。继服2年后随访。认识能力提高，血压降至正常范围，四肢肌力有所增强，但记忆力仍差，查舌淡苔白暗脉沉缓无力。改骨碎补为50克，继服以巩固疗效，追访病情稳定。

骨碎补有抗衰老，抗动脉粥样硬化，促进钙化等作用。临床体会，重症必用重剂，方可奏效。

4. 重用骨碎补治疗美尼尔病

重用骨碎补治疗美尼尔病时，发现在配伍中重用骨碎补能收到较好的消除眩晕，耳鸣效果，现举例如下：

例1：王某，女，57岁，2001年1月12日初诊。自述患美尼尔病已10余年，常遇劳累或恼怒后突然诱发，每次病发时均持续3~5天始能缓解，昨晚因生气后突发眩晕，天旋地转，恶心呕吐，耳鸣汗出，服中西药后其效不显始邀余诊治。刻下头晕目眩如坐舟车，眼球震颤，目张耳鸣，面色如醉，胸闷心烦欲吐，呕吐物多为痰涎，舌边尖红，苔薄黄，脉弦细，血压16/10kpa，否认颈椎病及耳毒性药物用药史，变温实验显示前庭功能减退。证属肝肾阴虚，风阳上挠。予骨碎补60克，白芍12克，天冬25克，赭石30克，生龙骨30克，生牡蛎30克，怀牛膝30克，生龟甲15克，川楝子12克，玄参20克，甘草3克。服药5小时后眩晕缓解，精神好转，欲进食，连服3剂后改为骨碎补60克、五味子12克连服10天，神清气爽，随访半年未见复发。

例2：张某，女，31岁，2000年6月24日初诊。因突然头晕目眩，恶心呕吐半天而就诊。患者5年来类似症状先后发作过8次，每次均需住院治疗。症目眩晕如坐舟车，耳鸣伴听力减退，失眠翻身卧欲呕吐，吐出大量清水夹痰涎。舌苔薄白，脉弦滑。血压正常，甘油实验阳性，诊为美尼尔病，系水停心下，清阳不升，浊阴上冒之支饮眩证，处方：泽泻60克，白术60g，丹参30克，茯苓30克，次日复诊，述服药后耳鸣及口吐清水减轻，但眩晕依旧。前方加骨碎补100克，嘱多次少量频服，药后4小时大减，正能坐起，连服3剂后恢复上班。继用骨碎补60克，泽泻30克，白术30克，服7剂以善其后。1年后随访，未见复发。骨碎补苦，温，入肝肾经，早在《雷公炮炙论》及《本草汇言》中就有用其治疗"耳鸣"，"肾虚耳鸣耳聋"的记载，因此笔者借鉴前人经验及后世用骨碎补治疗药物中毒性眩晕的启发，近年来在诊治疾病中每遇美尼尔病患者，均以骨碎补为主药组方治疗而收到良好效果。

5. 骨碎补治肾虚头痛 骨碎补治肾虚头痛，骨碎补味苦性温，入肝肾经，功效：补肾，活血，止血，续伤。我以骨碎补为主，治疗老年痴呆肾虚头痛，收到满意临床疗效。

6. 骨碎补治疗急性腰扭伤

我在临床实践中，常以大量骨碎补为主，组成自拟骨碎补汤治疗急性腰扭伤30例，均获得显著。

骨碎补汤：骨碎补36克、牛膝15克、赤芍12克、猪骨250克水煎服，每日1剂。

7. 骨碎补治骨质增生

骨质增生好发于颈椎和腰椎，治疗颇为棘手，若方中重用鲜骨碎补，则可提高疗效。

3、4、5、6、7条摘抄于《中医杂志》2004，（4）专题笔谈。

◎ 血竭 出《雷公炮炙论》

【别名】麒麟竭、麒麟血、木血竭等。

【基原】血竭为棕榈科植物麒麟竭果实及树干中的树脂加工品。

【主产地】主产印度尼西亚、马来西亚、伊朗等国；国内广东、台湾省也有此树种植。

【采集药材质量】果实成熟时，采得果实，置笼内蒸透，使树脂渗出；或取出果实捣烂，置布袋内，榨取脂液，后熬成糖浆状，入模型内，冷固即成；亦有将树干破口或钻若干小孔，使树脂渗出加工而成。血竭为赤褐色或紫褐色块状物，表面有布包遗留布纹，质硬而脆，断面紫黑色，有玻璃样光泽，多有小孔，用火燃之冒烟呛鼻，研末为鲜艳的红色，试之透甲，嚼之砂样，味甘而咸。以外表色黑如铁、研末红如血、试之透甲、嚼之砂样、质硬而松脆者为正品。（见图249）

【主要成分】本品主含血竭素、去甲基血竭素、血竭树脂鞣醇、黄烷醇、查耳酮、树脂酸、植物性渣滓、灰分等。

【药理】1.本品能缩短家兔血浆再钙化时间，显著抑制血小板聚集，防止血栓形成。2.水溶剂对多种致病真菌有不同程度的抑制作用。

【性味归经】甘、咸，平。归心、肝、经。

【功效】散瘀定痛，止血生肌。

【歌诀】 血竭药性甘咸平　活血散瘀止疼痛
　　　　 跌打损伤敛疮疡　痛经经闭滞不通

【应用】

1. 用于跌打筋骨损伤，瘀肿疼痛。本品味甘色红入肝血，散瘀止痛，主伤折打损，内伤血聚，瘀肿作痛。

治伤损筋骨，疼痛不可忍。血竭与没药、当归、白芷、赤芍药、肉桂共为细末，温酒调下。散瘀定痛。（宋《太平圣惠方》麒麟血散）

主治跌打损伤，闪腰岔气，骨折筋伤，创伤出血，瘀血肿痛，舌苔紫暗，脉弦或涩。血竭与麝香、冰片、乳香、没药、红花、朱砂、儿茶共为细末，黄酒或温开水送服。活血

散瘀，定痛止血。（清《名医类案》七厘散）

治跌打损伤所致的青紫肿痛，及闪腰岔气疼痛。血竭与当归、川芎、䗪虫、没药（醋炙）、乳香（醋炙）、麻黄、自然铜（醋煅）、马前子（砂炒去皮）、麝香共为细末，炼蜜为丸，黄酒或温开水送服。散瘀消肿止痛。（现代《中药制剂手册》跌打丸）

2. 用于产后病，痛经，瘀血经闭。河间刘氏云，血竭除血痛，为和血之圣药矣。有活血止痛之功效。

治产后外感风寒内有瘀血，恶露不尽，寒热往来，小腹疼痛，谵语神昏。血竭与当归、川芎、桃仁、红花、炮姜、益母草、甘草、天麻、钩藤、桑寄生、蒲黄、五灵脂、独活水煎服，血竭研末冲服。散瘀止痛，抑肝熄风。（现代《重订十万金方》产后病第18方）

治腹中结块。血竭与没药、滑石、牡丹皮为末、醋煮糊为丸服。（《摘元方》）

治痛经。血竭与当归、川芎、白芍、熟地、醋元胡、醋香附等同用。

3. 用于外伤出血及疮疡不敛。本品为散瘀血，生新血之要药物，破积血疗金疮，止痛生肉，为外科疮疡常用药。

治一切恶症，年深不愈。血竭与铅丹为末外用。（宋《圣济总录》血竭散）

治痔漏痛不可忍。血竭为粉用自己唾液调涂。（宋《杨氏家藏方》血竭散）

治痈疽疮疡溃烂，脓腐已脱，新肌渐长，以及烫伤感染，疮口肉芽生长缓慢。当归、紫草、白芷、甘草、血竭、轻粉、白蜡、麻油同用。前4味麻油慢火熬枯去渣，再入血竭、轻粉、白蜡微火化开，涂纱布贴患处。活血祛腐，解毒镇痛，润肤生肌。（明《外科正宗》生肌玉红膏）

治疮疡久不收口。血竭与乳香、没药、海螵蛸、象皮（焙）、轻粉、儿茶、陈石灰、冰片、珍珠（制）共为细末外用。敛疮生肌。（现代《重订十万金方》疮类·第9方）

此外，血竭与蒲黄共为末，吹鼻可治流鼻血。单用本品为末服可治胃、十二指肠溃疡，食道静脉破裂等多种上消化道出血，有较好疗效。

【炮制】**血竭** 取原药材，打成小块入药。

【用法】1~1.5克研末冲服，或入胶囊服，外用适量。

【注意】内服外用有人有过敏反应，周身发痒，四肢胸背部皮肤潮红，压之褪色，手脚明显水肿，呼吸急促，头晕等。体温升高，脉搏快速。应立即停药，经抗过敏治疗即愈。必要时先作过敏试验。（血竭斑贴试验，局部出红色血疹，搔痒者为过敏，不宜内服）

◎ 孩儿茶　出《饮膳正要》

【别名】儿茶、乌丁泥、西谢等。

【基原】儿茶为豆科植物儿茶去皮的枝、干或茜草科植物儿茶钩藤的枝叶煎汁浓缩而成的干燥浸膏。

【主产地】国外主产印度、斯里兰卡、印度尼西亚、马来西亚等；国内云南、广西亦有。

【采集·药材质量】冬季采枝，剥去外皮，砍成碎片，加水煮过滤，浓缩倾入模型，干燥而成为儿茶膏。另一种为方儿茶，割取儿茶藤枝叶，入铜锅中加水煮沸6-8小时，待叶变黄时，过滤浓缩，倾入木盘中，待凝，切成方块干燥而成。儿茶膏又名黑儿茶，有不规则或方块形，表面黑色或红褐色，平滑微有光泽，有时可见表面裂纹。质脆而破碎，断面不整齐，有光泽亦有细孔，棕红色，无气，味涩，先苦后甜。以表面红略带红色、有光泽、在火上燃之发泡、有香气者佳。方儿茶为棕儿茶，多为方块形，边长3cm，表面平坦，或不平坦有裂纹，老儿茶黑棕色，表面有胶质样光泽；新儿茶棕褐色。表面无胶质样光泽，内部棕红色。气无，味涩，先苦后甜。以表面黑而略带红、有光泽、在火上烧之发泡、有香气者佳。（见图250）

【主要成分】本品主含儿茶鞣酸、儿茶精、赭朴鞣质、非瑟素、槲皮素、鞣质、没食子酚鞣质、黄酮类等。

【药理】1.本品有收敛止泻作用。2.体外实验对多种皮肤真菌及金黄色葡萄球菌、多种杆菌有抑制作用。

【性味归经】苦、涩，凉。归心、肺经。

【功效】活血疗伤，生肌敛疮，止血。

【歌诀】　孩儿茶药苦涩凉　　止血生肌敛疮疡
　　　　　痈疽牙疳湿疮等　　活血化瘀疗外伤

【应用】

1.用于跌打损伤，血瘀肿痛，本品活血疗伤，善治跌打损伤，瘀肿作痛。

治跌打损伤，骨折，脑震荡，窍闭，神昏。儿茶与当归、桃仁、红花、乳香、没药、朱砂、血竭、䗪虫、大黄、自然铜（煅，飞）、骨碎补、麝香共为细末，黄明胶烊化制丸，朱砂为衣，温开水送服。活血理伤，祛瘀止痛。（清《伤科补要》夺命丹）

治跌打损伤，闪腰岔气，骨折筋伤，创伤出血，瘀血肿痛，舌苔紫暗，脉弦或涩。儿茶与血竭、麝香、冰片、乳香、没药、红花、朱砂共为细末，黄酒或白开水送下。外用适量，酒调敷患处。活血散瘀，定痛止血。（清《名医类案》七厘散）

2.用于痈疽疮疡，牙疳口疮，咽喉肿痛，出血等。本品苦凉，降火生津，涩能敛疮生肌，又为外科常用药。

治一切痈疽，诸破烂不敛者。儿茶与乳香、没药、冰片、血竭、麝香、三七共为细粉外用。敛疮生肌。（清《医宗金鉴》腐尽生肌散）

治下疳阴疮。儿茶与珍珠（制）、片脑共为细粉外用。（《纂要奇方》）

治龟头烂。儿茶与冰片为末涂之。（《本草纂要》）

治疗咽喉肿痛，口舌生疮，牙疳齿衄，乳蛾赤肿，以及皮炎、湿疹、焮肿痒痛。儿茶与青黛、黄连、煅人中白、薄荷、煅硼砂、甘草、冰片共为细末，每用少许，吹于患处，麻油调匀，外擦患处。清热解毒，消肿止痛，收湿止痒。（现代《上海市药品标准》青黛散）

治黄水疮。儿茶与煅石膏、冰片、黄柏、青黛、轻粉、炉甘石、枯矾共为细粉，干撒或麻油调涂。

治诸般恶疮，流注瘰疬，跌打损伤，金刃误伤等。儿茶与赤芍、当归、赤石脂、百草霜、密陀僧、乳香、没药、血竭、苦参、银黝、大黄同用。先将赤芍、当归、苦参、大黄入桐油文火炸枯，去渣熬滴水成珠，再下余药（共研粉）搅拌匀为膏外用。活血散瘀，消肿止痛。（清《医宗金鉴》陀僧膏）

用于止血。儿茶与煅龙骨、象皮、陈石灰、老松香、降香、血竭、白及各等分为末撒伤口包扎。（《实用正骨学》）

此外，本品性凉，有清热化痰作用，与止咳化痰药同用，可清热化痰，治肺热咳嗽。

【炮制】儿茶　取原药材，刷去表面灰尘，打碎入药。

【用法】1~3克水煎服（宜布包入煎），多入丸散，外用适量，多研末撒或调敷。

【临床报道】治子宫炎　将儿茶研细末，均匀撒布于溃疡面，每日1次，有效者4~5次即可痊愈。（摘抄于《中药大辞典》孩儿茶）

◎ 刘寄奴　出《新修本草》

【别名】六月雪、九里光等。

【基原】刘寄奴为菊科植物奇蒿的全草。

【主产地】浙江、江苏、江西等省，多生于山坡、林树下。另有"南刘寄奴"、"北刘寄奴"，这里不再论述。

【采集·药材质量】8月刚开花时，割取地上部分，晒干。原药是黄花穗带茎叶的全草，茎表面棕黄色或棕褐色，被白色茸毛，茎坚硬，质脆而破碎，断面纤维状，黄白色，中央髓白色疏松，叶互生，多皱缩破碎，如湿润展开完整的叶，长椭圆披针形，先端尖，基部短柄，叶表面暗绿色，背灰绿色，密被白毛。以叶绿、花穗多、无霉、气芳香味淡、干燥无杂者佳。（见图251）

【主要成分】本品主含挥发油、香豆精、异泽兰黄素、奇蒿黄酮、奇蒿内酯。

【药理】1.刘寄奴溶液能增加离体豚鼠冠脉血流量，对小鼠缺氧模型有较明显的抗缺氧作用。2.水煎液对宋内氏痢疾杆菌、福氏痢疾杆菌有抑制作用。

【性味归经】苦，温。归心、肝、脾经。

【功效】活血疗伤，敛疮消肿，通经止痛，止血。

【歌诀】　刘寄奴活血通经　产后瘀跌打伤肿
　　　　　水火烫伤痈疽等　食不化泻痢胀痛

【应用】

1.用于跌打损伤瘀肿作痛。本品苦降温行，入血分破血散滞疗伤，又治金疮出血。

治跌打伤破，腹中瘀血。本品与延胡索、骨碎补各等分水煎，兑黄酒或鲜童便服。（《千金要方》）

治金疮出血。刘寄奴与蒲黄、血竭、五倍子研末包扎，或单用刘寄奴为末撒包之。

治跌打损伤，腰痛扭伤，瘀血疼痛。刘寄奴与藤黄、天竺黄、大戟、血竭、儿茶、雄黄、朴硝、当归、铅粉、水银、乳香、琥珀、麝香共为末，炼净黄蜡烊化和匀制丸，黄酒送服。活血散瘀，消肿止痛。（清《医宗金鉴》三黄宝蜡丸）

2. 用于经闭，产后瘀滞腹痛。本品破血行瘀，使滞者破而即通，行血迅速，治产后瘀滞诸疾。

治经闭。刘寄奴与当归、川芎、三棱、莪术、紫菀、赤药、穿山甲、红花、茜草共为末，米糊为丸服。破血通经。（现代《重订十万金方》经闭类·8方）

治产后恶露不尽。腰脐疼痛，壮热恶寒，咽干烦渴。刘寄奴与知母、当归、桃仁、鬼箭羽共为粗末，水煎服。滋阴润燥，化瘀止痛。（宋《圣济总录》刘寄奴汤）

治产后百病血运。刘寄奴与甘草各等分为粗末，水入黄酒服。（宋《圣济总录》刘寄奴汤）

3. 用于烫火金疮，食积不化，赤白痢疾等。本品苦归心，降火解毒，诸痛痒疮皆归于心，故灭烫火热疮，金疮，昔人为金疮要药。又能消食行滞止痛，可治痢疾。

治烫火疮。刘寄奴为末外用。（《本草方》）

敛金疮口，止疼痛。刘寄奴为末，掺口包扎。（宋《普济本事方》刘寄奴散）

治消化不良。刘寄奴与白术、茯苓、半夏、神曲、大麦芽、炒山楂等同用。

治赤白痢疾。本品与当归、白芍、黄连、木香、乌梅、炒山楂同用。

【炮制】刘寄奴　取原药材，拣去杂质，洗净，闷透，切段，晒干入药。

【用法】5~10克水煎服，亦入丸散，外用适量。

【注意】孕妇忌内服。

【临床报道】治疗烧伤　刘寄奴40克，冰片1克研为细粉，灭菌，有流水时干撒，干时用麻油调糊外用。治疗1、2、3度烧伤24例，有的3~5天愈，最多3周愈，严重合并感染及时处理。（摘抄于《中药大辞典》刘寄奴）

第四节　破血消癥药

凡是能破血逐瘀消癥瘕积聚的药，统称破积消癥药。本类药物较峻猛，易破气伤血，用时应注意攻邪而不伤正，平时体虚孕妇更应慎用。

◎ 穿山甲　出《本草图经》

【别名】川山甲、山甲片、山甲、鲮鲤甲等。

【基原】穿山甲为鲮鲤科动物鲮鲤的鳞甲。（列入国家保护动物）

【主产地】国内主产福建、台湾、广东、广西、云南等省区；国外有越南、泰国、缅甸、柬埔寨等。多栖息于丘陵、山地、树林、灌木丛、草地、石山秃岭地带。

【采集·药材质量】全年可捕，捕杀后，去净甲肉，即为"甲壳"，甲皮入沸水热汤，甲片自行脱落，捞出晒干。本品呈扇面形，三角样，青黑色或黄褐色，外表有一密集的纵向纹及横纹线数条,腹部色浅较滑,角质坚韧,微透明难以折断,少有弹性。以甲片大小均匀、青黑色、不带皮肉、干燥、铁甲者为优。(见图252)

【主要成分】本品主含硬脂酸、胆甾醇、N-丁基-二十三(碳)酰胺、挥发油,16种氨基酸,又含锌、钠、磷、铁、锰、钼、锡等18种元素。

【药理】本品水煎液有明显延长大白鼠凝血时间的作用和降低大白鼠血液黏度的作用。水提液,醇提液均有明显的抗巴豆油引起的小白鼠耳部炎症作用。所含的环二肽Ⅵ和Ⅶ能够提高小白鼠常压缺氧的耐受能力。

【性味归经】咸,凉。归肝、胃经。

【功效】通经下乳,消肿排脓,活血消癥,搜风活络。

【歌诀】　穿山甲珠咸寒凉　　活血消癥用为止
　　　　　通经下乳称圣药　　消肿排脓有力量

【应用】

1.用于产后乳汁不下或缺乳。本品窜经络达病所,为通经下乳圣药。谚曰:"穿山甲,王不留,妇人食了乳长流"。以其言迅速实效。

治产后乳汁缺乏,或乳汁不下。穿山甲(炮)与王不留行、瞿麦、麦冬、龙骨共为末,黄酒送下或水煎服。并食猪蹄羹。活血通经下乳。(元《卫生宝鉴》涌泉散)

治乳少,因气血虚,经络瘀者,服之皆下。穿山甲(炮)与黄芪、当归、知母、玄参、路路通、王不留行、丝瓜络水煎服,益气养血,通经下乳。(近代《医学衷中参西录》滋乳汤)

2.用于经闭,癥瘕,风湿痹痛,跌打损伤等。《医学衷中参西录》:"穿山甲味咸平,气腥而窜,其走窜之性,无微不至,故能宣通脏腑,贯彻经络,通达关节。凡是血凝血聚之痛,皆能开之……并能治癥瘕积聚,周身痹痛……"。

治经闭。穿山甲珠与鳖甲二味醋制加红花水煎,黄酒送服,滋阴破血通经。(现代《重订十万金方》经闭类·第40方)

治月经衍行,小腹痛拒按,积块坚牢,固定不移,如子宫肌瘤。山甲珠与当归、桃仁、三棱、莪术、香附、续断、夏枯草、怀牛膝、王不留行、昆布、薏苡仁水煎服。行气破血,软坚消积,调补肝肾。(现代《实用专病专方临床大全》宫癥汤)

治痹痛日久,关节酸痛,疲乏无力,脚膝瘦弱,中风,半身不遂,口眼歪斜,手足拘挛,筋骨疼痛,步履艰难。穿山甲(炮)与红参、肉桂、甘草、熟地、麻黄、大黄、防风、姜黄、独活、乌蛇、白芷、玄参、青皮、苍术、乳香、香附、桑寄生、冰片、厚朴、苦参、仙鹤草、没药、骨碎补、乌药、草豆蔻、赤芍、蚕蛹、萆薢、丹参、葛根、关白附子、红花、威灵仙、狗脊、巴戟天、地龙、鸡血藤共为细末,炼蜜为丸服。祛除风痰,活血祛瘀,通利经络。(现代《上海中成药临床应用手册》参桂再造丸)

治风湿冷痹所致的强直,不能屈伸,痛不可忍。穿山甲(炮)与当归、川芎、茯苓、甘草、白芷、肉桂、陈皮、半夏、麻黄、苍术、全蝎等同用。

治跌打损伤,瘀血阻滞,胸胁刺痛,舌瘀紫,脉涩结代或弦紧等。山甲珠与当归、红花、

桃仁、柴胡、天花粉、大黄（酒浸）、甘草水煎服。活血化瘀，疏肝通络。（金《医学发明》复元活血汤）

3. 用于痈疽疮疡，瘰疬等。本品活血通经，消肿排脓，使痈疽未成脓者消散，已成者速溃，又视为疡科要药。

治热毒疮疡初起，焮红肿痛，恶寒发热，或疮疡已化脓，尚未溃败者。穿山甲（炮）与白芷、贝母、防风、赤芍、当归、甘草、皂刺、天花粉、乳香、没药、金银花、陈皮水煎服。清热解毒，消肿溃坚，活血止痛。（宋《妇人良方》仙方活命饮）

治乳结肿痛，或乳痛新起者，一服即消，若已作脓，服之可消肿止痛，促使速溃，并治一切红肿疮疡。穿山甲（炮）与知母、连翘、金银花、瓜蒌、丹参、乳香、没药水煎服。清热解毒，化瘀消肿，（近代《医学衷中参西录》消乳汤）

治痈疽脓已成熟，体虚不能自溃者。穿山甲（炮）与黄芪、川芎、皂刺水服。补气活血，托毒溃疡。（明《外科正宗》透脓散）

治疮疡平塌，不散不溃，日久不愈，属气血两虚，寒邪凝滞等。穿山甲（炮）与黄芪、人参、当归、川芎、白芍、白术、茯苓、炙甘草、陈皮、乌附子、木香、煨姜、大枣水煎服。补气益血，温阳托毒。（明《外科正宗》神功内托散）

治瘰疬。穿山甲（炮）与牡蛎、玄参、大贝母、夏枯草等同用，散结消瘰。此外，穿山甲治疗白细胞减少症，疗效很好。治疗顽固性甲状腺肿大、良性结节、胸痹、骨髓炎、慢性咽炎。

【炮制】穿山甲 取原药材，除去灰屑及残肉，洗净晒干，即可入药。

穿山甲珠 取净砂武火加热至砂灵活时，投入大小均匀甲片，变中火翻炒至甲片鼓起，金黄色时，取出放凉入药。

醋山甲 上法制成的穿山甲珠，趁热投入醋液中搅拌略浸，捞出晾干入药。（一般甲珠100克，用食醋60克）

【用法】3~10克水煎服，宜打碎入药，研末冲服1~3克，生穿山甲片质硬，一般不直接入药。砂炒至酥脆，捣碎入煎，有效成分易析出，临床多用于消肿排脓，风痹湿痛；醋制穿山甲多用于通经下乳，经闭，癥瘕积聚等。

【注意】孕妇忌服。

【临床报道】穿山甲组方治疗子宫肌瘤

方组用法：穿山甲（炮）100克，三七、三棱、莪术、当归、桂枝各100克共为细末，炼蜜为丸，每丸重9克，每日服3次，每次1丸，15天为1疗程。

如龙×，女，29岁，1998年8月初诊。2年来月经较以往增多，色暗红夹瘀块，月经周期25天，伴头晕头痛，又腹痛，月经期加剧，白带增多，色黄，舌苔紫暗，边有瘀斑，苔腻，脉细弦。妇检：子宫后位增大如孕45天，质硬，双侧附件（一），B超示：7.2厘米×6.3厘米×2.5厘米，低回声区，有光团，属肌壁间肌瘤，服药治疗3个月为1疗程，症状大减，再服1个疗程，症状全部消失，B超复查：未见占位性病变，随访1年后已怀

孕8个月。（摘抄自《中医杂志》2002年第3第172页）

◎ 三棱 出《本草拾遗》

【别名】京三棱、光三棱、荆三棱等。

【基原】三棱为黑三棱科植物黑三棱的块茎。

【主产地】江苏、河南、山东、江西、湖南、湖北、四川等省。多生于水湿低洼处或沼泽等地。

【采集·药材质量】冬季早春挖取块茎，去掉茎叶及须根，洗净，消去外皮，晒干。呈不规则圆柱形，表面黄白色，有刀削痕迹，粗糙不平。质坚实，切断面平坦，黄白色，入水下沉，以个大均匀、质硬体重、无外皮、表面黄白色、味淡嚼之微有麻辣感者佳。（见图253）

【主要成分】本品主含挥发油，油中主要成分为苯乙醇、对苯二酚、十六酸、去氢木香内酯等，以及多种有机酸。

【药理】1.三棱水提物能显著延长凝血酶对人体纤维蛋白的凝聚时间，水煎剂显著抑制大鼠血小板聚积，使血小板计数降低，降低全血粘度，能抗体外血栓形成作用，使血栓时间延长，血栓长度缩短，血栓重量减轻。2.水煎剂有兴奋子宫作用。

【性味归经】微辛、淡，平。归肝、脾经。

【功效】破血通经，行气止痛，消积。

【歌诀】　　三棱性味辛淡平　　破血行气能止痛
　　　　　　血瘀气滞癥瘕积　　脘腹痞闷胁胀症

【应用】

1.用于经闭，腹痛，产后恶露未尽，癥瘕积聚等。本品辛散味淡入肝脾，偏于破血，化血之力优于莪术，为化瘀血之要药。治男子痃癖，女子癥瘕，月经不通，性情猛烈，建功甚捷，又治气血凝滞心腹诸痛。

主治妇女经闭不行或产后恶露不尽，结为癥瘕，并治男子劳瘵，气郁满闷，痞胀，不能饮食，舌暗有瘀点。三棱与莪术、黄芪、党参、白术、山药、天花粉、知母、鸡内金水煎服。健脾益气祛瘀，调经散结。（近代《医学衷中参西录》理冲汤）

治妇人血癥血瘕，食积痰滞。三棱与莪术、青皮、半夏、麦芽用醋煮干，焙干为末，醋糊为丸，醋汤下，痰积姜汤下。活血化瘀，消积化痰。（宋《三因方》三棱煎）

治腹部结块，经闭，跌打损伤，瘀滞疼痛。三棱与大黄、桃仁、水蛭、虻虫、人参、艾叶炭、二头尖、苏子霜、小茴香、蒲黄、鳖甲胶、益母膏、当归、白芍、熟地、苏木、公丁香、杏仁、麝香、阿魏、干漆、川芎、乳香、没药、姜黄、肉桂、川椒炭、藏红花、五灵脂、降香、香附、吴茱萸、延胡索、良姜等共为细末，用益母膏、鳖甲胶和匀，炼蜜为丸，空腹温开水或黄酒送下。活血祛瘀，消癥散结。（清《温病条辨》化癥回生丹）本方可用于月经不调、卵巢囊肿、子宫肌瘤等。

治少女受寒，月事不来，恶血积结，坚硬如石。三棱与莪术、当归、木香、肉桂、红花、苏木、血竭、熟地共为末，水煎服，温通血脉。（元《卫生宝鉴》活血通经汤）

2.用于食积痰积，痞满膨胀。本品破血行气，治一切凝结停滞有形之坚积。

治食积痰滞，脘腹胀满。三棱与陈皮、半夏、茯苓、党参、白术、神曲、莱菔子、炒山楂等同用，消食化痰。

治脾胃不和，宿寒留饮，停积不消，呕吐痰饮。三棱与人参、茯苓、苍术、干姜、芍药、青皮、甘草加姜、枣水煎服。健脾和胃，消食化痰。（宋《太平惠民和剂局方》人参煮散）

治三焦痞滞，水饮停积，胁下虚满，腹时刺痛。三棱与砂仁、沉香、大腹皮、槟榔、白豆蔻、半夏、木香、青皮共为细末，糊为丸，陈皮汤送下。消积化滞，健胃除痞。（元《卫生宝鉴》三脘痞气丸）

治痞闷气积食积。三棱与莪术、陈皮、青皮、神曲、麦芽、香附共为末，醋糊为丸服。理气消痞。（明《寿世保元》内消丸）

治食积气块，攻刺腹胁，不思饮食，胀满呕吐酸水。三棱与莪术、茯苓、青皮、益智仁、甘草、盐少许水煎服。消积化滞。（宋《太平惠民和剂局方》三棱煎）

【炮制】三棱　取原药材，除去杂质，大小分开，水泡七成透，捞出闷透，切片晒干入药。

醋三棱　取三棱片，加适量米醋拌匀，待闷，醋吸收，入锅文火炒干，取出放凉入药。（一般三棱100克，用食醋20克左右）

【用法】10~15克水煎服，中剂量15~30克，大剂量30~60克，亦入丸散。醋制后增加破瘀散结止痛作用，多用于瘀滞疼痛；余病症则用三棱。

【注意】孕妇忌用，月经过多经期慎用。

◎ 莪术　出《药性论》

【别名】蓬莪术、文术、广术、蓬术、青姜等。

【基原】莪术为姜科植物蓬莪术、广西莪术或温郁金的根茎。

【主产地】蓬莪术多分布浙江、江西、福建、台湾、湖南等省，多生于山坡、村旁，或林下亦有栽培。广西莪术多分布广西、云南、四川等省区。多生于山坡、草地、林缘或灌木丛。温郁金多分布浙江南部，多生于湿润田园或水沟边。姜黄多分布于陕西、江西、福建、台湾、广东、广西等省区。多栽培土壤肥沃的田园。

【采集·药材质量】冬季叶茎枯萎时采挖，去净泥土、须毛，蒸透晒干。广西莪术长圆形，表面黄褐色或灰色，长3.5~7厘米，直径1.5~3厘米，质坚实，难折断，断面浅棕色，皮层与中柱分离，味苦辛。温莪术长卵形或纺锤形，长4~8厘米，直径2.5~4.5厘米，表面棕色或灰棕色。质坚硬，断面黄棕色，有点状或条须状维管束，气香，味辛凉，苦。蓬莪术长圆形或卵圆形，长2~3.5厘米，直径1.5~2厘米，表面土黄色，有环节，质坚重，断面深绿黄色，气微香，味辛。（见图254）

【主要成分】莪术主含挥发油成分。其中温郁金含a-蒎烯、β-蒎烯、樟脑、1，8-

桉叶醇、龙脑、莪术醇、异莪术烯醇等。广西莪术含有 a-蒎烯、β-蒎烯、龙脑、樟脑、丁香酚、姜烯、莪术醇、莪术酮、芳香酮、姜黄酮、去水莪术酮等。

【药理】1. 莪术挥发性油制剂对多种癌细胞既有直接破坏作用，制成针剂临床上主要供瘤内注射，用于子宫颈癌、外阴癌、皮肤癌、唇癌。又能通过免疫系统使特异性免疫增强而获得明显免疫保护效应，从而有抗癌作用。2. 莪术水提液可抑制血小板聚集，对体内血栓形成有抑制作用。3. 莪术油对胃肠道有兴奋作用，可用于气胀性腹痛，并有明显的抗胃溃疡作用。4. 莪术挥发油，在体外对金黄色葡萄球菌、溶血性链球菌、大肠杆菌有抑制作用，对呼吸道合胞病毒有直接灭活作用。5. 莪术油有明显的保肝和抗早孕作用。6. 莪术制剂能使冠心病人胸闷、气短、心悸、肢体麻木等症状改善，改善心肌供血，对冠心病有良好的治疗作用。此外，莪术还可以用于治疗缺血性脑血管病。

【性味归经】辛、苦，温。归肝、脾经。

【功效】行气破血，消积止痛，开胃消食。

【歌诀】　　莪术辛温善行气　　破血止痛消积聚
　　　　　　入肝能治气中血　　跌打损伤及经闭

【应用】

1. 用于瘀血经闭，癥瘕积聚，产后腹痛等。本品辛散温通，入肝经治气中之血，消积散结，是医家治疗积聚诸气重要药物之一，凡诸实者可放胆用之，常与三棱相须为用。

治经闭，癥瘕积聚，产后恶露不尽，结为癥瘕，并治男子劳瘵，气郁满闷，痞胀，不能饮食。莪术与三棱、黄芪、党参、白术、山药、天花粉、知母、鸡内金水煎服。健脾益气祛瘀。调经散结。（近代《医学衷中参西录》理冲汤）

治产后恶露不尽，脐腹气滞，时攻胁肋疼痛。莪术与当归、桃仁、槟榔、生地、肉桂、牡丹皮、牛膝、生姜水煎服。理气止痛。（宋《太平圣惠方》桃仁散）

治经闭，三月不见或腹有硬块。莪术与当归、川芎、白芍、红花、桃仁、三棱、香附、枳壳、木香、延胡索、陈皮、青皮、厚朴、泽泻、益母草、郁金、甘草、木通共为散，制丸服，行气破血通经。（现代《重订十万金方》经闭类·9方）

治奔豚疝瘕。莪术与肉桂、小茴香各等分为末服。（《本草汇言》）

2. 用于气积食积，脘腹胀满疼痛。本品入肝血，消癥散结，又入脾能磨积健脾开胃。治宿食不消，气滞膨胀，冷气吐酸。

治吞酸吐酸。莪术与黄连（吴茱萸同煮，去吴茱萸）水煎服。（《丹溪心法》）

治诸气痞滞，胸膈胀满，呕吐食少，腹胁刺痛，痰嗽喘息，面目浮肿，忧思太过，怔忡郁结，聚结胀痛等。莪术与党参、白术、茯苓、甘草、香附、木香、草果、槟榔、青皮、丁香、陈皮、半夏、藿香、白芷、麦冬、厚朴、大腹皮、木通、肉桂、石菖蒲、木瓜、苏叶共为粗末，加生姜、大枣水煎服。行气调中，健脾化痰。（宋《太平惠民和剂局方》木香流气饮）

治久积癖气不散，胁下如覆杯，多吐酸水，面目萎黄或腹中疼痛。莪术与三棱、枳壳、

肉桂、大黄、当归、槟榔、木香、柴胡、干姜、芍药、鳖甲、生姜水煎服。破积通瘀，消癖健胃。（宋《太平圣惠方》蓬莪术散）

治痞闷气积食积。莪术与三棱、青皮、陈皮、香附、神曲、麦芽共为细末，醋糊为丸服，治痞消积。（明《寿世保元》内消丸）

3. 用于瘿瘤瘰疬。本品行气散结，消积软坚，多配三棱散瘀消肿止痛。

治瘿瘤瘰疬，乳结肿块，皮色不变，逐日增大，不痛不痒。莪术与三棱、乌贼骨、桔梗、海藻、昆布、海蛤壳、海带、木香、细辛、香附、猪胰共为细末，米汤送服。化痰软坚，破瘀消瘿。（明《古今医鉴》消瘿五海饮）

治瘰疬。莪术与三棱、牡蛎、玄参、大贝母、龙胆草、血竭、乳香、没药、黄芪共为末，炼蜜为丸，海带汤服。（现代《重订十万金方》疡类·58方）

此外，莪术能散瘀止痛，常与活血疗伤药同用，治跌打损伤作痛及多种瘀血肿痛。与穿山甲、鳖甲为伍治疗慢性肝炎、肝硬化有良效。

【炮制】莪术　取原药材，拣去杂质，大小分开，浸泡2~4小时，捞出闷透，切厚片，晒干入药。

醋莪术　取莪术片，加适量米醋拌匀，待吸收，入锅文火炒干，取出放凉入药。（一般莪术100克，用米醋20克左右）

【注意】10~15克水服，中等用量15~30克，大剂量30~60克，亦入丸散。醋莪术增加破血消瘀止痛作用，多用于瘀滞经闭，胁下痞块，余病症则用莪术。

【注意】同三棱。易伤正气，配黄芪、党参、白术久服无妨。

【临床报道】

1. 临床用于治疗子宫颈癌肿，以莪术注射液瘤体注射为主，每次10~30毫升（含生药20~60克），也可配其他药物内服，对子宫颈癌以及卵巢癌、肝癌、白血病、淋巴瘤等，均有不同程度的效果，尤其对失去手术机会的患者，可缓解症状。又可治宫颈糜烂，以莪术软膏或莪术乳剂局部用之，经大量临床观察，疗效较佳。（摘抄自《中药学》莪术）

2. 宋良春：黄芪配莪术治慢性胃疾，消癥瘕积聚。

慢性胃疾和癥瘕积聚有共性，张锡纯《医学衷中参西录》指出："参、芪能补气，得三棱、莪术以流通之，则补而不滞，而元气愈旺。元气既旺，愈能鼓舞三棱、莪术之力的消癥瘕，此其所以效也。"朱氏对此颇为赞赏，并加发挥，常用生黄芪20~30克，莪术6~10克为主，治疗慢性萎缩性胃炎，消化溃疡，肝脾肿大，肝或胰脏癌肿患者，颇能改善病灶的血液循环和新陈代谢，以使某些溃疡，炎性病灶消失，肝脾缩小，甚至使癌症患者病情好转，延长存活期。朱氏临床具有运用这两味药物时，根据辨证施治原则，灵活掌握剂量配，如以益气为主，黄芪可用30~60克，再佐以潞党参或太子参；如以化瘀为主，莪术可用至15克，亦可加入当归、桃仁、红花、地鳖虫等；解毒消癥常伍三七、虎杖、蛇舌草、蜈蚣。临床实践证实，凡胃气虚弱，瘀阻作痛者，以二味为主，随证制宜。胃痛多趋缓和消失，食欲显著增进，病理变化亦随之改善或恢复正常，可见其大有健脾开胃，扶正祛邪之功。（《名

中医治病绝招》)

◎ 水蛭 出《神农本草经》

【别名】马鳖、蚂蟥、肉钻子等。

【基原】水蛭为水蛭科动物蚂蟥、水蛭或柳叶蚂蟥的干燥全体。

【主产地】全国大部分湖泊、池塘及水田中有产。多生于有机质丰富的池塘，无污染的小河中，以我国中南部各省较多。

【采集·药材质量】夏秋捕捉，洗净烫死。干燥水蛭呈扁平圆柱形，长2~5厘米，宽2~3毫米。体多弯曲扭转，全体黑棕色。质脆，断面不平，无光泽，气腥。（见图255）

宽水蛭，呈扁平纺锤形，长5~9厘米，宽0.8~2厘米。背部稍隆起，腹面平坦，前尖后钝圆。背部黑棕色，体两侧及腹呈棕黄色。质脆，易折断，断面呈胶质状，有光泽，有土腥气。

长条水蛭，呈狭长扁平形，或呈线状，长8~12厘米，宽1~5毫米。体两端均细，背呈黑棕色，质脆，断面不平坦，无光泽，有土腥气。

此外，四川一种水蛭，叫金线蛭。呈扁长条形，长约2~3厘米，宽约3~5毫米。全体绿褐色或黑褐色。背面有黄色条纹明显者，当地习称"金边蚂蟥"。

水蛭、宽水蛭、长条水蛭均以黑褐色、整齐均匀、无杂质、无病、干燥、气腥、味咸者佳。以四川产"金边蚂蟥"品质最优，全体呈绿褐色，皆有明显黄色条纹。

【主要成分】本品含蛋白质、脂肪、糖类、肝素、抗凝血酶，新鲜水蛭唾液中含有一种抗凝血物质水蛭素，还有组胺样物质及抗血栓素等，还含有人体必须元素钠、钾、钙、镁和微量元素铁、锰、锌、硅。

【药理】1. 新鲜水蛭唾液腺中含水蛭素，过热及稀盐酸易破坏，所以抗凝，抗血栓作用显著优于炮制品，水蛭素是水蛭中有效成分，炙水蛭素裂解破坏，作用减少，水蛭治疗脑出血，生用效果佳。2. 抗血栓形成，水蛭醇提物对胶原蛋白－肾上腺素诱导的鼠体内血栓和大鼠动－静脉旁路血栓形成有显著抑制作用。抗血小板聚积，从而有效地降低血小板聚集率。治疗脑血栓、脑出血、中风先兆等方面有较好疗效。3. 对血液流变学的影响，水蛭提取物可使血液黏度降低。4. 降血脂，水蛭能抑制血清总胆固醇、甘油三酯的升高。5. 水蛭的分泌物含有一种组织胺物质，可抑制精原细胞分裂。体外实验发现，水蛭对肿瘤细胞有抑制作用，对肺癌、肝癌亦有抑制作用。6. 对实验性脑血肿及皮下细胞，水肿能促进血肿吸收，减轻周围脑细胞组织炎症反应及水肿，缓解颅内压升高，改善局部血液循环，保护脑组织，免遭坏死，有利于神经功能的恢复。7. 对实验动物妊娠的影响，蚂蟥的水提物对小鼠各个时期妊娠都有终止作用。8. 对实验性肾损害的影响。水蛭液对肌注甘油所至大鼠初发期急性肾小管坏死有明显防治作用，使血素氮、血肌酐值的升高明显低于对照组，肾小管病变明显改善。缓解肾小球肾炎蛋白尿和减轻实质性损伤作用，故可用于治疗原发性肾小球肾炎、肾病综合征、难治性肾病综合征，也有较好疗效。9. 水蛭可分泌一种组织胺样物质，使血管扩张，促进血液循环，促进水和渗出物的吸收，对玻璃体混浊，特别使出血后的混浊，吸收有明显效果。10.可用于冠心病、心绞痛的治疗。此外，水蛭亦可用于治疗肺心病、肝硬化门静脉高压、周围血管病、脑卒中后遗症。

【性味归经】苦、咸、平，有小毒。归肝经。

【功效】破血通经，祛瘀消癥。

【歌诀】　水蛭小毒苦咸平　　归肝破血通闭经
　　　　　跌打损伤癥瘕积　　血瘀阻滞用无穷
　　　　　心脑血管为要药　　难治肾病综合征

【应用】

1.用于瘀血经闭，腹痛，癥瘕积聚等。本品味咸入肝行血，苦泄郁结，咸苦并行，故治妇人恶血、瘀血、经闭、积聚之要药也。

治下焦蓄血，少腹硬疼痛，小便自利，善忘发狂，大便色黑，或秘结，舌暗红苔黄腻。水蛭与虻虫（去翅足）、桃仁、大黄水煎服，不下再服。破血逐瘀。（汉《伤寒论》抵当汤）

治干血内结，五劳虚极，瘀结成块，妇女经闭，肌肤甲错，两目暗黑，面色萎黄，潮热消瘦，舌有瘀斑。水蛭与大黄（蒸）、䗪虫、桃仁、虻虫、甘草、黄芩、干漆、蛴螬、芍药、干地黄、杏仁共为细末，炼蜜为丸，温开水送服。破血消癥，祛瘀通经。（汉《金匮要略》大黄䗪虫丸）

主治腹部结块，妇女经闭，跌打损伤，瘀滞疼痛，按之觉硬，舌有瘀斑等。水蛭与醋制大黄、桃仁、虻虫、人参、鳖甲胶、益母膏、热地、白芍、当归、苏木、公丁香、杏仁、麝香、阿魏、干漆、川芎、两头尖、三棱、乳香、没药、姜黄、肉桂、川椒炭、藏红花、五灵脂、降香、香附、吴茱萸、延胡素、小茴香炭、良姜、艾叶炭、苏子霜、蒲黄炭共为细末，用鳖甲胶、益母草膏和匀，炼蜜为丸，空腹温开水或黄酒送下。活血祛瘀，消癥散结。（清《温病条辨》化癥回生丹）

2.用于跌打瘀肿疼痛。本品破血逐瘀，可治跌打损伤瘀肿作痛。

治折伤。水蛭为细末，热酒调下。（《经验方》）

治金疮，打损，高处坠下，木石所压，内损瘀血，心腹疼痛，大小便不通，气绝欲死。水蛭与大黄、黑牵牛子共为细末，热酒调下，化瘀疗伤。（宋《严氏济生方》夺命散）

治跌打损伤疼痛。水蛭可与自然铜、骨碎补、乳香、没药、血竭、三七、制马前子等同用，化瘀消肿止痛。

此外，还可用于断植再接技术后瘀肿疼痛。

【炮制】水蛭　取原药材，拣去杂质，切段入药。

【用法】5~25克水煎服，亦入丸散，每次服粉1~3克，口服3次，外用适量。

【注意】可中止妊娠，孕妇忌服。本品有效成分主要是水蛭素，温热易破坏，不宜与滑石同炒，最好自然干燥粉碎入胶囊服。鲜水蛭强于干剂，粉剂强于煎剂。

【临床报道】

1. 用水蛭粉，每次服 3 克，日服 3 次，连服 4 个月为 1 疗程，治疗高血压脑出血，脑内血肿 10 例，显效 6 例，部分病人加甘露醇、抗菌素、降压药治疗，有效率达 100%。

治疗脑血栓　口服水蛭液，每次 10 毫升（含有生药 3 克）。1 日 3 次，30 天为 1 疗程，治疗脑梗塞 50 例，痊愈 10 例，占 20%，显效 28 例，占 56%，有效 11 例，占 2%，无效 1 例，占 2%，总效率为 98%。

另报道：水蛭、郁金、川芎按 3∶4∶6 的比例将药物研粉，制成片剂，每片含生药 0.3 克，每次服 6 片，1 日 3 次，7 天为 1 疗程，8 疗程治疗期限，治疗 243 例脑血栓所致的偏瘫，基本治愈 99 例，显效 73 例，进步 35 例，无效 36 例，总有效率为 85%。

另外，治疗高血脂、肺心病、肾病综合征、心绞痛、肝硬化、周围血管病都有很好疗效。

（以上摘抄自《有毒中草药大辞典》水蛭）

◎ 斑蝥　出《神农本草经》

【别名】斑猫、龙苗、斑毛等。

【基原】斑蝥为芫青科昆虫南方大斑蝥或黑小斑蝥的干燥全体。

【主产地】以河南、广西、四川较多，其次江苏、安徽等省亦有。多生于豆地、花生、棉花地。

【采集·药材质量】7~8 月间清晨露水未干时捕捉，捕捉时宜戴眼镜，手套及口罩，以免毒素刺激皮肤黏膜，捕捉后烫死，晒干。南方大斑蝥呈长圆形，长 1.5~2.5 厘米，宽 0.5~1 厘米，头及口向下垂，有较大的复眼及触角为 1 对，触角多已脱落。背部草质鞘翅 1 对，有 3 条黄或褐棕黄色横放，鞘翅下面有棕褐色薄膜状透明的内翅 2 片，胸部乌黑色，有足 3 对，有特殊臭气。黄黑小斑蝥，体型与前同而小。以个大而均匀、有黄色花斑、色鲜明、完整不碎、不蛀、不腐、气特异者佳。（见图 256）

【主要成分】南方大斑蝥主含斑蝥素 1%~1.2%、脂肪 12%、树脂、蚁酸、色素等。

【药理】1. 斑蝥对皮肤黏膜有发赤、起泡作用，口服可引起胃炎、肾炎。2. 水浸液在体外对常见皮肤真菌有抑制作用。3. 斑蝥有抗癌作用，但毒性很大，可用于肝癌、肺癌等。但副作用较多，主要为尿道刺激，甚至尿血、恶心、手指发麻。

【性味归经】辛、热，极毒。归肝、肾、胃经。

【功效】破血逐瘀，攻毒散结，蚀疮。

【歌诀】　斑蝥辛热有极毒　　破血逐瘀癥瘕除
　　　　　痈疽恶疮瘰疬癣　　斟酌外用慎内服

【应用】

1. 用于经闭，癥瘕积等。本品入血分，辛散温通，破血通经，消癥散结。

治经闭，癥瘕。斑蝥（糯米炒）与桃仁、大黄共为细末，酒糊为丸，酒送下；血枯经闭，四物汤送服。破血通经，散结消癥。（清《济阴纲目》斑蝥通经丸）

治瘀血经闭。斑蝥与当归、没药、血竭、红娘等分共为细末，面糊为丸服，每服 1 钱，早晚白开水或西红花汤送下，体虚者四物汤送下。（现代《重订十万金方》经闭类·第 18 方）

2. 用于痈疽恶疮、瘰疬、顽癣。本品极毒，能伤肌肉，腐死肌，故主鼠瘘恶疮疥癣。

治痈疽硬而不破，或破而无脓。斑蝥为末，以蒜捣膏如绿豆大贴之，少顷脓出去之。（《仁斋直指方》）

治瘰疬疮瘘，流脓久不收口。斑蝥与白矾、青黛、麝香共研末外用攻毒蚀疮。（《验方》生肌干脓散）

治久患瘰疬，不效服此药，取效如神。斑蝥与硼砂、轻粉、麝香、槟榔、巴豆共研极细粉末，鸡蛋去黄，药入蛋壳内调匀，湿纸糊数层，勿令漏气，与饭一起蒸熟时取药爆干，研细，五更初酒调下，至明取下恶物。（元《外科精义》必效散）

治牛皮癣。斑蝥 1 个，甘遂 1 钱共为细末，醋调和，日擦数次。（《中草药》）

治疣痣黑子。斑蝥 3 个，人言少许，糯米 5 钱炒黄为末，入蒜一个捣烂点之。（《纲目》）

3. 用于鱼口便毒。本品善走下窍，利小便引药下气，以毒攻毒，使毒从小便出。

治血疝便毒，不拘已成或未成，随即消散。斑蝥 3 个（去足翘），滑石 3 钱同研，分 3 次服下，日一服，毒从小便出，如痛，以车前子、木通、猪苓煎饮。（李杲·破毒散）

治鱼口便毒。斑蝥 3 个，大黄 5 钱，芒硝 4 钱，金银花 1 两，知母、黄柏、天花粉、全蝎、穿山甲珠、连翘各 3 钱，僵蚕 2 钱，蜈蚣 2 条，皂刺 2 钱，木通 2 钱水煎服。泻数次即愈，再以粥补之。（现代《重订十万金方》鱼口便毒类·第 6 方）

此外，近年来报道用斑蝥试治多种癌症，尤以肝癌为优，可用斑蝥 1~3 只，入锅与鸡蛋同煮食蛋，还有斑蝥素片（每次服 0.25~0.5 毫克）能使症状改善，部分瘤体缩小。

【炮制】**斑蝥** 取原药，除去杂质，尘屑入药。

米炒斑蝥 米、斑蝥同入锅，文火炒至米棕黄色，出锅去米，斑蝥放凉入药。

【用法】1 个水煎服，多入丸散，每次服 0.03 克~0.06 克，内服多配利尿药，外用适量，研末外贴或酒醋、蜜、麻油、调涂或作发泡用。米炒后毒性减，可作内服，以通经散瘀用。余病症则用斑蝥。

【注意】本品极毒，内服 30 毫克，可使人死亡。内服宜慎，必须严格掌握剂量，人命关天，万万马虎不得，体弱孕妇忌服忌敷。外用可刺激皮肤发泡，甚至腐烂，不可大面积使用。

【中毒】斑蝥中毒多是用量过大或自杀，也有误服中毒。中毒表现主要为消化系统、口咽烧灼、恶心、呕吐、便血等；泌尿系统腰痛、尿频、排尿困难、尿道刺痛、血尿、蛋白尿等。重者心率过快或不齐、头痛、头晕、口唇麻木、视力模糊；严重时可出尿闭、虚脱、昏迷、因循环衰竭而死亡。

【救治】

1. 轻者用鸡蛋 2~3 个，取蛋清服。

2. 绿豆 250 克，黑豆 250 克，甘草 15 克水煎服。

3. 金银花，连翘、蒲公英、竹茹、甘草、滑石、青黛、白茅根水煎服。重者急转院治疗，详细说明中毒时间及原因。

【临床报道】

1. 治神经性皮炎 斑蝥2克，入65%烧酒100毫升中，浸泡7昼夜取上清液涂患处，每日1~2次，共治神经性皮炎30例，痊愈25例，显效4例，无效1例，涂后起泡者7例，有复发者病情较轻，再涂很快治愈。

2. 治疗银屑病 斑蝥2克，半枝莲、甘草各10克，三棱、红花各15克，重楼20克，加50%乙醇适量配成100毫升复方斑蝥酊涂患处，每日1次，治疗银屑病32例，总有效率达90%。

3. 治疗扁平疣 斑蝥、生半夏各等分研细末，用10%的稀盐酸配调成糊状，将疣体消毒，梅花针扣疣体，令微出血，将药涂于顶部，涂后有灼热感，继而干燥结痂，一周后痂脱而愈，治疗28例，25例全例痊愈。（摘抄于《有毒中草药大辞典》斑蝥）

4. 治疗传染性疣 取斑蝥12.5克，雄黄2克研末，加蜂蜜适量制成膏。用时先将疣角化层削去，以酒精消毒，后取与疣体大小的斑蝥膏，用手指搓成扁圆状置于疣面，以胶布固定，经10~15小时，患处即起水泡，疣便浮离皮肤。治疗10例均痊愈。（摘抄自《中药大辞典》斑蝥）

【临床研究】治疗鸡眼

斑蝥、蜈蚣各等分为细粉贮瓶备用。将鸡眼及周围皮肤洗净，消毒，用手术刀刮去鸡眼角质层，少有出血，用上药粉填平，胶布固定，五天揭去即愈。（贾宪亭）

◎ 虻虫 出《草经济注》

【别名】牛虻、牛蚊子等。

【基原】虻虫为虻科昆虫中华虻、复带虻或其他同属昆虫的雌性干燥全体。

【主产地】全国大部分地区有产，以牧区较多，其他山坡、草原亦有。

【采集·药材质量】6~8月间捕捉，稍蒸后晒干，呈长椭圆形，头部呈黑褐色，复眼多已脱落，胸部黑褐色，背部呈壳状而光亮，翅长超过尾部，胸有足3对，多已折断，腹部有个体节，呈黄棕色，质松而脆，易破碎，气臭。以个大均匀、完整不破、干燥无杂、无蛀不腐、气臭味苦咸者佳。（见图257）

【主要成分】本品主含脂肪油等。

【药理】1. 虻虫有提高小白鼠耐缺氧作用，能扩张兔耳血管而增加血流量。2. 有加强离体蛙心收缩力的作用，对脑下垂体后叶所致的急性心肌缺血有一定改善作用。

【性味归经】苦、咸、凉，中毒。归肝经。

【功效】破血通经，逐瘀消癥。

【歌诀】　虻虫有毒苦微寒　破血逐瘀消癥坚
　　　　　血滞经闭跌打损　无瘀孕妇不粘闲

【应用】
用于癥瘕积聚，经闭，跌打损伤，瘀滞肿痛。本品苦咸入肝，破血散瘀，主积聚癥瘕一切血结之痛。

治干血内结，五劳虚极，瘀结成块，经闭等。牛虻与大黄、䗪虫、桃仁、水蛭、蛴螬、芍药、地黄、杏仁、甘草、黄芩、干漆共为细末，炼蜜为丸服。破血消癥，祛瘀通经。（汉《金匮要略》大黄䗪虫丸）

治腹部结块，经闭，跌打损伤，瘀滞疼痛，按之觉硬，舌有瘀斑等。虻虫与大黄、桃仁、人参、鳖甲胶、益母草膏、水蛭、红花、乳香、没药等36味中药为末，鳖甲胶（烊化）和益母草膏与余药和匀，炼蜜为丸服黄酒送服。活血祛瘀，消癥散结。（清《温病条辨》化癥回生丹）见"水蛭"篇。

治月经不行，或产后恶露，脐腹疼痛。虻虫与熟地、桃仁、水蛭共为末，炼蜜为丸，空心温酒下，破血通经。（宋《妇人良方》地黄通经丸）

治跌打瘀血。虻虫与牡丹皮共为末，温酒送下。（《千金要方》）

近代临床指导，有人以本品为主，佐以陈皮，治疗冠心病心绞痛有一定疗效。

【炮制】**虻虫** 取原药材，除去杂质，足翅即可入药。

米炒虻虫 取虻虫和粳米入锅，文火炒至呈黄色，取出去米，放凉入药。（一般虻虫100克，用粳米20克）

【用法】1.5~3克水服，研末入丸散0.3~0.6克米炒虻虫，降低毒副作用和腥味，便于研末服用。

【注意】孕妇、体虚者忌服。

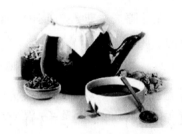

第十九章 化痰止咳平喘药

凡是能化痰止咳平喘的药物，统称化痰止咳平喘药，以化痰为主，每兼止咳平喘；以止咳为主，多兼化痰平喘；以平喘为主，又兼止咳化痰。以病症而言，痰、咳、喘、往往兼杂，故将三者合并介绍。

第一节　化痰药

化痰为祛痰法之一，依据生痰之因，分为宣肺化痰，清热化痰，润肺化痰，燥湿化痰，祛风化痰，祛寒化痰，降气化痰等。

◎ 半夏　出《神农本草经》

【别名】地文、野芋头、和姑、羊眼半夏、三叶半夏等。

【基原】半夏为天南星科植物半夏的干燥块茎。

【主产地】以四川产量最大，质量高；其次河北、河南、山东、江苏、安徽等省亦产。多野生于田边、山坡、溪边、阴湿的草丛中、林下。现多有栽培。

【采集·药材质量】夏、秋二季茎叶茂盛时采挖，除去茎上部分，须根，外皮，晒干。半夏呈近球形，偏斜状，直径约 1~1.5 厘米，白色或浅黄色，顶端有凹陷茎痕，周围布满点状根痕，下面钝，较光滑，质坚，断面白色，粉性，味辛辣，麻舌刺喉。以个体大小均匀、皮净、色白、质坚实、粉性足、干燥、无蛀、无霉者佳。（见图258）

【主要成分】本品主含挥发油、胆碱、胡萝卜苷、左旋麻黄碱，少量脂肪，淀粉，多糖，β-谷甾醇及葡萄糖醛酸苷，多种氨基酸，皂甙，辛辣性醇类及刺激皮肤物质。

【药理】1. 煎剂对实验性咳嗽，有镇静作用，可解除支气管痉挛，使支气管分泌物减少，起到镇咳祛痰作用。2. 对实验性矽肺有一定治疗作用。3. 有镇呕吐作用，可抑制呕吐中枢而止呕吐。4. 对实验性心律失常和室性期前收缩有明显的对抗作用。5. 有显著的抑制胃液分泌作用，对胃溃疡有显著的预防和治疗作用。6. 有降脂作用。另外有抗早孕、抗菌、抗癌作用。临床上可用于治疗急性乳腺炎、神经性皮炎、面肌痉挛、甲状腺肿瘤等。

【性味归经】辛、温，中毒。归肺、脾、胃经。

【功效】燥湿化痰，降逆止呕，消痞散结，和胃健脾，外用消肿止痛。

【歌诀】　　半夏辛苦温有毒　　燥温化痰痞结除
　　　　　　瘿瘤痰核痈疽肿　　降逆和胃治呕吐

【应用】

1. 用于多种痰饮，痰湿，咳喘诸症。本品苦燥温行，入肺、脾、胃经。有"脾为生痰之源，肺为贮痰之器"的说法。半夏主痰饮，和胃燥湿健脾，又有燥湿祛痰之功效，故可治诸痰症。

主治痰饮上逆呕吐，胸脘痞闷，眩晕心悸。半夏、茯苓、生姜水煎服。和胃降逆，化饮止呕。（汉《金匮要略》小半夏加茯苓汤）

治心中气血虚损，兼心下停痰所致的惊悸不眠。半夏与龙眼肉、酸枣仁、生龙骨、生牡蛎、茯苓、代赭石水煎服。补血安神，燥湿化痰。（近代《医学衷中参西录》安魂汤）

治痰湿咳嗽，痰多色白，胸膈胀满，恶心呕吐，头晕心悸，舌苔白润，脉滑等。半夏与陈皮、茯苓、甘草、生姜、乌梅水煎服。燥湿化痰，理气和中。（宋《太平惠民和剂局方》二陈汤）

治风痰上扰，眩晕头痛，胸闷呕恶，舌苔白腻，脉弦滑。半夏与白术、天麻、陈皮、甘草、生姜、大枣水煎服。健脾燥湿，化痰熄风。（清《医学心悟》半夏白术天麻汤）

治风寒外束，痰热内蕴，痰多气急痰稠色黄，哮喘咳嗽，或恶寒发热，舌苔黄腻，脉滑数。半夏与白果、麻黄、苏子、甘草、冬花、桑皮、杏仁、黄芩水煎服。宣肺降气，祛痰平喘。（明《摄生众妙方》定喘汤）

治寒痰内盛之咳喘，脾咳，口中如含霜雪，中脘隐隐作冷，恶寒，脉紧。半夏与干姜、白术、细辛、白胡椒共为细末，炼蜜为丸服。温中散寒，健脾化痰。（宋《全生指迷方》温中丸）

总之，以半夏组方治痰之方很多，不再列举。《本草逢原》："半夏同苍术、茯苓治湿痰；同瓜蒌、黄芩治热痰；同南星、前胡治风痰；同芥子、姜汁治寒痰；治燥痰与瓜蒌、贝母同用……"

2. 用于脾胃气虚寒湿阻滞中焦诸症。脾喜燥恶湿，半夏苦温燥湿，故和中健脾开胃。

治脾胃气虚，寒湿滞于中焦，脘腹胀满，疼痛，纳呆嗳气，呕吐泄泻，舌苔白腻等。半夏与人参、白术、茯苓、炙甘草、陈皮、木香、砂仁水煎服。健脾益气，理气和中。（清《医方集解》香砂六君子汤）

治脾胃虚弱，中阳不足，兼有湿浊停滞，倦怠嗜卧，四肢酸困，口苦口干，大便不调，饮食无味。半夏与黄芪、人参、白术、茯苓、炙甘草、陈皮、羌活、独活、防风、白芍、柴胡、泽泻、黄连水煎服。健脾祛湿，升发阳气。（金《内外伤辨惑论》升阳益胃汤）

治胃气虚弱，气结成痞，气虚无力，胸腹痞闷，下痢，完谷不化，腹中雷鸣，心下痞硬而满，干呕心烦，苔薄白，脉细弱。炙甘草与人参、干姜、半夏、黄芩、黄连、大枣水煎服。益气和胃口，降逆消痞。（汉《伤寒论》甘草泻心汤）

治胃气不和，心下痞满不痛，干呕和呕吐肠鸣下痢，舌苔薄黄而腻，脉弦数。半夏与人参、干姜、炙甘草、黄芩、黄连、大枣水煎服。和胃降逆，开结散痞。（汉《伤寒论》半夏泻心汤）

3. 用于多种呕吐。半夏质重性降下，善降胃气，为治呕吐之要药。多种原因引起的呕吐，皆可配伍用之，尤其对胃寒呕吐更为适宜。

治疗各种呕吐，胸痞脘闷，呕恶，苔白不渴，脉弦滑。半夏与生姜水煎频服。祛痰和胃，降逆止呕。（汉《金匮要略》小半夏汤）

治胃气虚弱，反胃呕吐，精神疲乏，大便干结。半夏与人参水煎加蜂蜜调服。补气益胃，降逆止呕。（汉《金匮要略》大半夏汤）

治妊娠脾胃虚寒之呕吐。半夏与人参、干姜水煎服。温中补虚，降逆止呕。（汉《金匮要略》干姜人参半夏汤）

治胃热呕逆，气阴两虚者。半夏与陈皮、竹茹、人参、茯苓、甘草、麦冬、枇杷叶、大枣、生姜水煎服。清热和胃，降逆止呕。（宋《严氏济生方》济生橘皮竹茹汤）

总之，以半夏为主组方可治各种呕吐，脾胃虚寒性呕吐与附子、干姜、丁香、吴茱萸等同用；胃火上逆呕吐与栀子、黄连、竹茹等同用；食积呕吐与山楂、麦芽等同用；胃阴虚呕吐与玄参、麦冬、枇杷叶、石斛等同用。至于妊娠忌半夏一说，没有确切道理，则有配生姜则无害。今多有人治妊娠呕吐，半夏多与砂仁、山药水煎服，效果良好，未发现毒副作用。

4. 用于往来寒热，胸胁苦满，心下痞，结胸等。《本草经疏》："半夏、柴胡为之使，辛温善散，故主伤寒邪在半表半里之间，往来寒热。苦善下泄，邪在胸中，则心中坚，胸胀咳逆……"

治邪在少阳，往来寒热，胸胁苦满，不欲饮食，心烦善呕，口苦，咽干，目眩，舌苔白，脉弦等。半夏与柴胡、人参、黄芩、炙甘草、生姜、大枣水煎服。和解少阳。（汉《伤寒论》小柴胡汤）

治少阳，阳明合病，往来寒热，胸胁苦满，呕不止，郁郁微烦，心下满痛，或心下痞硬，舌苔黄，脉弦有力。半夏与柴胡、黄芩、生姜、大枣、芍药、大黄、枳实水煎服。和解少阳，内泻热结。（汉《伤寒论》大柴胡汤）

治痰热互结，心下痞闷，按之则痛，咳吐黄稠痰，舌苔黄腻，脉滑数等。半夏与黄连、瓜蒌水煎服。清热化痰，宽胸散结。（汉《伤寒论》小陷胸汤）

治七情郁结，痰涎凝聚，症见咽中有异物梗阻，吐之不出，咽之不下，或胸闷，或咳，

或呕，苔白或腻。半夏与厚朴、茯苓、紫苏、生姜水煎服。行气开郁，降逆化痰。（汉《金匮要略》半夏厚朴汤）

5. 用于瘿瘤痈疽肿毒，毒蛇咬伤。瘿瘤痈肿，乃是脉络之结滞，本品辛苦开泄散结，内服能除瘿，外敷消肿止痛。

治瘿初起，或肿或硬，或赤或不赤，但未破者。半夏与贝母、海藻、昆布、陈皮、青皮、当归、川芎、连翘、独活、甘草、海带水煎服。化痰行气，消瘿散结。（明《外科正宗》海藻玉壶汤）

治痈疽发背，对口疔疮，乳花百种，无名肿毒，此药能会内消去毒，化为黑水，从小便出，万不失一。半夏与乳香、白及、穿山甲、知母、贝母、金银花、皂刺、天花粉共为散，用无灰酒煎服。活血化瘀，解毒消肿。（元《皆效方》化毒为水内托散）

治奶发，诸痈疽发背及乳痈。半夏为粉，鸡蛋清调和涂之。（《补缺肘后方》）

治痈疽肿硬，厚如牛皮，按之疼痛。半夏与天南星、草乌头、狼毒共为散，蜜调外敷，拔毒散结，消肿止痛。（《仁斋直指方》）

治诸瘘五六孔相通。生半夏为末。水调涂孔内，一日2次。（《外科小品方》）

治外伤出血。生半夏、乌贼骨各等分为散，撒患处。（徐州《单方验方新医疗法选编》）

治毒蛇咬伤。鲜生半夏与雄黄捣糊外敷。

6. 用于痰热内扰，虚烦不眠，眩晕，癫狂癫痫等。有"无痰不作眩"之说，痰扰清窍，虚烦不瞑。癫狂者痰郁化火，骚动不安。本品为治痰要药，故可治上述诸症。

治痰热内扰，虚烦不眠，呕吐口苦，苔腻脉滑等。半夏与陈皮、茯苓、甘草、枳实、竹茹、生姜、大枣水煎服。除烦安神。化痰和胃。（宋《三因方》温胆汤）本方加减可用于治疗癫狂痫、神经性头痛、头昏、眩晕、神经官能症、更年期综合征、高血压、失眠、幻听、冠心病、妊娠恶阻等。

治心虚胆怯，心悸不眠，短气恶心，四肢浮肿，饮食无味，坐卧不安。制半夏与陈皮、枳实、茯苓、炙甘草、远志、酸枣仁、五味子、人参、熟地、加生姜、大枣水服。养心安神，化痰和胃。（明《证治准绳》十味温胆汤）

治痰热内扰痫症，突然发作，眩晕倒地，不省人事，甚则瘈疭抽掣，口歪眼斜，痰涎流出或作叫声，或癫狂等。半夏与天麻、贝母、茯苓、茯神、胆南星、石菖蒲、陈皮、丹参、远志、麦冬、全蝎、甘草、僵蚕、琥珀、朱砂共为末，用竹沥、姜汁、甘草（熬膏）和余药末制丸，朱砂为衣服下。涤痰熄风，镇心开窍。（明《医学心悟》定痫丸）

7. 用于痰热中风，口眼歪斜，小儿惊风等。有"痰为百病之源"一说。风痰壅盛，痹阻清窍，则中风，痹阻经络则口眼歪斜，肝风内动携痰而作惊风抽搐，皆因痰症，半夏降气开痰，大人中风，小儿惊风则愈。

治中风能言，口不歪斜，手足痿废不举，四肢不温，舌苔白腻，脉浮虚而数。半夏（姜汁浸）、天南星（姜汁浸）、炮附子、炮白附子、川乌（炮）、僵蚕（炒）、没药、人参、茯苓各等分为末，水酒各半煎服。祛除风痰，温经散寒。（宋《普济本事方》星附散）

治风痰阻络引起的口眼歪斜，仪容不整，苔薄白或薄腻等。半夏与羌活、白附子、防风、秦艽、胆南星、白僵蚕、木瓜、甘草、茯神各等分共为末，加生姜水煎加酒冲服。祛风化痰，解痉通络。（明《审视瑶函》正容汤）如果面肌痛加乳香、没药；兼风寒加麻黄、细辛；血虚加当归、白芍、熟地；兼风热加桑叶、菊花、薄荷；气虚加黄芪、党参；面肌抽搐痉挛可加全蝎、蜈蚣、地龙。

治小儿风痰壅盛，发热抽搐，惊风，牙关紧闭，烦躁不安，神昏窍闭。半夏与天麻、防风、白附子、僵蚕、薄荷、钩藤、天竺黄、朱砂、胆南星、珍珠、雄黄、全蝎、甘草、牛黄、麝香、冰片、琥珀共为细末，炼蜜为丸服。豁痰清热祛风，镇惊安神开窍。（现代《中华人民共和国药典》牛黄镇惊丸）

治小儿惊风。生半夏3克，皂角1.5克共为细末，吹少许于鼻孔。（宋《仁斋直指方》嚏惊散）

【炮制】生半夏　取原药材，除去杂质，即可入药。

清半夏　取净半夏大小分开，用8%的白矾水浸泡，至内无干心，口尝舌有微麻感，取出洗净，切厚片干燥，筛去碎屑，即可入药。（一般半夏100克，用白矾20克）

法半夏　取净半夏，大小分开，用清水浸泡至内无干心时，取出，另取甘草适量，加水煮2次，合并煎液倒入用适量水制成的石灰液中，搅匀，加入上述已浸的半夏，浸泡，每日搅拌1~2次，并保持浸液pH值12以上，至剖面黄色均匀，口尝微有麻舌感时，取出，洗净，烘干入药。（半夏100克，用甘草15克，生石灰10克）

姜半夏　取净半夏，大小分开，用清水浸泡至无干心为度，另取生姜片煎汤，加白矾与半夏共煮透，取出晾至半干，切片，晒干入药。（一般半夏100克，用生姜25克，白矾13克）

【用法】5~15克水煎服。一般内服，用清半夏、法半夏或姜半夏。中剂量用15~30克，大剂量用30~60克。清半夏偏于治痰湿咳嗽；法半夏偏用于燥湿和胃，用时宜打碎入煎；姜半夏偏用于痰饮呕吐，生半夏一般不作内服，如果须内服，必打碎布包，先加生姜煎60分钟，再入余药，内服主要用于化痰散结；多治疗有形痰结及囊肿结块，一般多作外用，亦入丸散，外用适量。

【注意】一般阴虚燥咳，津伤口渴者忌服。

【中毒】中毒多是误服或用法不当使用半夏。中毒主要表现口腔，咽喉，舌麻辣烧灼疼痛，肿胀，流涎，严重者恶心，胸前压迫感，失音，呼吸困难，痉挛甚至窒息，终因麻痹死亡。

【救治】1. 轻者生姜50克捣烂取汁，用蜂蜜少许共调匀含服。

2. 生姜30克捣烂取汁，白矾9克，研粉调匀服之。

3. 净黄土150克，入水500毫升搅匀，取汁服。

4. 严重者入院治疗，并讲明中毒原因，时间。

【临床报道】

1. 治疗病毒性心肌炎 小半夏汤加茯苓等,治疗病毒性心肌炎11例,服药后不但临床症状完全消失,心电图亦恢复正常。此方药不但对冠状动脉供血不足有康复作用,而且对个别病人瓣膜损害的复原亦较满意。

2. 治疗尿毒症 以姜半夏配伍附片、炒白芍、黄芪水煎服,治疗尿毒症15例,其中6例症状消失,尿素氮下降30%以上或正常,贫血改善;8例症状明显改善,1例无效。

3. 治牙痛 生半夏30克,捣碎入90%酒精90毫升中浸泡1日后用,用时用棉球蘸药液塞入龋齿内,或涂牙龈周围,治疗牙痛100例,有效95%。

4. 治疗鸡眼 洗净患处,削去鸡眼的角化组织,使基部呈凹面,将生半夏粉敷于局部,外贴胶布,5~7天后,鸡眼坏死脱落,治疗30例,未见复发。

(1、2、3、4条摘抄自《有毒中草药大辞典》半夏)

5. 颜德馨:生半夏、水蛭粉治哮喘

生半夏化痰之力甚著,余治哮喘亦习用之,一般用9克,加生姜二片,无副作用。水蛭粉能改进缺氧现象,每服1.5克,一日2次,其效亦著。(摘抄自《名中医治病绝招》)

6. 重用半夏治失眠 笔者重用半夏治疗失眠30例取得了较显著疗效。疗效巩固,一般治疗失眠多用30~60克有效。

7. 生半夏外用止血生肌祛瘀消瘢 笔者用生半夏粉研细粉,外用止血,跌打瘀肿,鸡眼胼胝,瘢痕疙瘩。出血外用包扎固定。瘀瘢,用醋调外敷;治瘢痕与三七各等分为末醋调敷。

8. 生半夏外用功能多 ①治疗头癣 生半夏15克,斑蝥5克加入200毫升的酒中,1周后涂患处,每日2~3次,2周治愈,随访2年未复发。②治流行性腮腺炎 生半夏为粉,鸡蛋清调糊外敷,每日2次,板蓝根20克,僵蚕10克水煎服。2天体温恢复正常,腮腺炎肿消失。③乳腺炎 生半夏为粉,加鸡蛋清调敷,日2次,用药2次痛减,3天肿块消失。

(5、6、7、8条摘抄于《中医杂志》2001年第3期专题笔谈)

◎ 天南星 出《本草拾遗》

【别名】虎掌、南星、药狗蛋、野芋头等。

【基原】天南星为南星科植物天南星、东北天南星或异叶天南星的块茎。

【主产地】天南星多分布河北、河南、陕西、湖北、四川、山西、贵州、云南等省,多生长在阴坡较阴湿的树林下。东北天南星多分布黑龙江、吉林、辽宁、河北等地,多生长在阴坡阴湿林下。异叶天南星多分布黑龙江、辽宁、吉林、浙江、江苏等地,多生长在阴坡或山谷较为阴湿的地方。

【采集·药材质量】秋末冬季挖取块根,除去茎叶、须根、外皮,晒干。块茎呈扁圆形,直径2~5.5厘米,顶中央有茎痕浅凹,周围有麻点状根痕,块茎周围见球状侧芽,称"虎掌南星",亦有不带侧芽的。表面乳白色或浅棕色。质坚硬,不易破碎,断面色白,不平

坦，粉性。味麻苦刺喉。以个大小均匀、色白、粉性足、有侧芽、无外皮、干燥、无蛀者佳。（见图259）

【主要成分】本品主含三萜皂甙、安息香酸、苯甲酸、氨基酸及右旋甘露醇、淀粉等。

【药理】1.煎剂具有祛痰、抗惊厥、镇静、镇痛作用。2.天南星提取液对实验性肿瘤有明显的抑制作用。3.还有抗心律失常，抗氧化作用。临床上选方可用于面神经炎，口腔溃疡等。

【性味归经】苦、辛、温，中毒。归肺、肝、脾经。

【功效】燥湿化痰，祛风解痉，消肿散结，止痛。

【歌诀】　　苦辛温毒天南星　燥温化痰祛风痉
　　　　　　中风眩晕痛疽肿　口眼歪斜破伤风

【应用】

1.用于寒痰，湿痰，痰热咳嗽。本品辛温而燥，为重要燥湿化痰药，能温化寒痰，开辟风痰，与半夏略同，但半夏燥而少缓，南星性烈而少急，半夏辛散善守，南星辛散善行，半夏善治湿痰。南星善治风痰，所以南星为开涤风痰之专药。

治寒痰或痰饮咳嗽，气促，痰多色白，胸膈满闷。南星与半夏、肉桂、生姜制丸服。燥湿化痰，散寒化饮。（金《洁古家珍方》姜桂丸）

治痰湿咳嗽，痰喘，胸脘痞闷。南星与陈皮、半夏同用。燥湿化痰。（金《洁古家珍方》玉粉丸）

治痰涎壅盛，胸膈痞塞，咳嗽恶心，饮食少思，或肝风挟痰，呕不能食，头痛眩晕，甚至痰厥者，舌白润，脉滑。南星与陈皮、半夏、茯苓、枳实、甘草、生姜水煎服。燥湿祛痰，行气开郁。（宋《妇人良方》导痰汤）

治痰热阻肺，咳嗽痰黄，稠厚胶粘，胸膈不利。胆南星与黄芩、瓜蒌仁、杏仁、茯苓、枳实、陈皮、制半夏共为细末，姜汁为丸，温开水送服。清热化痰，下气止咳。（明《医方考》清气化痰丸）

2.用于风痰症，如眩晕、中风、口眼歪斜、破伤风、小儿惊风、癫痫等。本品辛燥而烈，善行专走经络，故为中风麻痹专药以之为向导，治风痰专药亦治筋痿拘挛麻痹等。

治卒中，昏不知人，口眼歪斜，半身不遂，咽喉作声，痰气上壅。生南星与生川乌、生附子、木香共为粗末，加生姜水煎服。祛除风痰，散寒通络。（宋《太平惠民和剂局方》三生饮）

治风痰壅盛，呕吐涎沫，半身不遂，口眼歪斜，手足瘫痪，头风头痛，舌苔白腻，脉滑。生天南星与生半夏、生川乌、生白附子共为细末，炼蜜为丸，生姜水送服。豁痰开窍，祛风定惊。（宋《太平惠民和剂局方》青州白丸子）本方可用于治疗脑梗塞、眩晕、甲状腺结节、偏头痛等。

治中风痰盛，突然昏迷，牙关紧闭，咽中痰声漉漉，或体肥不渴，舌苔白腻，脉弦等滑。南星与木香，生姜共为末，水煎服。理气化痰。（宋《易简方》星香散）

治中风能言，口不歪斜，手足痿废不举，四肢不温，舌苔白腻，脉虚浮而数。天南星（姜汁浸）与半夏（姜汁浸）、附子（炮）、白附子（炮）、川乌（炮裂）、僵蚕、人参、茯苓、没药、各等分共为粗末，水酒各半煎服。祛除风痰，温经散寒。（宋《普济本事方》星附散）

治中风痰厥，手足抽搐，半身不遂，筋脉拘急。生南星与防风、独活、附子、全蝎、甘草共为粗末，加生姜水煎服。祛风除痰，通络止痉。如（宋《太平惠民和剂局方》大醒风汤）

治疗内有郁热，外夹风邪，痰涎壅盛，关窍不通所致的小儿急惊风，痰多气喘，烦躁神昏，发热抽搐。胆南星与全蝎、僵蚕、朱砂、天麻、冰片、牛黄、黄连、甘草共研细末，薄荷、灯心、金银花煎汤送服。祛风止痉，定惊。（明《寿世保元》千金散）

治痰热所致的急惊，手足抽搐，痰迷心窍，神晕口噤，谵言狂语，痰涎壅阻，喘促不安，身热气喘，舌红苔黄浊，脉滑数等。陈胆星与天竺黄、牛黄、雄黄、朱砂、麝香共为末，炼蜜为丸，据年龄大小酌情，温开水送服。化痰开窍，清热安神。（明《名医杂著》牛黄抱龙丸）

治暴中风口眼歪斜，天南星为细末，生姜自然汁调纸上贴，左歪贴右，右歪贴左，才正便洗去。（宋《杨氏家藏方》天南星膏）

治疗有皮肤破损史引起的破伤风，牙关禁闭，角弓反张，身体强直，口摄唇紧等。天南星与防风、白芷、天麻、白附子、羌活各等分为细末，热酒调服。祛风痰，镇痉搐。（明《外科正宗》玉真散）

治破伤风，牙关紧闭，身体强直，角弓反张，全身抽搐。制南星与蝉蜕、天麻、全蝎、僵蚕（炒）水煎服，祛风痰，止抽搐。（现代《中医杂志》1955年第10期引《史传恩家传方》五虎追风散）

3. 用于痈疽，咽喉肿痛，毒蛇咬伤。本品辛散，以毒攻毒，可散痰结，疗痈疽，治喉痹肿痛，外用祛风拔毒。

治痈疽发背，疔疮肿痛，妇女乳痛，漆疮火丹，大头瘟肿，流注肿疮，小儿丹毒，肌肤赤肿等。南星与天花粉、大黄、黄柏、姜黄、白芷、陈皮、苍术、厚朴、甘草共为细末，用麻油或蜂蜜或陈醋调糊外敷。清热散结，消肿止痛。（明《外科正宗》黑黄散）

治头面皮肤生瘤，大者如拳，小者如粟，或软或硬，不痛不痒。生天南星一枚，如无生干者为粉，滴醋研如膏，以针刺顶部，令透气，将膏敷之。（宋《圣济总录》天南星膏）

治风痰壅盛，腮颌肿痛，内生结核，缠喉风。南星与防风、僵蚕、天麻、当归、皂角共为散，水煎服。祛风化痰消肿。（宋《百一选方》南星防风散）

主治痰瘀互结属于阴证者，如阴症疮疡未溃者，如骨痨、流痰、附骨疽、环跳疽、瘰疬、乳痰、乳癖，或疮疡漫肿，不红不痛，局部阴冷。生南星与生川乌、生半夏、生磁石、公丁香、肉桂、乳香、没药、松香、冰片、硇砂、麝香共为细末，撒膏药外贴，逐寒活血，消肿散结。（现代《实用中医外科学》黑退消）

治锁喉毒，耳子听会处，初生瘰疬硬肿，渐攻咽喉，肿塞疼痛，妨碍饮食。胆南星与防风、黄连、雄黄、五倍子、玄参、天竺黄、桔梗、茯苓、茯神、当归、犀角、荆芥、冰片、珍珠、麝香、牛黄、轻粉、甘草共为细末，炼蜜为丸，温开水送服。清热解毒，化痰散结。（清《疡医大全》牛黄清心丸）

治毒蛇咬伤，南星与雄黄为粉，水调外敷患处，日换数次。

【炮制】**天南星**　取原药材，除去杂质灰屑，即可入药。

制天南星　取净天南星，大小分开，分别用水浸泡，每天换水2~3次，不可日晒，如水面起白沫，换水加入白矾（天南星100克，加白矾2克），泡1个月后，再行换水，浸泡切开有微麻舌感时取出，另外将生姜片、白矾置锅内加入煮沸后，到入浸泡过的天南星，煮至内无干心为度取出，去姜片，晾至半干，切片晒干，筛去碎屑，方可入药。（一般天南星100克，生姜片、白矾各12克）

胆南星　取制天南星为末，加入净胆汁（或胆粉及适量的水）拌匀，蒸60分钟至透，取出放凉，制成小方块，干燥（每南星粉100克，用牛、猪、羊胆汁取一种即可400克，或胆粉40克）现在有制好的胆南星，购进即可。

【用法】3~10克水煎服，或入丸散。制南星毒性降低，增强燥湿化痰作用，多用于顽痰咳嗽，胸膈胀满，痰阻眩晕等。胆南星由温转凉，味由辛转苦，功效清热化痰，熄风定惊，多用于痰热咳喘，急惊风，癫痫等。生南星辛温有毒，多作外用，消肿散结，多用于痈疽，瘰疬疮疖。内服多用于祛风止痉，如破伤风，中风抽搐，癫痫等。若需内服，加生姜先煮40分钟方可。

【注意】阴虚燥痰，孕妇忌服。

【中毒】多因误食或过量应用造成中毒，表现口腔黏膜和咽喉部糜烂，烧灼痛，肿大，声音嘶哑，言语不清，吞咽困难，舌活动不灵麻木，流涎；严重者头晕，心悸，四肢麻木，昏迷窒息，呼吸停止。

【救治】

1. 用食醋漱口或饮服。
2. 生姜绞汁，或口含生姜片。
3. 防风60克，生姜30克，甘草15克，水500毫升，一半漱口，一半内服。
4. 绿豆30克，甘草5克，生姜5克水煎服
5. 重者入院治疗，要讲明中毒原因，时间。

【临床应用与研究】

1. 治疗食管癌、肺癌　以理气降逆，活血化痰之剂配生南星，治疗食管癌30例，22例进食梗阻好转，5例病灶明显缩小。用复方三生针注射液（生南星、生附片、生川乌、木香、元胡、三七）肌肉注射，每次5毫升，每日2~3次；或静脉注射，每次10~30毫升，加入50%葡萄糖40毫升，每日1~2次。治疗原发性肺癌66例，缓解稳定率达67%~70%。

2. 治疗腮腺炎　生天南星研粉浸于食醋中5天后涂患处，每日3~4次，治疗6例，当天即退热，症状减轻平均肿胀3~4天消失。（1、2条摘抄自《有毒中草药大辞典》天南星）

◎ 关白附 出《中药志》

【别名】白附子、竹节白附等。

【基原】关白附为毛茛科植物黄花乌头的块根。

【主产地】多分布黑龙江、吉林、辽宁、河北等省，多生于荒山坡的灌木丛及高坡草地。

【采集·药材质量】8~9月挖取块根，除去茎叶，须根，洗净晒干，干燥的母根呈长圆锥形，略弯曲，长3~7厘米，直径0.5~2厘米，顶端有残茎基，表面棕褐色或黄棕色，有纵皱，体稍软质松，断面有裂隙粉性小。其子根呈卵圆形或长卵形，长1.5~5厘米，直径0.5~2厘米，表面灰褐色或棕褐色，有皱纹和侧根痕。以子根个大小均匀、饱满、质较硬、皮细、不易折断、断面类白色、较平坦、富粉性、味辛辣麻者佳。（见图260）

【主要成分】本品主含次乌头碱、关白附甲、乙、丙、丁、戊素和多种生物碱等。

【药理】1. 从关白附甲素提取的一萜类生物碱有明显的镇痛和抗炎作用。2. 关白附甲素具有抗心律失常作用。

【性味归经】辛、甘、热，中毒。归肝、胃经。

【功效】祛风痰，逐寒湿，定惊痫，止疼痛。

【歌诀】　关白附辛甘热毒　　祛风痰痉痫解除
　　　　　偏正头痛破伤风　　口眼歪斜疥癣敷

【应用】

1. 用于口眼歪斜，半身不遂，破伤风，小儿风痰盛，惊厥抽搐，癫痫，偏正头痛等，本品辛温燥湿上行，祛风燥湿散结，治面风游走，中风不语，入胃主阳明风邪，又有镇痛止痛之作用。

治风痰壅盛，呕吐涎沫，半身不遂，口眼歪斜，手足瘫痪，头风头痛，舌苔白腻，脉滑。生白附子与生半夏、生川乌、生天南星共为细末，炼蜜为丸，生姜汤送服。豁痰开窍，祛风定惊。（宋《太平惠民和剂局方》青州白丸子）

治中风痰壅能言语，口不歪斜，手足痿废不举，四肢不温，舌苔白腻，脉虚浮而数。炮白附子与天南星（姜汁浸）、半夏（姜汁浸）、附子（炮裂）、川乌（炮）、僵蚕（炒）、没药、人参、茯苓等分为粗末，水酒各半煎服。祛除风痰，温经散寒。（宋《普济本事方》星附散）

主治中风面瘫，口眼歪斜。白附子、白僵蚕、全蝎各等分共为细末，热酒送服，外用生姜敷患处。祛风化痰，解痉通络。（宋《杨氏家藏方》牵正散）

主治风痰阻络引起的口眼歪斜，仪容不整，伴苔薄白或薄腻。白附子与白僵蚕、胆南星、制半夏、羌活、防风、秦艽、木瓜、茯神、甘草上药各等分，共研细末，加生姜水煎加酒服，祛风化痰，解痉通络。（明《审视瑶函》整容汤）

治疗小儿风痰壅盛，痰热惊厥，惊风抽搐，牙关紧闭，烦躁不安，神昏窍闭。制白附子与天麻、防风、僵蚕、薄荷、钩藤、天竺黄、半夏、朱砂、胆南星、珍珠、雄黄、全蝎、牛黄、麝香、琥珀、冰片、甘草共为细末，制成蜜丸温开水送服，小儿酌减。豁痰清热，祛风，镇惊安神开窍。（现代《中华人民共和国药典》牛黄镇惊丸）

治癫痫。皂角（打碎水浸透去渣采汁，加白矾煎干）与白附子、半夏、南星、乌蛇、全蝎、蜈蚣、僵蚕、朱砂、雄黄、麝香共为末，姜汁制丸服。（《鸡鸣录》）

治偏头风。白附子与猪牙皂（去皮、子）、香白芷各等分为末，腊茶送下。（《续本事方》）

治痰厥头痛。白附子、半夏、天南星各等分共为细末，生姜汁浸蒸饼为丸，食后姜汤送下。（宋《太平惠民和剂局方》三生丸）

2. 用于面上䵟黯。本品辛温善散，主面上百病而行药势，治面䵟瘢疵等。

治面上黑气。白附子为末，卧时浆水洗面，以白蜜和涂纸上，贴之，久久自落。（《卫生简易方》）

治赤白汗斑。白附子、硫黄各等分为末，姜汁调糊，茄蒂蘸擦之，日数次。（《简便单方》）

治阴下湿痒。白附子与白矾共为粉，用干粉揉擦阴部。

【炮制】关附子　取本品去杂，洗净，晒干入药。

制关白附　取净关白附用冷水浸泡，置阴凉处，每日换水2~3次，泡5~7天后捞出入锅加水、豆腐同煮约30分钟，取出，去豆腐，阴半干，切片，晒干入药。

【用法】5~10克水煎服。制关白附，减少毒性，增强祛风痰作用；生品一般多作外用，若要内服须先煮40分钟，长于祛风痰，定惊搐，多用于治口眼歪斜，破伤风等。

【注意】阴虚，热盛者忌服。

【注释】目前市场白附子有关白附及禹白附二种，二者非同科同属，功能亦忌，应加鉴别。下边谈谈"禹白附"。

【附药】禹白附　出《中药志》

【别名】牛奶白附、鸡心白附等。

【基原】禹白附为天南星科植物独角莲的干燥块茎。

【主产地】河南禹县多而优，其次河北、山东、陕西、山西、湖南、湖北等省。多生于林下，山涧湿地。

【采集·药材质量】秋末挖取块茎，除去残茎，须根，粗皮，洗净，晒干。干燥的块茎呈卵圆形或椭圆形或蚕茧形，长2~5厘米，直径1~3厘米，顶端根痕，表面白色或黄白色，略粗糙，有环纹及须根痕，质坚硬，断面白色，富粉性。无臭，味淡，麻辣刺舌。以个大均匀、饱肥大、无皮、色白、粉性足、干燥无蛀者佳。（见图260）

【主要成分】主含β-谷甾醇及其葡萄糖、肌醇、胆碱、黏液质、草酸钙、蔗糖、皂甙、白附子凝集素等。

【药理】1. 本品有明显的镇静，镇痛，抗惊厥作用。2. 有抗菌、抗炎作用，有抑制结核杆菌，其抑菌作用与链霉素相似。3. 能止咳祛痰，还有降低胆固醇，有抗癌作用。

【性味归经】辛、甘、温，中毒。归肝、胃经。

【功效】祛风痰，逐寒湿，定惊，止痛。

【主治】中风失音，偏正头痛，口眼歪斜，腰腿关节疼痛，心痛，血痹，痈肿，喉痹肿痛，破伤风等。

治毒蛇咬伤。禹白附与雄黄共为末，用水或烧酒调敷局部。（《江西民间草药》）

治银环蛇咬伤出现神经昏迷者尤效。禹白附与黄独、杜衡、粉防己、青木香、八角莲、万年青白酒浸泡，日服4~6次。

【炮制】**禹白附子** 取原药材，除去杂质，即可入药。

制白附子 取净白附子，大小分开，用清水浸泡，每日换水2~3次，数日后，如水面起泡沫，换水后加白矾（每附子100克，加白矾20克），泡5日后再进行换水，口尝微有麻舌感为度，取出。将生姜片、白矾粉置锅内，加水适量，煮沸后，倒入白附共煮至内无白心为度，捞出，除去姜片，晾至六、七成干时，切厚片，干燥。筛去碎屑。（白附子100克，用生姜、白矾各12克）

【用法】5~10克水煎服。生禹白附有毒，多作外用，如痰核，毒蛇咬伤，若须内服必先煎50分钟。经生姜、白矾炮制后，降低毒性，消除麻辣味，增强祛风作用。多用于偏头痛，痰湿头痛，咳嗽痰多等症。

【注意】阴虚有热，孕妇忌服。

◎ 白芥子　出《新修本草》

【别名】芥子、辣芥子、芥菜子、黄芥子等。

【基原】白芥子为十字花科植物白芥的成熟种子。

【主产地】安徽、河南、江苏、河北、山东、湖北、四川等省。多栽培于园圃、荒地。

【采集·药材质量】秋季果实成熟时采割，晒干，打下种子，除去残壳，杂质，再晒干。白芥子呈球形状，直径1.1~2毫米，表面淡黄色，光洁，在放大镜观察，可见细微网状纹和小点种脐，种皮脆薄易碎，去掉种皮，可见2片肥厚子叶，油质，相互纵向折叠，胚根包藏于内，味辛辣，油样微酸。以白色粒大均匀、饱满、纯净无杂、油性足、嚼之味辣油腻者佳。（见图261）

【主要成分】本品主含芥子甙、芥子酸、芥子碱、芥子酶、脂肪、蛋白质、黏液质、甾醇、游离氨基酸。

【药理】1.本品小剂量引起反射性气管分泌增加，而有恶心性祛痰作用，可致呕吐。2.白芥子水解后的产物白芥子油对皮肤有较强的刺激作用，可致皮肤充血，发泡。3.白芥子粉能使唾液分泌，淀粉活性增加，少量可刺激胃黏膜，增加胃液胰液的分泌，大量催吐。4.水浸剂对皮肤真菌有抑制作用。临床上可用于寒痰哮喘、上气呕吐、关节炎、关节腔积液、寒性脓肿等。

【性味归经】辛，温。归肺、胃经。

【功效】利气豁痰，温胃散寒，通经止痛，散结消肿。

【歌诀】　　白芥子性味辛温　　温胃散寒伏痰饮
　　　　痰阻经络肢体麻　　关节肿痛痰阻因

【应用】

1. 用于咳嗽喘逆，痰饮。本品辛能入肺，温能发散，下气宽中，利气豁痰，尤适用于化寒痰，逐饮邪，善治"皮里膜外"之痰。

治风寒咳嗽，痰湿阻滞，脾胃虚弱。白芥子与陈皮、半夏、茯苓、杏仁、炙甘草水煎服。健脾养胃，止咳化痰。（明《景岳全书》六安煎）

治水饮痰涎停于胸胁，胁肋疼痛，舌苔黏腻，脉弦滑，白芥子与甘遂、大戟各等分共为细末，面糊为丸。生姜汤送服。祛痰逐饮。（宋《三因方》控涎丹）本方可用于治疗渗出性胸膜炎、胸腔积液、心包积液、哮喘、胃病水肿、癫狂、关节腔积液等。

治痰壅气滞，咳嗽喘逆，痰多胸痞，食呆难消，舌苔白腻，脉滑。白芥子与苏子、莱菔子水煎服。温化痰饮，止咳平喘。（明《韩氏医通》三子养亲汤）本方加减可用于气管炎、支气管哮喘、肺气肿、胸腔积液自发性气胸、皮肤赘瘤、梅核气、心力衰竭等。

2. 用于痰疽流注，痰阻经络关节肿痛，肢体麻木等。本品辛散温行，化痰通络止痛，尤以祛经络之痰为优，可治阴疽，肢体痹痛麻木。

治阴疽，贴骨疽，鹤膝风，局部漫肿，皮色不变不热，口不渴，舌淡，苔白，脉沉细或迟细。白芥子与肉桂、炮姜、麻黄、鹿角胶（烊化，兑入）、熟地、甘草水煎服。温阳散寒，消痰散结。（清《外科证治全生集》阳和汤）

治手足麻木。白芥子与黄芪、党参、当归、白术、陈皮、清半夏、鸡血藤、桂枝、甘草等同用。本方加减可用于治疗骨结核、肠系膜淋巴结核、慢性骨髓炎、寒湿痹痛、血栓闭塞脉管炎、病态窦房结综合征、哮喘等。

治荣卫失度，痰滞经络，肩痛牵引背胛或似瘫痪。白芥子与制马前子、没药、肉桂、木香共为细末，温开水调下。祛除痰湿，通络止痛。（宋《妇人良方》白芥子散）

治肿毒初起。白芥子为末，醋调敷之。（《濒湖集简方》）

【炮制】**白芥子**　取原药材，除去杂质尘屑，即可入药。

炒白芥子　取白芥子入锅，文火炒至深黄色，有爆烈声，香气溢出，出锅放凉入药。

【用法】5~10克水煎服，亦入丸散，外用适量。生品力猛，辛温通络散寒作用较强，多用于胸胁闷痛，关节肿痛，痰疽疮毒。炒白芥子缓和辛散走窜之性，善于顺气豁痰，提高煎出效果，多用于咳嗽气喘，特别是寒痰咳嗽，亦有消食化痰之效。用时宜捣烂入煎。

【注意】阴虚、肺热咳喘忌服。

【临床报道】

1. 消喘膏穴位贴敷法（慢性气管炎冬病夏治法）

中药配制：白芥子30克，细辛、甘遂各15克共研细末，生姜汁调成糊状外用（消喘膏）

操作方法：穴位：甲组为肺俞、脾俞、肾俞（均双侧），乙组为肺俞、心俞、膈俞（双侧）

将调好的消喘膏，放油纸（直径3厘米）贴上述穴位，外用纱布覆盖，胶布固定，4~6小时取下，每年初伏、中伏、末伏第一天各贴一次。连续3年为1疗程，贴敷中不用其他药物。

反应：贴敷后局部烧灼，有的出现水泡，溃烂若无感染，涂红药水自愈。

对咳、痰、喘均有一定疗效，总有效率达80%。（摘抄自《实用中药外治法》）

2. 洪哲明：杂病泛用控涎丹

控涎丹出自南宋陈无择的《三因方》，又名妙应丸，乃十枣汤衍化而来，由大戟、甘遂、白芥子组成。后世医家对本方颇多赞誉，李时珍在《本草纲目》中说："控涎丹乃治痰之本，……惟善用者能用奇功也。"《张氏医通》亦云痰饮诸症："此药数服，其病如失。"清代医家王洪绪，亦用控涎丹治疗多种外科疾病，因其力雄功伟。疗效卓著而誉之为"子尤丸"。

本方配伍严谨。大戟，《本经》主治"十二水，肿满急痛，积聚"，甘遂，《本经》谓："主大腹疝瘕，腹满，面目浮肿，留饮宿食，破癥坚积聚，利水谷道。"遂、戟配伍，峻逐痰饮水湿，兼入血分，消癥破瘀血。尤妙伍用白芥子，利气豁痰，温中开胃，通络行滞，相得益彰。

洪氏用三味等量研细，炼蜜为丸，每丸重5克。晨起空腹服1丸。服后无进食饮水，得泻后，略进糜粥。一下不瘥，可再服，或减量连续服用。连续服用时，腹泻反不甚，但见便溏。洪氏并不主张久服控涎丹，但对于顽痰死血胶着不解而形成的结肿积聚，非连续服用药不为功，近年来，洪氏常加入少许麝香以通阳活络，疗效更佳。

关于使用控涎丹之指证，洪氏对具有以下几种情况之一者，皆用控涎丹攻逐。

其一，在常因痰湿所致的水肿、膨胀、胃脘痛、胸胁痛、腹泻、眩晕、癫、狂、痛、咳喘、心悸怔忡等病症中，兼见舌苔滑腻垢浊，舌体胖大有齿痕，脉沉、弦、滑；形体肥胖，面色晦滞，胸脘痞塞满胀；或素盛今瘦，肠鸣漉漉之者。

其二，局部肿胀或疼痛，兼见舌质隐青，紫斑，且舌苔滑腻等痰瘀胶结证候者。

其三，癥积痞块，任何部位的或多发性的良性或恶性肿瘤。

其四，久治不愈的疑难痼疾，兼见舌苔滑腻，舌体肿大或有紫斑者。

其五，凡有脾胃气虚，脾胃阴虚，心虚阳衰等虚象见证。且屡用温补不效，兼见痰涎多，舌苔滑腻，而正气尚支者。

对于虚痰，洪氏亦常先以控涎丹攻逐，待邪势已衰，再议培补。他认为痰为实物，故虚痰亦属本虚标实，虚实夹杂。痰湿久滞，阻碍气机，遏伤阳气，则脏腑愈加衰惫，痰饮水湿愈聚愈多，形成恶性循环。此时痰饮水湿往往成为疾病的主要矛盾。攻逐痰饮水湿，即可切断恶性循环。洪氏认为对痰饮水湿属本虚标实，虚实夹杂者。先攻后补要比攻补兼施为好，无互相掣肘之弊，常收事半功倍之效。

对于正气大衰，虚阳有浮越之势，阴有涸竭之虞，不耐药力者则不宜用控涎丹攻逐。

洪氏认为控涎丹不及十枣汤峻猛，但疗效优于十枣汤。用其治疗内、妇、外科多种疾病，常收捷效。仅举数例，以示一般。

病例：略。（摘抄自《中医治病绝招》）

◎ 皂荚　出《神农本草经》

【别名】皂角、悬刀、大皂荚、长皂角、大皂角等。

【基原】皂荚为豆科植物皂荚成熟的干燥果实。

【主产地】河北、河南、山东、山西、陕西等省。多生长在农村周围，路边，沟边。

【采集·药材质量】秋末冬初，成熟果实由黄变黑褐时采摘，晒干。呈长条弯似刀样，长短大小不一，表面不平，红褐色或紫红色，被灰白色粉霜，擦去内有光泽，前尖后有果柄痕迹，质坚硬，摇之内种子有声，折断呈淡黄色，内有黄棕色种子数枚，质坚硬。以个大肥厚、均匀、饱满、质坚无蛀、闻其粉打喷嚏、味辛辣者佳。（见图262）

【主要成分】主品含数种皂甙类，如三萜皂苷、水解生成皂荚苷元、鞣质等。

【药理】1.皂甙经刺激胃黏膜，而反射性呼吸道黏液分泌物增多，产生祛痰作用，重者产生呕吐腹泻，且腐蚀胃黏膜，发生吸收性中毒，影响中枢神经系统，先痉挛后麻痹呼吸中枢麻痹而死亡。2.皂荚对某些革兰氏阴性肠内致病菌有抑制作用，对某些皮肤真菌亦有抑制作用。临床上可用于治疗呃逆、急性肠梗阻、急性吸血虫病、急性乳腺炎、淋巴结核等。此外，可治疗肥胖人高血脂、小儿脑积水等。

【性味归经】辛、咸、温，有小毒。归肺、肝、胃经。

【功效】祛痰开窍，通便消肿，祛风杀虫。

【歌诀】　　皂荚辛咸温小毒　　顽痰咳喘可驱除
　　　　　　痰盛窍闭痈疽疮　　豁痰开窍效神速

【应用】

1.用于痰涎壅盛，中风闭症，口眼歪斜，多种昏厥。本品辛温气异走窜，入鼻则嚏，入喉则涌吐痰涎，可治痰壅所致的中风，痰厥，癫痫，喉痹等。

治中风痰厥，昏迷不醒，牙关紧闭，两手紧握。皂角与细辛、薄荷、麝香共研末，吹入鼻孔。通闭开窍。（现代《中药制剂手册》通关散）

治中恶，客忤及痰厥，突然昏厥，人事不省，牙关紧闭，面色苍白，痰涎壅塞等。皂角与细辛各等分研极细粉末，用少许吹鼻取嚏。通关开窍。（元《丹溪心法附余》通关散）本方可用于过敏性休克。

治中风闭症，痰涎壅盛，痰声漉漉，不省人事，脉滑实有力。皂荚（去皮、子、弦）与白矾研细末，温开水调下或灌下。涌吐痰涎，开窍醒神。（宋《圣济总录》急救稀涎散）

治卒中秽恶，昏晕闭厥，头目眩晕，胸闷不舒，神志不清，牙关紧闭面色苍白，四肢厥冷，关阻窍闭，痰涎壅盛，脘腹疼痛，恶心呕吐等。牙皂与麝香、闹羊花、灯草灰、蟾酥、牛黄、细辛、冰片、金箔共为细粉，每用少许搐入鼻中取嚏。通关开窍，解毒辟秽。（清《绛囊撮要》卧龙丹）

治癫痫抽搐，时发时止。皂角与白附子、炙乌蛇、姜半夏、制南星、僵蚕、朱砂、全蝎、雄黄、白矾、蜈蚣共为细末，水泛为丸服。祛风化痰，安神定搐。（现代《北京市中成药选集》医痫丸）

治中风口歪。大皂角（去皮、子）研末，以三年以上陈醋调和，涂患侧，干更涂之。（《千金要方》）

2. 用于痰喘咳嗽。本品性味辛咸温，辛者散之，咸能软坚化胶结顽痰，温则散寒祛痰定喘。

治咳逆上气，时时吐浊痰，但坐不得卧，苔白，脉滑。皂角为细末，炼蜜为丸服。祛痰止咳。（汉《金匮要略》皂荚丸）

治肺感寒邪，暴至咳嗽，涎痰喘逆。皂荚与阿胶珠、麻黄、杏仁、炙甘草共为散，水煎服。散寒祛痰，止咳平喘。（元《杨氏家藏方》麻黄散）

治宿痰久伏，触感风寒湿邪，过食油腻生冷，或酸咸失调，触动宿痰，则突然发作，痰鸣气涌，喉中呀呷作声，欲咳不能，头汗如雨，胸中满塞，不能仰卧。皂荚与麻黄、厚朴、陈皮、白芥子、姜半夏、茯苓、细辛、甘草、生姜、大枣水煎服。开窍豁痰。（现代《名中医治病绝招》傅再希方）

治冬夏冷哮痰喘。皂荚与麻黄、半夏、苏子、白芥子水煎服。祛痰平喘。（明《本草汇言》治冬夏哮喘方）

3. 用于关格不利，停滞便秘。本品辛窜入肺与大肠经，有较强的化滞通便作用。

治一切积滞及实热便秘，气积血积，虫积食积，伤寒实热便结者。皂荚与大黄为末，汤浸蒸饼为丸服。消积通便。（明《景岳全书》百顺丸）

治大小便不通，关格不利。皂荚（烧研细）粥饮调下。

治脏腑实热，大小便不通。皂荚与大黄、滑石共为细末，温酒送下。泻热通便。（明《寿世保元》颠倒散）

治积滞脘腹胀闷，不思饮食。用皂角焙干去皮、筋子研为细末，每用3克，鸡蛋打碎调匀，加油炒熟食之有效。（《民间验方》）

近代，有治便秘和轻度动力性肠梗阻，用皂角、细辛各12克共为细末，加炼蜜120克调匀，趁热制成栓剂，每用一条，纳入肛门有效。

4. 用于痈疽发背，恶疮，无名肿毒，湿毒风癣。本品辛散温行，有消肿止痛之功效，且有消毒善治恶疮疥癣。

治痈疽发背，对口疔疮，乳花百种，无名无头反疮，此药能令内消去毒，化为黑水，从小便出，万无一失。皂荚与乳香、白及、穿山甲、知母、贝母、金银花、半夏、天花粉用无灰酒煎服。活血化瘀，清热排毒。（元《皆效方》化毒为水内托散）

治疮疡阴毒未溃，乳癣等。皂角与麻黄、细辛、肉桂、生半夏、生南星、麝香、冰片共为细末掺膏内帖之。温化寒湿，消肿止痛。（现代《药敛启秘》桂麝散）

治风癣疥皮肤麻木，死肌，风痹顽痹等症。大皂角切碎水熬成膏，每日用少许擦患处。

再用枸杞汤调服。(《马敬思自得录方》)

【炮制】皂荚　取原药材,去杂,刷去表皮粉霜切断即可入药。

炒皂荚　取净砂入锅武火加热,再倒入切断皂角段,变为文火炒至疏松鼓起,取出,放凉入药。

【用法】1.5~5克水煎服,研末冲服1~1.5克,亦入丸散,外用适量。宜捣碎入煎。生品有毒药性较猛,多用于中风中闭症、口噤、昏迷不醒及癫痫痰盛,关窍闭阻;外治痈疽疥癣。炒后药性缓和,可用于治疗顽痰、哮喘、便秘等。

【注意】皂荚有毒,孕妇忌服。剂量不可过大,过多则头晕、恶心、泻肚。

【临床报道】治疗面神经炎　大皂荚6克,去皮弦、子,研细,入铜锅(忌铁器)微火炒至焦黄,再加食醋30克,煮熬成膏,平摊布上3毫米左右厚度,贴于口角处,(贴患侧),贴药时稍向患侧牵固定。1日1次,2日后改为间日1次,直到痊愈。有些患者用药后,局部出现皮疹,可暂时停药,待皮疹愈后继续用药,治疗38例,全部治愈。其中最少敷1次即愈合,最多18次,全部随访无复发。(摘抄自《有毒中草药大辞典》皂荚)

【附药】猪牙皂　别名:猪牙皂角、牙皂、小皂荚、小皂角等。猪牙皂为豆科植物皂荚树已衰老或受伤害所结的小型果实。形似野猪牙,故称猪牙皂。产地、性味、归经、功效、主治用法、禁忌同皂荚,但力稍逊。治风痰猪牙皂较好,治湿痰皂荚为优。

【中毒】多是不明药性,用量过大,出现头晕、恶心、解泡沫稀便、全身无力、四肢酸麻、烦躁不安,严重者脱水、休克、呼吸急促、心悸等。

【救治】1. 立即停药。2. 重者催吐、洗胃、服牛乳、鸡蛋清保护胃黏膜。3. 严重者输液维持水电解质平衡等对症治疗。

皂角刺　出元·朱震亨《本草衍义补遗》。别名皂刺、皂针。为皂荚树的棘刺。辛、温,入肝、胃经。功效:搜风拔毒,消肿活血排脓。主治:痈肿、疮毒、疠风、癣疮、胎衣不下。

用法:10~30克,水煎服。

注意:孕妇忌服。

◎ 旋覆花　　出《神农本草经》

【别名】伏花、金沸花、金钱花、夏菊、满天星等。

【基原】旋覆花为菊科植物旋覆花或欧亚旋覆花的干燥头状花序。

【主产地】旋覆花主产东北、华北、西北、华东及湖北、广东、贵州、四川等省。多生长在河滩、山谷、田埂、路边湿地、荒坡、草丛。欧亚旋覆花多产新疆北部、南部、黑龙江、内蒙古南部、华北东部的河滩,山谷、田埂、草丛、路边湿地。

【采集·药材质量】夏秋采摘即将开放的花序,晒干。干燥头状花序呈扁球形,直径8~15毫米,线叶旋覆花较小,直径4~10毫米,金黄色,质柔软,手捻易碎。以朵大均匀、金黄色、有白绒毛、无枝梗残叶、干燥、味微苦咸者佳。(见图263)

【主要成分】主含旋覆花素、大旋覆花内酯，槲皮素，黄酮甙，旋覆花甾醇 A、B、C 及葡萄糖等。欧亚旋覆花另含天人菊内酯、异槲皮苷、绿原酸等。

【药理】1.本品有明显的镇咳、祛痰作用，所含黄酮或对组织胺引起的动物支气管痉挛有缓解作用，有较弱的利尿作用。2.有抗菌作用，对阴道滴虫和溶组织内阿米巴均有强大的杀原虫作用。3.对免疫性肝损伤有保护作用。

【性味归经】微苦、辛，咸。归肺、胃、脾大肠经。

【功效】降气化痰，平逆止呕，行水。

【歌诀】　　苦辛咸温旋覆花　　噫气呕吐用勿差
　　　　　降气化痰平咳喘　　利水消肿也用它

【应用】

1. 用于痰饮阻隔痰喘咳嗽等。本品苦降辛开，温行咸软坚润下，甘则缓中，可为开结气，降痰涎，通水道，消肿满，为利气下行之药也。

治胸膈痰饮，腹中虚鸣，食不消化或呕逆。旋覆花与槟榔、半夏、白术、干姜、陈皮、杏仁、桔梗、人参、生姜水煎服。消食和胃，祛痰降气。（明《寿世保元》槟榔散）

治支饮迫肺，胸闷短气，咳逆倚息不能平卧，外形如钟。旋覆花与槟榔、柴胡、桔梗、鳖甲、桑白皮、大黄、甘草水煎服。祛痰平喘，化气行水。（宋《圣济总录》旋覆花汤）

治痰饮在胸膈，呕吐不止，心下痞硬者。旋覆花与半夏、茯苓、青皮水煎服。降痰理气，和胃止呕。（元《产科发蒙》旋覆半夏汤）

治风痰呕逆，饮食不下，头目昏闷。旋覆花与枇杷叶、川芎、细辛、赤茯苓、前胡、大枣、生姜水煎服。祛风化痰，降气和胃。（宋《妇人良方》旋覆花汤）

治肺气暴热，时时咳嗽，喘息促息，大便不通。旋覆花与柴胡、鳖甲、桑白皮、槟榔、桔梗、大黄、甘草、生姜水煎服。泻肺通经，降逆平喘。（宋《太平圣惠方》柴胡散）

治寒痰咳嗽。旋覆花可配苏子、半夏、细辛、生姜；若属痰热者旋覆花可配桑白皮、贝母、知母、瓜蒌等清热化痰；若顽痰胶结，旋覆花可配大黄、滑石、海浮石、海蛤壳等化痰软坚药。虚、实、寒热热随症加减无不应手取效。

治感冒风寒，恶寒发热，头痛鼻塞，咳嗽痰多。旋覆花与前胡、荆芥、细辛、姜半夏、赤芍、炙甘草共为粗末加生姜、大枣水煎服。发散风寒，温化痰饮。（宋《类证活人书》金沸草散）

2. 用于噫气，呕吐。本品苦降肺气，又降胃气，有平逆止呕之功效。

治胃虚痰阻气逆胃脘胀闷，恶心呕吐，嗳气，呃逆，苔薄白腻，脉小弦者。旋覆花与代赭石、半夏、人参、炙甘草、生姜、大枣水煎服。降逆化痰，益气和胃。（汉《伤寒论》旋覆代赭石汤）本方加减可用于治疗胆汁反流性胃炎。

治中脘伏痰，呕逆眩晕。旋覆花与人参、白术、陈皮、半夏、炮姜、槟榔、甘草、生姜水煎服。益气健脾，降逆化痰。（宋《严氏济生方》旋覆花汤）

治痰饮，饮食不消，干呕。旋覆花与陈皮、茯苓、半夏、人参、白术、泽泻、细辛、杏仁、

柴胡、芍药、生姜水煎服。健脾利湿，化痰止呕。（唐《千金要方》治痰饮饮食不消干呕方）

此外，旋覆花有疏泄风寒，活血通络之功效，常与香附、柴胡、芍药等同用治疗胸胁痛；旋覆花有降气利水，可与鱼腥草水煎服，利便消肿，可用于治疗单腹胀。

【炮制】**旋覆花** 取原药材，拣去残梗、叶、杂质，即可入药。

蜜旋覆花 取炼蜜加水稀释，淋入旋覆花中，拌匀稍闷，置锅内文火炒至不粘手为度，取出放凉入药。（一般旋覆花100克，用蜂蜜25克）

【用法】3~10克水煎服，宜布包入煎（因花易刺喉作痒）。生品味苦辛味较强，以降气，化痰止呕，行气较好，多用于痰饮内停，胃气上逆止呕、喘息、腹肿等。蜜炙后苦辛降逆止呕功能稍减，但止咳平喘较好，多用于咳嗽痰喘兼呕恶者。

【注意】虚弱之人，阴虚劳嗽，风热燥咳不宜用。

【附药】**金沸草** 出《神农本草经》 为旋覆花地上全草。9~10月收割晒干。主含旋覆花素。性味咸温，入肺、大肠经。功效近似旋覆花，性善疏散风寒，多用于外感风寒咳嗽，伏饮痰喘，胁下胀痛，肿毒等。用法：5~10克水煎服。

◎ 白前 出《名医别录》

【别名】石蓝、嗽药等。

【基原】白前为萝藦科植物柳叶白前或芫花叶白前的根及根茎。

【主产地】浙江、福建、湖北、湖南、江西等省。多生长在沙滩、山谷湿地、溪边、江边湿地之处。

【采集·药材质量】秋季采挖，除去地上部分，洗净，晒干。柳叶白前的根茎呈管状，细长有节，表面黄棕色或浅黄色，切断面灰黄色或灰白色，中空，质坚实，易折断。芫花叶白前的根茎，与柳叶白前相似，表面灰绿色或淡黄色，质较硬。两种白前均以根茎粗、须根长、无杂质、无泥沙、气微味辛甘者佳。（见图264）

【主要成分】柳叶白前主含皂甙、β-谷甾醇、高级脂肪酸、华北白前醇，芫花叶白前含三萜皂甙。

【药理】1.本品有明显的镇咳、祛痰作用。2.还有抗炎、镇痛作用。临床多用于咳嗽痰多，气喘等。

【性味归经】辛、甘、微苦，微温。归肺经。

【功效】降气祛痰，止咳平喘。

【歌诀】　白前辛甘苦温肺　　降气祛痰最适宜
　　　　　肺气壅实胸胁满　　饮痰邪祛喘平息

【应用】

用于外感风寒咳嗽或内伤咳嗽。本品色白入肺，味辛能散，甘能缓，微苦则降，温则能行，为降气祛痰止咳嗽之要药。故主胸胁逆气，咳急上气。外感内伤咳嗽皆可用之。

治风邪犯肺，咳嗽咽痒，微有恶寒发热，苔薄白，虽经发汗仍咽痒咳嗽不止者。白前

与荆芥、桔梗、紫菀、百部、陈皮、甘草水煎服。宣肺疏表，止咳化痰。（清《医学心悟》止嗽散）

治久咳逆气浮肿，短气胀满，喉中如水鸡鸣，不能平卧。白前与紫菀、半夏、大戟同用。降气祛痰。（唐《外台秘要》白前汤）

治久嗽唾血。白前与桑白皮、桔梗、炙甘草水煎服。忌食猪肉、海藻、菘菜。（《通效方》）

治肺燥咳嗽，久咳伤阴，口干舌燥，肺阴不足，咳痰稠黄。白前常与麦冬、天冬、知母、贝母、桑白皮、桔梗、沙参、枇杷叶等同用。滋阴润肺，祛痰止咳。

若肺气不足，面色苍白，神疲体倦，寒痰阻肺，咳嗽气粗，咳白沫痰等。白前与黄芪、款冬花、桔梗、紫菀、杏仁等同用。

【炮制】白前　取原药材，除去杂质，洗净闷透，切段，晒干入药。

蜜白前　取炼蜜加适量的水稀释，淋入白前段拌匀，入锅文火炒至不粘手为度，取出放凉入药。（一般白前100克，用炼蜜20克左右）

【用法】5~10克水煎服，亦入丸散。白前多用于外感咳嗽，痰湿咳嗽，肺热咳嗽，气逆喘嗽。蜜白前多用于肺虚久咳，燥咳，咳嗽痰多。

◎ 前胡　出《雷公炮炙论》

【别名】土当归、水前胡等。

【基原】前胡为伞形科植物白花前胡或紫花前胡干燥的根。

【主产地】白花前胡主产山东、江苏、浙江、福建、广西、湖北、湖南、四川等省区，多野生于向阳山坡草丛、林边；紫花前胡多产山东、河南、安徽、江苏、浙江、福建、台湾等省。多野生于山坡、路旁、林下。

【采集·药材质量】秋冬地上部分枯萎时采挖，除去地上部分，须根，泥土，晒干。白花前胡形状不一，多是圆柱形，稍弯曲，有支根，表面黑褐色或灰黄色，根的上端有密生环纹，下部有纵皱纹，质较柔软，易折断，断面疏松，支部占根的主要部分，周边乳白色，内层黄棕色圈，中心木质部窄小，有淡黄色菊花纹，散在多数金黄色油点。以身长个大、条整齐、断面黄白色、香气浓郁、味甘而苦者佳。紫花前胡有主根和侧根，根茎头周有粗毛，表面黑褐色或灰黄色，质坚实，不易折断，断面齐，皮部较窄，浅棕色，中央木质部黄白色，占根的大部分，有支根。以条长、整齐、质坚实、断面黄白色、香气浓郁者佳。（见图265）

【主要成分】白花前胡主含挥发油、白花前胡内酯甲、乙、丙、丁素；紫花前胡含挥发油及前胡甙、甘露醇、伞花内酯、糖类、微量元素等。

【药理】1.白花前胡有较好的祛痰作用，且作用时间长，其效力与桔梗相当。紫花前胡煎剂能显著增加麻醉犬呼吸道黏液分泌，亦有较强的祛痰作用。2.白花前胡提取物能增加冠脉血流量，但不影响心率及心肌收缩力。3.有镇静作用，能延长巴比妥钠的睡觉时间。4.对流感病毒有抑制作用。5.伞花内酯能抑制鼻咽癌KB细胞生长。

【性味归经】苦、辛，凉。归肺经。

【功效】疏散风热，降气化痰。

【歌诀】　前胡药辛苦微寒　散风热降气化痰
　　　　　外感痰湿皆可用　咳喘胸闷痰稠黏

【应用】

1. 用于风寒湿邪感冒。本品味辛能散，性凉疏散风热，宣肺化痰止咳，亦能散风寒净表邪，为肺经之药。

治外感风寒湿邪，恶寒发热，头痛，肢体酸痛，无汗，鼻塞声重，咳嗽有痰，胸膈痞满，舌苔白腻，脉浮数。前胡与荆芥、防风、羌活、独活、柴胡、茯苓、枳壳、桔梗、川芎、甘草共为散，加生姜、薄荷水煎服。疏散风热，降气化痰。（明《摄生众妙方》荆防败毒散）

治感冒风寒，恶寒发热，头痛鼻塞，咳嗽痰多，舌苔白腻，脉浮数。前胡与荆芥、姜半夏、赤芍、细辛、旋覆花、炙甘草共为粗末。加生姜、大枣水煎服。发散风寒，温化痰饮。（宋《类证活人书》金沸草散）

治体虚气弱，感受风寒，内有痰湿，恶寒发热，头痛鼻塞，咳嗽痰多，胸闷呕恶。前胡与人参、紫苏、葛根、姜半夏、茯苓、木香、枳壳、桔梗、陈皮、炙甘草共为散加生姜、大枣水煎服。益气解表，理气化痰。（宋《太平惠民和剂局方》参苏饮）

2. 用于风寒，风热咳嗽及哮喘，本品味辛疏散解表，味苦则降，长于下气化痰，但主要用于痰热阻肺喘嗽，亦用于寒痰咳嗽，为治痰咳之要药。

治肺热咳嗽，痰壅，气喘不安。前胡与贝母、白前、麦冬、赤芍药、枳壳、大黄（蒸）、麻黄水煎服。疏散风热，化痰止咳。（宋《圣济总录》前胡饮）

治咳嗽痰稠黏，心胸不利，时有烦热。前胡与麦冬、贝母、桑白皮、杏仁、甘草共为散水煎服，清肺化痰。（宋《太平圣惠方》前胡散）

治上实下虚，痰涎壅盛，咳嗽短气，胸膈满闷，动则气促，腰痛脚软，苔白滑腻等。前胡与苏子、陈皮、半夏、厚朴、当归、肉桂、炙甘草、生姜、大枣水煎服。降气平喘，温化寒痰。（宋《太平惠民和剂局方》苏子降气汤）

治外感凉燥，头微痛，恶寒，咳嗽稀痰，鼻塞，苔白，脉弦。前胡与苏叶、杏仁、陈皮、茯苓、半夏、枳壳、桔梗、甘草、大枣、生姜水煎服。温散风寒，宣肺化痰。（清《温病条辨》杏苏散）

总之，前胡为治痰咳之要药，治外伤风寒与荆芥、防风、生姜同用；温肺化痰与半夏、陈皮同用；治肺热咳嗽与贝母、桑皮同用；治凉燥与杏仁、桔梗、贝母同用。

【炮制】前胡　取原药材，除去杂质，洗净，闷透，切片，晒干入药。

蜜前胡　取炼蜜加适量的水稀释，入前胡片，搅拌均匀，入锅文火炒至不粘手为度，取出放凉入药。

【用法】5~10克水煎服，亦入丸散，蜜前胡性味和缓，长于润肺止咳，多用于肺燥咳嗽，咳嗽黄痰稠黏，咽喉干燥，胸闷气促等。余病症则用前胡。

◎ 桔梗 出《神农本草经》

【别名】苦桔梗、玉桔梗、苦梗、苦菜根等。

【基原】桔梗为桔梗科植物桔梗的根。

【主产地】全国大部分地区有分布，多野生于山坡、草丛中、灌木丛、林缘、沟旁向阳温暖湿润肥沃，富含腐殖质的砂质土壤。现多栽培耕地。

【采集·药材质量】以秋末采挖为好，去净芦头，泥，须根，浸水中剥去外皮或不去外皮，晒干或烘干。干燥桔梗呈长圆柱形，下部渐细，有分歧稍弯曲，表面白色或淡棕色，皱缩，上部有横纹，通身有丛沟，质坚脆，易折断，断面白色，类棕色，有放射状裂隙，皮部较窄，形成层显著，淡棕色，木质部类白色，中央无髓。以条粗均匀、坚实、色白味苦甘者佳。（见图266）

【主要成分】本品主含多种皂甙，主要是桔梗皂甙，另含葡萄糖、桔梗聚糖、桔梗酸、三萜烯类物质、远志酸、桔梗酸、植物甾醇等。

【药理】1. 桔梗皂甙有镇咳祛痰作用，对口腔，咽喉部位，胃黏膜有直接刺激，反射性增加支气管黏膜分泌亢进，从而使痰液稀释，易于排除，作用强度可与氯化铵相比，强于远志，实践证明，未剥皮比剥皮的作用更强，野生桔梗比家种的强。2. 有增加抗炎和免疫作用，水提物能增强巨噬细胞的吞噬功能，增强中性的细胞的杀菌力，提高溶菌酶的活性。3. 桔梗皂甙有镇静、镇痛、解热、降低血糖、降胆固醇、松弛平滑肌作用。

【性味归经】苦、辛，平。归肺、胃经。

【功效】宣肺利咽，祛痰排脓。

【歌诀】　桔梗性味苦辛平　咳唾腥臭排痰脓
　　　　　宣肺祛痰止咳嗽　利咽失音喉肿痛

【应用】

1. 用于风寒，风热咳嗽痰多。本品色白入肺，味辛散宣发，苦泄甘和，性平无毒，有利气祛痰之功效，无论寒热之证，皆可配伍应用。

治外感凉燥，头微痛，恶寒，咳嗽稀痰，鼻塞，苔白，脉弦。桔梗与苏叶、杏仁、陈皮、半夏、茯苓、炙甘草、枳壳、前胡、生姜、大枣水煎服。温散风寒，宣肺化痰。（清《温病条辨》杏苏散）

治外感风热咳嗽，身热不甚，口微渴，咽咽喉痛，舌苔薄白，脉浮者。桔梗与桑叶、菊花、连翘、杏仁、薄荷、甘草、芦根水煎服。疏散风热，宣肺止咳。（清《温病条辨》桑菊饮）

治痰热壅肺，咳嗽声哑，咳嗽痰黄，咽喉不利。桔梗与栀子、黄芩、桑白皮、前胡、知母、贝母、甘草水煎服。清热利咽，止咳化痰。（清《不居集》清咽宁嗽汤）

治咳喘痰多，喉中痰鸣。桔梗与陈皮、半夏、茯苓、甘草、苏子、杏仁、瓜蒌仁、前胡水煎服。化痰止咳，开胸顺气。（明《医学统旨》降气化痰丸）

2. 用于咽喉肿痛，声音嘶哑。本品苦辛清肺，甘平泻火，有清肺化痰，消肿利咽之功效。

治咽喉肿痛，咳嗽有痰，兼有咽痒。桔梗与甘草水煎服。宣肺化痰，利咽止痛。（汉《伤寒论》桔梗汤）。兼风热表证，恶寒发热，可加牛蒡子、薄荷、连翘、升麻、蝉蜕；咽痛较剧者，加赤芍、丹皮、射干、山豆根；咽干口燥阴虚者加玄参、麦冬、青果等；咳嗽痰稠黄黏加黄芩、贝母、知母等。

治风热火毒夹攻，肺失宣降所致的咽喉肿痛，声音嘶哑，口干舌燥，咽下不利。桔梗与硼砂、青黛、诃子、冰片、甘草共为细末，制丸服。清热利咽喉，泻火解毒。（明《医学统旨》清音丸）

治积热上攻，咽喉肿痛，乳蛾，喉痹，喉痛，重舌，木舌，大便秘结。桔梗与连翘、栀子、黄芩、大黄、黄连、荆芥、薄荷、防风、朴硝、金银花、玄参、牛蒡子、甘草共为粗末，水煎服。清热解毒，清咽利喉。（明《古今医鉴》清咽利膈散）

3. 用于肺痈，痈疽肿痛等瘿瘤、瘰疬。本品向上入肺清热，散邪解毒通利，有祛痰排脓之功效。

治温毒痰热壅肺，肺痈胸痛，咳吐脓痰，发热恶寒，舌苔黄腻，脉数等。桔梗与金银花、连翘、杏仁、红藤、鱼腥草、冬瓜子、桃仁、鲜芦根水煎服。清热解毒，祛痰消痈。（上海人民出版社版《方剂学》银苇合剂）若高热吐痰腥臭，可加桑白皮、地骨皮；咳吐脓血，可加百合、麦冬、阿胶；胸痛加全瓜蒌、丹参等。

治痈疽肿痛，发热烦躁，二便秘涩，舌干口渴，脉沉数有力。桔梗与黄芩、黄连、栀子、连翘、薄荷、当归、白芍、槟榔、大黄、木香、甘草水煎服。清热解毒，活血消肿。（金《素问病机气宜保命集》内疏黄连汤）

治瘿瘤，瘰疬，痰核皮色不变，按之较硬，痛或不痛。桔梗与夏枯草、玄参、象贝母、甘草、僵蚕、陈皮、昆布、当归、白芍、川芎、红花、香附、乌药水煎浓缩加蜂蜜收膏，温开水化服。化痰活血，软坚散结。（清《医宗金鉴》夏枯草膏）

4. 用于产后气血两虚的缺乳或无乳。本品辛散升发，借其升上之力，以舟楫载药上行，入补气血药物中补其不足而催乳。

治产后气血两虚，乳汁短少，面色苍白，乏力气短，舌淡苔薄，脉濡细等。桔梗与人参、黄芪、当归、麦冬、木通、猪蹄水煎吃肉喝汤。益气养血，催乳通乳。（清《傅青主女科》通乳汤）

治气血虚乳少。桔梗与黄芪、当归、白芍、熟地、川芎、天花粉、穿山甲、王不留行、全瓜蒌、通草、漏芦、路路通、甘草水煎服。益气补血，通络下乳。（现代《重订十万金方》下乳类方）

此外，桔梗为开肺气之药，为诸药舟楫，载之上浮以止久泻，能引苦泄峻下之剂以通便，治癃闭、便秘。

【炮制】**桔梗** 取原药材，除去杂质，水洗净，闷透，切片，晒干入药。

蜜桔梗 取炼蜜加适量水稀释，淋入桔梗拌匀，入锅文火炒至不粘手为度，取出放凉入药。

【用法】5~15克水煎服，亦入丸散或制糖浆。蜜桔梗可增加润肺止咳功能，多用于肺阴不足的燥咳；余病症可用桔梗。

【注意】本品升散，凡气机上逆、呕吐、咳呛、眩晕、阴虚火旺咳血不宜用。

◎ 浙贝母 出《百草经》

【别名】浙贝、象贝母、大贝母、元宝贝等。

【基原】浙贝母为百合科植物浙贝母的干燥鳞茎。

【主产地】以浙江象山产量大而优，安徽、江苏、湖南等省亦产。多野生于湿润山脊、山坡、沟边、林旁、草丛中。

【采集·药材质量】5~6月立夏前后植株枯萎时采挖，洗净泥土，擦去外皮，拌以煅过的贝壳粉，吸取汁液，晒干，大小分开。"元宝贝"形似元宝，表面白色或淡黄色，质硬而脆，易折断，断面不齐，白色或淡黄色，富粉性。以个大小均匀、表面断面白色、粉性足、味苦者佳。以个小，呈扁圆球形，表面灰白色，断面棕红色为"珠贝"，质次之。（见图267）

【主要成分】本品主含浙贝母碱、去氢浙贝母碱、胆碱、浙贝母碱甙、浙贝酮、贝母醇、胡萝卜素、三萜类化合物等。

【药理】1.浙贝母醇提取物，使大鼠呼吸道分泌物增加，有祛痰作用，浙贝母碱，去氢浙贝母碱试验有明显镇咳作用。浙贝母对猫、兔离体灌注，对支气管平滑肌有扩张作用和松弛作用。2.对中枢神经有抑制作用，能镇静，镇痛。3.有抗炎、抗溃疡、止泻作用。

【性味归经】苦，寒。归肺、心、胃经。

【功效】清热解毒，化痰止咳，散结消肿。

【歌诀】　　浙贝母药苦辛寒　　散结清热化燥痰
　　　　　　肺痈疮疡咽喉肿　　瘰疬瘿瘤胃痛酸

【应用】

1.用于外感燥热，肺热咳嗽，痰多，咽喉肿痛等。本品色白入肺，辛散风热之邪，苦清肺化痰而止咳，散结解毒利咽，治咽喉肿痛。

治燥热咳嗽，肺津受灼，微热，头痛，干咳少痰，口渴不多饮。浙贝母与桑叶、杏仁、沙参、栀子、梨皮、淡豆豉水煎服。轻宣肺燥，润肺止咳。（清《温病条辨》桑杏汤）

治肺热咳嗽，声音嘶哑，咽喉疼痛不爽，痰稠黄。浙贝母与桔梗、栀子、黄芩、桑白皮、甘草、前胡、知母水煎服。清热利咽，止咳化痰。（清《不居集》清咽宁嗽汤）

治痰热壅肺而致的咳嗽吐痰，胸满气促，久嗽不止，声哑喉痛。浙贝母与知母、黄芩、桑白皮、栀子、石膏、茯苓、瓜蒌仁、陈皮、枳实、五味子、甘草加生姜水煎服。清肺化痰。（明《古今医鉴》二母宁嗽汤）

2. 用于热毒壅滞肌肤经络所致的疮疡肿痛，如乳痈、瘿瘤、瘰疬、痰核等。本品苦寒降泄，清热解毒，辛则散结，疗一切疮疡肿毒有形痰结。

治痈疽肿痛。浙贝母与连翘、金银花、蒲公英水煎服。清热解毒，散结疗痈。（《山东中草药手册》）

治热毒壅滞肌肤，经络所致的阳证疮疡肿痛，乳痈初起，焮赤肿痛，舌红脉数。浙贝母与连翘、金银花、蒲公英、夏枯草、红藤水煎加酒服。清热解毒，消散痈肿。（明《景岳全书》连翘金贝煎）

治疗阳证初起，焮红肿痛，恶寒发热或疮疡已经化脓，肿痛未溃者。浙贝母与金银花、白芷、陈皮、当归、赤芍、皂刺、穿山甲、天花粉、乳香、没药、防风、甘草水加酒服。清热解毒，消肿溃坚，活血止痛。（宋《妇人良方大全》仙方活命饮）

治瘿瘤、瘰疬、痰核等，皮色不变，按之较硬，痛或不痛。大贝母与夏枯草、当归、甘草、桔梗、白芍、红花、陈皮、昆布、川芎、玄参、香附、僵蚕、乌药水煎去渣浓缩，加蜂蜜收炼成膏服。化痰活血，软坚散结。（清《医宗金鉴》夏枯草膏）

3. 用于治疗胃痛泛酸。《本草正》："………善开郁结，止疼痛，消胀满，清肝火……。"又治胃痛吐酸。

治胃脘部疼痛，时发时止，反复发作，并伴有泛酸、嗳气、恶心、呕吐或黑便、呕血等。浙贝母与乌贼骨共为细粉服。制酸制痛。（现代《北京中医》1954，[9]：乌贝散）本方可用于治疗胃、十二指肠溃疡、慢性胃炎所致的胃脘痛、吐酸、上消化道出血等。

治胃脘疼痛泛酸，痞满，上消化道出血。浙贝母与乌贼骨、三七、延胡素等同用。

【炮制】浙贝母 取原药材，除去杂质，洗净，闷透，切厚片，晒干入药。

【用法】5~15 克水煎服，亦入丸散，每次服 1~3 克，外用适量。

【注意】传统有反乌头之说。

【临床报道】加味乌贝散治疗消化道溃疡 117 例

乌贼骨 50 克，浙贝母 50 克，白芍 50 克，乳香、没药、三七各 30 克共为细末入胶囊，每粒 0.5 克，每日服 3 次，每次服 6 粒，饭前 2 小时，温开水送服，25~30 天为 1 疗程。治疗 117 例，治愈率为 77%，好转为 16%，总有效率为 93%。（摘抄于《四川中医》1987，[1]：27.）

◎ 川贝母 出明·兰茂《滇南本草》

【别名】川贝、药实、勤母等。

【基原】川贝母为百合科植物卷叶贝母、暗紫贝母、甘肃贝母或贝母的干燥鳞茎。

【主产地】正品川贝母产四川阿坝藏族自治州，其次青海、甘肃、云南、新疆、黑龙江、吉林、辽宁亦产。卷叶贝母多分布四川、云南、甘肃、青海、西藏高山草地或润湿的灌木丛中，多生高寒地带阳光充足的草坡上。

【采集·药材质量】夏秋两季或积雪融化时采挖，栽培者多在下种三年后秋季苗枯萎时采挖。除去泥土及须根，晒干或烘干。川贝分松贝、青贝、炉贝三种。松贝呈圆锥形，顶端微尖，直径4~12毫米，颗粒最小的称"珍珠贝"。表面白色或淡黄色，外围为2瓣鳞叶，1瓣大略呈马蹄形，1瓣小略呈披针形，相对抱合，其内包有鳞叶数枚，底部有少数残留须根痕。顶端均不开裂。质硬而脆，断面白色，粉性足，颗粒状，气微，味微苦。以质坚实、大小颗粒均匀整齐、顶端不开裂、色洁白粉性足者佳。青贝呈扁圆形，高0.4~1.4毫米，直径0.4~1.6毫米，外层鳞片叶2瓣，大小相近，相对抱合，顶部开裂，内有心芽和小鳞叶2~3枚及细圆柱形残茎。断面粉白色，颗粒性，质坚实富粉性，气无味淡。以颗粒大小均匀、色白、粉性足者佳。炉贝呈长圆锥形，高0.7~2.5毫米，直径0.5~2.5毫米，外层鳞叶2瓣，大小相近，顶端开裂而略尖，基部较纯，表面类白色或浅棕黄色，质坚硬，断面粉白色，气微味淡。以坚实、色白颗粒大小均匀者佳。以产四川阿坝藏族自治州川贝最优。（见图268）

【主要成分】川贝母主含多种生物碱，不同产地含不同的生物碱，如川贝母碱、青贝母碱、炉贝母碱、松贝母碱、西贝母碱，以西贝母含生物碱最高。

【药理】1.本品有镇咳、祛痰作用。2.西贝母碱有降压作用，主要用于外周血管扩张，川贝母碱对麻醉猫有持久降压作用。3.贝母总碱有抗溃疡作用。

【性味归经】苦、甘，凉。归肺、心经。

【功效】清热化痰，润肺止咳，散结消肿。

【歌诀】　　川贝母药苦甘凉　　润肺止咳劳嗽伤
　　　　　　化痰散结治瘰疬　　痰热惊风肿毒疮

【应用】

1. 用于阴虚肺劳，肺热咳嗽。本品苦降入肺，降肺散郁，气味俱清，润肺消痰，止咳定喘，虚劳咳嗽，痰中带血，肺痿劳伤，皆可治之。

治肺肾阴亏，咽干口燥，咳嗽热，痰中带血，舌红少苔，脉细数等。贝母与百合、熟地、生地、玄参、桔梗、麦冬、白芍、当归、甘草水煎服。滋阴润肺，止咳利咽。（清《医方集解》百合固金汤）

治肺肾阴虚，劳瘵久嗽，或痰中带血，咽干口燥热，舌红脉细。川贝母与天冬、麦冬、生地、熟地、山药、百部、沙参、阿胶、茯苓、獭肝、三七共为细末，用白菊花、桑叶熬膏，将阿胶烊化膏内，同诸药末调匀，炼蜜为丸服。滋阴润肺，镇咳止血。（清《医学心悟》月华丸）本方加减可用于治疗肺结核、肺癌、久嗽咯血、结核性脑膜炎等。

治咳嗽日久不已，甚则气喘，痰少或无痰，自汗，舌淡苔白或舌红少津，脉虚数。川贝母与人参、款冬花、桔梗、桑白皮、五味子、阿胶、乌梅、罂粟壳共为末，开水送服。敛肺止咳，益气养阴。（元《卫生宝鉴》九仙散）

治伤寒后暴嗽，喘息，欲成肺痿，劳嗽。贝母与炙甘草、紫菀、桔梗、杏仁共为细末，炼蜜为丸服。润肺止咳化痰。（宋《太平圣惠方》贝母丸）

治痰热咳嗽，喘息，气促，痰多色黄，发热恶寒，舌红苔薄黄。川贝母与珍珠、人工牛黄、天竺黄、胆南星、沉香、硼砂、冰片共为细末，温开水送服。清热化痰止咳。（现代《常用中成药》小儿珍贝散）

治肺热壅盛，咽喉肿痛，音哑声嘶，口干舌燥，咽下不利。川贝母与玄参、桔梗、山豆根、胖大海、薄荷、硼砂、金果榄、射干、黄连、金银花、麦冬、诃子、黄芩、栀子、锦灯笼、甘草共为细末炼蜜为丸服。清热利咽，化痰开音。（现代《全国中药成药处方集》清音丸）

2. 用于痈疽疮毒，瘰疬，痰核等。本品苦降，少辛凉散结消肿，治肺痿肺痈，妇人乳痈，痈疽等。

治热毒痈肿。贝母常与金银花、连翘、当归、白芷、桔梗、穿山甲等同用。清热解毒，消散痈肿。

治乳痈初起。贝母为末，酒调下。（《仁斋直指方》）

治肺痿肺痈。川贝母与天竺黄、硼砂、文蛤（煅、醋、淬）共为末，枇杷叶蜜炙熬膏和匀制丸含化。（清《医级》贝母括痰丸）

治瘿瘤，瘰疬，痰核。贝母与夏枯草、玄参、天花粉、甘草、青盐、白蔹、当归、海藻、枳壳、桔梗、制大黄、薄荷、连翘、海蛤粉、生地、硼砂共为细末，酒糊为丸服。软坚散结，化痰消瘿。（清《疡医大全》内消丸）

主治瘿瘤痰核等。川贝母与玄参、牡蛎（醋研）共为细末，炼蜜为丸服。化痰软坚散结。（清《医学心悟》消瘰丸）

3. 用于热盛动风，痰热惊风，痫症。本品苦凉，泄热凉金，降浊消痰，豁痰开窍，痉解风止。

治热盛动风，高热烦躁，手足抽搐，甚至痉厥，昏迷，舌绛而干，脉弦数等。川贝母与羚羊角片、桑叶、鲜生地、钩藤、菊花、茯神、白芍、甘草、淡竹茹、羚羊角片先煎代水，水煎服。清热凉肝，熄风止痉。（清《通俗伤寒论》羚羊钩藤汤）

治小儿感受外邪，急惊风，四肢抽搐，痰涎壅盛，神志昏迷，发热咳嗽，痰喘气急等。川贝母与牛黄、冰片、朱砂、羌活、僵蚕、天麻、防风、麝香、雄黄、胆南星、天竺黄、全蝎、制白附子、蛇含石共为细末制丸，温开水调服。熄风镇惊，化痰开窍。（近代《丸散膏丹集成》小儿回春丹）

治肝风痰浊所致的小儿痫症，癫狂等。川贝母与天麻、姜半夏、茯苓、茯神、丹参、麦门冬、陈皮、远志、石菖蒲、胆南星、全蝎、僵蚕、琥珀、朱砂共为细末，竹沥、姜汁、甘草熬膏和匀制丸，朱砂为衣，温开水送服。安神定志，熄风祛痰，镇心开窍。（清《医学心悟》定痫丸）

【炮制】川贝母　取原药材，除去杂质，灰屑，即可入药。

【用法】5~10克水煎服，宜打碎入煎。研末冲服1~2克。

【注意】传统理论有反乌头之说。

【说明】浙贝母、川贝母均属清热化痰止咳药，但浙贝母较川贝苦寒，以散结较优；

川贝母甘苦凉，润肺化痰，以止咳化痰较好。

◎ 栝楼 出《神农本草经》

【别名】瓜蒌、金瓜、药瓜、吊瓜、天瓜、全瓜蒌等。

【基原】瓜蒌为葫芦科植物瓜蒌的成熟果实。

【主产地】全国大部分地区有分布，以安徽、山东、河南、江苏、浙江、江西、陕西等省较多，主要生长在海拔800~1500米山坡、树林、路旁、灌木丛中，农村周围温暖肥沃排水良好的砂质土壤。现已多有栽培。

【采集·药材质量】立冬果实成熟，果皮呈淡黄色采摘，用绳敷果梗挂通风处阴干。干燥果实呈卵圆形，橙黄色，微有光泽，顶端钝圆有花柱残存，基部有绿褐色果柄残余。质重，剖开内黄白色成黏稠糊状，多数灰黄色种子集结成团。以个大、橙黄色、完整不破、不霉、色如焦糖、糖味重者佳。（见图269）

【主要成分】本品主含三萜皂甙，有机酸及盐类、树脂、糖类、多种氨基酸类生物碱，种子含脂肪油、皂甙。

【药理】1. 所含皂甙及皮中总氨基酸有祛痰作用。2. 瓜蒌注射液对豚鼠离体心脏有扩冠作用，对垂体后叶引起的大鼠急性缺血有明显的保护作用。3. 在体外对金黄色葡萄球菌、肺炎球菌、绿脓杆菌、流脑杆菌、某些皮肤真菌有一定的抑制作用。4. 瓜蒌煎剂对小鼠内瘤和腹水癌有一定的抑制作用。5. 煎剂有显著的保肝和降脂作用。

【性味归经】甘、微苦，寒。归肺、大肠、胃经。

【功效】清热涤痰，宽胸散结，润燥滑肠，退黄。

【歌诀】　　全瓜蒌微苦甘寒　　宽胸散结清热痰
　　　　　　肺痈肠痈乳房病　　润燥滑肠退黄疸

【应用】

1. 用于肺燥，痰黄咳喘等。本品苦寒入肺，降气化痰，为治热痰、燥痰、敛肺、宁嗽定喘之要药。

治燥痰咳嗽，咳嗽不爽，咽喉干燥，舌红少苔而干。瓜蒌与川贝母、天花粉、茯苓、橘红、桔梗共为散服。润肺清热，理气化痰。（清《医学心悟》贝母瓜蒌散）

治疗热痰内结，咳嗽痰黄，粘稠难咳，胸膈痞满，甚则气急呕恶，舌质红，苔黄腻，脉滑等。瓜蒌仁与陈皮、茯苓、半夏、枳实、胆南星、黄芩、杏仁共为细末，姜汁为丸，温开水送服。清热化痰，降气止咳。（明《医方考》清气化痰丸）

治小儿膈热咳嗽痰喘甚久不瘥。瓜蒌实一枚，去子为末，以面和作饼炙黄为末，温水化乳糖下。（金《宣明论方》润肺散）

2. 用于结胸痞满，胸痹作痛。本品果实多液，润燥开结，荡热涤痰，导痰浊下行，故结胸，胸痹非此不除。

治胸脘痞闷，正在心下，按之则痛，咳痰黄稠。舌苔黄腻，脉滑数。全瓜蒌与黄连、半夏水煎服。清热化痰，宽胸散结。（汉《伤寒论》小陷胸汤）本方加减可用于治疗胃痛、急性肺不胀、结核性胸膜炎、急性黄疸性肝炎、慢性咽炎等。

治胸阳痹阻，痰浊结聚较甚，胸痛彻背，不得安卧者。瓜蒌实与半夏、薤白、白酒适量水煎服。通阳散结，化痰和胃。（汉《金匮要略》瓜蒌薤白半夏汤）

治胸部疼痛不适，反复发作，胸满憋闷，甚则胸痛彻背，喘息不得平卧。瓜蒌实与薤白、白酒适量水煎服。通阳散结，豁痰下气。（汉《金匮要略》瓜蒌薤白白酒汤）本方加减可用于治疗冠心病心绞痛。

治胸部疼痛不适，反复发作，胸满憋闷，甚则胸痛彻背，喘息不得平卧。瓜蒌与党参、麦冬、五味子、薤白、桂枝、丹参、川芎、益母草、檀香、茯苓、甘草水煎服。豁达胸阳，行气活血，通痹止痛。（现代《实用专病专方临床大全》心胸宁）

3. 用于痈疽，乳痈，肺痈。本品清热消肿散结，治诸痈属实者，尤为适宜。

治乳痈及一切痈疽初起，可使肿痛消散，脓成即溃，脓出即愈。瓜蒌与甘草、当归、乳香、没药加酒水煎服。清热消痈，散结止痛。（宋《妇人良方》神效瓜蒌散）

治乳痈初起，红肿热痛或身发寒热。瓜蒌仁与牛蒡子（粉碎）、天花粉、黄芩、栀子、连翘、皂刺、金银花、陈皮、青皮、柴胡、甘草水煎入煮酒一杯服。清热疏肝，通乳散结。（清《医宗金鉴》瓜蒌牛蒡汤）

治肠痈，小腹疼痛，按之痛甚。瓜蒌与桃仁、败酱草、红藤、赤芍、丹皮、甘草等同用解毒消痈。

4. 用于肠燥便秘。本品入肺与大肠，瓜蒌实液厚脂润，有滑肠通便之功效。

治阴虚血燥津伤，兼瘀滞所致的口干，便秘。瓜蒌与桃仁、红花、熟地、当归、白芍药、天冬、麦冬水煎服。活血养阴，生津润肠。（元《丹溪心法》活血润燥生津汤）

治阳明温病，下之不通，喘促不宁，痰涎壅滞，大便秘结，脉右寸实大，属肺气不降者。瓜蒌皮与石膏、大黄、杏仁水煎服。清肺平喘，泻热通经。（清《温病条辨》宣白承气汤）

5. 用于时热黄疸。本品苦寒，质润而降，有舒肝郁，润肝燥，平肝逆，缓肝急之功效。

治小儿黄疸，脾热眼黄，并治酒黄。瓜蒌焙干为末，水煎服。泻下黄物即可。（明《普济方》逐黄散）

治时疫发黄，心狂烦热闷不识人者。瓜蒌水煎加蜂蜜、朴硝搅匀服之。（《海上集验方》）

关幼波教授曰："治黄要治痰，痰化黄易散。"痰阻血络，湿热瘀阻，则黄疸胶固难化，不易消退。所谓治痰，就是化痰散结，祛除胶结凝滞的湿热。痰滞得通则瘀热易清，黄疸易于消退，常用杏仁、橘红、莱菔子、瓜蒌、山楂、草决明、半夏、焦白术、海浮石、白矾等同用。（摘抄自《名中医治病绝招》）

【炮制】瓜蒌　取原药材，除去杂质，洗净，压扁切丝或切块，干燥，入药。

蜜瓜蒌　取炼蜜，加适量水稀释，淋入瓜蒌丝或块拌匀，闷透，入锅文火炒至不粘手为度，取放凉入药。（一般瓜蒌100克，用炼蜜15克左右）

【用法】全瓜蒌10~15克水煎服，瓜蒌仁6~12克（打碎入煎），瓜蒌皮6~12克服。

蜜瓜蒌能增强润肺止咳作用，多用于肺燥咳嗽，尤适于肺燥咳嗽而大便干结；余病症则用全瓜蒌。

【注意】传统理论瓜蒌有反乌头之说。

【临床报道】刘绍武：调心汤治疗冠心病

调心汤：柴胡15克，川椒10克，苏子、党参各30克，大枣10枚，甘草10克，黄芩15克，百合30克，乌药10克，瓜蒌、丹参各30克，郁金15克，牡蛎30克。主治各种心脏病、尤对冠心病有良效。

方系刘氏从医六十余年，悟出的小柴胡汤作协调之总方，宣通表里，疏调三焦，充其液使五脏戴泽，调其阴阳使气血衡常。多年来，该方输入电脑，广泛运用，坚持久负，其效颇彰。（摘抄《名中医治病绝招》）

【附药】瓜蒌子 为成熟瓜蒌的种子，性味甘寒，归经同瓜蒌。功效：润燥通便，清肺化痰。多用于痰热咳喘，滑肠通便。

炒瓜蒌子 取瓜蒌子入锅，文火炒至微鼓起，取出放凉入药，用是捣碎。炒后寒性少减，功能理肺化痰，多用于痰浊咳嗽。

瓜蒌子霜 取净瓜蒌子，碾成泥状，布包严蒸至上气，再压去油脂，碾细入药。瓜蒌子霜功专润肺祛痰，但滑肠作用显著减少。多用于肺燥咳痰，脾虚便溏者。

瓜蒌皮 为成熟瓜蒌的干燥果皮，除去杂质，洗净，润软，切丝，干燥入药。性味：甘寒。功效，润肺化痰，利气宽胸。

炒瓜蒌皮 取瓜蒌皮丝，入锅文火炒至棕黄色，略带焦斑，取出放凉入药。

蜜瓜蒌皮 取炼蜜水稀释，淋入瓜蒌皮丝，拌匀，入锅文火炒至不粘手为度，取出放凉入药。（一般瓜蒌皮100克，用炼蜜20克左右）

【用法】瓜蒌皮6~12克水煎服。炒瓜蒌皮减其寒凉，长于宽胸利气，常用于痰浊胸痛胁肋疼痛。蜜瓜润燥作用增强，常用于肺燥久咳。瓜蒌子、炒瓜蒌子6~12克水煎服。瓜蒌子霜多入丸散。

◎ 竹茹　出《本草经集注》

【别名】竹皮、青竹茹、淡竹茹等。

【基原】竹茹为禾本科植物青杆竹等的茎杆除去外皮，刮下的中间层。

【主产地】全国大部分地区有产。全年可采，砍取鲜竹茎，除去外皮，将中间层刮下干燥而成。为丝状条片，长短不一，卷曲扭缩作螺旋形，表面黄色或淡黄色，粗糙。气清香，味淡。以黄绿色、丝条均匀柔软、干燥、无杂者佳。（见图270）

【主要成分】本品主含生物碱、鞣质、皂甙、氨基酸、有机酸、还原糖、三萜类物质等。

【药理】竹茹粉对白色葡萄球菌、枯草杆菌、大肠杆菌、伤寒杆菌有抑制作用。

【性味归经】甘、淡，凉。归肺、胃经。

【功效】清热化痰，除烦止呕。

【歌诀】　　竹茹药性甘淡凉　　除烦止呕不寻常
　　　　　　虚烦不眠痰火扰　　肺热咳嗽痰稠黄

【应用】

1. 用于恶心呕吐。本品甘凉入胃经，专清胃府实热，为治胃热噎膈，胃虚呕逆要药。

治胃热呕吐。竹茹与葛根、半夏、甘草、生姜、大枣水煎服。清热和胃止呕。（宋《本事方》竹茹汤）

治胃有虚热，气逆不降，呃逆或干呕，舌苔薄白带黄，脉虚略数。竹茹与橘皮、人参、甘草、生姜、大枣水煎服。清热益气，和胃降逆。（汉《金匮要略》橘皮竹茹汤）

治妊娠呕吐。竹茹与生山药、半夏水煎过滤加白糖，分多次饮服有效。

2. 用于痰热咳嗽，痰热内扰所致的虚烦不眠，本品甘凉清热，微苦稍降，善清热痰，为宁神开郁佳品。

治痰热咳嗽，痰稠黏难咳。竹茹与瓜蒌、知母、浙贝、桔梗等同用，清热化痰。

治痰热内扰，虚烦不眠，呕吐口苦，苔腻脉滑。竹茹与陈皮、茯苓、炙甘草、半夏、枳实、生姜、大枣水煎服。清胆除烦，化痰和胃。（宋《三因方》温胆汤）本方加减可用于治疗脑卒中、癫狂痫、神经性头痛、神经衰弱、神经官能症、更年期综合征、高血压、胸痹、冠心病、眩晕、十二指肠溃疡、泄泻、气管炎、妊娠恶阻、梅核气等。

主治痰热上扰，虚烦不眠，眩晕、口苦、心烦、惊悸不安、舌苔黄腻、脉弦滑数等。竹茹与陈皮、茯苓、半夏、甘草、枳实、黄连、生姜水煎服。清热燥湿，化痰和中。（清《六因条辩》黄连温胆汤）本方加减可用于治疗癫狂痫、眩晕、失眠、胃炎口甘、舌痛等。

治产后虚烦，头痛气短，心中闷乱。竹茹与麦冬、甘草、小麦、大枣、生姜水煎服。和中缓急，养心除烦。（唐《千金要方》淡竹茹汤）

此外，竹茹还有凉血止血作用，用醋煮含之，可治牙龈出血；竹茹与白茅根、小蓟同用可治鼻出血；竹茹与地榆、茜草、黄芩、生地、白芍等同用，可凉血止。

【炮制】竹茹　取原药材，拣去杂质，切段入药。

姜竹茹　取切好的竹茹段，用鲜姜汁加水稀释淋入竹茹段拌匀，用文火炒干，取出放凉入药。（一般竹茹100克，用生姜10克取汁）

【用法】5~10克水煎服，亦入丸散。姜竹茹减其寒凉，加强止呕作用，多用于恶心呕吐。余病症则用竹茹。

◎ 竹沥　出《本草经集注》

【别名】竹汁、淡竹沥、竹油、竹沥油等。

【基原】竹沥为禾本科植物淡竹茎用火烤灼流出的汁液。

【主产地】产淡竹地区多有加工。

【采集·药材质量】春夏淡竹生长茂盛时,取鲜竹杆,截成30~50厘米长段,两端去节,劈开架起,中部用火烤之,两端汁液流出,器皿盛之,即为竹沥。为青黄色或黄棕色汁液,透明,具焦香气。以色泽透明、味甘苦者佳。(见图271)

【主要成分】本品主含天门冬氨酸、谷氨酸、丝氨酸等13种氨基酸,葡萄糖、蔗糖,尚有Na、K、Ca等离子。

【药理】口服有明显的祛痰和镇静作用。

【性味归经】甘、苦,寒。归肺、心、肝、胃经。

【功效】清热豁痰,镇惊利窍。

【歌诀】　　竹沥性味甘苦寒　有卓效清热化痰
　　　　　中风痰迷癫狂病　高热痰厥筋脉挛

【应用】

1. 用于痰稠咳嗽。本品性寒滑利,可治风、火、燥、热之痰,为痰家圣剂,阴虚有大热者宜之,中风痰火非此不能除矣。

治大人小儿咳逆短气,胸膈闷,咳出臭脓黏痰。可早服淡竹沥。(《兵部手集方》)

治脾虚失运,痰涎凝结胸膈,吐咯不出,脘闷痞不思饮食,或咳喘稠痰,或眩晕耳鸣,或狂癫昏迷,或不寐,舌黄腻,脉细弦滑。陈皮、茯苓、半夏、甘草、白术、大黄、黄芩、人参、青礞石、沉香共为细末,竹沥、姜汁调糊为丸,温开水送服。清热化痰,健脾燥湿。(明《古今医鉴》竹沥达痰丸)

2. 用于中风痰迷,惊痫,癫狂等。本品性滑行痰,通达百骸毛窍,如痰在顶可降,痰在胸膈可开,痰在四肢可散,痰在脏腑经络可利,痰在皮里膜外可行,无处不利。又治癫痫狂乱,风热发痉,痰厥失音,人事不省昏迷,实为痰家圣剂,又为中风昏迷之要药。

治中风昏迷口噤。竹沥配姜汁饮之。(《千金要方》)

治小儿惊风天吊,四肢抽搐。竹沥同生姜汁、胆星末、牛黄冲服。(《全幼心鉴》)

治风痰阻络引起的舌强言语不利,半身不遂,舌薄腻,脉弦滑。羚羊角与天麻、酸枣仁、防风、羌活、肉桂、附子、甘草水煎加竹沥服。平肝熄风,祛风通络。(明《奇效良方》资寿解语汤)

治风痰所致的四肢不收,心神恍惚,不知人,不能言语。竹沥与生葛汁、生姜汁相和温服。(唐《千金要方》竹沥汤)

治热邪入营,表邪虽解,暂热退身凉,而胸脘之热不除,继则灼热自汗,烦躁不寐,神时昏时清,夜多四肢厥冷,舌质红绛,脉细数等。炒栀子、鲜竹叶、牡丹皮、郁金、石菖蒲、连翘、灯心、木通水煎服。竹沥、玉枢丹冲服。清营透热,开窍辟秽。(清《温病全书》菖蒲郁金汤)

治妊娠子烦,阴虚痰火,头晕脘闷,恶气呕吐,多痰者。黄芩与茯苓、麦冬、防风水煎冲服竹沥。清热涤痰,除烦止呕。(唐《千金要方》竹沥汤)

【炮制】竹沥　自制看本节前采集,或现代多购进竹沥制品,直接入药。

【用法】15~30 毫升口服，日服 2~3 次，视病情可酌情增加。

【注意】寒痰脾虚便溏者勿服。

【临床报道】近年来多家报道，竹沥对乙脑、流脑高热昏迷宜服，痰壅呕吐，有一定疗效。

如流行性脑膜炎，高热神昏，痰热内闭，喉间痰声漉漉。可鼻饲竹沥汁。以降逆和胃止呕。（现代《中医内科学》）

◎ 天竹黄 出《开宝重订本草》

【别名】天竺黄、竹黄、竹糖、竹膏等。

【基原】天竹黄为禾本科植物青皮竹或华思劳竹等杆内分泌汁液，干燥后的块状物。

【主产地】云南、广东、广西、河南、福建等省区。多生长在衰败或已衰败的竹林中。

【采集·药材质量】秋冬采收，砍取竹杆，劈杆取出天竹黄晾干。多是不规则多角形块状物，表面乳白色或灰白色，灰蓝色相杂，质轻，松脆，易破碎，断面光亮，稍显粉性，触之有滑感，吸水力强，置水中有气泡产生，不溶于水，舐之粘舌。以块大体轻、淡黄白色、光亮、吸水力强、味甘凉者佳。（见图270）

【主要成分】本品含竹红菌素、氢氧化钾、甘露醇、头孢素、硬脂酸乙酯、硅质等。

【药理】有明显的抗炎镇痛作用，还有抗菌作用，具有明显的祛痰，抗惊厥作用。

【性味归经】甘，寒。归心、肝、胆经。

【功效】清热化痰，凉心定惊。

【歌诀】　　天竹黄药性甘寒　　疗中风清热化痰
　　　　　　清心定惊常用之　　小儿惊风天吊眩

【应用】

1. 用于痰热壅盛，热病所致的惊风、昏迷、抽搐等。本品气味功效与竹沥大同小异，都出之青竹，都有豁痰利窍，镇静安神之功效，但竹沥性速，直达经络，而有寒滑之力；然本品性缓，兼清心定惊，为儿科清热化痰，镇惊安神常用药。

治小儿急惊风。天竹黄与青黛、轻粉、牵牛末共为末，白面糊为丸。薄荷汤送下。（宋《小儿药用直诀》利惊丸）

治小儿风痰壅盛，痰热惊厥，高热抽搐，牙关紧密，烦躁不安，神昏窍闭等。天竹黄与天麻、防风、牛黄、朱砂、珍珠、雄黄、制白附子、僵蚕、薄荷、钩藤、半夏、胆南星、全蝎、甘草、琥珀、冰片、麝香共为细末，制蜜为丸，温开水送服。豁痰清热祛风，镇惊安神开窍。（现代《中华人民共和国药典》牛黄镇惊丸）

治小儿惊风，手足抽搐，痰迷心窍，神昏口噤，谵言狂语，痰涎壅阻，喘促不安，身热气粗，舌红苔黄浊，脉弦滑数。天竹黄与麝香、朱砂、雄黄、陈南星、牛黄共为细末，炼蜜为丸，温开水送服。化痰开窍，清热安神。（明《明医杂著》牛黄抱龙丸）

治小儿感受外邪，急惊风，四肢抽搐，痰涎壅盛，神志昏迷，发热烦躁，痰喘气急等。

天竺黄与牛黄、冰片、朱砂、羌活、僵蚕、天麻、防风、麝香、雄黄、胆星、川贝母、全蝎、制白附子、蛇含石共为细末，制丸，温开水送服。熄风镇惊，化痰开窍。（现代《丸散膏丹集成》小儿回春丹）

2. 用于中风失语，本品豁痰开窍，治中风痰壅，失音不语，入祛风痰药中，亦屡奏效。治中风半身不遂，肌肤不仁，筋骨不用，语蹇舌强。天竺黄与黄芪、赤芍、桃仁、红花、地龙、当归、川芎、瓜蒌、半夏、陈皮、石菖蒲、甘草、灵仙、桂枝水煎加姜汁、竹沥冲服。补气活血通络，祛风化痰开窍。（现代《重订十万金方》补阳还五汤加味）

此外，多有报道，用天竺黄加工做吸头，做白内障手术，进行粘吸，有效简便。

【炮制】天竺黄　购进原药材，除去杂质，尘屑，即可入药。

【用法】3~10克水煎服，亦入丸散，每次1~2克，研末冲服。

◎ 海藻　出《神农本草经》

【别名】落首、海带花、海菜、海蒿子等。

【基原】海藻为马尾科植物羊栖菜或海蒿子的全草。

【主产地】福建、江浙、广东等省，多生长在低潮线以下的浅海区域，海洋与陆地交接的地方。

【采集·药材质量】夏秋从浅海洋中捞取，除杂质，水洗净，晒干。小叶海藻：为羊栖菜的干燥全草，呈卷曲的圆状物。黑褐色，表面有白色盐霜，质脆易碎，浸软后肉质，柔软，黏滑。主轴圆柱形，上有短枝，叶状突起呈棍棒状，略扁，气囊液生，纺锤形或球形，柄较长，质较硬，气腥，味咸。（见图272）

大叶海藻：为海蒿子的干燥全草，呈皱缩卷曲的圆状物，黑褐色，有的被白霜，长30~60厘米，黑褐色，球形或卵圆形，有的有柄，顶端钝圆，有的具细短尖。质脆，潮润时柔软，水浸后肉质膨胀，黏滑，气腥，味咸。总以黑褐色、干燥无杂、质脆易碎、气味腥、味咸者佳。

【主要成分】羊栖菜和海蒿子均含藻胶酸、粗蛋白、甘露醇、钾、碘、马尾藻多糖、灰分等。

【药理】1. 海藻因含碳化物，对缺碘引起的地方性甲状腺肿大有治疗作用，对甲状腺机能亢进，基础代谢率增高有暂时抑制作用。2. 藻胺酸的硫化物有抗高血脂症作用，可降低家兔胆固醇及减轻动脉硬化。3. 海藻水浸液对麻醉犬、兔有明显降压作用。4. 海藻提取物有抗血液液固作用。5. 对人结核杆菌有抗菌作用，对流感病毒及皮肤真菌也有抑制作用。6. 所含藻胶酸有抗凝血、抗血栓及改善微循环等作用。

【性味归经】苦、咸，寒。归肝、胃、肾经。

【功效】消痰软坚，利水消肿。

【歌诀】　海藻昆布基本同　　咸寒归胃肝肾经
　　　　　消痰软坚散瘿瘰　　脚气水肿睾丸痛

【应用】

1.用于瘿瘤，瘰疬，痰核，睾丸肿痛。本品咸能软坚散结，寒能清热，主治经脉内外之坚结，治一切瘿瘤、瘰疬、顽痰胶结之症。

治瘿瘤，瘰疬，痰核。海藻与夏枯草、玄参、天花粉、甘草、青盐、白蔹、当归、枳壳、桔梗、浙贝母、制大黄、薄荷、连翘、海蛤粉、生地、硝石共为细末，酒糊为丸，开水送服。软坚散结，化痰消瘿。（清《疡医大全》内消瘰疬丸）

治瘿瘤初起，或肿或硬，或赤或不赤，但未破者。海藻与昆布、海带、贝母、陈皮、青皮、当归、川芎、半夏、连翘、独活、甘草水煎服。化痰行气，消瘿散结。（明《外科正宗》海藻玉壶汤）本方加减可用于治疗甲状腺肿、甲状腺癌、乳腺增生。

治瘿瘤。海藻与陈皮、半夏、茯苓、甘草、白术、白芥子、桔梗水煎服有效。（《本草新编》）

治颌下瘰疬如梅李。可单用海藻泡酒，稍稍饮之。（《肘后方》）

2.用于水肿，脚气浮肿。本品咸寒润下，主通经脉，泄热引水从小便出，治浮肿，脚气。

治大腹水肿，气息不通，危在旦夕。海藻与椒目、牛黄、葶苈子、昆布、牵牛子共为末，面粉为丸服。逐水消肿。（现代《重订十万金方》水肿类方）

治脚气水肿。海藻与槟榔、吴茱萸、苏叶、木瓜、生姜等同用。温散利水消肿。

【炮制】海藻　取原药材，除去杂质，清水洗净，捞出晾半干，切段，晒干入药。

【用法】10~30克水煎服，亦入丸散药酒。

【附药】昆布　出《吴普本草》，昆布为海带科植物昆布，裙带菜的叶状体。主要成分、药理、性味归经，功效主治用法与海藻基本相同，往往相须为用。（见图272）

海带　出《嘉祐本草》，海带为大叶藻科植物大叶藻的全草。功效主治、用量与海藻基本相同，往往协同用。

【注意】传统中药理论，海藻、昆布、海带均反甘草。然而古方（明《外科正宗》海藻玉壶汤）里就有海藻、昆布、海带与甘草同用，我在几十年临床应用中，海藻和昆布二者常与甘草配伍，从未发现毒副作用，望同道进一步研究。

◎ 海蛤壳　出《饮片新参》

【别名】海蛤、蛤壳等。

【基原】海蛤壳为帘蛤科动物文蛤或青蛤等的贝壳。

【主产地】我国沿海地区，多栖息于浅海泥沙中。

【采集·药材质量】夏秋两季从海滩泥沙中淘取，去肉洗净，晒干。文蛤，扁形或类圆形，背缘略呈三角形，腹缘呈圆弧形，壳顶突出，位于背面稍靠前方。壳外面光滑，黄褐色，同心生长纹清晰，通常在背部有锯齿状或波状褐色花纹。壳内部白色，边缘无齿纹，前后壳缘有时带紫色，铰合部较宽，右壳有主齿3个，前侧齿2个，左壳有主齿3个，前侧齿1个。质坚硬、断面有层纹、无臭、味淡。（见图273）

青蛤贝壳呈类圆形，外表黄白色，壳顶歪向一方，由排列紧密的同心环致，沿此纹或有数条灰蓝色轮纹，腹缘细齿，壳内面乳白色或青白色，光滑无纹，体轻，坚硬略脆，断面层纹不明显，气稍腥，味淡。以光滑、洁净、无残肉者佳。

【主要成分】蛤壳主含碳酸钙、壳角质、氨基酸，另含钠、铝、铁、锶等元素。

【药理】本品煅后分解成氢化钙，有明显渗湿收敛制酸作用。还有抗炎作用。

【性味归经】咸，寒。归肺、胃经。

【功效】清热化痰，软坚散结，收敛制酸，利水。

【歌诀】　海蛤壳性味咸寒　善清肺热化稠痰
　　　　　软坚散结消瘰核　煅制收敛治胃酸

【应用】

1. 用于痰热咳喘，本品性寒，有清热化痰之功效，主咳逆上气喘息。

治咳痰多。蛤壳与半夏、青皮、苏子、瓜蒌、贝母水煎服。若痰热喘嗽加知母、海浮石、胆南星等清热化痰药同用。

治肝火犯肺，头晕耳鸣，咳嗽痰黏，咳痰带血，咽喉不利，胸胁作痛，舌红苔薄白色，脉弦滑。煅蛤海壳为粉与青黛共为散。水煎服或冲服。清肝泻火，化痰止咳。（清《卫生鸿宝》黛蛤散）

2. 用于瘿瘤痰核。本品味咸，能软坚散结。

治瘿瘤，瘰疬乳房肿块，皮色不变，逐渐增大，按之坚硬，推之不动，不痛不痒。蛤壳与海藻、乌贼骨、昆布、海带、三棱、莪术、木香、细辛、香附、桔梗、猪胰子共为细末，米汤送下。化痰破瘀，消瘿化坚。（明《古今医鉴》消瘿五海饮）

治疗淋巴结核，甲状腺肿。海蛤壳与海藻、牡蛎、夏枯草、浙贝母、玄参水煎服。化痰散结。

3. 用于水气浮肿。本品清热利水消肿，化痰逐饮。

治头面浮肿，坐卧不安或咳喘者。海蛤壳与甘遂研末，再用桑皮煮大枣，去桑皮不用，用枣肉和药制素饼令熟食之。（宋《圣济总录》海蛤素饼）

治水肿，咳逆上气，坐卧不安。海蛤壳研细与甜葶苈、汉防己、杏仁、甘遂、桑白皮共为细末，用枣肉和丸，大麻子汤送下。（《圣惠方》）

治痰饮心痛，蛤壳煅研细与瓜蒌仁同研服。（《医学纲目》）

治湿热内阻，肢体浮肿，小便不利。蛤壳与猪苓、滑石、甘草、木通、赤小豆等同用。清热利湿，利水消肿。

4. 用于胃痛泛酸，湿疹疮疡。本品煅后止酸止痛，渗湿敛疮。

治胃痛，呕吐酸水。海蛤壳（煅）与大贝母、乌贼骨、三七、延胡索等为散服。收敛止痛止酸。

治湿疹疮疡，疮口溃破，渗出物多，久不收敛。海蛤壳（煅）与桔矾、黄柏、大黄、白芷、煅石膏等为散外用。

治外阴炎，外阴湿疹，外阴溃疡。煅蛤粉与漳丹、冰片共为细粉，液体石蜡和膏外用。收敛生肌。（现代《全展选编·妇产科》）

【炮制】**海蛤壳** 取原药材，洗净，晒干，碾粉入药。

煅海蛤壳 取净蛤壳，入耐火容器内，武火煅至红透，取出放凉，碾粉用。

【用法】10~15克水煎服，宜布包入煎，亦入丸散；煅后增强制酸收敛作用，多用于胃痛吐酸，外用治疗湿疮、湿疹、烫伤、敛疮。余病症多用海蛤壳。

◎ 海浮石　出《本草从新》

【别名】水花、海石、浮海石、浮水石等。

【基原】海浮石为火成岩类岩石浮石的块状物或胞孔科动物脊突苔虫、瘤苔虫等的骨骼。

【主产地】浙江、福建、广东沿海。海滨岩礁上、海藻、柳珊瑚、岩石上。

【采集·药材质量】浮石全年可采，以夏季较多，从海中捞出，清水洗去泥沙晒干。脊突苔虫，苔虫的骨骼，6~10月份从海中捞出，晒干。浮石为不规则的块状，大小不一，表面粗糙，有很多大小不等的小孔，表面灰白色或灰黄色，质硬而松脆，易破碎，断面粗糙有孔，体轻，入水可浮。以体轻、灰白色、完整不碎、浮水、味淡者佳。石花为脊突苔虫或苔虫的骨骼。脊突苔虫的骨骼，呈珊瑚样不规则的块状，大小不一，表面灰白色灰黄色，质硬而脆，表面与断面均密具细孔，体轻，入水不沉，气微腥微咸。苔虫的骨骼为不规则块状，灰黄色或灰黑色，珊瑚状分枝较粗，先端圆钝，极少折断，气味同上。（见图274）

【主要成分】海浮石主要成分为氧化硅、铝、钾、镁、碳酸钙等，石花主含碳酸钙，少量镁、铁、酸不溶物质等。

【性味归经】咸，寒。归肺、肾经。

【功效】清热化痰，软坚散结，通淋。

【歌诀】　海浮石药性咸寒　清肺热止咳化痰
　　　　　软坚散结消瘿瘰　利水通淋疗疮顽

【应用】

1. 用于肺热咳嗽，痰稠黏，痰中带血。本品咸寒入肺，清上焦痰热，化老痰积快。

治痰热壅盛，咳嗽气喘，内热烦渴。海浮石与陈皮、大贝母、胆南星、白芥子、木通水煎服。化痰清热。（明《景岳全书》清膈煎）若咳嗽痰黄，稠黏难咳，可加瓜蒌、知母、海蛤壳等增加清热化痰作用；若痰中带血，可配青黛、栀子、桑白皮、三七、瓜蒌仁，清肺化痰止血。

治小儿天哮，一切风湿燥热，咳嗽痰喘。海浮石、飞滑石、杏仁、薄荷共为极细粉末，百部汤送下。清热化痰定喘。（清《医学从众录》海浮石滑石散）

2. 用于瘿瘤、瘰疬，癥瘕痞块，疮疡。本品味咸软坚散结，清热化痰，煅后敛疮生肌。

治瘰疬，瘿瘤。海浮石与牡蛎、浙贝母、海藻、夏枯草、玄参等同用，软坚散结。

治癥瘕痞块。海浮石与三棱、莪术、穿山甲、牡丹皮、茯苓、桃仁等同用，活血化瘀，软坚散结。

治疔疮，发背，恶疮。白浮海石、没药共为细末，醋糊为丸，冷酒送下。（明《普济方》耆老丹）

治痔疮久不愈，海浮石（煅烧醋淬数次）、金银花共为细末，疮在上食后服，在下食前服。（《儒门事亲》）

治耳底有脓。海浮石与没药、麝香共为细末，少许吹耳底。（明《普济方》没药散）

3. 用于血淋，石淋。本品性寒入肺，清上焦之热，清其上源，故又治诸淋。

治血淋，小便涩痛。浮海石为末，甘草汤送下。（宋《仁斋直指方》海金散）

治石淋，单用海浮石水煎服。（《千金要方》）

治石淋。海浮石可与石韦、海金沙、怀牛膝、金钱草等水煎服。

【炮制】**海浮石** 取原药材，洗净，晒干入药。

煅海浮石 取净海浮石入耐火容器内，武火煅红透，取出放凉入药。

【用法】10~20克水煎服。宜打碎入煎，亦入丸散。煅海浮石增强收敛功能，多作外用；余病症则用海浮石。

◎ 瓦楞子 出《本草备要》

【别名】蚶壳、瓦垄子、蚶子壳、魁蛤壳、瓦垄蛤皮等。

【基原】瓦楞子为蚶科动物毛蚶、泥蚶、魁蚶的贝壳。

【主产地】浙江、江苏、山东、广东等沿海地区，海潮下5~30米深的软泥沙中或浅海泥底。

【采集·药材质量】春秋二季从浅海泥沙中捕捉，洗净泥沙，沸水略煮，去肉取壳，晒干。壳呈扇形或三角形，左右两壳相同，或左壳略大于右壳，背面隆起有数条直棱如瓦垄状，顶向边缘放射。棱纹明显，灰褐色白色相间而成，壳内乳白色，光滑，质坚硬，断面白色，气无，味淡。以完整、洁净、无残肉、无泥沙者佳。（见图275）

【主要成分】本品主含碳酸钙、磷酸钙、少量镁、硅酸盐、铁等。

【药理】瓦楞子煅后生成氧化钙，较碳酸钙易于吸收，更能中和胃酸，减轻胃溃疡疼痛。

【性味归经】咸，平。归肺、肝、胃经。

【功效】清痰软坚，化痰散结，制酸止痛。

【歌诀】　瓦楞子性味甘平　软坚散瘀消瘰疬
　　　　善治血块癥瘕积　煅制可疗胃酸痛

【应用】

1. 用于治疗瘰疬，瘿瘤。本品咸能软坚，甘平则有消痰散瘀之功效，可治有形痰气郁结之病。

治瘰疬，瘿瘤。瓦楞子与海藻、昆布、浙贝母、三棱、莪术、夏枯草等配伍应用。

2. 用于癥瘕痞块。本品咸而走血软坚，能散瘀消血块癥瘕。

治一切气血癥瘕。瓦楞子煅醋水淬三次，研为粉末，醋熬膏制丸服。（明《万氏家妙方》瓦楞子丸）

治经前阵痛血不行，按之硬、满属实痛者。瓦楞子煅醋淬七次与香附、桃仁、川芎、丹皮、当归、红花、大黄共为末，酒糊为丸服，散瘀消癥，理气止痛。（《女科指掌》瓦楞子丸）治疗本病，瓦楞子也可以与牡蛎、穿山甲、鳖甲、三棱、莪术等同用。以活血软坚消癥。

近年来在临床应用中，治疗肝脾肿大，及消化道肿瘤中，常用瓦楞子加入相应方中，有一定疗效。

3. 用于胃痛泛酸，嘈杂恶心，本品甘平，煅后有治胃痛吐酸，溃疡作用。

治胃痛吐酸，嗳气，甚至呕血者。瓦楞子煅制与乌贼骨、陈皮研末冲服。（《经验方》）

治肝胃气滞，胃脘疼痛，呕吐酸水。瓦楞子煅透与甘草共为散之。制酸止痛。（现代《福建中药》甘楞散）

治胃内热扰，嘈杂似饥。瓦楞子常与栀子、白术、竹茹等同用，清胃热，除嘈杂。

【炮制】瓦楞子　取原药材，洗净，晒干，碾粉入药。

煅瓦楞子　取瓦楞子，入耐火容器，武火煅至红透，取出放凉入药。

【用法】10~15克水煎服，亦入丸散。煅后质地疏松，便于粉碎，制酸止痛功效加强，偏于治疗胃酸过多，余病症则用瓦楞子，宜粉碎入煎。

◎ 礞石　出《嘉祐本草》

【别名】青礞石、金礞石等。

【基原】礞石为变质岩类岩石绿泥石片岩（青礞石）或云母片岩（金礞石）的石块或碎粒。

【主产地】青礞石主产湖北、湖南、四川、江苏、浙江等省；金礞石主产河北、河南等地。

【采集·药材质量】全年可采，采得后拣去泥沙，杂石。青礞石为不规则扁块状或长斜块状，无明显棱角。大小块不一，褐黑色或绿黑色，具玻璃样光泽。质软，易破，断面呈较明显的层状，可见发光星点。以色绿青、块大整、断面有星点、无泥沙无杂质者佳。金礞石又名：酥酥石。为云母片岩的岩石，呈不规则的块状或碎粒状，形似麦穗，呈棕黄色，带有耀眼的金黄色光泽，质脆，易碎。以金黄色、块整、无杂质者佳。（见图276）

【主要成分】青礞石主要成分有镁、铝、铁及硅酸及结晶水；金礞石主要成分为云母（黑云母、白云母）与石英主含钾、镁、铝、硅酸等与结晶水，亦可含矾。

【药理】多入丸散治顽痰胶结，咳逆喘急，癫痫发狂，烦躁胸闷，惊风抽搐等症。

【性味归经】甘，平。归肺、肝、胃经。

【功效】坠痰下气，平肝镇惊。

【歌诀】　　礞石药性味咸平　　老痰顽痰实喘证
　　　　　　大便秘结癫狂痫　　平肝镇惊又熄风

【应用】

1.用于顽痰老痰胶结实证，痰火内扰之癫狂痫等。本品味咸平，入肺胃软坚消痰，质重坠降，平肝熄风镇惊，乃为镇惊利痰之圣药。

治脾失健运，痰涎凝聚胸膈，咯吐不出，脘闷痞塞，不思饮食，或咳喘稠痰，或眩晕耳鸣，或癫狂昏迷，或不寐，或腹中有块等，苔黄腻，脉滑。青礞石与陈皮、茯苓、半夏、甘草、人参、白术、大黄、黄芩、沉香共为细末，竹沥、姜汁调糊为丸服。健脾燥湿，清热化痰。（明《古今医鉴》竹沥达痰丸）

治实热老痰，发为癫狂惊悸，或怔忡昏迷，或喘咳痰稠，或胸脘痞闷，或眩晕痰多，便秘，舌苔黄腻，脉弦滑有力。煅礞石与大黄（酒蒸）、黄芩、沉香共研细末，水泛为丸散。降火逐痰散结。（元《泰定养生立论》礞石滚痰丸）

治急惊风，痰稠壅滞，塞于咽喉。青礞石（用焰硝煅红）研细。急惊风痰发热者，薄荷自然汁入蜜调服；慢惊风脾虚者，以青州白丸子再研，煎稀糊入熟蜜调下。（宋《婴孩宝书》夺命散）

2.用于诸积痞块。本品重坠平肝，治肝木太过，欺侮脾土，气运不化，大人、小儿妇女食积不消，癥块不瘥，攻刺心绞疼痛等。

治大人小儿食积成痰，胃实多眩晕者，青礞石与火硝共研细与白术、木香共为细末，红曲为末打糊丸为服。（《方脉正宗》）

治妇人食积，块久久不消，攻刺心腹疼痛。青礞石与粉霜、巴豆霜、木香、硇砂、朱砂共研细，糯米饭和丸，温酒下。消食坠痰止痛。（宋《太平圣惠方》礞石丸）

治滑泄久痢，虚冷久积。青礞石和硝石共煅与赤石脂共研极细，滴水为丸，空心温开水送服。消积止泻。（宋《杨氏家藏方》金宝神丹）

【炮制】礞石　取原药材，拣去杂质，打碎入药。

煅礞石　取礞石，入耐火容器，用武火煅至红透，取出放凉入药。

硝煅礞石　取礞石加等量火硝混匀，入耐火容器内加盖，武火煅至焰尽，取出放凉入药。

【用法】6~10克水煎服，宜碎布包入煎，亦入丸散，每次1~3克。煅后质地酥脆，便于加工，易煎出有效成分；硝煅后可增加下气坠痰功效，可逐陈年老痰及痰滞。余病症则用礞石。

【注意】脾胃虚弱及孕妇忌服。

【临床报道】菖蒲温胆汤

陈皮、茯苓各15克，半夏、甘草、川贝母、竹茹各12克，金礞石20克，胆南星10克水煎服。理气解郁，化痰清窍。主治精神分裂症。（孙增等《加味温胆汤治疗疑难病三则》,《全国首届专科病学术会论文集》1994, 37.)

◎ 胖大海 出《纲目拾遗》

【别名】大海、大洞果、通大海、安南子、大发等。

【基原】胖大海为梧桐科植物胖大海成熟的干燥种子。

【主产地】国外有越南、泰国、印度尼西亚、马来西亚等国。我国广东、海南、云南、广西亦有少量种植。

【采集·药材质量】4~6月果实成熟开裂时,采收种子,晒干。呈椭圆形,表面棕褐色,长2~3厘米,径1~1.5厘米,先端钝圆,基部尖而歪,具浅色圆形种脐,表面少有光泽,具细密不规则的细纹,整体轻而疏松入水膨大如海绵状。断面可见散在的树脂状点,内层种皮可与中层种皮分离,稻草质,内有2片肥厚胚芽,广卵形,子叶2枚,气微,味淡,嚼之有黏性。以个大小均匀、棕色、表面皱纹细腻、完整不破、干燥无蛀者佳。(见图277)

【主要成分】主含胖大海素、西黄芪胶粘素、戊聚糖及收敛性物质。

【药理】1.水浸液有缓泻作用,以种仁作用最强,促进肠蠕动。2.胖大海素对血管平滑肌有收缩作用,能改善黏膜炎症,减轻痉挛性疼痛。3.种仁溶液对猫有降压作用。另外,还有利尿,镇痛作用。临床上选方可用于急性扁桃体炎、慢性咽炎、婴幼儿大便不通。

【性味归经】甘、淡,凉。归肺、大肠经。

【功效】清热润肺,化痰开音,润肠通便。

【歌诀】　胖大海药凉甘淡　清热痰开音利咽
　　　　　轻宣润肺治燥咳　头痛目赤润便难

【应用】

1.用于肺燥热咳嗽,声音嘶哑,咽喉肿痛。本品甘淡凉入肺,质轻清宣肺气,清热化痰。利咽开音。

治外感风燥,干咳失音,咽喉燥痛,牙龈肿痛。胖大海与甘草泡茶服,亦可加入冰糖少许。(《慎德堂方》)

治咽喉肿痛,咽干口燥,声音嘶哑等。胖大海与玄参、麦冬、桔梗、射干、甘草水轻煎,当茶服之效。

2.用于肠燥便秘,大便出血,头痛目赤。本品淡凉,清热泻火,润肠通便。

治肠燥便秘,大便出血。胖大海数枚。开水泡开,加冰糖服。

治头痛目赤。胖大海与菊花泡茶服。

【炮制】胖大海　购进原药材,拣去杂质,筛去泥土,即可入药。

【用法】2~4枚沸水泡茶服。

◎ 黄药子 出《本草图经》

【别名】 黄药、黄独、黄药脂、木药子、大苦等。

【基原】 黄药子为薯蓣科植物黄独的块茎。

【主产地】 湖北、湖南、江苏等省，此外还有河北、山东、浙江、安徽、福建等省。多生于山谷、河岸、路旁或杂林边缘。

【采集·药材质量】 秋冬二季采挖，9~10月采挖最佳。挖出块茎，去掉茎叶，洗净泥土，晒干。为圆形或椭圆形厚片，横径2.5~6厘米，厚0.5~1.5厘米。表面棕黑色有皱纹，密布短小的支根和黄白色圆形支根痕，表面凹凸不平，质坚脆，易折断，断面平坦或颗粒状。以片大、外皮灰黑色、断面黄白色、干燥无蛀者佳。（见图278）

【主要成分】 主含呋喃去甲基二萜类化合物，黄独素A、B、C薯蓣皂甙元，野生的含黄独素A、B、C，还含碘、鞣质、蔗糖、还原糖、淀粉等。

【药理】 1.对缺碘所致的甲状腺肿有一定治疗作用，可使甲状腺肿大缩小。2.水煎剂对多种皮肤真菌有不同程度抑制作用。3.对离体肠管有抑制作用，对子宫有兴奋作用，还有止血作用。4.黄药子有一定的毒性，可引起口舌烧灼感、流涎、恶心、呕吐、瞳孔缩小，严重者出现昏迷，呼吸困难，心脏麻痹死亡。

黄药子用至15克，即可出现黄疸和肝脏损害。老年病人和肝肾功能不全者更应慎用。

【性味归经】 苦、凉，中毒。归肺、肝经。

【功效】 解毒降火，消肿散结，凉血止血。

【歌诀】 　黄药子苦凉有毒　　消痰软坚瘿瘤除
　　　　　　疮疡肿毒咽肿痛　　蛇咬癌肿可试服

【应用】

1. 用于瘿瘤，瘰疬。本品苦凉，清痰消肿散结，主治瘿瘤，瘰疬。

治瘿气。黄药子泡药酒，每日早晚常服，忌一切毒物及不得喜怒。（《斗门方》）

治甲状腺机能亢进，甲状腺肿大。黄药子与海藻、昆布、浙贝母、牡蛎水煎服。（现代《浙江中医研究所》消瘿汤）

治甲状腺瘤。黄药子与海藻、昆布、牡蛎、乌贼骨、玄参、浙贝母、夏枯草、陈皮、木香水煎服。消瘿散结，化痰软坚。（现代《实用专病专方临床大全》第二集·消瘿汤）

2. 用于咽喉肿痛，疮疡肿毒，毒蛇咬伤。本品苦凉，解毒消肿，凉血解百毒。

治喉风，颐颔肿大，胸膈有痰，汤水不下者。黄药子为末，白汤下，吐出顽痰。（宋《扁鹊心书》黄药子散）

治热病，毒气上攻咽喉肿痛。黄药子与地龙、马牙硝共研细末，用蜜水调服。（《圣惠方》）

治疮毒肿痛。黄药子为末，冷水调敷局部病灶，干了再服敷。（《简要济众方》）

治天泡疮。黄药子为末，麻油调敷。

治肠痈。黄药子水煎服。

治毒蛇咬伤。黄药子为粉，冷水调敷。

3. 用于血热妄行所致的吐血，衄血。本品性凉有凉血止血功效，可用于血热引起的出血。

治吐血。黄药子、蒲黄各等分，用生麻油调，以舌舐之。（《百一选方》）

治鼻衄不止。黄药子为散，烊化阿胶调服。（宋《圣济总录》黄药散）

【炮制】**黄药子**　取原药材，去杂质，剪去须毛，洗净闷透，切成小块，晒干入药。

【用法】10~12克水煎服。研粉冲服1~2克，外用适量。

【注意】本品有毒，不宜过量。过量或久服可引起恶心呕吐，行动不正常。

【中毒】中毒表现口干，食欲不振，恶心，呕吐，腹痛，消化道反应。严重者出现呼吸困难，昏迷，心肌麻痹而死亡。

【救治】1. 轻者立即停药，用0.5%的高锰酸钾溶液洗胃，催吐，导泻。

2. 内服蛋清水或葛根粉糊，活性炭。

3. 民间用绿豆50克，甘草30克煎汤内服。

4. 严重者急转院，并讲明服黄药子时间，用量及抢救措施。

【临床报道】

1. 治疗甲状腺肿：对各种类型甲状腺肿均有一定疗效。所有制剂均有黄药子流浸膏等。其中以复方黄药子浸膏片（含碘化钾）疗效较好。福建医学院附属医院用黄药子治疗甲状腺癌25例，有3例腺瘤完全消失，17例，显著缩小，5例无效。用法：每日以黄药子15g水炖服，连服5~8星期，除补充一般维生素外，不加用任何其他药物。临床观察认为疗程在1年以内，年龄在40岁以下者疗效较佳。

2. 治疗宫颈炎：取黄药子500克，浸泡于2千克黄酒中，一起装入密封的容器内，微火蒸2小时，保持密封，存放2天备用，制得黄药子酒。用棉签擦净宫颈分泌物，将带尾线的消毒棉球用黄药子浸湿后贴于宫颈表面，尾线当在阴道口外，24小时后患者自行取出，隔日上药1次，此法治疗慢性宫颈炎53例，有效达100%，治愈率为32.7%，患者上药后均无全身及局部不良反应。（1、2条摘抄于《有毒中草药大辞典》黄药子）

第二节　止咳平喘药

本类药物既能止咳，又能平喘，二者兼备，但有的偏于止咳，有的偏于平喘，性味有的偏温，有的偏凉，临床应斟酌选用。

◎ 紫苏子　出《药性论》

【别名】苏子、黑苏子、铁苏子等。

【基原】紫苏子为唇形科植物皱紫苏、尖紫苏的成熟果实。

【主产地】主产江苏、山东、河南、湖北、江西、四川等省。多野生于山坡、荒地、林缘，现多种植于向阳肥沃土地。

【采集·药材质量】秋季果实成熟割取果穗打下果实，除去杂质，晒干。呈卵形，长径0.6~3毫米，短径0.5~2.5毫米，野生粒小，种植粒较大，表面灰棕色或灰褐色，有微隆起的紫暗色网纹，基部稍尖，有灰白色点状果梗痕。果皮薄而脆易压碎，种子黄白色，种皮膜，子叶2，类白色，有油性，压碎有香气，味微辛。以颗粒饱满、大小均匀、灰棕色、无杂质、干燥、气清香者佳。（见图3）

【主要成分】种子主含脂肪油（油中主要成分为亚油酸、亚麻酸）、蛋白质、维生素B1、氨基酸类等。

【药理】紫苏油有明显的降血脂作用，并有抗癌作用。

【性味归经】辛，温。归肺、大肠经。

【功效】止咳平喘，降气消痰，润肠通便。

【歌诀】　苏子温归肺大肠　　润肠通便用之良
　　　　　止咳平喘为要药　　痰壅气逆可肃降

【应用】

1. 用于痰气所致的咳喘气逆虚实之证。本品辛散，入肺而降，专消郁痰，故气降痰利咳喘自平，为降气止咳平喘要药。

主治痰气壅滞，咳嗽，喘逆，痰多胸痞纳呆，舌苔白腻，脉滑等。苏子与白芥子、莱菔子水煎服。温化痰饮，止咳平喘。（明《韩氏医通》三子养亲汤）

治上盛下虚的痰涎壅盛，喘咳短气，胸闷膈满，苔白滑或白腻。苏子与陈皮、半夏、当归、前胡、厚朴、肉桂、炙甘草、生姜、大枣、紫苏水煎服。降气平喘，温化寒痰。（宋《太平惠民和剂局方》苏子降气汤）

治素有痰饮，复感外寒，咳嗽上气，痰气不利，呀呷有声，胸膈满闷，项背拘急，声重鼻塞，头晕目眩，苔白腻，脉浮紧。苏子与麻黄、陈皮、桑白皮、杏仁、赤茯苓、炙甘草共为粗末水煎服。宣肺化痰，止咳平喘。（宋《太平惠民和剂局方》华盖散）

治久咳久喘，肺气不足，咳逆短气，倦怠懒言，声音低怯，面色少华，形寒肢冷或自汗，舌淡苔白，脉虚弱者等。苏子与陈皮、茯苓、杏仁、五味子、麦冬、桑白皮、款冬花、粳米、桂心、竹叶、钟乳石、白石英、紫菀、生姜、大枣水煎服。补益肺气，降逆止咳。（唐《千金要方》补肺汤）

主治痰多气急，痰稠色黄，哮喘咳嗽或有恶寒发热，舌苔黄腻，脉滑数。苏子与麻黄、白果、甘草、款冬花、杏仁、桑白皮、黄芩、半夏水煎服。宣肺降气，祛痰平喘。（明《摄生众妙方》定喘汤）

2. 用于肠燥便秘，腹虚脘胀。本品富含油脂，有润肠通便之功效，又降泻肺气，以助大肠传导之功。

治大小便不通兼呕吐。苏子与陈皮、厚朴、瓜蒌仁、砂仁、茯苓、枳实、贝母、香附、川芎、沉香、木香、甘草、生姜水煎入竹沥、磨沉香服。润燥通便，降气治呕。（明《万病回春》枳缩二陈汤）

治肠燥气滞便秘。苏子与麻仁研烂煮汁过滤煮粥服。润燥滑肠。（宋《严氏济生方》紫苏麻仁粥）

治腹虚胀，临时消化不良，不思饮食。苏子与前胡、厚朴、茯苓、槟榔、草豆蔻、陈皮、木香、生姜等水煎服。顺气健脾，芳香健胃。

【炮制】苏子　购进原药材，除去杂质，尘屑，即可入药。

炒苏子　取苏子入锅，文火炒至香气溢出，或爆裂为度，出锅放凉入药。

苏子霜　取净苏子研细，用纸包压去油，再用干净草纸包压去油，反复操作去油，以不粘结为度。

【用法】5~10克水煎服。炒后药性和缓，温肺降气作用较强，并能提高效果，多用于咳嗽、喘逆，用时宜捣碎入煎，苏子霜没有滑肠之虑，多用于脾虚便溏咳嗽者；余病症则用苏子。

【临床报道】皮肤杂症　用白芥子60克，莱菔子40克，苏子30克水煎服治疗。患者女性，17岁，于春季突发，遍及四肢，躯干，大如奶头，小如豆粒，不痛不痒，下垂柔软，症见腹胀胸闷，气促脉濡，舌白腻。结果：服用5剂，肉开始萎缩，其余症状减轻；再加陈皮、茯苓、半夏、甘草、苍术、厚朴、当归、赤芍服12例，症状自消，皮肤处仅色素痕迹，再服六君子加减十余例，半年随访，痕迹基本全消除。（《四川中医》1985年第7期）

◎ 杏仁　出《本草经集注》

【别名】苦杏仁、杏核仁、杏子等。

【基原】苦杏仁为蔷薇科植物杏、山杏、西伯利亚杏、东北杏的干燥成熟种子。

【主产地】杏、山杏多产在山地、荒坡、林边、杂石中。其余多种植园林。河南、河北、山东、安徽、辽宁、黑龙江、内蒙古、山西、陕西、新疆等省区均产。

【采集·药材质量】夏季果实成熟时采收，去果肉果核，取仁晒干。干燥的种仁呈偏心形略扁，大小不一，顶端尖，基部钝圆肥厚，左右不对称，外表黄棕色至深棕色，基部向上散出褐色条纹，表面细微纵纹，尖端一侧有深色短线形种脐，基部有一椭圆形合点，上有多数深棕色脉纹。种皮薄，子叶肥厚，乳白色，富油性，有特异的杏仁气味。以粒大均匀、饱满多完整、无杂、无残核、干燥、不泛油、味苦香者佳。（见图279）

【主要成分】苦杏仁主含苦杏仁甙、脂肪油、蛋白质、各种游离氨基酸、含杏仁酶、苦杏仁甙酶、绿原酸、肌醇、苯甲醇、芳香醇等。

【药理】1.苦杏仁分解后产生小量氢氰酸，能抑制咳嗽中枢而起镇咳平喘作用。2.产生的苯甲醛可抑制胃蛋白酶的活性，从而影响消化功能，且有明显的镇痛、润肠通便作用。3.苦杏仁油对蛔虫、钩虫及伤寒杆菌、副伤寒杆菌均有抑制作用。4.苦杏仁有毒，过量可致中毒，成人服55粒（约60克）可能致死亡。5.所含蛋白质成分还有明显抗炎及镇痛作用。

【性味归经】辛、苦、微温，有小毒。归肺、大肠经。

【功效】止咳平喘，润肠通便，消肿杀虫。

【歌诀】　　杏仁苦温有小毒　　止咳平喘功效殊
　　　　　　用量适宜婴儿忌　　润肠通便为佐辅

【用量】

1. 用于咳嗽哮喘。本品辛苦温入肺经，辛温发散寒邪，苦则下气，宣之行痰，气降喘平咳止，故为治咳平喘之要药。

治外感风寒，鼻塞声重，头痛目眩，四肢拘倦，咳嗽痰多，胸膈气短，舌苔白腻，脉浮滑数。杏仁与麻黄、甘草共为粗末，加生姜水煎服。宣肺、平喘、止咳。（宋《太平惠民和剂局方》三拗汤）

治素有痰饮，复感风邪，咳嗽上气，喉中作鸣，胸膈闷，鼻塞声重，苔白腻，脉浮紧。杏仁与苏子、麻黄、桑白皮、橘皮、赤茯苓、甘草共为粗末，水煎服。宣肺化痰，止咳平喘。（宋《太平惠民和剂局方》华盖散）

治外感燥热，肺津受灼，微热头痛，干咳少痰，口渴不多饮，舌红苔薄黄，脉滑数。杏仁与桑叶、象贝母、沙参、山栀、淡豆豉、梨皮水煎服。轻宣肺燥，润肺止咳。（清《温病条辨》桑杏汤）

治外感凉燥，头微痛，恶寒，咳嗽稀痰，鼻塞，苔白，脉弦。杏仁与苏叶、桔梗、橘皮、茯苓、半夏、甘草、前胡、枳壳、生姜、大枣水煎服。温散风寒，宣肺化痰。（清《温病条辨》杏苏散）

治头痛身热，气逆而喘，咽喉干燥，鼻燥，胸胁痛，心烦口渴，舌干无苔，脉虚大而数。杏仁与人参、甘草、枇杷叶、麦冬、桑叶、石膏、胡麻仁水煎。阿胶（烊化兑入服）。清燥润肺。（清《医门法律》清燥救肺汤）

治疗风寒外束痰热内蕴，咳嗽痰稠色黄咳嗽气急，或有发热恶寒，舌苔黄腻，脉滑数。杏仁与白果仁、麻黄、款冬花、半夏、桑白皮、苏子、黄芩、甘草水煎服。宣肺降气，祛痰平喘。（明《摄生众妙方》定喘汤）

治外感风邪，肺热内蕴，发热咳嗽，喘息急迫，口渴，脉浮滑而数，苔薄白或黄。杏仁与麻黄、甘草、石膏水煎服。辛凉宣肺，清肺平喘。（汉《伤寒论》麻杏石甘汤）

2. 用于肠燥便秘。本品味苦降气，含丰富的油脂，有润肠通便作用。

治肠燥便秘，传导艰难，以及老人，产后或习惯性便秘。杏仁与桃仁、柏子仁、松子仁、郁李仁、陈皮共研末，炼蜜为丸，温开水送服。润肠通便。（元《世医得效方》五仁丸）

治疗胃肠燥热，大便秘结，小便频数。杏仁与麻子仁、芍药、大黄、枳实、厚朴共为末，炼蜜为丸。温开水送服。润肠通便。（汉《伤寒论》麻子仁丸）

3. 用于疮肿疼痛。本品辛散温行，消肿杀虫，多半单用或加入复方中外用，治疗疮肿疼痛。

治诸疮肿痛。杏仁研取膏与轻粉、麻油调搽。（《本草纲目》）

治疮肿已成，须排脓者。杏仁与铜绿、松香、乳香、没药、木鳖子粉、蓖麻仁、巴豆油、

白砒共打成膏，临用时取绿豆大1粒，放患顶，膏药贴之，溃即揭下。腐蚀排脓。（清《外科全生集》咬头膏）

治红肿疼痛。杏仁与大葱、蜂蜜捣膏，局部贴敷，消肿止痛有效。

【炮制】**杏仁** 取原药材，拣去残壳，霉烂，去净灰屑，即可入药。

㷮杏仁 取杏仁置沸水中略烫，待外皮微胀，捞入凉水中浸泡，搓去外皮，晒干，簸去残皮入药。

炒杏仁 取㷮杏仁，置锅内文火炒至表面黄色，取出放凉入药。

杏仁霜 取㷮杏仁碾如泥，去油霜法，草纸包裹，反复压榨去油尽，即可入药。

【用法】5~15克水煎服，亦入丸散，用时捣碎入煎，外用适量。生品微温毒性较强，质润多用于肠燥便秘，外用消肿杀虫；㷮杏仁减其毒性，药效成分易煎出，提高疗效，作用于生品同；杏仁性温，长于肺寒咳嗽，久喘肺虚；杏仁霜，去其油脂，润燥作用显著减弱，无滑肠作用，仍有宣肺之功效，多用于脾虚便溏的咳喘患者。

【注意】杏仁有小毒，用量以经验斟酌，小儿忌服，孕妇慎用。

【临床报道】

1. 治外阴瘙痒：取苦杏仁90克，炒枯研成细粉，加麻油45克调成糊状。用时取桑叶水冲洗外阴、阴道，然后用杏仁糊涂擦，每日1次，或用带线棉球蘸杏仁糊塞入阴道24小时取出。治疗136例，有效率达90%，平均用药4~7次痒止。

2. 用于阴道滴虫：用带皮苦杏仁捣烂后，加水2倍，搅拌绞汁，以纱布浸透塞入阴道，每日1次，每次2~3小时。治疗阴道滴虫病6例，均近期治愈。（1、2条摘抄于《有毒中草药大辞典》苦杏仁）

3. 章次公：治胃治肠，独创一格。

善用杏仁。杏仁一物，历代医家都用作祛痰止咳，利胸膈，宣肺定喘，而用其专治胃病者则绝无仅有。笔者粗略统计，章氏《医案》在胃病80案中，用杏仁者达40次之多，其用治胃病的适应症主要为：①胃痛、胃脘痛（或胀），食后定时作痛。②胃痛而心痛彻背，背痛彻心。③上膈隐痛、两胁痛、少腹痛而口唾涎。④吞酸嘈杂（且脐上板硬而痛）。胃酸过多，胃中灼热。⑤消化不良，腹膨大便不利。⑥木克土，食入则吐。⑦心下痞。根据胃病80案归纳，在配伍方面，最多与当归、桃仁、五灵脂、延胡索、川楝子等同用。关于杏仁的用量，最大达45克，一般在15~24克之间。章氏认为："杏仁中之氢氰酸可以镇痛，杏仁之油可以弛缓痉挛。氢氰酸本有剧毒，可在肠胃道吸收而引起吐泻、腹痛等中毒反应。"但这里杏仁用量如此之大，未见中毒记述，足见章氏是经验积累，已深得其中三味。（摘抄《名中医治病绝招》）

【杏仁中毒】杏仁中毒，多是误食或杏仁炮制不好多食所致，半小时至5个小时内出现流涎，恶心呕吐，头晕目眩，呼吸困难，口唇发暗，心悸，突然晕倒，血压下降，脉数，四肢无力，可闻到患者呼出杏仁味，严重者呼吸衰竭而死亡。

【救治】1. 如发现苦杏仁中毒，立即停药。

2. 轻者立即用 1:4000 高锰酸钾溶液洗胃，催吐。

3. 用杏仁树二层皮 60~90 克水煎服。

4. 绿豆 60~90 克水煎加适量白糖服。

5. 甘草 120 克，黑豆 120 克水煎服。

6. 白萝卜 500 克捣烂绞汁服。

7. 重病人转院治疗，并讲明中毒原因、时间。

【附药】甜杏仁　别名：巴达杏仁。甜杏仁为蔷薇科植物甜杏仁树的成熟果仁。味甘性平无毒。功效：润肺平喘。主治：虚劳咳喘，肠燥便秘。用法：10~30 克水煎服，宜打碎入煎，外用适量。

◎ 百部　出《本草经集注》

【别名】嗽药、百条根、药虱药、九虫根等。

【基原】百部为百部科植物直立百部或蔓生百部、对叶百部干燥的块根。

【主产地】直立百部主要分布于河南、陕西、山东、江苏、浙江、安徽、江西等省，多生于山坡、林缘下、竹林下；蔓生百部多分布华东、湖南、湖北、四川、陕西等省。多生于河边、路旁、灌木、林下、竹林下；对叶百部分布台湾、福建、广东、广西、湖南、湖北、四川、云南、贵州等省区，多生于向阳灌木林下。

【采集·药材质量】春秋二季采挖，除去须根，洗净，置水略烫或蒸无白心，晒干。直立百部和蔓生百部的块根略似纺锤形，略弯曲，两端较细，长约 4~18 厘米，直径 1 厘米。表面黄白色至土黄色，具不规则的纵沟，质硬，易折断，断面带角质，淡黄色，中心柱扁斜。以粗壮肥润、坚实、色白、味先甜后苦者佳。对叶百部根较细长，长 12~25 厘米，直径 1~2 厘米，纵沟较深，质坚硬，折断面呈角质状，中心柱白色。以粗壮肥大、坚实、色黄白色者佳。（见图 280）

【主要成分】百部含多种生物碱，如百部碱、百部定碱、原百部碱、次百部碱，还有糖、脂类、蛋白质、琥珀酸、甲酸、乙酸、苹果酸等。

【药理】1. 百部所含生物碱能降低呼吸中枢兴奋性，有助于抑制咳嗽反射，因而有镇咳作用，对支气管痉挛有松弛作用。2. 煎剂及乙醇浸剂对葡萄球菌、肺炎球菌、结核杆菌、白喉杆菌、绿脓杆菌多种皮肤真菌均有抑制作用，对实践性结核有效。对感染亚洲甲型流感病毒的小鼠有一定的预防和治疗作用。3. 醇浸液对头虱、体虱、阴虱、臭虫、蛲虫、阴道滴虫有杀灭作用。4. 还有一定镇静、镇痛作用。

【性味归经】甘、苦，微温。归肺经。

【功效】润肺止咳，杀虫。

【歌诀】　甘苦微温有百部　　润肺止咳肺痨除
　　　　　新久咳嗽皆可用　　杀虫灭虱不含糊

【应用】

1. 用于新久咳嗽，百日咳，阴虚痨嗽，痰中带血。本品味苦，开泄降气，微温而不燥，可止咳消痰定喘，为治新老咳嗽之良药。

治风寒犯肺，咳嗽咽痒，微恶风寒发热，舌苔薄白。百部与荆芥、紫菀、桔梗、白前、陈皮、甘草水煎服。止咳化痰，宣肺疏表。（清《医学心悟》止咳散）

治久咳不已，咳吐痰涎，气阴两虚的，下午发热，渐渐成肺痿，胸胁胀满，甚则喘息。百部与百合、麦冬、沙参、桑白皮、地骨皮、黄芪、茯苓、薏苡仁米水煎服。益气养阴，润肺止咳。（明《本草汇言》百部汤）

治肺肾阴虚，劳瘵久嗽，痰中带血，咽干口燥，舌红脉细。百部与天冬、麦冬、生地、熟地、山药、沙参、川贝母、阿胶、茯苓、三七、獭肝（研末），用白菊花、桑叶熬膏，阿胶烊化入膏内，和诸药末，炼蜜为丸，温开水送服。滋阴润肺，镇咳止血。（清《医学心悟》月华丸）

治肺痨潮热，咳嗽咳血。百部与黄芩、丹参水煎服。清热润肺，祛痰生新。（上海人民出版社版《方剂学》芩部丹）

2. 用于头虱、蛲虫、疥癣等。本品有杀虫功效，杀虫而不耗气血，最益于人，对体虱、阴虱、蛔虫、蛲虫、寸白虫均有驱杀作用。

治疗头虱、体虱、阴虱。可单用百部浸酒，三天后涂擦患处。祛风杀虫。（现代《中医皮肤病学简编》百部酊）

治疗蛲虫。单用百部煎浓，晚上保留灌肠，或与槟榔共研粉，麻油调涂肛门，具有杀灭蛲虫作用。

治疗牛皮癣。百部与白鲜皮、蓖麻仁、鹤虱、黄柏、当归、生地、黄蜡、明雄同用。先将前七味用麻油炸枯，去渣，熬至滴水成珠，再入黄蜡，试入水中不散，离火放凉，将雄黄粉徐徐加入，搅均匀，候冷倒入器皿水中收藏，用时外涂。（清《外科十法》百部膏）

治疗癣症。用百部浸泡50%酒精中，二天后过滤，用棉签蘸水擦患处。轻症3~5天见效。

【炮制】百部　取原药材，拣去杂质，洗净闷透，切片，晒干入药。

蜜百部　取炼蜜加水稀释，淋入百部片搅匀少闷，入锅文火炒至不粘手为度，取出放入药。（一般百部100克，用蜂蜜15克左右）

【用法】5~15克水煎服，外用适量。炙百部缓解对胃的刺激。增强止咳润肺功能，多用于肺虚之咳，阴虚劳嗽，痰中带血，百日咳。余病症则用百部。

【临床报道】

1. 治疗滴虫、霉菌性阴道炎、细菌性老年性阴道炎

苦参、百部、蛇床子、土槿皮、土茯苓、鹤虱、白鲜皮、虎杖各30克，黄柏、花椒、地肤子、龙胆草、明矾、五味子各20克，加水适量熏洗阴道。治疗700例，治愈568例，好转95例，无效37例，有效率为94.7%。（何国兴《中药熏洗治疗阴道炎700例临床小结》，《江苏中医》1991，10.）

2. 治疗肺痨（肺结核）

党参、白蔹各150克，当归、熟地、白术、紫菀、川贝母、天冬、麦冬、茜草各80克，白及200克，黄芪、百部、山药各100克，砂仁60克，胡黄连30克，蛤蚧1对，前药共为细末，用蜂蜜2000克，炼蜜制丸，每丸重15克，每次服2丸，日服3次，空腹服，1剂为1疗程，治疗数百例，均获满意疗效，有效达98%。见刘学勉《益气疗肺丸治疗肺痨》，《四川中医》1990，8（8）：26。

◎ 紫菀 出《神农本草经》

【别名】紫菀茸、青菀等。

【基原】紫菀为菊科植物紫菀干燥的根及根茎。

【主产地】多分布于辽宁、黑龙江、吉林、河北、安徽、山西、陕西、甘肃等省。多生于山地、河旁、草地。

【采集·药材质量】春季发芽前及秋季茎叶枯萎时采挖，除去茎叶及泥土，编成辫状晒干。干燥的根茎呈圆形疙瘩头状，顶端茎基叶柄草痕，下簇生许多细根，多编成辫状，约5~15厘米，表面紫红色或灰红色，质软韧，不易被折断，断面红白色，有紫边。以根长、肥壮、色紫、完整、质柔韧、去净茎苗、微有香气味甜微苦、干净无土、干燥者佳。（见图281）

【主要成分】本品主含无羁萜、表面无羁萜醇、紫菀酮、紫菀皂甙、槲皮素及挥发油等。

【药理】1. 煎剂及苯甲醇提取物有显著的祛痰和止咳作用。2. 紫菀对大肠杆菌、痢疾杆菌、伤寒杆菌、副伤寒杆菌、绿脓杆菌、流感病毒有一定的抑制作用。3. 所含表无羁萜醇对艾氏腹水癌有抗癌作用。4. 槲皮素有利尿作用的。

【性味归经】辛、苦、微甘，温。归肺经。

【功效】润肺下气，止咳化痰。

【歌诀】　　紫菀辛苦微甘温　　润肺化痰止咳品
　　　　　　新久咳嗽及哮喘　　肺痈痰血火刑金

【应用】

用于新旧咳嗽及哮喘。本品辛苦温入肺经，苦温而不燥，甘柔补而不滞，润而不寒，长于润肺下气，开肺郁化痰而止咳平喘，尤适宜于邪火刑金咳唾脓血者。

治风寒客肺，咳嗽咽痒，咳痰不爽，或微恶风寒，恶风发热，舌苔薄白。紫菀与陈皮、甘草、百部、荆芥、桔梗、白前水煎服。宣肺疏表，止咳化痰。（清《医学心悟》止嗽散）

治体虚劳热，久嗽不已，痰中带血及肺痿等。紫菀与人参、茯苓、桔梗、川贝母、知母、五味子、甘草水煎，阿胶烊化兑入服。补虚养阴，化痰止咳。（明《证治准绳》紫菀汤）

治痰饮，咳喘上气，喉中有水鸡鸣声，痰白而粘，稀薄多沫，舌苔白滑，脉象浮滑。紫菀与射干、麻黄、款冬花、细辛、半夏、五味子、生姜、大枣水煎服。温肺化饮，止咳

平喘。（汉《金匮要略》射干麻黄汤）

治肺萎劳嗽，唾脓血腥臭，连连不止，体羸瘦弱。紫菀与桔梗、天冬、川贝母、百合、知母、生地同用。润肺化浊，化痰止咳。（宋《太平圣惠方》紫菀散）

治妊娠咳嗽不止，胎动不安。紫菀与桔梗、甘草、杏仁、桑白皮、天门冬、竹茹水加蜂蜜温服。如（金《伤寒保命集》紫菀汤）

此外，紫菀甘润可与火麻仁、瓜蒌仁等治肠燥大便秘结；紫菀与甘草、车前子等用治小便频赤。

【炮制】紫菀　取原药材，除去杂质，洗净，少闷，切段，晒干入药。

蜜紫菀　取炼蜜加水稀释，注入紫菀段，搅拌均匀，闷透，入锅文火炒至不粘手为度，取出放凉入药。（一般紫菀100克，用蜂蜜20克左右）

【用法】10~15克水煎服。蜜紫菀增加润肺祛痰作用，多用于肺虚久咳，痨瘵咳嗽，肺燥干咳或痰中带血。余病症则用紫菀。

◎ 款冬花　出《神农本草经》

【别名】冬花、款花、九九花等。

【基原】款冬花为菊科植物款冬的干燥花蕾。

【主产地】主产河北、河南、湖北、四川、山西、陕西、甘肃等省。多野生于河边、沙地疏松肥沃，腐殖质丰富的砂质土壤。

【采集·药材质量】12月或地冻前，当花未出土前采挖，摘取花蕾，去净泥土花梗，阴干。干燥的款冬花呈长圆棒形，单生或2~3个基部连生，上端粗，下段细带有短梗，外边被有鱼鳞状苞片，外呈紫红色或淡红色，苞片内表面布满白色絮状茸毛。体轻，气香，味苦而辛。以朵大、色紫红、少花梗、体质疏松柔软、无杂、干燥、无蛀、气清香者佳。（见图282）

【主要成分】本品主含生物碱款冬花碱、克氏千里光碱、款冬花二醇、芸香碱、金丝桃甙、三萜皂甙、氨基酸、挥发油或鞣质等。

【药理】1.煎剂及乙醇提取物有兴奋呼吸镇咳祛痰平喘作用，对支气管有扩张作用。2.醇提取物及煎剂有升压作用。3.醚提取物能抑制胃肠平滑肌，同时亦有解痉作用。提取物及款冬花素有抗血小板激活因子作用。

【性味归经】辛、微苦，温。归肺经。

【功效】润肺下气，化痰止咳，平喘。

【歌诀】　款冬花辛温归肺　　止咳平喘须牢记
　　　　　咳逆久嗽配紫菀　　化痰消痈又润肺

【应用】

用于多种咳嗽，哮喘。本品辛散苦温入肺经。味苦主降，辛香主散，能顺降肺中之气又清肺中之血，专治咳逆上气，烦热喘促，痰涎稠粘，涕唾腥臭，为治以上诸症之要药。治久嗽肺虚尤不可缺。其功用多似紫菀，但紫菀偏平，质柔润而不燥，偏于化痰。凡治咳逆久嗽，二者往往相须为用。

治痰饮，咳嗽上气，喉中有水鸡鸣声，痰白而粘，稀薄白沫舌苔白滑，脉象浮滑。款冬花与紫菀、射干、麻黄、半夏、细辛、五味子、生姜、大枣水煎服。温肺化饮，止咳平喘。（汉《金匮要略》射干麻黄汤）

治风寒外束，痰热内蕴的咳喘，痰多气急，痰稠色黄，哮喘咳嗽，或恶寒发热，舌苔黄腻，脉滑数。款冬花、白果仁、麻黄、半夏、桑白皮、苏子、黄芩、杏仁、甘草水煎服。宣肺降气，祛痰平喘。（明《摄生众妙方》定喘汤）

治肺气不足，咳逆气短，寒从背起，久咳久虚，声音低怯，面色少华，形寒肢冷，或自汗，舌淡苔白，脉虚弱。款冬花与陈皮、茯苓、杏仁、五味子、苏子、紫菀、麦冬、桂心、石钟乳、白石英、竹叶、桑白皮、粳米、生姜、大枣水煎服。补益肺气，降逆止咳。（唐《千金要方》补肺汤）

治咳嗽日久不已，甚则气喘，痰少或无痰，自汗，舌淡苔薄，或舌红少津，脉虚数。款冬花与人参、桔梗、五味子、川贝母、桑白皮、阿胶、乌梅、罂粟壳共为细末，温开水冲服。敛肺止嗽，益气养阴。（元《卫生宝鉴》九仙散）

治肺阴不足，咳嗽喘急，痰中带血，津少咽干，虚烦潮热。款冬花、百合各等分水煎去渣，浓缩加蜂蜜熬膏服。止咳定喘，润肺生津。（宋《严氏济生方》百花膏）

治肺痈，咳吐脓血及腥臭浊痰，咽干，大渴，脉数。款冬花与桔梗、薏苡仁、甘草水煎服。祛痰排脓，止咳。（宋《疮疡经验全书》款冬花汤）

【炮制】**款冬花** 取原药材，拣去杂质及残梗，筛去灰屑，即可入药。

蜜冬花 取炼蜜加适量水稀释，淋入冬花拌匀，稍闷，入锅文火炒至不粘手为度，取出放凉入药。（一般款冬花100克，用蜂蜜30克左右）

【用法】5~10克水煎服，亦入丸散，膏剂。蜜冬花增加润肺止咳功效，多用于肺虚久嗽，或阴虚燥咳；余病则用款冬花。

◎ 马兜铃　出《药性论》

【别名】马兜零、兜铃、马兜苓等。

【基原】马兜铃为马兜铃科植物北马兜铃或马兜铃成熟的干燥果实。

【主产地】北马兜铃主产吉林、黑龙江、河北、陕西、宁夏等省区，多生长于林缘、溪旁、路边、山坡、灌木丛中。马兜铃主产于河南、山东、安徽、江苏、浙江、江西、湖北、湖南、四川等省，生长于山坡、丛林中。

【采集药材质量】秋季果实由绿变黄色时采摘晒干。干燥的果实呈长卵形，外表黄绿色或棕褐色，有6条纵线，底端较平，有小脐，上端有果柄，果皮轻薄易碎，果内包有

6排平叠种子，种子呈三角扁形片。以个大、完整、灰绿色、气特异、味苦、干燥、无霉者佳。（见图283）

【主要成分】北马兜铃主含马兜铃酸，A、C、D马兜铃碱、木兰花碱、马兜铃次酸、挥发油。马兜铃果实和种子含马兜铃酸A和季铵生物碱等。

【药理】1.煎剂有轻微的祛痰作用，能舒张支气管，缓解支气管痉挛。2.在体外对皮肤真菌和金黄色葡萄球菌有一定的抑制作用。

【性味归经】微辛、苦，寒。归肺、大肠经。

【功效】清热降气，止咳平喘。

【歌诀】　　马兜铃微辛苦寒　　止咳喘清肺化痰
　　　　　清大肠疗痔肿痛　　平肝降压治目眩

【应用】

1.用于肺热咳喘。本品体轻中空入肺，苦辛肃降肺气，寒清肺热，专主咳嗽因热而痰结喘促。

治肺阴不足，阴虚火旺引起的咳嗽气促，干咳少痰，或痰中带血，咽干喉痛，舌红少苔，脉细数等。马兜铃与阿胶、牛蒡子、杏仁、糯米、炙甘草共为粗散，水煎服。养阴补肺，止咳止血。（宋《小儿药证直诀》补肺阿胶散）

治哮嗽（慢性支气管炎或支气管哮喘）。马兜铃与人参、杏仁、半夏、甘草水煎，黄明胶烊化兑入服。益气清热，止咳化痰。（宋《本事方后集》治十六般哮喘方）

治肺热咳嗽，痰多稠黄。马兜铃与桑白皮、知母、贝母、枇杷叶、瓜蒌等同用。

2.用于肝阳上亢所致的眩晕。本品苦寒，有清热平肝作用。

治肝阳上亢眩晕，头痛目赤。可单用马兜铃水煎服；也可以马兜铃与白芍、代赭石、牡蛎、龙骨、牛膝等同用平肝潜阳。

此外，马兜铃苦寒入大肠，用于治疗痔疮肿痛，痔疮血瘘多为大肠血热，况且痔位于大肠末端，清脏热则腑亦清矣，马兜铃常与地榆、槐花、黄芩、黄柏、枳壳等同用，清热解毒，凉血止血。

【炮制】马兜铃　购进原药材，去净杂质灰屑，即可入药。

蜜马兜铃　取炼蜜加适量的水稀释，淋入马兜铃碎片，搅拌均匀，稍闷，入锅文火炒至不粘手为度，取出放凉入药。（一般马兜铃100克，用蜂蜜40克左右）

【用法】10~15克水煎服，宜打碎入煎。炙马兜铃缓和苦寒之性，矫正味道，减少恶心呕吐副作用，增加润肺止咳功效。多用于肺虚有热咳嗽。余病症则用马兜铃。

【注意】马兜铃含多种生物碱，不宜过量，量大可引起恶心呕吐。

【临床报道】马兜铃具有温和而持久的降压作用，适用较早期的高血压病，制剂及用法各地不尽相同，疗效亦略有差异。煎剂：每日用马兜铃15克，加水500毫升煎至半量，分3次食后服。37例患者服药15~25日后，舒张压显著下降10例，轻度下降9例，无效16例，平均降下28/13毫米汞柱。停药后一部分病人血压一度回升，短期内均自然平复。观察时间最长者278日，血压未见回升，大部分病人症状亦有改善，其中以头痛、头晕改善最为显著。副作用主要为胃纳不佳和软弱，但不影响治疗。（摘抄自《中药大辞典》马兜铃）

◎ 枇杷叶 出《名医别录》

【别名】巴叶、杷叶等。

【基原】枇杷叶为蔷薇科植物枇杷树的叶。

【主产地】主产广东、江苏、福建、湖北等省。常种植于村边、平地、坡地。

【采集·药材质量】以4~5月枝叶茂盛时采叶最好，晒成七八成干，扎成小把，再晒全干。叶呈长椭圆形，披针形，长12~28厘米，宽4~10厘米，先端尖，其部楔形，叶柄较短，叶上面灰绿色、黄绿色或红棕色，较光滑，有光泽，下面有棕红色茸毛，叶革质而脆。以叶大肥厚、白灰绿、完整不破、无气、干燥、不霉、味微苦者佳。（见图284）

【主要成分】叶含挥发油（主要为橙花椒醇、金合欢醇），另含皂甙、熊果酸、酒石酸、苦杏仁甙、鞣质、维生素B、维生素C、山梨醇等。

【药理】1.本品有镇咳平喘作用，祛痰作用较差。2.煎剂在体外对金黄色葡萄球菌、白色葡萄球菌、肺炎双球菌、痢疾杆菌有一定抑制作用。3.乙醚提取物熊果酸有抗炎作用。

【性味归经】微苦，凉。归肺、胃经。

【功效】清肺化痰，降逆止呕，止咳平喘。

【歌诀】　巴叶苦凉归肺胃　　治胃热口渴呕哕
　　　　　清肺化痰治咳喘　　面部痤疮可消退

【应用】

1.用于肺热咳喘。本品味苦性凉入肺，肃降痰火，降逆止咳平喘，多用于肺热咳喘。

治身热头痛，气逆而喘，干咳无痰，咽干鼻燥，胸满胁痛，心烦口苦，舌红无苔，脉虚而数。枇杷叶与人参、甘草、石膏、杏仁、麦冬、胡麻仁、桑叶水煎，阿胶烊化兑入服。清燥润肺。（清《医门法律》清燥救肺汤）

治阴虚火旺，灼伤肺络，咳嗽，咳血不止，口干咽燥，舌红苔薄，脉数。枇杷叶与白及、生地、藕节、蛤粉炒阿胶共为末，水泛为丸服。清肺止咳，养阴止血。（明《证治准绳》白及枇杷丸）

治肺失肃降，痰滞咳嗽，咳嗽连声，痰不易出。枇杷叶与前胡、防风、薄荷、杏仁、桑白皮、瓜蒌仁、桔梗、甘草、升麻水煎服。清热化痰，降逆止咳。（明《本草汇言》治顿呛方）

2.用于恶心呕吐。本品性味苦凉，善降火下气，气降胃清，呕恶自止。

治呕哕不止，饮食不入。枇杷叶与陈皮、甘草、生姜、大枣水煎服。降逆止呕。（宋《圣济总录》枇杷叶汤）

治胃热呕逆而见气阴俱虚者。炙枇杷叶与人参、半夏、陈皮、竹茹、茯苓、麦冬、甘草、

生姜、大枣水煎服。降逆止呕，和胃清热。（宋《严氏济生方》济生橘皮竹茹汤）

治胃热呕吐呃逆。枇杷叶与竹茹、半夏、麦冬、栀子、代赭石等同用。也可单用枇杷叶水煎服治呃逆。

3.用于肺风痤疮。本品苦凉，清肺和胃，可治肺风疮，面粉刺疮。

治肺风鼻赤酒渣。杷叶去毛焙干研末，茶调下。（《本事方》）

治痤疮。杷叶与苍耳子、升麻、薏苡仁、生地、桑白皮、土茯苓、丹参、赤芍、白蒺藜、连翘、皂刺、甘草水煎服。疏风清热，化痰通络，利窍散结。（现代《实用专病专方临床大全·第二集》粉刺汤）如丘疹性粉刺加穿山甲、蜈蚣；脓疮肿加蒲公英、地丁、野菊花；流黄水加地肤子；妇女经期重者加当归、益母草。

治肺风粉刺。杷叶与桑白皮、当归、生地、赤芍、丹皮、桃仁、红花、黄芩水煎服。清热凉血，化痰行滞。若红肿疼痛加金银花、连翘；有囊性结节加夏枯草、陈皮、浙贝母。

【炮制】枇杷叶　取原药材，去杂残梗，刷去叶面茸毛，淋水闷软，切丝晒干入药。

蜜杷叶　将炼蜜加适量的水稀释，淋入枇杷叶丝中，搅拌均匀，稍闷，入锅文火炒至不粘手为度，取出放凉入药。

【用法】10~15克水煎服，亦入丸散，糖浆。蜜杷叶增加润肺止咳功效，多用于肺燥，肺阴虚之燥咳喘嗽。余病症则用枇杷叶。

【临床报道】止咳定喘汤治疗热性咳喘

组成：桔梗、紫菀、杏仁、浙贝母、麦冬、枇杷叶各10克，白前、麻黄、甘草各6克，石膏15克，芦根20克。清肺定喘，止咳化痰，润肺生津。

适应：咳嗽，气喘兼风热，肺热，肺燥等症者。

用法：水煎服。1日1剂，儿童酌减。

加减：风热袭肺加桑叶、菊花、薄荷；邪热壅肺重用石膏、加鱼腥草、黄芩；燥热伤肺加天冬、知母；肝火犯肺加蛤粉；咳痰黄量大加冬瓜仁、薏苡仁、鱼腥草；痰稠黏难吐出加全瓜蒌、枳壳；喘重加地龙。

治疗：治疗40例，治愈37例，显效2例，无效1例，总有效率达97.5%，平均疗程4.5天。（摘抄自《河北中医》1991，13［6］：9.）

◎ 桑白皮　出《药性论》

【别名】桑皮、桑树根皮、桑根白皮、桑根皮等。

【基原】桑白皮为桑科植物桑树的根皮。

【主产地】浙江、安徽、河南、湖南省。多栽培于田边、路边、田间、园林、农村庄周围。

【采集·药材质量】冬季采挖树根，刮去棕色外皮，剥下白皮，晒干。为长而扭曲板状向内卷曲如槽状，有没刮净的淡红色斑痕，内白乳白纤维质，韧性，难折断。以块大、

肥厚、无栓皮、色白、有粉性、微有豆腥气、微苦者佳。（见图20）

【主要成分】本品含黄酮类衍生物、桑皮素、柔素、环桑素、伞形花内酯、东莨菪素、鞣质、黏液素、类似乙酰胆碱的降压成分等。

【药理】1. 煎剂有明显的利尿作用，尿量及钠、钾、氧化物排出量增加。2. 提取物煎剂有不同程度的降压作用，对神经系统有镇静、安定、镇痛、抗惊厥和降温作用。3. 对肠和子宫有兴奋作用。4. 煎剂对金黄色葡萄球菌、伤寒杆菌、痢疾杆菌均有抑制作用，另有抗癌作用。

【性味归经】甘，寒。归肺、大肠、肺经。

【功效】泻肺平喘，利尿消肿。

【歌诀】　性味甘寒桑白皮　　泻肺平喘清肝气
　　　　　肺热之实痰嗽喘　　利水消肿无可疑

【应用】

1. 用于咳喘。本品甘寒入肺，寒泻肺中伏火水气而肃降止咳平喘。

治肺热咳喘，皮肤蒸热。午后发热尤甚，舌红苔黄，脉细数。桑白皮与地骨皮、粳米、炙甘草水煎服。清泻肺热，平喘止咳。（宋《小儿药证直诀》泻白散）

治肝火灼肺、咳则胁痛，不能转侧，甚则咳血等。桑白皮与地骨皮、粳米、甘草、桑叶、淡竹茹、丹皮、川贝母、金橘饼、大蜜枣水煎服。清肝保肺。（清《通俗伤寒论》桑丹泻白汤）

治久病上气喘息，咳嗽或咳吐脓血痰，或通身浮肿等肺肾不足之症。桑白皮与人参、蛤蚧、杏仁、知母、炙甘草、茯苓、贝母共为细末，温开水送服，补肺清热，化痰定喘。（元《卫生宝鉴》人参蛤蚧散）

治咳嗽日久，甚则气喘，痰少或无痰，自汗，舌淡苔薄白，舌红少津，脉虚数。桑白皮与人参、款冬花、桔梗、五味子、阿胶、贝母、乌梅、罂粟壳共研末，开水送服，敛肺止咳，益气养阴。（元《卫生宝鉴》九仙散）

2. 用于水肿，水饮咳嗽胀满。本品长于利小便，泻肺通水之上源，善治皮里膜外水气浮肿。

治水肿较轻，病在肺脾皮水，一身悉肿，肢体沉重，胸腹胀满，上气喘促，小便不利，苔白腻，脉沉弦。桑白皮生姜皮、陈皮、大腹皮、茯苓皮共为粗末水煎服。行气健脾，利水消肿。（汉《华氏中藏经》五皮饮）

治脾虚气滞，水湿肿满，小便短少，饮食不下喘息不能平外。桑白皮与赤茯苓、麦冬、泽泻、白术、大腹皮、紫苏、槟榔、陈皮、木瓜、木香、砂仁共为粗末。加灯心草水煎服。健脾渗湿，利水消肿。（明《奇效良方》茯苓导水汤）

治水饮停肺，胀满喘息。桑白皮与麻黄、桂枝、杏仁、细辛、干姜水煎服。宣肺行水，止咳定喘。（《本草汇言》）

此外，桑白皮与枸杞子水煎服，可用于治疗糖尿病；还有清肝止血之功效，可治衄血，咯血，产后出血及肝火偏旺之高血压。

【炮制】桑白皮　取原药材，拣去杂质，洗净，闷透，切段，晒干入药。

蜜桑白皮　取炼蜜加适量的水稀释，淋入桑皮丝搅拌均匀，稍闷，入锅文火炒至不粘手为度，取出放凉入药。（一般桑白皮100克，用蜂蜜25克左右）

【用法】5~15克水煎服，亦入丸散。蜜桑白皮增加润肺止咳功效，多用于肺虚咳喘。余病症则用桑白皮。

◎ 葶苈子　出《神农本草经》

【别名】大室、丁历、大适等。

【基原】葶苈子为十字花科植物独行菜或播娘蒿的成熟种子。

【主产地】独行菜的种子为苦葶苈子（又称北葶苈子），主产河北、辽宁、内蒙古等省区，田野、路旁、山旁杂草中；播娘蒿的种子（为甜葶苈子），主产江苏、山东、安徽、河北、河南等省；生长在田野、村旁、荒地、山坡等地。

【采集·药材质量】夏季果实成熟采割，晒干，打下种子，筛去杂质，再晒干。苦葶苈子形如瓜子而扁，黄棕色，一端渐尖，有的带有果柄痕，一端钝圆。以粒大饱满、充实、均匀、黄棕色、无杂质、嚼之有黏性味苦者佳。甜葶苈子为长圆形而扁，黄棕色，微有光泽，较苦葶苈子小，一端圆钝，另一端近截形，二边不等长，中央凹入，种脐位于凹入处。以粒饱满、均匀、黄棕色、无杂质、嚼之黏性味淡者佳。（见图285）

【主要成分】苦葶苈子种子主含强心甙、脂肪油、芥子甙、蛋白质、糖类等；甜葶苈子主含有芥子甙、脂肪油、蛋白质、糖类等。

【药理】1.两种葶苈子提取物均有强心作用，使心率减慢，但大剂量可引起心动过速，心室颤动。2.煎剂有利尿平喘作用。3.煎剂有滑肠作用。4.葶苈子的苄基芥子油具有广泛抗菌作用。5.葶苈子在很低剂量时，既有显著的抗癌作用。

【性味归经】苦、辛，寒。归肺、膀胱经。

【功效】泻肺行水，祛痰平喘。

【歌诀】　葶苈子药苦辛寒　泻肺平喘祛热痰
　　　　　胸腹积水悬饮肿　通调水道利小便

【应用】

1.用于痰涎壅盛引起的痰饮咳喘，肺痈等。本品苦寒辛散，性寒凉，破滞开结，定逆止喘，尤善泻肺中饮邪痰火之实，而平喘止咳。

泻痰涎壅盛，咳喘胸满不得平卧，心悸，面目浮肿，苔腻弦滑者。葶苈子与大枣水煎服。泻肺行水，下气平喘。(汉《金匮要略》葶苈大枣泻肺汤)本方加减可用于治疗上呼吸道感染、哮喘、肺气肿、支气管扩张症、胸膜炎、液气胸、急性肺水肿、风湿性心脏病、肺源性心脏病、心包积液、肺源性心肌炎、心力衰竭、小儿中毒性肺炎、败血症等。

治肺壅咳吐脓血，喘嗽不得平复。甜葶苈子炒为末水冲服。（元《世医得效方》葶苈子散）

治肺痈初起，尚未成脓，咳喘不能平复。葶苈子与桔梗、薏苡仁、贝母、甘草、败酱草等同用。泻肺定喘，祛痰消痈。

2. 用于胸腹水肿，悬饮，肠间水饮，小便不利。本品入太阴肺经，为苦寒滑泄之品，专泻肺气。肺为水之上源，故泻肺行水，通调水道，主水湿泛溢喘满，肿胀。

治结胸症，胸中硬而痛，胸胁积水，项强如柔痉等。葶苈子与大黄、芒硝、甘遂、杏仁共为末，白蜜制丸服。泻热逐水，散结开胸。（汉《伤寒论》大陷胸丸）

治悬饮，胸胁胀闷，发热，咳嗽，气急，甚则呼吸困难。葶苈子与大戟、甘遂、薤白、浙贝母、桔梗、白芥子、丹参、三七共为末，水泛为丸服。利水逐饮，降逆化痰。（现代《山西中医》1990，6 [4]：20 胸渗丸）

治卒大腹水肿病。葶苈子与杏仁同用。（《补缺肘后方》）

治水饮内聚，壅滞不通，水走肠间，辘辘有声，腹满便秘，小便不利，口舌干燥，脉沉弦。葶苈子与防己、椒目、大黄共为细末，炼蜜为丸，温开水送服。攻逐水饮。（汉《金匮要略》己椒苈黄丸）

【炮制】葶苈子　取原药材，除去杂质灰屑，即可入药。

炒葶苈子　取葶苈子入锅，文火烧至有爆声，香气出时，取放凉入药。

【用法】5~15 克水煎服，研末冲服 3~5 克，炒用药性缓和，苦寒亦减，可用于实中夹虚的患者，痰饮，肺痈，腹水胀满。有人报道炒品水煎液中含甙量是生品的 2.7 倍，可增强止咳效果，使甙煎出率高，减少生品芥子油的刺激。生品较猛，长于利消肿。

【附药】甜葶苈子：甜葶苈子功效与苦葶苈子基本相同，但药力较和缓。

【临床报道】

1. 治疗慢性肺源性心脏病并发心力衰竭

以北葶苈子末 3~6 克，每日分 3 次食后服，并配一般对症处理和抗菌素以控制感染。曾治 103 例，效果良好。服药后多在第 4 日开始见尿量增加，浮肿渐退；心力衰竭到 2~3 周时见显著减轻或消失。服药过程中未发现任何副作用。（抄于《中药大辞典》葶苈子）

2. 加味葶苈大枣泻肺汤

组成：葶苈子 30 克，大枣 5 枚，桑白皮 15 克，黄芩 10 克，瓜蒌 30 克，生姜皮 15 克，鱼腥草 30 克，苏子 15 克，半夏 9 克，路路通 10 克，川贝母 9 克，乳香、没药各 9 克，麦门冬 9 克，当归 10 克，沙参 15 克，茯苓 20 克，十大功劳叶 10 克。泻肺降气，攻逐水饮。适应于渗出性胸膜炎。水煎服，每日 1 剂，3 次分服。见李亚仁《加味葶苈大枣泻肺汤治愈渗出性胸膜炎》，《山西中医》1995，11（2）：6。

◎ 白果　出元·吴瑞《日用本草》

【别名】银杏、佛指甲等。

【基原】白果为银杏科植物银杏的成熟果实。

【**主产地**】四川、广西、河北、河南、山东、江苏、浙江、福建、台湾等省区。多栽培于路旁、村周围、公园、山坡、庄园、寺庙等向阳、湿润肥沃的砂质土壤。

【**采集·药材质量**】秋末果实成熟时采摘，去果肉，洗净，晒干。白果略呈扁圆形，一端稍尖，另一端钝，表面黄白色或淡棕黄色，平滑，具2~3条线，外壳骨质，坚硬，壳内有扁长圆形的种仁，一端有淡棕色薄膜，另一端金黄色，横断面外层黄色，胶质样，内层淡黄色，粉性，中心有空隙，子叶2枚或更多，气微，味甘，微苦涩。以外壳色白、大小均匀、干燥、种仁饱满、无霉、无蛀者佳。（见图286）

【**主要成分**】白果仁主含蛋白质、脂肪、淀粉、氰苷、碳水化合物、钙、磷、镁、胡萝卜素、核黄素、多种氨基酸及维生素B_2等。

【**药理**】1.乙醇提取物有一定的祛痰作用，对气管平滑肌有松弛作用，用复方银杏喷雾，能使器官黏液分泌机能改善，黏液分泌物减少，炎症减轻。2.白果对葡萄球菌、链球菌、白喉杆菌、炭疽杆菌、枯草杆菌、伤寒杆菌有不同的抑制作用。3.银杏二酚有短暂的降压作用，并引起血管渗透性增加，外种皮水溶液有抗衰老作用。4.过食白果可致中毒，出现腹痛，吐泻，发热，昏迷抽搐，严重者呼吸麻痹而死亡。

【**性味归经**】甘、苦、涩平，有小毒。归肺、肾经。

【**功效**】敛肺定喘，缩泉止带。

【**歌诀**】　　白果仁苦涩甘平　　敛肺定喘咳嗽停
　　　　　　　除湿收涩止带浊　　便频遗尿可收功

【**应用**】

1.用于咳嗽哮喘。本品性涩而收，甘平益肺气，苦降痰浊，为敛肺止咳平喘要药。

治风寒外束，痰热内蕴痰稠色黄，哮喘咳嗽，恶寒发热，苔黄腻，脉滑数。白果仁与麻黄、款冬花、半夏、桑白皮、苏子、杏仁、黄芩、甘草水煎服。宣肺降气，祛痰平喘。（明《摄生众妙方》定喘汤）

治咳嗽喘急，痰涎过多，神疲食少。白果与瓜蒌（滑石粉烧干）、款冬花、杏仁、陈皮、半夏、麦冬、桑白皮、黄芩、茯苓、川贝母、甘草共为细末，炼蜜为丸服。（现代《重订十万金方》哮喘方）

治风寒引起的哮喘咳嗽。白果与麻黄同用，一散一敛，散邪不伤正，敛肺平喘无留邪之弊。（明《摄生众妙方》鸭掌散）

治肺肾两虚之咳喘。白果常与五味子、杏仁、核桃仁、款冬花、山茱萸等同用，补肾纳气，敛肺定喘。

2.用于带浊，小便频数，遗尿，本品味涩，缩泉涩尿，苦降下行，化湿止带浊。

治赤白带下，下元虚惫。白果仁与莲子肉、江米共为末，用乌鸡煮烂食之。（《濒湖集简方》）

治脾肾两虚，带下清冷。白果与白术、茯苓、山药、菟丝子、乌贼骨、鹿角胶等同用。

治湿热蕴阻下焦引起的带下黏稠色黄，带下量多，伴胸闷口腻，不思饮食，苔黄腻，

第十九　化痰止咳平喘药

脉略数。白果仁与炒山药、炒黄柏（盐炒）、炒芡实、车前子（酒炒）水煎服。清热利湿，收涩止带。（清《傅青主女科》易黄汤）

治下元虚冷，小便频数，小儿遗尿。白果仁与山药、乌药、益智仁等同用，缩泉固涩。

此外，用白果仁捣烂，涂敷患处，可治癣疮，下部痔疮；白果仁嚼烂，夜涂旦洗，可治鼻部酒渣皮；生银杏仁每饭后嚼一粒，可治齿龈炎。

【炮制】白果仁　取原药材，去壳取仁入药。

炒白果仁　取白果仁入锅，文火炒至黄色有香气出，取出放凉入药。

【用法】5~15克水煎服，宜捣碎入煎，外用适量。炒后降低毒性，增强收涩功能，多用于咳喘久嗽、带下、肾虚尿频、遗精等。余病症用白果仁。

【注意】本品有小毒，注意用量，不可过量，小儿慎服。

【中毒】一般多食或药用过大而致中毒，出现恶心呕吐，腹痛腹泻，发热或烦躁不安，发热，呼吸困难，惊厥，精神萎顿，昏迷，瞳孔对光反应迟钝或消失，严重者呼吸麻痹而死亡。

【救治】1. 如发现中毒立即停用。

2. 立即洗胃，清肠，导泻。

3. 轻者民间有白果壳60克水煎频服有效，或用甘草60克水煎频服有效。

4. 少重者入院静注糖盐水，烦躁不安抽搐可人工冬眠，必要时吸氧，注射呼吸中枢兴奋剂。

【临床报道】

1. 治疗美尼尔氏综合征　优质白果仁30克（有恶心呕吐症状者加干姜6克）共为细末，分四等份，每次服1份，温开水冲下，早晚各服1次，治疗美尼尔氏综合征，屡屡获效。

2. 治疗遗尿　用煨熟后去皮，去芯白果仁，每岁1枚，最多不超过20枚，每晚1次，连续服用，10天为1疗程，治疗20例，全部治愈，治愈后未再复发。（1、2两条摘抄《有毒中草药大辞典》白果）

【附药】银杏叶　银杏叶为银杏树的树叶，主要成分为银杏黄酮，性味甘平。功效敛肺平喘，活血止痛。可用于肺虚咳喘、高血压、高血脂、冠心病、心绞痛等血管痉挛等服5~15克，或泡茶服。（见图286）

◎ 紫金牛　出《本草图经》

【别名】平地木、矮地茶、千年不大等。

【基原】紫金牛为紫金牛科植物紫金牛的茎叶。

【主产地】福建、浙江、江苏、江西、湖南、四川等省。多生于林下，谷地，溪旁阴湿地。

【采集·药材质量】全年可采，洗净，晒干。茎呈圆柱形，高10~30厘米，径2毫米，表面紫黑色，有细纹，短腺毛，叶互生，3~4叶集生于茎梢，呈轮生状，叶长3.5~7厘米，

宽1.5~3厘米，叶头尖，边细锯齿样。以肥大、茎叶完整、大小均匀、干燥、无杂、味苦者佳。（见图287）

【**主要成分**】本品主含紫金牛A、B异香豆精类成分岩白菜素（矮茶素1号）和黄酮甙成分、杨梅树皮甙等。

【**药理**】1.煎剂动物实验有镇咳、祛痰作用，所含黄酮甙有平喘作用。2.紫金牛素在体外能抑制结核杆菌。3.煎剂对葡萄球菌、甲型链球菌、大肠杆菌、伤寒杆菌及流感病毒等均有抑制作用。

【**性味归经**】苦、辛，平。归肺、肝经。

【**功效**】止咳祛痰平喘，利尿解毒，退黄。

【**歌诀**】　　紫金牛药苦辛平　　止咳祛痰疗肺痈
　　　　　　清利湿热退黄疸　　活血调经跌打肿

【**应用**】

1.用于咳喘。本品苦平入肺经，有显著的止咳祛痰作用，少有平喘之功效，对咳喘有热痰者尤为适宜。

治肺热咳喘痰多。可单用紫金牛水煎服，也可以与黄芩、贝母、知母、枇杷叶、杏仁等同用。清热化痰，止咳平喘。

治痰湿咳嗽。紫金牛多与陈皮、半夏、茯苓、甘草等同用。

治风寒咳嗽。紫金牛与荆芥、麻黄、杏仁、细辛、五味子、半夏、款冬花等同用，温肺化痰，止咳平喘。

治疗肺痈咳嗽，吐腥臭浊痰。紫金牛可与薏苡仁、大贝母、桔梗、鱼腥草等同用。

2.用于湿热黄疸，水肿。本品苦降，清热解毒，利湿退黄，又有利尿作用。

治湿热黄疸。紫金牛与栀子、茵陈、丹参、郁金等同用，利湿热退黄疸。

治肾性水肿。紫金牛可与黄芪、败酱草、茯苓、赤小豆、益母草、玉米须等同用，利水退肿。

此外，民间有单用紫金牛水煎服治血痢；因有化瘀作用，可治跌打损伤、妇人经闭、痛经、月经不调等。

【**炮制**】**紫金牛**　取原药材，去杂质，洗净，闷透切段，晒干入药。

【**用法**】10~30克水煎服。

◎ 洋金花　出《药物图考》

【**别名**】山茄花、风茄花、曼陀罗花、胡茄花等。

【**基原**】洋金花为茄科植物白曼陀罗的花。

【**主产地**】长江以南各省多有分布，多野生于山坡、草地、田间、路旁、农村周围。

【**采集·药材质量**】4~10月间，早晨露水干后，采摘初开花朵，阴干；干燥的洋金花多敛缩成条状，花萼呈筒状，漏斗形，长10~15厘米，外表黄棕色或淡棕色，多见纵皱，上部五裂，花纸质，易破碎。以去萼、朵大、质厚、完整、黄棕色、干燥、无霉、有香气、味苦辛者佳。（见图288）

【主要成分】主含莨菪烷型生物碱（天仙子碱）、莨菪碱（天仙子胺）、阿托品等。

【药理】1. 东莨菪碱对大脑皮层及中脑网状结构上行激活系统有抑制作用，可产生中枢性镇静及麻醉作用。2. 洋金花生物碱小剂量时兴奋迷走神经中枢，使心率减慢，剂量较大时，使心跳加快。3. 洋金花外用有散瞳调节眼麻痹及抑制腺体分泌的作用。4. 还有一定的镇痛作用。5. 对支气管平滑肌有松弛作用，平喘作用，可解除平滑肌痉挛。6. 能改善微循环，有抗休克作用，可解救有机磷农药中毒。临床上可用于治疗哮喘咳嗽，慢性支气管炎，银屑病等。

【性味归经】辛、温，剧毒。归肺、肝经。

【功效】止咳平喘，麻痹镇痛，止痉。

【歌诀】　　洋金花辛温剧毒　　止咳平喘效神速
　　　　　风湿痹痛跌打损　　麻醉癫狂惊风服

【应用】

1. 用于哮喘咳嗽。本品辛温入肺，为麻醉止咳平喘药，对咳喘无痰，他药无效者可以用之。

治哮喘。曼陀罗花1两5钱，火硝1钱，川贝1两，法夏8钱，泽兰6钱，冬花5钱共为细末，用老姜一斤捣烂配汁与药末混匀，隔水蒸之，与烟丝十两和匀，放通风处，吹至七八成干，贮于香烟罐中备用。每日旱烟或水烟吸之。有立即止咳平喘作用。（明《外科十三方考》立止哮喘烟）

止哮喘。洋金花为末，加入烟丝拌匀，用旱烟法吸几口立效。

2. 用于风湿痹痛，寒湿脚气。本品辛散温行，有良好的麻醉镇痛作用。

治风湿痹痛，寒湿脚气。洋金花与茄梗、大蒜梗、花椒叶水煎外洗。（《四川中药志》）也可单用洋金花煎洗。

治疗外伤性疼痛，风湿性关节炎，腹痛。洋金花与一枝蒿、麝香、制川乌、制草乌、血竭、三七、延胡索、万年青、重楼等共为细末，内服，有较好的止痛效果。

3. 用于癫狂及惊风。本品有较好的麻醉和镇静作用，可用于治疗痉病抽搐等。

治阳厥气逆多怒而狂。曼陀罗花二钱半与朱砂（水飞）半两共为细末，每服2钱，温酒调下，若醉便卧，勿令惊觉。（明《证治准绳》祛风一醉散）

治小儿慢惊。曼陀罗花七朵，天麻二钱半，全蝎（炒）十枚，天南星（炒），丹参、乳香各二钱半，共为末。每服半钱，薄荷汤调下。（《御药院方》）

用于麻醉。相传早在公元200余年，华佗麻醉药就以洋金花、生川乌、生草乌、当归等为散作麻醉，以割破腹背，抽割积聚，起到良好麻醉止痛效果。

【炮制】洋金花　取原药材，去杂质，即可入药。

【用法】0.3~0.6克水煎服，入丸散服，每次0.1~0.2克，如卷烟吸，每日不得超过1.5克，若以麻醉用煎，煎服可用到20克。（来自《中药大辞典》洋金花）

【注意】青光眼、高血压、心功能不全、肝肾功能损伤重者慎用，忌服忌用。

【临床报道】治疗哮喘　洋金花250克，石膏7.5公斤，硼砂1.25公斤，甘草2.5公斤，黄芩1公斤，杏仁0.5公斤共为细末，水泛为丸，早晚各服1.5~3克（约10~20粒）除5例未坚持服无效，15例症状明显减轻。服药时间最长2个月。（摘抄于《有毒中草药大辞典》洋金花）

【中毒】多因误食曼陀罗花叶、果实、种子均能使人中毒。中毒时间为10分钟到3小时，主要表现为颜面潮红，兴奋烦躁不安，脉率加快，瞳孔散大，步态不安，头晕，幻听，口干，口渴，口发麻，呕吐，言语不清，甚至高烧昏迷，抽搐。

【救治】1.轻者民间用甘草100克水煎服，调豆腐服下。2.生姜9克水煎加红糖服。3.茶叶10克豆腐共煎服。4.防风6克，桔梗9克水煎服。5.严重者入院洗胃，硫酸镁导泻，再用5%~10%的葡萄糖静脉滴注，2000~3000毫升。6.对症处理。

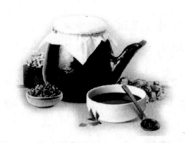

第二十章 安神药

凡能够用于治疗神志不安，心悸失眠的药物，称安神药。主要分为重镇安神药和养心安神药。

第一节 重镇安神药

重镇安神药多是使用金石重镇药或贝壳类，古代大型动物骨骼化石类药物，起到重镇、平惊定志、平肝潜阳作用。多用于心火炽盛，痰火扰心，惊吓等引起的心神不安，心悸失眠，惊痫、癫狂、肝阳上亢等。

◎ 朱砂 出《本草经集注》

【别名】丹砂、汞砂、辰砂、赤丹等。

【基原】朱砂为天然的辰砂矿石。

【主产地】贵州、湖南、四川、广西、云南等省区。常呈矿脉，产于石灰岩、板岩、砂岩中。与辉锑矿、黄铁矿、白铁矿、雄黄等共存。

【采集·药材质量】随时可采，劈开辰砂矿石，选取中间纯净者，用磁铁吸净含铁杂质，水淘洗去净杂石泥沙。为大小不一的片状、块状或细小颗粒状，鲜红色或暗红色，有光泽，体重，无杂，无气无味者。1. 朱宝砂，呈细小片状或颗粒状，色红明亮出之不染手。2. 镜面砂，呈现斜方形或长条形的片状，厚薄不一，边缘不齐，色红而鲜艳，光亮如镜面，质较疏脆，易破碎。3. 豆瓣砂，呈块状，较大，为圆形或多角形，颜色发暗或灰色，体重质坚而不宜碎。总之，以色红鲜艳、有光泽、微透明、无杂质者佳。（见图289）

【主要成分】主含硫化汞（HgS）、硫、夹杂有雄黄、磷灰石、沥青质等。

【药理】1. 有抑制中枢神经系统兴奋，起镇静和催眠作用。2. 有解毒防腐作用。3. 外用能抑制杀死皮肤真菌及寄生虫。4. 朱砂为汞的化合物，内服不宜过量或久服，防汞中毒能损害肝肾和中枢神经系统。

【性味归经】甘，微寒。中毒。归心经。

【功效】镇惊安神，清心解毒，明目。

【歌诀】　朱砂归心毒甘寒　镇心安神治失眠
　　　　　肿毒咽痛口舌疮　惊风抽搐癫狂痫

【应用】

1. 用于阴虚火旺所致的惊悸怔忡，失眠多梦健忘等。本品甘寒色赤质重入心，寒能清热，色赤走血脉，重能镇怯，安神定志。为清镇少阴君火之要药，最适于阴血不足，心火亢盛之心神不安诸症。

治心阴不足，心火亢盛，惊悸怔忡，失眠多梦，胸中烦热，舌质红脉细数。朱砂（水飞）与黄连、当归、生地、甘草共为末，水泛为丸，朱砂为衣。睡前温开水送服。养阴清热，镇心安神。（金《内外伤辨惑论》朱砂安神丸）本方临床上用于治疗惊悸怔忡，失眠多梦，胸中烦热，舌质红，脉细数等。

治心阴血不足，心失所养，虚烦少寐，心悸神疲，口舌生疮，大便干结，舌红少苔，脉细数。朱砂与人参、丹参、玄参、茯苓、五味子、远志、桔梗、当归、天门冬、麦门冬、生地黄、柏子仁、酸枣仁共为细末，炼蜜为丸，朱砂为衣，空腹温开水或龙眼肉煎汤送服。滋阴养血，补心安神。（明《摄生秘剖》天王补心丹）

治心血不足，虚热上扰，短气自汗，心烦口干，失眠健旺，善惊易恐，舌质淡红，尖生芒刺，脉细数。朱砂与琥珀、龙齿、远志、石菖蒲、茯神、人参、酸枣仁、柏子仁、当归、生地黄、黄连、牛黄共为细末，猪心血和丸，金箔为衣，灯心草煎汤送服。养心安神，清热除惊。（明《证治准绳》琥珀养心丹）

治痰迷心膈，心气不足，惊悸怔忡，恍惚健忘。朱砂与琥珀、郁金、人参、茯苓、远志、石菖蒲共为细末，炼蜜为丸，温开水送服。益气养心，定志安神。（明《医学入门》定志丸）

主心气不足，心神不宁，惊悸不安，虚烦少寐，喜怒无常，夜多盗汗，饮食无味，头目眩晕，舌红苔薄白，脉细数。朱砂与麝香（研）、煨木香、山药、茯苓、茯神、黄芪、远志、人参、桔梗、炙甘草共为细末，温酒调下。益气宁心，安神镇惊。（宋《太平惠民和剂局方》妙香散）

2. 用于神晕，惊厥，癫狂痫等。本品质重入心，镇心逐痰，气寒祛邪降火，有镇惊安神之功。神明安定，火不上炎，金木得平，而魂魄自定。

治温热毒盛，热入心包，高热烦躁，神昏谵语，惊厥抽搐，舌红或绛，脉数等。朱砂与牛黄、郁金、犀角、黄连、黄芩、山栀、雄黄、冰片、珍珠、麝香共为细末，炼蜜为丸，开水送下；脉实者金银花、薄荷汤送下，清热解毒，开窍镇痉。（清《温病条辨》安宫牛黄丸）本方可用于治疗小儿高热、惊厥、痰热内闭、乙型脑炎、流行性脑膜炎、中毒性痢疾、尿毒症、脑血管意外、中毒性肺炎等痰热内闭的昏厥等。

治痰火上扰所致的神志不安，错乱，狂躁，渴喜冷饮，少食不眠，舌红苔黄腻，脉弦滑数。朱砂与生铁落、天门冬、麦门冬、浙贝母、胆南星、橘红、远志、石菖蒲、连翘、茯苓、茯神、玄参、钩藤、丹参同用。生铁落煎汤，取汁煎余药服。朱砂冲服。镇心坠痰，安神定志。（清《医学心悟》生铁落饮）本方可用于治疗狂躁型精神分裂症等。

治喜怒无常，发狂。辰砂与白矾、郁金共为细末，炼蜜为丸，薄荷汤送下，化痰开郁，镇惊安神。（明《士材三书》辰砂丸）

治体虚痴呆，痰迷心窍，健忘，语言如痴。朱砂与人参、黄芪、远志、白术、茯苓、当归、甘草、生地、白芍、陈皮、肉桂、琥珀、胆南星、五味子共为细末，猪心血姜汁和丸，温开水送服。补气养血，化痰开窍。（清《杂病源流犀烛》寿星丸）以本方为基础加减可治老年痴呆症。

3.治肾阴不足，心肝火亢，二目昏花诸症。本品质重有定魂魄、安五脏、清肝明目之功效。

治心肾不交，心悸失眠，耳鸣耳聋，视物昏花，舌红苔燥，脉细数等。朱砂与磁石、神曲共为细末，炼蜜为丸，开水送下，重镇安神，潜阳明目。（唐《千金要方》磁朱丸）本方加减可用于治疗癫痫、神经衰弱、失眠、健忘、多梦、白内障、瞳孔散大、青光眼等。

治眼昏暗，视近不视远，朱砂研细，入青羊胆中悬挂阴干，制丸米饮下。清肝明目。（宋《圣惠方》朱砂丸）

治眼病，云遮睛。朱砂（水飞）与炉甘石（飞）、玄明粉、月石、冰片、麝香、珍珠共为细末，每晚点眼，祛翳明目。（现代《重订十万金方》眼病方）

4.用于秽浊邪郁，窍闭昏厥。本品清心镇惊，有解毒辟秽之功效。

治暑湿霍乱，上吐下泻，湿热内阻，腹痛转筋，流行时疫，水土不服，伤暑中恶，头晕目眩，卒然昏倒，不省人事，牙关紧闭，时有谵语，脘腹胀闷，泛泛欲吐及痰厥昏迷。朱砂（水飞）与麝香、冰片、贯众、牛黄、牙皂、藿香、半夏、薄荷、陈皮、防风、枯矾、白芷、甘草、苍术共为细末，温开水煎服送下。清暑避秽，开窍安神。（现代《全国中药成药处方集》麝香救疫散）本散可用于治疗中暑、急性胃肠炎、急性肠炎、各种昏厥等。

主治痧胀，风邪毒所致的霍乱吐泻转筋，下痢腹痛等。朱砂与冰片、薄荷、白芷、细辛、甘草共为细末，水泛为丸，温开水送下，辟秽解毒。（近代《医学衷中参西录》卫生防疫宝丹）

治中风、中寒、中风的闭证，痛证，及痰浊内盛，感受秽恶的神志昏迷，牙关紧闭，神志昏厥，心腹闷痛，舌苔白滑或厚腻等，脉沉迟或紧弦等。朱砂与冰片、乳香、安息香、荜拨、麝香、丁香、沉香、檀香、香附、犀角、诃子、白术、青木香共为细末，苏合香油拌匀，炼蜜为丸，温开水送服。芳香开窍，行气止痛。（宋《太平惠民和剂局方》苏合香丸）本方可用于治疗心绞痛、心肌梗塞等。

5.用于创疡肿毒，咽喉肿痛，口舌生疮。本品清心解毒。"诸痛痒疮，皆属于心"。心火得平，诸症自愈。

治红肿恶疮，急性化脓性疾病。朱砂与雄黄、熊胆、京墨、麝香、牛黄各研细末，将京墨用酒化开再入熊胆研腻，后入诸药粉搅匀制锭。用时凉水研锭，用毛笔蘸药涂患处。解毒消肿。（清《王洪绪外科全生集》五音锭）

治疮疖溃破，流脓流水，湿气臁疮。朱砂与银朱、章丹、官粉、黄蜡、麻油制成油蜡膏外用。解毒祛湿。（《处方集》朱砂膏）

治痈疽疔疮，初起红肿热痛。朱砂与蟾酥、轻粉、枯矾、寒水石、煅铜绿、乳香、没药、胆矾、麝香、雄黄、蜗牛共为细末，制丸。温开水调服。米醋烊化，敷于患处。解毒消肿，活血止痛。（清《外科正宗》蟾酥丸）

治热毒壅盛所引起的疮疡痈疽，疔疮，发背，乳蛾，咽喉肿痛。朱砂与珍珠、麝香、牛黄、蟾酥、冰片、熊胆、血竭、乳香、没药、葶苈子、硼砂、雄黄、沉香共为细末，制丸，温开水送服，外用醋化开敷擦患处。清热解毒，治痈散结。（清《外科证治全生集》梅花点舌丹）

主治咽喉牙龈肿痛，口舌生疮。朱砂与玄明粉、硼砂、冰片共研细末吹喉。清热解毒，祛腐消肿。（明《外科正宗》冰硼散）本品常用于治疗小儿口疮、急性口腔炎、急性咽喉炎、扁桃体炎、齿龈炎及脓肿、中耳炎等。

【炮制】**朱砂** 取原药材，除去杂质，研粉入药。

飞朱砂 取净朱砂加适量水研为糊状，后加多量水搅拌，倾取混悬液，下沉粗粉，如此反复多次，直至手捻细腻，无亮星为止，弃去杂质，合并混悬液，静后倾出清水，沉淀水干燥即得。

【用法】0.5~1克冲服或入丸散，外用适量。水飞朱砂去杂质，减少毒性，宜于吸收，多作内服。余病症多用朱砂粉。

【注意】本品有毒，内服不可过量，或长期服用，以免汞中毒。煅后有水银析出，只作外用，不可内服。

【临床报道】治疗小儿夜啼

朱砂细粉，用时取少许凉水调湿，用毛笔蘸少许，涂于神阙、劳宫（双）、膻中、风池（双）穴，不用包扎。婴儿药末浓度酌减。每晚1次，一般1次即效，可连用3日。治疗小儿夜啼71例，均治愈，其中1次治愈者54例。此法简便，费用低，小儿乐意接受。（摘抄于《中药大辞典》朱砂）

【临床研究】治疗复发性口腔炎

硼砂（煅）5克，朱砂3克，甘草3克，冰片1克，制霉菌素0.5×5共为极细粉末，入口腔，日3次，一般3~5天可愈。（贾宪亭）

【中毒】朱砂有毒主含硫化汞，内服不可过量或长期服用，可造成"汞毒性肾病"。中毒主要表现：起初有恶心，呕吐，咽喉肿痛，腹泻，严重者尿少，尿中出现蛋白，红细胞，全身性水肿，血压下降，心律紊乱，急性肾衰竭而死亡。

【救治】1.轻者用土茯苓120克水煎频服。2.土茯苓30克，薏苡仁12克，枸杞子12克，淮山药12克，泽泻10克，牛膝6克，车前草20克水煎服。3.重者转院救治，讲明中毒原因、时间。

◎ 磁石 出《神农本草经》

【别名】灵磁石、活磁石、吸铁石、玄石等。

【基原】磁石为氧化物类矿物磁铁矿的矿石。

【主产地】江苏、山东、安徽、河北等省。多见于许多岩浆岩石和变质岩中，海滨沙中常存在。

【采集·药材质量】全年可采，开采后，除去杂石，选吸铁能力强的（称灵磁石）入药。呈不规则块状，多见棱角，大小不一，表面黑褐色，有金属样光泽，体重，质坚硬，难破碎，断面不整齐，有土样气味，活磁石有吸铁能力。以色黑、有光泽、质重坚实、有吸铁能力者佳。死磁石，色棕红，通常有孔隙，杂质较多，较易粉碎，不具吸铁能力者次之。（见图290）

【主要成分】主含四氧化三铁（Fe_3O_4），其中含FeO为3%，FeO_2为69%，尚含锰、铝、铅、钛等。火煅淬后主含三氧化二铁及醋酸镁等。

【药理】1.磁石有一定的镇定作用，抑制神经中枢，有镇惊，抗惊厥作用。2.还具有补血功能，尤适用于缺铁性贫血。

【性味归经】咸，寒。归心、肝、肾经。

【功效】镇静安神，平肝潜阳，聪耳明目，纳气定喘。

【歌诀】　　磁石药性味咸寒　　补肾纳气平喘满
　　　　　　聪耳明目益肝肾　　潜阳镇静神可安

【应用】

1.用于心肾不交，神明不安，心悸失眠，惊痫癫狂等。本品色黑入心肾，质重镇怯，有镇惊安神之功效，为重镇安神之要药，可用于多种神志失常之患者。

治血虚失眠。磁石与当归、熟地、白芍、川芎、酸枣仁、远志、茯苓等同用，补心养血。可治缺铁性贫血，神经衰弱。

治忧思抑郁损伤心脾，火盛煎熬津液成痰，上扰神明，心烦意乱，癫狂等。磁石与铁落、羚羊角、龟板、龙齿、龙胆草、当归、南星、天竺黄、半夏、麦冬、全蝎、川芎、犀角粉、青黛、石菖蒲、蜂房、知母、羚羊角、金箔、天冬、白前、黄连、琥珀、芦荟、黄芩、竹沥同用。前5味先煎，后入他药浓煎去渣，浓缩成膏，再入琥珀粉、金箔、竹沥搅匀收膏内服。镇惊熄风，清痰安神。（清《王九峰医案精华》加味归脾丹）

主治肾阴不足，心阳偏亢之心肾不交所致的心悸失眠，耳鸣耳聋，或视物昏花，舌红苔燥，脉细数。磁石与朱砂、神曲共为细末，炼蜜为丸，开水送服。重镇安神，潜阳明目。（唐《千金要方》磁朱丸）

2.用于肝肾亏损所致的目暗，耳鸣耳聋等。本品入肝肾，养肾脏。肾藏精，故益精血，充肝脉，肾开窍于耳，肝开窍于目，肝肾同源。故肾虚耳鸣目昏皆可用之。

治肝肾虚，目昏流泪。磁石（煅）与石菖蒲、制川乌、巴戟天、黄芪、肉苁蓉、玄参各等分共为细末，炼蜜为丸服。滋补肝肾，明目。（宋《卫生家宝方》磁石丸）

治阴虚亏损，耳鸣耳聋，虚烦不眠，腰膝酸软，头晕目暗，遗精，舌红少苔，脉细弱或细数。磁石与熟地、山茱萸、茯苓、泽泻、山药、丹皮、石菖蒲、五味子共为细末，炼蜜为丸，温开水或淡盐汤送服。滋阴补肾，潜阳聪耳。（清《重订广温热论》耳聋左慈丸）

治肾经火浮，右耳听不清，虚鸣疼痛等。本品打碎先煎，后入干地黄、桑白皮、枳壳、羌活、防风、黄芩、木通、甘草水煎服。清火祛风，聪耳。（宋《本事方》地黄汤）

治耳鸣耳聋，常如风水声。磁石打碎（绵裹）、木通、石菖蒲（米泔浸一日，炒干）上三味以绢囊盛，用酒浸，寒七日，暑三日，每日2次服。（宋《圣济总录》磁石酒）

3. 用于肝阳上亢所致的眩晕。本品质重入肝，有平肝潜阳作用。

治肝阳上亢引起的头胀，头痛，眩晕，失眠，健忘，烦躁口干，舌红，脉弦大。磁石与代赭石、半夏、冰片、珍珠、牛膝、薄荷脑、生熟酒曲共为末，制丸服。镇肝降逆。（现代《常用中成药》脑立清）。本方可用于治疗高血压、耳源性眩晕等更年期综合征等。

治虚实夹杂的眩晕。本品与党参、黄芪、代赭石、石决明、半夏、川贝母、陈皮、天麻、天竺黄、白芍、钩藤、龟板水煎服。补益气血，平肝熄风。（现代《千家名老中医妙方秘典》镇逆理气方）

治疗心肝郁火犯上所致的眩晕。灵磁石（先煎）与生地、西洋参、潼蒺藜、白蒺藜、黑料豆、半夏、川贝母、桑寄生、炒杜仲、淡苁蓉、白芍、菊花、梧桐花、橘红、木瓜、竹二青、丝瓜络水煎服。滋补肝肾，化痰熄风。如（清《陈莲舫医案精华》眩晕煎方）

治急躁易怒，头晕目眩。磁石与牡蛎、石决明、龙骨、白芍、龟板、牛膝等同用。镇肝熄风。

4. 治肾虚作喘，遗精。本品色黑入肾益精，有纳气平喘作用，对肾虚摄纳无权之虚喘尤为适用。

治气短气喘，动则汗出喘甚，呼多吸少，呼吸困难，面浮，脉细无力等。磁石与人参、蛤蚧、核桃仁、五味子、川贝母、杏仁、山茱萸等同用，纳气平喘。

治肾不纳气。单用磁石烧令赤，醋淬，再烧再淬，投入酒中，后拿出干燥打碎研水飞，蒸饼为丸服。纳气平喘。（宋《太平圣惠方》玄石紫粉丹）

治肾虚遗精，滑精，尿后余沥，白浊阳痿。磁石（煅）与龙骨、肉苁蓉、茯苓、人参、鹿茸、五味子、金樱子等同用。益肾固精。

5. 用于痈肿疮疖，出血等。本品咸能软坚，辛寒散热消肿，色黑止血，可用于外科肿毒及出血。

治疗痈、疽、疔、疮、瘰疬、流痰等，疮疡溃后，脓腐不净。灵磁石与母丁香、公丁香、全蝎、僵蚕、蜘蛛、炙甲片、炙蜈蚣、麝香、牛黄、冰片共研细，掺疮头，外盖太乙膏，每日或隔日换药一次，消肿提脓。（现代《中医外科诊疗学》黑虎丹）

治痰瘀互结成核的阴证疮疡未溃者，如骨痨、流痰、跗骨疽、环跳疽、瘰疬、瘿瘤、乳痰、乳癖等。以及疮疡漫肿，不红不痛，局部阴冷。生磁石与生川乌、生草乌、生南星、生半夏、公丁香、肉桂、乳香、没药、制松香、硇砂、冰片、麝香共为细末，每日用少许撒膏药上贴患处。逐寒活血，消肿散结。（现代《实用中医外科学》黑退消）本品可用于治疗关节结核、淋巴结核、乳房结核、乳腺纤维腺瘤、甲状腺肿瘤、腰椎肥大、骨质增生、腰肌劳损等。

治诸般肿毒。灵磁石与金银藤、黄丹、麻油遵传统熬膏贴之。（《乾坤生意秘韫》）

治金疮，止痛，断血。磁石末敷之。（《千金要方》）

【炮制】磁石　取原磁石，拣去杂质，入药。

煅磁石　取净磁石，砸成小块，置耐火器皿内，武火煅制红透，趁热倒入醋中淬之，冷后取出，反复煅淬，至酥脆方可，取出干燥，用时碾粉入药。（一般磁石100克，用醋30克左右）

【用法】10~30克水煎服，用时捣如细粉，或入丸散，外用适量。煅磁石宜粉碎加工，易于吸收，多用于聪耳明目，补肾纳气平喘，遗精阳痿。余病症则用磁石。

◎ 龙骨　出《神农本草经》

【别名】花龙骨、五花龙骨等。

【基原】龙骨为古代哺乳科大型动物如大象、犀牛类、三趾马、恐龙等骨骼的化石。

【主产地】河北、河南、山东、陕西、山西、内蒙古、四川、青海等省区。

【采集·药材质量】挖出后去净泥沙杂质，洗净，晒干。"五花龙骨"为不规则的块状，大小不一，表面淡黄白色，夹有蓝灰色及红棕色花纹，深浅粗细不一，表面平滑，时有小裂隙，断面粗糙，质硬而脆。以质脆、分层、有五色花纹、吸湿力强、无臭、无味、无杂者佳。白龙骨亦为不规则块状，大小不一，表面白色，灰白色或黄白色，较光滑，有的具纹理与裂隙，或具棕色条纹和斑点。质硬，断面纹理不平坦，色白细腻如粉质。以质硬、色白、吸湿力强、无臭、无味者佳。但多以五花龙骨为佳。（见图291）

【主要成分】本品主含碳酸钙、磷酸钙、铁、钾、钠、氧化物、硫酸根等。

【药理】1. 龙骨所含钙盐吸收后，有促进血液凝固，降低血管壁的通透性及抑制骨骼的兴奋作用。2. 煎剂有明显的镇静安神作用。

【性味归经】甘、涩，平。归心、肝、肾经。

【功效】平肝潜阳，镇静安神，收敛固涩，止血。

【歌诀】　　龙骨性味甘涩平　　平肝治眩晕耳鸣
　　　　　　收敛固脱有奇效　　镇静安神外科用

【应用】

1. 用于心悸不安，失眠，健忘。本品甘涩入肝，有收敛镇惊安神之功效，可敛正气，定魂魄，安五脏，为镇惊安神之要药，可治各种神志失常之病患。

治心肾不足所致的心神不宁，心悸不安，失眠健忘，舌红少苔，脉细数等。龙骨与龟板、远志、石菖蒲各等分共为细末，温开水或酒送下。补心肾，宁心潜镇安神。（唐《千金要方》枕中丹）本方可用于治疗小儿多动症，学习脑力不集中等。

治心血不足，虚热上扰，短气自汗，心烦口干，失眠健忘，善惊易怒，舌质红淡，尖生芒刺，脉细数等。龙齿与琥珀、远志、石菖蒲、茯神、人参、酸枣仁、柏子仁、当归、生地、黄连、朱砂、牛黄共为细末，猪心血和为丸，金箔为衣，灯心草煎汤送服。养心安神，清热除惊。（明《证治准绳》琥珀养心丹）

治肝阳偏亢，阴血不足所致的神志不安，夜寐不宁，惊悸，眩晕，舌红苔薄，脉弦细。龙齿与珍珠母、当归、熟地、人参、酸枣仁、柏子仁、犀角、茯神、沉香共为细末，炼蜜为丸，朱砂为衣。温开水送服。平肝滋阴，镇心安神。（宋《普济本事方》珍珠母丸）

治思虑过度生痰，痰生热而致的神志不宁。龙骨与清半夏、牡蛎、代赭石、朴硝、黑芝麻、柏子仁、白芍、茯苓、陈皮水煎服。清热化痰，宁心安神。（近代《医学衷中参西录》龙蚝理痰汤）

2. 用于惊痫，癫狂。本品重镇，平肝潜阳，敛火安神，逐痰降逆，故为治惊痫癫狂之圣药。

治大人小儿一切癫狂，惊痫，风痫，神志不宁。龙骨与犀角、朱砂、天竺黄、钩藤、生地、茯苓、牛黄、胆南星共为细末，苏合香搅匀，竹沥打糊为丸，煎生姜服下。除风化痰，安神定惊。（《方脉正宗》）

治风引惊痫，心神散乱，小儿惊痫，瘛疭，日数十发，及热生风者。龙骨与牡蛎、寒水石、石膏、紫石英、白石脂、赤石脂、滑石、大黄、干姜、甘草共为粗末，井花水煮服。清热祛风，镇惊定神。（汉《金匮要略》风引汤）

治癫狂。龙骨与茯神、石菖蒲、远志、炒枣仁、胆南星、姜黄连、法半夏、牡蛎、郁金水煎，朱砂、琥珀为粉冲服。化痰熄风，镇惊安神。（现代《重订十万金方》癫狂方·65方）

3. 用于肝阳上亢所致的头目眩晕。本品质重，大有坠降之力，有平肝潜阳之功，治肝火风动引发诸症。

治阴虚阳亢，肝风内动所引起的头目眩晕，目胀耳鸣，心中烦热，或肢体渐觉不利，口眼渐成歪斜，或眩晕，昏不知人，或醒后不能复原，脉弦长有力等。龙骨与牡蛎、代赭石、龟板、白芍、牛膝、天冬、麦芽、川楝子、玄参、大麦芽、茵陈水煎服。镇肝熄风。（近代《医学衷中参西录》镇肝熄风汤）

治肝阳上亢引起的头目眩晕，耳鸣耳胀，心悸健忘，失眠多梦等。龙骨与牡蛎、代赭石、生地黄、白芍、山药、怀牛膝、柏子仁水煎服。镇肝熄风，滋阴安神。（近代《医学衷中参西录》建瓴汤）

4. 用于滑脱诸症，自汗，盗汗，遗精带浊，崩漏，久泻久痢等。本品甘涩收敛，最具敛涩之力，为收敛固脱要药，大有收敛元气之功效，凡泻痢肠癖，女子崩中溺血等。凡正气滑脱诸症皆可用之。

治体虚卫外不固引起的自汗，盗汗。龙骨与黄芪、牡蛎、山茱萸、麻黄根、浮小麦等同用。

治心虚盗汗。龙骨与人参、茯苓、莲子肉、麦冬同用。（《方脉正宗》）

治阴阳不调，营卫不和，精、气、神、津液失于摄纳，心悸汗多，遗精、遗尿，早泄，梦交，舌质淡润，脉虚大芤等。龙骨与牡蛎、桂枝、白芍、生姜、大枣、甘草水煎服。调和营卫，滋阴和阳，镇纳固涩。（汉《金匮要略》桂枝加龙骨牡蛎汤）

治阳气暴脱，厥逆肢冷，大汗淋漓。龙骨与牡蛎、人参、附子、生姜、大枣水煎服。益气回阳，敛汗固脱。（上海人民出版社版《方剂学》参附龙牡汤）

治阴阳两虚，喘逆迫促，有将脱之势，及胃气不降胀满者。龙骨与党参、白芍、芡实、苏子、山药、山茱萸、代赭石、牡蛎水煎服。敛神固脱。（近代《医学衷中参西录》参赭镇气汤）

治遗精，滑泄，腰酸耳鸣，神疲乏力，舌淡苔白，脉细弱。龙骨与沙苑子、芡实、莲须、牡蛎（煅）共为细粉，莲子粉糊为丸，每晚睡前淡盐汤送下。固肾涩精。（清《医方集解》金锁固精丸）

治小便频数，遗尿，滑精，心中恍惚，健忘等。龙骨与桑螵蛸、远志、石菖蒲、人参、茯苓、当归、炙鳖甲共为散，睡前党参汤送下。调补心神，固精治遗。（宋《本草衍义》桑螵蛸散）

治肾虚腰膝酸软，下焦虚寒，肾气不固，小便白浊，失禁，小儿夜间遗尿，尿清长，余沥不尽，遗精早泄，阳事不举，女子带下，月经过多，崩漏不止等。龙骨与煅牡蛎、菟丝子、五味子、韭子（炒）、桑螵蛸、茯苓、白石脂（煅）共为细末，酒糊为丸，淡盐汤送下。温肾补虚，固涩。（宋《严氏济生方》秘精丸）

治膏淋小便如脂，形体消瘦，舌淡脉细无力。龙骨与山药、牡蛎、芡实、生地、党参、白芍水煎服。健脾补肾，固涩止淋。（近代《医学衷中参西录》膏淋汤）

治血崩。龙骨（煅）与牡蛎（煅）、黄芪、白术（炒）、山茱萸、海螵蛸、茜草、棕榈炭水煎送服五倍子粉。益气固脱，收涩止崩。（近代《医学衷中参西录》固冲汤）

治泄泻不止。龙骨与赤石脂各等分为末，水泛为丸，紫苏与木瓜煎汤送服。（《全幼心鉴》）

治热毒下黑血，五内绞切痛，日夜无度，气绝欲死。龙骨与黄连、白术、干姜、当归、赤石脂、附子水煎服，阿胶（烊化兑入）。收敛止泻，回阳固涩。（唐《千金要方》治热毒方）

治冷白滞痢腹痛。龙骨与赤石脂、干姜、当归、牡蛎、附子、白术、芍药、人参、甘草水煎服。温补脾阳，收敛止痢。（唐《千金要方》大桃花汤）

治久泻久痢。龙骨与赤石脂、乌梅炭、五味子、罂粟壳、诃子、炮姜等同用。

5. 用于外伤出血，疮疡不敛。本品味涩，又收涩敛疮之功效，最有吸着凝固之力，凡内外出血，疮疡久不收敛皆可用之。

治鼻出血不止。本品研为细粉吸鼻。

治外伤出血。龙骨为粉外敷包扎。

治金疮出血。龙骨与诃子、白石脂、苎麻叶共为细末，水调服。（宋《普济本事方》神仙止血汤）

治疮疡溃后，脓水将尽，疮口不收，阴阳证皆可用。龙骨与珍珠、牛黄、象皮、琥珀、轻粉、冰片、炉甘石共为极细粉外用。生肌收口。（清《疡医大全》八宝丹）

治痈疽疮疖，诸肿疮疡，脓腐已尽，新肉逐生。龙骨与石膏、轻粉、赤石脂、飞黄丹、血竭、乳香、樟脑共研细末，外用，膏药贴之，每日换药1次，活血化腐，生肌敛疮。（明《外科正宗》生肌散）

治小儿两耳湿烂，久不收敛。龙骨（煅）与赤石脂（煅）、乌贼骨各等分为细粉外用。（《本草汇言》）

治烫火烧伤。龙骨与石膏、大黄、儿茶各等分极细粉末，冷茶调糊外用。隔日一换。（现代《中医杂志》1957，[4]：212.）

治小儿脐疮久不瘥。龙骨（煅）研末敷之。（《圣惠方》）

【炮制】**龙骨** 取原药材，除净杂质，刷净泥土，方可入药。

煅龙骨 取净龙骨打成小块，置耐火容器内，武火煅至红透，取放凉入药。

【用法】15~30克水煎服，宜打碎先煎，亦入丸散，外用适量。煅后长于收湿敛疮，多用于自汗，盗汗，遗精，尿频，崩漏带下，白浊，久泻久痢。余病症则用龙骨。

【附药】**龙齿** 为古代多种大型哺乳动物如大象类、犀牛类、三趾马等牙齿的化石，采龙骨时可收集龙齿，除净泥土，敲去牙床，取出牙齿。性味甘涩凉。入心、肝经。有镇惊安神，除烦热。主治惊痫，癫狂，心悸，失眠，烦躁不安。用法同龙骨。

◎ 琥珀　出《雷公炮炙论》

【别名】虎珀、育沛、虎魄、琥魄、血珀等。

【基原】琥珀为古代松树科植物的松脂，埋藏在地下，经数万年变化而形成的化石样物质。

【主产地】河南、辽宁、广西、云南、福建、贵州等省区。多生于黏土层、砂层、煤层及沉积岩内。

【采集·药材质量】从地层或煤层中挖出，除净沙石泥土。琥珀为不规则的块状，大小不一，多角形，血红色（血珀）或黄棕色，表面不平，有光泽，质松脆，捻之易碎，气无味淡，火燃之易熔，爆炸有声，冒白烟，有松香气。煤珀又叫黑琥珀，通常为多角不规则的块状物，少数呈滴乳状，大小不一，表面棕色或乌黑色，略有光泽，若将表面黑色除去，呈半透明或透明玻璃样，质坚硬，不易破碎，气无，味淡。总之以色红、明亮、块整齐、质松脆、易碎者佳。（见图117）

【主要成分】主含树脂、挥发油，尚含琥珀松香酸、琥珀树脂醇、琥珀酸等。

【药理】琥珀酸具有中枢抑制作用，能明显减少小鼠自主活动，延长戊巴比妥钠引起的小鼠睡眠时间，有抗惊厥作用。

【性味归经】甘，平。归心、肝、小肠经。

【功效】镇惊安神，活血散瘀，利尿通淋。

【歌诀】　琥珀药性味甘平　镇惊安神心悸惊
　　　　　利尿通淋疮外科　活血散瘀消瘕癥

【应用】

1.用于神志不安，心悸失眠，惊风癫痫等。本品入心肝经，有镇惊安神之功效，可安五脏，定魂魄，止惊悸，定惊痫，凡失眠健忘，多梦，神志不安，皆可用之。

治痰迷心膈，心气不足，惊悸怔忡，恍惚健忘。琥珀与人参、茯苓、远志、郁金、朱砂共为细末，炼蜜为丸，温开水送服。益气养心，镇惊安神。（明《医学入门》定志丸）

治心血不足，虚火上扰所致的短气和自汗，心烦口干，失眠健忘，善惊易恐，舌质淡红，尖生芒刺，脉细数。琥珀与龙齿、人参、茯神、远志、酸枣仁、柏子仁、当归、生地、黄连、朱砂、牛黄、石菖蒲共为细末，猪心血和丸，金箔为衣，灯心草煎汤送服。（明《证治准绳》琥珀养心丹）

治小儿急风，四肢抽搐，项强口噤，痰涎壅盛，神志昏迷，烦躁不安，身热面麻。琥珀与朱砂、天竺黄、胆南星、全蝎、僵蚕、天麻、甘草、白附子、麝香、冰片、钩藤、防风、川贝母共为粉，制片服。镇惊熄风开窍，化痰清热安神。（现代《上海市药品标准》琥珀惊风片）

治四时感冒，发热抽搐，烦躁不安，痰喘气急，惊悸不安等。琥珀与天竺黄、檀香、人参、茯苓、胆南星、枳实、山药、枳壳、朱砂、甘草、金箔共为细末，腊月雪水或新汲水和丸，金箔为衣，薄荷煎汤送下。清热化痰，镇惊安神。（明《幼科发挥》琥珀抱龙丸）

治小儿天吊惊风抽搐。琥珀与珍珠、朱砂、铅霜、赤芍共为细末煎，金、银、薄荷汤送下，镇惊祛风。（南宋《小儿卫生总微论方》琥珀散）

2.用于月经病，产后腹痛及癥瘕积聚等。本品色赤入血走心肝，活血散瘀，主经闭，产后瘀滞腹痛，散瘀消癥。

治月经不通。琥珀（研细以醋熬膏）、虻虫（炒黄）、水蛭、肉桂（去粗皮）、桃仁（去皮）、川大黄共为末，琥珀膏和为丸，空心温酒下，化瘀通经。（宋《太平圣惠方》琥珀丸）

治产后恶露不下，气攻心腹，烦闷刺痛。琥珀与姜黄、牛膝、虻虫、芒硝、大黄、桃仁、肉桂、干地黄、当归、牡丹皮、虎杖共为粗末，水煎温服。散瘀止痛。（宋《圣济总录》琥珀汤）

治积聚，癥瘕，痃癖，痰食，不问阴阳皆效。琥珀与干姜、肉桂、枳实、吴茱萸、石菖蒲、川乌、黄连、半夏、陈皮、茯苓、槟榔、延胡素、人参、沉香、桔梗、巴豆霜共为细末，皂角汤和丸，生姜汤送下。活血化瘀，消癥散结。（明《医宗必读》阴阳攻积丸）

治血蛊，腹部膨大，见青紫筋脉，大便黑，小便赤。琥珀与人参、五灵脂、肉桂、附子、茯苓、川芎、沉香、穿山甲共为细末，制为丸服。固本化瘀，导滞攻坚。（清《张氏医通》琥珀人参丸）

治血盅。琥珀与蝼蛄、红花、甘遂、沉香共为细末，红糖、食醋各一盅送下。化瘀利水。（现代《重订十万金方》臌胀类·98方）

3.用于淋症及癃闭。本品散瘀止血，甘淡渗湿，利尿通淋，可用于小便不利诸证。

治心经之火移于小肠，溲浊或涩痛。琥珀与天冬、麦冬、生地、丹参、丹皮、赤芍、木通、甘草、淡竹叶、灯心草水煎服。清心利尿，导赤通淋。（清《医醇賸义》琥珀导赤汤）

治热淋下注，小便淋痛，脐腹急痛。琥珀与石韦、滑石、冬葵子、瞿麦、当归、赤芍、木香共为细末，葱白汤送下。利水通淋，活血行气。（宋《太平圣惠方》琥珀散）

治小便尿血。本品为末，灯心草汤送服。（《仁斋直指方》）

4.用于痈疽疮疡，金疮等。本品散血消瘀，若研细敷金疮，则不留疤痕，常用于外科。

治痈疽，发背，疮未成脓之际，予服此丸，亦散血解毒。琥珀与白矾、雄黄、朱砂共为细末，另取蜂蜡、蜂蜜熔化，离火片时，待四边稍凝，将药粉入内调匀制丸，朱砂为衣，白汤送服。解毒消肿。（明《外科正宗》琥珀蜡矾丸）

治从高处坠下，有瘀血在内。琥珀与蒲黄研细，酒冲服，日四五次。（《外台秘要》）

治阴囊或女人阴唇血肿，产后血瘀肿病。可单用琥珀研末冲服。

【炮制】琥珀　购进原药材，拣去杂质，入药。

【用法】1~3克研末冲服，或入丸散，外用适量。

第二节　养心安神药

凡是能治疗阴血亏损，心脾两虚，心肾不交以致心悸易惊，健忘失眠，精神恍惚，多梦的药物称养心安神药。本类药物以种子、种仁较多、性多甘平，能甘润养血，养肝补血，益心安神。

◎ 酸枣仁　出《雷公炮炙论》

【别名】枣仁等。

【基原】酸枣仁为鼠李科植物酸枣的成熟种子。

【主产地】山东、河南、河北、山西、陕西、辽宁、甘肃等省。多生于向阳山坡、荒地、路边、田边、乱石、疏林中。现在有来自越南、泰国、缅甸等国。

【采集·药材质量】秋末果实成熟，酸枣变红时采收，去掉果肉，碾破果核水选果仁，晒干。干燥果仁呈扁椭圆形，表面赤褐色或紫褐色，一面平坦，一面隆起，平滑有光泽，去种皮，内有子叶二片，呈黄白色，油润。以粒大饱满、均匀、紫红色、光泽明亮、无残壳、干燥、不霉、不蛀、味甘者佳。（见图292）

【主要成分】主含脂肪油、蛋白质、白桦脂醇、白桦脂酸、酸枣仁皂甙A及B、黄酮类化合物、三萜类化合物、多种氨基酸、多量维生素C等。

【药理】1.酸枣仁有镇静催眠作用，还有抗心律失常作用，抗心肌缺血，并能协同巴比妥类药物中枢抑制作用，有镇痛、抗惊厥和降温作用。酸枣仁水溶成分，可引起血压持续下降。2.还有抗血脂、抗缺氧、抗肿瘤、抑制血小板聚集、增强免疫功能，兴奋子宫作用。临床上多用于心悸失眠，自汗盗汗等症。

【性味归经】甘，平。归心、肝脾胆经。

【功效】补肝养心，安神敛汗，生津。

【歌诀】　　酸枣仁药性甘平　　养心安神惊悸忡
　　　　　　体虚自汗或盗汗　　心肝脾虚失眠症

【应用】

1.用于神志不安，惊悸怔忡，失眠，健忘等。本品甘平入心肝胆脾经，能安五脏疗虚损，养心脾，补肝胆。凡劳苦伤血，致心虚不足。精神失守惊悸怔忡，恍惚多忘，虚烦不眠，皆可用之。

治心脾两虚，气血不足，心悸怔忡，失眠健忘，多梦易惊，食少倦怠，面色萎黄，舌质淡，苔薄白，脉细弱。酸枣仁与人参、黄芪、白术、茯苓、龙眼肉、木香、当归、远志、甘草、生姜、大枣水煎服。益气补血，健脾养心。（宋《妇人良方》归脾汤）

治肝血不足，阴虚内热，虚烦不眠，心悸盗汗，头目眩晕，咽喉干口燥，脉细弦数。酸枣仁与茯苓、川芎、甘草、知母水煎服。养血安神，清热除烦。（汉《金匮要略》酸枣仁汤）

治心阴血不足，心失所养，虚烦少寐，心悸神疲，梦遗健忘，虚热盗汗，大便干结，口舌生疮，舌红少苔，脉数等。酸枣仁与人参、丹参、玄参、五味子、茯苓、远志、生地、桔梗、当归、天冬、麦冬、柏子仁共为细末，炼蜜为丸，朱砂为衣，温开水送服。滋补养血。补心安神。（明《摄生众妙方》天王补心丹）

治肝阳偏亢，阴血不足所致的神志不安，夜寐不宁，惊悸，眩晕，舌红苔薄，脉弦细。酸枣仁与珍珠母、当归、熟地、人参、柏子仁、犀角、茯神、沉香、龙齿共为细末，炼蜜为丸，朱砂为衣，温开水送服。平肝滋阴，镇心安神。（宋《普济本事方》珍珠母丸）

治心气亏损引起的心悸怔忡，心神不宁，失眠健忘。酸枣仁与炙黄芪、人参、茯苓、茯神、半夏曲、当归、川芎、柏子仁、炙远志、五味子、肉桂、炙甘草共为粗末，加生姜、大枣水煎服。养心宁神。（元《丹溪心法》养心汤）

治心脾肾俱虚，遗精，滑精，尿浊，白带过多，神疲乏力，健忘，心神恍惚，舌淡苔薄，脉细弱者。炒酸枣仁与人参、炒白术、茯苓、炙甘草、五味子、山药、远志、芡实、金樱子水煎服。调补心脾，固精止遗。（明《景岳全书》秘元煎）

2.用于目视昏暗，耳鸣耳聋，头目眩晕。本品入肝胆，味甘性平，补血养阴，聪耳明目。

治肾阴亏损，肝郁肝热所致的耳鸣耳聋，腰膝酸软，口干口苦，大便干结，头目眩晕，骨蒸盗汗，视物模糊，遗精梦泄，牙齿松动，失眠健忘，足跟疼痛，舌红少苔，脉细弦而数。酸枣仁与熟地、山药、山茱萸、牡丹皮、茯苓、泽泻、白芍、栀子、当归、柴胡水煎服。滋肾养阴，清肝泄热。（清《医宗己任编》滋水清肝饮）

治肝血不足，筋缓手足不能收持，目暗视物不清，舌质淡，脉弦细。酸枣仁与当归、白芍、熟地、川芎、木瓜、炙甘草水煎服。补肝养筋明目。（清《医宗金鉴》补肝汤）

3. 用于自汗，盗汗。本品甘补五脏，益心气，密腠理，敛气止汗，体虚自汗，盗汗皆可用之。

治睡中盗汗。酸枣仁与人参、茯苓各等分共为细末，米饮调下。（《普济方》）

治阴阳两虚，阴虚内热，心烦失眠，低热盗汗，口干痰多，倦怠乏力，舌红苔腻，脉细数。酸枣仁与当归、白芍、熟地、川芎、人参、白术、茯苓、远志、甘草、天南星、黄连、生姜水煎服。益气养阴，清热化痰，除烦安神。（清《杂病源流犀烛》滋阴宁神汤）

治气虚卫表不固，自汗恶风，汗出肢冷，疲乏无力。酸枣仁与黄芪、人参、白术、防风、牡蛎、龙骨、桂枝、白芍、炙甘草、山茱萸、生姜、大枣等水煎服。益气和营，收涩固表。

治血虚自汗。酸枣仁与当归、白芍、熟地、川芎等同用。

治阴虚火旺盗汗。酸枣仁与生地、熟地、黄芩、黄连、黄柏、麻黄根等药同用。

【炮制】酸枣仁　取原药材，去杂质、尘屑、残壳，洗净晒干入药。

炒枣仁　取净枣仁入锅，文火烧至微爆，颜色变深，放凉入药。

【用法】10~30克水煎服，用时捣碎，或研末冲服，3~5克。炒枣仁易碎，有效成分易出，可提高疗效。

【临床报道】三参稳律汤

组成：红参6克，丹参30克，苦参15~30克，当归30克，麦冬12克，五味子12克，薤白9克，茯苓15克，炒枣仁30克，琥珀3克（研末分3次冲服，每晚加服3克），水煎日1剂2次分服。益气养阴复脉，活血散瘀。治疗早搏104例，总有效率达82.7%。见周云霄等《三参稳律汤治疗早搏的临床及实验观察》，《中医杂志》1991，32（11）：20。

◎ 柏子仁　出《新修本草》

【别名】柏实、柏仁、柏麦、侧柏子等。

【基原】柏子仁为柏科植物侧柏的成熟种仁。

【主产地】河南、河北、山东、陕西、湖北等省。主要生长在山坡、沟边、溪旁、路边、丘陵、林缘等贫瘠土地。

【采集·药材质量】初冬种子成熟时采收，晒干，压碎种皮，去壳取仁，晒干。种仁呈长卵形，长椭圆形，长4~7毫米，直径1.5~3毫米，外表淡黄色或黄白色，外包膜质种皮，顶端略尖，有深棕色小点，基部钝圆，质软富油性，气微香，味淡而有油腻感。以粒大、不泛油、气微香、味甘淡无蛀者佳。（见图212）

【主要成分】主含脂肪油、挥发油、皂甙、植物甾醇、维生素A、蛋白质等。

【药理】1. 动物实验有催眠作用，可延长睡眠时间，并具有显著的恢复体力作用。2. 因含大量脂肪油，故有润肠通便作用。临床上可用于心悸失眠，肠燥便等。

【性味归经】辛、甘、微苦,平。归心、肝、肾、大肠经。

【功效】养心安神,润肠通便。

【歌诀】　　柏子仁辛苦甘平　　归心肝肾大肠经
　　　　　养心安神治失眠　　惊悸健忘润便通

【应用】

1.用于怔忡惊悸,失眠健忘。本品性平,不寒不燥,味甘而补,辛散清香多脂而润,能舒脾胃,补肝胆,养心血,滋肾阴,为养心安神之要药。凡阴血不足,心神失养之症多用之。

治心气亏损引起的心神不宁,心悸怔忡,失眠,健忘。柏子仁与炙黄芪、人参、茯苓、茯神、炙远志、五味子、炒枣仁、炙甘草、当归、川芎、肉桂、半夏曲共为粗末,加生姜、大枣水煎服。养心宁神。(元《丹溪心法》养心汤)

治营血不足,心肾失调,精神恍惚,惊悸怔忡,夜寐多梦,健忘盗汗,舌淡苔燥,脉虚数。柏子仁与枸杞子、麦冬、当归、石菖蒲、茯神、熟地、玄参、甘草共为细末,炼蜜为丸,睡前温开水送下。养心安神,补肾滋阴。(明《体仁汇编》柏子养心丸)

治心血不足,虚热上扰,短气自汗,心烦口干,失眠,健忘,善惊易恐,舌质淡红,舌生芒刺,脉细数等。柏子仁与人参、茯神、远志、酸枣仁、柏子仁、当归、琥珀、龙齿、石菖蒲、生地黄、黄连、朱砂、牛黄共为细末,猪心血和丸,金箔为衣。灯心草煎汤送服。养心安神,清热除惊。(明《证治准绳》琥珀养心丹)

2.用于肠燥便秘。本品多脂滑润,有润肠通便之功效。

治老人虚秘。柏子仁与麻子仁、松子仁各等分研用,白蜡溶化和丸服。(《本草衍义》)

治津枯肠燥便秘,传导艰难,以及老年产后习惯性便秘。柏子仁与桃仁、杏仁、松子仁、郁李仁研膏,再入陈皮末和匀制丸,温开水送服。润肠通便。(元《世医得效方》五仁丸)

治阴虚血少,肠燥便秘。柏子仁与桃仁、松子仁、郁李仁、火麻仁、肉苁蓉、生地黄、熟地黄、当归共研末制丸服。养血滋阴,润肠通便。(现代《全国中药成药处方集》天津方·五仁润肠丸)

此外,柏子仁加入相应方中可治盗汗、脱发。

【炮制】柏子仁　取原药材,除去杂质及残种皮,即可入药。

炒柏子仁　取柏子仁入锅,文火炒至油黄色,有香气出为度,取出放凉入药。

柏子仁霜　取柏子仁,碾成泥状,布包加热,压去油入药。

【用法】10~20克水煎服,亦入丸散,炒后减少致呕副作用;柏子仁霜,减少油脂,避免滑肠副作用,多用于心神不宁,失眠健忘,大便不实者。余病症多用柏子仁。

◎ 远志　出《神农本草经》

【别名】远志肉、远志筒、细叶远志、小草等。

【基原】远志为远志科植物细叶远志的根。

【主产地】东北、华北、西北、陕西、河南、山东、安徽、江苏、浙江等地。多生长在向阳带沙石干燥山坡、路旁、田边、地头、河岸谷底。现已多有种植。

【采集·药材质量】初春苗刚出土时或秋末地上部分枯萎时采挖根部。趁鲜除去中间木质部，根小的可以不去，木心也可入药。远志呈筒状，中空，不直，表面灰黄色，质脆易断，断面黄白色，微有青草气，味苦辛有刺喉感。以灰黄色、筒粗大整齐均匀、皮厚中空、不碎、干燥、骨少者佳。（见图293）

【主要成分】主含远志皂甙，水解后可分得远志皂苷元A和远志皂苷元B。远志酮、远志醇、细叶远志定碱、脂肪油、树脂等。

【药理】1. 本品有镇静、催眠及抗惊厥作用。2. 远志皂甙有明显的祛痰、镇咳、降压、溶血作用。3. 动物实验对子宫有兴奋作用。4. 乙醇提取物在体外对革兰氏阳性痢疾、伤寒、人型结核杆菌有抑制作用。5. 其煎剂及水溶性提取物分别有抗衰老、抗突变、抗癌作用。

【性味归经】辛、苦，平。归心、肺、肾经。

【功效】安神益智，祛痰开窍，消散痈肿。

【歌诀】　　远志药性辛苦平　　宁心安神惊悸怔
　　　　　祛痰开窍癫狂痫　　痈疽疮毒乳房肿

【应用】

1. 用于惊悸不安，失眠健忘等。本品入心肾，偏温通心气助心阳，而宁心安神，又通肾气，强精益智，交通心肾，为安神定志之要药。

治心气亏损引起的心神不宁，心悸怔忡，失眠，健忘。柏子仁、炙远志、炙黄芪、人参、茯苓、茯神、五味子、炒枣仁、炙甘草、当归、川芎、肉桂、半夏曲共为粗末，加生姜、大枣水煎服。养心宁神。（元《丹溪心法》养心汤）

治心气不足，惊悸不安，虚烦少寐，喜怒无常，夜多盗汗，饮食无味，头晕目眩等。炒远志与黄芪、人参、茯苓、茯神、炙甘草、桔梗、山药、木香、麝香（研）朱砂（研）共为细末，温酒调下。益气宁心，安神镇惊。（宋《太平惠民和剂局方》妙香散）

治气阴不足，致心怯善恐，虚劳健忘，心悸怔忡，舌红苔薄白，脉虚数。远志与人参、丹参、麦冬、茯神、天门冬、熟地、朱砂、石菖蒲、甘草共为细末，炼蜜为丸，朱砂为衣，空腹温开水送服。益气养阴，安神定志。（金《素问病机气宜保命集》二丹丸）

治心阴虚血少，心失所养，虚烦少寐，心悸神疲，梦遗健忘，虚热盗汗，大便干结，口舌生疮，舌红少苔，脉细数。远志与人参、麦冬、天冬、五味子、丹参、茯苓、柏子仁、酸枣仁、玄参、当归、桔梗、朱砂、生地黄共为细末，炼蜜为丸，朱砂为衣，空腹温开水或龙眼肉汤送下。滋阴养血，补心安神。（明《摄生秘剖》天王补心丹）

治心肾不足，心悸不安，失眠健忘，舌红少苔，脉细数。远志与龟板、龙骨、石菖蒲共研细末，水或温酒下。滋补心肾，潜镇安神。（唐《千金要方》孔圣枕中丹）

2. 用于咳嗽痰多。本品苦泄辛散，温通入肺，有消痰化饮之功效。可用于治疗咳嗽痰多。

治咳嗽痰多。远志与半夏、紫菀、桔梗、枳壳、陈皮、麻黄、枇杷叶、杏仁水、薄荷

油制糖浆服。宣肺气，祛痰止咳。（现代《常用中成药》半夏露）

治肺热咳嗽，小便黄，大便秘结，口干口苦，苔黄脉弦数属热者。远志与川贝母、瓜蒌仁、百合、杏仁、麦冬、苏子、白芥子、莱菔子、桑白皮、葶苈子、生姜大枣水煎服。清热泻火，润肺化痰。（现代《实用专病专方临床大全》贝姜止咳汤）

治痰多稠黏，咳嗽难出。远志与瓜蒌、贝母、桑白皮、桔梗等同用。消热润肺，化痰止咳。

3. 用于痰阻清窍所致的言语謇涩，神思昏乱，癫狂等。本品辛重宣肺化痰，又入心开通心气，为豁痰利窍之剂，若痰气壅堵清窍则神呆，言语涩或惊痫癫狂。

治风邪入心，神思昏乱，痰涎如潮，抽搐等。远志与人参、天南星、白附子、茯苓、天麻、酸枣仁各等分为末，薄糊为丸，朱砂为衣，姜汤送下。安神定志，化痰开窍。（宋《朱氏集验方》人参南星丸）

治痰阻心窍，心脉闭阻，涎唾壅盛，舌强不语，语言謇涩或暴不能言。远志与石菖蒲、僵蚕、天麻、全蝎、羌活、木香、牛胆制南星、白附子共为末，面糊为丸，生姜薄荷汤下。祛风化痰，通闭开窍。如（宋《大全良方》神仙解语丹）

治男、妇、小儿，痫症及癫狂。远志与天麻、川贝母、姜半夏、茯苓、茯神、丹参、石菖蒲、麦门冬、陈皮、胆南星、全蝎、僵蚕、琥珀、朱砂共为细末，竹沥、姜汁、甘草熬膏制丸，朱砂为衣。安神定志，化痰镇痉。如（清《医学心悟》定痫丸）

治心气不足，痰浊阻窍，症见心怯喜怒，惊悸健忘，夜卧不安，神则忧愁悲伤，语无伦次，喜笑发狂，舌淡苔白，脉小弦。远志与人参、茯苓、石菖蒲共为末，炼蜜为丸服。益气养心，定神益智。（唐《千金要方》定志丸）

治痰火所致的神志不安，错乱，狂躁，渴喜冷饮，舌红苔黄腻，脉弦滑数。远志与生铁落（先煎）、天门冬、麦门冬、贝母、石菖蒲、胆南星、陈皮、连翘、茯苓、茯神、玄参、钩藤、丹参水煎冲服朱砂。镇心坠痰，安神定志。（清《医学心悟》生铁落饮）

4. 用于痈疽疮肿，乳房肿痛。本品辛温行血散滞，化痰活络，可治痈疽疮疡肿痛。

治痈疽，发背，疔毒，恶候渐大，不问虚实寒热。远志为末，酒调迟顷，澄清饮之，以敷患处。消痈散肿。（宋《三因方》远志酒）

治脱疽初起，发热恶寒，体倦，作渴，或肿或紫，或麻或痛，四肢倦怠，心恍惚不宁。远志与当归、川芎、黄柏、知母、麦冬、天花粉、柴胡、金银花、黄芩、犀角、茯神、甘草、红花、升麻、牛膝水煎入童便服。活血化瘀，解毒消肿。（明《外科正宗》解毒济生汤）

治疮疡溃破，气血亏损，虚弱无力，体倦肢怠，疮口久不愈合。远志与黄芪、人参、当归、川芎、白芍、熟地、茯苓、甘草、麦冬、肉桂、生姜、大枣水煎服。补益气血，敛疮生肌。（明《外科发挥》内补黄芪汤）

治乳肿。单用远志为末，酒调服，药渣外敷。

【炮制】**远志** 取原药材，拣去杂质，洗净闷透，切段，晒干入药。

蜜远志 取蜂蜜加适量水稀释，淋入远志段拌匀，入锅文火炒至不粘手为度，取出放凉入药。（一般远志100克，用蜂蜜20克左右）

朱远志 取远志段加适量水淋湿，撒入朱砂粉拌匀，晾干入药。（远志 100 克，用朱砂 2 克）

制远志 取甘草煎汤，去甘草渣，加入远志煅至甘草水吸尽，取出晒干入药。（一般远志 100 克，用甘草 8 克）

【用法】10~15 克水煎服，亦入丸散，外用适量。蜜远志，多用于祛痰止咳；朱远志多用于安神定惊，失眠等；甘草制远志，缓其辛苦味，消除刺喉麻感，以安神益智，多用于心悸、失眠、健忘等。余病症则用远志。

【临床报道】治疗小儿多动症，远志常与石菖蒲制成糖浆，每日服 3 次，每次服 10~15 毫升，治疗小儿多动症有一定疗效。（《江苏中医》1989，[1]：29.）

◎ 合欢皮 出《本草拾遗》

【别名】合昏皮、夜合皮、合欢木皮等。

【基原】合欢皮为豆科植物合欢树的干皮和枝皮。

【主产地】我国大部分地区多有栽培。以湖北、河北、河南、山东、安徽、江苏、浙江、四川等省较多。多野生于山谷、林缘、山坡地、栽培于庭院、路旁、公园。

【采集·药材质量】夏秋间剥下树皮晒干。外皮呈灰褐色，筒状或半筒状，两端不整齐，外表粗糙，内皮淡黄色，有比较细密纵纹，质量硬而脆，断面不整齐，淡黄色，纤维状。以树皮厚薄均匀、筒长不碎、皮嫩光滑、干燥气香、味甘淡者佳。（见图 294）

【主要成分】主含皂甙、鞣质、黄酮类化合物、多种木质素及其糖苷等。

【药理】1. 合欢皮煎剂有镇惊作用，能延长小鼠戊巴比妥钠睡眠时间。2. 对妊娠子宫能增强节律性收缩，并有抗早孕作用。临床上可用于治疗精神抑郁、心神不安、虚烦不眠、肺痈、疮痈肿毒等。

【性味归经】甘，平。归心、肝、肾经。

【功效】安神解郁，散瘀消肿。

【歌诀】　合欢皮性味甘平　解郁活血消痈肿
　　　　　烦躁不宁失眠梦　跌打骨折内外痈

【应用】

1. 用于心情郁闷，烦躁失眠。本品甘平入心肝，主合五脏，缓心气，和心志，令人欢乐无忧。可治心神不宁，烦躁失眠。

治肝郁不舒，心情烦躁，失眠等症。合欢皮与柴胡、白芍、郁金、百合、炒枣仁、远志、夜交藤等同用。也可以单用合欢皮重服或久服。

治情志所伤害，肝气不舒，郁而化热，耗伤肝阴，舌红脉弦等。合欢皮与酸枣仁、栀子、龙骨、牡蛎、夜交藤、茯苓、知母、百合、甘草等同用。养血安神，清热除烦。

治顽固性失眠。炒酸枣仁、磁石、龙骨、牡蛎各20克，合欢皮、夜交藤、枸杞子各15克，石斛、柏子仁、淫羊藿各12克，豆豉、栀子、远志、陈皮、白术各10克，天竺黄、知母、琥珀（研冲）各6克，朱砂（研冲）1.5克，水煎服，1日1剂。（《陕西中医》1990；7）

2.用于跌打骨折，内外痈肿。本品活血散瘀，消肿止痛，可治筋骨损伤，痈肿疮毒。

治跌打损伤筋骨。合欢皮与麝香、乳香共为末，温酒调服。

治跌打损伤骨折。合欢皮（去粗皮炒黄）为末，入麝香、乳香为末，温酒调服。（《本事方》）

治跌打损伤骨折。合欢皮（去粗皮炒黄）与芥菜子（炒）共为细末，临夜，酒调服，渣外敷扎定。此方专接骨。（《百一选方》）

治肺痈，微热咳嗽，烦满。合欢皮水煎服。（唐《千金要方》黄昏汤）

治痈肿疮疡。合欢皮常与金银花、连翘、当归、白芷、陈皮、乳香、贝母等同用。清热解毒，消肿止痛。

【炮制】合欢皮　取原药材，洗净闷透，切段，晒干入药。

【用法】15~30克水煎服，亦入丸散，外用适量。

【附药】合欢花　出《本草衍义》

别名：夜合欢、合欢米、乌绒等。合欢花为豆科植物合欢树未完全开放的花蕾，性味甘平。归心脾经。有解郁理气，养心安神之功效。主治肝气郁结，胸闷胁痛，心烦，忧郁失眠，肿痛，跌打损伤。用法：5~10克水煎服，外用适量。

◎ 夜交藤　出《本草逢原》

【别名】首乌藤等。

【基原】夜交藤为蓼科植物何首乌的藤茎。

【主产地】河南、湖北、湖南、江苏、浙江等省。多生长在山坡、草地、路旁、杂石、灌木丛中。

【采集·药材质量】于夏秋季茎藤生长茂盛时采割，除去细枝残叶，捆把晒干或切段晒干。干燥的藤茎呈细圆柱形，常扭曲不直，表面紫褐色，有扭曲的纵纹，表面粗糙质硬而脆，易折断，断面皮部棕红色，木部淡黄色，不整齐。以条粗壮均匀、外紫褐、干燥、味涩者佳。（见图295）

【主要成分】含蒽醌类，主要为大黄素、大黄酚、大黄素甲醚等。

【性味归经】甘、微苦、涩，平。归心、肝经。

【功效】养心安神，祛风通络。

【歌诀】　夜交藤甘苦涩平　血虚不眠兼多梦
　　　　养肝肾祛风胜湿　疮疥癣疹皮肤病

【应用】

1. 用于阴虚血少所致的虚烦不眠，多梦等症。本品甘涩平入心肝经。养肝肾治虚烦不眠，多作辅助用药，常与合欢皮相须为用，以增强疗效。

治彻夜不寐，间日轻重，如发疟。夜交藤常与珍珠母、龙齿、柴胡、当归、生地、丹参、柏子仁、沉香、薄荷、夜合花、白芍、大枣水煎服。（清《医醇賸义》甲乙归藏汤）

治肝郁不疏，情态所伤，郁而化热，耗伤肝阴，虚烦失眠。夜交藤与酸枣仁、栀子、龙骨、牡蛎、茯苓、川芎、知母、甘草水煎服。清热除烦，养血安神。（现代《实用专病专方法临床大全·第二集》加味酸枣仁汤）

治阴血虚，心失所养，心烦少寐，虚热盗汗。夜交藤与党参、生地、丹参、酸枣仁、柏子仁、远志、五味子等同用。滋阴养血，补心安神。

2. 用于血虚身痛，风湿痹痛。本品有祛风通络作用，又养肝血，常用于血虚身痛。

治血虚身痛。夜交藤与鸡血藤、当归、川芎、白芍、熟地、桑寄生、防风等同用，养血祛风。

治风湿痹痛。夜交藤常与黄芪、白术、当归、威灵仙、独活等同用。

此外本品煎汤外洗，可治皮肤痒疹，收祛风止痒之功效。

【炮制】夜交藤　取原药材，除去杂质，洗净，闷透，切段，晒干入药。

【用法】10~30克水煎服，外用适量。

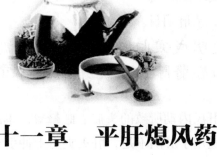

第二十一章 平肝熄风药

凡是用于镇肝熄风，止痉为主要作用，治疗肝阳上亢，或肝风内动的药物，称平肝熄风药。

◎ 石决明 出《名医别录》

【别名】鲍鱼壳、九孔螺、千里光等。

【基原】石决明为鲍科动物杂色鲍、皱纹盘鲍、羊鲍等的贝壳。

【主产地】山东、辽宁、福建、广东等沿海一带。多栖息在潮间带及低潮线附近岩石、石缝间。

【采集·药材质量】夏秋捕捉，剔肉取壳，洗净，晒干，杂色鲍，长卵圆形，内面观略似耳形，长7~9厘米，宽5~6厘米，表面暗红色，有多数不规则的螺旋和细密生长线，从螺旋部顶端开始向右排列有20余个疣状突起，末端有6~9个开孔，孔口与壳面平。内面光滑，具珍珠样彩色光泽。壳较厚，稍光滑，质坚硬，不易破碎，断面有明显的层次，无臭，味微咸。以个大、壳厚、内外洁净、内表面有彩色光泽者佳。

皱纹盘鲍，长椭圆形，长8~12厘米，宽6~8厘米，表面灰棕色，有多数粗糙而不规则的皱纹，生长线明显，有苔藓类或石灰虫等附着物，末端4~5个母孔，孔口突出贝壳，壳较薄。

羊鲍，近圆形，较小，长4~8厘米，宽2~6厘米，顶端位于近中部而高于壳面螺旋部与体螺占1/2从螺旋部边缘有2行整齐突起，尤以上部较为明显，末端4~5个开孔呈管状。（见图296）

【主要成分】本品主含碳酸钙90%，3.6%的有机质，尚有少量的镁、铁、磷、微量碘等元素。

【药理】1.本品有清热、镇静、降压、拟交感神经的作用。2.煅石决明产生氧化钙，有机质则破坏，增加制酸作用，能在胃中中和胃酸。3.还有抗菌、保肝、抗凝血等。

【性味归经】咸，寒。归肝经。

【功效】平肝潜阳，清肝明目。

【歌诀】　　石决明咸寒归肝　　平肝治头痛目眩
　　　　　视物昏翳障目赤　　用时打碎宜先煎

【应用】

1.用于肝阳上亢，肝风内动所致的头痛、眩晕等。本品专入肝经，味微咸性寒，质重为凉肝镇肝之要药。尤适用于肝阴不足，肝火夹血上冲引起的头痛眩晕等。

治肝阳上亢，肝风内动所致的头痛、眩晕、耳鸣、眼花、震颤、失眠及半身不遂，甚者肢麻抽搐，舌红脉弦等。石决明先煎，后加入天麻、钩藤、栀子、黄芩、杜仲、川牛膝、桑寄生、益母草、朱茯神、夜交藤水煎服。平肝熄风，清热安神。（现代《杂病证治新义》天麻钩藤饮）

治热病后期，热盛伤阴，血虚而致筋脉拘挛，肢体抽搐，舌绛苔少，脉细数。石决明先煎，后入白芍、勾藤、牡蛎、生地、炙甘草、络石藤、茯神水煎，兑入鸡子黄（搅匀）、阿胶（烊化）服之。滋阴养血，柔肝熄风。（清《通俗伤寒论》阿胶鸡子黄汤）

治肝阳上亢的眩晕。石决明与龙骨、牡蛎先煎，后入白芍、生地、菊花、白蒺藜水煎服。平肝潜阳。（现代《名中医治病绝招》张子琳·平肝清眩汤）

治肝阳上亢，头晕头痛，失眠，口干舌燥，大便干结，小便黄，脉弦有力。石决明与代赭石、牡蛎、白芍、山药、当归、熟地、天麻、女贞子水煎服。镇肝潜阳，祛风止痛。（现代《重订十万金方》头痛眩晕汤）

2.用于目赤翳障，视物昏花。本品为厥阴肝经之药，肝开窍于目，肝血热则青盲赤痛翳障，视物不明，本品善清肝明目。

治风热上冲，目生白翳。石决明与大黄、菊花、蝉蜕、白蒺藜水煎兑玄明粉服。（《山东中草药手册》）

治风热毒气上攻，眼目肿痛，或卒生翳膜，或赤脉弩肉，或痒或涩，羞明多泪，或昏花，渐成内障。石决明与决明子、黄芩、菊花、木贼、石膏、芍药、川芎、蔓荆子、羌活、甘草、生姜水煎服。清热祛风，平肝明目。（宋《严氏济生方》决明子散）

治肝虚血弱，日久昏暗。石决明与菟丝子、五味子、熟地、山茱萸、知母、细辛共为细末，炼蜜为丸服。滋补肝肾，养血明目。（明《奇效良方》石决明丸）

治眼生丁翳，根脚极厚，经久不瘥。石决明研细水飞与乌贼骨、龙脑、珍珠、琥珀共研细粉点眼。（宋《太平圣惠方》石决明散）

治青盲雀目。石决明（煅）与苍术为末，将猪肝割开，入药于内扎定，砂锅煮熟，以

气熏目，食肝喝汤。(《眼科龙木论》)

此外，石决明煅研粉，撒药于伤口，包扎止血。

【炮制】石决明　取原药材，洗净晒干入药

煅石决明　取石决明入耐火容器，武火煅至灰白色或青白色，取放凉入药。

【用法】10~30克水煎服，外用适量。煅后含量降低咸寒之性，缓和平肝潜阳之功效，增强固涩收敛，明目作用，同时宜于粉碎，有效成分宜出，多用于目赤翳障、胃酸过多。余病症则用石决明，宜打碎入药先煎。

◎ 珍珠母　出《饮片新参》

【别名】真珠母、珠母、明珠母等。

【基原】珍珠母为蚌科动物三角帆蚌、褶纹冠蚌、珍珠贝壳、马氏珍珠贝等贝类动物贝壳的珍珠层。

【主产地】浙江、广东、广西、海南西沙群岛等沿海地带，多栖息于风浪较平静的海湾中、泥沙、岩礁或砾较多的浅海底。

【采集·药材质量】全年均可采收，去净肉将贝壳用碱水煮过漂洗，刮去外层黑皮，晒干。为不规则的片状，大小不一，厚约5毫米，一面浅粉红色，有彩色光泽，一面乳白色，平滑，有光泽，表面有白粉。质疏松，可层层剥离，气无，味淡。以片大、色白、酥松而不碎者为佳。(见图297)

【主要成分】含90%以上的碳酸钙和少量有机质，尚含小量的镁、铁、硅酸盐、磷酸盐和氯化物、多种氨基酸。煅后分解产生氧化钙，有机质则破坏。

【药理】1.有短暂利尿作用，对肝损伤保护作用，能使肝细胞损害减轻，谷丙转氨酶的恢复加快。2.有效成分为碳酸钙，可中和胃酸，经煅后煎液，钙离子在水中溶解度增大，增强定惊，止血作用。

【性味归经】咸，寒。归心、肝经。

【功效】平肝潜阳，安神定惊，清肝明目。

【歌诀】　珍珠母药性咸寒　平肝潜阳头目眩
　　　　　目赤昏花眼疾患　镇心安神治失眠

【应用】

1.用于肝阳上亢引起的头痛，眩晕，神志不安。本品入心肝经，咸寒质重，有平肝潜阳，清肝泻火，镇心安神作用。

治肝阳上亢引起的头胀头痛，眩晕，失眠健忘，烦躁口干，舌红，脉弦细，珍珠母与磁石、代赭石、半夏、冰片、牛膝、薄荷、生熟酒曲共为细末，制丸服。镇肝降逆。(现代《常用中成药》脑立清)

治肝阳上亢，头晕头痛，眼花耳鸣，面颊燥热。珍珠母与制女贞子、旱莲草各等分水

煎服。(《常用中草药图谱》)

2. 用于目赤眼花。本品咸寒，清肝泻火，有清肝明目之功效，可用于肝热目赤翳障等。

治内眼疾患。(晶体混浊，视神经萎缩)珍珠母与苍术、人参水煎服。(《吉林中草药》)

治目赤肿痛翳障。可用珍珠母、石决明、菊花、龙胆草、木贼、蝉蜕、车前子等水煎服。清热除风。

治肝肾虚，眼昏目暗。珍珠母与枸杞子、菊花、女贞子、熟地、白芍、山茱萸、菟丝子等同用。滋补肝肾，祛风明目。

3. 用于惊悸失眠，心神不宁。本品入心，有镇心安神作用。

治肝阳上亢，阴血不足所致的神志不安，夜寐不宁，惊悸眩晕，失眠，舌红苔薄，脉弦细。珍珠母与当归、熟地、人参、酸枣仁、柏子仁、犀角、茯神、沉香、龙齿共为细末，炼蜜为丸服。平肝滋阴，镇心安神。(宋《普济本事方》珍珠母丸)

用于肝阳上攻，心悸怔忡，烦躁不安，睡眠不宁等。珍珠母与远志、酸枣仁、益母草水煎服。(《常用中草药图谱》)

珍珠母有滋肝阴，平肝潜阳，清肝火，定惊痫，治抽搐等作用。珍珠母可与天麻、钩藤、天南星、白芍等熄风止痉药同用。珍珠母煅后可用来治消化道溃疡，为粉制成眼膏可治疗角膜炎、结膜炎等。

此外，珍珠母有收湿敛疮止痒作用。单用本品为末，外敷患处，或与青黛、冰片研末调敷，可用于湿疹溃疡，搔痒，疮口久不收敛。

【炮制】**珍珠母** 取原药材 除净杂质，即可入药。

煅珍珠母 取珍珠母入耐火器皿内，武火煅至酥脆，取出放凉入药。

【用法】10~30克水煎服，宜打碎先煎，煅后质酥脆易加工研粉，多用于制酸、湿疮、止血；余病症则用珍珠母。

◎ 牡蛎　　出《神农本草经》

【别名】蛎蛤、牡蛤、蚝壳、海蛎子壳、左牡蛎等。

【基原】牡蛎为牡蛎科动物长牡蛎、近江牡蛎、大连湾牡蛎等的贝壳。

【主产地】我国沿海一带多有分布。多生活于低潮线附近，江河入海近处，泥沙质海底及泥潭，潮间带蓄水入口及岩礁上。

【采集·药材质量】全年可采，采得后去肉，洗净，晒干。牡蛎呈长圆形状，三角形或卵圆形大小不一，通长10~30厘米，宽5~10厘米，厚1~3厘米，外表灰色，浅灰棕色或灰蓝色，层状，有弯曲粗糙层纹，壳内多为乳白色，平滑有光泽，基部有横纹，无光泽，边缘有波状层纹。左壳比右壳厚而大，不平坦，壳外面常有海螺、苔藓等附着，表面常有洞，洞内有小贝壳；右壳薄而小，较平坦。质坚硬，不易破碎，断面白色，层状，气无，味咸。以个大、完整、壳厚、坚硬、表面灰色、内壳光洁者佳。(见图298)

【主要成分】主品含碳酸钙、磷酸钙及硫酸钙，并含有少量的镁、铝、硅、氧化铁、硫酸盐、磷酸盐、氯化物、多种氨基酸。煅后产生氯化钙，有机质则被破坏。

【药理】所含的钙盐有收敛、制酸、止痛、镇静、抗惊厥、降血脂作用，有利于胃、十二指肠溃疡的愈合。

【性味归经】咸、涩，凉。归肝、肾经。

【功效】平肝潜阳，化痰软坚，镇心安神，收敛固涩。

【歌诀】　　牡蛎药平肝潜阳　　软坚散结为之良
　　　　　　收敛固涩滑脱症　　胃酸疼痛疗金疮

【应用】

1. 用于肝阳上亢的眩晕，耳鸣及虚风内动等。本品咸寒质重入肝肾，以水涵木，重镇收敛，肝阳不亢，诸症自除。

治阴虚阳亢，肝风内动所致的头目眩晕，目胀耳鸣，心中烦热，或肢体渐觉不利，口眼渐成㖞斜，或眩晕颠仆，昏不知人，或醒后不能复原，脉弦长有力等。牡蛎与代赭石、龙骨、龟板、白芍、牛膝、玄参、天冬、川楝子、茵陈、麦芽、甘草水煎服。镇肝熄风。（近代《医学衷中参西录》镇肝熄风汤）

治热病中后期，真阴欲竭，虚风内动，症状见神疲，时时欲脱，脉微细，舌绛苔少。牡蛎与白芍、龟板、阿胶、生地、麻仁、五味子、麦冬、鳖甲、炙甘草、鸡蛋同用，除阿胶、鸡蛋外均水煎，阿胶烊化兑入，鸡蛋黄搅入均匀服之。滋阴祛风。（清《温病条辨》大定风珠）

治热病后期，热邪灼伤肝肾之阴，虚风内动，手指蠕动，心悸，舌干唇裂，脉沉细。牡蛎与鳖甲、龟板、炙甘草、大生地、白芍、麦冬、麻仁水煎，阿胶兑入搅匀服之。滋阴复脉，潜阳熄风。（清《温病条辨》三甲复脉汤）

治肝阳上亢引起的头目眩晕，耳鸣耳胀，心悸、健忘，失眠多梦。牡蛎与山药、怀牛膝、代赭石、龙骨、生地、白芍、柏子仁水煎服。镇肝熄风，滋阴安神。（近代《医学衷中参西录》建瓴汤）

2. 用于阴虚火旺引起的痰核。本品咸则软坚，寒降痰火，有化痰软坚散结之功效，以治有形瘰疬。

治阴虚火旺引起的瘰疬，瘿瘤痰核。牡蛎与玄参、贝母等共为细末，炼蜜为丸服。化痰软坚散结。（清《医学心悟》消瘰丸）

治瘰疬（甲状腺良性结节）。牡蛎与玄参、贝母、夏枯草、黄药子、生南星、海藻、昆布、僵蚕、穿山甲等同用。消痰散结，软坚消瘰。

3. 用于诸虚不足滑脱诸症。本品味涩，涩者收敛固脱，尤适用于身体虚弱自汗，盗汗，遗精，带浊，崩漏等症。

治体质虚弱，卫阳不固引起的自汗，盗汗。煅牡蛎与黄芪、麻黄根共为粗末。加浮小麦水煎服。固表敛汗。如（宋《太平惠民和剂局方》牡蛎散）如气虚可加入党参、白术；阳虚加乌附子助阳固表；阴虚盗汗加生地、白芍养血止汗；血虚加当归、熟地、制首乌滋阴养血。

治阳气暴脱，厥逆肢冷，大汗淋漓，呼吸微弱，脉微欲绝。煅牡蛎与煅龙骨、人参、附子同煎服。回阳益气，敛汗固脱。（上海人们出版社《方剂学》参附龙牡汤）

治遗精，滑精，腰酸耳鸣，神疲乏力，四肢酸困，舌淡苔白，脉细弱。牡蛎（煅为粉）与龙骨（煅）、沙苑子（炒）、莲须共为粗末，莲子粉糊为丸，睡前淡盐汤或温开水送服。固肾涩精。（清《医方集解》金锁固精丸）

主治肾阳不足，肾气不固，膀胱气化不利，腰膝酸软，下焦虚寒，小便白浊，或如米泔，或如脂膏，或小便失禁，小儿夜间遗尿，尿液清长，余沥不尽，小便不畅，遗精早泄，阳事不举，女子带下，月经崩漏不止等。煅牡蛎与龙骨、白石脂（煅）、菟丝子、五味子、韭子（炒）、桑螵蛸、茯苓共为细末，酒糊为丸，淡盐汤或温开水送服。温肾补虚固涩。（宋《严氏济生方》秘精丸）

主治肾气虚弱所致的遗精，滑精，腰膝酸软，面白少华，苔白舌淡，脉沉细而弱。煅牡蛎与菟丝子、金樱子（去子蒸熟）、茯苓共为细末为丸，温酒或淡盐汤送下。补肾固涩。（明《景岳全书》固真丸）

治脾肾双虚，膏淋小便如脂，形体消瘦，舌淡脉细数无力。牡蛎与龙骨、山药、生地、芡实、党参、白芍水煎服。益肾健脾，固涩止淋。（近代《医学衷中参西录》膏淋汤）

治脾虚赤白带下，白带绵下清冷，量多，苔薄，脉细。牡蛎与龙骨、山药、海螵蛸、茜草水煎服。益气健脾，固涩止带。（近代《医学衷中参西录》清带汤）赤带加白芍、苦参；单白带加鹿角霜、白术。

治脾虚所致的冲脉不固，月经过多，过期不止或不时漏下等。牡蛎与炒白术、黄芪、龙骨、生地、白芍、乌贼骨、茜草、续断水煎服。益气健脾，安冲摄血。（近代《医学衷中参西录》安冲汤）

治烦热，遗精，失眠，多梦，舌尖红降。牡蛎与生地、丹参、黄柏、山药、酸枣仁、茯苓、茯神、麦冬、北五味、远志、车前子共为末，金樱膏为丸，开水送服。清心安神，收敛固精。（清《医学心悟》清心丸）

4. 用于疮疡溃烂，金疮出血。本品涩凉，有收湿敛疮之功效。

治疮疡溃烂，久不收口，阴部生疮，或湿水痒患等。牡蛎与黄丹、枯矾研细外用。敛疮生肌。（明《证治准绳》牡蛎散）

治痈疽。牡蛎与龙骨、升麻、大黄、黄芪、川芎、白及、黄芩、白蔹、甘草共为散，蜂蜜调和外用。（唐《千金要方》升麻薄）

治金疮出血。牡蛎为粉敷之。

此外，本品软坚散结，与穿山甲、鳖甲、三棱、莪术、人参、五灵脂、柴胡等同用。可治疗肝脾肿大。

【炮制】**牡蛎** 取原药材，拣去杂质，洗净，晒干入药。

煅牡蛎 取净牡蛎打碎入耐火器皿内，武火煅至灰白色，取出放凉入药。

【用法】15~30克水煎服，外用适量。煅后质酥碎宜粉碎，易煎出药液，增强收敛固涩作用，多用于自汗、盗汗、遗精、淋浊、带崩、胃痛胃酸等。余病症则用牡蛎，用时宜打碎先煎。

【临床报道】

1. 治疗肺结核盗汗　取牡蛎5钱，加水500毫升，煎至200毫升为1日量，二次分服，可加糖调味，连服数天，汗止后再服2~3天，以巩固疗效，如疗效不显，可辨证施治，其中有加酸枣仁、龙骨收到较好效果。（摘抄自《中药大辞典》牡蛎）

2. 治胃酸过多　牡蛎、乌贼骨各5钱，浙贝母4钱共研细粉，每次3钱，日3次。（《山东中草药手册》）

◎ 代赭石　出《神农本草经》

【别名】赭石、须丸、赤土、代赭、血师等。

【基原】代赭石为氧化物类矿物赤铁矿的矿石。

【主产地】山西、河北、河南、山东等省。多产于许多种矿床和岩石中。

【采集·药材质量】全年可采，挖出后去净泥土杂质。为不规则大小不一扁平块状，全体呈棕红色或铁青色如猪肝色样，有金属光泽，表面有圆形乳头状突起，习称"钉头"，另一面相对有同样大小凹窝。质坚硬，不易破碎。断面显层叠状。以红棕色、断面显层叠状、每层均有钉头者佳。（见图299）

【主要成分】主含三氧化二铁（Fe_2O_3）其中铁占70%，氧占30%，并含杂质镁、铝、硅、微量铅、钛、磷、锰、钙等元素。

【药理】1. 本品具有抑制中枢神经系统作用，有镇静和镇惊、抗惊厥作用。2. 煎剂内服对胃肠壁有收敛作用。3. 煎剂吸收入血，促进红细胞和血红蛋白的新生。

【性味归经】微苦、甘、寒。归肝、胃、心包经。

【功效】平肝潜阳，重镇降逆，凉血止血。

【歌诀】　代赭石微苦甘寒　　平肝潜阳治晕眩
　　　　　降逆治呃逆呕吐　　血热妄行有灵验

【应用】

1. 用于肝阳上亢所致的头目眩晕，耳鸣耳胀。本品质重色赤入肝平肝降火，有镇肝熄风之效。

治阴虚阳亢，肝风内动引起的头目眩晕，目胀耳鸣，心中烦热，肢体渐觉不利，面色如醉，心中烦热，脉弦长有力等。代赭石与牡蛎、龙骨、龟板、牛膝、白芍、玄参、天冬、川楝子、麦芽、茵陈、甘草水煎服。镇肝熄风。（近代《医学衷中参西录》镇肝熄风汤）

治肝阳上亢引起的头胀，头痛，眩晕，失眠，健忘，烦躁口干，舌红，脉弦细。代赭石与磁石、半夏、珍珠母、冰片、牛膝、薄荷、生熟酒曲共为细末，制丸服。镇肝降逆。

（现代《常用中成药》脑立清）

治肝阳上亢引起的头目眩晕，耳鸣耳胀，心悸健忘，失眠多梦等。代赭石与牡蛎、龙骨、山药、怀牛膝、生地、白芍、柏子仁水煎服。镇肝熄风，滋阴安神。（近代《医学衷中参西录》建瓴汤）

2. 用于恶心呕吐，嗳气，呃逆等。本品质重而寒，镇逆降胃气，治胃气上逆的呕吐，呃逆。

治胃虚痰阻气逆，胃脘胀闷，恶心呕吐，嗳气，呃逆，苔薄白腻，脉小弦滑。代赭石与旋覆花、半夏、炙甘草、人参、生姜、大枣水煎服。降逆化痰，益气和胃。（汉《伤寒论》旋覆代赭汤）若痰多加陈皮、茯苓；有火加栀子、白芍、竹茹；虚寒加丁香、吴茱萸、干姜；虚加山茱萸、山药等。本方加减可用于治疗胆汁返流性胃炎。

治膈食，吞咽梗塞不下，饮食不下。代赭石与党参、清半夏、肉苁蓉、天冬、知母、当归水煎服。柿饼霜含化。（近代《医学衷中参西录》参赭培气汤）

治宿食结于肠间，大便数日不能下行，或因恣食生冷，寒火凝结，呕吐，胃气上冲等。代赭石与干姜水煎，入朴硝搅匀，冲服甘遂末。（近代《医学衷中参西录》赭遂攻结汤）

3. 用于阴阳两虚，肾不纳气之喘息。本品质重降逆，尤适用于元气不能自摄，肝肾虚不能纳气之喘息。

治阴阳两虚，喘逆迫促，有将脱之势，亦治肾虚不摄，冲气上升，胃气不降，而作满闷。代赭石与党参、白芍、芡实、山药、山茱萸、牡蛎、龙骨、苏子水煎服。降气平喘，纳气归元。（近代《医学衷中参西录》参赭镇气汤）

治气逆上冲奔逼，息道滞塞不通。代赭石与陈皮、桃仁、肉桂、吴茱萸加生姜水煎服。如（元《御药院方》代赭石汤）

治哮喘呀呷有声，而不得眠者。代赭石研极细粉末，醋调服。（《普济方》）

4. 用于癫狂痫症。本品甘寒入肝胃，降胃气，消痰火，重镇治惊。

治癫狂失心，脉滑实者。代赭石与大黄、朴硝、法半夏、郁金同用。（近代《医学衷中参西录》荡痰汤）若此症痰火郁结，可加甘遂用之。

治痫风。代赭石与磁石、朱砂、酒曲（半生半熟）、法半夏共为细末，铁锈水汤送服。（近代《医学衷中参西录》加味磁朱丸）

治痰气壅塞，致使狂乱，骂詈不休，或苦笑无常，狂奔乱走等。代赭石与川军、郁金水煎，冲服芒硝。（现代《重订十万金方》癫狂汤）

5. 用于吐血，衄血，崩漏等。本品甘寒入血分，除五脏血脉之热，其有凉血止血之功效，可治吐血，衄血，痔漏出血及月经过多。

治胃热气不降，吐血，衄血，脉洪滑而长。代赭石与清半夏、瓜蒌仁、白芍、竹茹、牛蒡子、甘草水煎服。清热敛阴，凉血止血。（近代《医学衷中参西录》寒降汤）

治吐血，衄血。代赭石（煅、醋淬）研末，白汤送服。（《斗门方》）

治崩漏，白带延久不愈，精神恍惚，头晕眼花。代赭石（煅醋淬）与禹余粮（煅醋）、紫石英、五灵脂、朱砂（水飞）、乳香、没药、赤石脂共为细末，糯米粉炒熟与药和匀，

水泛为丸，朱砂为衣。温开水冲服。固崩止血，祛瘀生新。（宋《太平惠民和剂局方》震灵丹）

治体虚漏下不止。代赭石与炮附子、炮姜、当归、川芎、鹿茸、熟地、赤石脂、蒲黄共为散服。补虚收敛，温经止血。（宋《太平圣惠方》代赭散）

治胃气不降，胃出血，经久不愈。代赭石与龙骨、三七共为散服。

6. 用于丹毒疮疖。本品色赤入血，寒凉清火解毒。

治咽喉肿痛。单用代赭石水煎服。（《普济方》）

治诸丹热毒。代赭石与青黛、滑石、荆芥共为细末，蜜水调服，同时水调外敷。（《仁斋直指方》）

治一切疮疖。代赭石与黄丹、牛皮胶共为末，好酒搅令澄清服之。渣以敷之。（《朱氏集经验方》）

【炮制】**代赭石** 取原药材，打碎碾粉入药。

醋代赭石 取打碎代赭石入耐火器皿内，武火煅至红透，取立即投入醋中，如此反复煅、醋淬数次，取出晾干入药，粉碎。

【用法】10~30克水煎服，用时宜粉碎先煎。醋煅后易加工，寒性变平，入血分。具有养血益肝，收敛止血作用，多用于吐血、衄血、崩漏等。代赭石甘寒，具有平肝潜阳，清火降逆作用，多用于眩晕耳鸣、呕吐、噫气、呃逆、喘息以及血热妄行等。

【临床报道】

1. 赭石治胆汁返流性胃炎

例：田某，男，43岁，胃脘部胀痛反复发作2年，经胃镜检查，诊为胆汁返流性胃炎。服多种西药未见缓解，后来就诊，患者胃脘部嘈杂，胀满不舒，伴嗳气，泛吐黄苦水，食少纳呆，口苦便干，舌薄黄腻，脉弦滑。属肝胆郁结，痰浊内扰，胃失和降。以清胆和胃，理气化痰法。处方：代赭石30克（先煎），黄连3克，吴茱萸2克，枳实10克，竹茹10克，姜半夏10克，柴胡10克，白芍10克，陈皮6克，茯苓10克，黄芩10克，蒲公英20克水煎服。患者服七剂后，自觉症状减轻，胃脘部嘈杂已无，稍有胀感，苔薄白脉弦。继服14剂，症状消失。胃镜复查，轻度浅表性胃炎，未见胆汁返流入胃现象，随访1年未发。

2. 赭石有治贫血之功效

冯××，女，37岁，既往月经正常，近3年来月经提前及量多，每次来潮如血崩，经某医院妇科检查诊断为功能性子宫出血，每次经期注射西药才能止住。本院内科诊断为缺铁性贫血，服用硫酸亚铁等治疗，血红蛋白65g/L上升至90g/L，月经期，血红蛋白很快下降，患者要求中医调经补血，而转来门诊。患者面色萎黄，唇淡苔白。笔者用胶艾四物汤合当归补血汤化裁；艾叶10克，阿胶10克（烊化），当归身12克，白芍10克，熟地15克，黄芪15克，党参15克，赭石20克，橘红9克水煎服。药后血红蛋白由初诊时65g/L上升至106g/L，月经来潮时加仙鹤草15克，生地榆15克，生侧柏叶15克，茜草15克，三七粉3克（冲服），药后月经量较前大减，已不用注射西药止血，经行6天止。连服3日，血红蛋白恢复至 128g/L。后代赭石 300 克，当归 100 克，茜草 200 克，白芍 100 克研细入胶囊。每次 9 克，早晚各 1 次，5 个月后诸症消失，面色红润，月经正常，贫血完全治愈。（以上 2 条摘抄自《中医杂志》2000，2：73.）

◎ 珍珠　出《开宝本草》

【别名】真朱、真珠、蚌珍、珠子等。

【基原】珍珠为珍珠贝科动物珍珠贝、马氏珍珠贝，或蚌科动物三角帆蚌、褶纹冠蚌等贝类动物珍珠囊中形成的颗粒状无核珍珠。

【主产地】天然珍珠主产广东、台湾、广西、海南等地，多生活于波浪较平静海湾、沙泥、岩滩或石砾较多的浅海底，现在多有人工饲养，如福建、浙江、安徽、江苏、黑龙江等省。

【采集·药材质量】天然珍珠全年可采，12 月份较好，捞珠蚌，剖取珍珠，洗净晾干。人工养殖无核珍珠，在接种 2 年以上采收较佳，以秋天为好，珍珠呈圆球形或不规则的圆球形，表面银白色、黄白色、淡粉红色、蓝色，光泽，圆滑，质坚硬，破碎断面呈同心层纹，中空，用火烧之有爆裂声。以粒大、圆形、珠光闪耀、平滑细腻、质重、断面有层纹者佳。（见图 300）

【主要成分】主含碳酸钙在 90% 以上，碳酸镁、氧化硅、磷酸钙、氧化铝、氧化铁、有机物，多种氨基酸，少量的铝、铜、铁、镁、锰、钠、锌、硅、钛、锶等微量元素。

【药理】珍珠提取液对离体兔肠有抑制作用，还有镇静、镇惊、祛痰、消炎作用。磨粉涂面，令人润泽好颜色，点眼，去翳障膜。

【性味归经】甘、咸，寒。归心、肝经。

【功效】镇心安神，熄风定惊，去翳明目，解毒生肌，清热坠痰。

【歌诀】　珍珠甘寒归心肝　　熄风定惊心神安
　　　　　去翳明目坠热痰　　解毒生肌疮收敛

【应用】

1. 用于惊风抽搐，惊悸不安，高热痉厥，痰热窍闭及癫狂痫等。本品甘寒入心肝，熄风定惊，镇心安神，咸寒清热坠痰，解毒避秽。

治大人惊悸怔忡，癫狂恍惚，神志不宁，及小儿气血未定，遇触而惊，或急慢惊风等。珍珠研细与茯苓、钩藤、半夏曲、人参、甘草研极细，炼蜜为丸，姜汤送下。（《本草汇言》）

治小儿惊啼或夜啼烦躁不安。珍珠与伏龙肝、丹砂、麝香共研细末，炼蜜为丸。安神定惊。（宋《圣济总录》珍珠丸）

治小儿风痰壅盛，惊风，高热抽搐，牙关禁闭，烦躁不安，神昏窍闭等。珍珠与天麻、防风、白附子、僵蚕、钩藤、天竺黄、半夏、朱砂、胆南星、雄黄、全蝎、牛黄、麝香、薄荷、甘草、冰片、琥珀共为细末，炼蜜为丸，温开水送下。豁痰清热祛风，镇惊安神开窍。（现代《中华人民共和国药典》牛黄镇惊丸）

治温热毒盛，热入心包，高热烦躁，神昏谵语，惊厥抽搐，舌红或绛，脉数等。珍珠与牛黄、郁金、犀角、黄连、黄芩、栀子、朱砂、雄黄、冰片、麝香共为细末，炼蜜为丸，温开水送服，神昏可用鼻饲法。清热解毒，开窍镇痉。（清《温病条辨》安宫牛黄丸）

治产后体虚，肝火上犯，头脑不清，狂语或见鬼神。珍珠与铁粉、天竺黄、蛇黄、琥珀、牛黄、朱砂、麝香、金箔、银箔共为细末，粟米饮和丸，竹叶汤送下。降逆豁痰，解毒宣窍。（宋《太平圣惠方》铁粉丸）

2. 用于疔毒，痈疽肿毒，咽喉肿痛等。本品甘寒入心肝，清热解毒，"诸痛痒疮皆归于心"，且有生肌敛疮之效。

治疔毒，痈疽肿毒，单双乳蛾，烂喉丹痧，喉风喉痛等。珍珠与麝香、蟾酥、雄黄、牛黄、冰片共为细末，水泛为丸，含化或温开水送下，米醋调糊外用。清热解毒，消肿止痛。（近代《全国中成药处方集》雷氏方·六神丸）本方可用于治疗口腔溃疡、消化道肿瘤、白血病、心力衰竭、流行性腮腺炎、带状疱疹等。

治杨梅疳疮结毒，或口鼻糜烂，咽喉肿痛。珍珠与钟乳石、琥珀、朱砂、冰片共为细末，土茯苓送服。清热解毒。（明《外科正宗》五宝散）

治疖疔疮，痈疽肿毒，发背，乳蛾，咽喉肿痛等。珍珠与麝香、朱砂、牛黄、蟾酥、冰片、熊胆、血竭、乳香、没药、葶苈子、硼砂、雄黄、沉香共为细末制丸，温开水送服，醋化开外用。清热解毒，消痈散结。（清《外科证治全生集》梅花点舌丹）

治疗热毒壅结咽喉肿痛，腐烂，牙疳，口疳，口舌生疮。珍珠与黄芩为细末外用。清热解毒，生肌敛疮。（清《天保堂诸门应病药目》珍黄散）

3. 用于目疾肿痛，翳障等。本品甘寒入心肝，去翳明目，多用于眼科疾病。

治风热眼中生赤脉，冲贯黑睛及目翳。珍珠与龙脑、琥珀、朱砂、硼砂共为细粉，点眼眦上。清热明目。（宋《太平圣惠方》珍珠散）

治暴发火眼，两眼肿痛，羞明畏光，见风流泪，眼边赤烂。珍珠与炉甘石（制）、冰片、牛黄、黄连、麝香、熊胆研细粉，点入眼角。清热祛翳，明目止痛。（清《赵翰香居验方类编》八宝眼药）

治内障冰翳，如水冰冻，坚结睛上，先以针拨取之，后以此药散翳。珍珠与石决明、茺蔚子、人参、琥珀、龙脑、熊胆共为细末，蜜为丸，清茶下，祛翳消障明目。（明《奇效良方》七宝丸）

退翳。珍珠与石膏、乌贼骨、珍蚌粉共为细粉，米泔水调服。退翳明目。（明《证治准绳》珍珠退翳散）

【炮制】珍珠　取原药材，除杂质洗净，晾干入药。

珍珠粉　取珍珠布包好，与豆腐共煮2小时，取出洗净，捣碎加水研极细粉末，干燥即成。

【用法】珍珠粉1~2克冲服，外用适量，珍珠质地坚硬，不溶于水，不入煎剂，内服外用均须研极细粉末，易被吸收。

◎ 刺蒺藜 出《本草衍义》

【别名】蒺藜、白蒺藜、蒺藜子、杜蒺藜、三角蒺藜等。

【基原】刺蒺藜为蒺藜科植物蒺藜的成熟果实。

【主产地】我国大部分丘陵地区多有分布，多野生于沙丘、荒地、田头、地边、路旁、农村周围。

【采集·药材质量】秋季果实成熟，割取全草晒干，打下果实，碾去硬刺，除去杂质。蒺藜外表呈灰白色或浅黄绿色，有五个小果组合而成，呈放射状五棱形，背部隆起有硬刺，两长两短，质坚硬，切断面见白色，有油性种仁。以粒大、成熟、饱满坚实、灰白色、干燥、无腐、无杂者佳。（见图301）

【主要成分】本品主含山奈酚、山奈酚-3-葡萄糖苷、黄酮类成分，刺蒺藜苷、脂肪油、挥发油、鞣质、树脂、微量生物碱等。另含有皂甙。

【药理】1.蒺藜水浸液及乙醇浸出液对麻醉动物有降压作用，生物碱有一定利尿作用。对水肿和腹水病人有效。2.蒺藜总皂甙有显著的强心作用。3.有强壮，抗衰老，提高人体免疫功能，抗过敏作用。4.蒺藜水煎液有降血糖作用。5.生物碱及水溶液可抑制金黄色葡萄球菌、大肠杆菌的生长。

【性味归经】苦、辛，平。归肝、肺经。

【功效】平肝解郁，祛风明目。

【歌诀】　刺蒺藜药苦辛平　　泻肝火明目祛风
　　　　　风疹瘙痒白癜风　　热攻目赤翳障病

【应用】

1.用于肝阳上亢引起的头痛、眩晕。本品味苦性平，苦泄肝火凉血养阴，有平抑肝阳，疏散肝经风热作用。

治头目眩晕。白蒺藜与川芎、白芷、秦艽、半夏、钩藤、石决明、泽泻、酸枣仁、五味子、细辛水煎服。平肝熄风。（现代《冉氏经验方》川芎白芷汤）

治头痛头晕，目眩等。白蒺藜与白芍、钩藤、牡蛎、代赭石、石决明等同用，平肝潜阳。

2.用于风热上攻目赤肿痛，翳障，视物昏花。本品味苦泻火，辛能疏散肝经风热，为祛风明目要药，火降风祛则目明。

治翳障不明。白蒺藜与葳蕤共为散服。（《方龙潭家秘》）

治天行赤眼（急性流行性结膜炎）。白蒺藜与金银花、菊花、防风、荆芥、薄荷、生地、赤芍、板蓝根、黄连、木贼、蝉蜕、甘草水熏洗后饮服。解毒凉血，祛风明目。（现代《实用专病专方临床大全》祛风消赤汤）

治男女老幼，久患目疾，云翳遮睛，目不能明。白蒺藜与谷精草、菊花、蔓荆子、陈皮、熟大黄、蝉蜕、密蒙花、木贼、木香、薄荷、黄连、玄参、甘草共为细末，水泛为丸服。

清热祛风,退翳明目。(现代《重订十万金方》拨云见日退翳丸)

治肝肾亏损,瞳神散大,视物昏花,复视白内障,晶体呈淡绿色或淡白色,头晕目眩,视力减退,眼疲劳,迎风流泪,云雾移睛,两眼酸胀,眼目干涩,两目肿痛。白蒺藜与人参、茯苓、山药、炙甘草、麦冬、五味子、天门冬、石斛、肉苁蓉、川芎、枳壳、青箱子、防风、黄连、犀角、羚羊角、菊花、菟丝子(酒浸)、枸杞子、牛膝、杏仁、熟地黄、生地黄、草决明共为细末,炼蜜为丸。黄酒或淡盐汤送服。养肝滋阴,益肾明目。(元《原机启微》石斛夜光丸)

3. 用于肝郁不舒,胁肋胀痛,乳汁不通。本品辛散入肝,能行肝开郁,凡胁肋乳间横闷气滞,疼痛难忍者,气滞乳汁不通者,服之有效。

治肝郁不舒,胁肋胀痛。白蒺藜与柴胡、香附、白芍、郁金、川楝子、川芎、陈皮、麦芽、甘草等同用。疏肝解郁,理气止痛。

治胸痹,胸膈胀闷或痛或不痛。用蒺藜炒研末,早、中、晚白汤调服。(《方龙潭家秘》)

治气滞乳房胀痛,乳汁不通。白蒺藜与穿山甲、王不留行、当归、全瓜蒌、漏芦、柴胡、白芷、通草等同用。疏肝理气,通经下乳。

4. 用于风疹瘙痒,白癜风等,本品辛散,有祛风止痒功效。

治皮肤瘙痒(皮肤化痕症)。白蒺藜与黄芪、白术、防风、麻黄、连翘、赤小豆、苦参、蝉蜕、甘草、何首乌水煎服。益气固表,补益气血,祛风止痒。(现代《实用专病专方临床大全》消疹汤)

治风热所致的风疹瘙痒。白蒺藜与荆芥、防风、蝉蜕、僵蚕、苦参、生地、丹皮等同用,祛风凉血止痒。

治白癜风。白蒺藜研末冲服。(《千金要方》)

治白癜风。白蒺藜与当归、生地共为末,白开水送服。(现代《重订十万金方》白癜风·17方)

此外,白蒺藜与栀子各等分为细粉,醋调如泥土,临卧敷之,旦洗之,可去瘢痕。

【炮制】**刺蒺藜** 取原药材,去杂质泥沙,残梗,碾去刺入药。

炒蒺藜 取净蒺藜入锅,文火炒至微黄,取出放凉入药。

【用法】10~20克水煎服,外用适量。炒刺蒺藜辛散之性减少,长于平肝潜阳,开郁散结,多用于肝阳头晕头痛,肝郁胁肋胀痛,乳胀乳汁不畅,余病症则用刺蒺藜。

【临床报道】消白灵汤

【组成】白蒺藜30克,稀莶草30克,鸡血藤30克,郁金15克,赤芍15克,红花15克水煎服,每日1剂,2~3次分服,疏风解郁,行气活血,养血荣肤。

【主治】白癜风。若神倦乏力,口淡不渴,舌质淡脉细弱者,加党参、黄芪;口干便干,舌红少津,脉细或细数加生地、茜草。治疗200例,痊愈69例,有效31例,进步29例,无效9例,总有效率为94%。见孟庆琴等《消白灵汤剂治疗白癜风200例临床观察》,《中医杂志》1995,36(8):473。

◎ 罗布麻 出《陕西中草药》

【别名】吉吉麻、泽漆麻、野茶叶等。

【基原】罗布麻为夹竹桃科植物罗布麻干燥的叶。

【主产地】辽宁、吉林、内蒙古、甘肃、陕西、山西、河南、山东、河北等省区。多生长于河岸、山沟、山坡砂质地。

【采集·药材质量】在夏季枝叶茂盛，开花前采叶，晾干。叶多皱卷，完整叶片展平后呈椭圆状披针形，长2~5厘米，宽0.5~1.5厘米，淡绿色或灰绿色，前端尖后少钝，边具细齿，两面无毛，叶面下表面突起，叶柄细，质脆，气微，味淡。以叶厚、较完整、淡绿色、无残梗、无霉、无杂、味甘苦者佳。（见图302）

【主要成分】含黄酮类化合物、罗布麻甲、乙素、叶含芸香甙、儿茶素、蒽醌、氯化钾。另外含谷氨酸、丙氨酸等。全草含新异芸香。

【药理】1. 罗布麻煎剂有明显的降压作用，对肾型高血压尤为适用，能增加肾血流及利尿作用。2. 有镇惊、抗惊厥作用。3. 有调节免疫力、抗衰老、抑制流感病毒。

【性味归经】苦、甘，凉。归肝、肾经。

【功效】平抑肝阳，清热利尿。

【歌诀】　　罗布麻药甘苦凉　　清肝火平抑肝阳
　　　　　　强心利尿消水肿　　肾型高血压用良

【应用】

1. 用于肝阳上亢所致的头晕目眩。本品苦凉清泄肝火，平肝抑阳，尤适用于肾虚肝火上冲之头晕目眩。

治轻型的头晕目眩，可单用本品泡茶服；治疗较重的肝阳上亢头晕目眩。罗布麻与牡蛎、代赭石、石决明、牛膝等配伍加强疗效。治疗肝阳上亢的头晕目眩，罗布麻与野菊花、龙胆草、车前子、决明子、桑叶等同用。

2. 用于小便不利，水肿，腹胀。本品甘凉泻火，强心利尿，罗布麻根尤适用心与小肠有火之小便不利。

治疗水肿，小便不利。可单用罗布麻根泡茶服。也可以与车前子、滑石、甘草、木通等配伍以增加疗效。

治疗肝炎腹胀。罗布麻与甜瓜蒂、延胡索、公丁香、木香共研细末服。（《新疆中草药手册》）

此外，治疗神经衰弱，眩晕，脑震荡后遗症，心悸，失眠，高血压，肝硬化腹水，浮肿，可单用罗布麻泡茶喝。

【炮制】罗布麻　取原药材，去杂质，尘屑，拣去残梗即可入药

【用法】5~15克，水煎或泡茶服，可治疗高血压，罗布麻根可用于治疗充血性心力衰竭，小便不利水肿；罗布麻全草可平抑肝阳，强心利尿；余病症则用罗布麻。

【注意】根含毒毛旋花子甙元及 k- 毒毛旋花子次甙 -β，全草含新异芸香甙，有一定毒性，不可过量长期服用。

【临床报道】**治疗高血压病**　每日用罗布麻叶 1~2 钱，开水泡当茶喝；或早晚定时煎服。共治疗 596 例，其中单用罗布麻叶 169 例；用其他药不效改用罗布麻，或降压药与罗布麻同用，血压下降到一定程度后再服罗布麻巩固疗效者 427 例。结果症状消失或显著减轻者 254 例，减轻者 212 例；其中血压降至 140/90 毫米汞柱以下者 143 例，收缩压或舒张压下降 20 毫米汞柱以上者 268 人，有效率达 88.59%。服药时间越长则疗效越高，超过半年的可达 93.3%，但罗布麻的疗效与疗程长短无明显关系。对头痛、眩晕、脑胀、失眠多梦和浮肿有较好的缓解作用。此药对 Ⅰ、Ⅱ 期患者较为适宜，或作为治疗高血压的辅助剂，对改善症状有较好的疗效。

副作用，较多者为肠鸣，腹泻，偶有胃痛，胃口不好，口干，口苦，个别出现气喘或肝痛。（摘抄于《中药大辞典》罗布麻）

◎ 羚羊角　出《神农本草经》

【别名】高鼻羚羊等。

【基原】羚羊角为牛科动物赛加羚羊的角。

【主产地】我国多分布于新疆等省。多栖息于半沙漠地区，国外吉尔吉斯斯坦、哈萨克斯坦、俄罗斯，蒙古亦产。（列入国家保护动物）

【采集·药材质量】秋季捕捉羚羊最好。从角根部锯下，晒干。本品呈圆锥形，略呈弓形弯曲，长约 15~33 厘米，类白色或黄白色，基部呈青灰色，嫩枝透视有"血丝"或紫黑色斑纹，光滑如玉，无裂纹，尖下有 10~16 个隆起环脊，间距有 2 厘米，用手握之，四指正好嵌入凹处，习称"握之合把"，基部内在坚硬的角柱，习称"骨塞"。骨塞约占全角的 1/3~1/2，骨塞圆形，坚硬而重，表面有凸出的细纹与角内面合槽，从横断面观察结合部呈锯齿状，对光透视上半段中央有一条隐约可辨的细孔直通角尖，习称"通天眼"，质坚硬，气无，味淡。以色白、质嫩、光滑、质坚硬、有血丝、无裂纹、内无骨塞者佳。（见图 303）

【主要成分】主含角质蛋白及多种氨基酸。还含多种磷脂、磷酸钙、胆固醇、多种微量元素。角骨塞的主要成分与角基本相同，不可抛弃，同样可作药用。

【药理】1. 本品有镇痛，解热，抗惊厥和降压作用。2. 角外皮浸出液对中枢神经系统有抑制作用，能增强动物内缺氧承受能力。

【性味归经】咸，寒。归心、肝经。

【功效】平肝熄风，清热明目，镇痉，解毒。

【歌诀】　　羚羊角平肝熄风　　头晕目眩抽搐惊
　　　　　　高热神昏热毒斑　　肝火盛目赤头痛

【应用】

1. 用于肝阳上亢，肝风内动所致的头痛，眩晕痉厥等。本品性寒，入厥阴肝经，善清肝热，息肝风，为平肝熄风止痉的有效药物。

治肝肾不足，肝阳上亢，肝风内动，头痛如劈，眩晕，手指震颤，甚则四肢抽搐。羚羊角与龟板、石决明先煎，后下菊花、生地、白芍、柴胡、薄荷、蝉蜕、夏枯草、牡丹皮、大枣水煎服。清热镇惊，平肝熄风。（清《医醇賸义》羚羊角汤）

治热病动风或肝风内动，高热烦躁，手足抽搐，甚至惊厥，昏迷，舌绛而干，脉弦而数等。羚羊角片先煎，后下桑叶、川贝母、鲜生地、钩藤、菊花、茯神、白芍、甘草、竹茹水煎服。清热凉肝，熄风止痉。（清《通俗伤寒论》羚羊钩藤汤）

治妊娠中风，头项强直，筋脉拘急，言语謇涩，痰涎不消，或子痫抽搐，不省人事。羚羊角与独活、炒枣仁、五加皮、炒薏苡仁、防风、酒当归、川芎、茯神、杏仁、木香、炙甘草共为散，加生姜水煎服。（宋《严氏济生方》羚羊角散）

治忧思抑郁，心脾受损，火煎成痰，上扰神明，心烦意乱，不能自主，重则成癫狂。羚羊角与龙胆草、当归、天南星、天竺黄、龙齿、半夏、麦冬、全蝎、川芎、犀角粉、龟板、青黛、石菖蒲、蜂房、知母、磁石、金箔、天门冬、白前、黄连、琥珀、芦荟、黄芩、竹沥水、铁落加水熬膏服。清热化痰，重镇安神，益智开窍。（清《王九峰医学精华》加味归脾丹）

2. 用于温热病及壮热神昏。本品入心肝二经，有清热解毒泻火作用，可治伤寒时气寒热，壮热神昏痉厥，谵语发狂等症。

治风热感冒初起，憎寒壮热，发热无汗，或有汗不畅，头痛口渴，咳嗽咽痛，舌点红苔薄白，脉浮数等。羚羊角与连翘、金银花、荆芥、牛蒡子、桔梗、甘草、淡豆豉、薄荷、淡竹叶共为细末，炼蜜为丸，温开水送服。疏散风热，清热解毒。（现代《全国中成药处方集》羚羊解毒丸）

治伤寒时气，寒热伏热，汗、吐、下后余热不退，或心惊狂动，烦乱不宁，或谵语无论，人情颠倒，脉仍数急，迁延不愈。羚羊角磨汁以甘草、灯心草煎汤送服。（《方脉正宗》）

治温热病，气血两燔，高热烦渴，神昏，谵语，抽搐等。羚羊角与犀角、石膏、知母、粳米、甘草水煎服。清热凉营熄风。（清《温热经纬》羚犀白虎汤）

治温病邪热内陷，热入心包，高热烦躁，神昏谵语，抽搐痉厥，口渴唇焦，尿赤便秘及小儿热甚惊厥等。羚羊角与石膏、寒水石、磁石、滑石、青木香、犀角、沉香、丁香、升麻、玄参、甘草、朴硝、硝石、朱砂、麝香共为细末，温开水送服。清热解毒，镇痉开窍。（宋《太平惠民和剂局方》紫雪丹）

3. 用于肝火上炎，目赤头痛，翳障胬肉，耳鸣耳聋等。本品性寒入心肝，善清心直折肝火，肝开窍于目，其火上炎目赤肿痛，目暗翳障，本品能清肝明目。

治热毒上攻眼目，爆发赤肿。羚羊角与升麻、黄芩、车前子、炙甘草、草决明、龙胆草、栀子共为细末，温开水送服。解毒泻火，清肝明目。（宋《太平惠民和剂局方》羚羊角散）

治心肺风热冲目，生翳肉。羚羊角与黄芩、柴胡、升麻、甘草共为散，水煎服。清肝明目。（宋《圣济总录》羚羊角汤）

治眼卒生翳膜。羚羊角与泽泻、菊花、葳蕤、菟丝子共为散服。（宋《太平圣惠方》羚羊角散）

治肝经实火上炎，耳鸣耳聋，耳内湿热，肿痛生脓。羚羊角与龙胆草、黄芩、生地、泽泻、木通、栀子、当归、石菖蒲、甘草共为细末制丸服。清肝胆实热。（现代《常用中成药》耳聋丸）

4. 用于麻疹，疮毒。本品性寒入肝，散血解毒，既能清里，又善解表，内陷者可以内消，未透者可以表散，为托表透疹之好药也。

治小儿出疹，表里俱热，或烦渴引饮，或喉痛声哑，或喘逆咳嗽。羚羊角与石膏、知母、薄荷、连翘、蝉蜕、僵蚕、金线重楼、鲜芦根水煎服。清热解毒透疹。（近代《医学衷中参西录》清疹汤）

治痘疹后余毒未清，随处肿痛。羚羊角磨汁，以黄芪、金银花汤和服。（《本草汇言》）

【炮制】羚羊角　取原药材，研成细粉入药。骨塞的主成分与角基本相似，因药源稀少，不可抛弃，同样可作药用。今用山羊角代替。

【用法】0.5~1 克研末冲服或磨汁冲服。若水煎服，羚羊角片 1~3 克先煎为宜。

◎ 牛黄　出《神农本草经》

【别名】犀黄、西黄、丑宝等。

【基原】牛黄为牛科动物黄牛、水牛胆囊或胆管结石。

【主产地】我国西北、东北牧区，河北、河南、山东、江苏善养牛地区。

【采集·药材质量】全年可采，宰牛时注意胆、胆管和肝管，如发现硬块即为牛黄，立即滤去胆汁，将牛黄取出，迟则胆汁浸润则变黑，除去薄膜，阴干。从胆取出的称"胆黄"，胆管、肝管取的称"管黄"。胆黄完整成卵圆形，方圆形或三角形。表面金黄色，或棕黄、深浅，大小不一，细腻少有光泽，有时外部有一层黑色光亮的薄膜，习成是"乌金衣"，有的粗糙，具疣状突起，具龟裂纹，呈麻面而光滑，质轻松脆，易于破碎，断面金黄色，棕黄色深浅不一，亦显光泽，有排列整齐的环状层纹，重重相叠，气清香，味先微苦，后微甜，入口芳香清凉，嚼之不粘牙，可慢慢溶化，以少许粉末，清水调涂指甲，能染黄色，经久不褪，习称"透甲"或"挂甲"。管黄，呈管状或破碎小片，表面不平滑或横曲线，长短不一，表面红棕色或棕褐色，不光滑，有裂纹和突起，断面也有很少的层次，内心多有空隙，色较深。总之牛黄以表面光滑细腻，质轻松脆，断面层纹薄而齐整，无夹杂白膜，味先苦后甘清香而凉，吸之凉入喉，少许牛黄水清调涂甲黄色，经久不褪者为佳品。（见图304）

【主要成分】主含胆酸、去氧胆酸、鹅去氧胆酸及胆红素、胆甾醇、麦角甾醇、卵磷脂、脂肪酸、维生素D、水溶性肽类成分、钠、钙、镁、锌、铁、铜、磷、尚有胡萝卜素、丙氨酸、甘氨酸、天门冬氨酸等多种氨基酸等。

【药理】1. 本品有镇静，抗惊厥和解热作用。2. 还有抗炎、降压、降脂、保护肝脏和利胆作用。3. 对豚鼠离体心脏有兴奋作用。

【性味归经】苦、甘，凉。归心、肝经。

【功效】清心凉肝，豁痰开窍，清热解毒。

【歌诀】　牛黄归肝（心）苦甘凉　　熄风止痉为之长
　　　　　豁痰开窍醒心神　　　　清热解毒疗肿疮

【应用】

1. 用于热病，温热病毒盛，痰热蒙蔽，神昏，谵语，惊痫，发狂，小儿惊风抽搐等。本品苦凉入心肝，清心凉肝，有熄风止痉，定惊安神之功效，又有清热化痰，开窍醒神之能，常用于心肝热盛引动肝风及痰热惊痫狂癫诸症。

治温热病邪逆陷心包，及热病症见高热烦躁，神昏谵语，痉厥抽搐，舌红或绛，脉数等。牛黄与郁金、犀角、黄连、黄芩、栀子、朱砂、雄黄、麝香、冰片、珍珠共为极细粉末，炼蜜制丸服。清热解毒，豁痰开窍。（清《温病条辨》安宫牛黄丸）

治中风、中暑、温病痰热内闭的神识昏迷，谵言狂语，烦躁不安，身热抽搐，痰盛气促，小儿痰热惊厥，舌红苔黄，垢腻或黄燥，脉滑数等。牛黄与犀角、朱砂、雄黄、玳瑁、琥珀、麝香、龙脑、安息香、金箔、银箔共研细末，炼蜜为丸服。化痰开窍，清热解毒。（宋《太平惠民和剂局方》至宝丹）

治温热病，热陷心包，身热烦躁，神昏谵语，小儿惊风抽搐，中风窍闭，语蹇瘈疭，舌红脉数。牛黄与朱砂、黄连、黄芩、栀子、郁金共为细末，炼蜜为丸服。（若昏迷者用鼻饲法）。清热解毒，开窍安神。（明《痘疹世医心法》牛黄清心丸）

治小儿痰热惊厥，手足抽搐，痰迷心窍，神昏口噤，谵语发狂，痰涎壅阻，喘促不安，身热气促，舌红苔黄浊，脉弦滑数等。牛黄与天竺黄、雄黄、朱砂、麝香、陈胆星共研末，炼蜜为丸，温开水送服。化痰开窍，清热安神。（明《明医杂著》牛黄抱龙丸）

治小儿急惊，痰多气喘，烦躁神昏，发热抽搐。牛黄与全蝎、僵蚕、朱砂、天麻、冰片、黄连、胆星、甘草共为细末，薄荷、灯心草、金银花汤送服。祛风止痉，豁痰定惊。（明《寿世保元》千金散）

2. 用于热毒所致的咽喉肿痛，痈疽疮疖疔毒，溃烂等。本品味苦气凉入心，清热解毒之力极强，可用于热毒壅滞郁结的多种外科疾病。

治肝胃蕴热所致的头目眩晕，口鼻生疮，风火牙痛，暴发火眼，咽喉肿痛，痄腮，耳肿，大便秘结，皮肤刺痒等。牛黄与大黄、石膏、黄芩、桔梗、甘草、雄黄、冰片共为细末，制片服。清热解毒，散风止痛。（现代《中药制剂手册》牛黄解毒片）

治疔毒，肠痈肿痛，单双乳蛾，烂喉丹痧，喉风喉痈等。牛黄与麝香、珍珠、蟾酥、雄黄、冰片共为细末，水泛为丸服。外用米醋调糊敷之。清热解毒，消肿止痛。（现代《中

国医药大辞典》引雷氏方·六神丸)

治乳癌、横痃、瘰疬、痰核、流注局部肿痛，皮色不变。犀黄与麝香、乳香、没药共为细末，黄米饭捣和丸，陈酒送服，清热解毒，活血散结。(清《外科证治全生集》犀黄丸)

治胎毒疮疖，阳证疮疡，疮疖高突肿痛，溃后脓厚色黄，或发热，头痛，口苦舌干，便秘尿赤等。牛黄与甘草、金银花、草河车共为细末，炼蜜为丸，温开水送服。清热解毒。(明《证治准绳》牛黄解毒丸)

治小儿口疮，不能饮乳。牛黄研末，竹沥调匀，沥儿口中。(宋《圣济总录》牛黄散)

此外，牛黄与麝香、冰片、黄连、栀子、郁金、黄芩等已制成安宫牛黄注射液用于临床，治疗肝昏迷，神经系统感染所致的昏迷，抽搐及中毒性脑病等。

【炮制】牛黄　取原药材，除杂质，薄膜即可入药。

【用法】0.3~0.5克研末冲服或入丸散，外用适量。

【注意】孕妇忌服。

◎ 地龙　出《本草图经》

【别名】蚯蚓、土龙、土蟺、曲蟮、地龙子等。

【基原】地龙为巨蚓科动物参环毛蚓或正蚓科动物背暗异唇蚓等的干燥全体。

【主产地】广地龙主产广东、广西、福建等省，土地龙多生于河北、河南、山东、江苏、安徽等省。多栖息于潮湿疏松，含有腐殖质的土壤。

【采集·药材质量】广地龙夏季捕捉，开膛剖腹，洗净内脏及泥沙，晒干。干燥全体呈长条薄片状，头及尾保持原来形状，弯曲不直，体前较尖，中央有口，尾端钝圆，体背棕红或灰红色，腹部较淡，前端有一环节，色浅，习称"白颈"，体壁较厚，不易折断，断面黄白色，气腥，味微咸。以条大、肥厚、不碎、完整、腹内无内脏、无泥沙者佳。土地龙较前者小，皮薄，易折断，两端常充满泥土，质量较差。(见图305)

【主要成分】本品主含蚯蚓解热碱、蚯蚓素、蚯蚓毒素、6-羟基嘌呤、多种氨基酸、碳水化合物、脂类、蛋白质等。还有钙、铁、锌等微量元素。

【药理】1.本品有平喘，舒张支气管作用。2.有解热、轻度镇静、麻醉，有降低血压作用，抗惊厥作用。3.具有良好的溶栓和抗凝作用，可治疗缺血性脑卒中。4.增强免疫力，有抗肿瘤作用。

【性味归经】咸，寒。归肺、肝脾经。

【功效】清热解毒，镇痉熄风，通络，平喘，利尿。

【歌诀】　性味咸寒蚯蚓虫　　清热平喘熄风痉
　　　　　通络治痹关节肿　　热结下焦便不通

【应用】

1. 用于气虚血瘀所致的半身不遂。本品性寒入肝，清热熄风，又有通行经络之功效，主中风半身不遂。

治中风后半身不遂，口眼歪斜，言语蹇涩。口角流涎，或大便干结，小便频数或失禁，舌淡苔白，脉缓无力。地龙与黄芪、当归、川芎、赤芍、桃仁、红花水煎服。补气，活血通络。（清《医林改错》补阳还五汤）

治中风半身不遂，口眼歪斜，手足拘挛，筋骨疼痛，步履艰难。地龙与红参、肉桂、甘草、熟地黄、麻黄、大黄、防风、姜黄、独活、乌梢蛇、白芷、玄参、青皮、苍术、乳香、没药、香附、桑寄生、冰片、厚朴、苦参、仙鹤草、毛姜、乌药、草豆蔻、威灵仙、狗脊、巴戟天、鸡血藤、赤芍、蚕蛹、萆薢、丹参、葛根、穿山甲、关白附、红花共为细末，炼蜜为丸，金箔为衣，生姜汤送服。祛除风痰，活血祛瘀，通利经络。（现代《上海中成药临床应用手册》参桂再造丸）

2. 用于痹症。本品气寒，性走窜，善通行经络，尤善治热痹关节肿痛。

治风湿痰阻经络，筋骨疼痛，肢体麻木，关节屈伸不利。地龙与制川乌、制草乌、制南星、乳香、没药共为细末，酒面糊为丸服。祛风除湿，化痰通络，活血止痛。如（宋《太平惠民和剂局方》小活络丹）

治气血痹阻肩痛，背通，腰痛，或周身疼痛，日久不愈，舌紫暗，或有瘀斑，脉涩弦。地龙与当归、川芎、桃仁、红花、没药、秦艽、羌活、香附、五灵脂、牛膝、甘草水煎服。活血祛瘀，通络止痛。（清《医林改错》身痛逐瘀汤）

治痰瘀阻滞经络，导致气滞血瘀。地龙与麝香、海马、全蝎、山甲珠、乌梢蛇、蜈蚣、丹参、牛膝共为末，炼蜜为丸服。祛痰化瘀，通经活络。（现代《千家妙方》麝香丸）本方可用于治疗类风湿关节炎。

治湿热痹症。关节肿痛，局部灼热红肿。地龙与秦艽、防己、薏苡仁、当归、白芍、黄芩、甘草等同用。清热除风，通络治痹。

3. 用于跌打损伤。《会约医镜》："治跌打损伤……"本品有通络化痰止痛之功效，可治跌打瘀肿作痛。

治跌打瘀积，腰疾疼不可忍。地龙与肉桂、桃仁、羌活、独活、炙甘草、炒黄柏、麻黄、当归、苏木水煎服。祛风通络，活血止痛。（清《张氏医通》地龙汤）

治跌打损伤，瘀肿作痛。地龙与当归、苏木、䗪虫、血竭、马前子、自然铜等同用。

4. 用于高热惊风，癫痫。本品气寒，善清热邪，除大热，有凉肝熄风之功效。

治高热不退。取地龙与金银花、连翘、石膏、知母、粳米、甘草水煎服。

治热极生风，抽搐痉挛。地龙与钩藤、蝉蜕、牛黄、羚羊角等同用。

治小儿惊风。地龙焙干与朱砂研粉糊为丸，金箔为衣，白汤送下。（《摄生众妙方》）

治疗癫痫。地龙与油炸马前子、血竭共研细末，炼蜜为丸服。通经活络，镇痉止痛。（现代安徽老中医吴香山《祖传经验方》宝寿丸）

5. 用于哮喘。本品清凉，熄风平喘，尤善治肺热喘息。

治疗支气管哮喘。地龙与麻黄、杏仁、僵蚕、丹皮、桃仁、枳壳、黄芩、白芍、甘草、

败酱草同用。化痰祛瘀，降气平喘。如（现代《实用专病专方临床大全》抗过敏定喘方）

治疗支气管喘息。地龙焙干研细，入胶囊服。（《吉林中草药》）

现有制成的地龙针，复方地龙注射液用于治疗支气管哮喘及哮喘性支气管炎，有一定的解痉和平喘作用。

6. 用于热结下焦，小便不利。本品性寒下行，解诸热疾，故有清热结利尿之功效。

治小便不通，取鲜地龙研烂，加水搅匀过滤取汁服。（《斗门方》）

治热淋，小便淋通。地龙与车前子、冬葵子、通草、白茅根、栀子、瞿麦、甘草等同用，清热利尿。

7. 用于疮疡肿毒，目赤，喉痛等。本品咸寒，除热解毒，可用于治疗风热目赤，疮疡肿毒。

治疮疡肿毒。鲜地龙与白糖捣烂外敷；地龙与绿豆、白糖研涂，具有攻毒疗疮作用。

治对口疮毒，已出脓。蚯蚓研细，凉调敷。日换3~4次。（《扶寿精方》）

治头痛目赤，喉痹缠喉风等。蚯蚓与龙脑、麝香研匀制丸服。（宋《圣济总录》龙珠丸）

治头痛，产后头痛。地龙与半夏、茯苓共为散，生姜、荆芥汤下。（宋《圣济总录》地龙散）

治带状疱疹。鲜地龙加白糖研糊外涂。（《验方》）

【炮制】**地龙**　取原药材，拣去杂质，洗净，切段，晒干入药。

酒地龙　取地龙段，加黄酒拌匀，稍闷待吸收，入锅文火炒干，表面呈棕色，出锅放凉入药。（一般地龙100克，用黄酒20克）

【用法】10~15克，大剂量可用至30克水煎服，亦入丸散，外用适量。酒制后酥脆，有效成分便于析出，还可减少腥味，便于内服，多用于通经活络，祛痰止痛。余病症用地龙。

【临床报道】**养血柔肝熄风汤**　组成：当归、白芍、全蝎各10克，天麻、僵蚕、枸杞子、地龙各15克，钩藤、菊花各18克，牛膝、龙骨、牡蛎各30克，蜈蚣4条水煎服。每日1剂，10日为1疗程。功能：养血、柔肝、熄风。主治：高血压脑病。治疗60例，临床治愈47例，有效10例，无效3例。见赵育才、王国三《治疗高血压脑病经验》，《上海中医杂志》1990，（12）：6。

◎ 全蝎　出《蜀本草》

【别名】全虫、蝎子、钳蝎等。

【基原】全蝎为钳蝎科动物钳蝎的干燥全体。

【主产地】河北、河南、山东、湖北、四川、安徽等省。多生于山坡石下，峭壁裂缝，枯叶下。另外，在全国各地多有人工饲养。

【采集·药材质量】清明至谷雨前捕捉，以野生成蝎最好，倒入清水盆中，使蝎吐其泥土，后捞入沸水中加入适量的盐，至水再沸，捞出放通风处晾干。干燥的全虫，头胸部及前腹部呈扁平长椭圆形，背部有梯形背甲，腹部有足四对，均为7节，前有钳枷一对，尾为方圆性，6节，全体呈绿褐色，腹部及肢为蜡黄色，尾端由毒刺，呈褐色，胸部折断，可见到内有黑色，棕黄色消化残余物，后腹部中空。体轻，质脆，气微腥，味咸。以个大小均匀、干燥、完整、体轻、无腐无蛀、无盐、腹中少泥沙者佳。有单用"蝎尾"者，又名"蝎梢"。（见图306）

【主要成分】主含蝎毒素，系一种类似蛇毒神经毒的蛋白质。此外，含三甲铵、甜菜碱、牛磺酸、卵磷脂、胆甾醇、甘油酯、棕榈酸、硬脂酸，十多种氨基酸。

【药理】1. 动物实验证明，全蝎有抗惊厥作用，明显抗癫痫作用，对清醒动物有明显的镇静作用。2. 浸剂和煎剂有明显持久的降压作用。3. 蝎毒可使呼吸麻痹，对破伤风杆菌有一定的抑制作用。4. 其水提取液对人体肝癌、结肠癌细胞有抑制作用。

【性味归经】咸、辛，平，中毒。归肝经。

【功效】熄风止痉，通络止痛，攻毒散结

【歌诀】　　全蝎中毒咸辛平　　中风面瘫破伤风
　　　　　　攻毒散结疮疡肿　　正偏头痛风湿病

【应用】

1. 用于中风后遗症，半身不遂，口眼歪斜，痉挛抽搐，癫痫等。本品性平，专入肝经，味辛走窜，既平熄肝风止痉定抽搐，又搜风通络，所以全蝎为镇痉治风要药。

治中风面瘫，口眼歪斜。全蝎与白附子、僵蚕各等分共为细末，热酒送服，生姜汁调敷患处。祛风化痰，解痉通络。（宋《杨氏家藏方》牵正散）本方可用于治疗面神经麻痹，三叉神经痛，中风后遗症等症。

治中风后遗症。全蝎与制马前子、僵蚕、当归、川芎、生地、桃仁、红花、丝瓜络、附子、蜈蚣、白芍、黄芪水煎服。活血通络，平肝熄风。（现代《实用专病专方临床大全》马前子汤）

治外受风寒，痰气闭阻引起的口眼歪斜。全蝎与荆芥穗、防风、天麻、羌活、僵蚕、川芎、白附子、乌头、薄荷、藿香叶、甘草共为细末，炼蜜为丸服。熄风化痰，祛风通络。（清《成方切用》不换金丹）

治破伤风，牙关紧闭，身体强直，角弓反张等。全蝎与蝉蜕、制南星、天麻、僵蚕水煎服。朱砂另研冲服。祛风痰，止抽搐。（现代《中医杂志》1955年第10期引《史传恩家传方》五虎追风散）

治小儿脐风口唇吮乳不得，舌强唇青，手足抽搐者。蝎尾与蜈蚣、钩藤、朱砂、僵蚕、麝香共为细末，竹沥汁调下。熄风止痉。（明《证治准绳》撮风散）

治风痰壅阻，中风昏冒，神志不宁，心神恍惚，惊悸不安，失眠健忘，烦躁多梦，头晕目眩，惊风抽搐，痰涎壅阻，卒然晕倒，不省人事，头痛，风湿痛，口眼歪斜，狂言乱语，苦笑无常。全蝎与朱砂（研细）、雄黄（研细）、琥珀（研细）、牛黄（研细）、麝香（研细）、半夏、天麻、甘草、乌蛇、冰片、僵蚕、附子、牛膝、天南星共为细末，炼蜜为丸，人参、薄荷汤下。化痰定惊，开窍安神。（清《杂病源流犀烛》牛黄定志丸）

治小儿风痰壅盛，惊风，高热抽搐，牙关紧闭，烦躁不安，神昏窍闭等。全蝎与天麻、雄黄、白附子、防风、僵蚕、薄荷、钩藤、天竺黄、半夏、朱砂（研粉）、珍珠（研粉）、牛黄（研粉）、麝香（研粉）、琥珀（研粉）、胆南星、甘草、冰片共为细粉，炼蜜为丸服。豁痰清热祛风，镇惊安神开窍。（现代《中华人民共和国药典》牛黄镇惊丸）

治男、妇、小儿痫症与癫狂。全虫与天麻、川贝母、姜半夏、茯苓、茯神、丹参、麦冬、陈皮、远志、石菖蒲、胆南星、僵蚕、琥珀（研粉）、朱砂（研粉）共为末，竹沥、姜汁、甘草熬膏和匀制丸，朱砂为衣。温开水送服。熄风祛痰，镇心开窍。（清《医学心悟》定痫丸）

2. 用于风湿顽痹。本品味辛散行，穿筋透骨，风淫可去，湿痹可除，且通络止痛，尤适于久病顽痹，关节变形，有较好的除风止痛作用。

治痹痛，中风，寒热交错，筋骨疼痛，手拘挛，麻木不仁，中风口眼歪斜，半身不遂。全蝎与芍药、川芎、僵蚕、桔梗、细辛、羌活、麻黄、防风、白芷、天麻、甘草、制南星、朱砂（研粉）共为细末，炼蜜为丸，温开水送服。祛风化痰，解痉止痛。（金《儒门事亲》愈风丹）

治风湿痹痛，跌扑伤痛，中风后四肢痿痹，风湿，瘀血阻滞经络，痹痛，痿弱日久不愈等。全蝎与白花蛇、乌梢蛇、麻黄、细辛、防风、葛根、乳香、没药、地龙、虎骨、牛黄、人参、败龟板、白术、大黄等56味中药共为细末，炼蜜为丸，金箔为衣，黄酒或温开水送服。祛风化湿，舒筋活络。（明《奇效良方》大活络丹）

治痹痛发麻。可单用全蝎研粉冲服亦效。

治顽固痹症。全蝎与制马前子、制南星、僵蚕、独活、制川乌、乌蛇、桑寄生、川芎、川牛膝、伸筋草、白附子、蜈蚣共为细末，黄酒送服。活血祛风，通络定痛。（现代《实用专病专方临床大全》马前子散）

3. 用于正偏头痛。本品善行入络，搜风止痛，尤善治顽固性头痛。

治痉厥，四肢抽搐，角弓反张，及顽固性头痛，关节痛等。全蝎与蜈蚣各等分为末，温开水调服。祛风镇痉，止痛。（上海人民出版社版《方剂学》止痉散）

治偏正头痛。全蝎与勾藤、紫河车各等分为末，入胶囊服。

治瘀血性头痛。全蝎与蜈蚣、当归、川芎、丹参、白芷、天麻、藁本、菊花、细辛、郁金水煎服。

治偏头痛。全蝎与当归、川芎、赤芍、白芷、桔梗、蜈蚣、䗪虫、细辛、僵蚕、怀牛膝、防风水煎服。若局部刺痛加桃仁、红花；呕吐加半夏、代赭石；太阳穴痛加黄芩、柴胡；肝火旺加龙胆草、栀子；夹痰者加白附子、南星、天麻、白芥子等。

4. 用于疮疡肿毒，痰核，毒蛇咬伤。本品辛则散结，咸乃软坚，有毒，以毒攻毒可治疗痈疽疮疡。

治诸疮肿毒。全蝎与栀子各7个麻油炸枯去渣，入黄蜡为膏，用时以膏涂患处。（《澹寮方》）

治痈疽、疔疮、发背、流注、附骨疽，多发性疖肿，风寒湿痹，鹤膝风，半身不遂等。

全蝎与苍术、石斛、天麻、当归、炙甘草、川芎、羌活、荆芥、防风、麻黄、细辛、川乌（汤泡去皮）、草乌（汤泡去皮尖）、何首乌、雄黄共为细末，炼蜜为丸，朱砂为衣。疮疡初起，葱白汤服；疮疡已成，无表证者热酒服下。温经活血，消肿止痛，祛除风湿。（明《外科正宗》万灵丹）

治痈、疽、疔、疮、瘰疬、流痰等症，溃后脓腐不净。全蝎与蜈蚣、山甲珠、蜘蛛、麝香、僵蚕、公丁香、母丁香、灵磁石、牛黄、冰片黄为细末，每用少许掺疮头上，外盖太乙膏，每日或隔日换药1次。消肿提脓。（现代《中医外科诊疗学》黑虎丹）

治颌下时毒肿硬，抚之微热。取全蝎七个焙干研粉，分二次黄酒送下，三日消尽。（近代《医学衷中参西录》）

治腋窝结核。全蝎七个，蝉蜕十四个煎汤内服。（《泉州本草》）

治毒蛇咬伤。全蝎与蜈蚣研末酒调服。（《经验方》）

【炮制】全蝎　取原药材，去杂，去腐，即可入药。

【用法】5~10克水煎服，外用适量，亦入丸散药酒。

【注意】孕妇忌服。

【附药】蝎尾为全蝎的全尾，功效主治同全蝎，但毒性大，效力亦大，但用量亦少，每次2~3克水煎服。

【临床报道】

1. 治疗烧伤　取活蝎30~40个，放入1斤食油中浸泡12个小时后即可使用（浸泡时间愈长，效力愈强）。用时将伤面水泡剪破，涂抹此油。治疗8例，且很快止痛，短期结痂而愈。（摘抄自《中药大辞典》全蝎）

2. 抗痨散

【组成】血竭1.5克，蜈蚣1克，全蝎0.6克，穿山甲4克。

【功效】攻毒消肿，生肌止痛。

【适应症】颈淋巴结核

【用法】先将穿山甲以沙子炒烫，烫后乘热醋淬，捞出晒干备用。准确称取穿山甲珠40克，依次取血竭15克，蜈蚣10克，全蝎6克共为细末，共10等份，每日服1份，敷患处1分（敷法：将1份药粉放在无菌纱布覆盖在患处固定好）。1个月为1疗程。

【疗效】50例患者，经3~4个疗程治疗，45例痊愈，2例疗效不佳，3例无效。有效率达96%，痊愈率达90%。（王雪等《当代中药外治临床精要》第一版）

3. 治疗骨结核　全蝎、蜈蚣各40克，土鳖虫40克共为细粉，分成40包，每日晨5点，晚9点各服1包。用法：将1包，入鸡蛋搅匀蒸蛋糕或煎炒内服，20天为1疗程，一般服药3~6个疗程，每两个疗程之间需停药1周，共治疗10例，结果痊愈8例，显效1例，无效1例。（摘抄自《有毒中草药大辞典》全蝎）

4. 朱仁康：全蝎治疗缠腰火丹疼痛

皮肤病痒者居多，疼痛间者有之，唯有缠腰火丹（南方称蛇丹）疼痛显著，尤以老年患者为甚。朱氏早年在家乡行医，曾遇七旬老翁患此症，经前医用龙胆泻肝汤治疗，疮疹虽平而痛如锥刺，经久不除，乃求治于其。遂以全蝎30克，研末分40包，早晚各1包。药后遣子来告，疼痛逐渐缓解，又嘱继服前药30克，仅服2料，痛止病愈。

考全蝎，辛平，有毒，入肝经。本草诸书言其有熄风镇痉，解疮肿毒之功效，有用以治半身不遂，口眼歪斜者，有治小儿惊厥抽搐者；有治破伤风者，亦有治诸疮肿毒者，诸说不一，但未见用此药止痛的记载。腰火丹乃湿热邪为患，热偏盛者投龙胆泻肝汤，湿盛者用除湿胃苓汤，大多获效。然而，往往由于湿热未尽，余毒未解，留滞经络，遗痛不止。今取全蝎以剔解毒邪，毒解络通，故能止痛矣。

朱氏自从摸索到全蝎粉可以止痛的经验后，治疗很多缠腰火丹后遗症疼痛的病例，均获显效，若患处久色素沉着，可配桃仁、红花、赤芍等药，若病发于头面者，可配菊花、蔓荆子、钩藤等药。（摘抄自《名中医治病绝招》续编）

◎ 蜈蚣 出《神农本草经》

【别名】百脚、吴公、天龙、百足虫等。

【基原】蜈蚣为蜈蚣科动物少棘巨蜈蚣的干燥全体。

【主产地】陕西、河南、湖北、湖南、江苏、浙江、安徽等省。多栖居于山区丘陵石板或枯叶下。现在全国很多地方有人工饲养。

【采集·药材质量】4~6月间捕捉，后用沸水烫死，再用竹片两端将蜈蚣头尾插入绷直晒干。干燥全虫呈扁平长条形，大小不一，长约9~11厘米，宽0.5~1厘米，全长有22节组成，头部两节暗红色，有触角及毒钩各1对，背部棕绿色或墨绿色，腹部淡黄色，自第二节起，每体节有脚1对，生于两侧，多为21对，质脆，断面有裂隙，气腥，有刺鼻臭气，味辛咸。以个大身长、粗壮、头红棕色、身墨绿、完整无损、无腐无蛀者佳。（见图307）

【主要成分】含两种类似蜂毒的有毒成分，即组织胺样物质及溶血性蛋白质，尚含脂肪，胆固醇，蚁酸等氨基酸类。

【药理】1.本品粉剂对小鼠有抗惊厥作用，其效价比全蝎高。2.水浸剂对结核杆菌、皮肤真菌如堇色毛癣菌、许兰氏黄癣菌、奥杜盎氏小芽胞癣菌、腹股沟表皮癣菌、红色表皮癣菌等皮肤真菌有不同程度的抑制作用。3.蜈蚣注射液注射对肿瘤细胞有抑制作用，对网状内皮细胞机能有增强作用。

【性味归经】辛、咸、温，中毒。归肝经。

【功效】熄风镇痉，攻毒散结，通络止痛。

【歌诀】　　蜈蚣辛咸温有毒　　熄风镇痉及抽搐
　　　　　　瘰疬结核疮毒肿　　风湿顽痹头痛除

【应用】

1.用于中风，破伤风痉挛抽搐，顽固性头痛。本品辛散温通，走窜之力最速，内而脏腑，外而经络，无处不到，凡气血凝聚之处皆可开之，但搜风，熄风，通经络作用大于全虫，往往二者相须为用。

治中风抽掣及破伤后受风抽掣者。蜈蚣与全蝎、当归、羌活、独活、生箭耆水煎服。除风止痉。（近代《医学衷中参西录》逐风汤）

治痉厥，四肢抽搐，角弓反张，以及顽固性头痛、关节痛。蜈蚣与全蝎各等分为末，温开水调服。祛风镇痉，止痛。（上海人民出版社版《方剂学》止痉散）

治肝风内动，四肢抽搐，惊厥，如小儿口撮如囊，吮乳不得，舌强唇青，手足抽搐者。炙蜈蚣与蝎尾、僵蚕、麝香、钩藤、朱砂共为细末，竹沥汁调服。熄风镇痉。（明《证治准绳》撮风散）

治口眼歪斜，口内麻木者。蜈蚣与天南星、半夏、白芷共为末，入麝香少许熟酒调下。（《世医通变要法》）

治中风口眼歪斜。蜈蚣与全蝎、穿山甲珠、当归、红花、羌活、防风、薄荷、天麻水煎服。通络除风。（现代《重订十万金方》真中风类·10方）

治破伤风，牙关紧闭，角弓反张，口吐涎沫。蜈蚣与南星、防风、荆芥、天麻、白芷、白附子、羌活、独活、当归、薄荷、僵蚕、全蝎、白花蛇、蝉蜕水煎服。祛风除痰，镇痉止抽。（现代《重订十万金方》破伤风类·48方）

2. 用于疮疡肿毒，疔、疮、瘰疬，毒蛇咬伤。本品有毒，以毒攻毒，味辛散结，可用于外科疮毒。

治痈、疽、疔、疮、瘰疬、流注，溃后脓不净。蜈蚣与磁石、公丁香、母丁香、全蝎、僵蚕、蜘蛛、炙甲片、麝香、牛黄、冰片共为细末，每日少许，掺疮头上，外盖太乙膏，每日或隔日换药1次，消肿提脓。（现代《中药外科诊疗学》黑虎丹）

治蛇疔初起，红肿发热，疼痛彻心。蜈蚣、雄黄、全蝎共为细末。用鸡蛋清调敷，外用鲜猪胆包之，消肿之痛。（清《疡医大全》蜈蚣散）

治气郁痰壅，患淋巴结核。蜈蚣30条，全蝎100克，白芥子30克共为细末，共分30包，每包分2份，每份装入1个鸡蛋搅匀，蒸熟后将鸡蛋食之，如此药蛋，每日早晚各1份，30天为1疗程，一般一个疗程肿大淋巴结即消失。利气和痰，消肿散结。（现代《千家妙方》结核散）

治甲沟胬肉突起。蜈蚣与生南星为散，醋调敷之。

治毒蛇咬伤。蜈蚣与白芷、雄黄、樟脑共为细末，用麻油调搽肿处，随干随涂。（清《洞天奥旨》蜈蚣散）

3. 用于风湿痹痛。本品辛散走窜，通络搜风，可治风湿痹痛，尤善治久痛顽痹。

治腿痛年久不愈，不能行走。蜈蚣与制川乌、制草乌、当归、法半夏、苍术、麻黄、山甲珠、威灵仙、杜仲、辰砂、制马前子共为细面，早晚各1次，黄酒冲服。通络搜风。除湿止痛。（现代《重订十万金方》马前活络散）

治痹症（各类风湿、类风湿疾病）。蜈蚣与当归、川芎、赤芍、细辛、肉桂、秦艽、独活、桑寄生、党参、茯苓、甘草、生地、杜仲、川牛膝、乌蛇、全蝎、防风水煎服。每日一剂，2次分服。祛风散寒除湿，通经活络止痛，益气养血补肾。（现代《实用专病专方临床大全》祛风通络止痛汤）

【炮制】**蜈蚣**　取原药材，去掉竹片，即可入药。

酒制蜈蚣　取蜈蚣折小段，用黄酒淋润后焙干入药。

【用法】1~5克水煎服，粉冲服0.5~1.5克。外用适量，酒制蜈蚣降低毒性，矫正臭味，酥脆易粉碎，多入丸散用，余病多用蜈蚣。

【注意】有毒，不可用量过大，孕妇忌服。

【临床报道】

1. 治疗结核病　取蜈蚣去头足，焙干研粉内服，每次量约3~5条，每日2~3次，治疗7例不同类型的结核病，结核性胸膜炎、结核性肋膜炎、肺结核、散发性结核、肋骨结核、乳腺结核与颈淋巴结核均治愈，服药2周后，首先见到食欲增加，面色转红，其后体重、体力亦见增加，服药期间未发现副作用。

2. 治疗烧烫伤　取活蜈蚣若干条，用麻油浸泡半个月。油以浸过蜈蚣面方度，1度烧烫伤用蜈蚣油涂患处，2~3度用纱布浸蜈蚣油敷患处，绷带包扎。治疗13例烫伤，4例烧伤，多数用药1~2次（最多3~4次）即愈。（1、2条摘抄自《中药大辞典》蜈蚣）

3. 治疗各种炎症　用活蜈蚣浸液治疗600例无名肿毒，其中手指炎236例，毛囊炎168例，急性乳腺炎35例，外痔12例，痈26例，蛇咬伤3例，虫咬伤92例，牙髓炎23例，外伤感染5例。结果：痊愈560例、显效23例、好转12例、无效5例。治疗方法：活蜈蚣2条加75%酒精500毫升，放器皿内，再加红花5克，浸泡7天后使用，用棉签蘸药液涂患处，每日擦3~5次，3~10天为1疗程。（摘抄于《有毒中草药大辞典》蜈蚣）

4. 治疗顽固性痹症　马前子10克，制南星10克，僵蚕10克，独活10克，川乌10克，当归10克，桑寄生10克，川芎10克，川牛膝10克，伸筋草10克，白附子10克，蜈蚣10克，全蝎10克，生马前子与绿豆一把，与沙子共烧黄，当绿豆爆花时，马前子即炒好，速剥其皮。与上药共为细末，每次服1.5~2.5克，黄酒送服，服后静卧休息30分钟，体弱者每日服2次，早晚服，体壮者每日可服3次，每次可服2.5克，有活血祛风，通络定痛功效。服药间忌食生冷，油腻，腥辣。见卢海山《应用"马前子散"治疗痹症50例》，《中医药学报》1986，（1）：29。

5. 主治阳痿　蜈蚣18条，当归60克，白芍60克，甘草60克共为细末，分成40包，每次服半包或1包，早晚2次，空腹白酒或黄酒送服，15天为1个疗程，共治737例，近期治愈655例，治愈率在88.9%，忌食生冷，气恼，仅个别病人用药下肢浮肿，手足心痒，无需治疗或停药，可自行消失。（摘抄自《中医杂志》1981，22［4］：36.）

6. 治疗阳痿早泄　蜈蚣1条为粉，鸽蛋一个打碎均匀入油锅，熟食之，早晚各1次，15天为1疗程。（《首批国家级名老中医效验秘方精选》）

◎ 白僵蚕 出《神农本草经》

【别名】僵蚕、僵虫、天虫。

【基原】僵蚕为蚕蛾科昆虫家蚕蛾的幼虫（4~5龄），在未吐丝前，因感染白僵菌而僵化的干燥虫体。

【主产地】浙江、江苏、河南、四川等省及现代养蚕地区多产。

【采集·药材质量】收集白僵菌感染病死的蚕，与石灰拌匀，吸去水分，晒干。呈圆柱形，多弯曲皱缩，长2~5厘米，直径0.4~0.6厘米，表面灰白色，头足节清晰可辨，足8对，质坚硬而脆，易折断，断面平坦，黑褐色如胶质。以条大肥壮、均匀、灰白色、质硬、断面棕黑色、有光、外表灰少者佳。（见图114）

【主要成分】主含蛋白质、脂肪、灰粉；尚有多种氨基酸以及铁、锌、铜、锰、铬等微量元素。体表的白粉中含草酸铵。

【药理】1.僵蚕醇提取液对小鼠、家兔有催眠、抗惊厥作用。2.在试管内对金黄色葡萄球菌、大肠杆菌、绿脓杆菌等有轻度的抑菌作用。3.醇提取物可抑制人体肝癌细胞呼吸，可用于直肠瘤型息肉的治疗。4.僵蚕粉有较好的降糖作用。

【性味归经】辛、咸，平。归肺、肝经。

【功效】熄风止痉，化痰散结。

【歌诀】　白僵蚕药咸辛平　祛风止痛熄风痉
　　　　　口眼歪斜面抽动　瘰疬痰核丹毒疗

【应用】

1.用于中风面瘫，惊风抽搐。本品味辛性散，祛风散邪，能祛外风止痉挛抽搐，入肝经清肃毒火，且平息内风，以治厥阴之患，可谓除外风息内风之良药。

治中风面瘫痪，口眼歪斜等。白僵蚕与白附子、全蝎各等分为末，热酒送服，外用生姜汁调敷，祛风化痰，解痉通络。（宋《杨氏家藏方》牵正散）

治风寒外袭，痰气闭阻引起的口眼歪斜。白僵蚕与白附子、全蝎、乌头、天麻、防风、川芎、荆芥穗、藿香叶、甘草、薄荷叶、羌活共为细末，炼蜜为丸，清茶或酒吞服。熄风化痰，祛风通络。（清《成方切用》不换金丹）

治小儿痰热惊风，四肢抽搐，痰涎壅盛，神志昏迷，烦躁喘息不安。僵蚕与牛黄、冰片、朱砂、羌活、天麻、防风、麝香、雄黄、胆南星、天竺黄、川贝母、全蝎、制白附子、蛇含石共研末，开水送服。熄风镇惊，化痰开窍。（近代《丸散膏丹集成》小儿回春丹）

治破伤风，小儿口撮如吮乳不得，舌强唇青，手足抽搐。僵蚕与蜈蚣、蝎尾、朱砂、麝香、钩藤共为细末，竹沥汁调下。熄风镇惊。（明《证治准绳》撮风散）

治男、妇、小儿癫狂痫。僵蚕与天麻、川贝母、胆南星、茯苓、半夏、茯神、陈皮、丹参、麦冬、石菖蒲、远志、全蝎、琥珀、朱砂共为细末，甘草熬膏与姜汁和匀制丸服。安神定志，熄风化痰，止搐定惊。（清《医学心悟》定痫丸）

治小儿慢脾风，如小儿吐泻过度，正气虚弱，出现闭目摇头，面唇青黯，额头出汗，神昏嗜睡，四肢厥冷，手足蠕动等。僵蚕与高丽参、土白术、附子、茯苓、全蝎、天麻、炙甘草等同用。温中补脾，回阳祛风。

2. 用于头痛，眩晕，目赤，耳聋，咽喉肿痛，风疹瘙痒。本品味辛入肺，祛风散邪，皮肤诸疾病，治风寒入内头痛齿痛，喉痹肿痛，亦能疏散肝经风热，治头痛目赤。

治风热上攻头目，头晕目眩，偏正头痛，恶风发热，目赤流泪，视物模糊。僵蚕与川芎、荆芥穗、防风、白芷、细辛、甘草、薄荷、羌活、菊花、蝉蜕共为细末，茶水调服。疏散风热，清利头目。（宋《银海精微》菊花茶调散）

治诸风上攻，头目昏痛，目眩旋晕，耳啸蝉鸣，鼻塞多涕，皮肤顽麻，隐疹瘙痒。僵蚕与川芎、羌活、人参、茯苓、藿香、防风、荆芥穗、甘草、蝉蜕、厚朴、陈皮共为细末，茶水调服。祛风化湿止痒。（宋《太平惠民和剂局方》消风散）

治风热上攻，偏头痛。僵蚕与菊花、川芎、石膏共为细末，清茶调下。清热疏风，解痉止痛。（明《东医宝鉴》川芎散）

治冬月风寒所致的头脑痛，齿痛，名曰脑风。僵蚕与麻黄、附子、羌活、白芷、防风、黄柏、苍术、黄芪、升麻、甘草煎水服。散寒祛风，解痉止痛。（金《东垣试效方》羌活附子汤）

治耳聋，气闭不通。僵蚕与小茴香、木香、全蝎、陈皮、延胡索、川羌活、川芎、蝉蜕、石菖蒲、甘草、穿山甲共为散，温酒调下。镇静安神，化瘀开窍。（明《奇效良方》通气散）

治一切喉疾，不论红白，肿疡，初起之时，漱之有效。僵蚕与荆芥、薄荷、桔梗、防风、甘草水煎连连漱口，散风清热。（清《喉科指掌》六味汤）

治风热喉痹，缠喉风等。僵蚕与火硝、硼砂、雄黄、冰片共为细末吹喉。祛瘀消肿。（明《外科正宗》金钥匙）

3. 用于瘰疬痰核。本品味咸，能软坚散结，兼燥湿化痰。

治瘿瘤、瘰疬、痰核。本品与夏枯草、当归、甘草、桔梗、白芍、红花、陈皮、昆布、川芎、玄参、香附、贝母、乌药水煎加蜂蜜熬收膏。温开水送服。（清《医宗金鉴》夏枯草膏）

治瘰疬。白僵蚕研末，水送服。（《千金要方》）

此外，僵蚕与白及各等分为末，日2次，每次服2钱，可治空洞型肺结核；白僵蚕与黄连为粉可治重舌木舌；白僵蚕为粉外用可灭面黯及诸瘢痕等。

【炮制】僵蚕　取原药材，除去死蚕，残丝，入水淘净石灰，晒干入药。

炒僵蚕　将麦麸撒入炒锅，武火加热，当大冒烟时，倒入僵蚕，翻炒至表面黄色，出锅筛去残麸及灰屑，放凉入药。（一般僵蚕100克，用麸20克左右）

【用法】10~15克水煎服，大剂量可用至30~50克，亦入丸散，每次1~2克，外用适量。麸炒僵蚕，减其腥气，疏风解表力缓；药效成分容易析出，而易于加工粉碎，长于化痰散结，多用于治疗瘰疬，痰核，中风失音，余病症则用僵蚕。

【临床报道】治疗糖尿病

内服僵蚕丸，轻度患者，每次1克，每日3次，中、重度每次2克，每日3~4次，观察9例，病程最长15年，最短8个月。经治疗5个月，全部病例的尿糖、血糖均有不同程度的降低，自觉症状消失，饮食及体重增加，全身有力，精神状况显著好转。停药或过度疲劳后有复发的可能，故治疗后需保持一定的维持量（2克/日），定期疗效尚待观察。（摘抄自《中药大辞典》白僵蚕）

【附药】**蚕茧** 出《本草纲目》 蚕茧为蚕蛾科昆虫家蚕蛾的外壳。性味甘温，有止血敛疮功效。主治尿血、便血、崩漏、消渴、痈肿、疮毒。5~10个水煎服或入丸散，外用适量。

蚕蛹 蚕蛹为家蚕的蛹，经缫丝后从蚕茧中可取出烘干。性味甘平，有和胃消疳之功效。主治小儿疳积，消渴等。多炒食和干燥研末冲服。

◎ 钩藤 出《本草原始》

【别名】钩丁、嫩钩钩、双勾、勾藤、大钩丁、双钩藤等。

【基原】钩藤为茜草科植物钩藤或华钩藤等及其同属多种植物的带钩嫩枝条。

【主产地】钩藤多分布浙江、福建、广东、广西、江西、贵州、四川等省区的山谷、溪边、树林下；华钩藤主产湖南、湖北、四川、云南、广西等省。生产在山谷、树林中。

【采集·药材质量】春秋采剪带钩的嫩枝藤，剪去无钩的藤茎，蒸后晒干。钩藤枝茎呈圆柱形或类方柱形，节上有对生的两个弯曲的钩，向内卷曲，亦有单钩的，大小不一，全体光滑表面红棕色或棕褐色，质轻而坚，不易折断，断面外层棕红色，呈淡黄色而疏松。以双钩形如锚状、茎细、质嫩、钩结实、光滑、干燥、紫褐色、味甘苦者佳。（见图308）

【主要成分】钩藤主含钩藤碱、异钩藤碱、去氢钩藤碱、黄酮类化合物、儿茶类化合物等。

【药理】1. 水煎剂有明显的镇静作用，乙醇浸出液能制止豚鼠实验性癫痫发作，并有抗戊四氮惊厥作用。2. 煎剂对动物有降压作用，但不易久煎，煮沸20分钟其降压成分即被破坏；钩藤还有抑制血小板聚集及抗血栓，降血脂等作用。3. 对心脏的影响，有减慢心律，抑制心肌收缩力，降低心肌耗氧量等。

【性味归经】甘、苦，微寒。归肝、心经。

【功效】清热平肝，熄风止痉。

【歌诀】　　甘苦微寒有钩藤　　归属厥阴肝心经
　　　　　惊痫抽搐肝风动　　清肝能治头晕痛

【应用】

1. 用于肝阳上亢所致的头痛、眩晕、不眠。本品轻清而凉入心肝经，既能平息内风，又除心热，心静风熄，诸症自除。

治肝阳上亢，肝风内动所致的头痛、眩晕、耳鸣眼花、震颤、失眠及半身不遂，舌红，脉弦数等。钩藤（另煎15分钟兑入服）与天麻、石决明（先煎）、栀子、杜仲、川牛膝、桑寄生、益母草、朱茯神、夜交藤、黄芩水煎服。平肝熄风，清热安神。（现代《杂病证治新义》天麻钩藤饮）

治肝阳上亢所致颜面潮红，眼部充血，烦躁不眠。钩藤与生地、麦冬、石斛、酸枣仁、杜仲、丹参、牛膝、龟板、铁锈、槐米水煎服。平肝熄风，养阴安神。（近代《冉氏经验方》卧佛汤）

治肝厥头晕。钩藤与陈皮、半夏、茯苓、甘草、人参、麦冬、菊花、防风、石膏水煎服。清热化痰熄风。（宋《本事方》钩藤散）

治风痰上逆，头痛，晕眩，四肢麻木，语言时有不利，反应迟缓，动作缓慢，舌质红。苔白腻，弦滑者。钩藤与旋覆花、天麻、陈胆星、牛角丝、珍珠母、代赭石、石决明、全瓜蒌、半夏、牛膝、蜈蚣、全蝎水煎日二次分服。镇肝熄风，清热化痰。（现代《千家妙方》熄风降压汤加减）

2. 用于热极生风，肝风内动所致的惊厥，拘挛抽搐。本品甘寒入肝胆，祛风化痰，尤其加入补阴药中，更能熄风止痉，为治风痰，开气闭，定惊痫之要药，尤多用于小儿。

治热病动风及肝风内动，高热烦躁，手足抽搐，甚至痉厥，昏迷，舌绛而干，脉弦而数等。钩藤后下与羚羊角片（先煎）、桑叶、川贝母、生地、菊花、茯苓、白芍、甘草、竹茹水煎服。清热凉肝，熄风止痉。（清《通俗伤寒论》羚角钩藤汤）

治妊娠后期，血气亏损，肝风内动的胎动不安，子痫手足抽动。钩藤与当归、人参、茯神、桑寄生、桔梗水煎服。熄风安胎。（宋《妇人良方》钩藤汤）

小儿惊风，发热，四肢抽动，二目上翻，舌红脉弦数。钩藤与人参、犀角、全蝎、天麻、甘草共为粗末水煎服。熄风镇惊，清热安神。（明《证治准绳》钩藤饮）

治小儿肝风内动，惊厥，口撮如囊吮乳不得，舌强唇青，手足抽搐。钩藤与蜈蚣、朱砂、僵蚕、蝎尾、麝香共研细末，竹沥汁调服。熄风镇痉。（明《证治准绳》撮风散）

治诸痫啼叫，痉挛抽搐。钩藤与蝉蜕、黄连、甘草、大黄、天竺黄共研细末，薄荷、生姜汤送下。清热化痰，除风镇经。（宋《普济本事方》钩藤饮子）

治小儿夜啼，入夜惊痫，日间倦乏，食欲不佳，指纹淡白，舌质红苔白。钩藤与蝉衣、木香、槟榔、乌药、益元散水煎服。清热平肝，调理肠胃，通利关窍。（现代《名中医治病绝招》王鹏飞·钩藤饮）王氏几代家传儿科，京都誉为"小儿王"其数代祖传此方颇多效验。

【炮制】钩藤　取原药材，拣去老梗，杂质，洗净，晒干入药。

【用法】10~15克水煎服，大剂量可用到20~30克，但不宜久煎，久煎反而失去药力，钩藤碱易破坏，可另煎14分钟，兑入服最好。

【临床报道】五苓散加味治疗美尼尔氏综合征　茯苓10克，桂枝10克，白术10克，泽泻10克，车前子15克，陈皮10克，半夏10克，菊花12克，竹茹10克，石菖蒲10克，钩藤30克（另兑入），水煎2次约200毫升，日3次分服。如眩晕甚者加天麻10克；失眠加枣仁15克；苔厚腻加厚朴；苔黄有湿热者加黄芩；呕吐、耳鸣消失者去石菖蒲、竹茹。诸症减轻，方可隔日一剂，后而停药。治疗16例，治愈14例，好转2例。见王彩丽《五苓散加味治疗美尼尔氏综合征16例》，《山东中医杂志》1985，4（2）：25。

◎ 天麻　出《雷公炮炙论》

【别名】 明天麻、赤箭、鬼督邮等。

【基原】 天麻为兰科植物天麻的根茎。

【主产地】 主产云南、贵州、四川等省。多生于林下阴湿、腐殖质较厚疏松肥沃的砂质土壤。以云南省产量大，质量优，现多有种植。

【采集·药材质量】 冬季茎叶枯萎时采挖，称"冬麻"，质量较优；春季发芽时采挖，称"春麻"质量较次。采挖后除去茎及须根，洗净泥沙，擦净粗皮，清水浸泡后煮透，晒干。干燥的根茎呈椭圆形，皱缩而弯曲，一端有残留的茎基，另一端有圆形根痕，表面黄白色或淡黄棕色，大小不一，冬天麻皱纹较细而少，春天麻纹粗大。质坚硬，不易折断，断面略平坦，角质，黄白色，有光泽，嚼之有黏性，味甘。以个大肥润坚实、均匀、黄白色、半透明、干燥、完整、无蛀者佳。（见图309）

【主要成分】 主含天麻甙、对氢苯甲醇、胡萝卜甙、柠檬酸、柠檬酸甲脂、棕榈酸、抗真菌蛋白、天麻多糖、天麻素、维生素A类物质、黏液质、微量元素等。

【药理】 1. 天麻有明显的镇静作用，能降低戊四氮所致的动物惊厥死亡率，缩短痉挛时间，减少癫痫发生。2. 天麻能减低外周血管，脑血管和杆状血管阻力，保护脑神经细胞。并有减压、减慢心率及镇痛抗炎作用，促进心肌细胞能量代谢，改善心肌循环，增加心肌供氧。3. 有降低血压作用。4. 对心脏有抗心肌缺血作用。5. 改善记忆，延缓衰老，改善学习记忆力功能。6. 增强免疫功能。临床上可用于治疗神经衰弱，眩晕，癫痫，惊厥，血管性头痛，三叉神经痛，坐骨神经痛，老年痴呆，高血压等。

【性味归经】 甘，平。归肝经。

【功效】 熄风止痉，平抑肝阳，祛风通络。

【歌诀】　　天麻甘平归肝经　　平肝阳熄风止痉
　　　　　　　眩晕头痛为良药　　风中经络湿痹痛

【应用】

1. 用于眩晕头痛等。本品甘平入肝经，"诸风掉眩，皆属于肝"；不但平抑肝阳，治眩晕头风，又熄风治虚风内作、眼黑头旋，所以天麻为定风神药。

治肝阳上亢，肝风内动所致的头痛、眩晕、耳鸣、眼花、震颤、失眠及半身不遂，甚至肢麻抽搐，舌红，脉弦数等。天麻与勾藤（另煎兑入）、石决明（先煎）、栀子、黄芩、杜仲、牛膝、桑寄生、益母草、茯神、夜交藤水煎服。平肝熄风，清热安神。（现代《杂病证治新义》天麻钩藤饮）

治风痰上扰眩晕头痛，胸闷呕恶，舌苔白腻，脉弦滑。天麻与半夏、白术、茯苓、陈皮、甘草、生姜、大枣水煎服。健脾燥湿，化痰熄风。（清《医学心悟》半夏白术天麻汤）

治风痰内作，头旋眼黑，胸闷欲吐，不得安卧。天麻与陈皮、半夏、茯苓、柴胡、黄芩、黄连、前胡、生姜水煎服。祛风化痰，清热降逆。（元《卫生宝鉴》天麻半夏汤）

治一切头痛，不分虚寒偏正。天麻与防风、生首乌、土茯苓水煎服。

2. 用于惊风，抽搐及癫痫。本品入肝熄风定惊，甘润和缓肝脉之急，用于各种病之肝风内动，惊痫抽搐，虚实寒热皆可配伍应用。

治小儿惊风，发热，四肢抽搐，两目上翻，舌红，脉弦数等。天麻与钩藤、人参、犀角、全蝎、甘草共为细末水煎服。熄风镇惊，清热安神。（明《证治准绳》钩藤饮）

治小儿吐痢，脾胃虚之慢惊风。天麻与人参、麻黄、甘草、钩藤、蝉蜕、防风、炒僵蚕、蝎尾、川芎、麝香同用。祛风解痉，镇痉安神。（宋《小儿药证直诀》钩藤饮子）

治小儿急慢惊风，惊痫发作。天麻与辰砂、琥珀、黄牛、僵蚕、代赭石、胆南星、全蝎、白附子、冰片、乳香、蝉蜕、麝香共为粉，薄荷汤送下。镇肝熄风，化痰开窍。（明《婴童百问》琥珀散）

治癫痫。天麻与全蝎、当归、胆南星、炙甘草共为细末，温开水送服。活血祛风，镇痉化痰。（现代《名中医治病绝招续编》林夏泉·除痫散）

治破伤风，牙关紧闭，口撮唇紧，身体强直，角弓反张，脉弦紧等。天麻与南星、白附子、白芷、羌活、防风共为细末，热酒调服或改用汤剂。祛风痰，镇痉搐。（明《外科正宗》玉真散）

3. 用于风湿痹痛，中风半身不遂。本品甘平，能祛除外风，通血脉祛痰开窍，治筋骨拘挛。凡风寒湿邪之痹着瘫疾，非天麻不治。

治痹痛痼疾，肩背腰腿痛，筋骨微弱，手足麻木，舌淡苔薄白，脉细紧滑等。天麻与胆南星、防风、制川乌、当归、白附子、石膏、制草乌、川芎、白芍、白芷、僵蚕、桂枝、雄黄粉、半夏、薄荷、地龙、甘草、橘络共为细末，炼蜜为丸服。祛风散寒，舒筋活血，豁痰通络。（现代《全国中药成药处方集》追风丸）

治痹痛走窜不定，寒热交错，筋骨疼痛，手足拘挛，麻木不仁，中风口眼歪斜，半身不遂。天麻与芍药、川芎、僵蚕、桔梗、细辛、羌活、麻黄、防风、白芷、全蝎、甘草、制南星、朱砂共为细末，炼蜜为丸服。祛风化痰，解痉止痛。（金《儒门事亲》愈风丹）

治风寒外邪，痰气闭阻引起的中风口眼歪斜。天麻与荆芥穗、甘草、防风、僵蚕、羌活、薄荷、川芎、白附子、乌头、蝎尾、藿香叶共为细末，炼蜜为丸服。清茶或酒调服。末以蜜调敷患处。熄风化痰，祛风通络。（清《成方切用》不换金丹）

治风痰阻络引起的中风言语蹇涩，半身不遂，偏身麻木，屈伸不利。天麻与羚羊角片（先煎）、酸枣仁、防风、羌活、肉桂、附子、甘草水煎服。平肝熄风，祛风通络。（明《奇效良方》资寿解语汤）若言语不利加远志、石菖蒲、白僵蚕；半身不遂为主加黄芪、当归、桃仁、红花等。

此外，现在已制成20%天麻针，肌肉注射已用于临床，治疗三叉神经痛、眶上神经痛及坐骨神经痛等，疗效颇佳。

【炮制】天麻 取原药材，拣去杂质，大小分开，分别洗净，略泡，捞出淋水闷透，切片，晒干入药。

炒天麻 取麸皮倒入锅中，中火加热，见大冒烟时倒入天麻片，炒至黄色，略见焦斑，取出除去残麸，放凉入药。（一般天麻100克，用麸皮20克左右）

【用法】 10~15克水煎服，亦入丸散，药酒。研末冲服3-5克。天麻炒后减少黏性，质地较疏松，便于服用，加工制粉。入汤剂天麻即可。

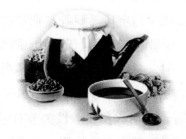

第二十二章 开窍醒神药

凡是具有开窍醒神，治疗邪阻心窍，神志昏迷的药物，统称开窍醒神药。本类药物多辛香走窜又称芳香开窍药，且耗伤正气，不可久用

◎ 麝香

【别名】元寸、当门子、脐香、麝脐香等。

【基原】麝香为鹿科动物林麝、马麝、原麝成熟雄麝香囊中的干燥分泌物。

【主产地】新疆、西藏、青海、甘肃、四川、宁夏、陕西、山西、湖北、贵州等省区。多栖息于多岩石的针叶林和针、阔混交林中。（列入国家保护动物）

【采集·药材质量】冬春猎取3年以上的雄麝，连腹皮割下，阴干称"毛香"。阴干剖开外壳，取出内颗粒，称"麝香仁"，又称"散香"。人工驯养多以定期动用手术，直接从香囊中取出麝香仁，阴干。

整麝香（毛香）呈球形状，扁圆形或椭圆形，直径3~7厘米，开口面略平坦，密生白色或棕色细短毛，呈旋涡状排列，中央小口直径2~3厘米，去毛后显棕色革皮质，内模极薄，背面（包藏在麝腹内的半部）为一层微敛缩而柔软的内皮，棕褐色略带紫色。内即为麝香仁。质柔软，微有弹性，有香气。以身干、色黄、干净、异香浓郁者佳。（见图310）

麝香仁质量真伪鉴别要点：

1. 颜色：真麝香粉呈棕褐色或棕黄色，当门子呈棕黑色，有光泽。
2. 质地：真品柔软，疏松，有弹性。
3. 气味：真麝香味辛、微苦，咸、有窜舌感，香气浓郁而特异。

4. 手搓：真麝香手搓成团，轻揉即散，不染手，不粘手，不顶指，不结块。

5. 火烧：真麝香用火烧之迸裂，起泡似珠，似毛发味但无臭气，灰化后残渣呈白色或灰白色。

6. 水试，真麝香溶液透明，不混浊。

（摘抄自《中华名医特技集成》付宝庆《麝香鉴别要点》）

【主要成分】主含麝香酮、少量降麝香酮、无机盐、胆甾醇、脂肪酸、灰分、氯化合物、粗纤维，微量元素钾、钠、钙、铁、镁、氯、硫酸根、磷酸根等。

【药理】1. 麝香酮对动物有升高血压，兴奋呼吸，中枢神经作用。2. 对子宫有明显的兴奋作用，对妊娠子宫更为显著。3. 对大鼠实验性关节有消炎作用，在体外对大肠杆菌、金黄色葡萄球菌有抑制作用。4. 对心脏有兴奋作用，可增加冠状动脉血流量，缓解心绞痛。小剂量麝香酮可显著减轻脑水肿，增强中枢神经系统对缺氧的耐受性，改善脑循环。5. 本品有通经作用，用于难产、死胎、胞衣不下等。

【性味归经】辛、微苦、咸，温。归心、肝、脾经。

【功效】开窍醒神，通经催产，散结止痛。

【歌诀】　麝香辛温(入)肝脾心　　开窍通闭可醒神
　　　　　活血散结疮毒肿　　　催产止痛跌打损

【应用】

1. 用于闭证神昏，中风痰厥惊痫，胸痹等。本品辛温，有特殊异香，走窜之力特别强，为通关利窍之上药，凡闭症痰厥，无论寒热，皆可辨证用之。

治中风，中寒，中气突然晕倒，不省人事，牙关紧闭，痰浊内盛，感受秽恶，腹痛胸闷，昏迷，苔白滑或厚腻，脉沉迟或弦紧有力等。麝香与苏合香、冰片、乳香、安息香、丁香、沉香、檀香、香附、犀角、诃子、荜拨、白术、朱砂、青木香同用。除苏合香油外，余药共为细末，苏合香油调匀，炼蜜为丸，温开水送服。芳香开窍，行气止痛。（宋《太平惠民和剂局方》苏合香丸）

治真心疼，胸痹，心区绞痛，憋气胸闷，或卒然昏倒，不省人事，痰浊气厥，中恶暴厥等症。麝香与人参提取物、蟾酥、苏合香脂、冰片、牛黄、肉桂共制丸，水冲服或含服。开窍辟秽，活血止痛。（现代《上海中成药临床实用手册》麝香保心丸）

治中暑受寒，痧胀腹痛，贪凉饮冷，头痛胸闷，进食不慎，霍乱吐泻；感触秽恶，脘痛绞肠，四肢厥冷，牙关紧闭，卒然晕倒，不省人事；山岚瘴毒，头晕目眩，恶心呕吐，郁闷烦乱，以及毒虫咬伤等。麝香与蟾酥、公丁香、天麻（煨）、雄黄（飞）、朱砂（飞）、炙甘草、麻黄、苍术（米酒水浸）、大黄共为细末，糯米粥浆和匀制丸，朱砂为衣，温开水送服或研粉吹鼻取嚏。祛暑避秽，解毒开窍。（近代《丸散膏丹全集》痧药蟾酥丸）

治中风，中暑，温病痰热内闭的神识昏迷，谵语狂言，烦躁不安，身热抽搐，痰盛气促，小儿痰热惊厥，舌红苔黄垢腻，或苔黄燥，脉滑数等。麝香与犀角、朱砂、雄黄、玳瑁、琥珀、龙脑、牛黄、安息香、金箔、银箔共为细末，炼蜜为丸服。化痰升窍，清热解毒。

如（宋《太平惠民和剂局方》至宝丹）另外，凉开的代表方剂除至宝丹还有安宫牛黄丸、紫雪丹合称温病三宝，组方里均有麝香。

治小儿诸痫潮发，不省人事。麝香与白僵蚕、天竺黄、牛黄、龙脑共为细末，生姜自然汁调灌，除风开窍。（宋《小儿卫生总微论》白金散）

治中风痰厥，昏迷不醒，牙关紧闭，两手握固。麝香与皂角、细辛、薄荷研末吹鼻，取嚏开窍。（现代《中药制剂手册》通关散）

2. 用于痈疽肿毒，咽喉肿痛，瘰疬，痰核等。本品辛散温行，走窜之力极强，上达肌肉，内入骨髓，活血散结，消肿止痛，除一切恶疮肿毒。

痈疽肿毒，坚硬疼痛。麝香与雄黄、乳香、没药共为细末制丸，温酒或温开水送服。消肿止痛。（清《外科证治全生集》醒消丸）

治痰核，流注，瘰疬，乳房肿块，阴疽肿痛，皮色不变，日久不愈。麝香与木鳖子、草乌、五灵脂、白胶香、地龙、乳香、没药、当归、香墨共研细末，糯米粉糊为丸，黄酒或温开水送服。消肿散结。（清《外科证治全生集》小金丹）

治阴证疮疡未溃者，如骨痨，流注，附骨疽，环跳疽，瘰疬，瘿瘤，乳痰，乳癖等。麝香与生草乌、生川乌、生南星、生半夏、生磁石、公丁香、肉桂、制乳香、制没药、制松香、硇砂、冰片共为细末，每用少许撒膏药上帖之。逐寒活血，消肿散结。（现代《实用中医外科学》黑退消）本方可用于治疗骨关节结核、颈淋巴结核、寒性脓肿、乳房部结核、乳房纤维瘤、甲状腺肿大、腰椎肥大、骨质增生、腰肌劳损等。

治疗疔毒，痈疡肿痛，单双乳蛾，烂喉丹痧，喉风喉痛等。麝香与牛黄、珍珠、蟾酥、雄黄、冰片共为细粉，水泛为丸，水送服或含化，或米醋调糊外敷。清热解毒，消肿止痛。（近代《中国医学大辞典》引雷氏方·六神丸）本药丸可用于治疗口腔溃疡、牙周炎、鼻咽癌、消化道肿瘤、白血病、心力衰竭、呼吸衰竭、心绞痛、带状疱疹等。

治慢性耳脓，耳道脓逆不止，经久不愈，反复发作。麝香与五倍子、黄连、东丹、枯矾、龙骨、乌贼骨、冰片共为细粉末，棉签蘸药粉入耳内，日换药2~3次。解毒收敛。（现代《中医外科学讲义》耳疳散）

3. 用于瘀阻头痛诸疾，经闭，癥瘕，跌打损伤，风寒湿痹等。本品辛温走窜，通窍散结，开经络，透肌骨，疗诸痛外伤，散癥瘕诸疾。

治瘀阻头痛诸疾，血瘀久聋酒糟鼻，目赤疼痛，头发脱落，牙疳，白癜风，紫癜风，干血痨等。赤芍药与川芎、桃仁、红花、生姜、老大葱、大枣黄酒煎去渣，麝香冲服。活血通窍。（清《医林改错》通窍活血汤）本方加减可用于治疗脑外伤，脑震荡，中风后遗症，瘀血型脱发，面部黄褐斑等。

治瘀血内结腹痛结块，经闭，跌打损伤，瘀滞疼痛。麝香与大黄、桃仁、水蛭、虻虫、人参、鳖甲胶、益母草膏、熟地、白芍、当归尾、苏木、公丁香、杏仁、阿魏、干漆、川芎、两头尖、三棱、乳香、没药、姜黄、肉桂、川椒炭、藏红花、五灵脂、降香、香附、吴茱萸、延胡索、小茴香炭、良姜、艾叶炭、苏子霜、蒲黄炭共为细末，用蟹甲胶（烊化），益母草膏和匀，炼蜜为丸，空腹温开水或黄酒送服。活血祛瘀，消癥散结。（清《温病条辨》化癥回生丹）本方可用于治疗子宫肌瘤、卵巢囊肿等。

治跌打损伤，伤处青紫肿痛，以及闪腰岔气疼痛。麝香与当归、川芎、䗪虫、血竭、乳香、没药、麻黄、自然铜（醋煅）、马前子（制）共为细末，炼蜜为丸，黄酒或温开水送服。散瘀消肿止痛。（现代《中药制剂手册》跌打丸）

治脉络痹阻腰背疼痛，疼有定处。麝香与没药、五灵脂、制川乌、赤芍共为细末，酒糊为丸，温酒或温开水送服。活血散瘀，蠲痹止痛。（宋《朱氏集验方》趁痛丸）

治风湿痹痛，跌打伤痛，中风后四肢萎痹，步履困难，日久不愈。麝香与白花蛇、乌蛇、犀角、地龙、白僵蚕、虎骨、牛黄、天麻、人参、龟板、当归、熟地、附子、肉桂等56味中药共为细末，炼蜜为丸，金箔为衣，黄酒送服。祛风化湿，舒筋活络。（明《奇效良方》大活络丹）本方常用于治疗风湿类风湿关节炎，强直性脊柱炎，中风后遗症等。

4.用于难产，死胎，胎衣不下。本品通窍，活血通经，主难产堕胎。

治难产，死胎，胎衣不下。麝香与肉桂为散，温酒送下。通窍温经。（清《张氏医通》香桂散）

横生难产，子死腹中。麝香与兔脑髓、母丁香、乳香研末为丸，黄酒送服。（现代《重订十万金方》催生兔脑丸）

治临产困难，胎衣不下，胎位顺者可用此方。麝香与血竭、白芷共为细末，白开水冲服。（现代《重订十万金方》催生散）

此外，近年来以麝香配制成的心宝、活心、麝香保心丸、人工麝香片等口服，麝香气雾剂治疗心绞痛，用麝香注射液治疗白癜风、肝癌、食道癌、胃癌、直肠癌等消化道肿瘤都有一定疗效。

【炮制】麝香　剖开香囊除去皮壳，内膜，取出净麝香仁，密闭保存。

【用法】0.06~0.1克研末冲服，或入丸散，外用适量，一般不入煎剂。

【注意】孕妇忌服。

【附药】麝香壳　为雄麝香囊取过麝香的外壳。性平温，入脾经，有通关利窍，解毒消肿作用。对治疗痈疽疔肿毒有一定作用。内服1~3克，外用适量。

【临床报道】治疗癌症疼痛　麝香、雄黄、青黛、乳香、没药、木香、白芷、冰片共为细末，加食醋调和，再将羊毛脂加温后混合调匀即成，瓷罐收。用时将药膏摊于纱布，敷药于患处，胶布固定，24小时换药1次，每次间隔12小时，10次为1疗程，药效可连续使用，疗程不限，但一般2~3个疗程即可，对各种癌止痛效果平均达95.8%。见王雪苔等《当代中药外治临床精要》第1版·北京：中国中医药出版社1997，20。

◎ 蟾酥　出《本草衍义》

【别名】蟾蜍眉脂、蛤蟆酥、蛤蟆浆、癞蛤蟆酥等。

【基原】蟾酥为蟾蜍科动物中华大蟾酥、黑框蟾蜍等耳后腺，皮肤腺分泌的白色浆液，经加工干燥而成的棕褐色固体。

【主产地】河北、山东、四川、湖南、江苏、浙江等省，多有加工。

【采集·药材质量】夏秋捕捉蟾蜍，用水洗净体表，晾干。然后刺激耳后腺及皮肤腺，使其分泌液浆，用牛角刀或竹片刮取浆液，盛于瓶内（忌铁器）倒入圆形模型中，干燥后取出称"棋子酥"。亦有将液浆均匀涂在玻璃板上，干燥后刮下称"片酥"。干燥成品呈扁圆形团块状，表面棕褐色，质坚硬，不易折断，断面红棕色，半透明。气微腥，味麻辣刺舌，遇水变白，研粉刺鼻。以质明亮、紫红色、断面如胶质、麻辣刺舌、遇水变白、研粉刺鼻、打喷嚏连连者佳。（见图311）

【主要成分】有蟾酥二烯内酯，其中包括蟾蜍它灵、华蟾蜍精、华蟾蜍它灵、蟾蜍灵，中国蟾蜍蟾酥中分出华蟾酥毒素、酸解后产生华蟾酥精、辛二酸和氨基酸等。另含洋地黄毒甙、沙门甙元、吲哚类生物碱、蟾酥碱、蟾酥甲碱、去氢蟾酥碱、5-羟色胺、蟾蜍色胺、甾醇类、肾上腺素等。

【药理】1.蟾酥毒素有洋地黄样强心作用，他还能兴奋呼吸，升高血压。2.表面麻醉作用相当强，相当可卡因的90倍。3.有很好的抗炎抗菌作用，对变形杆菌、绿脓杆菌、四联球菌、白色葡萄球菌、卡他球菌等有一定的抑制作用。4.有平喘镇静作用。5.有抗肿瘤，抗放射及升高白细胞等作用。

【性味归经】甘、辛、温，极毒。归心、胃经。

【功效】开窍醒神，解毒消肿，强心，止痛。

【歌诀】　　蟾酥药辛温极毒　　解毒消肿止痛物
　　　　　　开窍醒神辟秽用　　恶疮癌症疗效珠

【应用】

1.用于胸痹心绞痛，痧胀吐泻神昏等。本品辛温走窜，善开窍醒神，辟恶搜邪，闭证，急救方中多用之，取开闭救急之效。

主治胸痹，心区绞痛，憋气胸闷，或卒然昏倒，不省人事，痰浊气厥，中恶暴厥等。蟾酥与人参提取物、麝香、苏合香脂、冰片、牛黄、肉桂共为细末制丸，温开水送服或含服。开窍辟秽，活血止痛。（现代《上海中成药临床实用手册》麝香保心丸）

治中暑受寒，痧胀腹痛；贪凉饮冷，头痛胸闷；进食不慎，霍乱吐泻；感触秽恶，脘痛绞肠，四肢厥冷，牙关紧闭，卒然昏倒，不省人事；山岚瘴毒，头晕目眩，恶气呕吐，郁闷烦乱；以及毒虫咬伤等。蟾酥与麝香、公丁香、天麻（煨）、雄黄（飞）、朱砂（飞）、炙甘草、麻黄、苍术（米泔水浸）、大黄共为细末，糯米粥浆和匀制丸，朱砂为衣，温开水送服或研粉吹鼻取嚏。祛暑避秽，解毒开窍。（近代《丸散膏药全集》痧药蟾酥丸）

2.用于痈肿疔疮，瘰疬，咽喉肿痛，牙痛等。本品辛温极毒以毒攻毒，消肿散结，为消痈肿拔疔散毒之神药也，又有止痛作用。

治疮疖疔毒，单双乳蛾，咽痛，外科疮疡肿毒见焮赤肿痛，蛇虫咬伤。蟾酥与雄黄、牛黄、冰片、珍珠、公丁香共为细末，水制为丸如米粒大，温开水送服，含化或冷开水醋调外敷。解毒消炎，退肿止痛。（现代《上海中成药临床实用手册》六应丸）

治痈疽，疔疮，初起红肿热痛。蟾酥与轻粉、枯矾、寒水石、煅铜绿、乳香、没药、胆矾、麝香、雄黄、蜗牛、朱砂共为细末，水泛为丸，温开水送服，或米醋化开敷患处。解毒消肿，活血止痛。（清《外科正宗》蟾酥丸）

治瘰疬结核。蟾酥与细辛、生南星、生半夏、生川乌、生草乌、荜茇、白胡椒、麝香共为细末，用醋调外敷。祛痰散结。（现代《重订十万金方》瘰疬方）

治牙痛。蟾酥与雄黄、朱砂、甘草研极细粉末，水泛为丸如粟子大，用一粒放牙痛处，塞棉球以堵之，解毒止痛。对风热牙痛龋齿均有效。（现代《中国药典》牙痛一粒丸）

近年来有关用蟾酥治疗癌症的报道，有注射、内服、外用、加入复方中应用，对晚期胃癌、食管癌、肺癌、肝癌等有一定止痛和治疗作用，但疗效肯定，还要进一步临床应用研究证实。

【炮制】蟾酥粉　取原药材，打碎，研成细粉。

酒蟾酥　取原药材，捣碎，用白酒浸渍，不断搅动成膏状，全部溶解，倒入玻璃板上，放晾出通风干燥，再研成粉。（蟾酥10克，白酒20克）

乳蟾酥　取原药材，打碎，用鲜牛乳浸渍，不停搅动，至全部溶解，呈稠膏状，倒入玻璃板上，晾通风处干燥，再研成分。（一般蟾酥10克，鲜牛乳20克，但夏季不宜使用）

【用法】0.03~0.06克入丸散内服，外用适量，生品刺激性较强，不宜内服，多作外用。酒制或乳制，减少刺激，毒性减少，便于加工，多入丸散内服。

【注意】蟾酥极毒，内服严格遵守剂量，不可过量。研粉时需带防毒面具，切不可入目，孕妇忌服。

【临床报道】

1. 治疗急性心力衰竭　以蟾酥4~8毫克（装入胶囊）饭后凉开水送服，日服2~3次。治疗2~3级心力衰竭病人13例，其中12例均于用药后2~48小时内症状、体征有所改善。脉率减缓者12例；利尿作用显著者4例，水肿消失者5例，肝肿大缩小者6例，12例肺部湿性罗音皆有改善；二联脉及奔马律用药后消失；2例心房纤颤1例消失，1例无变化。毒性反应为上腹部不适，恶心及呕吐等胃黏膜刺激现象，减少剂量后皆得控制。临床实验证明，蟾酥之强心作用，与洋地黄相似，其优点是无蓄积作用，作用快，利尿作用较洋地黄显著。（摘抄自《中药大辞典》蟾酥）

2. 治疗骨结核　采用口服加瘘孔滴入法，口服蟾酥每日3次，每次5毫克，饭后服用，连续至瘘孔闭锁后再巩固1~2个月，除个别病人会出现轻度恶心外，很少出现副作用。同时用0.1%的蟾酥液向瘘孔内每日或隔日滴入1次，3个月为1疗程。共治疗骨结核瘘孔59例，治愈39例，有效18例，无效2例。（摘抄自《有毒中草药大辞典》蟾酥）

【中毒】中毒原因多为误服或多服含有蟾酥制剂。一般服药后30~60分钟或2小时出现频繁呕吐，腹痛，腹泻严重者有脱水现象，胸闷，心悸，心率过缓或不齐，头晕，头痛，口唇四肢发麻等。

【救治】1. 早期发现立即用1：5000高锰酸钾溶液洗胃，后用硫酸镁导泻，尽量排出毒素。

2. 可按洋地黄中毒处理。

3. 吐泻频繁，为保证电解平衡，可静滴5%糖水或盐水纠正脱水。

【附药】**蟾蜍**　出《名医别录》

别名：癞蛤蟆、干蟾。蟾蜍为蟾蜍科动物中华蟾蜍、黑眶蟾蜍等的干燥全体。夏秋捕捉杀死，除去内脏，竹片撑开体腔晒干。产地同蟾酥。辛凉有毒，入胃经。有解毒消肿，利水止痛，散结作用。多用于治疗痈疽肿毒，瘰疬，咽喉肿痛，臌胀，小儿疳疾，水肿，慢性支气管炎，恶性肿瘤等。用法：6~10克水煎服，研末服1~3克冲服。孕妇忌服，外用适量。

蟾皮　出《本草逢原》

别名"癞虾蟆皮"、"癞蟆皮"。见"医方约说"、"中药材手册"、"本草逢原"。蟾皮为蟾蜍科动物中华大蟾蜍、黑眶蟾蜍的皮。夏秋捕捉，先取蟾酥，再将杀死，剥下外皮干燥而成。性味辛、凉。归胃经。有清热解毒，利尿消肿，杀虫之功效。主治痈肿疮毒，瘰疬，疳疾，虫疾和哮喘。5~10克水煎服。研末冲服0.3~0.9克，外用适量，孕妇忌服。

◎ 冰片　出《本草纲目》

【别名】片脑、龙脑香、梅片、梅花脑等。

【基原】冰片为龙脑香科植物，龙脑香树脂的加工品，或用樟脑、松节油等化学方法合成的加工制品。

【主产地】龙脑片主产印度尼西亚的苏门答腊南洋群岛一带，我国台湾、上海、南京、天津、广东等省都有加工。

【采集·药材质量】从龙脑香树干的裂缝中采得干燥的树脂进行加工，或者砍取树枝和树干，切成碎片，经蒸升华，冷却后即成结晶。龙脑冰片，又名龙脑、脑子、瑞龙脑、片脑等。呈半透明块状，片状或颗粒状结晶，直径1~7毫米，片厚1毫米，类白色或淡灰棕色，气清香，味清凉，嚼之慢慢溶化，味苦，燃烧时无黑烟或微有黑烟。以片大而薄、色洁白、质松、气清香辛凉者佳。机制冰片为化学方法合成的加工制品，呈半透明薄片状结晶，直径为5~15毫米，片厚2~3毫米，白色，表面有裂纹，质松脆分层，可剥离成片，手捻之粉碎，气清香味辛凉。（见图312）

【主要成分】龙脑冰片含右旋龙脑，还含葎草烯、石竹烯、齐墩果酸、麦珠子酸、积雪草酸、龙脑香醇酮、古柯二醇等三萜化合物；艾叶冰片含左旋龙脑、机制冰片含硝酸混合龙脑等。

【药理】1. 冰片局部的应用对感觉神经有轻微的刺激，有一定的止痛和防腐作用，高浓度对皮肤真菌、葡萄球菌、链球菌、肺炎双球菌、大肠杆菌都有一定的抑制作用。2. 对中晚期小鼠妊娠有引产作用。3. 冰片内服，经肠膜迅速吸收，给药5分钟后，即可通过血脑屏障，且在脑积蓄时间长，量相同高，此为，冰片的芳香开窍提供了初步实验依据。4.促进其他药物吸收，广泛用于各种制剂中。5.抗心肌缺血，能增加冠状窦血流量，心律减慢，心肌耗氧量降低。6.有中止妊娠作用。

【性味归经】辛、苦，微寒。归心、肺、脾经。

【功效】开窍醒神，散火明目，消肿止痛。

【歌诀】　　冰片药微寒苦辛　　开窍醒神治神昏
　　　　　　目赤肿痛口舌疮　　疮疡外科用不禁

【应用】

1.用于中风闭证神昏，胸痹疼痛，痰厥，惊厥抽搐等。本品辛香气烈，走窜开窍醒神，无往不达，清香为百药之冠，大人小儿风痰闭塞皆可通利，且避秽恶，治暑气，除昏厥，开胸痹为主要药物之一。

治中风昏倒，牙关紧闭，不省人事，痰浊内盛，心胸闷痛；感受秽浊，腹痛胸痞；中寒中气，气闭昏迷；舌苔白滑或厚腻，脉沉迟或弦紧有力等。冰片与苏合香油、乳香、朱砂、安息香、麝香、丁香、沉香、檀香、香附、犀角、诃子、荜拨、白术、青木香共为细末，苏合香调匀，炼蜜为丸，温开水送服。芳香开窍，行气止痛。（宋《太平惠民和剂局方》苏合香丸）本方常用于治疗冠心病、心肌梗塞、心绞痛等。

治真心痛，胸痹，心胸闷痛，短气欲绝，气滞痰浊，脘腹疼痛，舌质暗紫，苔腻等。冰片与苏合香、制乳香、檀香、青木香共为细末，苏合香调匀，炼蜜为丸，含服或嚼服。芳香开窍，理气止痛。（1977年版《中华人民共和国药典》冠心苏合丸）

治中暑昏厥，头晕胸闷，恶心呕吐，腹痛泄泻，中风痰厥，瘴气时疫，中恶神迷；外治喉痹，牙舌诸病，烫火，金刃诸伤。冰片与麝香、朱砂、雄黄、牙硝、青礞石、硼砂、金箔共研细末，温开水送服，或用少许外敷。祛暑开窍，解毒避瘟。（清《霍乱论》八宝红灵丹）

治中风痰厥，卒然昏倒，牙关紧闭，不省人事，痰涎壅盛，口眼歪斜，暑湿胸闷，感触秽恶，吐泻不得，脘腹满闷，心胸作痛，头晕泛恶，四肢厥冷，烦躁不安，以及痰迷心窍，狂言乱语，精神恍惚，昏厥等。冰片与丁香、木香、沉香、藿香、苏合香、降香、乳香、香附、檀香、安息香、诃子、僵蚕、天麻、郁金、瓜蒌仁、礞石、莲子心、朱砂、琥珀、牛黄、麝香、甘草、金箔共为细末，炼蜜为丸，温开水送服。开窍镇惊，化痰安神。（清《春脚集》十香返魂丹）

治温热毒盛，热入心包，高热烦躁，神昏谵语，痉厥抽动，舌红或绛，脉数等。冰片与牛黄、犀角、郁金、黄连、黄芩、栀子、朱砂、雄黄、珍珠、麝香共为细末，炼蜜为丸。温开水送服，神昏者用鼻饲法。清热解毒，开窍镇惊。（清《温病条辨》安宫牛黄丸）本方常用于治疗流脑、乙脑、中毒性菌痢、尿毒症、肝昏迷、中毒性昏厥感染性高热等。

此外，化痰定惊，开窍醒神的牛黄定志丸；清热解毒养阴，凉血定惊开窍的牛黄清宫丹；豁痰清热祛风，镇惊安神开窍的牛黄镇惊丸里都有冰片，多起止痛开窍醒神作用。

2. 用于目赤肿痛，咽喉肿痛，口舌生疮，耳病等。本品辛凉入心，散结泻火，清热明目，消肿止痛，治喉痹，为五官科常用药。

治暴发火眼，两眼肿痛，羞明畏光，云翳遮睛，胬肉攀睛，见风流泪，睑边赤烂。冰片与炉甘石、牛黄、黄连、珍珠、麝香、熊胆、珊瑚、硼砂为极细粉末点眼。清热祛翳，明目止痛。（现代《中成药》八宝眼药）

治云翳遮睛。冰片与炉甘石、朱砂、玄明粉、月石、珍珠、麝香共为极细粉末，凉水蘸药点眼。散火祛翳明目。（现代《重订十万金方》拨云散）

治咽喉肿痛，口舌生疮。冰片与硼砂、玄明粉、朱砂共为极细粉末，喷入喉中。清热解毒，祛腐消肿。（明《外科正宗》冰硼散）本方常用于治疗小儿口疮，鹅口疮，急性咽炎，牙龈肿痛，急性中耳炎，皮肤疮疡等疾病。

治慢性耳脓，耳道溢脓不止，经久不愈，反复发作。冰片与五倍子、黄连、东丹、枯矾、龙骨、海螵蛸、麝香共为极细粉末，棉花蘸药塞耳内，每日换药2~3次。解毒收敛。（上海人民科技出版社出版《中医外科学讲义》耳疳散）

3. 用于烧、烫伤，湿疹，疮疡肿痛，溃后不敛。冰片有清热解毒，防腐生肌作用，能行能散，消痈散结，可用于治疗疮毒外科。

治烧伤，烫伤，湿疹，皮肤疮口溃疡，灼热疼痛。紫草入麻油加热炸枯，过滤得油冷到40℃时加入冰片搅匀备用。每日适量外涂，或制成油纱布敷疮面。清热解毒，化腐生肌。（现代《中药大辞典》紫草油）

治疮疡脓水将尽，疮口不敛，阴阳证皆可用。冰片与珍珠、牛黄、象皮、琥珀、龙骨、轻粉、炉甘石共为极细粉末，每用少许撒于疮面。生肌收口。（清《疡医大全》八宝丹）

治疔、痈、疽、发背、乳蛾、咽喉肿痛。冰片与珍珠、麝香、朱砂、牛黄、蟾酥、熊胆、血竭、乳香、没药、葶苈子、硼砂、雄黄、沉香共为细末，水泛为丸内服，或用醋调外敷。清热解毒，消肿散结。（清《外科证治全生集》梅花点舌丹）

治杨梅疳疮结毒，或口鼻糜烂，咽喉肿痛，婴儿湿疹瘙痒。冰片与钟乳石、琥珀、珍珠、朱砂共为细粉，土茯苓煎汤内服或外用。清热解毒。（明《外科正宗》五宝散）

【炮制】冰片　购进原药，入瓷瓶密封保存，用时取出研粉。

【用法】0.03~0.1克研粉冲服，或入丸散，一般不入煎剂，外用适量。

【注意】孕妇禁用。

【临床报道】

1. 祛腐生肌灵治疗褥疮　轻粉、血竭各20克，煅石膏60克，龙骨40克，冰片9克共为细粉装瓶备用。用时用无菌棉球洗净疮面分泌物，后撒药粉于疮面，外贴生肌膏。当归15克，五倍子、白及、甘草各10克，猪胆汁2个，黄蜡60克，麻油500克，将前4味药入麻油中泡3~5天，后用文火熬枯过滤去渣，再熬滴水成珠，加入猪胆汁2个，再熬5分钟，后溶入黄蜡即成。用时摊在纸上，再用无菌纱布包扎固定。一般日换1~2次，若疮面分泌物过多，每日换药2次，将快好时隔日换药1次。作者临床体会到祛腐生肌灵治疗褥疮，确有祛腐促进肉芽生长作用。有效率达88%，单用祛腐生肌灵亦有效。见徐林茂《祛腐生肌灵治褥疮100例》，《江苏中医》1996，（8）：16。

2. 治疗蛲虫病 冰片5分，麻油1钱混匀调成糊状，用棉球蘸药糊塞入肛门内涂抹，再用1粒棉球蘸药在肛门周围涂抹，每晚10时后涂抹1次，连用3天。观察50例，涂药后患儿能安静入睡；3天后，每晚10时后检查肛门，连续4天，49例未再发现蛲虫。（摘抄于《中药大辞典》冰片）

◎ 樟脑　出《本草品汇精要》

【别名】潮脑、脑子、树脑等。

【基原】樟脑为樟科植物樟树的叶、枝、干、茎、根经加工提炼而成的颗粒结晶。

【主产地】以台湾产量大，质量高；其次福建、贵州、四川等省亦产。

【采集·药材质量】9~12月砍伐老树，取其根、干、枝制成片，蒸馏冷却制成粗制樟脑，再经升华制成精制樟脑块。纯品正品为白色的结晶粉末，或无色透明的硬块，在常温下容易发挥，点火能发出多烟而有光的火焰，气芳香浓烈刺鼻，味辛凉。以洁白、纯净、透明、味辛清凉、无杂质者佳。（见图313）

【主要成分】主含双环萜酮（$C_{10}H_{16}O$）物质。

【药理】1.能兴奋中枢神经系统，强心升压，兴奋呼吸，增进呼吸循环作用。2.内服对胃肠有刺激使胃部感到温暖和舒适，量大则恶心呕吐，大剂量可引起惊厥。3.涂于皮肤有清凉感，并有局麻、祛风、止痛、止痒及防腐作用。

【性味归经】辛、热，中毒。归心、脾经。

【功效】开窍辟秽，杀虫止痒，止痛。

【歌诀】　樟脑药有毒辛热　治痧胀腹痛昏厥
　　　　　瘙痒溃烂疥湿疮　牙痛扭伤损打跌

【应用】

1.用于痧秽腹痛。本品辛热入心脾，芳香走窜，通窍辟秽化浊，能温化止痛。

治痧秽腹痛。樟脑同净没药、明乳香研匀茶调服。《本草正义》精制樟脑用白兰地或高粱酒溶解后，每次1毫升。（《现代实用中药》）

治暑日受凉，痧胀腹痛，霍乱吐泻，卒然昏倒，不省人事。樟脑与细辛、丁香、朱砂、麝香、蟾酥、甘草等共为细末，温开水送服。温散寒湿，开窍辟秽。

2.用于疥癣，湿疹，疮疡，冻疮，脚气肿痛。本品辛烈有毒，杀虫止痒，祛湿收敛，消肿止痛。

治头癣，疥疮，白秃疮，阴囊湿疹，白屑风等。樟脑与苦参、黄柏、烟胶、枯矾、木鳖子肉、大风子肉、蛇床子、点红椒、硫黄、明矾、水银、轻粉、白砒共研细末，猪板油化开，入药搅匀制丸，用时取一丸烤热搽疮。杀虫止痒。（明《外科正宗》一扫光）

治臁疮日久不愈，刀伤久不收口。樟脑与轻粉、冰片共为细末，白蜡、猪板油化开入前药末制膏外用。收敛生肌。（清《疡医大全》白玉膏）

治秃疮。樟脑与广丹、铜绿、雄黄、轻粉、枯矾、官粉、松香、梅片共为细末，将麻油熬开入黄蜡，将上药末投入搅匀为膏，外涂局部，日1次。祛毒止痒，敛疮生肌。（现代《重订十万金方》秃疮膏）

治冻疮，脱疽。樟脑与当归、红花、川椒、肉桂、干姜、细辛用95%酒精浸泡7天去渣，外擦患处。活血消肿止痛。（现代《实用中医科学外》红灵酒）

治冻疮。将炼好猪油1两去渣再入锅，下樟脑三钱微火再炼十分钟，离火冷却收膏备用，敷3-5次即愈。（现代《健康报》1958年10月25日）

治脚气肿痛。樟脑与乌头共为末。醋调敷足底，微火烘之令汗出效。（《医林集要》）

3. 用于牙痛，咽喉肿痛，跌打肿痛。本品辛香走窜，散滞消肿止痛。

治牙齿虫痛。樟脑、黄丹、皂角（去皮子）各等分研末，炼蜜为丸，塞龋齿孔中。（《余居士选奇方》）

治牙痛。韶脑、朱砂为末，每用少许搽痛处。（《神效方》）

治风热喉痹，缠喉风，乳蛾等。樟脑与火硝、硼砂、僵蚕共为细末，适量吹喉。祛风痰消肿痛。（宋《三因方》玉钥匙）

治跌打损伤肿痛。（软组织损伤）。樟脑与黄连、细辛、白芷、三七、乳香、没药共为细面，用食醋调糊敷患处固定，2天换药1次。活血散瘀，消肿止痛。（现代《实用专病专方临床大全》消肿定痛膏）

治跌打损伤肿痛。樟脑10克，入白酒500毫升，待溶解，频搽患处，消肿止痛。（《验方》）

【炮制】樟脑　购进樟脑块，密封保存，用时取出研粉。

【用法】0.1~0.2克入丸散或入酒化服，不入汤剂，外用适量。

【注意】本品有毒，内服用量以慎，孕妇忌服。

◎ 苏合香 《名医别录》

【别名】苏合油、苏合香油、帝膏、帝流油、流动苏合香等。

【基原】苏合香为金缕梅科植物苏合香树分泌的香树脂，经加工精制而成。

【主产地】非洲、印度、土耳其；我国广西亦有栽培。喜欢生长于湿热肥沃的土壤。

【采集·药材质量】初夏将树皮割破或击伤，使香脂浸润树皮，秋季剥取此树皮榨取香脂，此为粗制苏合香。再将粗制品溶于酒精中过滤，蒸去酒精，则成精制苏合香，密封保存。苏合香为半流动性的浓稠液体，黄白色与灰棕色，半透明，质黏稠，挑起则连连不断。体重，入水则沉，气芳香，味苦辣而香。以黄白色、半透明、有香味者佳。（见图314）

【主要成分】 苏合香主含挥发油、内有 α- 及 β- 蒎烯、月桂烯、樟烯、柠檬烯、1,8-桉叶素、对聚伞花素、异松油烯、芳樟醇、松油 -4- 醇、α- 松油醇、桂皮醛、烯丙基苯酚、顺式桂皮酸、顺式桂皮酸桂皮醇酯；又含齐墩果酮酸、3- 表齐墩果酸等。

【药理】 1. 有抗心肌缺血，减慢心率，改善氧代谢。2. 对兔体外实验表明，可抗血小板聚集，抗血栓形成。3. 有刺激性祛痰作用。4. 有较好的抗菌作用，可用于各种呼吸道感染，缓解局部炎症，如湿疹瘙痒，并能促进溃疡创伤愈合。

【性味归经】 辛，温。归肺、心经。

【功效】 通窍醒神，开郁豁痰，辟秽止痛。

【歌诀】　　苏合香性味辛温　　通窍避秽能醒神
　　　　　　　寒闭实邪卒昏厥　　胸腹冷痹真痛心

【应用】

1. 用于寒闭实证，疼痛，痰浊内盛的神志昏迷。本品香气浓烈而温，有通窍醒神之功效，且豁痰避秽，治寒闭实证痰浊气厥，心腹卒痛。

治中风昏倒，牙关紧闭，不省人事，痰浊内盛，心胸闷痛，感受浊秽，腹痛胸痞，中寒气闭昏迷，舌苔白滑或厚腻，脉沉迟紧弦有力等。冰片与乳香、安息香、麝香、丁香、沉香、檀香、香附、犀角、诃子、荜茇、白术、朱砂、青木香共为细末，苏合香油拌匀，炼蜜为丸，温开水送服。芳香开窍，行其止痛。（宋《太平惠民和剂局方》苏合香丸）

治伤暑中恶，霍乱不识人，脘腹胀痛，心口闷痛，泛泛欲吐，不思饮食，两胁胀痛，嗳气不舒，胸痛，呕吐，泄泻，呃逆及卒然昏倒，不省人事。丁香与檀香、沉香、香附、木香、白术、高良姜、安息香、麝香、熏陆香、朱砂、冰片、荜茇、诃子皮、犀角、姜厚朴共为细末，苏合香油和匀，炼蜜制丸，温酒送服。温通开窍，理气止痛。（宋《圣济总录》圣济十香丸）

治风痰卒中，神昏窍闭，突然昏倒，牙关紧闭，不省人事，痰涎壅盛，口眼歪斜，暑湿胸痞，感触秽恶，吐泻不得，脘腹满闷，心胸作痛，头晕泛恶，四肢厥逆，烦躁不安，以及痰迷心窍，狂言乱语，苦笑无常，精神恍惚，昏厥等。公丁香与木香、沉香、藿香、降香、乳香、香附、檀香、安息香、麝香、诃子肉、僵蚕、天麻、郁金、瓜蒌仁、礞石、莲子心、朱砂、琥珀、牛黄、甘草、冰片、金箔共研细末，苏合香油加入拌匀炼蜜制丸，温开水送服。开窍化痰，镇惊安神。（清《春脚集》十香返魂丹）

2. 用于真心痛，胸痹。本品辛散温通，芳香通窍，且开郁化浊豁痰，有祛寒止痛之功效。

治真心痛，胸痹，心胸闷痛，气短欲绝，气滞痰浊，脘腹疼痛，舌质紫暗，苔腻等。冰片与制乳香、檀香、青木香共为细末，另用蜂蜜熬炼，待微温后加入苏合香与上药末混匀制丸，温开水送服，或发作时含服或嚼服。芳香开窍，理气止痛。（1977 年版《中华人民共和国药典》冠心苏合丸）本方可用于治疗冠心病、心肌梗塞、心绞痛等。

治真心痛，胸闷，症见心区绞痛，憋气胸闷，或卒然昏倒，不省人事，痰浊气厥，中恶暴厥等。麝香与蟾酥、冰片、牛黄、肉桂共为细末，与苏合香油、人参提取物混匀制丸，

日3次温开水送服或含服。开窍闭秽,活血止痛。(现代《上海中成药临床实用手册》麝香保心丸)

此外,苏合香与冰片加聚乙二醇制成的苏冰滴丸。《上海市药品标准》亦有扩张冠状动脉,增加冠脉血流量,改善冠脉循环,改善心肌血流供应,治疗心绞痛,能很快缓解疼痛,且作用良好持久,无副作用。

苏合香溶于酒精中外涂,可治冻疮。

【炮制】苏合香　购进原药,阴凉处密封保存,用时取出。

【用法】0.3~1克入丸散,不入煎剂,外用适量。

◎ 石菖蒲　出《本草图经》

【别名】菖蒲、菖本、药菖蒲、山菖蒲等。

【基原】石菖蒲为天南星科植物石菖蒲的根茎。

【主产地】河南、山东、江苏、浙江、江西、福建、台湾、湖北、湖南、广东、广西、四川等省区。多生于山涧溪流旁的岩石缝中,凉爽湿润肥沃的砂质或黏质土壤。

【采集·药材质量】秋冬二季采收,除去茎叶、须根、洗净泥沙,晒干。根茎呈扁圆柱形,稍弯曲,表面灰黄色或红棕色,有分枝,表面粗糙,有紧密环节,节间有须根或原点状根痕,质坚硬,难折断,断面纤维性,类白色或淡棕色。以条长、肥壮、大小均匀,断面类白色、纤维少者、干燥、味辛苦气芳香者佳。(见图315)

【主要成分】本品主含挥发油,其中主要为 β-细辛醚、α-细辛醚、石竹烯、α-葎草烯、石菖醚、细辛醚、氨基酸、有机酸和糖类等。

【药理】1.石菖蒲提取物对动物有镇静作用,水煎剂有抗惊厥作用,提取液可改善记忆,明显抗抑郁作用。2.还能促进胆汁和消化液分泌,对豚鼠离体器官和回肠有很强的解痉制胃肠发酵作用。3.挥发油有平喘作用,与舒喘灵吸入后的疗效相似。4.对大乌头碱诱发的心律失常有一定的治疗作用,并能对抗由肾上腺素或氯化钡诱发的心律失常,挥发油治疗量时还有减慢心率作用。5.高浓度浸出液对常见致病性皮肤真菌、结核杆菌、黄色葡萄球菌有一定抑制作用。临床用于治疗老年性痴呆、中风后痴呆、脑外伤后综合征有一定疗效。

【性味归经】辛、苦,温。归心、胃经

【功效】化湿和胃,开窍豁痰,醒神益智。

【歌诀】　石菖蒲微苦辛温　湿浊蒙开窍醒神
　　　　　益智健忘风湿痹　中焦湿阻痞胀闷

【应用】

1.用于心悸不安,心神恍惚,健忘失眠,神昏谵语,癫狂等。本品味苦入心经,辛温开窍,豁痰醒神益智,能舒服心气,畅心神,怡心情,益心智,心气血不足者用之尤为妙药。

治心气不足,痰浊阻窍,症见心怯善恐,惊悸健忘,夜卧不安,甚至则忧愁悲伤,语无伦次,喜笑发狂,舌淡苔白,脉小弦等。石菖蒲与人参、远志、茯苓共研为末,炼蜜为丸。温开水送服。益气养心,定志益智。(唐《千金要方》定志丸)

治心肾不足,心悸不安,失眠健忘,舌红少苔,脉细数。菖蒲与远志、龙骨、龟板各等分共为细末,温开水或酒送服。补心神,宁心潜镇安神。(唐《千金要方》孔圣枕中丹)

主治健忘失眠,心悸怔忡,舌红苔薄白,脉虚数。石菖蒲与人参、茯神、远志、麦冬、天冬、丹参、熟地黄、甘草、朱砂共为细末,炼蜜为丸,朱砂为衣,空腹温开水送下。益气养阴,安神定志。(金《素问病机气宜保命集》二丹丸)

治营血不足,心肾失调,精神恍惚,惊悸怔忡,夜寐多梦,健忘盗汗,舌淡苔燥,脉虚数等。石菖蒲与茯神、柏子仁、枸杞子、麦门冬、当归、熟地黄、玄参、甘草共研细末,炼蜜为丸,卧前温开水送服。养心安神,补肾滋阴。(明《体仁汇编》柏子养心丸)

治好忘。菖蒲于人参、远志、茯苓共为细末,温开水送服。(唐《千金要方》开心散)

治热入气营,神识昏蒙,伏邪风湿,辛凉发汗后,表邪虽解,暂时热退身凉,而胸腹之热不除,继则灼热自汗,烦躁不寐,神识时昏时清,夜多谵语,四肢厥冷,舌红绛,脉细数。石菖蒲与炒栀子、鲜竹叶、牡丹皮、郁金、连翘、灯心、木通、竹沥(冲)、玉枢丹(冲)水煎服。清营透热,开窍避秽。(清《温病全书》菖蒲郁金汤)

治痰火上扰的神志不安,错乱,癫狂,喜喝冷饮,食少不眠,舌红苔黄腻,脉弦滑数。生铁落(先煎50分钟)后入天门冬、麦门冬、贝母、胆南星、橘红、远志、石菖蒲、连翘、茯苓、茯神、玄参、丹参水煎,钩藤另煎15分钟,去渣兑入服,再冲服朱砂。镇心坠痰,安神定志。(清《医学心悟》生铁落饮)用本方加减常用于治疗狂躁型精神分裂症。

近年来由菖蒲提取a-细辛醚,治疗癫痫和癫痫持续状态有效。

2.用于温病高热神昏,湿阻中焦呕吐泄泻,脘腹胀闷。本品辛香,苦温化湿,醒脾开胃,涤痰避秽,邪中三阴之腹痛吐泻,转筋冷汗,脉伏色青非此不化。

治湿热内蕴,霍乱吐泻,脘腹痞闷,胃呆,小便黄赤,舌苔黄腻。石菖蒲与黄连(姜汁炒)、制厚朴、制半夏、炒香豉、焦栀子、芦根水煎服。清热化湿,理气和中。(清《霍乱论》连朴饮)

治湿温发热,胸闷腹胀,倦怠肢酸,口渴,小便短赤,舌苔淡白或厚腻或干黄,以及暑湿时疫,颐肿,黄疸等。石菖蒲与茵陈、黄芩、川贝母、木通、射干、连翘、薄荷、白豆蔻、藿香、滑石共为细末,或神曲糊为丸,温开水送服。利湿化浊,清热解毒。(清《续名医类案》甘露消毒丹)本方常用于治疗传染性肝炎、伤寒、急性胃肠炎、胆囊炎、湿邪所致的低热等。

治湿热,暑疫所致的高热不退,痉厥神昏,谵语发狂,斑疹色紫,口糜咽烂,目赤烦躁,舌质紫绛等。石菖蒲与犀角、黄芩、生地黄、金银花、连翘、板蓝根、淡豆豉、玄参、天花粉、紫草共为细末,炼蜜为丸或改煎剂服。清热解毒,凉血开窍。(清《温热经纬》神犀丹)

治霍乱吐泻不止。石菖蒲与高良姜、青皮、白术、甘草共为粗末,水煎服。(宋《圣济总录》菖蒲饮)

治噤口痢，下痢呃逆，不纳水谷。石菖蒲与人参、黄连、丹参、石莲子、陈皮、茯苓、陈仓米、冬瓜仁、荷叶蒂水煎服。化湿和中，清热治痢。（清《医学心悟》开噤散）

治脾虚气滞，痰湿内结，胸膈胀闷，呕吐，食少，腹胁刺痛，痰咳喘息，面目浮肿，忧思太过，怔忡郁结，聚结胀痛。石菖蒲与陈皮、半夏、赤茯苓、甘草、厚朴、青皮、香附、苏叶、人参、木瓜、白术、白芷、麦冬、草果仁、肉桂、莪术、大腹皮、丁香、槟榔、木香、藿香、木通共为粗末，加生姜、大枣水煎服。行气调中，健脾化痰。（宋《太平惠民和剂局方》木香流气饮）本方加减可用于治疗慢性胃炎、十二指肠溃疡、慢性肝炎。

3. 用于窍闭耳聋、耳鸣、鼻塞不通。本方芳香化湿，通窍开闭，豁痰避秽，可用于空窍闭塞诸症。

治气闭不通的耳聋。石菖蒲与小茴香、木香、全蝎、陈皮、延胡素、羌活、僵蚕、川芎、蝉蜕、穿山甲、甘草共为散。温酒送服。化痰祛风，通窍安神。（明《奇效良方》通气散）

治风热上壅，头目不清，重听。石菖蒲与川芎、荆芥、防风、羌活、菊花、僵蚕、木通、木香、甘草共为细末，清茶调下。疏散风热。通窍开闭。（明《丹溪心法附余》清神散）

治鼻塞不利，香臭不闻。石菖蒲与苍耳子、辛夷水煎服。散风通窍。（明《方脉正宗》治鼻塞不利方）

4. 用于心肾两虚的遗尿和小便频数，膏淋等。本品入心经，益心气，通神明，举下陷而起涩尿治遗之功。

治小便频数，遗尿，滑精，心神恍惚，健忘舌苔淡白，脉细弱。石菖蒲与桑螵蛸、远志、人参、龙骨、茯神、当归、鳖甲（醋炙）共为细末，睡前党参汤调下。调补心神，固精止遗。（宋《本草衍义》桑螵蛸散）本方可用于治疗遗尿症及小儿尿频等。

治肾气虚弱，湿浊下注，膏淋，白浊，小便频数，混浊不清，白如米泔，稠如膏糊。石菖蒲与乌药、益智仁、萆薢共为粗末，加盐少许水煎服。温肾利湿，分清化浊。如（宋《杨氏家藏方》萆薢分清饮）

治小便一日夜数十行。菖蒲与黄连各等分为散，酒送服。

治阴汗湿痒。石菖蒲、蛇床子各等分为末。日擦2~3次。（《济急仙方》）本方加白矾洗效果良好。

此外，本药还可用于声音嘶哑，风湿痹痛，痈疽疥癣跌打损伤等。

【炮制】石菖蒲　取原药材，去净残叶，须根，洗净闷透，切片晒干入药。

【用法】5~15克水煎服，鲜品加倍，亦入丸散，外用适量。

【临床报道】加减十味温胆汤　石菖蒲6克，人参6克，茯神9克，柏子仁、酸枣仁各9克，远志6克，陈皮6克，法半夏6克，枳实6克，竹茹6克，丹参12克，川芎6克，甘草3克，大枣3枚。水煎2次混合分二次服。1日1剂，30天为1疗程，可连续3~6个疗程。主治冠心病心肌缺血。有养心安神，化痰活血之功效。

加减：1. 心阴不足者改为西洋参、加麦冬、五味子。2. 心气虚者加黄芪、浮小麦。3. 心阳不足加桂枝、乌附子。4. 痰湿重者，苔厚腻者加南星、厚朴、白芥子、苍术。5. 舌有紫斑瘀点加赤芍、红花、益母草。6. 血压高眩晕加天麻、石决明、钩藤。7. 心悸加琥珀、龙骨。疗效：治疗62例，临床总药效率达93.3%，心电图总有效率为76.6%。见刘云《加减十味温胆汤治疗冠心病心肌缺血》，《实用中医内科杂志》1995，9（1）：3。

【附药】**九节菖蒲** 出《中药志》

【别名】节菖蒲、小菖蒲、京菖蒲等。

【基原】九节菖蒲为毛茛科植物阿尔泰银莲花的根茎。

【主产地】山西、陕西、河南、甘肃、内蒙古等地。多生长在山野丛林中。

【采集·药材质量】小满前后挖出根茎，洗净，晒干，搓去细毛。干燥的根茎略呈纺锤形，微弯曲，表面黄白色至棕色，有明显节状，质坚脆，易折断，断面平坦，浅黄色，有粉性。以个大而肥、均匀、淡棕色、质坚脆、粉性足、干燥、无蛀、味辛者佳。（见图315）

【性味归经】辛，微温。归心、肝脾经。

【功效】开窍豁痰，健胃解表，祛风。

【主治】热病神昏谵语，癫痫，痰厥，胸痹呕恶，气闭耳聋，多梦健忘，外敷痈疽疮疥。

【炮制】节菖蒲 取原药材，拣去杂质，洗净，晒干入药。

【用法】3~6克水煎服，亦入丸散，外用适量。

【附药】**水菖蒲** 出《名医别录》

【别名】白菖、菖蒲、臭蒲、大菖蒲、藏菖蒲等。

【基原】水菖蒲为天南星科植物水菖蒲的根茎。

【主产地】全国大部分地区有分布，多生长在沼泽、溪旁和水稻田边。

【采集·药材质量】秋季采挖根茎，除去茎叶细根，洗净，晒干。根呈扁圆柱形，略弯曲，长4~20厘米，直径0.8~2厘米。灰棕色至棕褐色，节间长0.5~1.5厘米，具纵皱纹，叶痕呈三角形，侧面茎基周围常残留有片状叶基和毛发状须根。质硬，断面淡棕色，内皮层环明显，有多数棕色油细胞小点。气浓烈而特异，味辛。（见图315）

【主要成分】主含挥发油，其中有β-细辛醚、α-细辛醚、细辛醛，另含菖蒲甙、鞣质等。

【药理】1. 对中枢神经系统有镇静、镇痛、抗惊厥作用。2. 对循环系统可降低血压、抑制心脏，并有奎尼丁样抗心律不齐作用。3. 对平滑肌器官具有解痉作用。4. 并能促进食欲和胃液分泌，及祛痰、止咳。5. 细辛醚实验能抑制帕金森综合征的肌肉震颤。6. 尚有一定的抗菌作用。

【性味归经】辛、苦，温。归心、胃经。

【功效】开窍祛痰，化湿解毒。

【主治】癫痫，中风，心律不齐，慢性气管炎，胸腹胀闷，肠炎，痢疾。

【用法】5~10克水煎服，入丸散1克左右。

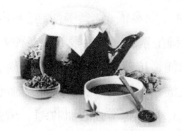

第二十三章 补虚药

凡能补益人体正气，增强人体机能，提高抗病能力，治疗虚证为主的药物，称补虚药。

第一节 补气药

凡能补益人体五脏六腑之气，尤对肺、脾气虚治疗最为显著的药物，称补气药。本类药物多甘、平、温，易导致中满，应用时常辅以理气之品方妥。

◎ 党参 出《本草从新》

【别名】上党人参、台党参、黄参、潞党参、中灵草等。

【基原】党参为桔梗科植物党参、素花党参、川党参的干燥根茎。

【主产地】东北、内蒙古、山西、陕西、甘肃、四川等地。多生于山地灌木丛中及林缘，现在多栽培于喜阳光，土层深厚，排水良好，土质疏松富含腐殖质的砂质土壤。

【采集·药材质量】秋季采挖3年生植株，除去地上部分，洗净泥沙，晒至半干，用木板搓揉，使皮部与木质部紧贴，然后再晒再搓，反复操作3~4次，最后晒干扎捆。

东党参产于东北，类圆柱形，常有分枝，长12~25厘米，直径5~22毫米，根头大，皮黄色，粗糙，质疏松，易折断，断面皮黄色且厚。木质部黄白色。以根条肥大、均匀整齐、外皮黄色、皮紧肉实、皱纹多者佳。

西党参主产陕西、甘肃等地。根类圆形，末端较细，长8~20厘米，径5~13毫米，较东党参个小，表面灰黄色，根头部有许多疣状突起的茎痕，俗称"狮子盘头"，近根头部有明显环状皱纹，向下逐渐稀疏，断面皮部白色，木质部淡黄色，柔软不易折断。以条粗

肥大、均匀整齐、外皮黄白色、干燥质润、皮紧粗实、横纹多、味甜者佳。（见图316）

潞党参主产山西五台山等地也叫台党。呈扁圆柱形，长约8~22厘米，直径7~10毫米，根头部有稀疏的横纹，表面浅灰色，易折断，断面不平坦，以肥壮粗大、不分杈、色白、大小均匀整齐、味甜者佳。以上三种以山西上党产量大，质量好，故称党参。

【主要成分】党参主含甾醇、党参甙、党参多糖、党参内酯、微量生物碱、菊糖、葡萄糖、黄酮类、挥发油、淀粉、树脂、维生素B_1、维生素B_2，多种人体必需的无机元素和氨基酸等。

【药理】1. 可调节肠胃功能，抗溃疡、抑制胃酸分泌，降低胃蛋白酶活性。2. 对神经系统有兴奋作用，增加机体抵抗力，能使家兔红细胞，血色素增加，对于放疗引起的白、红细胞的下降，可使其升高。3. 党参有增强心肌收缩，增强心血输出量，有抗休克作用，对血压双向调节作用，改善心肌缺血，抑制血小板聚集。4. 还有益智、镇静、催眠、抗惊厥作用。临床可用于治疗心气虚型冠心病，白细胞减少症，功能性子宫出血。

【性味归经】甘，平。归肺、心、脾经。

【功效】补中益气，健脾益肺，养血生津。

【歌诀】　　党参甘平归(心)肺脾　　疗不足补中益气
　　　　　　气津两伤气血亏　　　　扶正祛邪最适宜

【应用】

1. 用于脾胃虚弱，气血两虚，病后恢复及老年体弱。本品甘平，入肺脾经，大能补脾养胃，滋胃阴而不温，益肺气而不凉，养血而不腻，能鼓舞中气柔而不烈，尤为中和之品，多用于气血两虚所致诸证。

治脾胃虚弱，饮食减少，面色无华，羸瘦倦怠，大便溏泄，舌淡苔白，脉细弱。党参与白术、茯苓、山药、薏苡仁、莲子肉、扁豆、芡实、白糖共为细末，加入白米粉搅匀，蒸膏当点心食之。益气健脾。（清《太医院配方》八珍膏）

治病后虚弱，气血亏损，肝肾不足，头目眩晕，腰酸痿弱，津少口渴，舌淡苔白，脉细弱等。党参与黄芪、白术、茯苓、山药、熟地、当归、白芍、川芎、甘草、陈皮、何首乌、狗脊、女贞子、覆盆子、怀牛膝、杜仲、百合、南沙参水煎去渣浓缩制膏，开水冲服。添精养血，健脾补气，补益肝肾，养肺生津。（现代《上海中成药临床实用手册》洞天长寿膏）

治脾胃虚弱，本品多与白术、茯苓、甘草、山药、大枣等同用。滋补肝肾多与熟地、山茱萸、菟丝子、枸杞子等同用。

2. 用于肺虚咳嗽，语声低微。本品益肺气，又健脾胃，所谓虚者补其母，子母同补，病愈则速。

治阴阳两虚，喘逆迫促，有将脱之势，肝肾不能纳气。党参与代赭石、山药、芡实、山茱萸、龙骨、牡蛎、苏子水煎服。益气降逆，纳气定喘。（近代《医学衷中参西录》参赭镇气汤）

若肺气不足，咳逆气短，久咳久喘，声音低怯，面色少华，形寒肢形，或自汗，舌淡多脉弱。党参与黄芪、五味子、茯苓、陈皮、杏仁、桔梗、大枣、苏子、紫菀等同用，补益肺气，降逆治咳嗽。

3. 用于气津两伤，口渴多汗，头晕心悸，脉结代等。本品益气生津，气能生血。

治气阴两伤，口渴气短。党参与麦冬、五味子等同用。

治头晕心悸，胸闷，四肢无力，甚至脉结代。党参与黄芪、麦冬、五味子、丹参、石菖蒲、茯苓、远志、酸枣仁、柏子仁、当归、川芎、炙甘草等同用。

4. 用于气虚夹瘀所致的经闭，癥瘕积聚等。本品补气养血，可扶正驱邪，兼活血化瘀药可祛瘀而不伤正。

治妇女经闭不行，或产后恶露不尽，结为癥瘕，并治男子劳瘵，气郁满闷，痞胀，不思饮食等。党参与黄芪、白术、山药、天花粉、知母、三棱、莪术、鸡内金水煎服。健脾益气祛瘀，调经散结。（近代《医学衷中参西录》理冲汤）

5. 用于脾胃两虚之淋症。本品益气健脾，补肾固脱。

治脾肾两虚，膏淋小便如脂，形体消瘦，舌淡脉细弱无力等。党参与山药、芡实、牡蛎、龙骨、生地、白芍水煎服。益气健脾，固涩止淋。（近代《医学衷中参西录》膏淋汤）

治脾胃虚弱，中气下陷，清气不升，浊气不降，因而导致小便不利，甚至癃闭。党参与黄芪、白术、当归、茯苓、升麻、柴胡、赤芍、牛膝、王不留行、甘草水煎服。补中益气，活血通瘀，行水宣闭。（现代《实用专病专方临床大全2》行宣补中益气汤）

6. 用于气不摄血诸证。本品益气健脾，气为血之帅，气脱则血脱，脾健则能统血。

治血崩（功能性子宫出血），劳伤过度，冲任气虚，不能约制经血。党参与黄芪、炒白术、白芍、山药、升麻、黑姜、熟地黄、红枣水煎服。益气升提，固本止血。（现代《实用专病专方临床大全》新益气汤）

治上消化道出血，黑便或伴呕血，面色白，倦怠无力，头晕目眩，语言低微，舌淡脉细。党参与黄芪、乌贼骨、白及、炒当归、茯苓、焦白术、花蕊石、甘草水煎服。补血止血，祛瘀生新。（现代《实用专病专方临床大全》益气统摄止血汤）本方可用于治疗十二指肠球部溃疡、胃溃疡、胃炎、胃癌引起的出血。

治肺虚咳血。党参与白术、阿胶、白及等药同服。

治大便下血。党参与黄芪、阿胶、土白术、黄芩、灶心土等同用。

【炮制】党参 取原药材拣去杂质，洗净稍闷，除去芦头，切段，晒干入药。

【用法】15~30克，大剂量可用至30~60克水煎服，亦入丸散。

【临床报道】

1. 参芪丹芍汤

【组成】党参15克，黄芪12克，丹参15克，赤芍12克

【功能】补益心气，活血通脉

【适应症】冠心病、心绞痛。

【用法】每日1剂，文火水煎2次，每次30分钟，共取400毫升，分早晚2次服。若气虚甚党参为人参，加太子参；瘀血甚加郁金、红花、五灵脂；痰湿壅盛加瓜蒌、半夏、

薤白；阴寒闭阻加桂枝、附片、檀香；阴血不足加黄精、五味子、当归；肾气亏损者加仙茅、山茱萸。

【疗效】共治疗100例，从心绞痛判断显效60例，有效34例，无效6例，总有效率达到94%，从心电图看显效28例，有效36例，无效36例，总有效率64%。

【方源】郭喜军等《参芪丹芍汤治疗冠心病、心绞痛100例》，《云南中医杂志》1990，11（2）：15。

2. 参麦散加味

【组成】党参30~60克，黄芪30克，麦冬25克，五味子12克，细辛2克，麻黄8克，党参30克，远志8克，柏子仁30克。

【功效】滋阴益气，养心安神，益肺。

【适应症】窦性心动过缓（50~59次/分），房阻滞，短阵房速，短阵房颤。

【用法】水煎服，日1剂，分早晚2次服，3周为1疗程。

【疗效】治疗37例，显效22例，改善11例，无效4例。

【方源】殷国健等《生脉散加减治疗病态窦房结综合征疗效观察》，《天津中医》1990，2：19。

说明：我查阅中医历代名方，用党参者寥寥无几，是印刷之误，或人参味甘把党参混为人参。人参微甘苦无疑。近代名医张锡纯曰："古之人参，其为今之党参无疑也。"《本草正义》："党参力能补脾胃，润肺生津，健运中气，本与人参不甚相远。……然补助中州而润泽四隅，故凡古今成方之所用人参者，亦无不可以潞党参投之。"（贾宪亭）

◎ 人参 出《神农本草经》

【别名】人衔、鬼盖、土精、地精、山参等。

【基原】人参为五加科植物人参的根。

【主产地】黑龙江、吉林、辽宁等省，国外有朝鲜、韩国，多野生于海拔数百米阴湿的落叶阔叶针叶混交茂密林中，现在多有栽培。

【采集·药材质量】园参9~10月采挖6年以上的人参；5~6月采挖野山参。

野生的人参为"山参"，栽培者为"园参"，将幼小的园参种植山野林下而成长的称"移山参"园子参剪去须根和支根，蒸2~3个小时，取出晒干或烘干称"红参"；用鲜园参经糖加工而成者成"糖参"；园参经加工晒干而成的称"生晒参"；加工断下的细根称"参须"。产在朝鲜、韩国的人身亦叫"别直参"、"高丽参"。（见图317）

野山参：也称"老山参"，根短粗，多有两个主要支根，形体似人，但也有多支根或一支根的，长4~6厘米最长不超过10厘米，上端有细而深的横环纹，上面多扭曲，习称"雁脖芦"，下部光滑，须根稀疏，全体呈淡黄白色，皮细，光滑，气香浓郁，味甘微苦，以生长年久，芦长，碗密，带圆芦有珍珠，主根丰富，螺旋纹，皮紧光润，须长完整，气香浓郁，味甘微苦者佳。

红参：根圆柱形或纺锤形，全长5~20厘米，主根长5~10厘米，枝茎1~2.5厘米，半透明，偶有不透明的暗褐色斑块。下部有扭曲交叉支根，根茎上有茎痕及不定根，质硬脆，断面角质样，红棕色，以个大而肥，棕红色，半透明体，质硬脆弱，大小均匀，气微香特异，味微苦甘者佳。

糖参：取园参洗刷干净，置于沸水中浸泡3~7分钟，捞出入冷水中泡，最多10分钟左右，取出晒干，经硫磺熏过，然后用针沿参体平行线垂直扎无数小孔，再浸入浓糖汁（100毫升水加135克糖）24小时，取出暴晒一天，再打糊，再扎孔，再浸入糖汁中24小时，取出冲去浮糖，晒干或烤干。根圆柱形，芦与须齐全，长3~15厘米，直径0.7~3厘米，白色或淡黄色，上端有较多的纹，遍体有针刺痕，外皮松泡，具有糖样结晶，断面黄白色，疏松，有裂隙。以表面黄白色，圆柱形，气香，味甘而苦者佳。

生晒参：取鲜园参洗刷干净，日晒一天后，再用硫磺熏过晒干而成。主根圆柱形或长纺锤形长3~10厘米，直径0.3~2厘米，表面灰黄色，有明显的纵皱纹，上端有环纹，下部有支根，顶端细长的根茎，下有支根，生多数须根，并有细小疣状突起，根茎（芦头）长1.4厘米，枝茎10.3~1.5厘米弯曲，有不定根和凹状根痕，质较硬，断面淡黄色，粉性，显菊花纹。以个大，体轻，完整饱满，气香味苦者佳。

高丽参：以朝鲜园参去掉支须根，经加工炮制压成方棱形，呈棕红色，质坚体重，断面角质发亮，香气浓郁，味微甘苦。

另外，还有日产人参，称"东洋参"。因加工不同有红参和白参两种。总之，以野山参质量最优，移山参次之，园参最差。

【主要成分】本品主含人参皂甙，大部分人参皂甙分解后产生人参二醇或人参三醇，是人参的主要有效成分，小部分皂甙水解后产生齐墩果酸。又含挥发油，油中主成分为β-榄香烯、人参炔醇、多糖、维生素B_1、维生素B_2、烟酸、人参三糖、单糖、蛋白质、酶、有机酸、生物碱、微量元素等，植物甾醇、胆碱（是人参降压的主要成分）、多种氨基酸、肽类等。

【药理】1. 人参对中枢神经既有兴奋作用，又有抑制作用，尤以兴奋作用更为明显，通过加强大脑皮质的兴奋过程，使兴奋和抑制的过程，得到平衡，使紧张造成的紊乱神经活动恢复正常，改善灵活性，提高脑力劳动工作效率。2. 对各种动物的心脏小量有兴奋，大剂量有抑制作用，增加心脏收缩力，减慢心力，增加心血输出量和冠脉血流量，提高机体耐缺氧能力，降低心肌耗氧量。3. 对人体骨髓的造血功能有保护和刺激作用，使正常和贫血的红细胞，白细胞数，和血红蛋白的氧增加，有抑制血小板聚积作用。4. 另外有抗休克、降血脂、抗动脉粥样硬化作用。5. 人参皂甙能增加肾上腺皮质激素分泌活性，刺激肾上腺皮质功能，使未成年雄性小鼠动情期早现，子宫卵巢增重，黄体激素分泌增多，使雄性幼鼠睾丸、附睾增重，精子增多，活动力增强，对去大鼠再出现交尾现象。6. 对正常的血糖有调节作用，促进DNA、RNA蛋白的合成，调节胆固醇代谢。7. 促进造血系统功能，减轻放射对造血系统的损害。8. 有增强免疫功能，还有抗过敏，抗利尿及抗癌作用。9. 有延缓衰老作用，人参为强壮延缓衰老药物，对体质羸弱，虚损早衰之证效果颇佳。临床上用于抢救虚脱症，心律失常等。10. 人参有保肝作用，促进蛋白合成，减少肝细胞变性，坏死，降低肝癌发生率，治疗乙型肝炎诸虚有一定疗效。

【性味归经】甘、微苦，温。归肺、心、脾经。

【功效】补气固脱，补肺益脾，生津养血，安神益智。

【歌诀】　　人参药微苦甘温　　益脾补肺生液津
　　　　　　气血两虚元气脱　　安神益智长精神

【应用】

1. 用于元气欲脱，诸虚危候，四肢厥逆。人参甘温大补元气，能回阳固脱，挽生命于垂危之间，可谓补气回阳第一要药。

治元气大亏，阳气暴脱，面色苍白，肢冷多汗，呼吸微弱，脉微欲绝。人参与大枣水煎服。大补元气，扶危救脱。（元《十药神书》独参汤）本方可用于治疗大出血，急性感染性休克，心肌梗塞，心力衰竭等。

治元气大亏，阳气暴脱，四肢厥逆，呼吸微弱，汗出，气短，脉微欲绝，妇女崩漏，外溃疡后以及大手术后等血脱亡阳者。人参与附子、生姜、大枣水煎服。益气回阳，固脱。（宋《妇人良方大全》参附汤）本方可用于治疗心力衰竭，心功能不全，心动过缓（病态窦房结综合征），多种休克等。

治阳气衰微，阴液内竭，四肢厥逆，恶寒脉微，下利而利忽自止。人参与炙甘草、附子、干姜水煎服。祛寒回阳，益气救逆。（汉《伤寒论》四逆加人参汤）

治脾胃气虚，中气下陷，发热自汗，阴挺脱肛，少气懒言，肢倦体软，饮食无味，大便溏薄，舌淡苔白，脉虚濡无力。人参与黄芪、白术、柴胡、升麻、陈皮、当归、炙甘草水煎服。益气升阳，调补脾胃。（金《脾胃论》补中益气汤）本方常用于治疗内脏下垂，崩漏，带下，重症肌无力，产后及术后尿失禁，产后癃闭，气虚淋症，气虚低热。

3. 用于心气虚，心血不足引起的惊悸不安，失眠健忘。人参甘苦入心，补气生血，助精养神，止惊悸开心益智。

治心气不足，心悸气短，头晕乏力，动则悸发，静则悸缓，舌苔薄白色，质淡红，脉细弱。人参与黄芪、炙甘草、麦冬、五味子水煎服。补益心气。（现代《实用中西医结合杂志》1993；6：五味子汤）本方可用于治疗阵发性心动过缓。

治心气亏损的心悸怔忡，失眠健忘，面色不华，气短乏力，心悸不安等。人参与黄芪、茯苓、茯神、炒枣仁、远志、柏子仁、五味子、当归、川芎、半夏曲、肉桂、甘草加生姜、大枣水煎服。养心宁神。（元《丹溪心法》养心汤）本方可用于治疗心血虚之失眠或心律失常。

治气虚血弱，体羸气短，心悸心慌，虚烦不眠，大便干结，舌质淡，少苔，脉结代或虚数。人参与炙甘草、生地、桂枝、麦冬、大麻仁、阿胶、生姜、大枣水煎服。益气养血，滋阴复脉。（汉《伤寒论》炙甘草汤）本方可用于治疗心律失常，病态窦房结综合征，室性早搏等。

治阴血不足，心失所养，虚烦少寐，心悸神疲，梦遗健忘，虚热盗汗，大便干结，口舌生疮，舌红少苔，脉细数。人参与生地黄、丹参、玄参、麦冬、五味子、茯苓、远志、酸枣仁、柏子仁、天冬、当归、桔梗、朱砂共为细末，炼蜜为丸，朱砂为衣。空腹温开水送服或元肉煎汤送下。滋阴养血，补心安神。（明《摄生众妙方》天王补心丹）本方加减，常用于治疗心肌梗塞、失眠、甲状腺机能亢进等。

4.用于气血两虚，诸虚不足。《本草正义》："人参气虚血虚俱能补，……气为阳，血之帅，血为阴，气之母，阳生阴长，气血旺盛。"诸虚可愈。

治气血两亏，面色苍白或萎黄，头晕眼花，四肢倦怠，气短懒言，心悸怔忡，食欲不振，舌质淡白苔薄白，脉细弱或虚大无力。人参与白术、茯苓、炙甘草、当归、川芎、熟地、白芍、加生姜、大枣水煎服。补益气血。（明《正体类要》八珍汤）本方可用于治疗气血两虚的月经量少、白细胞减少、席汉氏综合征、血虚脱发、老人体弱等

治气血双亏，精神萎顿，腰酸耳鸣，汗出肢冷，心悸气短，舌淡苔白，脉微细。人参与山药、当归、熟地、山茱萸、枸杞子、杜仲、炙甘草水煎服。益气养血，滋补肝肾。（明《景岳全书》大补元煎）

治气血不足，虚劳咳嗽，面色苍白，脚膝无力，遗精崩漏，经候不调，疮疡溃久不敛，脉弱或虚大。人参与黄芪、白术、茯苓、甘草、当归、川芎、白芍、熟地、肉桂加生姜、大枣水煎服。温补气血。（宋《太平惠民和剂局方》十全大补汤）本方可用于治疗胃下垂、癌症化疗后毒性反应及白细胞减少症、顽固性荨麻疹、美尼尔氏综合征等。

5.用于肺虚，脾虚，肾虚及兼虚所致的诸虚证候。人参补气养血，益真气，五脏皆补矣！

治肺气不足，咳逆上气，咳嗽喘息不能卧，吐沫唾血，不能饮食。人参与甘草、五味子、人参、射干、款冬花、麻黄、干姜、细辛、苏子、半夏、紫菀、桑白皮、杏仁、桂心水煎服。补肺降逆化痰。（唐《千金要方》补肺汤）

治肺脾气虚，精神倦怠，少食懒言，不思饮食，自汗，面色白，舌质淡嫩，脉细弱。人参与黄芪、白术、甘草、五味子、当归、陈皮、肉桂加生姜、大枣水煎服。温补脾肺。（明《医宗必读》拯阳理劳汤）

治脾胃气虚，怠惰嗜卧，四肢酸楚，口苦舌干，饮食无味，大便不调，小便频数。人参、黄芪、白术、茯苓、甘草、橘皮、半夏、防风、羌活、柴胡、白芍、泽泻、黄连、独活水煎服。健脾祛湿，升发阳气。（金《内外伤辨惑论》升阳益胃汤）

治脾气虚夹湿，面色萎黄，四肢无力，形体羸瘦，饮食不化，或吐或泻，脘腹痞塞，苔薄白腻，脉濡缓。人参与白术、茯苓、甘草、山药、薏苡仁、扁豆、桔梗、砂仁、莲子肉共为散，枣汤冲服。益气健脾，和胃渗湿。（宋《太平惠民和剂局方》参苓白术散）本方可用于治疗慢性腹泻、慢性胃炎、肝硬化等。

治肺脾两虚，气血不足，倦怠无力，食少气短，惊悸健忘，夜寐不安，咽干唇燥，毛发脱落，或疮疡溃后久不收敛，舌淡胖大，脉虚弱。人参与黄芪、白术、茯苓、甘草、当归、熟地、川芎、白芍、五味子、远志、陈皮、桂心加生姜、大枣水煎服。益气补血，养

血安神。（宋《太平惠民和剂局方》人参养荣汤）

治心脾两虚的，气血不足，心悸怔忡，健忘失眠，多梦易惊，食少倦怠，面色萎黄，月经过多色淡或淋漓不止，舌质淡，苔薄白，脉细弱。人参与黄芪、白术、当归、茯苓、炙甘草、远志、炒枣仁、木香、龙眼肉、生姜、大枣水煎服。益气补血，强心。（宋《严氏济生方》归脾汤）本方可用于治疗各种慢性出血，贫血，血小板、白细胞减少，失眠，脱发。

治脾肾虚寒，面色㿠白，四肢厥冷，额汗淋淋，抚之不温，精神困倦，沉睡昏迷，口鼻气凉，手足震颤，舌质淡，苔白滑，脉细无力。人参与黄芪、白术、熟附子、茯苓、山药、肉桂、炙甘草、生姜、大枣水煎服。健脾益气，温中散寒。（明《证治准绳》固真汤）

治脾肾虚弱，腹痛久泻，带下，神疲倦怠，膝腰酸软，舌淡苔白，脉沉细。人参与山药、五味子、菟丝子、山茱萸、巴戟天、肉豆蔻、补骨脂、橘红、砂仁、车前子、莲子肉共为细末，炼蜜为丸，温开水送服。补肾健脾，涩肠止泻。（明《先醒斋医学广笔记》脾肾双补丸）本方可用于治疗慢性结肠炎，慢性痢疾，久泻等。

治肺肾两虚，咳喘日久，咳唾脓血，或遍身浮肿。人参与蛤蚧、茯苓、贝母、杏仁、知母、桑白皮、甘草共为细末，温开水送服。补肺清热，化痰定喘。（元《卫生宝鉴》人参蛤蚧散）

治心脾气虚，遗精，滑精，尿浊，白带过多，兼神疲乏力，健忘，心神恍惚，舌淡苔白，脉细弱。人参与炒白术、茯苓、炙甘草、五味子、远志、炒枣仁、炒山药、炒芡实、金樱子水煎服。调补心脾，固精止遗。（明《景岳全书》秘元煎）

6. 用于热病气津两伤，身热口渴，消渴等症。人参有益气生津之功效，可治气血津液不足之证。

治暑热伤气，气阴不足，神疲气短，口渴多汗，以及久咳少痰，口干舌干，脉虚弱。人参与麦冬、五味子水煎服。益气生脉，敛阴止汗。（金《内外伤辨惑论》生脉散）本方可用于治疗心律失常，心衰及糖尿糖等

治阳明热盛，气津两伤，大热，大汗，脉大无力，以及暑热发热，汗出口渴等。人参与石膏、知母、甘草、粳米水煎服。清热泻火，益气生津。（汉《伤寒论》白虎加人参汤）本方可用于治疗糖尿病中消者，及高热阳明证者。

治热病之后，余热未清，气阴二伤，口干唇燥，泛恶纳呆，舌质红光少苔，脉细数，或胃阴不足，胃火上逆，口舌糜烂，舌红绛而干，口渴而呕恶，或消渴病，胃火炽盛，消谷善饥或暑热烦渴，气液受伤。人参与石膏、甘草、竹叶、麦冬、粳米、半夏水煎服。清热生津，益气和胃。（汉《伤寒论》竹叶石膏汤）本方可用于治疗消渴病等。

治阴虚气弱，消渴烦躁，咽干口渴，小便频数量多，面赤，脉虚大。人参与黄芪、生地黄、熟地黄、麦冬、天冬、甘草、石斛、枇杷叶、泽泻、枳壳各等分共为粗末煎水服。养阴益气，润燥生津。（清《医方集解》引《易简方》易简地黄饮子）本方可用于治疗消渴病，肺结核，慢性支气管炎等。

治上消，渴而多饮，肺热咳嗽，痰少，舌红，脉细数。人参与天冬、麦冬、知母、甘草、

天花粉、荷叶、黄芩水煎服。养阴清热,生津止渴。(清《医学心悟》二冬汤)本方可治阴虚肺热之咳嗽,消渴病等。

7. 用于妇女体虚所致的月经不调崩漏带下,胎动不安,产后诸症,本品甘温,能补气生血,助精养神,滋补元阴,治崩漏带下,胎前产后诸症。

治妇女体虚,月经不调,行经腹痛,崩漏带下,腰腿酸痛,舌淡苔薄,脉细弱。人参与生地、净乌鸡、当归、熟地黄、白芍、川芎、丹参、鹿角胶、醋香附、山药、鳖甲(醋)、炒芡实、天冬、桑螵蛸、煅牡蛎、鹿角霜、黄芪、甘草、银柴胡共为细末,炼蜜为丸,温开水送服。益气养血,温经止带。(现代《中药制剂手册》乌鸡白凤丸)本方常用于妇科月经不调、崩漏、带下等病。

治月经过多,崩漏不止,右尺脉按之空虚或轻按其脉速疾,举之弱紧而涩,气血俱虚等病症。人参与黄芪、白术、当归、川芎、白芍、熟地、柴胡、炙甘草、桃仁、红花、独活、羌活、细辛、肉桂、炮附子、藁本、防风共为粗末,水煎服。补气益血,升阳调经。(金《兰室秘藏》升阳举经汤)

治妊娠气气血两虚,胎动不安,或屡有流产,面色苍白,倦怠食少,舌质淡苔薄白,脉滑无力或沉弱。人参与黄芪、白术、当归、川芎、熟地、白芍、黄芩、砂仁、炙甘草、粳米、续断水煎三次混合,分三次服。益气健脾,养血安胎。(明《景岳全书》泰山磐石饮)

治脾胃虚弱,妊娠小腹疼痛,胎动不安,如有下坠之状。人参与白术、山药、山茱萸、熟地、杜仲、枸杞子、扁豆、炙甘草水煎服。健脾益肾,安胎。(清《傅青主女科》安奠二天汤)本方可用于治疗先兆流产。

治产后气血两虚,乳汁短少,面色㿠白,气短乏力,脉濡细。人参与黄芪、当归、桔梗、木通、麦冬、猪蹄水煎服。益气养血,催乳通乳。(清《傅青主女科》通乳汤)

8. 用于气虚表实的恶寒发热及气虚里实的便秘腹痛。人参入脾肺,健脾益气,元气虚之人,入表药之中,使药得力,能驱邪外出,气虚里实之人用之,能攻补兼施。

治体虚气弱,感冒风寒,内有痰湿,恶寒发热,头痛鼻塞,咳嗽痰多,胸闷呕恶。人参与紫苏、葛根、陈皮、茯苓、半夏、炙甘草、前胡、枳壳、木香、桔梗加生姜、大枣水煎服。益气解表,理气化痰。(宋《太平惠民和剂局方》参苏饮)

治阳气虚弱,感冒风寒,头痛身体热恶寒,热轻寒重,无汗肢冷,倦怠嗜好,面色苍白,语声低微,舌淡苔白,脉沉无力或浮大无力。人参与黄芪、桂枝、熟附子、细辛、羌活、川芎、白芍、煨生姜、大枣、甘草、防风水煎服。助阳益气解表。(明《伤寒六书》再造散)

治阳明腑实而有气血两虚之症,见胃肠燥热,腹痛拒按,谵语,口舌干燥,口渴,身热,神疲少气,或便秘,腹胀硬痛,甚则循衣撮空,神昏肢厥,舌苔焦黄,或焦黑,脉虚。人参与枳实、厚朴、当归、桔梗、甘草、生姜、大枣、大黄后下,过滤去渣加入芒硝搅匀服。益气养血,攻下通便。(明《伤寒六书》黄龙汤)

治脾阳不足,冷积内停,腹满痛,喜温喜按,手足不温,或痢疾赤白,脉沉弦者。人参与干姜、附子、甘草、大黄后下水煎服。温补脾阳,攻下冷积。(唐《备急千金要方》

温脾汤）本方可用于治疗慢性胆囊炎，胆道蛔虫病，冷积腹痛等。

【炮制】**生晒参** 取原药材，洗净，少闷去净芦头，切片干燥入药。

生晒山参 取原药材，去芦头，用时捣碎。

糖参 取糖参，切片入药。

红参、高丽参 取原药材，用时加火烤软，去芦头，趁热切片入药。

红参须 取原药材，洗净闷透，切段晒干入药。

【用法】5~15克水煎服，大剂量可用至30~60克，或入丸散。传统人参去芦头，免致呕吐。生晒参，较平，补气生津，多用于气阴两伤，津伤口渴，消渴等；生晒山参功同生晒参，而补气更雄；糖参功同生晒参而力较弱；红参为蒸制加工而成，性温味甘而厚，大补元气，复脉固脱，益气摄血，多用于气血双亏，脉微肢冷，气不摄血之崩漏，心气虚、心阳衰微等症；高丽参功同红参而力更雄；参须功同红参而力以平补为好。

【注意】传统人参有反藜芦、畏五灵脂之说。

【临床报道】

1. 林森荣：人参与五灵脂同用治胃溃疡

中医认为，肝气犯胃，饮食不节，脾胃虚弱，是胃溃疡的主要病因。胃主受纳，为腐熟水谷之腑，所以胃溃疡病多缠绵日久，难求速愈，久病伤寒，久病伤络，故正气虚损，胃络瘀阻者极为常见。人参与五灵脂同用，气血两治，只要辨证得当，用之往往效如桴鼓。

例：杨××，男，34岁，汽车司机。1979年7月8日初诊，胃痛反复发作已8年，1997年经作钡检诊为"胃小弯溃疡"。曾用西药治疗，今年5月又经钡检见溃疡面如一豌豆大。现胃脘疼痛，时如针刺，轻按舒服，重按痛剧，神倦纳差，短气少言，面色不华，舌胖大，有瘀点，脉缓而涩。证属久病气虚，胃络瘀滞，治以补气活血，攻补兼施。人参（生晒参、另煎汁兑服）、甘草、青木香、蒲黄（布包）各10克，丹参、五灵脂、延胡素、川楝子各12克，隔山消15克，三七粉（兑服）6克。

7月11日复诊：上方服2剂后，疼痛明显减轻，精神好转。谨守原意，改为丸剂，缓以图效。

人参30克，甘草、五灵脂、羌活、蒲黄、三七粉各15克，甘松、青木香各10克，共研细末，炼蜜为丸，每服2克，日3次。

7月30日，胃痛已瘥，饮食增加，服药期间无任何不适。

2. 参芪郁七汤

红参10克，黄芪30克，丹参30克，郁金10克，三七粉6克（冲）水煎服。4周为1疗程，益气通阳，活血化瘀，通络止痛，养血宁心。主治冠心病。心前区痛甚，肢冷汗出，脉细加附子、桂枝、牡蛎；失眠多者加酸枣仁、柏子仁；痰多舌苔厚腻者加瓜蒌皮、薤白、半夏、陈皮、茯苓；舌质暗边有瘀点加赤芍、川芎；口微干加黄精、麦冬、五味子。治疗150例中，显效91例，有效54例，无效5例，总有效率达97%。见阎真峰等《参芪郁七汤治疗冠心病150例临床观察》，《河北中医》1995，17（1）：14。

◎ 西洋参　　出《本草纲目拾遗》

【别名】洋参、花旗参、西参、西洋人参等。

【基原】西洋参为五加科植物西洋参的干燥根。

【主产地】原产于美国、加拿大；现在我国吉林、陕西等地亦有种植。

【采集·药材质量】选取生长3~6年以上洋参的根，秋季采挖，除去分枝，须尾，晒干称"原皮西洋参"，喷水润湿，撞去外皮，再用硫黄熏之，晒干称"光西洋参"。（见图318）

【质量鉴别】金世元教授特技绝招　出自《中华名医特技集成》

1. 进口野生西洋参（又称野泡）：多呈纺锤形，大小不一，大者如指，小者如蛹，无芦，无支根，表皮黄褐色，有紧密的环纹，质硬，体轻，断面黄白色，形成层环明显，皮部有棕红色树脂道多数。气微，味微苦微甘，此为西洋参中之珍品。

2. 进口种植西洋参：无芦头和支根。带皮称"原皮参"，去皮的称"粉光参"；从形状上分：其主根短而肥壮或短支根八字分开，称"武形"质优；若主根呈圆柱形，称"文形"一般长10厘米，直径0.5~2厘米，表面灰黄色或黄白色，上部或中部有密集的横环纹，皮呈细腻而紧密，全体可见纵皱纹或横白皮孔样疤痕，一般长稍隆起，以质坚，体轻，不易折断，断面淡黄色，无裂隙，呈放射状纹理，有明显棕黄色形成层环，皮部散有多数红棕色树脂道，气微香，微甘微苦者佳。

3. 国产种植西洋参：根呈圆柱形而带纺锤形，顶端常带有残芦，分支少。长4~10厘米，直径0.3~1.6厘米，表面淡棕黄色或黄白色，上部横纹紧密，中部较稀疏，全体有不规则纵皱纹，下面有明显横向皮孔样疤痕，质坚实，不易折断，体较进口西洋参为重，断面淡黄色，形成层环色较深，皮部散有多数红黄色树脂道，气微苦味甘。

【主要成分】西洋参含有17种人参皂甙，多种挥发性成分、树脂、有机酸、糖类、淀粉、多糖、甾醇、聚炔类、氨基酸、微量元素，以及胡萝卜甙、西洋参皂苷等

【药理】1. 对大脑有镇静作用，对生命中枢有兴奋作用，还有抗缺氧，抗疲劳，抗休克作用。2. 实验证明可明显增加心肌血流量，降低冠脉阻力，抗心律失常，抗心肌缺血，增加心肌收缩力，促进小鼠胸腺器官发育，抗应激，抗惊厥。3. 还有降血糖，止血和抗利尿作用。

【性味归经】甘、微苦，凉。归心、肺、肾经。

【功效】补气养阴，养胃生津，清虚火，除烦倦。

【歌诀】　西洋参微苦甘凉　补气养阴可称王
　　　　　津液不足烦渴倦　咳喘痰血虚火伤

【应用】

1. 用于热病气阴两伤所致的气短、心烦、口渴。本品味甘有补气之功能，兼苦凉而养阴，可谓治疗气阴两伤生津止渴之要药。

治热病气阴两伤，烦倦口渴等。本品与鲜生地、石斛、麦冬等养阴清热，生津药同用。

治暑热耗伤气津所致的身热多汗，倦怠少气，口渴心烦，舌红少苔，脉虚数等。西洋参与麦冬、石斛、知母、竹叶、甘草、粳米、西瓜翠衣、黄连、荷梗水煎服。清暑益气，养阴生津。（清《温热经纬》清暑益气汤）

2. 用于阴虚火旺，咳喘痰血症，本品味甘少苦，益肺滋阴降火，凡火盛伤气，咳嗽痰血者宜之。

治阴虚火旺，肺失肃降，痰中带血。西洋参与沙参、川贝母、阿胶、麦冬、白及、藕节等养阴清肺，止咳化痰止血药同用。

【炮制】西洋参片　取原药材，清水润，覆盖湿布，夏秋两天，春冬三天，闷透取出切片晒干入药。

【用法】3~6克水煎兑入服或单味服，或研粉服1.5~3克，亦入丸散。

【注意】阳虚寒湿者忌服。

【临床报道】

1. 咽干（放疗反应）

单用西洋参3克水煎服，日1剂，对防治因放疗所引起的咽干，胃口不佳等症状有较好的疗效（摘抄自《上海中医杂志》1979，[4]：29.）

2. 百效消渴方

【组成】西洋参20克，黄芪30克，苍术6克，玄参15克，生地15克，黄精20克，山药30克，茯苓12克，五味子10克，天花粉10克

【功能】补益气阴，滋阴健脾。

【适应症】糖尿病之气阴两虚型

【用法】水300毫升，每日1剂，早晚分服，1个月为1疗程。

【疗效】治疗22例，显效18例，有效4例，总显效率为100%。

【方源】李淑琴等《百效消渴方治疗气阴两虚型糖尿病22例》，《实用中西医结合杂志》1995，12（4）：722。

3. 张锡纯在《医学衷中参西录》："西洋参性凉而补，凡欲用人参而不受人参补者，皆可以此代之。"

◎ 太子参　出《本草从新》

【别名】孩儿参、童参等。

【基原】太子参为石竹科植物孩儿参的块根。

【主产地】江苏、山东、安徽、山西、陕西等省，多生于山坡、林下和岩石缝中。

【采集·药材质量】夏秋茎叶枯萎时采挖，洗净，除去须根，置于沸水中略烫，捞出晒干。干燥的太子参的细长条形，少弯曲，长约3~8厘米，直径3~6毫米左右，表面黄白色，半

透明有细皱纹，及凹陷的须根痕，头根圆钝，上有残余的茎痕，下段渐细。质硬脆而容易折断，断面黄白色而明亮，有粉性。以肥润、条大而均匀、干燥、无须根、味甘者佳。（见图319）

【主要成分】本品主含皂甙，太子参环肽A、B及太子参多糖、淀粉、果糖、人体必需的多种氨基酸、脂肪酸、微量元素等。

【药理】1. 对淋巴细胞增殖有明显的刺激作用。2. 有一定抗缺氧、抗衰老作用。临床上可治疗神经衰弱、急慢性肝炎、溃疡便血。

【性味归经】甘、微苦，平。归脾、肺经。

【功效】益气健脾，养胃生津，润肺止咳。

【歌诀】　太子参微苦甘平　益肺气养胃阴行
　　　　　气虚津伤肺燥咳　心悸不眠虚汗症

【应用】

1. 用于体虚乏力，胃阴不足，食少倦怠。本品入脾，甘平补气健脾，微苦平而不燥热，能养胃气益津液。

治脾胃虚弱，胃阴不足，食少倦怠。太子参与山药、石斛、黄精、百合、谷芽等同用。

治胃病日久，气阴两伤，夹有瘀滞，隐隐作痛。太子参与百合、山药、丹参、檀香、白芍、蒲公英、茯苓、三七等同用。

太子参性平而不燥，健脾益阴，多与山药、石斛等养阴药同用，但补气益脾之力不如党参。

2. 用于气虚津少肺虚咳嗽，心悸不眠，自汗少气，本品健脾益肺生津，治病后体弱，肺虚咳嗽，尤适用于气津两伤，肺虚燥热，心悸自汗。

治气虚肺燥咳嗽。太子参与沙参、麦冬、贝母、枇杷叶、杏仁、百合等同用。

治气阴两伤心悸不眠，多汗。太子参常与麦冬、五味子、酸枣仁、百合、浮小麦等同用。

太子参补气健脾之力大于西洋参，但益阴生津之力不及西洋参。

【炮制】太子参　取原药材，除去杂质、尘屑，即可入药

【用法】10~30克水煎服，亦入丸散。

【临床报道】消渴灵

【组成】黄芪30克，山药30克，白术12克，太子参30克，茯苓30克，玉竹30克，黄精30克，山茱萸15克，生地30克，麦冬15克，玄参15克，天花粉30克，丹参30克，三七4.5克（冲服）

【功能】益气养阴，滋补肝肾，清热生津，活血化瘀。

【适应症】糖尿病

【用法】水煎服，1个月为1疗程，总疗程3个月

【疗效】治疗312例，显效118例，占37%；有效181例，占58%；无效13例，占4.2%；总有效率为95%

【方源】李俊英等《消渴灵方治疗糖尿病疗效观察》，《山西中医》1994，10（3）：18。

◎ 黄芪 出《神农本草经》

【别名】黄耆、绵黄芪、独根、百本、王孙、箭芪等。

【基原】黄芪为豆科植物黄芪或内蒙古黄芪等干燥的根。

【主产地】辽宁、吉林、黑龙江、山西、河北、甘肃等省。多生于林缘、灌木丛、林间草地或疏林下，现多有种植。

【采集·药材质量】秋末采挖，除去泥沙，切去根头支根及须根、晒干。根呈圆柱形，上端较粗，下段较细，稍有分枝，长短粗细不等，表面灰黄色或淡棕色，全体有不整齐的纵纹纵沟，质硬而柔韧，折断纤维性甚强，有粉性，质较疏松，有放射性纹理及裂隙皮部黄白色木质部淡黄色，气微弱特异，味微甜，嚼之少有豆腥气。以根条粗大长、大小均匀、表面皱纹少、质坚而绵、粉性足、味甜者佳。一般认为以蒙芪和东北黄芪质较优。（见图320）

【主要成分】本品主含黄芪多糖，多种黄铜和类化合物和三萜类，另含生物碱、蔗糖、葡萄糖醛酸、黏液质、多种氨基酸和微量元素等。

【药理】1. 有利尿作用，效价与氨茶碱、双氢克尿噻相当，且利尿作用较持久，不产生耐药性，口服黄芪粉对消除实验性肾炎蛋白尿有一定作用。2. 提高小鼠应激能力，增强肾上腺皮质功能和抗疲劳作用，有延缓衰老，强心作用，使心脏收缩振幅增大，输出量增加。3. 对血压有双向调节作用。4. 能升高低血糖，降低高血糖。5. 通过免疫动能，可抑制病毒性心肌炎，对保护肝脏，促进肝脏蛋白质的更新，可使总蛋白及蛋白量增加，降低肝损伤，恢复正常免疫功能，提高清除抑制病毒扩散能力，还有抗溃疡，抗肿瘤，抗骨质疏松等作用。6. 对免疫功能有显著的促进作用能使脾脏细胞再生。7. 增强性腺功能，黄芪可延长小鼠的动情期，对小鼠的发育有良好的影响，可增加精子活动率，运动速度。8. 可促进新陈代谢，抗疲劳。9. 造血功能，黄芪多糖可增加红细胞数，治疗血虚有效。临床可用于治疗体虚感冒，病毒性心肌炎，冠心病，肝炎，糖尿病，肾病等。

【性味归经】甘，微温。归肺、脾经。

【功效】补气固表，利水消肿，托脓生肌。

【歌诀】　黄芪温补气升阳　　利水肿气运失常
　　　　　益卫气固表止汗　　气血虚外科用良

【应用】

1. 用于脾胃气虚，中气下陷所致的诸症。本品味甘温补中土，温养脾胃，凡中气不振，脾土虚弱，清气下陷所致诸症，用之最为适宜。

治脾胃气虚，中气下陷，发热自汗，阴挺脱肛，少气懒言，体倦肢软，饮食无味，大便溏薄，舌淡苔白，脉虚濡无力。黄芪与人参、白术、陈皮、升麻、柴胡、当归、炙甘草

水煎服。益气升阳，调补脾胃。（金《脾胃论》补中益气汤）

治胸中大气下陷，气短不足以息，或满闷怔忡，或脉沉迟微弱。黄芪与升麻、柴胡、桔梗、知母水煎服。补益肺气，举陷升提。（近代《医学衷中参西录》升陷汤）本方可用于治疗冠心病、内脏下垂、病态窦房结综合征等。

治脾胃气虚，中阳不振，兼有湿浊停滞，怠惰嗜卧，四肢酸楚，口苦咽干，饮食无味，大便不调，小便频数。黄芪与人参、白术、茯苓、甘草、陈皮、半夏、柴胡、羌活、独活、防风、白芍、黄连、泽泻水煎服。健脾祛湿，升发阳气。（金《内外伤辨惑论》升阳益胃汤）。本方可用于治疗湿邪困脾的嗜睡病，带下，慢性荨麻疹，慢性腹泻等。

治元气不足，身体沉重，四肢困倦，大便飧泄，热壅头目，视物昏花，耳鸣头痛，不思饮食，口苦纳呆，苔薄白色，脉弦或洪无力。黄芪与人参、炙甘草、苍术、陈皮、柴胡、升麻、黄柏水煎服。益气升阳，调中泻火。（金《兰室秘藏》调中益气汤）

治虚损劳怯，元气不足，倦怠乏力，少气畏寒，小儿痘疹，阳气顶陷，脉细濡。黄芪与人参、炙甘草、肉桂、生姜水煎服。补气温阳。（明《博爱心鉴》保元汤）

治中气虚寒，虚劳不足，腹中拘急，自汗盗汗，短气，肢体困倦，脉虚大。黄芪与白芍、桂枝、甘草、大枣、生姜、饴糖（化兑入）水煎服。温中补气。（汉《金匮要略》黄芪建中汤）。本方常用于治疗胃炎、胃溃疡、虚寒性胃痛等。

2. 用于表虚卫阳不固的自汗、盗汗。本品入脾肺，益元气，补三焦，温分肉，益皮毛，实腠理，无汗能发，有汗则止，实为表虚诸病神药也。

治气虚阳弱，虚汗不止，肢体倦怠，兼畏寒肢冷。炙黄芪与附子加生姜水煎服。温阳益气固表。（宋《魏氏家藏方》芪附汤）

治表虚卫阳不固，易感风邪，恶风自汗，疲乏无力，面色白，舌淡苔白，脉浮虚濡。黄芪与白术、防风共为散，加生姜水煎服，或用温开水送服。益气固表止汗。（元《丹溪心法》玉屏风散）本方常用于治疗体虚感冒、自汗、盗汗、过敏性鼻炎、慢性荨麻疹等。

治体质虚弱，卫阳不固，自汗、盗汗。黄芪与麻黄根、煅牡蛎共为粗末，加浮小麦水煎服。固表敛汗。（宋《太平惠民和剂局方》牡蛎散）

3. 用于气血两虚所致的诸虚不足病症。黄芪大补肺脾之气，以滋生血之源，能补五脏诸虚，及血虚发热及阴虚劳热。

治气血不足，虚劳咳喘，面色苍白，脚膝无力，遗精，崩漏，经候不调，疮疡溃久不敛，脉弱或虚大。黄芪与人参、白术、茯苓、炙甘草、当归、川芎、熟地、白芍、肉桂、生姜、大枣水煎服。温补气血。（宋《太平惠民和剂局方》十全大补汤）

治心脾两虚，气血不足，心悸怔忡，健忘失眠，多梦易惊，食少倦怠，面色萎黄，月经过多，色淡或淋漓不止，舌质淡苔薄白，脉细弱。黄芪与人参、白术、茯苓、远志、酸枣仁、龙眼肉、木香、当归加生姜、大枣水煎服。益气补血，健脾养心。（宋《严氏济生方》归脾汤）

治气血两虚，劳倦内伤，肌热面赤，烦渴欲饮，妇人经期、产后血虚发热、头痛，疮

疡久溃不愈，脉洪大而虚，重按无力。黄芪与当归水煎服。补气生血。（元《兰室秘藏》当归补血汤）

治失血过多，气血两虚，面色无华，体倦神衰，夜寐不宁，舌质淡，脉细弱。黄芪与人参、当归、川芎、生地黄、熟地黄水煎服。益气，补血，摄血。（金《兰室秘藏》圣愈汤）可用于治疗全血细胞减少症。

4. 用于气血两虚痈疽难溃，或溃后不敛。本品补气托毒，排脓生肌，使脓未透者速溃，溃者速敛，为托疮生肌之圣药。

治痈疡脓已成熟，体虚气血不足，不能自溃。黄芪与当归、川芎、穿山甲（炒）、皂角刺水煎服。补气活血，托毒溃疡。（明《外科正宗》透脓散）

治痈疽发背，初起不肿，不疼不热，不红，皮色紫黯，根脚平散，软陷无脓，皮不作腐，脉细身凉。黄芪与人参、茯苓、甘草、当归、山茱萸、陈皮、厚朴、木香、苍术、红花、川芎、独活、附子、煨姜、紫草、皂角树根皮水煎服。补气助阳，托毒消痈。（明《外科正宗》回阳三建汤）

治疮疡日久，气血两虚，寒邪凝滞，疮疡平塌，不散不溃，日久不愈。黄芪与人参、白术、茯苓、炙甘草、当归、川芎、白芍、陈皮、木香、附子、穿山甲（炒）共为散，加煨姜、大枣水煎服。补气益血，温阳托毒。（明《外科正宗》神功内托散）

治疮疡溃破，气血虚损害，虚弱无力，体倦肢怠，脓水清稀，疮口久不收敛。黄芪与人参、茯苓、甘草、当归、川芎、熟地、白芍、麦冬、肉桂、远志、生姜、大枣水煎服。补益气血，敛疮生肌。（明《外科发挥》内补黄芪汤）

治石疽，气血不变，久不作脓。黄芪与煨附子、菟丝子、大茴香共为细末，酒糊为丸，食前黄酒送下。补气温阳，托毒透脓。（清《外科大成》黄芪丸）

5. 用于气虚血瘀痹痛，麻木，半身不遂。本品甘温补气，通调血脉，实营卫，散瘀滞，行经络，祛表邪，荣筋骨，治气虚血滞诸症。

治血痹，肌肤麻木不仁，脉微而涩紧。黄芪与桂枝、芍药、生姜、大枣水煎服。温阳行痹。（汉《金匮要略》黄芪桂枝五物汤）

治寒湿痹痛，痛有定处，遇寒则甚，肢节挛缩，不可屈伸，舌苔薄白，脉象弦紧等。黄芪与麻黄、芍药、制川乌、炙甘草水服。温阳散寒舒筋止痛。（汉《金匮要略》乌头汤）本方可用于治疗风湿性关节炎、坐骨神经痛、风寒型三叉神经痛等。

治风湿搏结，气血不足，筋脉拘挛，骨节酸痛，腿脚无力，身体不遂，舌淡脉细。黄芪与虎骨、萆解、五灵脂、牛膝、续断、白僵蚕、松节、白芍、乌药、天麻、威灵仙、当归、防风、木瓜用酒浸，紧封扎，14日后取药焙干制为细末，用浸药酒送下，酒尽，用米汤送下。益气血，壮筋骨，祛风湿，通经络。（宋《三因方》舒筋保安散）

治中风后半身不遂，口眼歪斜，语言蹇涩，口角流涎，或大便干燥，小便频数，遗尿不禁气虚血瘀，舌淡苔白，脉无力。黄芪与当归、川芎、赤芍、桃仁、红花、地龙水煎服。补气，活血通络。（清《医林改错》补阳还五汤）本方加减可用于治疗缺血性脑血管病，脑溢血后遗症，面神经麻痹，冠心病心绞痛，心肌梗塞，风湿性心脏病，心动过缓，原因不明水肿等。

6. 用于气虚血瘀，血虚风燥所致的皮肤瘙痒。本品益气固表，气助血行，血行风灭，瘙痒自止，尤治老年人皮肤瘙痒。

治气虚血瘀所致的瘙痒症，皮肤干燥不润，瘙痒日久，神疲倦怠，慢性湿疹，痘疹作痒不止，抓破无血。黄芪与桃仁、红花、赤芍、穿山甲珠、皂刺水服。益气散瘀。通络止痒。（清《医林改错》助阳止痒汤）本方加减可用于治疗慢性湿疹等。

治血虚风燥所致的多种皮肤病，疥癣，湿毒瘙痒，干燥或红肿，丘疹等。黄芪与当归、川芎、白芍、生地、何首乌、荆芥、防风、白蒺藜、甘草水煎服。养血润燥，祛风止痒。（元《丹溪心法》当归饮子）本方加减可用于治疗荨麻疹、湿疹、干燥皮肤病、老年性皮肤瘙痒等。

7. 用于气不布津所致的消渴。本品补五脏，泻阴火，益气助脾，滋水之上源，生津润燥止渴。

治阴虚气弱，消渴烦躁，咽干口渴，小便频数量大，面赤，脉虚大。黄芪与生地、熟地、天冬、麦冬、石斛、枇杷叶、人参、枳壳、泽泻共为粗末，水煎服。养阴益气，润燥生津。（清《医方集解》引《易简方》易简地黄饮子）本方可用于治疗糖尿病。

治气虚不能布津，胃燥津亏之消渴病，肾虚胃燥，口渴引饮，小便频数量多，或小便浑浊，困倦气短，脉虚细无力。黄芪与山药、知母、葛根、天花粉、五味子、鸡内金水煎服。益气生津，润燥止渴。（近代《医学衷中参西录》玉液汤）本方可用于治疗糖尿病。

主治肺脾肾三脏阴亏所致的消渴症，症见多饮、多食、多尿兼有消瘦或尿有甜味。黄芪与葛根、天花粉、莲房、枇杷叶、炙甘草共为粗末，水煎服。益气养阴，润燥止咳。（宋《三因方》六神汤）本方可用于治疗糖尿病。

8. 用于气虚，水湿运化失常的浮肿，小便不利。本品健脾，益气固卫，利尿消肿。

主治风水，汗出恶风，身肿而重，小便不利，以及风湿，肢体重着麻木。黄芪与白术、防己、生姜、大枣、炙甘草水煎服。益气祛风，健脾利水。（汉《金匮要略》防己黄芪汤）本方加减可治疗急慢性肾炎、腹水、妊娠肿胀、多种水肿。

治皮水周身浮肿，小便短少，疲乏无力，四肢聂动。黄芪与桂枝、茯苓、防己水煎服。益气通阳，利水消肿。（汉《金匮要略》防己茯苓汤）

治气虚下陷，气化失职所致的妇人转胞，小便潴留或滴沥不通。黄芪与升麻、当归、柴胡水煎服。益气活血举陷。（近代《医学衷中参西录》升麻黄芪汤）

治老人元气虚，排尿茎痛。黄芪120克、甘草30克水煎服。益气升阳，固本补元。（清《医林改错》黄芪甘草汤）

9. 用于气虚冲脉不固，月经过多，崩漏，妊娠气血虚胎动不安，产后气血两虚乳汁短少。本品性温升阳，益气健脾，治气衰血虚胎前产后诸症。

治气虚冲脉不固，月经过多，或崩漏，色淡质稀，头晕心悸，舌质淡，脉弱或虚大。

黄芪与炒白术、山茱萸、白芍、煅龙骨、煅牡蛎、海螵蛸、茜草、棕榈炭、五倍子粉（煎汁冲服）水煎服。补气健脾，固冲摄血。（近代《医学衷中参西录》固冲汤）本方可用于治疗功能性子宫出血，产后出血过多。

治脾气虚弱，冲脉不固所致的月经过多，经行时久，过期不止，或不时漏下，色淡质稀，舌淡脉细弱。黄芪与炒白术、生地、白芍、牡蛎、龙骨、海螵蛸、茜草、续断水煎服，益气健脾。安冲摄血。（近代《医学衷中参西录》安冲汤）本方加减常用于功能性子宫出血。

治疗中阳不足，气虚下陷，崩漏下血，神疲乏力，舌胖质淡，脉微弱。黄芪与人参、白术、炙甘草、升麻水煎服。益气健脾，升陷摄血。（明《景岳全书》举元煎）

治妊娠，气血两虚，胎动不安，或屡有流产，面色淡白，倦怠食少，舌质淡，脉滑无力或沉弱。黄芪与人参、白术、炙甘草、砂仁、当归、川芎、白芍、熟地、续断、黄芩、糯米水煎早晚空腹服。益气健脾，养血安胎。（明《景岳全书》泰山磐石散）本方加减常用习惯性流产。

治疗产后气血两虚乳汁短少，面色㿠白乏力短气，舌淡苔薄白，脉濡弱。黄芪与人参、当归、麦冬、木通、桔梗、猪蹄和水煎服。益气养血，催乳通乳。（清《傅青主女科》通乳丹）

10. 用于体虚与阳虚，复感外邪，头痛，身热恶寒，寒重热轻症。本品入肺补气，入表实卫，专行气分而达表。伤寒之证，行发表而汗不出者，乃里虚正气虚之也，黄芪可以济津，助汗解表祛邪。

主治体质虚弱，外部受风寒而致的虚证感冒，黄汗，两胫自冷，腰以上有汗，腰髋弛痛，有物在皮中状，身痛重，烦躁，小便不利，有表虚症状者。黄芪与桂枝、白芍、甘草、生姜、大枣水煎服。疏风解表，益气固卫。（汉《金匮要略》桂枝加黄芪汤）

治阳虚，感冒风寒，头痛身热恶寒，热轻寒重，无汗肢冷，倦怠嗜卧，面色苍白，语言低微，舌淡苔白，脉沉无力或浮大无力。黄芪与人参、桂枝、附子、甘草、细辛、羌活、川芎、煨生姜、防风、加入大枣、白芍水煎服。助阳益气解表。（明《伤寒六书》再造散）本方加减多用于阳虚感冒和老人感冒。

【炮制】**黄芪** 取原药材，洗净，闷透，切段，晒干入药。

蜜黄芪 取炼蜜加水稀释，淋入黄芪片中搅拌均匀，稍闷，入锅文火炒之抓之不粘手为度，出锅放凉入药。（一般黄芪100克，用炼蜜25克左右）

【用法】10~15克，中量30~60克，大剂量可用至150克水煎服，亦入丸散药酒。蜜黄芪偏用于补中，多用于气虚下陷，升举阳气，气血虚弱，淋漓崩漏等。余病症则用黄芪。

【临床报道】

1. 病毒性心肌炎 黄芪注射液（40克）静滴或口服黄芪剂15克，并配合抗心律失常药，治疗病毒性心肌炎1028例，有较好的疗效。

2. 冠心病 黄芪注射液40毫升静脉注射，治疗冠心病心绞痛68例，有明显疗效。

3. 心力衰竭 黄芪注射液(20克)加入5%葡萄糖溶液中，治疗老年慢性心力衰竭31例，治疗后病人心功能普遍改善1~2个等级。

4. 肝炎 黄芪口服液（10克），1日2次，治疗慢性乙型肝炎102例，能明显改善临床症状，并降低血清ACT水平。其恢复率可达74%。黄芪注射液治疗慢性迁延性肝炎33例，总有效率为78.7%。（以上4条摘抄于《中药药理学》黄芪）

5. 将黄芪、丹参二药制成参芪注射液 治疗慢性活动型肝炎112例，疗程3个月，总有效率达83%。见侯士英等《中草药》1980，11（12）：551。

6. 黄芪善治脊髓损伤性截瘫 （山东省聊城卫生学校 朱树宽）

笔者近年来，以黄芪为主，治疗脊髓损伤引起的截瘫，取得了满意疗效，兹举2例如下：

王某，男，29岁，1995年10月5日初诊。患者半年前患纵膈淋巴瘤而行放射治疗，一个月后趋向严重，渐至不能站立行走，当地医院诊为脊髓损伤（胸10节段），经住院给予激素，抗生素及营养支持疗法，治疗3个月未明显效果，余见患者胸10以下完全瘫痪，二便失禁，常自汗出，舌淡少胖边齿印，苔薄润，脉沉细无力，诊为气虚络阻，精血亏损，予黄芪桂枝汤加味。 处方：黄芪60克，桂枝15克，赤白芍各15克，当归15克，杜仲10克，桑寄生24克，续断24克，地龙10克，䗪虫10克，姜枣引，水煎温服，日1剂。服上方16剂后，下肢可徐徐抖动；二诊上方黄芪加重90克，继服10剂，下肢可有屈曲动作；上方黄芪加重120克，继服10剂，下肢可勉强抬离床面，效不更方；继服2月余，下肢能站立，并在人搀扶下缓缓行走，还嘱上方制成水丸，长期服用。1年后随访，病人已康复如常。

杨某，男，45岁，1996年，6月5日初诊，因翻车砸伤腰部，CT检查第3、4腰椎压缩性骨折，脊髓严重受压，经住院手术治疗脱离危险，但遗留双下肢瘫痪，给予神经细胞活化剂及改善血液循环药物治疗，未见好转，诊见患者下肢肌肉松弛，不能站立及行走，舌质淡苔薄，脉沉细涩。处方：黄芪60克，桃仁10克，红花10克，当归15克，川芎6克，赤芍15克，地龙10克，续断30克，杜仲10克水煎温服，日服1剂，服10剂下肢轻微活动，效不更方，将黄芪加重至120~150克，连服2个月，下肢能立，可缓慢行走，遵上方法长期服用，以资巩固。

脊髓损伤出现的肢体截瘫，是由于脊髓水肿，变形坏死等病例变化，从而导致脊髓功能丧失，出现损伤平面以下肢体运动，反射，感觉，括约肌功能及皮肤营养障碍，大致属于中医学"痿症"的范畴，症属气虚络阻，血瘀兼肝肾精血亏损。黄芪味甘性温，气薄味厚，既能补气升阳，以启动下焦之阳气，又能补气活血，促进经络之通畅。药理实验证明，黄芪可以兴奋中枢神经，有显著的扩张血管作用，改善皮肤血液循环，临床使用时，用量须大，宜90~120克，甚至150克，方取得疗效。（摘抄自《中医杂志》2000年第6期专题笔谈）

◎ 白术 出《本草经集注》

【别名】山蓟、术、山姜、于术、冬白术、浙术等。

【基原】白术为菊科植物白术的根茎。

【主产地】浙江省东阳、于潜、昌化产量大，品质优。其次安徽、湖北、湖南、江西等省亦产。多生于山坡、林边或灌木林中，现在多大面积种植。

【采集·药材质量】霜降至立冬时采挖，除茎上部分和泥土，烘干或晒干。白术的根茎呈不规则的圆块状，外形似鲜姜，大小不一，表面灰黄色或棕黄色，有浅而细的纵皱纹，下部两侧膨大，向上渐细，有瘤状突起，有须根痕，顶端有茎基和芽痕。质坚硬，不易折断，断面不平坦，烘干断面淡黄色，生晒术断面类白色，有油点。以个大、表面灰黄色、有云头、断面黄色、有放射状纹理和棕黄色状油点、质坚实、无空心、气清香、味甘微辛、嚼之略带黏性者佳。（见图321）

【主要成分】本品主含挥发油，其主要成分为苍术酮，白术内酯A、B，苍术醚，苍术内酯，茅苍术醇，炔类，白术多糖，甾醇，多种氨基酸和维生素A，果糖，菊糖等。

【药理】1. 白术有明显持久利尿作用，能促进钠离子的排出，钾的排泄量也会增加。2. 有强壮和保肝作用，促进增加白蛋白，纠正白蛋白和球蛋白的比例，抗肝细胞血凝治疗肝硬化腹水作用，有降低血糖，对放疗化疗引起的白血球下降，使其升高作用，促进红细胞再生，增强机体免疫力，抑制子宫收缩。3. 有镇静作用和胃肠蠕动作用。4. 白术对胃肠运动有双向调节作用，轻则健脾燥湿，重则增加胃肠运化。5. 白术有强壮作用，延缓老年小鼠肾脏衰老作用，使老年小鼠肾脏结构明显改善。6. 还有抗肿瘤作用。7. 还有抑制细菌和真菌作用。8. 白术抑制子宫收缩，有明显的安胎作用。9. 有抗凝血作用。临床上常用于治疗腹泻、便秘、肝硬化、腰痛、糖尿病等。

【性味归经】苦、甘，温。归脾、胃经。

【功效】健脾益气，燥湿利水，止汗，安胎。

【歌诀】　　白术性味甘苦温　　健脾益气品独尊
　　　　　　燥湿利水饮痞泻　　固表安胎效如神

【应用】

1. 用于脾胃虚弱，运化无力，食少便溏泄泻，脘胀痞满，肢软神疲。本品气香入胃醒脾，味甘则补，苦温燥湿，善消食除痞，脾虚不健，术能补之，胃虚不纳，术能助之，劳力内伤，四肢困倦，中气不足，术能举之，实为健脾燥湿第一良药。

治脾胃气虚，面色㿠白，语声低微，疲乏无力，食少便溏，舌质淡苔薄白，脉虚无力，白术与人参、茯苓、炙甘草共为粗末水煎服。益气健脾。（宋《太平惠民和剂局方》四君子汤）

治脾胃虚弱，运化无力，气滞不畅，食欲不振，胸脘痞闷不舒，大便溏薄，消化不良或呕吐泄泻。白术与人参、茯苓、陈皮、甘草共为细末，加大枣、生姜水煎服。益气健脾和胃。（宋《小儿药证直诀》异功散）本方加味常用于慢性浅表性胃炎，肥厚性胃炎等的治疗。

治脾胃气虚，寒湿阻滞于中焦，脘腹胀痛，纳呆嗳气，呕吐泄泻，舌苔白腻等。白术与人参、茯苓、炙甘草、陈皮、半夏、砂仁、木香水煎服。健脾益气，理气畅中。（清《医方集解》香砂六君子汤）本方加减可以用于治疗虚寒性胃痛、胃及十二指肠溃疡，糖尿病消化系统功能紊乱。

治脾胃虚弱，寒湿阻滞，腹痛泄泻，小便不利，舌苔白腻。白术与茯苓、泽泻、猪苓、肉桂、苍术、厚朴、陈皮、甘草共为粗末，加生姜、大枣水煎服。健脾和中，利水化湿。（元《丹溪心法》胃苓汤）

治湿泻暑泻。白术与车前子等分炒为末服。（《简便单方》）

治脾胃虚弱，食少便溏，倦怠乏力，面色无华，脉濡弱。白术与人参、黄芪、茯苓、山药、泽泻、陈皮、当归、白芍、小茴香水煎服。健脾养胃。（清《伤科补要》健脾养胃汤）

治脾胃虚弱，消化不良，腹痛呕吐泄泻，神疲乏无力，津液内耗，烦渴多饮，炒白术与人参、茯苓、甘草、藿香、葛根、木香共为粗末，水煎服。健脾止泻。（宋《小儿药证直诀》七味白术散）

2. 用于脾胃虚弱，中气下陷，气血两虚，所致的诸虚症候。本品健脾益气，脾胃中土，土旺则清气升，故中气不足之症则愈。

治脾胃气虚，中气下陷，发热自汗，阴挺脱肛，少气懒言，体倦肢软，饮食无味，大便溏薄，舌淡苔白，脉虚濡无力。白术与黄芪、人参、陈皮、升麻、柴胡、当归、炙甘草水煎服。益气升阳，调补脾胃。（金《脾胃论》补中益气汤）

治脾胃虚弱，中阳不足，兼有湿浊停滞，倦怠嗜卧，四肢酸楚，口苦舌干，饮食无味，大便不调，小便频数。白术与黄芪、人参、茯苓、甘草、陈皮、半夏、羌活、独活、防风、白芍、柴胡、黄连、泽泻水煎服。健脾祛湿，升发阳气。（金《内外伤辨惑论》升阳益胃汤）

3. 用于脾虚不能统血所致的便血，崩漏及气虚冲任不固的崩漏及月经过多。白术健脾益气，脾能统血，不致外逆出血则愈。

治脾气虚寒，不能统血致的大便下血，吐衄，妇人崩漏，面色暗淡，四肢不温，面色萎黄，舌淡苔白，脉沉无力。灶心土（先煎）取澄清水与白术、干地黄、炮附子、炙甘草、黄芩水煎，阿胶（烊化）兑入服。温阳健脾，养血止血。（汉《金匮要略》黄土汤）

治气虚冲任不固妇女血崩或月经过多，色淡质稀，头晕心悸，舌质淡，脉细弱或虚大者，炒白术与黄芪、煅龙骨、煅牡蛎、山茱萸、白芍、乌贼骨、茜草、棕榈炭、五味子（研粉冲服）水煎服。补气健脾，固冲摄血。（近代《医学衷中参西录》固冲汤）

治脾虚气弱，冲任不固所致的月经过多，经行时久，过期不止，或不时漏下。土白术与黄芪、龙骨、牡蛎、生地、白芍、乌贼骨、茜草、续断水煎服。益气健脾，安冲摄血。（近代《医学衷中参西录》安冲汤）

主治中阳不足，气虚下陷，崩漏下血，舌胖质淡，脉微弱。白术与黄芪、人参、炙甘草、升麻水煎服。益气补脾，升陷摄血。（明《景岳全书》举元煎）

4. 用于中阳不足，痰饮内停，水肿，小便不利等。白术健脾化湿，燥湿消痰利水，脾盛无湿邪，可治痰饮停留诸疾。

治中阳不举胸闷纳呆，目眩心悸，或短气而咳，或心痞闷，呕恶纳呆，苔白滑，脉弦滑，白术与桂枝、茯苓、甘草水煎服。温化痰饮，健脾利湿。（汉《伤寒论》茯苓桂枝白术甘草汤）本方加减可用于治疗风湿性心脏病，病态窦房结综合征，痰湿型眩晕等。

治水停心下，清阳不升，浊阴上冒，头目昏眩，动则欲吐，苔白滑，脉弦滑。白术20克与泽泻50克水煎服。健脾利湿除饮。（汉《金匮要略》泽泻汤）本方加味可用于治疗美尼尔氏综合征，水肿等。

治阴虚水肿，半身以下肿甚，胸腹胀满，腹大身重，体倦少食，手足不温，口不渴，大便溏薄，小便短少，苔腻，脉沉迟或沉细。白术与茯苓、附子（炮）、干姜（炮）、厚朴（姜炒）、木瓜、木香、大腹皮、草果仁、炙甘草共为散加生姜、大枣水煎服。温阳健脾，行气利水。（宋《严氏济生方》实脾饮）本方加减可用于治疗多种水肿，如心功能不全水肿，肝硬化水肿，慢性肾炎水肿等。

主治风水，汗出恶风，身肿而重，小便不利，以及风湿、肢体重着麻木。白术与黄芪、防己、炙甘草、生姜、大枣水煎服。益气祛风，健脾利水。（汉《金匮要略》防己黄芪汤）

治脾虚水滞，水湿停留，水肿，小便短少，胸腹胀满，饮食不下，不能平卧。白术与赤茯苓、泽泻、陈皮、大腹皮、槟榔、桑白皮、木瓜、砂仁、木香、麦冬、紫苏共为粗末，加灯心草水煎服。健脾渗湿，利水消肿。（明《奇效良方》导水茯苓汤）本方加减可用于治疗多种水肿，如肝硬化水肿，心功能不全水肿，肾炎水肿。

治阳虚水肿，肾阳衰微，水气内停，小便不利，恶寒，四肢沉重疼痛，或肢体浮肿，口不渴，苔白，脉沉，及太阳病，汗出不解，仍发热，心下悸，头眩，身瞤动，振振欲擗地。白术与附子（炮）、茯苓、白芍、生姜水煎服。温阳利水。（汉《伤寒论》真武汤）本方加减可用于治疗多种水肿，如心功能不全水肿，慢性肾阳虚水肿等。

治妊娠脾虚水肿，下肢肿甚，或疲乏无力。白术与茯苓、橘皮、大腹皮共为粗末，加生姜水煎服。健脾利水消肿。（宋《全生指迷方》白术散）

治妊娠水肿，下肢肿胀。白术与茯苓、白芍、当归、生姜共为粗末，先将鲤鱼煮熟取汁煎药服下。健脾利水，养血安胎。（唐《千金要方》千金鲤鱼汤）

5. 用于脾肾虚弱，气血两虚，胎动不安及漏胎。白术健脾益气，可谓补后天实先天，脾肾得补则肾气固胎自安亦。

治妊娠气血两虚，胎动不安，或屡屡流产，面色苍白，倦怠食少，舌质淡苔薄白色，脉滑无力或弱。白术与人参、黄芪、炙甘草、当归、川芎、熟地、白芍、黄芩、砂仁、粳米、续断水煎，分早中晚服。益气健脾，养血安胎。（明《景岳全书》泰山磐石饮）

治脾胃虚弱，妊娠小腹疼痛，胎动不安，如有下坠之状。白术与人参、山药、山茱萸、熟地、杜仲、枸杞子、扁豆、炙甘草水煎服，健脾益肾，安胎。（清《傅青主女科》安奠二天汤）

治脾肾两虚，妊娠漏胎。白术与人参、当归、川芎、熟地、桑寄生、续断、艾叶水煎服。益气健脾，固肾安胎。（明《济阴纲目》当归寄生汤）

治先兆流产，而且有流产史。炒白术与人参、白芍、熟地、山茱萸、阿胶（烊化兑入）、续断、杜仲、砂仁水煎服。益气养血，固肾安胎。（现代《实用专病专方临床大全》妇科

九味安胎饮）

6. 用于脾肾两虚，湿浊白带，心脾气虚肾精不固遗精。白术健脾升阳除湿，带下者多脾运失常，健脾燥湿，湿浊白带而止。

治脾虚肝郁，湿浊下注之白带，或淡黄，清稀无臭，兼见面色㿠白，倦怠便溏，舌淡苔白，脉濡弱者。白术与苍术、人参、山药、白芍、柴胡、甘草、车前子、陈皮、黑荆芥水煎服。补中健脾，化湿止带。（清《傅青主女科》完带汤）本方加减可用于脾虚带下，慢性阴道炎，宫颈炎等。

治脾肾两虚，气血不足，带下不止，缠绵清稀，神疲面白，腰膝酸软。白术与人参、山药、当归、川芎、杜仲（姜汁炒断丝）、补骨脂（酒炒）、续断、牡蛎（煅）、椿根皮（酒炒）、香附（酒炒）各等分，青黛减半共为细末，炼蜜为丸，日3次，温开水送服。补气调血，益肾止带。（明《济阴纲目》止带丸）本方加减常用于治疗慢性盆腔炎、阴道炎、宫颈糜烂等。

主治湿热带下量多，质黏气秽色黄，苔黄脉濡数。白术与白芍、樗皮、黄连、白芷、黄柏、侧柏叶、香附共为细末，粥糊为丸，米汤送服。清热燥湿治带。（明《医学入门》侧柏樗皮丸）

治心脾气虚所致的遗精，滑精，尿浊及白带过多，兼神疲乏力，健忘，心神恍惚，舌淡苔白，脉细弱者。白术（炒）与人参、茯苓、炙甘草、山药、远志（炒）、炒枣仁、芡实、五味子、金樱子（去核）水煎服。调补心脾，固精止遗。（明《景岳全书》秘元煎）

治相火偏盛，湿热下注，遗精白浊。白术与茯苓、茯神、山药、莲子肉、莲须、金樱子、牡蛎、黄柏、车前子共为细末，炼蜜为丸，淡盐汤送下。健脾益肾，泻火秘精。（清《医学心悟》秘精丸）

7. 用于风湿痹痛，及肾着。白术气香芳烈，味甘浓性纯阳，化湿利湿，为除风治痹之上药，同时白术可散腰血，血流湿去，肾着则愈。

治寒湿痹痛，身体骨节痛，恶寒肢冷，苔白脉沉微无力。白术与附子、人参、茯苓、白芍水煎服。温阳散寒，化湿利痹。（汉《伤寒论》附子汤）本方加减可用于治疗慢性风湿性关节炎等。

治风湿相搏，身体疼烦，不能自转侧，不呕不渴，大便硬，小便自利。白术与附子、炙甘草、生姜、大枣水煎服。散寒化湿，祛风通络。（汉《金匮要略》白术附子汤）

治风寒湿痹，经络不利，肢节疼痛，麻木不仁，尤以上肢肩臂为甚举动不利。白术与羌活、姜黄、炙甘草、防己共为粗末加生姜水煎服。祛风除湿，通络止痛。（宋《太平惠民和剂局方》五痹汤）

主治着痹，身重酸痛，痛有定处，苔腻。白术与苍术、茯苓、陈皮、甘草、羌活、泽泻水煎冲服姜汁和竹沥。健脾利湿，通痹止痛。（清《类证治裁》除湿蠲痹汤）

治湿痹关节疼痛重着，痛有定处，手足沉重，或麻木不仁，舌苔白腻，脉濡。白术与薏苡仁、桂枝、麻黄、羌活、独活、防风、制川乌、制草乌、当归、川芎、生姜水煎服。

祛风除湿，散寒通络。（清《类证治裁》薏苡仁汤）

治肾虚寒湿内着的肾着，腰以下冷痛重着，转侧不利，静卧亦不减，口不渴，小便自利，苔白。白术、茯苓、甘草、干姜水煎服。温脾胜湿。（汉《金匮要略》甘草干姜茯苓白术汤）

治风湿侵入腰部，重着疼痛，俯仰不利。白术与茯苓、薏苡仁、防己水煎服。健脾胜湿。（清《辨证录》轻腰汤）

8.用于脾气虚弱，卫气不固恶风自汗，盗汗。白术健脾燥湿，固表止汗，可治阳虚自汗、阴虚盗汗。

治表虚卫气不固易感风邪，恶风自汗，面色㿠白，舌淡苔白，脉浮虚濡。白术与黄芪、防风共为末，加生姜水煎服。益气固表止汗。（元《丹溪心法》玉屏风散）

治自汗不止。白术为末服。（《千金要方》）

治卧即盗汗，风虚头痛。白术与牡蛎、防风共为散服。固表敛汗。（唐《千金要方》牡蛎散）

治老小虚汗。白术与黄芪、小麦水煎服。（《全幼心鉴》）

治盗汗。白术与黄芪、石斛、牡蛎、麦麸同用。白术分四份，一份与黄芪同炒，一份与石斛同炒，一份与牡蛎同炒，一份与麦麸同炒，共为细末，粟米汤调下。（《丹溪心法》）

总之，白术是一味健脾益气良药。《本草汇言》："白术乃扶植脾胃，散湿除痹，消食除痞之要药。脾虚不健，术能补之，胃虚不纳，术能助之。是故劳力内伤，四肢困倦，饮食不纳，此中气不足之证也；痼冷虚寒，泄泻不止，滑脱不禁，此脾阳乘陷之证也，或久疟经年不愈，或久痢累月不除，此胃虚失治，脾虚下脱之证也；或痰涎呕吐，眩晕昏眩，或腹满肢肿，面色萎黄，此胃虚不运，脾虚蕴湿之证也；以上诸疾，用白术总能治之。又如血虚而漏下不止，白术可以统血而收阴；阳虚而汗液不收，白术可以固阳敛汗。大抵此剂能健脾和胃，运气利血，兼参、芪而补肺，兼杞、地而补肾，兼归、芍而补肝，兼龙眼、枣仁而补心，兼芩、连而泻胃火，兼橘、半而醒脾土，兼苍、朴可燥湿和脾，兼天、麦冬亦能养肺生金，兼杜仲、木瓜治老人脚弱，兼麦、枳、朴治幼童之疳癥。黄芩共之，能安胎调气。枳实共之，能消痞除膨。君参、苓、藿、半定胃寒呕吐。君归、芎、芍、地养血弱而调经。温中之剂无白术、愈而复发，溃疡之证用白术可以托脓。"

【炮制】白术　取原药材洗净，大小分开泡之，取出闷透，切厚片，晒干入药。

土白术　将黄土入炒锅，中火炒至土呈灵活状态，倒入白术片，不断翻炒，当有香气时，取出去土粉，放凉入药

麸白术　将麸皮入锅，武火加热当麸皮炒至大冒烟时，投入白术片，不断翻炒，炒至白术呈黄褐，出锅去残麸，白术放凉入药。（一般白术片100克，用麸皮15克）

【用法】10~15克水煎服，或入丸散。白术健脾以运化为主，化湿而不伤阴，见舌红少津真阴亏损，多用白术，治脾运失常，大便秘结，白术可用之30~60克，大量可用至60~100克，另外痰饮水肿，自汗，胎动不安，肾着，湿痹重着，多用白术；土白术情土助脾，补脾止泻为佳，多用于健脾止泻等；麸炒白术多用于肝脾不和。

【体会】

1. 白术通便秘，东坦谓："治病求于源，不可一概用牵牛、巴豆之类下之。"病在脾运化无力，健脾胃之药首推白术，辨阴阳，以他药佐之，重用白术少则30~60克，重则120~150克，便干加生地、首乌；稀软便加肉苁蓉之类可也。

2. 临床证明，治肝重用白术取效甚捷。白术具有健脾利水，消肿之功效。药物研究证实，白术具有增加白蛋白，纠正白球蛋白比例，有显著持久的利尿作用，又能促进钠离子的排出，符合现代医学对肝硬化腹水的治疗原则，堪为治疗肝硬化最有效药物之一。白术为主治疗肝病，补而不滞，滋而不腻，化湿不伤阴，生津不碍湿，补中有滋，滋中有消，配为得当，有益无害，为治疗肝病大有前途的一味良药。（贾宪亭）

◎ 山药 出唐·候宁极《药谱》

【别名】 薯蓣、山芋、怀山药等。

【基原】 山药为薯科植物薯蓣的块根。

【主产地】 山药主产河南，原怀庆府，就是现在的博爱、沁阳、武陟、温县等地，产量大，质量高，其次河北、山西、陕西、湖北、湖南、四川等省亦产，多为种植。

【采集·药材质量】 每年11~12月采挖，切去根头，洗净泥土，竹刀刮去粗皮，晒干或烘干，称"毛山药"。选粗大毛山药再经加工成"光山药"。光山药呈圆柱形，表面淡黄白色，光滑，质坚硬，不易折断，断面白色，粉质。以个大小长短均匀、质坚实、色白、干燥、粉性足、味微甘微酸、嚼之发黏者佳。（见图322）

【主要成分】 本品主含薯蓣皂苷元、黏液质、淀粉、磷脂、糖蛋白、胆碱、自由氨基酸、维生素C、甘露聚糖等。

【药理】 1. 本品煎剂有降糖作用，缓解肠管平滑肌痉挛，增强雄性激素作用，对脾虚有一定的治疗作用。2. 山药多糖增强免疫功能，有健脑益精作用，有抗衰老作用。临床常用于治疗慢性腹泻，小儿消化不良。

【性味归经】 甘，平。归肺、脾肾经。

【功效】 补脾益胃，生津益肺，补肾填精，止带止泻。

【歌诀】 山药甘平(入)肺脾肾　　补肺健脾能养阴
　　　　　肺虚咳喘消渴病　　　　肾虚遗精带尿频

【应用】

1. 用于脾肾虚弱，食少便溏，泄泻及带下。本品味甘性平，健脾补虚，治脾虚食少，腹泻及带下。

治脾胃气虚，食少便溏，神倦乏力，面色苍白，乳食减少，腹痛肢冷，舌淡苔薄，脉濡。炒山药与人参、白术、甘草、茯苓、炒扁豆各等份共为粗末，加生姜、大枣水煎服。益气健脾。（宋《三因方》六神散）本方加减常用于治疗成人、小儿腹泻。

治脾胃虚弱，食少便溏，神疲乏力，面色不华，脉濡弱。山药与人参、黄芪、白术、茯苓、陈皮、泽泻、当归、白芍、小茴香水煎服。健脾养胃。（清《伤科补要》健脾养胃汤）

治脾胃气虚夹湿，面色萎黄，四肢无力，形体羸瘦，饮食不化，或呕或泻，胸脘痞塞，苔薄白腻，脉濡缓。山药与人参、白术、茯苓、扁豆、陈皮、薏苡仁、砂仁、桔梗、甘草、莲子肉共为细末，枣汤服。益气健脾，和胃渗湿。（宋《太平惠民和剂局方》参苓白术散）本方常用于治疗慢性腹泻，胃肠功能紊乱，消化不良，带下等。

治脾虚肝郁，湿浊下注之白带，带下色白或淡黄，清稀无臭，面色淡白，倦怠便溏，舌淡苔白，脉濡者。山药与人参、白术、苍术、白芍、柴胡、陈皮、车前子、黑荆芥、甘草水煎服。补中健脾，化湿止带。（清《傅青主女科》完带汤）

治湿热蕴阻下焦引起的带下黏稠色黄，量多，有异臭，苔薄黄，脉濡缓。炒山药与炒芡实、盐黄柏、车前子（酒炒）、白果水煎服。清热利湿止带。（清《傅青主女科》易黄汤）

2. 用于肾阴虚、肾阳虚引起的头晕，耳鸣，腰膝酸软，遗精等连带脏腑诸虚症候。本品味甘兼涩，能补肾填精，补虚羸，充五脏，补而不骤，温而不燥，滋精固肾，为补益之良药也。

治肾阴不足，头晕目眩，耳鸣，盗汗，遗精，梦泄，牙齿动摇，腰膝酸软足根疼痛，小儿囟门不闭，骨蒸潮热，手足心热，颧红多汗，口燥咽干，舌红少苔，脉沉细数等。山药与山茱萸、丹皮、茯苓、熟地、泽泻共为细末，炼蜜为丸，淡盐汤送服。滋阴补肾。（宋《小儿药证直诀》六味地黄丸）

治肺肾阴亏，咽干口燥，咳嗽潮热，劳疾久嗽，痰中带血，舌红少苔，脉细数等。山药与熟地、生地、沙参、茯苓、百部、川贝母、阿胶、天冬、麦冬、獭肝、田七共为末，用菊花、桑叶熬膏，阿胶烊化兑入诸药末，再用炼蜜混匀制丸服。益阴润肺，镇咳止血。（清《医学心悟》月华丸）

治肾阳不足，腰膝酸软，少腹拘急，小便不利或小便清长，肢冷恶寒，脚气浮肿，痰饮咳喘，消渴，舌质淡红而胖，苔薄而燥，脉沉细等。山药与山茱萸、丹皮、茯苓、泽泻、熟地、乌附子、桂枝共为细末，炼蜜为丸，淡盐汤送下。温补肾阳。（汉《金匮要略》金匮肾气丸）本方加减可用于治疗慢性肾炎，原发性高血压，腰酸，阳痿，宫寒不孕，席汉氏综合征，前列腺综合征等

治肾阳衰，头晕目眩，耳鸣腰酸，冷痹骨疼，四肢不温，遗精盗汗，尿频遗尿，带下清冷，舌质淡，脉虚濡。山药与干地黄、山茱萸、茯苓、泽泻、杜仲、五味子、肉苁蓉、菟丝子、牛膝、巴戟天、赤石脂共为末，炼蜜为丸，温开水送下。温阳益精，补肾固涩。（唐《备急千金要方》无比山药丸）

治阴阳两虚，喘逆迫促，有将脱之势，及胃气不降，而作满闷。山药与白芍、党参、山茱萸、芡实、代赭石、龙骨、牡蛎、苏子水煎服。镇逆固脱，纳气定喘。（近代《医学衷中参西录》参赭镇气汤）

治肾虚气喘，呃逆等。山药与山茱萸、丹皮、茯苓、泽泻、熟地、五味子共为末，炼

蜜为丸，淡盐汤送下。滋肾纳气定喘。（清《张氏医通》七味都气丸）

治气血亏损，肝肾不足，精神萎顿，腰酸耳鸣，汗出肢冷，心悸气短，脉细微。山药与熟地、山茱萸、枸杞子、杜仲、当归、炙甘草、人参水煎服。益气养血，肝肾双补。（明《景岳全书》大补元煎）

治心脾气虚，遗精，尿浊及妇女白带过多，兼神疲乏力健忘，心神恍惚，舌淡苔白，脉细弱者。炒山药与炒白术、茯苓、人参、炙甘草、远志、炒枣仁、五味子、金樱子、炒芡实水煎服。调补心脾，固精止遗。（明《景岳全书》秘元煎）

治脾肾亏所致的膏淋，小便如脂，形体消瘦，舌淡，脉数无力。山药与党参、牡蛎、龙骨、生地、芡实、白芍水煎服。益气健脾，固涩止淋。（近代《医学衷中参西录》膏淋汤）

3. 用于气不生津，口渴引饮，小便频数的消渴症。本品益气健脾，有养阴生津止渴之功效。

治气虚不能布精，胃燥津亏之消渴症，如口渴引饮，小便频数量多，或小便浑浊，困倦气短，脉虚细无力。山药与黄芪、知母、葛根、五味子、天花粉、鸡内金水煎服。益气生津，润燥止渴。（近代《医学衷中参西录》玉液汤）

治消渴。山药与黄芪、生地、山茱萸、生猪胰子水煎服。益气养阴。（近代《医学衷中参西录》滋膵汤）

【炮制】山药　取毛山药或光山药大小分开，洗净润透，切厚片晒干入药。

麸炒山药　将炒锅加热，倒入麸皮，当大冒烟时，投入山药片，不断翻动，炒至表面黄色，取出，除去残麸，放凉入药。（一般山药100克，用麸皮15克左右）

土炒山药　将灶心土入锅，中火炒至灵活状态时，投入山药片，不断翻动，炒至表面土黄色，筛去残土，放凉入药。（每山药100克，用灶心土30克）

【用量用法】10~30克水煎服，大剂量可用60~250克，研末冲服5~10克。麸炒山药以补脾健胃，益肾固精，多用于脾虚泄泻，尿频，遗精，带下等。土炒山药以补脾止泻为主，多用于脾虚久泻。余病症多用山药。

◎ 白扁豆　出《名医别录》

【别名】扁豆、白豆、峨眉豆、羊眼豆等。

【基原】白扁豆为豆科植物扁豆的成熟种子。

【主产地】全国各地多有种植。

【采集·药材质量】一般秋季果实成熟时采收，晒干，打下种子，再晒干。干燥的种子呈椭圆形，表面黄白色，平滑光泽，一边缘有半月牙形白色隆起的种阜，质坚硬，种皮薄而脆，子叶二，黄白色。以粒大、饱满坚硬、色白、干燥、无蛀、嚼之有豆腥气、味淡者佳。（见图323）

【主要成分】本品主含蛋白质、脂肪、碳水化合物、钙、磷、铁、锌、维生素B_1、

维生素 B_2、胡萝卜素、豆甾醇、磷脂、蔗糖、棉籽糖、葡萄糖、淀粉、血球凝聚素等。

【药理】1. 所含血球凝聚素是一种有害蛋白，遇高温可破坏，食用必须充分加热，但生品对牛羊红细胞无凝聚作用。2. 煎剂在体外对痢疾杆菌有抑制作用。3. 对食物中毒引起的呕吐、急性胃炎等有解毒作用，尚有解酒毒、河豚中毒的作用。

【性味归经】甘，平。归脾、胃经。

【功效】健脾化湿，和中消暑。

【歌诀】　　白扁豆甘平化湿　　健脾止泻带能止
　　　　　　豆花化湿能消暑　　豆衣治浮肿脚气

【应用】

1. 用于脾虚夹湿，消化不良，四肢无力，便溏泄泻。本品味甘性平，气清香而不窜，色黄白健脾化湿利三焦，化清降浊，单用力微，多与其他补气健脾药同用为佳。

治脾胃气虚夹湿，面色萎黄，四肢无力，形体虚羸，饮食不化，或吐或泻，胸脘痞塞，苔薄白腻，脉濡缓。山药与人参、白术、茯苓、扁豆、砂仁、薏苡仁、桔梗、莲子、甘草、大枣水煎服。益气健脾，和胃渗湿。（宋《太平惠民和剂局方》参苓白术散）

治脾胃气虚，食少便溏，神倦乏力，面色苍白，小儿腹痛肢冷，大便青白而稀，不吮乳等，舌淡苔薄，脉濡。炒扁豆与人参、炒山药、白术、茯苓、甘草共粗末，加生姜、大枣水煎服。益气健脾。（宋《三因方》六神散）

2. 用于脾虚湿浊带下。本品健脾化湿，有治带下之功能。

治白浊带下。白扁豆与山药、白术、芡实、地榆、茜草、海螵蛸、鹿角霜、通草、益智仁、萆薢、煅龙骨、煅牡蛎、车前子、黄柏、桑寄生、白果水煎服。健脾化湿，收涩止带。（现代《重订十万金方》带下方）

治脾虚湿盛带下绵绵，神疲乏力。炒白豆与白术、山药、莲子肉、炒白芍、陈皮、车前子等同用。若夹红加乌贼骨、白芷、黑荆芥；若黄带加椿白皮、苍术、黄柏等。

3. 用于暑季身热口渴或泄泻。本品健脾化湿，和中消暑，通三焦，利水道，能除太阴暑湿之邪。

治夏天暑湿，暑热，暑泻，秋暑，纳呆，苔厚腻等。扁豆与滑石、甘草、连翘、茯苓、青蒿、通草、西瓜翠衣水煎服。清暑，利湿退热。（清《时病论》清凉涤暑法）

治夏感于寒气，内伤于湿，身热畏寒，头痛头重，无汗出，四肢倦怠，胸闷泛恶，呕吐，腹痛泄泻，舌苔白腻，脉浮濡。白扁豆与香薷、厚朴共为粗末，水煎服。祛暑解表，化湿和中。（宋《太平惠民和剂局方》香薷散）

治暑天呕吐泄泻，寒热交错，痰喘咳嗽，胸膈痞满，头目昏痛，肢体浮肿，嗜卧倦怠，小便赤涩。白扁豆与藿香、香薷、人参、砂仁、半夏、杏仁、炙甘草、厚朴、茯苓共为粗末，加生姜、大枣水煎服。化湿消暑，健脾和胃。（宋《太平惠民和剂局方》六和汤）

治暑日湿阻，呕吐泄泻，腹痛腹胀，泛泛欲吐，烦躁胸闷，口渴等。炒白扁豆与葛根、砂仁、草果、乌梅、炙甘草共为粗末，水煎服。清暑除烦，化湿和中。（宋《太平惠民和剂局方》缩脾饮）本方加减常用于治疗夏日湿阻急性胃肠炎，夏季低热消化不良等。

【炮制】白扁豆　取原药材，去杂质，即可入药

炒扁豆　取净扁豆入炒锅，文火炒至微黄焦斑，取出放凉入药。

【用法】10~30克水煎服，用时捣碎入煎，亦入丸散。

炒扁豆气香醒脾，长于健脾化湿，多用于脾虚泄泻，白带过多；生扁豆多用于消暑和中。

【附药】扁豆衣　扁豆衣为白扁豆干燥种皮，有健脾化湿功效，但力逊于扁豆，多用于暑湿吐泻，脚气水肿，5~10克水煎服。

扁豆花　扁豆花为扁豆的干燥花蕾，主产地同白扁豆，有健脾和胃，清暑化湿作用。多用于暑湿泄泻，及带下；用法5~10克水煎服。

◎ 甘草　出《神农本草经》

【别名】国老、粉草、蜜甘、甜草、甜根子、乌拉尔甘草等。

【基原】甘草为豆科植物甘草的根及根茎。

【主产地】内蒙古、甘肃、山西、陕西、辽宁、黑龙江、河北、青海、新疆等地。多生长于干燥草原及向阳山坡、荒漠或带盐碱草原。以内蒙古伊克昭盟杭锦旗产量大质量优。

【采集·药材质量】多在秋季采挖，除去茎基、枝杈、须根、截段晒干。干燥的根茎呈圆柱形，少分支，段长多在30~120厘米，粗细不等。外皮松紧不等，皮多呈红棕色，棕色或灰棕色，有显著的皱纹、沟纹，两端面整齐，质坚实而重，断面纤维状，不整齐，黄白色，粉性，切面有明显的环纹和菊花心，常形成裂隙，具特异的香气，味甜特殊。粉草外表平坦，淡黄色，纤维性，有纵裂纹，带皮甘草以外表细紧有纵沟、红棕色、质坚实、粉性足、断面黄白色、特殊异香、味甜特异者佳。（见图324）

【主要成分】本品主要成分为甘草甜素、甘草皂苷、异黄酮类、甘草酸、甘草次酸、香豆精类，多种氨基酸，糖类，微量元素等。

【药理】1.甘草具有保泰松和氢化可的松肾上腺皮质激素样作用，能促进钠、水潴留，排出钾增加。2.本品有抗心律失常作用。3.甘草次酸、甘草黄铜、甘草浸膏有明显的止咳、祛痰、平喘作用。4.具有增强调节机体免疫功能，抗菌、抗病毒、抗炎症、抗病态反应，对金黄色葡萄球菌、枯草杆菌、酵母菌、真菌、链球菌有不同程度的抑制作用。5.甘草制剂和甘草甜素对艾滋病毒，肝炎病毒等有明显的抑制作用，对动物实验肝损伤，有明显的保护作用，防止肝纤维增生，降低肝硬变发生率。6.甘草浸膏能直接吸收，抑制胃酸，促进溃疡愈合，甘草素有明显缓解平滑肌痉挛及镇痛作用，促进胰腺分泌。7.有降血脂，抗动脉粥样硬化，抑制血小板聚集，还有抗肿瘤作用。8.甘草解毒作用，对大多数食物中毒，药物中毒能缓解中毒，降低死亡率。

【性味归经】甘，平。归心、肺、脾、胃经。

【功效】补脾益气，清热解毒，祛痰止咳，缓解急止痛，调和药性。

【歌诀】　甘草甘平炙补脾　　生泻心火解毒剂
　　　　　缓急止痛调药性　　祛痰止咳平喘息

【应用】

1. 用于脾胃虚弱，脘腹痞闷，食少便溏，腹中疼痛。甘草甘平，炙则气温，补三焦元气，缓腹中挛急，治劳损内伤，脾气虚弱，元阳不足，多与参芪并用。

脾胃气虚，中气下陷，发热自汗，少气懒言，阴挺脱肛，体倦肢软，饮食无味，大便溏薄，舌淡苔白，脉虚弱无力。炙甘草与黄芪、人参、白术、陈皮、升麻、柴胡、当归水煎服。益气升阳，调和脾胃。（金《脾胃论》补中益气汤）本品常用于内脏下垂，如胃下垂、胃黏膜脱垂、肾下垂、子宫脱垂、重症肌无力、腹股沟疝、肠套叠、尿失禁、白细胞减少等。

治脾胃虚弱，面色㿠白，语声低微，疲乏无力，食少便溏，舌质淡，苔薄白色，脉虚濡无力。炙甘草与人参、白术、茯苓水煎服。益气健脾。（宋《太平惠民和剂局方》四君子汤）

治脾胃虚弱，气结成痞，下痢疾日数十行，完谷不化，腹中雷鸣，心中痞硬而满，干呕心烦不安，苔薄白脉细弱。甘草与人参、半夏、干姜、黄芩、黄连、大枣水煎服。益气和胃，降逆消痞。（汉《伤寒论》甘草泻心汤）

主治腿脚挛急，或腹中疼痛。炙甘草与白芍水煎服。缓急止痛。（汉《伤寒论》芍药甘草汤）本方加减常用于治疗脘腹痛，消化道溃疡，排肠肌痉挛疼痛，坐骨神经痛等。

2. 用于气虚血弱，心阳虚，心悸，不眠，脉结代。炙甘草益气补心，补诸阳不足，五脏俱虚，心烦闷等。

主治气虚血弱，体羸气短，心悸心慌，虚烦不眠，大便干结，舌质淡少苔，脉结代或虚数。炙甘草与人参、桂枝、生地、麦冬、阿胶、麻仁、生姜、大枣水煎服。益气养血，滋阴复脉。（汉《伤寒论》炙甘草汤）

治心阳内伤，冲气上逆，烦躁不安，心悸怔忡，多汗，不眠，脉浮或结代。炙甘草与桂枝、牡蛎、龙骨水煎服。温通心阳，镇静安神。（汉《伤寒论》桂枝甘草龙骨牡蛎汤）本方加减可用于治疗失眠、眩晕、虚汗、遗精、遗尿、带下等。

主治失眠心悸，心律失常，多梦。甘草与珍珠层粉末，灵芝共为细末，制片服。养心安神。（现代《上海中成药临床实用手册》珍合灵片）

3. 用于咳嗽痰多，本品味甘性平，有祛痰止咳之功效，随辨证可用于多种咳嗽。

治咳嗽痰多色白，腹满痞闷，恶心呕吐，苔白润脉滑等。甘草与陈皮、半夏、茯苓加乌梅生姜水煎服。燥湿化痰，理气和中。（宋《太平惠民和剂局方》二陈汤）本方加减常用于治疗痰湿咳嗽，痰湿多梦等。

治感冒风寒，恶寒发热，头痛鼻塞，咳嗽痰多，舌苔白腻，脉浮滑小数。甘草与姜半夏、前胡、荆芥、赤芍、细辛、旋覆花共为粗末，加生姜、大枣水煎服。发散风寒，温化痰饮。（宋《类证活人书》金沸草散）

治痰多气急，痰稠色黄，哮喘咳嗽，或有恶寒发热，舌苔黄腻，脉滑数。甘草与白果仁、麻黄、款冬花、半夏、桑白皮、苏子、杏仁、黄芩水煎服。宣肺降气，祛痰平喘。（明《摄生众妙方》定喘汤）

治咳嗽有痰，喉痒，咽喉肿痛。甘草与桔梗水煎服。宣肺化痰，利咽止痛。（汉《伤寒论》桔梗汤）

治肺痈，心胸气壅，咳吐脓血痰，小便短黄。甘草与桔梗、大贝母、当归、瓜蒌仁、枳壳、薏苡仁、桑皮、防己、杏仁、百合、黄芪、生姜水煎服。益气托脓，清热化痰。（宋《严氏济生方》济生桔梗汤）

4. 用于脏阴不足，心脾受损之脏燥症。甘草性平，甘缓和中，入血以养阴。

治妇人脏阴不足，致患脏燥症，见精神恍惚，悲伤欲哭，不能自主，心中烦乱，睡眠不安，甚至言行失常，哈欠频作，舌红少苔，脉细数。甘草90克、小麦30克、大枣10枚水煎服。和中缓急，养心安神。（汉《金匮要略》甘草小麦大枣汤）临床治失眠加入酸枣仁、远志、百合、夜交藤、合欢皮；治心悸烦乱加牡蛎、五味子、茯苓、龙齿等；治多汗加牡蛎、龙骨、山茱萸、白术；治口干欲饮加入麦冬、玄参、生地、玉竹；气虚加黄芪、党参等；若血压高甘草用量要小；阴虚火旺加黄柏、知母、生地。

5. 用于热毒疮疡，咽喉肿痛，小便热痛。甘草生用凉而泻火，有清热解毒功效，可消痈肿疮毒，利咽痛，治尿赤涩痛。

治热毒疮疡初起，红肿热痛，热疖、疔疮。甘草与金银花各等分，水煎代茶频服。清热解毒。（清《外科十法》银花甘草汤）

主治热毒内蕴，胎毒疮疖，高突肿痛，溃破脓厚色黄，或有发热，头痛口苦舌干，便秘赤等。甘草与牛黄、金银花、草河车共为细末，炼蜜为丸温开水送服。清热解毒。（明《证治准绳》牛黄解毒丸）本品可用于急性扁桃体炎、口腔溃疡等。

治肺阴不足，喉痒咽干，咳嗽无痰，急性咽喉肿痛。甘草与玄参、麦冬、桔梗共为粗末，开水冲茶服。养阴清热解毒。（现代《中成药》玄麦甘桔茶）

治暑热汗出，心烦口渴，小便短赤，三焦湿热，呕吐泄泻，小便淋涩疼痛。甘草1滑石6共为散，加开水蜂蜜调服。利湿清暑。（金《伤寒标本》六一散）本方可用于治疗泌尿系统感染，小儿口疮等。

治心火偏亢，口疮，尿痛，口渴面赤，渴欲饮冷。甘草梢与生地黄、木通、竹叶水煎服。清心利尿。（宋《小儿药用直诀》导赤散）本方常用于治疗急性尿路感染，口腔溃疡，病毒性心肌炎等。

6. 用于调和药性，减轻某些药物的毒副作用。本品甘平，有调和诸药，解药毒之功效。

故许多药用之缓解之猛，下药用之缓解之速，纯热纯寒必用甘草缓其势，寒热相杂必用甘草和其性，毒药得之解其毒，协和诸药的达到理想的效果。

如麻黄汤：麻黄、桂枝、杏仁、甘草同用。防止发汗太过伤阴，而用甘草缓其力。

白虎汤：石膏、知母、粳米、甘草同用。用甘草调理石膏其寒，不至太凉而伤胃气。

调胃承气汤：有大黄、芒硝、甘草组成。大黄、芒硝针对燥实之结，但又怕克伐太过，配以甘草甘缓和中，兼和胃气。

大黄甘草汤：有大黄、甘草同用，导积滞，通腑泄热。方中大黄清热攻下，配甘草缓急，峻下与缓急同用，以防伤正太过。

温脾汤：有大黄攻下荡积的，附子、干姜以祛寒，寒热并用，则用甘草调和之。

又如有毒的乌头汤：由麻黄、黄芪、芍药、川乌、炙甘草同用，治疗寒湿痹痛。乌头有毒配麻黄温经散寒，甘草既能缓解止痛，又可制约乌头之毒性。

另外，草乌、巴豆、白附子、罂粟壳、白砒、蓖麻子、马前子等中药中毒，多用甘草缓其毒，故甘草有"百药之首"、"国老"之称。

【炮制】甘草　取原药材，除去杂质，剁下细尾，洗净闷透，切片，晒干入药。

蜜炙甘草　取炼蜜加适量水稀释，淋入甘草片中，拌匀少润，入锅文火炒至不粘手为度，取出放凉入药。（一般甘草100克，用炼蜜25克左右）

【用法】5~30克水煎服，蜜炙甘草补中，益脾胃，多用于脾胃虚弱，缓急止痛，倦怠乏力，心动悸，脉结代等。清热解毒，调和诸药，祛痰止咳多，利尿通淋多用甘草。

【注意】湿阻中焦，浮肿不宜用，大剂量久服可引起浮肿。另外，传统药认为甘草有反大戟、甘遂、芫花、海藻之说，一般不同时应用。

【临床报道】

1. **治疗血小板减少性紫癜**　生甘草1两，水煎2次，上下午分服。经治疗3例，均有效。

2. **治疗传染性肝炎**　100%甘草煎剂15~20毫升，小儿减半，日服3次，治疗13例，平均黄疸指数在12.9天恢复正常，尿三胆实验在9.9天转为阴性，肝肿大在9.2天显著缩小，肝痛在7.8天消失。（以上两条摘抄自《中药大辞典》甘草）

◎ 大枣　出《神农本草经》

【别名】良枣、红枣、干枣等。

【基原】大枣为鼠李科植物枣的成熟果实。

【主产地】河南、河北、陕西、山东、新疆等省区。全国大部分地区多有栽培，以新疆和田产者佳。

【采集·药材质量】秋季果实成熟时采收，拣去残梗、树叶，晒干，果实呈卵圆性，大小不一，表面暗红色，带光泽，有不规则的纵沟，果皮薄，果肉棕黄色或淡褐色，肉质、柔软，内有果核一枚，味香甜。以果大小均匀、紫红色、饱满、肉厚核小、味香甜者佳。（见图325）

【主要成分】主含蛋白质、糖类、桦木酸、齐墩果酸、山楂酸等有机酸。三萜苷类，生物碱类，黄酮类，多种氨基酸，胡萝卜素，维生素A、B、C，微量元素钙、磷、铁、挥发油等。

【药理】1. 大枣煎剂有增强免疫力，降低胆固醇，抗氧化，抑制癌细胞增殖及抗突变等作用，大枣乙醇提取物具有抗变态反应。2. 有保护肝脏，增加肌力，久服可增加体重。3. 有镇痛及镇咳，祛痰作用。临床上可用于治疗过敏性紫癜。

【性味归经】甘，温。归脾、胃经。

【功效】补中益气，养血安神，调和药性。

【歌诀】　　大枣甘温归脾胃　　缓和药性补中气
　　　　　　妇人脏燥神不安　　调补脾胃增食欲

【应用】

1. 用于脾胃虚弱，倦怠无力，食少便溏。大枣甘温，补脾益胃，治饮食无味，疗脾胃虚损，固肠止泻，多与参芪同用以增加疗效。

治脾胃虚弱，寒湿不化，倦怠乏力，饮食减少，长作泄泻，完谷不化。白术与干姜、鸡内金共为细末，与大枣（蒸熟去核）共捣如泥制饼，木炭火上炙熟焙干，当点心食。健脾养胃，消食止泻。（近代《医学衷中参西录》益脾饼）

治脾胃虚弱，兼有痰湿，呕恶不舒，咳嗽胸闷，痰多稀白，不思饮食，大便不实，舌苔白腻。大枣与生姜、人参、白术、茯苓、甘草、陈皮、半夏水煎服。健脾益气，和胃化痰。（明《医学正传》六君子汤）

治脾胃虚寒，久泻，或五更泻，不思饮食，饮食不化，腹痛，腰酸肢冷，神疲乏力，舌质淡苔薄白，脉沉细无力。肉豆蔻、补骨脂、吴茱萸、五味子共为细末，生姜、大枣煮熟取肉为泥制丸服。温补脾胃，涩肠止泻。（明《内科摘要》四神丸）

2. 用于心脾两虚，心血不足，心悸，面色萎黄，脉结代，妇女脏燥等。本品甘甜美，善补阴阳气血，生津润燥，补心脾二脏亏损，治惊悸怔忡，健忘等气血两虚诸症。

如心脾两虚，心血不足，心悸怔忡，健忘失眠，面色萎黄，舌质淡苔薄白，脉细弱。大枣与人参、黄芪、白术、茯神、当归、龙眼肉、酸枣仁、木香、炙甘草、生姜水煎服。益气补血，健脾养心。（宋《严氏济生方》归脾汤）

治脏阴不足，心脾受损的脏燥症，精神恍惚，失常悲伤欲哭，不自主，心中烦乱，睡眠不安，甚则言行失常，哈欠频作，舌红少苔。大枣与甘草、小麦水煎服。和中缓急，养心安神。（汉《金匮要略》甘草小麦大枣汤）本方加减可用于治疗更年期综合征，精神分裂症，癔病，心悸，心律失常，血小板减少性紫癜，血友病等。

3. 用于缓和药性，解药毒，调和营卫。本品甘以缓和药性，解药毒，调营卫，用于烈方剂中，能保护正气，减少烈毒药的毒副作用。

治悬饮、支饮、饮停胸胁，咳唾胸胁引痛，心下痞硬，干呕短气，头痛目眩，或胸背掣痛，胸腹积水，水肿腹胀，舌苔滑，脉沉弦。甘遂、芫花、大戟各等分为散，取出0.5-1克，用大枣10枚水煎送服，日服1次，早上空腹服。攻逐水饮。（汉《伤寒论》十枣汤）

治痰涎壅盛，咳喘胸满不得卧，或心悸，面目浮肿，苔腻，脉弦滑。大枣与葶苈子各15克水煎服。泻肺平喘。（汉《金匮要略》葶苈大枣泻肺汤）本方加减常用于治疗渗出性胸膜炎，肺源性心脏病，心包积液，风湿性心脏病等。

治牙疳久治不愈，或外科肌肉局部坏死变黑。雄黄豆大小入大枣内（去核）。线扎好，瓦上炙，以烟尽为度，冷透研细，入冰片少许研匀，外用。祛腐敛疮。（人民卫生出版社版《张赞臣临床经验选编》雄枣散）

主治外感风寒表虚证，或病后产后营卫不利引起的头痛，发热，汗出恶风，鼻流清涕，干呕，口不渴，舌苔薄白，脉浮缓。大枣与桂枝、芍药、甘草、生姜水煎服。解肌发表，调和营卫。（汉《伤寒论》桂枝汤）

此外，还有很多方剂用枣肉为泥制丸，汤剂用大枣为引，有毒药与大枣同用，一是为了增强健脾养血，二是缓和药性。另外，很多地方用大枣熬粥，大枣蒸在馒头里，作点心，及其他方法食用，都有一定的保健作用。

【炮制】**大枣** 取原药材，拣去杂质，水洗净晒干入药

【用法】10~30克水煎服，用刀劈开入药更好，入丸制剂，水泡后蒸熟去皮去核，捣如泥用。

【临床报道】

1. 治疗非血小板减少性紫癜 红枣每天吃3次，一次吃3枚，直指紫癜全部消失为止，一般每人需要大枣1~2斤。（摘抄自《上海中医》1962，[4] 22.）

2. 治疗肝硬化腹水 用白矾、大枣肉、黑豆、核桃仁、干酵母、白术各等份，共为细末，贮瓶内，白开水送服，忌油腥生冷及醇酒厚味，治疗各期肝硬腹水症皆可内服；但偏于虚实夹杂，以虚为主者，剂量由小到大，逐渐增加，坚持服用。见刘选清《枣矾黑豆散治疗肝硬化腹水经验》，《河北中医》1985，4，7（5）：30。

◎ 饴糖　出《本草经集注》

【别名】黏糖、胶饴、软糖等。

【基原】饴糖为米、麦、玉米、高粱、大麦等粮食经发酵糖化制成的糖类食品。

【主产地】全国各大城市食品厂都有加工。

【采集·药材质量】饴糖有软硬两种，软者为黄褐色浓稠液体，黏性很大，称"胶饴"。硬者为软饴糖经搅拌，混入空气后凝固而成，为多孔黄白色糖饼，称"白糖饴"。均可入药，但以"胶饴"为主。（见图326）

【主要成分】主含麦芽糖、葡萄糖、糊精及少量蛋白质。

【药理】本品甘平，内服有补虚，缓急止痛作用。

【性味归经】甘，平。归肺、脾、胃经。

【功效】补虚缓中，润肺止咳。

【歌诀】　饴糖甘平补脾气　　纳食少气短乏力
　　　　　肺虚干咳少痰喘　　虚寒腹痛可缓急

【应用】

1. 用于虚劳里急，脘腹虚寒疼痛。本品甘平质润，益脾气兼养脾阳，温补中焦，缓肝之急，主治腹中疼痛。

治虚劳里急，腹痛喜按，或心中悸动，虚烦不宁，面色无华，或手足烦热，口燥咽干。桂枝与白芍、甘草、生姜、大枣水煎取汁，加入饴糖溶化，温服。温中补虚，缓急止痛。（汉《伤寒论》小建中汤）

治脾胃虚寒，脘腹疼痛，呕逆不能饮食，或腹中漉漉有声。人参、干姜、花椒水煎取汁加入饴糖温服。温中补虚，降逆止痛。（汉《金匮要略》大建中汤）

治中气虚寒，阴阳不和所致的虚劳里急，腹痛，自汗盗汗，短气，肢体困倦，脉虚大。黄芪、桂枝、白芍、甘草、生姜、大枣水煎取汁加入饴糖溶化温服。温中补虚弱，缓急止痛。（汉《金匮要略》黄芪建中汤）

2. 用于肺虚燥咳。本品味甘善补肺，质润生津润燥止咳。

治肺虚燥咳。本品多与杏仁、百部、天冬、百合、紫菀、枇杷叶等同用。

治大人小儿顿咳不止。白萝卜捣汁一碗，饴糖五钱，蒸化，乘热缓缓呷之。《本草汇言》

【炮制】饴糖　取原药材贮备，用时取出即可。

【用法】15-30 克烊化兑入药中搅匀服之，亦可熬膏或为丸服。

◎ 蜂蜜　出《本草纲目》

【别名】蜜、白蜜、蜂糖、食蜜、石蜜、石饴等。

【基原】蜂蜜为蜜蜂科昆虫中华蜜蜂或意大利等蜜蜂所酿造的蜂糖。

【主产地】全国各地均有生产。

【采集·药材质量】在花盛开季节，养蜂人用专用工具，摇下蜂蜜，除去死蜂即可。以淡黄色或橘黄色、清油状、半透明体、有光泽、木棒挑起蜜下注如丝不断，且堆如叠状、味甜不酸、气芳香、洁净无杂者佳。另外，用 5 毫米直径铁丝烧红，迅速插入蜂蜜立即拨出，铁丝上没烧焦附着物者为纯蜂蜜。（见图 327）

【主要成分】因蜂种、蜜源、环境不同等因素，其所含成分亦有差异。但主含果糖、葡萄糖、两者合计占 70%，尚有蔗糖、麦芽糖、糊精、树胶，以及含氮化合物、有机酸、挥发油、色素、酵母、蜡、花粉粒、酶类、无机盐，及微量元素铁、镁、铜、镍等，维生素 A、C、D、B_2、B_6、K，胆碱，叶酸等。

【药理】1. 有抑菌，解毒，保护肝脏作用，外用对创面有促进愈合作用。2. 还有一定降压，扩张冠状动脉作用。3. 内服可加强营养，润滑祛痰，长服有滑肠缓泻作用。

【性味归经】甘，平。归肺、脾、大肠经。

【功效】补中缓急，润燥，解毒。

【歌诀】　蜂蜜药性味甘平　补中缓急止腹痛
　　　　肺虚久嗽咽燥干　肠燥便秘准能通

【应用】

1. 用于诸虚亏损，病后虚弱调补。本品味甘性平，不寒不燥，质润平补，安五脏调脾胃，益气补中，为进补之佳品。

主治精气亏损，身体羸瘦，神疲乏力，面色萎黄，短气，健忘，耳鸣，苔薄白，脉细弱等。人参、熟地煎浓蜂蜜收膏服。补中益气，滋阴补血。（明《景岳全书》两仪膏）

治血虚生风，头晕眼花，肌肤甲错，须发早白，久咳不愈，津枯便秘，口干舌燥，舌质暗红，脉弦细。桑叶、黑芝麻同用。将黑芝麻打碎熬浓汁，和蜂蜜熬至滴水成珠，用桑叶（为细末）搅匀制丸服。补益肝肾，养血明目。（明《寿世保元》引胡僧方·桑麻丸）

治心肾亏虚，神经衰弱，梦遗滑精。金樱子与何首乌煎浓取汁，加入蜂蜜熬收膏服。补肾涩精。（现代《全国中药成药处方集》金樱膏）

2. 用于肺热燥咳，肠燥便秘。蜂采百花之精酿造而成，味甘主补，性平滋润五脏，主肺燥咳嗽，体滑主利，润泽三焦，润肠通便。

治肺阴不足，咳嗽喘息，气短，痰中带血，津少咽干，虚烦潮热。款冬花、百合水煎去渣，取汁浓缩，加蜂蜜熬收膏服。止咳定喘，润肺生津。（宋《严氏济生方》百花膏）

治肺肾阳虚，干咳少痰，少气乏力，甚则咽燥咳血。人参、茯苓、生地水煎去渣取汁浓缩，加入蜂蜜熬膏收服。滋阴润肺，补气益肺。（宋《洪氏集验方》引申铁瓮方·琼玉膏）

治咳嗽口干，失音气促。秋梨、麦冬、百合、贝母、款冬花加水共熬取汁，加冰糖、蜂蜜熬收膏服。润肺利咽，生津止嗽。（现代《全国中药成药处方集》梨膏）

治肠燥便秘，可单用炼蜜30~50克温开水冲服，连用数天。或蜂蜜与当归、黑芝麻、生何首乌等配合应用，效果更佳。

治燥屎不下，蜂蜜微火煎熬，稍凉凝如饴状，捏搓制锭，大如指，长约2寸，用时取1条纳入肛门中。润燥通便。（汉《伤寒论》蜜煎导）

3. 用于调和药性，解某些药物之毒。本品甘而和平，甘而缓急，和而致中，能调和百药，与甘草有相似之功。

如大黄䗪虫丸其功效治癥瘕积聚，祛瘀通经的化癥回生丹里有䗪虫或虻虫，以防破血伤正，以通为补，均用炼蜜为丸，以缓和药性；再如补阳的全鹿丸，温阳祛寒的附子理中丸，都是用炼蜜为丸，以防热极伤阴。

治蛔虫腹痛，吐涎，发作有时，用毒药杀虫，病势不减者。甘草煎汁，加入绿豆粉，蜂蜜搅拌薄粥样两次分服。缓急止痛。（汉《金匮要略》甘草蜜煎汤）

治寒疝，绕脐腹痛，恶寒汗出，手足厥冷，脉沉紧。乌头水煎去渣，入蜜煎至水尽，分三、四次服。散寒止痛。（汉《金匮要略》大乌头煎）本方蜂蜜可缓和乌头的毒性。

4. 用于疮肿恶毒，烧伤等。本品质润柔滑，有解毒缓急止痛之功效，又可加入药中调膏外用，以达治疗效果。

治痈肿发背，疔疮肿毒，妇女乳痛，丹毒等。天花粉、大黄、黄柏、姜黄、白芷、天南星、陈皮、苍术、厚朴、甘草共为细末，用葱或丝瓜叶捣取汁，再加蜂蜜调膏局部外敷。

清热散结，消肿止痛。（明《外科正宗》金黄散）

治无名肿毒，皮肤肿。用大葱去皮，连根洗净，捣成糊状，再加蜂蜜捣膏（二者比例为3:1），局部外敷。日换一次至愈。消肿止痛散结。（现代《实用中医外治法》葱白蜂蜜外敷法）

治疗烧伤。清理疮面后，用新鲜蜂蜜涂疮面，或用无菌纱布浸透蜂蜜外敷，疗效可靠。

【炮制】蜂蜜　取原纯净蜂蜜即可入药。

炼蜜　取新鲜蜂蜜入锅，用文火熬炼，过滤去沫，容器贮之。

【用法】15~60克温开水冲服，以炼蜂蜜为好。制丸剂，膏剂随方适量应用；外用多用蜂蜜。

【注意】湿阻中满，便溏泄泻者不宜用，不宜与大葱同时内服。

【临床报道】**1. 治疗胃、十二指肠溃疡**　曾观察20例，治疗后15例壁龛消失，3例进步，（平均32天）18例疼痛完全消失，2例减轻，疼痛消失时间最短6天，平均22.2天。国外资料报道，治疗数百例，痊愈率为82%。用法，每日用新鲜蜂蜜100克，早中晚饭前分服，服至第10日后，每日增至150~200克。

2. 用蜂蜜治疗其他疾病　对低色素性贫血有效，治疗后血球与血红蛋白有显著增加，每日用80~100克，分3次服。此外，对神经衰弱，高血压，肺结核，心脏病，肝脏病等慢性疾病，内服蜂蜜也有一定的治疗作用或调补作用，一般作为辅助用药。（以上2条摘抄于《中药大辞典》蜂蜜）

【附药】**蜂乳**　别名：蜂王浆、王浆。蜂乳为蜂蜜中之工蜂咽腺分泌的乳白胶状物和蜂蜜配制而成的液体。为幼蜂、蜂王的食品。（见图327）

【主要成分】主含水分、蛋白质、脂肪、灰分、果糖、葡萄糖、蔗糖、核糖，丰富的维生素 B_1、B_2，意大利蜂王浆含精氨酸、天冬门氨酸、谷氨酸、赖氨酸等。

【药理】1. 有加强机体抵抗力及促进生长。2. 王浆有促进性激素样物质，促进性早熟。3. 扩张冠状动脉血管，有明显的降压作用。4. 可增加红细胞、血红蛋白，使血小板增加。5. 有一定的抗菌和抗癌作用。

【性味归经】甘、辛、酸，平。归脾、肝、肾经。

【功效】滋阴强壮，健脾益肝。

多用于病后体弱，小儿营养不良，老人体衰，传染性肝炎，高血压，心脏病，冠心病，糖尿病，风湿性关节炎，十二指肠溃疡，神经衰弱，进行性肌营养不良。实验表明，蜂王浆能抑制癌细胞扩散，使癌细胞发育出现退行性变化，对癌症起到很好的预防作用。也可用于化疗后改善血相，升高白细胞。

是一种美容佳品，因含有丰富的蛋白质和维生素，并有杀菌作用，长期使用，阻止皮肤黑色素的形成，防止及去除皱纹，使皮肤红润，光泽，靓丽。延缓衰老，清除自由基，防止雀斑、蝴蝶斑、老年斑。

【用法】10~20克，日分三次口服。因有辛味刺喉，多用蜂蜜混合服，蜂乳1蜂蜜3

混合搅匀服，夏季放冰箱冷藏室。

蜂胶 蜂胶为蜜蜂科昆虫中华蜜蜂等所分泌的黄褐色或黑褐色的黏性物质。

【采集】在暖和的季节，每隔十天左右，养蜂人打开蜂箱，检查蜂群时刮取，后用手捏成球形块，用蜡纸或塑料薄膜包存。

【主要成分】主含树脂、蜂蜡、芳香挥发油，夹杂一些花粉、黄酮类、萜烯类和多种物质。

【药理】1. 对人体有广泛的医疗保健作用，调节人体内分泌系统，分解体内毒素，增强体质，并可净化血液，促进皮下组织血液循环，营养肌肤，延缓衰老。2. 蜂胶可清除血管内壁沉积的脂类物质，阻止动脉硬化，从而防止心脏血管病。3. 蜂胶对细菌、真菌、病毒及其他病原微生物有抑制作用。4. 蜂胶中的黄酮类化合物对肝脏有很强的保护作用，能解除肝脏毒性，促使肝细胞恢复，萜类物质有降低转氨酶作用，能防止肝硬变。

【性味】甘、苦、酸，平。归心、肺、肝经。

【功效】解毒益气，祛瘀生新。

帮助降低血糖，消除"三多一少"症状，明显恢复体力，消除急症，预防治疗感染性并发症，降低血脂，软化血管，改善微循环，对冠心病，脑血栓，三高，心脏病，心肌梗塞有治疗和预防作用。对牛皮癣，头癣，湿疹，皮肤瘙痒，脚气，灰指甲，色斑等有治疗作用。

【用法】0.25~0.5 克口服，日 3 次分服。

【注意】儿童，孕妇，过敏体质者忌服。

第二节　补阳药

凡是用于治疗阳虚为主，能温补人体阳气的药物，统称为补阳药。但肾阳为一身之元阳，乃诸阳之本，肾阳得补，即能温煦脏腑，从而消除或改善全身阳虚诸症，所以本节介绍补阳药物，多为温补肾阳药，也称壮阳药。本类药物性味多甘温，或咸温，辛热。能温补人体阳气。如症见腰膝酸软，软弱无力，阳痿早泄，尿频，泄泻，宫冷不孕，及阳痿不育，肾不纳气虚喘等。

◎ 鹿茸　出《神农本草经》

【别名】班龙珠等。

【基原】鹿茸为鹿科动物梅花鹿或马鹿的雄鹿未骨化密生茸毛的幼角。

【主产地】吉林、黑龙江、辽宁、青海、甘肃、新疆、河北等地。其他地方亦有部分生产。野生多栖于混交林，山地，草原及森林近缘。现在其他地方有专业饲养。

【采集·药材质量】雄鹿长到三年就可以收茸，可采取锯茸方式采收。每年可采收 1~2 次，每年采 2 次，第一次在清明后 45~50 天，习称"头茬茸"，第二次约在立秋前后，习称"二茬茸"。每年采收1次，约在7月下旬。经加工阴干或烘干而成。梅花鹿茸，以外皮棕红色，有光泽，表面布满红黄色或棕黄色致密茸毛，上端较密，下端较稀，体轻，锯口洁白，如细蜂窝状，外围无骨质，气微腥，味微苦，锯茸"二杠"或"三岔"者佳。马鹿茸以皮灰黑色，毛青灰色或灰黄色，细而光亮，质嫩，断面外皮较厚，灰黑色，中间米黄色，有较大的蜂窝眼，微腥气，微咸者佳。（见图328）

【主要成分】本品含多种氨基酸，其中甘氨酸最多。还有鹿茸精、雌酮、雌二醇、雄性激素、三磷酸腺甙、卵磷脂、脑磷脂、神经磷脂、脂肪酸、胆固醇、多糖、多肽、灰分，灰分中含钙、磷、镁、胶质等。

【药理】1.鹿茸精为良好的全身强壮剂，能提高机体的工作能力，改善睡眠和食欲，并能降低肌肉疲劳。2.促进生长发育，具有雄性激素样作用，促进精液分泌，提高性欲，改善男性性功能障碍。3.鹿茸精对长期不易愈合新生不良的溃疡、伤口、能增强再生过程，并能促进骨折的痊愈，对骨质疏松有良好的防治作用。4.提高老鼠记忆力，延缓衰老。5.兔服鹿茸粉后，红细胞、血色素及网织红细胞数都有增加。6.中等剂量能促进心跳加强，心率加快，输出量增加，对衰弱的心脏其强心作用特别明显，对节律不齐可使恢复，使心脏收缩有力加强，大剂量使血压降低，心幅变小，心律减慢，使外围血管扩张。7.增强机体免疫功能。临床多用于治疗阳痿，心律失常，血小板减少，再障贫血，白细胞减少引起的头晕、乏力、失眠、出血等。

【性味归经】甘、咸，温。归肝、肾经。

【功效】补气养血，壮阳益精，强筋健骨，调和冲任，托疮生肌。

【歌诀】　　鹿茸性味甘咸温　　壮阳益精气血损
　　　　　强身健骨托疮毒　　虚寒崩带调冲任

【应用】

1.用于肾阳亏损，精血不足所致的头晕，耳鸣，腰膝酸软，阳痿尿频，遗精，不育不孕，心悸气短，畏寒肢冷等，诸阳不足之症。本品归肝肾，益补命门，生精益髓。主虚劳羸瘦，精神倦乏，眩晕，耳聋，目暗，腰膝酸软，阳痿滑精，皆可治之。

治肾阳虚引起的足冷足肿，耳鸣耳聋，足膝软弱，小便不利，肢体羸瘦，腰脊疼痛，苔薄白舌淡嫩，脉细濡弦。鹿茸（去毛酒蒸干燥）与熟地、山药、山茱萸、丹皮、茯苓、泽泻、五味子、肉桂、附子共为细末，炼蜜为丸，空腹淡盐汤或酒送服。温补肾阳。（宋《严氏济生方》十补丸）本方可用于治疗慢性肾炎，前列腺肥大，夜尿增多，尿后余沥，性功能减退，早衰等。

治肾阳不足，畏寒肢冷，腰膝发软，阳痿遗精，小便频数，心悸气短，夜寐惊恐，精神困倦，苔薄白舌淡嫩，脉濡等。鹿茸酥炙与菟丝子（酒浸焙）、石龙芮、肉桂、炮附子、石斛、熟地黄、茯苓、牛膝、续断、山茱萸、肉苁蓉（酒浸焙）、防风、炒杜仲、补骨脂、荜澄茄（酒炒）、沉香、巴戟天、炒茴香、五味子、桑螵蛸（酒浸焙）、川芎、覆盆子、泽泻共为细末，酒蒸面糊为丸，空腹淡盐汤或温酒服。温补肾阳。（宋《太平惠民和剂局

方》菟丝子丸)

主治肾阳虚弱，腰膝酸软无力，阳痿遗精，阴寒腹痛，头晕耳鸣，恶寒肢冷，神疲乏力，男子不育等。鹿茸（酒浸焙）与生地、人参、当归、补骨脂、枸杞子、大青盐、穿山甲、锁阳、石燕、海马、熟地、急性子、丁香、朱砂、细辛、砂仁、地骨皮、天门冬、牛膝、杜仲、淫羊藿、麻雀脑、蚕蛾、紫梢花、肉苁蓉、附子、甘菊花、红蜻蜓、甘草共为细末，温开水送服。补肾壮阳。（清《集验良方》龟龄集丹）

主治肾气亏损引起的腰酸肢软，小便频数，夜尿频多，苔薄白，舌淡嫩，脉细濡。鹿茸与人参、天花粉、山茱萸、桑螵蛸、鸡内金、菟丝子、杜仲、炙黄芪共为细末，炼蜜为丸。补气血，助肾阳。（清《圣济总录纂要》人参鹿茸丸）

2. 用于先天胎禀不足，后天督脉空虚，精髓不足，筋骨痿软，小儿发育不良，囟门过期不闭，齿迟，行迟等。本品为幼鹿头角骨髓，味咸入肝肾，禀纯阳之质，含生发之气，通督脉，有补精填髓强筋健骨之功效。

治小儿先天不足，小儿五软。鹿茸与熟地、山药、山茱萸、丹皮、茯苓、泽泻、牛膝共为末，制为丸服。温阳益气，填精补髓。（明《证治准绳》补肾地黄丸）

3. 治冲脉虚寒，崩中漏下，及白带过多。本品咸温，补肝肾，调冲任，主崩中漏下，赤白带下。

治漏下不止。鹿茸与蒲黄、当归共为散，酒调服。（唐《千金要方》蒲黄散）

治肾阳虚弱，白带清稀过多，形寒肢冷，苔薄白脉细濡无力。鹿茸与菟丝子、黄芪、沙苑子、紫菀、桑螵蛸、附子、肉桂、茯苓、白蒺藜共为细末，炼蜜为丸，温酒送服。温补肾阳，固涩止带。（清《女科切要》内补丸）

4. 治疮疡虚寒，脓出清稀，久溃不敛或阴疽内陷等。本品性温，补火助阳，温通血脉，调和腠理，主治阴性肿疡。

治阴疽局部漫肿，脓出清稀，久溃不敛。黄芪与当归、肉桂、白芷、穿山甲、皂刺水煎服，再冲服鹿茸粉。益气温阳，托疮生肌。

【炮制】鹿茸片　取原药材，火燎去茸毛，刮净，用布袋裹体，自锯口内小孔慢慢灌白酒至满，浸至透，边蒸边切片，压平，干燥即可入药。

鹿茸粉　取原药材，燎去茸毛，刮净，截段，劈块，制为粉。

【用法】1~3克研粉冲服，或入丸散药酒。

【注意】本品性温，助阳劲大，阴虚阳亢者忌服。用时从小剂量开始，逐渐增加。

◎ 鹿角　出《神农本草经》

【别名】斑龙角。

【基原】鹿角为鹿科动物梅花鹿或马鹿骨化的老角。

【主产地】同鹿茸。

【采集·药材质量】砍角：将鹿杀死后连脑盖骨砍下，除残肉，洗净风干。退角：又称"脱角"，为雄鹿换角期自然脱落之角，不带脑骨。梅花鹿以三岔或四岔，左右二枝对称，主枝稍弯曲，基部珍珠盘明显，长30~60厘米，表面黄棕色，枝端浅黄白色，无毛，有光泽。以质硬、粗壮、有骨钉、断面周围白色、中央灰色、并有蜂窝样细孔者佳。马鹿与梅花鹿相似，每枝多为3~6岔，多向一面伸展，长50~100厘米，表面灰褐色或灰黄色，骨钉不显著，基部亦有珍珠盘。以粗壮、坚实、断面外围白色极厚、具粗蜂窝状孔、无枯朽者佳。（见图329）

【主要成分】主含胶质、磷酸钙、氨基酸、激素、碳酸钙及氯化物等。

【药理】1. 鹿角含氨基酸达17种以上，其含量为35.14%，对人体健康有显著作用，是一种良好的强壮药，增加机体各种功能，对肾脏有利尿作用，有增强胃肠蠕动及促进分泌机能。2. 能促进细胞，血红蛋白及网状红细胞新生，促进疮口及溃疡愈合。3. 升高血压。4. 并有激素样作用。

【性味归经】咸、温。归肝、肾经。

【功效】温肾壮阳，强筋健骨，行血消肿。

【歌诀】　　鹿角咸温归肾肝　　益肾壮阳治腰酸
　　　　　　阳痿遗精崩带下　　行血消肿筋骨健

【应用】

1. 用于肾虚腰酸筋骨疼痛，寒湿痹痛。本品味咸气温，入肾补肝，补阳益气，散寒除湿去痹，可治腰膝酸痛。

治虚劳肾亏，阴阳两虚，遗精阳痿，腰脊酸痛，瘦弱无力。鹿角与人参、龟板、枸杞子共熬制成膏药，酒冲服。滋阴补血，养精助阳。（明《医方考》龟鹿二仙膏）

治肾虚腰脊痛，不能久立，气衰发落齿槁。鹿角与川牛膝共为细末，炼蜜为丸，淡盐汤送下。（宋《严氏济生方》鹿角丸）

治肾虚冷气入肾，腰膝痹痛，其痛如掣。鹿角（酥）与附子、肉桂共为细末，酒糊为丸服，温肾通阳。（宋《三因方》鹿角丸）

治久病阴阳两虚而致的下肢萎弱不用，四肢清冷，神疲怯寒，舌淡红，脉沉细无力。鹿角霜与熟地、牛膝、龟板、炙虎胫骨、人参、茯苓、菟丝子、白术、当归、杜仲共为细末，鹿角胶烊化和药制丸空腹，姜、盐汤送下。补肾填精。（明《医学正传》鹿角胶丸）

2. 用于肾阳不足，阳痿精冷，不育不孕，崩漏，带下，虚寒泄泻药等。本品益肾补肾，填精补髓，可温肾壮阳，治食少便溏，崩漏带下。

治肾阳不足，腰膝无无力，怕冷，阳痿，早泄，滑精，小便余沥带下清稀，苔薄白淡嫩，脉细濡无力。鹿角霜与菟丝子、补骨脂、熟地、柏子仁、茯苓共为细末，鹿角胶熔化和药酒打糊为丸，淡盐汤或酒送下。温补肾阳。（明《景岳全书》斑龙丸）本方可用于治疗性功能减退，精子数量不够，存活率低，活动力差，前列腺肥大，夜尿增多等。

治气血俱虚，肝肾不足所致的月经不调，量少色淡，食少体虚，腰腿酸软，少腹冷感不孕，舌苔淡白的脉沉细等。鹿角霜与人参、白术（土炒）、茯苓、炙甘草、当归、川芎、熟地、白芍、菟丝子、杜仲（酒炒）、川椒共为细末，炼蜜为丸服。益气补血，温肾养肝，调补冲任。（明《景岳全书》毓麟珠）

治阳痿。本品可与肉苁蓉、巴戟天、菟丝子等同用。治肾关不固，遗精滑泄。鹿角常与金樱子、芡实、龙骨、牡蛎等同用。

治冲任不固崩漏带下。鹿角常与乌贼骨、龙骨、牡蛎、当归、棕榈炭等同用。

治虚寒带下。鹿角霜常与乌贼骨、山药、白芷、芡实等同用。

治脾肾阳虚，大便不实久泻。鹿角与五味子、补骨脂、肉豆蔻等同用。

3. 用于痈疽疮疡，本品气温，散热行血消肿，主治痈疽疮疡。

治乳痈初起，焮肿疼痛，恶寒发热，服此方立效。鹿角粉与青皮、贝母、当归、天花粉、连翘、蒲公英水酒各半煎服。清热解毒，行血消肿。（明《丹台玉案》消痈散毒汤）

治阴症各种疮毒，如阴疽、贴骨疽，局部漫肿，皮色不变不热，口不渴，舌淡苔白，脉沉细或迟细。熟地、肉桂、炮姜、麻黄、白芥子、甘草水煎，鹿角胶烊化兑入服。温阳散寒，解凝消滞。（清《外科证治全生集》阳和汤）本方加减常用于治疗骨结核，慢性骨髓炎，甲状腺囊肿，乳小叶增生，病态窦房结综合征等。

【炮制】鹿角片　取原鹿角锯成长段，用水浸泡，取出锯成薄片，晒干入药。

鹿角粉　取鹿角片研粉。

【用法】5~10克水煎服，研粉冲服2~3克，或入丸散，外用适量。

【注意】火盛者忌服。

【附药】鹿角胶　出《神农本草经》

【别名】白胶、鹿胶

【基原】鹿角胶为鹿角用水熬浓缩而成的固体胶块。

【主产地】吉林、辽宁、黑龙江、山东等城市多有生产。

【采集·药材质量】11月至次年3月间，先将鹿角锯成小段，长10~15厘米，置于水中浸漂，每日搅动并换水2次，漂至水清，取出，置锅中煎取胶液，反复至胶质尽出，将出的胶液，过滤合并（或加入明矾粉少许）静置，滤取清胶液，用文火浓缩（或加入黄酒3%，冰糖5%）至稠膏状，倾入凝胶槽内，自然冷却，取出，分切成小块，阴干。鹿角胶多呈方块状，长宽各2~3厘米，厚约5毫米，表面黑棕色，光滑，呈红棕色半透明。一侧有黄白色多孔的薄层，系冷却时浮面的泡沫干燥而成。以质坚而脆、断面玻璃状、气无、味微甘、切面整齐、平滑、棕黄、半透明、味甘无腥臭者佳。（见图329）

【主要成分】主含骨胶原及部分水解产物，钙等。

【性味归经】甘、咸，温。归肝、肾经。

【功效】温补肝肾，生精血，止血。

【主治】多用于肾阳虚弱，精血不足，腰膝无力，虚劳羸瘦，阳痿，滑精，虚劳所致的吐血、衄血、尿频、便血、崩漏、带下、阴疽等。

【用法】3~10克烊化兑入服，或入丸服。

【附药】**鹿角霜**　出《本草品汇精要》

【基原】鹿角霜为熬制鹿角胶所剩下的残角。

【主产地】同鹿角胶。

【药材质量】大多呈不规则块状，大小不一，一般马鹿角霜比梅花鹿霜粗大，外层灰白色，质较集密，内层色较深，质疏松多细孔。以气无、味微苦涩、有粘舌感、块大、色灰白、不糟朽的佳。（见图329）

【主要成分】含可溶胶与多量钙质，多种氨基酸等。

【性味归经】咸、涩，温。归肝、肾经。

【药理】临床上用于治疗肾阳不足，精血亏损，羸弱面黑，阳痿不孕等。

【功效】温肾助阳，收敛止血。

【主治】主治肾阳不足，脾胃虚寒，崩漏带下，食少吐泻，小便频数，子宫虚冷，收敛止血。

【用法】10~15克水煎服，外用适量。

【注意】鹿角胶、鹿角霜均能温补肾阳，火甚者忌服。

◎ 巴戟天　出《神农本草经》

【别名】巴戟、鸡肠风、巴吉等。

【基原】巴戟天为茜草科植物巴戟天的根。

【主产地】广东、广西、福建等省区，多野生于山谷、溪边、山地疏林下。

【采集·药材质量】冬春采挖，以冬季挖质量最好，挖取后洗净泥土，去须根，晒干，再蒸透，除去木心，称"巴戟肉"。以紫黑、条大、皮厚、肥壮、干燥、味甜略涩者佳。（见图330）

【主要成分】主含蒽醌化合物，环烯醚萜甙，有机酸类，低聚糖类，氨基酸类及微量元素，维生素C等。

【药理】1. 巴戟天有类皮质激素样作用，水煎服，能显著增加小鼠体重，延长游泳时间，抑制小鼠胸腺萎缩，升高血中白细胞数。2. 有降压作用，强壮和抗疲劳作用。临床上可治疗蛋白尿。

【性味归经】甘、辛，微温。归肝、肾经。

【功效】补肾壮阳，强健筋骨，祛风除湿。

【歌诀】　巴戟天甘辛微温　　补肾壮阳治尿频
　　　　　宫冷不孕经不调　　腰膝酸软风湿侵

【应用】

1. 用于肾阳虚衰所至的阳痿，遗精，腰膝酸软，小腹冷痛，小便频数，不育，头目眩晕等。本品甘温入肝肾，能补五脏，益精血，起阳痿，振精神，强筋骨，增智益气，温而不燥，是一味较好的补肾壮阳药。

治肾阳不足引起的阳痿精衰，肢冷畏寒，腰膝酸软，性欲减退，精神疲惫，阴寒不育，苔薄舌淡嫩，脉沉细无力。巴戟天与熟地、枸杞子、杜仲、山茱萸、淫羊藿、肉苁蓉、仙茅、韭子、蛇床子、附子、肉桂、白术、当归共为细末，炼蜜为丸，温开水送服。补肾壮阳。（明《景岳全书》赞育丹）

治肾阳虚衰，头晕目眩，腰酸耳鸣，冷痹骨痛，四肢不温，遗精盗汗，尿频遗尿，带下清冷，舌质淡脉虚濡。巴戟天与山药、干地黄、山茱萸、茯苓、泽泻、菟丝子、五味子、牛膝、杜仲、肉苁蓉、赤石脂共为细末，炼蜜为丸，温开水送服。温阳益精，补肾固涩。（唐《备急千金要方》无比山药丸）

治阳痿。巴戟天与山茱萸、枸杞子、蛇床子、仙茅、淫羊藿、当归、熟地、胡芦巴、肉桂水煎服。补肾益精，壮阳起痿。（现代《实用专病专方临床大全》起痿汤）

治老年体虚，头晕目糊，耳鸣。巴戟天与菊花、枸杞子、肉苁蓉共为细末，炼蜜为丸，空腹淡盐汤送服。补肾益肝。（元《丹溪心法》益寿地仙丹）

2. 用于肾阳虚所致的宫寒不孕，月经不调，赤白带下等。本品温肾助阳，可治妇人下焦虚寒诸症。

治妇人子宫久冷，月经不调，或多或少，赤白带下。巴戟天与良姜、紫金藤、青盐、肉桂、吴茱萸共为细末，酒糊为丸，淡盐汤送下。温肾壮阳。（宋《和剂局方》巴戟丸）

治冲任虚寒，经来脐下作痛，经如墨汁，及久不孕者。巴戟天与白术、茯苓、山药、扁豆、白果仁、莲子水煎服。温经化湿，调经止痛。（清《傅青主女科》温脐化湿汤）

治经绝前后诸症，肾阳虚衰，虚火妄动的冲任不调，头目眩晕，胸闷心烦，少寐多梦，时而畏寒，烘热一阵汗出，焦虑抑郁，腰酸膝软，舌嫩苔薄，脉细。巴戟天与仙茅、仙灵脾、当归、知母、黄柏水煎服。补肾泻火，调理冲任。（上海科技出版社版《中药方剂临床手册》二仙汤）本方加减常用于治疗更年期综合征等。

3. 用于肾虚精亏，腰膝酸痛，筋骨痿软，或风湿久痹，步履艰难。本品辛散温行，能祛风除湿，可治寒湿腰膝酸痛，脚气水肿，痿软无力。

治风冷腰胯疼痛，行步不得。巴戟天与牛膝、羌活、肉桂、五加皮、杜仲、干姜共为细末，炼蜜为丸服。温肾壮阳，祛风除湿。（宋《太平圣惠方》巴戟丸）

治肾虚腰痛，久则寒冷。巴戟天与杜仲、补骨脂（盐炒）、茴香、肉苁蓉、青盐共为细末，猪腰剖开入药末，纸包煨熟食之，黄酒送下，每日一个。补肾益腰，强筋健骨。（金《兰室秘藏》壮本丹秘方）

治阴阳两虚所致的中风失语，两足痿弱，足废不能行走，口干不欲饮，苔薄腻，脉迟细弱。巴戟天与生地、山茱萸、麦冬、五味子、茯苓、石菖蒲、远志、肉苁蓉、肉桂、附子、石斛共为末，加生姜、大枣、薄荷水煎服。补肾益精，化痰开窍。（金《宣明论方》地黄饮子）本方加减可用于脑血管意外症。

治肾虚腰膝酸软痛，软弱无力，肌肉萎缩。巴戟天常与杜仲、续断、牛膝、菟丝子、狗脊等同用，补肝益肾，祛湿通络。

【炮制】巴戟天　取原药材，除杂质，洗净，蒸透趁热除去木心，干燥入药。

盐巴戟天　取巴戟天肉，用盐水拌匀，待盐水吸收后，置锅内文火炒干，取出放凉入药。（一般巴戟天100克，用食盐3克左右）

制巴戟天　取甘草加水以（1：5量）连煎2次合并，与巴戟天肉拌匀，待吸收，置锅内文火炒干，取出放凉入药。（一般巴戟天100克，用甘草5克煎汤5克左右）

【临床报道】任氏生精汤

巴戟天10克，仙灵脾10克，肉苁蓉、菟丝子、山茱萸、制黄精、当归、制首乌、路路通各15克，阳起石、枸杞子、续断、黄芪、熟地、山药各20克，仙茅10克、柴胡、白术各10克，党参30克，甘草5克共为细末，入0.5克胶囊中，每日早晚饭后服，或用辨证所加中药煎液送服5粒。功能：健脾补血，壮肾阳，益肾阴，生精血。主治：无精子性不育症，对精子数少或活动率低，疗效亦佳。用本方治疗无精子症90例，用药12~90剂，有效率达95%。见庞国明等《男女病奇效方》第一版，北京：中国医学科技出版社1991，187。

◎ 淫羊藿　出《神农本草经》

【别名】仙灵脾、刚前、三枝九叶草等。

【基原】淫羊藿为小檗科植物淫羊藿、心叶淫羊藿、箭叶淫羊藿或茎叶淫羊藿的地上部分。

【主产地】山西、陕西、辽宁、湖北、四川、广西、台湾、福建等省区。多野生于荫蔽的树林及灌木丛，山沟，山坡竹林下路旁岩石缝中。

【采集·药材质量】夏秋季茎叶茂盛时采割，除去杂质，晒干。淫羊藿茎细圆柱形，长约20厘米，表面黄绿色或淡黄色，具光泽，茎生叶对生，二回三出复叶，小叶2片卵圆形，长3~8厘米，宽2~6厘米，膜质，有长柄，叶先端尖，边缘细锯齿形，基部深心形，上面黄绿色，下面灰绿色，主脉7~9条，基部有疏稀细毛，细脉两面突起，网脉明显，小叶柄长1~5厘米，气无，味微苦。箭叶淫羊藿一回三出复叶，小叶片长卵形至卵状披针形，长4~12厘米，宽2.5~5厘米，先端稍尖，两侧小叶基部明显偏斜，外侧箭形，下表面被疏短粗绒毛，叶片革质。柔毛淫羊藿叶下表面及叶柄密被绒毛状柔毛。心形淫羊藿（又名：小叶淫羊藿）叶片为圆心形，先端微尖，其他与淫羊藿略同。以上几种淫羊藿均以梗少、叶多、色黄绿、叶不破碎、无杂、干燥者佳。（见图331）

【主要成分】本品主含淫羊藿甙、淫羊藿新甙、淫羊藿碱等黄酮类化合物、木脂素、生物碱和挥发油、甾醇、鞣质、维生素E等。

【药理】1.淫羊藿提取液，具有雄性激素样作用，强于蛤蚧、海马，使精液分泌亢进，精囊充满后，刺激感觉神经，兴奋性欲有催淫作用，可治疗阳痿。2. 提取液促进阳虚动物核酸能促进蛋白质合成，调节细胞代谢，明显增加动物体重及耐冬时间。提高机体免疫力，特别对肾虚病人免疫功能低下有改善作用。3. 能扩张外围血管，改善微循环，增加血流量，降低外围阻力，增加冠脉流量，有明显的降压降血糖作用。4. 对脊髓灰质炎病毒，其他肠道病毒有抑制作用，对白色葡萄球菌、金黄色葡萄球菌有明显抑制作用。5. 另外，有镇咳、祛痰平喘作用。

【性味】辛、甘，温。归肝、肾经。

【功效】温肾助阳，祛风除湿，强筋健骨。

【歌诀】　淫羊藿药辛甘温　补肾壮阳益命门
　　　　　阳痿尿频筋无力　祛风除湿力不逊

【应用】

1. 用于肾阳虚，神气衰弱，腰膝酸软，阳痿遗精，早泄，阴寒不育等症。本品甘温入肝肾，益精气，真阳不足者宜之，主阳虚及老人，虚寒阳事不振，小便余沥等。

治肾阳不足引起的阳痿精衰，肢冷畏寒，腰膝酸软，性欲减退，精神疲惫，阴寒不孕不育，月经失调，舌淡，苔薄白，脉沉细无力。淫羊藿与巴戟天、熟地、枸杞子、杜仲、山茱萸、仙茅、肉苁蓉、韭子、蛇床子、附子、肉桂、白术、当归共为细末，炼蜜为丸，温开水送服。补肾壮阳。（明《景岳全书》赞育丹）

治阳虚畏寒，腰膝发软，精神疲乏，气血不足，苔薄舌淡嫩，脉细濡无力。淫羊藿与红参、鹿肉、狗脊、白术（麸炒）、鸡血藤、党参、锁阳、川断、墨旱莲、玉竹、仙鹤草、女贞子、熟地黄同用。先将红参、鹿肉分别水煎，再把二药渣与余药同煎，将参汁，鹿肉汁，药汁混合缩成膏，开水冲服。益气养血，补肾壮阳。（现代《中药知识手册》参鹿补膏）

治肾阳不足所致的阳痿早泄，精寒不育，滑泄遗漏，小便失禁，尿有余沥，耳鸣耳聋，眼目昏花，腰膝酸软，神气衰疲，舌淡嫩，脉沉细无力。淫羊藿与菟丝子、女贞子、金樱子、狗脊（制）同用。淫羊藿与菟丝子、金樱子三药水煎去渣浓缩成膏，将女贞子、狗脊共为细末加入膏中拌匀制片，温开水送服。壮阳固精，强筋健骨。（上海人民出版社版《常用中成药》补肾强身片）

2. 用于风寒湿痹，麻木半身不遂。本品辛散温通，不但益肾壮阳，并通行经络，除风寒湿痹所致的半身不遂。

治风寒湿痹，走注疼痛。本品与威灵仙、川芎、肉桂、苍耳子共为散。温酒送服。祛风除湿，通络止痛。（宋《太平圣惠方》仙灵脾散）

主风痹所致的手足不遂，麻木拘挛。可单用本品浸酒服。如见筋骨痿软，步履艰难，可与杜仲、桑寄生、巴戟天等同用。

3. 用于妇女经绝前后诸症。本品甘温补肾阳，调冲任。

治经绝前后诸症，肾阳虚衰，虚火妄动，冲任不调，头目眩晕，胸闷心烦，少寐多梦，时而恶寒，烘热一阵汗出，焦虑抑郁，腰膝发软，舌嫩苔薄，脉细。淫羊藿与巴戟天、仙

茅、当归、知母、黄柏水煎服。补肾泻火，调理冲任。（上海科技出版社版《中医方剂手册》二仙汤）

此外，现在多用于肾阳虚咳喘及妇女更年期高血压，抑郁症都有一定疗效。

【炮制】淫羊藿　取原药材，拣去杂质，洗净，稍闷，切丝干燥入药。

炙淫羊藿　取羊脂入锅加热溶化，加入淫羊藿丝，文火炒拌，呈微黄色，取出放凉入药。（一般淫羊藿100克，用羊脂20克）

【用法】10~30克水煎服。亦入丸煎，熬膏和制药酒服。羊脂淫羊藿增加温肾壮阳作用，多用于阳痿，不孕及尿频等，余病症则用淫羊藿。

【临床报道】

1. 益肾生精汤

淫羊藿、山茱萸各12克，熟地20克，茯苓15克，山药、枸杞子各18克，高丽参6克，丹皮、甘草各10克水煎服，日2次分服，半月为1疗程。功能益肾填精，培补元气。主要用于少精子症属肾阳衰虚者。治疗60例，痊愈50例，有效6例，无效4例，总有效率达93.3%。见张三品《益肾生精汤治疗男子少精症60例》，《江苏中医》1991，15（6）:16。

2. 壮阳益肾舒肝汤

【组成】淫羊藿30克、熟地20克、山茱萸15克、巴戟天15克、仙茅15克、麦冬15克、杜仲15克、枸杞子25克、菟丝子20克、五味子15克、白术15克、黄芪30克、当归25克、白芍25克、柴胡10克、甘草15克。

【功能】壮阳益肾，补气养血。

【适应症】阳痿

【用法】水煎服，每剂药服3次，12剂为1疗程。

【疗效】57例中，治愈32例占56.08%，好转19例占33.33%，无效6例占10.5%，总有效率89.47%

【方源】吕君凤等《壮阳益肾舒肝汤治疗阳痿57例临床观察》，《吉林中医药》1995，（5）:28。

◎ 仙茅　出唐、李珣《海药本草》

【别名】独草根、独角仙茅、地棕根、仙茅参等。

【基原】仙茅为仙茅科植物仙茅的干燥根茎。

【主产地】四川、云南、贵州、广东、广西等省区。生于海拔1600米的林下草地或荒坡上。

【采集·药材质量】秋末至冬苗枯萎时，或初春刚发芽时采挖，以秋末挖取较好，除去须根，洗净泥石，晒干。干燥的根茎为圆柱形，稍弯曲，表面黑褐色，粗糙，有纵沟及横皱纹与细孔状的粗根痕，质硬脆，易折断，断面平坦略呈角质状，淡褐色或棕褐色，近中心处色较深，并有一深色环。气微香，味微苦辛。以根条粗长、表面黑褐色、质坚脆、

无杂、辛香气、味微苦者佳。（见图332）

【主要成分】本品主含仙茅甙、苔黑酚葡萄糖甙、仙茅醇、仙茅素A、B、C及鞣质脂肪和树脂、淀粉，尚有甾醇、黄酮类等。

【药理】1.仙茅有雄素激素样作用，有耐高温、耐缺氧作用。2.能增加免疫功能，还有抗炎抗菌，镇静和抗惊厥作用。临床上可用于治疗阳痿精冷，小便失禁，崩漏，阳虚冷泻等。

【性味归经】辛，温。归肾、脾经。

【功效】温肾壮阳，强筋健骨，祛寒湿痹。

【歌诀】　　仙茅辛温（入）脾肾经　温肾壮阳治精冷
　　　　　　祛寒除湿治痹痛　　　　性燥阴虚不适用

【应用】

1.用于肾阳不足引起的肢冷畏寒，腰膝发软，阴寒不育等。本品气温入肾，除阴寒之气，补三焦温命门，能助阳暖精，是补阳温肾专用药。

治肾阳不足引起的阳痿精衰。肢冷畏寒，腰膝发软，性欲减退，精神疲惫，阴寒不孕不育，月经失调，舌淡苔薄白，脉沉细无力。仙茅与淫羊藿、巴戟天、熟地、枸杞子、杜仲、山茱萸、肉苁蓉、韭子、蛇床子、附子、肉桂、白术、当归共为细末，炼蜜为丸，温开水送服，补肾壮阳。（明《景岳全书》赞育丹）

治肝肾两虚，头目眩晕，腰腿酸软，精神疲惫，目暗不明。仙茅（糯米水浸，焙干）与苍术（糯米水浸，焙干）、枸杞子、车前子、茯苓、柏子仁、生地、熟地、茴香（炒）共为细末，酒糊为丸，食前温酒下。滋补肝肾，益精明目。（宋《圣济总录》仙茅丸）

治肾阳虚，膀胱虚寒，尿频，小便失禁，老人遗尿等。仙茅与菟丝子、覆盆子、桑螵蛸等同用，或单用本品泡茶服。

2.用于寒湿痹痛。本品不但温肾助阳暖腰膝，且辛散温通，兼能除寒湿痹痛。

治寒湿痹痛，腰膝冷痛，筋骨痿软。仙茅与淫羊藿、巴戟天、杜仲、山茱萸、菟丝子、威灵仙、独活、附子等同用。温肾助阳，祛湿止痛。

3.用于脾肾阳虚，脘腹冷疼，泄泻。仙茅性温入命门，温脾肾止冷泻。

治脾肾阳虚，脘腹冷疼，完谷不化，久泻或五更泻。仙茅与党参、土白术、五味子、补骨脂、炮姜、茯苓等同用。温补脾肾，涩肠止泻。

【炮制】仙茅　取原药材，拣去杂质，洗净稍闷，切段，晒干入药。

酒仙茅　取仙茅段，用适量黄酒拌匀，稍闷，入锅文火炒干，取出放凉入药。（一般仙茅100克，用黄酒10克左右）

【用法】10~15克水煎服，亦入丸散和药酒。酒制后减低辛散之性，多以补肾壮阳为主，多用于阳痿精冷，腰膝酸软尿频，遗尿，小便失禁，冷泻，头目眩晕，余病症则用仙茅。

◎ 补骨脂 出《雷公炮炙论》

【别名】破故纸、黑故子、川故子、胡故子等。

【基原】补骨脂为豆科植物补骨脂的成熟果实。

【主产地】河南、安徽、山西、四川等省，多生于山坡，溪边或田边丛草中。其他各地亦有栽培。

【采集·药材质量】秋季果实成熟时，采收果穗，晒干，打下果实，除去杂质。干燥的果实呈椭圆形或略似肾形，表面黑褐色，粗糙，种皮薄，剖开内有种仁一枚，子叶两片，淡棕色。以色黑、籽大均匀、饱满、坚实、无杂、干燥、气微香、味苦者佳。（见图333）

【主要成分】本品主含补骨脂素、补骨脂乙素、异补骨脂素、补骨脂黄酮、异补骨脂酮、异补骨脂查耳酮、挥发油、有机酸、树脂、脂肪油、皂甙、棉子糖等。

【药理】1.补骨脂能明显扩张冠状动脉，兴奋心脏，对提高心肌功率，增加冠脉末梢血流量。2.能收缩子宫，缩短出血时间，减少出血量；3.有致光敏作用，内服或外涂皮肤经阳光紫外线照射，可使白癜风皮肤色素沉着；4.还能增强免疫，促进骨髓造血，升白细胞抗衰老抗肿瘤等作用；5.提取液在试管内对金黄色葡萄球菌，结核杆菌有抑制作用。

【性味归经】辛、苦，温。归肾，脾经。

【功效】补肾壮阳，固精缩泉，暖阳止泻，纳气平喘。

【歌诀】　补骨脂补肾助阳　固精缩泉用为常
　　　　　脾肾虚寒久泄泻　肾不纳气服之康

【应用】

1.用于肾阳不足命门火衰所致的腰膝冷痛，阳痿，遗精，尿频，遗尿等。本品气温入肾，补命门，壮阳固精，常用于男子阳衰肾冷诸症。

治肾虚腰痛，腰酸如折，俯仰不利，转侧艰难，卧床休息后，伴畏寒喜暖，精神萎软，舌淡嫩苔薄白，脉沉细。补骨脂与杜仲、核桃仁、大蒜（熬膏）共为细末，水泛为丸，温开水送服。补肾壮腰。（宋《太平惠民和剂局方》青娥丸）本方加减可用于肾虚腰痛，产后腰痛。

治肾虚腰痛，久则寒冷。补骨脂（盐水炒）与杜仲、肉苁蓉、巴戟天、茴香、青盐共为细末，将猪肾剖开，入药末于内，纸包煨熟，黄酒送下，日1个。补肾益腰，强健筋骨。（金《兰室秘藏》壮本丹秘方）本方证加减可用于治疗老年腰椎骨质增生，腰肌劳损等所致的腰痛。

治肾阳不足，腰膝无力，怕冷，阳痿，早泄，滑精，小便余沥，带下清稀，苔薄白舌淡嫩，脉细濡无力。补骨脂与鹿角胶、鹿角霜、柏子仁、菟丝子、熟地黄、茯苓同用，鹿角胶烊化与余药末调匀，酒打糊为丸，淡盐汤或黄酒送服。温补肾阳。（明《景岳全书》斑龙丸）

治肾气虚冷，小便无度，盐补骨脂与盐小茴香各等分为末。酒糊为丸盐汤下。补肾缩泉。

(宋《魏氏家藏方》补骨脂丸)

治肾虚腰痛。可单用补骨脂为末,温酒送下。(《经验方》)

治命门火衰,肾阳不足所致的小便频数,遗尿或排尿不禁,腰酸形寒,舌淡脉虚濡迟。补骨脂(酒炒)与菟丝子(酒煮焙)、炒白术、北五味、益智仁(酒炒)、制附子、茯苓、韭子(炒)、熟地共为细末,山药粉打糊为丸,酒或温开水送服。温阳益肾,固涩止遗。(明《景岳全书》巩堤丸)

治男子遗精,妇人带下清稀,兼脊寒肢冷,舌苔薄白,脉沉迟细弱等。补骨脂与苍术、龙骨、赤石脂、大川乌、川楝子、茴香、莲肉、茯苓、远志共为细末,酒煮面糊为丸,食前温酒或淡盐汤送服。温阳健脾,固精止带。(元《世医得效方》无名丹)

2. 用于脾肾虚寒之泄泻。本方苦温入脾肾。为补肾壮阳益土之要药。古有补脾不如补肾。孙真人言,补肾不如补脾。一为先天,一为后天,二脏皆补,久泻则止。

治脾肾虚寒,久泻或五更泻,不思饮食,食不消化,或腹痛,腰酸肢冷,神疲乏力,舌淡,苔薄白,脉沉细无力等症。补骨脂与肉豆蔻、五味子、吴茱萸共为细末,另用生姜、红枣煮熟,取枣肉和末为丸,温开水或淡盐汤送下。温补脾肾,涩肠止泻。(明《内科摘要》四神丸)本方加减,可用于治疗慢性结肠炎,溃疡性结肠炎,过敏性结肠炎等。

主治脾肾虚弱引起的久泻,伴以神疲倦怠,腰膝发软,舌淡苔白,脉沉细。补骨脂与人参、菟丝子、莲子肉、五味子、山茱萸、山药、车前子、肉豆蔻、橘红、砂仁、巴戟天共为细末,炼蜜为丸服。补肾健脾,涩肠止泻。(明《先醒斋医学广笔记》脾肾双补丸)

治白痢疾及水泻。补骨脂炒香与罂粟壳共为细末,炼蜜为丸,姜枣汤送下。(《百一选方》)

3. 用于肾虚哮喘。本品温补肾阳,有纳气平喘作用。

主治元阳不足虚喘,肾不纳气,胸中痰壅,上下喘逆,奔豚,气上冲胸,寒疝腹痛,肠鸣滑泄,以及男子阳痿精冷,女子虚寒带下,虚汗不止。补骨脂与黑锡(铅)、硫磺、沉香、木香、茴香、阳起石、胡芦巴、肉豆蔻、川楝子、附子、肉桂共为细末,酒糊为丸,淡盐汤送下。温肾散寒,降逆定喘。(宋《太平惠民和剂局方》黑锡丹)

治肾不纳气之哮喘,动则喘促,甚则汗出肢冷。补骨脂与人参、肉桂、沉香、北五味子、核桃仁、冬虫夏草等同用。

此外,补骨脂与青盐炒研末,擦之可治肾虚牙痛。

【炮制】**补骨脂** 取原药材,拣去杂质,洗净,晒干入药。

盐补骨脂 取净补骨脂,用盐水拌匀,稍闷,入锅文火炒干,取出放凉入药。(一般补骨脂100克,用食盐3克)

【用法】5~15克水煎服,亦入丸散,外用适量,盐补骨脂,祛其燥性,入肾增加补肾作用,多用于阳痿,肾虚腰痛,滑精,遗尿,尿频,肾虚哮喘。余病症则用补骨脂。

【注意】阴虚火旺者忌服。

【临床报道】

1. 补骨脂治疗慢性肺源性心脏病

基本方：补骨脂15克，人参18克，附子6克，泽泻15克，白术9克，炙麻黄6克，杏仁12克水煎服。

王某，女，68岁，1999年7月21日初诊，咳喘40余年伴心悸气短下肢浮肿10余年，加重半年。患40年患咳喘，久治无效。10年余前出现心悸，气短下肢浮肿，曾在多家医院治疗，半年前诸症加剧，并出现腹水，又入某院住院治疗，诊为肺心病，经用洋地黄配合安茶碱治疗，症状未减。现状：咳嗽气急，颜面口唇青紫，有中量腹水，双下肢水肿，双手青紫而凉，夜不能寐，舌紫，苔白中心厚腻，脉沉数无力。证属心肾阳虚，气不归根，水瘀交阻，治拟温心肾阳，利水开郁。处方：补骨脂15克，人参10克，丹参18克，附子9克，泽泻12克，白术6克，葶苈子10克，大腹皮15克，杏仁12克，鱼腥草20克，炙麻黄3克水煎服。每日1剂，服上方7剂后，小便通利，咳喘减轻，心悸亦缓。药已中病，上方继用30剂，水肿渐消，咳喘、心悸渐平，四肢转温，颜面黑紫转红，脉已不甚数，又进20余剂，诸症减，生活自理，再进30剂，以巩固疗效。

2. 补骨脂治疗病态窦房结综合征

病窦综合征，属中医心悸，胸痹，眩晕等范畴，脉象见尺脉，结代，乍迟乍数脉，但主要表现为迟脉，症见胸闷，气短，心悸或心前区疼痛，头痛无力，畏寒肢冷，面色少华舌淡苔白。中医辨证为阳气不足，阴寒内结。治当温通心阳，补气，养心，酌选补骨脂、桂枝、制附子、人参、黄芪、炙麻黄、细辛等药。兼血瘀加丹参、川芎、红花；兼阴虚加麦冬、五味子、黄精；兼痰湿加半夏、薤白等。通过临床观察，方中加补骨脂，其疗效明显提高。

如陈某，男，56岁，阵发性心前区闷痛，心悸1年余，加重1月，于1998年4月2日就诊。在外院诊为病窦综合征。给予阿托品，舒喘灵等治疗，效果不明显。症见胸闷，心悸，头晕乏力，肢冷喜暖，夜寐多梦，舌暗淡，苔薄白，脉沉迟。心电图提示：慢性冠状动脉供血不足，窦性心动过缓，心律46次/分，阿托品实验阳性。处方：补骨脂10克，制附子9克，麻黄9克，桂枝9克，人参6克，黄芪15克，丹参15克，红花6克水煎服。每日1剂，用半月后，心律增至54次/分，按上方加减治疗2个月，心律每分钟65次，阿托品试验阴性，访半年，病情稳定。

现在研究认为补骨脂含补骨脂乙素，及多种香豆精物质，补骨脂乙素具有扩张冠状动脉，兴奋心脏作用。

3. 单味补骨脂治疗颈椎病

刘某某，女，45岁，1995年6月感觉两上肢发麻，颈部酸痛，活动受限。曾在某医院拍片诊为骨质增生，服骨刺片，复方丹参片效果不足，又到某医院作CT检查为颈椎骨质增生，经给静丹参注射液，地塞米松，口服颈复康冲剂无效，要求中医治疗，患者单用补骨脂研粉加红糖口服，每次10克，每日3次，服1周后，颈部感觉明显轻松，继服2周，诸症皆轻。一月后，症状消失，曾治过多例均有效。（以上3条摘抄自《中医杂志》2002，6~8：专题笔谈）

【临床研究】补骨脂治疗白癜风

补骨脂 30 克，白蒺藜 10 克，紫草 10 克，红花 10 克共为粗末，加 75% 酒精 300 毫升泡浸 10 天过滤取液再加入蟾酥 3 克，每日用此液涂 2 次，用紫外线照射，或阳光照射半小时，有较好疗效。（贾宪亭）

◎ 益智仁 出《得配本草》

【别名】益智、益智子、摘芋子等。

【基原】益智仁为姜科植物益智的成熟果实。

【主产地】广东南部、广西、海南、福建、云南等省区。多生于阴湿林下温暖、潮湿、排出良好疏松肥沃土壤，现在多有栽培。

【采集·药材质量】夏季果实呈褐色时采摘，除去果柄，晒干。干燥果实一般呈椭圆形，两端尖，长 1~1.5 厘米，径 0.8~1.2 厘米外皮红棕色或灰棕色，有纵行断续隆起的线纹，皮薄而韧，里面种子分 3 瓣，中有薄膜相隔，每瓣有种子 6~11 粒，种子呈多角形，略扁，表面棕黑色、颗粒状。以个大、饱满、干燥、完整、破开有糖性、臭特异、味辛苦者佳。（见图 334）

【主要成分】本品主含挥发油，油中主要成分为桉油精、姜烯、松油醇、香附酮、姜醇、维生素、氨基酸、糖类、蛋白质，各种微量元素锰、铁、锌、钾、钠、钙、磷、铜等。

【药理】1. 本品具有健胃抗利尿，减少唾液分泌等作用。2. 甲醇提取物能明显增强豚鼠左心房收缩力，抑制前列腺合成酶的活性。3. 水和醇提取物有抑制回肠收缩。4. 有抗癌抗溃疡和升高白细胞作用。

【性味归经】辛、涩，温。归脾、肾经。

【功效】暖肾固精，缩泉摄唾，温脾止泻。

【歌诀】　　益智仁性味辛温　　温脾开胃摄唾津
　　　　　　脾胃寒痛呕吐泻　　暖肾固精治尿频

【应用】

1. 用于肾阳虚所致的小便频发，遗尿，遗精，小便浑浊，本品气温，暖肾固精，缩泉涩尿，治遗精虚漏，及小便余沥，为秘精固下元之要药。

治下元虚冷，小便频发，小儿遗尿，伴腰腿软，苔薄白，脉细无力。益智仁与山药、乌药共为细末，水泛为丸，温开水送服。温肾止遗，缩泉固涩。（宋《妇人良方》缩泉丸）

治命门火衰，肾阳不足所致的小便频发，遗尿或排尿不禁，腰酸形寒，舌淡，脉虚濡迟。益智仁与熟地、菟丝子（酒煮焙干）、白术（炒）、北五味子、补骨脂（酒炒）、制附子、茯苓、韭子（炒）共为细末，山药粉糊为丸。温酒或温开水送服。温阳益肾，固涩止遗。（明《景岳全书》巩堤丸）

治肾元不固，小便浑浊，遗精，神疲腰酸，苔腻。益智仁与莲花须、黄连（炒）、茯苓、猪苓、砂仁、半夏、黄柏（炒）、甘草共为细末，蒸饼为丸。温酒或温开水送服。清热利湿，固肾健脾。（明《医学正传》治浊固本丸）

2.用于脾寒泄泻，腹中冷痛，口中多涎等。本品涩温入脾肾。燥脾暖肾，醒脾开胃，治胃冷多涎。

治中气不足，四肢困倦，胃时作痛，不欲食，或食呕吐，气弱短促，怠惰倦卧等。益智仁与附子、干姜、草豆蔻、甘草、丁香、藿香、人参、白芍、白术、当归、吴茱萸水煎服。芳香健胃，和中治呕。（元《卫生宝鉴》温中益气汤）

治腹胀痛急泻，日夜不止，诸药不效。单用益智仁煎浓服。（《世医得效方》）

治脾胃虚弱，气不摄津，小儿多涎。益智仁、白术共为散服。健脾益气，补肾摄津。（《千金要方》）

治脾气虚弱，不能摄津，致口涎自流。益智仁与党参、土白术、茯苓、陈皮、半夏、炙甘草、大枣等同用。温脾健胃，益气摄津。

此外，本品还可用于治疗血崩，滑胎，寒疝腹痛。

【炮制】**益智仁**　取原药材，拣去杂质，即可入药。

炒益智仁　取净砂入锅，中火加热，当灵活时，倒入益智仁，当炒至外壳鼓起，皮焦黄时，筛去砂子，趁热碾去外皮，取仁入药。

盐益智仁　取净益智仁，加盐水拌匀，稍闷，待盐水吸尽，入锅文火炒干，取出放凉入药。（一般益智仁100克，用食盐3克左右）

【用法】5~10克水煎服，入煎宜捣碎，亦入丸散。炒益智仁减其辛燥，多用于温脾止泻摄唾；盐益智仁专行下焦，长于固精，缩泉，多用于肾阳虚的遗精尿频，早泄，遗尿白浊等，余病症则用益智仁。

【注意】阴虚火旺或因湿热所致的遗精、崩带者忌服。

◎ 杜仲　出《神农本草经》

【别名】思仙、丝连皮、扯丝皮、玉丝皮、丝棉皮等。

【基原】杜仲为杜仲科植物杜仲树的干燥树皮。

【主产地】主产陕西、湖北、湖南、河南、四川、云南、贵州等省，多栽培于山林、坡地，向阳，土地肥沃、疏松排水良好的黏质、酸性土壤。

【采集·药材质量】4~6月剥取15~20年树龄的树皮，为保护资源，一般采取局部剥取法，刮去粗皮，晒干。树皮以平板状或卷皮状，大小厚薄不一，一般厚3~10毫米，外表灰棕色，粗糙。有不规则纵裂槽纹，刮去粗皮者较平坦。内皮暗紫色或紫褐，平滑，质脆。易折断，断面有细密银白色橡胶丝相连，丝有弹性，气微，味微苦。以外皮黄棕色、内黑褐、皮厚、无粗皮、折断白丝多、嚼之有胶状者佳。（见图335）

【主要成分】含多种木质素、杜仲胶、杜仲甙、环烯醚萜类，杜仲醇、咖啡酸、熊果酸、多种游离氨基酸,多种无机元素、鞣质、脂肪、黄酮类化合物等。

【药理】1.本品较好的降压作用,炒杜仲的降压作用较生杜仲为好。2.另外有镇静,镇痛,增强免疫,抗应激,利尿,抗菌,抗病毒,延缓衰老作用。临床上多选用治疗腰脊酸痛,高血压等。

【性味归经】甘,温。归肝,肾经。

【功效】补肝肾,强筋骨,安胎,降压。

【歌诀】　　杜仲甘温归肝肾　　腰痛肢软及尿频
　　　　　　老人肾虚高血压　　固经安胎调冲任

【应用】

1.用于肾虚,肝肾两虚之腰痛,筋骨痿软,头目眩晕,遗精,尿频,不育等。本品甘温入肝肾,补肾益肝,益精气,坚筋骨,强腰膝,主腰膝酸痛,为补肾益肝之要方。

治肾虚腰痛,腰酸如折,俯仰不利,转侧艰难,卧床休息后减轻,伴畏寒喜暖,精神痿软,舌淡嫩,苔薄白,脉沉细。杜仲与核桃仁、大蒜(熬膏)共为末,水泛为丸,温开水送服。补肾壮腰。(宋《太平惠民和剂局方》青娥丸)

治肾虚阳衰,头晕目眩,耳鸣腰酸,冷痹骨痛,四肢不温,遗精盗汗,尿遗尿频,带下精冷,舌淡,脉虚濡。杜仲与山药、地黄、山茱萸、茯苓、泽泻、肉苁蓉、五味子、菟丝子、牛膝、巴戟天、赤石脂共为细末,炼蜜为丸服。温阳益精,补肾固精。(明《备急千金要方》无比山药丸)

治肾阳虚,畏寒肢冷,腰膝酸软,阳痿精冷,小便频数,心悸气虚,苔薄白,质淡嫩,脉细濡。炒杜仲与菟丝子(酒浸)、鹿茸(酥)、石龙芮、肉桂、附子、石斛、熟地、茯苓、牛膝、续断、山茱萸、肉苁蓉(酒浸)、巴戟天、炒茴香、五味子、桑螵蛸(酒浸炒)、川芎、覆盆子、防风、补骨脂(浸酒)、荜澄茄、沉香、泽泻共为细末,酒蒸面糊为丸。空腹温酒或淡盐汤送服。温补肾阳。(宋《太平惠民和剂局方》菟丝子丸)

治肝肾不足,精血不足,头晕目花,耳鸣重听,四肢麻木,腰膝无力,夜尿频数,须发早白。杜仲与制首乌(黑豆同蒸)、稀莶草、桑椹子、黑芝麻、金樱子、旱莲草、菟丝子、牛膝、女贞子、桑叶、金银藤、生地黄共为细末,温开水送服。补益肝肾,滋养精血。(清《世补斋医书》首乌延寿丹)

治肝肾亏损,腰膝酸软,下肢无力,头晕目眩,耳鸣健忘,心神不安,男子遗精,女子带下,苔薄白质红,脉细弦。杜仲与熟地、山药、山茱萸、牛膝、茯苓、巴戟天、五味子、小茴香、肉苁蓉、远志、石菖蒲、枸杞子共为细末,枣肉捣和,炼蜜为丸。淡盐汤或黄酒送服。益肝滋肾。(明《医方考》滋阴大补丸)

2.用于脾肾两虚,肝肾不足所致的月经不调,不孕及胎动不安,胎元不固。本品气温,补肝肾,益胎元,调冲任,可用于诸虚证。

治气血两虚,肝肾不足所致的月经不调,食少体瘦,月经拖后,量少色淡,腰腿酸软,少腹冷感,性欲减退,小便清长,不孕,舌淡苔白,脉沉细。杜仲(酒炒)与人参、土白术、茯苓、芍药、川芎、炙甘草、当归、熟地、菟丝子、鹿角霜、川椒共为细末，炼蜜为丸。温开水送服。益气补血，温肾养肝。（明《景岳全书》毓麟珠）

治脾肾虚弱，妊娠小腹作痛，胎动不安，腹有下坠，腰酸见红。杜仲与人参、白术、熟地、山药、山茱萸、枸杞子、炙甘草、扁豆水煎服。健脾益肾，安胎。（清《傅青主女科》安奠二天汤）本方加减常用于治疗先兆流产。

治疗气血虚弱，肾气不足，胎元失固，屡孕屡堕。杜仲与菟丝子、续断、巴戟天、当归、熟地、鹿角霜、枸杞子、阿胶、党参、白术、砂仁、大枣（去核）共为末，炼蜜为丸。温开水送服。（现代《中医妇科学》补肾固冲汤）

此外，现代研究证实，杜仲有较好的降压作用，对早期高血压疗效较好，对自觉症状改善较其他药物显著，炒杜仲降压作用比生杜仲要好，但对重症高血压则不能遏制其发展。

【炮制】杜仲　取原药材，刮去粗皮，洗净，切粗丝，干燥入药。

盐杜仲　取杜仲丝，用盐水拌匀，稍闷，文中火炒断丝，表面焦黑色，取出放凉入药。（一般杜仲100克，用食盐3克左右）

【用法】盐炒杜仲，增强补益肝肾作用，多用于肾虚腰酸，阳痿滑精，胎元不固，高血压等，余病症则用杜仲。

【临床研究】治原发性高血压　杜仲（盐炒）30克，生地15克，川芎30克，丹参30克，益母草30克，桑寄生50克，川牛膝30克，茺蔚子20克，草决明15克，勾藤30克（另煎20分钟兑入），水蛭20克，地龙15克，泽泻20克，炒山楂20克，天麻10克，野菊花25克水煎服。日一剂，二次分服，连服1~3个月，有一定的疗效。（贾宪亭）

◎ 续断　出《神农本草经》

【别名】接骨草、川断、小续断等。

【基原】续断为川续断科植物川续断的根。

【主产地】湖北、湖南、四川、云南、贵州、江西等省。多生于荒山，路旁，沟边，草地，肥沃，疏松的砂质土壤。

【采集·药材质量】秋季秋挖，除去根头，细尾，须根，洗净泥沙晒干。干燥根茎呈圆柱形略扁，有的略弯曲，表面灰褐色或黄褐色，有稍扭曲或明显扭曲的纵皱及沟纹，可见横裂的皮孔及小数须根痕。质硬，易折断，断面不平坦，皮部墨绿色或棕褐色，外援褐色或淡褐色，木部黄褐色，导管束呈放射状排列，味苦，微甜后涩。以条粗大、肥壮质坚、易折断、外皮黄褐、内色灰绿、气微香、苦甜而涩者佳。（见图336）

【主要成分】本品主含生物碱、挥发油、胡萝卜甙、β-谷甾醇、三萜皂甙、蔗糖等。

【药理】1.续断对小鼠和鸡有抗维生素E缺乏作用。2.对疮疡有排脓，止血，镇痛，促进组织再生作用。3.可促进去卵巢小鼠子宫发育。4.对肺炎球菌有抑制作用。

【性味归经】苦、甘、辛，微温。归肝、肾经。

【功效】补肝益肾，强筋健骨，续折疗伤，安胎止崩。

【歌诀】 续断苦甘辛微温　跌打伤症损骨筋
　　　　　崩漏下血胎欲坠　腰痛脚弱补肝肾

【应用】

1. 用于肝肾不足，腰膝酸痛，风湿痹痛，跌打损伤，骨折，肿痛等。本品味甘气温，兼入气分，补益肝肾，能宣通血脉，通利关节，治经络筋骨诸病，通痹起痿，尤为特长，善理血脉伤损，续筋接骨，为疏通气血治筋骨第一良药。

治腰膝酸痛，腿软弱无力。续断与补骨脂、牛膝、木瓜、杜仲、萆薢共为细末，炼蜜为丸，空心无灰酒送服。（明《扶寿精方》续断丸）

治阳虚畏寒，腰膝酸软，精神疲乏，气血不足，苔薄舌淡嫩，脉细濡无力。续断与淫羊藿、红参、鹿肉、狗脊、白术（麸炒）、鸡血藤、党参、锁阳、墨旱莲、玉竹、仙鹤草、女贞子、熟地黄同用。红参、鹿肉分别先水煎，再把二药渣与余药同煎，将参鹿汁同药汁混合浓煎成膏，开水冲服。益气养血，补肾壮阳。（现代《中药知识手册》参鹿补膏）

治肝肾两亏，气血不足，风湿痹痛，腰膝发软，肢节不利，或麻木不仁，舌淡苔白，脉细弱。续断与独活、牛膝、细辛、秦艽、茯苓、防风、川芎、人参、甘草、当归、白芍、干地黄、黄芪、杜仲、桂心、生姜水煎服。补肝肾，益气血，祛风湿，止痹痛。（宋《妇人良方》三痹汤）

治骨折。续断与䗪虫、自然铜（煅）、骨碎补、当归、川芎、红花、赤芍、甘草水煎服。活血散瘀，消肿止痛，接骨续筋。（现代《实用专病专方临床大全》接筋续骨合剂）

治跌打损伤，骨折，瘀肿作痛。续断与乳香、没药、自然铜、骨碎补、红花、䗪虫、当归、川芎、制马前子等常同用。活血散瘀，消肿止痛，续筋健骨。

2. 用于脾气虚弱，月经不调，宫寒不孕，白带，胎动欲坠等。本品补益肝肾，久服常服能益气力，安胎止漏，且补而不滞，行而不泻，为女科多用之药。

治子宫虚寒，经脉不调，肚腹时痛，婚久不孕，带下白淫，面色萎黄，四肢疼痛，倦怠无力。续断与当归、白芍、地黄（酒蒸）、川芎、香附（醋制）、黄芪、肉桂、艾叶、吴茱萸共为细末，醋糊为丸，温开水送服。温经暖宫，益气补血。（宋《仁斋直指方》艾附暖宫丸）

治妊娠气血两虚，胎动不安，或屡有流产，面色淡白，倦怠少食，舌质淡，苔薄白，脉滑无力或沉弱。续断与人参、黄芪、白术、当归、川芎、白芍、熟地、砂仁、黄芩、炙甘草、糯米水煎服。益气健脾，养血安胎。（明《景岳全书》泰山磐石饮）

治妊娠胎气不固，胎动不安，腰酸腹坠，下血见红，或屡有滑胎，以及胎萎不长，胎音微弱。续断与桑寄生、菟丝子、阿胶同用，前三味研末，阿胶烊化和末为丸，温开水送服。固肾安胎。（近代《医学衷中参西录》寿胎丸）

治脾气弱，冲任不固，月经过多，经行时久，过期不止，或不时漏下等。续断与黄芪、白术、龙骨、牡蛎、生地、白芍、乌贼骨、茜草水煎服。益气健脾，安冲摄血。（近代《医学衷中参西录》安冲汤）

【炮制】续断　取原药材，去杂质，水洗稍闷，切段晒干入药。

酒续断　取续断片，加适量黄酒拌匀，待吸尽，入锅文火炒干，出锅放凉入药。（一般断100克，用黄酒15克左右）

盐续断　取续断片，用盐水拌匀，闷透文火炒干，取出放凉入药。（一般100克，用食盐3克左右）

【用法】10~15克水煎服，或入丸散药酒。酒续断增加活血通脉强筋作用，多用于风湿疼痛，跌打损伤；盐续断引药下行，增加补肝肾作用，多用于肝肾不足，腰膝酸软，胎动不安，漏胎。余病症则用续断。

【临床报道】补肾安胎汤

【组成】川续断15克，菟丝子20克，桑寄生15克，山茱萸10克，杜仲15克，仙鹤草30克水煎服，阿胶10克（烊化）兑入，日2次分服。出血止，续服1-2日，以巩固疗效。若气虚加党参、黄芪、白术；阳虚去阿胶加鹿角胶、艾叶；阴虚加石斛；血虚加白芍；血热加生地、旱莲草、萱草根；跌打损伤加青木香、川楝子，莲房；受惊恐出血加生牡蛎。

【功效】补肾气，益肾精。

【主治】先兆流产

【疗效】73例中，有效69例，占94.5%，无效4例，占5.5%。见张筱萍《补肾安胎汤加减治疗先兆流产73例》，《中医杂志》1995，36（8）；486。

◎ 菟丝子　出《神农百草经》

【别名】吐丝子、菟丝实、豆寄生子、金黄丝子等。

【基原】菟丝子为旋花科植物菟丝子的干燥种子。

【主产地】全国大部分地区均有分布，以河南、河北、山东、江苏、辽宁、吉林、山西、陕西等省较多。多生于田边、荒地、灌木丛中，多寄生于豆科、灌木等植物上。

【采集·药材质量】秋季果实成熟时，采收植株，晒干，打下种子，除去杂质。菟丝子类球形，直径1~1.5毫米。表面灰棕色或黄棕色，具细密突起小点，一端有微凹的线形种脐。坚实，不易指甲压碎。气微，味淡。以颗粒饱满、无尘无杂、味微苦涩者佳。大菟丝子颗粒较大，长径3毫米，短径2~3毫米，形状与小者相似。真菟丝子炒时不易开花。（见图337）

【主要成分】本品主含树脂甙、糖类、黄酮甙类化合物、胆甾醇、谷甾醇、大菟丝子含糖甙、维生素A类物质等。

【药理】1.菟丝子浸剂能增强离体蟾蜍心脏的收缩力，降低麻醉犬血压，缩小脾容积，抑制肠运动。2.水煎剂能明显增加黑腹果蝇交配次数，有兴奋离体子宫作用。3.延缓大鼠半乳糖性的白内障的发展，并有一定治疗作用。4.对氢化可的松所致的小鼠"阳虚"模型有治疗作用，并能增强非特异抵抗力等。5.菟丝子水煎剂对心肌过氧化氢酶及脑组织的乳酸脱氢酶活性有增强作用。临床常用于治疗心动过速。

【性味归经】辛、甘，平。归肝、脾、肾经。

【功效】补肾固精，养肝润目，止泻，安胎。

【歌诀】　菟丝子药辛甘平　补肝肾治腰酸痛
　　　　　固精缩泉止带下　安胎实便目能明

【应用】

1. 用于肾阳不足，精血亏损，腰痛，头晕，小便频发，遗精，带下。本品甘平入肝肾，为补肝肾之要药，能续绝伤，补不足，益气力，又有固精，缩泉，止带之功效。

治肾阳不足，腰膝酸软，阳痿早泄，不育不孕，尿频遗精，小便频发失禁，耳鸣耳聋，眼目昏花，神气衰痿，舌淡嫩，脉沉细无力。菟丝子与淫羊藿、金樱子、女贞子、狗脊同用。女贞子、狗脊共为末，菟丝子、淫羊藿、金樱子水煎，去渣浓缩得膏入药调匀制片。温开水送服。壮阳固精，强筋健骨。（上海人民出版社版《常用中成药》补肾强身片）

治肾阳不足，畏寒肢冷，腰膝酸软，阳痿遗精，小便频数，心悸气短，夜寐惊恐，精神困倦，喜怒无常，悲忧不乐，舌苔淡嫩，脉细濡。菟丝子（酒浸）与鹿茸（酥）、石龙芮、肉桂、附子、炒杜仲、荜澄茄、石斛、熟地黄、茯苓、牛膝、续断、山茱萸、肉苁蓉（酒浸）、防风、补骨脂（酒）、沉香、巴戟天、炒茴香、五味子、桑螵蛸（酒浸，炒）、川芎、覆盆子、泽泻共为细末，酒蒸面糊为丸，空腹温酒或盐汤送下。温补肾阳。（宋《太平惠民和剂局方》菟丝子丸）

治肾虚遗精，阳痿早泄，小便余沥不尽，精寒无子，经闭，带下清稀，腰膝酸软，须发早白，夜尿增多，舌淡嫩苔薄，脉沉细濡。菟丝子与五味子、枸杞子、覆盆子、车前子共为细末，炼蜜为丸服。温阳益肾，补精填髓，种嗣衍宗。（明《证治准绳》五子衍宗丸）

治肾阳虚，命门火衰，精血不足，畏寒肢冷，神疲气怯，便溏腹痛，肢节痹痛，浮肿尿频，阳痿遗精，腰膝酸软，舌淡嫩，脉沉细无力。菟丝子与熟地、山药、山茱萸、枸杞子、杜仲、附子、肉桂、鹿角胶（炒珠）、当归同用，先将熟地黄蒸烂杵膏，再将余药为末共和匀，炼蜜制丸，温开水送服。温肾阳，补精血。（明《岳全书》右归丸）

治肾阳不足，肾气不固，膀胱气化不利，腰膝酸软，下焦虚寒，小便白浊，或如米泔，或如脂膏，或小便失禁，小儿夜间遗尿，尿液清长，余沥不尽，或小便不畅，遗精早泄，阳事不举，女子带下，月经过多不止。菟丝子与煅牡蛎、生龙骨、五味子、韭子（炒）、茯苓、白石脂（煅）、桑螵蛸共为细末，酒糊为丸，淡盐汤送下。温肾补虚固涩。（宋《严氏济生方》秘精丸）

治脾肾气虚，遗精，滑精，妇女白带过多，面色少华，精神萎靡，苔白，舌淡，脉细弱。菟丝子与茯苓、石莲子（去壳）共为细末，酒煮糊为丸。空腹淡盐汤送服。健脾补肾。（宋《太平惠民和剂局方》茯菟丸）

2. 用于肝肾亏损，精血不足所致的目昏花，视力减退。本品气平，既济肾阳，又益肾阴。《本草汇言》："……虚可以补，实可以利，寒可以温，热可以凉，湿可以燥，燥可以润。"

是一味滋阴补肝肾之良药。治两目昏暗可以重用，久服无弊，可强身健体。

治肝肾亏损，二目昏暗，或生翳障，迎风流泪，久服明目。菟丝子与车前子、熟地（酒制）共为细末制丸，食前茯苓或石菖蒲水煎送服。滋补肝肾，祛风明目。（宋《太平惠民和剂局方》驻景丸）

治劳伤肝气，目暗。菟丝子（酒浸），晒干为末，鸡蛋白和丸，温酒下。（《圣惠方》）

治肝肾不足，瞳神散大，眼花目糊，复视白内障，晶体呈淡色或淡白色，头晕目眩，视力减退，眼睛疲劳，迎风流泪，云雾移睛，两眼酸胀，眼目干涩，二目疼痛。菟丝子（酒浸）与人参、茯苓、五味子、天门冬、麦门冬、白蒺藜、石斛、肉苁蓉、川芎、炙甘草、枳壳、青箱子、防风、黄连、犀角、羚羊角、菊花、山药、枸杞子、牛膝、杏仁、熟地、生地黄、草决明共为细末，炼蜜为丸，黄酒或盐汤送服。养肝滋肾明目。（元《原机启微》石斛夜光丸）

3. 用于脾肾阳虚泄泻。本品入脾，温肾补脾，助肾止泻。

治脾阳不足，饮食减少，大便不实。菟丝子与黄芪、土白术、人参、木香、补骨脂、小茴香共为末制丸服。（《方脉正宗》）

治脾肾虚弱，久泻神疲，腰膝酸软，舌淡苔白，脉沉细等。菟丝子与人参、补骨脂、莲子肉、五味子、山茱萸、山药、车前子、肉豆蔻、橘红、砂仁、巴戟天共为细末，炼蜜为丸，姜枣汤送服。补肾健脾，涩肠止泻。（明《先醒斋医学广笔记》脾肾双补丸）

治肾阳衰微，白带清稀，黎明泄泻，形寒肢冷，苔薄白舌淡嫩，脉细濡等。菟丝子、鹿茸、黄芪、沙苑子、桑螵蛸、紫菀茸、附子（制）、肉桂、茯苓、白蒺藜共研细末，炼蜜为丸，饭前温酒服。温补肾阳。（元《女科切要》内补丸）

4. 用于妊娠肝肾不足，胎元不固。本品益肾补肝，养血益精，有安胎之功效。

治妊娠胎元不固，胎动不安，腰酸腹痛，下血见红，或屡有滑胎，以及胎萎不长，胎音微弱。菟丝子与桑寄生、续断共为细末，阿胶烊化和末为丸，温开水送服。固肾安胎。（近代《医学衷中参西录》寿胎丸）可用于治疗先兆流产。

治肾气不足，气血微弱，胎失所养，或习惯性流产。菟丝子与党参、白术、当归、熟地、大枣、续断、巴戟天、杜仲、鹿角霜、阿胶、枸杞子、砂仁共为细末，制蜜为丸服。补肾固胎。（现代《中医妇科临床手册》补肾固冲汤）

5. 用于脾肾虚之消渴。本品气平，补脾益肾，滋阴流通百脉。口燥渴者，脾肾阴虚生内热，此津不足之病也，二者得补，病自愈也。

治消渴。菟丝子酒浸三宿，干燥研细末或炼蜜制丸服。（宋《全生指迷方》菟丝子丸）

治消渴。菟丝子可与黄芪、苍术、玄参、生地、山药、白僵蚕、天花粉等同用。

【炮制】**菟丝子** 取原药材，拣去杂质，洗净，晒干入药。

炒菟丝子 取净菟丝子入锅，文火炒至微黄，有暴烈声，取出放凉入药。

盐菟丝子 取净菟丝子加适量盐水拌匀，闷透，入锅文火炒干，取出放凉入药。（一般菟丝子100克，用食盐3克左右）

菟丝子饼 取净菟丝子入锅加适量水煮至开裂,不断翻搅,待水液吸尽,成糊状时,加入适量白面黄酒拌匀,取出压饼,切成小方块。晒干入药。

【用法】10~30克水煎服,中等量30~60克,大剂量可用至90克,亦入丸散。炒菟丝子、菟丝子饼增加补脾止泻功效,多用于脾肾阳虚之久泻;盐菟丝子平补肝肾固涩,多用于腰膝酸痛,阳痿,滑泄,胎元不固等;余病症则用菟丝子。

【临床报道】

1. 菟丝子治疗阵发性室上性心动过速

阵发性室上性心动过速,是临床常见的一种快速心律失常,一般呈阵发性发作,骤发骤停,心律每分钟可达160~220次。患者自觉心悸,胸闷或头晕,心电图特征st-T轻度改变。西医采取刺激迷走神经或药物治疗,笔者多年来,以菟丝子为主治疗本病,可有效控制复发。

患者赵某,男,31岁,1995年9月10日初诊,反复心悸,胸闷4年,加重2年。患者4年前开始出现心悸,胸闷,气短,乏力。发作时脉搏每分钟180次以上。初起1~2月一发,近1年来15~20天一发。初发病时按压眼球可缓解病情,近1年来刺激咽部,按压眼球均不能缓解病情,须静脉推注异搏定始能缓解病情。病情控制后的1~2天内乏力,气短,不能下床活动。1994年4月经某医科大学附属医院诊为"阵发性室上性心动过速"。此次与就诊前1天发作。刻诊:倦怠头晕,胸闷气短,心悸不安,腰膝酸软,面白无华,失眠多梦,舌淡红,舌薄白,心悸不安,脉细。证脾肾两虚,心阳不振。治以温阳益气,宁心安神。药用:菟丝子20克(布包煎),党参30克,桂枝10克,炙甘草10克,炒枣仁20克,川芎30克,白术15克,枳壳15克水煎6次分服,1日服3次,2日1剂。患者服上方3剂后,又发作1次。但病情轻微,按压眼球即上。原方菟丝子加至30g,继服30剂,访5月未复发。

心悸一病,明·王肯堂谓:"心悸之由,不越两种,一者虚也,二者饮也。"本例患者即由脾肾两虚,损及心阳,心失温养而致。菟丝子一药,《本草新编》谓其:"正补心、肝、肾之主药。"其减慢心律作用在中医学书籍虽没记载,但现代药理研究证实,菟丝子含有树脂甙、糖类及维生素A类物质,对心脏有增强收缩作用。故凡脾肾两虚,损及心阳,心失温养而致心悸。我都以菟丝子为主补肾益心,壮其肾气而获效。笔者长期使用菟丝子中还发现,个别患者服用本品有轻微致呕作用,减用量或辅以和胃止呕之药即可消失。

2. 菟丝子治疗类风湿关节炎

笔者受程良玉老中医启发,用菟丝子为主治疗类风湿性关节炎,疗效满意,现介绍如下。

如:李某,男43岁。1991年5月9日就诊,类风湿性关节炎6年,经用芬必得、雷公藤、消炎痛及中药治疗均效果不显。刻诊:双手指节肿大变形,屈伸不利,疼痛,握物困难,晨起时痛甚,有时双膝,踝关节胀痛。舌暗红,苔白腻,脉弦滑。实验室检查:血沉16mm/h,抗链球菌溶血素"O"<500U,类风湿因子(+)。中医辨证为热痹,治拟祛风除湿清热,通经止痛方用白虎桂枝汤加地龙、胆南星、忍冬藤、威灵仙、全蝎连服30剂无效。后来方中加入菟丝子30克,水煎服每日2次。服8剂后,关节肿痛明显减轻,手指屈伸较前灵活。

效不更方，将原方中菟丝子改为50克，连服30剂。肿消痛止，复查类风湿因子（-），病痊愈。访2年未再复发。

类风湿性关节炎属中医痹症范畴。笔者对重症，在辨证处方中加入菟丝子，每获良效，对于轻型患者，单味菟丝子水煎服，即能获效。每日用量为30~50g，30天为一个疗程。笔者临床观察治疗类风湿关节炎共50例，均收效显著，未见明显不良反应。对类风湿因子转阴亦有明显促进作用。

3. 单味菟丝子治疗精子异常1例

孙某，男，29岁，结婚4年未育。于1993年4月就诊。其妻月经正常，妇科检查和B超检查均无异常。精常规检查：精子量6毫升计数0.8亿/L。畸形、死精子55%，活动力差，1小时不液化。平素纳呆食少，晨起清稀大便，肢冷畏寒，腰腿酸痛，困倦无力，舌淡红，苔薄白，脉沉细。证属肾阳虚衰，先后给金匮肾气丸，右归丸，赞育丹及助阳诸药服之，断续治疗七个月，终未收功。又去外地治疗5个月，亦未效应。后遇一医，教将菟丝子炒黄为末，与适量的白面蒸饼服，每日3次，每次70克。病人出于无奈，果照服之，无一日间断，3个月后，饮食增加，身健体胖，诸症全无。再查精液：精子量4.5毫升，计数1.1亿/L，半小时液化，活动力一般，活动率15%，仍有死精子，和畸形。又继服2个月，其妻怀孕，生一男孩，体健。（以上3条摘抄《中医杂志》2000，[10]专题笔谈）

【临床研究】安胎饮治先兆流产 党参30克、土白术15克、白芍15克、熟地15克、山茱萸15克、续断15克、杜仲30克、桑寄生30克、菟丝子30克、砂仁10克、黄芩10克、阿胶10克烊化兑入，水煎二次约400毫升，分早晚2次服。益气健脾，补益肝肾，安胎。主治孕妇胎元不固，习惯性流产，先兆流产，腰酸腹痛，甚至见红，胎萎弱不长。

加减：1. 气虚甚加黄芪；2. 血热出血加生地、地榆、旱莲草；3. 小腹坠痛加柴胡、白芍；4. 恶心呕吐加半夏、竹茹；5. 阴虚加西洋参、麦冬等。（贾宪亭）

【注意】出血止后再服一个月以巩固疗效。

◎ 沙苑子 出《中药志》

【别名】沙苑、沙蒺藜、潼蒺藜、沙苑白蒺藜等。

【基原】沙苑子为豆科植物扁茎黄芪或华黄芪的成熟种子。

【主产地】扁茎黄芪多产于辽宁、吉林、河北、内蒙古、山西、陕西等省区，多生于山野，路旁，山坡，灌木丛中或栽培；华黄芪多产于河北、河南、山东等省，生于山坡，路旁，荒地，河边或栽培。

【采集·药材质量】秋末初冬种子成熟未开裂前连茎割下，晒干，打下种子，去杂质。扁茎黄芪的干燥种子呈肾形扁圆，长2~2.5毫米，宽1.5~2毫米，厚约2毫米，表面灰褐色或绿褐色，光滑，一边微向内凹陷，质坚硬，不宜破碎。以籽大、饱满、嚼之有豆气、干燥、无杂者佳。而华黄芪的种子呈规则的肾形，长2~2.8毫米，宽1.8~2毫米，表面暗

绿色或棕绿色，光滑，腹面中间凹陷。以籽大、饱满、坚硬、不宜破碎、味淡者佳。（见图338）

【主要成分】本品主含氨基酸、蛋白质、鞣质、生物碱、黄酮类、三萜类、酚类、脂肪油、维生素A类物质，并含人体所需要的微量元素等。

【药理】1.本品能保护肝糖元积累，降脂降酶，是目前治疗肝病最有前途药物之一。2.能提高免疫力，还有抗疲劳，耐寒冷，具有适应原样作用。3.水煎剂及醇提取剂，能使麻醉犬的心律减慢，降低血压和心肌的紧张指数，增加脑血流量。4.能改变血液流变指标，抑制血小板凝聚等。5.还有利尿，镇痛解热，镇静抗炎作用。临床上可用于治疗肝肾不足，腰膝酸痛，遗精早泄，白带等。

【性味归经】甘，温。归肝、肾经。

【功效】补益肝肾，固精明目。

【歌诀】　　沙苑子性味甘温　　养肝明目治头晕
　　　　　　补肾固精治腰痛　　湿热鼓胀带尿频

【应用】

1.用于肾虚腰痛，阳痿，早泄，遗精，小便余沥，白带等。本品味甘温入肾，能补肾阳益精血，固精治遗，不烈不燥，为补肾涩精治虚劳之要药。

治肾虚遗精，滑泄，腰酸耳鸣，神疲乏力，四肢酸软，舌淡苔白，脉细弱等。沙苑子（炒）与芡实、莲须、龙骨（煅）、牡蛎（煅）共为细末，莲子粉糊为丸，淡盐汤或温开水送服。固肾涩精。（清《医方集解》金锁固精丸）

治肾阳衰微，白带清稀，黎明泄泻，形寒肢冷，苔薄白舌淡嫩，脉细濡等。沙苑子与菟丝子、鹿茸、黄芪、桑螵蛸、紫菀茸、附子（制）、肉桂、茯苓、白蒺藜共研细末，炼蜜为丸，饭前温酒服。温补肾阳。（元《女科切要》内补丸）

治肾虚腰痛。可用沙苑子水煎服，或配以杜仲、桑寄生、续断、菟丝子、山茱萸等同用。

2.用于肝肾不足的眩晕，目昏不明。本品甘温不燥入肝肾，益精血，润泽瞳仁，养肝明目。

治目昏不明。沙苑子与青葙子共研细末服。（《吉林中草药》）

治肝肾不足头晕眼昏。沙苑子、菟丝子、枸杞子、白蒺藜、熟地、山茱萸、杭菊、白芍等同用。滋补肝肾，益精明目。

此外，本品入肝肾，益精补肝，也是治疗肝病最有前途药物之一。

沙苑子（酒拌）与苍术（米泔水浸）共研末，米汤调服。治脾肾气虚，饮食不消，湿热或臌胀者。（《本草》）

【炮制】**沙苑子**　取原药材，拣去杂质，洗净，晒干入药。

盐沙苑子　取净沙苑子用盐水拌匀，闷透入锅，文火炒干，取出放凉入药。（一般沙苑子100克，用食盐2克左右）

【用法】10~15克水煎服，用时捣烂入煎。盐炒沙苑子入肾，增加补肾固精，缩尿作用。多用于肾虚腰痛，梦遗滑精，尿频，遗尿等。余病症则用沙苑子。

◎ 韭子 出《本草经集注》

【别名】韭菜子、韭菜仁等。

【基原】韭子为百合科植物韭菜的成熟种子。

【主产地】全国各地均有栽培，以河南、河北、江苏、山东、安徽、四川等省产量最多。

【采集·药材质量】秋末种子成熟时，连果穗采收，晒干，搓出种子，除去杂质。干燥的果实多呈三角状扁卵形，稍扁，黑色，一面平或稍凹，一面稍凸，顶端钝，基部尖，有点状突起的种脐。质硬，胚乳白灰色，胚白色弯曲，子叶气特异，味微异，嚼之有韭菜味。以色黑、颗粒饱满、坚实、气特异、干燥无杂者佳。（见图339）

【主要成分】本品主含生物碱、皂甙、硫化物、蛋白质、维生素C等。

【药理】1.本品有雄性激素样作用。2.本品有祛痰，抗菌作用。临床上可用于治疗阳痿遗精，腰膝酸软，顽固性呃逆。

【性味归经】辛、甘，温。归肝、肾经。

【功效】温补肝肾，壮阳固精。

【歌诀】　韭子性味辛甘温　壮阳固精补肝肾
　　　　　阳痿遗精小便频　腰膝酸冷白带淫

【应用】

用于肾阳不足腰膝酸冷，肾气不固的阳痿，遗精，早泄，小便失禁，白带过多，不孕不育等。本品甘温，入肝肾，补命门，暖腰膝，有壮阳固精之功效。

治肾阳不足，肾气不固，膀胱气化不利，腰膝酸软，下焦虚寒，小便白浊，或如米泔，或如脂膏，或小便失禁，小儿夜间遗尿，尿液清长，余沥不尽，或小便不畅，遗精早泄，阳事不举，女子带下，月经多过不止。韭子（炒）与菟丝子、煅牡蛎、龙骨、五味子、茯苓、桑螵蛸、白石脂（煅）共为细末，酒糊为丸，淡盐汤送下。温肾补虚固涩。（宋《严氏济生方》秘精丸）

治命门火衰，肾阳不足所致的小便频数，遗尿，或小便频发，遗尿或排尿不禁，腰酸形寒，舌淡脉虚濡迟。韭子（炒）与益智仁、熟地、菟丝子（酒煮焙干）、白术（炒）、北五味子、补骨脂（酒）、附子、茯苓共为细末，山药粉糊为丸。温酒或温开水送服。温阳益肾，固涩止遗。（明《景岳全书》巩堤丸）

治肾阳不足引起的阳痿精衰，肢冷畏寒，腰膝发软，性欲减退，精神疲惫，阴寒不孕不育，月经失调，舌淡苔薄白，脉沉细无力。韭子与白术、当归、川芎、熟地、山茱萸、杜仲、巴戟天、仙茅、枸杞子、淫羊藿、肉苁蓉、蛇床子、附子、肉桂共为细末，炼蜜为丸服。补肾壮阳。（明《景岳全书》赞育丹）

治虚冷白带。可单用韭子研末冲服。

治虚冷白带。韭子与桑螵蛸、龙骨水煎服。（现代《中药临床应用》韭子汤）

【炮制】韭子　取原药材，去杂质，洗净，晒干入药。

盐韭子　取韭子用食盐水拌匀，待吸收，入锅文火炒干，取出放凉入药。（一般韭子100克，用食盐3克左右）

【用法】5~10克水煎服，宜捣碎入药，亦入丸散。盐韭子减辛散，引药入肾。增加补肾固精作用，多用于肾阳不足的阳痿、遗精、遗尿、尿频等。生品辛温散寒，性偏燥，多用于肾虚兼湿寒腰酸冷痛，带下等。

【临床报道】治阳痿，精子活动力差等引起的不育症

白蒺藜30克，枸杞子15克，菟丝子30克，韭子15克（炒），车前子15克，五味子10克，怀牛膝15克，北沙参15克，覆盆子10克水煎服，日1剂。（《五子生精汤治疗男性不育症32例》，《江西中药》1988，31：23。）

◎ 胡芦巴　出《嘉祐补注本草》

【别名】芦巴、芦巴子、苦豆等。

【基原】胡芦巴为豆科植物胡芦巴的干燥种子。

【主产地】多产河北、河南、山东、安徽、江苏、浙江、湖北、湖南、广东、四川、云南、贵州等省。多栽培于气候凉爽，耐干旱，肥沃，排水良好土壤。

【采集·药材质量】秋季种子成熟时采割，晒干，打下种子，除去杂质。干燥的种子略成斜方形，长3~4毫米，宽2~3毫米，厚2毫米。表面黄绿色或淡黄棕色，平滑，两面各有一条深斜沟，两斜沟相接处可见种脐与珠孔。质坚硬，不宜破碎，种皮薄，纵切面内有胚乳，胚乳半透明，有黏性，子叶2片淡黄色，胚根长，肥大，弯曲。以粒大、饱满、质硬、干燥无杂者佳。（见图340）

【主要成分】本品主含胆碱、番木鳖碱、胡芦巴碱、皂甙、脂肪油、蛋白质、糖类及维生素、水分、灰分、纤维素、卵磷脂、植物甾醇、牡荆素及葡萄糖甙等。

【药理】1.种子油中有催乳成分，但不含激素样作用。2.去油后的种子含50%的不易消化黏胶，故有一定的致泻作用。3.有抗生育、抗雄激素、抗肿瘤、降压、降糖、利尿及抗炎作用。临床可用于治疗阳痿、寒湿脚气。

【性味归经】微苦，温。归肝，肾经。

【功效】温补肾阳，逐寒湿，止痛。

【歌诀】　芦巴温入肝肾经　　补肾阳治腰酸痛
　　　　　暖丹田治寒疝瘕　　逐寒湿脚气膝冷

【应用】

1.用于肾阳虚损，阳痿遗精，腰腿酸软，寒凝疝痛。本品苦温纯阳，入肝肾补命门真火，暖下焦，疏泄寒湿凝滞疝瘕，功似仙茅、附子、硫磺而力逊，有温补肾阳之功效。

治老年阳衰，精髓空虚，神疲形瘦，步履不便，手足麻木，阳痿遗尿，舌淡嫩苔薄白，

脉沉细濡，两尺浮大。胡芦巴（酒拌蒸）与人参、白术、茯苓、炙甘草、当归、川芎、生地黄、熟地黄、黄芪（蜜炙）、天门冬、麦门冬、枸杞子、杜仲（盐炒）、牛膝（酒拌蒸）、淮山药、菟丝子、五味子、锁阳（酒拌蒸）、肉苁蓉、补骨脂（酒炒）、巴戟天、芡实、续断、覆盆子（酒拌蒸）、楮实子（酒拌蒸）、秋石、陈皮、川椒（去目炒）、小茴香、青盐、沉香共为末，鹿肉加酒煮熟，焙干为末，和诸药末，炼蜜为丸，空心用姜汤或淡盐汤或白开水送服。补益虚损，壮肾阳，益精血。（明《景岳全书》全鹿丸）

治诸虚不足，腰酸腰痛，膝软无力，容颜衰老，胡芦巴与杜仲、补骨脂、核桃仁、小茴香、莲蕊、青盐、穿山甲共为末，大蒜熬膏和匀，水泛为丸，开水送服。补益阴阳，健腰止痛。（宋《妇人良方大全》加味青娥丸）

治寒疝，狐疝，偏坠阴肿，绞结绕脐攻刺作痛等。胡芦巴与吴茱萸、川楝子、巴戟天、制川乌、茴香共为细末，酒煮面糊为丸，空心温酒送服。（宋《局方》胡芦巴丸）

治膀胱气。胡芦巴与小茴香、桃仁（炒）各等分为末，以酒糊为丸，空心食前盐酒下。（《本草衍义》）

治小肠寒疝。胡芦巴与附子、木香、巴戟天、川楝子、延胡索、肉桂、荜澄茄、大茴香、补骨脂共为细末，炼蜜为丸服。温补肾阳，理气止痛。如（《百一远方》十补丸）

2.用于寒湿脚气。本品苦燥温通，有祛寒湿之功效。

治寒湿脚气，腿膝疼痛，行步无力。胡芦巴（浸一宿）、补骨脂（炒香）共为细末，用大木瓜一枚切皮去瓤，填药入内，以满为度，复用顶盖之，用竹签扎定熬熟取出，研烂，与余药末和匀制丸，温酒送下。（宋《杨氏家藏方》胡芦巴丸）

治寒湿脚气，足肿无力，行动不便，麻木。胡芦巴与木瓜、吴茱萸、薏苡仁、苍术、防己等同用。

3.用于肾阳不足的虚喘。本品温补肾阳，有纳气止喘之功效，肾不纳气虚喘者宜用之。

治肾阳不足，肾不纳气，胸中痰壅，上气喘逆，奔豚，气上冲胸，寒疝腹痛，肠鸣滑泄，以及男子阳痿精冷，女子虚寒带下，舌淡苔白，小便清长等。胡芦巴与黑锡（即铅）、硫磺、沉香、木香、小茴香、阳起石、补骨脂、肉豆蔻、川楝子、附子、肉桂共为细末，酒糊为丸，淡盐汤送下。温肾散寒，降逆定喘。（宋《太平惠民和剂局方》黑锡丹）

【炮制】**胡芦巴** 取原药材，去杂质洗净，晒干入药。

炒胡芦巴 取净胡芦巴，入锅文火炒至爆裂声，有香气出，取出放凉入药。

盐炒胡芦巴 取净胡芦巴用盐水拌匀，闷透，入锅文火炒干，取出放凉入药。（一般胡芦巴100克，用食盐3克）

【用法】10~15克水煎服，亦入丸散。炒胡芦巴温补肾阳胜于生，多用于寒湿脚气；盐胡芦巴入肾温补肾阳较好，可用于肾阳虚阳痿，腰痛，寒疝等。余病症则用胡芦巴。

◎ 胡桃仁 出《本草纲目》

【别名】胡桃、胡桃肉、核桃仁等。

【基原】胡桃仁为胡桃科植物胡桃的成熟果仁。

【主产地】全国大部分地区有栽培，如新疆、河南、山西、陕西等省区较多。多栽培于平地或丘陵，多生于温润肥沃的土壤。

【采集·药材质量】白露前后果实成熟时采摘，沤烂果皮，去皮洗净晾干，为胡桃。打破果核取出种仁为胡桃仁。完整为类球形，由二瓣种仁合成，皱缩多沟，凹凸不平，外形似脑，外被棕褐色薄膜状种皮包围，剥去种皮显黄白色，皮脆，子叶油质丰富，气弱，味甘香。以个大、饱满、质脆、油多、味甘香、不返油、无蛀、无霉者佳。（见图341）

【主要成分】本品主含脂肪油，其中主要成分亚油酸甘油酯、少量亚麻酸及油酸甘油脂、蛋白质、碳水化合物、钙、磷、铁、胡萝卜素、核黄素等。

【药理】1. 给犬喂含有胡桃油混合的脂肪饮食，可使体重快速增加，并能使血清蛋白增加，而且血液胆固醇升高较慢，它可能影响胆固醇的体内合成及其氧化、排泄。2. 能促进生长，抗氧化，抗衰老，对组织胺所致的支气管平滑肌痉挛，并有镇咳的作用。临床上可用于治疗糖尿病、尿路结石、皮炎、湿疹等。

【性味归经】甘，温。归肺、大肠、肾经。

【功效】补肾固精，润肠通便，温肺定喘。

【歌诀】　　胡桃仁性味甘温　　肺肾两虚咳喘甚
　　　　　　肾阳不足腰酸痛　　便秘尿频及石淋

【应用】

1. 用于肾虚腰痛，阳痿精冷，小便频等。《医学衷中参西录》："胡桃，为滋润肝肾，强筋健骨之药，故善治腰痛。"亦有补肾固精之功效。

治肾虚腰痛，腰酸如折，俯仰不利，转侧艰难，卧床休息后减轻，伴胃寒喜暖，精神痿软，舌淡嫩，苔薄白，脉弦细。胡桃仁与杜仲、补骨脂共为细末。大蒜（熬膏）调药末水泛为丸，温开水送服。补肾壮腰。（宋《太平惠民和剂局方》青娥丸）

治肾虚寒湿腰痛。胡桃仁研匀与补骨脂、杜仲、干姜，研末混匀制丸服。温肾散寒止痛。（元《丹溪心法》青娥丸）

治肾虚耳鸣遗精。核桃仁、五味子研匀加蜂蜜调，睡前服。（《贵州草药》）

2. 用于肺肾两虚的哮喘。本品温补肺肾，肉润皮涩，可润肺敛肺，故纳气平喘。

治胸满喘息，动则尤甚，不能睡卧。胡桃仁与人参、生姜水煎服。纳气平喘。（宋《严氏济生方》人参胡桃汤）

治久嗽肺虚。核桃仁与杏仁、五味子研匀，人参汤送服。

治咳嗽哮喘痰鸣，遇冷即发，咽塞胸紧，吐白黏痰后觉轻松，面色㿠白，舌苔薄白，脉沉缓。核桃仁研匀与蛤蚧、人参、山药、杏仁、沉香、肉桂、半夏、黄芪、炒白果仁、

桑白皮、甘草共为细末，温开水送下。补益肺脾，豁痰降气。（现代《千家妙方》参蛤散加味）

3.用于肠燥便秘，下消，石淋症。本品肉润多脂，有润肠通便之功效，温下焦通利血脉，消坚开结，治石淋堵塞作痛。

治肠燥便秘。核桃仁与当归、火麻仁、肉苁蓉等同用。润燥通便。

治下消，唇干口燥，精溢自出，或小便赤黄，五色浮浊，大便燥实，小便大利而不甚渴。核桃仁另研与茯苓、附子、生姜、蛤粉共为细末，炼蜜为丸，米饮送下。（宋《三因方》胡桃丸）

治石淋。核桃仁细米煮粥服。（《海上集验方》）

此外，核桃仁外壳很像人的脑壳，内核桃仁分左右，有夹相连支撑，外形很像人脑，中医有以形补形，食之益肾补脑无异。

【炮制】胡桃仁　取胡桃，打破硬壳，除去内夹，取仁入药。（发霉、返油、虫蛀弃之）

【用法】10~30克水煎服，宜捣碎入煎，或入丸，嚼服。定喘嗽宜连皮用，润燥通便，宜去皮用，外用适量。

【注意】有痰火及阴虚火旺，便溏泻者慎用。

【临床报道】治尿路结石

胡桃仁4两，用食油炸酥，加适量糖研磨，便成乳白色膏状。可于1~2天内分次服完（儿童酌减）。连续服至结石排出，症状消失为止。对于泌尿各部结石，一般在服药数天内，即能一次或多次排出，且较服药前变软或缩小，或分解于尿液中而呈乳白色。因此，认为本品可能有溶石作用。（摘自《中药大辞典》胡桃仁）

◎ 肉苁蓉　出《神农本草经》

【别名】肉松蓉、纵蓉、地精、田大芸、大芸等。

【基原】肉苁蓉为列当科植物肉苁蓉等鳞叶的肉质茎。

【主产地】内蒙古、甘肃、宁夏、新疆等省区。多生于盐碱地、干河沟、沙地、戈壁滩、湖边、梭梭林中。

【采集·药材质量】春、秋可采，以3~5月采挖较好。春季采挖后半埋于沙土中，晒干称"甜大芸"、"淡苁蓉"。秋季挖采多中空，投入盐湖中，1~3年后取出晒干称"盐大芸"或"咸大芸"。甜肉苁蓉是圆柱状稍扁，表面灰棕色或褐色，密被肉质鳞片，通常鳞片有脱落或断落，留有鳞叶痕。体重，质坚硬，稍有韧性，不易折断。断面暗棕色或黑棕色，有淡棕色点状维管束，排列成波状环纹，有的中空，气微，味甜，微苦。以质坚实、有韧性、肉质带油性、肥大、肉厚、断面棕色、味微甜者佳。咸苁蓉形状不整齐，黑褐色，质较软，外面带有盐霜，断面色黑。以条粗长、棕褐色、肉质、柔嫩滋润味咸者佳。（见图342）

【主要成分】本品主含微量生物碱、甜菜碱、谷甾醇、甘露醇、胡萝卜甙、麦角甾甙、游离氨基酸、咖啡酸糖酯,且含锌、锰、铜、铁、微量元素等。

【药理】1. 本品所含氨基酸对人体有一定的补益作用,实验表明肉苁蓉有促进激素样作用,及雄激素样作用,可使胸腺和脾腺增重,并使免疫功能提高,抗心肌缺血,有一定抗衰老作用和保肝作用。2. 水浸剂对实验动物有降低血压作用,有抗动脉粥样硬化作用。3. 水浸剂有通便作用,能促进小鼠唾液分泌。临床上用于阳痿、不孕、腰膝酸软、筋骨无力、肠燥便秘等。

【性味归经】甘、咸,温。归肾、大肠经。

【功效】补肾益精,润肠通便。

【歌诀】　肉苁蓉药甘温咸　　肠燥津枯大便难
　　　　　补助肾阳益精血　　腰膝冷痛属虚寒

【应用】

1. 用于肾阳不足引起的阳痿,小便频数,阴寒不育不孕,腰膝酸软,畏寒肢冷,筋骨痿软无力等。本品色黑味咸入肾,温补肾阳,为补精血要药,久服健体轻身,温而不热,补而不峻,暖而不燥,滑而不泻,可谓平补之剂。

治肾阳不足引起的阳痿精衰,阴寒不孕不育,肢冷畏寒,腰膝酸软,性欲减退,苔白舌淡,脉沉细无力。肉苁蓉与熟地、当归、白术、枸杞子、杜仲、仙茅、巴戟天、山茱萸、淫羊藿、韭子、蛇床子、附子、肉桂共为细末,炼蜜为丸,温开水送服。补肾壮阳。(明《景岳全书》赞育丹)

治肾虚腰痛,久则寒冷。肉苁蓉与杜仲、巴戟天、补骨脂(盐炒)、小茴香、青盐共为细末,将猪腰剖开,入药在内,线缝住,纸包煨熟,每服1个,黄酒送下。益肾补腰,强筋壮骨。(金《兰室秘藏》壮本丹秘方)

治男子五劳七伤,阳痿不起,积有十年,湿痒,小便淋漓,溺时赤时黄。肉苁蓉与菟丝子、蛇床子、五味子、远志、续断、杜仲制末,制蜜为丸服。([日]《医心方》肉苁蓉丸)

治肾虚精亏引起的筋骨痿弱,腰膝疼痛,四肢乏力,伴脑晕耳鸣,尿频遗泄,肢体无力,舌淡嫩苔白,脉沉细。肉苁蓉与杜仲(炒)、萆薢、菟丝子为细末,先将猪腰剖开,去筋膜,用黄酒煮烂,后加余药末,干燥研末,炼蜜为丸酒送下。补肾生精。(金《素问病机气宜保命集》金刚丸)

治肾虚白浊。肉苁蓉与山药、茯苓共为末,米糊为丸服。(《圣济总录》)

治肝肾不足,腰膝酸痛。肉苁蓉(酒浸)与蛇床子、远志、五味子、防风、附子(炮)、菟丝子(酒浸)、巴戟天、炒杜仲各等份共为细末,炼蜜为丸,盐汤下。补肝肾,强腰膝。(宋《太平圣惠方》肉苁蓉丸)

2. 用于肾虚津枯便秘。本品味咸下降,滑能通畅,性本温润,益阴通阳,益精血,通腑而不伤津。

治大便不通,小便清长,腰酸背冷,及老年体衰,妇人产后大便秘结。肉苁蓉与当归、

牛膝、泽泻、升麻、枳壳水煎服。温润通便。（明《景岳全书》济川煎）

治阴虚血少，肠燥便秘。肉苁蓉与桃仁、柏子仁、松子仁、郁李仁、火麻仁、陈皮、生地、大黄、当归同用，五仁研膏，与余药末调匀，炼蜜为丸，空腹服。养血滋阴，润肠通便。（现代《全国中药成药处方集》天津方·五仁润肠丸）

治一切大便秘结，或老年久病之人，气虚血亏，不能生液而致的大便秘结。肉苁蓉与黄芪、当归、大麻仁、郁李仁、核桃仁水煎服。补益气血，润肠通结。（清《揣摩有得集》润肠煎）

治高年血液枯槁，大便燥结，胸中作闷。肉苁蓉去鳞酒浸，切片，水煎服。（《医学广笔记》）

【炮制】肉苁蓉　取药材，去杂质，洗净闷透，切片，晒干入药。

酒肉苁蓉　取肉苁蓉片，加黄酒拌匀，入容器内，坐水锅中，水加热蒸透，取出放凉入药。（一般肉苁蓉100克，用黄酒30克左右）

【用法】10~30克水煎服，或入丸散。酒制后增强补肾助阳之功效，多用于腰膝酸冷，阳痿，不育不孕等；余病症则用肉苁蓉。

【临床报道】狗鞭、麻雀、海虾、淫羊藿、巴戟天、肉苁蓉、枸杞子、女贞子、怀山药各等分共为末，炼蜜为丸，每丸重10克，早晚各服1丸，连服1月为1疗程，治疗期间，停服一切它药，避房事。

【功效】温肾壮阳，滋补肝肾。

【适应】肾虚阳痿。

【疗效】治疗100例，痊愈81例，转好16例，无效3例，总有效率达97%。起效最快5天，最长43天，大部分1个疗程见效。见江淑安等《中国农村中医药优秀论文荟萃》第一版，北京：中国中医药出版社1991，294。

◎ 锁阳　出《本草衍义补遗》

【别名】琐阳、不老药、地毛球、锁严子等。

【基原】锁阳为锁阳科植物锁阳的肉质茎。

【主产地】内蒙古、甘肃、青海、宁夏、新疆等省区。生长于干燥多沙地带，多生于白刺的根上。

【采集·药材质量】春、秋采挖，以春季采挖较佳，除去花序，置沙滩中埋半露，晒干即成。干燥呈扁圆柱形，表面红棕色至棕色，有一规则的纵沟呈凹陷，表面有片状三角形鳞片，和有部分花序存在。质坚硬，不易折断，断面略呈颗粒性，棕色而柔润，气微香，微苦而涩。以个大、色红、坚实、肥壮、断面粉性、干燥、不显筋脉者佳。（见图343）

【主要成分】主含花色甙、三萜皂甙、鞣质等。

【药理】全植物在试管内抑制某些细菌。

【性味归经】甘，温。归肝、肾经。

【功效】补肾益精，润肠通便。

【歌诀】　　性味甘温药锁阳　　润肠通便助肾阳
　　　　　　阳痿不育精血亏　　腰膝无力入主方

【应用】

1. 用于肾阳虚，腰膝酸软，阳痿精遗，不育不孕及阳痿症。本品甘温，功同肉苁蓉，可代苁蓉用之。

治肾阳虚弱而致的阳痿遗精，阴寒腹痛，腰膝酸软，头晕耳鸣，记忆力减退，肢冷畏寒，精神不振，脉细濡无力尺弱等。锁阳与鹿茸、生地黄、青盐、穿山甲、补骨脂、枸杞子、当归、人参、石燕、海马、熟地、急性子、丁香、朱砂、地骨皮、天门冬、牛膝、杜仲、细辛、砂仁、淫羊藿、麻雀脑、蚕蛾、紫梢花、肉苁蓉、附子、菊花、红蜻蜓、甘草共为细末。温开水送服。补肾壮阳。（清《集验良方》龟龄集丹）

治肾虚遗精，阳痿。锁阳与白术、茯苓、芡实、莲须、龙骨、枸杞子、山茱萸、巴戟天、肉苁蓉、杜仲、熟地、菟丝子、酸枣仁、金樱子共为末，炼蜜为丸服。补肾兴阳，固涩治遗。（现代《重订十万金方》遗精阳痿类方）

治肾虚遗精，阳痿。锁阳与肉苁蓉、龙骨、桑螵蛸、茯苓各等分为末，炼蜜为丸服。（《宁夏中草药手册》）

治肝肾不足，腰膝酸楚，筋骨痿软，腿足无力，步履不便，舌红少苔，脉细弱。锁阳与黄柏（酒炒）、龟板（酒酥）、陈皮、知母（酒炒）、熟地黄、白芍、虎骨（酥）干姜共为细末，酒糊为丸，淡盐汤送服。滋阴降火，强筋健骨。（元《丹溪心法》虎潜丸）

2. 用于气弱精亏津枯肠燥便秘。本品益阳养血，润燥，治血枯便秘。

治阳弱精虚，阴虚血竭，大肠燥涸，便秘不运。锁阳水煎二次，两次汁合和浓缩，加蜂蜜熬收膏，早、中、晚热酒冲服。（《本草切要》）

治精亏损便秘。锁阳与肉苁蓉、当归、大麻仁、郁李仁等同用。

【炮制】锁阳　取原药材，去泥土杂质，洗净闷透，切片，晒干入药。

【用法】10~15克水煎服，亦入丸散药酒。

◎ 海狗肾　出《本草图经》

【别名】腽肭脐等。

【基原】海狗肾为海狗科动物海狗或海豹科动物海豹的雄性外生殖器。

【主产地】国外产加拿大，夏威夷群岛，大西洋、太平洋沿岸；我国的渤海和黄海沿海地区；千岛群岛一带也有产。（列入国家保护动物）

【采集·药材质量】春季海面冰解时捕捉雄兽，割取阴茎及睾丸，置通风处风干，入坛内以白糖培之，防虫蛀及走油霉变。外表黄褐色，睾丸2枚，阴茎呈圆柱形，长约28~32厘米，干缩有不规则的纵沟，有一条纵向的筋，先端较尖，后端有一长圆形，干瘪囊状物，约 4×3 厘米，或有黄褐色毛，睾丸 2 枚，扁长圆形，棕褐色，半透明，各有一条细长的输精管与阴茎末端相连，输精管黄色，半透明，通常缠绕在阴茎上。副睾皱缩，附在睾丸一侧，乳黄色。以形粗长、质油润、半透明、无霉、无蛀、不返油、无腥臭者佳。（见图 344）

【主要成分】含雄性激素、蛋白质、脂肪。

【药理】为良好的全身强壮剂，能提高工作能力，改善睡眠和性欲。

【性味归经】咸，热。归肝、肾经。

【功效】温肾壮阳，益精补髓。

【歌诀】　　海狗肾暖肾壮阳　　益精补髓力量强
　　　　　　阳痿精冷腰酸软　　精少不育配妙方

【应用】

用于肾阳衰惫，阳痿精冷，腰膝酸软，脐腹冷痛，精少不育。本品咸温入肾，有补肾气暖腰膝，益精补髓之功效，与肉苁蓉、锁阳功近相似，治诸虚损，多入丸散用之。

治真阳衰惫，肢体疼痛，腰背拘急，脐腹冷痛，肌肉消瘦，脚膝无力，面色黧黑，目眩耳鸣，口苦舌干，饮食无味，腹中虚鸣，胁下刺痛，夜多异梦，大便溏泄，小便滑数等。海狗肾（酒蒸打如泥入药）与天雄（炒）、附子（制）、川乌（炮）、阳起石（煅）、钟乳粉、鹿茸、朱砂、人参、沉香共为细末，和匀制丸，盐汤下。温肾壮阳，益精补髓。（宋《严氏家藏方》腽肭脐丸）

治阳痿。小便频数，腰酸乏力。海狗肾与菟丝子、肉苁蓉、鹿茸、蛇床子、钟乳粉、煅牡蛎、天雄、远志、桂心、五味子、杜仲、乌药、车前子、雄蚕蛾、石龙芮、雄鸡、石斛同用。温阳益肾。（宋《太平圣惠方》菟丝子丸）

治阳痿。海狗肾（焙）与核桃仁、补骨脂、阳起石、肉苁蓉、白芍、甘草、蜈蚣等同用。

【炮制】海狗肾　取原药材，去净毛，刷洗干净，烤软切片，晒干入药。

炒海狗肾　取滑石粉入锅，文火炒热，加入海狗肾片，炒至表面焦黄，鼓起，质酥，除去滑石粉入药。

【用法】1~3 克研末冲服，日服 2~3 次，或入丸散、药酒。炒后去腥臭，质疏松便于粉碎，有效成分易发挥，多入丸散；余病症多用海狗肾。

【临床报道】兴阳丹

【组成】黄芪 30 克，当归 15 克，白芍 20 克，蜈蚣 5 克，鹿角胶 10 克，海狗肾 1 具，精硫黄 3 克，制车前子 1 克，黄柏 15 克共为细末入胶囊，每次 7~10 粒，早晚空腹各服 1 次，用温开水或黄酒送服。半月为 1 疗程。服药后多饮水戒房事。

【功效】补肾壮阳，活血散瘀。

【适应】阳痿

【疗效】治疗 239 例，治愈 52 例，显效 68 例，有效 99 例，无效 20 例。见乔振刚等《兴阳丹治疗阳痿》，《上海中医药杂志》1990，10：26。

【附药】黄狗肾　黄狗肾为犬科动物黄狗的阴茎和睾丸。全国各地多有喂养。性味咸温，归肾经。功效与应用近似海狗肾而力略逊。因其药源充足，多作海狗肾的代用品。炮制、用法同海狗肾，但用量较大。

◎ 海马　出《本草拾遗》

【别名】水马、马头鱼、龙洛子等。

【基原】海马为海龙科动物克氏海马、大海马、斑海马、日本海马除去内脏的干燥体。

【主产地】广东、海南、福建沿海、台湾沿海，常栖息于近海藻类繁茂处，今已有人工饲养。（列入国家保护动物）

【采集·药材质量】夏、秋二季捕捞，洗净，再除去内脏、皮膜晒干。海马为克氏海马、大海马、斑海马、日本海马的干燥体。体呈长条形，略弯曲或卷曲，长10~25厘米，上部粗而扁方，直径2~3厘米，下部细而方，尾端略尖而弯曲。头部似马，具管状长嘴，有一对深陷的眼睛，表面黄白色或灰棕色，略有光泽，上部具7纵棱，下部有4纵棱，全身密生突起横纹，边缘有齿，背部有鳍，质坚硬，不易折断，气微腥，味咸。以个大、色灰白、体完整无缺、体轻、干燥、无蛀者佳。（见图345）

刺海马的干燥全体与海马相似，但较小，长20厘米左右，通体具硬刺，刺长2~4毫米，其他同上种。

海蛆，又名小海驹、小海马，为海马的幼体，与海马相似而较小。

【主要成分】海马含精氨酸、天冬氨酸、丙氨酸、谷氨酸等20种多氨基酸，尚有药用价值较高的牛磺酸；另外，还含有大量的钙、镁、钾、钠、铁、锌、铜、锰，少量的铬、钴、硒等无机元素。

【药理】1.海马乙醇提取物能诱发和延长雌性小鼠的动情期，对去势小鼠亦可出现交尾期，并使子宫和卵巢的重量增加，又能使雄鼠前列腺、精囊、提肛肌的重量明显增加，同时有雄性激素样作用，其力弱于蛇床子、淫羊藿，强于蛤蚧。2.海马能增强小鼠耐缺氧性，减小单胺氧化酶的活性，降低过氧化脂体在体内的含量。此外，各种海马提取物均有钙通道阻断剂的作用。

【性味归经】甘，温。归肝、肾经。

【功效】补肾壮阳，散瘀消肿。

【歌诀】　海马药性味咸温　　阳痿精少可通任
　　　　　腰酸尿频肾虚喘　　疗肿癥瘕冷不孕

【应用】

1.用于肾阳虚衰，阳痿精冷，早泄，不育不孕，尿频等。本品咸温，入肝肾与命门，专兴房事，功能不亚于海狗肾，男女肾阳不足者皆可用之。

主治肾阳虚弱而致的阳痿精冷，阴寒腹痛，腰膝酸软，头晕耳鸣，记忆力减退，肢冷畏寒，精神不振，脉细濡无力，尺脉弱等。海马与鹿茸、生地、熟地、枸杞子、锁阳、肉苁蓉、杜仲、牛膝、蚕蛾、淫羊藿、红蜻蜓、人参、当归、大青盐、补骨脂、石燕、急性子、丁香、朱砂、细辛、砂仁、地骨皮、天门冬、麻雀脑、紫梢花、附子、甘菊花、甘草、穿山甲共为细末，温开水送服。补肾壮阳。（清《集验良方》龟龄集丹）

治以上诸症。单用海马炙酥研末服，或与肉苁蓉、覆盆子、淫羊藿、菟丝子等同用。

2.用于癥瘕积聚，恶毒疔疮及跌打损伤。本品温肾通阳，散瘀消肿。

治远年虚实积聚瘕块。海马与木香、大黄（炒）、青皮、白牵牛（炒）、巴豆共六味，以童便浸青皮至软，裹巴豆以线系定，入小便内再浸七日，取出炒黄，去巴豆，只用青皮与余药共为细末，睡前水煎服。（宋《圣济总录》木香汤）

治发背恶疮。海马与穿山甲珠、水银、朱砂、雄黄、轻粉、麝香、脑子，除水银外共研细末，再入水银研至无星为度，针破伤口。点药入内，一日一点。（北宋《急救仙方》海马拔毒散）

治跌打损伤，瘀肿作痛。海马与红花、苏木、乳香、没药、血竭、制马前子等同用。

此外，治疗虚喘可代蛤蚧用之。

广东汕头一带多用海马(酥)与人参（或）西洋参、三七各等分为散内服，治肾虚腰痛或作强壮剂。（贾宪亭）

【炮制】海马　取原药材洗净，晒干入药，用时切块打碎。

酒制海马　海马用黄酒浸透，用微火烘烤酥即成。

【用法】1~2克研末冲服，亦入丸散，药酒，外用适量。酒制海马去其腥味，有效成分易析出，便于加工，多用于补肾壮阳，治腰膝酸软，阳痿精冷，肾虚作喘。余病症则用海马。

【注意】本品有堕胎、催生作用，孕妇阴虚火旺者忌服。

【附药】海龙　出《本草纲目拾遗》

别名：水雁、海蛇等。海龙为海龙科动物、海龙、拟海龙、尖海龙除去皮肤及内脏的干燥体。主产地同海马，多栖息于海藻类繁茂处。全年可捕，通常4~9月产量较大。捕捉后除去皮膜、内脏，晒干。海龙的干燥全体呈长条形略扁，中部略粗，尾部渐细而稍弯，全长20~40厘米，中部直径2~2.5厘米，表面黄色或灰棕色。躯干具5条纵棱、尾部前具6条纵棱，后段具4条纵棱，头部前方具管状长嘴，且有深陷眼睛一对。全体有圆形突起图案状花纹。气微腥，味微咸。以条大而长、灰白色、体轻、骨质、坚硬、完整、干燥、无蛀者佳。功效与海马相似，但力强于海马。孕妇及阴虚火旺者忌服。

◎ 蛤蚧　出《雷公炮炙论》

【别名】蛤蟹、仙蟾、大壁虎等。

【基原】蛤蚧为壁虎科动物蛤蚧除去内脏的干燥全体。

【主产地】广西、云南、贵州等省区。多栖息于山岩及树洞中，或墙壁缝中。捕食虫类或壁虎、昆虫、蝇类、小鸟等。

【采集·药材质量】一般于5~6月捕捉，除去内脏，拭干净，用竹片撑起。头尾四肢撑开固定，低温干燥。头呈扁片状，眼大而凹陷，头躯干长10~15厘米，尾长10~14厘米，背宽6~10厘米，腹背部呈椭圆形，腹薄，背部呈灰黄色或银灰色，并有黄白色或灰色斑点，脊椎骨两侧肋骨突起。四足具5趾，趾间有蹼，足底有吸盘。尾细而坚实，微显骨节，与背部颜色相同，有6~7个明显的银灰色环带。全身密被圆形或多角形微有光泽的细鳞，气腥，味微咸。以体大、肥壮、完整、头至躯干与尾基本等长、不蛀、不霉干燥者佳。（见图346）

【主要成分】主含肌肽、胆碱、肉毒碱、鸟嘌呤、蛋白质、胆固醇及甘氨酸等14种氨基酸和钙、磷、锌等18种元素；尚含有5种磷脂成分，即磷脂酰乙醇胺、神经鞘磷脂、磷脂酰胆碱、磷脂酸、溶血磷脂酰胆碱；以及亚油酸、棕榈酸、油酸、亚麻酸、棕榈油酸、硬脂酸、花生酸等9种脂肪酸。

【药理】1.蛤蚧的乙醇提取物，可延长雄性小鼠的动情期，对去卵巢鼠可出现动情期，并使子宫、卵巢重量增加，提取液具有雄性激素样作用，但效力低于蛇床子、淫羊藿。2.能增强肌体免疫功能，能解痉、平喘、抗炎、降低血糖。3.蛤蚧尾有一定的抗衰老作用，试验证明尾部作用大于体部。

【性味归经】咸，平。归肺、肾经。

【功效】补肺益肾，纳气定喘，助阳益精。

【歌诀】　　蛤蚧咸平归肾肺　　治虚喘肾不纳气
　　　　　　助肾阳益精生血　　风寒实热咳喘忌

【应用】

1.用于肺肾两虚，肾不纳气的咳喘。本品甘平入肺肾，有补肺气、益精血、治劳嗽、纳气定喘作用。

治肺肾不足，久病喘息，咳嗽或咳唾脓血，或通身浮肿。蛤蚧与人参、茯苓、贝母、杏仁、炙甘草、知母、桑白皮共为细末，温开水送服。补肺清热，化痰定喘。（元《卫生宝鉴》人参蛤蚧散）

治虚劳咳嗽，及肺壅上气。蛤蚧与贝母、紫菀、杏仁、鳖甲（炙）、皂荚仁、桑白皮共为细末，炼蜜为丸枣汤送服。化痰止咳，纳气定喘。（宋《太平圣惠方》蛤蚧散）

治咳嗽，面浮，四肢浮肿。蛤蚧雌雄一对（酒蜜炙透）与人参共为细末，溶蜡滤渣，和药末作饼，空心糯米汤送下。补肺益肾，纳气定喘。（宋《圣济总录》独圣饼）

2.用于肾阳虚，精血亏损的阳痿。本品温肾助阳，补益精血。

治阳痿。蛤蚧与盐黄柏、枸杞子、牡蛎、海马共研细末，炼蜜为丸。大青盐炒黄溶开水送服。益肾助阳。（现代《重订十万金方》遗精阳痿·第1方）

治阳痿早泄，遗精，精子异常不育。蛤蚧与人参、鹿茸、海马、制附子、肉苁蓉、熟地、枸杞子、巴戟天、锁阳、阳起石、淫羊藿、菟丝子、沉香、陈皮共为细末，炼蜜为丸，淡盐汤送下。补肾填精，健脾养血。（现代《实用专病专方临床大全·第二集》育胎丸）

【炮制】蛤蚧　取原药材，刷净灰尘，除去支撑竹片，切块入药。

酒蛤蚧　取蛤蚧块，用黄酒拌匀，待吸收，微火焙干入药。（一般蛤蚧100克，用黄酒20克左右）

【用法】1~2克研末冲服，日服2~3次，亦入丸散，药酒服。酒蛤蚧质酥易加工，去其腥味，便于内服，增强补肾壮阳作用，作用于肾阳亏损，精血不足的阳痿，遗精，少精等；余病症则用蛤蚧。

◎ 紫河车　出《本草纲目》

【别名】胎盘、人胞、衣胞、胞衣、胎衣等。

【基原】紫河车为健康产妇的胎盘。

【主产地】全国各地均有收集。

【采集·药材质量】多在医院妇产科，接生时收集健康产妇的胎盘，洗净，干燥而成。干燥的胎盘呈不规则的圆形或椭圆形，红棕色，一边凸凹不平，有多数沟纹，另一面较平，大小不一，有脐带残余，质硬而脆，有腥气。其四周有细血管。以紫黄棕色、完整、干燥、肥大、干净者佳。（见图347）

【主要成分】胎盘球蛋白制品含有多种抗体，还有干扰素，血液凝固有关成分，有类似凝血因子Ⅷ的纤维蛋白稳定因子；含激素有：促性腺激素A和B，催乳素，促甲状腺激素，催产素样物质，多种甾体激素类；还有多种有价值的酶，如溶菌酶、激肽酶、组胺酶、催产素酶等。另含有红细胞生成素、磷脂和多种多糖类等。

【药理】1.胎盘球蛋白含有麻疹、流感等抗体以及白喉抗毒素，可用于预防减轻麻疹等传染病，所含干扰素，临床上可用于预防控制病毒感染。2.所含溶菌酶可防止小鼠（腹腔注射）内肠炎引起的死亡，对内毒素对大鼠的伤害也有一定的保护作用。3.给小鼠皮下注射人体胎盘提取物，可使游泳时间延长。4.对某些实验性溃疡也有一定治疗效果。5.对睾丸则有兴奋作用。6.对人体有强壮作用，促进受抑制心脏的恢复。7.动物实验有抗组织胺作用，有抗过敏作用，对支气管哮喘有较好的治疗作用。

【性味归经】甘、咸，温。归肺、肝、肾经。

【功效】温肾补精，益气养血。

【歌诀】　　紫河车药甘咸温　　精血亏虚久不孕
　　　　　　肺肾两虚痰嗽喘　　乳汁少瘵疾虚损

【应用】

1.用于肺肾两虚，劳嗽咳喘。本品为精血结孕之余液，得母气血居多，故能峻补营血，有返本还元之功，多用于治疗骨蒸劳热咳嗽。

治肺肾阴虚，虚损劳伤，肺劳咳嗽潮热，形体消瘦，神疲盗汗，舌少苔，脉细数。紫河车与龟板、黄柏、杜仲、牛膝、天冬、麦冬、生地（入砂仁、茯苓用酒煮七次去茯苓不用）、人参共为细末，将地黄杵为膏同药末混匀，加酒制丸，开水或淡盐汤送服。养阴填精，补肺益肾。（明《本草纲目》引《诸证辨疑》河车大造丸）

治劳瘵虚损，骨蒸等。紫河车洗净煮烂与茯苓、人参、山药共为细末，加入面糊制为丸，空心米饮下，嗽甚五味子汤下。（宋《妇人良方大全》河车丸）

治五劳七伤，吐血虚瘦。鲜胞衣，长流水洗净，酒煮烂，捣如泥，入茯神末和为丸，米饮汤下。（《朱氏集经验方》）

2. 用于肾气虚损，腰膝酸软，阴虚遗精，精亏不孕等。本品入肺肾，大补元气，为阴阳两补之药。

治阴虚遗精。紫河车与生地、龟板、天冬、麦冬、黄柏、牛膝、当归、人参、五味子共为细末，制丸服。滋阴降火，固肾益气。（清《杂病源流犀烛》大造丸）

治肝肾虚损，腰酸腰痛。紫河车与熟地、枸杞子、菟丝子、杜仲、山药、茯苓共为细末制丸服。补益肝肾。（明《症因脉治》大造丸）

补肾阴虚多与龟板、枸杞子、熟地、五味子、何首乌等补血益精之药同用。

3. 用于气血不足，萎黄消瘦，月经不调，无子，乳少等。本品为血肉有情之品，有益气养血之功效，可治诸虚劳损。

治气血两虚，面黄肌瘦。紫河车与人参、黄芪、当归、熟地、白芍、白术、茯苓、炙甘草等同用，补益气血。

治月经不调，无子，小产等。紫河车与当归、白芍、熟地、生地、杜仲、牛膝、茯苓、天冬、麦冬、人参等同用。

治虚寒清稀白带，面黄肌瘦。紫河车与黄芪、白术、山药、薏苡仁、当归、乌贼骨、白芷、芡实、鹿角霜等同用。

治乳汁不足。可单用紫河车焙干为末服。（《吉林中草药》）

【炮制】紫河车　取原药材，除去灰粉，砸成小块入药。

酒紫河车　取紫河车块，用黄酒拌匀，待吸收，用文火炒至酥脆为度，取出放凉入药。（一般紫河车100克，用黄酒20克左右）

【用法】1.5~3克研末冲服，亦入丸散。现已制成胎盘注射液，胎盘片用于临床。紫河车有腥臭味，口服易恶心。酒制后减少腥臭，质地酥脆，容易加工。多用于身体虚弱，阳痿遗精，不孕等。

【临床报道】治喘丸

【组成】蛤蚧1对，高丽参15克，款冬花90克，补骨脂、核桃仁、杜仲、紫河车、桑寄生、白术、炙甘草各120克，杏仁、苏子、紫菀、陈皮、半夏、茯苓各90克，丁香30克研末混合制丸服。每次10克，每日3次，儿童酌减，4个月为1疗程。

【功能】补肾健脾化痰，敛肺益气。

【适应症】支气管哮喘。

【疗效】50例中，痊愈12例，显效13例，有效21例，无效4例，有效率为92%。见李晓峥等《哮喘丸治疗支气管哮喘临床观察》，《福建中医药》1995，26（1）：11。

◎ 冬虫夏草 出《本草从新》

【别名】冬虫草、虫草、夏草冬虫等。

【基原】冬虫夏草为麦角菌科真菌冬虫夏草寄生在蝙蝠蛾科昆虫的子座及幼虫尸体的复合体。

【主产地】四川、云南、贵州、青海、甘肃、西藏等。多寄生长在海拔3000~4200米高山草甸地带鳞翅目的幼虫上。

【采集·药材质量】6~7月间当子座露出地面，孢子未发散时挖出，刷去泥土及虫体膜皮，晒干，再用酒喷润整理平直。干燥的虫体和菌座全长9~12厘米，虫体如三眠之干蚕，长约3~6厘米，粗约0.4~0.7厘米，外表深黄色，有环状皱纹20~30个，近头扁细纹较细密，头足红棕色，腹部有足8对，断面白色，内心充实，菌座呈棒状，稍曲，上部较膨大，表面褐色或黑褐，长4~8厘米，径约0.3厘米，断面内心空，粉白色。以丰满肥大、体完整、干燥无损、菌座短小、嚼之甘香似肉味者佳。（见图348）

【主要成分】本品主含粗蛋白、脂肪、粗纤维素、碳水化合物、灰分、多种氨基酸、虫草酸、冬虫夏草素、虫草多糖、维生素B_2、多种微量元素及矿物质等。

【药理】1.虫草有性激素样作用，雄性大鼠灌服虫草制剂，睾丸酮含量增加，体重、包皮腺、精囊前列腺重量亦增加，促进精子生成。雌性大鼠服后，多有受孕机会和产子数，调节母体雌性激素水平，改善子宫内膜功能。2.明显改善肾衰者肾功能状态，保护肾脏功能，对肾炎有效。3.增强造血功能，延缓衰老，保护肝脏。4.促进人体新陈代谢，改善人体的微循环，减慢心率，降低血糖、血压，抑制血栓形成，降低胆固醇、甘油三酯。5.虫草多糖对网状内皮系统及膜腔巨噬细胞的吞噬功能有明显的激活作用，能激活肝细胞，增加其吞噬功能，对实验性肝损伤能改善功能，降低血清谷丙转氨酶，抑制F球蛋白。6.还有抗癌、抗病毒、抗炎、镇静、祛痰、平喘等作用。临床上可用于治疗慢阻塞性肺病、心律失常、肾病、高血脂等。

【性味归经】甘，平。归肺、肾经。

【功效】补肺益肾，止咳化痰，平喘，健脾醒胃，补精气，扶正抑癌，提高免疫力。

【歌诀】　　冬虫夏草药甘平　　　（治）阳痿遗精腰酸痛
　　　　　　肺肾两虚痰嗽喘　　　　　病后体虚用无穷

【应用】

1.用于肾虚腰痛，阳痿，精少不育，病后体虚不复。本品甘平入肾，具有温补而不燥，益肾补精填髓，尤适宜病后老年体虚者。

治肾虚腰痛，阳痿，精少不育。冬虫草多与黄芪、当归、白芍、熟地、山茱萸、杜仲、续断、菟丝子、覆盆子、枸杞子、五味子、车前子等同用，补肾生精。

治老人及病后体虚。冬虫草配鸡肉或鸭肉制药调补有效。

2.用于肺肾两虚之咳嗽痰喘。本品甘平入肺肾，益肾补肺，止咳化痰，多用于劳热久嗽。

治肺肾两虚之虚喘。冬虫夏草与人参、蛤蚧、核桃仁、紫河车、川贝母、炙五味子等同用。纳气定喘。

治劳嗽痰血。冬虫草常与三七、川贝母、阿胶、百合等同用。

治肺劳咳嗽，咳血盗汗，虚弱羸瘦，面色憔悴。冬虫草与川贝母、百合、白果、百部、五味子、白及、蛤蚧、陈皮共为细末，炼蜜为丸服，日2~3次。忌食腥膻辛辣刺激食物，及不正常的七情。热甚加鳖甲；盗汗加麻黄根；咳血加三七；脾胃虚弱加白术、山药。（现代《重订十万金方》劳瘵类·12方）

此外，本品可用于治疗乙肝虚弱者。

【炮制】冬虫夏草　取原药材，刷净尘土，即可入药。

【用法】5~10克水煎服，多入丸散、药酒服。

【临床报道】

1.高氏采用自行研制的中药免疫增强剂－华奇胶囊　治疗慢性乙型肝炎300例，疗效满意。治疗方法：所有患者均用华奇胶囊，其中主要成分为人参、冬虫夏草、三七、半枝莲、灵芝、绞股蓝等共为细末入胶囊中，每次6粒，每日3次，饭后服，3个月为1疗程，治疗期间停服其他治疗肝病药物。结果：300例患者中，痊愈43例，占14.3%，基本治愈144例，占48%，好转101例，占33.7%，无效 例，占4%，总有效率占96%。见高学来、李建军等《华奇胶囊治疗慢性乙型肝炎300例》，《中西医结合治疗肝病》1996，6（2）：41。

2.治疗心律失常　冬虫夏草（心肝宝）胶囊，1次6粒，1日3次，疗程4周，治疗52例。总有效率达79%，其中对室性早搏有效率为85%，对房性早搏有效率为78%。

3.肾功能衰竭　冬虫夏草6克，1日分3次服，治疗慢性肾功能衰竭病人30例，有较好疗效。（2、3条摘于《中药药理学》冬虫夏草）

◎ 阳起石　出《神农本草经》

【别名】羊起石、白石、石生等。

【基原】阳起石为硅酸盐类矿石阳起石或阳起石石棉的矿石。

【主产地】主产河南、湖北，其次四川、山东等省。常见于各种变质岩中。

【采集·药材质量】全年可采，采得后，去净泥土杂质。为长方形或扁长条形，大小不一，呈灰白色，具玻璃光泽，有青白色、青灰色相间的纵花纹，有时带黄棕色，体重，质地松软，易剥离，断面呈纤维状，易纵向裂开，捻碎后呈丝状，其丝棉软而光滑，富弹性，粘在皮肤上则发痒，且不易去掉。无气味，以针束状、灰白色有光泽、易捻碎者佳。火陷中烧之变红色而不熔，离火后，烧后则变黄，不溶于酸。（见图349）

【主要成分】主含氧化钙、氧化硅、氧化铁、氧化镁等。

【性味归经】咸，温。归肾经。

【功效】温肾壮阳。

【歌诀】　阳起石性味温咸　　温肾壮阳下焦暖
　　　　　阳痿滑精阴湿痒　　宫冷崩漏属虚寒

【应用】

1.用于肾气虚寒，阳痿，精冷，早泄，子宫寒冷，小便滑数，腰膝冷等。本品甘温，补肾助阳，下焦虚寒宜用之，然非久服之物。

治五劳七伤，肾阳虚衰，脐腹疼痛，腰背拘急，脚膝缓弱，肌肉消瘦，腹中虚鸣，夜多异梦。阳起石（浆水煮一日焙干）与海狗肾（酒制）、沉香、神曲、羊肉、羊髓、巴戟天、肉豆蔻、木香、丁香、人参、天麻、川芎、补骨脂、枳壳、胡芦巴、钟乳石粉、青皮、小茴香、紫苏子、白豆蔻、荜澄茄、山药、肉苁蓉、白蒺藜、肉桂、附子、大腹皮、槟榔共为细末，制丸，淡盐汤送下。温补肾阳，益精填髓。（元《局方》腽肭脐丸）

治阴阳衰微，阳事不举，早泄，胸中短气。阳起石与北五味子、鹿茸、酸枣仁（炒）、龙骨、茯苓、钟乳石粉、天雄（姜炮）、菟丝子共为细末，炼蜜制丸，淡盐汤送下。助肾壮阳。（明《普济方》阳起石丸）

治男子精冷不孕。阳起石与菟丝子、鹿茸、天雄（制）、韭子、肉苁蓉、覆盆子、桑寄生、石斛、沉香、蚕蛾、五味子共为末制丸，淡盐汤送下。益精壮阳。（宋《严氏济生方》阳起石丸）

治子宫虚冷，劳伤过度，风寒搏结，久不受孕。阳起石与山茱萸、熟地、牛膝、炮姜、白术同用。暖宫消积。（元《局方》阳起石丸）

2.用于肾阳衰微，上气喘促，腰膝酸痛，带下清稀，虚寒崩漏。本品温下焦，调冲任，除寒积，治五劳七伤。

治肾阳衰微，肾不纳气，胸中痰壅，上气喘促，四肢厥逆，冷汗不止，奔豚气上冲胸，胁痛胀满，寒疝腹痛，肠鸣泄泻，男子阳痿精冷，腰膝无力，女子血海虚寒，带下清稀等。阳起石与沉香、炮附子、胡芦巴、茴香、补骨脂、肉豆蔻、川楝子、木香、肉桂、黑锡（铅）、硫黄共为细末，糊为丸服。温肾散寒，镇逆定喘。（宋《太平惠民和剂局方》黑锡丹）

治冲任不交，虚寒之极，崩中不止，变生他证。阳起石（煅）与鹿茸共为细末，醋煎艾叶，打糯米糊制丸，食前空心服。温肾壮阳。（宋《严氏济生方》阳起石丸）

【炮制】阳起石　取原药材，去杂质，洗净，晒干打成小块入药。

酒阳起石　取阳起石入钳锅，武火煅透，投入黄酒中淬之，如此反复操作，至药物酥脆，取出晾干入药。（一般阳起石100克，用黄酒30克左右）

【用法】3~6克水煎服，入丸散服1~3克，煅后质地酥脆，易加工，增强壮阳作用，多用于下焦虚寒，腰膝酸软，遗精，阳痿，宫冷不孕，虚寒带下，崩漏等；余病症则作用阳起石。

第三节　补血药

凡能补养滋生血液为主的药物，统称补血药。有补气生血，滋阴补血，益脾养心，滋养肝肾等。主要适用于心肝血虚所致的面色萎黄，唇甲苍白，眩晕耳鸣，心悸怔忡，失眠健忘，月经拖后，量少色淡，甚至经闭，脉细弱等。

本类药多甘、平、温，质滋黏滞，有碍运化，故在使用时伍以健脾助消化药同用。

◎ 当归　出《神农本草经》

【别名】秦归、干归、文武、云归、西当归等。

【基原】当归为伞形科植物当归的干燥根。

【主产地】甘肃岷县（秦州）及陇西叨阳、黑水产量大，质量好，其次四川、陕西、云南等地亦产。多生于海拔1800~2500米的高寒阴湿地方。多栽培于相应高度凉爽湿润气候、土层深厚、肥沃疏松、排水良好、腐殖质多的砂质土壤。

【采集·药材质量】秋末挖取培育了三年当归的根，除净茎上部分泥沙，放通风处，待水分蒸发后，捆成小把，再用微火熏干。当归分归头、归尾、归身，外表灰棕色或棕褐色，归头顶端圆平，有茎叶残基，归身多呈圆柱形，体面凹凸不平，其下有3~5条归尾，尾上粗下细，多扭曲。质多柔韧，断面黄白色或淡黄棕色，多平坦，有裂隙，中间有一浅棕色环纹，并有多数棕色油点，周边灰棕色或灰褐色，气清香浓郁，味甘微苦。以归头大、归身长、归尾小、丰满、断面黄白色、气香浓郁而厚、味甘微苦辛者佳。（见图350）

【主要成分】本品主含挥发油。油中主要成分为藁本内酯、正丁烯酰内酯、当归酮、月桂烯以及蒎烯类。水溶性部分含有阿魏酸、琥珀酸、菸酸、尿嘧啶、多糖、多种氨基酸、维生素及无机元素、钙、铜、锌、钾、铁等。

【药理】1. 促进造血功能，当归具有抗贫血作用，能升高外周血红细胞、白细胞、血红蛋白等量，对化学药物，放射线照射引起的骨髓造血功能抑制，作用更为明显。促进造血功能迅速恢复。使小鼠骨髓造血干细胞在2周内恢复到照射前水平。具有抗贫血功能。

2. 抗血栓形成，当归水煎剂能抗血小板凝集，延长大鼠血浆凝血酶时间及凝血活酶时间，急性脑血栓病人，经当归治疗后血液流变学特性明显改变，血液黏度降低，血浆纤维蛋白原含量降低，凝血酶原时间延长，红细胞及血小板电游时间缩短。

3. 对心血管作用，抗心肌缺血，抗心律失常，改善心肌缺血，对实验心颤有作用，对冠状血管有扩张作用，对脑血管、肺血管外周血管亦有扩张作用，使血压下降。

4. 降血脂作用　当归注射加入高脂饲料，给兔喂养10周，血中甘油三酯水平显著降低，同时主动脉斑块面积和血清丙二醛含量也显著减少，可显著抑制血清胆固醇水平的升高。

5. 调节子宫平滑肌，对子宫平滑肌有双向调节作用。当归挥发油及阿魏酸具有抑制子宫平滑肌收缩作用；当归水溶液及醇溶性的非挥发性成分具有兴奋子宫平滑肌作用。当归对子宫平滑肌的抑制作用可缓解痛经；当归兴奋子宫可使崩中漏下等伴有子宫收缩不全病理状态得到改善。

6. 增强免疫力，当归成分（当归多糖、阿魏酸）能增强体机免疫力功能。

7. 对损害肝脏有保护作用，并能促进肝细胞再生，和恢复肝脏某些作用。使炎症反应明显减轻，血清转氨酶有所下降。

此外，还有抗辐射，抑制某些肿瘤，某些细菌作用，还有镇静、镇痛、抗缺氧作用。

【性味归经】甘、苦、辛，温。归心、肝、脾经。

【功效】补血活血，调经止痛，润肠通便。

【歌诀】　当归辛温活补血　　调经止痛不可缺
　　　　　心肝血虚眩晕悸　　风湿痹痛伤打跌
　　　　　外科疮疡常用药　　血虚便秘通燥结

【应用】

1. 用于月经不调，经闭腹痛，积聚，崩漏等。本品甘温补血，辛散行血，破恶血癥瘕积聚，使气血各有所归，诚为血中之圣药，又能调经，故为妇科常用药。

治营血虚滞，月经不调，脐腹作痛，面色萎黄，唇甲无华，舌质淡，脉细弦涩。当归与川芎、白芍、熟地水煎服。补血调经。（宋《太平惠民和剂局方》四物汤）本方加减可用于治疗功能性子宫出血、经漏、黄体功能不全、胎位异常、盆腔炎、产后发热、妇人腰痛、原发性血小板减少性紫癜、老年皮肤瘙痒、荨麻疹、银屑病、扁平疣、酒糟鼻、神经性头痛、急慢性肾炎、特发性尿血等。

主治瘀滞所致的月经不调，经闭，痛经，经行不畅，夹有血块，色紫暗，或血瘀引起的月经过多，淋漓不尽，产后恶露不净等。当归与赤芍、生地、川芎、红花、桃仁水煎服。活血化瘀，调经止痛。（清《医宗金鉴》桃红四物汤）本方加减可用于经闭、痛经、子宫内膜异位、产后恶露不净、盆腔炎性肿块、引产、头痛、脑内血肿、病态窦房结综合征、心肌炎、真性红细胞增多症、肾病综合征、慢性肾炎、斑秃、银屑病、神经性皮炎、扁平疣、疣类疾病、结节性红斑、视神经萎缩、急性结膜炎等。

治气血阻滞，月经不调，经期腹痛，乳房作胀结块，胁肋胀痛，舌暗，脉弦等。当归与白芍、川芎、熟地、香附、陈皮、白术、甘草、泽艾叶、黄柏共为细末，制为丸，温开水送服。养血行瘀，顺气调经。（明《景岳全书》四制香附丸）

治瘀血阻滞，冲任虚寒所致的月经不调，或经期或前或后，或多或少，逾期不止，或淋漓不止，或小腹冷痛，久不受孕。当归与桂枝、川芎、白芍、吴茱萸、丹皮、麦冬、半夏、人参、甘草、生姜水煎，阿胶（烊化兑入）服。温经散寒，养血化瘀。（汉《金匮要略》温经汤）

治血分实热，月经先期量多，或色黑如墨，豆汁，或鲜红，质稠黏，舌红，苔黄，脉滑数。

当归与川芎、生地、白芍、黄芩、黄连水煎服，清热凉血。（明《医方考》芩连四物汤）

治冲任虚损，崩中漏下，月经过多，淋漓不止或妊娠下血，胎动不安，产后下血不止。当归与川芎、生地、白芍、阿胶（烊化）、艾叶水煎服。补血止血，调经安胎。（汉《金匮要略》胶艾汤）本方可用于先兆流产，功能性子宫出血。

治血瘕痛胀，脉滞涩者。当归与桂心、白芍（酒炒）、蒲黄（炒）、延胡索、血竭共为散，酒煎去渣温服。散瘀止痛。（清《医略六书》当归蒲延散）

治瘀血内结，腹部结块，经闭腹痛，按之觉硬，或有青紫瘀血，肿痛不已，舌有瘀斑，或跌打损伤，瘀滞疼痛。当归与熟地、白芍、川芎、桃仁、藏红花、大黄、水蛭、虻虫、麝香、人参、鳖甲胶、益母草膏、苏木、公丁香、杏仁、阿魏、干漆、二头尖、三棱、乳香、没药、姜黄、肉桂、川椒炭、五灵脂、降香、香附、吴茱萸、延胡索、小茴香炭、良姜、艾叶炭、苏子霜、蒲黄炭共为细末，鳖甲胶（烊化），益母草膏和匀，炼蜜为丸，空腹黄酒下。活血祛瘀，消癥散结。（清《温病条辨》化癥回生丹）

2. 用于气血两虚，心脾虚，肝血虚，肝肾两虚症。本品入心肝肾经，为补血要药，补中有行，诚为血中之气药，佐以补气生精，安五脏，强形体，利神智，凡虚损之病无所不宜。

主治大失血后，或崩漏，产后血虚，症见面色萎黄，神疲乏力，或有低热，脉虚无力。当归与黄芪水煎服。补气生血。（元《兰室秘藏》当归补血汤）原发性血小板减少性紫癜、白细胞减少症、产后便秘、慢性口腔炎、肩周炎等。

治气血两虚，面色苍白或萎黄，头晕眼花，四肢倦怠，气短懒言，心悸怔忡，饮食不振，舌质淡，苔薄白，脉细或虚大。当归与白芍、熟地、川芎、人参、白术、茯苓、炙甘草、生姜、大枣水煎服。补养气血。（明《正体类要》八珍汤）

治失血过多。气血两虚，面色无华，体倦神衰，夜寐不宁，舌质淡，脉细弱。当归与熟地、川芎、生地黄、人参、黄芪水煎服。益气补血，摄血。（金《兰室秘藏》圣愈汤）

治心脾两虚，气血不足，心悸怔忡，健忘失眠，多梦易惊，食少倦怠，面色萎黄，月经先期，量多色淡淋漓不止，舌质淡，苔薄白，脉细弱。当归与人参、黄芪、茯苓、远志、炒枣仁、元肉、炒白术、炙甘草、木香、生姜、大枣水煎服。健脾养心，益气补血。（宋《妇人良方大全》归脾汤）本方加减可用于治疗崩漏、血小板减少性紫癜、贫血、功能子宫出血、血虚脱发等。

治肝血不足，筋缓手足不能收持，目暗视物不清，舌质淡，脉细弱。当归与白芍、川芎、熟地、酸枣仁、木瓜、炙甘草水煎服。补肝养筋明目。（清《医宗金鉴》补肝汤）本方加减可用于治疗小儿夜盲症、末梢神经炎、腓肠肌痉挛、肢体抽动症等。

治气血亏损，肝肾不足，精神委顿，腰酸耳鸣，汗出肢冷，心悸气短，脉微弱细。当归与熟地、人参、山药、山茱萸、杜仲、枸杞子、炙甘草水煎服。益气养血，肝肾双补。（明《景岳全书》大补元煎）

3. 用于跌打损伤，风湿痹阻疼痛。本品辛散温行，既能补血，又能活血散瘀止痛，可治跌打损伤瘀肿作痛。

治跌打损伤，伤处青紫红肿，疼痛不止，以及闪腰岔气等。当归与川芎、䗪虫、乳香（醋制）、麻黄、自然铜（醋煅）、马前子（炒烫去毛）、麝香共为细末，炼蜜为丸，黄酒或温开水送服。活血散瘀，消肿止痛。（现代《中药制剂手册》跌打丸）

治跌打损伤，瘀血阻滞，胸胁疼痛，疼处固定，拒按，舌瘀紫，脉涩或结代或紧弦等。当归与桃仁、红花、大黄（酒浸）、柴胡、天花粉、穿山甲珠、甘草水煎服。活血化瘀，疏肝通络。（金《医学发明》复元活血汤）

治跌打损伤，筋骨骨折，或颅脑损伤，窍闭神昏，脏腑蓄瘀等。当归尾与桃仁、红花、血竭、地鳖虫、乳香、没药、儿茶、自然铜、大黄、朱砂、骨碎补、麝香共为细末，黄明胶烊化为丸，朱砂为衣。活血理伤，祛瘀止痛。（清《伤科补要》夺命丹）本方常用于跌打损伤，骨折等。

治寒湿痹阻，关节痹痛，屈伸不利，时作刺痛，遇寒加剧，苔白腻，舌质暗或有瘀点。当归与川芎、乳香、没药、川乌、苍术、丁香共为细末，枣肉和丸，黄酒送服。祛除寒湿，活血止痛。（明《古今医鉴》乳香定痛丸）

治瘀血痹阻经脉，周身肢节疼痛，日久不愈，舌紫斑或有瘀斑，脉涩弦。当归与川芎、桃仁、红花、没药、秦艽、地龙、羌活、五灵脂、香附、牛膝、甘草水煎服。活血祛瘀，通络止痛。（清《医林改错》身痛逐瘀汤）

治痹症日久，瘀血阻滞的肢节疼痛。当归与桃仁、红花、川芎、威灵仙水煎服。活血祛瘀，祛风利痹。（清《类证治裁》桃红饮）

4. 用于痈疽疮疡，皮肤瘙痒。本品活血消肿止痛，去疮疡痈疽，金疮恶血，又能补血生肌，常用于外科诸症。

治疗阳证疮疡初起或脓透未溃，焮红肿痛，或恶寒，发热等。当归与赤药、白芷、皂刺、防风、乳香、没药、穿山甲、天花粉、贝母、甘草、金银花、陈皮水煎服。清热解毒，消肿溃坚，活血止痛。（宋《妇人良方大全》仙方活命饮）本方加减可用于治疗多发性脓肿、有头疽、化脓性骨髓炎、急性淋巴结炎、急性乳腺、急性阑尾炎、阑尾脓肿及阑尾周尾脓肿、急性肾盂肾炎、急性胰腺炎、带下、阴痒等。

主治疮疡肿痛，皮肤瘀斑，色紫黑而枯。当归与川芎、赤芍、红花、生地、紫草水煎服。活血和营，凉血解毒。（清《成方切用》当归活血汤）

治脱疽，患处暗红，灼热微肿，疼痛剧烈，或溃破腐烂，烦躁口渴，舌红，脉数等。当归与金银花、玄参、甘草水煎服。清热解毒，活血止痛。（清《验方新编》四妙勇安汤）本方加减可用于治疗血栓闭塞性脉管炎、动脉硬化性坏疽、下肢溃疡、红斑性肢痛症、丹毒、慢性骨髓炎等。

治阴疽发背，初起不肿、不痛、不红、不热，皮色紫黯，根脚平散，软陷无脓不腐，脉细身凉。当归与黄芪、人参、附子、川芎、茯苓、陈皮、山茱萸、木香、紫草、甘草、厚朴、苍术、红花、独活、煨姜、皂刺树根皮水煎服。补气助阳，托毒消肿。（明《外科正宗》回阳三建汤）

治痈疽已成熟，体虚不能自溃。当归与黄芪、川芎、穿山甲（炒）、皂角刺水煎服。补气活血，托毒溃破。（明《外科正宗》透脓散）

治血虚风燥所致的皮肤瘙痒，干燥、红肿、丘疹、疥癣、湿毒等。当归与川芎、白芍、生地、防风、白蒺藜、荆芥、何首乌、黄芪、甘草水煎服。养血润燥，祛风止痒。（元《丹溪心法》当归饮子）本方加减可用于治疗多种皮肤瘙痒症，如荨麻疹、银屑病、干燥皮肤病、老年皮肤瘙痒等。

治血热阻滞面部潮红，酒皶鼻等。当归与川芎、赤药、白芍、红花、黄芩、茯苓、陈皮、五灵脂、甘草、生姜水煎服。清肺理气，活血祛瘀。（清《医宗金鉴》凉血四物汤）

5. 用于气虚血瘀所致的中风半身不遂，或中风后遗症，脑外伤后遗症。本品活血祛瘀，君以补气，使气旺血行，瘀祛络通病愈。

主治正气亏损，脉络瘀滞，筋脉失养所致的半身不遂，语言謇涩，口眼歪斜，口角流涎，及中风后遗症。当归与黄芪、赤药、川芎、桃仁、红花、地龙水煎服。补气活血通络。（清《医林改错》补阳还五汤）本方加减可用于治疗心脑血管病、脑外伤后遗症、面神经麻痹等。

治脑震荡或脑挫伤，头痛，头晕，恶心呕吐。当归与柴胡、川芎、丹参、䗪虫、泽兰、薄荷、细辛、制半夏、黄连水煎服。祛瘀止痛，和胃止呕。（现代《中医外科学讲义》柴胡细辛汤）

6. 用于血虚肠燥便秘，及痢疾。本品富含油脂，性滑善行，且养血润燥通便，行血消滞止痛。

治阴血亏损，大便秘结，面色无华，舌淡脉细。当归与生地、桃仁、大麻仁、甘草水煎服。润肠通便。（明《证治准绳》润肠汤）

主治血虚便秘，老年习惯性便秘，及热病伤阴后肠燥津枯便秘。当归与生地黄、熟地黄、大麻仁、杏仁、枳壳共为细末，炼蜜为丸空腹温开水送下。养血滋阴，润燥通便。（明《寿世保元》活血润燥丸）

主治阴血虚血燥津枯而瘀滞所致的口干，便秘，舌光或青紫。当归与熟地、桃仁、红花、白芍、天冬、麦冬、瓜蒌水煎服。活血养阴，生津润肠。（清《医方集解》活血润肠生津汤）

治肾虚气弱大便秘结，小便清长，腰酸背冷。当归与肉苁蓉、牛膝、升麻、枳壳、泽兰水煎服。温润通便。（明《景岳全书》济川煎）

主治湿热痢疾，腹痛大便脓血，里急后重，肛门灼热。小便短赤，苔腻微黄。当归与白芍、黄连、黄芩、大黄、槟榔、木香、肉桂、甘草水煎服。清热燥湿，调气和血。（金《素问病机气宜保命集》芍药汤）

治脾胃湿热壅滞，气机不畅，腹痛泄泻，下痢赤白，稠黏臭秽，里急后重，发热口苦，肛门灼热，心烦口渴，小便短赤，肠鸣腹胀，呕恶不舒，胃纳胀痛，大便不畅，甚或便秘，消化不良，痰湿阻滞，胁肋疼痛，嗳气烦闷，饮食停滞，脏毒便血，舌苔黄腻，脉象滑数。当归与白芍、黄芩、黄连、枳实、厚朴、陈皮、青皮、槟榔、木香、滑石、甘草共为末，水泛为丸，饭前温开水送服。理气化滞，清热燥湿。（清《妇科玉尺》香连化滞丸）

7. 治阴虚火旺所致的盗汗。本品入营血，用血药养营，则营和卫调，配滋阴清火药则固表止汗。

治阴虚火旺所致的盗汗，低热，面赤口干，心烦唇燥，大便秘结，小便黄赤，舌红绛，脉数。当归与生地、熟地、黄连、黄芩、黄柏、黄芪水煎服。滋阴清热，固表止汗。（金《兰室秘藏》当归六黄汤）若阴虚无火者，可去黄芩、黄连、黄柏，加麦冬、沙参、玉竹以养阴；若肾虚汗出可加山茱萸；若潮热盗汗，尺脉盛者，属肾虚火旺加知母、玄参、龟板滋阴潜阳；若夜间汗甚者可加牡蛎、龙骨、麻黄根、浮小麦收敛止汗。

8. 用于眼科、喉科等疾病。本品辛散化瘀祛滞，养肝血以祛风，配养阴药以润燥，配清热药以泻火。

治肝火郁结，火邪上攻，目赤肿痛，烦躁易急，睡眠不安，尿赤便秘，脉洪实者。当归与川芎、龙胆草、栀子、大黄、羌活、防风共研细末，炼蜜为丸，竹叶汤加砂糖送下。清肝泻火。（宋《小儿药证直诀》泻青丸）

治风热上扰，目赤肿痛，眦多羞明，兼恶寒发热，头痛。当归与草决明、石决明、白芍、甘草、川芎、桃仁、红花、麻黄、防风、菊花、荆芥、蔓荆子水煎服。祛风疏散，养血行瘀。（明《医方考》消风养血汤）

治血虚亏损引起的睛珠疼痛，头晕，面色不华，口干口苦，脉细。当归与白芍、熟地、川芎、防风、羌活、白芷水煎服。祛风疏散，滋阴补血。（明《证治准绳》当归养荣汤）

治肝肾虚热所致的目涩羞明，视物模糊，内障云翳，迎风流泪，夜盲等症。当归与熟地、白芍、山药、山茱萸、丹皮、茯苓、泽泻、枸杞子、白蒺藜、菊花、石决明共为细末，炼蜜为丸服。滋补肝肾，祛风明目。（现代《中成药》明目地黄丸）

治胃有积热，火气上攻，牙痛牵引头痛，面颊发热，牙龈肿烂，牙宣出血，口气热臭，舌红苔黄，脉滑大而数。当归与生地、丹皮、升麻、黄连水煎服。清胃凉血。（金《兰室秘藏》清胃散）若胃热炽盛可加石膏；火盛的大便秘结加大黄清热通便；齿衄加牛膝、地骨皮；热毒盛肿痛加金银花、连翘、蒲公英等清热解毒。

治疗肺热伤津之失音，声音嘶哑，或咽喉肿痛。当归与熟地、生地、玄参、麦冬、天门冬、茯苓、黄柏、知母、诃子、阿胶、乌梅肉共为细末，加入人乳、甘梨汁、牛乳拌匀，炼蜜为丸，温开水送下。清热润肺利音。（明《寿世保元》铁笛丸）

治阴虚火旺，咽喉红肿疼痛，牙龈肿痛，舌红，脉数。当归与川芎、白芍、熟地、元参、知母、桔梗、天花粉、甘草、黄柏水煎服。竹沥兑入服。滋阴降火。（明《寿世保元》滋阴降火汤）

【炮制】**全当归** 取原药材，除去杂质，洗净泥土，捞出稍闷，切片，晒干入药。

酒当归 取当归片，用黄酒拌匀，待吸收，入锅文火炒干，取出放凉入药。（一般当归100克，用黄酒20克左右）

当归炭 取当归片入锅，中火加热，炒至表面黑褐，取出放凉入药。（若有火星，水喷灭之）

土炒当归 将黄土粉入锅，中火加热，炒至灵活状态时，加入当归片，炒至当归片粘满土粉时，取出筛去土粉，放凉入药。（一般当归100克，用黄土30克左右）

当归头 取洗净当归，先将当归横切片，晒干入药。

当归身 取洗净当归，切去当归头归尾，竖切片，晒干入药。

当归尾 取切下归尾，再切片入药。

【用法】5~15克水煎服，亦入丸散、药酒，外用适量。传统习惯认为全当归，多用于活血补血；活血止血多用归头；补血多用归身；破血多用归尾；酒当归加强活血作用，多用于血瘀经闭，痛经，月经不调，及风湿痹痛；当归炭以止血活血为主，多用于崩中漏下，月经过多，及血虚出血；土炒当归减少油脂，既能补血，又不致滑肠，多用于血虚便秘，中焦虚寒腹痛。

现代临床多用全当归，活血破血多用归尾，很少再分归头和归身。

【注意】当归有润肠作用，便溏者慎用。

【临床报道】

1. **现代已制成复方当归注射液**，穴位肌肉注射，每次2~4毫升，每日或隔日1次，可治疗急慢性肌肉劳损，关节痛，外伤截瘫及小儿瘫症等。（现代《上海市药品标准》）

2. **治疗带状疱疹** 将当归研粉，治疗儿童带状疱疹54例，服药后1天止痛22例，2天止痛者32例。带状疱疹一般在服药后第三天有部分枯萎，未再发现新疹，第4天结痂。又有用当归浸膏片内服，每次2~4片，4小时1次，治疗成人患者23例，亦取得相似效果。（摘自《中医大辞典》当归）

◎ 熟地黄 出《本草图》

【别名】熟地等。

【基原】熟地黄为玄参科植物干地黄加工蒸晒而成。

【主产地】全国中药材市场多有加工，但以河南过去称"怀庆府"（今之武陟、沁阳、获嘉、博爱、济源）产量大质量好。

【采集·药材质量】取干地黄用黄酒拌匀闷透，一般干地黄100克，用黄酒30克，置适宜密器内，隔水蒸至内外黑透，味变甜，取出晒干即成。以内外漆黑，不规则的块状，外表皱缩不平。质柔软，断面滋润，中心部位光亮油脂样，黏性大，味甜。以块大、漆黑、柔软、断面黑有光泽、质黏、味甜者佳。（见图83）

【主要成分】主含梓醇，地黄素，桃叶珊瑚苷，地黄苷A、B、C、D，糖类，氨基酸及微量元素，益母草苷等。

【药理】1.增强机体免疫功能，提取液还能诱生人干扰素，使效价明显提高。2.抗甲状腺作用，可使T_3降低。3.可降低血糖，对生理性高血糖状态有调节作用。4.促凝血与促造血功能，能缩短凝血时间，有促进凝血作用。5.抗脂质过氧化作用，有延缓衰老作用。

6.降低血压,还有强心利尿作用,能改善高血压引起的失眠、头痛、头晕、手足麻木等症状,并使心率减慢,对高血压引起的心肌劳损,左室高压及心肌供血不足且有改善。临床上可用于治疗银屑病,配黄连治疗糖尿病有一定疗效。

【性味归经】甘,微温。归肝、肾经。

【功效】滋阴补血,益精填髓。

【歌诀】　　熟地黄药甘微温　　补精髓养血滋阴
　　　　　　血虚萎黄诸虚候　　肾阴不足证候群

【应用】

1.用于肝肾阴虚,腰膝酸软,梦遗滑精,骨蒸盗汗,消渴,少年白发等。本品味甘性平入肝,色黑入肾,滋补真阴,益精填髓为之圣药。凡阴虚骨蒸者最宜。

主治肾阴不足所致的头晕目眩,耳鸣耳聋,遗精梦泄,牙齿动摇,腰膝酸软,足跟疼痛,小儿囟门不闭,骨蒸潮热,手足心热,颧红升火,盗汗,口燥咽干,舌红少苔,脉沉细数。熟地黄与山茱萸、丹皮、茯苓、泽泻、山药共为细末,炼蜜为丸,淡盐汤送服。滋阴补肾。(宋《小儿药证直诀》六味地黄丸)本方常用于治疗高血压、糖尿病、慢性肾炎、慢性咽喉炎、中心视网膜炎、视神经炎、更年期综合征、甲状腺机能亢进、干燥综合征、再障贫血等。

主治肝肾精血亏损,形体消瘦,腰膝酸软,遗精滑精,健忘少寐,五心烦热,潮热盗汗,颧红升火,口干咽燥,舌红少苔,脉细数。熟地黄与山药、山茱萸、枸杞子、菟丝子、鹿角胶、龟板胶、牛膝共为细末,熟地黄杵膏和匀,炼蜜为丸,开水或淡盐汤送下。滋阴补肾,益精填髓。(明《景岳全书》左归丸)

治阴虚火旺,骨蒸潮热,虚烦盗汗,口干舌燥,咽喉肿痛,腰膝酸软,遗精,尿黄,舌质红,尺脉独大。熟地黄与山药、山茱萸、丹皮、茯苓、泽泻、知母、黄柏共为细末,炼蜜为丸,淡盐汤送下。滋阴降火。(明《症因脉治》知柏地黄丸)

治阴虚气弱,消渴烦躁,咽干口渴,小便频数量多,面赤,脉虚大。熟地黄与生地黄、黄芪、天冬、麦冬、石斛、枇杷叶、枳壳、泽泻、人参、甘草共为粗末水煎服。养阴益气,润燥生津。(清《医方集解》易简地黄饮子)本方可用于治疗糖尿病等。

治肝肾精血亏损,腰膝酸软,眩晕耳鸣,须发早白。熟地黄与何首乌、黑豆、黑芝麻、枸杞子、菟丝子等同用。补益精血,乌须黑发。

2.用于肝肾阴虚,血虚阴亏引起的目昏羞明,耳聋耳鸣等。本品入肝肾,肾开窍于耳,肝开窍于目,补血生精,肝肾之阴得补,虚火不升,诸病则愈。

主治肝肾阴虚,头目眩晕,视物模糊,目痛干涩,羞明流泪,舌红少苔,脉细数。熟地与山药、山茱萸、丹皮、茯苓、泽泻、枸杞子、菊花共为细末,炼蜜为丸,淡盐汤送下。滋肾养肝,益精明目。(明《医级》杞菊地黄丸)

治精血虚损,心肾不足,腰膝酸软,失眠健忘,耳鸣目昏,未老先衰及遗精阳痿,熟地与山药、山茱萸、茯苓、枸杞子、五味子、牛膝、杜仲、远志、石菖蒲、楮实子、小茴香、巴戟天、肉苁蓉共为细末,炼蜜枣肉为丸,温开水送服。补肾养心,益阴壮阳。(宋

《洪氏集验方》还少丹）

治肾虚火旺所致耳鸣耳聋，腰膝酸软，口干口苦，大便干结，头目眩晕，骨蒸盗汗，视物模糊，遗精梦泄，牙齿松动，失眠健忘，足跟疼痛，舌红少苔，脉弦细无力，或弦细而数。熟地黄与山药、山茱萸、丹皮、茯苓、泽泻、当归、白芍、栀子、酸枣仁、柴胡水煎服。滋肾养阴，清肝泄热。（清《医宗己任编》滋水清肝饮）

治肾阴亏损，耳鸣耳聋，虚烦不眠，头晕目眩，腰膝酸软，遗精，舌红少苔，脉细弱或细数。熟地黄与山茱萸、山药、丹皮、茯苓、泽泻、五味子、石菖蒲、磁石共为细末，炼蜜为丸，温开水或淡盐汤送下。滋阴补肾，潜阳聪耳。（清《重订广温热论》耳聋左慈丸）

治肝肾亏损，瞳神散大，视物昏花，复视，白内障，晶体呈淡绿色或淡白色，头昏目眩，视力减退，眼睛疲劳，迎风流泪，云雾移睛，两眼酸胀，眼目干涩，两目疼痛。熟地黄与生地黄、山药、茯苓、人参、天冬、麦冬、五味子、白蒺藜、石斛、肉苁蓉、川芎、枳壳（炒）、青箱子、防风、黄连、犀角、羚羊角、菊花、菟丝子（酒浸）、牛膝、杏仁、草决明、炙甘草、枸杞子共为细末，炼蜜为丸，黄酒或淡盐汤送下。养肝滋肾明目。（元《原机启微》石斛夜光丸）本方常用于玻璃体混浊，视神经萎缩，青盲，中心性视网膜脉络病变，青光眼，黄斑变性，眼球萎缩，屈光不正常眼病。

治血虚阴亏引起的眼睛疼痛，头晕，面色不华，头晕，口干口苦，脉细。熟地与当归、白芍、川芎、防风、羌活、白芷水煎服。祛风疏散，滋阴补血。（明《证治准绳》当归养荣汤）

3. 用于诸血虚证，面色萎黄，月经不调，头晕心悸等。本品和血脉、安五脏、润肌肤、养心神、宁魂魄，为补血之良药。

治营血虚滞，惊悸头晕，目眩耳鸣，面色萎黄，唇甲无华，月经不调，脐腹疼痛，舌质淡，脉弦细涩。熟地黄与当归、川芎、白芍水煎服。补血调经。（宋《太平惠民和剂局方》四物汤）

治气血两虚，面色苍白或萎黄，头晕眼花，四肢倦怠，气短懒言，心悸怔忡，食欲不振，舌质淡，苔薄白，脉细弱或虚大无力。熟地与当归、白芍、川芎、人参、白术、茯苓、炙甘草、生姜、大枣水煎服。补益气血。（明《正体类要》八珍汤）

主治气血两虚，肝肾不足，精神萎顿，腰酸耳鸣，汗出肢冷，心悸气短，脉细微。熟地黄与当归、人参、山药、杜仲、山茱萸、枸杞子、炙甘草水煎服。益气养血，肝肾双补。（明《景岳全书》大补元煎）

治气血不足，虚劳咳喘，面色苍白，脚膝无力，遗精，精漏，月经不调，四肢不温，疮疡不敛。熟地与当归、白芍、川芎、人参、白术、茯苓、炙甘草、黄芪、肉桂，加生姜、大枣水煎服。温补气血。（宋《太平惠民和剂局方》十全大补汤）

治精气亏损，身体羸瘦，神疲乏力，面色萎黄，健忘，耳鸣，短气。熟地与人参水煎去渣浓缩，以白蜜或冰糖收膏。温开水送服。补中益气，滋阴补血。（明《景岳全书》两仪膏）

4. 用于肺肾阴亏，兼痰湿咳嗽，劳疾潮热咳嗽，痰中带血，气喘呃逆等。本品滋补真阴，益精血，凡真阴亏损，劳热咳嗽，甚至咳血皆可用之。

治肺肾阴虚，湿痰内盛，年迈阴虚咳嗽呕恶，喘逆多痰。熟地与当归、陈皮、半夏、茯苓、炙甘草，加生姜水煎服。滋养肺肾，祛湿化痰。（明《景岳全书》金水六君煎）

治肺肾阴亏，咽干咳嗽，咳嗽潮热，痰中带血，舌红少苔，脉细数。熟地与生地、百合、玄参、川贝母、桔梗、麦冬、白芍、当归、甘草水煎服。滋阴润肺，止咳利咽。（清《医方集解》百合固金汤）本方加减可用于治疗自发性气胸，肺结核咳血等。

治肺肾阴虚，劳瘵久嗽，痰中带血，咽干口燥，舌红脉细。熟地与生地、山药、茯苓、川贝母、天冬、麦冬、百部、沙参、阿胶、三七、獭肝，用菊花、梨叶熬膏，阿胶烊化入膏将余药为末调匀，炼蜜为丸，温开水送服。滋阴润肺，镇咳止血。（清《医学心悟》月华丸）

5. 用于阴虚火旺引起的口腔疾病。《本草正》："阴虚而火升者，非熟地之重不足以降之；阴虚而躁动者，非熟地之静不足以镇之；阴虚而刚急者，非熟地之甘不足以缓之；……"熟地甘平滋阴降火归源。

治胃火炽盛，肾阴亏损，胃热烦口渴，头痛牙痛，齿松龈肿，或吐血衄血，舌干红，苔白或黄而干。熟地与石膏、麦冬、牛膝、知母水煎服。清胃滋阴。（明《景岳全书》玉女煎）本方加减可用于口腔溃疡、牙龈肿痛、鼻衄、支气管扩张症咳血、唇内肉芽肿（反唇疔）、病毒性心肌炎、糖尿病、急性脊髓炎、痉挛性咳嗽等。

治阴虚火旺所致的咽喉红肿疼痛，牙龈肿痛，喉内生疮，喉闭热毒，舌红，脉数。熟地与当归、川芎、白芍、玄参、黄柏、知母、天花粉、桔梗、甘草水煎，竹沥兑入服。滋阴降火。（明《寿世保元》滋阴降火汤）

治阴虚火旺，胃热上蒸，牙龈肿痛出脓，口舌生疮，颐肿，或饥烦不食，发黄，气短身热，二便秘涩，舌红，脉细数。熟地与生地、天冬、麦冬、石斛、黄芩、枳壳、茵陈、枇杷叶、炙甘草各等分为细末，水煎服。滋阴清热。（宋《阎氏小儿方论》滋阴降火汤）

【炮制】熟地黄　取干净地黄用黄酒拌匀，置容器内，直接蒸或隔水蒸至内外皆黑透，味变甜，取出晾干切片。（一般干地黄100克，用黄酒30克）

熟地炭　取熟地片，入炒锅，武火炒至外表焦黑色，喷水灭火，取出放凉入药。

【用法】10~15克水煎服，亦入丸散药酒。熟地炭多用于补血止血。余病症则用熟地。

【注意】本品黏腻，有碍脾胃运化，用时配助消化药最好。

【临床报道】熟地黄能作用于造血细胞，有免疫激发作用，能提高细胞免疫功能，能改善肝细胞功能，促进蛋白合成，对提高血清蛋白水平有一定作用。（摘抄《乙肝中医疗法》）

◎ 白芍药　出《本草经集注》

【别名】白芍、金芍药等。

【基原】白芍药为毛茛科植物芍药除去外皮的干燥根。

【主产地】浙江、安徽、四川、河南、山东等省。多生于山坡草坡，灌木丛，山谷，现多栽培于温暖潮湿、排水良好、疏松肥沃、含腐殖质丰富砂质土壤。以浙江产"杭白芍"质量高，安徽产量最大，称"亳白芍"。

【采集·药材质量】8~10月间采挖栽培3~5年芍药的根，除去茎上部分及须根，洗净，置清水中煮至透心，立即捞出浸入冷水，刮去外粗皮，捞出晒干为个芍药。干燥的根呈圆柱形，粗细，长短不一，平直或稍弯曲，两头平截，表面淡红色或粉白色，质坚硬而重，不易折断，断面灰白色或微带棕色，木质部呈放射样菊花心状，气无，味苦酸。以粗长、匀直、坚实、粉性足、表面洁净、干燥者佳。（见图351）

【主要成分】本品含芍药苷、牡丹酚芍药花苷、芍药内酯、苯甲酸、挥发油、脂肪油、树脂糖、淀粉、黏液质、蛋白质、三萜类等。

【药理】1. 白芍药有保护肝脏作用，能降低ALT，使肝细胞变性坏死程度减轻，对化学性损伤肝细胞有保护作用。2. 有镇静、镇痛、抗惊厥作用。可延长小白鼠对戊巴比妥的催眠时间，白芍药总甙能增强吗啡的镇痛效果，对戊四氮，士的宁诱发的惊厥有对抗作用。白芍药煎剂对大鼠胃肠、子宫平滑肌有抑制作用。白芍与甘草同用能治中枢性或末梢性肌痉挛，以及痉挛性引起的疼痛，如腓、肠、腓肠肌疼痛有解痉止痛作用。3. 抗炎、抗菌作用。对大鼠蛋清性、甲醛性急性炎症及棉球肉芽肿等炎症，均有显著的抑制作用，煎剂对志贺氏痢疾杆菌、葡萄球菌、绿脓杆菌、溶血性链球菌、肺炎球菌及某些致病真菌都有一定的抑制作用。对病毒也有直接作用。4. 抗血栓、抗心肌缺血作用。白芍药提取物对实验性心肌缺血有保护作用，增加心肌营养性血流量的作用。5. 增强免疫作用。白芍药在体内外都能提高巨噬细胞的吞噬功能，可使处于低下状态的细胞免疫功能恢复正常。6. 白芍药对大鼠应激性胃溃疡及幽门结扎引起的胃溃疡均有保护作用，且能提高机体对缺氧、高温应激的抵抗力，使动物存活时间明显延长。7. 泻下作用，白芍对习惯性便秘有一定疗效。8. 有敛阴止汗功能。临床上多用于治疗乙肝，类风湿关节炎，颈椎骨质增生等。

【性味归经】苦、酸、甘，微寒。归肝、脾经。

【功效】养血调经，柔肝止痛，敛阴止汗。

【歌诀】　　白芍苦酸甘微寒　　养血调经能止汗
　　　　　肝阳眩晕及头痛　　胁脘腹痛肢拘挛

【应用】

1. 用于肝阳上亢所致的头痛，眩晕，耳鸣目胀，热盛动风及虚风内动诸症。本品酸寒入肝，能敛阴柔肝熄风，泻肝家火邪，善治厥阴风动之病。

治阴虚阳亢，肝风内动而致的头目眩晕，目胀耳鸣，脑中热痛，心中烦热，面色如醉，或肢体渐觉不利，或口眼渐成歪斜，或眩晕颠仆，昏不知人，或醒后不能复原，脉弦长有力。白芍与代赭石、怀牛膝、牡蛎、龙骨、麦芽、玄参、川楝子、龟板、茵陈、天冬、甘草水煎服。镇肝熄风。（近代《医学衷中参西录》镇肝熄风汤）

治肝阳上亢引起的头目眩晕，耳鸣，耳胀，心悸健忘，失眠多梦，舌红，脉弦长。白

芍与代赭石、怀牛膝、山药、龙骨、牡蛎、生地黄、柏子仁水煎服。镇肝熄风，滋阴安神。（近代《医学衷中参西录》建瓴汤）

治热病动风及虚风内动，高热烦躁，手足抽搐，甚至惊厥，昏迷，舌绛而干，脉弦而数等。白芍与羚羊角片（先煎）、桑叶、贝母、鲜生地、钩藤（另煎20分钟兑入）、菊花、茯神、甘草、淡竹茹水煎服。清热凉肝，熄风止痉。（清《通俗伤寒论》羚羊钩藤汤）

主治阴虚阳亢化风引起的抽搐和肢体蠕动，伴心悸，舌干齿黑唇裂，脉沉细数。白芍与牡蛎、鳖甲、龟板、炙甘草、生地、麦冬、麻仁、阿胶（烊化）水煎服。滋阴复脉，潜阳熄风。（清《温病条辨》三甲复脉汤）

治温病中后期，真阴耗伤，虚风内动，症见神疲瘛疭，时时欲脱，舌绛苔少，脉细微。白芍与牡蛎、龟板、生地、阿胶（烊化）、五味子、麻仁、鳖甲、麦冬、炙甘草水煎加入鸡子黄2枚，搅匀温服。滋阴熄风。（清《温病条辨》大定风珠）

2. 用于阴虚，血虚，血热，虚寒所致的月经不调，痛经，经闭，崩漏，带下，产前产后诸症。本品能补能泻，专行血海，调行气血，主女人一切病，月经不调，并治疗胎前产后诸疾及崩漏带下。

治阴虚内热动血，带下淋浊，色赤带血，血崩便血，月经先期，脉滑。白芍与生地黄、熟地黄、山药、续断、黄芩、黄柏、甘草水煎服。滋阴降火，清热凉血。（明《景岳全书》保阴煎）

治营血虚滞，面色萎黄，唇甲无华，惊悸头晕，目眩耳鸣，月经不调，脐腹疼痛，舌质淡，脉弦细涩。白芍药与当归、川芎、熟地水煎服。补血调经。（宋《太平惠民和剂局方》四物汤）

治血分实热，月经先期，量多色鲜红，或色黑如豆汁，质稠粘，舌红苔黄，脉滑数等。白芍与当归、川芎、生地、黄芩、黄连水煎服。清热凉血调经。（明《医方考》四物加黄芩黄连汤）

治冲任虚寒，瘀血阻滞的月经不调，或前或后，或逾期不止，或淋漓不断，或小腹冷痛，久不受孕等。白芍与当归、川芎、桂枝、人参、吴茱萸、丹皮、半夏、麦冬、甘草、生姜、阿胶（烊化）水煎服。温经散寒，养血化瘀。（汗《金匮要略》温经汤）

治胞宫虚寒，经脉不调，肚腹时痛，婚久不孕，带下白淫，面色萎黄，四肢疼痛，倦怠无力等。白芍与当归、川芎、熟地、黄芪、吴茱萸、香附、艾叶、肉桂、续断共为细末，醋糊为丸服。温经暖宫，益气补血。（宋《仁斋直指方》艾附暖宫丸）

治妊娠血虚有热，胎动不安，难产或月经先期腹痛，或产后虚弱，恶露不行，舌红，脉滑小数。白芍与当归、川芎、白术、黄芩共为细末，温开水送服。养血安胎，清热调经。（汉《金匮要略》当归散）

治妊娠气血两虚，胎动不安，或屡有流产，面色淡白，舌质淡，脉滑无力或弱。白芍与当归、熟地、川芎、黄芪、人参、白术、续断、砂仁、黄芩、炙甘草、糯米水煎3次混合，早、中、晚3次分服。益气健脾，养血安胎。（明《景岳全书》泰山磐石饮）

主治冲任虚损，月经不调，经闭，或经少量淡，行经腹痛，产后恶露淋漓不尽，舌色淡苔薄白，脉细。白芍与熟地、当归、川芎、益母草共研末，制丸服。补血调经，祛瘀生新。（现代《全国中药成药处方集》四物益母丸）

治脾虚肝郁引起的湿浊白带，色淡黄，清稀无臭，并见面色㿠白，倦怠便溏。舌淡苔白，脉濡弱。白芍与白术、苍术、柴胡、甘草、陈皮、人参、车前子、山药、黑荆芥水煎服。补中健脾，化湿止带。（清《傅青主女科》完带汤）

3. 用于肝脾不和，脘腹胁肋胀满痛，腹痛泄泻等。本品苦而微酸，益太阴之脾阴，助脾土抑肝木之横逆，主心胃刺痛，胁肋刺痛，肝木凌脾诸症。

治肝郁气滞血瘀的胁肋疼痛，或胃脘胀满，攻痛连胁，嗳气频繁，苔薄脉弦等。白芍与柴胡、香附、川芎、枳壳、陈皮、甘草水煎服。疏泄肝郁，活血止痛。（明《景岳全书》柴胡疏肝散）

治肝郁脾虚，肝脾失和的胁肋疼痛，头目眩晕，口干舌燥，神疲食少，或见寒热往来，或见月经不调，乳房作胀，脉弦而虚。白芍与当归、柴胡、茯苓、白术、甘草共为粗末，加煨姜、薄荷煎汤送服。疏肝解郁，健脾和营。（宋《太平惠民和剂局方》逍遥丸）

主治肝旺脾虚所致的肠腹疼痛，大便泄泻，腹痛即泻，泻后痛不减，苔薄白，脉两关不调，弦而缓。白芍与陈皮、防风、白术共为散。抑肝扶脾。（明《景岳全书》痛泻要方）

主治怒气伤肝，肝郁化火，胁痛胀满，烦热吐衄，胃脘灼热，舌红苔黄，脉弦或数。白芍与栀子、丹皮、陈皮、青皮、泽泻、贝母水煎服。疏肝泻热，和胃止痛。（明《景岳全书》化肝煎）

4. 用于肝血不足，筋缓目暗，腿脚挛急，腹痛，脘腹挛痛。本品甘能养血柔肝，酸以收之，甘酸调和缓急止痛。

治肝血不足，筋缓手足不能收持，目暗视物不清，舌质淡，脉弦细。白芍与当归、川芎、木瓜、酸枣仁、炙甘草水煎服。补肝养血，舒筋明目。（清《医宗金鉴》补肝汤）本方加减可用于治疗腓肠痉挛，肢体抽动症，末梢神经炎等病症。

治阴分不足，腿脚挛急，老年腰腿痛，或腹中疼痛。白芍药与炙甘草各等分水煎服。缓急止痛。（汉《伤寒论》芍药甘草汤）本方可用于治疗腓肠肌痉挛，先天性萎缩性肌强直症，及坐骨神经痛，足跟痛，消化道溃疡。

治血虚瘀滞，外伤筋络，筋骨不利，腰腿痛。白芍与生地、当归、川芎、杜仲、续断、红花、丹参、牛膝水煎服。养血活络，强筋壮腰。（清《伤科补要》壮筋养血汤）

治虚劳里急腹痛，喜温喜按，心中悸动，虚烦不宁，血色无华，手足烦热，咽干口燥。白芍与桂枝、炙甘草、生姜、大枣水煎去渣，加入饴糖溶化服。温中补虚，和胃缓急。（汉《伤寒论》小建中汤）

5. 用于痢疾，泻肚。本品养血行血，缓急止痛，善治泻痢腹痛。

主治湿热泻痢疾，腹痛便脓血，赤白相兼，里急后重，肛门灼热，小便短赤，苔腻微黄。芍药与当归、黄连、黄芩、大黄、槟榔、木香、肉桂、炙甘草水煎服。清热燥湿，调气和

血。（金《素问病机气宜保命集》芍药汤）

治脾胃湿热，气机壅阻，腹泻腹痛，下痢赤白，稠粘臭秽，里急后重，发热口苦，肛门灼热，心烦口渴，小便短赤，肠鸣腹胀，呕恶不舒、胃纳减退，饮食停滞，胃脘疼痛，痰湿壅阻，胸中烦热痞闷，脏毒便血，舌苔黄腻，脉象滑数。白芍与当归、黄连、黄芩、厚朴、陈皮、青皮、槟榔、甘草、滑石、枳实、木香各等分共为细末，水泛为丸，温开水送下。理气化滞，清热燥湿。（清《妇科玉尺》香连化滞丸）

治脾肾虚寒之慢性泄泻，大便滑脱不禁，舌淡苔白，脉沉迟。白芍与人参、白术、当归、肉豆蔻、肉桂、诃子、罂粟壳（蜜炙）、炙甘草共为粗末，水煎服。温中补虚，涩肠止泻。（宋《太平惠民和剂局方》养脏汤）

6. 用于阴阳不调，营卫不和自汗，阴虚盗汗。本品入营酸收，敛津液和血脉而益荣，固腠理，可治自汗盗汗。

治外感表虚，症见头痛，发热汗出恶风，鼻流清涕，干呕，口不渴，舌苔薄白，脉浮缓。白芍与桂枝、甘草、生姜、大枣水煎服。再饮小量热粥，盖被取微汗。解肌发表，调和营卫。（汉《伤寒论》桂枝汤）本方加减可用于治疗自汗、过敏性鼻炎、荨麻疹等皮肤疾病等。

主治妊娠伤寒中风，表虚自汗，发热恶寒，头痛项强，脉浮而弱。白芍与桂枝、当归、熟地黄、川芎、地骨皮水煎服。和血解表，调和营卫。（元《医垒元戎》表虚六合汤）

治阴虚内扰，心液外泄所致的盗汗，烦热，口干，脉细数。白芍与熟地黄、山药、山茱萸、茯苓、泽泻、麦冬、五味子、地骨皮、莲子、灯心草水煎服。滋阴清热，敛阴止汗。（清《类证治裁》益阴汤）

治虚劳自汗不止。白芍与黄芪、白术、甘草水煎服。益气敛阴，固表止汗。（明《赤水玄珠》芍药黄芪汤）

【炮制】白芍　取原药材，拣去杂质，大小分开，洗净，浸泡，捞出闷透，横切片，晒干入药。

炒白芍　取白芍片入锅，文火炒至表面微黄色，取出放凉入药。

酒白芍　取白芍用黄酒拌匀，闷透入锅，文火炒干，取出放凉入药。（一般白芍100克，用黄酒15克左右）

醋白芍　取白芍片，加入米醋拌匀，稍闷，入锅文火炒干，取出放凉入药。（一般白芍100克，用米醋15克左右）

土炒白芍　取灶心土入锅，中火炒土至灵活时，倒入白芍片，不断翻炒，炒至表面挂满土色，微显焦黄色，取出筛去土粉，放凉入药。（一般白芍100克，用灶心土30克左右）

【用法】10~30克水煎服。亦入丸散。炒白芍减其寒，性较缓，作用于养血调经；醋白芍加强收敛止痛作用，多用于敛血、止血、疏肝解郁；酒白芍减其寒，加强散瘀，多用于瘀滞腹痛；土炒白芍可借土入脾，增强柔肝和脾，止泻作用，多用于肝阳脾虚泄泻，或泻痢日久，喜温喜按等。余病症则用白芍。

【注意】传统白芍有反藜芦之说。

【现代应用】

1. 乙型病毒性肝炎 白芍总苷治疗乙型肝炎,使 HBV 标志物的转化总有效率为 63.6%,对多种乙型肝炎病毒复制指标,阴转率约为 50% 左右,尤其对 HBeAg 的转阴疗效较稳定。同时可明显改善病人的食欲、乏力等。

2. 类风湿性关节炎 白芍总苷连续服用 4 周,可缓解风湿病患者病情,使之异常升高的免疫球蛋白、类风湿因子、外周血 IL-I 水平,以及异常降低的外周血淋巴细胞增值反应恢复至正常对照水平。

3. 偏头痛 白芍与川芎、甘草、荜茇等合用,治疗偏头痛,10 日为 1 个疗程,有效率达 96.16%。

4. 颈椎骨质增生症 以白芍木瓜汤治疗颈椎骨脂增生症,5 日为 1 疗程,疗效显著。

（摘自《中药药理学》白芍）

◎ 何首乌 出《日华子本草》

【别名】首乌、赤首乌、地精、马肝石、赤敛等。

【基原】何首乌为蓼科植物何首乌的干燥块根。

【主产地】河南、湖北、广东、广西、贵州、四川、江苏、浙江、福建等省区。多野生于草坡、路边、山坡石隙或灌木丛、山脚、林下。现在多栽培于温和湿润、肥沃疏松的砂质、黏质土壤。

【采集·药材质量】秋末茎藤枯萎时,挖取种植 4 年以上地下块根,洗净泥土,切厚片晒干。为不规则厚片,大小厚薄不一。表面红褐色或红棕色,凹凸不平,中心黄白色。以质重、坚实、断面有锦状花纹、有粉性、干燥、味苦涩者佳。（见图 295）

【主要成分】本品主含蒽醌类化合物。其中大黄酚、大黄素、大黄酸、大黄素甲醚、脂肪、淀粉、大黄酚蒽酮、矿物质、卵磷脂等。何首乌丙素、何首乌乙素,尚有 β-谷甾醇、胡萝卜素、没食子酸及多种微量元素。

【药理】1. 促进造血功能。小鼠腹腔注射何首乌提取液,可使骨髓造血干细胞明显增加,还可显著提高小鼠粒系祖细胞产生率,使骨髓红系祖细胞值明显升高。2. 增强免疫系统。3. 降血脂与抗动脉粥样硬化。能显著降低大鼠血清总胆固醇,及血清甘油三酯。4. 保肝脏作用。5. 延缓衰老作用。6. 对内分泌作用。何首乌水煎液喂小鼠,可使小鼠肾上腺重量明显增加,有类似肾上腺皮质功能作用,对摘除双侧肾上腺的小鼠,可使其应激能力明显提高。7. 润肠通便。何首乌生用润肠通便作用强,可使大便次数增加,蒽醌类化合物,促进肠蠕动,有泻下作用。8. 还有减慢心率,扩张冠脉,抗心肌缺血,强壮神经,健脑益智等作用。9. 抗菌作用。何首乌各种制剂对金黄色葡萄球菌、白色葡萄球菌、福氏痢疾杆菌、伤寒杆菌、白喉杆菌等有抑制作用。

【性味归经】甘、微苦,涩。归肝、肾经。

【功效】生首乌解毒消肿，截疟，润肠通便。制首乌补肝肾，益精血，乌须发，强筋骨。

【歌诀】　何首乌微苦甘涩　　解毒消肿通便结
　　　　　熟补肝肾益精血　　头晕心悸发早白

【应用】

1. 制首乌用于肝肾精血不足，腰膝酸软，头晕耳鸣，须发早白，气血亏损等。本品入肝肾，收敛精气，养血益肝，固精益肾，健筋强骨，益髓填精，乌髭黑发，延年益寿为滋补良药。

治肝肾亏虚，精血不足的早衰，如头晕目花，耳鸣重听，四肢酸麻，腰膝无力，夜尿频数，须发早白等。何首乌（黑豆拌同蒸熟）与稀莶草、桑椹子、黑芝麻、金樱子、旱莲草、菟丝子、杜仲、牛膝、女贞子、桑叶、金银藤、生地黄共为细末，炼蜜为丸，温开水送服。补益肝肾，滋养精血。（清《世补斋医书》首乌延寿丹）本方加减可用于治疗高血压、肾上腺皮质机能减退、性功能减退、更年期综合征、须发早白等。

主治精血衰少，须发早白及肾虚无子，腰膝无力，牙齿松动，遗精，脉细。何首乌片（黑豆拌匀九蒸九晒）与白茯苓、怀牛膝（酒浸从何首乌第七次蒸至第九次）、当归（酒洗）、枸杞子（酒浸）、菟丝子（酒浸蒸）、补骨脂（用黑芝麻拌炒）共研细末，炼蜜为丸，早晚淡盐汤送下。滋肾精，养肝血。（清《医方集解》明代邵康节方·七宝美髯丹）

治病后，产后及老年体衰，气血亏损，肝肾不足，疲乏无力，四肢倦怠，头目眩晕，腰膝瘦弱，津少口渴。何首乌与人参、黄芪、白术、茯苓、山药、熟地、当归、白芍、川芎、狗脊、女贞子、覆盆子、怀牛膝、陈皮、杜仲、南沙参、百合、泽泻、甘草上药水煎去渣，浓缩收膏，开水冲服。添精养血，健脾补气，补益肝肾，养肺生津。（现代《上海中成药临床实用手册》洞天长寿膏）

主治身体虚弱，精神萎靡，腰膝酸软，四肢无力，健忘失眠，梦遗滑精，崩漏及赤白带下。制首乌与人参、鹿茸、巴戟天、桑寄生、党参、莲子肉、白芍、锁阳、乳香、牛膝、制附子、甘草、香附、杜仲、枸杞子、补骨脂、茯苓、没药、龙眼肉、山茱萸、山药、琥珀、大枣、黄芪、肉苁蓉、酸枣仁、覆盆子、麦冬、牡蛎、当归、续断、熟地、肉桂、苍术、砂仁、煅龙骨、朱砂共为细末，炼蜜为丸服。健身强体，养血安神。（现代《全国中药成药处方集》北京承德·参茸卫生丸）

2. 用于血虚肠燥大便秘结。本品生用滋阴补血，润肠通便。

治老年体虚肠燥便秘。生首乌与当归、熟地、芝麻、大麻仁等同用。气虚加黄芪、党参、桔梗；脾虚加白术；肾虚加肉苁蓉等。一般病情较轻，可单用水煎服。

3. 用于疟疾。本品养血益精，生用苦涩性散入胆经，主寒热疟疾，尤治虚人久疟。

治久疟。生首乌与柴胡、黑豆水煎服。（《单方》）

治劳疟，反复发作不止，精神疲乏，面色萎黄，舌质淡，脉缓而虚。何首乌与人参、当归、陈皮、煨姜水煎，发作前2-3小时服下。补气血，治疟疾。（明《景岳全书》何人饮）

治久疟阴虚，热多寒少。何首乌为末，鳖血为丸，辰砂为衣。（明《赤水玄珠》何首乌丸）

4. 用于瘰疬，疮肿疥癣。本品生用味苦而散，有养血祛风，解毒消肿止痒之功效，能治皮肤瘙痒疥疮。

治颈项瘰疬，咽喉不利。何首乌与雀儿粪、麝香、皂荚共为末，精白羊肉捣和为丸，荆芥汤送下。散结消瘰。（宋《太平圣惠方》何首乌丸）

治肝火郁结，久治不愈成劳，瘰疬延蔓。何首乌与夏枯草、大贝母、当归、香附、川芎共为细末，炼蜜为丸服。（《本草汇言》）

治流注痈疽，发背等。何首乌与当归、赤芍、白芷、甘草、茴香、木通、乌药、枳壳水酒煎二合一，二次分服。（明《仙传外科秘方》荣卫返魂汤）

治心血凝滞，内蕴风热，皮肤疮疥。何首乌与当归、白芍、生地黄、川芎、黄芪、白蒺藜、甘草、防风、荆芥加生姜水煎服。益气养血，祛风治疮。（明《济生全书》当归饮子）

治遍身疮肿痒痛。何首乌与防风、苦参、薄荷各等分共为细末，水酒煎趁热洗之，避风处睡觉。养血祛风，消肿止痒。（宋《外科精要》何首乌散）

【炮制】**首乌片** 取原药材去杂质，洗净，适度浸泡，取出闷透，切厚片，晒干入药。

制首乌 取首乌片，用黑豆汁和黄酒拌匀，闷透，置非铁容器蒸笼内，蒸32个小时，取出晒干。（一般首乌片100克，用黄酒30克，黑豆10克）

【用法】10~20克水煎服。制首乌补益肝肾，养精益血，乌须黑发，强筋健骨。治血虚萎黄，眩晕，耳鸣，须发早白，腰膝酸软，肢体麻木，崩漏带下；余病症用生首乌。

【现代应用】**高血脂症** 首乌片，口服，4个月为1疗程，对高胆固醇血症的总有效率为94.44%，甘油三酯增高的总有效率为28%，β-脂蛋白增高的总效率为88.57%。

白发 制首乌、熟地黄各30克，当归15克，浸于1000毫升粮食白酒中10~15日后饮用，每日15~30毫升，连续服用总有效率可达88.89%。（以上摘抄于《中药药理学》何首乌）

◎ 龙眼肉　出《开宝重订本草》

【别名】元肉、桂圆肉、蜜脾、龙眼干等。

【基原】龙眼肉为无患子科植物龙眼的假种皮。

【主产地】福建、台湾、广东、广西等省区。多生于亚热带，栽培于丘陵，庭院，田边等地。

【采集·药材质量】秋季果实成熟时采摘，晒干，剥去果皮，取下种皮，晒干。龙眼肉为不规则块片状，表面黄棕色或棕褐，有粘性，半透明体，质柔而润，气香，味浓甜。以棕黄色、半透明、片大、肉厚、质细柔软、微有粘性、干燥无杂者佳。（见图352）

【主要成分】本品主含有水溶性物质、不溶性物质、灰分。葡萄糖，蔗糖，酒石酸，腺嘌呤和胆碱，蛋白质，脂肪，维生素 B_1、B_2、P、C 等。

【药理】1.龙眼肉和蛤蚧提取液可促进生长，增强体质，明显延长小鼠常压耐缺氧存活时间，减少低温下死亡率。2.水煎剂（1:2）在试管内对奥杜盎氏小芽胞癣菌有抑制作用。煎剂在体外对痢疾杆菌有抑制作用。

【性味归经】甘，温。归心、脾经。

【功效】补益心脾，养血安神。

【歌诀】　　龙眼肉性味甘温　　益气血补脾养心
　　　　　　思虑过度伤心脾　　惊悸失眠没精神

【应用】

1. 用于心脾两虚，气血不足而致的心悸、失眠、健忘等。《得配本草》："益脾胃，葆心血，润五脏，治怔忡。"

主治心脾两虚，气血不足，心悸怔忡，健忘失眠，多梦易惊，面色萎黄，食少倦怠，月经不调，量多色淡，淋漓崩漏，及各种慢性出血，舌质淡，苔薄白，脉细弱等。龙眼肉与人参、黄芪、茯苓、远志、酸枣仁、木香、当归、炙甘草、白术，加生姜、大枣水煎服。健脾养心，益气补血。（宋《妇人良方大全》归脾汤）

治心中气血亏损，心下停有痰饮致惊悸不眠。龙眼肉与酸枣仁、牡蛎、龙骨、法半夏、茯苓、生赭石水煎服。补心安神，镇潜祛痰。（近代《医学衷中参西录》安魂汤）

治老年体弱，气血两虚。龙眼肉与西洋参、白糖入容器内加水隔水蒸熟食之。益气补血。（清《随息居饮食谱》玉灵膏）

温补脾胃，助精神。龙眼肉入上好烧酒肉浸百日，常饮之。（《万氏家妙方》）

2. 用于脾胃虚弱及泄痢。本品味甘入脾，滋补脾血，健胃治泄痢，为补益脾胃之药。

治身体虚弱，下痢腹痛，脓血痢，几成腐败，口干心怔忡，脉多弦细，或肝肾亏者。龙眼肉多与山药、熟地、金银花、甘草、三七同用，疗效可靠。（近代《医学衷中参西录》痢疾汤）

治脾虚泄泻。龙眼肉加生姜水煎服。（《泉州本草》）

此外，本品补益心脾，很多老年人或体衰之人，每日用龙眼肉水煮，打入鸡蛋煮熟食之。名曰："二元汤"。

【炮制】龙眼肉　取原药材，拣去杂质，即可入药。

【用法】10~15克水煎服。亦入丸散，药酒。

◎ 阿胶　出《神农本草经》

【别名】傅致胶、盆覆胶、驴皮胶等。

【基原】阿胶为马科动物驴皮熬制而成的胶质块。

【主产地】山东东阿县熬制的质量好，产量大，为正宗阿胶，其次浙江、上海、天津、北京、河南等地均有加工。

【采集·药材质量】将驴皮水浸泡，日换水一次，至能刮去毛时，捞出刮去毛，切成小块，再用水浸泡3~5天，捞出放入沸水中煮约一刻钟，至驴皮卷起时，取出。放入另一有盖锅中加水浸没驴皮，煎熬三天三夜，待液汁稠厚时取出，加水再熬，如此反复5~6次，直至大部分胶质都已溶出为止，至胶质提尽，去渣。将胶汁过滤，（加入明矾粉分解）静置，使杂质沉淀，滤出清胶液，再用文火浓缩（或在出胶前加入黄酒及冰糖），至膏稠时，倾入凝胶槽内，待自然冷却。取出切成长方块，阴干。胶块呈长方形块状，一般长8.5厘米，宽3.7厘米，厚0.7~1.5厘米。表面棕黑色或乌黑色，平滑，有光泽，对光透射，略透明。质坚脆易碎，断面棕黑色，平滑有光泽。以色乌黑光亮、透明、无腥臭气、经夏不变软、味甜者为佳品。（见图353）

【主要成分】本品主含胶原及部分水解产生的多种氨基酸，如赖氨酸、精氨酸、粗氨酸等。并含钙、硫、灰分、氮、蛋白质等。

【药理】1.阿胶能促进血中红细胞和血红蛋白的生成，作用优于铁制剂，所以阿胶有明显的补血作用。2.改善动物体内钙的平衡，促进钙在体内的吸收和存留，预防进行性肌营养障碍症。3.可使血压升高而抗休克。4.还有促进健康人淋巴细胞转化作用。

【性味归经】甘，平。归肺、肝、肾经。

【功效】滋阴补血，补肺润燥，止血，安胎。

【歌诀】　　阿胶甘平补阴血　　血虚眩晕心悸怯
　　　　　吐血便崩胎漏下　　虚风内动温燥咳

【应用】

1.用于气血虚弱，眩晕，心悸阴虚火旺失眠等。本品入肝肾，为补血之佳品，阴不足者，补之以味，阿胶味甘，以补阴血。

治气虚血弱，体羸气短，心悸心慌，虚烦不眠，大便干结，舌质淡少苔，脉结代。阿胶（烊化）与炙甘草、人参、干地黄、桂枝、麦冬、大麻仁、生姜、大枣水煎加黄酒服。益气养血，滋阴复脉。（汉《伤寒论》炙甘草汤）

主治温病后期，久热伤阴，津液耗伤，或久热不退，口干唇燥，烦躁不安，心悸，脉虚大或促。阿胶（烊化兑入）、炙甘草、干地黄、白芍、麦冬、麻仁水煎服。滋阴补血复脉。（清《温病条辨》加减复脉汤）

治虚劳亏损，头晕目眩，身重少气，羸瘦纳减，骨节烦痛，风气百疾，脉沉细无力。阿胶与山药、当归、干地黄、川芎、白芍、人参、白术、茯苓、甘草、桂枝、柴胡、桔梗、防风、麦冬、杏仁、干姜、白蔹、大枣、大豆黄卷、神曲共为细末，炼蜜为丸，黄酒或温开水送服。补益脾胃，生化气血，祛风除邪。（汉《金匮要略》薯蓣丸）

主治阴虚火旺，口燥咽干，舌红苔黄燥，脉细数，或热病后期，余热未清，阴液虚亏，心烦不眠。黄连、黄芩、白芍水煎去渣，阿胶（烊化兑入）加入鸡子黄搅匀服之。滋阴降火，除烦安神。（汉《伤寒论》黄连阿胶汤）

2.用于多种出血。本品甘平，不寒不燥，有养血止血功效，可谓止血良药，尤适宜出血兼阴虚，血虚症候。可用于吐、衄、便、淋、崩漏等多种出血的治疗。

治脾气虚寒，大便下血，吐血，衄血，妇人血崩，血色暗淡，四肢不温，面色萎黄，舌淡苔白，脉沉无力。灶心土先煎，取澄清液与干地黄、白术、炙甘草、炮附子、黄芩水

煎去渣，阿胶（烊化兑入）。温和健脾，养血止血。（汉《金匮要略》黄土汤）

治脓血痢，绕脐疼痛。阿胶与赤石脂、当归、黄连、芍药、干姜共为散，用粥饮调下。（宋《太平圣惠方》阿胶散）

治冲任虚损，崩中漏下，月经过多，淋漓不止，或妊娠下血，胎动不安，或产后下血不绝，舌淡苔薄白，脉细。当归、川芎、白芍、干地黄、艾叶、甘草水煎去渣，阿胶（烊化兑入）服。补血止血，调经安胎。（汉《金匮要略》胶艾四物汤）

治阴虚血热月经先期，色鲜量多，或经行血多如崩。生地黄、当归、白芍、川芎、黄芩、黄柏、知母、黄连、艾叶、香附、炙甘草水煎过滤，阿胶（烊化）兑入服。清热凉血，止血固经。（明《证治准绳》先期汤）

治阴虚尿色红赤，尿痛显著，夹湿热者，尿短滞涩不利，舌红，脉细数。阿胶与猪苓、泽泻、赤芍、茯苓、滑石、车前子共为散服。育阴止血，清热利湿。（明《古今医鉴》引秘方·阿胶散）

3. 用于燥咳及阴虚咳嗽，痰中带血。本品入肺，滋阴补血，安肺润燥，其性和平，为肺经要药。

治燥邪伤肺，身热头痛，气逆咳喘，咽干口燥，鼻燥，胸满胁痛，心烦渴，舌干无苔，脉虚大而数。人参与桑叶、石膏、麦冬、杏仁、胡麻仁、枇杷叶、甘草水煎过滤，阿胶（烊化）兑入服。清燥润肺，养阴止咳。（清《医门法律》清燥救肺汤）

治肺虚久咳，体虚劳热，久嗽痰中带血及肺痿等。阿胶珠与炙紫菀、人参、知母、贝母、桔梗、茯苓、甘草、五味子水煎服。养阴保肺，化痰止咳。（明《证治准绳》紫菀汤）

治肺阴不足，阴虚火旺引起的咳嗽气喘，干咳少痰，或痰中带血，喉干咽痛，舌红少苔，脉细数。阿胶与牛蒡子、杏仁、马兜铃、糯米、炙甘草共为细末服。补肺养阴，止咳止血。（宋《小儿药证直诀》补肺阿胶散）

治阴虚火大，灼伤肺络，咳嗽，咳血不止，口干咽燥，舌红苔薄，脉数。阿胶珠与白及、枇杷叶、藕节、生地共为细末，水泛为丸服。清肺止咳，养阴止血。（明《证治准绳》白及枇杷丸）

治肺肾阴虚，劳瘵久嗽，或痰中带血，咽干口燥，舌红脉细。阿胶与生地、熟地、天冬、麦冬、山药、百部、沙参、川贝母、茯苓、三七、獭肝（研为泥）共为末，用菊花、桑叶熬膏，阿胶（烊化）与药末调匀制丸服。滋阴润肺，镇咳止血。（清《医学心悟》月华丸）

4. 用于阴液耗伤所致的虚风内动，痉挛抽搐。本品入肝肾，益阴补血，肝肾得养，虚风不扰。

治热病中后期，阴液耗伤，虚风内动，症见神疲瘛疭，时时欲脱，舌绛苔少，脉细微。干地黄、白芍、龟板、牡蛎、鳖甲、大麻仁、五味子、麦冬、炙甘草水煎去渣，阿胶（烊化）兑入，再加入鸡子黄搅匀温服。滋阴熄风。（清《温病条辨》大定风珠）

治热病久留，灼伤阴血引起的血虚动风，筋脉拘挛，肢体抽搐，舌绛苔少，脉细数。石决明、牡蛎、白芍、生地、钩藤、茯苓、络石藤、炙甘草水煎过滤，阿胶（烊化）兑入，

再入鸡子黄搅匀温服。滋阴养血，柔肝熄风。（清《通俗伤寒论》阿胶鸡子黄汤）

治温病后期，热伤肝肾之阴，虚风内动，手指蠕动，心中憺憺大动，舌干齿黑唇裂，脉沉细等。牡蛎、鳖甲、龟甲、干地黄、白芍、麦冬、大麻仁、炙甘草水煎过滤，阿胶（烊化）兑入服之。滋阴复脉，潜阳熄风。（清《温病条辨》三甲复脉汤）

【炮制】阿胶　取阿胶块，用文火烤软，趁热切成1厘米大小方块入药。

阿胶珠　取蛤粉适量入锅，用中火加热至灵活时，投入切好阿胶块，慢慢翻动，炒至鼓起如珠，取出去蛤粉，放凉入药。

【用法】10~15克烊化兑入服。阿胶珠降低滋腻之性，矫正腥味，多用于补血止血。余病症则用阿胶。

【注意】阿胶滋腻，有碍消化，胃弱便溏者，若用时，多佐以助消化药。

【附药】黄明胶　出《食疗本草》

【别名】水胶、牛皮胶、海犀角、明胶等。（见图353）

【性味】甘，平。归脾、大肠经。

【功效与主治】滋阴润燥，止血消肿。治虚劳咳嗽、咳血、衄血、崩漏、胎动出血等。

【用法】烊化服或入丸散服。

第四节　补阴药

凡是能够滋阴、育阴、益阴、养阴、润燥为主要作用的药物均称补阴药。性味多甘质润，多能治疗阴虚内热之证。本类药物多滋腻，有碍脾胃运化，凡痰湿内阻，脾虚便溏者慎用，必用时佐以健脾运化药同用。

◎ 北沙参　出《本草汇言》

【别名】银条参、辽沙参、条参、野香菜根等。

【基原】北沙参为伞形科植物珊瑚菜的根。

【主产地】辽宁、河北、山东、江苏等省。多生于海边沙滩或栽培于肥沃疏松的砂质土壤。

【采集·药材质量】9月下旬茎叶少枯时采挖，除去茎上部分及须根泥土，入开水中烫后剥去外皮，晒干。干燥呈圆柱形，偶有分枝，长短不一，表面淡黄白色，略粗糙，全体有细纵皱纹及纵沟，并有棕黄色点状细根痕。顶端常留有黄棕色根茎残基，上端稍细，中部略粗，下部渐细。质脆，易折断，断面皮部浅黄白色，木部黄色，味特异，味微甘。以根长、肥壮、坚实、质硬而脆、干燥、无蛀、味甘者佳。（见图354）

【主要成分】本品主含生物碱、淀粉、多糖、多种香豆素类成分，挥发油及佛手柑内酯等成分。

【药理】1.有祛痰作用，可增加支气管黏液的分泌。2.北沙参的乙醇提取物有降低体温和镇痛作用。3. 北沙参多糖对免疫功能有抑制作用。4. 静脉注射北沙参可使麻醉兔的血压略升，呼吸加快。5. 水浸液在低浓度时离体蟾蜍心脏有加强收缩作用，浓度高时出现抑制，直至心室停跳，但可以恢复。

【性味归经】甘、少苦，凉。归肺、肾经。

【功效】养阴清肺，益胃生津。祛痰止咳。

【歌诀】　北沙参少苦甘凉　　咽干津少舌红绛
　　　　　阴虚劳嗽咳血痰　　食不振热病阴伤

【应用】

1. 用于燥伤肺胃的燥咳，干咳少痰，劳瘵久咳，可治虚劳发热，阴伤燥咳，或痰中带血等。本品养阴清肺，祛痰止咳，可治虚劳发热，阴伤燥咳。

治阴虚火炎，咳嗽无痰，骨蒸劳热，肌肤枯燥，口苦烦渴等。北沙参与麦冬、知母、川贝母、熟地、鳖甲、地骨皮各等分为末，制丸服。（《卫生简易方》）

治燥伤肺胃，津液亏损，咽干口渴，干咳少痰，舌红少苔。北沙参与玉竹、甘草、桑叶、扁豆、麦冬、天花粉水煎服。清养肺胃，生津润燥。（清《温病条辨》沙参麦冬汤）

治肺肾阴虚，劳瘵久嗽，或痰中带血，咽干口燥，舌红脉细。阿胶与生地、熟地、天冬、麦冬、山药、百部、北沙参、川贝母、茯苓、三七、獭肝（研为泥）共为末，用菊花、桑叶熬膏，阿胶（烊化）与药末和匀制丸服。滋阴润肺，镇咳止血。（清《医学心悟》月华丸）

2. 用于胃阴虚，肝肾阴虚所致的津液不足，咽干口燥，烦热口渴等。本品少苦清热，甘凉养阴，生津止渴。

治热病伤及胃阴，烦热，口渴，咽燥，舌干少苔。北沙参与麦冬、炒玉竹、生地水煎过滤加冰糖服。益阴生津。（清《温病条辨》益胃汤）

治肝肾阴虚，肝气不舒，胸脘胁痛，吞酸口苦，咽干口燥，舌红少津，脉弦细或虚弦。北沙参与麦冬、生地黄、当归、川楝子、枸杞子水煎服。滋养肝肾，疏肝理气。（清《续名医类案》一贯煎）

【炮制】北沙参　取原药材，拣去杂质，洗净捞出，闷透，切段，晒干入药。

【用法】10~15克水煎服。亦入丸散或熬膏服。

【附药】南沙参　出《本草逢原》

【别名】沙参、泡沙参、空沙参等。

【基原】南沙参为桔梗科植物轮叶沙参或杏叶沙参的根。

【主产地】安徽、浙江、江苏、云南、贵州、四川等省。多生于海拔600~2000米的草地向阳山坡、丛林和岩缝中。

【采集·药材质量】春秋采挖，除去茎上部分，泥土，须根，刮去粗皮，晒干。呈长圆柱形，根头部较粗，向下渐细，稍弯曲或扭转，偶有分枝，长短不一，表面黄白色或浅棕色，上部有深陷横纹，如蚯蚓体表横纹，向下有浅深纵皱纹，体轻，质松泡，易折断，断面不平坦，圆柱形。以条肥壮、饱满、空松无外皮、干燥、味甘少苦者佳。（见图

【主要成分】本品主含三萜类皂苷、黄酮类化合物、多种萜类和烃类混合物、蒲公英萜酮、β-谷固醇、胡萝卜苷、饱和脂肪酸、沙参酸甲酯和沙参醇、呋喃香豆精类等。

【药理】1.有一定的祛痰作用，较紫菀差，但较持久。2.能提高细胞免疫力和非异性免疫力，且可抑制体液免疫，具有调节免疫平衡功能。3.1%的沙参浸剂对离体蟾蜍心脏有明显强心作用。

【性味归经】甘，凉。归肺、胃经。

【功效主治】养阴清肺，益气，祛痰止咳。多用于肺热燥咳，阴虚劳嗽，干咳痰粘，气阴不足，烦热口渴。

北、南沙参性味归经，功效与主治基本相同。

不同点：北沙参性凉质重，滋阴润燥胜于南沙参。南沙参祛痰胜于北沙参，且体虚质轻有益气作用。二者大同小异，可互为代用，究其细微，须长期应用斟酌。

【用法】10~15克水煎服。

【注意】传统认为二参均反藜芦。

◎ 百合 出《神农本草经》

【别名】白百合等。

【基原】百合为百合科植物百合、细叶百合等同属多种植物鳞茎叶片。

【主产地】百合多生于山坡、林下、灌木丛、路边溪旁、石缝中，全国大部分地区有分布。多栽培于黏质土壤。

【采集·药材质量】秋末（8~10月）地上部分枯萎时，挖取鳞茎，除去地上部分，洗净，剥取鳞片，置沸水中浸烫后捞出晒干。干燥的鳞片呈椭圆形或三角形，表面乳白色，向内卷曲，光滑细腻，略有光泽，质坚硬稍脆，折断面整齐，黄白如脂样。以鳞片均匀肉厚、干燥、不碎、质坚、筋少、黄白似腊、味甘微苦者佳。（见图355）

【主要成分】主含秋水仙碱等多种生物碱、淀粉、蛋白质、脂肪、微量元素等。

【药理】1.百合水提取液对实验动物引起的咳嗽有止咳祛痰作用，可对抗组织胺引起的蟾蜍哮喘。2.实验证明有明显的镇静作用，能明显增加戊巴比妥钠睡眠时间。3.百合提取液有强壮作用，还有抗过敏作用。通过阴虚模型实验，百合具有滋阴润肺作用。4.百合水煎醇沉淀液有耐缺氧作用。5.还可防止环磷酰胺，所致的白细胞减少症。

【性味归经】甘，微寒。归心、肺经。

【功效】养阴润肺，下气止咳，清心安神。

【歌诀】　百合药性甘微寒　　养阴润肺咳血痰
　　　　　清心安神有功效　　虚烦惊悸（多）梦失眠

【应用】

1.用于肺虚久咳，肺肾阴虚劳嗽，燥咳，痰中夹血等。本品甘寒，养阴清热，润肺止咳，治阴虚火旺刑金久嗽带血诸症。

主治肺肾阴亏，虚火上炎，咽干咳嗽，潮热，气喘，痰中带血，手足心热，舌红少苔，脉细数。百合与熟地、干地黄、玄参、贝母、桔梗、甘草、麦冬、芍药、当归水煎服。滋阴润肺，止咳利咽。（清《医方集解》百合固金汤）

治肺肾阴亏，颧红口干，骨蒸潮热，体虚盗汗，咳嗽气短，梦遗滑精，舌红少苔，脉细数。百合与白芍、生地、当归、人参、麦冬、女贞子、莲子肉、龟板、薏苡仁、橘红、丹皮、炙甘草、大枣水煎服。滋阴润肺，益肾补虚。（明《医宗必读》拯阴理劳汤）

治肺阴不足，咳嗽气短，痰中带血，津少咽干，虚烦潮热。百合与款冬花水煎去渣，浓缩加蜂蜜制膏服。止咳定喘，润肺生津。（宋《严氏济生方》百花膏）

治痰热壅盛，咳嗽喘促，胸膈满闷，咽干口渴。百合与款冬花、陈皮、桔梗、紫菀、麦冬、杏仁、麻黄、前胡、沙参、五味子、黄芩、石膏、天花粉、薄荷、天门冬、牡丹皮共为细末，炼蜜为丸，温开水送服。养阴润肺，止咳化痰。（现代《中成药》百花定喘丸）

治肺虚久嗽，可单用百合煮粥服。（明《古今医鉴》百合粥）

治肺虚久咳，阴虚火旺，口干声嘶，反复咳嗽不愈者。百合与炙款冬花、炙紫菀、炙杷叶、贝母、知母、桔梗、玄参等同用。

2. 用于七情郁结，病后余热未清，阴虚内热，虚烦惊悸，神情不宁，失眠多梦等。本品甘寒微苦清热除烦，治热病后余热不清，虚烦惊悸，神志恍惚，如百合病症者。

治百合病见神志恍惚，欲食不能食，欲行不能行，如寒无寒，如热无热，口苦，小便赤等。百合水煎去取汁，兑入地黄汁，再温服。清心安神，滋阴养血。（汉《金匮要略》百合地黄汤）

治百合病汗后，津液受伤，虚热加重，心烦口渴，虚热上冲，神情呆滞，全身难受。百合与知母水煎服。清热养阴。（汉《金匮要略》百合知母汤）

治百合病，吐后，虚烦不安，神志恍惚。百合水煎去渣，兑入鸡子黄搅匀服之。养阴安神。（宋《圣济总录》百合鸡子汤）

治心虚阳亢失眠，头晕，心悸，健忘，神疲乏力。百合与党参、龙骨、小麦、五味子、炙甘草、麦冬、大枣水煎服，冲服琥珀粉。滋阴养心，镇惊安神。（浙江《魏长春老中医医案》龙琥甘麦大枣汤）

【炮制】**百合** 取原药材，拣去杂质，霉变，簸去尘灰即可入药。

蜜百合 取炼蜜加适量水稀释，入炒锅文火加热，至蜂蜜颜色加深时，倒入百合，搅匀，炒至不粘手为度，取出放凉入药。（一般百合100克，用炼蜜5克左右）

【用法】10~30克水煎服，亦入丸散。蜜炙后增加润肺止咳功效，多用于虚劳咳嗽；余病症则多用百合。

【临床报道】

1. 百合宁神汤

【组成】百合30~60克，酸枣仁、合欢皮、夜交藤各30克，丹参15~30克，甘草6克。

【功能】宁神解郁。

【适应症】郁症。

【用法】水煎服。肝郁气滞加柴胡、白芍、枳实；气郁血滞加桃仁、红花、香附、青皮；肝郁化火加柴胡、白芍、栀子、龙胆草；火热扰心加犀角、生地、栀子、连翘、莲子心；思虑伤脾加元肉、远志、白术；湿偏重加陈皮、半夏、茯苓、石菖蒲、郁金、远志；心肾两虚加熟地、制首乌、五味子、菟丝子；阴虚火旺心肾不交加龙骨、牡蛎、黄连、肉桂、龟板、五味子等。见陈光恩《百合宁神汤治郁证的临床运用》，《新中医》1986，18（12）：17。

2. 百麦安神饮治神经官能症

【组成】百合 30 克，小麦 30 克，莲肉 15 克，夜交藤 15 克，大枣 10 克，甘草 6 克。

【服法】以上药冷水浸泡半个小时，加水 500 毫升，煮沸 15 分钟滤汁，存入暖瓶内，不分次数，欲饮水时即取此药液饮之。

【适应症】神经官能症，神经衰弱，神志不宁，心烦易燥，悲伤欲哭，失眠多梦，善惊易恐，心悸气短，舌淡红或嫩红，脉细弱或细数无力为主症，中医辨证属心阴不足，虚热内扰，或气阴两虚，心神失养者。

【加减】1. 兼气郁者，加合欢花 30 克。2. 兼痰浊者，加生姜、竹茹。3. 兼湿阻者，加藿香、荷梗各 10 克。

本方以甘麦大枣汤合百合汤，再加莲肉、夜交藤。以淮小麦、大枣、甘草益心脾之气；以莲肉、百合、大枣养血和营；以百合微寒之性，清内蕴之虚热；且淮小麦、百合、莲肉、夜交藤、大枣诸药，均有安神定志的作用。诸药合用，共奏养心阴、益心气、清虚热、安神定志之功。

本症多见于女性，往往几经周折，遍服诸药，或见效甚微，或时愈时复。患者痛苦异常，医生颇感棘手。此时如辨证确属心阴不足或气阴两虚者，余每喜用本方，虽药少量轻，却常能在数剂之内见效。（摘自《名中医治病绝招》）

◎ 麦门冬 出《神农本草经》

【别名】麦冬、寸冬、韭叶麦冬、寸麦冬等。

【基原】麦门冬为百合科植物麦冬的块根。

【主产地】全国大多省有分布，多生于林下、山沟边或阴湿山坡草地。喜欢温和气候，阴湿土深、肥沃、疏松的砂质土壤，现在多有栽培。

【采集·药材质量】浙江产，多在栽培后第三年立夏时采挖，称"杭麦冬"；四川产多在在第二年清明节前后采挖，称"川麦冬"。挖出后，剪下块根，剪去细尾须根，洗净，晒干。两种麦冬均以二头钝尖，中部肥满，微弯曲，表面黄白色，半透明，质较柔韧，干后质坚硬，折断面黄白色，角质状，中央有细小的中柱，气微香，微甜。以淡黄白色、

肥大、干燥、质柔、气香味甜、嚼之粘牙者佳。川麦冬与杭麦冬相似而较短断，香气少味较淡，而质较次。（见图356）

【主要成分】本品主含多种甾体皂苷、β-谷甾醇、豆甾醇、黄酮类化合物、麦冬多糖、氨基酸、维生素A样物质、铜、锌、铁等成分。

【药理】1.对心血管作用，能显著提高实验动物抗缺氧能力，使梗死后心肌营养性血流量增加，缺血缺氧的心肌细胞较快获得修复和保护。并能抗心律失常及改善心肌收缩力。2.对免疫功能的影响，提高网状内系统吞噬能力，升高外周白细胞，提高免疫能力。3.有延缓衰老，降低血糖，促使胰岛素恢复。4.有镇静作用，能增加戊巴比妥钠、氯丙嗪的作用。5.另外，还有抗过敏、平喘作用。6.抗菌作用，麦冬对白色葡萄球菌、枯草杆菌、大肠杆菌及伤寒杆菌等有较强的抑制作用。临床常用于治疗冠心病，心绞痛，心律失常，急性心肌梗塞，干燥综合征，呼吸系统疾病等。

【功效】甘、微苦，寒。归心、脾、胃经。

【性味归经】养阴润肺，益胃生津，清心除烦。

【歌诀】　麦门冬微苦甘寒　　养阴润肺除稠痰
　　　　　胃阴不足咽干渴　　心阴亏虚烦不眠

【应用】

1.用于阴虚肺热，咳嗽痰少黏，口干咽燥等。本品苦寒泻火，味甘液浓，养阴润肺，主劳热咳嗽。

治燥伤肺胃，津液亏损，咽干口渴，干咳少痰，舌红少苔。麦冬与沙参、玉竹、甘草、桑叶、扁豆、天花粉水煎服。清养肺胃，生津润燥。（清《温病条辨》沙参麦冬汤）

治肺胃阴虚，咳逆上气，咳痰不爽，或咳吐涎沫，口干咽燥，手足心热，或呕吐，舌红少苔，脉虚数。麦门冬与半夏、人参、甘草、糯米、大枣水煎服。滋养肺胃，降逆和中。（汉《金匮要略》麦门冬汤）

治肺胃燥热，干咳少痰，咽喉干燥，口渴多饮，舌红少苔，脉细数。麦冬与天冬各等分水煎去渣浓缩，加蜂蜜熬收膏，温开水冲服。养阴润燥，生津止咳。（清《张氏医通》二冬膏）

治燥热邪伤肺，头痛身热，鼻燥口干，咳逆而喘，胸满胁痛，心烦口渴，舌干少苔，脉虚大而数。麦冬与人参、甘草、枇杷叶、石膏、杏仁、阿胶（烊化）、胡麻仁、桑叶水煎服。清热解毒，润肺止咳。（清《医门法律》清燥救肺汤）

治肺肾阴虚，咳喘带血，潮热盗汗，梦遗滑精，腰膝酸软等。麦冬与五味子、熟地黄、山药、山茱萸、丹皮、茯苓、泽泻共为细末，炼蜜为丸，温开水送服。滋阴敛肺，纳气降逆。（清《医级》麦味地黄丸）

治肺痈，涕唾涎沫，吐脓如粥。麦冬与桔梗、甘草、青蒿水煎服。清肺排脓。（宋《圣济总录》麦门冬汤）

2.用于阴虚胃热，热病伤阴，大便秘结，吐血衄血，消渴烦躁不安，心悸等。本品味甘微寒，膏脂浓郁，专补胃阴，补阴增液降火，益胃生津，尤适用于热病伤津，咽干口燥，便秘等。

治阴虚胃热，烦热口渴，头痛牙痛，龈肿齿松，或吐血衄血，舌红苔黄等。麦冬与石膏、熟地、知母、牛膝水煎服。清胃滋阴。（明《景岳全书》玉女煎）

治热病伤及胃阴，烦热、口渴、咽燥、舌干少苔。麦冬与沙参、炒玉竹、生地水煎取汁加入冰糖化服。益阴生津。（清《温病条辨》益胃汤）

治热病伤阴，阴虚不足，津少口渴，大便秘结，舌红少苔或无苔，脉细。麦冬与玄参、生地水煎，大黄另泡兑入，再入芒硝混匀服。清热凉营，增液润肠。（清《温病条辨》增液汤）

治暑热伤气，气阴两伤，神疲气短，口渴多汗，舌干脉虚数等。麦冬与人参、五味子水煎服。益气生脉，敛阴止汗。如（金《内外伤辨惑论》生脉散）

治温病后期，久热伤阴，阴血亏损，津液耗伤，或久热不退，口干唇燥，烦躁不安，心悸，脉虚大或促。麦冬与炙甘草、干地黄、白芍、麻仁水煎，阿胶（烊化）兑入服。滋阴补血复脉。（清《温病条辨》加减复脉汤）

治阴虚气弱，消渴烦躁，咽干口渴，小便频数量多，面赤，脉虚大。麦冬与生地黄、熟地、甘草、天冬、石斛、枇杷叶、人参、枳壳、泽泻共为粗末，水煎服。阴养益气，润燥生津。（清《医方集解》引易简方·易简地黄饮子）

3. 用于阴血不足，温邪扰营，虚烦不眠，心悸怔忡等。本品入心经，滋阴血，降心火，除烦安神，主心气不足，惊悸怔忡，健忘恍惚，精神失守劳损诸虚证。

治心阴血不足，心失所养，虚烦少寐，心悸神疲，梦遗健忘，虚热盗汗，大便干结，口舌生疮，舌红少苔，脉细数。麦冬与人参、五味子、丹参、玄参、酸枣仁、远志、柏子仁、茯苓、桔梗、生地黄、当归、天冬、朱砂共为细末，炼蜜为丸，朱砂为衣。龙眼肉煎水送服。滋阴养血，补心安神。（明《摄生秘剖》天王补心丹）

治营血不足，心肾失调，精神恍惚，惊悸怔忡，夜寐多梦，健忘盗汗，舌淡苔燥，脉虚数。麦冬与当归、熟地黄、茯苓、柏子仁、枸杞子、玄参、石菖蒲、甘草共为细末，炼蜜为丸，睡前温开水送服。养心安神，补肾滋阴。（明《体仁汇编》柏子养心丸）

治气阴不足，健忘失眠，心悸怔忡，心怯善恐，舌红苔薄白，脉虚数。麦冬与人参、丹参、熟地黄、天门冬、远志、茯神、石菖蒲、甘草共为细末，炼蜜为丸，朱砂为衣，温开水送服。益气养阴，安神定志。（金《素问病机气宜保命集》二丹丸）

治温病热入心包，高热，神昏，谵语，舌质红绛，苔燥。连心麦冬与玄参、莲子心、连翘心、竹叶卷心、犀角尖（磨汁）水煎服。清心解毒，养阴生津。（清《温病条辨》清宫汤）

治热邪传营，身热口渴，或反不渴，时有谵语，烦躁不眠，或斑疹瘾瘾，舌绛苔黄燥而干，脉细数。麦冬与丹参、玄参、犀角（片）、生地、竹叶卷心、黄连、金银花、连翘水煎服。清热解毒，透热养阴。（清《温病条辨》清营汤）

5. 用于下焦湿热，小便淋漓，尿血等。本品清心泻火，又清降肺金，心与小肠相表里，肺为水之上源，麦冬清中有补，能泻膀胱之火，又不损膀胱之气，盖麦冬气平少寒，必多用之则济也。

治下焦湿热，尿血、淋症、尿频、尿急、尿痛。麦冬与当归、炒栀子、黄连、芍药、生地、黄柏、瞿麦、木通、萹蓄、赤茯苓、知母、甘草、灯芯、乌梅水煎服。清热通淋，凉血止血。（明《寿世保元》清肠汤）

治心火上炎，肾阴不足所致的虚火淋浊，小便淋沥浑浊，尿时赤痛，遇劳即发，或有遗精、五心烦热、四肢倦怠、口苦咽干，或口舌生疮，或白浊带下。麦冬与人参、黄芪、黄芩、地骨皮、车前子、茯苓、石莲子、甘草水煎服。清心利尿，益气养阴。（宋《太平惠民和剂局方》清心莲子饮）

【炮制】**麦冬** 取原药材，拣去杂质，洗净，晒干入药。

朱麦冬 取净麦冬加适量水拌匀，再加入水飞朱砂粉拌匀，取出晾干入药。（一般麦冬100克，用朱砂3克左右）

【用法】10~30克水煎服。亦入丸散。朱麦冬增加镇心安神作用，多用于惊悸心烦失眠，躁动不安；余病症则用麦冬。

◎ 天门冬 出《神农本草经》

【别名】天冬等。

【基原】天门冬为百合科植物天门冬的块根。

【主产地】多产于河北、河南、江苏、浙江、福建、台湾、湖北、湖南、山西、陕西、四川、云南、贵州等省。多生于山坡、路旁、林下，多适于温暖气候，排水良好湿润，含丰富腐殖的砂质土壤。

【采集·药材质量】秋冬采挖，以冬季采挖质量较好。挖取后，洗净泥土，除去须根，大小分开，水煮或蒸至外皮裂开，剥去外皮，晒干。干燥的块根呈长圆纺锤形，中间大、二端细钝，稍弯曲，长短不一，表面黄白色或黄棕色，角质半透明，光滑具无规律的纵皱纹，质硬油润，干透者质脆，断面黄白色脂质样，中柱黄白色，味甜，微苦。以条大、肥满、无外皮、致密、黄白色、半透明、味甘苦者。（见图357）

【主要成分】本品主含天门冬素，黏液质β-谷甾醇及5-甲氧基甲基糖醛、甾体皂苷、多种氨基酸、新酮糖、寡糖及多糖等。

【药理】1.天门冬素有一定平喘、镇咳、祛痰作用。2.可使周围血管扩张，血压下降，心收缩力增强，心率减慢或尿量增加。3.抗菌作用，煎剂对甲型乙型溶血性链球菌、白喉杆菌、肺炎双球菌、金黄色葡萄球菌、绿脓杆菌等有一定的抑制作用。4.天冬具有升高外周白细胞，增强网状内皮系统的吞噬能力及体液免疫功能的作用。5.天门冬对急性淋巴细胞型白血病、慢性粒细胞型白血病及急性单核细胞型白血病患者白细胞的脱氢酶有一定的抑制作用，并能抑制急性淋巴细胞型白血病患者白细胞的呼吸，说明有一定抗肿瘤作用。

【性味归经】甘、苦,寒。归肺、肾经。

【功效】养阴润燥,清肺止咳。

【歌诀】　天门冬药甘苦寒　清肺止咳除黏痰
　　　　　阴虚津伤口干渴　养肝润燥通便难

【应用】

1.用于阴虚肺热咳嗽及劳热咳嗽。本品苦寒泻肺,甘肥多汁养阴润燥,消痰止咳胜于麦冬,尤适宜于津亏液燥之劳瘵。

治阴虚肺热,咳嗽痰少而粘,口渴多饮,舌红脉细数。天冬与麦冬、人参、知母、甘草、天花粉、黄芩、荷叶水煎服。养阴清热,生津止渴。(清《医学心悟》二冬汤)

治肺肾阴虚,劳瘵久嗽,咽干口燥,痰中带血,舌红脉细。天冬与麦冬、生地、熟地、山药、百部、沙参、川贝母、茯苓、三七、獭肝(研烂)共为细末,用于菊花、桑叶熬膏,阿胶(烊化)调和均匀,炼蜜制丸,温开水送服。滋阴润肺,化痰止咳。(清《医学心悟》月华丸)

治燥热灼金,久咳伤肺,吐痰稠粘,咳声不扬,动则气喘,口干咽燥,形体消瘦,甚则潮热,毛发干枯,舌干红,脉虚数等。天门冬与麦冬、知母、贝母、百合、马兜铃、桔梗、百合、五味子、甘草、薏苡仁、薄荷水煎取液,阿胶(烊化)兑入,加饴糖搅匀服之。滋阴清热,化痰止咳。(清《医学心悟》保和汤)

治吐血咯血。天冬与炙甘草、杏仁、贝母、茯苓、阿胶珠各等分共为末,炼蜜为丸服。养阴止咳,止血化痰。(宋《普济本事方》天门冬丸)

2.用于阴虚气弱,气阴两伤引起的内热消渴及阴虚火旺所致的口腔疾病,二便秘涩等。本品苦寒,清金泻火,滋阴养液,润肠通便,不损元气,胜服大黄。

治阴虚气弱,消渴烦躁,咽干口渴,小便频数量多,面赤脉虚大。天冬与麦冬、生地黄、熟地黄、人参、石斛、枇杷叶、枳壳、泽泻、甘草共为粗末,水煎服。养阴益气,润燥生津。(清《医方集解》引易简方·易简地黄饮子)

治阴虚肺热,口渴多饮,咳嗽痰少,舌红,脉细数。天冬与麦冬、天花粉、黄芩、知母、人参、甘草、荷叶水煎服。养阴清热,生津止渴。(清《医学心悟》二冬汤)

治气阴不足,虚劳,气短精神不振,暑热气阴两伤,睡卧不安,不思饮食,神志不清。天冬与人参、干地黄水煎服。益气补阴,生津止渴。(清《温病条辨》三才汤)

治阴虚火旺引起的口腔疾病,如牙龈肿痛出脓,口舌生疮,颐肿,或饥烦不食,发黄,气短身热,二便秘结,舌红,脉细数。天冬与麦冬、熟地、生地黄、石斛、炙甘草、黄芩、茵陈、枳壳、枇杷叶共为粗末,水煎服。滋阴清热。(宋《阎氏小儿方论》甘露饮)

【炮制】天冬　取原药材,去杂质,洗净稍闷,当半干时切段,晒干入药。

【用法】10~15克水煎服。亦入丸散或熬膏服。

【临床报道】治乳房肿痛,对一般良性乳房肿痛,尤其是乳房乳小叶增生,不论肿块大小,奏效迅速,大多数可获治愈。52例乳小叶增生和纤维腺瘤患者,治疗后30例临床治愈,

16例显效，5例有效，1例无效。对乳房癌也有近期疗效，表现为用药后肿块缩小，质地变软，但远期疗效不明显。方法：每天取天门冬2两，剥去外皮，隔水蒸熟，3次分服。（摘自《中药大辞典》天门冬）

◎ 石斛　出《神农本草经》

【别名】金钗石斛、黄草、霍斛、吊兰花、林兰、杜兰、千年竹等。

【基原】石斛为兰科植物金钗石斛或其多种同属多种植物的干燥茎。

【主产地】金钗石斛多产于四川、贵州、云南、湖北、广西、台湾等地，多生于高山岩石或山林中树干上；铁皮石斛多附生于树上或岩石上，多分布于浙江、江西、广西、贵州、云南；黄草石斛生于海拔700~2500米的山地密林树干上或山谷阴湿的岩石上；环草石斛附生于高上树干或岩石上，多分布广东、广西、云南、海南等省区；马鞭石斛生于海拔1000~1700米的山地密林树干上或岩石上。现在多有人工栽培。

【采集·药材质量】全年可采收，鲜者除去毛根及泥沙。干用者采收后，除去杂质，用开水稍烫或烘软晒干。金钗石斛表面金黄色微带绿色，有光泽，基部为圆柱形，中部上部扁圆，具纵沟纹，节明显，棕色，体轻而质致密，易折断，断面类白色，散布有深色小点，气无，味苦，嚼之带黏性。以身长、金黄色、质致密、有光泽者佳。铁皮石斛，为黄草石斛加工品，干燥的茎长一般30厘米以上，直径3~5毫米，圆柱形，略弯曲，表面金黄色略带绿，具深纵沟纹，节明显，横切厚片断面类圆形，边缘多数角棱，形似齿轮状，中间散布有类血色小点，气无，微苦，嚼之略带黏性。以条匀、金黄色、致密者佳。环草石斛，细长圆柱形，常弯曲或盘绕成团，长15~35厘米，直径0.1~0.3厘米，节长1~2厘米，金黄色，有光泽，具细皱纹，质柔韧而实，断面较平坦，味淡。（见图358）

【主要成分】本品主含生物碱、石斛胺、淀粉、石斛次胺、石斛星碱、石斛因碱等生物碱及黏液质等。铁皮石斛含苯类及其衍生物，酚类化合物，木脂素类化合物，内酯类化合物，二氢黄酮类化合物，尚有铁皮石斛B，腺苷，尿苷，蔗糖，5-羟甲基糠醛等。

【药理】1.石斛有一定止痛退热作用，与非那西丁相似而较弱。2.石斛煎剂口服能促进胃液分泌，而促进消化，使其蠕动而通便。3.可提高小鼠巨噬细胞吞噬能力。4.石斛多糖有恢复小鼠免疫功能。5.还有增进代谢，延缓衰老作用。6.铁皮石斛对鼻咽癌，何杰金病，非何杰金淋巴癌等多种癌症有非常好的疗效，是一类中药免疫增强剂。7.石斛可以用来治疗气阴两虚型糖尿病。

【性味归经】甘、淡，微凉。归肺、胃、肾经。

【功效】养阴益胃，生津止渴。

【歌诀】　石斛甘淡性微寒　　清热养阴除渴烦
　　　　　益胃生津嘈杂痛　　肾虚脚弱目昏暗

【应用】

1.用于热病伤寒，阴虚烦渴，口燥咽干。本品甘微寒，入胃肾经，能清胃生津，尤适于热邪灼伤胃津，口干渴诸症。

治温热有汗，风热化火，热病伤津，舌质干而少津。鲜石斛与连翘、天花粉、鲜生地、麦冬、人参叶水煎服。清热养阴。（清《时病论》清热保津法）

治阴虚气弱，消渴烦躁，咽干口渴，小便频数量多，面赤脉虚大。石斛与麦冬、天冬、生地、熟地、人参、枇杷叶、黄芪、甘草、枳壳、泽泻共为粗末，水煎服。养阴益气，润燥生津。（清《医方集解》引易简方·易简地黄饮子）

治多食善饥，形体消瘦，小便频数，大便坚硬的中消病。鲜石斛与石膏、天花粉、麦冬、玉竹、山药、茯苓、陈皮、半夏、甘蔗、南沙参水煎代茶服。清胃泻火，滋阴润燥。（清《医醇賸义》祛烦养胃汤）

治暑伤气阴，症见身热多汗，口渴心烦，体倦少气，舌红少苔，脉虚数。石斛与西洋参、麦冬、黄连、竹叶、荷梗、知母、甘草、西瓜翠衣水煎服。清暑益气，养阴生津。（清《温热经纬》清暑益气汤）

治胃阴不足，口渴咽干，食少呃逆，胃痛嘈杂灼痛，舌红光少苔或无苔等。石斛与沙参、麦冬、生地、竹茹、山药、蒲公英、谷芽等同用，养胃生津。

2. 用于肝肾不足目暗，肾虚痿痹。本品甘而微寒入肾，强阴益精补虚，益肝明目，有强健筋骨作用，主腰膝脚软无力。

治眼目昼明夜暗，视物不清，雀目症。石斛与淫羊藿、苍术共为散，空心米饮调服。（宋《圣济总录》石斛散）

治肝肾亏损，瞳神散大，视物昏花，复视，白内障，晶体呈淡绿色或淡白色，视力减退，头晕目暗，迎风流泪，眼睛疲劳，云雾移睛，两眼酸胀，干涩疼痛等。石斛与熟地黄、生地黄、山药、茯苓、枸杞子、菟丝子（酒浸）、菊花、白蒺藜、五味子、青箱子、决明子、天冬、麦冬、人参、肉苁蓉、川芎、炙甘草、枳壳、防风、黄连、犀角、羚羊角、牛膝、杏仁共为细末，炼蜜为丸，淡盐汤送下。养肝滋阴明目。（元《原机启微》石斛夜光丸）

主风痹脚弱，腰胯冷痛，利关节，坚筋骨，令强健悦泽。生石斛与牛膝、杜仲、丹参、生地黄制药酒服。清热养阴，强筋健骨。（唐《外台秘要》生石斛酒）

【炮制】石斛　取原药材，洗净剪段，晾干入药。

鲜石斛　取鲜石斛洗净，搓去膜质叶鞘，切段，即可入药。

【用法】10~15克水煎服，亦入丸散，制药酒。鲜石斛15~30克水煎服。

◎ 玉竹　出《吴普本草》

【别名】葳蕤、女萎、玉竹根等。

【基原】玉竹为百合科植物玉竹的根茎。

【主产地】全国大部分地区有分布。多生于林下、山野阴湿处。现在多有栽培，适宜于温暖湿润的气候，土层深厚、肥沃松软、排水良好黄色砂质土壤。

【采集·药材质量】春秋可采挖，栽培生长2~3年的根茎，以秋末采挖较好，除去茎叶、泥土，须根，晒柔软时，反复搓揉，至油润光亮，无硬心，再晒干，或将鲜玉竹蒸透，边晒边揉，揉至柔软透明时晒干。干燥的根茎呈细长圆柱或扁圆柱形，有分枝，表面淡黄色或淡黄棕色，半透明，粗糙，有皱纹及环节，可见须根痕，质坚硬而脆，似角质样。受潮软韧，易折断，断面棕黄色，肉质，味甘，带粘性。以条长、肥厚、黄白色、光泽柔润、嚼之有黏性、味略甜者佳。（见图359）

【主要成分】主含铃兰苦甙，铃兰甙，山柰酚，槲皮素甙，黏液质，玉竹果聚糖，维生素A、B、C、D，氨基酸类及微量元素等。

【药理】1.本品有促进实验动物抗体生成，提高原巨噬细胞百分数和吞噬指数。2.有类似肾上腺皮质激素样作用，促进干扰素合成，抑制结核杆菌生长。3.玉竹煎剂小剂量有强心作用，大量使心跳减弱，甚至停止。4.有降血糖、降脂、缓解动脉粥样硬化斑块形成，延长耐缺氧时间，抗氧化，抗衰老作用。

【性味归经】甘，微寒。归肺、胃经。

【功效】养阴润燥，生津止渴。

【歌诀】　　玉竹性味甘微寒　　肺阴虚燥咳少痰
　　　　　　热病津伤口干渴　　诸虚损肢体痿软

【应用】

1.用于阴虚肺燥或燥伤肺胃干咳少痰病症。本品甘寒入肺胃，养阴清肺润燥，可治阴虚温邪所伤的燥咳诸症。

治阴虚之体，感受温邪，头痛身热，咳嗽咽干，口渴心烦，舌赤脉数。玉竹与白薇、淡豆豉、桔梗、薄荷、甘草、生葱、大枣水煎服。滋阴清热，发汗解表。（清《通俗伤寒论》加减葳蕤汤）

治阴虚外感风热，发热头痛，咳嗽喘息，咽红疼痛，汗出体重，嗜睡，脉浮数等。玉竹与白薇、麻黄、独活、杏仁、川芎、石膏、甘草、青木香共为粗末水煎服。滋阴清热，止咳平喘。（唐《千金要方》葳蕤汤）

治燥伤肺胃，津液亏损，咽干口渴，干咳少痰，舌红少苔。玉竹与沙参、麦冬、甘草、桑叶、扁豆、天花粉水煎服。清养肺胃，生津润燥。（清《温病条辨》沙参麦冬汤）

2.用于热病津伤，胃阴不足的烦渴咽燥等。本品味甘寒多脂，柔润养阴，生津泻火，可治胃燥，治阴虚之症。

治热病伤及胃阴，见烦热，口渴，咽燥，舌红绛干而少苔，脉细数。玉竹与沙参、麦冬、生地水煎入冰糖化服。益阴生津。（清《温病条辨》益胃汤）

治热病伤津，胃火炽盛，口干舌燥，烦渴善饥。玉竹与沙参、麦冬、甘草水煎服。养阴清火，生津止渴。（清《温病条辨》玉竹麦冬汤）

治胃热炽盛，烦渴引饮，牙龈腐烂，或牙宣出血，面赤发热。玉竹与石膏、生地黄、石斛、麦冬、葛根、桔梗、薄荷、白茅根水煎服。清热滋阴凉血。（清《医醇賸义》玉液汤）

本品甘微寒，可用于补中益气，治五劳七伤，性味功效与黄精有相似之处，可用于男女虚弱，肢体痿软，自汗与盗汗与丹参同用；治眼赤涩痛与当归、赤芍、黄连等同用。

【炮制】玉竹　取原药材，去杂质，洗净，闷透，切厚片，干燥入药。

蒸玉竹　取玉竹去杂质，洗净入蒸笼内蒸3个小时左右，闷一夜，取出晒半干，再复蒸3小时左右，再闷至呈棕褐色，取出切厚片，晒干入药。

【用法】15~30克水煎服，亦入丸散。蒸玉竹味甘，减少其寒，以益气养阴为主，多用于虚劳干咳，热病后期，阴液耗损之证。余病则用玉竹。

【临床指导】治疗心力衰竭　以玉竹为主，治疗风湿性心脏病，冠状动脉粥样硬化性心脏病，肺源性心脏病等引起的Ⅱ~Ⅲ°心力衰竭5例，服药后分别在5~10天内心衰得到控制。其中3例对洋地黄过敏，服用小量即出现明显的洋地黄过量反应，改用玉竹治疗后，心衰控制，从未发生不良反应。用法：玉竹5钱，每日1剂，水煎服。5例均停用洋地黄，仅配合应用氨茶碱及双氢克尿噻。（摘自《中药大辞典》玉竹）

◎ 黄精　出《雷公炮炙论》

【别名】山生姜、黄鸡菜、玉竹黄精等。

【基原】黄精为百合科植物黄精、囊丝黄精、滇黄精、热河黄精等的根茎。

【主产地】黄精主产黑龙江、吉林、辽宁、河北、河南等省区。囊丝黄精主产山东、江苏、安徽、浙江、广西、广东等省区。滇黄精主产云南等省。热河黄精主产河北、山东等省。多生于山地、山坡草地、林下、灌木丛中。现多有栽培，最适宜生长在耐寒、阴湿、肥沃砂质土壤或黏质土壤。

【采集·药材质量】春秋二季采挖，以秋季采挖质量较好。挖出后除去地上部分，须根，洗净泥土，蒸至透心油润时，取出晒干。干燥的根茎呈不规则的结节块状，形似鸡头的称"鸡头黄精"，似姜的称"姜形黄精"。表面黄白色至深黄棕色，半透明。干燥者质硬，易折断，断面黄棕色，半透明，角质样，并有多数黄白色小点。以块大、色黄、肥壮、断面半透明如蜡状、质润泽、味甜黏者佳。（见图360）

【主要成分】本品主含粘液质、氨基酸、多种糖、淀粉等；囊丝黄精含吖丁啶羧酸、天门冬氨酸、高丝氨酸、毛地黄糖甙及多种蒽醌类化合物等。

【药理】1.黄精具有增强免疫功能，抗衰老，耐缺氧，抗疲劳，增强代谢，降血糖，强心等作用。2.黄精在试管内对抗酸菌有抑制作用，醇提取液对多种真菌，如堇色毛癣菌、红色表皮癣菌、石膏样毛癣菌等均有抑制作用。

【性味归经】甘，平。归肺、脾、肾经。

【功效】补气健脾，滋阴润肺，益肾。

【歌诀】　黄精甘平（归）肺脾肾　　干咳少痰养肺阴
　　　　　肾虚腰酸发早白　　　　　脾胃虚弱食不振

【应用】

1.用于脾胃虚弱，倦怠无力。本品味甘，补中益气，性平质润，为补养胃阴正品，但性较滋腻，胃虚夹湿者不宜用。

治脾胃虚弱，倦怠乏力，饮食不振，脉象虚濡。黄精与党参、白术、茯苓、炙甘草、陈皮、砂仁等同用，补脾益气。

若脾胃阴虚，饥不欲食，肌肉消瘦，体倦乏力，大便干结，舌红无苔。黄精与山药、沙参、石斛、麦冬、麦芽、谷芽、扁豆等同用。养胃益气。

2. 用于阴虚肺燥，干咳无痰，肺肾阴虚的劳嗽久咳。本品甘润，益气滋阴，补肾润肺，可治肺阴虚久咳。

治燥热咳嗽，肺津受伤，干咳少痰，口干舌红。黄精与沙参、杏仁、桑叶、贝母、知母等同用。润肺滋阴，清燥止咳。

治肺肾阴虚，咽干口燥，咳嗽潮热，痰中带血，舌红少苔，脉细数。黄精与熟地、百合、贝母、桔梗、当归、白芍、沙参等同用。滋阴润肺。

治肺劳咳血，病后体虚。黄精宜单味煎服或炖肉食之。

3. 用于气血亏损，肾虚精亏，头晕腰酸等。本品补中益气，调五脏益气血，充肌肉，补虚填精，强筋骨，治四肢软弱。

治精血亏损，体虚面黄肌瘦，头晕目眩，饮食减少，消谷善饥，神疲乏力等。黄精与当归用黄酒拌匀，蒸黑，再晒干，研粉炼蜜为丸，温开水送服。滋补精血。（清《清内廷法制丸散膏丹各药配本》九转黄精丹）

治精气两亏，津液不足，须发早白，目昏耳聋，消渴便秘等。黄精与天冬共为细末，炼蜜为丸温开水送服。益阴强精，补肺润燥。（明《遵生八笺》万病黄精丸）

治肾虚精亏，头晕腰酸，足软无力。黄精与枸杞子制丸服。补益精血。（明《奇效良方》枸杞子丸）

壮筋骨，益精髓，变白发。黄精与苍术、枸杞根、侧柏叶、天门冬煮汁同曲、糯米制酒常服。（《纲目》）

此外，黄精有补虚填精作用，可用于治疗目昏暗。

【炮制】**黄精** 取原药材，洗净，略闷，切厚片，干燥入药。

蒸黄精 取黄精片，用黄酒拌匀，置容器内，坐水锅中，隔水蒸至内外滋润，色黑，取出，晒至外皮稍干，切厚片，干燥入药。（黄精100克，用黄酒约20克左右）

【用法】10~30克水煎服，或入丸散。黄精刺人咽喉，很少生用；蒸黄精后增强补气养阴，健脾润肺作用，多用于脾胃虚弱，肺虚燥咳，食少，消渴等，同时不再刺喉，酒制蒸后滋而不腻，更好发挥益气补肾作用，多用于精血亏损，头目眩晕等。

【注意】黄精为滋腻补脾阴之药，脾虚夹湿者不宜服。

【临床报道】**1. 治疗肺结核** 取黄精经蒸晒干燥，洗净，切碎，加水5倍，用文火煎熬24小时，滤去渣，再用将滤液用文火煎熬，不断搅拌，待熬成膏状，冷却，装瓶备用。一般5斤黄精可制黄精浸膏1斤，每毫升相当于黄精5克。剂量：每日4次，每次10毫升。临床观察19例，均属浸润型肺结核，其中浸润期9例，浸润溶解期2例，溶解播散期及吸收好转期各 1 例，静止期 6 例。两侧病变者 11 例，有空洞者 6 例，经单独内服黄精膏 2 个月后，病灶完成吸收者 4 例，吸收后好转者 12 例，无改变者 3 例，6 例空洞，2 例闭合，4 例有不同程度的缩小。痰集菌检查多数转阴；血沉绝大部分病例均发挥正常值。体重临床症状也有所改善。（摘自《中药大辞典》黄精）

2. 黄精是治癣良药　　治皮肤真菌所致的手足癣、甲癣、白癣多种癣症，每奏良效，兹介绍如下：

治疗手足癣：黄精 60 克，地肤子、白鲜皮、蛇床子、石榴皮、苦参各 30 克，明矾 15 克，大蒜 3~4 头（去皮打碎）共入瓷瓶内，加镇江醋 3 斤，浸 2 日后可用，每日将患部浸入液中泡 2 小时，10 日为 1 疗程，一般 1~2 个疗程可愈，有效率达 95%。

治疗甲癣（灰指甲）：黄精大蒜各等分加食醋捣如泥，密存瓷瓶中备用。先用热水浸泡患部，再入刀刮去灰厚爪甲，每晚用此膏敷定，塑料薄膜包扎，晨去之，一个月为 1 疗程，一般 1~2 个疗程可愈，有效率达 86.5%。

治疗白癣疮：用黄精 60 克，白鲜皮、川楝子、蛇床子、苦参各 30 克，明矾 15 克，水煎浓加入等量食醋拌匀，以 5~6 层纱布浸透，局部外敷 30 分钟，（每 5 分钟换药 1 次）每日 2 次，10 日为 1 个疗程，一般治 1~2 个疗程可愈。有效率达 95% 以上。

治疗干癣、牛皮癣，现代称"神经性皮炎"：用黄精、黄柏、紫草、土槿皮各等分干燥研粉，装瓶备用，每日取药粉，食醋调糊，涂患处，每日换药 1 次，15 日为 1 疗程，一般 1~2 个疗程可愈，有效率达 82.6%，以上均忌碱性物质、鱼虾、酒、辛辣食品。

（摘自《中医杂志》2000 年 9 期：专题笔谈）

◎ 枸杞子　出《名医别录》

【别名】苟起子、枸杞、杞子、杞果、甜菜子、红耳坠等。

【基原】枸杞子为茄科植物宁夏枸杞或枸杞的成熟果实。

【主产地】宁夏枸杞主产宁夏、甘肃、新疆、内蒙古、青海等地，多生于沟岸、山坡、地埂、水渠边。现在多有栽培，最适宜于肥沃，排水良好的砂质土壤。此外，河北、陕西等地亦有小量生产，以宁夏产量高，质量好。

【采集·药材质量】夏、秋果实成熟时采收，除去果柄、残叶，放阴凉处至果皮皱起，再晒干燥。宁夏枸杞的干燥果实，呈椭圆形，或纺锤形，表面鲜红色或暗红色，表面有不规则皱折，顶端有小凸起的花柱痕，基部有白色的果梗。表皮柔韧，略有光泽，内质柔润，内有黄白色种子多数。以粒大、饱满、肉厚、种子少、色红、质柔软、嚼之味甘、唾液染成红黄色、不出糖、干燥者佳。（见图 90）

【主要成分】本品主含甜菜碱，胡萝卜素，玉蜀黍黄素，核黄素，硫胺素，烟酸，抗坏血酸，维生素 B_1、B_2，枸杞多糖，粗脂肪，钙、磷、铁、锌等微量元素，β-谷甾醇，亚油酸以及 14 种氨基酸。

【药理】1. 枸杞子对免疫有促进作用，同时具有免疫调节作用，可延缓衰老。2. 可提高血睾酮水平，起强壮作用。3. 对造血功能有促进作用，对正常健康人也有显著升白细胞作用。4. 还有抗衰老、抗突变、抗肿瘤、降血脂、保肝、降血糖、降血压等作用。

【性味归经】甘，平。归肝、肾经。

【功效】滋补肝肾，益精明目。

【歌诀】　枸杞子性味甘平　　肝肾虚腰酸遗精
　　　　　头晕目眩视力减　　下焦虚弱消渴症

【应用】

1. 用于虚劳精亏，腰膝酸软，血虚萎黄，头晕目眩，遗精阳痿，不育不孕，消渴等。本品味甘润而滋补，有益气润肺，生津之功效，为治肝肾真阴不足，劳乏内热补益之要药。《本草汇言》称"……枸杞可使气可充，血可补，阳可生，阴可长，火可降，风湿可祛，有十全之妙用焉。"善补劳伤，尤止消渴。

主治精血肝肾亏损，形体消瘦，腰膝酸软，遗精滑泄，健忘少寐，五心烦热，潮热盗汗，颧红火升，口干咽燥，舌红少苔，脉细数。枸杞子与熟地、山药、山茱萸、菟丝子、鹿角胶、龟板胶、牛膝同用，熟地黄蒸烂杵膏与余药为粉拌匀，炼蜜为丸，淡盐汤送下。滋阴补肾，益精填髓。（明《景岳全书》左归丸）

治精血亏损，心肾不足，腰膝酸软，失眠健忘，耳鸣目暗，未老先衰，遗精阳痿。枸杞子、熟地、山药、山茱萸、茯苓、牛膝、五味子、远志、杜仲、石菖蒲、楮实子、巴戟天、肉苁蓉、小茴香共为细末入枣肉和匀，炼蜜为丸服。补肾养心，益阴壮阳。（宋《洪氏集验方》还少丹）

治肝肾不足，须发早白，腰膝无力，牙齿动摇，遗精肾虚无子。枸杞子与何首乌（切片拌黑豆九蒸九晒）、茯苓、怀牛膝（酒浸，同首乌第7次蒸至第9次）、当归、菟丝子（酒浸蒸）、补骨脂（用黑芝麻炒）共为细末，炼蜜为丸，淡盐汤送服。滋肾精，养肝血。（清《医方集解》引明代邵康节方·七宝美髯丹）

治肾虚遗精，阳痿早泄，小便后余沥不尽，精寒无子，闭经，带下稀薄，腰酸膝软，须发早发，夜尿增多，舌淡嫩苔薄，脉沉细濡。枸杞子与菟丝子、五味子、覆盆子、车前子共为细末，炼蜜为丸，淡盐汤送下。温阳益肾，补精添髓，种嗣衍宗。（明《证治准绳》五子衍宗丸）

治肾阳虚，精血不足，畏寒肢冷，神疲气怯，便溏腹痛，肢节痹痛，浮肿尿频，阳痿遗精，腰膝酸软，舌淡嫩，脉沉细无力。枸杞子与熟地、山药、山茱萸、杜仲、菟丝子、鹿角胶（炒珠）、当归、肉桂、附子同用，熟地蒸烂杵膏与余药粉和匀，炼蜜为丸，淡盐汤送下。温肾阳，补精血。（明《景岳全书》右归丸）

治消渴病。枸杞子常与黄芪、苍术、玄参、麦冬、山药、僵蚕、生地、黄精、菟丝子等同用。

2. 用于肝肾亏损，目糊羞明。本品补肾益肝，为益精明目之上品。《本草经疏》："……

肝开窍于目，黑水神光属肾，二脏之阴得补，精满神旺，目自明矣。"

治肝肾阴虚，目糊羞明，头晕目眩，视物不清，目痛干涩流泪，舌红少苔，脉细数。枸杞子与熟地黄、山药、山茱萸、丹皮、茯苓、泽泻、菊花共为细末，炼蜜为丸，淡盐汤送下。滋肾养肝，益精明目。（清《医级》杞菊地黄丸）

治肝肾不足，瞳孔散大，视物昏花，复视，白内障，青风障，头痛，头目眩晕，视力减退，迎风流泪，眼睛疲劳，云雾遮睛，眼底胀，干涩，疼痛等。枸杞子与人参、麦冬、五味子、茯苓、天冬、白蒺藜、石斛、肉苁蓉、川芎、炙甘草、枳壳、青葙子、防风、黄连、犀角、羚羊角、菊花、菟丝子（酒浸）、山药、牛膝、杏仁、熟地、生地、草决明共为细末，炼蜜为丸，黄酒或淡盐汤送服。养肝滋肾明目。（元《原机启微》石斛夜光丸）

治目糊眩晕，体虚耳鸣。枸杞子与菊花、巴戟天、肉苁蓉共为细末，炼蜜为丸，淡盐汤送服。补肾益肝。（元《丹溪心法》益寿地仙丹）

治气阴两伤，津液亏损，不能上注于目的实质性眼干燥症。枸杞子与西洋参、白术、白芍、生地、熟地、天冬、麦冬、黄柏、石斛、五味子、玄参、防风、天花粉、蒺藜、柴胡水煎服。滋阴养血，生津。（现代《实用专病专方临床大全》养血滋阴生津汤）

【炮制】枸杞子　取原药材，拣去杂质，霉变果、残梗，即可入药。

【用法】10~30克水煎服。亦入丸散、药酒，亦可单独食用。

【现代应用】

1. **老年保健**　60岁以上老人每天服枸杞子或枸杞子提取物10~30日，可不同程度提高SOD活性，降低LPO含量，提高机体免疫功能，使淋巴母细胞转化率明显增加，胆固醇含量显著降低，睡眠及饮食欲均有明显改善。

2. **糖尿病**　口服枸杞3个月，对糖尿病视网膜病变患者疗效肯定。

3. **男性不育症**　42例精液异常不能生育者，每晚嚼服枸杞子65克，连服一个月，33例精子转为正常，2年后随访，均能生育。

4. **老年高脂血症**　枸杞液治疗肾阴虚，肾阳虚，肝阳虚，气血虚证型高脂血症有一定效果，其中肾阴虚和肝阳亢效果尤为明显。

（以上4条摘抄于《中药药理学》枸杞子）

5. **消渴灵**

【组成】黄芪30克，山药30克，枸杞子30克，茯苓30克，太子参30克，玉竹30克，黄精30克，生地30克，天花粉30克，丹参30克，白术12克，山茱萸15克，麦冬15克，玄参15克，三七4.5克（冲服）。

【功能】益气养阴，滋补肝肾，清热生津，活血化瘀。

【适应症】糖尿病。

【用法】临床辨证　气阴两虚型，用基本方即可。

加减：阴虚燥热型加知母、石膏、黄连；阴阳俱虚型加肉桂、附子、菟丝子；兼痰湿者减养阴滋腻之品，加陈皮、半夏、苍术、川芎等；合并瘀血症者加桃仁、红花、水蛭、山楂。每日1剂，水煎温服，1个月为1疗程。总疗程3个月。

【疗效】治疗312例，显效118例，占37.8%，有效181例，占58%；无效13例，占4.2%。总有效率95.8%。

【方源】李俊英等《消渴灵方治疗糖尿病疗效观察》，《山西中医》1994，10：18。

◎ 黑脂麻 出《本草纲目》

【别名】胡麻仁、黑芝麻、巨胜子、乌麻子等。

【基原】黑芝麻为胡麻科植物脂麻的黑色种子。

【主产地】全国大部分地区有种植，主产河南、四川、安徽、山东、陕西等省。多适宜温暖的气候，肥沃、干燥的砂质土壤。

【采集·药材质量】8~9月种子刚成熟，割取全株，晒干，果壳裂开，打下种子，除去杂质晒干。干燥种子呈扁椭圆形，表面黑色，平滑或有网状皱纹，尖端有棕色点状种脐，种皮薄，子叶二，白色，富油性，味甘。以色黑、粒大、饱满、无杂、嚼之清香者为上品。（见图361）

【主要成分】本品主含脂肪油60%，油中有油酸、甘油酸、棕榈酸、硬脂酸、花生酸，并含叶酸、烟酸等甘油酯、芝麻素、芝麻林酚素、芝麻酚、胡麻甙、车前糖、芝麻糖、蔗糖、蛋白质、卵磷脂、多量钙、维生素E等。

【药理】1.黑芝麻有抗衰老作用，可使实验动物的衰老现象推迟发生。2.所含亚麻酸可降低血中胆固醇含量，有防止动脉硬化作用。3.可降低血糖，并增加肝脏及肌肉中糖元含量，但大剂量可使糖元含量下降。4.脂肪油有润燥滑肠缓下作用。

【性味归经】甘，平。归肝、肾、大肠经。

【功效】补肝益精，润燥通便。

【歌诀】　性味甘平黑芝麻　　血虚便秘可润滑
　　　　　　精血虚须发早白　　肝肾亏头晕眼花

【应用】

1.用于肝肾不足，头痛眩晕，眼目昏暗，须发早白，病后体虚。本品甘平入肝肾，气味和平，不寒不热，为益脾胃，补肝肾之佳品，有填精益髓，乌须黑发之功能。

治血虚生风，头晕眼花，肌肤甲错，须发早白，久咳不愈，津枯便秘，口干，舌质偏红，脉弦细。黑芝麻与桑叶、蜂蜜同用，将黑芝麻捣碎熬浓汁，蜂蜜炼至滴水成珠与桑叶末和丸，温开水送服。补益肝肾，养血明目。（明《寿世保元》引胡僧方·桑麻丸）

治老人风虚痹弱，四肢无力，腰膝酸痛。巨胜子（熬）、薏苡仁、干地黄（切）以上用绢袋贮，制药酒服。（宋《寿亲养老新书》巨胜酒）

治病后虚弱，眩晕无力。黑芝麻可与山药、枸杞子、女贞子等同用。

2.用于血虚，肾虚，津亏肠燥便秘。本品甘平益血润燥，含丰富油脂，可润肠通便。

治虚人便秘。黑芝麻与当归、肉苁蓉、牛膝、熟地、大麻仁、枸杞子等同用。温肾润肠通便。

3. 用于瘰疬、疮疖。本品甘润养血润燥，可医疮疡肿毒。

治小儿瘰疬。芝麻、连翘等分为末，频频食之。（《简便单方》）

治小儿软疖。芝麻炒焦乘热捣烂敷之。（《谭氏小儿方》）

治阴痒生疮。捣胡麻仁涂之。（《补缺肘后方》）

治毒虫咬伤。朱砂、白矾、冰片共为散，麻油调涂之。

此外，黑芝麻少加食盐同炒食之，可治产后缺乳，或调食用之。

【炮制】黑芝麻　取原药材，除去残壳和杂质，残叶，用水洗净，晒干入药。

炒黑芝麻　取黑芝麻入锅，文火炒至有爆裂，逸出香气，取出放凉入药。

【用法】10~30克水煎服。宜捣烂入煎，亦入丸散。凉血解毒，外用多用黑芝麻，余病症则用炒黑芝麻。

◎ 女贞子　出《本草正》

【别名】女贞实、冬青子等。

【基原】女贞子为木犀科植物女贞的成熟果实。

【主产地】浙江、江苏、福建、陕西、河南、四川等省。多生于温暖潮湿的地区山坡，农村周围的向阳处，现在多栽培在绿化区、门前、庭院、公园等地。

【采集·药材质量】冬季采收成熟果实，去杂质、果梗、残叶，晒干。果实呈卵圆形或肾形，长4~8毫米，径2.5~4毫米。表面呈黑色，两端钝圆，外皮多皱纹，基部有果梗痕，果皮薄，中果皮厚而松软，内果皮木质，呈黄棕色，表面有数个纵棱，切面子房2室，每室种子一枚，种子椭圆形。以蓝黑色、粒大、饱满、坚实、干燥、无霉、味甘微苦涩者佳。（见图362）

【主要成分】本品主含齐墩果酸、乙酰齐墩果酸、熊果酸、甘露醇、葡萄糖、棕榈酸、硬脂酸、油酸、亚油酸等。

【药理】1. 可增强特异性免疫功能，对异常的免疫功能具有双向调节作用，升高外围白细胞，增强网状系统吞噬能力。2. 对化疗和放疗所致的白细胞减少有升高作用，有抗菌抗癌作用。3. 可降低实验动物的血清胆固醇，有预防和消减动脉粥样硬化斑块厚度作用，能减少冠状动脉粥样硬化病变数并减少其阻塞程度，有强心利尿作用。4. 能明显降低高龄鼠脑、肝中丙二醛含量，提高超氧化物歧化酶活性，具有抗衰老作用。5. 有降血糖、保肝、止咳、缓泻、抗菌、抗肿瘤作用。

【性味归经】甘、苦，凉。归肝、肾经。

【功效】补益肝肾，明目乌发，滋阴清热。

【歌诀】　女贞子药苦甘凉　　肝肾阴虚用为上
　　　　　视力减退发白早　　腰膝酸软增力量

【应用】

1.用于肝肾不足，头晕目眩，腰膝酸软，耳鸣耳聋，须发早白，眼目昏花，阴虚发热等。本品甘苦凉益阴，除骨蒸劳热，甘补肝肾阴亏，肝肾得补，五脏自安，精神足，病自退，但药力平和，须缓之取效。

治肝肾阴虚所致的头晕耳鸣，咽干，衄血，腰酸体软，舌质偏红少苔，脉弦细等。女贞子与旱莲草同用。女贞子晒干研细。旱莲草熬膏和药末制丸，临卧时温开水送服。补肝肾，益阴精。（明《普济本事方》二至丸）

治病后虚弱，气血亏损，肝肾不足，头目眩晕，腰膝痿弱，津少口渴。女贞子与黄芪、党参、白术、茯苓、熟地、山药、当归、川芎、白芍、何首乌、狗脊、覆盆子、怀牛膝、陈皮、杜仲、南沙参、百合、泽泻、甘草水煎去渣，再熬浓缩取膏，开水冲服。添精养血，健脾补气，补益肝肾，养肺生津。（现代《上海中成药临床实用手册》洞天长寿膏）

治肺肾阴虚，颧红口干，骨蒸潮热，盗汗体倦，咳嗽气短，遗精滑泄，舌红少苔，脉细数。女贞子与人参、麦冬、当归、白芍、生地、丹皮、莲子肉、百合、龟板、薏苡仁、陈皮、炙甘草、大枣水煎服。滋阴润肺，益肾补虚。（明《医宗必读》拯阴理劳汤）

治疗阳虚畏寒，腰膝酸软，精神疲乏，气血不足，腰膝乏力等症。女贞子（制）、墨旱莲、熟地黄、仙鹤草、玉竹（制）、续断、锁阳、党参、鸡血藤、白术（麸炒）、狗脊（制）、淫羊藿、鹿肉、红参同用，先将红参和鹿肉分别水煎，再将参渣和鹿肉渣与余药同煎，终将参汁、鹿肉汁、药汁混合后浓缩成膏。每服1匙（约15克），日服2次，开水送服。益气养血，补肾壮阳。（现代《中药知识手册》参鹿补膏）

2.用于肠燥便秘，下消等。本品纯阴气凉性滑，可养阴滑肠通便，尤适用于老人津亏大便秘结。

治肠燥便秘。女贞子多与当归、大麻仁、天冬、生首乌等同用，滋阴养血通便。

治老人习惯性便秘。女贞子与当归、熟地、胡麻仁、枳壳、白术、肉苁蓉等同用，养血通便。

治肾阴受损，小便频数，淋浊溺痛，腰脚酸软无力久为下消。女贞子与生地黄、龟板、当归、茯苓、石斛、怀牛膝、天花粉、萆薢、车前子、大淡菜水煎服。滋阴补肾。（清《医醇賸义》女贞汤）

此外，本品有补肝肾明目作用，常与枸杞子、菊花、密蒙花、茺蔚子等同用，治疗昏花羞明。本品缓则有功，速则寡效，多入丸散，可取远期疗效。

【炮制】**女贞子**　取原药材，除残梗、叶及杂质，洗净晒干入药。

酒制女贞子　取净女贞子，用黄酒拌匀，置容器内坐水锅隔水密闭，炖至酒吸尽，取出晒干入药。（一般女贞子100克，用黄酒20克左右。）

【用法】10~20克水煎服，用时宜捣碎入药，亦入丸散。酒制后减去寒凉之性，增强补肝肾作用，多用于肝肾阴虚的腰膝酸软，头晕耳鸣，目昏暗，须发早白等。余病症则用女贞子。

◎ 墨旱莲 出《饮片新参》

【别名】旱莲草、猪牙草、墨汁草、黑墨草等。

【基原】墨旱莲为菊科植物鳢肠的全草。

【主产地】江苏、浙江、安徽、福建、广东、广西等省区。多生长于田野、路边、溪边、阴湿地。现多有栽培，适于生长温暖湿润、疏松肥沃的砂质土壤。

【采集·药材质量】夏秋枝叶生长茂盛时割取地上全草，除杂质，泥土，晒干。墨旱莲全体绿褐色或带紫红色，全体被白色茸毛，茎圆柱形，有纵棱及分枝，质脆，易折断，中央有白色髓或中空，叶对生，常皱缩卷曲破碎墨绿色，花梗细长，花冠多脱落。气微香，味淡咸。以粗壮、肥大、干燥、色绿、气微香、味淡咸者佳。（见图363）

【主要成分】本品主含皂甙、烟酸、鞣质、维生素A、鳢肠素、多种噻吩化合物、叶含蟛蜞内酯、去甲蟛蜞菊内酯、去甲蟛蜞菊内酯苷及烟碱等成分。

【药理】1.有增强免疫提高机体非特异免疫功能，有抗突变和保肝作用。2.现代研究证实，在降脂的同时，能降低血浆的黏度，抑制血栓黏度，改善血液流变性，降低血清过氧化脂提高超氧化歧化酶活性，增加内源性氧自由基清除系统功能，可治脂肪肝，提高实验动物淋巴细胞存活率，增加胸腺蛋白量，抑制自由抗体产生。3.增加冠状动脉流量，延长小鼠在常压缺氧下的生命，提高在减压缺氧情况下小鼠的存活率。4.有镇静、镇痛，促进毛发生长，使头发变黑，止血等作用，还有抗癌等作用。

【性味归经】微苦、甘、咸，寒。归肝、肾经。

【功效】补益肝肾，凉血止血。

【歌诀】　墨旱莲苦寒甘咸　　滋肾益肝治晕眩
　　　　　须发早白常用药　　凉血止血腰膝酸

【应用】

1.用于肝肾不足，头晕目眩，腰膝酸软，须发早白等。本品咸能入肾，微苦甘寒，滋肾益肝，凉血益血，有明目乌须黑发之功效。凡阴虚火旺，劳怯诸证须用之，须与补中健脾药同用方妥，不然可至溏泄。

治肝肾阴虚所致的头晕耳鸣，咽干，衄血，腰酸体软，舌质偏红少苔，脉弦细等。女贞子与旱莲草同用。女贞子晒干研细，旱莲草熬膏和药末为丸，临卧时温开水送服。补肝肾，益阴精。（明《普济本事方》二至丸）

治肝肾亏虚，精血不足，头晕目花，耳鸣重听，四肢酸麻，腰膝无力，夜尿频数，须发早白。旱莲草与制首乌、稀莶草、桑椹子、黑芝麻、金樱子、菟丝子、杜仲、牛膝、女贞子、桑叶、金银藤、生地黄共为细末，炼蜜为丸温开水送服。补益肝肾，滋养精血。（清《世补斋医书》首乌延寿丹）

2.用于阴虚血热的多种出血。本品甘寒入肝，有凉血止血之功效，可治血热所致的诸出血症。

治瘀热内盛阻滞的各类出血，如崩漏色褐，出血量多，色鲜红有块，小便痛，舌红苔黄，脉数。旱莲草与鲜生地、当归炭、白芍、丹皮、槐花、仙鹤草、炒蒲黄、大黄炭水煎服。凉血祛瘀，止血。（现代《妇产科学》清热止血汤）

治咳血鼻衄。鲜旱莲草洗净，捣烂绞汁温开水冲服。

治鼻衄。用鲜旱莲草洗净，搓揉后塞鼻，止血效果良好。

治疗脓血痢，腹痛，低热。单用旱莲草水煎服或与百部水煎服。一般 3-7 天可愈。

治血淋。旱莲草与芭蕉根共为末，水煎服。（宋《圣济总录》旱莲子汤）

治湿热白浊。旱莲草与车前子、金银花、土茯苓水煎服。（《陆川本草》）

若治外伤出血，用鲜旱莲草捣如泥外敷，或用旱莲草干粉包扎。根据不同性质部位出血可与藕节、小蓟、生地、白茅根、茜草、仙鹤草、阿胶珠、血余炭等辨证应用。

【炮制】墨旱莲　取原药材，拣去杂质，洗净，闷透，切段晒干入药。

【用法】10~20 克水煎服，鲜草加倍。或入丸散，外用适量。

【临床报道】1. 旱莲草治疗再生障碍性贫血　笔者于 1995 年 3 月 14 日，接诊 36 岁女性再生障碍性贫血患者，当时白细胞 1.5×10^9/L，红细胞 12×10^{12}/L，血红蛋白 30g/L，血小板 1.3×10^9/L，网织红细胞 0.1×10^9/L。多次查骨髓象确诊为再生障碍性贫血。患者面色萎黄，头昏乏力，短气，动则尤甚，皮肤瘀斑，牙龈出血。因家中经济条件所限，无法住院治疗，嘱每天用旱莲草 100 克汤代茶饮用。半年后，因感冒发烧来诊，见其面色红润，因服用旱莲草后病渐起色。秋时即采集晒干备用。每天煎服。复查白细胞 5.6×10^9/L，红细胞 3.9×10^{12}/L，血红蛋白 110g/L，血小板 1.2×10^9/L，网织红细胞 1.5×10^9/L。骨髓象检查为正常，随访 6 载有余，亦间断煎服旱莲草，未见复发。

墨旱莲草，因断其茎，其汁如墨而名。性寒味甘酸，归肝肾二经《本草纲目》："乌髭发、益肾阴。"《新修本草》："汁涂发眉，生速而繁。"《本草从新》："汁墨补肾，黑发乌须，……功善益血凉血。"从以上记载看，墨旱莲见有补肾益血之功能。（摘自《中医杂志》2004 年 1 期）

2. 重用旱莲草治疗脂肪肝（一般用量 100 克）旱莲草可降低血黏度；治老年人夜间口干；旱莲草治疗心律失常（心动过速，房颤）。（摘抄自《中医杂志》2004 年 2 期）

◎ 龟板　出《日华子诸家本草》

【别名】龟下甲、败龟板、龟腹甲等。

【基原】龟板为龟科动物乌龟的腹甲。

【主产地】湖南、湖北、安徽、浙江、福建、河南、四川等省。多群居于川泽湖池、湿地草丛中。

【采集·药材质量】秋冬捕杀，剔除筋肉，取其腹甲，洗净晒干，称"血板"；煮后取下的腹甲，称"烫板"。干燥的腹甲，略呈板片状，长方椭圆形，肋鳞板附于2侧，略呈翼状，长短、宽窄大小不一，外表黄棕色至棕色，内表面黄白色，有12块腹鳞甲相对嵌合而成，嵌合处呈锯齿样缝，前端较宽，略呈圆形或截形，后端较狭且内陷，呈V形缺刻，两侧的肋板由4对肋鳞甲合成。"血板"表面光滑，外皮尚存，有时略带血痕；"烫板"无光泽，皮已脱落。质坚硬，断面外缘为牙白色，坚实，内为乳白色或肉红色，有孔隙，气腥，味咸。以血甲板块大、完整、略带血痕、洁净无腐肉者佳。（见图364）

【主要成分】龟板主含胶质、脂肪、蛋白质、钙、磷、锌、锰、天门冬氨酸、苏氨酸、蛋氨酸、苯丙氨酸、亮氨酸、多种氨基酸等，另含磷酸钙约50%。

【药理】1.有增强免疫功能作用。2.对大鼠离体子宫有一定收缩作用。3.对人体型结核杆菌有抑制作用。4.龟甲煎剂喂大鼠连续6天对内分泌系统有影响。

【性味归经】咸、甘，微寒。归肝、肾、心经。

【功效】滋阴潜阳，益肾强骨，养血补心，固经止血。

【歌诀】　龟板性味甘寒咸　　滋阴潜阳可平肝
　　　　　肾虚骨痿囟不闭　　养血补心治失眠

【应用】

1.用于阴虚阳亢肝风内动和阴伤虚风内动所致的诸症。本品甘寒入肝肾，滋阴平肝。

用于阴虚阳亢肝风内动所致的头目眩晕，目胀耳鸣，脑中热痛，心中烦热，面色如醉，或肢体渐觉不利，或口眼渐觉歪斜，甚至眩晕颠仆，不知人事，移时始醒，或醒后不能复原，脉弦长有力者。龟板与牡蛎、代赭石、龙骨（前4味先煎40分钟），怀牛膝、白芍、玄参、天冬、川楝子、麦芽、茵陈、甘草水煎服。镇肝熄风。（近代《医学衷中参西录》镇肝熄风汤）

治温病后期，热邪烁伤肝肾之阴，虚风内动手指蠕动，心中憺憺大动，舌干齿黑唇裂，脉沉细数等。龟板与鳖甲、牡蛎（前3味打碎先煎40分钟），后入白芍、生地、麦冬、麻仁、五味子、炙甘草水煎取汁，阿胶（烊化）兑入，再入鸡子黄两枚，搅匀温服。滋阴熄风。（清《温病条辨》大定风珠）

2.用于阴虚骨蒸潮热，虚损劳热，腰膝酸软，筋骨痿软，小儿囟门不合。本品咸则入肾，寒凉滋阴以降火，强筋骨，治劳伤，治骨蒸潮热，小儿囟门不合。

治肝肾阴虚，虚火上炎，骨蒸潮热。面红升火，盗汗遗精，咳嗽咯血，心烦易怒，足膝疼痛，舌红少苔，尺脉数而有力。龟板与熟地、黄柏、知母共为细末，另用猪脊髓适量蒸熟，捣如泥，与前药末混匀，炼蜜为丸。淡盐汤送下。滋阴降火。（元《丹溪心法》大补阴丸）

治肝肾精血亏损，形体消瘦，腰膝酸软，遗精滑泄，健忘少寐，五心烦热，潮热盗汗，颧红升火，口干咽燥，舌红少苔，脉细数。龟板胶与熟地、山药、山茱萸、枸杞子、牛膝、菟丝子、鹿角胶共为细末，熟地黄蒸熟杵膏与诸药末和匀，炼蜜为丸开水或淡盐汤送下。滋阴补肾，益精填髓。（明《景岳全书》左归丸）

治诸虚百损，五劳七伤，阴阳两虚，遗精阳痿，腰脊酸痛，瘦弱无力，目视昏花，脉沉细无力。龟板与鹿角片先煎，后入人参、枸杞子水煎去渣，再煎浓熬成膏早晚空腹温酒送服。滋阴补血，养精助阳。（明《医方考》龟鹿二仙膏）

主治肺肾阴虚，颧红口干，骨蒸潮热，盗汗体倦，咳嗽气短，遗精滑泄，舌红少苔，脉细数。龟板（先煎40分钟）与人参、麦冬、白芍、生地、女贞子、当归、薏苡仁、陈皮、丹皮、莲子肉、百合、炙甘草、大枣水煎服。滋阴润肺，益肾补虚。（明《医宗必读》拯阴理劳汤）

治肝肾不足，腰膝酸楚，筋骨痿软，腿足无力，步履不便，舌红少苔，脉细弱。龟板（酒制、打碎）与黄柏（酒炒）、知母（酒炒）、陈皮、熟地、白芍、锁阳、虎骨（酒酥）、干姜共为细末，酒糊为丸，淡盐汤送下。滋阴降火，强筋健骨。（元《丹溪心法》虎潜丸）

治先天囟门未闭。龟板多与人参、熟地、菟丝子、牛膝、紫河车、鹿茸、锁阳等同用。

3.用于阴虚有热，经多崩漏及带下。本品滋阴敛阳，大有补水制火之功，且祛瘀止血，可治阴虚血热月经过多。

主治阴虚有热，月经先期，月经过多，赤白带下，崩漏，腰酸，心中烦热，口苦咽干，舌红少苔，脉细数或滑数。龟板与黄芩、黄柏、白芍、香附、椿白皮共为细末，酒糊为丸。温开水送服。滋阴清热，止血固经。（明《医学入门》固经丸）

治虚阳无附，暴崩属虚，额头有汗，惊惕神烦，势将脱离，脉微欲绝。龟板（炙）与鹿角霜、附子、枸杞子、熟地、五味子、白芍、人参、天冬、山药水煎服。回阳补肾，摄血止血。（清《张中华医案精华》回阳摄阴方）

治崩中漏下，赤白不止，气虚竭。龟甲、牡蛎各等分为粉，黄酒冲服。（《千金要方》）

治赤白带下，或时腹痛。龟板与黄柏、干姜（炒）、栀子共为末，酒糊为丸，白汤下。（明《医学入门》龟板姜栀丸）

4.用于心肾不足，惊悸，失眠等。本品入心肾，滋阴降火，镇潜安神。

主治心肾不足，心悸不安，失眠健忘，舌红少苔，脉细数。龟板、龙骨、远志、石菖蒲共为细末，水或黄酒送下。补心肾，宁心潜镇安神。（唐《千金药方》孔圣枕中丹）

主治营血不足，心肾失调，精神恍惚，惊悸怔忡等。龟板（炙，打碎）与龙骨、炒枣仁、柏子仁、熟地、白芍、当归、石菖蒲、五味子、茯苓等同用。

【炮制】龟板　取原药材，打成碎块，即可入药。

醋龟板　取净砂入锅，武火加热至灵活时，投入打碎之龟板片，当炒至质酥表面色黄时，筛去沙子，将龟板片立即投入醋中淬之。捞出干燥后入药。（一般龟板100克，用米醋30克）

【用法】15~30克水煎服，宜捣烂先煎40分钟。醋龟板便于加工，矫其腥味，有效成分易析出，多用于补肾健骨，滋阴止血，脚膝痿弱，潮热盗汗，痔疮肿痛。余病症则用龟板。

【附药】1.龟甲　龟甲为乌龟的背甲。可作龟板的代用品，但效力逊于龟板1.4倍。炮制用法同龟板。（见图364）

2. 龟板胶 出《本草逢原》 也称龟胶，龟甲胶。龟板胶为龟科动物乌龟的甲壳熬制而成的固体胶块。性味咸平。功效与龟板相似，但滋补作用强于龟板。入药多烊化兑入服。用量5~15克。（见图364）

◎ 鳖甲 出《神农本草经》

【别名】上甲、鳖壳、团鱼甲、鳖盖等。

【基原】鳖甲为鳖科动物中华鳖的背甲。

【主产地】河北、河南、湖北、湖南、山东、四川、安徽、浙江、福建等省。多生长于淡水湖、小河、池塘、沼泽泥沙湿草地。

【采集药材】全年可捕，砍去头，置沸水中烫至背甲上的硬皮能剥落时，取出，剥取背甲，除去肉，洗净，晒干。多呈扁卵形，灰褐色，内乳白色，中央有突起的脊骨，两边各有8条肋骨，质坚硬，衔接处易折断裂，气腥味咸。以个大、甲厚、完整、无残肉、干净无腐臭味、干燥者佳。（见图365）

【主要成分】本品主含动物胶、角蛋白、碘质、维生素D、多种微量元素。

【药理】1. 能抑制肝、脾之结缔组织增生，故消结块。2. 有增加血浆蛋白的作用，可用于肝病所致的贫血。3. 有强壮作用，有抗疲劳作用，促进免疫作用，能显著提高小鼠空斑形成细胞的溶血能力，能促进溶血素抗体生成。4. 有抗肿瘤作用。

【性味归经】咸，微寒。归肝、脾、肾经。

【功效】滋阴潜阳，软坚散结，退热除蒸。

【歌诀】 鳖甲寒入肝肾经　滋阴潜阳能熄风
　　　　软坚散结癥瘕积　退虚劳而除骨蒸

【应用】

1. 用于阴虚潮热，骨蒸盗汗。本品微寒，滋阴清热，为治劳热骨蒸之要药。

治阴虚火旺，骨蒸潮热，或低热日久不退，形体消瘦，唇红颧赤，舌红少苔，脉细数。鳖甲（先煎40分钟），后入银柴胡、知母、胡黄连、青蒿、秦艽、地骨皮、甘草水煎服。清热退蒸，养阴清火。（明《证治准绳》清骨散）

治阴虚骨蒸潮热，肌肉消瘦，唇红颧赤，口干咽燥，夜寐盗汗，咳嗽困倦，脉细数。鳖甲与秦艽、地骨皮、柴胡、青蒿、知母、当归、乌梅共为散水煎服。滋阴养血，清热除蒸。（元《卫生宝鉴》秦艽鳖甲散）

治阴虚骨蒸潮热，肌肉消瘦，四肢倦怠，五心烦热，咽干颊红，日晡潮热，盗汗食减，咳嗽脓血，胸胁不利。鳖甲与人参、黄芪、秦艽、茯苓、知母、桑白皮、桔梗、紫菀、柴胡、地骨皮、生地黄、半夏、赤芍、天门冬、炙甘草共为粗末，水煎服。补气养阴，清退虚热。（宋《太平惠民和剂局方》人参黄芪散）

2. 治热病伤阴，虚风内动。本品纯阴入肝，滋阴潜阳，主阴虚动风之症。

治阴虚阳亢化风引起的虚风内动，手指蠕动，心中憺憺大动，舌干齿黑唇裂，脉沉细数。鳖甲与龟板、牡蛎（前3味先煎40分钟）、炙甘草、生地、白芍、麦冬、大麻仁水煎取液，阿胶（烊化）兑入服。滋阴复脉，潜阳熄风。（清《温病条辨》三甲复脉汤）

治热病伤阴，真阴欲竭，虚风内动，症见神疲瘛疭，时时欲脱，脉细数，舌红绛。鳖甲、龟板、牡蛎（前3味先煎40分钟）、白芍、干地黄、麻仁、五味子、麦冬、炙甘草水煎取液，阿胶（烊化）兑入，再加入鸡子黄搅匀温服。滋阴熄风。（清《温病条辨》大定风珠）

3.用于癥瘕积聚，疟母等。本品入肝，味咸软坚散结，益阴除热消癥，又为治疟母之要药。

治心腹癥瘕血积，鳖甲洗净，米醋浸一宿，火上炙干，再淬再炙，以甲酥为度，研极细粉末，与琥珀、大黄（酒拌炒干）共研细末服。（《甄氏家乘方》）

治癥瘕。鳖甲炙酥与诃子、干姜共为末制丸服。（《药性论》）

治久积癖气不散，胁下如覆杯，多吐酸水，面目萎黄，或腹中疼痛。鳖甲与莪术、三棱、大黄、槟榔、柴胡、干姜、肉桂、枳壳、当归、木香、芍药，加生姜水煎服。活血消癥，理气止痛。（宋《太平圣惠方》蓬莪术散）

治久疟日久不愈，胁下痞块，成为疟母，以及各种癥瘕积聚。鳖甲与乌扇、黄芩、柴胡、鼠妇、干姜、大黄、芍药、桂枝、葶苈子、石韦、厚朴、牡丹皮、瞿麦、紫葳、半夏、人参、䗪虫、阿胶、蜂巢、赤硝、蜣螂、桃仁同用，先煮鳖甲令烂，与余药为末调匀，加清酒拌和匀制丸，温开水送服。活血消痞化积。（汉《金匮要略》鳖甲煎丸）

治久疟寒热相等，汗多腰脊重痛。鳖甲与常山、赤芍、柴胡、白术、牡蛎、生姜水煎服。发作前30分服为好。（宋《杨氏家藏方》鳖甲白术散）

4.用于经闭，漏下。本品入血补阴，祛瘀。主女子经血不调及漏下。

治五心烦热，心悸怔忡，及妇人干血痨，身体羸瘦，饮食不为肌肉，月经久闭。醋鳖甲与柴胡、酒当归、麦冬、石斛、白术、熟地、茯苓、秦艽、人参、肉桂、炙甘草共为粗末加生姜，乌梅水煎服。补益气血，祛瘀通经。（宋《严氏济生方》鳖甲地黄丸）

治妇人月经不利，腹胁闷胀，小腹疼痛。鳖甲（醋炙黄）与大黄、琥珀共为细末，炼蜜为丸服。祛瘀通经。（宋《太平圣惠方》鳖甲丸）

治妇人漏下五色，羸瘦，骨节间痛。鳖甲炙令黄为末，酒冲服。（《肘后方》）

5.用于痈疽疮疡，痔疮。本品咸软平散，祛恶血，消肿除痔等。

治痈疽不敛，发背及一切疮。鳖甲烧存性，研掺。（《怪症奇方》）

治痈疽发背，诸般疮疖，跌打损伤，臁疮，痔漏局部红肿疼痛。鳖甲与龙骨、苦参、乌贼骨、黄柏、黄芩、黄连、皂角、白及、白蔹、厚朴、木鳖子、草乌、川乌、当归、白芷、乳香、没药、槐枝、柳枝、黄丹、麻油按传统熬膏药外用。消肿止痛，排脓生肌。（宋《太平惠民和剂局方》万金膏）

治痔，肛门边生鼠乳，气壅疼痛。鳖甲（涂醋炙令黄）与槟榔共为细粉，食前粥饮下。（宋《圣惠方》鳖甲散）

治丈夫阴头痛肿。鳖甲烧存性为末，鸡子清调和涂之。（《千金翼方》）

此外，本品有抗肿瘤作用，可用于多种肿瘤的治疗。还可与它药熬膏药外贴治癥瘕积块。

【炮制】鳖甲　取原药材，打成碎块入药。

醋鳖甲　取砂入锅武火加热，至砂灵活时，投入打碎鳖甲片，翻炒至表面黄色时，取出筛去沙子，趁热投入食醋内，捞出晒干入药。（一般鳖甲 100 克，用米醋 30 克左右。）

【用法】15~30 克水煎服，宜捣烂先煎 40 分钟。鳖甲有腥味，质地坚硬，养阴清热，潜阴熄风作用较强，多用于热病伤阴内伤虚热所致的虚风内动等症。醋炙鳖甲减其腥味，质地疏松，有效成分宜析出，入肝消积，软坚散结力较强，多用于癥瘕积聚，经闭，阴虚潮热等。

【注意】孕妇忌服。

【附药】鳖甲胶　出《本草纲目》　鳖甲胶为鳖科动物中华鳖甲熬制而成的固体胶块。有补肾滋阴，消癥功效，常用于阴虚潮热，久疟，疟母，癥瘕等。用法：3~6 克（烊化服）。（见图 365）

【注意】脾虚便溏者，孕妇忌服。

◎ 桑椹　出《唐本草》

【别名】桑椹子、椹子、桑果等。

【基原】桑椹为桑科植物桑椹的果穗。

【主产地】全国大部分地有栽培，多栽培在村旁、田间、路旁、果园。

【采集】4~5 月当果穗变红时采收，晒干。

【性味】甘，寒。（很多书均如此认为）

【功效】滋阴补血，生津润燥，益智，熄风。（很多书如此认为）

我童年和同学经常摘桑椹吃，家里老人都说："椹子很热，会流鼻血，少吃几个。"当时有红、白两种椹子，吃多了都流鼻血。一次八个同学吃了全都流鼻血，我从医几十年，从没用过桑椹。退休回乡，学友说某友家植桑园，专卖桑椹。约好前行。谈起真实情况，友说："当药材买的没有，多买食之，前景不好，食之多流鼻血，都说很热，准备砍伐。"

我查阅很多古书和现代药物学，都言甘寒，滋阴补血，生津润燥。我主观认为桑椹甘温，不会滋阴补血，生津润燥。不应入补阴药中。仅供同道研究参考。（贾宪亭）

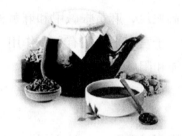

第二十四章 收涩药

凡以治疗精气耗散,滑脱不收的药物称为收涩药,也称固涩药。《素问·至真要大论》:"散者收之。"陈藏器说:"涩可固脱。"李时珍指出:"脱在散而不收,以敛其耗散。"本类药味多酸涩,性温平。多入肺、大肠、脾、肾经。可分别具有固表止汗,敛肺止汗,涩肠止泻,固精缩泉,收敛止血,固崩止带等作用。适用于久病体虚,正气不固,自汗盗汗,久咳虚肺,久泻,久痢,遗精,滑精,遗尿,尿频,崩漏,带下等滑脱病症。

第一节 固表止汗药

《景岳全书·杂证谟》:"汗出一证,有自汗者,有盗汗者。"皆指人体阴阳失调,营卫不和,腠理开阖不利而引起的汗液外泄病症。脾肺气虚,肌表不固,腠理疏松,津液外泄则为自汗;阴虚不能制阳,阴热迫津外泄则为盗汗。凡是能行肌表,调营卫,密腠理,而且有敛汗功能药,统称固表止汗药。

◎ 麻黄根 出《本草经集注》

【别名】苦椿菜等。

【基原】麻黄根为麻黄科植物草麻黄或中麻黄、木贼麻黄的根及根茎。

【主产地】同麻黄。

【采集·药材质量】立秋后采挖,去净泥沙须根及茎上部分,晒干。干燥根茎弯曲不整,表面红棕色或灰棕色有纵皱纹支根。外皮粗糙,有明显的节,体轻,质坚硬而脆,断面木

质部,有很多空隙,中空,木质淡黄色,从中向外放射。以根条粗大、完整、干燥、不枯、坚硬、无麻黄者佳。(见图1)

【主要成分】主含多种生物碱,主要包括麻黄根素,麻黄根碱A、B、C、D及阿魏酰组胺等。尚含有麻黄宁A、B、C、D和麻黄酚等双黄酮类成分等。

【药理】1.麻黄根素能升高血压,麻黄根碱甲和麻黄根碱乙能降血压。2.麻黄根浸膏尚可使蛙心收缩减弱,对肠管、子宫、平滑肌有兴奋作用。3.能抑制低热和烟碱所致的发汗。临床上可用于治疗阴虚盗汗和阳虚自汗。

【性味归经】甘、涩,平。归肺经。

【功效】敛肺止汗。

【歌诀】　　麻黄根药甘涩平　　敛肺能收止汗功

【应用】

用于自汗盗汗。本品甘平,微涩,不寒不燥,敛肺固表,止自汗盗汗,为临床止汗专用药。

主治体质虚弱,卫外不固引起的自汗、盗汗。麻黄根与黄芪、煅牡蛎共为粗末水煎服。固表敛汗。(宋《太平惠民和剂局方》牡蛎散)

主治产后虚汗不止。麻黄根与黄芪、当归共为粗末,水煎服。益气补血,固表止汗。(宋《太平圣惠方》麻黄根散)

治诸虚不足,及新病暴虚,津液不固,体常自汗,夜卧即甚。麻黄根与黄芪、牡蛎、知母、浮小麦同用。益气滋阴,固表止汗。(元《世医得效方》牡蛎散)

治阴虚有火盗汗发热,面赤口干,心烦唇燥,便难尿赤,舌红脉数者。麻黄根与当归、生地、熟地、黄芩、黄连、黄柏、牡蛎、山茱萸等同用。滋阴清热,固表止汗。

【炮制】麻黄根　取原药材,去净残茎,用水洗净,捞出闷透,切段晒干入药。

【用法】10~30克水煎服,亦入丸散。

◎ 浮小麦　出《本草汇言》

【别名】浮麦、浮水麦等。

【基原】浮小麦为禾本科植物小麦未成熟的干瘪轻浮水面的小麦。

【主产地】全国大部分种植小麦产区可获取。

【采集·药材质量】收获季节,扬出轻浮,或水淘小麦捞起漂浮水面的干瘪的小麦,晒干。干燥小麦干瘪呈长圆形,表面淡黄棕色,皱折,腹中央有较深的纵沟,质坚硬,断面白色或淡黄色,少数带有颖及稃,气无,味淡。以粒匀、轻浮、干瘪、少颖稃者佳。(见图366)

【主要成分】主含淀粉、蛋白质、糖、维生素等。

【药理】对诸虚不足有养心敛汗止汗作用。

【性味归经】甘,平。归心、脾经。

【功效】益气养心，敛汗除烦。

【歌诀】　性味甘平浮小麦　　益气养心除劳热
　　　　　能止自汗及盗汗　　脏燥失眠不可缺

【应用】

1. 用于自汗、盗汗。本品甘平入心，取其轻浮少肉多皮，能散皮腠之热，有养心，敛汗止汗之功效。

治诸虚不足，及新病暴虚，津液不固，体常自汗，夜卧即甚。浮小麦与麻黄根、黄芪、牡蛎、知母同用。益气滋阴，固表止汗。（元《世医得效方》牡蛎散）

治盗汗及虚汗不止。浮小麦文武火炒至令焦黄为末，米饮汤送下。或浮小麦与大枣水煎服。（《卫生宝鉴》）

2. 用于骨蒸劳热。本品益气除热，可用于治疗骨蒸劳热。

治阴虚液耗伤，元气受损，骨蒸潮热。浮小麦与黄芪、秦艽、鳖甲、生地、牡蛎、知母、地骨皮等同用。养阴清热，敛汗除蒸。

治湿盛汗出。本品炒，水煎服。

【炮制】浮小麦　取原药材，拣去杂质，水洗净，捞出晒干入药。

炒浮小麦　取浮小麦入锅，文火炒黄，取出放凉入药。

【用法】15~45 克水煎服，研末冲服 5 克左右；炒浮小麦减其凉性，增强燥湿功效，多用于湿盛多汗。

【附药】小麦　出《本草经集注》

【基原】为禾本科植物小麦的成熟种子。

【主产地】全国大部分地区有产，河南产量最大。

【采集质量】河南以农历 5 月前后收割，晒干打下种子，再晒干。以黄白色、粒大、饱满、干燥、淀粉足者为佳。

【主要成分】主含 53.7% 的淀粉，11% 的蛋白质，2%~7% 糖，2%~10% 的糊精，脂肪、粗纤维，少量谷甾醇、卵磷脂、尿囊素、精氨酸、淀粉酶、麦芽糖酶、蛋白酶、维生素乙等。

【性味归经】甘，平。归心、脾、肾经。

【功效】益气养心，除烦止渴。

用于肝郁气滞，情志不遂，脏阴不足，心脾受损，所致的精神恍惚，悲欢欲哭，心烦不宁等。本品甘平入心脾，益气养心，清热除烦，为治脏燥的主要药物。

治脏阴不足，心脾受损，精神恍惚，时时悲伤欲哭，不能自主，心中烦乱，睡眠不安，甚则言行失常，呵欠频作，舌红少苔，脉细而数。小麦与甘草、大枣水煎服。和中缓急，养心安神。（汉《金匮要略》甘草小麦大枣汤）

本方可用于治疗百合病，精神抑郁症，心律失常，心悸怔忡等。失眠加枣仁、远志、茯神等；心悸烦乱加龙齿、磁石、五味子等；气虚加人参、黄芪；口干欲饮加麦冬、天冬、玄参、石斛；阴虚火旺加知母、黄柏、生地；精神错乱加生铁落、代赭石、牡蛎、龙骨、大黄、黄连等。

此外，本品为粉，可用于治疗金疮出血。炒黑为粉加腻粉，麻油调敷可用于治疗烧伤。

【炮制】小麦　取小麦拣去杂质，洗净，晒干入药。

【用法】30~60克水煎服，用时宜打碎入煎，外用适量。

第二节　敛肺涩肠药

凡是具有敛肺治疗咳喘和涩肠止泻，治久泻久痢的药，均称敛肺涩肠药。本类药物多酸涩收敛，主入肺与大肠经。多用于治疗肺虚久咳喘不愈及肺肾两虚摄纳无权之诸症，也适用于大肠虚寒不能固摄或脾胃阳虚的久泻久痢。

◎ 五味子　出《神农本草经》

【别名】五梅子、五味、北五味子、辽五味子、南五味子、西五味子、山花椒等。

【基原】五味子为木兰科植物五味子或华中五味子的成熟果实。

【主产地】辽宁、吉林、黑龙江等地产者称"北五味子"；另一种四川、湖北、陕西、山西、云南等省产者称"南五味子"或"西五味子"。

【采集·药材质量】秋末果实成熟时采收，除去果柄及杂质，晒干。"北五味子"以圆球形，外皮紫红色或暗红色，皮多皱缩，果肉柔软，常数个连接一起，内含种子1~2枚，似肾形，棕黄色有光泽，坚硬，种仁白色。以紫红色粒大、饱满、肉厚、有油性、光泽、嚼后味重、苦、甘、酸者佳。"西五味子"粒小，肉薄，品质较差。（见图367）

【主要成分】主含挥发油，其中主要成分为五味子素、木酯素类、有机酸类、叶尿素、鞣质、糖及脂肪、甾醇、维生素 C 和 E 等。

【药理】1. 五味子有明显的镇静作用，小鼠灌后可明显延长戊巴比妥钠的睡眠时间，对神经系统功能有调节作用，对大脑皮层的兴奋和抑制有调节作用，使之趋于平衡，而提高工作效率，产生抗疲劳作用。2. 对呼吸系统有兴奋作用，能收敛肺气，有镇咳和祛痰作用，可用于治疗和预防支气管哮喘。3. 五味子有利胆，促进胆汁分泌，降低转氨酶，保护肝细胞，减轻肝细胞坏死，尚有促进肝细胞再生，增强肝脏解毒机能，是一味肝脏代谢剂。防止脂肪性变，抗纤维化，使血清 ALT 活性显著下降，改善肝功能。4. 五味子提取物可降低心肌耗氧量，使心肌收缩力减弱，心率缓慢，有助于心脏活动，加强和调节心肌细胞能量代谢，改善心肌的营养和功能，有一定的强心作用，可用于治疗早搏，心肌梗死，甲亢心动过速。5. 对不正常的血压有调节作用，对循环衰竭者，升高血压颇为显著。6. 五味子素，五味子甲素有抗胃溃疡作用。7. 北五味子具有人参相似的适应发挥作用，能增强机体对非特异性刺激的防御能力。8. 有调节免疫功能，抗氧化，延缓衰老。9. 还有抗病原微生物，抗过敏，兴奋子宫，抗癌作用。提高正常人和眼病患者的视力及扩大视野，对听力也有很好的影响。10、抗菌作用，对金黄色葡萄球菌、肺炎杆菌、肠道沙门氏菌、绿脓杆菌均有抑制作用。临床上可用于治疗预防支气管哮喘、肝炎、盗汗等。

【性味归经】酸、甘、辛、苦、咸,温。归肺、心、肾经。

【功效】收涩固脱,益气生津,补肾敛肺,宁心安神。

【歌诀】　　五味酸甘苦咸辛　　治肝病宁心安神
　　　　　　收涩固脱止遗泻　　补肺肾益气生津

【应用】

1.用于外感咳嗽及内伤久咳虚喘。五味子五味俱全,但酸重收敛,辛重而散,为治咳嗽要药,凡风寒咳嗽,伤暑咳嗽,伤燥咳嗽能治。又入肺肾,补肾敛肺,肾水虚嗽,肺肾两虚久嗽咳喘皆可治之。

治外感风寒,内停水饮,恶寒发热,咳嗽气喘,痰涎清稀,或无发热,舌苔薄白而润,脉浮或滑。五味子与麻黄、细辛、桂枝、白芍、干姜、半夏、甘草水煎服。解表散寒,温肺化饮,止咳平喘。(汉《伤寒论》小青龙汤)

治痰饮,咳而上气,喉中有水鸡鸣声,痰薄白而粘,或清薄多沫,舌苔白滑,脉象浮紧。五味子与麻黄、射干、紫菀、冬花、半夏、细辛、生姜、大枣水煎服。温肺化饮,止咳平喘。(汉《金匮要略》射干麻黄汤)

治肺气不足,咳逆上气,咳嗽喘息不能卧,倦怠懒言,声音低怯,面色少华,形寒肢冷或有自汗,舌淡苔白,脉虚弱。五味子与苏子、钟乳石、白石英、竹叶、陈皮、款冬花、桂心、茯苓、桑皮、紫菀、粳米、杏仁、麦冬、生姜、大枣水煎服。补益肺气,降逆止咳。(唐《千金要方》补肺汤)

治久咳肺虚,气阴耗伤,甚则气喘,痰少或无痰,自汗,舌淡苔薄,或舌红少津,脉虚数。五味子与人参、款冬花、桔梗、桑白皮、阿胶、贝母、乌梅、罂粟壳共研细末,温开水送服。敛肺止咳,益气养阴。(元《卫生宝鉴》九仙散)

治气阴两虚,久喘不止,少痰或无痰,喘促自汗,口舌干燥,脉虚而数。五味子与人参、麦冬、陈皮、杏仁、生姜、大枣水煎服。益气生津,敛肺止咳。(明《证治准绳》引活人书·五味子汤)

治肺肾两虚,久咳气喘,自汗,呼多吸少等。北五味子与麦冬、熟地、山药、山茱萸、丹皮、茯苓、泽泻共为细末,炼蜜为丸,淡盐汤送下。滋阴敛肺,纳气定喘。(如《寿世保元》麦味地黄丸)

治肺肾两虚,久咳气喘,呼多吸少,自汗等。北五味子与山茱萸、蛤蚧、川贝母、冬虫草、人参、杏仁等同用。补肺止咳,纳气定喘。

2.用于津伤口渴及消渴。本品甘平,酸敛生津止渴,入肺济上源不足,入肾固精保元,为敛气生津要药。

治心肺两虚,津液不足,或气阴欲绝,或暑热伤气,口渴汗多,神疲气短,以及久咳少痰,脉虚弱。五味子与人参、麦冬水煎服。益气生脉,敛阴止汗。(金《内外伤辨惑论》生脉散)

治气虚不能布精的消渴病,气不布津,肾虚胃燥,口渴引饮,小便频数量多,或小便混浊，困倦气短，脉虚细无力。五味子与黄芪、葛根、山药、知母、天花粉、鸡内金水煎服。益气生津，润燥止咳。（近代《医学衷中参西录》玉液汤）

3. 用于心气虚，阴血不足所致的心悸怔忡，失眠，健忘，多梦。本品五味兼备，主入心肺肾，补五脏，振精神，宁心安神。

治心气亏损，心神不宁，惊悸怔忡，失眠，健忘，面色无华，气短乏力。五味子与人参、黄芪、茯苓、远志、炒枣仁、柏子仁、炙甘草、当归、川芎、半夏曲、肉桂共为细末，加生姜、大枣水煎服。养心宁神。（元《丹溪心法》养心汤）

治心阴血不足，心失所养，虚烦少寐，心悸神疲，梦遗健忘，虚热盗汗，大便干结，口舌生疮，舌红少苔，脉细数。五味子与人参、麦冬、玄参、天冬、茯苓、远志、酸枣仁、柏子仁、当归、生地黄、丹参、桔梗、朱砂共为细末，炼蜜为丸，朱砂为衣，空腹白开水或龙眼肉水煎冲服。滋阴养血，补心安神。（明《摄生秘剖》天王补心丹）

治心虚胆怯，心悸，善惊易恐，坐卧不安，多梦易燥，食少纳呆，恶闻声响，舌红苔薄白，脉细或细弦数。五味子与人参、麦冬、茯苓、茯神、酸枣仁、山药、炙甘草、肉桂、车前子、熟地、龙齿、朱砂、天冬共为细末，炼蜜为丸。温开水送服。益气养心，镇惊安神。（宋《太平惠民和剂局方》平补镇心丹）

4. 用于自汗，盗汗。本品酸涩收敛，益肺气，养心肾，可治自汗盗汗。

治心血不足所致的心悸少寐，气短神疲，睡则汗出，面色不华，舌淡脉细。五味子与人参、白术、牡蛎、柏子仁、半夏、麻黄根入大枣水煎服。补血养心。（清《类证治裁》柏子仁丸）

治虚劳盗汗，嘘吸少气。五味子与黄芪、白术、茯苓、熟地、天冬、牡蛎、甘草、大枣水煎服。益气固表止汗。（宋《叶氏录验方》黄芪散）

治气虚体弱自汗。五味子常与黄芪、白术、桂枝、白芍、牡蛎、麻黄根、山茱萸等同用。

治阴虚汗出。五味子常与生地、麦冬、山茱萸、牡蛎、浮小麦、麻黄根等同用。

5. 用于肾虚腰酸，阳痿，遗精，遗尿，白带等。本品咸涩入肾，补肾强阴涩精，主肾虚腰酸下元不固之症。

主治肾阳虚，腰膝酸软，下焦虚寒，肾元不固，小便白浊，或如米泔，或如脂膏，或小便失禁，小儿夜间遗尿，尿液清长，余沥不尽，小便不畅，遗精早泄，阳事不举，女子带下，月经过多，崩漏不止。五味与煅牡蛎、菟丝子、龙骨、韭子（炒）、桑螵蛸、茯苓、白石脂（煅）共为细末，酒糊为丸，淡盐汤或温开水送服。温肾补虚固涩。（宋《严氏济生方》秘精丸）

主治肾虚遗精，阳痿早泄，小便后余沥不尽，精寒无子，闭经，带下稀薄，腰酸膝软，须发早白，夜尿增多，舌淡嫩苔薄白，脉细沉濡。五味子与菟丝子、枸杞子、覆盆子、车前子共为细末，炼蜜为丸，淡盐汤送下。温阳益肾，补精添髓，种嗣衍宗。（明《证治准绳》五子衍宗丸）

主治心脾气虚遗精，滑精，尿浊及白带过多，神疲乏力，健忘，心神恍惚，舌淡苔白，脉细弱者。五味子与人参、白术、茯苓、炙甘草、山药、炒枣仁、远志、芡实（炒）、金樱子水煎服。调补心脾，固精止遗。（明《景元全书》秘元煎）

6. 用于脾肾虚寒泄泻。本品性温入肾，补肾归元，暖丹田，腐熟水谷，蒸糟粕，化精微，涩肠止泻。

主治脾胃虚寒，久泻或五更泄泻，不思饮食，食不消化，腰酸肢冷，腹痛，神疲乏力，舌淡苔薄白，脉沉细无力。五味子与补骨脂、吴茱萸、肉豆蔻共为细末，另用生姜煮红枣令熟，制丸服。温补脾肾，涩肠止泻。（明《内科摘要》四神丸）本方可用于治疗各种慢性肠炎、慢性结肠炎，肠结核，虚寒性腹泻等。

主治脾肾双虚引起的腹痛久泻，神疲倦怠，腰膝酸软，舌淡苔白，脉沉细。五味子与人参、山药、菟丝子、补骨脂、巴戟天、莲子肉、山茱萸、肉豆蔻、砂仁、陈皮、车前子共为细末，炼蜜为丸，温开水送服。补肾健脾，涩肠止泻。（明《先醒斋医学广笔记》脾肾双补丸）

7. 用于肝肾虚目暗不明，耳鸣耳聋。本品入肾强精，明目治瞳孔散大，滋肾水治耳鸣耳聋。

治肾虚目暗不明。五味子与熟地、山药、山茱萸、丹皮、茯苓、泽泻、当归、柴胡共为细末，炼蜜为丸，淡盐汤送下。滋肾补肝，明目。（明《审视瑶函》明目地黄丸）

治肝肾不足，瞳孔散大，眼花目糊，视力减退，眼疲劳，白内障，云雾移睛，两眼酸胀，眼目干涩，疼痛等。五味子与人参、天门冬、茯苓、白蒺藜、石斛、肉苁蓉、川芎、炙甘草、枳壳、青箱子、防风、黄连、犀角、羚羊角、菊花、菟丝子（酒浸）、山药、枸杞子、牛膝、杏仁、麦冬、生地、熟地、草决明共为细末，炼蜜为丸，黄酒或淡盐汤送下。养肝滋阴，明目。（元《原机启微》石斛夜光丸）

治肝肾虚弱，目久昏暗。五味子与石决明、菟丝子、熟地、山茱萸、知母、细辛共为细末，炼蜜为丸，温开水送服。滋补肝肾，开窍明目。（明《奇效良方》石决明丸）

治烂弦风眼。五味子、蔓荆子煎汤频洗之。（《谈野翁试验方》）

治肾阴亏损，耳鸣耳聋，虚烦不眠，头晕目暗，腰膝酸软，遗精，舌红少苔，脉弱或细数。五味子与熟地、山药、山茱萸、丹皮、茯苓、泽泻、磁石、石菖蒲共为细末，炼蜜为丸，淡盐汤送下。滋阴补肾，潜阳聪耳。（清《重订广温热论》耳聋左慈丸）

【炮制】**五味子** 取原药材，拣去杂质，果柄，即可入药。

酒五味子 取净五味子加黄酒拌匀，置笼内隔水蒸至酒吸尽，取出晒干入药。（一般五味子100克，用黄酒20克左右）

醋制五味子 取净五味子，用米醋拌匀，置适宜容器内，密闭，加热蒸至黑色，取出晒干入药。（一般五味子100克，用米醋20克）

蜜五味子 取净五味子，用炼蜜加适量水稀释拌匀，闷透，入锅文火炒至不粘手为度。取出放凉入药。（一般五味子100克，用炼蜜10克左右）

【用法】5~10克水煎服。研粉服3克左右，入煎服宜先捣碎。酒五味子增强温补作用，多用于心肾亏损，心悸失眠等；醋五味子增强酸涩收涩，涩精止泻作用，多用于久泻久痢，遗精，滑泄，白带等；蜜制五味子，补肾作用增强，多用于肺肾两虚咳喘等。余病症则用五味子。

【注意】外有表邪，内有实热者慎用。

【临床报道】

1. 五味子属中药收敛类药，但是20年来的临床观察，五味子对肝炎有很好的治疗效果。近几年来，药理实验表明，五味子除了有较强的降酶作用外，尚有促进肝细胞再生，增强肝脏解毒机能作用，是一味肝脏代谢调节剂。五味子尚能改善智力，提高体力和工作效率，乙肝患者常有失眠、乏力、心烦、梦遗等症者，宜用五味子。（摘自《乙肝中医疗法》）

【现代应用】

1. **神经官能症** 五味子汤治疗失眠68例，有较好疗效。

2. **美尼尔综合征** 五味子汤（五味子配伍山药、酸枣仁等），治疗美尼尔综合征25例，可加速病人眩晕，耳鸣等症状的消退，总有效率达88%。（摘自《中医药药理学》）

◎ 乌梅 出《本草经集注》

【别名】熏梅、梅实、乌梅肉等。

【基原】乌梅为蔷薇科植物梅子近成熟的果实加工品。

【主产地】福建、浙江、湖南、四川等省。现在很多地方多有梅树栽培。

【采集·药材质量】5月间采摘近成熟的果实，大小分开，分别炕焙，保持40温度，翻动闷至皱皮，大约2~3昼夜，至果肉呈黄褐色，再闷至2~3天，变全黑色即成。呈扁圆球形，直径1.5~3厘米，表面乌黑色，皱折不平，基部有圆形果梗痕，果肉柔软，核坚硬，棕黄色，内有种仁一枚，扁圆形，淡黄色。以外皮乌黑、个大、肉厚、柔软、味极酸者佳。（见图368）

【主要成分】主含柠檬酸、苹果酸、琥珀酸、酒石酸、碳水化合物、谷甾醇、蜡样物质、齐墩果酸样物质。

【药理】1. 抑菌作用，水煎剂在体外对多种致病性细菌及皮肤真菌有抑制作用，另外对白色葡萄球菌、枯草杆菌、大肠杆菌及伤寒杆菌，亦有较强的抑制作用。2. 煎剂能减少豚鼠蛋白过敏性休克及组胺性休克有对抗作用，对兔离体肠管有抑制作用。3. 煎剂能促进胆汁分泌。4. 能增强机体免疫功能。5. 对体内蛔虫有抑制作用。

【性味归经】酸、涩，平。归肺、脾、肝、大肠经。

【功效】敛肺止咳，涩肠止痢，安蛔止痛，生津止渴，止血。

【歌诀】　乌梅酸止咳敛肺　　涩肠止久泻久痢
　　　　　生津止渴蚀胬肉　　安蛔定痛止血疾

【应用】

1. 用于肺虚久咳。本品味酸涩，主收敛肺气而止咳。

治久咳不已。乌梅肉微炒与罂粟壳（蜜炙）共为细末，睡前蜜汤调下。（《纲目》）

治久咳不已，肺阴耗伤，甚则气喘，痰少或无痰，自汗，舌淡苔薄白，或舌红少津，脉虚数。乌梅与人参、款冬花、桔梗、桑白皮、五味子、阿胶、贝母、罂粟壳共为散。温开水送服。敛肺止咳，益气养阴。如（元《卫生宝鉴》九仙散）

治虚寒，咳嗽喘息，肌肉消瘦，倦怠食少，胸胁胀满，迫塞短气，及肺痿劳咳，唾血腥臭等。乌梅与人参、地骨皮、阿胶、杏仁（炒）、知母、桑白皮、甘草、罂粟壳共为粗散，加乌梅、大枣水煎服。清热养阴，敛肺止咳。（宋《和剂局方》人参清肺汤）

2. 用于久泻久痢，大小便出血，崩漏。本品酸涩入肠，收涩止痢，能涩肠止血。

治慢性消化不良，腹泻。乌梅肉与白术、茯苓、干姜、泽泻、黄连、白芍、厚朴水煎服。健脾止泻。（明《医家心用类选》三白散）

治脓血痢，久痢体虚，宗气下陷，食入即便。乌梅与黄连、干姜、附子共为细末，炼蜜为丸。食前米饮送下。（宋《太平圣惠方》血痢乌梅丸）

主治五色痢。乌梅肉与黄连、陈皮、枳壳、木香、罂粟壳、厚朴、杏仁、甘草、黑豆、大枣水煎服。（元《世医得效方》养脏汤）

治大便下血不止。乌梅肉炒炭存性为末，醋调糊为丸酒下。（《纲目》）

治血崩不止。乌梅炭、棕炭、生地炭、血余炭共为细末，黄酒送下。（《重订十万金方》）

3. 用于腹痛，呕吐。本品极酸入肝，有安蛔止痛之效。蛔虫得酸自安，制其动，肝喜酸制其逆，和胃则呕止，为治疗蛔虫疼痛的常用药。

治蛔厥症，烦闷呕吐，甚则吐蛔，时痛时发时止，得食则呕，手足厥逆，又治久泻久痢。乌梅与细辛、干姜、黄连、当归、附子、川椒、人参、黄柏、桂枝同用。乌梅肉醋浸一宿打烂，余药为末，炼蜜为丸。温开水送服。安蛔止痛。（汉《伤寒论》乌梅丸）

主治虫积腹痛，不思饮食，食则吐蛔，甚则烦躁，厥逆，面赤口燥，舌红脉数身热等。乌梅与胡黄连、川椒、白雷丸、黄柏、槟榔水煎空腹服。清热安蛔。（清《通俗伤寒论》连梅安蛔汤）

4. 用于骨蒸劳热，消渴，肺阴津伤失音等。本品味酸能敛浮热。除劳热烦闷，有生津止咳之功效。

主治阴虚骨蒸潮热，肌肉消瘦，唇红颊赤，口干咽燥，夜寐盗汗，咳嗽困倦，脉细数。乌梅与秦艽、鳖甲、地骨皮、柴胡、当归、知母、青蒿共为粗末，水煎服。滋阴养血，清热除蒸。（元《卫生宝鉴》秦艽鳖甲散）

主治骨蒸劳热，或久劳受风咳嗽，痰少或吐青黄绿痰，寒热分争，脉细弦。乌梅肉与柴胡、前胡、胡黄连共为细末，用童便、猪胆、猪脊髓、韭根白水煎冲服。清热除蒸。（清《杂病源流犀烛》柴前梅连散）

主治气阴两虚消渴症，烦渴多饮。乌梅与人参、麦冬、茯苓、葛根、天花粉、甘草、黄芪、炙黄芪共为散，炼蜜为丸服。益气养阴，生津止渴。（清《杂病源流犀烛》玉泉丸）

治消渴，止烦闷。乌梅肉干燥为末，淡豆豉水送服。（《简要济众方》）

治肺热津伤，咽干声音嘶哑，口渴或咽喉肿痛。乌梅肉与当归、生地、熟地、黄柏、茯苓、天冬、麦冬、知母、诃子、阿胶、玄参共为细末，人乳、梨汁、牛乳与炼蜜共调制丸服。清热润肺，生津开音。（明《寿世保元》铁笛丸）

此外，乌梅肉能蚀恶肉，去死肌。乌梅肉烧存性为末，外敷可除恶肉；乌梅肉加食醋研与凡士林调膏外敷，可治化脓性指头炎；乌梅肉烧存性研末用麻油调搽小儿头疮多年不愈。

【炮制】乌梅　取原药材，除杂质，打破去仁即可入药。

乌梅肉　取净乌梅水浸蒸软后，剥取净肉，晒干入药。

醋乌梅　取乌梅肉用米醋拌匀，闷至醋吸尽，置容器内密闭隔水加热蒸 2~4 小时，取出晒干入药。（一般乌梅肉 100 克，用食醋 15 克）

乌梅炭　取净乌梅入炒锅，武火加热，炒至表面焦黑，喷水灭火，取出放凉入药。

【用法】15~30 克水煎服，亦入丸散，外用适量，醋乌梅增加收敛固涩作用，多用于收敛肺气，治久咳不止、蛔厥腹痛。乌梅炭长于涩肠止血，多用于久泻久痢便血及崩漏。余病症则用乌梅或乌梅肉。

【临床报道】

1. 治疗细菌性痢疾　取乌梅 18 克压碎，配合香附 12 克，加水 150 毫升文火煎熬，药渣浓缩至 50 毫升时过滤，早晚分 2 次服，治疗 50 例，治愈 48 例。服药后大便恢复正常最短 1 天，最长 5 天；发热恶心呕吐腹痛，里急后重等症都在 1~3 天内消失；服药最短 2 天，最长者 6 天。治疗过程中未发现毒性反应。早期治疗效果更好。对个别病人加大剂量（乌梅、香附各 1 两）可缩短疗程。

2. 治疗牛皮癣　取乌梅 5 斤水煎，去核浓缩收膏约 1 斤，每服半汤匙（约 3 钱），每日 3 次服，治疗 12 例，服 12~37 天不等。基本治愈 5 例，显效好转 4 例。（以上 2 条摘抄自《中药大辞典》乌梅）

3. 功血 I 号

【组成】黄芪、党参、乌梅炭、生地炭、乌贼骨、马齿苋、益母草各 30 克，续断、山茱萸各 18 克，土白术、椿白皮各 12 克，升麻 9 克，甘草 6 克。

【功能】补气升陷，益肾固冲。

【适应症】青春期功能性子宫出血。

【用法】水煎服，每日 1 剂，血热加焦山栀，地榆；脾虚明显加山药 30 克，重用土白术 30 克；偏肾阳虚加乌附子 9 克，姜炭 9 克；偏阴虚加熟地、旱莲草各 15 克；血瘀者加当归、蒲黄。血止后，服补肾调经排卵汤，以促进生殖器发育排卵。补肾调经排卵汤：紫石英、鹿角霜 30 克，山茱萸、杜仲、当归、白芍各 12 克，山药 18 克，香附 9 克水煎服，每日 1 剂。

【疗效】66 例全部治愈。见刘昌青等《刘氏功血 1 号方合补肾调经排卵汤治疗青春期功血 66 例》，《中医杂志》1995，（3）：190。

1. 祝谌予：过敏煎治过敏症

【组成】防风、银柴胡、乌梅、五味子各16克，水煎服，每日1剂早晚服。

【适应症】凡过敏实验阳性者，均可采用本方加减：如过敏性荨麻疹属风寒者，加桂枝、麻黄、升麻、荆芥；风热加菊花、蝉蜕、银花、薄荷；血热加丹皮、紫草、白茅根；热毒盛者加连翘、银花、甘草、蒲公英、紫花地丁、板蓝根；过敏性紫癜加藕节炭、血余炭、荆芥炭、茜草、旱莲草、仙鹤草；过敏性鼻炎加白芷、菖蒲、辛夷、菊花、细辛、生地、苍耳子、葛根；冷空气过敏症加桂枝、白芍、生姜等。

王××，男，26岁，1985年1月15日就诊。全身刺痒2年余，经某医院确诊为过敏性荨麻疹。诊时刺痒难忍，晚上加重，划痕后2分钟起条状荨麻疹，色红，突出皮肤，伴见脘腹疼痛，时轻时重，舌苔薄白，脉细数小弦，证属血燥受风。处方：银柴胡、乌梅、荆芥、丹皮、白蒺藜各10克，五味子、防风12克，炙甘草、红花各6克，生地、紫花地丁15克水煎服，早晚各1次。药渣以水2.5千克浓煎，每晚洗浴，6天后症状基本控制，12日后告愈。（摘自《中医治病绝招》）

2. 收敛脾精以降糖

乌梅味酸而涩，入脾，具有收敛脾精，止漏浊之功，故可治疗糖尿病，尿糖不降之症。笔者在临床常以乌梅配五味子、山茱萸、牡蛎等加辨证施治方药中，收到较为显著的效果，曾治一孙姓患者，39岁，因近数日出现"三多"症状，检查：空腹血糖10.8mmol/L，空腹尿糖（+++）。除嘱控制饮食外，予乌梅、五味子、炙僵蚕各等分为末，每次4克，每日3次，服药1日后，"三多"症状改善，空服血糖降至6.0mmol/L，空腹尿糖（+），三多症消失；1个月后病情稳定，改服六味地黄丸，每次9g，每日2次，以巩固疗效。（摘自《中医杂志》2002第2期）

◎ 五倍子　出《本草拾遗》

【别名】文蛤、百药、百虫仓等。

【基原】五倍子为漆树科植物盐肤木、青麸杨或红麸杨等树上各种五倍子蚜和倍蛋蚜虫的虫瘿。

【主产地】这些树多生长在四川、贵州、云南、湖北、湖南、山西、陕西、广东、广西、福建等省区。多野生于向阳山坡、沟谷、溪边的疏林，或干燥的灌木丛中。

【采集·药材质量】秋季采摘虫瘿，入沸水中3~5分钟杀死虫籽，捞出晒干。角倍又叫菱倍、花倍，为不规则菱角囊状，表面黄棕色至灰棕色，有灰白色软滑的绒毛，质坚硬脆，中空破碎可见黑褐色倍蚜尸体和白色粉状分泌物和排泄物，断面中壳胶质样。气特异，微臭，味极涩。肚倍又名独角倍，呈椭圆形或近球形囊状，灰橄榄绿色，毛少，质硬，易破碎，断面角质，较角倍光亮。两者均以个大、完整不碎、皮厚、质坚者为佳。（见图369）

【主要成分】主含没食子鞣质，没食子酸、树脂、脂肪、蜡质、淀粉等。

【药理】1. 有收敛作用，所含鞣质对蛋质有沉淀作用，皮肤、黏膜、溃疡接触鞣质后，其组织蛋白质有凝固，造成收敛作用，收敛可减轻肠道炎症，故有止泻止痢作用。2. 抗菌作用，对金黄色葡萄球菌、链球菌、肺炎球菌、伤寒、副伤寒、痢疾、炭疽、白喉、绿脓杆菌等均有抑制作用。临床上可用于治疗腹泻、痢疾、自汗、盗汗、上消化道出血等。

【性味归经】涩、苦、酸，平。归肺、大肠、肾经。

【功效】敛肺止咳，涩肠止泻，固精止遗，收敛止血，收湿敛疮。

【歌诀】　五倍子涩苦酸平　　敛肺降火久咳停
　　　　　止汗敛疮又止血　　久泻久痢能固精

【应用】

1. 用于肺热痰嗽及肺虚久咳。本品酸涩苦降，泻肺中浮热痰火，收敛肺气治肺虚久咳。

治肺中痰火之咳嗽。五倍子常与贝母、知母、黄芩、瓜蒌等清热化痰药同用。

治肺虚久嗽等。常与熟地、山茱萸、杏仁、五味子、罂粟壳、阿胶等药同用。补肺敛肺止咳。

2. 用于泻痢不止及脱肛。本品酸涩入大肠，治肠虚泻痢，收脱肛之功效。

治泻痢不止。五倍子半生半熟为末，打糊为丸，若红痢烧酒下，血痢米饮下。（《纲目》）

治赤白痢，各种泄泻。五倍子与白矾（半生半熟）共为细末，黄蜡为丸服。（现代《重订十万金方》）

治脱肛不收。五倍子、白矾煎汤洗之。（《三因方》）

治产后肠脱。五倍子为末掺之，或以五倍子、白矾煎汤薰洗。（《妇人良方》）

3. 用于遗精滑精。本品酸涩收敛，固精治遗。

治虚劳遗浊，五倍子与茯苓、龙骨共为末，水糊为丸，食前盐汤送下。（宋《局方》玉锁丹）

治心肾两虚遗精。五倍子与人参、茯苓、五味子、炒酸枣仁、山药、远志、金樱子水煎服。补肾涩精，益气健脾。（现代《实用专病专方临床大全》秘精汤）

治遗精滑泄。五倍子常与刺猬皮、龙骨、牡蛎、芡实、金樱子等固涩肾精药同用。

4. 用于自汗盗汗。本品酸敛肺经浮热，止自汗盗汗。

治自汗盗汗。五味子研末，津调填脐敷定。（《纲目》）

治寐中盗汗。五倍子为末，荞麦面各等分水和作饼，煨熟睡前食之。（《纲目》）

5. 用于多种出血。本品酸涩，有收敛止血作用。

治牙龈出血不止。五倍子为粉，外敷患处。治大便后痔出血。五倍子与刺猬皮为末，麻油调敷。

治小便出血。五倍子为末，乌梅肉捣烂和丸服。（《濒湖集简方》）

治鼻衄。五倍子为末吹之，仍以末同鲜棉花灰各等分，米饮送下。（《纲目》）

治外伤出血。五倍子为粉外敷包扎。（《圣济总录》）

治胎漏不止。五倍子可与当归、白芍、熟地、川芎、艾叶、阿胶、桑寄生、菟丝子、乌梅炭、棕榈炭、地榆等同用。养血固肾，收敛止血。

主治气虚冲脉不固，崩漏或月经过多，色淡质稀，头晕心悸，舌质淡，脉细弱或虚大。炒白术、黄芪、煅龙骨、煅牡蛎、山茱萸、白芍、海螵蛸、茜草、棕榈炭水煎，送服五倍子粉。补气健脾，固冲摄血。（近代《医学衷中参西录》固冲汤）

6. 用于疮疡肿毒，痔疮，牙痛，耳疳，咽喉肿痛。本品酸敛苦降气寒，能解毒消肿，收湿敛疮。

治一切肿毒。五倍子与大黄、黄柏共为散，新汲水调糊外敷患处。解毒敛疮。（宋《圣济总录》五倍子散）

治疮疡肿痛。五倍子与芙蓉叶、大黄、黄柏、白及共为细末，水调如糊，外敷患处。消肿箍脓。（明《证治准绳》铁箍散）

治疮疡肿痛。五倍子与朴硝、桑寄生、莲房、荆芥水洗熏局部。消肿止痛，收敛止血。（明《疡科选粹》五倍子汤）也可以用于痔疮，脱肛，肿痛，分泌物增多症。

治慢性耳脓，耳道脓液不止，经久不愈，反复发作。五倍子与黄连、东丹、枯矾、龙骨、海螵蛸、麝香、冰片共为细末外用。解毒敛疮。（现代《中医外科学讲义》耳疳散）也可以单用五倍子为末外用。

治牙疳，齿龈赤烂疼痛，口臭出血，甚则牙枯脱落，穿腮蚀唇。五倍子（炒黑）与人中白、绿矾（烧红）、冰片共研细末，用水漱口，再用药粉少许敷患处。清热解毒，祛腐敛疮。（清《医宗金鉴》牙疳散）

治咽中悬痈，舌肿塞痛。五倍子为末，甘草末，僵蚕末各等分，白梅肉捣和为丸，弹子大，含咽，其痛自破。（《朱氏集验方》）

【炮制】五倍子　取原药材，敲开，去其虫卵，杂质，方可入药。

【用法】5~10克水煎服，入丸散服1~2克，外用适量。

【注意】湿热实证泻痢忌服。

【临床报道】愈糜散

【组成】川黄连500克，枯矾250克，青黛250克，五倍子250克，月石250克共为细粉。

【适应症】Ⅰ、Ⅱ、Ⅲ度子宫糜烂。

【用法】上药粉经紫外线消毒后，经常规细菌培养，如无细菌生长，可装入无菌瓶备用。常规外阴消毒，用窥阴器撑开阴道，暴露子宫颈，在整个阴道呈弥漫喷药4克，一般隔日上药1次，连续10次为1疗程。

【疗效】治疗150例，有效率为98.7%。

【注意】忌食辛辣食品，勤换内裤，保护外阴清洁，治疗期忌性生活。

【方源】王忠平《愈糜散治疗子宫颈糜烂150例小结》，《天津中医》1991，3：14。

◎ 罂粟壳 出《本草发挥》

【别名】御米壳、粟壳、米壳、鸦片烟果果等。

【果实】罂粟壳为罂粟科植物罂粟成熟的干燥果壳。

【主产地】国外缅甸、阿富汗等国，国内有国有专业农场种植以供药用。

【采集·药材质量】4~6月采成熟果实，破开，除去种子，晒干。干燥的果壳呈椭圆形，或瓶状卵形，有的破碎成片，外表黄白色，或浅棕色，有无规则的纵向或横向划痕，顶端有11~12条突起的残留柱头，放射状排列，基部有残存果柄，果皮硬轻脆，木质而松。破开后，内表皮呈浅黄色，微有光泽，并有十几条假隔膜，有留的种子或种子脱落痕迹，气清香，味苦。以个大、黄白色、质硬轻脆、皮厚、完整、无子、气清香、味微苦者佳。（见图370）

【主要成分】本品主含多种生物碱、如吗啡、可待因、那可汀、罂粟碱、罂粟壳碱等。另含有多糖、内消旋肌醇、赤癣醇等。

【药理】1.内含吗啡，可待因等有显著的镇痛，镇咳作用。2.罂粟碱对各种内脏平滑肌和血管平滑肌均有松弛作用，能使胃肠道其括约肌张力提高，消化液分泌减少，而起止泻作用。3.但本品多用常用易成瘾，抑制呼吸，引起便秘。临床上可用于久咳、久泻、久痢、脱肛、脘腹痛。

【性味归经】微苦、酸、涩、平，中毒。归肺、大肠经。

【功效】敛肺止咳，涩肠止泻，止痛。

【歌诀】　罂粟苦酸涩平毒　　久泻久痢病可除
　　　　　肺虚久咳脘腹痛　　遗精滑泄肾不固

【应用】

1.用于脾肾虚寒慢性泄泻及久痢，脱肛。本品酸涩入大肠，收涩止泻痢，适用于虚寒久泄久痢，气散不固而肠滑脱肛。

治慢性泄泻，脾肾虚寒，滑脱不禁，久痢，舌淡苔白，脉沉迟者。罂粟壳（蜜炙）与人参、白术、当归、白芍、木香、肉豆蔻（煨）、诃子（煨）、肉桂、炙甘草共为粗末，水煎服。温中补虚，涩肠止泻。（宋《太平惠民和剂局方》养脏汤）

主治肠虚滑脱泄泻不止，或久痢无腹痛者。罂粟壳与炮姜、陈皮、木香、诃子、陈米、甘草水煎服。涩肠止泻。（近代《观聚方要补》引叶氏方·固肠汤）

治虚寒泄泻，饮食不化，肠鸣腹痛。久泄久痢及脱肛。罂粟壳与陈皮、炮姜、煨诃子共为粗末，水煎服。温中涩肠止泻。（金《兰室秘藏》诃子皮散）

治水泻不止。本品与乌梅肉、大枣肉水煎温服。（《经验方》）

2.用于久咳肺虚及气喘。本品涩能敛肺，久咳邪去气散，此乃敛虚耗之气之药也。

治久嗽不止。罂粟壳蜜炙制为末，蜜汤下。（《世医得效方》）

治劳嗽不已，自汗者。罂粟壳制为末，乌梅煎汤送服。食后有汗，加小麦水煎服。（金《宣明论方》小百劳散）

治久咳肺虚，日久不愈，甚则气喘，痰少或无痰，自汗，舌淡苔薄，或舌红少津，脉虚数。罂粟壳与人参、五味子、贝母、款冬花、桔梗、桑白皮、阿胶、乌梅共为末，开水送服。敛肺止咳，益气养阴。（元《卫生宝鉴》九仙散）

3. 用于脘腹疼痛，筋骨疼痛。本品涩酸性平，有良好的止痛作用，尤适用于脾胃虚寒者。又入肾收敛固气，治骨病尤宜，治筋骨疼痛有效。

治脾胃虚寒胃脘疼痛。罂粟壳与黄芪、白芍、桂枝、香附、良姜、荜澄茄等温中散寒药同用。

治营血不足，风湿侵袭，筋骨疼痛。罂粟壳与当归、白芍、怀牛膝、木瓜、甘草等同用。活血养血，舒筋止痛。

4. 用于下焦虚寒所致的遗精多尿。本品涩酸入肾，主治遗精多尿，尤适宜下焦虚寒滑泄不禁。

治下焦虚寒，腰膝酸软，遗精尿频。罂粟壳常与山药、菟丝子、金樱子、益智仁、巴戟天、锁阳、肉苁蓉、山茱萸、五味子等固肾涩精药同用。

【炮制】**罂粟壳** 取原药材，去杂质，打破去籽，水洗，稍闷，切丝干燥入药。

蜜罂粟壳 取炼蜜加适量的水稀释，加入罂粟壳拌匀，入锅文火炒至不粘手为度。取出放凉入药。（一般罂粟壳100克，用蜂蜜20克左右）

醋罂粟壳 取粟壳丝加入食醋拌匀，少闷，入锅，文火炒干为度，取出放凉入药。（一般粟壳100克，用食醋20克左右）

【用法】5~15克水煎服，为末服2克左右。止咳喘多用蜜炙，止泻痢多用醋炙，增加酸涩收敛功效，余病症则用罂粟壳。

【注意】有实邪者不宜用，本品长久服，易成瘾，不可久服。

◎ 诃子 出《本草图经》

【别名】诃黎勒、诃黎、随风子等。

【基原】诃子为史君子科植物诃子的成熟果实。

【主产地】原产印度、缅甸等国，现在我国云南、广东、广西、海南有产。多栽于路旁、村落附近，向阳山坡，林缘等温暖、潮湿半隐蔽的地方。

【采集·药材质量】秋末冬初果实成熟时采摘，置沸水泡5分钟，捞出晒干。干燥果实呈近长卵圆形，长约3~4厘米，径2~2.5厘米，果核易剥离，砸碎后，里有白色细小种仁。以黄棕色、有光泽、粒大、坚实、味酸涩者佳。（见图371）

【主要成分】本品主含大量鞣质，其中主要成分诃子酸、原诃子酸、诃子素、鞣酸酶、番泻苷A、葡萄糖没食子鞣甙、没食子酸，还有糖类、氨基酸等。

【药理】1. 果实含鞣质有收敛、止泻作用，对菌痢和肠炎形成的黏膜溃疡均有收敛作用。2. 诃子素对平滑肌有罂粟壳样的解痉作用。3. 抗菌作用，水煎剂在试管中对痢疾杆菌、伤寒杆菌、绿脓杆菌、金黄色葡萄球菌有一定的抑制作用。4. 有抗肿瘤和强心作用。临床上常用于治疗菌痢、消化道出血、慢性咽炎等。

【性味归经】苦、酸、涩，平。归肺、大肠、胃经。

【功效】敛肺止咳，降火利咽，收涩固脱。

【歌诀】　诃子药酸涩苦平　　归属大肠肺胃经
　　　　　收涩固脱泻痢带　　肺虚久咳失音灵

【应用】

1. 用于肺虚久咳，咽干失音。本品苦降酸涩收敛性平，既能敛肺下气止咳，又能清金利咽开音。

治男女久远咳嗽，气息上冲，坐卧不安，痰涎壅塞，咳唾稠粘，脚手冷痹，心肋痛胀，及伤风咳嗽，膈上不快。诃子与款冬花、甘草、麻黄、桂枝、杏仁共为细末，用好茶同煎服。解表散邪，敛肺宁嗽。（宋《局方》麻黄散）

治久咳肺虚，干咳无痰，属肺阴虚者。诃子与沙参、百合、麦冬、五味子等同用。养阴敛肺。

治肝火上炎灼肺，咳痰带血，痰稠不爽，心烦口渴，颧红便秘，舌红苔黄，脉弦数等。诃子与青黛、瓜蒌仁、海蛤壳、黑栀子共为细末，炼蜜姜汁为丸含化服。清火化痰，止咳止血。（元《丹溪心法》咳血方）

治肺热津伤失音，咽干，声音嘶哑，或咽喉肿痛，口渴等。诃子与当归、熟地、生地、天冬、麦冬、玄参、知母、阿胶、乌梅肉、茯苓、黄柏共为细末，加入人乳、牛乳、甘梨汁。炼蜜和匀制丸服。清热清肺利咽。（明《寿世保元》铁笛丸）

治风热火毒夹攻，肺失宣降所致的咽喉肿痛，声音嘶哑，口干舌燥，咽下不利。诃子与桔梗、硼砂、青黛、冰片、甘草共为细末，制为丸，温开水送。泻火解毒，清热利咽。（明《医学统旨》清音丸）

2. 用于久泄久痢及脱肛。本品涩酸功同乌梅、五倍子，取其涩可固脱，温脾益气药同用，治肠澼久泻。

治老人久泻不止。煨诃子皮与白矾（枯）共为散，米饮调下。（宋《太平圣惠方》诃黎勒散）

治肠虚不固的气痢，症见有矢气，大便随即而下者。煨诃子为末，米饮调下。（汉《金匮要略》诃黎勒散）

治虚寒泄泻，饮食不化，肠鸣腹痛，脱肛久痢。诃子与罂粟壳、陈皮、干姜共为粗末，水煎空腹热服。温中散寒，收涩固脱。（金《兰室秘藏》诃子皮散）

治肠虚滑脱泄泻不止，或久痢无腹痛者。诃子与罂粟壳、炮姜、陈皮、木香、甘草、陈皮水煎服。涩肠治泻。（近代《观聚方要补》引叶氏方·固肠汤）

治肠风泻血。煨诃子与白芷、防风、秦艽俱微炒为末，米糊为丸，早晚食前白汤下。（《本草汇言》）

3. 用于带下、遗精、尿频。本品苦涩酸，收涩固脱，可治带下、遗精、尿频。

治脾肾虚寒白带白淫。煨诃子与白术、黄芪、杜仲、蛇床子、北五味、山茱萸、当归共为细末，炼蜜为丸服。（《医林集要》）

治老人气虚不能收摄，小便频行，少迟即下，或涕泪频来，或口涎不收。取诃子肉含化。（《本草汇言》）

治遗精、滑精。诃子可与金樱子、菟丝子、五味子、山药、山茱萸、芡实、桑螵蛸等药同用，固精止遗。

【炮制】诃子　取原药材，去杂质，洗净，晒干入药。

诃子肉　取诃子水洗，润软，去核取肉，晒干入药。

煨诃子　取诃子肉与麦麸入锅同炒，中火炒至深黄色，取出去残麸，放凉入药。（一般诃子100克，用麦麸40克左右）

【用法】5~15克水煎服，亦入丸散。涩肠止泻宜煨用，多用于久泄久痢；余病症则多用诃子和诃子肉。

【注意】外有表邪，内有湿热。积滞者忌服。

【临床报道】治疗大叶性肺炎　取诃子肉5钱，瓜蒌5钱，百部3钱为1日量，水煎2次分服。临床观察20例，多数均能在1~3天内退热，3~6天白细胞降至正常，6~10天内炎症吸收，未发现不良副作用。（摘抄自《中医大辞典》诃子）

◎ 肉豆蔻　出《药性论》

【别名】豆蔻、肉果、玉果等。

【基原】肉豆蔻为肉豆蔻科植物肉豆蔻的成熟种子。

【主产地】国外主产马来西亚、印度尼西亚等国；国内广东、广西、云南、台湾、海南均有栽培。

【采集·药材质量】4~6月及11~12月各采收一次，早晨摘取成熟果实，剖开果皮，剥去假皮、种皮，取出种仁，用石灰乳浸一天后，取出晒干。干燥的种仁呈椭圆形，长约3厘米，径约1.5厘米左右，表面灰棕色至棕色，粗糙，有网状沟纹，质坚硬，纵切面有大理石样花纹。气芳香而强烈，味苦辣。以个大、体重、坚实、完整、香浓、味辣微苦者佳。（见图372）

【主要成分】本品主含挥发油，油中主含肉豆蔻醚、丁香酚、异丁香酚、黄樟醚、甘油酯、双丙烷类化合物等。

【药理】1.本品能促进胃液的分泌及胃肠蠕动，而有开胃和促进食欲，消胀止痛作用，但大量服用则有显著麻醉性能，有一定毒性，对正常人体有致幻作用。2.其萜类成分有抗菌消炎作用。3.药物实验有良好的止泻作用。

【性味归经】辛、苦、涩、温，小毒。归脾、胃、大肠经。

【功效】温中行气，消食，涩肠止泻。

【歌诀】　肉豆蔻辛苦涩温　　脾肾阳虚久泻斟
　　　　　虚寒气滞脘腹胀　　疼痛食少呕吐频

【应用】

1.用于脾肾虚寒泄泻及痢疾。本品苦涩而温，入中下焦，既能温脾暖胃，又能涩肠止泻。主治脾肾虚寒久泻，五庚泻，不思饮食，食而不化，腰痛腰膝酸冷，神疲乏力，舌质淡苔白，脉沉细无力等。肉豆蔻与补骨脂、五味子、吴茱萸共为细末，红枣生姜同煎，取枣肉和药末制丸，淡盐汤送下。温补脾肾，涩肠止泻。（明《内科摘要》四神丸）

治脾肾虚弱引起的腹痛久泻，以及带下，腰膝酸软，神疲倦怠，舌淡苔薄白，脉沉细。肉豆蔻与人参、莲肉、菟丝子、五味子、山茱萸、怀山药、车前子、陈皮、砂仁、巴戟天、补骨脂共为细末，炼蜜为丸服。补肾健脾，涩肠止泻。（明《先醒斋医学广笔记》脾肾双补丸）

治脾肾虚寒之慢性泄泻，大便滑脱不禁，及慢性痢疾，舌淡苔白，脉沉迟等。肉豆蔻与人参、白术、肉桂、诃子、木香、炙甘草、当归、白芍、炙罂粟壳共为粗末，水煎服。温中补虚，涩肠止泻。（宋《太平惠民和剂局方》养脏汤）

2.用于脘腹胀痛，食少呕吐。本品辛香入脾胃，能散能消，芳香醒脾，理脾暖胃，和中治呕。

治中寒虚胀，脾胃不和，厌食兼有腹水。肉豆蔻与人参、茯苓、槟榔、白术、木香、诃子、陈皮、三棱、莪术、木瓜、生姜水煎服。益气健脾，理气消积。（宋《圣济总录》人参汤）

治水湿胀如鼓，不食者。肉豆蔻与槟榔、轻粉、黑牵牛共为散，面糊为丸，连翘煎汤送下。消胀利水。（金《宣明论方》肉豆蔻丸）

治脾肾虚寒，食少呕吐。肉豆蔻与陈皮、半夏、砂仁、干姜、木香等同用。

【炮制】**肉豆蔻**　取原药材，洗净，晒干入药。

煨肉豆蔻　①取白面加水制面团，取适量面团压饼，逐个将肉豆蔻包裹，再将表面喷湿，如泛水丸一样滚上干面粉3~4层，稍晾，投入已炒热的滑石粉或沙子中，慢慢翻动，至表面呈焦黄色时，取出，稍冷，剥取面壳，即可入药。（一般肉豆蔻100克，用滑石粉60克）

②将肉豆蔻与麦麸同入锅，用文火加热，不断翻动，炒至肉豆蔻表面呈深棕色时，取出筛去残麸，放凉入药。（一般肉豆蔻100克，麸皮50克左右。）

【用法】5~10克水煎服，亦入丸散。煨肉豆蔻减少大量油脂，减少刺激和滑肠之弊。增强温中固涩作用，常用于脾胃虚寒，久泻久痢，脘腹胀满，食少呕吐。肉豆蔻有滑肠之弊，很少用。

【注意】泻痢属湿热者忌服，有一定的毒性，不可大量。

◎ 石榴皮　出《雷公炮炙论》

【别名】西榴皮、酸石榴皮、石榴壳等。

【基原】石榴皮为石榴科植物成熟石榴的果皮。

【主产地】我国大部分地区多栽培石榴树，以四川、河南荥阳广武河阴（今之刘沟）

种植面积大，质量好。多栽培于向阳的村旁、山坡、庭园。

【采集·药材质量】 一般中秋节前后采摘，收购食用后的石榴皮，或切开除去种子，晒干。多呈不规则的碎片状，大小不一，外表暗红色、棕红色或红黄白色，内白色或棕黄色，外皮有光泽，粗糙，有突出的筒状宿萼。下有粗糙柄痕，质硬而脆，断面黄色，略显颗粒状，味苦涩。以质脆而坚、片大、皮厚、红褐色、无霉、干燥、味苦涩者佳。（见图373）

【主要成分】 主含鞣质、石榴皮碱、伪石榴皮碱、异石榴皮碱、N-甲基异石榴皮碱、没食子酸、草酸钙、草果酸、异槲皮甙、树脂、甘露醇、糖类等。

【药理】 1.本品有收敛作用。2.石榴皮煎剂在试管内对痢疾杆菌、志贺氏杆菌、金黄色葡萄球菌、伤寒杆菌、结核杆菌多种皮肤真菌都有抑制作用。3.异石榴皮碱对绦虫有极效的杀灭作用。

【性味归经】 涩、苦、少酸、温，小毒。归大肠、肾经。

【功效】 涩肠止泻，杀虫，止血。

【歌诀】 　石榴皮温酸苦涩　　能涩肠止痢止泻
　　　　　　驱杀绦虫和蛔虫　　遗精带崩漏出血

【应用】

1.用于泻痢脱肛。本品入大肠经，酸涩收敛，涩肠固脱，温中散寒，尤适于虚寒久泻久痢。

治脾肾虚寒久泻，五更泻。石榴皮与肉豆蔻、补骨脂、吴茱萸、五味子、茯苓、泽泻、甘草水煎服。温补脾肾，涩肠止泻。（现代《重订十万金方》泄泻·11方）

治久痢不瘥。陈石榴皮焙干，为细末，米饮调下。（宋《普济方》神授散）

治妊娠暴泻不止，腹痛。石榴皮与当归、阿胶、艾叶水煎服。（《产经方》石榴皮汤）

治肠虚血热，泻痢频数，大便夹有鲜红，或便赤汁，稍伴腹痛。石榴皮与没食子、地榆、黄柏、黄连共为细末，醋糊为丸，米饮调下。清热凉血，收涩止痢。（宋《太平惠民和剂局方》没食子丸）

治赤白痢疾。石榴皮与黄连、阿胶、黄柏、干姜、甘草水煎服。（唐《外台秘要》深师黄连汤）

治脱肛。石榴皮与陈壁土、白矾水煎熏洗，再用五倍子研敷托上之。（《医钞类编》）

2.用于崩漏，带下及出血。本品涩酸收敛。《纲目》："治崩中带下。"

治崩漏。石榴皮多与地榆、阿胶、当归、白芍、三七等同用。

治湿热带下。石榴皮多与白术、山药、苍术、黄柏、陈皮、白芍、薏苡仁、乌贼骨、白芷、败酱草等同用。

治粪前有血，令人面黄。石榴皮炙令黄研末，用茄子枝煎汤服。（《千金要方》）

3.用于虫积腹痛。本品有小毒，有杀虫之功效，常用于治疗肠道寄生虫病。

驱绦虫。石榴皮与槟榔、南瓜子同用，效果良好。

治蛔虫腹痛。石榴皮与乌梅、川椒、细辛、黄连、干姜、苦楝根皮、槟榔、木香、枳壳等同用。

治蛲虫。石榴皮与槟榔、贯众、雷丸等同用。

此外，石榴皮与明矾为末外揉搓，可治牛皮癣；石榴皮为末，麻油调敷可治烧伤。

【炮制】石榴皮　取原药材，拣去杂质，残瓤，残子，洗净闷透，切块，晒干入药。

石榴皮炭　取净石榴皮块，置锅内武火加热，炒至表面焦黑，内棕褐色，如有火星，水喷灭之，取出放凉入药。

【用法】5~15克水煎服。外用适量，石榴皮炭收涩止血功能增强，多用于久泻久痢、崩漏、出血等。余病症则用石榴皮。

◎ 赤石脂　出《神农本草经》

【别名】红土、赤石土、赤符、红高岭、赤土石、吃油脂等。

【基原】赤石脂为硅酸盐类矿物多水高岭石族多水高岭石。

【主产地】福建、江苏、河南、湖北、山东、陕西、山西等省。主产于岩石的风化壳和黏土层中。

【采集·药材质量】挖出后，选择红色滑腻如脂的块状体。为不规则的块状体，大小不一，表面粉红色、红色、紫红色，有红白相间花纹，光滑如脂，质细腻，易砸碎，断面平滑，吸水性强，放舌上可粘舌。以色红、光滑、细腻、易碎、舔之粘舌强者、有泥土气、味淡者佳。（见图374）

【主要成分】主含水化硅酸铝，尚含相当多的氧化铁，多量的硅（42.93%）、铝、氧化锰、镁及钙、水分等。

【药理】1. 所含水化硅酸铝，口服能吸附消化道有毒物质，如磷、汞、细菌毒素及食物异常发酵的产物等。2. 对发炎的胃黏膜有保护作用，一方面减少异物刺激，另一方面能吸附发炎的渗出物，使炎症徐徐缓解。3. 对胃肠道出血有止血作用。

【性味归经】甘、涩，温。归肺、胃、大肠经。

【功效】涩肠止泻，收敛止血，敛疮生肌。

【歌诀】　赤石脂药甘温涩　　涩肠固脱止久泻
　　　　　崩漏带下皆可用　　敛疮生肌止出血

【应用】

1. 用于久泻久痢，滑脱不禁。本品甘温而涩，温里涩肠固脱，疗腹痛肠澼开泄无度，日久不愈者。

主治虚寒泻痢日久，滑泻不禁，面黄，舌淡，脉虚无力。赤石脂与禹余粮水煎服。涩肠止泻。（汉《伤寒论》赤石脂禹余粮汤）

治久痢腹痛。赤石脂与干姜、粳米水煎服。温中涩肠止泻。（汉《伤寒论》桃花汤）

治久痢腹痛。赤石脂与人参、炮姜、粳米水煎服。（清《温病条辨》人参石脂汤）

2. 用于崩漏带下，遗精，便血，小便失禁。本品甘温涩重而赤，收湿止血而固下，可固崩止带，止遗精。

治产后体虚崩中下血。赤石脂与当归、熟地、鹿茸、牡蛎共为细末，粥米调下。温补肾阳，固涩止崩。（宋《妇人良方大全》治崩中下血方）

治冲任虚寒，瘀阻胞宫的崩漏，出血不止，血色紫红或紫黑，夹有血块，小腹疼痛拒按，舌红紫暗，脉细弦。赤石脂与紫石英、禹粮石、代赭石、乳香、五灵脂、没药、朱砂共为细末，米粉打糊为丸服。祛瘀生新，固崩止血。（宋《太平惠民和剂局方》震灵丹）

治阳虚带下清稀，遗精，畏寒肢冷，舌苔薄白，脉沉迟等。赤石脂与苍术、龙骨、制川乌、补骨脂、川楝子、小茴香、茯苓、远志、莲子肉共为细末，酒糊为丸，朱砂为衣，米饮或淡盐汤送下。温阳健脾，固精止带。（元《世医得效方》无名丹）

治血痔，下血甚多。赤石脂与枯矾、龙骨、杏仁共为细末，炼蜜为丸服。止血敛疮。（宋《圣济总录》赤石脂丸）

治小便不禁。赤石脂与牡蛎共为细末，酒糊为丸，盐汤送下。（宋《普济方》牡蛎丸）

3. 用于疮疡久溃不敛，外伤出血。本品色赤入血，有收湿敛疮，生肌，止血功能。

治痈疽疮疡，疮疡疮口久溃不敛。赤石脂与石膏、轻粉、黄丹、龙骨、血竭、乳香、樟脑共为细末外用。活血祛腐，生肌敛疮。（明《外科正宗》生肌散）

治诸般恶疮，跌打损伤，流注瘰疬，金刃误伤，挫伤出血等。赤石脂与密陀僧、赤芍、当归、百草霜、乳香、没药、血竭、儿茶、苦参、银黝、大黄同用。先将赤芍、当归、苦参、大黄入桐油之火炸枯去渣，再熬制滴水成珠，再下余药，拌极匀后置盆内，常以水浸之，用时外敷患处。活血散瘀，消肿止痛。（清《医宗金鉴》陀僧膏）

治外伤出血。赤石脂与五倍子、松香、陈石灰各等分为粉，外敷包扎。

【炮制】赤石脂　取原药材，拣去杂质，即可入药。

煅赤石脂　将赤石脂碾粉，水醋适量调匀，搓成条状切段，干燥，武火煅至红透，取出放凉入药。

【用法】10~20克水煎服。用时打碎入药，外用适量。煅后增加固涩收敛作用，多用于久泻久痢，崩漏等带下等。余病症则用赤石脂。

【附药】白赤脂　出《神农本草经》

【别名】白陶土、高岭土。

【基原】白赤脂为硅酸盐类矿物白陶土。

【主要成分】主含水化硅酸铝、铁、镁、钙等。

【性味归经】甘、酸，平。归大肠经、胃经。

【功效】涩肠止血。

【主治】久泻久痢，崩漏带下，遗精等。

【用法】10~15克水煎服，亦入丸散，外用适量。

◎ 禹余粮 出《神农本草经》

【别名】禹粮石、白余粮、天师食、石中黄等。

【基原】禹余粮为氢氧化物类矿物褐铁矿的一种矿石。

【主产地】河南、浙江、四川、山东、福建、江苏等省。

【采集·药材质量】全年可采，挖出后拣去杂质。为不规则的斜方块，表面淡棕色、红棕色，多凸凹不平，质坚硬而脆，可砸碎，断面不整齐而光滑，多显深棕色与淡棕色或淡黄色相似层纹，各层硬度不同，质松部分指甲可划动。味淡，嚼之无砂粒感。以块整齐不碎、赭褐色、断面层层纹、无杂石者佳。（见图375）

【主要成分】本品主含三氧化二铁（Fe_2O_3）、磷酸盐、镁、铝、钾、钠等。

【药理】100%的禹粮石生品、煅品、醋淬品水煎剂分别给小鼠灌胃，发现三者均能抑制肠蠕动。

【性味归经】甘、涩，平。归胃、大肠经。

【功效】涩肠治泻，收敛止血，止痒。

【歌诀】　　禹余粮药甘涩平　　涩肠止泻胃肠经
　　　　　　虚寒性久泻久痢　　便血带下血漏崩

【应用】

1. 用于虚寒性久泻久痢。本品甘涩平，收大肠之滑泄，谓固大肠之药也。

主治虚寒泻痢日久，滑泻不禁，手足不温，精神疲倦，舌质淡，脉虚。禹余粮与赤石脂水煎服。涩肠止泻。（汉《伤寒论》赤石脂禹余粮汤）

治肠胃虚寒，滑泻不禁。禹余粮与赤石脂（煅）、龙骨、荜茇、煨诃子、煨肉豆蔻、炮姜、炮附子共为细末，醋糊为丸。温中祛寒，涩肠止血。（[朝鲜]《医方类聚》禹余粮丸）

治冷劳，大肠滑泻不止。禹余粮煅淬七次，乌头（冷水浸一宿，去皮脐）焙干共为细末，醋糊为丸服。温中治泻。（宋《太平圣惠方》神效太乙丹）

2. 用于崩漏、带下、便血。本品甘涩平，质重于赤石脂但功效近似赤石脂，能收敛止血，固崩止带。

治冲任虚寒，瘀阻胞宫的崩漏，出血不止，血色紫红或紫黑，夹有血块，小腹疼痛拒按，舌质紫暗，脉细弦。禹余粮与紫石英、赤石脂、代赭石、乳香、没药、五灵脂、朱砂共为细末，米粉打糊为丸，温开水送服。祛瘀生新，固崩止血。（宋《太平惠民和剂局方》震灵丹）

治妇人带下，属脾肾虚弱，带脉不举，白带清稀，绵绵不止。禹余粮与土白术、茯苓、山药、鹿角霜、龙骨、牡蛎、白芍、车前子、白果、芡实、乌贼骨等同用。

治大便下血，色紫或状如板油。禹余粮与乌贼骨、炮姜、荆芥炭等同用。

【炮制】**禹余粮**　取原药材，拣去杂质，即可入药。

醋煅禹余粮　取禹余粮打成小块，入坩埚火煅红，投入醋中淬之，捞出晒干入药。（一般禹余粮100克，用米醋30克左右）

【用法】10~20克水煎服，用时打碎入药。醋淬后，质地疏松，有效成分易析出，增强收敛作用，多用于大肠虚寒滑肠，久泻久痢，虚寒带下。余病症则用禹余粮。

【注意】孕妇慎用。

第三节　　固精缩泉止带药

凡是有固精、缩泉、止带为主要功效的药物，统称固精缩泉止带药。此类药物多酸涩收敛，有的兼补益固精，多入肾与膀胱经。适用于肾气不固的膀胱失约所致的遗精、滑精、遗尿、尿频及带下等症。

◎ 山茱萸　出《神农本草经》

【别名】山萸肉、萸肉、枣皮、蜀枣等。

【基原】山茱萸为山茱萸科植物山茱萸的成熟果肉。

【主产地】陕西、山西、河南、安徽、浙江、四川等省，多生于或栽培于向阳山坡，溪旁，荒台，灌木林中，喜欢温暖湿润的气候，深厚肥沃的砂质土壤。

【采集·药材质量】秋末果实成熟时采摘，去核留肉，晒干。果皮多破裂，大致呈不规则半圆筒形，大小不一，表面紫红色至紫褐色，有光泽，基部可见残留的果柄或果柄痕，顶有宿萼痕迹，质柔软不碎，味酸涩少苦。以无核、皮大不碎、肉厚、红紫色油润、干燥无杂无霉者佳。（见图376）

【主要成分】本品主含山茱萸甙、莫罗忍冬甙、番木鳖甙、獐牙菜甙、山茱萸新甙、鞣质、熊果酸、没食子酸、苹果酸、齐墩果酸、酒石酸及维生素A等。

【药理】1. 有强心作用，山茱萸注射液静脉静注，可改善心功能，增加心肌收缩，和心血输出量，提高心肌工作效率。2. 山茱萸能增强机体抗应激能力，提高小鼠耐缺氧，抗疲劳能力，增强记忆力。3. 还能降血脂、降低血清甘油三脂、胆固醇含量，抗动脉硬化，还有明显降血糖，降低血黏度，减轻糖尿病人的心血管损害。4. 水煎剂对免疫系统有促进作用，对表皮葡萄球菌有较强的抑制作用，对大肠球菌、金黄色葡萄球菌、痢疾杆菌流感病毒也有抑制作用，有抗组织胺作用。5. 体外实验能抑制腹水癌细胞，对于因化疗使白血球下降，有明显升高作用。6. 山茱萸有升压，并能抑制血小板聚集，抗血栓形成。7. 所含鞣质有收敛作用。临床可用于治疗复发口疮，肩周炎，糖尿病等。

【性味归经】酸、涩，温。归肝、肾经。

【功效】补益肝肾，收敛固脱。

【歌诀】　　山茱萸酸涩微温　　收敛固脱补肝肾
　　　　　　崩漏体虚汗不止　　遗精滑泻尿失禁

【应用】

1. 用于肝肾不足所致的头目眩晕，腰膝酸软，腰痛，阳痿遗精，失眠健忘等。本品酸涩微温补肝益肾，温而不燥，补而不峻，既能补阴，又能补阳，益精髓，兴阳道，又涩精治遗，实为补肝肾之良药也。

治肝肾精血虚损，形体消瘦，腰体酸软，遗精滑泻，健忘失眠，五心烦热，咽干口燥，舌红少苔，脉细数等。山茱萸与熟地、山药、菟丝子、枸杞子、鹿角胶、龟板胶、牛膝共为细末，熟地蒸烂杵膏与余药末混匀，炼蜜制丸，淡盐汤送服。滋阴补肾，益精填髓。（明《景岳全书》左归丸）

治肝肾亏损，腰膝酸软，下肢无力，头晕目眩，耳鸣健忘，心神不安，男子遗精，女子带多，舌红苔薄白，脉弦细。山茱萸与熟地、山药、茯苓、牛膝、杜仲、巴戟天、五味子、小茴香、肉苁蓉、远志、枸杞子、石菖蒲共为细末，枣肉捣和，炼蜜为丸，淡盐汤送服。益肝滋肾。（明《医方考》滋阴大补丸）

治肾阳不足，腰酸脚软，下半身冷感，小腹拘急，小便不利，或小便清长，过多，尿色清淡，舌淡胖苔白，尺脉弱者。山茱萸与熟地、山药、丹皮、茯苓、泽泻、肉桂、附子共为细末，炼蜜为丸，淡盐汤送服。温补肾阳。（汉《金匮要略》肾气丸）

主治肾虚阳衰，头晕目眩，耳鸣腰膝，冷痹胃痛，四肢不温，遗精盗汗，尿频遗尿，带下清冷，舌质淡，脉虚濡。山茱萸与茯苓、干地黄、泽泻、山药、五味子、肉苁蓉、菟丝子、杜仲、牛膝、巴戟天、赤石脂共为末，炼蜜为丸，温开水送服。温阳益精，补肾固摄。（唐《备急千金要方》无比山药丸）

主治肾阴不足引起的肢冷畏寒，腰酸膝软，精神萎软，性欲减退，阴萎精衰，精寒不育，苔薄舌淡，脉沉细无力。山茱萸与熟地、当归、枸杞子、杜仲、仙茅、白术、巴戟天、淫羊藿、肉苁蓉、韭子、蛇床子、附子、肉桂共为细末，炼蜜为丸。补肾壮阳。（明《景岳全书》赞育丹）

2. 用于体虚欲脱，大汗不止，肾虚作喘。《医学衷中参西录》："山茱萸大能收敛元气，振作精神，固滑脱，……"有补肝收涩敛汗，补肾纳气平喘作用。

治寒温外感诸症，大病瘥后不能自复，寒热往来，虚汗淋漓，或单热不寒，汗出热解，须臾又热又汗，目睛上窜，势危欲脱，或喘逆，或怔忡，或气息不足以息。山茱萸与龙骨、牡蛎、白芍、党参、炙甘草水煎服。收敛固脱。（近代《医学衷中参西录》来复汤）

治气血大亏，肝肾不足，精神失守，腰酸耳鸣，汗出肢冷，心悸气短，脉微细等。山茱萸与人参、山药、熟地、杜仲、当归、枸杞子、炙甘草水煎服。益气养血，肝肾双补。（明《景岳全书》大补元煎）

治阴阳两虚，喘逆迫促，有将脱之势及胃气不降，而作满闷。山茱萸与党参、白芍、山药、芡实、代赭石、龙骨、牡蛎、苏子水煎服。补肾纳气，镇逆定喘。（近代《医学衷中参西录》参赭镇气汤）

治大汗虚脱者。本品多与附子、龙骨、牡蛎，及五味子、炙甘草等同用，固阳固脱，收敛止汗。

3. 用于月经过多，或崩漏，胎动不安。本品酸涩敛阴补肝肾，固冲任，安五脏。

治月经过多或崩漏，色淡质稀，头晕心悸，舌质淡，脉细弱或虚大者。山茱萸和黄芪、煅牡蛎、白术、煅龙骨、白芍、乌贼骨、茜草、棕榈炭、五倍子（为面冲服）水煎服。补气健脾，固冲摄血。（近代《医学衷中参西录》固冲汤）

治妇人停经后，肝脾虚经水复来，淋漓不断，夹紫血块，形如血崩。山茱萸与人参、黄芪、熟地、白术、当归、甘草、阿胶（烊化兑入）、黑荆芥、香附、木耳炭水煎服。补益肝脾，固崩止血。如（清《傅青主女科》安老汤）

治脾肾虚弱，胎动不安，小腹疼痛，有如下坠，或见红或腰酸。山茱萸与人参、白术、山药、熟地、炙甘草、杜仲、枸杞子、扁豆水煎服。健脾益肾，安胎。（清《傅青主女科》安奠二天汤）

治血海太热，冲任脉不固，月经过多或崩漏。山茱萸与熟地、山药、丹皮、北五味、白术、麦冬、白芍、龙骨、地骨皮、桑叶、玄参、沙参、石斛共为细末，炼蜜为丸服。滋阴降火，清海止血。（清《傅青主女科》清海丸）

5. 用于脾肾虚弱及久泻，冲脉上逆，胸膈闷胀。本品酸涩收敛，止泻，敛正气而不敛邪气，又具有条达之性，治肝虚内风萌动之胁肋胀痛。

治五更泄泻。可单用山茱萸为末，米糊为丸服。（《本草新编》）

治脾肾虚弱所引起的腹痛久泻，神疲倦怠，腰膝酸软，舌苔白，脉沉细。山茱萸与人参、莲子肉、菟丝子、五味子、山药、车前子、煨肉豆蔻、砂仁、巴戟天、补骨脂、陈皮共为细末，炼蜜为丸服。补肾健脾，涩肠止泻。（明《先醒斋医学广笔记》脾肾双补丸）

治脾肾虚弱，真气外泄，冲脉逆气上干，胸膈满闷，脉大而弦，按之似有力，但非真有力。山茱萸与党参、代赭石、芡实、山药、茯苓、半夏水煎服。（近代《医学衷中参西录》镇摄汤）

6. 用于肝肾虚弱引起的目昏羞明。本品酸涩滋补肝肾，益精强阴，肝开窍于目，肝肾得补，目暗自明。

治肝肾虚热而致的目涩羞明，视物模糊，白内障及云翳，迎风流泪，夜盲等症。山茱萸与熟地、山药、泽泻、茯苓、牡丹皮、当归、菊花、枸杞子、白芍、刺蒺藜、石决明共为细末，炼蜜为丸，温开水送服。滋补肝肾，明目。（明《万病回春》明目地黄丸）

治肝肾阴虚，头晕目眩，视力模糊，目痛干涩，羞明流泪，舌红少苔，脉细数。山茱萸与熟地、山药、丹皮、茯苓、泽泻、菊花、枸杞子共为细末，炼蜜为丸，温开水送服。滋补肝肾，益精明目。（清《医级》杞菊地黄丸）

治瞳孔散大昏耗，或觉视物乏力。山茱萸与党参、柏子仁（炒）、玄参、菟丝子、羊肝（干燥）共为细末，炼蜜为丸，温开水送服。（近代《医学衷中参西录》益瞳丸）

【炮制】山茱萸　　购进原药材，除去杂质、果柄、果核、霉变，洗净，晒干，即可入药。

蒸山茱萸　　取净山茱萸置蒸锅内，用武火蒸之圆气，再蒸30分钟，熄火闷10个小时，取出晒干入药。

酒山茱萸　　取净山茱萸用黄酒拌匀，待酒吸尽，入容器内密闭，隔水用武火加热，蒸

45分钟,取出晒干入药。(一般山茱萸100克,用黄酒30克左右)

【用法】10~20克水煎服,大剂量可用至30克,亦入丸散。蒸山茱萸增加补肝肾作用,多入滋补剂中;酒蒸山茱萸比清蒸作用更强,二者基本相同,常用于肝肾不足之眩晕、耳鸣、阳痿、遗精、早泄、遗尿、尿频、月经过多崩漏、腰酸、胁痛、目暗不明;余病症则多用山茱萸。

【临床报道】治痿汤

【组成】山茱萸30克,枸杞子30克,菟丝子30克,沙苑子30克,仙茅25克,蛇床子25克,淫羊藿25克,巴戟天25克,当归20克,熟地20克,胡芦巴15克,肉桂10~15克。

【功能】滋补肾阳,益精补血。

【适应】阳痿。

【用法】加水600毫升,煎至200~250毫升,分2次服,每日2次,连服15剂为1疗程。心脾两虚者加党参、黄芪;如恐惧伤肾者,可酌加龙骨、牡蛎至25克,远志20克;如兼肝郁者加柴胡15克,香附20克。

【疗效】274例中,治愈226例,占82.5%,好转并继续治疗者40例,占1.5%,无效者8例,占30%,总有效率达97%,服药后最早见效于服治痿汤5~6剂。

【方源】尹立新等《自拟治痿汤治疗阳痿224例观察》,《实用中医内科杂志》1995,45。

◎ 覆盆子 出《本草经集注》

【别名】覆盆、小托盘、乌藨子、牛奶果等。

【基原】覆盆子为蔷薇科植物华东覆盆子等未完全成熟的果实。

【主产地】主产安徽、江苏、浙江、江西、福建、湖北、贵州等省。多生于溪边、山坡或林中、路旁等地。

【采集·药材质量】夏初果实由绿变黄时采收,除去果梗,残叶,入沸水中略烫,捞出晒干。呈圆锥形或扁圆锥形,为多数小果核聚合而成,高0.6~1.3厘米,径0.5~1.2厘米,表面黄绿色或淡棕色,顶端钝圆,基部中心凹入,有150~180个小果集结而成,小果成三棱半月形,内含种子一枚,种子棕色。以果实个大、均匀饱满、小粒完整无缺、结实、灰绿色、干燥、无梗叶、味涩者佳。(见图377)

【主要成分】本品主含有机酸、枸橼酸、苹果酸、没食子酸、糖类、少量维生素、β-谷甾醇、覆盆子酸等。

【药理】1.覆盆子有雌性激素样作用。2.煎剂在体外对葡萄球菌、霍乱弧菌有抑制作用。

【性味归经】甘、涩、微酸,平。归肝、肾经。

【功效】益肾固精，助阳缩尿。

【歌诀】　　覆盆子甘涩酸平　益肾固精用无穷
阳痿早泄腰酸软　不孕不育目不明

【应用】

1. 用于肾虚阳痿、早泄、遗精、尿频、不孕不育等症。本品甘涩微酸，性平入肝肾，添精补髓，强阴健阳，固精缩便，强肾而无燥烈之偏，固精无凝涩之害，真可谓补肾涩精之良药。

治肾气亏虚遗精，阳痿早泄，腰膝酸软，精寒无子，小便淋沥，夜尿增多，须发早白，不孕不育，舌淡嫩苔薄，脉沉细而濡。覆盆子与菟丝子、五味子、枸杞子、车前子共为细末，炼蜜为丸，淡盐汤送服。补肾益精，种嗣衍宗。（明《景岳全书》五子衍宗丸）

治肾阴不足，腰膝酸软，畏寒肢冷，遗精阳痿，小便频数，心悸气短，夜寐惊恐，精神困倦，喜怒无常，悲忧不乐，苔薄白舌淡嫩，脉细濡等。覆盆子与菟丝子（酒浸）、鹿茸（酥炙）、石龙芮、肉桂、附子、石斛、熟地、茯苓、牛膝、续断、山茱萸、肉苁蓉（酒浸）、防风、炒杜仲、补骨脂（酒炒）、荜澄茄、沉香、巴戟天、炒小茴、五味子、桑螵蛸（酒浸炒）、川芎、泽泻共为细末，酒糊为丸，淡盐汤送下。温补肾阳。（宋《太平惠民和剂局方》菟丝子丸）

治病后虚弱，气血亏损，肝肾不足，头目眩晕，腰膝痿弱，四肢倦怠，疲乏无力及老年体虚等。覆盆子与党参、黄芪、白术、茯苓、熟地、山药、当归、白芍、川芎、何首乌、狗脊、女贞子、怀牛膝、陈皮、杜仲、南沙参、百合、泽泻、甘草水煎去渣，浓缩成膏服。添精养血，健脾补气，补益肝肾，养肺生津。（现代《上海中成药临床实用手册》洞天长寿膏）

治阳痿不举。单用覆盆子酒浸，焙研粉，酒送服。（《濒湖集简方》）

2. 用于肝肾不足，目睛不明。本品补肾益肝，有明目作用。肝肾同源，肝开窍于目，肝充精满，目自明亦。

治肝肾虚，目暗不明。覆盆子与熟地、山茱萸、菟丝子、枸杞子、白蒺藜、菊花、车前子等同用。

此外，本品能安五脏，悦肌肤，益颜色，长发，使发不早白，强志。

【炮制】覆盆子　取原药材，除去杂质，灰尘，即可入药。

盐覆盆子　取净覆盆子用盐水拌匀，闷至盐水吸尽，入锅文火炒干，取出放凉入药。（一般覆盆子100克，用食盐3克左右）

酒覆盆子　取覆盆子，用黄酒拌匀，待吸收，入锅文火炒干，取出放凉入药。（一般覆盆子100克，用黄酒20克左右）

【用法】10~30克水煎服，或入丸散。盐制加强补肾固涩，酒制加强温肾助阳，应酌情选用。

【临床报道】

1. 强精汤

【组成】 菟丝子、覆盆子、五味子、车前子、陈皮、桑椹子各 9 克，枸杞子、制首乌、党参各 15 克，熟地、当归各 12 克，黄芪 15 克，仙灵脾 12 克，川续 15 克。

【功效】 补血，益肾，生精。

【适应症】 精子数少不育，亦可用于成活率低不育者。

【用法】 水煎，1 日 1 剂，2 次分服。30 天为 1 疗程。

【疗效】 用本方治疗 151 例，有效 144 例，无效 7 例，有效率为 95.4%。

【方源】 庞国明等《男女病奇效良方》第一版，北京：中国医药科技出版社 1991，173。

2. 补肾育精汤

【组成】 巴戟天、杜仲、补骨脂、菟丝子、女贞子、枸杞子、覆盆子、五味子、肉苁蓉、淫羊藿各 15 克，龟板胶、鹿角胶、丝瓜络各 10 克，地龙、白术、柴胡、甘草各 6 克。

【适应症】 不孕症。

【用法】 经前加重淫羊藿用量；经后加山茱萸、生熟地；经期加当归、川芎；偏肾阳虚加附片、肉桂；偏肾阴虚者加旱莲草、天冬、麦冬；月经来潮第五天开始服用，每日 1 剂，分早晚 2 次服，连服至下次月经来潮。

【疗效】 治疗 188 例，痊愈 157 例，好转 21 例，无效 10 例，总有效率 94.6%。

【方源】 李石林《补肾育精汤治疗不孕症 188 例》，《山西中医》1995，11（17）：25。

◎ 金樱子　出《雷公炮炙论》

【别名】 刺梨子、山鸡头子、山石榴、棠球、糖果、黄刺果、金壶瓶、金罂子等。

【基原】 金樱子为蔷薇科植物金樱子的成熟果实。

【主产地】 主产湖北、湖南、浙江、江西、广东、广西、云南、贵州、四川等省区。多生于山坡，向阳灌木丛中，山谷两旁。

【采集·药材质量】 秋季果红熟时采摘，晒后，放入滚桶内搅动，除去毛刺，再晒干。果实呈倒卵形，似瓶状，长 2~3.5 厘米，径 1~2 厘米，具光泽，表面红黄色和红棕色，表面有多数突起的棕色小点，上端宿萼如盘状，下端尖细，有残留果柄，质坚硬，切开后内壁附有淡黄色绒毛，内有 50~70 个种子，淡黄色，质坚硬。以个大、色红黄、外表粗糙不平、饱满、完整、干燥、味涩者佳。（见图 378）

【主要成分】 本品主含柠檬酸、苹果酸、鞣质、树脂、维生素 C、皂甙、糖类、淀粉等。

【药理】 1. 所含鞣质有收敛作用，能促进胃液分泌，帮助消化吸收功能和止泻作用。能使排尿次数减少，排尿时间延长。2. 煎剂体外实验对金黄色葡萄球菌、大肠杆菌、绿脓杆菌、流感病毒 PR-3 株有抑制作用，有降脂作用。

【性味归经】涩、酸、甘，平。归肾、膀胱、大肠经。

【功效】益肾，固精缩泉，涩肠止泻，止带。

【歌诀】　　金樱子涩酸甘平　　固精缩泉遗滑精
　　　　　　久泻久痢及脱肛　　子宫下垂带下症

【应用】

1.用于遗精、滑精、尿频、尿浊、带下等。本品酸涩收敛，补肾固精止遗，有缩泉止带之功效。但因固涩见长，补肾力微，多与补肝肾药同用。

治肾虚精关不固，遗精，滑精，妇女白带，腰酸乏力，脉沉濡无力。金樱子和芡实同用，芡实为末，金樱子熬膏调末制丸，淡盐汤送下。固涩止遗。（宋《洪氏集验方》水陆二仙丹）

主治肾虚遗精，滑精，腰膝酸软，面白少华，苔白舌淡，脉沉细而弱者。金樱子（去子蒸熟）与菟丝子、牡蛎（煅）、茯苓共为细末制丸，淡盐汤送服。补肾固精。（明《景岳全书》固真丸）

治心脾气虚遗精，滑精，尿浊及妇女白带过多，兼见神疲乏力，健忘，心神恍惚，舌淡苔白，脉细弱。金樱子（去核）与远志（炒）、山药、芡实、酸枣仁、白术、茯苓、炙甘草、人参、五味子水煎服。调补心脾，固精治遗。（明《景岳全书》秘元煎）

治相火偏盛，湿热下注，遗精白浊。金樱子与白术、山药、茯苓、茯神、莲子肉、芡实、莲须、牡蛎、黄柏、车前子共为末，酒糊为丸，温开水或淡盐汤送下。健脾化浊，固精治遗。（清《医学心悟》秘精丸）

治湿热带下，色黄腥臭，黏稠。金樱子与苦参、苍术、墓头回、知母共为细末，制片服。清热燥湿，收涩止带。（现代《常用中成药》治带片）

治小便频数，尿频或小便不禁。金樱子与猪肚水煎服。（《泉州本草》）

若加强益肾缩泉作用，金樱子多与补肝肾的山茱萸、菟丝子、覆盆子、芡实等同用，以增强疗效。

2.用于久泻，久痢，脱肛，阴挺。本品酸涩入肾与大肠经，有涩肠治泻功效。《本草经疏》："涩可去脱，……入三经而收敛虚脱之气……"

治久虚泄泻下痢。金樱子与党参水煎服。（《泉州本草》）

治久痢脱肛。金樱子与鸡蛋炖服。（《闽东本草》）

治阴挺。金樱子（去子、内毛）水煎服。（《闽东本草》）

治脾虚久泻，完谷不化，腹胀冷痛。金樱子与人参、白术、茯苓、炮姜、煨豆蔻、五味子、罂粟壳等同用。温中补脾，涩肠止泻。

【炮制】金樱子　取原药材，去杂质，洗净，晒干入药。

金樱子肉　取金樱子略泡，捞出闷透，剖开除子、毛，晒干入药。

【用法】10~30 克水煎服，或入丸散，或熬膏服。以金樱子肉入药较好。

◎ 莲子 出《本草经集注》

【别名】莲实、藕实、莲蓬子、水芝丹等。

【基原】莲子为睡莲科植物莲的成熟种子。

【主产地】全国大部分地区有产，多生于或栽培于池塘或浅淡水湖泊中。

【采集·药材质量】秋末果实成熟时，剪下莲房，剥取种子，晒干。呈卵圆或椭圆形，长1.2~1.8厘米，径0.8~1.2厘米，表面红棕色或棕色，有纵纹及皱纹，顶端有乳头状突起，下端钝圆或稍凹陷，子叶二，黄白色，有粉性，子叶间有绿色"莲心"味苦甘涩。以个大、饱满、红棕色、完整、坚实、有粉性、干燥、无蛀者佳。（见图379）

【主要成分】本品主含生物碱、淀粉、蛋白质、脂肪、棉子糖、碳水化合物、钙、磷、铁等。

【药理】1.本品有降血压，强心，抗钙及抗心率不齐的作用。2.莲子碱有平抑性欲作用，可以滋阴补虚，止遗涩精。3.本品对鼻咽癌有抑制作用。临床上可用于口渴心烦，吐血，心热淋浊，失眠等。

【性味归经】甘、涩，平。归心、脾、肾经。

【功效】益肾固精，补脾止泻，养心宁神。

【歌诀】　　莲子性味甘涩平　　治遗尿益肾固精
　　　　　　脾虚食少及久泻　　养心宁神带浊症

【应用】

1.用于遗精、遗尿、尿浊、白带等。本品甘涩平，有益肾固精收涩作用，主治遗精，淋浊，崩漏带下，滑脱之症。

主治遗精、滑泻，腰酸耳鸣，神疲乏力，四肢酸软，舌淡苔白，脉细弱。莲子与沙苑子、芡实、莲须、龙骨（煅）、牡蛎（煅）共为细末，莲子粉打糊为丸，睡前淡盐汤送服。固肾涩精。（清《医方集解》金锁固精丸）

主治肾阳虚，畏寒肢冷，男子遗精，妇人带下清稀，舌苔薄白，脉沉细等。莲子肉与苍术、龙骨、赤石脂、制川乌、补骨脂、川楝子、小茴香、茯苓、远志共为细末，酒糊为丸，朱砂为衣，淡盐汤送下。温阳健脾，固精止带。（元《世医得效方》无名丹）

治梦遗滑精，小便白浊。莲子肉与益智仁、龙骨共为细末，空心米饮调下。益肾固精。（明《奇效良方》莲肉散）

治肾气不固的白带，腰膝酸软，带下清稀，头目眩晕。莲子肉与山药、山茱萸、金樱子、菟丝子、芡实、乌贼骨等同用。

2.用于脾虚便溏，久泻久痢。本品甘平补脾，涩以固脱，甚益脾胃，厚肠胃，治泻痢。

治气虚食少，少气倦怠，大便溏泻，舌淡苔薄，脉细弱。莲子肉与党参、白术、茯苓、山药、扁豆、薏苡仁、芡实、白糖加白米粉为细末，调匀蒸膏服。益气健脾。（清《清太医院配方》八珍膏）

治脾胃弱夹湿，面色萎黄，四肢无力，形体消瘦，饮食不化，或吐泻，胸脘痞塞，苔白腻脉濡缓。莲子肉与薏苡仁、砂仁、桔梗、扁豆、陈皮、山药、人参、茯苓、白术共为细末，枣汤送服。益气健脾，和胃渗湿。（宋《太平惠民和剂局方》参苓白术散）

治脾肾虚泻，腹痛久泻，神疲倦怠，腰膝酸软及带下，舌淡苔白，脉沉细。莲子肉与人参、五味子、菟丝子、山茱萸、山药、车前子、肉豆蔻、陈皮、砂仁、巴戟天、补骨脂共为细末，炼蜜为丸。温开水送服。补肾健脾，涩肠止泻。（明《先醒斋医学广笔记》脾肾双补丸）

治下痢饮食不入，俗名噤口痢。鲜莲子肉与黄连、人参水煎服。（《本草经疏》）

3. 用于虚烦，心悸，失眠。本品养心益肾，能交通心肾，清心除烦。

治心肾失调，心悸，失眠。莲子肉常与人参、当归、熟地、茯苓、柏子仁、枸杞子、炒枣仁、远志、五味子、黄连、肉桂等同用。调补心肾，除烦安神。

治惊悸失眠。莲子常与茯苓、酸枣仁、五味子、柏子仁、夜交藤、合欢皮、百合、牡蛎、龙骨等同用。养心安神，清心除烦。

治肝胆不足，善恐。莲子肉与人参、茯苓、茯神、远志、酸枣仁、当归、黄芪、陈皮、甘草、生姜、大枣水煎服。温胆安神。（清《杂病源流犀烛》酸枣仁汤）

【炮制】**莲子** 取原药材，拣去杂质，水洗净晒干，入药。

莲子肉 取莲子用温水浸泡，捞出闷软，分开子叶（取出莲心，另作药用），晒干入药。

【用法】10~15克水煎服，用时打碎入药，亦入丸散。交通心肾，清心安神多用带心莲子；养心宁神，止泻多用莲子肉。

【附药】**莲须** 出《本草通玄》

【基原】莲须为莲花中的雄蕊。（见图379）

【性味归经】甘、涩，平。归心肾经。

【功效】固肾涩精，止血。

【主治】遗精、滑精、吐衄带崩等。

主治实热血崩，量多，色红，质稠黏，口燥唇焦，舌红苔黄，脉实数。莲须与生地、白芍、丹皮、黄芪、黄连、焦栀子、地榆、牡蛎、甘草等水煎服。清热止血。

治肾元不固，湿热下注，尿频尿浊，遗精，神疲腰酸，苔腻，脉缓滑。莲须与黄连、茯苓、砂仁、益智仁、清半夏、黄柏（炒）、猪苓、甘草共为细末，蒸饼制丸，温酒送服。清热利湿，固肾健脾。（明《医学正传》治浊固本丸）

莲子心 出《食性本草》

【别名】莲心、莲薏、苦薏等。

【基原】莲子心为莲子中的青嫩胚芽。（见图379）

【性味归经】苦，寒。归心、肾经。

【功效】清心安神，涩精，止血。

【主治】热入心包，心烦少寐，口舌生疮，遗精，血精，吐血，高血压等。

治温病邪入心包，症见高热，神昏，谵语，舌质红绛，苔燥，脉数。莲子心与玄参、

竹叶卷心、连翘心、犀角（磨汁冲）、连心麦冬水煎服。清热解毒，养阴生津。（清《温病条辨》清宫汤）

【用法】2~6克水煎服，亦入丸散。

荷叶 出《食疗本草》

【别名】莲叶等。

【基原】荷叶为睡莲科植物莲茂盛的叶。（见图379）

【性味归经】苦、涩，平。入心、肝、脾经。

【功效】清热解毒，通气宽胸。

【主治】中暑、热病、眩晕、吐血、衄血、便血、崩漏、泄泻、疮疡肿毒。

治头痛，头如雷鸣，伴头面肿痛。荷叶与苍术、升麻水煎服。清热燥湿，清上止痛。（金《素问病机气宜保命集》清震汤）

治暑夏身热口渴，头目不清，昏眩，微胀，舌淡红，苔薄白。鲜荷叶与西瓜翠衣、鲜银花、丝瓜皮、鲜竹叶、鲜扁豆花水煎服。祛暑清热。（清《温病条辨》清络饮）

治血热妄行，咳血、衄血、吐血，血色鲜红，口干咽燥，舌红或绛。荷叶与艾叶、侧柏叶、鲜生地黄捣制丸，或捣汁凉服，或炖温服。凉血止血。（宋《妇人良方》四生丸）

主治血热妄行，呕血、吐血、咯血、鼻衄，舌质红，脉细数。荷叶与大蓟、小蓟、侧柏叶、茅根、栀子、茜草、大黄、牡丹皮、棕榈皮各等分烧灰存性，共研细末，用藕汁、萝卜汁或京墨汁调服。凉血止血。（元《十药神书》十灰散）

【炮制】荷叶　取原药材，去蒂，洗净，切丝，晒干入药。

荷叶炭　取荷叶入锅，上扣略小的盆，上贴白纸，盆边锅连接处用纸泥封固，武火煅至纸焦黄色，灭火，待凉取出入药。

【用法】3~6克，（鲜荷叶15~30克）水煎服，亦入丸散，外用适量，凉血止血多用荷叶炭，余病症则用荷叶。

莲房 出《食疗本草》

【别名】蓬莲壳、莲壳、莲蓬等。

【基原】莲房为睡莲科植物莲的成熟干燥花托。（见图379）

【主产地】同莲子。

【采集·药材质量】秋末采收，除去莲子，晒干。干燥莲房呈倒圆锥形或漏斗状，多已撕裂，高4.5~6厘米，表面紫棕色，有细皱纹，顶端残平，有多数圆形孔穴，呈蜂窝状，基部有花梗残基。质疏松，破碎面海绵样，味微涩，气微。以个大、紫棕色、完整、干燥者佳。

【主要成分】主含金丝桃甙、槲皮素、蛋白质、脂肪、碳水化合物、粗纤维、灰分、胡萝卜素、硫胺素、核黄素、尼克酸、抗坏血酸、莲子碱等。

【药理】有止血作用。

【性味归经】苦、涩，温。归肝经。

【功效】化瘀止血，祛湿。

【主治】用于月经过多，血崩，胎漏下血，瘀血腹痛，产后胎衣不下，血痢，血淋，痔疮脱肛，皮肤湿痒。

莲房　取原药材，除去杂质，切成碎块。

【炮制】莲房炭　取莲房剪碎，入锅上扣一盆，盆底贴一白纸，锅盆连接处纸泥封固，武火加热煅至白纸焦黄，熄火冷却取出入药。

【用法】1.5~9克水煎服，或入丸散，外用适量。生品偏于化瘀，止血力较弱。可用于胞衣不下，痔疮等。制炭后收涩止血力加强，化瘀力减弱。多用于血崩，血淋，皮肤湿疮等。

荷梗　出《本草再新》

【别名】藕杆等。

【基原】荷梗为莲的叶柄或花柄。（见图379）

【性味归经】微苦，平。归心、肺经。

【功效】通气宽胸，清热解暑。

【主治】暑湿胸闷，泄泻，痢疾，白带，妊娠呕吐，胎动不安。

治暑热气津两伤，身热汗多，口渴心烦，体倦少气，舌红少津，脉虚数。荷梗与西洋参、麦冬、甘草、石斛、黄连、竹叶、知母、粳米、西瓜翠衣水煎服。清暑益气，养阴生津。（清《温热经纬》清暑益气汤）

治中暑神昏不语，身热汗微，气喘等。荷梗与黄连、香薷、扁豆衣、杏仁、厚朴、陈皮、半夏，加益元散水煎服。

【炮制】荷梗　取原药材，洗净闷透，切段，晒干入药。

【用法】10~20克水煎服。

荷蒂　出《本草拾遗》

【别名】荷鼻、莲蒂。

【基原】荷蒂为睡莲科植物莲叶的基部。（见图379）

【性味归经】苦，平。归心、肾、大肠经。

【功效】清暑去湿，和血安胎。

【主治】湿热泻痢，胎动不安。

治血痢。荷叶蒂水煎服。（《普济方》）

治妊娠胎动不安，已见黄水者。干荷叶蒂一枚，炙，研为末，糯米淘汁冲服。（《唐瑶经验方》）

石莲子　出《名医别录》

【别名】甜石莲、壳莲子、带皮莲子等。

【基原】石莲子为莲子老于莲房，落于泥中，经久成黑色坚硬如石的称石莲子。

【采集·药材质量】收集落入泥中经久变黑的果实，洗净，晒干。石莲子呈卵圆形或椭圆形，两头略尖，长1.5~2厘米，直径0.8~1.2厘米，表面灰黑色，顶端有小圆孔，基部有圆形突起，质坚硬，不易剖开，若破开，皮厚1毫米，皮内面红棕色，内有种子一颗，即莲肉，气无，味涩甘淡。以个大、色灰黑、饱满、完整无损整齐、干燥者佳。（见图379）

【性味归经】甘、涩，寒。归心、肾经。

【功效】清心火，涩肠止痢。

【主治】心火，湿热痢疾，淋沥，尿浊等。

主治湿热疫毒蕴结肠中，脾胃已虚的噤口痢，呕不能食，身热口渴喜饮凉，舌红脉大。石莲子（去壳打碎）与人参、黄连水煎服。益气健脾，清热止泻。（清《医宗金鉴》参连开噤汤）

治心火上炎，肾阴不足的虚火淋浊，尿时刺痛，偶劳即发，五心烦热，或有遗精，四肢倦怠，口苦咽干，或舌生疮，或白浊带下。石莲子（去壳打碎）与黄芪、人参、麦冬、茯苓、甘草、黄芩、地骨皮、车前子水煎服。清心利水，益气养阴。（宋《太平惠民和剂局方》清心莲子饮）

【炮制】石莲子肉　取原药材，置锅内水煮后，切开，去皮晒干。

【用法】5~10克水煎服或入丸散，多宜捣碎入煎。

◎ 芡实　出《本草纲目》

【别名】鸡头实、鸡头、水鸡头、刺莲蓬实等。

【基原】芡实为睡莲科植物芡的成熟种仁。

【主产地】江苏、山东、湖北、湖南、吉林、辽宁、河北、河南、浙江、福建、四川、广东等省。多生于或栽培于池塘、淡水湖泊浅水、水库、沟渠等蓄水充足，水源正常，水底有一定疏松污泥的地方。

【采集·药材质量】秋末种子成熟采收，除果皮，取种子，再除去硬壳，晒干。干燥种仁呈圆球状，直径6~7毫米，一端为棕红色，占全体2/3，一端白色占1/3，有圆形凹陷。表面平滑有花纹，质硬而脆，断面白色，不平，有粉性，无臭，味淡。以颗粒大、饱满均匀、粉性足、无碎末及残壳、干燥无杂者佳。（见图380）

【主要成分】芡实主含淀粉、蛋白质、脂肪、碳水化合物、粗纤维、灰分、硫胺素、核黄素、尼克酸、抗坏血酸、微量胡萝卜素、钙、磷、铁等无机盐。

【药理】可以治疗蛋白尿、慢性腹泻。

【性味归经】甘、涩，性平。归脾、肾经。

【功效】益肾固精，补脾止泻，祛湿止带。

【歌诀】　芡实性味甘涩平　　益肾固精配方中
　　　　　健脾祛湿治久泻　　收敛固涩治带症

【应用】

1.用于脾肾虚损所致的遗精、滑精、淋浊、白带等。本品甘平补脾肾，涩者固精治遗，缩便止带。

治肾虚精关不固，遗精，滑精，腰酸乏力，带下过多，脉沉濡无力。芡实与金樱子同用。芡实研末，金樱子熬膏，拌和制丸，淡盐汤送下。固涩止遗。（宋《洪氏集验方》水陆二仙丹）

主治遗精，滑泻，腰酸耳鸣，神疲乏力，四肢酸软，舌淡苔白，脉细数。芡实与莲须、龙骨（煅）、牡蛎（炒）、沙苑子（炒）共为细粉，莲子粉糊为丸，每晚睡前淡盐汤送下，或温开水送服。固肾涩精。（清《医方集解》金锁固精丸）

治心脾气虚遗精，滑精，尿浊，妇女白带过多，伴神疲乏力，健忘，心神恍惚，舌淡苔白，脉细弱。芡实与远志、山药（炒）、酸枣仁（炒，捣碎）、白术（炒）、茯苓、炙甘草、人参、五味子、金樱子（去籽）水煎服。调补心脾，固精止遗。（明《景岳全书》秘元煎）

治脾肾亏损，膏淋小便如脂，形体消瘦，舌淡脉细数无力。芡实与山药、龙骨、牡蛎、生地、党参、白芍水煎服。健脾益肾，固肾止淋。（近代《医学衷中参西录》膏淋汤）

治湿热蕴阻下焦引起的带下黏稠色黄，量多异臭，苔薄黄，脉濡。炒芡实与山药、黄柏（炒）、车前子、白果水煎服。清热利湿止带。（清《傅青主女科》易黄汤）

2. 用于脾虚久泻。本品味甘补脾祛湿，涩以收敛止泻。

治脾胃虚弱，兼有湿热，食少便溏，消瘦乏力，妊娠呕吐，或胎元不固，舌尖红，脉细。芡实与人参、白术、茯苓、山药、莲子肉、陈皮、薏苡仁、神曲、麦芽、砂仁、白扁豆、山楂、甘草、桔梗、藿香、白豆蔻、黄连共为细末，炼蜜为丸，米饮送下。健脾助运，益气安胎。（金《兰台规范》资生健脾丸）

治脾肾虚弱，饮食减少，少气倦怠，大便溏泄，面色无华，舌淡苔白，脉细弱。芡实与党参、白术、茯苓、扁豆、薏苡仁、莲子肉、山药、白糖共为细末，加入白米粉搅匀，蒸膏，日2-3次，当点心食之。益气健脾。（清《清太医院配方》八珍膏）

治老幼脾肾虚热及久痢。芡实与山药、白术、茯苓、莲肉、薏苡仁、白扁豆、人参俱炒燥为末，白汤调服。（《方脉正宗》）

治脏腑素有虚寒，偶得暑热痢病，误服凉下太过，脾胃受伤至久痢不愈。芡实与党参、白术、山药、薏苡仁、砂仁、神曲、麦芽、姜炭、白扁豆、桑螵蛸、覆盆子水煎服。温补脾肾，收涩止痢。（清《揣摩有得集》久病除根方）

【炮制】芡实　取原药材，除去杂质，残壳，即可入药。

炒芡实　取麸皮撒入锅内，武火加热待大冒烟时，倒入芡实，不断翻动，当表面微黄时，倒出，除去残麸，即可入药。（一般芡实100克，用麦麸20克左右）

【用法】10~20克水煎服，用时稍捣碎，亦入丸散。麸炒芡实偏温，多用于脾肾虚寒之泻痢，白带。余病症则用芡实。

【临床报道】秘精煎

【组成】人参3克，金樱子30克，芡实30克，远志10克，山药15克，酸枣仁30克，五倍子15克，茯苓30克，五味子5克。

【功效】补肾涩精，健脾益气。

【用法】每日1剂，水煎分2次服，连服20剂为1疗程。每个疗程间隔5~7天。肾虚不固，封藏失职者加枸杞子、鹿角胶、肉桂、杜仲；劳心伤脾气不摄血者加黄芪、白术；心神不安，相火妄动加肉桂、黄连；湿热下注，扰动精室加黄柏、泽泻。

【疗效】治疗58例，痊愈46例，有效8例，无效9例，总有效率达93.1%。

【方源】朱德梓《秘精煎治疗遗精58例》，《山东中医杂志》1995，14（108：447）。

◎ 桑螵蛸 出《神农本草经》

【别名】桑蛸、螵蛸、螳螂子、桑上螳螂巢、螳螂蛋、螳螂壳、黑螵蛸、长螵蛸等。

【基原】桑螵蛸为螳螂科昆虫大刀螂、小刀螂、巨斧螳螂的干燥卵鞘。

【主产地】全国大部分地区有零星分布。多栖息于树上、草丛、向阳背风的灌木上。

【采集·药材质量】深秋至早春采集卵鞘，蒸40分钟以杀死虫卵，晒干。

团螵蛸，略呈圆柱形或半圆形，由多层膜状薄层叠成，长2.5~4厘米，宽2~3厘米，表面浅黄褐色，上面有不很明显的隆起带，底面平坦或有附着树枝上形成的凹槽。体轻，质松，有韧性，断面可见许多放射排列的小室，内有一小椭圆形的卵，呈黄色，有光泽，气微腥，味微咸。（见图381）

长螵蛸，呈长条形，长2.5~5厘米，宽1~1.5厘米，一端较细，表面灰黄色，上面带状隆起明显，隆起带两侧各有一浅沟，及斜向纹理，质硬而脆。

黑螵蛸，呈平行或四边形，长2~4厘米，宽1.5~2厘米，表面灰褐色，上面带状突起明显，两侧有斜向纹理，近尾段微向上翘，质坚而韧。以上三种均以干燥、完整、黄棕色或黑褐色、体轻而带韧性、无树枝草梗、无杂者佳。

【主要成分】本品主含蛋白质、脂肪，卵囊附着的蛋白质膜上含柠檬酸钙的结晶，卵黄球含糖蛋白及脂蛋白、碳水化合物、粗纤维，及铁、钙、胡萝卜素类色素等。

【药理】抗利尿和敛汗作用。

【性味归经】甘、咸，平。归肝、肾经。

【功效】益肾固精，缩泉治浊。

【歌诀】　桑螵蛸药甘涩平　　益肾助阳可固精
　　　　　遗精遗尿白带浊　　肾虚阳痿带漏崩

【应用】

1. 用于遗精，尿频，白浊等。本品味咸入肾，甘平益肾固精，缩泉涩尿，主遗尿，小便频数，白浊。

主治小便频数，或遗尿，滑精，心神恍惚，健忘，舌苔白淡，脉细弱。桑螵蛸与远志、石菖蒲、龙骨、人参、茯神、当归、龟甲（醋制）共为细末，睡前党参汤调下。调补心肾，固精治遗。（宋《本草衍义》桑螵蛸散）

主治肾虚，小便不禁，遗尿，尿后余沥，体倦乏力，面色㿠白，少气懒言，舌淡，脉虚细无力。桑螵蛸（炙）、菟丝子、小茴香、附子、戎盐共为细末，酒糊为丸，淡盐汤送服。补肾固脬。（宋《全生指迷方》固脬丸）

治产后小便数。桑螵蛸与黄芪、人参、鹿茸、牡蛎、甘草、生姜水煎服。益气补阳，缩泉涩尿。（唐《千金翼方》桑螵蛸汤）

治产后遗尿及尿频。桑螵蛸（炙）与龙骨共为末，米饮送下。（《徐氏胎产方》）

2. 用于肾虚阳痿，遗精，早泄，崩漏，带下。本品性平不寒不燥，为肝肾命门药也，功专收涩，主男子虚损阳痿，遗精等症。

治肾阴不足，肾阳不固，膀胱气化不利，腰膝酸软，下焦虚寒，肾元不固，小便白浊，或如泔，或如脂如膏，小便失禁，小儿夜间尿床，尿液清长，余沥不尽，遗精早泄，阳事不举，女子带下，崩漏等。桑螵蛸与菟丝子、煅牡蛎、煅龙骨、五味子、韭子（炒）、茯苓、白石脂（炒）共为细末，酒糊为丸，淡盐汤或温开水送服。温肾补虚，固精止遗。（宋《严氏济生方》秘精丸）

治下焦虚冷，精滑不固，遗漏不断。桑螵蛸与附子、五味子、龙骨共为细末，糯米糊为丸，淡盐汤送下。温肾固涩。（元《世医得效方》桑螵蛸丸）

治白带清稀。桑螵蛸与白术、苍术、薏苡仁、乌贼骨、白扁豆、陈皮、山药、鹿角霜、车前子等同用。

【炮制】**桑螵蛸** 取原药材，拣去杂质，剪碎入药。

盐桑螵蛸 取桑螵蛸，用盐水拌匀，闷透入锅，文火炒干，色微黄时取出放凉入药。

【用法】10~15克水煎服，或入丸散。盐桑螵蛸增加益肾固精，缩泉止遗作用。多用于肾虚阳痿、遗精、遗尿、小便频数、白浊、白带。余病症则用桑螵蛸。

【临床研究】缩泉止遗汤

【组成】党参30克，山药20克，菟丝子30克，金樱子20克，益智仁25克，桑螵蛸25克（盐），巴戟天15克，辽五味10克，牡蛎30克，白果20克，乌药6克，麻黄8克。

【功效】健脾补肾，涩尿止遗。

【适应】主要用于脾肾阳虚，老人尿频，小儿遗尿。

【用法】水煎2次混合，早9点，晚9点2次分服。

【加减】1. 如果夜尿多达十余次，老人前列腺炎，金樱子加至45克。2. 有前列腺肥大增生可加穿山甲、三棱、莪术、薏苡仁。3. 气虚明显加升麻、柴胡。4. 老人肾阳虚甚加淫羊藿、仙茅、补骨脂、乌附子、韭子等。5. 小儿夜尿床，酌加酸枣仁30克。

【疗效】一般3~5剂见效。（贾宪亭方）

◎ 海螵蛸 出《本草纲目》

【别名】乌贼骨、乌鲗骨、墨鱼盖等。

【基原】海螵蛸为乌鲗科动物无针乌鲗、金乌鲗等的骨状内壳。

【主产地】福建、黄海、渤海、东海一带，浙江、广东、山东等沿海地区。

【采集·药材质量】收集从乌鲗鱼中剥下的内壳，或4~8月间捞取浮在海边的乌鲗内壳，洗净晒干。呈长椭圆形而扁平，中间厚，两边薄，长短、大小不一，腹部洁白，有水波纹状，背部一层硬甲，整体疏松，易折断，断面粉质，气微腥，味微咸。以体大、色白、完整、干燥者佳。（见图382）

【主要成分】本品含碳酸钙占80%~85%，另有壳角质，黏液质，少量的氯化钠、磷酸钙、镁盐等。

【药理】所含碳酸钙、磷酸钙能中和胃酸，可作制酸剂，多用于胃酸过多。另外有敛汗作用。

【性味归经】咸、涩，微温。归肝、胃、肾经。

【功效】收敛止血，固精止带，制酸止痛，收湿敛疮。

【歌诀】　　乌贼骨微温咸涩　　收敛止多种出血
　　　　　　吐酸胃痛敛疮疡　　固精崩漏带赤白

【应用】

1. 用于崩漏等多种出血，外伤出血，血枯经闭等。本品咸涩入肝肾，有收敛止血之功效，入肝行血，用于血枯经闭。

治妇人漏下不止。海螵蛸与当归、鹿茸、阿胶、蒲黄共为细末，酒调服。（《千金要方》）

治气虚冲脉不固，崩漏或月经过多，头晕心悸，色淡质稀，舌质淡，脉弱或虚大。海螵蛸与黄芪、炒白术、煅龙骨、煅牡蛎、山茱萸、白芍、茜草、棕榈炭、五倍子（为粉冲服）水煎服。补气健脾，固冲摄血。（近代《医学衷中参西录》固冲汤）

治脾虚冲脉不固，月经过多而持久，过期不止，或不时漏下，色淡清稀，舌质淡，脉细弱。海螵蛸与黄芪、炒白术、龙骨、牡蛎、生地、白芍、茜草、续断水煎服。益气健脾，安冲摄血。（近代《医学衷中参西录》安冲汤）

治小便淋血。海螵蛸为细末，生地黄汁调服。（《经验方》）

治肝肾精血亏损所致的崩漏下血，吐血，便血，胸胁胀满，不思饮食，四肢清冷，头目眩晕，月事渐少，血枯经闭，苔薄白，脉细。乌贼骨与茜草共研细末，以雀卵调匀为丸服。益精补血，止血化瘀。（汉《黄帝内经素问》四乌鲗骨—藘茹丸）

治外伤出血。可单用海螵蛸研末外敷，或与龙骨粉、蒲黄炭各等分为粉撒于疮面，包扎止血。

2. 用于遗精，赤白带下。本品温涩收敛，有固精止带之功效。

治肾虚遗精。海螵蛸与山药、山茱萸、金樱子、芡实、菟丝子、沙苑子等同用，补肾收涩固精。

治赤白带下，以致不能怀孕。乌贼骨与黄芪、侧柏叶、地榆、僵蚕、牡蛎（煅）、白芷、肉苁蓉、蛇床子、生姜水煎服。益气壮阳，收敛止带。（明《济阴纲目》侧柏地榆汤）

清赤白带下，或白带清稀量多，苔薄，脉细。海螵蛸与山药、龙骨、牡蛎、茜草水煎

服。益肾健脾，固涩止带。（近代《医学衷中参西录》清带汤）

治湿热带下，色黄量多，有异臭。海螵蛸与白芷、败酱草、苍术、炒黄柏、车前子等同用。

3. 用于胃痛泛酸。本品涩温收敛，有良好的止酸止痛功效。

治胃脘疼痛，时发时止，反复发作，并伴有泛酸、恶心呕吐、黑便等。海螵蛸与象贝母共为细末服。制酸止痛。（现代《北京中医》乌贝散）

治胃痛吐酸。乌贼骨与煅瓦楞子、白及、白芍、蒲公英、陈皮、甘草共为散服。理气和胃，制酸止痛。

4. 用于湿疮，湿疹，溃疡不敛。本品味涩，有收湿敛疮作用。

治湿疹瘙痒。海螵蛸与黄柏、黄连、青黛各等分为末外用。

治阴中湿疹。海螵蛸与蒲黄共为粉扑之。（《医宗三法》）

治慢性耳脓，耳道逆脓不止，经久不愈，反复发作。海螵蛸与五倍子、黄连、东丹、枯矾、龙骨、麝香、冰片共为细粉外用。解毒敛疮。（现代《中医外科学讲义》耳疳散）

【炮制】**海螵蛸**　取原药材，除去杂质、灰屑、硬壳，即可入药。

炒海螵蛸　将海螵蛸分成小块，入锅文火炒至表面微黄色，取出放凉入药。

【用法】15~30克水煎服。用时打碎入药，亦入丸散。炒后增加收敛止血功能，多用于出血，如血崩、赤白带下、湿疹、疮疡。余病症则用海螵蛸。

【临床研究】加味乌贝散治疗消化道溃疡

【组成】乌贼骨50克，浙贝母50克，白芍50克，甘草50克，延胡索50克，三七30克，大黄30克，乳香30克，没药30克

【功效】活血通络，制酸止痛。

【适用】消化道溃疡。

【用法】上药共为细末，入空心胶囊中，每粒0.4克，每次服6~8粒，日服3次。25天为1疗程。

【疗效】一般15天左右痛减，2个疗程可愈。（贾宪亭　方）

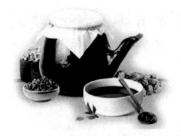

第二十五章　涌吐药

凡能刺激诱发呕吐的药物，称涌吐药。此类药性多苦酸寒。可以涌吐毒物、宿食、痰涎。多用于邪在胸膈，胃脘上部。且本类药物多有毒性，易伤正气，应从小剂量开始，逐渐增加，以防特过，用后注意调养，小儿孕妇忌服。

◎ 常山　出《神农本草经》

【别名】互草、恒山、七叶、鸡骨常山、翻胃木、鸡骨风、黄常山等。

【基原】常山为虎耳草科植物常山的根。

【主产地】湖北、湖南、福建、江西、广西、广东、四川、陕西、云南、贵州等省区。多生于山坡疏林中阴湿山地。多栽培于肥沃疏松、排水良好、含腐殖丰富的砂质土壤，喜阴凉湿润的气候，忌高温。

【采集·药材适量】秋冬挖取根部，除去茎上部分及须根，洗净，晒干。干燥的根呈圆柱状，常弯曲扭转不定形，有分枝，棕黄色，具细纵纹，外皮易剥落，常露出淡黄色本质部。质坚硬，不易折断，折断有粉尘飞扬。横切面黄白色，射线类白色，呈放射状，无臭，味苦。以质坚而重、形如鸡骨、表面断面黄白色、光滑味苦者佳。（见图383）

【主要成分】本品主含常山碱甲、乙、丙、常山次碱及伞形花内酯。

【药理】1. 常山生物碱对疟原虫有较强的抑制作用，其中常山碱丙抗疟作用最强，约相当奎宁的100倍；常山碱乙，约为奎宁的50倍；常山甲碱最弱，与奎宁相等。2. 常山碱乙有抗阿米巴原虫，效力强于盐酸依米丁，且有催吐作用，主要通过刺激胃肠道迷走神经，与交感神经末梢则完全阻断。3. 口服常山煎剂有退热作用，且强于阿司匹林，对流感病毒有抑制作用。4. 常山碱乙对艾氏腹水癌细胞有明显毒杀作用。5. 常山碱有降压作用。6. 常山碱有毒，中毒表现为恶心、呕吐、胃痛、腹泻、甚至便血。

【性味归经】苦、辛、寒，中毒。归心、肺、肝、脾经。

【功效】除痰截疟，解热。

【歌诀】　　常山苦寒辛有毒　　积饮痰涎可涌吐
　　　　　　截疟退热有特效　　体虚孕妇应忌服

【应用】

1. 用于治疗疟疾。本品色黄入脾，有祛痰截疟之功效，古人每谓无痰不成疟，无积不成疟。本品祛痰开痰则为正治。

主治疟疾发作较久不止，热较高，津伤口渴。常山与草果、槟榔、知母、贝母、乌梅、煨生姜、大枣水煎，煮沸后加入陈酒一匙，发作前3小时左右服。截疟祛痰。（宋《太平惠民和剂局方》常山饮）

主治疟疾数发不止，体壮痰湿盛，壮热头痛，汗出，休作有时，舌苔白腻，脉弦滑浮大。常山与厚朴、青皮、陈皮、草果仁、槟榔、炙甘草水煎，煮沸后加黄酒一匙，于发作前2小时服下。截疟祛痰。（宋《杨氏家藏方》截疟七宝饮）

治一切疟疾初发，以其气壮者最适宜。常山与厚朴、槟榔、苍术、陈皮、甘草水煎，发作前服之。截疟化湿。（宋《严氏济生方》万安散）

治温疟，壮热不能食。常山与知母、鳖甲、地骨皮、石膏、竹叶水煎服，发作前服下。清热祛痰，截疟破积。（唐《外台秘要》延年知母鳖甲汤）

截疟神效。常山与知母、贝母、槟榔同用。（《本草通玄》）

2. 用于胸中痰饮，癫狂。本品宣可去壅，善开结痰，辛苦而寒，开痰除水。景岳谓其治狂痫癫厥，亦取其开泄痰结。

治痰饮停于胸中，头痛，胸膈胀满，欲吐不能。常山与甘草各一两水煎去渣，入蜜温服，呕吐，不吐再服。涌吐痰涎。（唐《千金要方》恒山甘草汤）

治外伤邪客于脏腑，生冷之物，内伤脾胃，胸膈停痰，一切疟疾久发不愈等症。常山与槟榔为末。薄糊为丸，于疟发前日晚卧时，冷酒下，五更再冷酒下十五丸。吐痰破滞。（宋《局方》胜金丸）

治癫狂，痰火内扰，蒙蔽心窍而致的精神失常，胸闷善叹，口多痰涎，或兼宣扰不宁，躁妄打骂，动而多怒，单用常山水煎服。涌吐痰涎。（现代《中药炮制学》）

总之，常山为祛痰，截疟要药，生用，多用则上行为吐，炒熟少用，亦不致吐，多用于截疟，与甘草同用必吐也。

【炮制】**常山**　取原药材，大小分开，洗净浸泡，捞出闷透切片，干燥入药。

酒常山　取常山片，黄酒拌匀，闷透，入锅文火炒干，取出放凉入药。（一般常山100克，用黄酒15克左右）

炒常山　取常山片，入锅文火炒至颜色加深，取出放凉入药。

【用法】5~10克水煎服，亦入丸散。酒常山与炒常山减其辛寒，作用较暖和，毒性降低，多用于截疟，生品劫痰涌吐力强，多用于胸中痰饮、癫狂等。

【注意】因有毒，能致呕吐，正气虚弱、孕妇忌服。

【中毒与救治】常山中毒，多是服法不当或过量，中毒表现：主要是恶心、呕吐，伴有胃痛、腹泻，甚至便血。

救治：1. 较轻者用半夏20克，生姜三片水煎服。也可以用紫苏20克，黄连7克水煎服。

2. 酌情补充液体，维持电解质平衡。

【注意】千万不可用甘草解毒，以免加重呕吐。

【附药】蜀漆　出《神农本草经》

【别名】鸡屎草、鸭屎草等。

【基原】蜀漆为虎耳草科植物常山的嫩枝叶。

【采集·药材质量】夏季采收，晒干。干燥嫩枝圆柱形，细弱叶多皱折，枯褐色或棕绿色，完整的叶椭圆形，长方斜卵形，先端尖，边有锯齿，基部楔形，光滑无毛，体轻而薄，质脆易碎，嗅之有特殊的闷气，味微苦。以无老梗、叶大不破碎、味浓者佳。

【性味归经】苦、辛、平，有毒。归肝经。

【功效】除痰截疟，消癥瘕积聚。

【用法】3~6克水煎服，亦入丸散。

【注意】虚弱之人，孕妇忌服。

◎ 瓜蒂　出《神农本草经》

【别名】甜瓜蒂、瓜丁、苦丁香、甜瓜把等。

【基原】瓜蒂为葫芦科植物甜瓜未老熟的果蒂。

【主产地】全国大部分地区多有种植甜瓜。

【采集·药材质量】夏季甜瓜尚未老熟时，摘下果实，切取果蒂，阴干。干燥瓜蒂，其果柄多弯曲，上有纵棱，微皱纹，一端连瓜端，稍膨大，表面黄褐色，有时带有卷曲的果皮，质柔韧多纤维，不易折断，气微，味苦。以肥大、色青黄、干燥、果柄完整、味苦者佳。（见图384）

【主要成分】主含葫芦素 B、E、D，葫芦素 B 甙等。

【药理】1. 葫芦素内服可刺激胃黏膜，反射性引起呕吐中枢兴奋所致。2. 葫芦素 B、E、B 葡萄糖甙对四氧化碳所致急性和亚急性肝损伤，具有明显的保护作用，谷丙转氨酶明显降低，葫芦素 B 明显抑制受损肝脏纤维增生，肝硬化发生率明显减少，病变明显减轻。3. 葫芦素 D 注射给狗、猫动物有降压作用，同时抑制心脏收缩力，减慢心率。4. 葫芦素 B、E 对动物肿瘤有一定的抑制作用。

【性味归经】苦、寒，有毒。归脾、胃经。

【功效】涌吐痰食，祛湿退黄。

【歌诀】　　瓜蒂苦寒涌吐痰　　祛湿除热退黄疸
　　　　　　宿食停滞脘胀满　　喉痹痰热癫狂痫

【应用】

1. 用于痰热宿食停滞胃脘引起的诸疾。本品苦寒有毒，气味纯阴，功专涌泄。善涌吐湿热顽痰，积饮宿食。

主治痰涎宿食，壅滞胸脘，烦躁不安，呼吸困难，或误食毒物，时间短暂，尚停胃中，欲吐不得。瓜蒂（炒黄）与赤小豆各等分为末，每服1~3克用淡豆豉煎汤送服。涌吐宿食。（汉《伤寒论》瓜蒂散）

治卒中痰热，中风闭症，癫痫不省人事，牙关紧闭，或误食毒性，时间短暂，头脑清醒，形体壮实，脉滑有力，苔黄厚腻者。瓜蒂（炒黄）与防风、藜芦（去苗、心）共为粗末，韭汁煎去渣得之温服。涌吐痰食。（金《儒门事亲》三圣散）

治痰热郁于胸中而癫痫，发狂，或喉痹喘息者，可单用研末吞服取吐，或配郁金等分为末，水调服。

治癫狂。瓜蒂二钱半，生南星二钱半，胆矾五钱共为细面。一钱，用开水冲服。涌吐痰涎。（现代《重订十万金方》癫狂·26方）

主治癫狂。瓜蒂与法半夏、石菖蒲、茯苓、瓜蒌仁、胆南星、酒芩、海浮石、黄连（胆汁拌）、竹叶、龙齿、代赭石、熟军、梨三片水煎，童便为引，朱砂（为粉冲服），日1剂，2次分服。（现代《重订十万金方》倒痰方）

2. 用于湿热黄疸。本品苦则燥湿，寒则清火，有祛除湿热黄疸之功效。

治湿热黄疸。瓜蒂为末取如绿豆大，纳鼻中，令病人深吸收，鼻中黄水出。（唐《千金翼方》瓜丁散）

治阴黄暴急黄。瓜蒂、丁香、小豆各七枚为末，吹黑豆大小入鼻孔，少时黄水出。（《食疗本草》）

治太阳中暍，自热疼重而脉微弱，此以夏月伤冷水，水行皮中所致。又治诸黄。瓜蒂十四个。水煎服。（汉《金匮要略》一物瓜蒂汤）

此外，瓜蒂为末油调涂鼻内，可治鼻息肉。

【炮制】瓜蒂　取原药材，去果柄，即可入药。

炒瓜蒂　取瓜蒂入锅，文火炒至微黄色，取出放凉入药。

【用法】2.5~5克水煎服，或入丸散，外用适量。炒瓜蒂减其苦寒和毒性，多用于吐胸中寒邪，余病症则用瓜蒂。

【注意】体虚，失血，上部无实邪，孕妇忌服。

【临床应用与研究】

1. **治疗急性和迁延性慢性肝炎**　用瓜蒂5克，加水100毫升浸泡10日，取浸液为1日量，分2次食后服，治急性肝炎103例，黄疸于用药后5天内消失者占20.9%，10天内消失者为95%，出院时全部肝功能恢复正常。

2. 治慢性鼻炎 瓜蒂3克，黄连粉0.9克，冰片0.3克，组成鼻炎散，治慢性鼻炎324例，有一定疗效。（摘抄于《有毒中草药大辞典》瓜蒂）

3. 治急性黄疸型传染性肝炎 鼻腔吸收法：将瓜蒂阴干，文火焙黄，研末分包，每包0.1克~0.15克，用时取1包分成4~6等份，于晨起空腹时每隔20~30分钟从两鼻孔各吸入一等份，经40分钟至1小时，鼻腔便流黄色分泌物。每隔5~7天（视体质情况）用1包，4包为1疗程，吸收深度以中鼻道为宜，如吸收过深会引起止呼吸道刺激症状，个别人还会可能产生发热，吸药时宜取俯卧，侧卧或坐位。临床共治151例，除年老体弱及小儿单用瓜蒂液或丸口服外其余均用鼻腔吸收法，重症患者加用其他中药，静脉输液等。结果治愈（症状消失，肝脾回缩至正常或稳定，肝功能复查2次完全恢复正常）者占93.33%，好转（症状明显减轻，肝功好转）者占6.67%。平均治愈日数34.77天。普遍吸入药1~2次后食欲增加，黄疸消退；一般吸药3~5次（平均3.17次）即可治愈。计：食欲增加平均6.43天，肝脾回缩正常23.29天，肝功能恢复正常（黄疸指数11.88天，转氨酶及其他项目25.63天）。副作用：吸收后鼻黏膜易干燥，有时可引起少量鼻血。（摘抄自《中药大辞典》瓜蒂）

【中药救治】中毒原因多是用量过多造成，主要症状是上腹不适，胃部灼热，恶心，呕吐，腹泻，紫绀，呼吸困难，抽搐胸闷，严重者造成死亡。

救治：早期用1:2000高锰酸钾洗胃，酌情用细胞色素C、ATPA、辅酶A、呼吸兴奋剂治疗，注意纠正水电解质平衡。

◎ 胆矾 出《本草品汇精要》

【别名】石胆、黑石、铜勒、基石、鸭嘴胆矾、蓝矾等。

【基原】胆矾为硫酸盐类矿物胆矾的晶体，或为人工制成的含水硫酸铜。

【主产地】云南、山西、陕西、江西、广东、甘肃等省产。常产于铜矿的次生氧化带中。

【采集·药材质量】在挖取铜矿时，挖取蓝色透明的结晶，即得。人工制造者，可用硫酸作用于铜片或氧化铜而制得。（本品易风化，应密闭贮藏）。为不规则的蓝色块状，大小不一，呈棱柱形，半透明，有玻璃样光泽，易碎，断面光亮，味涩，能令人作呕。以块大、深蓝色、透明、无杂质者佳。（见图385）

【主要成分】主含硫酸铜，另含氧化铜、二氧化硫、水等。

【药理】1. 水化内服，刺激胃壁知觉神经，经反射至延髓呕吐中枢，则引起反射性呕吐，故有呕吐作用。2. 外用能与蛋白质结合，生成不溶性的蛋白化合物而沉淀，故其浓液对局部黏膜有腐蚀作用，可用作退翳。

【性味归经】酸、涩、辛、寒，中毒。归肝、胆经。

【功效】涌吐痰涎，收湿解毒，祛腐蚀疮。

【歌诀】　胆矾酸涩辛毒寒　　涌吐宿食和痰涎
　　　　　收湿解毒多外用　　祛腐蚀疮及牙痦

【应用】

1. 用于风热痰壅，误食毒物，宿食不化，喉痹，癫痫等。本品性上行，有强烈的催吐作用，性味苦寒，尤适宜于风热痰涎所致诸症。

治风热痰涎壅塞所致的喉痹阻塞。胆矾与僵蚕共为末，用竹管吹喉。（宋《严氏济生方》二圣散）

治风痰所致的癫痫，惊狂。单用胆矾研末，用温醋汤调服，催吐痰涎。

治疯狂。胆矾与白矾为末，温开水冲服，取吐。（现代《重订十万金方》疯狂方）

治误食毒物，宿食不化。常用胆矾开水化服催吐。

2. 用于风眼赤烂，鼻疳，牙疳，口舌生疮，本品酸涩有收湿解毒功效。

治风眼赤烂。胆矾烧研，泡汤洗服，日1次。（《明目经验方》）

治口舌生疮。胆矾、干蟾（炙）共研细末，取豆大一粒掺疮上，良久，用新汲水漱口，水尽为度。（《圣惠方》）

治小儿鼻疳蚀烂。胆矾烧烟尽，研末掺之。（《濒湖集简方》）

治牙疳，大人小儿，牙齿动摇，牙龈溃烂，不能食者。胆矾与雄黄、麝香、龙骨共研细末外用。（宋《杨氏家藏方》麝香胆雄散）

3. 用于外科疮肿，痔疮，胬肉疼痛。本品有解毒祛腐蚀疮作用。

治肿毒不破。胆矾、雀屎研细点之。（《仁斋直指方》）

治痔疮热肿。胆矾（煅）研细、蜜水调敷。（《仁斋直指方》）

治甲疽胬肉疼痛，脓血不止。胆矾（煅）研细，外敷疮止，日二、三度。（宋《圣济总录》石胆散）

治疮疡漫肿，日久不消，皮色不变，局部钝痛，如脑疽、发背、疔疮、乳疽、附骨疽等。胆矾、蟾酥、冰片、轻粉、麝香、血竭、寒水石、铜绿、乳香、没药、雄黄、朱砂、蜗牛、蜈蚣共为细末，制丸如绿豆大，用葱白捣烂包药丸，用无灰酒送服。外用醋研调涂。拔毒祛腐，消肿止痛。（明《增补万病回春》飞龙夺命丹）

【炮制】胆矾　取原药材，除去杂质入药。

煅胆矾　取胆矾入耐火容器内，武火煅至烟尽，取出放凉入药。

【用法】内服0.3~0.6克，一次极量为0.6克，致死量为10克，温开水化服。煅后多外用，蚀疮祛腐，余病症用胆矾。

【注意】体虚者忌服。

【中毒与救治】中毒原因，多用量不当或误服所致。

中毒表现：口中有金属涩味，咽干，腹痛，腹胀，呕吐及腹泻，吐出物和排泄物似绿色。另有头晕，头痛，眼花，疲乏，面色苍黄，黄疸，心动过速，呼吸困难，急性肾功能衰竭而死亡。

救治：1. 早期用0.1%黄血盐溶液洗胃。

2. 洗胃后可服氧化镁，活性炭等。

3. 输葡萄糖溶液,如有酸中毒,可适当补充碳酸氢钠。

第二十五章 涌吐药

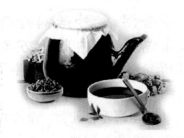

第二十六章 攻毒杀虫止痒与其他药

　　凡是以攻毒疗疮，杀虫止痒为主要作用的药物，统称攻毒杀虫止痒药。多外用于体表，黏膜，创伤，具有杀虫、止痒、消肿止痛、排脓生肌、拔毒祛腐、收敛、止血等作用。本类药物大都有毒，甚至有剧毒，如水银、轻粉、砒霜、铅丹、升丹等，应严格注意用量，以免中毒，一般不作内服。

　　另外，还有不以攻毒杀虫止痒为主，又没归入前面类型的药物应列为其他药。

◎ 雄黄　出《神农本草经》

【别名】黄石、石黄、黄金石、鸡冠石等。

【基原】雄黄为硫化物类矿物雄黄的矿石。

【主产地】安徽、陕西、甘肃、湖南、湖北、四川、广西、云南、贵州等省区。多产于低温热液矿脉内，温泉及火山附近也有存在。

【采集·药材质量】随时可采，用竹刀刮取熟透部分，雄黄在矿中柔软如泥，见空气则变硬，剔去杂质。为不规则的块状，大小不一，呈橙红色，体重质松易碎，断面红色粗糙，有光泽，有特异臭气，味淡，燃烧有白烟，特异蒜臭气。以块大、色鲜艳、红黄、半透明、有光泽、无杂质，称"明雄"、"雄精"、"腰黄"者佳。（见图386）

【主要成分】主含硫化砷，少量砒石，重金属盐。

【药理】1.有抗肿瘤作用，能抑制移植性小鼠肉瘤 S-180 的生长，并对细胞有腐蚀作用。2.体内外均有杀虫作用，雄黄水浸液（1∶2），在试管内对多种皮肤真菌，有不同程度的抑制作用。对金黄色葡萄球菌、人体结核杆菌、变形杆菌、绿脓球菌均有抑制作用。

3. 对疟原虫有抑制作用。4. 对神经有镇痛，止痛作用。5. 肠道吸收后能引起呕吐、泻、眩晕甚至惊厥，慢性中毒能损害肝、肾的生理功能。

【性味归经】辛、苦、温，中毒。归心、肝、胃经。

【功效】解毒杀虫，燥湿祛痰，截疟。

【歌诀】　雄黄有毒辛苦温　　外治痈疔疥癣疹
　　　　　杀虫截疟哮喘等　　内服千万要小心

1. 用于痈疽肿毒，疔疮、湿疮疥癣，毒蛇咬伤等。本品辛苦温有毒，燥湿杀虫，故为疮家要药，多以外用见长。

主治痈疽肿毒，坚硬疼痛。雄黄与麝香、乳香、没药共为细末制丸，温开水或温黄酒送服。消肿止痛。（清《外科症治全生集》醒消丸）本方加味可用于治疗急性乳腺炎、急性淋巴结炎、丹毒等。

治脑疽，发背，疔疮，乳疽，附骨疽，症见疮疡湿肿，日久不消，皮色不变，局部钝痛。雄黄与蟾酥、冰片、轻粉、麝香、血竭、寒水石、铜绿、乳香、没药、胆矾、朱砂、蜗牛、蜈蚣共为细末制丸，葱包用无灰酒送服，外以醋研调涂患处。拔毒祛腐，消肿止痛。（明《增补万病回春》飞龙夺命丹）

主治痈疽肿毒，疔疮，发背，乳蛾，咽喉肿痛等阳症肿痛，局部红肿热痛。雄黄与珍珠、麝香、朱砂、牛黄、蟾酥、冰片、熊胆、血竭、乳香、没药、葶苈子、硼砂、沉香共研末制丸，温开水送下。醋研外敷局部。清热解毒，消痈散结。（清《外科症治全生集》梅花点舌丹）本方常用于治疗疖、痈、疽等急性化脓性感染。

治疮疡溃破，脓毒腐肉不去，或已成瘘管，及痔疮肛瘘，瘰疬瘿瘤，疔疮，发背，脑疽等。雄黄与明矾、砒石、乳香同用。先将明矾、砒石入高温罐内煅红候凉，入雄黄、乳香共为细末，厚糊搓成条晾干，外用。祛腐拔瘘。（明《外科正宗》三品一条枪）

治白秃疮。雄黄研粉，用猪胆汁调敷。（《圣济总录》）

治疔肿。针刺四边及中心。涂雄黄末。（《千金要方》）

治毒蛇咬伤。雄黄研末，醋调外敷，再加酒冲服。凡毒虫、蜈蚣、蜂蛰伤皆可用。（《世医得效方》）

治湿疹瘙痒流水。雄黄与黄连、白芷、枯矾、滑石共为细粉外用。

治丹毒。雄黄与冰片为粉麻油调涂。

治白癜风，花斑癣，足癣糜烂。雄黄与硫磺、蛇床子、胆矾、密陀僧、轻粉共为细末，直接外用或醋调涂擦患处。祛风杀虫，止痒。（明《外科正宗》密陀僧散）

2. 用于咽喉肿痛，目赤牙痛，口舌生疮，痰热惊风。本品入肝经气分，有解毒辟秽、化痰之功效，协同它药清热解毒，消肿止痛，与镇惊药同用，治惊风痰厥等。

主治高热，咽喉肿痛，目赤肿痛，口舌生疮。雄黄与玄参、牛黄、大黄、黄芩、冰片、石膏、桔梗、甘草共为细末，炼蜜为丸，温开水送服。清热解毒，泻火通便。（现代《全国中成药产品集》牛黄解毒丸）

主治疮疡肿痛，疔毒，单双乳蛾，烂喉丹痧，喉风喉痛肿胀，疼痛。雄黄与麝香、牛黄、珍珠、蟾酥、冰片共为细末，水泛为丸含化或温开水送服。外用，温开水或米醋适量调研糊状外敷。（现代《中国医学大辞典》引雷氏方·六神丸）本方可用于治疗口腔溃疡、牙周炎、鼻咽癌、消化道肿瘤、白血病、心力衰竭、流行性腮腺炎、带状疱疹、阴道炎等。

治温热毒盛，热入心包，高热烦躁，神昏谵语，痉厥抽搐，舌红或绛，脉数等。雄黄与犀角、牛黄、郁金、黄连、黄芩、栀子、朱砂、珍珠、麝香、冰片共为细末，炼蜜为丸温开水送服。神志昏迷者，化开可作鼻饲用。清热解毒，开窍镇痉。（清《温病条辨》安宫牛黄丸）

治热毒内盛，发热咽喉肿痛，舌赤唇干，大便秘结，小便黄赤，谵语发狂，神志昏迷，烦躁不安，头痛项强，牙关紧闭，四肢抽搐，皮肤紫斑，眩晕气促，惊悸不安及中暑中恶，舌红或绛。雄黄与牛黄、犀角、朱砂、冰片、麝香、黄芩、栀子、大黄、玄参、麦冬、连翘、银花、天花粉、莲子心、甘草、郁金、生地共为细末，炼蜜为丸，蜡皮封固，温开水送服。清热解毒养阴，凉血定惊开窍。（现代《全国中药成药处方集》牛黄清宫丹）

治小儿诸痫。雄黄、朱砂各等分为粉，猪心血入韭汁水调服。（《仁斋直指方》）

3. 用于虫疾及疟疾。本品有毒可杀虫，燥湿祛痰截疟。

治肛门蛲虫作痒。雄黄为粉与桃仁、青箱子、黄连共为细末，用鲜艾叶汁制成锭，晚上纳入肛门，一次见效，两次愈。（现代《重订十万金方》虫疾类·3方）

治肛门蛲虫作痒。雄黄为粉，与冰片研匀，麻油调糊，每晚肛门痒时涂抹，连用几晚上有效。

主治疟疾。雄黄与白矾等分为末，面糊为丸，发作前服下。或用雄黄与樟脑各等分为末。用药末填脐，膏药贴之，每日1次。（现代《重订十万金方》疟痰类）

【炮制】**雄黄粉** 取原药材，拣去杂质，研粉用。

水飞雄黄 取净雄黄粉加水研细，加多水搅匀倾取混悬液，余下沉部分再研再加水搅拌，反复操作多次，除去水分，沉淀后，取出干燥即得。

【用法】0.15~0.3克冲服，亦入丸散，外用适量。飞雄黄减少大量杂质，便于内服，同时也降低了毒性。雄黄粉有杂质，多作外用。

【注意】内服宜慎，不可久服或过量，孕妇忌服。外用从皮肤黏膜吸收，亦不可大面积外用或长期用，煅后成砒霜极毒。

【临床应用研究】

1. 治疗慢性粒细胞白血病：取青黛、雄黄按9:1的重量比，研细混匀装成胶囊中或压成片，每日以10克左右的剂量分3次口服，配合辨证论治汤药，用于治疗本病25例，完全缓解18例，占72%，部分缓解者7例，占28%，总缓解率为100%。治疗后白细胞平均39.4天降至10×10^9/L以下，脾脏平均79.9天缩至最小水平。在治疗过程中无1例发生骨髓抑制，本方用量偏大，宜从小剂量开始。

2. 治疗带状疱疹：雄黄8克，明矾8克，蜈蚣2条共研细末，用香油或冷开水调成糊状搽敷患处，每日2~3次，3天为1疗程，治疗39例，疗效显著，3天痊愈者34例，6天痊愈者5例。（以上2条摘抄于《有毒中草药大辞》雄黄）

【中毒与救治】多是误服或超量服致中毒，中毒主要症状：上吐下泻，恶心呕吐，腹痛等肠胃症状。

急救：1.如发现立即停药。2.早期发现应催吐排出毒物。3.服防风、大青叶、甘草、绿豆汤。4.严重者急转院讲明原因及时间。中毒救急，可参考砒霜中毒。

◎ 石硫黄　出《神农本草经》

【别名】硫黄、石留黄、昆仑黄、磺牙等。

【基原】硫黄为自然元素类硫黄族矿物自然硫、硫黄矿或硫黄矿物冶炼而成的结晶体。

【主产地】主要分布于山西、陕西、河南、山东、江苏、湖北、湖南、四川、台湾、广东等省。温泉口壁，喷泉及火山口区域及沉积岩中亦多有之。

【采集·药材质量】挖得自然硫加热熔化，除去杂质，取上层溶液，倾入模型，冷却后即得。为不规则的斜方晶体块状，大小不一，呈浅黄色或黄色，表面平坦，晶面具金刚光泽，断面呈脂肪光泽，性脆，易碎，有特异臭气，点燃发蓝色火焰，发出刺鼻的二氧化硫气，味淡。以色黄、光亮、松脆、体轻、无杂者佳。（见图387）

【主要成分】本品主含硫、碲与硒，亦常夹有泥土及有机质等。

【药理】1.本品内服，使一部分变为硫化物或硫化氢，刺激胃肠黏膜，兴奋肠蠕动，而有缓泻作用。2.升华硫有杀菌、杀疥虫作用。3.局部应用对皮肤有溶解角质及脱毛作用。4.空中硫化氢浓度过高可直接麻痹中枢神经细胞而导致死亡。5.对实验性气管炎有一定镇咳消炎作用。

【性味归经】气烈异臭、酸、温，中毒，归肾、大肠经。

【功效】杀虫止痒，疗疮，补火助阳通便。

【歌诀】　气烈酸温毒硫黄　　杀虫止痒疗疥疮
　　　　　肾阳虚病痰嗽喘　　虚寒便秘正相当

【应用】

1.用于疥癣、秃疮、湿疹等。本品有杀虫止痒作用，尤为治疗疥癣之要药。性温燥湿可治疗湿疹等皮肤疾病。

主治疥疮，白秃疮，白屑风，皮肤顽癣等。硫黄与苦参、黄柏、烟胶、枯矾、木鳖肉、大枫子肉、蛇床子、点红椒、樟脑、明矾、水银、轻粉、白矾共研细末（以不见水银星为度）猪油化开调和外用。杀虫止痒。（明《外科正宗》一扫光）

主治白癜风，花斑癣，腋臭，足汗多，足癣糜烂。硫黄与雄黄、蛇床子、密陀僧、轻粉、石黄共为细粉，适量外扑或醋调擦患处。祛风，杀虫，止痒。（明《外科正宗》密陀僧散）

治瘀热壅遏皮肤，如酒皶鼻，头面部痤疮，肺风粉刺，白屑风等。硫黄与大黄各等分

研细末，凉水调敷。清热解毒，凉血散瘀。（清《医宗金鉴》颠倒散）

治一切干湿癣。硫黄、风化石灰、铅丹、腻粉共研细粉，麻油调擦局部。（宋《圣济总录》如圣散）

治慢性湿疹，神经性皮炎。硫黄、银珠、陈醋同用。先将硫黄熔化，放入银珠拌匀，在地上挖二至三寸深的土坑，将醋和熔化的硫黄液先后倒入坑内，等凝固后取出再熔化，如此处理三次，研细粉用植物油调匀，以布包药擦患处，一日三次。（内蒙古《中草药新医疗法资料选编》）

治阴囊湿疹（绣球风）。硫黄、雄黄、枯矾、青黛、铅丹、冰片共为细末，麻油调膏。先用苦参、蛇床子、赤芍、苍术、黄柏水煎外洗，拭干，再用麻油膏涂。（《验方》）

2.用于阳虚便秘，寒泻，寒喘，阳痿等。本品性温纯阳，能补命门真火，治下元虚冷，久泻，肾虚哮喘。

主治心腹痃癖冷气，高年风秘，冷秘或泄泻，症见肢冷畏寒，苔白脉迟。硫黄与半夏为细末，用生姜汁同熬，蒸饼为丸，空腹温酒或生姜汤送下。温肾逐寒，通阳泄浊。（宋《太平惠民和剂方》半硫丸）

主治感寒着凉，泄泻呕吐，骤然腹痛，脘腹胀满，寒邪郁结，四肢厥冷，手足拘挛，霍乱痧胀，吊脚转筋，脘痛绞肠，感受秽浊，烦闷不宁，头目眩晕，神志昏愦，舌苔白滑或白腻，脉沉细迟或沉伏。硫黄与吴茱萸、母丁香、肉桂、麝香共为细粉装瓶备用。每用药粉纳脐，胶布固定，或内服。温阳散寒，开窍辟秽止痛。（现代《全国中药成药处方集》救急雷公散）

治伤冷水泻不止。蜂蜡熔化，硫黄研细丸加入和匀制丸服。（宋《圣济总录》黄蜡丸）

治肾阳不足，肾不纳气之哮喘，症见胸中痰壅，上下喘逆，奔豚，气上冲胸，寒疝腹痛，肠鸣滑泻，以及男子阳痿精冷，女子虚寒带下，舌淡苔白，小便清长。硫黄与黑锡（铅）、沉香、木香、小茴香、阳起石、葫芦巴、补骨脂、肉豆蔻、川楝子、附子、肉桂共为细末，酒糊为丸，盐开水送服。温肾散寒，降逆定喘。（宋《太平惠民和剂局方》黑锡丹）

治阳痿。有人用硫黄与蛇床子、仙茅各等分研细，温开水送服，有良好的疗效；也有人用硫黄与鹿茸、菟丝子、补骨脂同用，补火壮阳，温肾益精，用于命门火衰，阳事不举，小便频数，腰膝冷痛等症。

治脾胃阳虚胃弱泄泻。张氏锡纯给病人嚼服硫黄末服之。曾治一人常年呕吐涎沫，甚至吐食，脉象迟濡，投大剂热药毫不觉热，嘱每日嚼服硫黄6克，始觉温暖，共服硫黄4斤，病始除根。

【炮制】**硫黄** 取原药材，除去杂质，即可入药。

制硫黄 取硫黄与豆腐加水同煮，至豆腐呈黑绿色为度，取出晒干。（一般硫黄100克，用豆腐200克）

【用法】嚼服，日3~6克，外用适量。

【注意】孕妇忌内服。传统学说畏朴硝。

【临床报道】

1. 治疗湿疹 有报道用硫黄和甘草以2：1比例加水同煎半小时，取出硫黄晒干，研细末，分装胶囊中，每粒0.6克，成人每天4粒，小孩酌减，1次吞服，治疗慢性湿疹8例，均愈。

2. 治疗疥疮 以铁锅加油煎鸡蛋1个，放硫黄3g，用鸡蛋包住，待温服下，每天1次，饭前服，连服3天，治疗12例，全部治愈。

3. 治疗高血压 有报道用硫黄100克（打碎，清水煮沸2小时，干燥后研粉过筛），酒制大黄粉20克制片，每片0.3克，成人每日8片，分2次白开水送服。治疗Ⅰ、Ⅱ期高血压107例，有效率93.5%。（以上3条摘抄自《有毒中草药大辞典》硫黄）

◎ 白矾　出《雷公炮炙论》

【别名】矾石、理石、明矾、生矾等。

【基原】白矾为硫酸盐类矿物明矾石经加工提炼而成的白色结晶体。

【主产地】多分布河北、安徽、福建、浙江、湖北、山西、甘肃等省。为碱性长石受低温硫酸盐溶液的作用变质而成，多产于火山岩中。

【采集·药材质量】全年可采，采得后打碎，用水溶解，收集溶液，蒸发浓缩，放冷后析出结晶。呈不规则的结晶体，大小不一，无色半透明或透明，表面平滑，或凹凸不平，有玻璃样光泽，细密纵棱。质硬而脆，易砸碎。以白色、透明、质硬而脆、无杂质、味甜而酸涩者佳。（见图388）

【主要成分】本品主含硫酸铝钾。

【药理】1.抗菌作用，对金黄色葡萄球菌、变形杆菌、绿脓杆菌、炭疽杆菌、痢疾杆菌、伤寒副伤寒杆菌、白色念球菌、链球菌、肺炎球菌、白喉杆菌等多种细菌都有较好的抑制作用。2.有明显的抗滴虫作用。3.有祛痰抗痫作用。4.对乙肝表面抗原有一定的抑制作用，有利胆退黄和促进肝功能恢复作用。5.有较好的收敛作用，多于外用，外用于手足汗，尚可用于白带过多、溃疡。也有止血作用，可以用于止血、防腐。6.白矾有净水和灭菌作用。

【性味归经】酸、涩，寒。归肺、脾、肝、胃、大肠经。

【功效】解毒，杀虫止痒，止泻止血，燥湿化痰。

【歌诀】　　白矾性味酸涩寒　　能治昏厥及癫痫
　　　　　　便血崩漏久泻痢　　收湿止痒疮疥癣

【应用】

1.用于疮疖，疔肿恶疮，痔疮，湿疹，疥癣等。本品味酸气寒，有解毒燥湿，杀虫止痒，收涩敛疮之功效。为中医外科常用药。

治痈肿发背，疮形已成，而脓未成之际，毒未外出，正气不虚者。白矾与雄黄、琥珀、朱砂共为细粉，黄蜡与蜂蜜共熬，离火片时，放入前药粉，急制小丸，朱砂为衣，白汤送

服。活血解毒。（清《医宗金鉴》琥珀蜡矾丸）

用于治疗痈疖阳症。白矾与大黄、藤黄、蟾酥、麝香、乳香、没药共为细末，用蜗牛打烂作锭，晒干，蟾酥研汁外用，用新笔蘸药涂患处周围，至消为止。解毒消肿。（清《外科全生集》一笔消）

治诸恶疮及痈疽发背上恶肉。枯矾石与麝香、雄黄、珍珠共为细末，猪油调如泥，局部外涂。解毒消肿，排脓生肌。（唐《千金要方》麝香膏）

治疮痈恶毒。将蜂蜡熔化，入白矾散和匀制丸酒下，解毒消肿。（清《医方集解》蜡矾丸）

治疗肿恶疮。白矾与铅丹各等分，临用时共研细末，先将疮刺见红，解毒血尽撒上药粉，膏药固定。（元《卫生宝鉴》二仙散）

治白秃疮，疥癣，银屑病。白矾与水银等同用，杀虫止痒。如"一扫光"，请看"硫黄"篇。

治疗湿疹瘙痒流水。白矾与白芷、冰片、黄连、硫磺共为细末外用。（《验方》）

治黄水疮。枯白矾与熟松香、黄丹各等分为末，麻油调涂患处。（《本草原始》）

治疗痔疮肿痛，久而难消。白矾与砒石、硫黄、雄黄、硼砂共为细末外用。蚀疮消肿止痛。（上海人民出版社版《中医外科学》枯痔散）

2. 用于眼目赤肿，目翳，鼻息肉，耳脓，喉痹，口舌生疮。本品酸敛收涩，寒凉解毒除热，可用于治疗以上诸症。

治暴发火眼。白矾与防风、荆芥、黄连、胆矾、铜绿、乌梅、连翘、五倍子各等分煎汤外洗。

治云翳遮睛，视物不明，红肿疼痛。白矾与熊胆、麝香、珍珠、川连、月石、冰片、胆矾共为极细粉末，凉开水蘸药点眼。

治眼角红烂，经久不愈。白矾与菊花、蝉蜕、黄连、当归、胆矾、防风、木贼、薄荷水煎外洗。以上3方摘抄（现代《重订十万金方》眼病类方）

治烂弦风眼。白矾（煅）与铜青研末，汤泡澄清点眼，洗眼。（《永类钤方》）

治慢性耳脓，耳道脓溢不止，反复发作，经久不愈。枯矾与五倍子、黄连、广丹、龙骨、海螵蛸、麝香、冰片共为细末外用，每日换药2~3次。解毒排脓，收涩敛疮。（上海人民出版社版《中医外科学讲义》耳疳散）。

治鼻瘜肉。白矾与雄黄共为粉，麻油调涂有效。

治小儿口疮。枯矾与雄黄、硼砂、玄明粉、黄连、五味子、冰片共研细末，涂患处。

治鼻痔臭不可近，痛不可摇。白矾（煅枯）与硇砂共研细末，每用少许点上。（清《医学心悟》白矾散）

治咽喉肿痛。白矾与青黛、硼砂、冰片共为细末吹喉。（现代《重订十万金方》喉病类方）

治急性喉痹。白矾3钱入铫文火化为水，将3粒巴豆仁（作大瓣）入矾液内，待矾枯，冷却去残巴豆仁，单用枯矾研粉吹喉。（明《玉机微义》白矾散）

3. 用于风痰所致的昏厥，癫狂痫，痰嗽等。本品酸寒吐利风痰，老痰宿饮，由痰癖引起的诸痰病症。

治中风痰厥，四肢不收，气闭膈塞者。白矾与牙皂为末，温开水稠下，以吐痰为度。（《纲目》）

治痰阻心窍而致的癫痫痴呆，忧郁狂乱，神志失常或不清，脉弦滑，舌苔白腻，或咽喉肿痛。白矾与郁金共为细末制丸服。消痰燥湿，行气解郁。（清《医方集解》白金丸）

治中风闭症，痰涎壅盛，痰声漉漉，不省人事，脉滑实有力者。白矾与皂角共为细末，温开水调服。涌吐痰涎，开窍醒神。（宋《圣济总录》急救稀涎散）

治痰热壅肺，胸膈不利，喘嗽烦渴。枯矾与熟地、玄参、知母、贝母、诃子共为细末，面糊为丸，生姜、大枣水煎送服。（宋《圣济总录》白矾丸）

治咳嗽痰多。白矾与南星、蚌粉、贝母、半夏共为细末，生姜水煎服。化痰止咳。（元《世医得效方》澄清饮）

4. 用于泄泻、痢疾、遗尿。本品酸涩收敛治脱。

治小儿伏暑泄泻。枯矾醋煮和面为丸，木瓜水煎送服。（明《补要小儿袖珍方论》玉华丹）

治老人久泻不止。枯矾与煨诃子共为散，米饮调服。（北宋《太平圣惠方》诃黎勒散）

治休息痢不止，日渐黄瘦。枯矾与硫黄、硝石共为细末，入铫内，火上熔成汁，候冷研细，用软饭和匀制丸，饭前粥饮下。（北宋《太平圣惠方》白矾丸）

治遗尿不止。枯矾与牡蛎共为散，酒送服。（《千金要方》）

5. 用于湿热黄疸。本品酸寒入肝，解毒燥湿，可治湿热黄疸。

治黄肿水肿。明矾与青矾、白面共炒令赤色，醋煮米糊为丸，枣汤下。（北宋《急救仙方》推车丸）

治湿热黄疸。单用白矾研末冲服亦效。

治黄疸郁滞日久。白矾与三棱、莪术、枳壳、干漆、苍术、砂仁、黑牵牛子、青皮、朱砂、绿矾共为细末，蒸饼为丸服。祛积退黄。（日《观聚方》紫金丸）

6. 用于多种出血。本品酸涩，有收敛止血作用。

治外伤出血。白矾与枯矾、陈石灰共为粉外敷包扎。

治衄血不止。枯矾为末吸鼻。（《圣济总录》）

治刀斧金疮。白矾与黄丹等分，为末敷之。（《急救仙方》）

治多种出血。白矾与五倍子、血余炭等同用，可治疗吐血、衄血、便血、崩漏等。

【炮制】**白矾** 取原药材，拣去杂质，打碎入药。

枯矾 取白矾打碎，置耐火容器内，武火加热熔化，至完全干枯，离火放凉，取出放凉入药。

【用法】入丸散内服1~3克，外用适量。枯矾酸寒之性降低，但燥湿收敛作用增强，多用于止血、敛疮、湿疹、湿疮等；余病症则用白矾。

【临床应用研究】

1. **治疗传染性肝炎** 单用明矾研成粉，装入胶囊中，空腹吞服，成人每次1g，日服

3次，儿童改为5%的明矾糖浆口服，剂量按年龄增减，据76例观察，用药后一般症状和黄疸平均消退日数分别为4.9天和12.6天。住院日数3~36天（平均19.6天）。出院时症状完全消失外，肝肿大及肝功能试验，绝大多数病例恢复正常或接近正常。

2. 治疗肝硬化腹水 白矾、大枣、黑豆、胡桃肉、酵母馍、白术各等量，研细粉，瓶贮备用，白开水送服。忌食油腻生冷及醇酒厚味。治疗肝硬化腹水者疗效佳，各期肝硬化腹水皆可投服；但偏重于虚实夹杂，以虚为主，用量由小到大，逐渐增加，坚持服用。（以上2条摘抄于有毒中草药大辞典·白矾）

3. 主治精神分裂症 白矾、洋糖各20克，水煎服，服后吐泻。（《江苏中医杂志》1963年第1期）

◎ 绿矾 出《日华子诸家本草》

【别名】青矾、皂矾、黑矾等。

【基原】绿矾为硫酸盐类矿物水绿矾的矿石或化学合成品。

【主产地】山东、河南、海南、安徽、浙江、陕西、甘肃、新疆等省。常产于氧化带以下富含黄铁矿半分解矿石的裂隙中，或人工合成。

【采集·药材质量】常年可采，采得后除去杂质，宜密闭贮藏，防止潮解变色。天然绿矾为不规则棱柱状结晶体或颗粒，浅绿色或黄绿色，半透明，具光泽，表面不平坦，质硬脆，断面有玻璃样光泽，有铁锈气，味先涩后甜。（见图389）

【主要成分】本品主含硫酸亚铁（$FeSO_4$），夹有少量铜、铝、锌、镁等。

【药理】1.绿矾对人体的舌、喉部均有强烈的刺激作用，醋制后可缓和酸涩味刺激性，便于内服。2.内服部分铁被血液吸收，提供造血原料，刺激造血系统，使红血球生成旺盛，可治缺铁性贫血，治疗黄肿病，钩虫病。临床上用于治疗黄肿病、钩虫病、小儿疳疾有虫、赤白痢疾。

【性味归经】酸、涩、甘、凉。归肝、脾经。

【功效】燥湿解毒，消积杀虫，止血补血，收涩敛疮。

【歌诀】　绿矾性味酸涩凉　燥湿解毒收敛疮
　　　　消积杀虫能止血　补血疗肿治病黄

【应用】

1. 用于血虚浮肿萎黄。本品煅赤入血分，破积伐木，助土益元，治中满膨胀，血虚黄肿，药虽平缓而有奇功。

治女劳疸，症见一身尽黄，额上黑，足下热，小腹胀满，大便色黄，时溏。绿矾（煅）与硝石（熬黄）各等分共为细末，大麦粥调服。消积补血，利湿退黄。（汉《金匮要略》硝石矾石散）

治脾肾不健，萎黄浮肿，心悸气短，食积痞块，肢体懒懒，和全身无力，吃异物，舌淡脉濡。绿矾（煅）与苍术、厚朴、陈皮、甘草(炒干)共为细末，煮枣肉和丸服。健脾补血，燥湿杀虫。（清《重订广温热论》绛矾丸）

治脾土衰弱，肝木气盛，肝乘脾土，心腹中满，面色萎黄浮肿，心悸气短，肢体倦怠无力。绿矾（醋拌干，火煅）与苍术（米泔水浸二宿，同黄酒曲炒赤）共为末，醋糊为丸，黄酒、米汤送服。调和肝脾，消积除胀。（清《重订广温热论》引张三丰·伐木丸）

治食劳黄病，身目俱黄。绿矾锅内煅赤，米醋拌为末，枣肉和丸，食后姜汤下。（《救急方》）

治小儿疳积有虫，爱食泥土，肤黄等。绿矾为末，猪胆汁和丸米饮下。（宋《小儿卫生总微论方》绿矾丸）

治缺铁性贫下。绿矾（醋煅）与党参、大枣、薏苡仁、白术、山药同用。补脾益血。

治钩虫病。绿矾煅醋淬，与黑豆研细，米饭和为丸，早晚2次服，连服五至十天，休息数天再说，服药期间忌服饮茶。（《湖南农村常用中草药手册》）

2.用于赤白痢疾，滑泻，赤白带下。本品酸涩收敛，消积治痢，燥湿止带。

治大人小儿赤白痢疾，肠滑不止。绿矾、白矾、石灰、铅丹（四味同入罐内，煅红透，放冷）研细，米饮下。（宋《圣济总录》绿白散）

治赤白带下，连年不瘥。绿矾（煅）与釜底灰、乌贼骨共为细末，粟米饭和丸，食前温酒下。（北宋《太平圣惠方》绿矾丸）

3.用于喉痹、疮毒、疥癣、烂弦风眼等。本品味酸涌化痰涎，主喉痹，燥湿除热解毒，能除恶疮疥癣，又有收湿敛疮之功效。

治喉疮毒盛或有虫者。绿矾和雄黄、硼砂（煅）共研极细粉末，吹入。如热盛者加生硼砂。（明《万氏家抄方》绿雄散）

治喉风肿闭。绿矾拌米醋晒干，为末，吹喉。痰涎出尽，用良姜为末入茶漱口，咽之。（《孙天仁集效方》）

治疥癣。绿矾、花椒、冰片、樟脑共为细末，用鸡蛋去黄存白，纳药入壳，搅匀同煅，凉透研细，湿者干用，干者菜油调擦。（《良方汇录》）

治白秃疮。绿矾与川楝子（烧炭）研细搽之。（《普济方》）

治甲内生疮，恶肉突出，久不愈者，外用绿矾煎水洗之。再以绿矾、雄黄、硫磺、乳香、没药共为散敷之。（《医方摘要》）

治烂弦风眼。绿矾（煅）研细泡汤，澄清洗眼。（《永类钤方》）

治狐臭。绿矾（半生半熟）研细加少量轻粉，再研细，每用半钱，浴后用生姜蘸药擦之。（《仁斋直指方》）

治耳生烂疮。枣子去核，包青矾煅研细，香油调敷。（《摘元方》）

【炮制】**绿矾** 取原药材，拣去杂质，密闭保存，防止潮解风化。

煅绿矾 取净绿矾打碎，置耐火容器内，武火煅至汁尽，红透为度，取出放凉，研粉用。

醋煅绿矾 取净绿矾打碎，醋拌均匀，置耐火容器内，盖好，武火加热，煅至汁尽，全部呈绛色为度，取出放凉，研粉。（一般绿矾 100 克，用食用醋 20 克。）

【用法】1.5~5 克为散内服。外用适量。煅后失水变枯，不溶于水，降低凉性和致呕副作用，增加了燥湿止痒作用，以利内服，增加入肝补血，解毒杀虫功效。用于黄肿胀满，血虚萎黄，疳积久痢，肠风便血；余病症则用绿矾。

【注意】多服易引起呕吐、腹痛、胃弱者慎服。

◎ 硼砂　出《日华子诸家本草》

【别名】月石、蓬砂、盆砂等。

【基原】硼砂为天然矿物硼砂的矿石，经加工提炼精制而成的结晶体。

【主产地】青海、西藏，其次陕西、甘肃、四川、云南、新疆亦产。多产于干涸的含硼盐湖中。

【采集·药材质量】一般 8~11 月采挖矿砂，将矿砂溶于水中，滤净后倒入缸内，在缸上横放数根木棍，棍上系数条麻绳，绳下端缚一铁钉，使绳垂直于缸内。冷却后，绳上结晶称"月石坠"，缸底的称"月石块"。取出干燥，统称硼砂。多呈棱形、柱形等不规则，大小不一晶块体，质脆易碎，无色透明半透明，有玻璃样光泽。以无色透明结晶块状，质脆易碎，玻璃样光泽，味咸苦者佳。（见图 390）

【主要成分】本品主要成分为四硼酸钠，煅硼砂为脱水四硼酸钠。

【药理】1. 本品为弱碱性，对皮肤黏膜有收敛和保护作用。2. 本品可抑制某些细菌，如大肠杆菌、绿脓杆菌、炭疽杆菌、伤寒、副伤寒等细菌的生长。3. 稀释一定浓度可冲洗疮面、污垢。4. 口服可防止尿路感染，还有防腐作用。

【性味归经】甘、咸，凉。归肺、胃经。

【功效】解毒防腐，清肺化痰。

【歌诀】　硼砂性味甘咸寒　　清肺利膈化稠痰
　　　　　解毒防腐多用之　　眼科喉科有灵验

【应用】

1. 用于咽喉肿瘤，口舌生疮，目赤翳障等。本品甘寒，清热解毒，消肿止痛，色白质轻，故祛胸膈上焦之热，为眼科喉科常用要药。

主治咽喉牙龈肿痛，口舌生疮。硼砂与玄明粉、朱砂、冰片共为极细粉末，喷涂患处。清热解毒，祛腐消肿。（明《外科正宗》冰硼散）

治口干口臭，口舌生疮。硼砂与麝香、马牙硝（风化）、寒水石（煅）共为细末，甘草膏和为丸含化。（明《奇效良方》硼砂丸）

治风热火毒挟攻，肺失肃降所致的咽喉肿痛，声音嘶哑，口干舌燥，咽下不利。硼砂与桔梗、青黛、诃子、甘草、冰片共为细末制丸服。清热利咽。泻火解毒。（明《医学统旨》清音丸）

治气闭痰结火结，喉胀不通。单用硼砂含化。（《方脉正宗》）

治梅核气。硼砂与胆矾、白矾、牙皂、雄黄各等分为末，枣肉煮烂去皮，捣烂和泥制丸含化。清热解毒，化痰散结。（明《外科正宗》含化丸）

治痰结咽喉，咳之不下，唾之不出。硼砂与冰片、薄荷、孩儿茶、乌梅肉、诃子、白砂糖共为散，制丸含化。消痰散结。（明《医经会解》冰梅丸）

治扁桃体肿大。硼砂与火硝、寒水石、冰片共研极细粉末吹喉。解毒散结，消肿。（清《查氏喉科方》消肿白灵丹）

治鹅口疮。硼砂与雄黄、甘草、冰片共为细末，蜜水调涂或干掺。（清《疡医大全》四宝丹）

治目赤肿痛。硼砂淡水洗眼，也可以与炉甘石、冰片、玄明粉等配成点眼剂，用于目赤肿痛，或翳膜胬肉。（明《证治准绳》白龙丹）

治云翳红肿作痛。月石与冰片、麝香、炉甘石粉、玄明粉、硇石同用，先将硇石、月石、玄明粉、炉甘石研细，再加入麝香、冰片研细粉，入瓷瓶密封，用时用乳汁蘸取点眼。解毒防腐，祛翳明目。（现代《重订十万金方》清翳光明散）

2. 用于痰热咳嗽。本品色白体轻入肺，咸寒清热化痰止嗽。

治上焦胸膈不利，咳嗽痰稠粘而黄。硼砂常与瓜蒌、知母、桔梗、桑白皮等同用清热化痰。

治慢性咳嗽痰喘。硼砂与南星、白芥子各等分研末冲服。

3. 用于恶疮疔毒，蛇咬肿痛，腰部扭伤。本品有清热解毒之功效。

治恶疮疔毒。硼砂研粉，菜籽油浸溶之。遇有毒者服此油。（《本草汇言》）

治毒蛇咬伤肿痛。硼砂与大葱捣如泥局部外敷。

治急性腰扭伤。月石为粉，夜睡前少许点目内眦，左痛点左，右痛点右，一般一次见效，放药后会流泪。（《浙江中医杂志》）

【炮制】硼砂　取原药材去杂质，即可入药。

煅硼砂　取净硼砂打碎置坩埚内，武火加热，煅至鼓起白泡成雪白疏松结块，取出放凉入药。

【用法】入丸散每次服1.5~3克，外用适量，用时捣碎。煅后增加收湿敛疮作用，减少分泌物，促进疮面早日愈合，多作外用，也可以用于喉科。余病症则多用硼砂。

【注意】内服宜慎，不可过量。

【临床报道】妇科双效丸

【组成】青黛5钱，黄丹5钱，儿茶5钱，蛇床子5钱，黄柏5钱，乳香5钱，硼砂3钱，没药3钱，雄黄2钱，硫磺2钱，冰片2钱，白矾2钱。

【功效】腐蚀、收敛、抑菌、杀虫、消炎。

【适应症】无接触性出血之宫颈糜烂，亦可治各种阴道炎症，包括滴虫性阴道炎及霉菌性阴道炎。

【用法】上药共为末，和蜜为丸，如酸枣大，每丸含生药2分，每次用药1丸，放于子宫颈糜烂处，隔日用药1次，5次为1疗程，经期停药。用时先将外阴洗净，用1：1000新洁尔灭消毒，棉球沾新洁尔灭溶液擦拭分泌物，双效丸送放宫颈糜烂处，再用带线消毒棉球塞入阴道，堵住药丸，次日取出棉球。

【疗效】治疗76例，痊愈54例，占71.1%，显效14例，占18.4%，好转6例，占7.9%，无效2例，占2.6%，总有效率达97.9%。

【注意】孕妇忌用，经期停用，按上法用药，多数患者讲有白色膜样物从阴道排出，此物为子宫颈炎性组织脱落形成，一般1~2个疗程，重者3~4个疗程，多数可治愈。

【方源】茹为礼《治疗子宫颈糜烂26例疗效观察》，《中医杂志》1977，（B）：19。

◎ 炉甘石　　出《外丹本草》

【别名】甘石、羊肝石、卢甘石、浮水甘石等。

【基原】炉甘石为碳酸盐类矿物菱锌矿的矿石。

【主产地】广西、云南、四川、湖南等省。常见于闪锌矿氧化带中。

【采集·药材质量】全年可采，采得后，除去杂石，泥土。为不规则的块状，扁平形或圆形，大小不一，体质轻松，易碎，断面白色或淡红色，呈颗粒状，有细小的孔隙，有吸湿性。以白色或淡红色、块大、质轻、无杂、味涩者佳。（见图391）

【主要成分】本品主含碳酸锌，少量的钙、铁、镁、锰，少量的钴、铜的碳酸盐。煅炉甘石主含氧化锌。

【药理】有抑菌作用，多用于皮肤科，有中度的防腐，收敛，保护皮肤作用，能吸收疮面分泌物，可作5%-10%的水混悬液洗剂。还可用于眼科。

【性味归经】甘，平。归肝、肾经。

【功效】收湿敛疮，明目退翳。

【歌诀】　炉甘石性味甘平　　收湿敛疮多外用
　　　　　眼科病疾为要药　　阴汗湿痒耳流脓

【应用】

1. 用于疮疡不敛，湿疹湿疮。本品收涩除湿敛疮，有生肌之功效。

治乳痈初起肿痛。炉甘石与滑石粉、朱砂、冰片、淀粉共研粉，麻油调敷局部。解毒消肿。（现代《王品三老中医经验方》一效膏）

治湿汗及阴茎、阴囊湿疮溃烂。炉甘石与蛤粉、黄连、五倍子共为末外用。收湿敛疮。（明《保命歌诀》炉甘石散）

治下疳阴疮。炉甘石（火煅，醋淬五次）与儿茶共为末，麻油调敷。（《秘传经验方》）

治阴汗湿痒。炉甘石与真蚌粉，研粉扑之。（《仁斋直指方》）

治药物性皮炎。炉甘石与赤石脂、甘油加水制成洗剂外用。（现代《中医皮肤病学简编》

炉甘石洗剂）

治急性无渗出性炎症，单纯性皮肤瘙痒，热痱等。炉甘石与氧化锌、甘油、冷开水制成洗剂外用。消炎清凉止痒。（现代《外伤科学》炉甘石洗剂）

治疮疡脓水将尽，疮口不敛，阴阳证皆可用。煅炉甘石与珍珠、牛黄、象皮、琥珀、龙骨、轻粉、冰片共为极细粉末外用。收敛生肌。（清《疡医大全》八宝丹）

主治耳内生疮，红肿痛痒，流脓等。煅炉甘石与枯矾、干胭脂粉、麝香、冰片共研细末外用。消肿止痛。敛疮止痒。（明《寿世保元》红棉散）

2. 用于目赤翳障，烂弦风眼。本品甘平，入肝、肾经，主治风热眼赤，或痒或痛，明目去翳，为治目病要药。

治目暴赤肿。炉甘石（煅、尿淬）与风化硝等分研极细点眼。（《御药院方》）

治诸般翳膜。炉甘石与青矾、朴硝各等分为末，每日用少许水化开点眼。（《宣明论方》）

治暴发火眼，两眼肿痛，羞明畏光，见风流泪，眼边赤烂。制炉甘石与冰片、牛黄、黄连、珍珠、麝香、熊胆共为细末，骨簪蘸清水沾药点眼角，日2~3次。清热去翳，明目止痛。（清《赵翰香居验方类编》八宝眼药）

治风热而致的暴发火眼。目赤肿痛，云翳遮睛，眼边赤烂，畏光羞明及胬肉，攀睛等症。炉甘石与琥珀、珊瑚、冰片、珍珠、朱砂、麝香、硼砂、熊胆共为细粉，用玻璃棒蘸水与药粉，点入眼角内。清热去翳，明目止痛。（现代《中成药》引丹溪心法附余·八宝眼药）

治眼病，云翳遮睛。炉甘石（煅、水飞）与朱砂、玄明粉、月石、冰片、麝香、珍珠共为极细粉末，每晚用凉开水蘸药点眼角。（现代《重订十万金方》拨云散）

时珍常用炉甘石（煅、淬）与海螵蛸、硼砂各1两，朱砂5钱共为极细粉点眼，治目病甚效。

【炮制】炉甘石　取原药材，去净杂质入药。

煅炉甘石　取净炉甘石入耐火容器内，武火加热至红透，取出立即投入清水中浸淬，搅拌，倾出上边混悬液，残渣继续煅淬，反复操作3~4次，至无混悬为度，合混悬液，待沉淀，倾出上边清水，下边取出干燥可得到炉甘石粉。

【用法】外用适量，煅后质极细腻，减少对皮肤黏膜刺激，多用于眼科、外科；余病症则用炉甘石。

◎ 铅丹　出《神农本草经》

【别名】黄丹、真丹、广丹、东丹、丹、红丹、朱丹、胡粉、朱粉、铅粉、丹粉、国丹等。

【基原】铅丹为纯铅经加工制成的四氧化三铅（Pb_3O_4）粉末。

【主产地】河南、福建、广东、云南等省多有加工。

【加工·药材质量】将纯铅入铁锅，加热至327.5℃变为液体，为促使氧化，不停搅动，至铅变成灰黄色或浅绿色粉末状，然后取出放入石磨磨粉，用水漂洗，漂出细粉，再经氧化24小时，研成细粉过筛即得。铅丹为橙红色或橙黄色粉末，质重，用手搓揉，先有沙性触及，后觉细腻，能使手指染成橙黄色，有金属性辛味。以色橙红、细腻光滑、无粗糙、见水不成疙瘩者佳。（见图392）

【主要成分】本品主含四氧化三铅（Pb_3O_4）

【药理】能直接杀灭细菌，寄生虫，并有抑制黏液分泌作用。

【性味归经】辛、微寒，中毒。归心、肝经。

【功效】拔毒生肌，杀虫止痒，坠痰镇惊。

【歌诀】　铅丹有毒辛微寒　　拔毒生肌敛疮烂
　　　　　传统熬膏为基药　　坠痰镇惊治狂癫

【应用】

1. 用于痈疽发背，湿疹，疮疡。本品辛寒，有拔毒，祛腐长肉，治恶疮肿毒，又有杀虫止痒之功效，为外科常用药。

治痈疽发背，疼痛不止，肿硬不可忍。黄丹与蜂蜡、白蔹、杏仁、乳香、黄连用麻油按传统熬膏贴之。拔毒止痛。（北宋《太平圣惠方》黄丹膏）

治疮疡，痈疮，瘰疬（脓肿、痈、淋巴结核）。红花、黄柏、当归、白芷、生地、乳香、没药、赤芍、蓖麻子、马前子、蛇蜕、蝉蜕、全蝎、蜈蚣、血余按传统麻油熬，加黄丹收膏，浸入冷水，外用。拔毒止痛。（现代《中国膏药学》红花膏）

治痈疽发背，诸般疮疖，臁疮，痔漏，跌打损伤。黄丹与龙骨、鳖甲、苦参、乌贼骨、黄柏、黄芩、黄连、皂刺、白芷、白蔹、厚朴、木鳖子、草乌、当归、川芎、乳香、没药、槐枝、柳枝、麻油按传统工艺熬膏，局部贴之。消肿止痛，排脓生肌。（宋《太平惠民和剂局方》万金膏）

治痈疽疮疡，诸般溃疡，疮口腐肉已脱，脓水将尽。铅丹与石膏、轻粉、赤石脂、龙骨、血竭、乳香、樟脑共为细末外用。活血祛毒，生肌敛疮。（明《外科正宗》生肌散）

治烧烫伤。铅丹与龙脑为末，蜂蜜调涂患处。（《疡病大全》）

治湿疹。铅丹与黄柏共为细粉，患处渗出液多时干撒，若渗出液少时，用麻油调涂。（《四川中医》1974，[3]50.）

治黄水肿疮。黄丹与官粉（煅）、松香、白矾共为细末，麻油调涂。（《秘传经验方》）

治破伤水入，肿溃不愈。铅丹、蛤粉各等分同炒令变色，掺疮上水即出。（宋《圣济总录》铅丹散）

治臁疮。铅丹、熟石膏混匀，将疮面用豆腐浆洗净，麻油调膏涂敷，数次即愈。（现代《重订十万金方》臁疮方）

2. 用于风痛，赤白痢疾。本品体重而沉，味兼盐，矾走血分，坠痰祛瘀，故治惊痫癫狂，能杀虫消积，可治痢疾。

治风痛。铅丹与白矾各为末，用砖一个，以纸铺之，再以丹铺纸上，次以矾铺丹上，后将十斤柳木柴烧砖过度。取上药研细，温酒送下。（宋《博济方》驱风散）

治赤白痢疾。黄丹（炒令紫色）、黄连（去须微炒）共为末，面糊为丸，生姜、甘草煎汤下。（《圣惠方》）

治小儿惊热不退，惊痫。黄丹、铁粉、石膏、牡蛎共为粉。井华水调下。坠痰镇惊。（宋《太平圣惠方》治小儿惊痫极妙方）

此外，铅丹是中医传统熬膏药的主要原料。

【炮制】铅丹　铅丹购进即可入药。

炒铅丹　铅丹易潮湿，含水分影响熬膏药质量，多炒后用。

【用法】入丸散内服。每次0.6~0.9克，外用适量。

【注意】本品有毒，不可持久服，以防铅积蓄中毒。孕妇忌服。

【临床应用研究】

1. 轻槐散

【组成】轻粉五分，黄丹三分，炒槐米三钱。

【功效】解毒止痒。

【适应症】各种类型的银屑病。

【用法】将上药共为细末，混合均匀，于下午1时左右顿服，可用大米汤冲服，或用双花1两，土茯苓1两水煎200毫升送服，再隔5~7天服1次，10次为1疗程，无效即不再服。

【疗效】观察40例，临床治愈8例，占40%；显效3例，占15%；好转5例，占25%；总有效率达80%，无效占20%。

【方源】　赵徇德《轻槐散治疗银屑病20例近期疗效观察》，《山东中医学院报》1970，（3）：42。

2. 治疗脚癣　黄丹、五倍子（焙干）各等分共研细末，装瓶备用，将脚洗净擦干，以适当湿度，立即上此药粉，不需包扎。经治疗50多例，一般2~3天可愈。敷药后感到刺痒，愈后不留疤结。亦有人用东丹15克，硫磺50克，花椒15克（焙研）共研细粉装瓶备用。如烂脚丫流黄水，先用淘米水烧热洗脚，擦干，立即用药粉敷患处，不用包扎，每晚1次。如果干燥，用醋调外用，可包扎，1日3次，治疗100例，效果显著。

3. 治疗手癣　黄丹15克，水杨酸85克二味拌匀备用。睡前用温开水浸洗患处20分钟，擦干，将药粉撒于患处抹擦至止痒。治疗47例，全部治愈，追访2~12个月未再复发。

（以上2、3条摘于《有毒中草药大辞典》铅丹）

【中毒与救治】中毒多因误服或过量或长期服积蓄中毒。

中毒主要表现：不同程度的心烦、恶心、呕吐、胃中嘈杂、上腹部阵发性疼痛，便秘或腹泻，便黑。严重者出现阵发性上腹绞痛，尿少，抽搐，瘫痪，肝肾功能障碍，昏迷，死亡。

救治：1. 如发现立即切断药源。

2. 连翘15克，金银花15克，木通6克，车前子30克，茯苓15克，泽泻10克，海藻、昆布各 30 克，柴胡 10 克，板蓝根 30 克，郁金 10 克水煎服。每日 1 剂，连服 7 天。

3. 金钱草 20 克，海藻、昆布各 30 克，木贼 15 克，甘草 10 克水煎服，连服 7 天。

4. 胡萝卜 250 克，洋白菜 250 克水煎服。

5. 早发现应洗胃。

6. 重者转上级医院讲明中毒时间，原由，给予保肝治疗。

◎ 轻粉 出《本草拾遗》

【别名】汞粉、腻粉、水银粉、银粉等。

【基原】轻粉为粗制的氧化亚汞结晶。

【主产地】湖南的湘潭、湖北武汉、云南昆明、重庆、上海等地多有加工。

【制法药材质量】《纲目》外炼轻粉方法：用水银 1 两，白矾 2 两，食盐一两，同研不见星，铺于铁器内，以小乌盆覆之，筛灶灰盐水和，封固盆口，以炭打二柱香，取开则粉升于盆上边。其白如雪，一两汞可升粉 8 钱。为片状有光泽雪花样结晶，色白、体轻，手捻易成白色粉末。以洁白、片大、明亮、呈针状结晶、质轻、无水银珠者佳。（见图 393）

【主要成分】本品主含氯化亚汞（Hg_2Cl_2）或（$HgCl$）。

【药理】1. 轻粉外用有杀菌作用，对多种皮肤真菌亦有抑制作用。2. 内服能抑制肠内发酵，阻碍肠中电解质与水分的吸收而导致泻下，少量应用，能刺激胃排泄，过量可引起急性肾炎。3. 对梅毒螺旋体有微弱的抑制作用，可增强病人的抗病能力，使梅毒病皮疹消退，肿大淋巴结缩小。因毒性大，已被铋剂、青霉素代替。

【性味归经】辛、寒，中毒。归肝、肾、大肠、小肠经。

【功效】攻毒，杀虫，敛疮，利水通便。

【歌诀】　轻粉药辛寒有毒　　疥癣梅毒有用处
　　　　　疮疡溃烂多用之　　水肿实证慎内服

【应用】

1. 用于痈疽，疮疡，疔毒，癣疥，痔疮，杨梅疮毒等。本品辛寒有毒，其性峻烈，能攻毒杀虫，祛腐生新，敛疮。主疮痈疥癣，杨梅疮毒。

主治痈疽，疔疮，初起红肿热痛。轻粉与蟾酥、枯矾、寒水石、煅铜绿、乳香、没药、胆矾、麝香、雄黄、蜗牛、朱砂共为细末，制丸开水送服。外用以米醋烊化调敷。解毒消肿，活血止痛。（明《外科正宗》蟾酥丸）

治疗疮走散不收，肿势扩大，及化脓性疔肿等。轻粉与蟾酥、硇砂、白丁香、蜈蚣、雄黄、朱砂、乳香、砒石、麝香共为末，面糊制为小丸，用时将疮以针挑破，取药入内，外以膏药贴之。提毒消肿。（明《外科正宗》立马回疔丹）

治疗头癣，白秃疮，疥癣，白屑风等。轻粉与苦参、黄柏、烟胶、枯矾、木鳖肉、大枫子肉、蛇床子、点红椒、樟脑、硫磺、白矾、水银、白砒共为细末,熟猪板油化开,将上药搅匀作丸,用时烤热擦疮。杀虫止痒。(明《外科正宗》一扫光)

治各种疮疡,脓腐已尽,疮口不敛,阴阳证均可用。轻粉与珍珠、牛黄、象皮、琥珀、炉甘石、龙骨、冰片共为细粉,外敷疮口。敛疮生肌。(清《疡医大全》八宝丹)

治痔疮肿痛。轻粉与白砒、白矾、朱砂共为细末外敷。蚀疮消肿。(清《疡医大全》枯痔散)

治杨梅疮癣。轻粉研细干掺之。(《积善堂经验方》)

2. 用于水肿实证,大便秘结。本品辛寒入肺与大肠,能通便利水消肿,治臌胀实证。

治水热内结,气机阻滞,水肿,口渴,气粗,腹坚,二便不利,脉沉数有力。轻粉与黑丑、甘遂、芫花、大戟、大黄、青皮、陈皮、木香、槟榔共为细末,水糊为丸服。行气逐水。(明《景岳全书》舟车丸)

治大小便关格不通,呕吐,腹胀喘急。轻粉与麻油混合冲服。(《太平圣惠方》)

治大便秘结,十日不通。大枣去核,轻粉纳入,和面团包之,令火上炙黄研为粉,汤送服。(《太平圣惠方》)

此外,本品还用于痰喘实证。

【炮制】轻粉　购进原药材,密闭保存。

【用法】0.06~0.15克,1日1~2次。多入丸散装入胶囊中服,外用适量,研末制膏外涂或干撒。

【注意】本品有毒,内服宜慎,体弱之人孕妇忌服。服后及时漱口,以免口腔糜烂损齿。

【临床应用研究】治疗腋臭

轻粉5克,滑石5克,将轻粉在乳钵中研细,通过180~200目筛后与滑石粉充分混匀即得,取本品少许,开始每晚涂擦腋窝1次,数日后,可隔日涂擦1次,1个月后,可酌情数日涂擦1次。临床应用100余例,均收到良好的效果,无不良反应。

(摘抄自《有毒中草药大辞典》轻粉)

◎ 密陀僧　出《本草纲目》

【别名】炉底、银炉底、没多僧、金陀僧等。

【基原】密陀僧为粗制的氧化铅块状物。

【主产地】主产湖南、广东、湖北、福建、江苏、云南、贵州等省。多为铅矿冶炼而成的粗制的氧化铅,亦有和铅黄共存的天然产出者。

【采集·药材质量】全年可采,天然产者,常和铅黄共存。取自方铅矿提炼银、铅时沉积于炉底的副产品。将铅溶解,用长铁棍在铅溶液中旋转几次,部分溶铅附在铁棍上,然后取出浸入冷水中,溶铅冷却后变成氧化铅固体,即为密陀僧。密陀僧为不规则的块状物,大小不一,橙红色,镶嵌具金属光泽的小块,对光照之,闪闪发光,表面粗糙,有时一面呈橙黄色而略平滑，质硬体重，易砸碎，断面红褐色，内外一致，气无。以色黄有光泽、内外一致、体坚重、易砸碎者佳。（见图394）

【主要成分】本品主含氧化铅 PbO、沙石、金属铅及二氧化铅 PbO_2 等。

【药理】1. 能与蛋白质结合而成蛋白化铅，具有收敛局部黏膜血管而有保护溃疡面和减少黏液分泌的作用，故对溃疡、湿疹、肠炎下痢等有效。2. 密陀僧膏2%浓度时在试管中对共心性毛癣菌、堇色毛癣菌、足跖毛癣菌、趾间毛癣菌、许兰氏黄癣菌及红色毛癣菌、铁锈色小芽孢菌呈抑制作用；在4%的浓度时，对絮状表皮癣菌、石膏样毛癣菌、足跖毛癣菌、趾间毛癣菌、许兰氏黄癣菌及其蒙古变种呈抑制作用；水浸剂（1∶3）在试管内对多种皮肤真菌有不同程度的抑制作用，作为外用药，可减轻炎症。

【性味归经】咸、辛、平，中毒。归肝、脾经。

【功效】燥湿杀虫，收敛防腐，坠痰镇惊。

【歌诀】　　密陀僧药咸辛平　　燥湿止痒又杀虫
　　　　　　收敛防腐疮癣疹　　内服能坠痰镇惊

【应用】

用于疮疡、湿疹、顽癣等。本品咸平入血，有燥湿杀虫，收敛防腐之功效，主金疮、面瘢黯，多为外科用药。

治恶疮，流注，瘰疬，跌打损伤，金刃误伤。密陀僧与当归、赤芍、赤石脂、大黄、百草霜、乳香、没药、血竭、儿茶、苦参、银黝同用，先将赤芍、当归、苦参、大黄入桐油或香油文火炸枯，去渣，熬至滴水成珠，再下余药末，搅极匀，置瓷盆内，常以水浸之。用时外敷患处。活血散瘀，消肿止痛。（清《医宗金鉴》陀僧膏）

治脚湿烂。密陀僧与轻粉、熟石膏、枯矾共为细末，湿烂流水干敷，干燥者桐油调搽。（清《洞天奥旨》陀僧散）

治疗风邪，湿毒壅遏皮肤之白癜风，花斑癣，腋臭，汗多，足癣糜烂等。密陀僧与硫磺、雄黄、蛇床子、石黄、轻粉共为细末，每用适量醋调外擦。祛风，杀虫，止痒。（明《外科正宗》密陀僧散）

治湿疹。密陀僧与黄柏、冰片共为细末，用麻油调敷。（《中华皮肤科杂志》1966，[1]44）

治血风臁疮。密陀僧与香油入粗碗底磨化，油纸摊膏，反复贴之有效。（《孙天仁集效方》）

治阴汗湿痒。密陀僧末敷之；一方加蛇床子末。（《纲目》）

治面部瘢黯，粉刺，雀斑。密陀僧与飞滑石、白芷、白附子、绿豆粉、冰片共为细粉，睡前清水调搽，次晨洗净。（明《证治准绳》玉容散）

此外，本品重坠下沉，有坠痰镇惊作用。因有毒很少有用。

【炮制】**密陀僧**　取原药材，拣去杂质，即可入药。

煅密陀僧　取密陀僧块入耐火容器内，武火煅红透，立即取出投入食醋中，冷却后再煅再淬，反复操作七次为好。

【用法】0.3~0.9克研末入丸散服，外用研细适量用。煅后宜粉碎，增加燥湿收敛作用。
【注意】体虚者忌服，不宜与狼毒同用。
【临床应用与研究】

1. 治疗失音　密陀僧2克，研极细末，茶水顿服，治疗因车祸惊恐，引起之音闭失语1例，1剂即愈。随访3年，未曾复发。

2. 治汗斑祛斑　用密陀僧50克，硫磺40克，轻粉10克共为细粉，同时涂患处。治疗253例，全部治愈，仅27例复发，初发者经治疗2~3次即愈。

（1、2条摘抄自《有毒中草药大辞典》密陀僧）

◎ 升药　出《药材资料汇编》

【别名】灵药、升丹、三仙丹、红升丹、黄升丹等。
【基原】升丹为水银、白矾、硝石各等分混合升化而成的结晶品。（为粗制氧化汞）
【主产地】全国各大城市多有加工。
【制法·药材质量】水银、火硝、白矾各二两。先将硝石、白矾研细拌匀，置铁锅中，用火加热至完全熔化，放凉，凝结，然后将水银洒于表面，用瓷碗反扣之，碗边与锅交接处用纸泥封固，四周泥密封近碗底，碗底上放白米数粒，后将锅底加热，先用文火，后用武火，半个小时后再用文火，至米变焦黑色（大约3~4个小时），去火，待冷，除泥，将碗取下，碗内周围的红色升化物为"红升丹"，碗中央黄色升化物为"黄升丹"，锅底下剩下的块状物即"升药底"，用刀铲下密闭贮藏。红升丹以色红、片状、有光泽者佳。黄升丹以黄色、片状、有光泽者佳。（见图395）
【主要成分】本品主含氧化汞，另含硝酸汞等。
【药理】1. 其溶液在试管内对绿脓杆菌、乙型溶血性链球菌、大肠杆菌、金黄色葡萄球菌均有不同程度的抑制作用。2. 1%的氧化汞软膏可用于眼科防腐，另外对表皮皮癣、肛门癣、瘙痒亦有疗效。
【性味归经】辛、涩、热，极毒。归肺、脾、肝经。
【功效】拔毒祛腐，提脓敛疮，生肌长肉。

【歌诀】　升药辛涩热极毒　　拔毒提脓可去腐
　　　　　溃疡疮口久不敛　　外科多用慎内服

【应用】

用于痈疽，瘰疬，恶疮溃后脓水不净，腐脓不去，新肉难生等。本品辛热极毒，有较好的拔毒去腐，排脓生肌，收口敛疮作用，尤适宜疮口溃后已久，虚寒不敛之阴证，为外科常用要药。

治疮毒溃破，脓水不畅或溃疡脓腐不尽，新肉难生等。升药常与煅石膏配伍研末外用，随病之不同，两药配后比例变化而用之。

治痈疽初溃，脓毒较盛，腐肉不去。熟石膏1克、升药9克共为细粉，贮瓶备用，拔毒去腐脓。如"九转丹"。

治溃疡中期，脓毒较盛。熟石膏1克、升药1克研粉外用。拔毒排脓。（现代《中医外科学》五五丹）

治溃疡后期，脓毒较轻，疮口不敛者。熟石膏9克与升药1克共研细粉外用。比例为9：1，拔毒排脓，生肌长肉。（清《医宗金鉴》九一丹）

另外，还有用熟石膏与升药按不同作用，按比例不同配成"七三丹"、"八二丹"用于不同时期的清热拔毒，排脓收敛，生肌等。

治下疳腐烂。升丹与橄榄炭、冰片研细干掺或麻油调敷。（《药奁启秘》）

此外，还用于乳痈、乳癌、顽癣、湿疹等。

【用法】0.03克内服，最多每次不得超过0.06克，外用适量，一般不用纯品，多用熟石膏配伍研粉外用，或配软膏外用。

【注意】本品极毒，多作外用，很少内服，即使外用亦从小剂量开始，孕妇忌用。

◎ 铜绿 出《本草纲目》

【别名】铜青、铜锈等。

【基原】铜绿为铜器表面经二氧化碳或醋酸作用后生成的绿色绣衣。与天然绿青（孔雀石）无明显差异。

【主产地】全国各地均有产，或有加工铜绿。

【采集·药材质量】取铜器放置潮湿处，或用醋酸喷在铜器表面，使其表面氧化生成绿色锈衣，刮取干燥。为翠绿色粉末，质松，无臭，味微涩，燃烧呈蓝色火焰者佳。另有加工铜绿，有铜绿粉或绿青（即天然碳酸铜）与熟石膏水拌和压扁，切成方块，喷以高粱酒，表面产生铜绿。以表面绿色、里面土黄色或淡绿色、质硬而脆者佳。以前者较好。（见图396）

【主要成分】本品主含碱式碳酸铜（$CuCO_3 \cdot Cu(OH)_2$）。

【药理】1. 能与蛋白质结合成为不溶性的蛋白化合物而沉淀，其浓液对局部黏膜有腐蚀作用，稀溶液有收敛抑制分泌作用。2. 内服刺激胃壁知觉神经，反射到延髓呕吐中枢，则引起反射性呕吐。

【性味归经】酸、涩、平，有小毒。归肝、肾经。

【功效】祛腐敛疮，退翳，杀虫，吐风痰。

【歌诀】　铜绿药性酸涩平　　涌吐风痰又杀虫
　　　　　祛腐敛疮及顽癣　　眼睑糜烂目翳病

【应用】

1. 用于痈疽疔疮，瘰疬，臁疮，顽癣，杨梅疮毒等。本品酸涩收敛祛腐，主恶疮顽癣，亦为外科常用药。

治痈疽疮疔初起，瘰疬，肿痛未溃或初溃，臁疮久不收口，溃后脓腐不净。铜绿与巴豆、蓖麻仁、杏仁、乳香、没药千捶如膏外用。消肿止痛，提脓去腐。（清《疡医大全》千捶膏）

治诸恶疮脓出不快，或多年痔瘘疮愈而复发。铜绿与白丁香、硇砂、粉霜（二氧化汞）、轻粉、麝香、脑片共为细末，白糊作锭，入疮口中。拔毒排脓，敛疮生肌。（元《外科精义》青金锭子）

治臁疮顽癣。黄蜡熬化，铜绿研粉入内搅匀外用。（《卫生杂兴》）

治杨梅疮毒。铜绿醋煮研末，烧酒调油搽，极痛出水，次日即干，或加白矾等分为散，外撒。（《简便单方》）

治中蛇毒。铜青敷疮上。（《千金要方》）

2. 用于目翳，风弦赤眼，烂弦风眼，鼻疮牙疳，口疮，痰盛等。本品味酸入肝胆经，寒则清泻肝火吐利风痰，有明目杀疳之效，敛疮之能。

治眼生肤翳垂珠管。铜青与细墨共研末，醋和为丸，用乳汁或新汲水化开，用铜箸点之。（宋《圣济总录》铜青丸）

治风弦赤眼。铜绿与防风、杏仁各切碎，于盏中，新汲水浸，炖令极热，洗之。（明《奇效良方》铜青汤）

治急性结膜炎，眼缘炎，角膜浸润，角膜溃疡。铜绿与自然铜、儿茶、丹皮、栀子、五味子共为末，水泡蒸煮，待温洗眼。每日1次。（现代《冉氏经验方》铜绿栀子汤）

治口鼻疳疮。铜绿与枯矾研末敷之。（《纲目》）

治舌上生疮。铜绿与铅霜为细末，撒于舌面。（宋《杨氏家藏方》绿云散）

主治喉痛。铜绿与朱砂、轻粉、蝎尾、麝香共为细末，薄荷汤送服。（明《证治准绳》夺命散）

治小儿痰涎壅盛。铜绿研细，醋面糊为丸，薄荷汤下，令其吐痰。（《经验方》绿云丹）

治痰涎壅盛，卒中风不语。铜绿研细洗净，以水化去石，澄清，慢火熬令干，再研细，入麝香再研，糯米和为丸，用薄荷汤下。（《经验方》碧琳丹）

【炮制】铜绿　取原药材，去杂质，即可入药。

【用法】0.5~1克，入丸散内服，用时研末，外用适量。

【注意】体弱血虚者忌服。有强烈的刺激性，无论内服外用，应严格控制剂量。

【临床应用研究】

1. **治疗神经性皮炎**　铜绿、雄黄、冰片各6克，斑蝥4克，苦参30克，75%酒精500毫升，将前5味药研细，泡入酒精中，密封容器，7天后即成。以毛笔或棉签蘸药液搽患处，1日1~2次，治疗21例，疗效满意。（摘抄自《有毒中草药大辞典》铜绿）

2. **湿痒油膏**

【组成】铜绿2钱，三黄末4钱（黄芩、黄连、黄柏），青黛2钱，紫金锭6分，无名异2钱，东丹2钱，熟石膏5钱，密陀僧2钱，寒水石3钱，烟胶2钱，枯矾3钱，制炉甘石3钱,老麝香3钱,冰片3分。

【功能】清凉解毒,除湿止痒。

【适应症】临床见有丘疹、红斑、水泡、脓疮、糜烂等。

【用法】上药共为细末,以麻油或菜油调成糊状油膏应用。用时先将患部痂盖洗净,再以油膏直接涂布,日1次,第二次换药前须将前药揭去(忌用水洗),再涂上新药。

【疗效】本方治疗50例,全部有效。一般涂后1~2天渗出明显见减少,瘙痒显著减轻。有50%的病例在1周内痊愈,病程越长,疗效愈差。(摘抄自《实用专病专方临床大全》湿痒油膏)

◎ 藤黄 出《海药本草》

【别名】玉黄、月黄、腊黄等。

【基原】藤黄为藤黄科植物藤黄的胶质树脂。

【主产地】主产印度、泰国、越南等国。多分布热带地区。

【采集·药材质量】在开花前离地约3米的树干皮部作螺旋状割伤,伤口内插一竹筒,盛受流出的树脂,加热蒸干,用刀刮下,即为藤黄。为管状或不规则的块状物,直径3~5厘米,显红黄色或橙棕色,半透明,质脆易碎,断面平滑,略带蜡样光泽,投火中易燃烧。以红黄色、半透明者佳。黑色者次之。(见图397)

【主要成分】本品主含藤黄素,包括 $\alpha-$ 及 $\beta-$ 藤黄素、藤黄酸、异藤黄酸、藤黄双黄酮等。

【药理】1. 藤黄素,特别是 $\beta-$ 藤黄素及 $\gamma-$ 藤黄素外用对非致病性原虫有抑制作用。2. 抗癌作用,80年代发现藤黄酸、别藤黄酸有抗癌作用,体外实验对人体肝癌细胞株均有不同程度的杀伤作用。$\alpha-$ 及 $\gamma-$ 藤黄素在起到治疗量时,可引起小鼠腹泻。

【性味归经】酸、涩、寒、极毒。

【功效】消肿,化毒,止血,杀虫。

【歌诀】　藤黄极毒酸涩寒　　外科用药多灵验
　　　　　消毒化毒又杀虫　　跌打伤痛皆可痊

【应用】

1. 用于痈肿恶疮,无名疮疖,顽癣,秃疮。本品性味酸寒极毒,化毒消肿,敛疮杀虫,为外科用药。

治一切痈肿。藤黄与雄黄、胆矾、硼砂、铜绿、皮硝、草乌、麝香共为细末,和蟾酥为条,如笔管粗,金箔为衣,用时醋研浓汁,用新毛笔蘸药涂肿毒四周,数次即愈。化毒消肿。(明《祝穆试效方》一笔消)

治一切恶疮。藤黄(羊血制)与天竹黄、红芽大戟、刘寄奴、血竭、儿茶、雄黄、朴硝、当归、铅粉、汞、乳香、麝香、琥珀共研细末,用黄蜡化开,将上药入内搅匀制丸服,黄

酒调服更好，还可以用麻油调化开外敷。（清《医宗金鉴》三黄宝蜡丸）

治一切无名肿毒。藤黄与白蜡、麻油同用。先将麻油入锅煎熟，将滴水成珠，后入藤黄、白蜡搅匀收膏，瓷瓶收贮，面以麻油养之，临用摊贴。（王玷桂《不药良方》风气膏）

治痈疽。藤黄与大黄、白矾、蟾酥、乳香、没药、麝香共为细末，蜗牛打碎如泥作锭，晒干醋研外用，口服亦可。（清《外科全生集》一笔消）

治一切顽癣。藤黄与大黄、硫磺、雄黄、姜黄共为细末，茶油调搽患处。（清《纲目拾遗》五黄散）

治白秃疮。藤黄与枯矾、轻粉、雄黄共为细末，用麻油黄蜡熬枯收膏。先剃净头发，后用明矾、花椒煎水外洗，再涂本品膏。每日1次，以愈为重。（《江苏中医》1961，[5]：27.）

2. 用于跌打损伤，刀伤出血等。本品有消肿止血功效，内服外用皆可。

主治跌打损伤，瘀血凝滞肿痛，痈疽疮毒等。藤黄与三七、大黄、阿魏、儿茶、血竭、乳香、没药、天竹黄、雄黄、山羊血、冰片、牛黄共为末制丸，黄酒化服，或醋磨外敷。行血散瘀，消肿止痛。（清《外科全生集》嵝峒丸）

治刀伤，木石伤及烫火伤等。麻油入锅加热，后入藤黄熬去渣，入白蜡熬至滴水成珠收贮，用时摊贴。止血止痛，生肌收口。（清《纲目拾遗》神效膏）

【炮制】藤黄　取原药材，除去杂质即可入药。

豆腐制藤黄　取豆腐块平铺瓷盘内，将藤黄碎成小块，放豆腐上，再覆盖一层豆腐块，蒸约4~5个小时，至藤黄全部熔化，可取出冷却凝固，除去豆腐，阴干可入药。（一般藤黄100克，用豆腐400克）

山羊血制藤黄　先将山羊血入锅煮沸，再分成小块，再将藤黄碎成小块与山羊血置铜锅内加水同煮5~6个小时，除去羊血，取出藤黄晾干入药。（一般藤黄100克，用山羊血50克）

【用法】0.03~0.06克入丸散内服。外用适量，研末调敷，或熬膏外涂。藤黄大毒，一般不作内服，多外用痈疽肿毒，顽癣。豆腐、山羊血制后降低毒性，方可内服。

【注意】本品极毒，炮制后方可内服，但千万不可过量。体虚弱，孕妇忌用。

【临床报道】治疗慢性毛中炎

藤黄15克，苦参15克研末浸泡于75%酒精200毫升中，一般浸泡5~7天，每天擦2~3次。

疗效：头部30例，痊愈25例，好转4例，无效1例；面部3例，痊愈3例，胸背部2例，痊愈2例；臀部15例，痊愈12例，好转2例，无效1例，疗程1~25天。（摘抄于《有毒中草药大辞典》藤黄）

【中毒救治】　中毒原因多是误服或过量服用。主要表现：呕吐，腹痛，腹泻，里急后重，严重者出现便血，甚至脱水死亡。

救治：1. 如及时发现切断药源。2. 短时间发现内服中毒，应先洗胃排毒。 3. 可食海蜇以解毒。 4. 服蛋清、人奶、牛黄、豆浆、灌服生动物血，和胃解毒，排除毒物。5. 静滴

10%的葡萄糖或糖盐水。6.其他对症治疗及支持疗法。

◎ 松香 出《本草纲目》

【别名】松脂、松膏、松胶、松胶香、黄香、松脂香等。

【基原】松香为松科植物马尾松、油松等其他同属植物树干中取得的油树脂，经蒸馏除去挥发油后，存留的固体树脂。

【主产地】广东、广西、福建、浙江、江西、湖南等省区。

【采集·药材质量】多在夏秋采收，在树干上挖Y字形沟槽，收流出的树脂，加水蒸馏，使松节油流出，剩下的残渣凝固后即是松香。松香为不规则的块状，大小不一，整齐半透明体，表面黄色，质坚而脆，断面整齐光亮似玻璃，油性大，加热而软，易燃烧，产出棕色浓烟。以块大整齐、半透明、油性大、气味浓厚者佳。（见图117）

【主要成分】本品主含松香酸酐及松香酸约80%，树脂烃、挥发油、微量苦味物质等。

【药理】1.对多种致病真菌有不同程度的抑制作用，对金黄色葡萄球菌、大肠杆菌、绿脓杆菌有抑制作用。2.另外，治疗烧伤有效。

【性味归经】苦、甘、温，小毒。归肝、脾经。

【功效】祛风燥湿，拔毒排脓，生肌止痛，杀虫。

【歌诀】　　松香温燥湿祛风　　归肝脾拔毒排脓
　　　　　　疥癣湿疮痈疖疗　　生肌止痛又杀虫

【应用】

1.用于痈疽疔疖，疥癣湿疮等。本品苦燥杀虫，散热和荣，拔毒排脓，生肌止痛，主痈疽恶疮，常为疡科敷料用药。

主治痈疽疔疖初起，瘰疬尚未穿溃，或溃破之初，溃后脓水不净，臁疮久治不愈。松香与巴豆、蓖麻仁、杏仁、乳香、没药共打千捶为膏，捻薄，视症面大小贴之，以绢覆盖。消肿止痛，提脓祛腐。（清《疡医大全》千捶膏）

主治痰瘀互结成阴症疮疡未溃者，如骨瘤、流痰、附骨疽、环跳疽、瘰疬、瘿瘤、乳痰、乳癖等疮疡漫肿不红不痛，局部阴冷等。制松香与生川乌、生草乌、生南星、生半夏、生磁石、公丁香、肉桂、制乳香、制没药、硇砂、冰片、麝香共为细末，每用少许撒于膏药或油膏上敷贴患处。逐寒活血，消肿散结。（现代《实用中医外科学》黑退消）本方可用骨关节结核。

治一切肿毒。松香与铜绿、蓖麻仁同捣成膏，摊贴局部。（《怪症奇方》）

治疗疖肿，痈疽，疔疮。松香粉60克加入酒精200毫升加热溶解，收瓶密封备用，用时棉签蘸药液涂患处，每天1~2次。（《江苏省中草药新医疗法展览资料选编》）

治疥癣湿疮。松香研细，加轻粉研匀，用麻油调搽。（《刘涓子鬼遗方》）

治小儿白秃疮。制松香与黄丹、轻粉共研细末，茶油调搽。先用米泔水洗净，再搽药，

1日1次。(《简集方》)

治小儿湿疹。松香与煅石膏、枯矾、雄黄、冰片共为细末，加凡士林调膏外用。(《全国中草药汇编》)

治头癣。松香与枯矾研细。鲜猪油先将松香包好，点燃猪油，使松香液化滴下，冷却后再加入枯矾，调匀涂患处，使之结痂，隔天结去痂再涂，不可用水洗。(《全展选编·皮肤科》)

此外，松香还可以用于治疗历节风，虫蛀牙痛，白带等。

【炮制】**松香** 取原药材，去杂质，入锅文火熔化，捞出杂质，放凉，取出晾干入药。

制松香 取葱煎汁，去渣，加入净松香及适量的水，加热煮至松香完全熔化，倒入冷水中，待凝固后，取出放凉入药。(一般松香100克，用大葱10克)

【用法】2~3克入丸散内服，或浸酒服，最大量每次不得超过5克。外研末撒，调敷适量。

【注意】多不单独内服，塞实肠胃。

【临床应用研究】

1. 治疗血栓性脉管炎 单味松香炮制的松香散口服，每次3~5克，每天3次。为减少肠胃道反应，宜先从小剂量开始，逐步加量，最大量不超过5克每次。一般30~60天为1疗程。治疗80例，治愈72例，好转6例，无效2例。对Ⅰ、Ⅱ期血栓闭塞性脉管炎均有良好疗效，一般服用1~2周，疼痛开始减轻，创面肉芽开始新生，逐步愈合。多数患者出现食欲减退，恶心，呕吐等症，少数有腹泻，嗜睡，一般不需停药，对症处理即可，副作用可在1~2周后消失或减轻。若对症处理不见好转，可停药2~3天。

2. 治疗骨髓炎 松香120克，乳香、没药、血竭各12克，冰片15克，儿茶30克，麝香1.5克，樟脑60克，黄蜡180克，好猪油500克，先将猪油、黄蜡文火熔化，入松香、儿茶、血竭、乳香(末)、没药(末)搅拌均匀，再缓入冰麝搅匀即成膏药(红灵膏)，放入瓷瓶备用，外敷患处。脓多者3天换药膏1次，脓少者每周换药1次。治疗指、趾骨慢性骨髓炎48例均获痊愈。

(1、2条摘抄自《有毒中草药大辞典》松香)

◎ 石灰 出《神农本草经》

【别名】垩灰、石垩、白灰、矿灰、石煅等。

【基原】石灰为石灰岩经加热煅烧而成。

【主产地】全国多省产石灰岩地方多有加工。

【采集·药材质量】全年可采煅烧。生石灰为白浅灰色，不规则块状，无定形，大小不一，质硬，体轻，易碎，不透明。以块大、煅透无流石、无杂质、体轻、易碎者佳。熟石灰为生石灰吸收水分风化而成白灰色、白色粉状物；以色白、体轻、无结块、杂质、干燥无生石者佳。(见图398)

【主要成分】主含碳酸钙（$CaCO_3$）、氧化钙，常夹有少量的硅酸、铁、铝、镁等。

【药理】1. 内服有中和胃酸作用，并能收敛黏膜面，减少分泌液渗出而引起止泻作用。2. 吸收入血能增加钙离子浓度，能促进血液凝固而起止血作用。

【性味归经】生石灰辛热，极毒。熟石灰辛、温，中毒。归肝、脾经。

【功效】燥湿，杀虫，止血，蚀恶肉。

【歌诀】　　生石灰燥热极毒　　杀虫止血蚀恶腐
　　　　　疥癣湿疮烫火伤　　痔疮恶肉外涂敷

【应用】

1. 用于疥癣，疔肿恶疮，痔疮，烫火烧伤，出血等。本品辛热性燥，火气未散，有祛恶肉、燥湿、杀虫、止血之功效。主疽疡疥癣恶肉死肌等。

治疗肿。石灰与马齿苋共捣，鸡蛋白调和敷之。（《千金要方》）

治疥。淋石灰汁洗之。（《孙真人食忌》）

治痔疾，肛门边肿硬，痒痛不可忍。熟石灰与芫花、灶突内黑煤共为细末，加醋灼热，以帛裹熨之。冷则再换。（《圣惠方》）

去疣。苦酒浸石灰六、七日，取汁点疣上。（《千金要方》）

治金创出血。熟白石灰与大黄片同炒，以石灰变成红色为度，去大黄，将石灰研细末。撒敷患处，包扎。（明《外科正宗》桃花散）

治烫火烧伤。熟石灰加水，搅澄清液，再加麻油顺搅数百转，其稠黏如糊，涂抹局部。解毒防腐，收湿敛疮。（清《医宗金鉴》清凉膏）

2. 用于寒湿久痢泻下及白带。熟石灰辛温燥湿，内服可治寒湿泻痢、带下。

治痢下数年。熟石灰炒令黄，加水搅澄清，取澄清液服之。（《外台》）

治白带白淫及水泻不止。熟石灰、白茯苓共为粉，糊为丸服。（《集弦方》）

主治白带。芡实粉、白茯苓、青石脂（煅）、牡蛎（煅醋淬）、千年风石灰，食用醋拌和诸药末作饼晒干，再粉碎捣和为丸散服。（《种福堂公选良方》）

【炮制】生石灰　取石灰岩煅烧好的生石灰块。

熟石灰　生石灰块经吸收水分，则逐渐潮解分化，成粉状的石灰粉。

【用法】熟石灰多入丸散，每次服 2~5 克，或加水搅拌取澄清液内服，外用适量。生石灰以蚀恶肉去腐为主，去赘疣等。

【注意】生石灰不作内服，熟石灰内服宜慎，不可过量，孕妇忌用。

【临床应用研究】

1. 治疗黄水疮　生石灰 160 克，硫磺 250 克将二药粉碎过筛，加水 1250 毫升，文火煎 2 小时，如水不足可加水，最后煎至 1000 毫升，静置，取澄清液，装入小瓶备用，用时以棉签蘸药液敷患处，每天 3~5 次，治疗 50 多例，都是 2~4 天内脱痂而愈，愈后不留任何残痕疤结。

2. 治寻常疣　生石灰 50%，血竭 25%，鸦胆子仁 25%，先将生石灰、血竭分别研细过筛，混合，然后与捣如泥的鸦胆子仁充分混匀，贮瓶备用。用时将左手拇指将周围之皮肤向外伸展固定，右手取药粉一小撮置疣体上，用右手拇指或食指在疣体上加压回旋揉搓，约1~2分钟，疣即脱落。此时患处有少量渗血，用药粉压迫片刻即可止血。治疗疣121个（65人），1次治愈者102个。上述石灰粉临用前配制，否则影响疗效。局部常规消毒，取新配石灰粉放在疣体上，并用食指尖揉磨，经反复多次进行，可见疣体逐步脱落。揉磨时间，小的疣体约需2~3分钟，大的约需5~7分钟。然后用酒精棉球擦拭，以敷料胶布包扎。治疗50例，均1次治愈，其中23例经追访，1年未见未发。（1、2条摘自《有毒中草药大辞典》石灰）

3. 治烧伤 陈石灰500克，香油250毫升，将陈石灰加新鲜开水2000毫升搅拌澄清，去浮面杂质。取澄清液250毫升，加香油搅成乳状，患外消毒后擦患部。（《四川中医》1983年第6期）

◎ 砒石 出《开宝重订本草》

【别名】人言、信石、信砒、信等。

【基原】砒石为天然的砷华矿石或加工制品。

【主产地】湖南、江西、广东、贵州等省。多与他种砷矿共存。

【采集·药材质量】挖取天然的砷华矿石。现在多数为毒砂或雄黄加工制成。天然的有红信石和白信石两种。红信石为不规则的块状，大小不一。白色、黄色和红色彩晕，略透明或不透明，光泽，玻璃状，质脆，易砸碎，断面凸凹不平，呈层状纤维样结构，无臭。以块大、色红润、有晶莹直纹、无渣滓者佳。白砒为无色或白色，余特征如上。以块大、色白、晶莹直纹、无渣滓者佳。（见图399）

【主要成分】本品主含三氧化二砷（As_2O_3），红砒尚含硫化砷（As_2S_3），药以红砒为主。

【药理】1. 三氧化二砷与砷剂具有原浆毒样作用，且能麻痹毛细血管，抑制含巯基酶的活性，并使肝脏脂变，肝小叶中心坏死，心、肝、肾、肠充血，上皮细胞坏死，淘米水样腹泻，蛋白尿、血尿，眩晕，头痛，紫绀，晕厥，昏睡，惊厥，麻痹以至死亡。2. 对皮肤黏膜有强烈的腐蚀作用。3. 对疟原虫、阿米巴虫及其他微生物均有杀灭作用。4. 长期吸收少量的砒，同化作用加强，促使蛋白质合成，脂肪组织增厚，皮肤营养改善，加速骨骼成长，使骨髓造血机能活跃，促使红细胞和血色素新生。

【性味归经】辛、酸、大热，极毒。归肝、肺、胃、大肠经。

【功效】劫痰平喘，杀虫，截疟，外用蚀疮祛腐。

【歌诀】　砒石辛酸热极毒　　外用蚀疮能祛腐
　　　　　癣疮瘰疬牙疳痔　　寒痰哮喘疟慎服

【应用】

1. 用于癣疮、瘰疬、牙疳、痔疮等。本品辛热极毒，蚀疮祛腐，攻毒杀虫，可用于治疗痈疽发背，恶疮等。

主治头癣，疥疮，白屑风，皮肤顽癣，阴囊湿疹。白砒与苦参、黄柏、烟胶、枯矾、木鳖肉、大风子肉、蛇床子、点红椒、樟脑、硫磺、白矾、水银、轻粉共为细末，用熟猪油化开入药搅匀，作丸，用时取药烤热外搽擦。杀虫止痒。（明《外科正宗》一扫光）

治钱癣如画，大如钱，小如笔杆端。用砒石研极细，以米汤调稀，用新毛笔蘸药液涂之。（《本草汇言》）

治癣疮。砒石与密陀僧、腻粉共为细粉，干者油调涂，湿者干掺之。（宋《太平圣惠方》砒霜散）

主治痔疮肛瘘，瘰瘤瘰疬，疔疮，发背，脑疽以及疮疡溃破，脓毒腐肉不去去。砒石与明矾、雄黄、乳香同用。先将砒石、明矾入耐火容器内，煅红取出放凉，用雄黄、乳香共研细，厚糊搓成条，干燥。外用。蚀疮祛腐。（明《外科正宗》三品一条枪）

治牙疳，甚至溃烂穿腮，局部组织坏死。红砒与大枣、冰片同用。将红砒塞入去核枣心内，用丝线扎好，放瓦上焙焦，烟尽为度，凉透研细，再入冰片研匀，每日少许，敷患处。祛腐敛疮。（清《外科全生集》砒枣散）

治痔疮肿痛，久治难消。砒石与轻粉、白矾、朱砂共为细末，适量外用。蚀疮消肿。（明《疡医大全》枯痔散）

治银屑病。砒石与轻粉、雄黄、冰片研细制成软膏涂抹。（现代《中医皮肤病学简编》复方红砒膏）

2. 用于寒痰哮喘，恶性疟疾。本品性热祛痰平喘，尤适宜寒痰哮喘，暑湿生冷内伤寒热疟疾。

主治多年肺气喘急，咳嗽朝夕不得眠。砒石4.5克（研粉）与豆豉45克（水润研膏）与砒石粉和匀制丸如麻子大，每晚15丸，睡前用腊茶清冷服，小儿酌减。逐寒祛痰，平喘止咳。（宋《普济本草》紫金丹）

治寒热疟疾。人言一钱，绿豆（末）一两共为末，新汲井水制丸绿豆大，铅丹为衣，发日五更，冷水服下五～七丸。（《本事方》）

此外，砒石还可以治诸虫痛，休息痢久不瘥。

【用法】每次0.002~0.004克，入丸散内服。外用适量，但不可大面积用，以防皮黏膜吸收中毒，用时宜打碎研末。

【注意】砒石极毒，用时宜慎，体虚，孕妇忌用。存放时专柜加锁写明药物，专人负责。

【临床指导】

1. **治疗花斑癣（汗斑）** 取白砒1份，硫磺10份，密陀僧10份共研细粉，加等量姜汁和醋调成糊状，用鲜茄蒂蘸药涂擦患处，擦后日光照射1小时左右（若日光不强可适当增加10~20分钟），在日光浴过程中，可用糊剂反复擦2~3次，上下午各擦1次，治疗中不可擦破皮肤，如果皮肤原有破损，待破损愈后再用，观察14例，治疗2~3天患处见淡黑色痂皮，4~8天痂脱而愈，治疗过程中未发现副作用。

2. 治疗神经性皮炎 硫磺、炒砒石各50克，全蝎20克，大力子30克，蝉蜕、三七各25克，麝香0.6克共为细面，取药面20克，凡士林加至100克，混合均匀，制成20%的凡士林软膏。用时将软膏涂于布上面，包扎于患处，每天1次，或2~3天换1次。治疗期间，禁食辛辣刺激性食物，治疗32例，收效满意。

（1、2条摘自《有毒中草药大辞典》砒石）

3. 治皮肤癌

【临床研究】砒石粉10克，大枣10枚，人指甲15克，将大枣去核，每一枚大枣纳砒石粉1克，用线扎固，入烤箱干燥，取出候冷，人指甲微火焙焦，共为细粉，疮面湿者干粉撒，干者用麻油调敷，24小时后用盐水冲洗干净，再用药，一般3次可愈。砒石剧毒，应保证每次不超过2厘米^{2}疮面用药，砒石在0.2克以内，以免过量中毒。（贾宪亭）

【附药】砒霜 出《日华子本草》

【基原】为砒石经升化而得的精品。

【产地】全国各地多有加工。

【采集·药材质量】取净砒石粉碎置耐火容器内，以器覆之，结合处盐泥封固，上压重物，盖锅上贴一白纸条，或几粒大米，用文武火加热，至白纸或大米老黄为度，退火待凉，收集盖底上白色结晶即是砒霜。为白色结晶粉末，无臭性脆，玻璃样光泽，直火加热多生白烟，并有大蒜臭。以白色粉末、无臭无味、能溶于水、醇、酸及碱类者佳。（见图399）

【主要成分】同砒石。

【药理】抗肿瘤作用。可抑制癌细胞的氧化过程。

【性味归经功效】同砒石。

【用法】0.003~0.006克入丸散，为1日量，外用适量，保证每次外用不超过2厘米^{2}面积，纯砒霜应在0.2克以内，以免过量皮肤吸收中毒。

【中毒与救治】中毒原因，多是误服，如配药灭鼠害，家鸡食之至死，人又食鸡肉中毒。

中毒表现：1. 神经型：重度循环衰竭，血压下降，脉搏快而弱，呼吸衰浅，中枢神经麻痹，头晕头痛，肌肉酸痛痉挛，不省人事，呼吸麻痹，1小时内即可死亡。

2. 胃肠型：中毒快的15~30分钟，慢的数小时，一般1小时左右，咽烧灼感，口渴，恶心，剧烈腹痛，呕吐，腹泻（淘米水样），血压下降，虚脱，昏迷，循环衰竭而死亡。

救治：

1. 急性中毒，必须及时抢救，迅速使体内毒物排出口服中毒者立即用1∶5000高锰酸钾洗胃。轻者可用绿豆60克，防风30克，甘草60克水煎服。

2. 重者转院告诉中毒原因、时间、选用二巯基丙磺酸钠。

3. 纠正水电解质平衡。

【中毒案例】

1. 1958年，张××在大队卫生所当司药，误将砒石当石膏给病人，服后身亡。

2. 1963年，我们生产队用白信拌麦种防地老鼠，被当地郑家鸡食至死，后家人误食鸡肉中毒，两成年人头痛，口干渴，胃烧灼，脸发热潮红。队长说是白信中毒，急服绿豆100克，滑石60克，甘草30克，防风50克水煎服，一天多告愈。（贾宪亭）

◎ 蜂蜡 出《药材学》

【别名】黄蜡、黄占、蜜蜡等。

【基原】蜂蜡为蜜蜂科昆虫中华蜜蜂等蜜蜂分泌的蜡质，经加工而成。

【主产地】全国各地养蜂地区有产。

【采集·药材质量】春秋二季将取出蜂蜜的蜂巢割下，入水锅中加热熔化，除去漂浮水面上的泡沫杂质，趁热过滤，放凉凝固结块，漂于水面，捞出入锅加入熔化，倒如模型冷却，即为黄蜡。黄蜡出于什么模型即什么形状，或为不规则块状，大小不一，表面光滑，触之油腻感，黄色或黄棕色，不透明或半透明，体轻，能浮于水面，质软脆，断面颗粒性，不整齐，用手揉捏能软化，有蜂蜜样香气，嚼之细腻而粘，味淡，不溶于水。以色黄、纯净无杂、体轻、质较软而油腻感、嚼之细腻而粘、味淡、有蜂蜜样香气者佳。黄蜡经熬炼脱色即成白蜡。（见图400）

【主要成分】本品主含软脂酸蜂花脂、蜡酸蜂花脂、虫蜡素、微量挥发油及色素等，黄、白蜡成分基本相同。

【药理】有抑菌和防腐作用。

【性味归经】甘、淡，平。归肺、脾、胃、大肠经。

【功效】收涩，生肌，解毒，定痛。

【歌诀】　蜂蜡性味甘淡平　收涩生肌能止痛
　　　　　赤白痢下可内服　疮疡熬膏外科用

【应用】

1.用于痈疽疮疡，烫火伤，金疮等。本品解毒生肌止痛，多用于疮痈内攻，久溃不敛，烫火伤及金疮，亦为外科常用药。

主治疮毒肿痛较甚，痈疽疔疮，湿疹，烫伤染毒等。黄连、当归、黄柏、生地、姜黄、麻油、黄蜡同用。将药浸入麻油一天后，用文火熬枯，去渣滤清，再加黄蜡文火熬收膏，外摊布敷疮面，或直涂疮面。清热润燥，解毒止痛。（清《医宗金鉴》黄连膏）

治痈疽疮疡溃烂，脓腐已脱，新肌渐长，以及烫伤感染，疮口肉芽生长缓慢。当归、白芷、紫草、甘草、麻油、白蜡、轻粉、血竭同用。前4味药入麻油文火炸枯，过滤去渣，再入白蜡文火化开，后入轻粉、血竭搅匀收膏，摊贴布局部外贴，可掺提脓，祛腐膏药外用。治血祛腐，解毒镇痛，润肤生肌。（明《外科正宗》生肌玉红膏）

治痈疽发背已成或未成脓之际，恐毒气不能外出，必致内攻，予服此可以护心，且亦散心解毒。白矾、朱砂、雄黄、琥珀、蜂蜡同用。先将蜂蜜、蜂蜡入铜勺熔化，离火候冷，当蜡四边稍凝时，前四味（研极细）入内搅匀，制丸朱砂为衣，白汤食后送下，日1-2次。益正护心，解毒散结。（明《外科正宗》琥珀蜡矾丸）

治臁疮，金疮，烫火疮等。黄蜡、麻油、黄丹同化开收瓶，摊贴。（《王仲勉经验方》）

治烫火伤，肿赤疼痛，毒气壅盛，腐化成脓，敛口生肌，拔毒止痛。黄蜡、麻油、当归同用。麻油入锅文火将当归炸枯，过滤去渣，次入黄蜡熔化搅匀收膏备用，摊膏贴之。拔毒排脓，敛疮生肌。（宋《太平惠民和剂局方》神效当归膏）

2.用于泻痢腹痛。本品味甘淡气薄，入肺脾胃大肠经，性缓质柔润脏腑，收敛止泻痢，缓急止痛。

赤白痢疾，小腹痛不可忍，后重，或手足青冷者。黄蜡、阿胶同熔化，入黄连末搅匀服之。（汉《金匮要略》调气饮）

治老人小孩下痢日久，饮食不化，入口即吐，命在旦夕。黄连、乱发炭、苦酒、鸡子黄、蜂蜜、蜂蜡同用。前二味为末，蜂蜜、苦酒、蜂蜡入锅，文火熔化，再入鸡子黄，前二味药搅匀，离火候冷，制丸服。燥湿解毒，收敛止痢。（唐《外台秘要》久痢神验方）

【炮制】蜂蜡　取原药材，切成小块入药。

【用法】5~10克熔化服，或入丸散，外用适量。

【临床报道】

1.巴蜡丸

【组成】巴豆（去皮取仁，烂者不要）120克，黄蜡120克。

【功能】开郁导滞，消痰散结。

【适应症】乳癖。

【用法】先将黄蜡置锅内熔化，再将巴豆仁加入炸之，始终用文火（火大巴豆焦黑则失效）约六、七分钟左右，巴豆仁变为深黄色为度，即离火，滤出黄蜡溶液（此液有毒，应弃之，不可再用）。迅速将炸过巴豆仁倒入竹筛上摊开，并不时搅动，勿使巴豆仁相结，待黄蜡凝固，收瓶备用。每次服5粒。温开水送服，1日3次，一个月为一疗程。一般一个疗程后停10天，再服第二疗程，以愈为度。

【疗效】本组458例中，除3例癌变外，其余全部治愈。

【注意】服时应将巴豆仁囫囵吞下，千万不可咬烂，冲药以温开水，不可过热，否则会引起腹泻。初服巴蜡丸有肠鸣，轻度腹泻及肛门灼热，不必停药，若仍有反应，可酌情减量。见吴运苍《巴蜡丸治疗乳癖458例小结》，《河南中医》1983，（3）35。

2.治急、慢性肠炎、慢性痢疾　取巴豆仁适量，不去油，放入锅，铁勺中炒焦，至巴豆仁内外黑透为度，待冷，称2钱，研成泥状备用。取蜂蜡2钱入锅熔化，与巴豆泥搅拌均匀，使稍冷，搓条制丸，约制80丸，每丸重约0.15克，内含巴豆0.075克，成人每次服0.6克（4丸），日服3次，空腹时服下；8~15岁每次服2丸；5~7岁，每次服1丸；1~4岁每次服半丸；6个月以上每服1/3丸；6个月以下每服1/4丸；未满月婴儿忌服。服后未见腹痛，腹泻，呕吐等副作用，兼有发热者及其他合并者忌服。经治疗急性腹泻13例，

慢性腹泻4例，慢性下痢4例，均治愈。本药对体虚老人的慢性泄泻亦有效。（摘抄于《中药大辞典》巴豆）

◎ 露蜂房　出《神农本草经》

【别名】蜂肠、蜂房、马蜂窝、草蜂巢、紫金沙、大黄蜂巢、纸蜂房、野蜂房、软蜂房等。

【基原】露蜂房为胡蜂科昆虫大黄蜂或同属近缘昆虫的巢。

【主产地】全国大部分地区有产。多营巢于树上，屋檐下。

【采集·药材质量】多在冬季采收，略蒸，除去死蜂死蛹，晒干。呈圆盘状和不规则的扁块状，大小不一，灰白色或灰褐色，正面有多数整齐的六角形小孔，背后有一个或数个黑色凸出的梗柱。体轻，似纸质，略有弹性，捏之不碎。气特殊，味淡。以单个、整齐、灰白色、桶长、孔小、体轻、略有弹性、无幼虫、死蜂、杂质、干燥、干净者佳。（见图401）

【主要成分】本品主含蜂蜡、树脂、露蜂房油、蛋白质、铁、钙等，少量含氯化合物。

【药理】1. 露蜂房醇、醚及丙酮浸出物，皆有促进血液凝固作用，能增强心脏运动，使血压短时间下降，并有利尿作用。2. 丙酮浸出物可使家兔耳血管明显扩张，对离体蟾酥心脏低浓度兴奋，高浓度抑制。3. 抗肿瘤作用，体外实验，能抑制人体肝癌细胞，对胃癌也有一定作用。4. 蜂房中含有毒性挥发油，可驱除虫，但毒性很强，能致急性肾炎，故不宜作驱虫剂。5. 有抗炎作用，与醋酸氢化可的松相似。

【性味归经】甘、平，中毒。归肝、胃经。

【功效】祛风攻毒，杀虫止痛。

【歌诀】　露蜂房有毒甘平　　祛风止痒攻毒（杀）虫
　　　　　痛疽瘰疬疮癣疾　　湿痹瘾疹及牙痛

【应用】

1. 用于痛疽，瘰疬，恶疮癣疾等。本品有毒，以毒攻毒杀虫，祛风止痒，散疔肿恶疮。治诸恶疽，附骨疽，疔肿恶毒。露蜂房、乱发、蛇皮三味烧存性，研末酒冲服。（《别录》）

治瘰疬生头，脓水不干，疼痛。露蜂房与蝉蜕、玄参、黄芪、杏仁、乱发油炸枯去渣，下黄丹收膏外贴之。（宋《太平圣惠方》露蜂房膏）

治头癣。蜂房、蜈蚣、白矾同用。将白矾研末，入蜂房孔中，连同蜈蚣置瓦片上文火烤焦共研细末，麻油调匀外搽擦。（现代《全展选编》皮肤科方）

主治瘰疬。露蜂房烧存性与血竭、山慈菇、白矾、麝香共为细末，麻油调敷。（现代《新中医》1987年第11期）

2. 用于风湿痹痛，瘾疹瘙痒，牙痛等。本品甘平，有祛风除痹止痒止痛之功效。

治手足风痹，露蜂房烧存性与独头蒜、百草霜同捣，局部外敷。驱风除湿。方来《乾坤生意秘韫》

治疗风湿瘀滞经络（类风湿性关节炎）。蜂房与地龙、全虫、白花蛇、乌梢蛇均焙干制为散，入空心胶囊服。驱风胜湿，祛瘀通络。（现代《千家妙方》龙蛇散）

治风气客于皮肤，瘙痒不已。蜂房（炙）与蝉蜕共为末，酒调服。（《姚僧坦集验方》）

治风疹瘙痒。露蜂房与苦参、花椒、蛇床子、蝉蜕、僵蚕、乌梅等同用。祛风止痒。

治风火牙痛。露蜂房与花椒、细辛、川乌、草乌、白芷、防风水煎漱口，立即止痛。

【炮制】**露蜂房** 取原药材，除去杂质、泥灰，切成小块入药。

炒蜂房 取净蜂房块，置炒锅内，文火炒至微黄色，取出放凉入药。

煅蜂房 取净蜂房块，置容器内加盖，泥封固，文武火煅透存性，冷却后取出入药。

蜜蜂房 取蜂房块，用炼蜜加水稀释搅拌均匀，置锅内文火炒至不粘手为度，取出放凉入药。

【用法】5~15克水煎服。炒蜂房便于粉碎，多入丸服；煅蜂房减低毒性，增强疗效，有利于制剂；炙蜂房多用于治疗咳嗽；余病症则用露蜂房。

【注意】虚弱之人慎服，有毒注意用量。

【临床报道】

1. 张锡君：乌蛇蝉衣汤治皮肤病

乌蛇蝉衣汤是张氏在验方乌蛇败毒散基础上，经过长期临床实践总结出来的一个方剂。治疗湿疹、风疹、疱疹、荨麻疹等。临床效果颇为满意，对治疗红斑性狼疮、黑变病等疑难病症，收效也好。今介绍于下：

药物组成：乌梢蛇15克，蝉蜕、僵蚕、露蜂房各6克，丹皮、赤芍、苦参各9克，土茯苓、虎耳草、千里光各30克，白鲜皮6克。具有清热解毒，除湿通络，祛风止痒，化瘀消疹之功效。（摘抄于《名中医治病绝招》）

2. 有关露蜂房治疗恶性肿病的报道屡见不鲜

如治肺癌：山龙露蜂丸有山豆根、绞股蓝各500克，龙骨500克，露蜂房550克，蟾酥20克，白花蛇舌草、灵芝、田三七各250克，半枝莲、焦山楂、麦冬各150克，川贝母200克，黄芩100克，穿心莲、薄荷各60克，山慈姑120克依法炮制共为细末，炼蜜为丸，每丸重10克，日2~3次，每次1丸，治疗120例，临床症状改善率85.28%，肿块缩小率82.72%，服药第二周见效，第三周逐渐减轻。刘振义等《山龙露蜂丸治疗肺癌120例临床疗效观察》，《新中医》1995，（8）：28。

此外用蜂房加入复方中治疗肝癌、胃癌、肾癌、网状细胞瘤等也有多家报道。

【临床应用研究】

治疗乳腺炎 将露蜂房撕碎，用砂锅焙干呈半黑样，研成粉末备用，每次1~2克，6小时1次，以温黄酒30克送服，共治疗急性乳腺炎4例，疗效满意。有人用上法治疗急性乳腺炎26例，痊愈23例，有效1例，无效2例，治愈所需时间最长6天，最短1天。

治风火牙痛 用露蜂房20克，煎汁漱口，一般3次即愈。

（以上摘自《有毒中草药大辞典》露蜂房）

◎ 蛇床子　出《神农本草经》

【别名】蛇米、蛇珠、蛇粟、蛇床仁、蛇床实、双肾子、野茴香、野胡萝卜籽。

【基原】蛇床子为伞形科植物蛇床的成熟果实。

【主产地】河北、山东、江苏、浙江等省。多生于山坡草丛中，或田间，路旁。

【采集·药材质量】夏秋果实成熟时采割全株，打下果实，除残叶。干燥的果实呈椭圆形，有2分果合生成，长约2毫米，直径1毫米，灰黄色，顶端有2枚向外弯曲的宿存花柱基，分果背面隆起，有突起的脊线5条，接合面平坦，有2条棕色略突起的纵线，其中有一条浅色的线状物，果皮松脆，种子细小，灰棕色，有油性，气香，味辛凉有麻舌感。以颗粒饱满、灰黄色、味辛凉有麻舌感、味浓厚、干净、无杂者佳。（见图402）

【主要成分】本品主含挥发油，油中主要成分为蒎烯、莰烯、异戊酸龙脑酯、甲氧基欧芹酚、蛇床明素、异虎耳草素、佛手柑内酯、二氢山芹醇等。

【药理】1. 1:2的浓度对在37℃培养液中的阴道滴虫17.5分钟可全部杀死。2. 有激素样作用，蛇床子浸膏每日给小鼠注射1次，每次20毫克，连续32天，能延长交尾期，交尾休期缩短，并能使去势小鼠出现动情期，卵巢子宫重量增加，有类似性样激素样作用，以前列腺、精子、提肛肌增加重量的方法，证明蛇床子提取物有雄性激素样作用。3. 对絮状表皮癣菌等流感病毒，对耐药性金黄葡萄球菌、绿脓杆菌、皮肤癣菌有明显的抑制作用。另外，还有抗心律失常，降低血压，祛痰平喘，延长衰老，促进记忆等作用。

【性味归经】辛、苦，温。归脾、肾经。

【功效】温肾壮阳，祛风燥湿，杀虫止痒。

【歌诀】　蛇床子药辛苦温　治阳痿宫冷不孕
　　　　　寒湿带下腰痹痛　阴痒癣疮及湿疹

【应用】

1. 用于阳痿，宫寒不孕，寒湿白带等。本品入肾经，温能助阳壮火，苦能燥湿。治男女肾阳不振，下焦虚寒，男子阳痿，女子宫冷不孕，寒湿带下等。

治肾虚阳痿。蛇床子与菟丝子、五味子共为细末，炼蜜为丸服。温肾壮阳。（唐《千金要方》三子丸）

治肾阳不足引起的阳痿精衰，阴寒不育，临床见肢冷畏寒，腰酸膝软，性欲减退，精神萎软，女子不孕，月经失调，舌淡苔薄白，脉沉细无力。蛇床子与熟地、白术、当归、枸杞子、杜仲、仙茅、巴戟天、山茱萸、淫羊藿、肉苁蓉、韭子、附子、肉桂共为细末，炼蜜为丸，温开水送服。补肾壮阳。（明《景岳全书》赞育丹）

治冲任虚损宫寒不孕。蛇床子多与补骨脂、菟丝子、巴戟天、当归、艾叶、肉桂、五味子等同用。养血活血，温暖肾宫。

治寒湿白带。蛇床子与五味子、山茱萸、香附、车前子、枯矾、鹿角胶共为细末，山药粉打糊为丸服。温阳化湿止带。（《方脉正宗》）

2. 用于阴部湿痒，湿疹，疥癣等。本品苦温辛散，燥湿杀虫止痒。主治男女阴下湿痒，毒风湿淫诸疮，湿疹疥癣等。

治女子阴中寒，阴部湿痒，白带。蛇床子为末与铅粉混匀，绵裹制如枣大。纳入阴道内。温燥寒湿，杀虫止痒。（汉《金匮要略》蛇床子散）本方可用于滴虫性阴道炎。

治妇人阴痒。蛇床子、白矾水煎频洗。（《濒湖集简方》）

治阴囊湿疹。蛇床子水煎外洗阴部。（《江西中草药手册》）

治脓窠疮，根梗作胀，痒痛甚。蛇床子与大风子肉、松香、枯矾、黄丹、大黄、轻粉共为末，麻油调敷。（明《外科正宗》蛇床子散）

治小儿痘疮，湿癣。蛇床子与附子、雄黄、吴茱萸、白矾、苦参共研细末，麻油调糊外用。（宋《太平惠民和剂局方》蛇床子散）

治小儿恶疮。蛇床子与黄连、轻粉共为细末，麻油调敷。（《圣惠方》）

治小儿唇边疮，耳疮，头疮，痘疮。蛇床子与枯矾共为细末，干掺疮上。（《小儿卫生总微论方》）

此外，本品辛散温行，通行经络，疏通关节，主寒湿痹痛。

【炮制】**蛇床子** 取原药材，除去杂质、灰屑，洗净，晒干入药。

【用法】10~15克水煎服，或入丸散，外用适量，水煎外洗，研末干掺，或麻油调搽。

【注意】本品辛燥，阴虚火旺，或下焦湿热不宜用。

【临床报道】

1. 加味苦参煎剂

【组成】蛇床子、苦参、百部、木槿皮、土茯苓、鹤虱、虎杖各30克，黄柏、花椒、地肤子、龙胆草、白矾、五倍子各20克。

【功效】祛风化湿，杀虫止痒。

【适应症】滴虫霉菌性阴道炎，细菌性阴道炎，老年性阴道炎。

【方法】水煎熏洗阴道，日1次。

【疗效】治疗700例，治愈568例，好转95例，无效37例，有效率为94.7%。见任国兴《中药熏洗治疗阴道炎700例临床小结》，《江苏中医》1991，（10）：15。

2. 振痿举阳汤

【组成】熟地30克，山茱萸10克，远志3克，巴戟天3克，肉苁蓉15克，杜仲15克，肉桂6克，茯苓6克，人参9克，黄芪10克，枸杞子9克，白术15克，仙灵脾20克，蛇床子15克，胎盘粉20克（二次冲服）。

【功效】温补肾阳，健脾宁心。

【适应症】半痿，全痿，举而无力，举而不坚。

【用法】治疗80例，显效76例，好转3例，无效1例，总有效率达98.75%。见陈润文《振痿举阳汤治疗阳痿80例疗效观察》，《山西中医》1990，6（3）：16。

◎ 狼毒　出《神农本草经》

【别名】续毒、川狼毒、断肠草等。

【基原】狼毒为瑞香科植物瑞香狼毒或大戟科植物狼毒大戟、月腺大戟的根。

【主产地】1.狼毒又名绵大戟、山萝卜、红狼毒、西北狼毒，为瑞香狼毒的根，多生于西北、西南、东北、华北南及草原。2.白狼毒，为狼毒大戟、月腺大戟的根，多生于辽宁、吉林、黑龙江、河北。狼毒多生于高山草原，向阳山坡。白狼毒多山地，林下草丛。

【采集·药材质量】春秋采挖，去茎叶，泥沙晒干。狼毒为瑞香狼毒的干燥根，呈圆柱形，稍扭曲，长15~30厘米，直径2.7厘米，根头部尚有地上茎残基，外表棕色至棕褐色，有纵皱纹横生的细长皮孔之，栓皮脱落后，露出柔软纤维，体轻，质韧，不易折断，断面木质黄白色。外周韧皮部白色，呈纤维状，味微甘，微苦而辛。以个大、完整、外皮棕色、体轻、质韧、不易折断、干燥、味辛者佳。另外，还有狼毒大戟、月腺大戟的根也作狼毒用。（见图403）

【主要成分】瑞香科狼毒主含甾醇、酚性成分、氨基酸、三萜类、有毒高分子有机酸、蒽甙、抗菌物质（狼毒素）、还用少量的微量元素锌、铜、砷、铝、汞、钠、钛等。狼毒大戟主含树脂、皂甙、强心甙、甾醇、鞣质等。月腺大戟根含24-亚甲环安坦醇等。

【药理】1.狼毒素具有稳定的抗菌物质，并且毒性很低，狼毒煎剂灌胃，可提高实验小鼠痛阈20%~50%。2.其根叶中之蒽甙能增强小肠蠕动，可治疗便秘。3.实验证明狼毒对肺癌、肝癌有一定的抑制作用，比农吉利、长春碱、去甲斑蝥素钠对肝癌抑制率还高，临床实验证明确实有抗癌作用。3.狼毒大戟的根可杀蛆、灭孑孓。

【性味归经】苦、辛、平，中毒。归肺、肝、肾经。

【功效】逐水祛痰，散结，杀虫。

【歌诀】　狼毒有毒苦辛平　　逐水祛痰治水肿
　　　　　疗风癞癣皮肤病　　散结止血又杀虫

【应用】

1.用于积聚，胀满，水肿等。本品苦燥辛散有毒，有逐水祛痰散结之功效，且破积杀虫。

治积聚，心腹胀如鼓者。狼毒醋制与附子（炮）、防葵共为细末，炼蜜为丸，食前粥饮下。以利为度。（宋《圣惠方》狼毒丸）

治心腹癥坚，而胁下有气结者。狼毒与旋覆花、附子（炮）共为细末，炼蜜为丸服。（《补缺肘后方》）

治一切食积，痰积，虫积，气积，痞块疼痛，胸膈肚腹膨胀，饮食不消，面皮黄瘦，单腹胀。狼毒为末，米糊为丸，开水送下。以利为度。（《滇南本草》）

2. 用于疠风疥癞癣疾等皮肤疾病及外伤出血。本品苦燥有毒，杀虫止血，主皮肤顽风疥癣等。

治疗风癞疮。狼毒（童便浸）干燥研末，早晚温酒下。（《张三丰仙传方》）

治干癣积年结痂，搔之流黄水，每逢阴雨即痒。狼毒醋研涂之。（《圣惠方》）

治体癣。狼毒、川乌、草乌、斑蝥、雄黄、红花各等分共为细粉，麻油调敷患处，包扎。（现代《中医验方新编》1977年版）

治久年干疥干癣及一切癞疮，狼毒（微炒研细）与轻粉和匀，干疥癣癞疮，搔破搽之；湿者干掺，数次效。（《永类钤方》）

治外伤出伤。狼毒干燥为粉，外敷包扎。（《云南中草药》）

此外，还可以内服用于治疗淋巴结核，睾丸结核。

【炮制】**狼毒** 取原药材，除去杂质，闷透切片，晒干入药。

醋制狼毒 取狼毒片，加食醋拌匀，稍闷，入锅文火炒干，取出放凉入药。（一般狼毒100克，用食醋30克）

【用法】1~3克水煎服，或入丸散，每天0.8克，外用适量，可磨汁涂，研末外用，熬膏外用。醋制狼毒减少毒副作用，多作内服用。

【注意】本品有毒，内服宜慎，体弱孕妇忌服。

【临床应用研究】**治疗皮肤病**

银屑病 用狼毒90克，苦参60克，三七粉30克，麝香1克（研细），先将狼毒、苦参研细过筛，再与三七粉、麝香合匀装入胶囊中，每粒0.3克。服法：成人开始5天，每次1粒，1日1次；再5天，每次1粒，日2次；此后每日服3次，每次1粒。共治250例，治愈190例（76%），显效27例（10.8%），有效28例（11.2%），无效5例。总有效率为98%。随访半年复发者7例（2.8%），其中5例继续用上药治愈，另2例未再治疗。或制成片剂，每片含生药0.18克的片剂，头5天临睡前内服1片，第6~10日早晚各1片，以后早、中、晚各1片，1疗程20~30天，总剂量重7~12克。用片剂治银屑病22例，基本治愈2例，显效好转11例，好转7例，无效2例，本品口服有胃肠道反应，纳减、恶心、肠鸣、腹痛、腹泻等，另有头痛、头昏、乏力、体重减轻等。暂时停药或减量，可自行好转。发现部分病人治疗后白细胞和血小板略有减少，经用维生素B_6均恢复正常。（摘《有毒中草药大辞典》狼毒）

【中毒与救治】狼毒外敷皮肤可起水泡，误服或过量服后出现恶心，腹痛，腹泻，头痛，头昏，乏力，严重出现狂躁或痉厥。

救治：1. 如发现中毒，首先停药，切断药源。

2. 早期用1：2000高锰酸钾溶液洗胃。

3. 吐泻严重者补充液体。

4. 白细胞、血小板减少者可服维生B_6或B_4。

5. 黄芪、黄精、大枣、板蓝根30克，黑豆50克，绿豆30克，三棵针15克可酌情选方煎服。

◎ 土荆皮 出《药材资料汇编》

【**别名**】土槿皮、荆树皮、金钱松皮。

【**基原**】土荆皮为松科植物金钱松的树皮或根皮。

【**主产地**】浙江、安徽、江苏、江西、广东、湖南等省。喜生于阳光充足，肥沃湿润的土地。

【**采集·药材质量**】秋末剥去树皮或根皮，晒干。干燥的树皮呈条状或片状，厚约1厘米，外表暗棕色，作龟裂状，外皮甚厚，内表粗糙。以片大、黄褐色、有纤维质而无栓皮者佳。根皮呈不规则长条或片状，扭曲而少卷，大小不一，厚2~5毫米，外表灰黄色，粗糙，内表面黄棕色或红棕色，平坦，有细致的纵向纹理，质韧，断面呈裂片状，可层层剥离，味苦涩。以片块大、外表灰黄色、内黄棕色、质脆、易断、断面红褐色、外皮颗粒性、内皮纤维性、干燥、味苦涩者佳。（见图404）

【**主要成分**】本品主含土槿皮酸。金钱松呋喃酸、白桦脂酸、β-谷甾醇、鞣质、黏液质、酚性成分和色素等。

【**药理**】1.抗真菌作用，土槿皮酸、乙醇浸膏及苯浸膏，对常见致病真菌，如奥杜盎氏小芽孢菌、铁锈色小芽孢菌、红色癣菌、玫瑰色癣菌、紫色癣菌、叠氏癣菌、许兰氏黄癣菌、絮状表皮癣菌、石膏样癣菌、白色念球菌等具有一定的抗菌作用。2.制血作用，土槿皮醇提取物制成10%止血粉，对犬股动脉切口，断肢止血，肝脾切口的止血作用良好。3.土槿皮酸有抗早孕抑制卵子受精作用。

【**性味归经**】辛、温，中毒。归肺、脾经。

【**功效**】杀虫止痒。

【**歌诀**】　土荆皮辛温有毒　杀虫止痒疥癣涂

【**应用**】

用于头癣，体癣，手脚癣等。本品有毒能杀虫止痒，多供外用，为治癣要药。

治头癣。土槿皮、地榆用烧酒浸7日，蘸药液擦患处，日数次。

治鹅掌风，脚湿气，紫白癜风。土槿皮10克，80%酒精100毫升，掺滤制成即可。搽擦患处，每日3~4次，手足糜烂或皲裂者禁用。杀虫止痒。（现代《实用中医外科学》10%土槿皮酊）

治足癣，体癣，头癣，神经性皮炎。土槿皮、蛇床子、百部、斑蝥共为细末，加入米醋浸泡1日，用时振荡，用新毛笔蘸药水涂搽。（现代《实用专病专方临床大全》斑蝥醋）

治手足癣，花斑癣，体癣，股癣。土槿皮研细，纱布包，浸入白酒中3-5天外擦。杀虫治癣。（《疡医大全》）

治阴囊湿疹。土槿皮用白酒浸泡1~2天，外擦患处。

治神经性皮炎。土槿皮9克、马钱子6克、斑蝥2只共为粗末，高粱酒浸泡，涂患处，

日3次。（现代《中成药研究》1983年第3期）

【炮制】土荆皮 取原药材，去杂质，即可入药。

【用法】外用适量，酒、醋制成酊剂或调敷。

【临床报道】

1. 癣药浸液

【组成】百部9克，斑蝥4.5克，槟榔尖9克，白及9克，樟脑4.5克，土槿皮4.5克，白芷9克，土大黄15克。

【功能】杀虫止痒。

【适应症】牛皮癣、顽癣。

【用法】上药浸于高粱酒250毫升中，为期一周，去渣取药液，用药液少许擦患处，每日1~2次。

【疗效】临床运用多年，取效颇佳。

【注意】1. 皮肤破损，不宜应用，否则引起疼痛。2. 本品刺激性较强，用时注意，不可浸及正常皮肤，以免红肿。见庞国明《中国当代名医高效验方1000首》第一版，北京：中国中医药出版社1991，481。

2. 土槿皮酊 土槿皮200克，加乙醇400毫升浸渍3~4天，渗出后，残渣加乙醇200毫升，蒸馏水30毫升，渗液后，压榨残渣，两液合并乙醇1000毫升，加蒸馏水200毫升。外擦治疗手足癣，神经性皮炎，湿疹，瘌痢头。（《全国中草药汇编》）

◎ 大风子　出《本草衍义补遗》

【别名】大枫子、龙角、高根、乌壳子等。

【基原】大风子为大风子科植物大风子的成熟种子。

【主产地】越南、柬埔寨、泰国、马来西亚、东南亚地区，我国云南、广西、台湾省亦有种植。多分布亚热带山地疏林半阴处及山地石灰岩山地林中。

【采集·药材质量】6~7月份采集成熟的果实，除去果皮，取出种仁晒干。干燥成熟种子，呈不规则卵圆形或多面形，稍有钝棱，长与径稍有差别多在1~2.5厘米之间，外皮灰棕色或灰褐色，种皮厚而坚，厚1.5~2毫米，内表面浅黄光滑，种仁与皮分离，种仁两瓣，灰白色，有油性，外被一层红棕色或暗紫色薄膜。味淡。以个大、种仁饱满、色白、油性足、无出油、无蛀、干燥、完整无杂者佳。（见图405）

【主要成分】本品主含50%的脂肪油，其中大风子油、大风子油酸、次大风子油酸、少量饱和脂肪酸，脂肪酸甘油酯是药物的主要成分，约占总油量的90%。

【药理】1. 大风子油酸和次大风子油酸，是抗麻风病作用的有效成分。2. 大风子油及其脂肪酸钠盐，在试管中对结核杆菌，及其他抗酸杆菌的抗菌作用比酚强100倍以上，对其他细菌不敏感，水浸液在试管中对常见性皮肤真菌有抑制作用，对奥杜盎氏小芽孢癣菌有抑制作用。3. 对皮肤瘙痒者均可应用，醋泡外用，对手癣、脚癣、甲癣有较好的效果。

【**性味归经**】辛、热,中毒。归肝、脾、肾经。

【**功效**】祛风燥湿,攻毒杀虫。

【**歌诀**】　　大风子辛热有毒　　多作外用少内服
　　　　　　攻毒杀虫疗疥癣　　麻风梅毒外涂敷

【**应用**】

用于麻风,杨梅疮毒,风癣疥癞等。本品辛有毒,祛风燥湿,攻毒杀虫,通行经络,主治大风疠疾,风癣疥癞诸疮。

治大疯眉目遍身秽烂。大风子肉与防风、川芎、蝉蜕、细辛、羌活、独活、首乌、当归、苦参、牛膝、全蝎、黄芪、薄荷、白芷、狗脊、牛黄、血竭共为细末,米糊为丸,空心茶送下。(明《解围元薮》大风丸)

治麻风初起轻型。大风子肉、薏苡仁、荆芥、苦参、白蒺藜、小胡麻、苍耳子、防风、白花蛇、苍术、白附子、桂枝、当归、秦艽、白芷、草乌、灵仙、川芎、钩藤、木瓜、菟丝子、肉桂、天麻、川牛膝、何首乌、千年健、青礞石(煅)、川乌、知母、栀子共为细末,水泛成小丸服,小量开始,逐渐加量。驱风利湿,杀虫。(现代《经验方》一号扫风丸)

治大风疮裂。大风子烧存性,轻粉混匀,麻油调涂,仍以壳煎汤洗之。又治杨梅恶疮。(《岭南卫生方》)

治一切疮疥脓疱等疮。大风子肉、枯矾、轻粉共为末,将柏油和匀涂之。(明《疡疡机要》大风子膏)

治癣痒各疮。大风子肉、土硫磺、枯矾、明雄黄共为末,灯油调搽。(清《血证论》大风丹)

治白痢疮,疥疮,白屑风,头癣,阴囊湿疹,银屑病,各种顽癣。大风子肉与苦参、黄柏、烟胶、枯矾、木鳖子肉、蛇床子、点红椒、樟脑、硫磺、白矾、水银、轻粉、白砒共为细末,熟猪油化开搅匀,作丸烤热,搽擦疮上。杀虫止痒。(明《外科正宗》一扫光)

治鹅掌风,湿脚气,体癣等。大风子肉与土槿皮、地肤子、蛇床子、硫磺、白鲜皮、枯矾、苦参、樟脑50%的酒精,制溶液蘸涂患处。杀虫止痒。每日3~4次。糜烂者禁用。(现代《经验方》一号癣药水)

治秃疮。大枫子肉与斑蝥麻黄用猪油炸枯,去渣,涂患处。(现代《重订十万金方》秃疮类方)

【**炮制**】**大风子**　取原药材,拣去杂质,霉变,用时打破,除去外壳,取净仁入药。

大风子霜　取大风子仁碾碎,布包严,蒸热用吸油纸多层包裹压榨去油,取霜研细。

【**用法**】入丸散口服,每次0.1~1克,煎剂1.5~3克,外用适量,大风子霜,降低了毒性,多配丸散服;余病症则多用大风子。

【**注意**】本品有毒,内服宜慎,不可过量或久服,孕妇体虚者,肝肾功能不全者忌服。

◎ 木鳖子　出《开宝本草》

【别名】木蟹、土木鳖、壳木鳖、漏苓子、地桐子、鸭屎瓜子等。

【基原】木鳖子为葫芦科植物木鳖子的成熟种子。

【主产地】广西、四川、湖北较多，其次河南、湖南、安徽、浙江、福建等省亦产。多生于向阳的山坡，林缘，土层较厚的砂质土壤和黏质土壤。

【采集·药材质量】秋末果实成熟时采摘，剖开果实，晒至半干，剥取种子，放入盆内，当果皮近腐烂时，清水淘去果皮、瓤肉，取出种子晒干。种子扁圆略呈三角形，中间稍隆起，或微凹下，两侧不对称，长2~4厘米，宽1.5~3.5厘米，厚约5毫米，表面灰棕色，至棕黑色，皮面粗糙，有凹陷的花纹，周边有数十个锯齿样突起，外种皮坚硬而脆，内种皮薄膜状，表面灰绿色绒毛样，有二片肥大的子叶，黄白色，富油质，有特殊油腻气，味苦。以种子粒大、饱满、完整不破、体重、内仁黄白色、不泛油者佳。（见图406）

【主要成分】本品主含木鳖子酸、齐墩果酸、甾醇、皂甙、括楼酸、油、蛋白质、海藻糖等。

【药理】1.水或醇浸液对实验动物狗、猫、兔等麻醉动物有降压作用，但毒性大，无应用价值。2.大鼠口服或皮下注射木鳖子皂甙，能抑制实验性足踝浮肿。 3.对兔红细胞有溶血作用。

【性味归经】苦、微甘、温，中毒。归肝、脾、胃经。

【功效】消肿散结，祛毒。

【歌诀】　　木鳖子苦温有毒　　外科用药多涂敷
　　　　　　疮痈疔毒瘰疬癣　　内服宜慎别糊涂

【应用】

1.用于肿毒疮疡，疔毒，瘰疬，痔漏，干癣，秃疮等。本品有毒，散结消肿，能除痈毒，为外科常用药。

治痈疽发背，诸般疮疖，跌打损伤，脚膝生疮，远年臁疮，五般痔漏，一切恶疮皆可治之。木鳖子仁与草乌、槐枝、厚朴、当归、皂角、白及、黄芩、龙骨、乳香、没药、鳖甲、黄柏、乌贼骨、白蔹、黄连、苦参、白芷、柳枝、川芎、麻油、黄丹同用。上药以质分次下锅炸枯去渣，后下黄丹收膏。摊贴局部，消肿散结，化瘀止痛。（宋《太平惠民和剂局方》万金膏）

指肿毒脓已成，而咬穿毒头。木鳖子粉与铜绿、松香、乳香、没药、杏仁、蓖麻仁、巴豆共打成膏，后入砒霜搅匀，用少许贴患部，用膏掩之，溃即揭下。腐蚀排脓。（清《外科全生集》咬头膏）

治痔疮。木鳖子仁、荆芥、朴硝各等分，煎汤熏洗。（《普济方》）

主治痰核，流注，瘰疬，乳房肿块，阴疽肿痛，局部肿胀钝痛，皮色不变，日久不愈。木鳖子与草乌、五灵脂、白胶香、地龙、乳香、没药、当归、香墨、麝香共为细末，糯米

粉糊丸。用黄酒化开服。消肿散结。（清《外科证治全生集》小金丹）

2. 用于皮肤受寒疼痛及跌打损伤疼痛。本品甘温通行经络，祛瘀散结，疗跌打损伤。

治经络受风寒邪气，筋脉牵连，皮肤疼痛，结聚成核，拘挛麻木。木鳖子碎如豆大，麻油浸一宿，慢火熬枯去渣，又入黄蜡、乳香搅匀收贮，用膏擦患处，以热为度。（《百一选方》木鳖子膏）

治跌打损伤，瘀血不散疼痛。木鳖子与肉桂、芸苔子（酒浸）、丁香共为细末，用姜汁煮粥和匀趁热敷患处。（宋《圣济总录》木鳖子方）

治腰痛剧痛难忍，痛有定处，仰俯不能，不能转侧，闪腰岔气，跌打损伤。均可用木鳖子仁一粒，嚼服，数分钟后，患者出现频频矢气，腰痛立刻减轻。（《董国立教授方》）

3. 用于脚气肿痛。本品甘温，通行经络，味苦燥湿消肿。

治脚气肿痛。木鳖子仁（麸炒）与厚朴为散酒服。化湿消肿。（元《永类钤方》木鳖散）

治脚气肿痛，肾脏风气，攻注下部疮痒。木鳖子4个，甘遂半两共为末，猪腰子一个，去筋膜，切片，用药四钱，纳药入内，湿纸包煨熟，空心食之，米饮下，服后大便行后，服白粥二、三日。（《本事方》）

治寒湿脚气，疼痛彻骨，行步艰难，木鳖子霜与制草乌、威灵仙、白芍、细辛、没药共为末，糊为丸，木瓜煎汤送下。散结除湿，消肿止痛。（现代《朱氏集验方》乌药丸）

此外，木鳖子仁与使君子仁等分为末制丸，米饮下，治小儿疳疾；与沉香、枳壳、五灵脂为末醋糊为丸，治小儿久痢脱肛。

【炮制】**木鳖子仁** 取原药材，洗净晒干，去壳取仁。

木鳖子霜 木鳖子仁炒黄捣碎研细，草纸包裹，压去油，再裹再压，反复多次，见纸上不见油迹，呈松粉状，方可入药。

【用法】0.9~1.2克水煎服，宜捣碎入煎，木鳖子霜降低了毒性，多入丸散，便于加工，日0.1~0.3克。功效同木鳖子，外用适量，余多用木鳖子。

【注意】本品有毒，不可过量，体虚孕妇忌服。

【临床应用研究】治疗牛皮癣、干癣及秃疮等皮肤病

取生木鳖子，去壳，用10毫升醋磨木鳖子仁3克呈糊状，可涂3×2厘米癣5~7处。蔓及周身者可分期分片治疗。涂药前用盐水洗净，睡前药糊涂于患处，每日或间日1次。治疗牛皮癣、干癣及秃疮等皮肤病取得较好效果，且无副作用。（摘自《有毒中草药大辞典》木鳖子）

◎ 大蒜 出《本草经集注》

【别名】胡蒜、独头蒜、独蒜等。

【基原】大蒜为百合科植物大蒜的鳞茎。

【主产地】全国多省有产，以河南中牟、新密的超化产量大，质量优。

【采集·药材质量】5月叶枯时采挖，剪去茎上部分，去其泥土，晾干。鳞茎多呈扁球形或圆锥形，外有白色或淡棕色薄膜，内有6~10个蒜瓣，轮生花茎周围，个别有独蒜不分瓣，下生有多数须根。以个大、均匀、饱满、干燥、肥厚多汁、浓烈蒜臭、味辛辣者佳。（见图407）

【主要成分】本品主含水分、蛋白质、脂肪、碳水化合物、粗纤维、灰分、钙、磷、铁、硫胺素、核黄素、尼克酸、抗坏血酸、挥发油、主要成分为大蒜素等。

【药理】1. 大蒜的挥发油、浸出液及大蒜素对多种致病细菌、真菌、阿米巴原虫、阴道滴虫有明显的抑菌和杀菌作用。大蒜挥发性物质，大蒜汁，大蒜浸出液及其蒜素，在试管内对多种致病菌，如葡萄球菌、脑膜炎、肺炎、链球菌、白喉、痢疾、大肠、伤寒、副伤寒、结核杆菌和霍乱弧菌，有明显抑菌和杀菌作用，对青霉素、链霉素、氯霉素、金梅素耐药的细菌，大蒜制剂仍敏感，紫皮大蒜的抗菌作用较白皮强。2. 大蒜制剂毒性很少，能减慢心率，增加心收缩力，扩张末梢血管，增加利尿，降低粥样硬化，降血脂，降低血压、增加免疫功能。3. 对局部皮肤有刺激性，皮肤发红，甚至起泡。4. 大蒜可有效杀死引起肠胃疾病的幽门螺旋杆菌，清除肠胃有毒物质，刺激胃肠黏膜，增进食欲，促进消化。5. 大蒜也促进胰岛素分泌，增加组织细胞对葡萄糖的吸收，降低血糖水平，有效预防和治疗糖尿病。6. 大蒜中的锗和硒等元素可抑制肿瘤细胞和癌细胞的生长。

【性味归经】辛，温。归肺、胃经。

【功效】解毒杀虫，消肿止痢，止血，健胃调味。

【歌诀】　　大蒜辛（温）解毒杀虫　　调味消食常应用
　　　　　　外科肿毒蚊叮咬　　　　止血止痢消肿痛
　　　　　　抑制癌细胞生长　　　　还能治疗糖尿病

【应用】

1. 用于泻痢，肺痨，百日咳等。本品有较好的解毒，杀虫，止泻止痢之功效。

治泄泻痢疾。可食生大蒜，也可以用大蒜捣如泥调服之。也可以与马齿苋捣如泥绞汁醋调服下。

治红白痢疾。大蒜一头，芝麻酱一两，食醋一两，把大蒜打如泥调匀一起服之。（现代《重订十万金方》）

主治细菌性痢疾，不发热。带皮大蒜之头，火上烤黑，去皮食之，日1~2次。（《单方验方汇集》）

治肺痨咳嗽。大蒜、白及、粳米、川贝母每早熬粥服之，日1次。（《验方》）

治小儿百日咳。大蒜五钱，红糖2钱，生姜少许，水煎服之，每日数次，用量可酌年龄大小而定。（《贵州中医验方》）

治百日咳。大蒜与青皮水煎去渣加蜂蜜服。（《中国秘方全书》）

2. 用于痈肿疮毒，疥癣，虫伤等。本品气烈辛散，去寒湿辟恶邪，杀虫消肿。

治痈疽肿毒。大蒜与大葱、松香、蜂蜜同打成糊外敷。

治一切痈肿。大蒜打如泥，入麻油调匀局部外敷。（《食物本草会纂》）

治疥癣瘙痒。大蒜捣如泥，布包擦敷患处，或切片隔蒜艾灸，或用大蒜捣烂取汁，制30%的凡士林软膏涂擦。

治神经性皮炎。将大蒜捣如泥，涂于患处，过5~7分洗净，一天涂一次，3~5天后即可见效。（山东济南市槐荫区房地产管理局 张益亭）

治蚊虫，蜈蚣叮咬，痒痛不止。可用大蒜切片摩擦局部。

3. 用于治疗钩虫，蛲虫病。本品辛热，有杀虫之功效。

治钩虫。单用大蒜捣烂空腹吞服，或与榧子、使君子煎去渣，晨起空腹服。（《民间有效验方》）

主治蛲虫。紫皮蒜砂锅煮烂服，日1次，2天可愈。如蛲虫引起的肛门搔痒，食欲不振，睡眠不安，大蒜捣如泥，与凡士林调匀夜涂肛门，日1次。

此外，大蒜捣如泥，用麻纸包，敷百会穴、双侧涌泉穴，然后在包药上用热铁烙加热，可治鼻衄、咯血、呕血、尿血。

醋浸大蒜常食之，能健胃，增加食欲；夏季大蒜泥拌凉菜，可以调味，可预防肠炎、痢疾；常吃熟大蒜，可预防肠内寄生虫、暖胃、治消化不良。

【炮制】大蒜 取原大蒜，剥下外皮薄膜即可。

【用法】10~15克水煎服，捣烂外敷，切片外擦适量。

【注意】食醋泡大蒜食之，或生食大蒜适量，有胃炎生食大蒜，胃有烧灼感，特别注意，外敷对皮肤有刺激，皮肤发红，起泡。

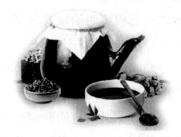

第二十七章 用药知识

第一节 用药妙诀

用药之妙，如将用兵。兵不在多，独选其能。药不贵贱，唯取其效。

要知黄连清心经之客火，止湿热泻痢；黄柏降相火之游行。

黄芩泻肺火而最妙，栀子清胃热而如神。（炒黑止血）

连翘泻六经之火，消痈散结；菊花清肝明两目之昏。

天花粉治燥咳，消肿排脓；石膏解肌用于壮热口渴牙齿头痛。

寒水石清热除烦渴，龙胆草泻肝火，夏枯草清肝散结肿。

牛蒡子、山豆根治喉痹，射干清痰利咽治喉痛。

芦根清热除烦排脓痰，海藻、昆布软坚散结散瘿。

海浮石清肺化痰消瘿瘰，海蛤壳消瘿治痰火胸痛。

山慈姑清热毒散结，解毒凉血止血四季青。

玄参凉血滋阴利咽，天竹黄清痰定惊。

百合润肺治劳嗽，清心安神，沙参补阴虚嗽保定肺经。

麦冬生津益胃除心烦，天冬治劳咳滋阴肾经。

丹皮凉血辛散治经闭，白茅根治吐衄热淋多灵。

白芍药柔肝养血止汗，赤芍药凉血又通经。

胖大海润肠用于声音嘶哑，葶苈子泻实喘饮邪停胸。

竹叶治虚烦而利尿，竹茹清痰火而呕停。

竹沥豁痰开窍，热嗽痰喘马兜铃。
冬桑叶散风清肝明目，桑白皮泻肺邪而消肿。
薄荷散风热清头目疗肝郁，蝉蜕透疹止痒治儿夜啼惊风。
知母退肾经之火沸，淡豆豉解表除烦宽中。
柴胡和解少阳，退往来之寒热；葛根解肌治项背酸痛。
紫草凉血活血透疹，紫花地丁疗疮痈丹毒疔。
前胡降气化痰治风热咳嗽，疗痈肿疮毒数二花、蒲公英。
大青叶凉血消斑疹，板蓝根凉血消斑治热毒炽盛。
穿心莲治湿热淋痢、毒蛇咬；青黛凉血消斑清肝定惊。
半边莲治蛇咬疮疔初起，半枝莲解毒治癌，蚤休治蛇咬凉肝熄风。
贯众清热解毒能止血，拳参治蛇咬痢下血脓。
槐花、槐角凉血止痔漏；泽漆化痰饮治大腹水肿。
贝母化痰散结，瓜蒌清痰宽胸。
白薇凉血退虚热，青蒿清暑截疟疗骨蒸。
银柴胡、胡黄连除疳退虚热；地骨皮退虚热疗盗汗症。
大小蓟凉血止血，白及敛疮生肌止血红。
磁石纳气平喘明目聪耳，决明子通便秘治多泪羞明。
密蒙花清肝明目退翳，青葙子明目退翳肝火清。
代赭石平肝治眩晕，平喘息通络广地龙。
牡蛎平肝软坚固涩，朱砂镇心安神而定惊。
头痛眩晕罗布麻，熄风止痉用钩藤。
犀角凉血解毒治壮热（水牛角力逊），牛黄解毒开窍熄风。
羚羊角清肝肺之热，治肝阳上亢石决明。
熊胆清肝明目止痉搐，珍珠母平肝治眩晕耳鸣。
珍珠镇心除翳敛疮疡，冰片清热开窍神醒。
茵陈清利湿热治黄疸，垂盆草解毒黄疸清。
虎杖活血通便退黄疸，郁金活血解郁退黄肝胆经。
鱼腥草清热解毒能利尿，败酱草消痈可排脓。
冬葵子利尿能下乳，灯芯草利小便淋漓涩痛。
白蔹解毒敛疮，升麻解毒透疹清阳可升。
白花蛇舌草解毒利湿通淋治痈肿疮毒，漏芦通经下乳消痈。
豨莶草祛风湿治四肢麻木，养血调经祛风鸡血藤。
雷公藤大毒治风湿类风湿，治热痹重用穿地龙。
女子贞、旱莲草补肝肾治须发早白，益母草祛瘀调经利水有"坤草"之称。
生地凉血养阴生津治消渴，丹参活血疗惊悸有"四物"之称。

䗪虫破血续筋骨，穿山甲通经下乳治瘰癃。
大黄清热祛瘀荡涤胃肠之实，芒硝软坚大便可行。
枳实消痰破滞较速，枳壳性缓功效基本相同。
番泻叶缓泻治便秘，牵牛子逐痰饮消肿杀虫。
甘遂、大戟、芫花峻下水饮除膨胀，商陆通二便水肿实证。
泽泻渗湿利水治痰饮眩晕，冬瓜皮利水消肿。
滑石利尿能解暑，防己利尿又除风。
车前子利尿止泻化痰明目，薏苡仁脾虚湿盛最适用。
萹蓄、石韦、海金沙利尿通淋，治尿赤通经下乳关木通。
瞿麦通经治热血淋尤妙，萆薢祛湿痹带浊湿盛。
通草利尿通气能下乳，地肤子用于下焦湿热痒症。
鸦胆子治热毒血痢、冷积久痢兼赘疣，马齿苋凉血止痢可当菜用。
苦参清热燥湿治带下阴痒，地榆凉血疗烧伤止血痢血崩。
白鲜皮清热燥湿治皮肤湿痒，白矾化痰止血止泻止痒杀虫。
茜草凉血化瘀而止血，侧柏叶治多种出血症。
鳖甲截疟治痞块用于阴虚发热，龟板养血补心潜阳熄风。
常山截疟吐痰涎，瓜蒂涌吐痰食有退黄之功。
斑蝥极毒！蚀疮破血治经闭癥瘕，马前子大毒通络散结疗跌打伤痛。
石斛滋阴除烦热，西洋参益气生津能。
此药性之寒，投之定要对症。

又闻热药，多能散寒温经。
乌附子回阳救逆为第一要药，且消阴止痛。
干姜暖脾肾虚寒治寒饮伏肺，高良姜治脘腹冷痛。
吴茱萸散肝寒止呕止泻，荜茇治寒呕呃逆温中。
胃肠寒湿用胡椒，花椒温中又杀虫。
肉桂补命门真火通血脉，巴豆峻冷痰逐水退肿。
海狗肾壮阳益精补髓，仙茅治阳痿精冷。
大风子用于梅毒麻风疥癣，砒石（砒霜）、升药极毒！更应慎用。
此热药易耗津，配伍要得当适中。

论其温药，不可不明。
麻黄发汗平喘而利尿，桂枝解表温阳通经。
生姜发汗止咳喘为"呕家圣药"，紫苏散寒行气宽中。
荆芥散风利咽清头目，（炒黑止血）香薷治阴暑脚气水肿。

羌活祛风胜湿止痛偏治上，独活治痹性下行。
防风祛风胜湿微温而不燥，肝侮脾土亦适用。
辛夷、苍耳子通窍治鼻塞，白芷消肿排脓治阳明头痛。
细辛散寒通窍止痛温肺化饮，藁本治头痛巅顶。
葱白散寒通阳，川芎活血除风治多种头痛。
威灵仙通十二经脉，善走祛风湿骨哽能消，祛风镇痛止痒徐长卿。
川、草乌极毒！散寒止痛为上药，蕲蛇、白花蛇治顽癣及中风。
伸筋草治四肢关节屈伸不利，松节疗跌损筋骨伤痛。
木瓜舒筋活络治脚气肿痛、吐泻转筋，五加皮祛风湿强筋骨治小儿迟行。（北五加皮有毒，能强心、利尿、止痛）
蚕沙祛湿化浊治吐泻，祛风湿通络海风藤。
狗脊补肝肾强腰膝，千年健祛风湿治腰膝酸痛。
苍术燥湿健脾兼发汗，白术健脾燥湿有不同。
藿香芳香化湿和中止呕为要药，白豆蔻温中止呕治湿邪偏重。
砂仁芳香化湿醒脾开胃，妊娠恶阻安胎常用兵。
槟榔消积行气利水驱虫，厚朴下气平喘治脘腹胀膨。
大腹皮行气导滞治脚气肿满，玫瑰花疏肝治经前乳房胀痛。
草果温中截疟，草豆蔻止呕燥湿气行。
丁香温肾助阳止呃逆，大小茴、荜澄茄疗寒疝坠痛。
陈皮理气和胃化湿痰，青皮疏肝理气治胁痛。
佛手疏肝和胃而不峻，香橼功效似佛手少逊，枸橘破气治疝症。
木香调气治胃腑，香附理气止痛又调经。
乌药温肾散寒治尿频，沉香降逆平喘温肾纳气治下元虚冷。
荔枝核治厥阴寒凝，薤白使胸闷宣通。
刀豆用于虚寒呃逆，檀香治寒凝气滞胸痛。
九香虫治肝胃不和，开郁醒脾选甘松。
山楂消肉食之积，神曲健胃治肠鸣。
三七化瘀定痛善止血，乳没活血治肿痛。
姜黄活血行气治臂痛寒湿，延胡索治气血凝滞不通。
三棱破血行气消积聚，莪术行气化瘀破瘕癥。
灶心土止呕止血，艾叶温经止血咳喘平。
月季花活血调经脉，红花活血调经治刺痛。
五灵脂气浊伤胃行血痛能止，泽兰治伤又通经。
降香化瘀疗伤损，刘寄奴疗伤又通经。
半夏化痰散结，南星治中风痰壅。

白附子治面之游走，白芥子温肺祛经络之痰风。
皂角祛痰开窍治口眼歪斜，旋复花降逆呈雄。
杏仁止咳平喘兼润肠，苏子润肠降气痰消咳喘平。
紫菀用于咳喘不爽兼润便，冬花润肺痰下行。
白前降逆化痰治咳喘，百部润肺止咳灭虱灵。
远志祛痰安神治失眠健忘，蜈蚣散结治抽搐拘挛急慢惊风。
黄芪补肺卫托疮生肌而利水，补肾阳益精血用鹿茸。
白扁豆健脾化湿止带泻，大枣益气养血缓和药性。
人参、党参有益气生津之妙，壮阳通便肉苁蓉。
淫羊藿壮阳益精起痿祛风湿，巴戟天壮阳治宫冷。
续断治腰痛脚弱，补肾安胎用杜仲。
补骨脂暖脾止泻纳气平喘，骨碎补疗骨伤治肾虚牙痛耳鸣。
益智仁暖肾固精缩泉，沙苑子补肾固精养肝目明。
紫河车补益精血，补肾壮阳海马与海龙。
锁阳善治精漏，韭子壮阳固精。
菟丝子不寒不燥补肝肾固精明目止泻，冬虫夏草补肾纳气定喘受宠。
当归活血补血兼润肠，熟地补血补肾益精。
石菖蒲开窍疗健忘治耳鸣神志昏乱，何首乌乌须黑发益髓填精。
麝香开窍醒神通经能催产，苏合香开窍醒神辟秽止痛。
葫芦巴温肾治寒湿脚气，核桃仁益肾疗虚喘及腰痛。
龙眼肉治心脾两虚，五味子敛汗治惊悸失眠多梦。
肉豆蔻治脾肾阳虚久泻，石榴皮止泻痢驱虫。
赤石脂、禹粮石治久泻痢带下，山茱萸补肝肾收敛固脱巩固任冲。
覆盆子益肾固精治多尿，阳起石壮阳起痿暖宫。
血余炭化瘀止血疗崩漏，乌贼骨和胃酸治白带血崩。
蛇床子温肾助阳治阴部湿痒，土荆皮治疥癣多作外用。
雄黄杀虫能止痒，蟾酥极毒！开窍止痛不可乱用。
此药性之温，须全面领会贯通。

平性不及温热，又无苦寒之冷。
蔓荆子清利头目，谷精草退翳目明。
木贼散风热明目退翳，蜂房祛风止痒攻毒杀虫。
金荞麦治脓痰腥臭，治肠痈要药有红藤。
马勃利咽能止血，祛湿毒利关节用土茯苓。
大麻仁用于体虚便秘，郁李仁通便消水肿。

乌梢蛇祛风通络透关节治行痹，痹痛肢体麻木寻骨风。
海桐皮祛风湿治四肢拘挛，桑枝疗上肢湿热痹更适用。
老鹳草有舒筋活络之效，通络利水下乳路路通。
丝瓜络通络疗胸痹及乳痈，祛风湿补肝肾安胎桑寄生。
佩兰化湿能解暑，利尿渗湿健脾安神用茯苓。
金钱草化石通淋退黄疸，猪苓渗湿治妊娠水肿。
赤小豆通利水道，柿蒂降逆呃平。
谷芽消食开胃，麦芽消食回乳治胀痛。莱菔子消面食降气化痰，鸡内金化石固精。
棕榈炭收敛止血，仙鹤草止血还有强壮功能。
血竭、儿茶散瘀定痛止血多配伍，蒲黄止血多炒，化瘀用生。（炒炭增加止血功能）
桃仁破血润便，藕节止血甘平。
牛膝补肝肾治淋引药向下，水蛭破血逐瘀而不伤正。
自然铜接骨疗伤，通经催生下乳王不留行。
血滞经闭用苏木，宣肺祛痰排脓数桔梗。
枇杷叶降逆化痰和胃，白果仁敛肺平喘缩泉治带症。
酸枣仁安神治体虚多汗，柏子仁润肠治心悸怔忡。
合欢皮、夜交藤治虚烦不眠多梦，琥珀安神活血而淋通。
平肝熄风治眩晕良药有天麻，龙骨平肝潜阳收敛镇静。
刺蒺藜散肝热退翳治痒疹，全蝎搜风通络熄风治顽痹关节变形。
白僵蚕熄风化痰散结治口眼歪斜，太子参补气生津甘平。
山药补脾肾固精治消渴，甘草止咳补中缓急解毒调和药性。
蛤蚧补肺肾治嗽喘，阿胶补血止漏崩。
玉竹润燥生津养胃，滋肾润肺补脾益气用黄精。
枸杞子补肝肾明目止渴，浮小麦养心敛汗除劳热骨蒸。
麻黄根敛肺治自汗盗汗，刺猬皮治遗精肠风。
罂粟壳敛肺止咳止泻痢，诃子敛肺涩肠治声嘶不清。
桑螵蛸治遗精遗尿，金樱子缩泉固精。
莲子养心固精止带泻，芡实功效相似甘涩平。
黄药子散结消瘿瘤，瓦楞子煅能制酸软坚用生。
礞石善治顽痰胶结，平肝治癫狂痰火内盛。
黑芝麻补精血润燥滑肠，乌梅涩肠止血安蛔虫。
性味功效要牢记，临证分君臣佐使遣将用兵。

第二节　脏腑用药知识歌括

脏腑用药知识歌括，是我根据"上海中医学院方药教研组"编写的《中医临床手册》

一书中"脏腑辨症用药简表"的基础增删编写而成。为熟读易记编成歌诀，临床工作中颇有实用价值。我想临床中医、中医带徒、如果能熟背歌诀，都会很快从中收到效益。

一、心

1. 心气虚用药

人参党参苓黄芪　　太子炙草益心气

（益心气的药物：人参、党参、茯苓、黄芪、太子参、炙甘草等）

2. 温心阳药

人参二桂温心阳　　薤白附子和干姜

（温心阳的药物：人参、桂枝、肉桂、薤白、附子、干姜等）

3. 敛心气药

敛心气用山萸肉　　五味磁石珍珠母

（敛心气的药物：山茱萸、五味子、磁石、珍珠母等）

4. 安心神药

安心神药用朱砂　　琥珀茯苓远志佳

酸枣仁和柏子仁　　合欢（皮）夜交（藤）用无差

（安心神的主要药物：朱砂、琥珀、茯苓、远志、酸枣仁、柏子仁、合欢皮、夜交藤等）

5. 补心血药

补心血用归枸杞　　龙眼红枣阿胶齐

（补心血的主要药物：当归、枸杞子、龙眼肉、红枣、阿胶等）

6. 养心阴药

二地麦芍养心阴　　枸杞龟胶柏子仁

（养心阴的主要药物：生地、熟地、麦冬、白芍、枸杞子、龟板胶、柏子仁等）

7. 清心火药

黄连连翘清心火　　莲心竹叶灯心药

（清心火的主要药物：黄连、连翘、莲子心、竹叶、灯心草等）

8. 通心瘀药

通心瘀用丹桂红　　归芍桃楂三七芎

降香灵脂及郁金　　琥珀血竭毛冬膏

（通心瘀的主要药物：丹参、桂枝、红花、当归、赤芍、桃仁、山楂、三七、川芎、降香、五灵脂、郁金、琥珀、血竭、毛冬青等）

9. 豁痰开窍药

豁痰开窍苏合香　　菖蒲郁金远志囊

神志昏迷用冰麝　　犀角还须加牛黄

（豁痰开窍的主要药物：苏合香、石菖蒲、郁金、远志、冰片、麝香、犀角、牛黄等）

二、小肠

1. 温小肠药（同温脾胃药）

2. 清小肠热药

小肠实热用木通　　滑石瞿麦赤茯苓
苦参茅根大小蓟　　小豆蒲黄灯心用

（清小肠热的主要药物：木通、滑石、瞿麦、赤茯苓、苦参、白茅根、大蓟、小蓟、赤小豆、蒲黄、灯心等）

三、肝

1. 补肝血药

补肝血用当归芍　　熟地阿胶首乌药
鸡血藤与紫河车　　乌豆再加枸杞果

（补肝血的主要药物：当归、白芍、熟地、阿胶、制何首乌、鸡血藤、紫河车、黑大豆、枸杞子等）

2. 养肝阴药

肝阴虚用生熟地　　白芍首乌潼蒺藜
鳖甲龟板旱莲草　　女贞子药加枸杞

（养肝阴的主要药物：生地、熟地、白芍、何首乌、沙苑子、鳖甲、龟板、旱莲草、女贞子、枸杞子等）

3. 理肝气药

疏肝解郁用柴胡　　川楝郁金沉香附
青皮橘叶延胡索　　香橼玫瑰花相助

（疏肝解郁的主要药物：柴胡、川楝子、郁金、沉香、香附、青皮、橘叶、延胡索、香橼、玫瑰花等）

4. 清肝火药

清肝泻火夏枯草　　龙胆丹（皮）栀芦荟疗
青黛青箱决明子　　牛黄桑菊蒙花好

（清肝火的主要药物：夏枯草、龙胆草、丹皮、栀子、芦荟、青黛、青箱子、决明子、牛黄、桑叶、菊花、密蒙花等）

5. 潜肝阳药

肝阳上亢用钩藤　　磁石赭石玳牡龙
天麻白芍刺蒺藜　　羚角珠母石决明

（潜肝阳的主要药物：钩藤、磁石、代赭石、玳瑁、牡蛎、龙骨、天麻、白芍、刺蒺藜、羚羊角、珍珠母、石决明等）

6. 熄肝风药

羚羊角能熄肝风　　钩藤天麻广地龙
僵蚕蝉蜕和菊花　　还有全蝎及蜈蚣

（熄肝风的主要药物：羚羊角、钩藤、天麻、地龙、僵蚕、蝉蜕、菊花、全蝎、蜈蚣等）

7. 活肝血药

活肝血药用川芎　　归尾赤芍丹参共
红花蒲黄五灵脂　　桃泽水蛭及䗪虫

（活肝血的主要药物：川芎、归尾、赤芍、丹皮、丹参、红花、蒲黄、五灵脂、桃仁、泽兰、水蛭、䗪虫等）

8. 温肝寒药

温肝散寒吴茱萸　　小茴能治寒疝气
肉桂橘核荔枝核　　乌药行气散寒凝

（温肝寒的主要药物：吴茱萸、小茴香、肉桂、橘核仁、荔枝核、乌药等）

四、胆

利胆气药

肝胆二经相表里　　湿热治疗宜疏利
柴胡青蒿广郁金　　黄芩栀子及青皮
胆草大黄茵陈蒿　　枳实枳壳金钱车

（利胆气的主要药物：柴胡、青蒿、郁金、黄芩、栀子、青皮、龙胆草、大黄、茵陈、枳实、枳壳、金钱草、车前子等）

五、脾

1. 补脾气药

人参党参补脾气　　茯苓山药术黄芪
芡实扁豆莲子肉　　太子甘草枣糖饴

（补脾气的主要药物：人参、党参、茯苓、山药、白术、黄芪、芡实、白扁豆、莲子肉、太子参、甘草、大枣、饴糖等）

2. 补中益气药

补中益气参党芪　　太子术草升柴提

（补中益气的主要药物：人参、党参、黄芪、太子参、白术、甘草、升麻、柴胡等）

3. 温脾阳药

温脾附子与干姜　　肉桂肉蔻和炮姜

益智蜀椒吴茱萸　　温中健脾用良姜

（温脾阳的主要药物：乌附子、干姜、肉桂、肉豆蔻、炮姜、益智仁、蜀椒、吴茱萸、高良姜等）

4. 化湿健脾药

化湿健脾二术朴　　陈皮半夏佩兰藿

砂仁白蔻草豆蔻　　茯苓还须加草果

（化湿健脾的主要药物：白术、苍术、厚朴、陈皮、半夏、佩兰、藿香、砂仁、白豆蔻、草豆蔻、茯苓、草果等）

5. 清化湿热药

清化湿热用黄芩　　大黄黄连薏苡仁

茯苓滑石山栀子　　泽泻青蒿及茵陈

（清化湿热的主要药物：黄芩、大黄、黄连、薏苡仁、茯苓、滑石、栀子、泽泻、青蒿、茵陈等）

六、胃

1. 温胃寒药

温胃散寒高良姜　　吴萸蜀椒及丁香

干姜肉桂荜澄茄　　荜茇再加小茴香

（温胃寒的主要药物：高良姜、吴茱萸、蜀椒、丁香、干姜、肉桂、荜澄茄、荜茇、小茴香等）

2. 清胃火药

石膏知母清胃火　　芩连栀黄芦根药

（清胃火的主要药物：石膏、知母、黄芩、黄连、栀子、大黄、芦根等）

3. 降胃逆药

赭石沉半降胃逆　　覆花杷叶卜籽蒂

（降胃逆的主要药物：代赭石、沉香、半夏、旋覆花、枇杷叶、莱菔子、柿蒂等）

4. 消食积药

消食谷芽神曲楂　　枳朴菔子内金芽

（消食导滞的主要药物：谷芽、神曲、山楂、枳实、厚朴、莱菔子、鸡内金、大麦芽等）

5. 养胃阴药

石斛玉竹养胃阴　　沙参乌梅天花粉

（养胃阴的主要药物：石斛、玉竹、沙参、乌梅、天花粉等）

七、肺

1. 宣肺气药

宣肺紫苏与荆防　　麻杏桔梗壳天浆

（宣肺气的主要药物：紫苏、荆芥、防风、麻黄、杏仁、桔梗、天浆壳等）

2. 通肺窍药

辛夷苍耳通肺窍　　白芷藁本不食草

（通肺窍主要药物：辛夷、苍耳子、白芷、藁本、鹅不食草等）

3. 温肺寒药

姜桂麻苏温肺寒　　冬花细辛白芥菀

（温肺寒的主要药物：干姜、桂枝、麻黄、紫苏、款冬花、细辛、白芥子、紫菀等）

4. 肃降肺气药

苏子卜子降肺气　　冬花覆花苦葶苈

白前前胡枇杷叶　　杏仁兜铃降气逆

（肃降肺气的主要药物：苏子、莱菔子、款冬花、旋覆花、葶苈子、白前、前胡、枇杷叶、杏仁、马兜铃等）

5. 清肺热药

清肺热药芩石膏　　知玄芦根及连翘

银花牛子蒌豆根　　桑白地骨鱼腥草

（清肺热的主要药物：黄芩、石膏、知母、玄参、芦根、连翘、金银花、牛蒡子、瓜蒌、山豆根、桑白皮、地骨皮、鱼腥草等）

6. 润肺燥药

清肺润燥栀石膏　　沙麦蜜杏川贝胶

柿霜大海天花粉　　玉竹桑皮梨皮药

（清肺润燥的主要药物：栀子、石膏、沙参、麦冬、蜂蜜、杏仁、川贝母、阿胶、柿霜、胖大海、天花粉、玉竹、桑白皮、梨皮等）

7. 养肺阴药

滋阴养肺用石斛　　二冬沙参地玉竹

阿胶龟板西洋参　　黄精百合效特殊

（养肺阴的主要药物：石斛、天冬、麦冬、沙参、生地、玉竹、阿胶、龟板、西洋参、黄精、百合等）

8. 补肺气药

补肺益气参党芪　　百合山药洋参西

蛤蚧虫草炙甘草　　黄精还有紫河车

（补肺气的主要药物：人参、党参、黄芪、百合、山药、西洋参、蛤蚧、冬虫夏草、

炙甘草、黄精、紫河车等）

9. 敛肺气药

敛肺诃子与五倍　　五味白果及乌梅

（敛肺气的主要药物：诃子、五倍子、五味子、白果、乌梅等）

10. 化热痰药

蒌贝芦根化热痰　　竹沥竹茹芩射干

天竺黄与天花粉　　海石胆星及白前

（化热痰的主要药物：瓜蒌、贝母、芦根、竹沥、竹茹、黄芩、射干、天竺黄、天花粉、海浮石、胆南星、白前等）

八、大肠

1. 清肠热药

清肠热地榆柏芩　　大黄秦皮元明粉

白头翁与马齿苋　　槐花连翘及苦参

（清肠热的主要药物：地榆、黄柏、黄芩、大黄、秦皮、元明粉、白头翁、马齿苋、槐花、连翘、苦参等）

2. 通大便药

通便芒硝及大黄　　枳实泻叶荟槟榔

（通大便的主要药物：芒硝、大黄、枳实、泻叶、芦荟、槟榔等）

3. 润肠燥药

润肠通便用火麻　　桃杏郁李黑芝麻

蜂蜜苁蓉生首乌　　蒌仁柏子仁勿差

（润肠燥的主要药物：火麻仁、桃仁、杏仁、郁李仁、黑芝麻、蜂蜜、肉苁蓉、生首乌、瓜蒌仁、柏子仁等）

4. 温肠寒药

温肠附子与干姜　　肉桂豆蔻及硫磺

（温肠寒的主要药物：乌附子、干姜、肉桂、肉豆蔻、硫磺等）

5. 涩肠止泻药

涩肠止泻豆蔻诃　　石脂余粮莲子药

乌梅五味五倍子　　石榴骨脂罂粟壳

（涩肠止泻的主要药物：肉豆蔻、诃子、赤石脂、禹余粮、莲子、乌梅、五味子、五倍子、石榴皮、补骨脂、罂粟壳等）

九、肾

1. 温补肾阳药

温补肾阳用鹿茸　附子骨脂肉苁蓉

鹿胶狗脊海狗肾　仙茅续断和杜仲

韭子锁阳淫羊藿　菟丝巴戟河车同

（温补肾阳的药物：鹿茸、附子、补骨脂、肉苁蓉、鹿角胶、狗脊、海狗肾、仙茅、续断、杜仲、韭子、锁阳、淫羊藿、菟丝子、巴戟天、紫河车等）

2. 滋肾阴药

滋补肾阴生熟地　龟板鳖甲怀牛膝

首乌女贞旱莲草　阿胶枸杞山茱萸

（滋补肾阴的主要药物：生地、熟地、龟板、鳖甲、怀牛膝、何首乌、女贞子、旱莲草、阿胶、枸杞子、山茱萸等）

3. 涩肾精药

固肾涩精金樱子　龙牡桑螵蛸芡实

覆盆五味莲子心　锁阳莲须和益智

（涩肾精的主要药物：金樱子、龙骨、牡蛎、桑螵蛸、芡实、覆盆子、五味子、莲子心、锁阳、莲须、益智仁等）

4. 肾不纳气药

肾不纳气骨脂蚧　参味核桃车脐带

（肾不纳气的主要药物：补骨脂、蛤蚧、人参、核桃仁、紫河车、脐带等）

十、膀胱

膀胱湿热药

清利湿热二苓泽　木通滑石萹瞿麦

金钱金沙冬葵草　石韦龙胆草栀柏

（清利膀胱湿热的主要药物：茯苓、猪苓、泽泻、木通、滑石、萹蓄、瞿麦、金钱草、海金沙、冬葵子、甘草、石韦、龙胆草、栀子、黄柏等）

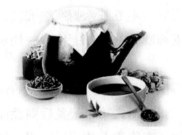

第二十八章　中药名的传说和故事

1. 人参（人参最初叫人生）

深秋一天，有两兄弟要进深山去打猎。好心的老人劝他们说，马上就要下雪，别进山啦！万一碰上封山，你们就下不了山啦！可他俩凭自己年轻力壮，硬是不听老人劝，带了弓箭刀叉，进山打猎了。

进山后，兄弟俩果然打了不少野物。正当他们继续追捕猎物时，天开始下雪，接着很快就大雪封山。两人没法，只好躲进一个山洞。平时他们除了在山洞里烧吃野物，还到洞外挖些野生植物来充饥，改善口味。他们发觉有一种外形很像人形的东西味道较甜，便挖了许多当水果吃。不久，他们发现这东西吃了浑身长劲，但多吃了会流鼻血。为此，他们不敢多吃。有时天气晴朗再打些野物。转眼冬去春来，冰雪消融，兄弟俩扛着许多猎物，高高兴兴回到家里。

村里人见他们还活着，而且长得又白又胖，感到很奇怪，就问他们在山里吃些什么，他们简单地介绍了自己经历，并把带回的几枝植物根块给大家看。村民们看这东西很像人，都不知道叫什么名字。有一位德高望重的白须老者笑着说：它长得像人，你们俩兄弟又亏它相助才得到生还，就叫它"人生"吧！后来，人们又把"人生"改叫"人参"。（摘自《健康时报》2005.07.14）

2. 趣说甘草

看过《三国演义》的人，一定知道乔国老这个人物吧，他是孙策、周瑜的岳父，曾不遗余力调和孙权与刘备两家的矛盾，从而促成孙刘结盟，共同抗击曹军入侵。无独有偶，在中国医药宝库里也有号称"国老"的中药，那就是甘草。

唐朝名医甄权说："甘草能治七十二种乳石毒，解一千二百般草木毒，调和众药有功。"故有"国老"之称。

甘草主产我国北方，以根茎入药，已有三千多年的文字记载，我国最早的药学专著《神农本草经》将甘草列为上品，说它"主五脏六腑寒热邪气，坚筋骨，长肌肉"。李时珍著《本草纲目》中说："甘草能安魂魄，补五劳七伤，一切虚损，惊悸烦闷健忘，通九窍，利血脉，益精养气，壮筋骨。"

中医学认为，甘草味甘，不仅补益强壮，缓和药性的作用，还能缓急止痛。生用于性平偏凉，具清热解毒，泻心火，止口渴之功；蜜炙后则性而偏温，有补脾益气，润肺止咳之效。正因为甘草有诸多之功效，在临床上被广泛使用，如可治热毒疮痈，咽喉肿痛，热淋尿痛，诸般咳嗽，心悸气短，脘腹虚痛，痉挛疼痛等症，并对食物和农药中毒，有一定的解毒作用。

现代科学研究证实，甘草中含有多种化学成分，迄今已查明的有甘草甜素、甘草次酸、甘草皂甙、香豆精类、黄酮类、桂皮酸类等多种成分。甘草的药理作用主要：皮质激素样作用；解毒，抗炎，抗过敏作用；护肝降酶、镇咳祛痰作用；抗消化道溃疡和解痉作用；增强免疫功能抗肿瘤作用等，甘草正在为人类医药保健事业做出愈来愈大的贡献。（摘自《中国中医药报》）

3. 药王与川芎

唐朝初年，药王孙思邈带着徒弟云游到了四川的青城山，披荆斩棘采集药材。一天，师徒二人累了，便在混元顶青松林内歇脚。这时，忽见林中山洞边有一只雌鹤，正带着几只小鹤惊叫。只见那只大雌鹤头颈低垂，双脚颤抖，不断哀鸣。药王当即明白，这只雌鹤患了急病。

第二天清晨，天刚亮，药王师徒又来到青松林，在离鹤巢不远的地方，巢内病鹤呻吟声清晰可辨。又隔了几天，当药王师徒再次来到青松林时，白鹤巢里已听不到病鹤呻吟声了。

抬头仰望，几只白鹤在空中翱翔，突然一只白鹤嘴里掉下一朵小白花，白花边上还有几片叶子，很像红萝卜种子。药王赶快叫徒弟把捡起来，保存好。

几天过去后，雌鹤的身体完全康复了，又率领小鹤嬉戏如常了。细心的药王观察到，白鹤们经常爱去混元顶峭壁的石洞。那儿长着一片绿茵，花与叶都与往日白鹤嘴里掉下来的一样。药王本能地联想到，雌鹤的病愈与这种草有关。

经过实验，他发现这种植物有活血通络、祛风止痛作用，便让徒弟带些药下山，用它去为病人治病，果然灵验。于是药王兴奋随口吟道："青城天下幽，川西第一洞，仙鹤过往处，良药降苍穹。这样，以后就叫川芎吧！"于是，川芎一名，由此而来。（摘自《健康生活报》）

4. 药王与冬凌草的传说

斗转星移，白驹过隙，孙思邈在王屋山采药行医已有十余年，英俊的书生脸上已挂上许多岁月的风尘。

一灯如豆，昏黄的灯影下，孙思邈心沉如水，虽然医人无数，博得好名，仍有一些不算老的生命，因噎膈生生饿死，自己眼睁睁束手无策。虽然遍览古医籍详加分析，综合利用，但那是先人之绩，哪有自己创造之功？虽然采药走遍千山万水，又有哪一味是自己发现？

心比天高，不超人死不休的孙思邈，怎不心急如焚。天寒地冻，风如刀割，执着的孙思邈逡巡在山坳间，千沟万壑，荒芜萧索，使人兴味全无。

面对荒凉的群山，与恩师临终时的对话隐约响在耳边：

"如何才能有超乎前人的神奇发现？"

"神奇，新奇之心与神交汇，神者，思也！"

"何为非凡？"

"毕生贯注理想，是为非凡；唉，芸芸众生，能毕生关注理想，百折不回者，又有几人？"

沉思中，忽然眼前一亮，那似枯非枯的植株间晶莹闪亮，孙思邈急步走去，随手拔起一看，不过是几片冰，在这奇寒的冬季，露结为冰，有何稀奇？随手便要抛去。

不对，冰花异状，薄如蝉翼，花状向上翻起，近日未有雨雪，气候干燥，况且只有这种植物上有冰，而其他草茎上却无，灵光闪现，冰入口中，清凉刺激，苦中带甘，被山风沙尘吹得爆裂的喉咙顿觉一爽。

兴奋不能自已，详细记录该草株的形状。

孙思邈欣喜不已，这是一种神奇的药，终于有了自己的发现。

山间之虎，喉有肿块，无法吞咽，跪地求治，孙思邈以该草汁灌之，速愈，甘为坐骑，故有跨虎行医之传奇故事。

山间民众，有咽疾者，饮神草后，莫不痊愈。有噎膈者，久饮，沛然有效。

孙思邈名声大噪，民间称为"真人"。

话说唐玄宗胞妹隆昌公主，深得太后和玄宗皇帝怜爱，不想忽患疾，腹肿胀，渐长渐大，把个千娇百媚的美人折磨得面黄肌瘦，弱不禁风，凡欲寻死不得，直急得太后、皇兄坐卧不宁，御医皆诊为孕疾，事关皇家声誉，被斩首者不知几人。

玄宗无奈，只得榜示天下，有能医隆昌之怪疾者，宫中至宝，尽其选用。

其实，孙思邈已名传皇都，朋友举荐，众官劝说，只得进西京揭榜。

孙思邈秘不示方，众人只知真人以一种奇苦之汤让公主服用，不多时日，隆昌腹肿渐次消去，人也出落得如出水芙蓉，明艳照人。

朝廷上，玄宗兑现榜上诺言。

"孙思邈医好公主，居功之臣，宫中宝物，尽其所选，如未婚配，可选驸马。"

孙思邈沉思片刻："谢主隆恩，小人只需龙袍一件。"

玄宗大怒："皇室珠宝，冠绝天下，胞妹隆昌玲珑剔透，臭道士却视同无物，只要龙袍，莫非欲得朕之天下？"

孙思邈不恐不惧，面色从容："万岁为人王，我为药王足也。"

玄宗不违诺言，慨然允诺。孙思邈不愿久留皇宫，遂回王屋山采药行医。朝廷上下，民间草莽，皆称他为药王孙真人。

却说隆昌公主，哀伤欲绝，孙思邈那仙风道骨、飘飘欲仙的身影在心中久驱不去，遣绻思絮，愈斩愈长，为时睹药王身影风姿，遂得皇兄恩准，至王屋山阳台宫修道，号"玉真公主"。玉真公主不时帮助孙真人整理医籍药方，窥得孙思邈药方中养颜秘诀，玉真公主风华绝代，容颜永驻，疑为人间观音。药王孙思邈深得神草药力，身轻体健，年过百岁仍采药行医，直至104岁，身无疾而终。

王屋山神草，冰凌草，即济源冬凌草。其消炎抗肿、保健、美容作用十分显著。

（摘自《中国中医药报》）

5. 孙思邈与老鹳草

相传孙思邈在四川峨眉山时，遇到一位前来求医的病人。病人是一个40多岁的男子，住在岷江岸边整天以打鱼为主。天长日久得了风湿病。每当天寒阴湿时便两腿红肿，关节僵硬，周身疼痛，行动不便。孙思邈先用自己配制的药给病人治疗，可过了一段时间后却没有什么效果，于是孙思邈又到山上采摘治疗风湿病的草药，可令他失望的是，这些草药也未能使病人的病情有所好转。

有一天，孙思邈又去山上采药，无意看到一只老鹳正在山崖上啄食一种草，他开始感觉很奇怪，他想，老鹳长年累月生活在江河湖泊中，时时遭阴湿之气侵袭，为何不得风湿？莫非老鹳啄食的草有治疗风湿的功效？想到这儿，他迅速攀上山崖，将老鹳啄食的那种草采回，用水煎成药汁，让病人服下。病人在服用一剂后感到疼痛减轻，服用两剂后红肿消退，服用五剂后就能自主走路了。

孙思邈深为找到了能治风湿的草药而高兴，可谁也不知道这种草药叫什么名字。因为是老鹳帮助自己找到的药，所以，孙思邈便给这种草药命名为"老鹳草"。（摘自《健康生活》2007.11.17）

6. 扁鹊偶然识"牛黄"

牛黄是一种名贵的中药，具有清心解毒、开窍豁痰、熄风定惊的功效。相传，牛黄的发现是由我国古代医学家扁鹊无意中所获。

一天，扁鹊正在桌上整理煅制好的礞石。邻居阳宝杀了一头病牛，他发现牛胆囊里有些像石头样的东西，便提着胆囊来找扁鹊。扁鹊剖开胆囊，里面掉出几粒蚕豆大小深黄的结石。他取出两枚放在桌上，仔细观看。

这时，刚回家的阳宝惊叫着又来找扁鹊，说父亲一口气上不来，在床上抽搐不已。扁鹊急忙来到阳宝家，只见阳宝父亲双眼上翻，喉中漉漉有声，扁鹊盼咐阳宝快去他家把桌子上的礞石取来。扁鹊把阳宝取来的礞石研成末，给阳宝的父亲服下，不一会，阳宝的父亲就止住抽搐，气息平静了。

扁鹊回家后，发现桌上的牛胆结石不见了，原来，阳宝在慌忙中把牛结石当礞石拿给了扁鹊。扁鹊心中暗喜："难道牛结石有豁痰定惊作用？"次日，他有意用牛黄结石取代礞石，给阳宝的父亲送去。不久，阳宝的父亲的病奇迹般地好了。

从此，扁鹊就将这种黄牛的胆结石命名为"牛黄"。名贵中药"牛黄"便诞生了。

（摘自《健康周报》2009.06.22）

7. 华佗与紫苏

相传东汉末年的一天，名医华佗在一家酒店里小饮，巧遇一群青年在吃螃蟹，吃空的蟹壳堆了一大堆。华佗上前劝他说："吃多了会闹肚子，还可能有生病危险。"但这群青年不听他的劝告。

当天，这群青年和华佗都在这家酒店里投宿。半夜，吃螃蟹的几个青年大喊肚子痛，有的痛得在地上打滚。当时还没有治疗这种病的良药，华佗非常着急。忽然，华佗想起一次他在采药时，见到一只小水獭吞吃了一条鱼，肚子撑得像鼓一样。他一会儿下水，一会儿上岸，显得很难受。但后来，它爬到岸上吃了一些紫色的草叶，不久便没事了。华佗想，那种紫色的草叶能解鱼毒，想必也能解蟹毒吧。于是，他立即唤徒弟出去采了那些紫色的草，马上煎汤给几个青年服下。过了一会，几个青年的肚子果然不痛。青年这才知道他就是名医华佗，他们对华佗的医术赞不绝口，并拱手称谢。

华佗为了记住这种草药，就给它起名"紫舒"，意思是服后能使腹中舒服。因字音相近，又属草类，后人就把它称为"紫苏"。紫苏目前仍为是民间用于治疗食鱼蟹中毒的常用中药。

近年从紫苏中提取的挥发油，还证明有解热，抗菌消炎作用。日本人也发现紫苏的水浸液有抑制癌细胞生长作用。（摘自《农村医药报》2006.03.31）

8. 李时珍的救命药——黄芩

黄芩是一味古老中药，秦汉时期的《神农本草经》将其列为中品。黄芩苦寒，功在清热，因其宿根外黄内黑而中空，"腹中皆烂"，所以有腐肠、空肠之称。别看它相貌不起眼，却曾是著名药物学家李时珍的救命药。

相传李时珍20岁那年，因患感冒咳嗽，久咳不止，且伴有发热，皮肤犹如火燎，每日咳嗽，并口渴多饮，以致寝食几废。这可急坏了他的老父亲李言闻，李言闻也是一名医，他让儿子服了许多中药，诸如柴胡、荆芥、麦冬之类，均无效果。后来，李言闻查遍医书，偶然见到金元时期名医李东垣清肺热如火燎的论述，恍然大悟，原来"烦躁引饮"而白天更严重者，属"气分之热"，宜一味黄芩汤以泻肺经气分之火。遂取黄芩一两，水两盅，给李时珍饮服。次日李时珍就身热尽退，随后痰嗽皆愈。以李时珍的病情看，他很可能是大叶性肺炎之类的肺部感染性疾病，以致发热咳痰，烦渴多饮，肤如火燎，属于中医肺热实火之症。为什么一味黄芩竟能发挥如此神奇的作用呢？

黄芩为唇形科植物黄芩的干燥根。味苦性寒，具有清热燥湿，泻火解毒，凉血止血，除热安胎之功效。黄芩的炮制品种较多，分为生黄芩、炒黄芩、黄芩炭。功效因炮制的方法不同而各异。清热多用生黄芩，能清肺胃胆及大肠经湿热，尤以清肺热见长，用于肺热咳嗽，热病烦渴，咽喉肿痛；安胎多用炒黄芩，有除热安胎之功效。止血多用黄芩炭，多用于血热吐衄，治疗火毒炽盛，迫血妄行的出血症。现代研究表明，黄芩还具有广谱抗菌作用，可抑制多种病原微生物，对肺炎双球菌、葡萄球菌以及痢疾杆菌，均有较强的抗菌作用。大剂量的黄芩可抗菌消炎，其本身还有退热作用，因而一味黄芩竟使李时珍的病情霍然而愈，挽救了这位大药物学家的性命。（摘自《保健时报》2009.12.31 杜宁）

9. 牛奶煎荜茇治痢有奇效

据《独异志》记载：唐朝贞观年间，唐太宗痢疾缠身，众太医屡治不效，下诏求医。有一位小官名叫张宝藏，自己曾患痢疾，久治不愈，后用牛奶煎荜茇饮服而愈，于是便应诏献出此方。太宗服后，痢疾便止。龙颜大喜，便令宰相魏征授张宝藏五品官。魏征不服气，认为献一方得五品官，未免太轻易了，没及时办。一个多月后，太宗痢疾复发，仍服牛乳煎荜茇，又是药到病除。高兴之余，问左右："曾命给献方人五品官，怎么不办呢？"魏征有些害怕了，回答说："不知是五品文官或是武官，故未授之。"太宗怒而道："能治好宰相病疾的人，都能封三品官，难道我还不如你们吗？"随后封张宝藏为鸿胪寺卿。

张宝藏的单方是："牛乳半斤与荜茇三钱同煎，待牛奶煎至一半，空腹服之。"中医认为，牛乳性凉（实际牛乳甘平），有补益虚损，润大肠治气痢之功效；荜茇味辛大热，可温中暖胃，多用来治疗呕吐泄泻，胃寒腹痛。明代李时珍对此方颇为赞赏，认为牛乳煎荜茇"一寒一热，能和阴阳"。故治痢大效。现代药理发现，荜茇所含挥发油有较强的抑制痢疾杆菌的作用，而牛奶的润大肠之功则有利于肠内毒素的排出。正因为本方用药简便，疗效显著，"屡试于虚寒者必效，颇受历代医家赏识。在唐代刘禹锡《传信方》、宋代《苏沈良方》、明代《景岳全书》及《本草纲目》等医学文献中都有此单方的记载。（摘自《大众卫生报》）

10. 皇帝与罂粟子

在唐武德元三月，李世民为了统一中国，不幸在战场负伤，被当地一位老人所救。老人将一把比米还小的东西放在锅里，炒熟了递给秦王说："请将军服用此物，可治伤痛。"秦王依言服下，一觉醒来伤口果然不痛了，并已结痂。

后来，李世民当了皇帝，率众赶到深山面谢老人，当他来到当年养伤的草屋时，只见门上挂了一把锁，还贴了一首顺口溜："黎明罂粟子，罂粟子黎明，愿君永不忘，江山牢又稳。"李世民对草屋深深鞠了一躬。事隔不久，朝廷传下圣谕，封罂粟子为"御米"。

后来，人们又把它的壳叫御米壳。《本草纲目》上载。因其状如箭头，中有细米，故有称"米囊子"。

罂粟子为一年生或两年生草本植物。其功效治反胃、腹痛、泻痢、脱肛等。其种子含少量罂粟碱，即吗啡提取物，故不可乱用，需在医生指导下使用。（摘自《农村医学报》2009.03.10）

11. 中药与皇帝

在古代，有一种避讳制度，不仅在写文章时要注意，就是医生开处方也要注意，例如健脾止泻的山药，原名"薯蓣"，因"蓣"字与唐代宗李豫之名同音，故避讳改称薯药；过了几代，宋英宗赵曙登位，因薯曙同音，薯药又只好避讳改称山药，一直沿用至今。

但是，也有不避讳的皇帝，据《南史》记载：刘寄奴年少时，一次出猎，用箭射中一条巨蛇，但蛇一闪就不见了。他觉得很奇怪，次日再到那里寻找。当来到一条小河时，听到附近的树林中有杵臼之声。他顺声音看去，两个仙童在捣药。一位仙童说："我们大王昨天被刘寄奴射伤了。"另一个仙童说："大王有天大的本事，怎么不把刘寄奴杀了。"听到这里，刘寄奴大吼一声，仙童吓得不见了，只留下臼和草药。以后刘寄奴率军南征北战，灭了南燕和后秦，于公元420年自立为宋武帝。在战争中，刘寄奴用仙童留下的草药，治愈了许多受伤的将官和士兵。人们非常感谢这种草，就以皇帝的乳名称它为"刘寄奴"。

除此之外，治骨折损伤的良药——骨碎补，就是由五代十国时的后唐明崇皇帝李嗣源亲自赐名的。传说，有一次明崇皇帝围猎，突然从附近草丛中窜出一只金钱豹，吓得身旁的皇妃从马上摔下来，筋断骨裂。当时恰逢御医不在身旁，一名卫士从岩石上采来一种药，捣烂涂在皇妃的伤口上，不久，断骨再接，伤口痊愈。皇帝大喜，亲自题名这种草药为"骨碎补"。

借皇帝而成名远扬的药物还有"何首乌"。明代嘉靖皇帝明世宗早年无子，出诏书于天下，求得子良方，何首乌乃应诏入宫，以此药为主，制成七宝美髯丹，皇帝服丹后不久，喜得龙种，同时发黑体壮，稳坐江山45年，何首乌于是扬名天下。（摘自《益寿文摘》2008.8.5）

12. 朱元璋与罂粟壳

罂粟壳，为罂粟科植物罂粟的成熟果壳。因其果实形似罂子，种子状如粟米，故名罂粟。其壳入药，名罂粟壳。

明朝开国皇帝朱元璋，原是淮西一平民。他于元末大乱之际，揭竿而起。公元1359年，义军在鄱阳湖战败，退到浙江开化县古田山区。时值春雨连绵，由于饥饿和寒冷，一大批士兵染上了痢疾，朱元璋自己也病得不轻，身体虚弱的连马背都跨不上。他望着这支几千人的病号队伍不禁仰头长呼："天不助我也！"

正在这危难之时，义军遇到了一位白发银须的采药老汉。老汉很同情义军的遭遇，第二天便带着儿子挑来两只筐，一只放着研细的药粉，另一只筐放着一袋白米。老汉用白米熬成"米汤"，把草药分成小包，然后叮嘱士兵用米汤送下草药粉，朱元璋也照此服下。

士兵们服了几次后，痢疾竟然止住了。附近的村民得知后，又送来一批粮食和蔬菜，大兵初愈的义军们如虎添翼，很快恢复了战斗力。朱元璋要酬谢老汉和村民们，老汉说："得民心者得天下，希望你得天下后体恤黎民百姓，便是对老朽和村民们最好的报答。"

公元1368年，朱元璋打败了元军，建立了明朝，在南京坐上了龙庭宝座，在劝农桑、兴学校、抑豪强、御边患、崇节俭等方面做了不少有利百姓安居乐业的好事。他专门派军师刘伯温在古田山区找到了这位采药老汉，老汉不愿做官享福，只告诉刘伯温当年为义军治病的中药叫"罂粟壳"，并意味深长的告诫说："巧用是一味良药，滥用则是毒药。"

罂粟壳含有生物碱，服用一定的剂量能减少呼吸的频率和咳嗽反射的兴奋性，有镇咳之效，能抑制中枢神经系统对疼痛的感受性；有松弛胃肠平滑肌作用，使肠蠕动减少而止泻；有敛肺、涩肠、止痛之效。特别要注意的是，服用罂粟壳极易成瘾，切不可常服，必须遵医嘱。（摘自《医药卫生报》2010.12.25 刘建文）

13. 乾隆钟爱仙鹤草

乾隆四十五年，皇帝二次下江南。来到浙江海宁县，他微服在城中游转。突然，他被一块题有"天下第一家"的牌匾吸引住了。走进去，见是一家中药铺。心里便想，小小店铺岂敢如此狂妄自大，于是要弄个明白，他看见堂上有个老人在柜前，便上前行礼，自称是北方来的药商，问道："贵店何以敢称天下第一家？"老人摇头说不知，让他进去问他父亲。皇帝走进侧门，见一位面目清瘦，肢体健壮的老人正在捣药，又问原来的问题，老人同样摇头，指指后门"请先生问我父吧！"皇帝纳闷：老人还有健在的父亲？但当他跨过后门，确见一老人旁若无人的举笔抄写《石渠宝笈》。好一会，老人才发现他，连忙让座。皇帝问："请问老人高寿？"老人谦逊答道："不敢，不敢，我年岁稍轻，刚满九十九。"皇帝惊奇："人过七十古来稀，老人年近白发，耳聪明目，不以为老，过谦矣。"谁想老人又指指后院笑着说："家父还在那里吟诗作画呢！"皇帝劲头来了，急忙走进后院，果见厅堂内一位童颜鹤发老人正在聚精会神地挥笔泼墨。正堂挂一幅画，画上有只仙鹤栩栩如生，扶摇欲飞，一轮红日沉烟海，气势磅礴，皇帝连忙作揖叩问老人高寿，答曰："迄今有两个花甲。"皇帝此时真正悟出"天下第一家"名字的含义。他问老人高寿秘诀，老人答了四句"吐纳肺腑，活动筋骨，十常四宜，适时进补。"又问如何进补，老人指着画上的仙鹤答："草名有仙鹤，气血能双补，若想延寿限，共与红枣煮。"于是皇上记住此方，命太医广采仙鹤草，并如法常食。据说乾隆皇帝的长寿很大程度上就得意于他钟爱的仙鹤草。

仙鹤草主要成分为仙鹤草素、仙鹤草甲素、仙鹤草乙素、仙鹤草丙素等。药理作用：止血，促进血液凝固；强心，调整心律，大量服用能使脉搏徐缓，抗菌，抗炎，驱虫等。主治：止血、健胃、咯血、呕血、尿血、便血、赤白痢疾、劳伤脱力、痈肿、跌打、创伤出血等。（摘自《医学导报》2004.08.12）

14. 沙苑子的传说

相传，唐玄宗李隆基在位时，生了一位女儿，封为永乐公主。这个公主虽名为永乐，可生下到十四五岁，一直啼哭没有安乐过一天。她身子长得又瘦又小，面黄发焦，动不动就生病。李隆基贵为天子，对女儿的病情却无办法，请了多少名医，吃了贵重药，仍无济于事。

不久，发生安史之乱，李隆基带上杨贵妃仓皇出逃。永乐公主在乱军中与皇家失散，被贴身奶娘带到今陕西沙苑一带。当时沙苑住着一位游乡道士，名叫东方真人，虽年过七十，却无病鹤发童颜，精神矍铄。了解到公主的身世后，东方真人收留他们。因怕公主寂寞，还让公主和他的小女儿长寿生活在一起。公主到了民间，再不受什么宫禁礼法束缚，整天随少女们在野外游玩，或到山坡上采野果，或到沙滩上找白蒺藜。采来的白蒺藜除交东方真人作药用外，剩下的都归自己当茶喝。日子过得飞快，不觉三年过去了，公主的双手变得红粉粉，胖乎乎的，焦枯的头发状如墨染一样，原来黑瘦的长脸变得又圆又胖，衬上一双水汪汪的大眼睛，漂亮极了，简直就像换了个人。

后来，官军收复了长安，朝廷诏令天下，寻觅永乐公主。公主见到她名，挥泪与东方真人告别。临走时，东方真人送给公主一个葫芦，告诉她里边装的就是他平时采集的白蒺藜，让她带回去，每日取三五粒泡茶喝，可永保身体健康。

公主回到长安时，玄宗已退位，由他哥哥肃宗当政，公主谢过皇兄重封，将药物呈上，并详细说了蒺藜的妙用。肃宗听后，将信将疑，一连实验了半月，果然神气清爽，耳聪目明，精神倍增，又想起御妹小时候的样子，不禁对此药大加赞赏，令凤翔县每年进贡沙苑子入宫。从此，这种沙滩上的野草，变成了一味名药。由皇上下旨，将白蒺藜称作沙苑子，此药也因此得名。（摘自《健康生活报》2008.08.29）

15. 太子参的传说

太子参又名孩儿参、童参。始载于《本草从新》。分布于华东、华中、华北、东北和西北等地，味甘，微苦，性平，既能益气，又可养阴生津，且药力平和，为一味清补之品，适用于脾虚亏损，气阴不足诸症。目前已被卫生部确定列入"可用于保健食品的中药材名单"。关于它名字的来历，民间流传着一个有趣的传说。

春秋时期，郑国国王的儿子，年5岁，天资聪慧，能辨忠识奸，得国王厚爱。但这个王子却体质娇弱，时不时生病，宫中太医屡治不效。后国王张榜遍求补益之药，并悬以重赏。一时间，各地献宝荐医者络绎不绝，但所用皆为参类补药，未能奏效。一天，一位白发老者揭榜献药，声称非为悬赏，实为王子贵体，国家大计着想。国王对老者说："尔诚心可鉴，然药不灵验，怕有欺上之罪也。"老者呵呵笑道："王子贵体稚嫩，难受峻补之药，需渐进徐图之。吾有一药，服百日必能见效。"于是，王子如法服用老者所献的这种细长条状，黄白色草根，三个月后，果见形体丰健，病恙不染。此时，国王始信老者所言，但老者已行踪难觅，国王向老者所献之药何名，众臣皆摆头不知。近臣谏曰："此药有参类之性，拯挽太子之身，就叫："太子参"吧。于是"太子参"的美名就传开了。（摘自《上海中医药报》2011.04.22 李农）

16. 萝卜籽治愈慈禧病

慈禧太后垂帘听政后，由于公务繁忙，非常疲惫，御医便以人参、鹿茸等为其进补，然而不见效果，反倒增添了胸闷胃胀，不思饮食的疾病。御医束手无策，于是四处张榜，寻医问药。

一个云游四海的长老化缘来到钟鼓楼，看墙上张榜，将其揭下来。一名王御医急忙上前，问他有什么灵丹妙药。长老不慌不忙打开药葫芦，倒出了一把黄豆大的药丸说："这是我多年研制而成的'罗汉丸'，治疗太后的病，有神奇的疗效。"王御医问如何服用，长老说："每日三次，每次用一碗白萝卜汤送服，禁食腥菜，停用补品，三日后，太后的病便会痊愈，如不见效，施主可到潭柘寺找老衲。"

王御医把"罗汉丸"带进宫中，为了慈禧太后的安全，当着她的面，品尝了一粒，其味辛甘，没有其他异味，但是很难判断是怎样制成的。王御医心想：这些疗效如何很难说，但是服后肯定不会出现什么意外，于是劝慈禧太后试试看。

慈禧太后同意后，太监便忙开了，给她熬萝卜汤服用"罗汉丸"，当天慈禧的胸闷胃胀便有所减轻；第二天，大为好转；第三天疾病消除；第四天便有了食欲。慈禧太后挺高兴，让王御医带上银两到潭柘寺向长老表示谢意。

谢了长老，王御医问他，"罗汉丸"究竟是什么药？为什么用萝卜汤送服？长老笑着说："太后的病是由于进补太过，膏粱厚味吃得太多而导滞脾胃受损，消化功能减弱，所以不思饮食，精神疲惫。老衲的'罗汉丸'其实是莱菔子，（即萝卜籽）制成的。用萝卜汤送服莱菔子、其实就是吃大萝卜，有顺气开郁，消积化食之作用，对过食肥甘造成的胃肠食积，食欲不振等具有极佳效果。"（摘自《健康生活报》2009.11.13）

17. 莱菔子的故事

明朝洪武年间，浙江萧山地区还有一个民间医生名叫楼英，他出身中医世家，7岁就随父亲苦读医药书籍，20多岁便挂牌行医。楼英医术高明，方圆百里人人皆知。

朱元璋创立明朝，定都南京不久，马皇后就得了重病，太医院里众御医百般诊治，人参、鹿茸等名贵药物吃了不少，病体却不见好转。朱元璋心急如焚，下旨遍请天下名医进京为皇后治病。两天后，一位大臣访得楼英医术精湛，禀奏之后，朱元璋传旨选楼英入宫。楼英接到圣旨，不敢怠慢，立即赶到京城。

古人云："伴君如伴虎。"给皇后治病，容不得半点闪失。楼英一个人入宫，先拜见太医院的御医，打听马皇后的病情，曾用过何药，太医院的御医们根本不把这个民间医生放在眼里，敷衍搪塞，药方大同小异，开的都是人参、灵芝、鹿茸等珍贵药材，楼英心想，马皇后可能病危重，难以救治，所以多用这些大补之品。

出乎意料的是，第二天上午，楼英随太监来到马皇后病榻前，小心仔细诊察一番后，发现皇后患的不过是饮食不节引起的脾胃不和，痰浊阻滞之食积症而已，用莱菔子等普通消食行滞就可以治愈。想到这里，楼英觉得不可思议，这么个小病，太医院的老御医们怎么无策呢？他又将御医们开过的药方反复察看，突然醒悟：用人参、鹿茸等贵重药物，恰合皇后凤体之贵。若用些低廉之药，皇后未必肯服用，若有闪失，追究下来，有口难辩，就会大祸临头，性命不保，难怪御医们个个明哲保身，闪烁其辞。

想到其中的利害，楼英也不敢贸然下笔开方了，正在左右为难时，外面太监高喊："皇上驾到！"宫女、太监们闻声纷纷跪在地上，楼英也急忙放笔跪在一边。朱元璋走过来，说了声"平身"，便直奔马皇后的病榻。楼英从来未见过皇帝，心里好奇，不由得偷眼望去，却猛地看见朱元璋的龙袍上悬挂着一块晶莹别透的玉佩，楼英心里有了主意。他提笔开了药方：莱菔子5钱、皇上玉佩作引。朱元璋看了药方，心想朕所戴名贵玉佩，也能为皇后治病，十分高兴，马上解下玉佩，连同药方一起递给太监，吩咐道："即刻配药，煎药，小心侍候皇后。马皇后服药之后，不久腹内"咕咕"作响，大便通畅，安稳的睡了一觉，第二天楼英吩咐太监让皇后吃些淡粥素菜，几天后马皇后病体痊愈，行动如前。

朱元璋心中大喜，亲自召见楼英，下旨道："爱卿医术高明，果然名不虚传，今后就留在太医院任职吧！"楼英不敢违旨，只好留在宫内。他借此良机博览了太医院所藏的历代经典秘籍，医术更有长进。

莱菔子为十字花科植物莱菔的种子，味辛、甘，性平入肺、胃经，中医认为有消食化痰降气之功效，常用于治疗食积和气滞，胸腹胀满，咳嗽痰喘，便秘等症，民间常用莱菔子15克水煎服，治疗老人慢性便秘，也有较好的疗效。（摘自《医药星期三》2009.03.25）

18. 叶天士妙用莱菔子

清朝乾隆年间，苏州有一富家公子，年已三十岁，还沉溺于酒色，窃用家里一千多两银子，挨了其父亲一顿责骂。他本就虚弱的身体再加受了刺激后病倒了。开始像伤寒，后来渐渐神志不清，卧床不起。

其父亲请来一位郎中，每日用独参汤治疗。愈补愈痰火郁结，最后竟身僵如尸，皮下还生了上千个痰核。此时，有位好心人对其父说："叶天士是当今名医，何不去请他诊治。"

叶天士来后，经细心诊说道："你们认为他无救了是不是？我看，若现在重打四十大板也死不了。"其父一听叶天士出言不逊，对他说："我儿自得病后，光吃人参就花了一千多两银子。你要是能治好他的病，我愿拿出一千两银子作为酬谢。"

叶天士摇头说道："银子能让别人动心，对我却不然。我还是先治病要紧。"说罢，便开了一张清火安神之类的普通药方，又留下自带的药末，叫病人一起服用。

病人服之后，三天能讲话，五天能坐起，一个月便如常人。全家人会同亲友饮酒赏花，以庆贺公子病体康复。叶天士刚好出诊路过此处，大家便请入席。

叶天士数杯酒下肚后，对其父要药钱，其父连忙说："那天一时疏忽，未能付给药金，还请先生说个数目。"

"增病人参，价值千两，去病药末，自当倍之，二千两银子吧！"叶天士笑道。其父一听，顿时面露难色，叶天士突然大笑起来，说道："不要害怕！我那药末是花八文钱买来的萝卜籽（中药名莱菔子）研成的。"大家方知叶先生是故意在开玩笑，便一起大笑起来，又说："其公子周身痰核，皆因补助痰邪所凝而成的，半载后方消。"

点评：治病贵能对证用药，非以贵重取效，更非温补取功。此案以极平淡之清火安神剂以莱菔子为末治愈，怎能不令人叹服！（摘自《当代健康报》2006.02.02）

19. 叶天士治贫病

清代时苏州的叶天士医名远扬，求他看病的人很多。一天，他坐着轿子出门去，有位农民模样的人在路边等候，请他看病。叶天士便下轿为其诊治，但切诊脉搏正常，实在看不出有什么病。这时农民开口了："先生是一代名医，奇病怪症无不能医治，我得是贫病，不知道你能医吗？"叶天士听罢笑了说："这个病也是好治的，你到晚上来取药方，一帖即可治愈。"等到晚上，农民来敲门，求医贫的良药。叶天士让他把城里的橄榄核都捡起来种上，到幼苗出土时就来告诉他，便能获取厚利。这个农民就按他指示的那样做了，没多少时间，新树苗已绿油油的，便来告诉叶天士。叶天士嘱咐此人："马上就会有人向你买树苗，你卖得贵一些，价格别低了。"从此他开药方都以橄榄苗子引子，病人争相求购，不几天那个农民的树苗卖得差不多了。求购者却更踊跃，于是价格更高，农民所获甚丰，直到苗卖完，这个药引子也不在方中出现了。

过后，农民准备了礼物来答谢。叶天士问："病好了？"农民回答："靠着您的帮助，已经痊愈了！我知道靠劳动才能治好贫病！"

20. 茯苓益寿传说多

茯苓是寄生于赤松或马尾松地下根茎上的多孔真菌。它是一味常用的中药，也是一种强身益智的保健品。

说起茯苓，使人很容易就联想到北宋名点中的"茯苓夹饼"。关于茯苓饼，还有这样有趣的传说。

传说，清代康熙皇帝在幼年时体弱多病，常常脾胃不和，积食拉稀，但他又不肯吃药。太医们对此毫无办法，庄太后很生气，准备治罪于太医。这时，美丽少女苏麻喇姑对太医说，听其太医说，江南有一个民间郎中医术很高明。不妨请他来一试。于是，太皇下诏叫这位郎中进京，为康熙治病。郎中奉诏入京，为小皇帝诊脉后，认为只要用茯苓一味药，即可见效。为便于服用，将茯苓研成细粉，与精白面、蜂蜜、白糖一起制成清香可口的糕点，康熙吃了之后，果然饮食大增。他天天食用，面色变得红润，身体也逐渐强壮了。于始他开始学文习武，最终成了一代盛世君王。

此后，在清代宫廷中就有关茯苓糕饼，茯苓粥的食用便日益普及，茯苓饼也成了宫廷"御点"。据传慈禧太后为了益寿延年，就叫太医配方，让御膳房按方给他制作茯苓饼，还不时以此饼赏赐三公大臣。后来，茯苓的饼制作方法流传了民间，并逐渐形成了晚清以来的京城名点。

茯苓作为延寿食品，古代曾有不少记载和传说。汉代《神农本草经》就曾将茯苓列为上品，并称"久服安魂养神，不饥延年"。南朝著名医学家陶弘景降官隐退时，梁武帝即令"每月赐茯苓五斤，白蜜二斤，以供服饵。"可见茯苓在当时就已被视为延寿珍品。唐宋时期，服食茯苓更是普遍。唐代诗人贾岛有"二十年中饵茯苓，致书半是老君经"之句。

宋代苏东坡更懂得服食茯苓的功效与制作茯苓的方法。"以九蒸胡麻，用茯苓，少白蜜为饼，食之，日久气力不衰，百病自去，此乃长生要诀。"有人推测，苏东坡60岁后，仍记忆力惊人，可能与吃自己制作的茯苓有关系。宋代《图经本草》还记载：将茯苓研末，浸在白酒和蜂蜜中封月余，掺米粉，可制成极甘美的"茯苓酥"。《红楼梦》中也提到，广东的官儿来京，给上司送来的两小篓子雪白的"茯苓霜"。其食用方法是用人奶或牛奶冲服。茯苓霜是将鲜茯苓去皮，磨浆，晒成白粉面而成，因其质地细腻，色多如霜而得名。医家认为，其功效既能延年益寿，又有润肤美容的作用。（摘抄于《大众健康报》2007.10.17）

21. 轻身延年话黄精

在《稽神录》中记载了一个人服食黄精轻身腾飞的故事：有一个女仆不堪主人虐待，逃到深山中，因饥饿难忍，只好拔野草充饥，觉得味道不错，甜滋滋的，于是天天用这种野草当饭吃。久而久之，身体变得轻便了，动作十分敏捷。一天夜黑，她露宿树下，突然听见兽类作响，怀疑是老虎来了，恐惧中纵身一跃，竟出乎意料地腾空上树了，待到天亮，她想已经安全，可以下来了，结果不知不觉脚已轻浮着了地。后来，她主人带不少人进山找到了她，她讲述了腾身飞走的原因，指出所食的野草，经辨认知道是中药黄精。这个故事在《普济方》、《证类经史本草》、《本草纲目》等医学书中均有收载。

黄精为百合科多年生草本植物，分布在全国各地，主产河北、内蒙古、东北地区。古人认为黄精属于芝草一类，尽得土地之精粹，所以用"黄精"来命名。因为它可嚼食饱腹，故有仙人余粮、救穷草、米脯之美称。

综合古今对黄精功效认识，认为黄精有补中气益脾胃、强体质、抗衰老、填精髓，壮筋骨、补精血、乌须发、补虚损之功效。

现代医学研究表明，黄精治疗脾胃虚弱，咳嗽气短，肝肾亏损所致的头痛，胸闷心痛，心绞痛等有一定疗效，可以治疗高血脂症，有降血压，降血糖，延缓动脉硬化等作用。

黄精用量10~30克，可单服，是补肾填精，延年益寿之佳品。（摘自《家庭保健报》2004.27.08）

22. 当归的传说和药用

传说很久很久以前，外国人常常侵犯我国边境，皇帝召集天下壮士征战边疆，保卫国土。有一个新婚不久的青年也应召入伍，奔赴沙场。由于战争频繁，三年与家中不通音讯。年老多病，身患残疾的母亲，思子心切，每日烧香祷告，念念有词："老年多病残疾，沙场征子当归。"媳妇更是想念丈夫，常常夜不能眠，日不思餐，加上里外操劳，身体逐渐垮下来。面黄肌瘦，头晕眼花，心慌气短，经血不调，最后卧床不起，难以行动。她在床上反复呻吟道："母残危，子当归；妻病危，夫当归！"多亏老药工每天送来一种芳香草药给他们婆媳服用，他们才算保住了性命。

再说边疆战士，奋勇拼杀，终于扫平敌寇，得胜还朝。皇帝论功行赏，封官加爵。而这个当年的新郎叩头谢恩，却不愿受封。皇帝奇怪，问他为何不做官食禄？他诚恳地说："老母多病残疾，妻子空房情悲，今日边疆无危，小的应该当归。"皇帝只好准其还乡孝母慰妻。他回到家，老母添了精神，妻病好了大半。婆媳都说："多亏老药工天天来送药，才把我们救治。"老药工和乡亲们都来看望他。乡亲们说："你们母亲天天念叨子当归，你媳妇天天喊夫当归，终日把你盼回来了，特别那老药工的那味神药，才救了你母亲和你媳妇的命。"他连声说："感谢乡亲们，感谢老药工。但不知老药工用的是何种药？"老药工说："采药一生，此药无名。"这时他提议说："母念子归，妻念夫归，干脆就叫'当归'吧。"从此，这味中药就有了这个正式的名字。

中医认为，当归味甘，性平温。归肝、心、脾经。能补血活血，调经止痛，润肠通便。主治血虚萎黄，眩晕心悸，月经不调，经闭痛经，虚寒腹痛，跌打损伤，风湿痹痛，痈疽疮疡，肠燥便秘，久咳气喘。药理研究发现，当归有抗血小板聚积和抗血栓作用，并能促进血红蛋白及红细胞的生成；有抗心肌缺血和扩张血管作用，并能改善外因循环。对药物引起的肝损伤有保护作用，并能促进肝细胞再生和恢复肝脏某些功能的作用。此外，当归还有镇静、镇痛、抗炎、抗缺氧，抗辐射损伤及抑制某些肿瘤株生长和抗菌作用等。（摘自《上海大众卫生报》常怡勇）

23. 话说中药白芍

芍药花朵硕大，富丽堂皇，可和牡丹花艳美。在《群芳谱》中，有牡丹为花王，芍药为花相之称。芍药在我国至少有三千多年的栽培历史，较牡丹更为悠久。有人赞美芍药花"那知新安红芍药，透日千层红闪烁。碧云透出紫琉璃，风动霓裳似凝绰。我闻种花如种玉，尽日阴晴看不足"。芍药花美不可言，芍药的肉质块根就是现在常用的中药材——白芍。白芍味酸苦，性微寒，有养血舒筋，缓急止痛，柔肝安脾等作用，为阴血不足，肝阳上亢患者所常用，尤为妇科常用药。正如《日华子本草》云："主妇人一切病，并治产前后诸疾。"临床上常与当归、熟地、川芎等配伍，用于血虚所致的月经不调，经期腹痛等；与甘草同用，对胁、胃、腹、头四肢肌肉等部分拘急疼痛有效。用量一般5~12克。养阴、补血、柔肝时用生白芍；和中缓急用酒白芍；安脾止泻用土白芍。若说白芍的由来，还有一段传说。

东汉神医华佗为研究中草药方，在其家宅前建了个药园，他种草药，建药房，向人们传授技艺。有一天，一位外地人送给他一棵芍药，他就种在屋前。他仔细研究了芍药的叶、茎、花之后，觉得没什么可做药用。某天，华佗在灯下看书至深夜，突然屋外传来女子的啼哭声，他抬头向窗外望去，只见月色朦胧中有一位美貌女子，掩面啼哭。华佗颇感纳闷，推门而出，却不见其人，只见那女子站的地方是棵芍药花，摇了摇头，自言自语道：你自己上下无奇特之处，怎让你入药！转身回屋读书去了。谁知刚刚坐下，啼哭声又飘然而至，再去看时，还是那棵芍药。反复几次，皆是如此，华佗觉得蹊跷，喊醒屋里熟睡的妻子，一五一十地将刚才地事说于她。妻子说："药园里的一草一木，到你手里都成了药，被你用来救活了无数病人，独有这株芍药被冷落一旁。想来你是没弄清它的用处，它感到委屈了吧！"华佗听罢说道："我尝尽了百草，药性无不辨得清楚，该用什么就用什么，没有错过分毫，对这芍药，怎么说是委屈了它呢？"事隔几日，华夫人血崩腹痛，用什么药也不见好转，她便瞒着丈夫，挖起芍药根煎水喝了。不过半日，腹痛渐止，又服了二日，其病痊愈。她把此事告诉丈夫，华佗才意识到自己忘了研究它的根，着实委屈了芍药。后来华佗对芍药的肉质根块（白芍）做了细致的试验，发现它生品长于平肝，麸炒长于养血、敛阴，酒制长于活血，炒炭长于止血。（摘自《中国中医药报》2000.09.01）

24. 王怀隐与浮小麦

浮小麦一名，最早见于古医籍《太平圣惠方》一书。关于它的由来，有一则"王怀隐妙手偶得"的故事。宋代太平兴国年间，京城名医王怀隐，有一天雨后放晴，到后院查看晾晒的中药材，发现新购进一堆小麦，便问伙计："这些又瘦又空的虫蛀小麦，何人送来？"伙计回答："是城南张大户送来的。"他正想说什么，忽然来了一位急症病人，那病人的丈夫对王怀隐恳求说："王先生，我娘子近来不知何故，整日心安不宁，常常发怒，有时哭笑无常，甚至还伤人毁物，真有点怕人。今请先生施恩，为他除病驱邪。"

王怀隐切了切那妇人的脉，又问了几句病情，捋须笑道："不必惊恐，此乃脏躁症也。"言毕，信手开了一方，上书：甘草、小麦、大枣三味药，意用东汉医圣张仲景《金匮要略》中的良方"甘麦大枣汤"，治疗妇女更年期出现的精神与心理方面的症状。那汉子持药扶病妇临行时，又补充一句病情，"先生，我差点忘了，她还常常夜见出汗，汗液湿透衣衫呢。"王怀隐点头答道："恩，知道了，先治好脏躁症再说吧！"

五日后，那妇人偕丈夫乐滋滋的拜见王怀隐，感激地说："先生救苦救难的大德，我们夫妇终生难忘。真是药到病除，不愧为杏林名医呀！"王怀隐关切地问："不急，隔天再来治盗汗症。"妇人笑道："不必了，已一并痊愈了。"王怀隐暗自思忖，难道甘麦大枣汤也有治盗汗的作用？后来他有意以此方又治疗几个盗汗症病人，由于用的是成熟的饱满小麦，结果均不见效。他大惑不解，于是查阅唐代药王孙思邈的《千金要方》想求答案。

正当这时，店堂的小伙计手握着张大户送来的小麦说："这样的小麦我们怎么能收？你别以为做药就可以将就些，这瘦麦子你拿回去吧。"王怀隐听罢，忆起上次那妇人所用过的小麦，就是张大户送来的瘪麦子，急忙上前道："张老兄，你这麦子是……"未等先生说完，张大户便红着脸诉说出了实情，"这是漂浮在水面的麦子，我舍不得丢弃，我估计治病大概可以吧，因此，就送来了。"王怀隐听罢，从中似乎悟出了什么，便吩咐伙计。暂且收下吧，另放一处，并注明"浮小麦"三个字。

后来，王怀隐用浮小麦试治盗汗，虚汗症，果然治一个好一个，便逐渐认识到浮小麦的功效。太平兴国三年，他与同道好友王祜、郑奇、陈昭遇潜心研究张仲景的巨著，合编成《太平圣惠方》一书，并将浮小麦的功效记入该书。

小麦，是我国主要粮食作物，药用已有2000多年历史。中医认为，小麦性味甘、凉，入脾、肺、心经，有养心除烦，健脾益胃，除热止渴功效。养心安神，以淮小麦为佳，用于敛汗止汗以浮小麦为宜。仲景名方"甘草小麦大枣汤"即以淮小麦，有养心安神，和中缓急之功效，是中医治疗脏躁症的效方。浮小麦性味甘、凉，入心、肺经，为作用温和的止汗药，善治一切虚汗，骨蒸虚热，妇人劳热。（摘自《中国中医药报》2006.02.24）

25.蒲公英的传说

相传，在很早以前，河南洛阳有位小姐名叫公英，她不但长得貌若天仙，且聪明贤惠。一天她患了乳疮，红肿疼痛，奇痒难忍，便找了个游医治疗。那医见姑娘长得美丽，顿生邪恶念头，趁诊病之机，肆意调戏，公英忍无可忍，抬手打了他两个耳光。游医因邪念未得逞，就到处造谣，说公英作风不正，伤风败俗。公英听说谣传十分气愤，为洗清谣言，竟投河自尽。这时，渔翁正好在河边打鱼，急忙将她救起。老渔翁得知她投河原因后，便叫她女儿蒲英去山上采来一种草药，煎水为公英姑娘洗涤患病之处，同时又将另一部分捣烂后给公英姑娘敷在患处。连续几天洗、敷后，娘娘的乳疮竟然好了。后来，为感谢老渔翁的救命之恩，便将这种草药起名为"蒲公英"。

药理实验发现，蒲公英是一味广谱抗菌的野菜，对金黄色葡萄球菌、溶血性链球菌、白喉杆菌、绿脓杆菌、伤寒杆菌、痢疾杆菌都有杀灭作用，相当于青霉素加庆大霉素的作用，还有利胆利尿催乳功效。（摘自《益寿文摘》2004.4）

26. 金银花的传说

古时候，一个村子里有一对善良夫妻，妻子怀了双胞胎，生下一对可爱的女儿，一个叫金花，一个叫银花。她俩长得如花似玉，聪明伶俐，父母疼爱，乡亲、邻居们也非常喜欢这对姐妹。

两姐妹到十八岁，求亲的人络绎不绝，几乎踏破门槛。可姐妹俩谁也不愿意出嫁，生怕从此分离。她俩私下发誓："生愿同床，死愿同葬。"父母也拿她俩没办法。

谁知好景不长，忽然有一天，金花得了病，这病又凶又急，浑身发热，起红斑卧床不起。请来医生给她治病，医生惊叹说："哎呀！这是热毒症，无药可医，只有等死了。"

银花听说姐姐的病没法治，整天守着姐姐，哭得死去活来。

金花对银花说："离我远一点吧，这病会传染人的。"

银花说："我恨不得替姐姐受苦，还怕什么传染不传染啊？"

金花说："反正我活不成了，妹妹还得活呀？"

银花说："姐姐怎么忘啦？咱们有誓言在先，生同床，死同葬。姐姐如有个好歹，我绝不一个人活着。"

没过几天，金花的病更重了，银花也卧床不起了。

她俩对爹妈说："我们死后，要变成专门治热毒症的药草。不能再让得这种病的人像我们似的干等死。"

她俩死后，乡亲们帮助其父母把她俩葬在一个坟里。

来年春天，百草发芽，可这座坟上什么草都不长，单单生出一棵绿叶的小藤。三年过去，这小藤长得十分茂盛。到了夏天开花时，先白后黄，黄白相间。人们都很奇怪，认为黄的就是金花，那白的是银花。想起俩姐妹临终的话，就采花入药。用来治热毒症，果然见效。从此，人们就把这种藤上的花称为"金银花"。（摘自《家庭保健报》2009.07.09）

27. 白花蛇舌草的传说 白花蛇献草 好人有好报

从前，有一位名医，被邀去为一位重病人诊治。病人胸闷憋痛，低热羁缠，咳吐秽脓，众医不效。名医诊病阅方，一时找不到恰当的治疗方法，疲乏间伏案小盹，忽见一位白衣女子飘然而至，说："此君乃是大好人，乐善怀仁，惠及生物，见有捕蛇者，他都买下放生，先生务必精心施治，救他一命。"名医向白衣女讨教良方，白衣女说："请随我来。"他随白衣女来到户外，白衣女飘然而去，而在白衣女所地方却有一条白花蛇在蜿蜒，蛇舌伸吐处化作丛丛小草。正惊异间，名医被脚步声惊醒，原是病家属来请先生用饭。名医说："且慢，请随我来。"他们来到户外，果见埂坎边长着许多梦中所见到的那种开着小白花的纤纤小草。于是便采了此草，嘱即煎服。病人服后果然觉得胸宽了许多。次日连服逾斤，病便痊愈。名医查遍当时的历代本草，也未查出这种小草属于何药。这个偶尔的发现使他激动不已，他感而吟诗："白花蛇舌草纤纤，伏地盘桓农舍边。自古好心多善报，灵虫感德药流传。"

白花蛇舌草又叫蛇舌草、二叶葎、竹叶菜、蛇利草。味微苦，甘、寒，入肾、大肠、小肠经。本品苦寒，清热解毒，甘寒清利湿热，对痈肿、咽痛、蛇伤有较强的解毒消肿作用，传统中医一般用于治疗疮毒，咽喉肿痛，肠痈腹痛，毒蛇咬伤。治疗毒蛇咬伤时，可取白花蛇舌草15克，白酒250克，煮沸3~5分钟，去渣，口服2/3，用1/3外敷伤口，敷药前先吸出伤口毒血，洗净消毒后用消毒作热敷包扎，然后用上述药酒烧湿敷料。现在药学研究证明，白花蛇舌草能增强机体免疫力，抑制肿瘤细胞生长，对绿脓杆菌、金黄色葡萄球菌、肺炎球菌、痢疾杆菌有抑制作用，实乃为"清热解毒"之良药。近年发现白花蛇舌草对浅表性胃炎、急性病毒性肝炎，良性甲状性结节、痤疮，顽固性外阴湿疹都有良好治疗效果。（摘自《中国中医药报》2006.01.09）

28. 鱼腥草的传说与药用

相传，金代名医刘完素有一次带众弟子上山采药，遇狂风暴雨，回府后即寒病，又发高热，又打寒颤，频频咳嗽，痰液脓稠。服了许多药均不能奏效。恰逢村上一老人路过，闻之忙入刘府探望，并送一味草药，说此药已试用多人，甚灵。刘完素看那药像普通的三白草，怎能治肺痈重症？犹豫之间，弟子已拿着草药准备去煎汤，刘完素不好意思当着老人面阻挡。不一会，那弟子把药煎好了，刘完素一看药汤色如红茶，气味辛香，才知道这药不是三白草，刘完素这才将药服下。连服3天，果然热退痰消，咳嗽也变少了，病情化险为夷。

刘完素细看那鲜草药，鱼腥气扑鼻。老人这才解释说："此乃蕺菜，俗称鱼腥草，功能清热解毒，祛痰止咳，消痈排脓，此为鲜品，其气腥臭，阴干后腥气消失。"

鱼腥草别名侧耳根、猪鼻孔等，凉拌则是民间的一道传统佳肴。鱼腥草入药具有清热解毒，消肿排脓，利尿通淋作用。在我国传统医学中具有广泛的应用，可治肺痈、疮肿、淋症、赤白带下、泻下痢疾等。

治肺痈（肺脓疡）咳嗽脓血：鱼腥草30克，芦根20克，桔梗、瓜蒌各15克，黄芩10克，甘草3克水煎服，日1~2剂。高热不退加石膏（先煎）、知母15克。

治痢疾，里急后重，解脓血便：鱼腥草20克，黄连10克，山楂炭10克，金银花12克，车前子10克水煎服。

治痔疮肿痛：鱼腥草100克，枯矾30克水煎熏洗。

治流行性感冒：鱼腥草 30 克，野菊花 30 克，板蓝根 30 克，金银花 30 克水煎服。

治疮疡肿痛：鱼腥草 20 克，蒲公英、野菊花各 10 克水煎服，并用鲜鱼腥草适量捣烂，外敷患处。

治前列腺炎，尿路感染：鱼腥草 50 克，半枝莲 30 克，土茯苓 60 克，栀子 15 克，金钱草 25 克，车前草 15 克，黄柏、木通、生大黄各 10 克，甘草 12 克水煎服。（摘自《大众健康报》2007.01.25）

29. 马齿苋

从前有户人家，老太太当家，跟前有三个儿子，老大老二都娶了媳妇，只有老三年幼，但也给他买了个童养媳。

童养媳只有十四岁，整天穿破的，吃剩的，什么苦活累活都归她一个人干。就这样婆婆还十分讨厌她，动不动就打骂一顿。大哥大嫂也不善，常常搬弄是非，挑唆婆婆打童养媳。二嫂心眼不错，遇见童养媳挨打就想法子解劝。

这一年流行痢疾，村里的人病死很多。后来，童养媳也闹开了肚子。大嫂生怕传染痢疾，就对婆婆说："这死丫头不能干活了，还留她在家干嘛？"

于是就把她赶到菜园中茅棚里。

童养媳万分难过，婆婆不拿自己当人，未婚的丈夫又不懂事，哪还有活路呀？菜园有一眼井，童养媳走到井边，真想一头跳进去。

这时，二嫂跑来把她按住，说："你年纪轻轻的，日子还长呢，可不能寻短见，我给端来半锅稀饭，你先吃点儿，明天让你二哥请个医生。"

童养媳这才打消了投井的念头。可是第二天，二嫂并没有来，第三天还没人影。稀饭早吃光了，童养媳饿得两眼发花。菜园里倒有吃的东西，可她怕婆婆，不敢偷吃。后来实在饿得受不住了，就从地边上掐了许多野菜吃，没想到，她的病竟好了。

童养媳身上有了些力气，就慢慢往家走。她远远看见家门口挂着麻布，接着，看见未婚的丈夫带着孝走出来。两人一碰就愣住了。

未婚的丈夫问："怎么？你还活着？"

"你这是给谁戴孝？"

"咱娘和大哥大嫂全闹痢疾死了！二嫂也躺在床上爬不起来……"

童养媳赶紧跑进屋看二嫂。

二嫂问："你是怎么好的？"

"我也不知道。"

"哎，我也顾不上你了，这些天饿坏了吧？"

"没有，我吃野菜来着。"

说到这，童养媳的心猛地一动，莫非那些野菜治拉肚子。她急忙跑回菜园，弄了半筐野菜，煮好了端给二嫂吃，她吃了果然好了。

这种野菜，长着马齿的样子，所以人们都叫它"马齿苋"。以后，人们都知道马齿苋可以治痢疾。（摘自《农村医药报》2006.08.05）

30. 马勃的传说

马勃又称马屁包，是一种菌类，为马勃科植物马勃的干燥子实体，其外形近球形或长圆形，外层称外包被，极薄，内层称内包被，呈纸状，内部几乎全是孢子，如不小心，脚踢到它，孢子便从上面扎口喷出，扬起一团尘埃状"烟雾"，因此，俗称为"地烟"。每年1—9月子实体成熟时采集，在梅雨季节它生长很快，4~5天即成熟，要适时采集，过早或过迟采集都会影响质量。关于马勃止血民间还有一段有趣的传说。在北宋，当时湖北、安徽一带有一位医术高明的外科郎中，他专治各种出血症，因其药到病除，止血神效，人称："刘半仙"。他所配置的"止血散"是一种褐色的药末，只要遇到出血病人，不论是口鼻出血，或是外伤出血，他在疮面上撒一些药粉，少加压迫，血立刻可止。他高超的医术，一传十，十传百，一时声名鹊起。他故弄玄虚，称这种药是狐仙传给他祖父的，到他这已第三代。经他吹嘘，一些病人更是对他顶礼膜拜，前来诊治和讨药者络绎不绝……

其实他所用的药末就是马勃的内容孢子。从这个传说可以看出，马勃用于止血由来已久，且疗效显著。早在南北朝时期，陶弘景所著的《名医别录》中已有马勃药用的记载。古代名医张寿颐曰"马勃，《别录》虽治恶疮马疥，盖既能散毒，又能燥湿，以疗湿疮，固得其宜，故弘景亦谓敷诸疮甚良。今人用以为金疮止血亦效。寇宗奭治喉痹咽痛，盖既散郁热，亦清肺胃，确实喉痹良药。东垣普济消毒饮用之，亦是此意。内服外敷，均有灵验……"据分析，马勃含亮氨酸、酪氨酸、尿素、麦角甾醇、类脂质、马勃素及磷酸钠等成分，味辛平，具有清肺利咽，解毒止血功效，可治喉痹咽痛，久嗽失音，吐血，衄血，外伤出血等症。

据临床报道，马勃用于外伤出血，有三种剂型，一种马勃粉，即取出马勃内的孢子，高压消毒即成；另一种为马勃絮垫（亦称马勃菌丝海绵），制法是将马勃除去包被，切成不同厚薄，不同大小块状，高压消毒；第三种为马勃纱布，制法是将45%的酒精加入适量的马勃粉使之成为40%的马勃混悬液，然后将纱布放入浸透，取出挤出液体，烘干消毒即成。这几种剂型，用于手术、口腔、鼻腔、外伤等出血症皆获效；对于臁疮溃破、久不收口者，用葱盐汤洗净，拭干，用马勃粉、风化石灰等量混匀。敷于患处，效果颇佳。临床马勃还可以制成丸剂、含片、制成软膏治疗冻疮，疖肿等均有一定疗效。临床研究还发现，从马勃菌的发酵物中分离出的马勃菌素有抑制肿瘤作用。

注意：风寒劳嗽失音者忌服。（摘自《大众健康报》）

31. 柴哥与柴胡

从前有个姓胡的庄主，家里有个叫柴哥的长工得了"寒热病"。胡庄主见他不能干活，便想将柴哥赶出家门。柴哥哀求道："老爷，我无家可归，现在又得了病，你叫我上哪儿去呢？"胡庄主冷笑道："那我不管，你给我干一天活，我供你三餐饭，现在你不能干活，我哪有白养你的道理。"柴哥回敬道："我在你家干了几年的活，现在我病了，你便赶我出门，可让大家评评理。"胡庄主自己理亏便改口道："柴哥你先到外面住几天，等病好了再回来。"

柴哥出门不久，就觉得浑身发软，两腿酸痛，行走费力，过了一段时间，便迷迷糊糊昏倒在一片杂草丛生的坡地上。第二天苏醒过来觉得又渴又饥，连站起来的力气都没有，只好用手抓身边的草充饥，这样一连几天，饿了就吃草根。周围的草根得吃光了，柴哥忽然觉得身子有劲了，病也好了，便又回到了胡家。胡庄主原以为柴哥早死在荒野，便皱眉头说："你怎么回来了？""老爷，你不是说我病好就回来吗？""你病全好了，那就下地干活去吧！"柴哥二话没说，扛着锄头就下地干活了。又过了一天，庄主的独生子也得了寒热病，病情和柴哥的一模一样，请了多少郎中也没有治好，胡庄主急得茶饮不思。这时胡庄主想起柴哥来，速忙问道："去年你生病吃的什么药？谁给你看的病呀？"柴哥："老爷，我哪有钱请郎中吃药，是自己好的。"胡庄主不信，硬要叫他给讲去年生病离去后的情况。柴哥把自己怎样昏倒，怎样吃草根的事说了一遍。胡庄主听了以后就让柴哥去原地挖回许多那种草根，煎汤给少爷喝。一连服3天，少爷的病果然就好了。胡庄主大喜，想给这种草起个名字，想来想去这种草药是柴哥发现的，自己姓胡，所以就取名叫"柴胡"。根据药理研究，柴胡煎剂有解热作用，并有阻止疟原虫发育之效。对结核杆菌及流感病毒也有抑制作用。（摘自《健康周报》2004.03.03）

32. 葛根的传说

古时候，在一处深山密林中住着一位白发老人，以挖药为生。有一天，他正在采药，突然听见山下传来阵阵人喊马叫声，便伸长脖子看，但不得其然。正在纳闷，却见山下跌跌撞撞跑来一个人，近前一看是十五六岁的男孩。只见男孩不由分说，便扑通一声跪在他面前，气喘喘地说："老爷爷、快……快救救我，他们要杀我！"老人扶起孩子，忙问咋回事，孩子哭着断断续续说出了缘由。原来，孩子的父亲是远近闻名的葛员外，口碑极好，但因朝里出了奸臣，诬蔑葛员外屯兵，密谋造反，昏君便信以为真，传旨命官兵对葛员外家满门抄斩，情急之下，员外让自己唯一的男孩赶快逃走，免遭杀戮。孩子连夜逃了出来，可又被发现，官兵眼下正追着呢？

此等情形，焉有不救之理！慈善老人动了恻隐之心。听人喊马叫声渐近，最后两人躲进一密石洞里，官兵搜寻了几遍，最终也只能无功而返。

出了山洞，老人让男孩子另投别处。得救孩子又跪地哭了，"我全家遭难，九族都难留，投奔谁呢？老爷爷救了我，我愿意终身侍奉您，为您养老送终。请您可怜收留我吧！"老人想了想说："那行吧，但我天天翻山越岭采药，你当惯了少爷，吃得了这苦么？"孩子含泪点头:"只要活命,我啥苦都能吃。"就这样孩子留在老人身边,每天随老人采药。时间长了,通过老人讲解,孩子也认识很多草药,尤其对一种色白肥大而坚实的藤蔓根印象最深,这根能治发热、口渴、拉肚等病。

后来,老人过世了,孩子也长大了。他用那种草根治好了不少病人。当人们问起草根名字时,他不由想起老人的恩赐和自己的身世,随口说:"葛根。"因为老人为葛家保住了他一条"根"。

葛根为豆科植物野葛的块根。其性味甘辛而平,突出的药性是升发,借助其"向上"的特点,所以擅长发汗解肌,透疹退热,生津止渴,升阳止泻痢等病症,并被常用来治疗头面颠顶、颈部疾患。因其有效成分总黄酮和葛根素可明显扩张冠状动脉,降低血管阻力,增加冠脉和脑部血流量,降压,降低心肌耗氧量。故现代还用于治疗冠心病、心绞痛、房性、室性早搏、高血压、偏头痛等疾病。是一味药原广,用途多,价格廉的常用量药。(摘自《中国中医药报》2008.02.22)

33. 桑寄生的传说

从前,有个财主的儿子得了风湿病,腰膝酸痛,行走艰难,遍求医药无效,只得卧床度日。

一天,财主听说二十里外的南山有个郎中医术很高,便去求药。郎中要他隔两天求药一次,连用半年,他使家中的小长工专办此事。可连续用药一个多月也未见效。转眼到了冬天,一场大雪下了几天几夜,小长工每次取药都要在大雪里来回走四十里路,因路远加上衣服单薄,他总是冻得全身打颤,但取不来药又无法向财主交差,只能硬挺着。这天,小长工又饿又冷又累,实在支持不住,就倒在途中雪地里。等他醒来已过了半日,该回程了却没取到药。正在他不知所措,他忽然看见一棵老桑树空洞里竟长出有一些带叶的枝条。便灵机一动:"这不正像常取的药吗,反正病人吃药也不见好,不妨就弄点这枝条回去顶药算了。"于是吃力地爬上树,撅了几根枝条,又到邻路的一个伙伴家,把枝条切成节,包好,按时拿回了家。

财主不明此事,照常让煎了给儿子喝。小长工看着没有破绽,以后取药就干脆半途而返,用这种枝条充数。说也怪,真是歪打正着,来年春天,财主儿子的病居然叫这种枝条治好了。财主蒙在鼓里,却很高兴,而南山的郎中听说后却觉得很奇怪,一冬天没来取药,病人吃啥药好了呢?我得讨教讨教。

于是来找财主问个究竟。小长工怕自己露馅挨打,在门外拦住他,详告实情,求他开恩保密。郎中答应了,却提出要看那种枝条。小长工便带着郎中来到野外那棵老桑树前,指给他看。

郎中采了些这种枝条回去,给几个风湿病人服用,果然都治好了。人们问起药的名字,郎中根据枝条寄生在桑树上,就随口说:"桑寄生。"于是这名字以后就传开了。

其实,桑寄生是桑寄生科多种植物的带叶茎枝,但有人认为寄生于上桑树者佳,故又名"桑上寄生"。其味苦平，入肝肾经，既长于祛风湿，通经络，又擅于补肝肾，强筋骨，还有固冲任，安胎之功效，常用来治疗风湿痹痛，腰膝酸软，及妇人崩漏下血，胎动不安等证，多配伍独活、牛膝、杜仲、狗脊、当归等同用，配淫羊藿还能很好的治疗痿症，因药理证实其能降压，扩张冠脉，所以现代还用于治疗高血压及冠心病。（摘自《大众卫生报》）

34. 杜仲与骑白鹤的老人

传说在陕西华山山麓的一个小山村里，住着一户人家，儿子李厚孝，为人忠厚老实。一天，六旬老母亲突然患病，卧床不起，李厚孝请医生诊治，服药数帖后，老母之病不见好转，李厚孝心急如焚。医生告诉他，华山崖上长着一种灵芝草，只要采回来，老母的病就有救。厚孝立即背上药篓，拿着锄头，往华山攀去。

华山峭壁如削，高耸入云。为给老母治病，厚孝哪管山路奇险，攀岩越堑，终于采到了灵芝宝草，那喜悦的心情难以表达，可是下峭壁时，一不小心扭伤了腰，手一哆嗦，咕碌碌摔下山去。不知过了多长时间，厚孝慢慢苏醒过来，摸摸宝草还在，心里就放心了，可是想爬起都爬不起来，腰腿痛得钻心，只好咬着牙爬到一棵树下，依靠在树干休息。

天很快黑下来了，朦胧间忽然听到鹤叫，睁眼一看，面前站着一位鹤发童颜的老者。厚孝挣扎着喊道："老爷爷帮帮我，我得赶快回家救老娘……"老者慈祥地笑着回答："孩子，腰伤得不轻啊，莫动，待我给你医来。"说着从胸中掏出一个葫芦，伸手从树上剥下一块树皮，树皮折断处，显出现白色细丝，塞进葫芦，摇了三摇，树皮立刻化成水，老者给厚孝服下，不一会厚孝的腰就不痛了。老者哈哈大笑扶起厚孝说："孩子，快回家吧，老母还等着用药呢！"厚孝握着老人的手，千恩万谢，定要老人留下姓名。老者指着大树吟曰："此木土里长，人中亦平常，扶危祛病魔，何须把名扬！"说完，骑上白鹤，飘然而去。

厚孝望着老人远处的背影，并不解诗中何意，立即回家，将灵芝给老母吃下，药到病除。

几天后，厚孝又来到那棵树下，只见树上长满了椭圆形有锯齿样的绿叶，树粗且直，李厚孝认得这树叫杜仲树，厚孝回想起当时的情景，口中喃喃念着老人留下的那句诗……啊！这不是"杜仲"二字吗？此木土里长，"木"旁放一"土"是"杜"，人中亦平常，"人中"是"仲"，莫非杜仲树皮能治腰伤？厚孝十分惊奇，剥下一块树皮带回家中，正碰上一个村民扭伤了腰，厚孝把树皮煎好，病人服下，果然有效。

杜仲，以树皮入药，性温，味甘，功能补肝肾，壮筋骨，主治腰膝酸痛，足膝痿弱等症。（摘自《健康生活报》2007.08.18）

35. 朱御医与山茱萸

山茱萸又名山萸肉，是中医常用的一味中药，性味温而味酸涩，入肝肾二经，有补益肝肾，涩精止汗功效。说来山茱萸药名的由来，还有一段有趣的传说。

早在春秋战国时期，诸侯纷争，战乱频繁。当时，太行山一带属于赵国，山上村民大都靠采药为生，但必须把采来的名贵中药进贡给赵王。有一天，一位村民来给赵王进贡药品"山萸"，就是现在听说的"山茱萸"。谁知赵王见了大怒，说道："小小山民，竟敢将此物当贡品，岂不小看了本王！"这时，一位姓朱的御医急忙走进来，对赵王说："'山萸'是一种良药，这位村民听说大王有腰痛顽疾，这才特意送来。"可赵王却说："寡人用不着什么山萸。"进贡的村民只好退出。朱御医连忙追出来说"请把山萸交给我吧，赵王也许终会用上它的。"听罢，村民将山萸交给了朱御医。

有一天，赵王旧疾复发，腰痛难忍，朱御医见状，忙用山萸煎汤给赵王治疗，赵王服后，腰痛症状大减，三日后渐渐痊愈。赵王问朱御医给他服的什么仙丹妙药，朱御医把山萸的功效告诉了赵王。赵王听后大喜，下令大种山萸。有一天赵王的妃子患了崩漏症，朱御医当即以山萸为主的配制药方，治愈了妃子的病。赵王为表彰朱御医的功绩，就把山萸更名为"山朱御"写成现在的"山茱萸"。（摘自《农村医药报》2006.01.10）

36. 女贞子药话

从前有个善良的姑娘叫贞子，嫁给一个老实的农夫。两人都没了爹娘，同命相怜，十分恩爱地过日子，哪知婚后不到三个月，丈夫便被抓去当兵，任凭贞子哭闹求情，丈夫还是一步三回头地被强行带走了。

丈夫一走就是两年，音信全无，贞子一人整日里哭泣不止，总盼着丈夫能早归来。可是有一天，同村的一个当兵的逃回来，带来丈夫已战死的噩耗。贞子当即昏死过去。乡亲们把她救过来后，她还是一连几天不吃不喝，寻死觅活。最后有个邻家二姐劝慰她，说那个人捎来的信也许不实，才使她勉强挺过来，但这一打击却让她本来羸弱的身体更加虚弱，这样过了半年，她最终病倒了。

临死前，贞子睁开眼拉住二姐的手说："好姐姐，我没父母没儿女，求你给我办件事。"二姐含泪点头。"我死后，在我的坟前栽一棵冬青树吧，万一他活着回来，这树就证明我永远不变的心意。"死后，二姐按她的遗言做了，几年后树青枝绿叶繁茂。

果然有一天，贞子的丈夫回来了。二姐把贞子生前的情形讲了，并带他到坟前。他扑在坟上哭了三天三夜，泪水洒遍了冬青树。此后，他因伤心过度，患上了浑身烦热，头晕目眩的病。

也怪，或许受了泪水的淋洒，贞子坟前的冬青树不久竟开花了，还结出了豆粒大的果子。乡亲们都惊奇这树能开花结果，议论纷纷，有的说树成仙了，吃了果子也能成仙；有的说贞子死后成了仙等等。贞子的丈夫听了怦然心动："我吃了果子如果成仙，还可以与爱妻见面。"于是摘下果子就吃，可是吃了几天，也没成仙，也没见到贞子，病却慢慢好了。

就这样，冬青树的果子药性被发现，它能补阴益肝肾，人们纷纷拿种子去种，并给它起名"女贞子"。

这则动人的故事讲出了夫妻感情的忠贞和女贞子的药效。其实，药用女贞子取自木犀科植物女贞子的成熟果实。因该植物与冬青科植物冬青的外形相似，四季常绿，因为古时某些地区也称为"冬青"。女贞子入药首载于《神农本草经》，又名女贞实、冬青子，其性味甘苦而凉，能补肝益肾，乌须明目，治疗由于肝肾阴虚所致的阴虚内热，头晕耳鸣，腰膝酸软，须发早白，视力减退等。其药力平和，须缓慢取效，著名的中成药二至丸，就是本品配旱莲草而制成。女贞子有增强免疫力功能，升高外围白细胞以及强心、利尿、保肝、止咳、抗痢疾杆菌作用。（摘自《中国中医药报》2006.03.26）

37. 补肾壮阳菟丝子

菟丝子为旋花科一年生寄生性蔓草菟丝子的种子。本品为补肾益精，壮腰强肾，养肝明目之圣药，具有温而不燥，补而不滞的特点，常用于治疗肝肾不足而致的阳痿、早泄、遗精、耳鸣、腰膝酸痛、小便频数或目暗不明等。

说到菟丝子药名的由来，有着一段传奇的故事。相传古代有一个养兔成癖的财主，什么白玉兔、黑毛兔、灰毛兔他都养。因为兔子太多了，他专门雇了一个长工，并规定死一只兔子就扣掉四分之一的工钱。一天长工不慎，失手将一只白玉兔的脊骨打断，他怕财主知道，便偷偷地把伤兔子藏到黄豆地里，可财主还是发现少了一只兔子，逼着长工非赔不可。长工没办法，只好来黄豆地想把受伤的兔子抱回来。可是他发现那只兔子能跑能跳，一点也不像受伤的样子。长工觉得这事很蹊跷，他决心"打破砂锅问到底"，弄清黄豆地里究竟有什么接骨丹。他悄悄地一边看着，只见白兔子频频伸着脖子啃食那些缠绕在豆棵上的一种野生黄丝藤的种子。过了几天，兔子的腰伤竟然全好。于是，他断定黄丝藤上的种子可治腰伤。联想爹爹被财主打伤后腰，已经在床上躺着近三年了，便采回一些黄丝藤的种子，回家后天天给爹爹熬水喝。没想到，服了10天，爹爹就能下床走路了。后来，长工干脆放弃了为财主养兔，当上了专治腰伤的医生，治好了许多病人。他想，这么好的药总该有个名字吧，因为它首先治好兔子，蔓藤又状如细丝，干脆就"菟丝子"吧！

菟丝子作为保健药，早在《神农本草经》就有记载："补不足，益气力，肥健人，久服明目。"《圣济总录》载菟丝子丸（菟丝子、牛膝各等分，如梧桐子大，每服30克，日2次，黄酒送服）。功专补肾气，强筋骨，是老年肾虚腰痛的常用保健医方。菟丝子又是补肾固精，养肝明目的佳品。（《医学入门》五子衍宗丸）有补肾壮阳，固精缩尿之功。对肾虚阳痿，早泄，精少无子以及精血不足，须发早白，均为良药。（摘自《大众卫生报》2011.04.26）

38. 壮阳良药淫羊藿

在中药里，有一味壮阳补肾的中药——淫羊藿。相传，这个名字的由来和入药还颇有一番不同寻常的经历呢！

据记载，南北朝时期的著名医学家陶弘景是个业精于勤，对中医药具有执着追求的人。

一日采药途中，他忽然听到一位老羊倌对旁人说："有一种生长在树林灌木丛中的怪草，叶青、状似杏叶，根数茎，高达一二尺。公羊吃以后，阴茎极易勃起，与母羊交配次数也明显增多，而且阳具长时间坚挺不痿。"说者无心，听者有意，陶弘景暗自思忖：这很可能就是一味还没发现的补肾良药。

于是，他不耻下问，虚心向羊倌实地请教，又经过反复验证，果然证实这种野草的壮阳作用不同凡响。后将此药载入药典，并由此得名"淫羊藿"。

中医认为淫羊藿性味辛、甘、温，有补肾壮阳，祛风湿的功效。

淫羊藿茎叶含有淫羊藿甙和挥发油。经证实淫羊藿有雄性激素样的作用，它通过精液分泌，使精囊充满精液后，反过来又能刺激感觉神经，从而激发性欲而致阴茎勃起。同时淫羊藿还可以抑制血管运动中枢，扩张周围血管，使血压下降，并能镇咳、祛痰、平喘。

淫羊藿临床上主要用于治疗肾阳虚，关节炎，呼吸系统疾病。淫羊藿配伍熟地、当归、白术、枸杞子、杜仲、仙茅、巴戟天、山茱萸、蛇床子、韭菜子、肉苁蓉、制附子、肉桂称为"赞育丹"，可治阳痿、早泄。淫羊藿配伍威灵仙、苍耳子、川芎可治关节疼痛。

淫羊藿煎汤漱，可治牙痛。取淫羊藿加矮地茶水煎服，可治慢性支气管炎，其祛痰镇咳作用比较明显。取淫羊藿与黄芪、党参、附子、细辛、麻黄等水煎服，可治疗病态窦房结综合征和房室传导阻滞。

但需要提醒的是，有口干，心发热，潮热、盗汗等症状，属中医阴虚相火意动者，则不易服淫羊藿。（摘自《家庭医生报》2005.08.08）

39. 温肾燥湿蛇床子

蛇床子又称蛇珠，古时候称虺床，为伞形科植物蛇床的果实，其成熟后呈黄色时采收，割取全草，打落果实晒干。蛇床果实松脆，种子细小，灰棕色，有油性，气味芳香，性温，味辛苦而有麻舌感，以颗粒饱满，气味浓厚者佳。蛇床子具有温肾助阳，祛风燥湿，杀虫的功效。主治男子阳痿，阴囊湿痒，女子带下阴痒，子宫寒冷不孕，风湿痹痛，疥癣湿疮等症。关于蛇床子的药用，还有一段传说。

据传，秦朝时，在浙江南部的一个小村庄，突然流行一种皮肤病，患者长出一粒粒大小不等的疙瘩，奇痒难忍，当地郎中用诸多药物治疗无效。后来一个外地郎中说："在东海一个小岛上，有一种草药可治这种病，但岛上布满毒蛇，而这种药又压在毒蛇身下，采集十分危险。"为治疗病曾有几名青年去采药，都是有去无回。有一位热血青年，为解除乡亲的病痛，他自告奋勇，只身去闯蛇岛。五月份，在一位老农的指引下，他带上雄黄酒，先将药酒向毒蛇麻醉之，然后，冒险采回两篓草药。回村后，用这种草药煎汤给病人沐浴，很快这些病人都痊愈了。因为药长在蛇身下，犹如蛇床一样，故取名"蛇床子"。一直沿用至今。

据现在药理研究证明，蛇床子含有大量挥发油，主含蒎烯、莰烯、异龙脑等。又含甲氧基欧芹酚、蛇床明素、佛手柑内酯及当归酸酯、乙酸酯等成分。临床指导，以蛇床子煎水薰洗，可治多种皮肤病及瘙痒症，诸如小儿癣疮、恶疮、皮肤湿疹、过敏性皮炎、头疮、妇女阴痒、滴虫性阴道炎等均有显效。《本草新编》载："蛇床子，功效颇奇，内外湿可施治，而外治尤良。"外疡湿热痛痒，浸淫诸疮，可煎汤外洗，可为末外敷，收效甚捷，其抗真菌作用明显。

现代临床证实，蛇床子还是一味温肾助阳之品，提出物为雄性激素样作用。李时珍在《本草纲目》中说："蛇床子乃右肾命门三焦气分之药，神农列为上品，不独补助男子，而又有益妇人，世人舍此而求补药于远域，岂非贱目贵耳哉？"内服蛇床子，多用于男子阳痿、性机能减退，女子宫寒不孕等症，常配熟地、山茱萸、茯苓、菟丝子、沙苑子、肉桂等确有良效。

需要注意的是，凡下焦有湿热，或肾阴不足，相火易动引起的精关不固者忌服之。（摘自《健康周报》2006.09.05）

40. 薛仁贵与锁阳

锁阳又名黄骨狼、锈铁棒、羊锁不拉等。是一味补肾壮阳、养阴益精、润燥清肠的中药。关于锁阳还有一段有趣的历史故事。

在盛唐贞观年间，时有吐蕃侵犯边境。唐太宗与朝廷商议，派名将薛仁贵挂帅征西。当进至苦峪城，又名锁阳城（今甘肃安西地区）时，被敌军知悉，众军堵城，军粮被断，军士挨饿。此时，当地土人告诉薛大帅，城后大片土地中有一种形如棒槌带肉皮的地下根茎可食。仁贵派人挖食，果然不仅充饥且长了精神，待到援军一到，合力打得敌人溃不成军，落荒而逃。仁贵征西大胜，立报朝廷。太宗闻奏，认为锁阳救了三军将士，命嘉奖土人，并将此物命名为"锁阳"以作纪念。从此锁阳一药流传至今。

锁阳生长于甘肃，其根肥大，色红，坚实，断面黏性。味甘、性温，功可温阳补肾，益精润肠。可治滑精、阳痿、早泄、精关不固。另以锁阳15克，炙甘草、五味子各10克，木通、车前子各9克，大枣6枚水煎服。每日1剂，治妇女子宫脱垂效果优佳。（摘自《大众卫生报》2010.05.08）

41. 老秀才与决明子

从前，有个老秀才，还不到60岁就得了眼病，看不清东西，走路拄拐杖，人们都叫他"瞎秀才"。

有一天，一个南方药商从他门前过，见门前有棵草，就问这个草苗卖不卖，老秀才反过来问："你给多少钱？"药商就说："你要多少钱，我就给你多少钱。"老秀才心想：这几棵草还挺值钱，就说："俺不卖。"药商见他不卖就走了。

过了两个月，南方药商又来了，还是要买那几棵草，这时瞎秀才门前的草已经到三尺多高，茎上已开满了金黄色花，老秀才见药商又来买，老秀才还是舍不得卖。

秋天，这几棵草结菱形、灰绿色又光滑的草籽，老秀才一闻草籽气味挺香，觉得准是好药，就抓了一小把，每天用它泡水喝，日子一长，眼睛好了，走路也不拄拐杖了。又过了一个月，药商第三次来，问老秀才："野草你卖了？""没有。"老秀才把野草籽能治眼病的事说了一遍。药商听后说："这草籽是良药，要不我三次来买。它叫'决明子'又叫'草决明'，能治各种眼病，长服能明目。"以后，老秀才因常饮决明子泡的茶，一直到八十多岁还眼明体健，曾吟诗一首："愚翁八十目不瞑，日数绳头夜点灯。并非生得好眼力，只因长年饮决明。"（摘自《中国中医药报》2005.11.03）

42. 牵牛子的由来

牵牛子，又叫黑白丑，是常用的中药。它性寒味苦辛，有泻水下气、杀虫作用。为治疗水肿痰瘀之要药，并且有很好的除臌胀作用。它药名的由来，还有一个十分动听的故事呢。

从前，河北晋州李庄有一个小伙计叫李虎，身体长得很结实，力气也很大，却不知什么原因得了臌胀病，虽多次请医生诊治，但总是不见好转。他夫人十分着急，最后请来山西潞州府一个老郎中，来给李虎看病。老郎中看后还写了一个药方："用野喇叭花籽煎汤服用。"

李虎夫人从来没听说过这种药，只好再次登门，把情况告诉老郎中。老郎中听说后："在我们山西潞州府老家门口就有这种野花，它的花籽就是此药。可以派人到我家取来。"李虎夫人赶忙去山西，取来野喇叭花籽。煎汤给李虎吃了几剂见效，没有一个月李虎就痊愈了。

为了感谢老郎中的救命之恩，李虎牵来一头牛，来到老郎中家中，千恩万谢，要把牛送给老郎中，并问："老先生，您给我治病吃的是一种什么药呀？"老郎中一时难以回答。原来，这野喇叭花还没名字呢。现在李虎问起，老郎中就想：这种花籽能治好不治之症，力胜奇牛，今日病人又牵牛上门来，不如就叫"牵牛花"吧！说着指指门口野喇叭花说："它叫牵牛花，给你吃的是牵牛花籽，正好你也牵着牛呢。"从此，野喇叭花就有了"牵牛花"这个名字。（摘自《健康生活报》2007.07.14）

43. "瓜蒌"的传说

话说古时候，江南有座高山，山上有许多洞，洞被密林遮掩，云雾缭绕，传说还有神仙居住。

当地有个樵夫，家境贫寒，母病无钱治而逝，他极度悲伤而独居，以上山砍柴为生。一天中午，他进山砍柴，又累又渴，便顺着泉水声来到山洞外，喝足了水，就躺在树荫下石板上歇息。迷糊中，他仿佛听到说话声，顺声望去，竟赫然看见黑白胡须的两个老者在交谈，黑胡子老者说："今年咱的洞里结了好大一对金瓜。"白胡子摆摆手："嘘，小声点，那边躺着个砍柴的，当心把咱们的宝贝金瓜偷走。"黑胡子不以为然："怕什么，他进不了洞，只有七月初七，口念'天门地门开，摘金瓜的主人要进来'，才行。"白胡子生气了："别说了，咱们下棋。"听到这里，樵夫滚下了石板，蓦然醒了，原来是个梦，哪有什么老者？他沮丧地挑起柴回家了。

后来，他越想越觉得神奇："我莫非遇见了神仙，那洞里真藏着宝贝？"他决定试试看，七月七日这天，他来到山洞外，按口诀念，果然嘎的一声，洞里一扇门打开，眼前更大更宽，金光闪闪。走进去，只见里面长着一架碧绿的青藤，其上果然结了一对金瓜。他高兴地爬上去，摘下金瓜，一口气跑回了家。到家一看，他愣了，这哪是金瓜呀，分明是两个普通的小圆瓜。他把瓜扔到了一边。

又过了几天，樵夫又上山砍柴，不由自主地他又来到那个山洞外，又躺在石板上休息。刚闭上眼睛，就又听见谈话，还是那两个老者。白胡子埋怨："都怪多嘴，咱的金瓜被偷走了。"黑胡子说："怕什么，又不是金瓜。"白胡子说："可是那是名贵药材呀，比金子还贵重。那非得心地善良的人才会用，非得把瓜的皮色晒红才会有润肺清热的作用哩。"樵夫醒来，边回家边想，这莫非是神仙托梦，要我种药材给人治病？到家后，他找到了已经烂了的两个瓜。取出瓜籽，来年开春种在院子里。到了秋天，果然结了很多瓜。秋末果实成熟呈金黄色，摘下晒后，叫咳嗽痰喘的病人吃了，一个个都好了。之后，他每年栽种，送给病人，且分文不收。人们尊敬他，让他给这种瓜起的名字。瓜长在高处藤架上，需登爬摘取，就叫："瓜蒌"吧。后来，又渐渐被写成："括楼"、"括娄"。（摘自《农村医药报》2008.03.25）

44. 半夏的传说

很久以前，赣南有个姓胡的樵夫，一日砍柴回家，饥饿难忍，捧起饭碗狼吞虎咽地吃起来，谁知一碗尚未下肚，突然口吐白沫而死。樵夫之妻胡氏见状放声大哭。

邻居闻讯赶来，对樵夫的死因议论纷纷，猜疑很多。地保大声说："樵夫早上还在卖柴，怎么顷刻而死，分明是这淫妇有奸情，狠心投毒。"众人觉得在理，遂将胡氏扭送县衙。

何知县见胡氏长得漂亮，心想：这女人有这般姿色，自然不甘心做樵夫之妻，看来是通奸杀夫无疑。于是一拍惊堂木，喝令招供，胡氏大喊冤枉。知县大怒，吩咐用刑，如狼似虎的衙役，把胡氏打得死去活来，终于屈打成招，押入死囚牢中。案子呈到府里，王知府觉得疑点甚多，那胡氏既是通奸杀夫，奸夫是谁？莫不是另有原因？想到这里，王知府决定重申此案。由于胡樵夫家境贫寒，那天下饭的菜是13岁的女儿挖来的"野小蒜"。于是王知府叫小女孩重挖来一篮，却发现是一种比野小蒜叶子稍宽，根茎略大的野草。接着王知府叫胡氏如法做之，让一个犯了死罪的囚徒吃下。果然，那犯人很快就口吐白沫，满地乱滚，不一会也就死了。

至此，案情真相大白，胡氏无罪释放。为了让人们记取这一惨痛的教训，王知府根据这种野草的生长季节，将它起名"半夏"。后来，有人发现它加入生姜炮制后，倒是一味功效显著的中药。半夏含生物碱,挥发油及醇类等辛辣成分,对呕吐和咳嗽有明显的抑制作用,并有降压、镇静作用。生半夏有剧毒,药用一般须经炮制,性味辛、温,具有燥湿痰、和胃止呕的功能。(摘自《农村医药报》2009.03.31)

45. 桔梗的美丽传说

相传,桐柏山有个叫桔梗的药农后生,天天外出采药,一天,他刚进山,一股清香扑鼻而来。定睛看去,是山崖上长的一株野金菊,它在风中摆来舞去。突然,那株野金菊被一只野鹿踏倒了。善良的桔梗十分心疼,便用手攀藤蔓,脚蹬悬崖用尽力气,好不容易爬了上去,把那野金菊扶起。岂料,就在这时候,一脚蹬空,桔梗从万丈悬崖上跌落下去,昏迷间,隐约听见有人呼叫桔梗哥哥。他睁眼一看,只见一个如花似玉的女子守在它身边。女子说:"我是天庭下凡的菊花仙子,念其救助之恩,愿以身相许,与你结为终身伴侣。"桔梗答应了。从此,一个采药,一个纺织,生活虽然贫寒,却和谐幸福。谁知天帝怪罪下来,一声惊雷,将菊花仙子抓走。这时,桔梗听见天空呼唤:"桔梗哥哥,好好保重,把我的尸体埋在采药的路上,你看见坟茔,就看见了我。"话音突止,一棵被撕碎的菊花苗摔在了眼前。桔梗失声痛哭,怀抱菊花跳下山谷,刹那间,山崩崖塌,堆成一座坟茔。此后每年,坟茔上都后长出一株草,人们便起名桔梗。因为他怀抱菊花,纳入了药的桔梗都是菊花心。

桔梗,为多年生草本植物,全国各地都有生长。在河南尤以桐柏山、大别山生得出奇,独具菊花心,称为"桐梗"、"商梗",是斐声海内外的"地道货",叶子呈卵形,每年8至9月开花,花瓣5片,呈紫色或白蓝色,桔梗供观赏,根可入药,治疗外感咳嗽功效甚捷。

(摘自《农村医药报》2009.02.10)

46. "贝母"的由来

有一个得了"肺痨"的孕妇,因为身体虚弱,孩子刚生下来就晕过去了。当苏醒过来的时候孩子已经死了。连生两胎都是这样。公婆和丈夫十分烦恼。

一日,老夫妻和儿子商量,要把媳妇休掉,再娶一个能养活孩子的,媳妇闻听,伤心地哭起来。 这时,有个医生从门口经过,他走进屋问道:"你们有什么为难的事吗?"媳妇就把经过的事情告诉医生。医生看她面色灰沉铁青,断定她有病,就说:"我自有办法,叫你生个活孩子。"

公婆和丈夫都不相信,医生说:"你媳妇有病,肺脏有邪,气力不足,加上生产用力过猛,生下胎儿不能长寿。肝脏缺血,供血不足,使产妇晕倒。我叫你们认识一种草药,让她连吃三个月,一年后保她能生下来个活孩子。"

在医生劝说下,公婆让媳妇留下来,讲定如果再生死孩子,便休她。从此,丈夫每天按医生教的上山挖药,煎汤给媳妇喝。喝了三个月,媳妇果然怀孕了,十月临盆,生下一个大胖儿子。大人没有发晕，小孩子平安无事，一家人高兴得简直合不上嘴。孩子过了一百天，他们买了许多衣物，敲锣打鼓，到医生家道谢。

丈夫问医生："这种草药叫什么名字？"医生说："这是野草，没有名字，我们给它起个名字吧。"丈夫想起了："我们的孩子叫宝贝，母亲又安全，就起名叫'贝母'吧。"

好一个响亮的名字。对，就叫它"贝母"，贝母的名字就这样流传下来。

贝母是百合科多年生草本植物，早在《神农本草经》中就有记载，但是古代只有贝母之称，没有如今的川贝母、浙贝母的药材之分，一直到清代《本草纲目拾遗》，药用贝母才明确有川、浙之分。

川贝母简称川贝，形状较小，味淡；浙贝母的原植物为百合科植物浙贝母干燥鳞茎，形状较大，味苦。无论是川贝母或浙贝母均能清肺化痰止咳，皆可用于咳嗽症状。（摘自《健康时报》2008.04.03）

47. 白矾的传说

白矾，又称为明矾。是含有结晶水的硫酸钾和硫酸铝的复合盐。其味酸涩，性寒，有毒。用作中药。中医认为白矾入肺、脾、胃、大肠经。具有消痰、燥湿止泻、止血，解毒，杀虫的功效。可用于治癫痫，喉痹、痰涎壅盛，肝炎，黄疸，胃、十二指肠溃疡，子宫脱垂、白带、泻痢、衄血、口舌生疮，痔疮疥癣，水火虫伤。近年来的研究证实，白矾具有抗菌，抗阴道滴虫等作用。此外，白矾还是传统的改良剂和膨松剂，常用作油条、粉丝、米粉等食品生产的添加剂。由于白矾的化学成分为硫酸铝钾，含有铝离子，所以过量摄入会影响人体对铁、钙等成分的吸收，导致骨质疏松，贫血，甚至影响神经细胞的发育。因此，一位营养专家提出，要尽量少吃含有白矾的食品。白矾又是传统的净水剂，一直被广泛使用，近年来发现，白矾中含有的铝对人体有害。长期饮用被白矾净化的水，可能会引起老年性痴呆症。现在已不主张用白矾来做净化剂了。

关于白矾，民间还流行一个传说故事，说的是：古时候，在云南省有个苦孩子叫白矾，和爹爹住在一间破草屋里。他们的草房外有株很高大的树。每当夏季，这棵树都会开出黄色的小花，花落后，就会结出黑色的果实。白矾很喜欢这棵树，这棵树也以其树荫尽心尽力守护着这间破草房，使它免受风吹雨打和日晒。

有一天，白矾梦见这棵树变成了英俊的王子。他自称为诃黎勒，本是来自遥远的南方，现在要回去了。"我们朋友一场，我要走了，临走前送你这些东西留念，记住，需要时，给你老爹吃。"白矾惊醒，从前的大树不见了，遗下一包大树的果实，还有一包无色透明闪亮的结晶体。

不久，该地区发生了流行性病，老人们都腹泻不止。白矾的老爹也不例外，他把王子留下来的两包东西，煨烧成灰，再捣成细散，用粥调和喂给老爹吃，老爹的腹泻止住了。白矾又将药分给其他老人，也治好了其他人的腹泻病。从此，用这两种东西制药的方法，就渐渐传开了。人们因而将那种子称"诃黎勒",晶体则称为"白矾"。

　　远在宋代,宋太宗太平兴国三年,官修灵验有效方百卷,书名《太平圣惠方》中记载有"诃黎勒"散,正是流传的这两味药,方云:"治老人久泻不止。诃子三分(煨,用皮)、白矾一两(枯)。上药捣为细散,每服不计时候,以粥饮调下二钱。"(摘自《上海中医药报》2009.06.19)

48. 酸枣仁的传说

　　我国最早的一部药书《神农本草经》对酸枣仁的记载:"补中益肝气,坚筋骨,助阴气,皆酸枣仁之功也。"明代李时珍《本草纲目》中说:"枣仁熟用疗胆虚不得眠,烦渴虚汗之症;生用疗胆热好眠,皆厥阴少阴药也。"可见酸枣仁有养肝,宁心安神,敛汗等多种功能,用于治疗虚烦不眠,惊悸健忘,体虚多汗,津少口干等症。

　　酸枣仁也和其他中药一样,有一段民间传说。古时候有个至孝的女孩子名叫酸枣。为了治好母亲的失眠病,历尽千难万险进深山采药,一路上撒下的汗水和鲜血变成一些刺条坚硬、有芒刺的小红树。姑娘把这些小树砍了两大捆,担回家当柴烧,不料火中突然发出"劈啦"的响声,随之飘逸出清异的果香,原来是树枝上的小红果被火烤焦了,蹦出来黑红色的光皮果仁。母亲吃了这些异香扑鼻的果仁,睡了甜美的好觉,多年的失眠症终于好了。乡亲们知道孝心的酸枣治好了他母亲的失眠症,就用她的名字,给这果形如枣,酸味特浓的果树命了名。

　　安神助眠是酸枣仁最主要的功效。经常因为心烦而导致失眠多梦的人可以将酸枣仁10克研成粉,加粳米60克,为自己熬一碗酸枣仁粥,每天早晚各喝一次,就能睡好觉了。

　　酸枣仁是最简单的食疗方法,比较复杂的要算酸枣仁酒。取酸枣仁、黄芪、茯苓、五加皮各30克,干葡萄、牛膝各50克,天门冬、防风、独活、肉桂各20克,大麻仁100克,羚羊角屑6克,将所有的药捣碎,入干净容器中,加高粱酒1.5公斤浸泡,密封7天后开盖,去渣,这酸枣仁红酒就算做好。每天早餐、晚餐前温热服一小盅,除了宁心安神,这种酒还有润泽肌肤,滋养五脏作用。(摘自《民族医药报》2009.09.11 安神)

49. 漫话五味子

　　关于五味子的由来,还有一个生动的故事。很早以前,在长白山脚下不知名的村庄里,有个青年叫苦娃,自幼父母双亡,靠给一个姓刁的员外放牛做杂活度日。这个员外根本不把苦娃当人看待,给他吃的是气味难闻的猪狗食,穿的是破烂不堪的补丁衣,稍有疏忽,便是一顿毒打。几年来,苦娃积下了一身的病,骨瘦如柴不成人样。而员外却对苦娃的病置若罔闻,不但不给苦娃治病,还每日逼着他硬挺着干活。

　　一天,刁员外看苦娃的病越来越重,连走路都没有力气,就派人拖着把他赶出家门,将苦娃扔在很远的树林子边的草地上,筋疲力尽,气息奄奄的苦娃昏昏沉沉地睡了过去。

　　这时有一喜鹊从远处飞来,衔着几粒种子,撒在苦娃身边的草地上。待苦娃一觉醒来时,只见周围长出一株株小树，藤蔓相连，葱葱郁郁，一串串红里透黑，散发着清香的果子接满了枝条。苦娃正饿得难以忍受，便随手摘了一串果子，塞进嘴里，只觉得甘、酸、辛、苦、咸五味俱全，非常爽口。他越吃越想吃，一气儿吃了半个时辰，只感到精神焕发，气顺心畅，一身的疾病顿觉全无。

数年后，"五味之果"长满了长白山下的沟沟壑壑，穷人们不管患了什么病，只要吃了五味果就百病消除。

因为这种果子具有"五种味道"，所以人们就将它取名"五味子"。

五味子，性味甘、酸、辛、苦、咸五味俱全。现代药理研究表明，五味子含有五味子素、五味子醇、多种有机酸、多种维生素等，具有多种保健作用，如补益精、气、神；保护肝脏；增强心脏功能，抗自由基损害，延缓衰老；滋补和增强肾脏功能。（摘自《健康周刊》2010.03.15 刘 ）

50. 琥珀的传说

有一天，孙思邈外出行医，看见一行出殡的队伍迎面走来。他停在路边观看，忽然上前一步按住棺材大喊："且慢！且慢！"送殡的人以为他是个疯子，要赶走他。他说："人还没死，你们怎么忍心埋了呢？"众人说："人早死了，你不要胡说。"孙思邈说："人要死了血会凝固的，你们看棺材底下正在滴鲜血，怎么说人死了呢？"

众人一看，果然有一道细细血丝向外流，就打开棺材给他看，只见一个妇人面黄如纸，小腹很高，裤裆正向外渗着鲜血。这女子的丈夫哭着说："我妻子婚后十年没生育，这次怀孕一年多了，昨天才觉胎动，又难产死了。"

孙思邈试了病人的鼻息和脉象，以红花酒薰"死者"鼻孔，又急取琥珀粉灌服，孕妇很快苏醒过来。众人把孙思邈当成神仙，一齐跪下磕头。孙思邈道："此乃琥珀之功也。"又送给病人一剂药，一幅图，嘱咐他："赶快把病人抬回去，喝下这剂药，再按图接生，保证母子平安。"结果病人回去顺利地生下了一个大胖娃娃。

琥珀古代松科植物，如松树的树脂埋藏于地下，经久转而形成的化石样的物质。主产云南、广西、辽宁、河南、福建等地。随时可采，从地下或煤层挖出后除去沙石、泥土等杂质，研粉用，且有镇静安神，活血化瘀，利尿通淋的功效。（摘自《家庭保健报》2009.04.30 ）

51. 朱砂入药的传说

很早以前，癫狂病在当时医生没有办法，人们没办法，便去找方士。可这病遇到方士，常治一个好一个。因此，人们更加信巫不信医了。

这位秀才懂医术，他暗想："方士只会画符念咒，装神弄鬼，怎么会真能治病呢？这里边肯定有名堂。"为了弄清究竟，他跟妻子商量了一个办法，借以探出方士的秘密。

一天，秀才的妻子去找方士，说她丈夫得癫狂病，方士急忙来到秀才家，只见秀才披头散发，满脸泥污，躺在地上正说疯话："嘿，我是玉皇大帝的女婿，下凡扫荡妖魔鬼怪……"方士一看，秀才果然疯了。他就装模作样做起法术准备驱"鬼"。方士先端一碗净水放在桌上，又拿起一张画好的符，嘴里念念有词："天灵灵，地灵灵，吾奉太上老君命。急急如律令，为你驱鬼来治病。只要喝下这符水，妖逃鬼散病根除。"

说着，方士就要点火纸符。秀才早有准备，嗖地跳起来，一把抢过纸符，抬脚把方士踢出门外，骂道："我是玉皇大帝的女婿，何方妖道如此放肆，滚，你这个妖孽。"方士被踢倒在地，刚爬起来，门已关紧。他叫了半天，没人理，只好自认倒霉回去了。

在屋里，秀才把那碗水喝了一口，什么味也没有，确实一碗净水，再看纸符，也没什么特别的。秀才反复琢磨。最后，他盯住了画符用的朱砂了，心想莫非这能治病。

第二天，他把一个得癫狂病人找来，用一点朱砂放在水里给他喝。那人喝了后，病果然慢慢好了。从此，秀才知道方士"驱鬼"治癫狂病，只不过因为符上的朱砂有药性。自此，把朱砂变成一味中药。

朱砂有安神及解毒两功效，内服主要用于以镇心安神，外用取其解毒，其粉末呈红色，可以经久不退。（摘抄自《保健时报》2008.02.21）

52. 辛夷原是心意花

辛夷为木兰科植物望春花的花蕾，也叫辛夷花。辛夷味辛温，归肺、胃经，能发散风寒，宜通肺窍，是中医治疗鼻渊、头痛的常用药物。关于辛夷（花）名字的来历还有一段美丽的传说。

相传古时候有一位秦秀才得了一种鼻孔流脓水的病，经常鼻塞不通，浊涕常流，腥臭难闻，连自己的妻子、儿女都回避他。他见无药可救，于是产生了轻生的念头。

一日，他在一棵古树下准备自缢，被一个过路的樵夫救下，问明缘由后，樵夫告诉他说："北山中就有一种药可治。"秦秀才按照樵夫的指点，到深山中找灵药。终于他发现遍山花树，叶茂花大，香气四溢。他采了一些花蕾，煎水连服数天，果真痊愈。他兴奋异常，又采了些种子，精心种在自家院子里，以此树的花为得鼻病的人医治，皆得奇效。有人问他这药何名，他想了想，觉得这药是樵夫暗言指点，自己意会所识，就叫它心意花吧？天长日久，后人就传成了辛夷花。

现在药理研究证明，辛夷有收敛作用而保护鼻黏膜，并能促进黏膜分泌物的吸收，减轻炎症，乃至鼻腔通畅；辛夷对多种致病菌有抑制作用，也有利于消除鼻炎。值得一提的是本品有毛，宜刺激咽喉，医生和药师不要忘记提醒患者宜纱布包入药。（摘抄自《健康时报》2007.05.31）

53. 蔷薇花的传说

蔷薇花又称刺花、白残花。为清暑和胃、止血良药。关于蔷薇花还有一段凄美的传说。

相传很久以前,在浙江天目山下,住着一户人家,姑娘名叫蔷薇,父亲早年去世,她和母亲相依为命,艰难度日。邻居青年阿康,为人善良,更乐于助人,常常帮蔷薇砍柴、挑水,日久天长,两人互相爱慕,私定了终身。

有一年,皇帝下旨,选美女进宫,蔷薇被选中。姑娘得知后当即昏厥。官吏逼迫,要带人进京。母亲苦苦哀求,才答应推迟两天。好心的乡亲们告诉蔷薇,躲进深山,如官府要人,就说患疾病死了。谁知此事走漏了风声,被贪财的人向官府告密,县官上奏朝廷,皇上大怒,下令捕捉,活着要人,死了要尸。阿康和蔷薇双双逃往深山,但步行怎逃过骑马的追兵。耳闻马蹄声已近,为了不牵连阿康,蔷薇突然跳下万丈深崖。阿康悲痛万分,亦随着跳下。追兵搜寻,在山崖下寻到二具尸体,运回京城。皇上见了,又气又恨,命人浇油烧尸,但烧了一昼夜,尸体却肤色不变,完好无损。又命人举刀砍尸,但钢刀都砍不进。皇上恼羞成怒,下令抛入大海,可尸体却不沉。此时,朝廷上下怨声载道,纷纷谴责皇上的凶残。皇帝不敢再继续作孽,命人打捞尸体,合葬于天目山下。不久那座新坟上长出一朵美丽的花,茎上长着许多刺。人们都说这是蔷薇姑娘所变,花刺是阿康为保护蔷薇而生,故取名"蔷薇"。(摘抄自《上海中医药报》2009.04.03)

54. 白前

白前是一味降气止咳化痰药。相传,其名字的来历与名医华佗有关。

那年,华佗在河南行医,一天,他来到一个名叫白家庄的村子,天却下起了瓢泼的大雨,他便留宿在一白姓的老板开的客店里。睡到半夜,华佗被阵阵的小孩哭声惊醒,仔细听,孩子咳嗽得很厉害。他睡不着了,便起床叫醒白老板:"谁家的孩子在哭呀?"老板答:"店后边那家的孩子,都几天了。"华佗认真地对老板说:"这孩子的病很重,必须马上治疗。"老板摆摆手:"大半夜的,哪里找郎中啊?"华佗不由分说,拉起老板,"我就是郎中,听孩子咳嗽的声音不对,走,看看去。"家里人一听来了郎中,仿佛见了救星,都慌忙打躬作揖,哭泣哀求。华佗摆摆手,他看看孩子的面色、舌头、手指,听听声息,又坐下切过脉,然后果断地说:"要救孩子,极须找到一种草药。"家里人正在为难,华佗吩咐孩子的父亲:"你点灯笼照亮,我去找。"

此时,雨下得更大,路泥泞湿滑,孩子的父亲打着灯笼,随华佗冲进茫茫雨幕中,甚至连简单的雨具都没有。他们找遍了村子的前前后后,费了好长时间,淋了满身泥水,最后才在客店门前一条小河沟的土坡上,找到了想要的草药。华佗把药草挖回,切下根洗净,嘱家人煎水给孩子喝。就这样,到黎明时分,孩子的咳嗽果然明显减轻了。华佗拿来那药草的叶子对孩子的父亲说:"你拿这个做样子,天亮再挖些来,让孩子多吃几次,病就会好。这是止咳化痰的良药啊!"

患儿的父亲按华佗的指点去做,仅两天,孩子的病就全好了。一家人对不认识的好心恩人感激涕零,连忙备足礼物想当面拜谢,可当他们赶到客店,才知道恩人已经走了。老板告诉他们："你们想不到吧，那郎中就是当代名医华佗呀。他临走时我才知道的。"一家人惊叹不已，对着华佗辞行的方向连连拱拳："真是医道高明，心肠好的活神仙啊！"

华佗又行医四方了，但他却使白家庄人认识了一味止咳药草。村民们来挖它，使用它，却没有弄清它的名字。那个患儿的父亲想这药草是在白老板的客店门前找到的，提议叫"白前"，获得大家认可，便传下来。

白前是萝摩科植物柳叶白前或芫花叶白前的根及根茎，性味辛苦而少温，有降气止咳化痰之功，主要治疗咳嗽痰多及由此引起的胸满喘息。尤长于祛痰降气，且不论寒嗽、热嗽，只要肺气壅滞，有痰而咳吐不爽者，均可应用，前者配紫菀、半夏、款冬花等，后者配桑皮、前胡、地骨皮等。（摘抄自《中国中医药报》2007.03.23）

55. 白及的传说

古时候，有位会稽将官，从关外保护皇上回京，一路上杀了十几名番将。眼看来到山海关口，突然又有六个番将追杀上来，这将官先掩护皇帝进关，自己反冲出去，迎敌冲杀。不料终因太疲劳了，寡不敌众，被人砍了四刀。但他却仍坐在马背上，冲回来，来到关前，一声大吼，竟把马儿提上城头，那些番将瞪眼咂舌都惊呆了！忙用箭射，这将官身上又中了好多箭，被后人救到皇上面前。

皇帝见了很感动，马上命令太医抢救。血止住了，断了肋骨接上了，就是肺被箭射穿，呼吸急促，嘴里还吐着血，很危险。

皇帝下令征求能人前来医治。这天有一位老农，拿着几株像棕榈叶一样的草药，草根有颗像菱角的块块，献给皇帝道："请皇上把这根块烘干，磨成粉，冲服并外敷。"不久，那将官果然伤口愈合，嘴里也不吐血啦。

皇上见了很高兴，要封老农做官，他不要，皇上赏他银子他也不要。

皇上问他道："你要什么呢？"老农笑着说："我什么也不要，只请皇上把这味草药，叫太医院编入药书，公布天下，使咱老百姓也会用它来医治肺伤出血行了。"

皇帝连连点头道："好，好好！就这样吧！这药叫什么名字啊？"

老农回答道："还没有名字呢？就请皇上取个名字吧！"

皇帝想了想，问道："你叫什么名字呀？"

那老农答到："我叫白及！"

皇帝笑道："那就叫它白及吧！"于是就有了中药白及。（摘抄自《农村医药报》2008.04.22）

56. 生姜的传说与功效

相传神农在南山采药的时候，误食了一种毒蘑菇，肚子痛得如刀割样，吃什么药也止不了痛，于是昏倒在一棵树下。

可是，没过多久，他就慢慢清醒过来，觉得很奇怪，却又不知道是什么原因。于是，他向四周一看，发现在自己躺倒的地方有一丛尖叶子青草，散发着浓浓的香气，低头闻一闻，只觉着头也不昏，胸也不闷了。原来是这种草的气味令神农醒过来的。神农顺手将一株草拔了出来，拿来它的块状根放在嘴里细细咀嚼，只觉得又香又辣又清凉。过了一会肚子开始呼噜噜作响，泻过以后，神农的病就好了，感觉非常舒服。

神农想，既然这种草让他起死回生，一定要给它起个好名，因为神农姓姜，就把这尖叶草取名"生姜"，意思是它能够使人起死回生，作用神奇。

祖国医学认为，生姜性味辛温，属多年生草本植物，入肺、脾，具有解毒、发汗解表、温胃止呕、抗衰老四大功效。自古以来中医就有"生姜治百病"之说。因为姜中含有姜醇、姜烯、水芹烯、柠檬和芳香挥发油，还有姜辣素、树脂、淀粉和纤维素等。可治疗风湿感冒、呕吐、咳喘、类风湿性关节炎、月经期腹痛、消化不良、腰肩疼痛、食物中毒、口腔溃疡、高血压、牙周炎、偏头痛、动脉硬化、咽喉肿痛等疾病。特别是炎夏之际食生姜有兴奋、排汗降温、提神等作用。夏令气候炎热，唾液、胃液分泌减少，因而影响食欲，吃饭不香或饭量减少时吃几片生姜或在菜里放一点嫩姜，就能改善食欲，增加饭量，因此有"饭不香，吃生姜"的说法。（摘抄自《民族医药报》2009.06.19）

57. 胖大海的传说

胖大海味甘、性寒，可宣肺、利咽、清肠，主治痰热咳嗽，声哑，咽喉肿痛，大便干结等病症，开水冲泡，每次2至3枚即有效。说起胖大海的由来，还有一段感人的传说。

在古代，有个叫朋大海的青年跟着叔父经常乘船从海上到安南（今越南）大洞山采药。大洞山有一种神奇的青果能治喉痛，给喉病病人带来了福音，但大洞山上有许多野兽毒蛇出没，一不小心就会丧命。朋大海很懂事，深知穷人的疾苦，他和叔父用采回的药给穷人治病，少收或不收钱，穷人们对大海叔侄非常感激。

有一次叔父病了，大海一人到安南大洞山采药，一去几个月不回来，父亲不知出了什么事情。等叔父病好了，便到安南大洞山来了解缘由。叔父回来后说："据当地人传说，去年有一个和我口音相似的青年采药时，被白蟒吃掉了。"大海的父亲听了大哭，邻友们跟着伤心流泪，说他为百姓而死，大家会永远记住他，便将青果改成"朋大海"，又由于大海生前身体比较胖，也有人叫"胖大海"。（摘抄自《医药养生健康报》2005.08.15）

58. 数说白芷

苏东坡在杭州任刺史时，与三台山寺庙中的一位老和尚交往很深，一直谈到深夜。当时已是初秋天气，夜凉如水，苏东坡从山上寺庙回家途中受了风寒，第二天就觉头痛，鼻塞，非常难受。老和尚听说后，就托人捎来一包药材，说是煎汤服用，效果奇佳。苏东坡服后果然痊愈了，便专门上山感谢老和尚，顺便打听这是什么灵丹妙药。一问才知道是中药白芷，是杭州特产的地道药材，故名"杭白芷"，因气味芳香，又名"香白芷"。

《百一选方》中收录香白芷一味，炼蜜为丸名"都梁丸"，治妇人痛经有效。"都梁丸"的来历，也有一段有趣的传说。

公元960年，宋太祖赵匡胤建都汴梁（今开封），一时太平盛世，人才荟萃。当时南方有一富商的掌上明珠年方二八，患痛经症，每逢行经即腹剧痛。虽遍访当地名医，食药无效，疗效甚微。由于疾病缠绵，其女形体日衰，容颜憔悴，精神萎靡，急得富翁食不甘味，夜不成寐。为了治好千金之疾，富翁携爱女日夜兼程，赶往京都，寻找名医。

赶至汴梁，适女儿经期，痛经又作，一时呼天唤地，好不凄惨，正巧，一采药老翁路过此地，经仔细询问病情后，从药篓里取出白芷一束相赠，嘱咐以沸水洗净后，水煎服。富翁半信半疑，但女儿痛得难忍，无药可施，只好一试，不料，一煎服而痛缓，二煎服而痛止，又服数剂后，次月行经，安然无恙，从此月经如常。富翁喜出望外，四处寻觅采药老翁以重金酬谢。从此，白芷一药，在百姓中广为流传，后来人们把白芷泡洗四五遍，晾干后研末，炼蜜为丸，如弹子大，治疗痛经甚效。因白芷在京都汴梁觅得，故以都梁为名，取名"都梁丸"。

白芷，为伞形科植物兴安白芷、川白芷或杭白芷的根，主产浙江、四川等地。中医认为，白芷味辛，温，入肺、胃经，有祛风解表，消肿止痛，排脓，燥湿止带，宣通鼻窍之功。本品辛香温散，外浮透达，为散风寒而解表，开窍而止痛良药。《本草纲目》言其："气温力厚，通窍行表，为足阳明经祛风湿之药，故能治阳明一切头痛诸疾。"

现在药理研究证明，白芷除了具有解热、镇痛等抗炎等作用外，还能改善局部血液循环，消除色素在组织中过渡堆积，促进皮肤细胞新陈代谢，进而达到美容的作用。临床常用于治疗风寒感冒、头痛、牙痛、眉棱骨痛、鼻渊、肠风痔漏、赤白带下、痈疽疮痒、毒蛇咬伤等。

《本草纲目》谓白芷"长肌肤，润泽颜色，可作面脂"，是历代医家喜用的美容药，可与白僵蚕、白附子、菟丝子等分共为细末，调制成面膜敷面。用白芷、玉竹、川芎、防风等研成细粉，用白食醋调成稀膏，还可治疗黄褐斑。（摘抄自《医药经济报》2009.11.19）

59. 三七——金不换

三七为五加科植物三七的根茎，由于止血定痛作用，故有止血"金不换"之称。民间有许多关于三七的传说，其中有这样一个故事。

传说，一位美丽善良的仙子来到人间，教人们种植，有一天，仙子正在地里劳作，突然一只大黑熊朝她来扑来，正在这千钧一发之际，一位叫卡相的苗族青年，一箭射死了这只黑熊。卡相家里很穷，妈妈患病多年，无钱医治。仙子为报救命之恩，便对卡相说："后山坡有一种草药，叶像我的长裙，枝似我的腰带，可以治阿妈的病。"卡相按其指点，果真找到了这种药，老妈吃了几次，病真的好了。后来，卡相又用这种草药治好了不少乡亲们的疾病。乡亲们为表示感激，纷纷来到卡相家里道谢，并问这是什么药？仙子笑笑地说："大家拿一株数数看，枝有几枝，叶有几片？"经大家一数，枝有三枝，叶有七片，一个聪明的姑娘立即叫了起来，"三七"。从此，这种药材以"三七"的名称流传至今。

三七含有皂甙，五加皂甙A、B和葡萄糖等成分，有止血散瘀，消肿定痛功效。可以治疗吐血、衄血、咳血、便血、血痢、崩漏、产后血晕，恶露不下，跌打瘀血，外伤出血，痈肿疼痛等症，现在药理研究证明，三七除有较强的止血作用外，还能明显增加冠状动脉流量，减少心脏耗氧量，并能降低血管通透性，增加毛细血管的抗力，有强心、降压作用。临床指导，三七可治疗心绞痛，每次口服0.45克，日服3次，有明显效果；治疗急坏死阶段性小肠炎，口服三七粉，每次1克，日服3次；治疗眼底出血，可用1%的三七溶液点眼，每日3~6次，多在5天左右吸收，在民间还有不少验方，治吐血，用鸡蛋一枚，打开，和入三七粉3克，藕汁一小杯，陈酒半小杯，隔汤炖熟食之；治咳血，吐血二便下血，取花蕊石9克（煅存性），三七6克，血余炭3克共为细末，分二次开水送服；治疗严重红眼病，用三七磨汁涂于眼的四周；治刀伤不收口，用龙骨、象皮、血竭、三七、乳香、没药、降香共为细末，每次服3克，温酒送下。（摘抄自《大众卫生报》2005.11.01）

60. 乌药的传说

乌药，又名天台乌、白叶柴、矮樟，是樟树科植物乌药的根。关于它的药用，曾有一个美丽的传说。

相传在汉朝浙江某县有姓刘、姓阮两位青年，为医治村上流行的心痛病，远离家乡上天台山采药，随自带的干粮吃完了，而药仍未采到。后来，他们打听这种药产在桃源洞一带，就向该洞奔去。走过一道山岭，只见前边水潭边有两个少女，一着红衣，一穿绿袄，朝着他们微笑，还叫着他俩的名字，他俩非常惊奇，忙问："彼此素不相识，姑娘怎知我俩的名字？莫非是仙女？"两位姑娘点点头。穿着绿衣的姑娘说："我叫碧桃，她名红桃，家住桃源洞，今日来请你们前去做客。"刘、阮二人随俩仙女进入桃花洞后，知道这姐妹俩是天上司药的仙女，奉命在此看守仙药——乌药，他们彼此一见钟情，相亲相爱，不知不觉半年过去。一天刘对阮说："我俩入山已久，药还未采到，如何是好？"俩人正在发愁，只见仙女捧着药走来，说："两人专来采药，历尽艰辛，现在以此乌药相赠，可治心口痛。"第二天一早，两位仙女送他们上路，难分难舍，依依惜别。

刘、阮二人回到家乡，村里已景物全非，全村父老均不相识。后找到一位百岁老人，他说在儿时听祖辈说，村里有两位祖公上天台上采药，后来音讯全无。刘、阮听后大吃一惊，想不到入山半年，人间已七世。他们将乌药种到园中，一夜之间已是满园翠绿，稍后将乌药分赠众多乡亲治病，疗效非凡。三个月后，刘、阮又返天台，桃源洞已是岸壁生苔，雾锁洞口，仙女不见了。两洞边却多两座山峰，形似仙女，这就是现在的"双女峰"。由此，天台乌药美名大振，享誉海内外。

61. 蚯蚓与地龙

地龙，原名蚯蚓，其身价上升与龙平等，据说与宋太祖赵匡胤有关。

相传，宋太祖赵匡胤登基不久，患了"缠腰火丹病"，他的哮喘病也一起复发了。太医院的医官们绞尽脑汁，仍是回春乏术，百无一验，太祖一怒之下，把所有的医官都监禁起来。后来，一位河南府的医官想起洛阳有位擅长治疗皮肤病的药铺掌柜，外号叫作"活洞宾"的，擅治此病，于是上章推荐。

"活洞宾"来到宫中，见太祖环腰长满了大豆形的水泡，像一串珍珠一样，这时，太祖问道："朕的病怎么样？""活洞宾"连忙答道："皇上不必发愁，下民有好药，涂上几天就会好的。"太祖冷冷一笑："许多名医都没有办法，你敢说此大话。""活洞宾"道："倘若治不好皇上的病，下民情愿治罪，若治好了，请皇上释放监禁的太医。"太祖回答道："若真如此，就答应你的要求。"

于是"活洞宾"来到殿外，打开药罐，取出几条蚯蚓放在两个盘子里，撒上蜂糖，使它溶化为水液。他用棉签蘸水液涂在太祖患处，太祖立刻感到清凉舒适，疼痛减轻了许多。他又捧上另一盘蚯蚓汁，让太祖服下。太祖惊问："这是何药，即可内服又可外用。""活洞宾"怕讲实话，而受到太祖责罚，就随机应变地说："皇帝是真龙天子下凡，民间俗药怎能奏效，这种药叫地龙，以龙补龙，定能奏效。"太祖听后非常高兴，立即服下。几天后，太祖的疱疹落，咳喘止，疼痛消失，又能上朝了。"活洞宾"因此而享尽荣华。从此，地龙的名声与功能也就广泛传开了。

地龙，又名广地龙、蚯蚓，为巨蚓科环节动物毛蚓和唇蚓的干尸，生用或鲜用。中医认为，本品性味咸寒，入肝、脾、肺、膀胱经，有清热熄风，清肺平喘，通经活络，清热利尿之功效，适用于壮热惊厥，抽搐，肺热咳喘，风湿热痹，关节红肿疼痛，屈伸不利，热结膀胱，小便不利等。本品性寒体滑，下行降泄，善能清热平肝，熄风止痉。《本草纲目》言其"其性寒而下行，性寒故有解诸热疾，下行故能利小便，治足疾而通经络也"。药理表明，本品含蚯蚓解热碱、蚯蚓素、蚯蚓毒素等，有解热镇静抗惊厥、扩张支气管作用。（摘抄自《健康生活报》2008.04.19）

62. 麝香的传说

麝香是我国传统的名贵药材之一，关于此药的发明还有一段神奇的传说。

相传，在很久以前，有一对唐姓父子，居住深山里，以打猎为主。一天，父子俩在深山老林涉猎，儿子为追捕野雉，不慎掉下山涧。唐老汉飞奔至山涧，见儿子倒在地上不能动弹。山涧微风阵阵，飘来缕缕奇香，沁入心脾。老汉欲背起儿子，却见儿子在贪婪地吸着奇特的香气，伤痛好像正逐渐驱散。唐老汉顺着香气寻觅，见不远处有一块不毛之地，香气正从这里发出来的。老人扒开泥土发现一个鸡蛋大小长着细毛的香囊。唐老汉小心翼翼地将其取出，装入儿子的衣袋带回家中。不久儿子的伤不治而愈。后来，每遇到穷人跌打损伤，唐老汉就用香囊为其治疗。

此事一传十，十传百，很快传到县太爷的耳朵里。县太爷垂涎三尺，派衙役将香囊抢去，视为奇宝，随身携带香囊发出的阵阵幽香，令小妾平添了不少魅力。正当小妾为之高兴得意之时，哪知已怀孕了3个月的胎儿坠了下来。县太爷一怒之下，将香囊扔入河中。再说唐老汉失去香囊后十分伤心，上山打猎时处处留意，一心想再找一个。其实老汉得到的香囊，是一种麝的动物，雄性腹部有一装着分泌物的囊袋，人们把这种囊袋叫"麝香"。

中医认为，麝香性味辛、温，功用开窍、辟秽、通络、散瘀。可治中风痰厥、惊痫、中恶烦闷、心腹暴痛、跌打损伤、痈疽肿毒。

麝香为国家重点保护野生药材。我国已开始人工饲养麝，进行活麝取香，以便保护珍稀动物。（摘抄自《医药卫生报》2010.07.10）

63. 神艾的传说

艾叶的传说1 古时候，邳州艾山脚下，有一户姓艾的人家，母子二人，母瞎子跛，以贩陶器为生。儿子每日凌晨担一担陶器，翻艾山到艾王城出售。因长期负重跛行，他患有严重的痔疮，积年不愈。

一日，儿子挑担登上艾山，他简直不敢相信自己的眼睛，夜色朦胧中，原本光秃秃的艾山，漫山遍野长满二尺多高的艾蒿，几乎遮满了山径，艾香弥漫，沁入心脾。他拖着跛腿，艰难地在艾蒿棵中穿行。走不多远，担子的一头被艾蒿缠住了，弄得他一个趔趄摔倒了，一担子陶罐全部摔烂了。这一下母子俩两天的生活没了着落。想想母亲又要挨饿，儿子的气不打一处来，狠狠地摔下扁担。跺了跺自己不争气的跛脚。这下更糟了，由于他气血膨胀，用力过猛，痔疮又发作了，致使下出脓血迸流，疼痛难忍，内急非常。他急忙拨开艾蒿棵，寻了一个地方出恭。直蹲了半个时辰，稍觉轻松，手捋了把艾叶擦了屁股。待他束好腰带，就觉得肛门处凉风习习，百般受用。用手一摸似乎不再疼痛。他用手狠狠揉了一把，竟发现患了多年的痔疮好了，顿感惊喜。

入夜回家，他把这怪事告诉了母亲，母亲当时也说："怪不得昨夜山神爷托梦给我，说艾山出了一种六十年一遇的神艾，能治百病，尤其对恶疮、眼疾都有奇效。"于是命儿子用艾叶煎了一碗给自己洗眼，只洗了一遍，就神奇的复明了。天明后，母子俩一同上山寻艾。山上依然光秃秃的，那满坡的神艾哪还有踪影。好歹在摔碎了陶器旁，寻到了被儿子扁担砸碎了的三株，回家儿子用艾叶汤烫腿脚，烫了两次，儿子的跛腿也居然好了。自那以后，艾草在神州大地广为种植，而且因为它能医治百病，在苏北地区被誉为"神艾"。（摘抄《健康导报》2009.10.23）

艾叶的传说2 传说唐朝名医孙思邈自幼好学，从5岁开始跟随父走街串巷给人看病，经常到山上采药。一天孙思邈的几个小朋友到山上一起玩耍，一个小朋友一不小心，摔了一脚把脚崴了，脚肿得厉害动弹不得。小朋友疼痛难忍，坐在地上哇哇直哭，怎么办？孙思邈灵机一动就从地上拔了一把草放在嘴里嚼烂糊在小朋友疼痛处，过了一会，小朋友不哭了，而且肿痛也逐渐消失。其他小朋友问是什么药，孙思邈思索片刻，他想，小朋友哭的时候总是哎哎的，就把这种草叫"艾叶"吧。从此，"艾叶"这种药一直用到今天。

艾叶来源于菊科植物艾的干燥叶，主要产湖北蕲春，习称"蕲艾叶"，药用时可分为生艾叶、艾绒、艾卷、艾叶炭，具有消肿止痛，通经活络作用。艾绒就是将生艾叶置碾槽中碾成绒状，艾卷是将艾绒用麻纸卷成筒状，这两种主要是外用，用于治疗虚寒月经不调，行经腹痛，腹中冷痛等。艾叶炭主要用于温经止血，痛经，小腹冷痛，宫寒不孕，吐血，尿血，崩漏经多等。（摘抄自《健康报》2007.11.19）

64. 深山遇"神仙"

南瓜蒂，药用以秋季采老熟的南瓜，切取瓜蒂，晒干即成。以蒂大、色黄、坚实者为佳。

功效：解毒，利水，安胎。

南瓜蒂安胎，还有一个传说故事。相传，江南名医叶天士来到东阳磐安大盘山区一带，在弯曲僻静的山道上，遇到一女子，脸色苍白，眼光无神，柴担重压在一旁，双手捧着凸起的肚，斜躺在地，嘴里轻轻呻吟。叶天士上前询问，得知她家就在山下，男人还在山上，自己怀孕几个月了，为帮助丈夫砍柴而来到此处，现在感到胎位不稳，恐有不测，正处于万分痛苦与不安的境地。

叶天士为了安定这位女子的情绪，便说："大嫂子，心要宽，神要安。我是个医生，会采药给你吃，你只管放心吧！"

"可是这深山野岭哪里去采药呢？"这女子叹息了一声，便又哼了起来。

这时，环顾四周，眼睛最后落到路旁地里一只只大南瓜上，小则七八斤，大则十多斤，只只都还连着一条条的南瓜藤上。

叶天士心想："南瓜藤上长南瓜，就靠南瓜蒂。这南瓜蒂从根藤那儿一点点吸取营养，一点点的输给南瓜，让南瓜从小长到大，从青变成黄……这瓜熟蒂落，岂不正是十月怀胎吗？"想到这里，叶天士高兴起来，说声："对，我何不拿南瓜蒂安胎呢？"

这时，叶天士摘下三只大南瓜，取下南瓜蒂，用自己随身带的药钵，架起一个炉灶，拾来枯柴，煎起南瓜蒂汤来。

一会，叶天士把南瓜蒂汤送到那孕妇面前，那女人便喝了下去，不久奇迹出现了，那女子小肚不痛了，并且还能站起来走动。她便拜倒在地，感谢在这深山遇上了"神仙"。（摘抄自《上海中医药报》2009.03.13）

65. 七叶一枝花的由来

相传很久以前，在云南一个名叫东山的小村庄，住着一对老夫妇他们也一个美貌聪明的女儿和七个勤劳勇敢的儿子。一家人耕耘播种，采桑摘茶，日子过得很幸福。

有一年，小村里突然出现一条大蟒蛇，十分凶残，夜间长出来捕羊吃人，弄得村里人心惶惶，鸡犬不宁。勇敢的七兄弟决心为民除害，但在与大蟒搏斗中兄弟七人先后丧生。妹妹为此悲痛万分，发誓一定要替哥哥们报仇。天天起早摸黑练习武艺，然后穿上绣花针编好的衣裤，与大蟒搏斗，由于体力不及蟒蛇，最后也成了蟒蛇的腹中物。但在第二天，蟒蛇也丧命于草丛中，原来是姑娘衣裤上绣花针像万枝利箭刺伤了蟒蛇的五脏六腑。从此，小庄又恢复了往日的平静。

过了些日子，人们发现大蟒葬身之处长出了由七叶子托着一朵鲜花的奇异植物。为了纪念为民除害而献身的八兄妹，乡亲们把奇异的植物取名"七叶一枝花"。

七叶一枝花，亦名蚤休、重楼、铁灯台、七层塔等，为百合科多年生直立草本植物七叶一枝花的根茎。其味苦辛，性寒，有毒，入心、肝二经。其功能清热解毒，平喘止咳，熄风定惊，主治痈肿、疔疮、瘰疬、喉痹、慢性气管炎，小儿惊风抽搐，蛇虫咬伤。（摘抄自《保健时报》2008.09.18）

66. 白居易与荔枝核

荔枝核，就是吃荔枝剩下的果核，多数人都把它当废物扔掉了，至于它如何成为一味中药，还有一个脍炙人口的故事。

相传，一天唐代大诗人白居易正在家修改诗稿，有位南方诗友来看望他，还带来一些刚成熟的荔枝。于是两人一边研究诗稿，一边品尝鲜美可口的荔枝。这时妻子春兰进来，看见桌上摆满了许多荔枝核，就包在一起，随手放在桌子抽斗里。

一个月后，白居易因受冷得了疝气病，行动不便，春兰到郎中家取药，郎中问明病情后，把预先包好的一包中药给了春兰。春兰到家中，因为家务活儿忙，没立刻煎药，就顺手放在原先放荔枝核的抽屉里。过了一会活忙完了，春兰从抽屉里拿出郎中包的中药，打开一看，是几粒荔枝核。他忽然想起了自己已存放的荔枝核，是不是拿错了？于是打开另一纸包，一看也是荔枝核，两个包儿一个样。她低头寻思了一会，难道郎中给的药能治疝气病？为慎重起见，春兰又到郎中家询问，郎中说给你的就是荔枝核，荔枝核是治疝气病的良药，他曾治愈了不少疝气病人。春兰这才熬了荔枝核水，让白居易服用。没过几天，白居易的疝气病就好了。以后，他逢人就说，荔枝核能治疝气病。后来白居易到京城居住，又告诉了一个御医。御医编修："本草"时，收集上了荔枝核，就这样，荔枝核成为一味中药流传下来。

后世的《本草纲目》记载："荔枝核治疝气痛，妇人气血刺痛。"

现在中医临床也常用荔枝核，为散寒祛湿佳品，为肝经血分良药，能行血中之气，祛湿散寒通滞，治疗因寒而致的疳疾，胃痛等。（摘抄自《健康导报》2006年第27期）

67. 藿香、佩兰的传说

从前有一户人家，哥哥从军在外，家里只有姑嫂二人，嫂子佩兰，小姑叫藿香。佩兰十分疼小姑，藿香也很体贴嫂子。两人每天一块儿下田干活，又一块操持家务。她们从来没有过别扭，日子过得和和睦睦。一年夏天，嫂子不幸中了暑热，只觉得头痛眩晕，心悸恶心。藿香急忙把嫂子扶到床上，说："哥哥在家时教咱们认识过两种祛暑解热的药草，我上山挖些回来，煎汤给你喝吧？""那可不成，"佩兰拉住妹妹的手，"你一个十七八岁的女孩子，怎么能一个人出门呢？"藿香一心想给嫂子治病，不管嫂子怎么劝说，还是换上了哥哥的旧衣裳，女扮男装，上山去了。佩兰就怕妹妹有什么闪失，两眼紧盯着房门，一直盼到天黑了，才看见妹妹的影儿。佩兰则松了口气，却又猛地吓呆了。只见藿香两眼发直，四肢无力，一迈进门槛儿就跌倒在地。佩兰挣扎着身子，下床去扶藿香："妹妹呀，你这是怎么啦？"藿香有气无力地说："我被毒蛇咬了。"嫂子吓得没了魂似的，急问："咬了哪儿？""这儿……"藿香说着指了指脚。佩兰赶快扒下藿香的鞋袜，看见妹妹的脚又红又肿，连小腿也肿胀得变粗了。"哎呦，这还了得，得把毒液吸出来才成啊！一会儿就晚了。""嫂子，这样你会中毒的，"藿香哭着推推嫂子。佩兰紧紧握着妹妹的脚脖，说道："要死咱俩一块儿死，要活咱俩一块儿活。没有了妹妹，我一个人活着有什么意思啊！"第二天邻居发现这姑嫂二人都躺在地上，急忙抢救。可是藿香已经死了，佩兰也只剩下最后一口气。佩兰从身边小筐里拿出来的两株药草，哭着说："乡亲们啊！我妹妹挖回来这种草，是我们家祖传下来治暑热的，可还一直没有名字。这圆叶粗茎，能祛暑湿，治头痛发热，腹痛胸闷，还能止呕止泻，就叫它藿香吧，这种尖叶细茎的，主治暑热内阻，头痛呕吐，就叫它佩兰吧……"话未说完，佩兰也咽气了。邻居们无不感动。大家把姑嫂埋葬后，就将两种祛暑药草培植起来。（摘抄自《农村医药报》2009.01.06）

68. 祛湿良药话苍术

相传从前在茅山观音庵，有一个会看病的老尼姑，在方圆百里享有盛名。但这老尼姑既贪财又懒惰，对没钱的病人常常用些不济事的便宜药打发了事，由于懒惰，上山采药的苦活就落在小尼姑一个人身上。这可苦了小尼姑，因为她只知道漫山遍野埋头挖药，却不懂得药性。有一次，一个患有吐泻重症的穷人身无分文，硬是把穷人给赶走了。心地善良的小尼姑见状非常气愤，便偷偷追出去，将老尼姑认为没有用扔掉的一把开白花的药草给了那个穷人。

事后，小尼姑又后怕起来，担心药草会吃坏了那个穷人。谁知过了几天，奇迹竟发生了，这穷人竟来到观音庵，千恩万谢小尼姑的药草治好了他的吐泻病。老尼姑颇感奇怪，私下严审小尼姑偷的是何药。经小尼姑仔细查认，终于找到了这种药草。后来，小尼姑不堪受气，逃出观音庵回家还俗，并拜当地一位老郎中为师，整日挖药，认药，并渐识药性。他逐渐发现当初那种药草有点像白术，不过开白花，根苍黑，便将其药从此唤作"苍术"。

中医认为，苍术味辛苦，性温，香气浓郁，归脾胃经，有燥湿健脾，化湿解毒，祛风湿明目之功效，除了能用于治疗湿滞中焦引起的吐泻，脘腹胀满等症外，还可以治疗外感风寒，风湿痹痛，眼目昏涩等症。（摘抄自《家庭保健报》2004.03.25）

69. 阳春砂仁的由来

传说很久以前，广东西部的阳春县发生了一次范围较广的牛瘟，全县境内方圆数百里的耕牛，一头头地病死。唯有蟠龙金花坑附近村庄一带的耕牛，没有发牛瘟，而且健壮力强。当地几个老农感到十分惊奇，便召集这一带牧童，查问他们每天在哪一带放牧，牛吃些什么草。牧童们纷纷争着说："我们全在金花坑放牧，这儿生长一种叶子散发出浓郁芳香，根部发达结果实的草，牛很喜欢吃。"

老农们听后，就和他们一起到金花坑，看见那里漫山遍野生长着这种草，将其连根拔起，摘下几粒果实，放口中嚼之，一股带有香、甜、酸、苦、辣的气味冲入了脾胃，感到十分舒畅。大家品尝了以后，觉得这种草既然可以治牛瘟，是否也能治人病？所以就采挖这种草带回村中，一些因受了风寒引起的胃脘胀痛，不思饮食，连连呃逆的人吃了后，效果很好。后来人们又将这种草移植到房前屋后，进行栽培，久而久之成为一味常用的中药，这就是阳春砂仁的由来。

阳春砂仁的花、果、根、茎均可入药。其中以果实为主。砂仁性辛温，入脾、肺、膀胱、大肠经。具有行气调中，醒脾消食，开胃止呃功效，还兼有温肾，化湿之功效。砂仁具有辛温而不燥，行气而不破气，调中而不伤中，适用于脾胃气滞，脘腹胀痛，因脾胃虚寒所致而引起的冷痛等症。

目前中药处方中，用的砂仁有三种：一种是阳春砂仁；一种是海南砂仁（主产海南省）；另一种是进口砂仁（主要来自印尼，越南等国），但以阳春砂仁质量最佳。（摘抄自《农村医药报》2009.07.28）

70. 徐长卿的来源与传说

相传在唐代贞观年间，李世民外出打猎，不慎被毒蛇咬伤，病情十分严重。御医们用了许多贵重药材，均不见效，急得团团转，只得张榜招贤：谁能医治好皇上的病，重重有赏。

民间医生徐长卿看见榜文，便揭榜进宫为皇帝治病。

徐长卿把自己采来的"蛇利草"取之水煎服，一天两次让李世民服下，余下的药液用于外洗。第二天病情就有了好转。再连服三天，症状就完全消失。

李世民高兴地说："先生名不虚传，果然是药到病除，但不知所用何药？"徐长卿听了急忙跪下吞吞吐吐的答不上话，原来李世民被毒咬伤后，下了一道圣旨，凡是带"蛇"字的都当忌讳，谁说了带"蛇"字的话就要治罪。情急之下，站在一旁的丞相魏征灵机一动，连忙为他解围："徐先生，这草药是不是还没名字？"徐长卿会意急忙说："禀万岁，这草生于山野，尚无名字，请皇上赐名。"李世民不假思索地说："是徐先生用这草药治好了朕的病，既然无名，那就叫'徐长卿'吧，以免后人忘记。"

皇帝金口玉言，说一不二，这样一传十，十传百，中草药"徐长卿"的名字也就传开了，而"蛇利草"的原名反倒鲜为人知。（摘抄自《农村医药报》）

71. 丁公藤的故事

明朝时，雁门有个叫解叔谦的人，事母至孝，母患瘫多年，精心施治，久不嫌烦。但经多医，母病无起色。

一天深夜，他沐浴焚香，跪于庭院，请神赐方，突然空中飞过一鸟，叫着："丁公藤，丁公藤。"解叔谦喜出望外，次日，便去药店求购，无丁公藤可售，又遍访民医药叟，皆不识此药。一位老人告诉他，去宜都山寻找，或许可得。解叔谦带干粮，远上宜都山寻觅，三日无获，第四日在山中遇一老翁伐木，树上一藤，角叶如丁，其绕如蛇，便拜问老翁可识丁公藤。老叟停斧，笑指树上青藤道："我即丁公，种藤于此。取藤五斤，切段过滤，同曲米酿酒饮即可。"解叔谦大喜，回家依法备制，老母服后很快痊愈，解将丁公藤荐赠乡人，治愈多个病人。

丁公藤为胡椒科植物，中药古籍载，其性温味辛，能祛风湿，通经络，强腰膝，除湿痹，壮肾阳，治扭挫伤。水煎服，水浸饮。现在药理实验，小鼠腹腔注射丁公藤提取制剂（绒毛胡椒针剂），20分钟后出现显著镇痛效果，可持续90分钟，丁公藤注射液（每支2毫升含生药5克）用于临床，每次2~4毫升，每日1~2次，肌肉注射，治急慢性风湿性关节炎、坐骨神经痛、腰肌劳损、肥大性腰椎炎、外伤性关节炎，均有良好的镇痛作用。（摘抄自《大众卫生报》）

72.《聊斋志异》与《鹿衔草》

传说东北的深山密林中群居着野鹿。为此，当地许多好奇的居民想观鹿逗乐，但人观鹿散，不能如愿，这反倒越发激起了人们想了解这群自然生灵的欲望。

有一天，几个居民费心谋划后，擎着自制的鹿头模具，躲在又深又密的草丛中，用卷起的树叶吹出阵阵的鹿鸣声。不多一会，果然引了大群野鹿。

但见野鹿雌雄相嬉，有些还与交配。奇怪的是，居民发现一对野鹿交配完毕后，雄鹿便会"毙"于地。接下来，便有一群雌鹿围拢过来，发出悲鸣的嚎叫，既而把头凑在一起，又四散而去。约莫半晌工夫，这散去的雌鹿都衔着相同的草回来了，原来是为雄鹿寻药草了。这些雌鹿把草衔到雄鹿嘴边，磨来蹭去，没多久，奇迹出现了，倒地的雄鹿竟慢慢眨动眼睛，醒过来了，而且犹如梦中醒来，重新神采飞扬，与雌鹿交颈摩肩，戏活如初。

窥见此幕的居民颇感惊奇，想这种草什么样子，便窜出草丛，把鹿吓跑了，近前一看，这草长着圆圆的叶片，香气浓郁，当地生长很多，于是便采些拿回家，臆想人吃了可能也会有药效，后来验证，此药确有益肾补虚救急之功。可给它起什么名字呢？当观鹿的几个居民提议，叫"鹿衔草"吧！就这样定了名。后来又发现此药有祛风除湿活血功效。

《聊斋志异》中《鹿衔草》篇，不足百字，载有此事。鹿衔草为鹿蹄草科植物鹿蹄草或普通鹿蹄草的干燥全草。全年可采，除去杂质，晒至叶比较软时，堆置至叶变紫褐色，晒干。中医认为，本品性味甘、苦、温，入肝、肾经。有祛风湿、强筋骨，止血之功。适用于风湿痹痛，脚无力，月经过多，久咳劳嗽，肝肾不足所致的腰膝酸痛，脚膝痿弱无力以及咳血，吐血，衄血，月经过多等。（摘抄自《上海中医药报》2007.12.15）

73. 沈括与墓头回

沈括是北宋杭州钱塘人，他是中国历史上一位伟大的科学家。沈括还擅长医术，对药用植物有很深的研究，写了大量医学笔记，以后经人整理，与苏轼写的医学随笔合编成《苏沈良方》一书，流传至今。

据说，春日的一天，沈括来到王屋山进行考察，当他在山边的一个坟场休息时，只见两个人抬着一口棺材来到这里，后边跟着一个小伙子哭哭啼啼好不伤心，却没有披麻戴孝。沈括走过去仔细看了看，棺材外边有一堆鲜血，是从棺木里流出来的。他便大声喝道："先别埋，死者可是个妇人？"小伙擦了一把眼泪说："是的，是我媳妇！"沈括说："你媳妇没死。"小伙子将信将疑，按沈括的要求，打开棺木。沈括顺手拔起附近一些绿茎肥嫩，微似水芹有节的草，嘱其煎汤服。这种草叶子一对一对的，开着黄色小花，它的根黑黑的，有一股臭气。谁知煎汤给妇人服下去，"死人"竟然活过来了。原来，"死者"是一个青年妇女，由于分娩流血过多而"死"。沈括发现棺材中流的是鲜血，推想到可能是出血太多导致休克，竟然把妇女救活了。

为了感谢沈括的救命之恩，这对青年夫妻把他请到家中吃饭，其特意炒了几个鸡蛋，买了一壶白酒招待沈括。席间，小伙子突然问，"你叫我媳妇吃的草药叫什么名字？"因沈括对药用植物有很深的研究，便说："是箭头风。"小伙子听后说："'箭头风'，这个名字不好听。这种草药能从墓头边将我媳妇救回，不如改个名字，叫'墓头回'吧！"沈括也同意小伙子的提议，说好，那就叫"墓头回"吧！晚上沈括又要写医学随笔，在他的《记王屋山异草》一文中写到："王屋山中有异草，制百毒于鬼手夺名，故山中有人谓此草名墓头回……"

《中药大辞典》记载："墓头回，又名箭头风。味辛性温，入心肝二经，有祛瘀，消肿的功效。主治温疟，妇女崩中，赤白带下，跌打损伤。"（摘抄自《健康周报》2006.10.17）

74. 牡丹皮的传说

相传一千多年前，苏州有一位织绢好手名叫刘春。她所织出来的花，像刚摘下的一样鲜艳水灵；织出的彩鸟，仿佛人一呼吸便拍翅飞翔。

有一年，府台老爷的女儿要办嫁妆，限刘春一个月内织出24条真丝嵌金被面，花样是牡丹。但刘春从来没见过牡丹，不知如何织。半月过去了，刘春愁得日渐消瘦，一天半夜，她突然口吐鲜血，倒在织布机上。这时一位美丽姑娘飘然而至，将一瓶药液倒入刘春的口中，刘春即刻苏醒。姑娘轻声说道："我是牡丹仙子。"说完，她用手向窗外一指，庭院内立即出现一朵朵怒放着牡丹花。

刘春望着这些盛开的牡丹，立即飞梭织起来。一朵朵娇艳的牡丹花织出来了，招来成群的蝴蝶。府差拿起被面，飞快送往州府，但进门，被面上的牡丹花全部凋谢了，黯淡无光。府台老爷气得派人去提刘春，但刘春早已与牡丹仙子离去，只给乡亲们留下了那个药瓶。药瓶内有半瓶根皮样的药材，后来人们才认识出那根皮正是牡丹皮。

点评： 牡丹的根皮确实是一味常用的中药，又叫丹皮、粉丹皮、木芍药、条丹皮、洛阳花。丹皮性苦辛、微寒，有清热凉血、活血化瘀的功效。本品苦寒清泻，走心肝血分，尤善凉解阴血中之伏热，故为凉血除热之药，凡血热阴虚皆可选用。本品还有良好的活血化瘀作用，其凉血活血兼备，有凉而不滞，活血而不峻的特点，内有瘀血兼有热象者尤为适宜。

现在药理研究，牡丹皮含有牡丹酚、牡丹酚苷、牡丹酚元苷、芍药苷、甾醇、生物碱、挥发油等。具有降压、镇静、镇痛、退热、催眠等功效。对伤寒杆菌、痢疾杆菌、枯草杆菌、大肠杆菌、葡萄球菌、肺炎球菌均有抑制作用，同时对致病真菌也有抑制作用。（摘抄自《健康时报》2007.01.22）

75. 王不留行的传说

相传隋朝末年，李世民与杨广决战于太行山下，由于势均力敌，双方伤亡惨重，如何让伤员尽快康复重返战场，成了战争胜负的关键。

正当李世民苦思对策，一筹莫展时，一名叫吴行的农民，携一捆野草求见，称该草对刀枪伤有特效，李世民将信将疑。吴行取下野草的种子，研末后撒在一个伤兵的伤口上，一个时辰后，士兵的伤痛大减。李世民大喜，忙命士兵到麦田取草如法炮制，三天后，伤兵大多得以康复，唐军军威大振。为了不让敌军的这个秘方，李世民下令封锁消息，悄悄将吴行杀害。当李世民大败隋军并最终登上王位时，也给这种野草留下了一个渗透着吴行鲜血的名字——王不留行。

王不留行系石竹科草本植物麦蓝菜的成熟种子，性平，味苦，是有名的活血祛瘀中药，且善于下乳通经。李时珍在《本草纲目》中说："王不留行能走血分，乃阳明冲任之药。"俗有"穿山甲，王不留，妇人服了乳长流"之语，可见其善行而不止也。现代研究表明王不留行含有多种皂甙，并有生物碱及香豆素类化合物，有镇痛、收缩子宫、抗凝血、散瘀消肿、行血消炎的作用。（摘抄自《健康生活报》2007.11.17）

76. 山神赠药——冬虫夏草

我国藏族民间曾有这样一个美丽的传说，很久以前，一个国王有两个儿子。为了争夺王位，老大把善良而聪明的弟弟骗到很高的山上去玩，准备伺机将其杀死。山神得知后，为了保护善良的孩子，便把弟弟变成一条虫。老大看不见弟弟，就施展魔法，变成了一只山鹰，要吃掉这条虫子。可是虫子很机灵，钻到地里，且长出来一根草尾巴，淹没在草丛中，山鹰无可奈何，连气带急的走掉了。善良的弟弟看破了红尘，决心放弃王位，以自己的身躯为百姓的身体健康做出贡献。这样的事感动了山神，山神就在小王子已变成虫子的身体里注入了长生不老药。从此，谁能不避艰险地到高山雪岭上采挖到这种"虫药"，吃了就可以延年益寿。这种"虫药"就是与人参、鹿茸齐名的滋补中药——冬虫夏草。其藏语名字叫"雅扎贡布"，意思是"长角的虫子"。

冬虫夏草（简称虫草）似虫的草，形态奇特。但它并非是草，而是蝙蝠蛾科昆虫的幼虫经真菌寄生僵化而成的复合体。每年秋季冬初，蝙蝠蛾孵化出的幼虫，便在地下蛰伏越冬。这时它往往会被一种叫"虫草菌"的真菌感染，这种真菌将萌发的菌丝侵入幼虫体内，汲取幼虫体内的营养，从而造成幼虫僵化，而菌丝则形成菌核。次年春天从幼虫头部长出细短棒状的子座并不断向地面伸出。到夏至左右，子座像小草一样露出尚未融化的雪面。此时将虫体连同子座一起掘出，就是药用的冬虫夏草。

我国的天然虫草已有10种，如冬虫夏草、蛹虫草（又称北冬虫夏草）、亚香棒虫草、蝉化虫草、珊瑚虫草等。如今，只有青藏高原及其边缘地带海拔3500米至5000米高山草甸中生长的冬虫夏草，被认为是最有价值的珍稀药材，被誉为中华药中王"神草"。（摘抄自《健康时报》2009.01.15）

77. 穿山甲的传说与功效

传说很久以前，河里住着一只乌龟好吃懒做，成天睡觉。有一天它见有只白鹤在蓝天上自由自在飞翔。它心想，要是能到天上去玩该有多好啊！于是它就央求白鹤带它到天山见见世面。白鹤答应它的要求说："好吧，我们可以带你到天山去，但不知道怎么带法？"没等白鹤说完，懒乌龟就说："用一根木棍，我咬住中间，你们各叼一头，就能把我带到天山去。"说完后，两只白鹤各叼一头就飞起来了。

开始懒乌龟还有点害怕，它四只紧缩，眼睛紧闭。随着高度的增加，它胆子也越来越大，睁圆了两只小眼睛，东张西望，手舞足蹈，后来忍不住大笑起来。它不笑还好，这一笑，嘴巴一张，就从天上掉下来了，恰恰摔在石板上"叭"的一声，硬把乌龟摔碎了。懒乌龟看看破碎的龟壳，非常难过，只好在土里打个洞躲起来，靠吃蚂蚁过日子，慢慢地就变成了穿山甲。

中药穿山甲为脊椎动物鲮鲤科食蚁兽鲮鲤的鳞甲，主产广东、广西、贵州、云南、台湾等省区。全年均可捕捉，捕获后杀死，割下整张甲壳，置沸水烫煮，取下甲片，洗净晒干，另将砂子置锅内炒热，加入甲片炒至起呈黄色时取出入药。穿山甲的功效：消肿排脓，用于痈肿初起，或脓成不溃等症，常与皂刺，乳香等同用。

　　穿山甲咸能软坚，性善走窜，透达经络，直达病所，功能消肿排脓，通经下乳；通络散风。常用瘰疬结核及痈肿初起，或脓肿不溃等症。未成可消，已成可溃，尤以脓成将溃之际最为适用。功能托毒排脓，为外科之良药。又治妇科经络阻滞乳汁不下，瘀血通经，及风寒湿痹，肢体拘挛或强直，疼痛不得屈伸等症。但行散之力甚强，使用不宜过量，痈疽已溃者忌用。（摘抄自《农村医药报》2008.09.09）

78. 韩信草的由来

　　韩信草常用于跌打损伤，吐血咳血、毒蛇咬伤、痈疽疔疮等疾病。对韩信草的得名，还有着一段传说呢。

　　相传汉朝开国元勋、大将军韩信，幼年丧父，少年丧母，家境贫寒，靠在集上卖鱼孤苦度日。一天，他在集市上卖鱼，因地盘之事，被几个无赖暴打几顿，竟卧床不起。幸亏隔壁赵大妈送饭照料，并从田里弄来一种野草药，给他煎汤服用，没过几天，韩信的伤就全好了。赵大妈训斥说："你七尺男儿，不出去谋生，反而坐在家里等死，真没出息！"并对小孙子说："顺儿，长大不要学他。"

　　韩信无脸在家里住，遂入伍从军，后来终于成为有帅才的显赫将领，帮助刘邦打败了项羽，夺取了天下。韩信带兵打仗，很爱护士兵。每次战斗结束后，伤员都很多，他一面看望安慰，一面派顺儿上田野里采集赵大妈给他治伤的那种草药。采回后，分到营寨，用大锅熬汤让受伤的战士喝，结果出现了奇迹，轻伤者三五天就好，重伤者十天半月痊愈。战士们都非常感激韩信。有一天，大家私下里就韩信和这种草议论开来。有的说："听说咱们的元帅也是受苦人，所以平易近人，体贴咱们的疾苦。"有的说："跟赵顺来采药，问赵顺那是什么药，叫什么名字，可赵顺也不知道，只知道它能治跌打损伤。"有的说："听赵顺说元帅也不知道叫什么，还是让大家给起个名字吧！"经这么一说，大伙立马就炸开了锅。"那就叫元帅草吧？""叫元帅草不好，几百年后谁知道是那里的元帅？干脆叫韩信草吧？""元帅的名字是不能随便叫的，要避免忌讳。"正当大家争论不休时，赵顺来了，听到大家的议论后说："为了让人们记住元帅的功德，我看还是叫韩信草好！"大家一听蛮有道理，就一致同意。从此，这种草药以韩信而冠名，并一直沿用至今。（摘抄自《健康生活报》2007.12.15）

79. 一味黄土救太子

　　如果有人说一味黄土能治病你信吗？宋代著名儿科医生钱乙用一味黄土就成功地治好了太子的病。

　　传说钱乙曾做过一段时间的翰林医官。有一天，宋神宗的皇子突然生病，请了不少名医诊治，但毫无起色，病情越来重，最后开始抽筋，皇帝见状十分着急。这时，有人向皇帝推荐钱乙，于是钱乙被召进宫内。皇帝见他身体瘦小，貌不出众，有些小看他，但既召来，只好让他给儿子诊病。钱乙从容不迫的诊视一番，要过纸笔，写了一帖"黄土汤"的药方。

心有疑虑的宋神宗接过处方一看，见上面只有一味药，竟是黄土，不禁大怒说："你真放肆！难道黄土也能入药吗？"钱乙胸有成竹地回答说："太子的病在肾，肾为北方之水，按中医五行原理，土能克水，所以此病当用黄土。"宋神宗见他说得头头是道，心中疑虑已去几分，正好这时太子又开始抽筋，皇后一旁催促道："钱乙在京城里颇有名气，他的诊断很准确，皇上勿虑。"于是，皇帝命人从灶心中取下一块焙烧过很久的黄土，用布包上放入药中一起煎汁。太子服下一帖后，抽筋便很快止住。用完两剂，病竟痊愈如初。这时，宋神宗才真正信服了钱乙的医术，把他从翰林医官提升为很高荣誉的太医丞。

灶心土又叫伏龙肝，为烧柴草的土灶内壁底部中心的焦黄土。在拆修柴草灶或炭窑时将烧久的土块取下，用刀刮去焦黑的外皮杂质，留中心红黄色或红褐色土块入药。现代药理研究证明，灶心土主要成分有氧化铝、氧化镁、氧化钙等。中医认为该药有温中止血、止呕、止泻作用，用于吐血、便血、呕吐反胃，腹痛泄泻，妊娠恶阻，崩漏带下。切记：煤火灶中土不可用于药。（摘抄自《农村医学报》2006.01.01）

80. 张飞诱敌巧用淡竹叶

相传，东汉建安十九年，曹操挟天子以令诸侯，在朝中权势日甚。此时刘备已取得汉中，羽翼渐丰，在诸葛亮的建议下，发兵声讨曹操。先锋张飞兵马刚到城边，即与曹操派来的大将张郃相遇。张郃明知不是对手，便筑寨拒敌。张飞急攻之下就率领军士阵前叫骂。张郃依旧不予理睬，坚守不战，眼看已对峙数月，直急得张飞火冒三丈，口舌生疮，众士兵也多烦躁不安，急火攻心。

诸葛亮闻知后，急派人送来五十瓮佳酿，并如此这般嘱咐张飞依计行事。"酒"抬到阵前，张飞吩咐将士们席地而坐，打开酒瓮，大碗饮用，划拳行令，自己更是把瓮狂饮。张郃登高眺望，恶狠狠地骂道："张飞这厮欺我特甚！"传令当夜趁张飞醉酒时下山劫营，结果遭到张飞埋伏，大败而逃。原来，张飞使的是一条诱敌之计，他们白天在阵前喝的不是佳酿美酒，而是一种汤药——淡竹叶水。这就是诸葛亮专为张飞和众军士们泻火除烦的药汤。

淡竹叶，为禾本科多年生草本植物淡竹叶的地上部分。主产于浙江、江苏、湖南、湖北等地。具有清心除烦，利尿通淋之功效，可用于热病口渴，神疲乏力，小便赤涩，口舌生疮等症。常用量6至12克，在夏日消暑时可取淡竹叶，白茅根适量水煎，作凉茶饮用，有祛烦热，泻心火之功效。（摘抄自《家庭保健报》2004.08.05）

81. 从宫廷谋杀案说到附子

据《汉书》记载，汉宣帝时期（公元前73—前49年），大将军霍光的妻子想让自己的女儿做皇后，想设法谋害当时的皇后许氏。许氏分娩之后，霍光的妻子就胁迫御医淳于衍利用服药的机会进行谋害。淳于衍暗中将捣好的中药附子带进宫中，偷偷地掺合在许皇后要吃的药丸内。许皇后服药不久，即感全身不适，很快昏迷死亡。

附子是一味剧毒药，是毛茛科植物乌头的旁生块根（子根），大辛大热，含有许多生物碱类，如乌头碱、次乌头碱、中乌头碱等。药理实验指出，口服0.2毫克乌头碱，即可产生中毒症状，表现为口腔，咽喉都刺痛，烧灼感，口唇及舌头麻木感，语言不利，舌体不灵活；重者恶心、呕吐、腹痛、腹泻、头晕眼花、四肢肌肉强直，阵发性抽搐，牙关紧闭，甚至引起心室颤动，心源性休克而死亡。

鉴于此，古往今来不少医生对它的使用都持慎重态度。

然而，中医理论认为，药物有毒无毒是相对的，"有是症，用是药"，根据病人"症"选用制毒的药物，药物的针对性强，能够发挥其专长、强大、峻猛的治疗作用。此时，有毒之物就成了有益之品。

以传统的中医理论为指导，遵循辨证论治的基本原则，是发挥剧毒类药物临床效应，有效防止其毒副作用的根本措施。如附子是大毒之品，由于有回阳救逆，除湿散寒的良好作用，故在临床上有广泛用途。我们还可以配伍其他药物，以起到增效减毒的效果。如"四逆汤"可用附子的回阳救逆之功，又缓解了它的毒性，具有一箭双雕救逆之效果。同时"久煎"以降低附子的毒性，煎煮的时间越长其毒性越小。

经验丰富的医学家，把附子驯服得俯首听命，用它的退阴回阳之力，起死回生之功，回复失去元阳，常能收到立竿见影的效果，确实是一个神来之笔，医圣张仲景就很善于用附子治病，在他著的《伤寒论》中，用附子者为20方，37条；《金匮要略》中，用附子者11方、16条。著名方子附子汤、附子理中丸、金匮肾气丸等。都是屡用屡验，经久不衰的名方，用之得当疗效绝佳。

82. 不尽人间万古愁，都此萱草解忘忧

萱草为百合科萱草属多年生草本花卉，叶片丝状，又细又长；花梗自叶丛抽出，亭亭玉立；花冠状如漏斗，秀丽而高雅。萱草的花色以淡黄或深紫色为基调，变化出多种颜色，黄花萱草是入药或食疗佳品。金黄色花瓣，有的展开如盘，有的直立如杯，有的飞舞如蝶，姿态万千，轻盈婉约。唐朝时的李咸非常喜欢萱草花，赋《萱草》诗赞誉道："芳草比君子，诗人情有由。只应怜雅态，未必解忘忧。积雨莎庭小，微风藓砌幽。莫言开太晚，犹胜菊花秋。"

萱草又名黄花菜，金针菜、黄花等。我国古代称萱草为忘忧草、宜男花，可能是因人们见了此花不管有多大的忧愁都能立即忘掉；民俗中认为妇女多佩戴萱草花，可以多生男孩。宋朝的刘过《萱草》诗云：不尽人间万古愁，都此萱草解忘忧。闲花若总关憔悴，谁信浮生更白头？相传公元前200多年前陈胜起义时，他一连几天没有吃饭，饿得非常难受。

一家姓黄的母女送来用萱草花煮成粥，陈胜吃了得以活命，陈胜称王以后，寻欢作乐，吃尽了山珍海味人间佳肴。有一天，他突然想起当年黄家母女的救命之恩，便派人把他们接来。陈胜请母女俩又煮了一碗黄花粥，食后连连说："不好吃。"黄婆笑着对陈胜说："饥饿之时忘忧草香，吃惯酒时忘忧草苦。"一席话说得陈胜羞愧难当。于是，他让母女留下来种植忘忧草，并将其名改为黄花菜。

有关金针菜一名的来历：相传华佗有6根大小不同的金针，当时江苏一带瘟疫流行，华佗闻讯赶来为群众解难。但是，没来几天就有人把他带去给曹操治病。临行前，华佗把他的6根金针留下来，只见他手一扬，同时飞出6道金光，金针落地之处长出一大片6瓣金黄色花朵。老百姓就用这种花的叶子煎汤，喝后便治好了瘟疫。后来人们为了纪念华佗，就把此花称作金针菜了。

黄花萱草的营养极为丰富，现代研究表明：每百克干品含蛋白质9~14克，脂肪0.4~2.5克、糖50~62.6克、钙300~463毫克、胡萝卜素3~3.5毫克，并含有维生素A、维生素B_1、维生素B_2、维生素C及多种氨基酸，是儿童、孕妇和老人的良好食品，也是高级宴会上不可缺少的干菜珍品。萱草药用见于《本草图经》、《救荒本草》和《本草纲目》等，可以养血，平肝，利水消肿，通乳，利咽宽胸，清热利湿，主治眩晕耳鸣，心悸烦闷，小便赤涩，水肿，痔疮便血等。萱草食用时多叫金针菜，味清香，与笋、香菇、木耳一起被称四大山珍。明代徐州，一道菜叫"养心鸭子"，即在鸭子肚内填装金针菜和百合、以文火炖之软烂而烹制而成。金针菜炖鸡、金针豆腐瘦肉汤等菜味道鲜美，又治疗食欲不振，消化不良，常吃可以强健身体。（摘抄自《中国中医药报》2005.08.18）

83. 芦根的传说

很久以前，一户姓田的穷人，因孩子受了风寒，出现了发热的症状（满面通红，昏睡不起），去镇上的药店买药，外号叫刀黑心的店主慢悠悠地对穷人说："要退热，就得吃羚羊角。"穷人急忙问道："羚羊角需要多少钱？"刀黑心说："羚羊角属于名贵药材，需要五两银子！"穷人哪有这么多银子啊，便向刀黑心哀求，能不能少要点钱，刀黑心脸一沉说："穷鬼，买不起药就别来，我还不想卖给你呢！"穷人听了非常气愤，但又没有办法，只好忍气吞声地走出药店。

穷人刚一迈出药店门口，就碰见一个叫花子，叫花子同情的对穷人说："退热不一定非选羚羊角，我教你一个办法，不花一文钱就可以退热。"穷人听了非常感激，急忙问道："什么办法？"叫花子说："你赶快到池塘边挖些芦根，将其洗净后，加水煎煮给孩子喝。"穷人听了立即照做，果然，三剂过后，孩子烧退病愈。

从此以后，村里人都知道芦根具有解热作用，再也不用去药店求那个刀黑心了。（摘抄自《健康周刊》2010.04.19）

84. 麻烦草与麻黄的传说

从前有个挖药老人，收了个徒弟。谁想，这徒弟很是狂妄，才学会一点皮毛，就看不起师傅了。师傅伤透了心。就对徒弟说："你翅膀硬了，另立门户吧。"

徒弟临出门，老人好心地嘱咐："有一种药你不能随便卖给人吃。""什么药？""无叶草。""怎么啦？""这种草的根和茎用处不同：发汗用茎，止汗用根，一旦弄错，就会死人！记住了吗？""记住了。"其实徒弟根本没有用心记。

师徒分手后，各自卖药，师傅不在眼前，徒弟的胆子更大了，虽然认识的药不多，却什么病都敢治。没过几天，就让他用无叶草治死了一个。死者家属哪肯善罢甘休，当时就抓住他去见县官。县官问道："你是跟谁学的？"徒弟只好说出师傅的名字。县官命人把师傅找来，说："你是怎么教的？让他把人治死了！"师傅说教过的。县官便问徒弟："你还记得吗？背出来我听听。"徒弟背道："发汗用茎，止汗用根，一旦弄错，就会死人。"县官又问："病人有汗无汗？"徒弟答道："浑身出虚汗。""你用的什么药？""无叶草的茎。"颇识些医学知识的县官大怒，"简直是胡治！"说罢，命人打了徒弟四十大板，判坐三年大狱，师傅没事，当堂释放。

徒弟在狱中过了三年，这才变得老实了。他找到了师傅认了错，表示痛改前非。师傅见他有了转变，这才把他留下，并向传授医道。打这儿起，徒弟再用"无叶草"时十分小心了。因为这种草给他闯过大祸，惹过麻烦，就起名就叫"麻烦草"，后来又因为这种草的根是黄色，才又改叫"麻黄"。（摘抄自《福建卫生报》2009.11.26）

85. 白头翁的传说

相传，有一位年轻人闹肚子，一阵阵地疼得直冒汗。他忍着痛，捂着肚子去找医生，恰巧被别人请去了。年轻人只得回家。不料，走在半路上又痛上了劲，痛得他肠如刀绞，行动不得，只好躺在地上。

这时，一位白发苍苍的老爷爷拄着拐杖走来，他问年轻人："你怎么睡在这里呀？小伙子？"

年轻人答道："我正在闹肚子，疼得已经不行了！"

老爷爷问："怎么不去看医生？"

年轻人答道："医生不在家！"

老爷爷说："那就找点药吃啊？"

年轻人说："让我哪里去找？"

老爷爷笑道："嘿，你身边不就有治闹肚子药吗？"

年轻人急问："在哪儿？"

老爷用拐杖指着路边一颗颗果实上长着白毛的草，说："这东西的根就是药，你挖回去煎汤，只要连吃几天就好。"

年轻人半信半疑地问："真的吗？"

老爷爷笑呵呵地说："你看，我这么大一把年纪了，还能说瞎话吗？"告诉你吧，这是我家祖传的秘方，就借你的嘴传给世人吧！"

老爷爷说完，转身走了。

年轻人还是半信半疑。过了一会儿，他觉得肚子好受了一点，就挖了几棵回家了。到了家，他并没有煎汤吃。可是到了晚上，肚子又痛了起来，泻肚子次数也增多了，年轻人实在受不住，只好试试老人的办法。他把那些野草的根洗干净，又切了片，煎成汤后就喝了一剂；第二天早晨，又喝了一剂……到第三天，肚子竟然不疼了，也不拉肚子了。年轻人十分高兴。

后来，邻居中有许多人得了痢疾。年轻人就扛上铁锹，到村外荒地里去挖这种药草。他挖了一篮子回来，送给病人。病人吃过后都好了。人们问年轻人："你什么时候学会医道了？"

年轻人便对大家讲述了老爷爷传授单方的故事。

人们又问："哪儿的老爷爷？这叫什么药草呢？"

年轻人答道："我忘问啦，当时老爷爷也没说。"

年轻人十分后悔。过了几天，他又来到上次碰见老人的地方，想找到老人，当面致谢。可是，问来问去，怎么也打听不出那位老人的来历和下落。

年轻人很失望。他坐在与老人相遇的道边上发愣。这时，他看见路边有一棵长满白毛的药草，正随风轻轻摇动。那长着白毛的药草，多像一位白发老头啦！年轻人惊叫道："哎呀，那位老爷爷怕是南极仙翁显圣，亲传秘方来了吧！对，不能让后辈忘记那位传药的老爷爷，这种草，就叫'白头翁'吧！"

白头翁为毛茛科多年生草本植物白头翁的根，分布于我国东北、内蒙古及华北等地，春秋采挖，性味苦寒，归大肠经，具有清热解毒、凉血止痢的功效，常用量为9至15克。（摘抄自《家庭保健报》2009.09.17）

86. 藜芦的传说

金元时期名医张子和在《儒门事亲》中记载有这样一个故事：有一女子自幼得了癫痫病，并日渐加重。严重时每天要犯十几次。有一年遇上荒年，只好到地里挖野草充饥。她在田野中看到一种像大葱的草，就采回蒸熟饱吃了一顿。到后半夜忽然感觉腹中难受不安，吐出的东西大约有一两斗。同时全身出汗如水洗，非常困倦，自认为难以活命了。谁知三天后，不仅身体渐觉轻健，多年所患的病也好了。她拿吃的"葱"去问别人，别人告诉她这叫"憨葱"，就是药书上的"藜芦"。

俗话说"怪病多生于痰"，这则故事中的病例，虽是偶然巧合，但从中可以看出中药藜芦对于治疗痰饮所致的"怪病"是有一定效果的。（摘自《家庭保健报》2009.06.18 汪涵）

87. 王怀隐与枸杞结缘

王怀隐是北宋著名的医学家，专为赵氏皇族看病。他受唐代刘禹锡枸杞诗的影响，研究后深信枸杞的延年益寿作用。

他在《太平圣惠方》一书中记载了一个耐人寻味的故事。有一使者去河西办事，路遇一青年妇女正责打一位八九十岁的老人。使者深感气愤，问女子："这老者是你何人？"女子说："是我孙子。"使者又问："为何打他？"女子道："我家有良药，他不肯服用，故而责打。"使者又问："你家的药有几种，能否告诉我。"女子答："药有一种，春名天精，夏名长生草，秋名枸杞子，冬名地骨。按四时采取之，可与天地同寿。"王怀隐亲自种枸杞树，用枸杞子为百姓治病。枸杞子性平味甘，补肾益精，养肝明目，实为健身良药，滋补佳品。（摘自《健康生活报》2001.04.13）

88. 孙思邈锯末治腹痛

孙思邈刚开始行医时，就在故乡孙家原村。有一次，邻里的一对中年夫妇抱着小孩，急急忙忙地找他看病。小孩呕吐不止，手捂腹部喊痛，父母慌得不知所措。孙思邈仔细诊断后，认为是受寒而得。这时看到旁边有一堆锯末，他忽然有所醒悟：檀香木理气止痛，其锯末也有同样的效果。于是他抓了一把锯末，让父亲加点生姜作为引子，当即熬药服下。夫妇半信半疑的回到家里，照他的方法煎药，孩子喝了后，果然呕停痛止，病很快就好了。从此他在乡里名声大振。

以上所用的方法中，檀香为檀香科植物檀香的心材，性味辛温，功能理气止痛，温中和胃，主治恶心呕吐，脘腹胀痛。生姜为姜科植物姜的根茎鲜品，性味辛温，功能散寒解表，温中止呕，主治畏寒呕吐，风寒表证等。两药配伍，温中止痛，理气降逆，故获良好。（摘自《广东科技报》2011.09.16 唐用）

89. 李时珍猜谜识浮萍

相传，李时珍一天中午在山中采药，突遇大雨，他来到河边一条小船上避雨，老渔翁和一大一小两个孙子热情接待了他，李时珍也从包里拿出一壶酒，与主人共酌。攀谈中，渔翁明白了李时珍的身世后，便把自己知道的药物知识全部告诉他。饭毕，老渔翁微显醉意，突然对李时珍说："这里还有一种良药，能治身痒、癣疮、麻疹，你晓得不？"时珍兴致勃勃："它长在何处，有何特征呢？"老渔翁捋捋胡须，笑着说"我出条谜语，你猜猜看。天生灵草无根生，不在山间不在岸。始因飞絮逐东风，泛根青青飘水面。"李时珍正猜想着，旁边的大孙子也说要出谜，随口吟道"有根不带沙，有叶不开花。最爱随风飘，江河都是家。"没等李时珍反应，一旁的小孙子也抢口摆头吟道："有根不着地，见叶未开花。整日被风飘，四海都是家。"听完，李时珍望着水面，思索片刻，忽然眼前一亮，他指着船外那种在风雨中飘飘悠悠，团聚不散的水草，对老渔翁说："我知道了，您祖孙三人的谜语乃同一谜底。他就是浮萍。"渔翁连同两个孙子都笑了。

李时珍在《本草纲目》中记述了浮萍的形状与功用，并接着继续写道："天生灵草无根干，不在山间不在岸。始因飞絮逐东风，泛梗青青漂水面。神仙一味去沉疴，采时须在七月半。选甚瘫风与大风，些小微风都不算。豆淋酒化服三丸，铁镤头上也出汗。"（摘抄自《大众卫生报》2011.06.14 尚学瑞）

90. 龙眼的传说

相传，哪吒闹海打死了龙王的三太子，挖了他的眼睛。这时正好有个叫海子的穷孩子生了病，哪吒便把龙眼给他，海子吃了龙眼后，病就好了，并长成彪形大汉，活了一百多岁。海子死后，他坟头上长出一棵树，树上接满了像龙眼一样的果子，大家就把这种果子叫"龙眼"。一位胆子很大的孩子经常偷摘这树上的果子吃，原本很瘦小的个子变得壮壮实实。

福建省莆田地区有一个传说，一个叫桂圆的孩子，杀死了一条兴风作浪的孽龙，挖下了龙眼。桂圆吞下一只龙眼，另一只被县太爷抢走了。桂圆变成了金龙上天，县太爷在惊吓中将龙眼掉到地上，变成了参天大树，树上生的果子叫龙眼，又叫桂圆。

现在研究表明，龙眼含有丰富的蛋白质、葡萄糖、维生素C、维生素D等营养素。最宝贵的是龙眼肉中含有较高的腺嘌呤和胆碱，这是无与伦比的大脑营养所在。

中医认为，龙眼肉性平，味甘，入心脾二经，具有益心脾，补心血，安神益智等功效，多用于营养不良，劳伤心脾，气血不足所引起的失眠健忘，惊悸怔忡，虚劳羸弱等症。李时珍在《本草纲目》中说："食以荔枝为贵，益智则龙眼为良，盖荔枝性热，而龙眼性和平也。"并强调指出，龙眼久服强魂聪明，轻身不老，通神明，开胃益脾。（摘自《民族医药报》2012.03.23 刘光泉）

91. 柏子仁的传说

相传在汉武帝时，终南山有一条便道，为往来客商马帮的必经之路。有一年，目击者说有怪物发披及腰，浑身黑毛，一见生人即跳窜逃匿，其跳坑跨涧，攀树越岭灵如猿猴。一时弄得人心惶惶，商贾们非结伙成群不敢过终南山。消息传入县宰耳中，县宰疑是强人剪径而耍的花招，就令猎户围剿怪物。猎户围获后发现怪物竟是一位中年女子。即押解县衙。

据毛女说，她原是秦王的宫女，秦王被灭时进入终南山，饥寒交迫，无以充饥，适逢一白发老翁，教她饥食柏子仁、渴嚼柏汁。初时只觉苦涩难咽，日久则满口香甜，舌上生津，以至不饥，不渴，身轻体健，夏天不觉炎暑，冬无寒意。时逾二百多岁却不复见老。毛女食柏子仁长寿的消息一出，世人便争相食用。

柏子仁，又名柏实在，柏仁，侧柏子的种仁。药用始载于我国汉朝的《神农本草经》并被列为上品。并称："主惊悸、安五脏、益气、除湿痹。久服令人润泽、美色、耳目聪明，不饥不老，轻身延年之功。"中医认为柏子仁性味甘、平，具有养心安神，润肠通便，敛汗生津之功效。临床主治惊悸、失眠、健忘、遗精、盗汗、便秘等症。现代医学证明，柏子仁中含有大量植物脂肪和少量挥发油，对阴虚津亏，老年性便秘，劳损低热等疾病大有裨益。（摘自《广东科技报》2011.11.15）

92. 华佗与金钱草的故事

相传在三国时期，安徽亳州有一农妇，她丈夫平素身强力壮，可有一日肋下突然痛如刀绞，后竟活活痛死了。其邻里告她毒死了丈夫，这时正遇华佗从衙前经过，经他尸检发现死人胆内有一块大如鸽卵的结石，这才是真相大白。农妇因思念丈夫，就将华佗取出的这块石头用网袋装好，终日挂在胸前。一日，她上山把割的草抱回家后，忽然发现那块石头竟小了一半，第二天又去抱草，回来又见那石头小了许多。她就把情形告诉了华佗。华佗将她抱的草按类分开，把那块石头先后放在每一种草上做试验，就找到了能使那块石头变小的草。华佗说："生命比金钱贵重啊，就叫它金钱草吧！"（摘自《健康人报》2010.10.18）

93. 续断的传说

从前有个江湖郎中，整天走村串户为人免费看病送药，所到之处深受拥戴。

一天，郎中来到一个山村，碰巧遇见一个年轻人病重。病家曾在一个山霸开的药铺配了许多药，花了不少钱，也毫无效果，眼看病人不行了，人财两空使病家悲痛不已，嚎啕痛哭。郎中走近一看，又摸了病人的脉，说："有治。"于是打开随身携带的药葫芦，倒出两粒丹药——还魂丹，让人撬开病人牙关灌进去。不多久，病人就醒了过来。

病人举家跪谢感恩，把好心的郎中留住下来。乡亲们闻知此事，纷纷请郎中到自己家中热情款待，问病求药。最后，这事传到了山霸耳中，山霸动了坏心思。一天，山霸把郎中请到家中，备了好酒好菜。郎中问缘由，山霸吐露想和郎中合伙开药铺，制还魂丹，赚钱发财的意思，却被郎中断然拒绝了。见劝求不成，山霸恼羞成怒："你个小小郎中，敬酒不吃吃罚酒。若不答应，我就打断你的腿，看你还怎么四处行医？"郎中冷笑道："还魂丹是祖传救人药，只救人，不图财。"说罢起身离去。山霸一挥手，几个狗腿子一拥而上，用乱棒狠狠打在郎中身上，直到郎中昏死过去，满身是血，最后被扔到了山沟里。

不知过了多久，郎中醒来，发现两腿被打断，爬也爬不成。他含泪肯吃附近的野草，咬牙支撑着。后来，一个砍柴的青年发现了他，认出是好心的郎中，背他到山坡上。他用虚弱的身体和手势，让青年给他挖那些长着羽毛样叶子、开紫花的野草。青年挖了许多，把郎中背回自家，每天煎这种野草给郎中喝，细心照料。两个月后，郎中的伤腿就好了。

这天，郎中对青年说："我不能在这个住了。给我治伤腿的药草就借你的口传给乡亲吧。"青年流着泪百般挽留，但郎中还是连连摇头，并在当晚悄悄离开了。

青年按郎中的嘱咐做了，并根据这种药草能续断接骨的作用，给他起名叫"续断"。经多个摔伤病人使用，确实很有效验。不过，郎中的还魂丹却从此失传了。（摘自《健康生活报》2011.10.19）

94. 成语"薏苡明珠"与中药有关

有一味中药叫"薏苡"，与一个叫"薏苡明珠"的成语有关，这个成语是指无端受人诽谤而蒙冤的意思。它来自一段历史故事：东汉名将马援（伏波将军）领兵到南疆打仗，军中士卒病者甚多。当地民间有种用薏苡治瘴的方法，用后果然疗效显著。马援平定南疆凯旋归来时，带回几车薏苡药种。谁知马援死后，朝中有人诬告他带回来几车薏苡，是搜刮来的大量明珠。这一事件，朝野都认为是一宗冤案，故把它说是"薏苡之谤"。白居易也曾写有"薏苡谗忧马伏波"之诗句。

作为一种中药，有其悠久的历史，早在《神农本草经》中即有记载。薏苡是禾本科植物薏苡的种仁，其性味甘、淡、凉，入脾、肺、肾经。有健脾、补肺、清热、利湿等功用。

现代医学研究表明，薏苡含蛋白质、多种氨基酸、维生素和矿物质，其营养价值在禾本科植物中占第一位。薏苡用于临床治疗，可以强筋骨、益气、和中、消水肿等等，此外，阑尾炎、关节炎、脚气病乃至肿瘤皆可使用，也可煮粥作为病后调养。薏苡的根、叶也可入药。薏苡的根除了具有清热、利湿、健脾的作用外，还可治黄疸、驱蛔虫以及治疗牙痛、夜盲等症。薏苡叶可代替绿茶，并也有利尿作用。薏苡还有养颜和美容功效，对年轻人身上或面部的瘊子，有很好的疗效。用法为：成人每天用带壳的薏苡仁50克，洗净后加入两杯半水，煮熬到水减至一半时即可服用。一般服一个月。此种薏苡仁汤还对皮肤粗糙、雀斑、疙瘩等病症有治疗作用。（摘自《健康时报》2005.08.18. 李定国）

95. 中药夜明砂的传说

相传古代有户人家，其家中父子常在外经商，婆媳关系不甚融洽。一天，媳妇突发眼疾，红肿、疼痛、看不清东西，婆婆暗自幸灾乐祸，她对媳妇说："我请医生给你治一治吧。"其实婆婆并未去找医生开药，她从附近山洞里弄了不少蝙蝠屎，煮汤端给媳妇喝，并声称医生说药很有效，喝下去眼睛就会好。媳妇端起药汤，一股难闻的气味扑鼻而来，但为了治病，还是硬着头皮喝了下去。说来也怪，不到两天，媳妇就能睁开眼睛看东西了。一天，婆婆外出，媳妇看到了所谓的"药"，但自己的病已好，也就忍气吞声了，心里却对婆婆更加怨恨。事有凑巧，没有几天，婆婆也患上了眼病，媳妇心中暗喜：报仇的机会到了。媳妇也说帮婆婆找医生开药治疗。她将同样的药汤端到了婆婆面前，婆婆喝下去，眼睛居然也很快痊愈了。但当婆婆看见碗底的粪渣时，一怒之下把碗摔得粉碎。由于自己也做了亏心事，只好忍住怨恨。数月之后，父子二人回到家，婆媳争相告状，互相指责。细心的父亲从他们的争吵中似乎发现了奥妙——很可能这种"屎"是治风火眼病的良药。不久村里又有不少人患上了风火眼病，父子俩就将蝙蝠屎研成细末，送给患病服用，结果都是药到病除。从此，这户人家就以此"粪便"为主药，做成丸、散等。专治眼病，成为远近闻名的"眼病专科"，婆媳关系也和睦了。由于蝙蝠屎有清火明目作用，后被称为"夜明砂"。

中医认为，夜明砂味辛、性寒，功能清肝明目，散瘀消积，主治青盲、雀目、目赤肿痛、白睛溢血、内外翳障、小儿疳积、瘰疬、疟疾等症。（摘自《上海中医药报》2013.03.22 李祥农）

96. 佛手柑的传说

传说很久以前，有个青年农民，名叫周德，早年丧父，与母亲相依为命，十分孝顺。其母患有胸闷胁痛之病，发作时胸腹胀满，隐隐作痛，不思饮食。周德看着母亲病痛的样子，心情焦虑，夜不成寝，只是苦无良方。

一天傍晚，周德背着锄头回家，走到村头看见一群人围着一位鹤发童颜的老者正在求医问药。周德挤入人群，向老者说明母病，求问老者有何良方。此时天色已晚，老者急欲赶路，遂取纸笔疾书数语，递给周德，嘱其按照字条去做，必能医好母病。周德回到家中，打开字条在灯下细看，上面写着"南山巅，佛手柑，山岭高，山路险。是孝子，不畏难。采得佛手柑，一半闻香味，一半入水煎。孝心可以感天地，高堂老母定能痊愈。"周德看罢，暗下决心，为治母病，千难万险也要上山走一趟。他克服山路的陡峭，荆棘丛生等险阻，终于登上山巅，找到了佛手树，树上结着金黄的佛手柑。走近佛手柑，清香扑鼻，精神为之一振，一切乏累全都消散。周德大喜，遂将佛手柑采摘回家，按老者所嘱，给母亲服用。真是皇天不负苦心人，周德母亲果然痊愈。因果实顶端开裂如手指状，酷似佛像的手，故名佛手柑。

佛手柑，又名佛手，其性味辛、苦、温，具有舒肝解郁，理气和中，燥湿化痰等功效，常用于治疗胸胁胀痛，脘腹疼痛，久咳痰多，胸闷作痛等症。（摘自《家庭保健报》）

中药图片

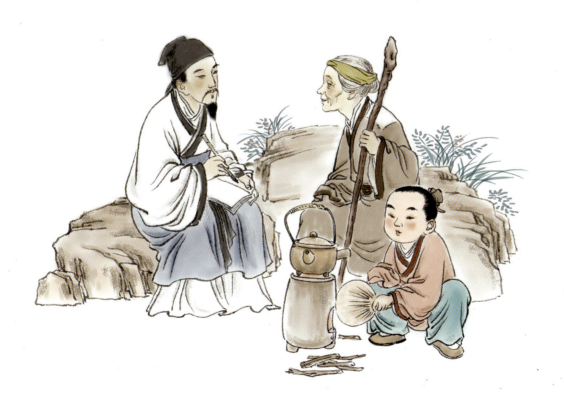

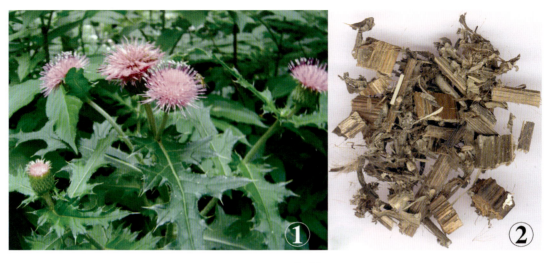

208. 大蓟

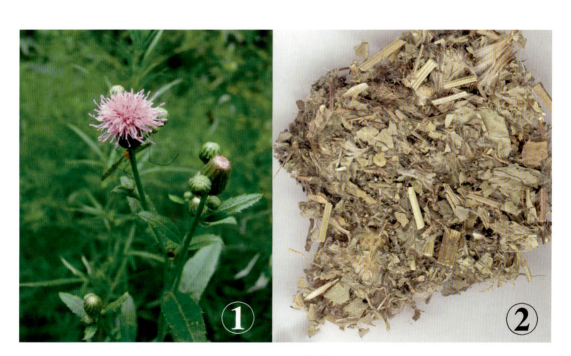

209. 小蓟

中药图片

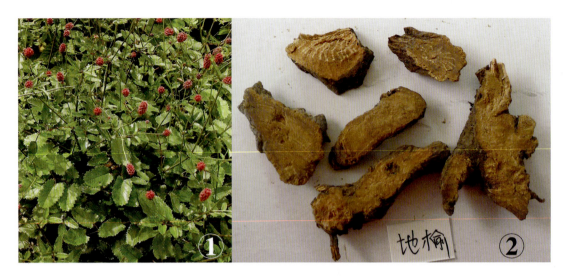

210. 地榆

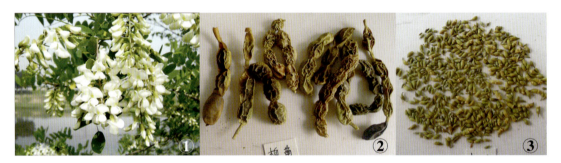

211. 槐花 槐角 槐米

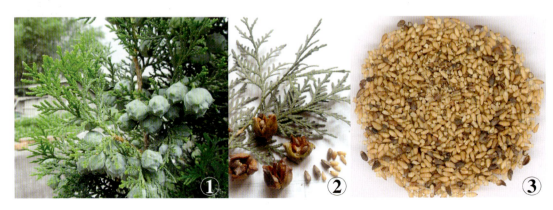

212. 侧柏 侧柏叶 柏子仁

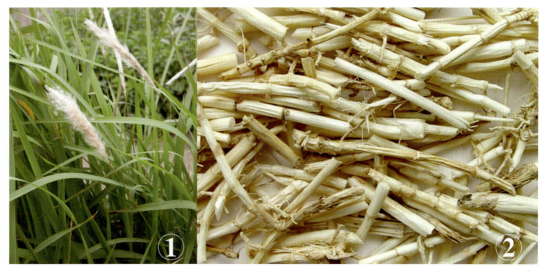

213. 白茅 白茅根

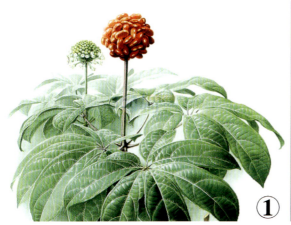
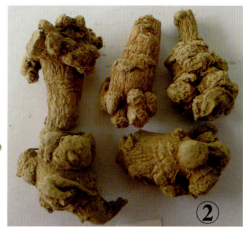

214. 三七

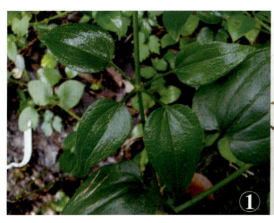
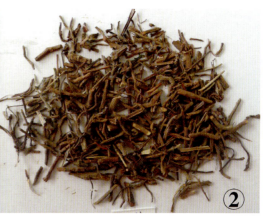

215. 茜草 茜草根

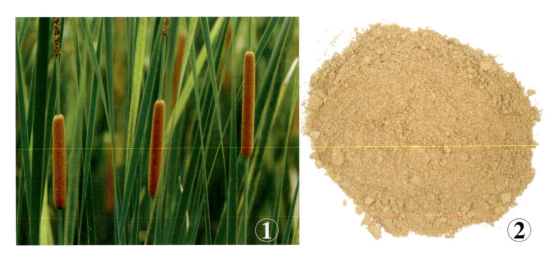

216. 香蒲 蒲黄

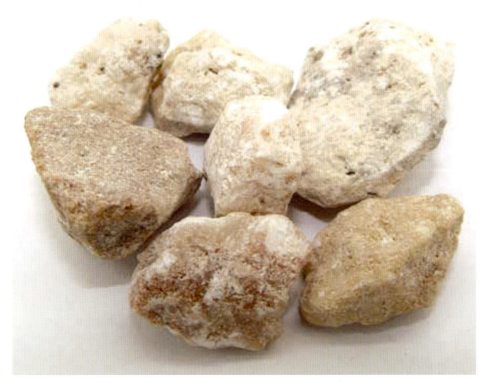

217. 花蕊石

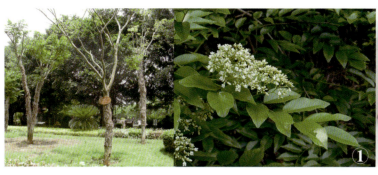
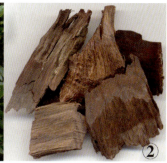

218. 降香檀 降香

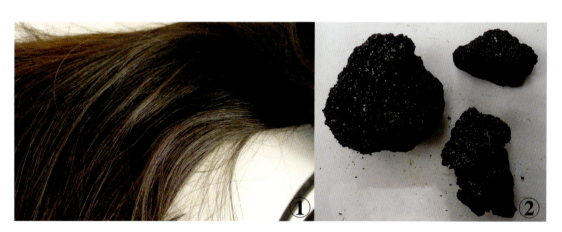

219. 头发 血余炭

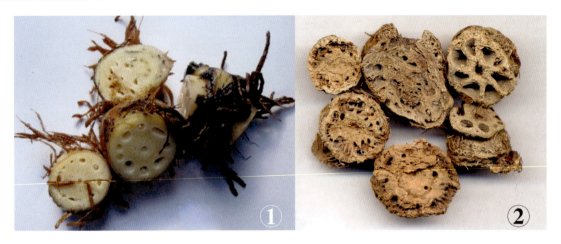

220. 藕节

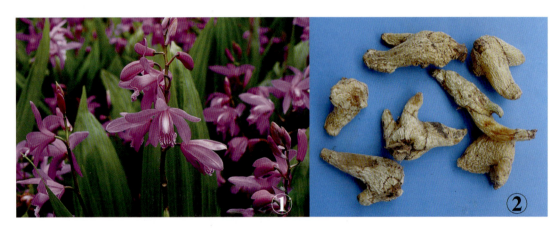

221. 白及

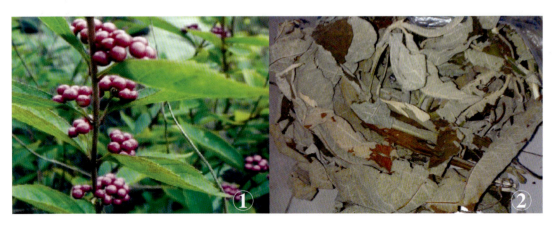

222. 杜虹花 紫珠

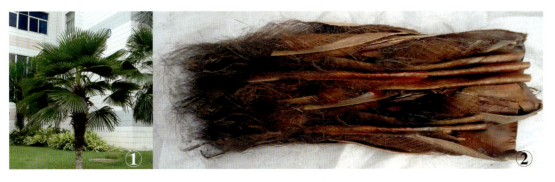

223. 棕榈树 棕榈皮

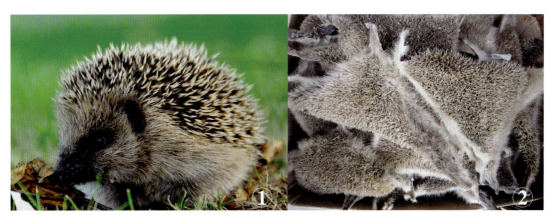

224. 刺猬 刺猬皮

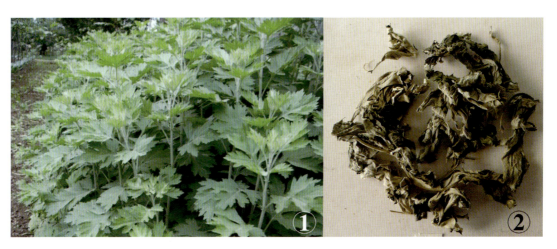

225. 艾蒿 艾叶

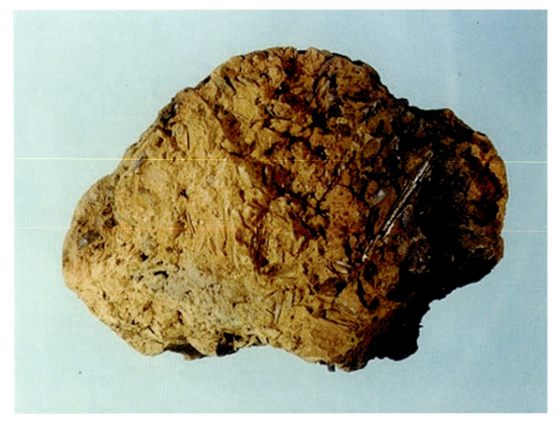

226. 灶心土

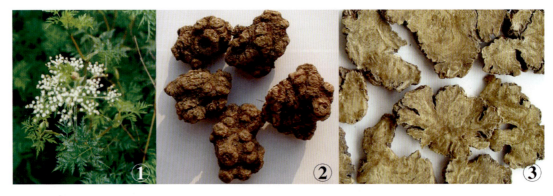

227. 川芎

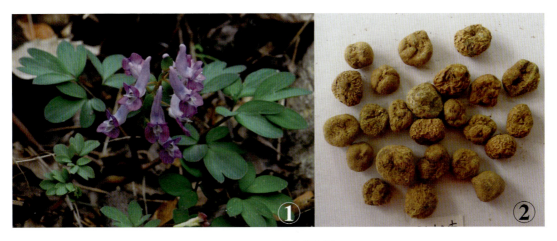

228. 延胡索

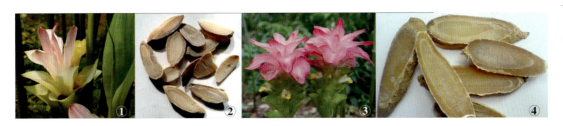

229. 温郁金 黄郁金

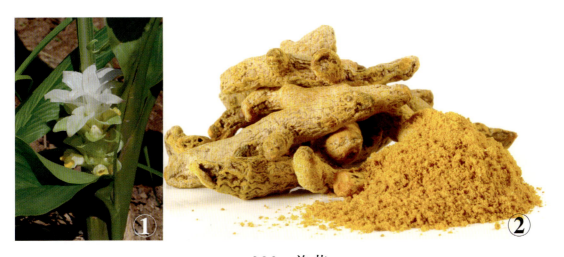

230. 姜黄

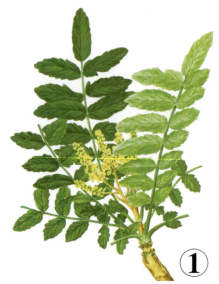
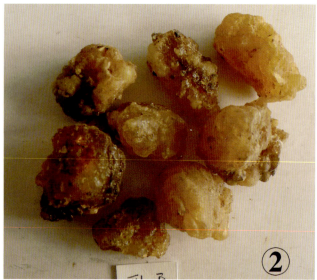

231. 乳香植株 乳香

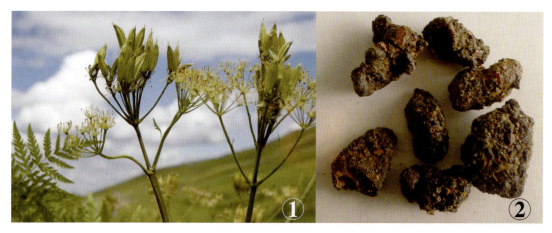

232. 没药植株 没药

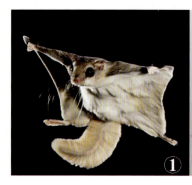
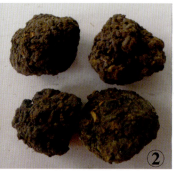
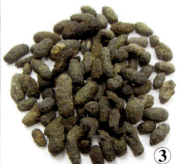

233. 鼯鼠 糖灵脂 米灵脂

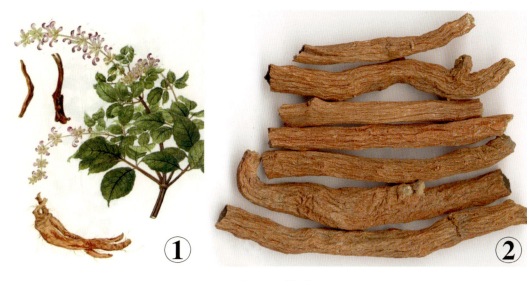

234. 丹参

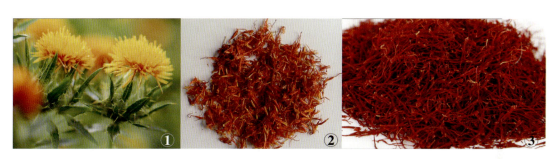

235. 红花 藏红花

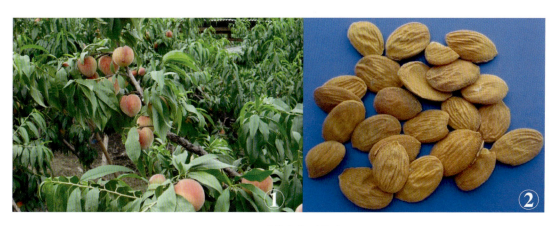

236. 桃树 桃仁

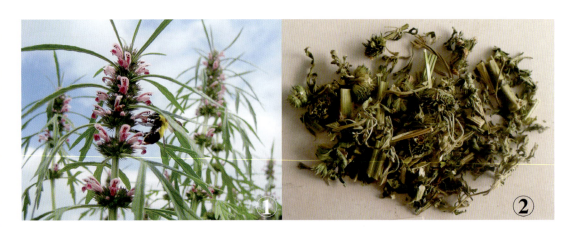

237. 益母草

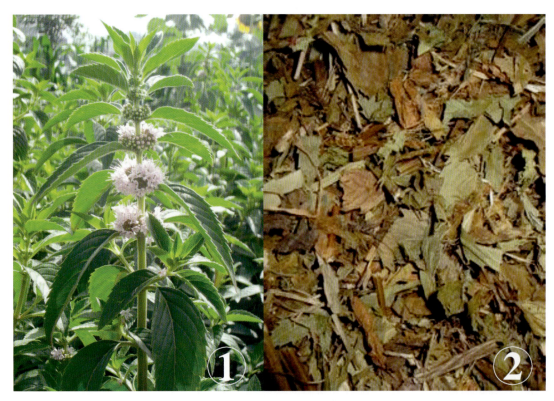

238. 地瓜儿苗 泽兰

239. 怀牛膝 川牛膝

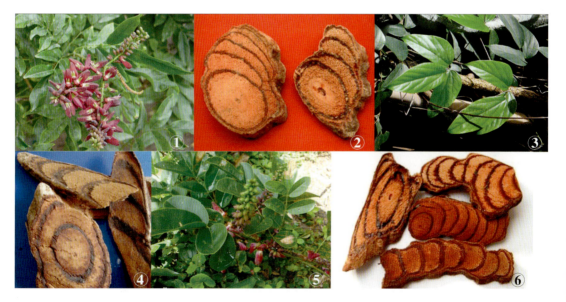

240. 鸡血藤 密花豆 白花油麻藤 香花岩豆藤

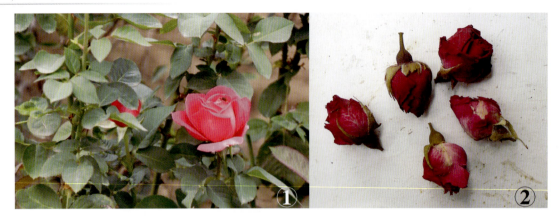

241. 月季花

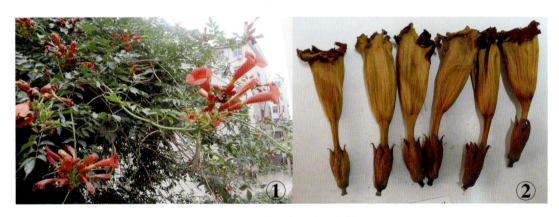

242. 凌霄 凌霄花

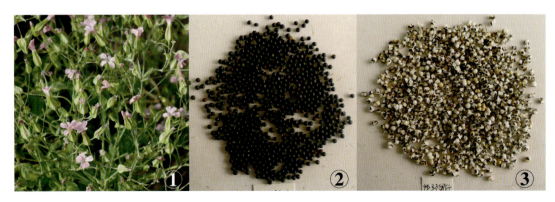

243. 麦蓝菜 王不留行

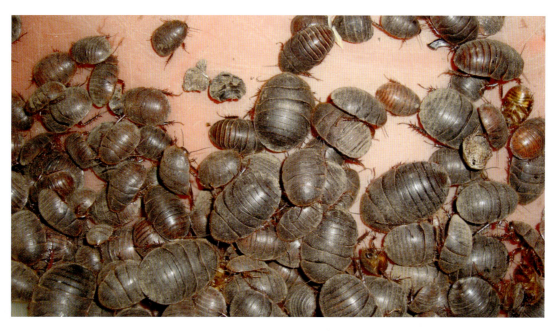

244．地鳖　䗪虫

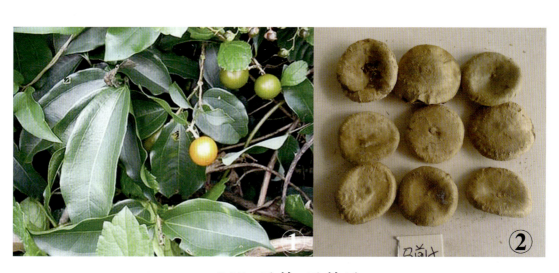

245．马前　马前子

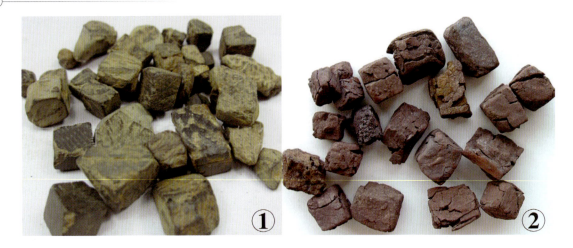

246. 自然铜

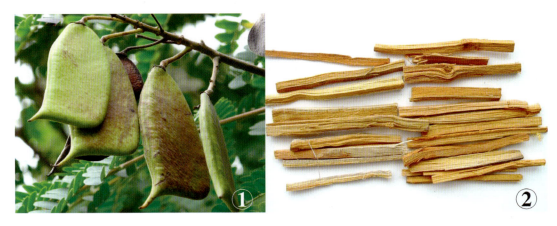

247. 苏木植株 苏木

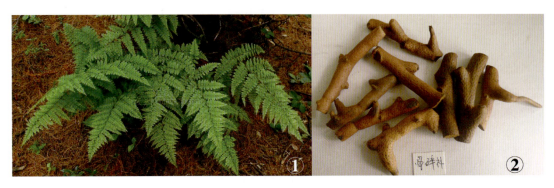

248. 槲蕨 骨碎补

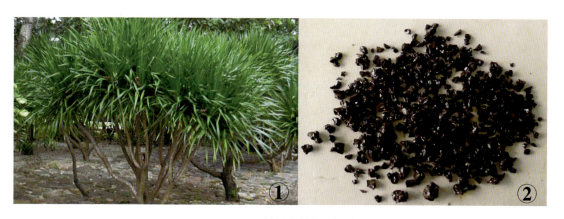

249. 麒麟竭 血竭

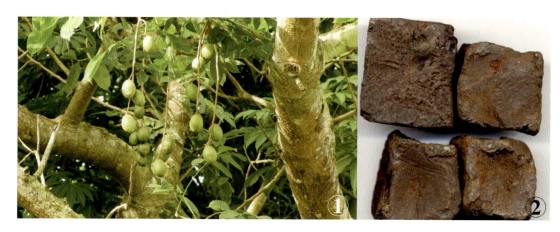

250. 儿茶

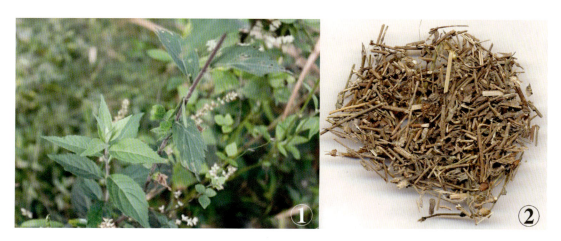

251. 奇蒿 刘寄奴

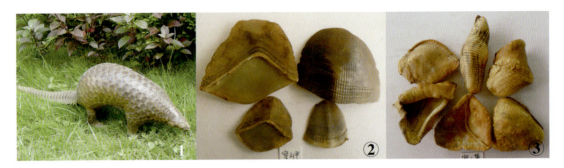

252. 鲮鲤 穿山甲片 甲珠

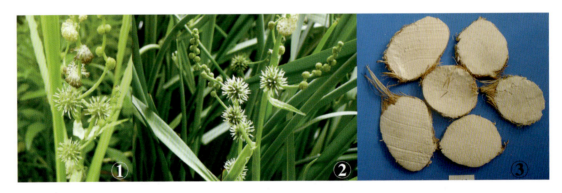

253. 黑三棱 三棱

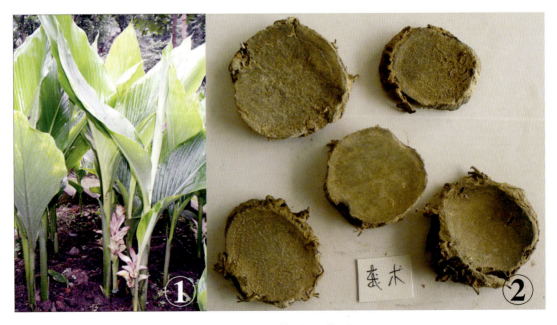

254. 蓬莪术 莪术

255. 宽水蛭 长条水蛭

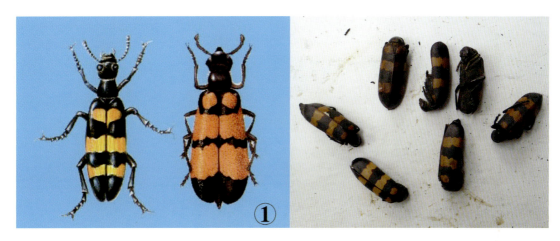

256. 斑蝥

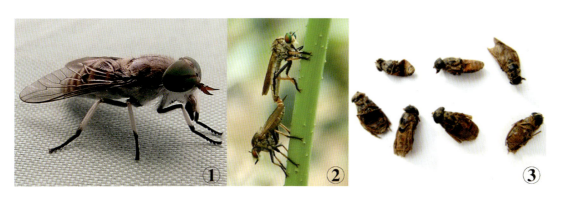

257. 虻虫

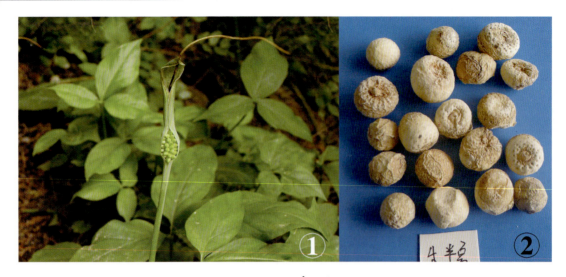

258. 半夏

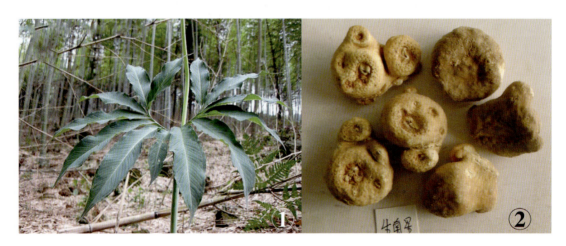

259. 天南星

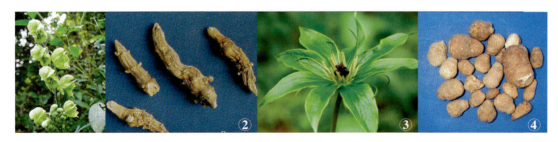

260. 黄花乌头 关白附 独角莲 禹白附

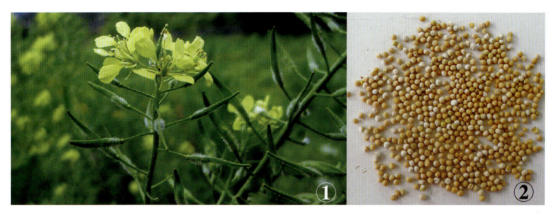

261. 白芥 白芥子

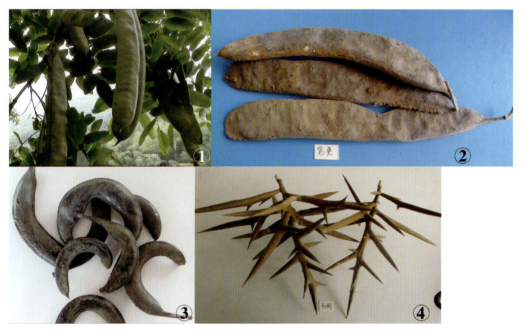

262. 皂荚树 皂荚 猪牙皂 皂刺

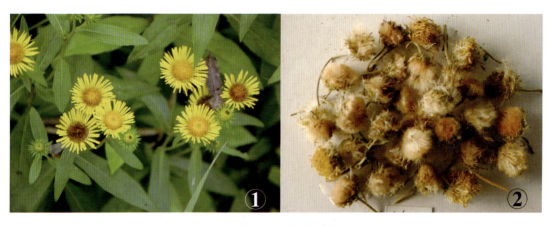

263. 旋覆花

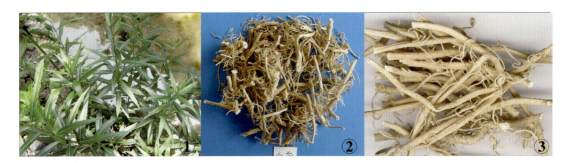

264. 柳叶白前 白前

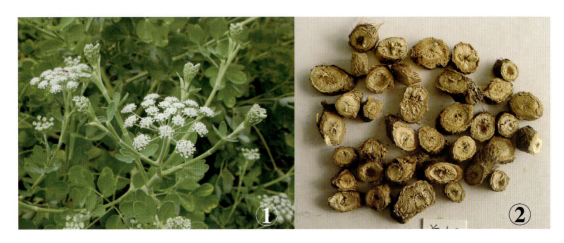

265. 白花前胡 前胡

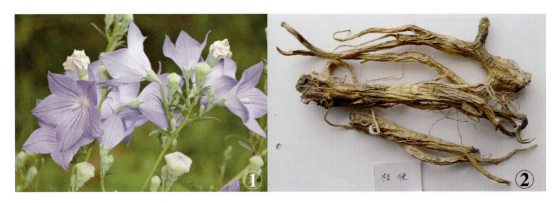

266. 桔梗

267. 浙贝母

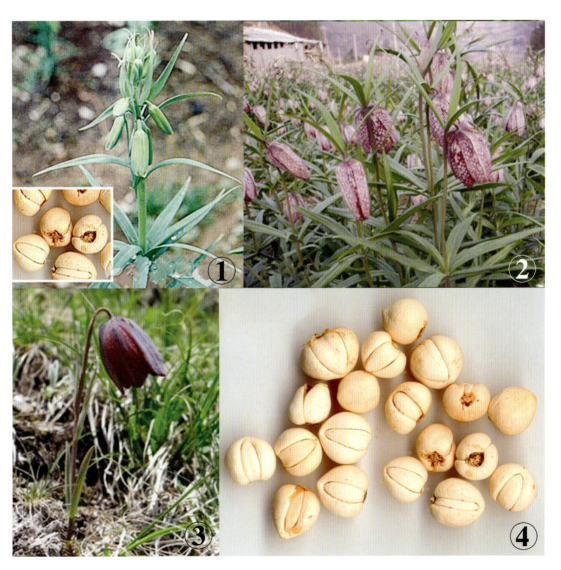

268. 暗紫贝母植株 川贝母植株 梭砂贝母植株 贝母

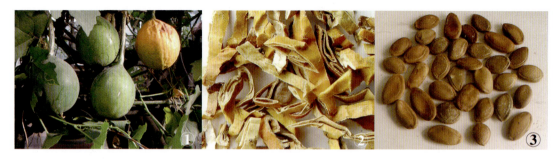

269. 栝楼 栝楼皮 栝楼仁

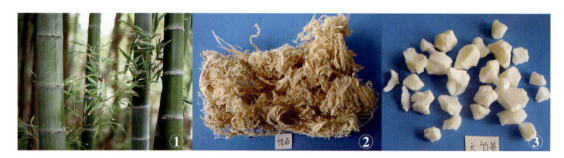

270. 青杆竹 竹茹 天竹黄

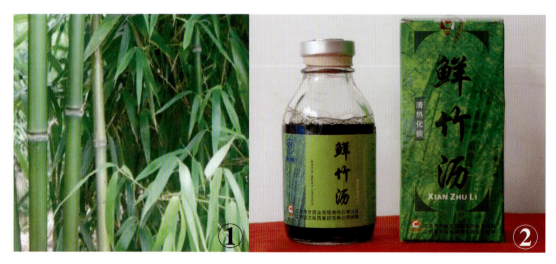

271. 淡竹 竹沥

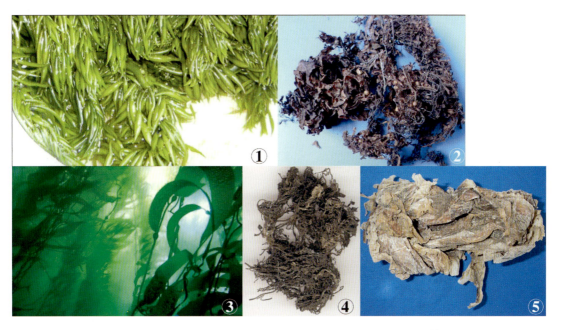

272. 羊栖菜 羊栖菜海藻 海蒿子 海蒿子海藻 昆布

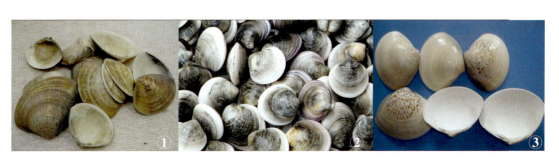

273. 海蛤壳 青蛤 文蛤

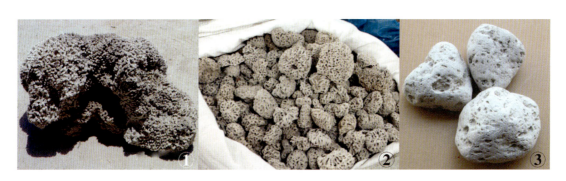

274. 海浮石 瘤苔虫海浮石 脊突苔虫海浮石

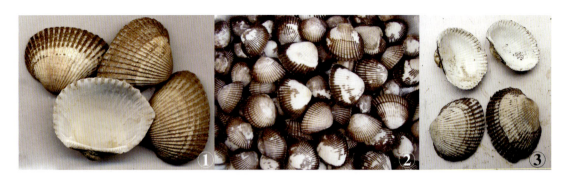

275. 瓦楞子 毛蚶 泥蚶

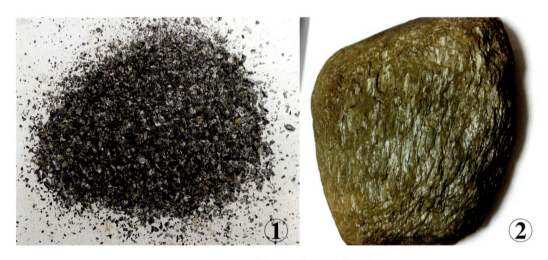

276. 青礞石 金礞石

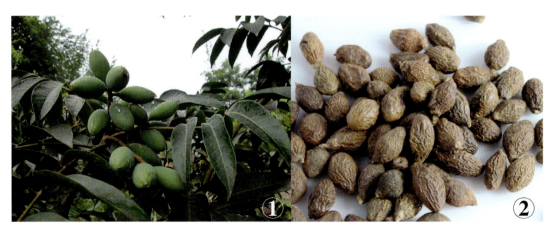

277. 胖大海

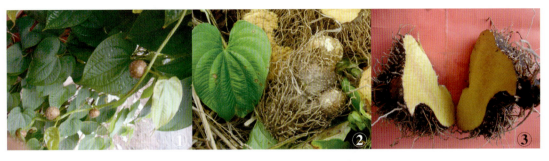

278. 黄独 黄药子

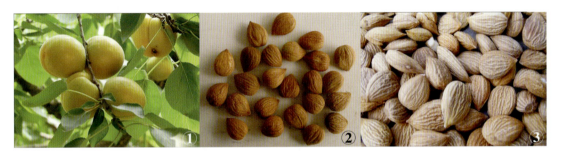

279. 杏树 杏仁 甜杏仁

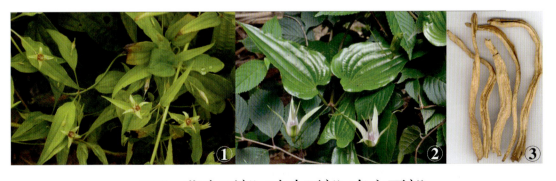

280. 蔓生百部 对叶百部 直立百部

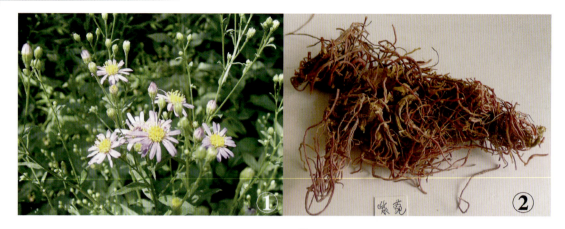

281. 紫菀

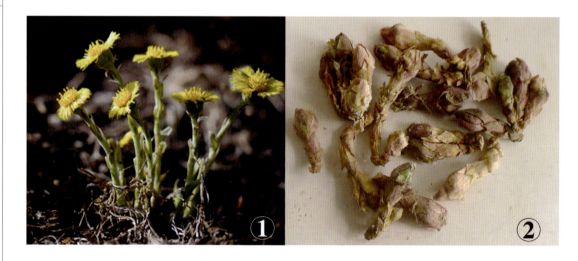

282. 款冬花

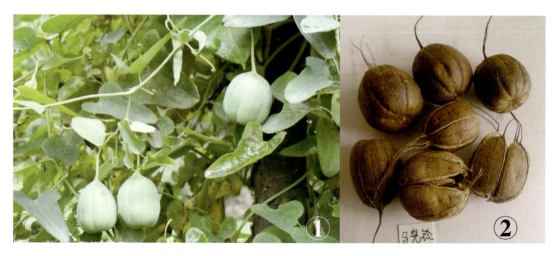

283. 马兜铃

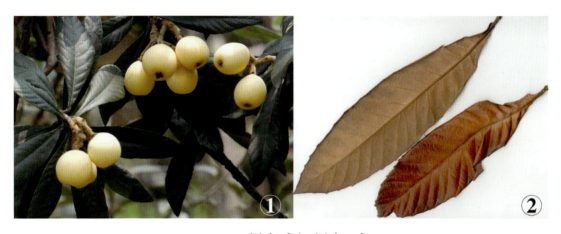

284. 枇杷树 枇杷叶

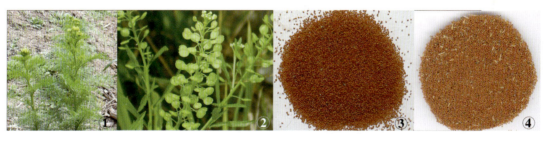

285. 播娘蒿 独行菜 葶苈子 甜葶苈子

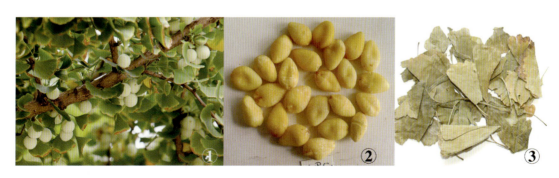

286. 银杏树 白果 银杏叶

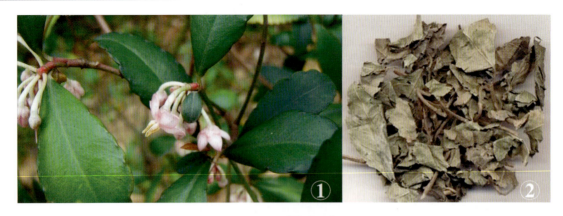

287. 紫金牛

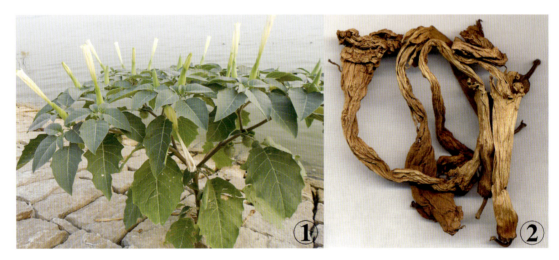

288. 曼陀罗 洋金花

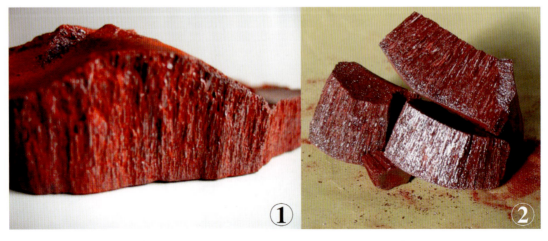

289. 朱砂

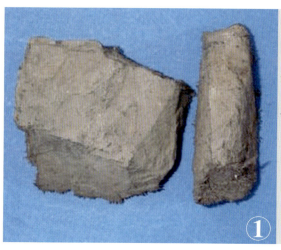
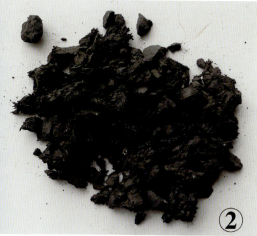

290. 磁石

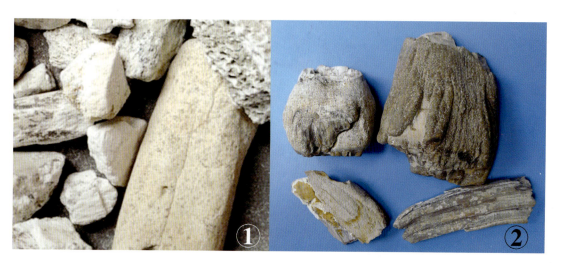

291. 龙骨 龙齿

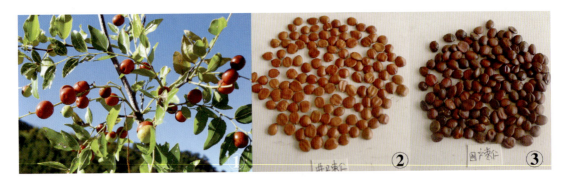

292. 酸枣植株 酸枣仁

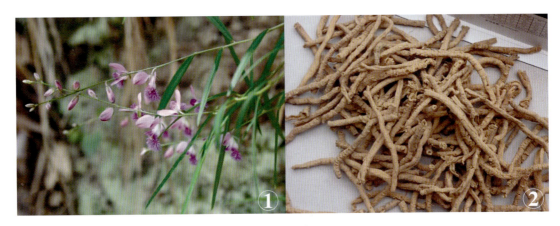

293. 远志

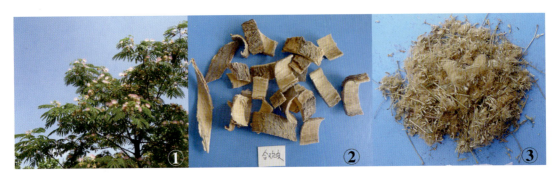

294. 合欢树 合欢皮 合欢花

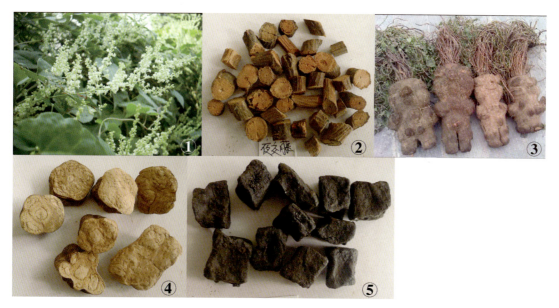

295. 夜交藤 夜交藤饮片 何首乌 何首乌片 制首乌

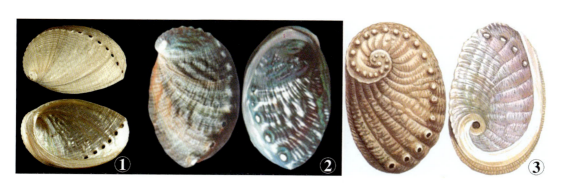

296. 石决明

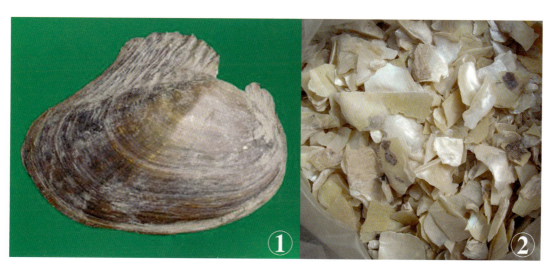

297. 三角帆蚌 珍珠母

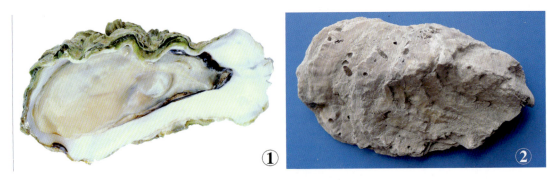

298. 牡蛎

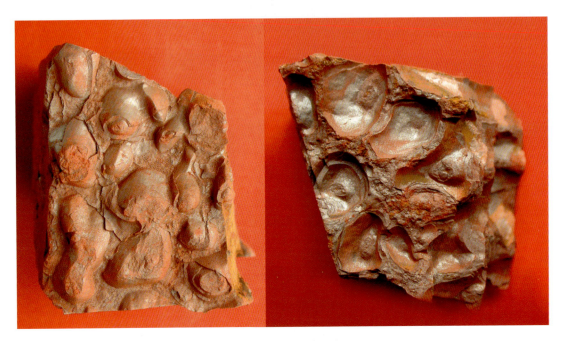

299. 代赭石

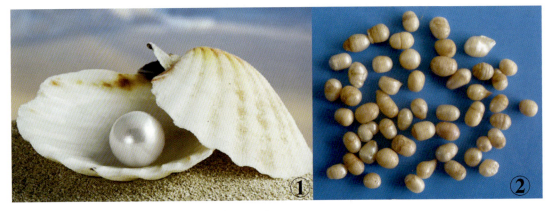

300. 珍珠

301. 蒺藜 刺蒺藜

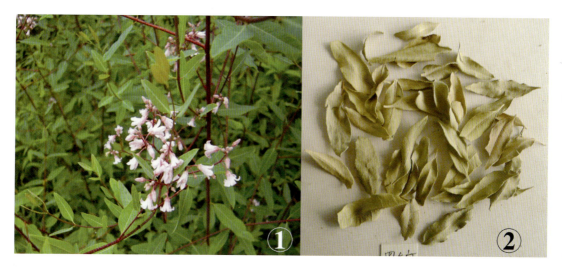

302. 罗布麻

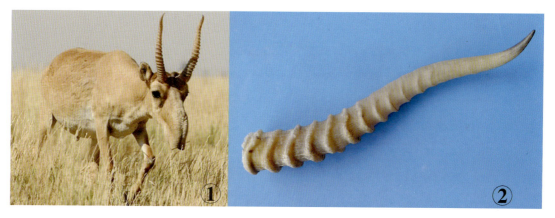

303. 赛加羚羊 羚羊角

中药图片

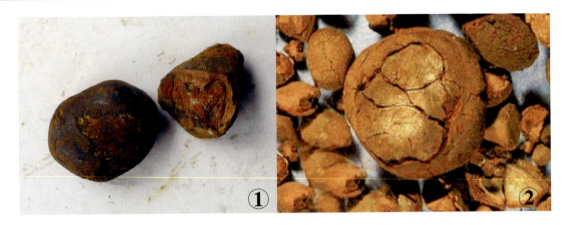

304. 天然牛黄 人工牛黄

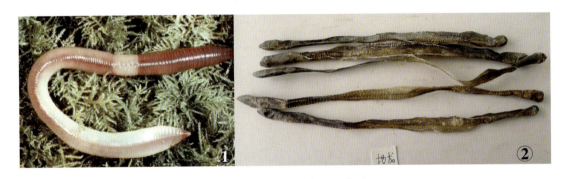

305. 参环毛蚓 地龙

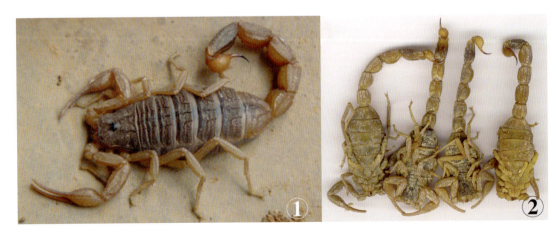

306. 钳蝎 全蝎

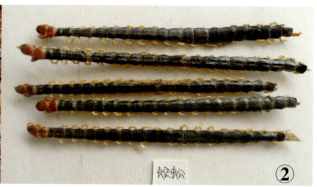

307. 少棘巨蜈蚣 蜈蚣

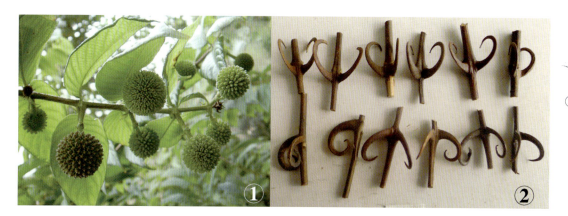

308. 钩藤

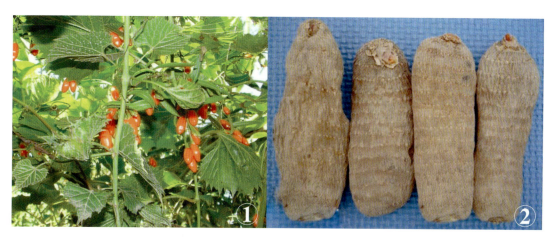

309. 天麻

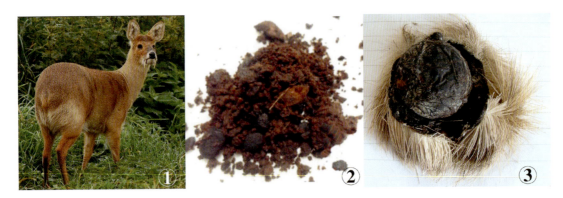

310. 马麝 麝香 麝香壳

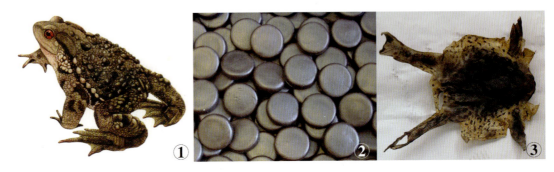

311. 中华蟾蜍 蟾酥 蟾皮

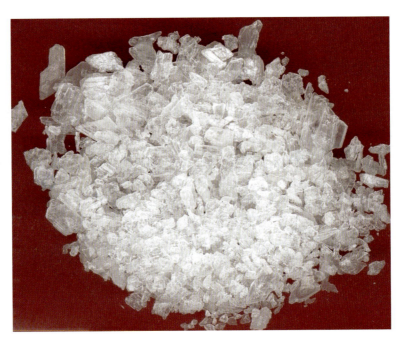

312. 冰片

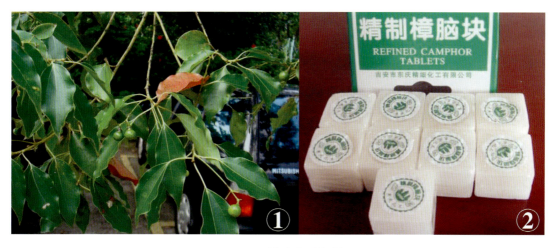

313. 樟树 樟脑

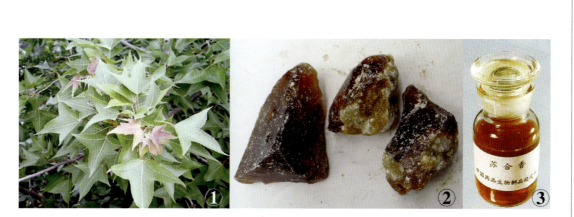

314. 苏合香树 苏合香

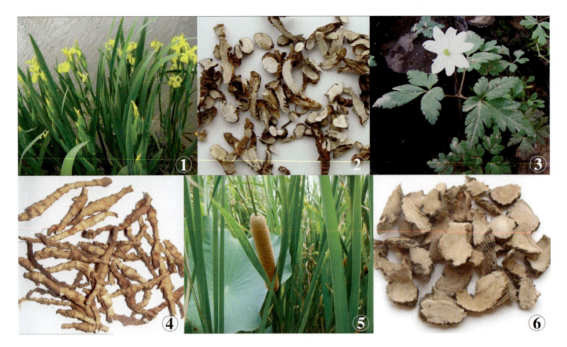

315. 石菖蒲 节菖蒲 水菖蒲

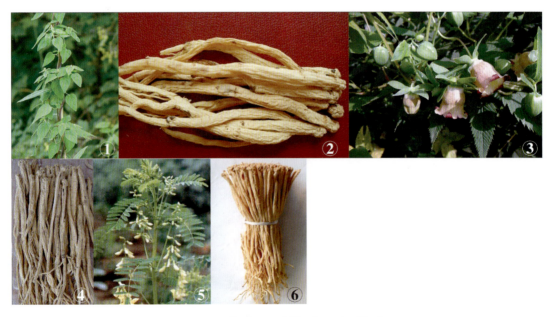

316. 党参 西党参 台党参

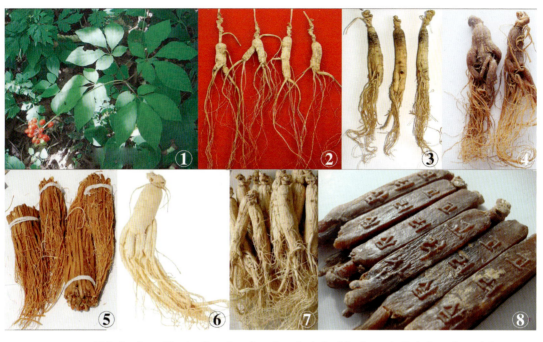

317. 野山参 移山参 红参 红参须 糖参 生晒参 高丽参

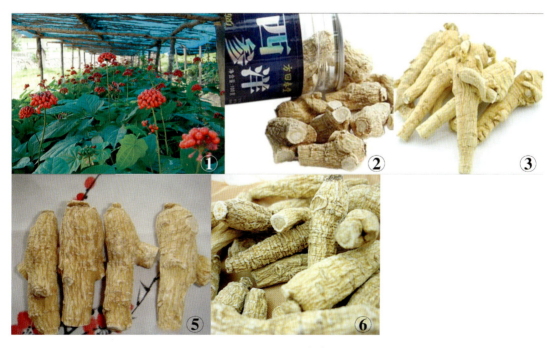

318. 西洋参

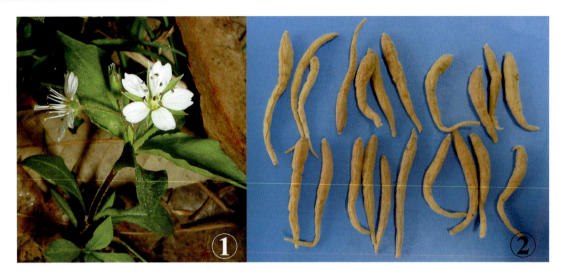

319. 孩儿参 太子参

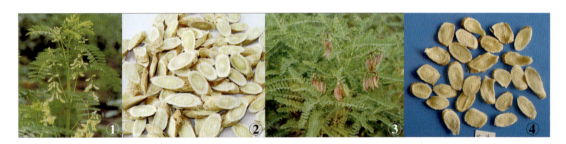

320. 内蒙黄芪 黄芪

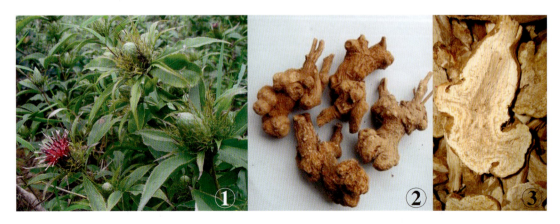

321. 白术

322. 薯蓣 山药

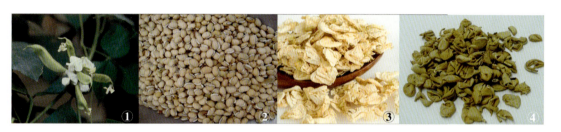

323. 扁豆植株 白扁豆 扁豆花 扁豆衣

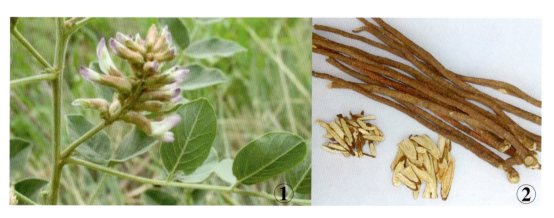

324. 甘草

中药图片

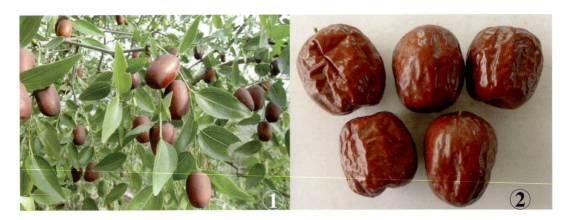

325. 枣树 大枣

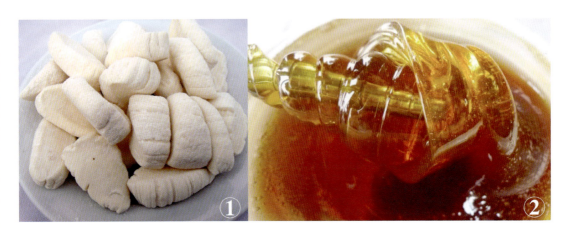

326. 饴糖 胶饴

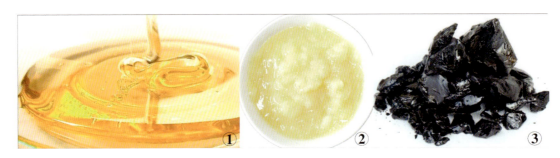

327. 蜂蜜 蜂乳 蜂胶

328. 梅花鹿 梅花鹿茸 马鹿 马鹿茸 鹿茸饮片

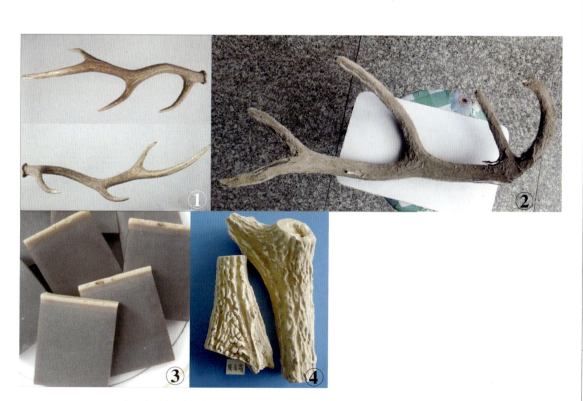

329. 梅花鹿鹿角 马鹿鹿角 鹿角胶 鹿角霜

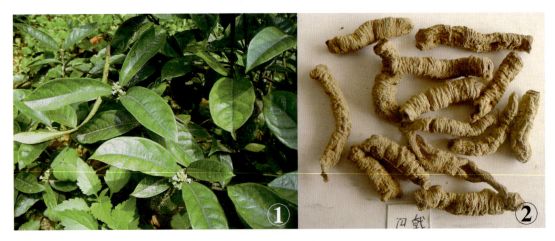

330. 巴戟天

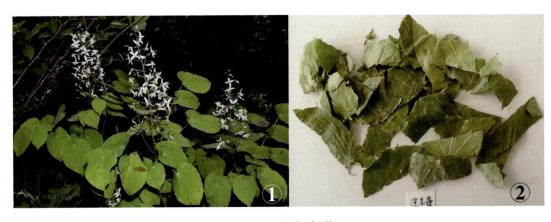

331. 淫羊藿

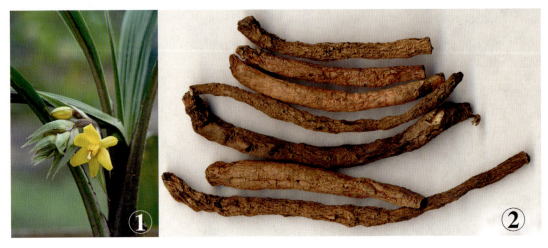

332. 仙茅

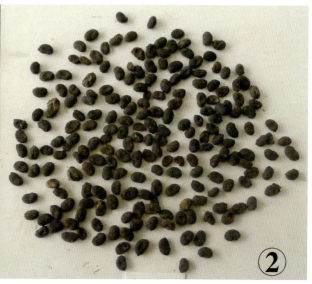

333. 补骨脂

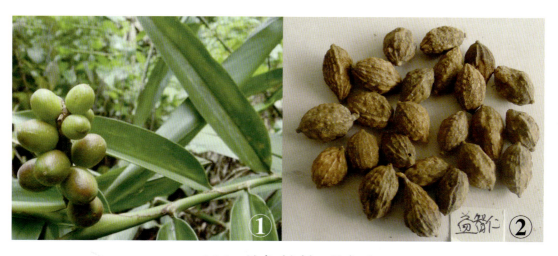

334. 益智植株 益智仁

中药图片

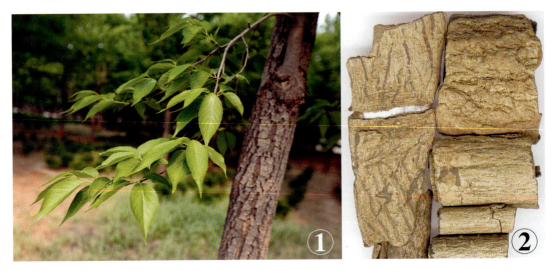

335. 杜仲树 杜仲

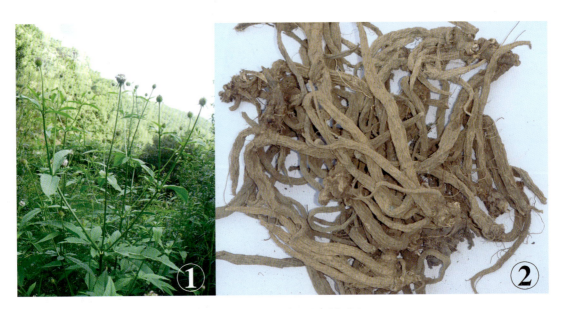

336. 川续断 续断

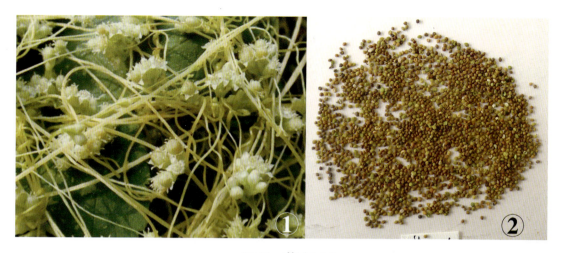

337. 菟丝子

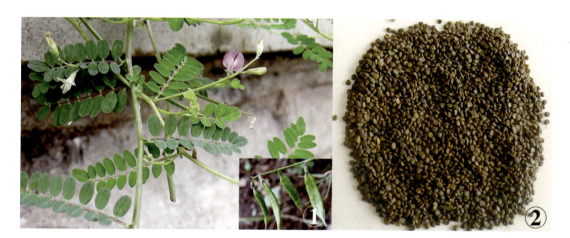

338. 扁茎黄芪 沙苑子

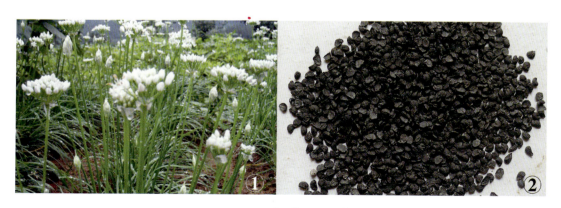

339. 韭菜 韭子

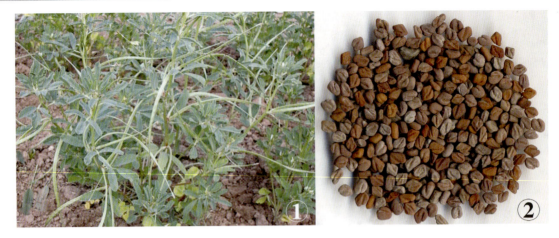

340. 胡芦巴

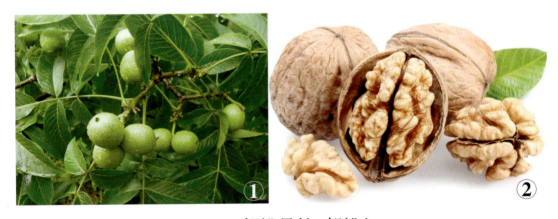

341. 胡桃果枝　胡桃仁

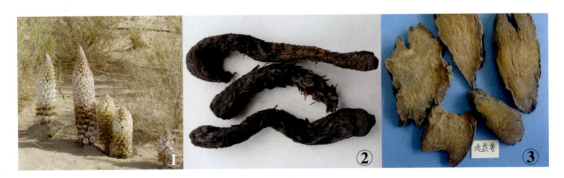

342. 肉苁蓉

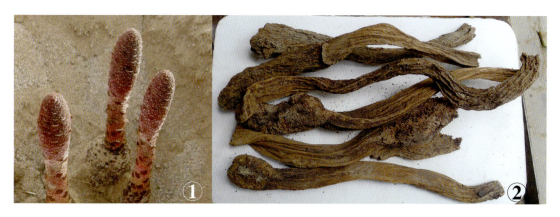

343. 锁阳

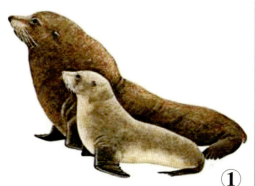
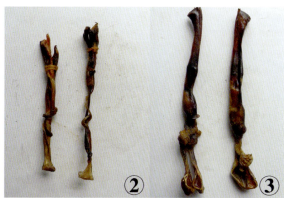

344. 海狗 海狗肾 黄狗肾

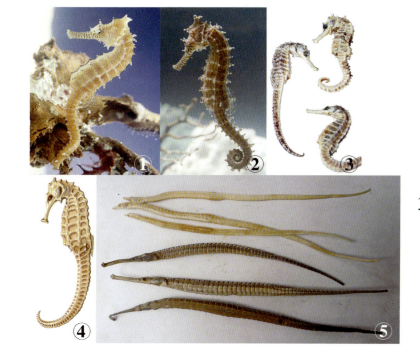

345. 克氏海马
　　 大海马
　　 斑海马
　　 日本海马
　　 海龙

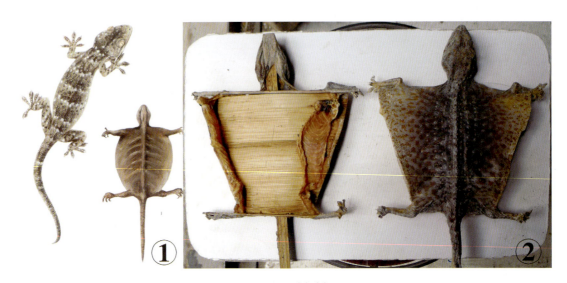

346. 蛤蚧

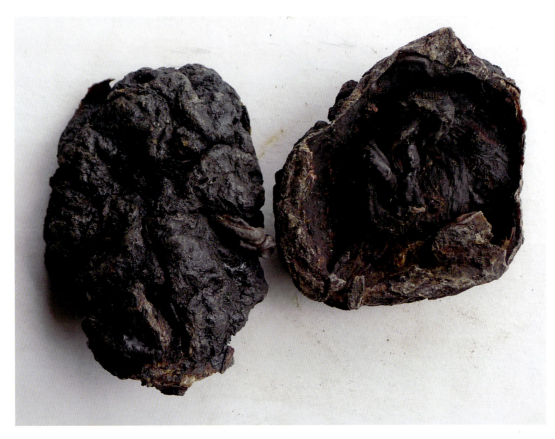

347. 紫河车

348. 冬虫夏草

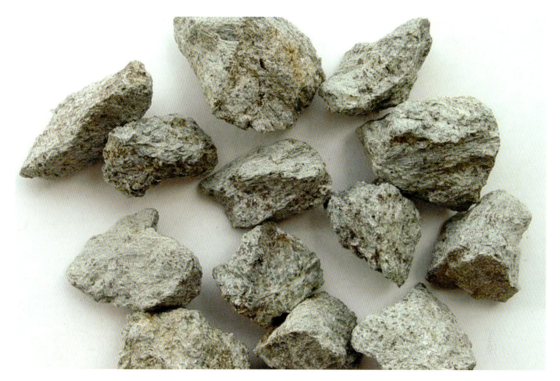

349. 阳起石

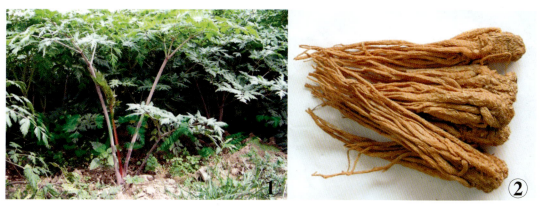

350. 当归

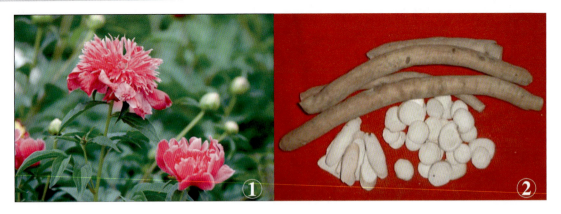

351. 芍药 白芍

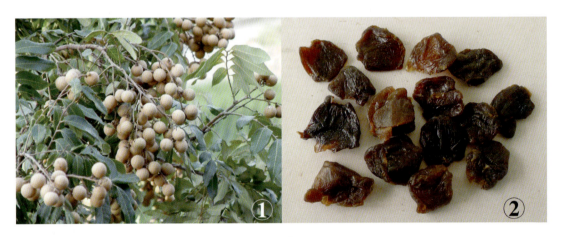

352. 龙眼树 龙眼肉

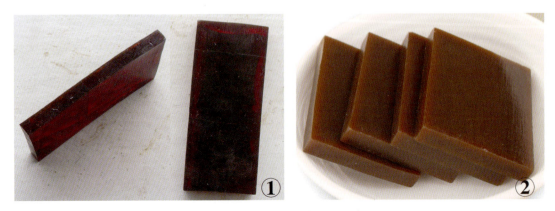

353. 阿胶 黄明胶

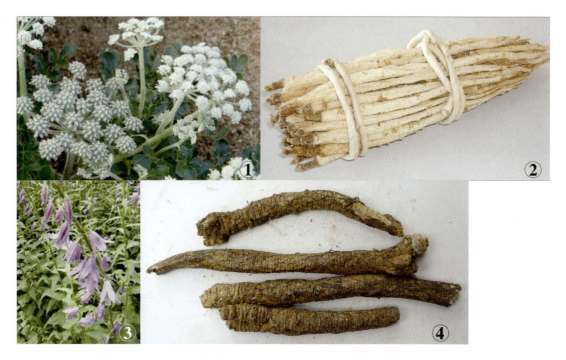

354. 珊瑚菜 北沙参 轮叶沙参 南沙参

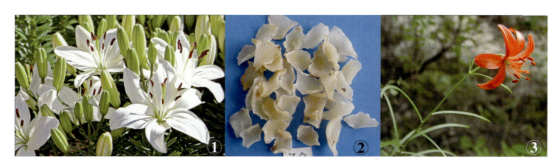

355. 百合 细叶百合

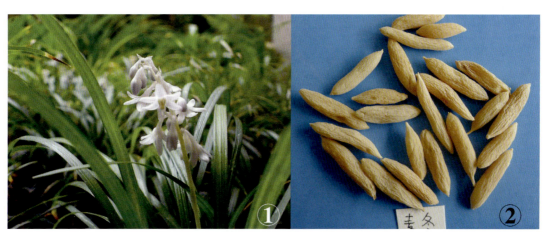

356. 麦冬

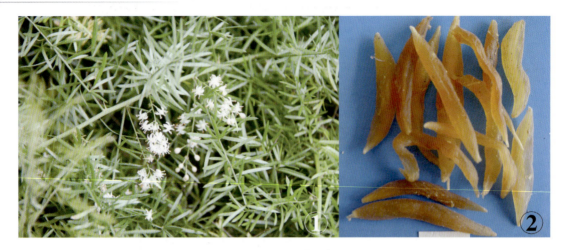

357. 天门冬

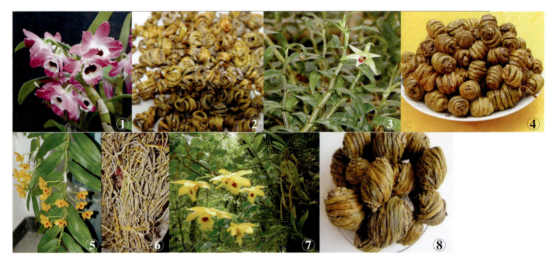

358. 金钗石斛 铁皮石斛 黄草石斛 马鞭草石斛

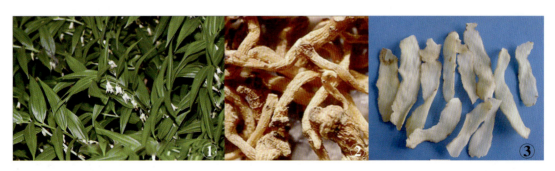

359. 玉竹

360. 黄精

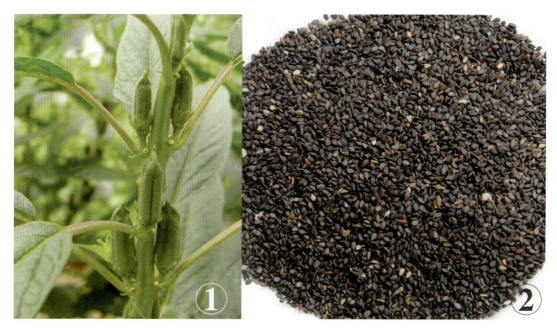

361. 脂麻 黑芝麻

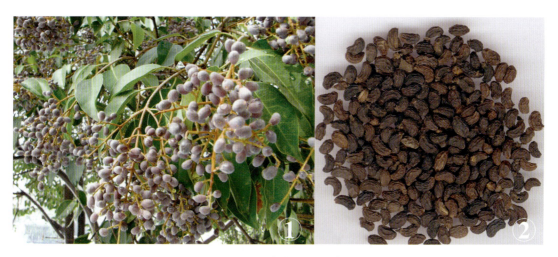

362. 女贞树 女贞子

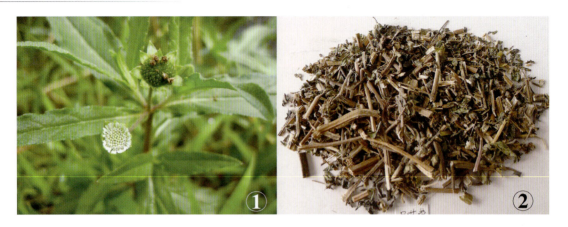

363. 鳢肠 墨旱莲

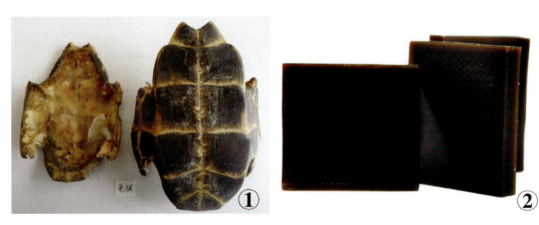

364. 龟板 龟甲 龟板胶

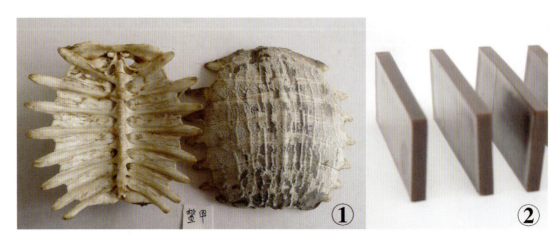

365. 鳖甲 鳖甲胶

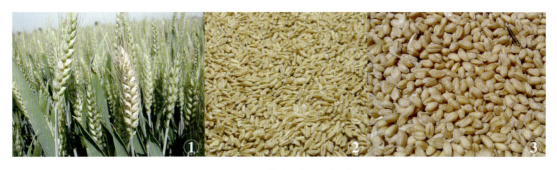

366. 浮小麦 小麦

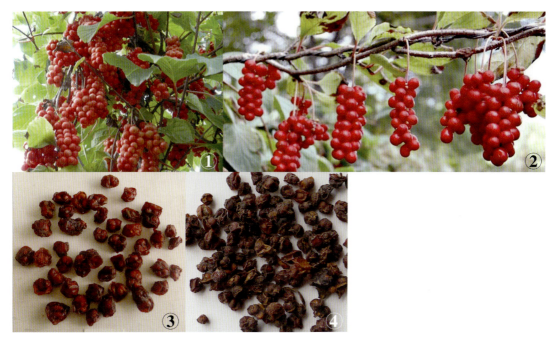

367. 北五味子 南五味子

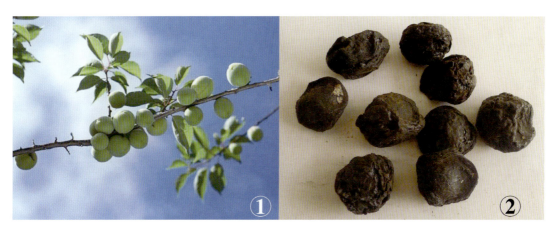

368. 梅子 乌梅

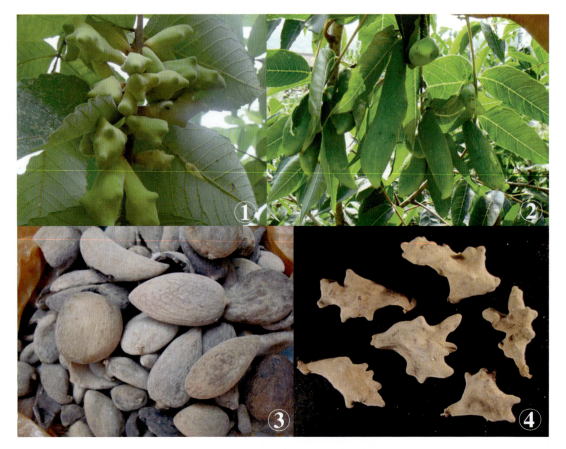

369. 五倍子 青麸杨 红麸杨 肚倍 角倍

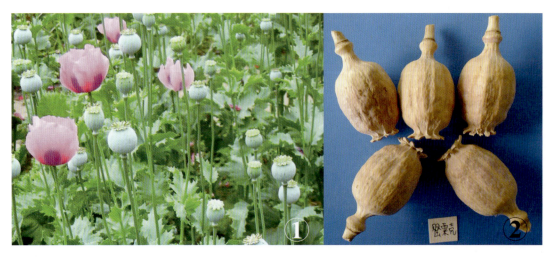

370. 罂粟 罂粟壳

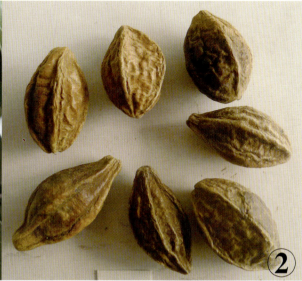

371. 诃子

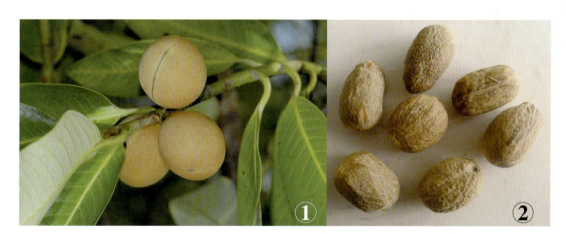

372. 肉豆蔻

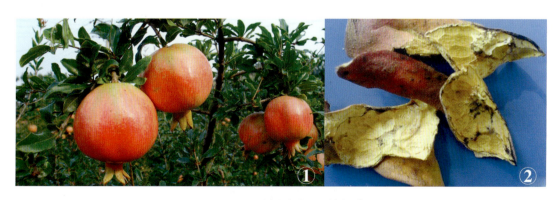

373. 石榴树　石榴皮

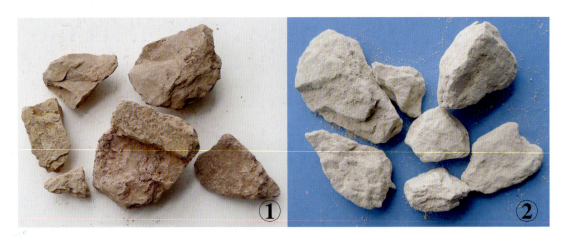

374. 赤石脂 白石脂

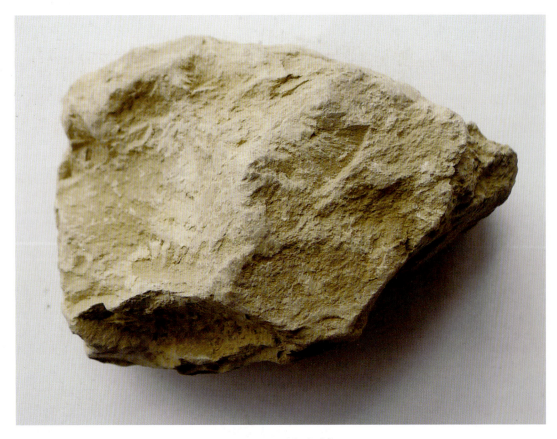

375. 禹余粮

376. 山茱萸 山萸肉

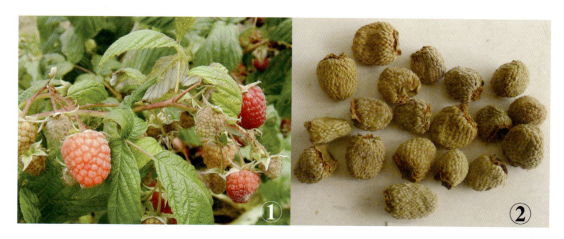

377. 覆盆子

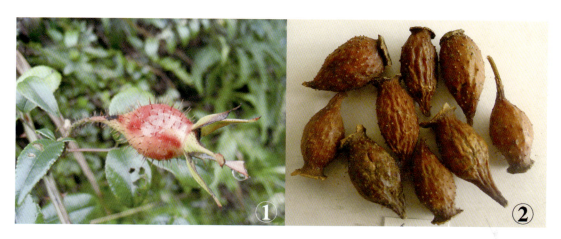

378. 金樱子

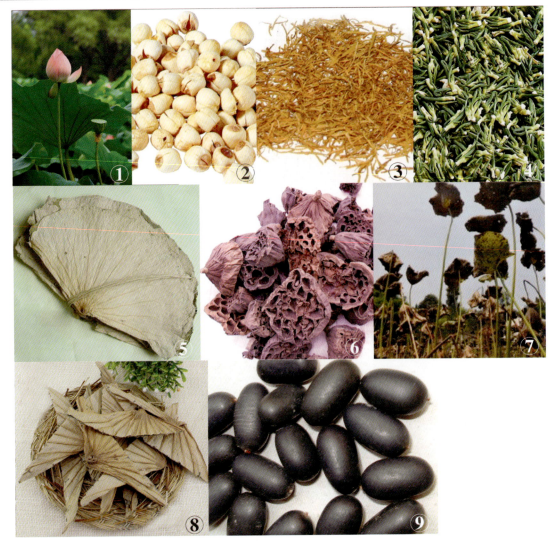

379. 莲子 莲须 莲子心 荷叶 莲房 莲梗 荷蒂 石莲子

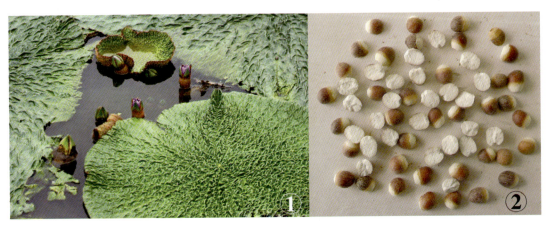

380. 芡 芡实

381. 大刀螂 小刀螂 巨斧螳螂 团螵蛸 黑螵蛸

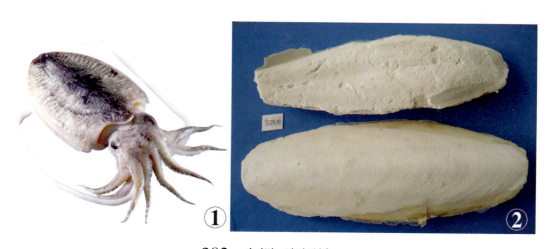

382. 乌鲗 海螵蛸

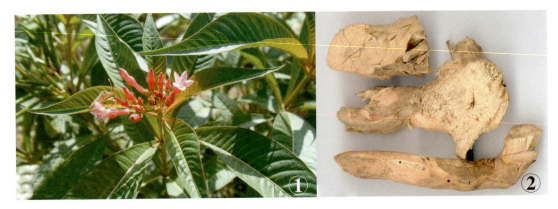

383. 常山

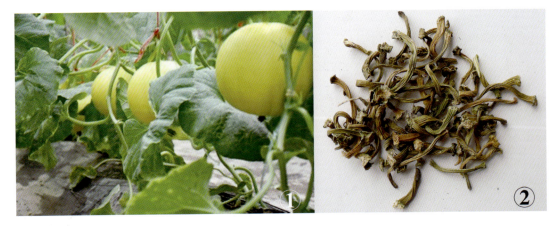

384. 甜瓜 瓜蒂

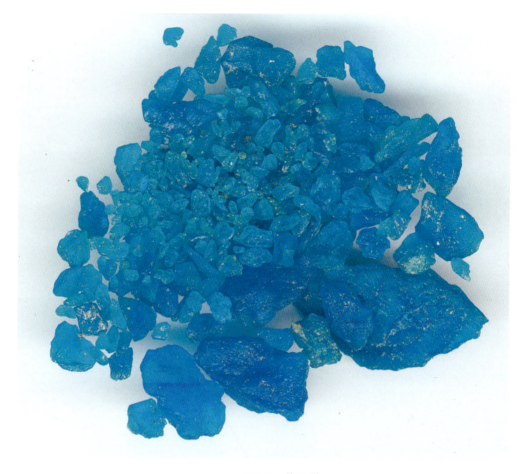

385. 胆矾

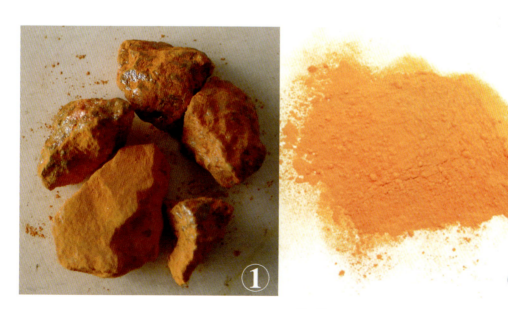

386. 雄黄

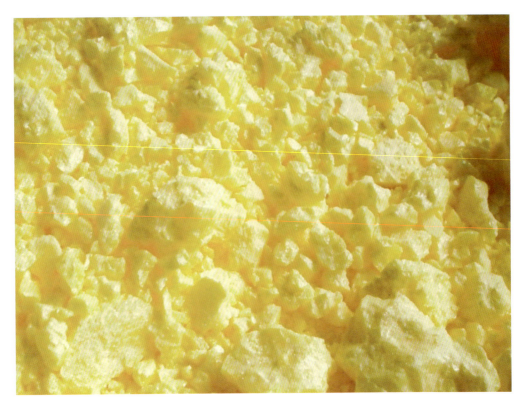

387. 石硫黄

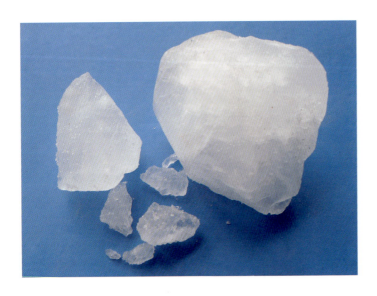

388. 白矾

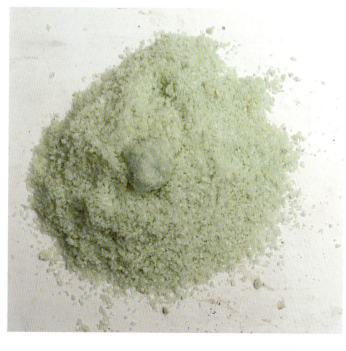

389. 绿矾

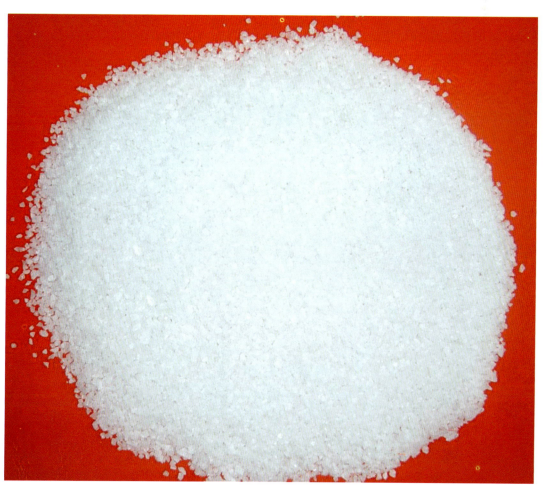

390. 硼砂

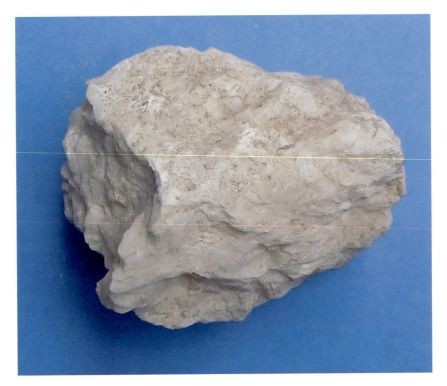

391. 炉甘石

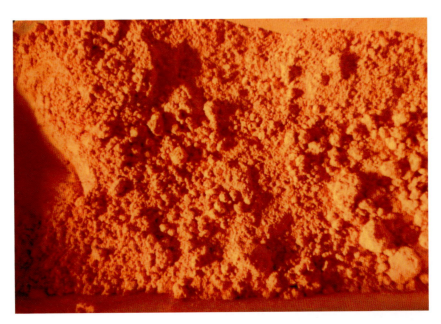

392. 铅丹

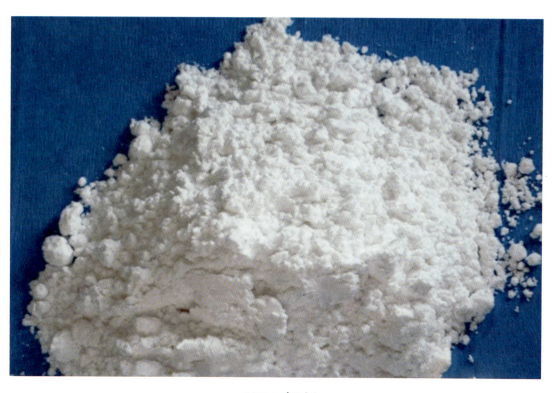

393. 轻粉

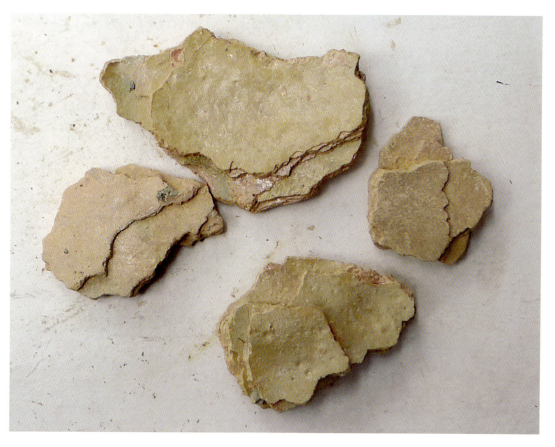

394. 密陀僧

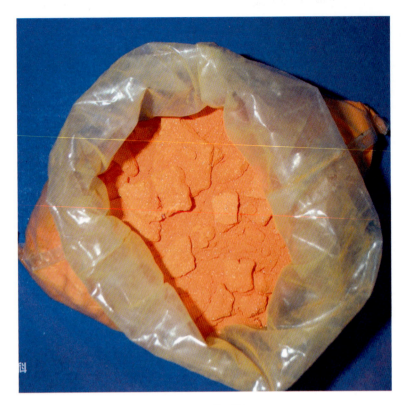

395. 升药

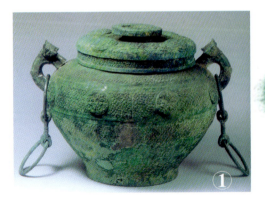① 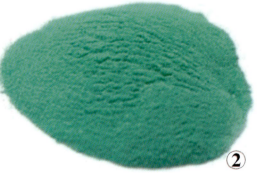②

396. 铜绿

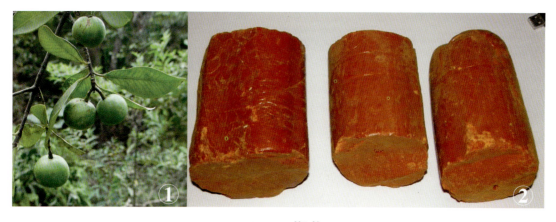

397. 藤黄

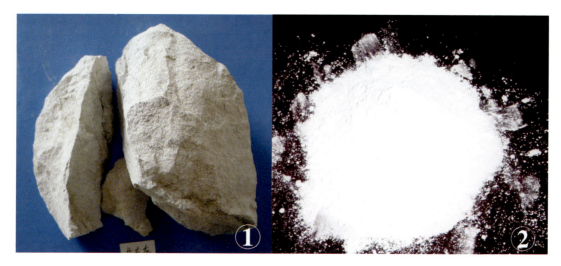

398. 生石灰 熟石灰

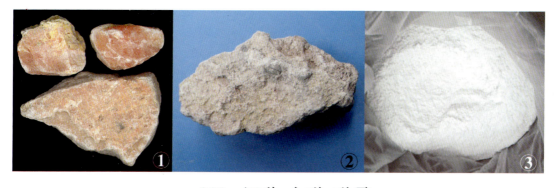

399. 红砒 白砒 砒霜

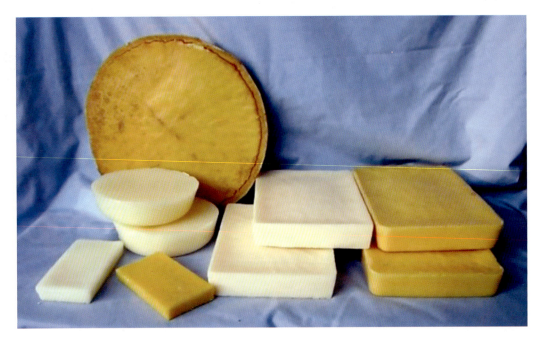

400. 蜂蜡

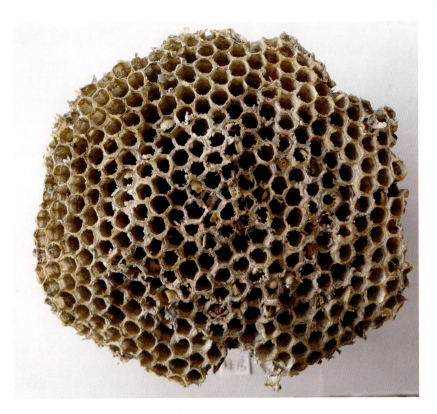

401. 露蜂房

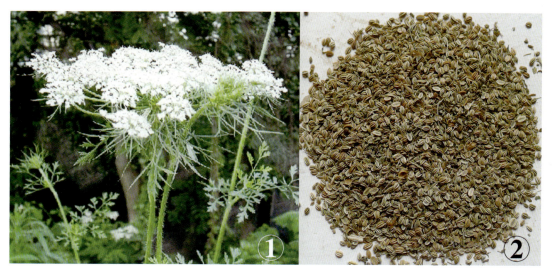

402. 蛇床 蛇床子

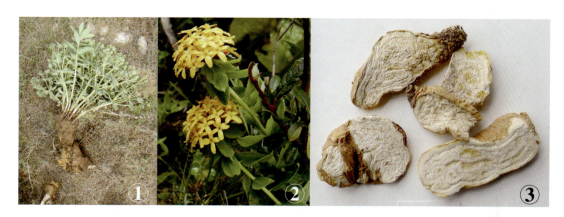

403. 狼毒 月腺狼毒 狼毒饮片

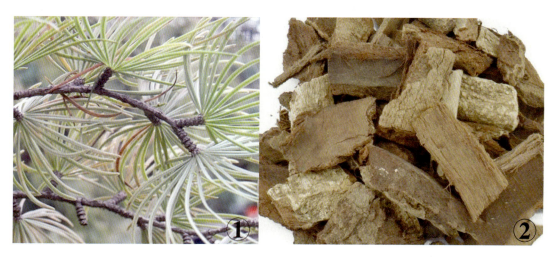

404. 金钱松 土荆皮

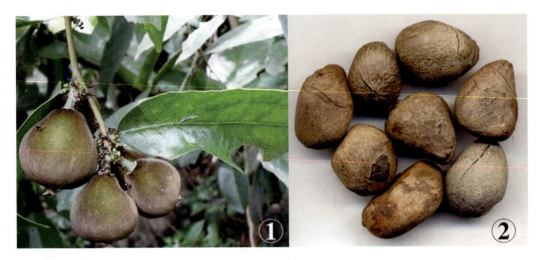

405. 大风子

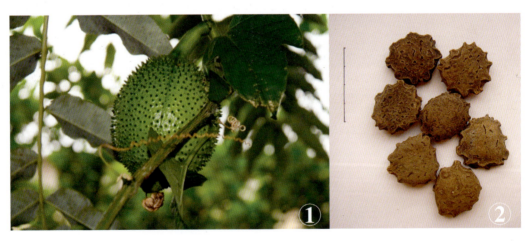

406. 木鳖子

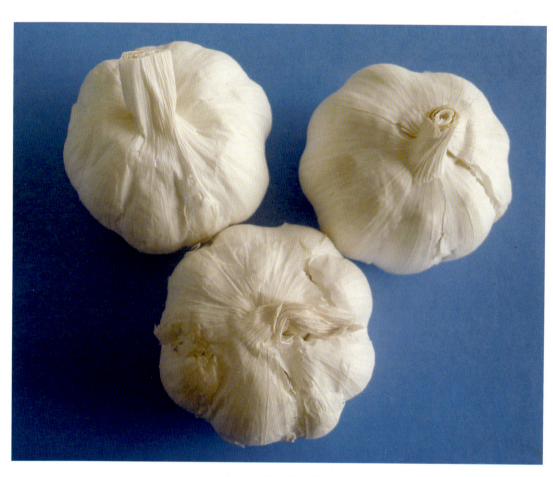

407. 大蒜

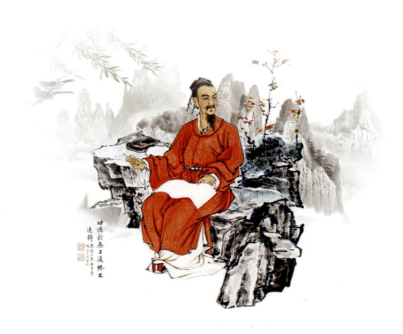